新食品成分表

新食品成分表編集委員会 編

文部科学省科学技術・学術審議会資源調査分科会報告
日本食品標準成分表2020年版（八訂） 準拠
日本食品標準成分表（八訂）増補2023年 準拠

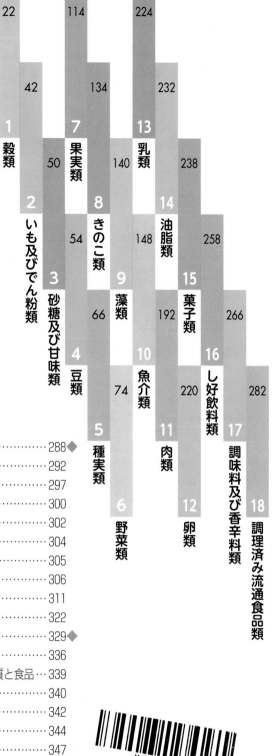

目次

◆…デジタルデータがダウンロードできます。該当ページをご覧ください。

食品成分表の見方

・食品群は18食品群とし，植物性食品，きのこ類，藻類，動物性食品，加工食品の順に配列した。
・食品の分類及び配列：大分類，中分類，小分類及び細分の四段階とした。食品の大分類は原則として生物の名称をあて，五十音順に配列した。ただし，「いも及びでん粉類」，「魚介類」，「肉類」，「乳類」，「し好飲料類」及び「調味料及び香辛料類」は，大分類の前に副分類（<　>で表示）を設けて食品群を区分した。また，食品によっては，大分類の前に類区分（(　）で表示）を五十音順に設けた。中分類（[　］で表示）及び小分類は，原則として原材料的なものから順次加工度の高いものの順に配列した。なお，原材料が複数からなる加工食品は，原則として主原材料の位置に配列した。

①**食品番号**：食品番号は５桁とし，初めの２桁は食品群にあて，次の３桁を小分類又は細分にあてた。

〔例〕

食品番号	食品群	区分	大分類	中分類	小分類	細分
	穀類	−	あわ	−	精白粒	−
01002	01	−	−	−	002	−
	穀類	−	こむぎ	［小麦粉］	強力粉	一等
01020	01	−	−	−	−	020
	魚介類	（かに類）	がざみ	−	生	−
10332	10	−	−	−	332	−

②**食品名**：原材料的食品の名称は学術名又は慣用名を採用し，加工食品の名称は一般に用いられている名称や食品規格基準等において公的に定められている名称を勘案して採用した。また，広く用いられている別名を備考欄に記載した。

③**廃棄率及び可食部**：廃棄率は，原則として，通常の食習慣において廃棄される部分を食品全体あるいは購入形態に対する質量の割合（%）で示し，廃棄部位を備考欄に記載した。可食部は，食品全体あるいは購入形態から廃棄部位を除いたものである。本食品成分表の各成分値は可食部100ｇ当たりの数値で示した。

④**エネルギー**：食品のエネルギー値は，原則として，FAO/INFOODSの推奨する方法に準じて，可食部100ｇ当たりのアミノ酸組成によるたんぱく質，脂肪酸のトリアシルグリセロール当量，利用可能炭水化物（単糖当量），糖アルコール，食物繊維総量，有機酸及びアルコールの量（ｇ）に各成分のエネルギー換算係数を乗じて，100ｇあたりのkJ（キロジュール）及びkcal（キロカロリー）を算出し，収載値とした。

⑤〜⑩**一般成分**：一般成分の⑤水分，⑥成分項目群「たんぱく質」に属する成分，⑦成分項目群「脂質」に属する成分（ただし，コレステロールを除く），⑧成分項目群「炭水化物」に属する成分，⑨有機酸，⑩灰分の単位はgとし，小数第１位まで表示した。

⑥**たんぱく質**：

アミノ酸組成によるたんぱく質…アミノ酸成分表2020年版の各アミノ酸量に基づき，アミノ酸の脱水縮合物の量（アミノ酸残基の総量）として算出。

たんぱく質…基準窒素量に窒素−たんぱく質換算係数を乗じて算出。

※アミノ酸組成によるたんぱく質とたんぱく質の収載値がある食品のエネルギー計算には，アミノ酸組成によるたんぱく質の収載値を用いた。

⑦**脂質**：

脂肪酸のトリアシルグリセロール当量…脂肪酸成分表2020年版の各脂肪酸量をトリアシルグリセロールに換算した量の総和として算出。

コレステロール…単位はmgとして整数で表示した。

脂質…食品中の有機溶媒に溶ける有機化合物の総称であり，中性脂肪のほかに，リン脂質，ステロイド，ワックスエステル，脂溶性ビタミン等も含んでいる。成分値は脂質の総質量で示してある。

※脂肪酸のトリアシルグリセロール当量で表した脂質と脂質の収載値がある食品のエネルギー計算には，脂肪酸のトリアシルグリセロール当量で表した脂質の収載値を用いた。

従来，本表に収載していた脂肪酸総量，飽和脂肪酸，一価及び多価不飽和脂肪酸は，脂肪酸成分表2020年版（p.312〜321）に収載した。

⑧**炭水化物**：

利用可能炭水化物（単糖当量）…でん粉，ぶどう糖，果糖，ガラクトース，しょ糖，麦芽糖，乳糖，トレハロース，イソマルトース，マルトデキストリン及びマルトトリオース等を直接分析又は推計し，単糖に換算した量の総和として算出。

参照頻度，重要度が高い項目を太字で示した。

①食品番号	②食品名（可食部100ｇ当たり）	③廃棄率	④エネルギー		⑤水分	⑥たんぱく質		⑦脂質			⑧炭水化物						⑨有機酸	⑩灰分	⑪無機質										
						アミノ酸組成によるたんぱく質	たんぱく質	**脂肪酸のトリアシルグリセロール当量**	コレステロール	脂質	**利用可能炭水化物（単糖当量）**	利用可能炭水化物（質量計）	差引き法による利用可能炭水化物	食物繊維総量	糖アルコール	炭水化物			ナトリウム	カリウム	**カルシウム**	マグネシウム	リン	**鉄**	亜鉛	銅	マンガン	ヨウ素	セレン
		%	kJ	kcal	g	g	g	g	mg	g	g	g	g	g	g	g	g	g	mg	mg	mg	mg	mg	mg	mg	mg	mg	µg	µg
	アマランサス																												
01001	玄穀	0	1452	**343**	13.5	**(11.3)**	12.7	**5.0**	(0)	6.0	**63.5***	57.8	59.9	7.4	-	64.9	-	2.9	1	600	**160**	270	540	**9.4**	5.8	0.92	6.14	1	13
	あわ																												
01002	精白粒	0	1466	**346**	13.3	**10.2**	11.2	**4.1**	(0)	4.4	**69.6***	63.3	67.6	3.3	0	69.7	-	1.4	1	300	**14**	110	280	**4.8**	2.5	0.49	0.88	0	2
01003	あわもち	0	890	**210**	48.0	**(4.5)**	5.1	**(1.2)**	0	1.3	(44.5)	(40.5)	**44.6***	1.5	-	45.3	-	0.3	0	62	**5**	12	39	**0.7**	1.1	0.20	0.46	0	1

利用可能炭水化物（質量計）…利用可能炭水化物（単糖当量）の質量の合計。利用可能炭水化物の摂取量の算出に用いる。

差引き法による利用可能炭水化物…100ｇから，水分，アミノ酸組成によるたんぱく質（収載値がない場合にはたんぱく質），脂肪酸のトリアシルグリセロール当量として表した脂質（収載値がない場合には脂質），食物繊維総量，有機酸，灰分，アルコール，硝酸イオン，ポリフェノール（タンニンを含む），カフェイン，テオブロミン，加熱により発生する二酸化炭素等の合計（ｇ）を差し引いて求める。利用可能炭水化物（単糖当量，質量計）の収載値がない食品のエネルギーを計算するために用いる。

※利用可能炭水化物（単糖当量）あるいは差引き法による利用可能炭水化物のいずれかをエネルギー計算に用いており，用いた方の収載値に「*」をつけて示している。

食物繊維総量…プロスキー変法による高分子量の「水溶性食物繊維」と「不溶性食物繊維」を合計した「食物繊維総量」，プロスキー法による食物繊維総量，あるいは，AOAC2011.25法による「低分子量水溶性食物繊維」,「高分子量水溶性食物繊維」及び「不溶性食物繊維」を合計した食物繊維総量。

糖アルコール…成分項目群「炭水化物」に，エネルギー産生成分として糖アルコールを収載した。

炭水化物…水分，たんぱく質，脂質，灰分等の合計（ｇ）を100ｇから差し引いた値で示した。

⑨**有機酸**：食品成分表2015年版では，酢酸についてのみエネルギー産生成分と位置づけていたが，既知の有機酸をエネルギー産生成分とすることとした。従来は，酢酸以外の有機酸は差引き法による炭水化物に含まれていたが，炭水化物とは別に，有機酸（従来の酢酸の成分値も含まれる）を収載することとした。

⑩**灰分**：一定条件下で灰化して得られる残分であり，食品中の無機質の総量を反映していると考えられている。

⑪**無機質**：収載した無機質は，すべてヒトにおいて必須性が認められたものである。ナトリウム，カリウム，カルシウム，マグネシウム及びリンの単位はmgとして，整数で表示した。鉄及び亜鉛の単位はmgとし，小数第１位まで，銅及びマンガンの単位はmgとし，小数第２位までそれぞれ表示した。ヨウ素，セレン，クロム及びモリブデンの単位はμgとし，整数でそれぞれ表示した。

⑫**ビタミン**：脂溶性ビタミンとして，ビタミンＡ（レチノール，α-及びβ-カロテン，β-クリプトキサンチン，β-カロテン当量及びレチノール活性当量），ビタミンＤ，ビタミンＥ（α-，β-，γ-及びδ-トコフェロール），ビタミンK，水溶性ビタミンとして，ビタミンB_1，ビタミンB_2，ナイアシン，ナイアシン当量，ビタミンB_6，ビタミンB_{12}，葉酸，パントテン酸，ビオチン及びビタミンＣを収載した。

ビタミンＡの単位はμｇとして，整数で表示した。ビタミンＤの単位はμｇとし，小数第１位まで表示した。ビタミンＥの単位はmgとして小数第１位まで表示した。ビタミンＫの単位はμｇとして整数で表示した。ビタミンB_1，B_2，B_6及びパントテン酸の単位はmgとして小数第２位まで，ナイアシン，ナイアシン当量の単位はmgとして小数第１位まで，ビタミンＣの単位はmgとして整数でそれぞれ表示した。ビタミンB_{12}及びビオチンの単位はμｇとして小数第１位まで，葉酸の単位はμｇとして整数でそれぞれ表示した。

⑬**アルコール**：エネルギー産生成分と位置付け，し好飲料及び調味料に含まれるエチルアルコールの量を収載した。単位はｇとして小数第１位まで表示した。

⑭**食塩相当量**：食塩相当量は，ナトリウム量に2.54を乗じて算出した値を示した。単位はｇとして小数第１位まで表示した。

⑮**見当**：食品の概量を示した。Cは計量カップ（200ml），大は計量スプーン大さじ（15ml），小は計量スプーン小さじ（5ml）。

⑯**備考欄**：食品の内容と各成分値等に関連の深い重要な事項について，次の内容をこの欄に記載した。

(1)食品の別名，性状，廃棄部位，あるいは加工食品の材料名，主原材料の配合割合，添加物等

(2)硝酸イオン，カフェイン，ポリフェノール，タンニン，テオブロミン，しょ糖，調理油等の含量

数値の表示方法

・成分値の表示は，すべて可食部100g当たりの値とした。廃棄率の単位は重量%とし，10未満は整数，10以上は５の倍数で表示した。

・数値の丸め方は，最小表示桁の一つ下の桁を四捨五入したが，整数で表示するもの（エネルギーを除く）については，原則として大きい位から３桁目を四捨五入して有効数字２桁で示した。

> ー…未測定。
>
> 0…食品成分表の最小記載量の1/10（ヨウ素，セレン，クロム及びモリブデンにあっては3/10，ビオチンにあっては4/10。以下同じ）未満又は検出されなかった。
> ただし，食塩相当量の0は算出値が最小記載量（0.1g）の5/10未満であることを示す。
>
> Tr（微量，トレース）…最小記載量の1/10以上含まれているが5/10未満である。
>
> (0)…測定をしていないが，文献などにより，含まれていないと推定される。
>
> (Tr)…微量に含まれていると推定される。
>
> (数値)…諸外国の食品成分表の収載値から借用した値や原材料配合割合（レシピ）等を基に計算した値。または類似食品の収載値から類推や計算により求めた値。
>
> 単位…1g＝1,000mg　1mg＝1,000μg（マイクログラム）

⑪		⑫																						⑬	⑭	⑮	⑯
		ビタミン																						アルコール	食塩相当量	見当	備考
クロム	モリブデン	A						D	E				K	B_1	B_2	ナイアシン	ナイアシン当量	B_6	B_{12}	葉酸	パントテン酸	ビオチン	C				
		レチノール	カロテン		β-クリプトキサンチン	β-カロテン当量	レチノール活性当量		トコフェロール																		
			α	β					α	β	γ	δ															
μg	μg	μg	μg	μg	μg	μg	μg	μg	mg	mg	mg	mg	μg	mg	mg	mg	mg	mg	μg	μg	mg	μg	mg	g	g		▲…食物繊維：AOAC2011.25法
7	59	(0)	0	2	0	2	Tr	(0)	1.3	2.3	0.2	0.7	(0)	**0.04**	**0.14**	1.0	(3.8)	0.58	(0)	130	1.69	16.0	(0)	-	0		
1	22	(0)	(0)	(0)	(0)	(0)	(0)	(0)	0.6	0	2.2	0	(0)	**0.56**	**0.07**	2.9	6.4	0.18	(0)	29	1.83	14.0	0	-	0	1C=120g	うるち，もちを含む。歩留り：70〜80%
0	40	0	0	0	0	0	0	0	0.1	0	1.2	0	0	**0.08**	**0.01**	0.3	(1.7)	0.03	0	7	0.61	3.4	0	-	0		原材料配合割合：もちあわ50，もち米50

「成分表2020年版（八訂）」のポイント

2020年12月，文部科学省から「日本食品標準成分表2020年版（八訂）」が公表されました。５年ぶりの全面改訂で何がどう変わったのか，ポイントをまとめました。

調理済み食品に関する情報を充実

「日本食品標準成分表2015年版（七訂）」（以下「成分表2015年版（七訂）」）では「調理加工食品類」として一部の冷凍食品を収載していた18群を「調理済み流通食品類」とし，内容が見直されました。近年の大規模調理施設（いわゆるセントラルキッチン）による配食事業の拡大を踏まえ，食品会社が製造・販売する工業的な調理食品及び配食サービス事業者が製造・販売する調理食品が収載されています。なお，フライ用冷凍食品類やコーンクリームスープ（粉末タイプ）のように，最終段階の調理を行っていない食品も一部含んでいます。また，「調理済み流通食品類」には家庭内で食事の副食（主菜，副菜）として利用される「そう菜」も含みます。

◆調理済み流通食品類に収載した食品例　（p.282～287）

和風料理	和え物	青菜の白和え，いんげんのごま和え，わかめとねぎの酢みそ和え
	酢の物	紅白なます
	汁物	とん汁
	煮物	卯の花いり，親子丼の具，牛飯の具，切り干し大根の煮物，きんぴらごぼう，ぜんまいのいため煮，筑前煮，肉じゃが，ひじきのいため煮
洋風料理	カレー	チキンカレー，ビーフカレー，ポークカレー
	コロッケ	カニクリームコロッケ，コーンクリームコロッケ，ポテトコロッケ
	スープ	かぼちゃのクリームスープ，コーンクリームスープ
	ハンバーグステーキ	合いびきハンバーグ，チキンハンバーグ，豆腐ハンバーグ
	フライ	いかフライ，えびフライ，メンチカツ
中国料理	点心	ぎょうざ，しゅうまい，中華ちまき
	菜	酢豚，八宝菜，麻婆豆腐
韓国料理	和え物	もやしのナムル

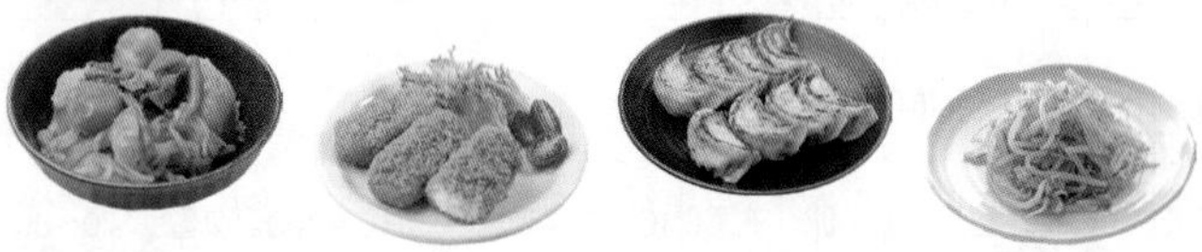

炭水化物の細分化とエネルギーの算出方法の変更

これまでの成分表の炭水化物は，ヒトにおける消化性が低い食物繊維や糖アルコールから，消化性が高いでん粉，単糖類，二糖類までの多様な成分を含んでいました。糖類の摂取量・摂取エネルギーを正しく把握するためには食品毎の炭水化物の内訳を示すことが重要です。このため，「成分表2020年版（八訂）」では，これまで蓄積してきたでん粉，しょ糖や食物繊維の分析値に基づき，これまでの炭水化物に含まれていた「でん粉と糖類（利用可能炭水化物）」と「食物繊維総量」，「糖アルコール」等を本表に収載しました。

◆エネルギー産生成分の変更

七訂までのエネルギー産生成分		八訂以降のエネルギー産生成分
窒素量の分析値に一定の換算係数（6.25等）を乗じて計算される「たんぱく質」		たんぱく質を構成するアミノ酸（約20種）の残基量の合計から算出される「アミノ酸組成によるたんぱく質」
有機溶媒可溶性成分の総質量である「脂質」	→	飽和・不飽和等の脂肪酸の分析値を換算した「脂肪酸のトリアシルグリセロール当量」
100ｇから他の一般成分等の成分値を差し引いて計算される「炭水化物」		下記の組成成分毎にエネルギー換算 ・エネルギーとして利用性の高いでん粉，単糖類，二糖類からなる「利用可能炭水化物」 ・エネルギーとして利用性の低い炭水化物である「食物繊維」，「糖アルコール」

また，成分表では，2010年版以降，アミノ酸，脂肪酸等の実測できるエネルギー産生成分について，分析による成分値の蓄積を推進してきました。「成分表2020年版（八訂）」では，エネルギー産生成分の実態をより正確にとらえることが可能な組成成分をエネルギー算出の基礎とする方式を採用しています。「成分表2015年版（七訂）」までは，kcal単位のエネルギーに換算係数4.184を乗じてkJ単位のエネルギーを算出していましたが，FAO/INFOODSでは，kJ単位あるいはkcal単位のエネルギーの算出は，それぞれに適用されるエネルギー換算係数を用いて行うことを推奨していることから，その方法を採用して算出しています。

◆適用したエネルギー換算係数

成分名	換算係数		備考
	(kJ/g)	(kcal/g)	
アミノ酸組成によるたんぱく質／たんぱく質*1	17	4	
脂肪酸のトリアシルグリセロール当量／脂質*1	37	9	
利用可能炭水化物(単糖当量)	16	3.75	
差引き法による利用可能炭水化物*1	17	4	
食物繊維総量	8	2	成分値はAOAC.2011.25法，プロスキー変法又はプロスキー法による食物繊維総量を用いる。
アルコール	29	7	
糖アルコール*2			
ソルビトール	10.8	2.6	
マンニトール	6.7	1.6	
マルチトール	8.8	2.1	
還元水あめ	12.6	3	
その他の糖アルコール	10	2.4	
有機酸*2			
酢酸	14.6	3.5	
乳酸	15.1	3.6	
クエン酸	10.3	2.5	
リンゴ酸	10	2.4	
その他の有機酸	13	3	

*1　アミノ酸組成によるたんぱく質，脂肪酸のトリアシルグリセロール当量，利用可能炭水化物(単糖当量)の成分値がない食品では，それぞれたんぱく質，脂質，差引き法による利用可能炭水化物の成分値を用いてエネルギー計算を行う。利用可能炭水化物(単糖当量)の成分値がある食品でも，水分を除く一般成分等の合計値と100 g から水分を差引いた乾物値との比が一定の範囲に入らない食品の場合(資料「エネルギーの計算方法」参照)には，利用可能炭水化物(単糖当量)に代えて，差引き法による利用可能炭水化物を用いてエネルギー計算をする。

*2　糖アルコール，有機酸のうち，収載値が1 g 以上の食品がある化合物で，エネルギー換算係数を定めてある化合物については，当該化合物に適用するエネルギー換算係数を用いてエネルギー計算を行う。

ただし，この取り組みは公的な参照データである成分表の科学的な確からしさの向上を目指すもので，従来の簡易なエネルギー計算方法を否定するものではありません。また，従来の方法で求めたエネルギー値と新しい方法で求めたエネルギー値を単純比較できないことにも注意が必要です。

詳しい内容・最新情報はこちらへアクセス▶
「日本食品標準成分表・資源に関する取組」
（文部科学省ホームページ）
https://www.mext.go.jp/a_menu/syokuhinseibun/index.htm

成分項目と配列の変更

エネルギーの算出方法を見直したことに伴い，従来のたんぱく質とアミノ酸組成によるたんぱく質，脂質と脂肪酸のトリアシルグリセロール当量で表した脂質，炭水化物と利用可能炭水化物(単糖当量)の表頭項目の配列を見直し，エネルギー計算の基礎となる成分がより左側になるよう配置されました。また，従来は炭水化物に含まれていた成分のうち，新たにエネルギー産生成分とした糖アルコール，食物繊維総量，有機酸についても表頭項目として配置されました。なお，従来，本表に収載していた水溶性食物繊維，不溶性食物繊維は炭水化物成分表2020年版別表１に収載されています。

同様に，従来，本表に収載していた脂肪酸総量，飽和脂肪酸，一価及び多価不飽和脂肪酸については，脂肪酸成分表2020年版に収載されました(p.312～321)。

七訂追補(2016～2019)の検討結果を反映

「成分表2020年版(八訂)」では，追補等で公表した新規187食品の収載に加え，この間成分値の変更のあった素材食品から計算される複合食品の成分値を変更。また市販上位の商品の分析から即席めん及びカップ麺の調理後の成分値等が追加されました。

◆主な素材的食品と計算食品の対応例

追補等での素材の変更	八訂での対応
鶏卵【2019年データ更新等で卵黄・卵白及び全卵を再分析】	だし巻き卵，カステラ等81食品の成分値を再計算
ゆであずき，こし生あん，つぶし練りあん【追補2018年で再分析】	こしあん使用の和生菓子類12食品を再計算。新たにつぶしあん使用の場合の成分値を追加
上白糖【追補2017年】，こいくちしょうゆ【追補2018年】を再分析	複合調味料(ドレッシング類)の再計算に活用

この結果，成分表本表における全収載食品数は2,478食品となり，「成分表2015年版(七訂)」から287食品増加しました。

また，追補の検討を経た新たな成分として「ナイアシン当量」，「AOAC2011.25法による食物繊維(低分子量のオリゴ糖等を含めて測定するもの)」を所要の成分表に追加しました。

災害時の食品

毎年，日本のどこかで災害が起こるようになっていますが，私たちは，実際にはごく身近で災害が発生しない限り，どこか他人事だと思っています。災害時には，ライフラインが止まりますので，調理せずとも食べられる食品が重宝されます。災害発生初期はそれで良いのですが，避難生活も長期化してくると，工夫が必要になります。災害時であっても私たちは生きるために食べなければなりませんし，できれば栄養バランスにも配慮したいものです。

最近，「フェーズフリー」という考え方が注目されるようになってきました。「非常時(災害時)」と「日常時」とフェーズ(相)を切り分けるのではなくて，災害時も日常時も同じフェーズとして考えるという考え方です。災害時は，「災害時のための特別な食」を食べると考えるのではなく，普段から災害時にも応用できる食を考えておく，普段の生活でも災害時にも食べられるものを食べてみようということです。備蓄食品にも賞味期限がありますので，フェーズを完全に分けてしまうと，災害が起こらずに使わない場合には，備蓄食品はゴミとなってしまいます。

実際に，普段の食卓にも活用できそうなレシピを紹介します。

必須アイテム

調理の際に注意しなくてはいけないポイントを押さえておきましょう！

ポリ袋

必ず「品質表示」欄をチェック！

- **湯せんができる**
  高密度ポリエチレン
  (耐熱温度90～110℃)

〈例〉

家庭用品品質表示法による表示
原料樹脂　ポリエチレン
耐冷温度　－30℃
寸法　(外形) 幅200×300㎜
　　　(厚さ) 0.01㎜
枚数　200枚
高密度ポリエチレン使用 ―ここをチェック！

- **混ぜるときだけに使う**
  (湯せんには適していません。)
  低密度ポリエチレン
  (耐熱温度70～90℃)
  塩化ビニル樹脂の透明ビニール袋
  (耐熱温度60～80℃)

カセットコンロ

カセットコンロは，使用上の注意を確認のうえ，正しく使いましょう！

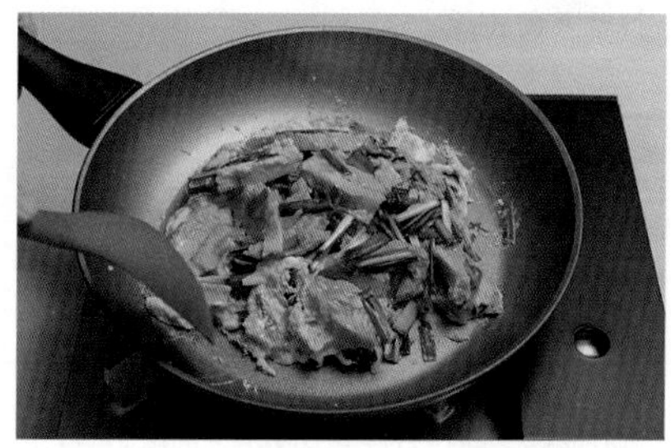

炭水化物をとる！

湯せんできる！
カンタンごはん

ポリ袋　カセットコンロ　なべ

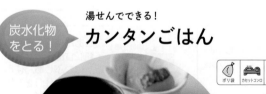

調理時間 約45分

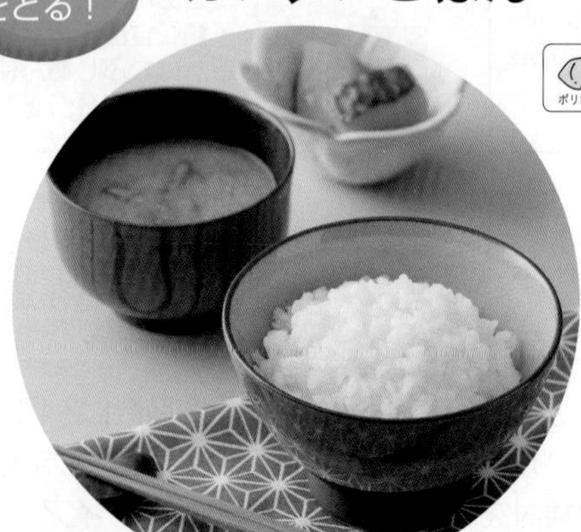

材料(2人分)
- 米……1合
- 水……210ml(マグカップ1杯程度)

step 1

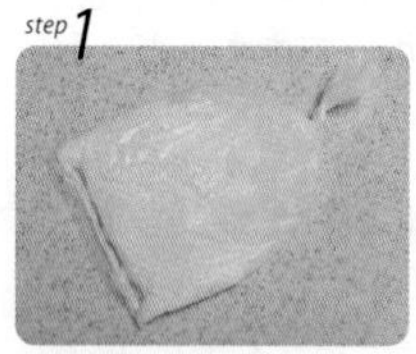

ポリ袋に米と水を入れ，空気を抜きながら口を閉じる。

ポイント！
- 水加減はお好みで調整を！
- 無洗米はとぐ手間いらず。

step 2

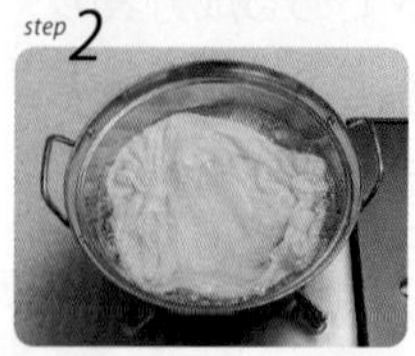

沸とうしたなべに入れて20分湯せんした後，そのまま15～20分蒸らす。

step 3

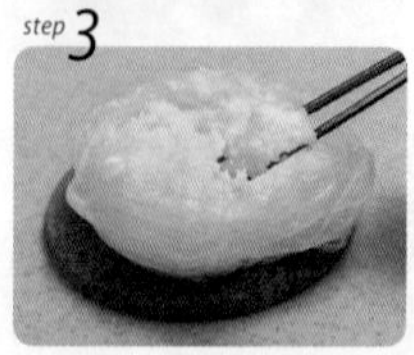

袋のまま口を開けてそのまま食べられる。

ポイント！
塩昆布，ふりかけなどを混ぜ，袋を使っておにぎりにしてもおいしい！

味付け不要！ 加熱も不要！

さば缶と切り干し大根の煮物風

ポリ袋　キッチンばさみ

調理時間 約5分

たんぱく質をとる！

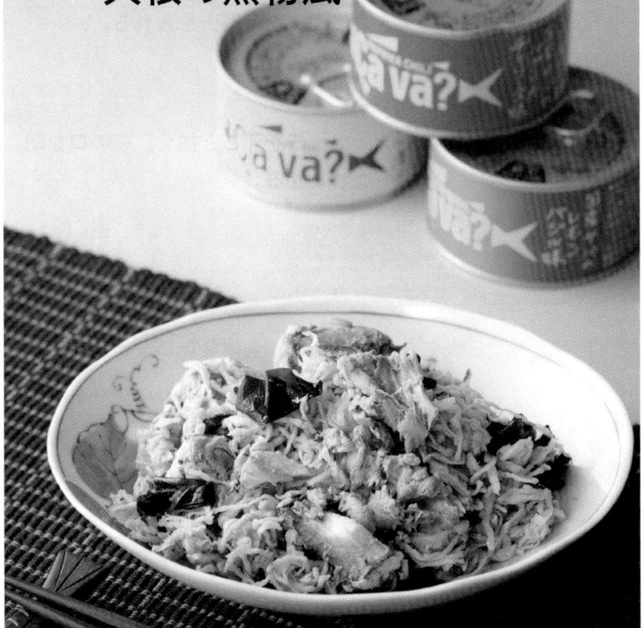

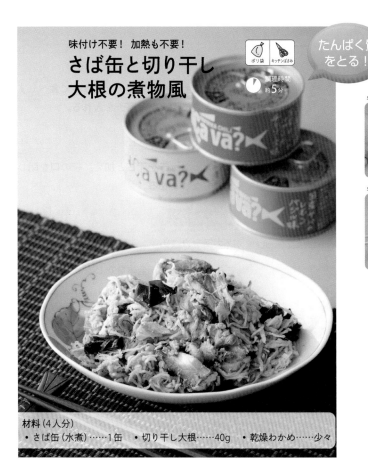

材料（4人分）
- さば缶（水煮）……1缶　• 切り干し大根……40g　• 乾燥わかめ……少々

step 1

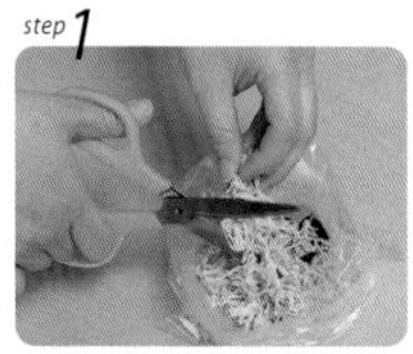

ポリ袋の中で切り干し大根を食べやすい長さに切り，乾燥わかめをポリ袋に入れる。

step 2

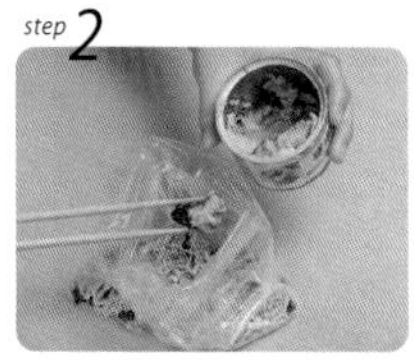

さば缶の汁を加えて，切り干し大根と乾燥わかめをなじませた後，さば缶の中身を全て加える。

食品ロスの削減

食品ロスとは，まだ食べられるのに捨てられている食品のことです。家庭から排出されるものと，事業所から排出されるものとを合わせて推計します。家庭系のロス量より事業系のロス量が上回る状況です。統計開始（2012年度）は，全体で642万トンでしたが，2017年度以降減少傾向となり，2020年度には522万トンで最少となりました。この数値を国民１人１日あたりで算出してみると，１日約113gとなります。ご飯軽く１杯と同じくらいの分量です。このロスを１年間積み重ねると約41kgとなります。事業所から排出される食品ロスには，2030年度にはこのレベルまで減らしていこうという削減目標が設定されており，その数値は273万トンです。農水省と消費者庁が中心となって，削減のための啓発活動を推進しています。2017年度以降，徐々に食品ロス量が減少しているのは運動の成果かもしれません。引き続き，私たちも意識して行動していきたいものです。

ピーラーでつくる！

ひらひらにんじんサラダ

ポリ袋　ピーラー

調理時間 約10分

ビタミンA カロテン カルシウムをとる！

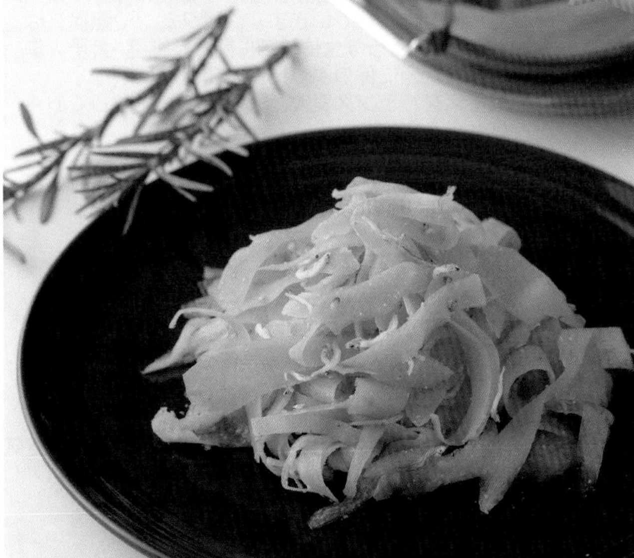

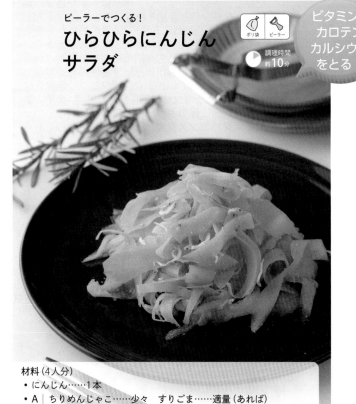

材料（4人分）
- にんじん……1本
- A ｜ ちりめんじゃこ……少々　すりごま……適量（あれば）
  酢……大さじ1　砂糖（はちみつ）……適量　ごま油……小さじ1

step 1

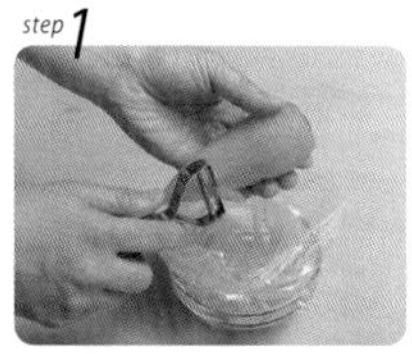

ポリ袋に皮をむいたにんじんをピーラーで薄く切りながら入れる。

step 2

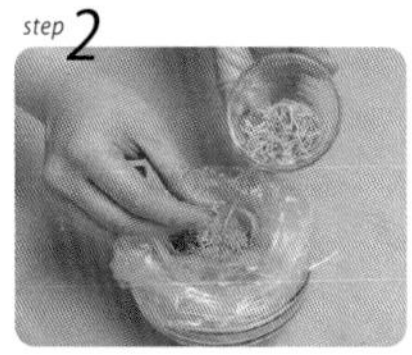

Aを加える。

ポイント！
- ちりめんじゃこでカルシウムを補給！
- はちみつは1歳未満の乳児には与えない！

step 3

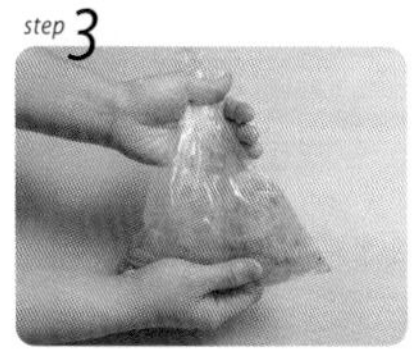

袋の口を閉じ，全体をなじませる。

シャキシャキ食感！

わかめとコーンの和風サラダ

食物繊維をとる！

ポリ袋　キッチンばさみ

調理時間 約5分

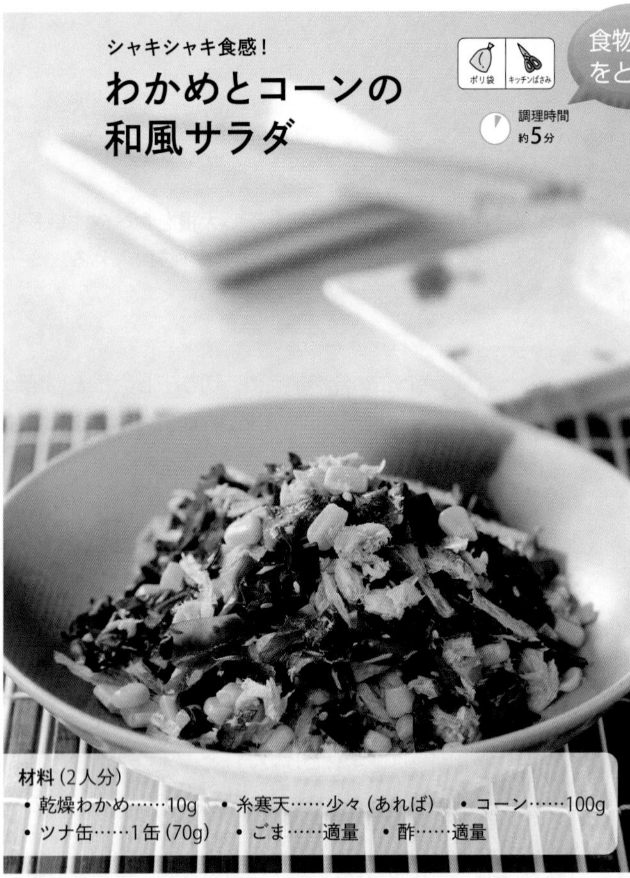

材料(2人分)

- 乾燥わかめ……10g
- 糸寒天……少々(あれば)
- コーン……100g
- ツナ缶……1缶(70g)
- ごま……適量
- 酢……適量

step 1

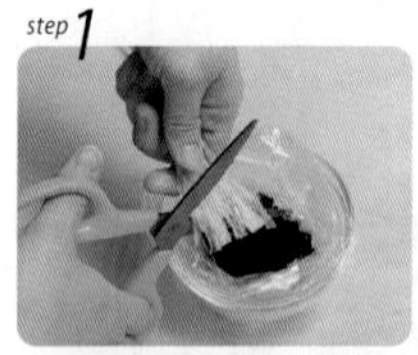

ポリ袋にわかめとキッチンばさみで食べやすい大きさに切った糸寒天を入れる。

step 2

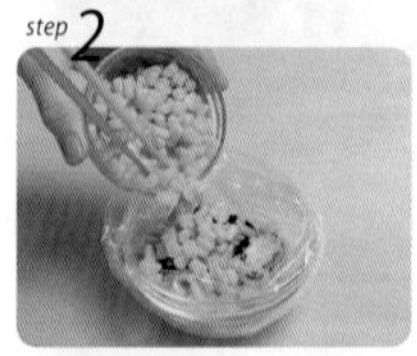

コーンとツナ缶を汁ごと加え，袋の口を閉じ，全体をなじませる。

チェンジ！

ツナ缶→カニ缶

step 3

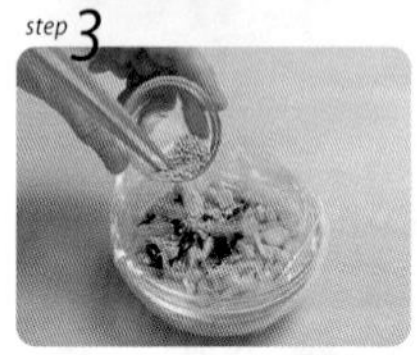

ごまと酢を加え，全体をなじませる。

チェンジ！

酢→レモン汁，柑橘のしぼり汁や市販のドレッシング

ポイント！

炒めてもおいしい！

栄養素のはたらき―「免疫力」を維持するために

「風邪にはビタミンCを摂ると良い」と言われてきましたが，コロナ禍になって，ビタミンDや亜鉛という栄養素が注目されるようになりました。2020年10月，米国の前大統領トランプ氏が新型コロナウイルスに感染した際に，医師団のファウチ博士は，すかさず，薬と一緒にビタミンDと亜鉛を投与しました。

薬やビタミン，無機質(ミネラル)そのものが病を治すわけではありません。基本的に，個々人が備えている免疫系をはじめとする生体防御に関わる細胞，分子などが，病原体や病原体が作り出す毒性のある物質を，時間をかけて排除していきます。ビタミンや無機質は，協働して，そのような生体防御に関わる細胞，分子の働きを良好な状態に保つように働きます。日頃から，5つの栄養素をバランス良く，過不足なく摂取しておくことが大切です。

湯せんでできる！

ぷるぷるオムレツ

ビタミンDをとる！

ポリ袋　カセットコンロ　なべ

調理時間 約20分

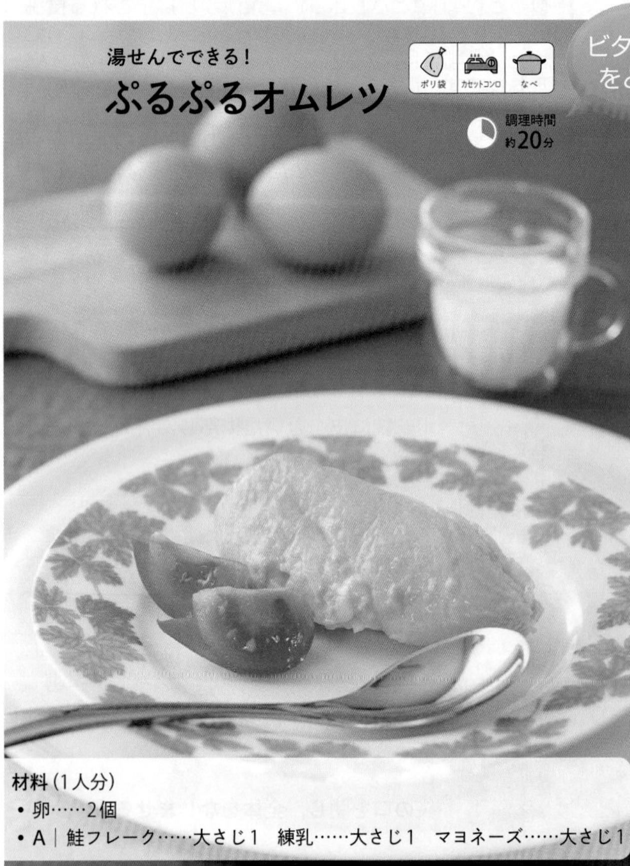

材料(1人分)

- 卵……2個
- A｜鮭フレーク……大さじ1　練乳……大さじ1　マヨネーズ……大さじ1

step 1

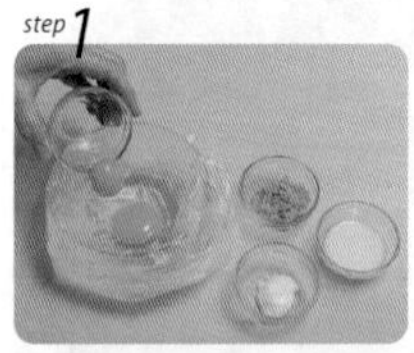

ポリ袋に卵を割り入れ，Aを加える。

チェンジ！

- 練乳→牛乳
- 鮭フレーク→カニ缶やツナ缶

step 2

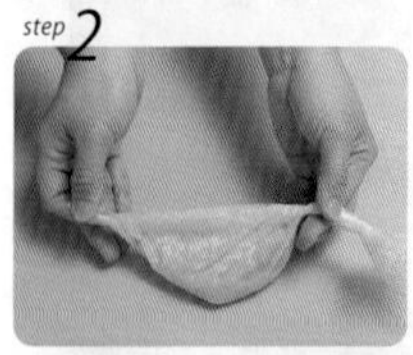

袋の口を閉じ，全体をなじませたあと，空気を抜きながら口を閉じ，袋の角に寄せる。

step 3

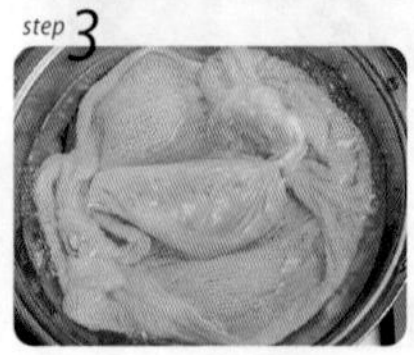

お好みの固さまで湯せんする。

Photograph by 松村宇洋(Pecogram)

食生活と健康

健康で，楽しく充実した生活を送りたい……これはだれもが願うことです。私たちは眠っている間も呼吸などをしてエネルギーを消費しています。自動車を動かすためにガソリンが必要なように，人間も活動するためには食べ物を食べることが必要です。それでは，食生活と健康について一緒に考えてみましょう。

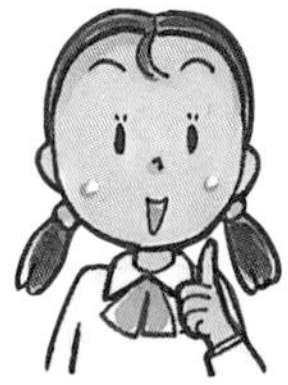

先生，「健康」って具体的にはどのような状態のことなのですか？
病気をしていない状態をいうのかな？

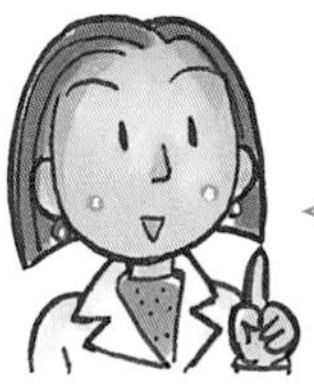

いい質問ね。「健康」といっても，どこからが病気でどこからが健康というようにはっきり分けるのは難しいわね。ちょっと調子が悪い，ということはだれにだってあるものね。
世界保健機関（WHO）では，健康について次のような定義をしているわよ。

～ 世界保健機関（WHO）の健康の定義 ～
健康とは，たんに病気でないということだけではなく，生理的，心理的，さらに社会的見地からも完全に調和のとれた状態をいう。

左の定義から考えると，「健康」って，からだだけではなく，精神的にも，社会的にも積極的に生きられる状態にあることを指しているようですね。先生。

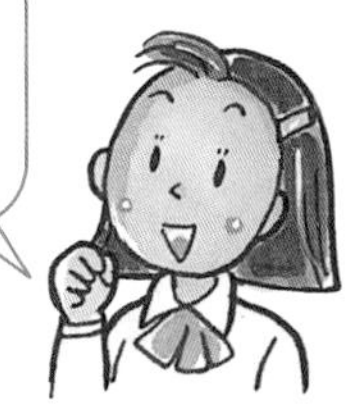

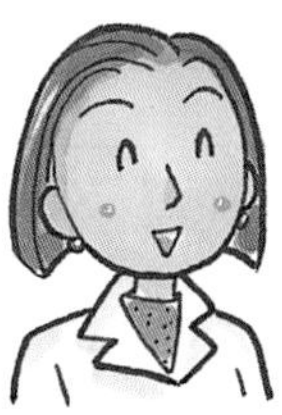

そうね。日々生きるだけではなく，健康をつくり，保つためには，必要な栄養素を十分に摂取することが基本となるわね。
だって，私たちのからだは色々な栄養素から成り立っているのですもの。

栄養素とは……

栄養素とは，食物に含まれる成分のうち，生活活動を営むことのために役立ち，それが欠けると健康を保つことができなくなるものをいい，炭水化物，脂質，たんぱく質，無機質，ビタミンに分類されます。また，栄養素には含まれませんが，水も重要な役割を果たします。

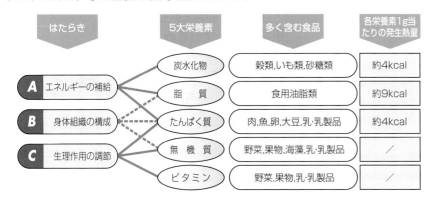

はたらき	5大栄養素	多く含む食品	各栄養素1g当たりの発生熱量
A エネルギーの補給	炭水化物	穀類，いも類，砂糖類	約4kcal
A エネルギーの補給	脂　質	食用油脂類	約9kcal
A エネルギーの補給／B 身体組織の構成／C 生理作用の調節	たんぱく質	肉，魚，卵，大豆，乳・乳製品	約4kcal
B 身体組織の構成／C 生理作用の調節	無　機　質	野菜，果物，海藻，乳・乳製品	／
C 生理作用の調節	ビタミン	野菜，果物，乳・乳製品	／

★美しいからだづくり

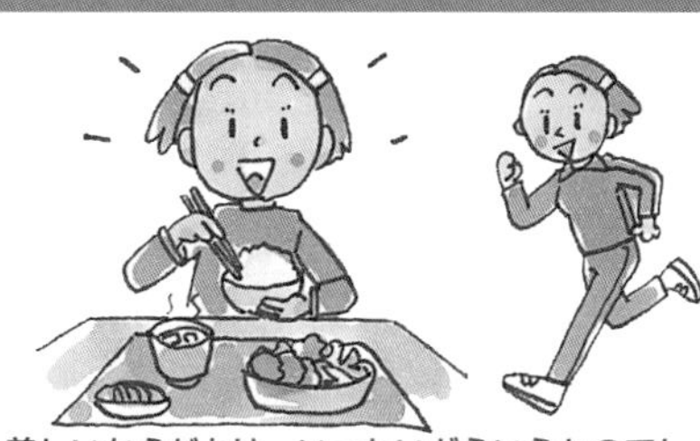

美しいからだとは，いったいどういうものでしょう。スリムなボディが流行している現在，やせていればかっこいいと思う人が多いようですが，ただやせていればよいというものでもありません。

骨格やからだつきはひとりひとり違っています。自分の骨格にあった肉づきが最も美しく，健康なプロポーションなのです。

その美しいからだは，バランスのとれた食事と，適度な運動からつくられます。

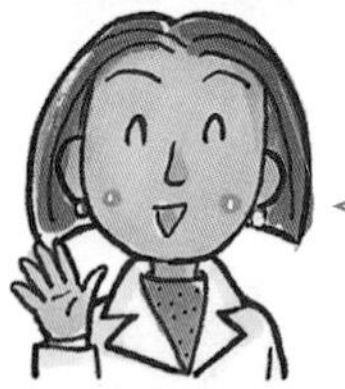

食事をするということは，ただたんに栄養をとるだけではなく，精神的な満足感を得ることにもつながります。からだと心の健康のためにも，よりよい食生活づくりに積極的に取り組んでいきましょう。

▼理想的な食生活

1 ○食事を楽しみましょう。

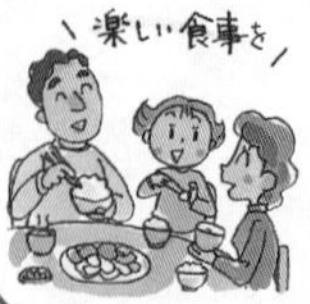

（食生活指針の実践のために）
- 毎日の食事で，健康寿命をのばしましょう。
- おいしい食事を，味わいながらゆっくりよく噛んで食べましょう。
- 家族の団らんや人との交流を大切に，また，食事づくりに参加しましょう。

2 ○1日の食事のリズムから，健やかな生活リズムを。

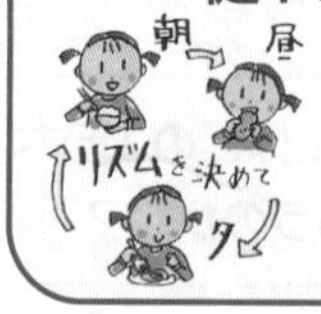

（食生活指針の実践のために）
- 朝食で，いきいきした1日を始めましょう。
- 夜食や間食はとりすぎないようにしましょう。
- 飲酒はほどほどにしましょう。

3 ○適度な運動とバランスのよい食事で，適正体重の維持を。

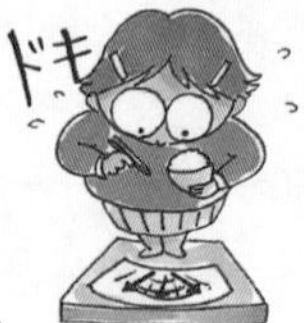

（食生活指針の実践のために）
- 普段から体重を量り，食事量に気をつけましょう。
- 普段から意識して身体を動かすようにしましょう。
- 無理な減量はやめましょう。
- 特に若年女性のやせ，高齢者の低栄養にも気をつけましょう。

4 ○主食，主菜，副菜を基本に，食事のバランスを。

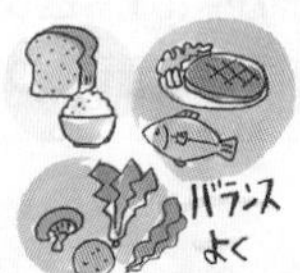

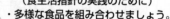

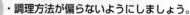

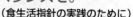

（食生活指針の実践のために）
- 多様な食品を組み合わせましょう。
- 調理方法が偏らないようにしましょう。
- 手作りと外食や加工食品・調理食品を上手に組み合わせましょう。

5 ○ごはんなどの穀類をしっかりと。

（食生活指針の実践のために）
- 穀類を毎食とって，糖質からのエネルギー摂取を適正に保ちましょう。
- 日本の気候・風土に適している米などの穀類を利用しましょう。

6 ○野菜・果物，牛乳・乳製品，豆類，魚なども組み合わせて。

（食生活指針の実践のために）
- たっぷり野菜と毎日の果物で，ビタミン，ミネラル，食物繊維をとりましょう。
- 牛乳・乳製品，緑黄色野菜，豆類，小魚などで，カルシウムを十分にとりましょう。

7 ○食塩は控えめに，脂肪は質と量を考えて。

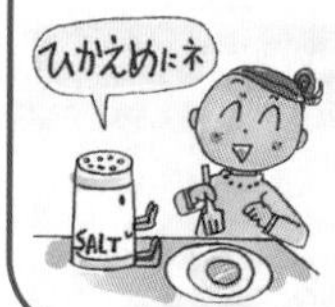

（食生活指針の実践のために）
- 食塩の多い食品や料理を控えめにしましょう。食塩摂取量の目標値は，男性で1日8g未満，女性で7g未満とされています。
- 動物，植物，魚由来の脂肪をバランスよくとりましょう。
- 栄養成分表示を見て，食品や外食を選ぶ習慣を身につけましょう。

8 ○日本の食文化や地域の産物を活かし，郷土の味の継承を。

（食生活指針の実践のために）
- 「和食」をはじめとした日本の食文化を大切にして，日々の食生活に活かしましょう。
- 地域の産物や旬の素材を使うとともに，行事食を取り入れながら，自然の恵みや四季の変化を楽しみましょう。
- 食材に関する知識や調理技術を身につけましょう。
- 地域や家庭で受け継がれてきた料理や作法を伝えていきましょう。

9 ○食料資源を大切に，無駄や廃棄の少ない食生活を。

（食生活指針の実践のために）
- まだ食べられるのに廃棄されている食品ロスを減らしましょう。
- 調理や保存を上手にして，食べ残しのない適量を心がけましょう。
- 賞味期限や消費期限を考えて利用しましょう。

10 ○「食」に関する理解を深め，食生活を見直してみましょう。

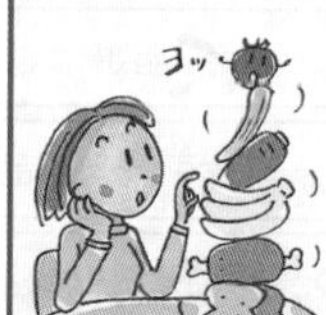

（食生活指針の実践のために）
- 子供のころから，食生活を大切にしましょう。
- 家庭や学校，地域で，食品の安全性を含めた「食」に関する知識や理解を深め，望ましい習慣を身につけましょう。
- 家族や仲間と，食生活を考えたり，話し合ったりしてみましょう。
- 自分たちの健康目標をつくり，よりよい食生活を目指しましょう。

（文部省・厚生省・農林水産省「食生活指針」（2016年6月一部改正）より）

消化・吸収のしくみ

▼消化・吸収・代謝のしくみ

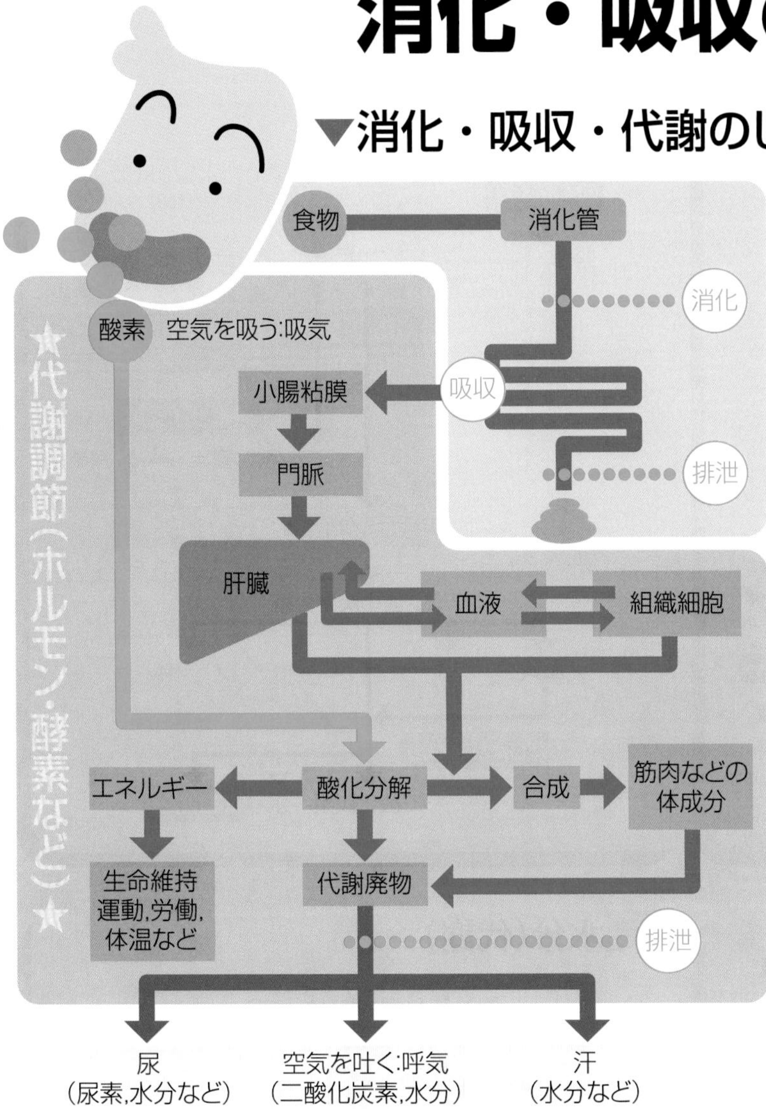

人体には,消化管という1本の管があります。消化管は,大きく分けると,口,食道,胃,小腸,大腸,肛門で構成されています。

口に入ってよくそしゃく（かみくだくこと）された食物は,消化管を通る間により細かくされます。炭水化物,脂質,たんぱく質は消化液の作用によって分解され,無機質は水に溶けます（消化）。からだに必要な栄養素は,消化管の粘膜を通って血液またはリンパ管に入り,体内にとりこまれます（吸収）。吸収は,胃や大腸でも行われますが,大部分は小腸で行われます。

吸収された栄養素は化学的な変化（代謝:新陳代謝,物質代謝ともいう）をして,さまざまに利用されます。

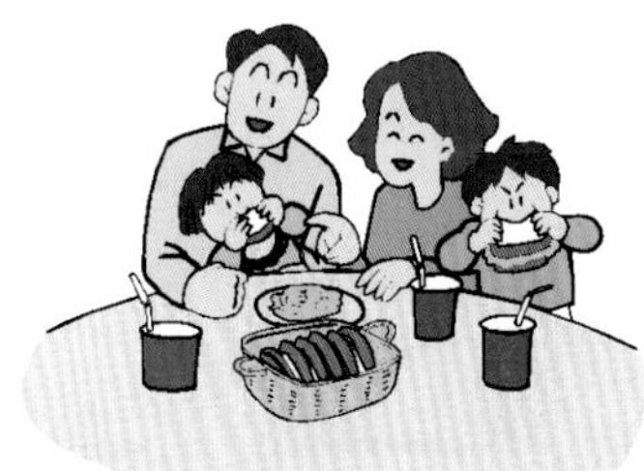

消化酵素の作用

（注）

1. 酵素の作用を受けて反応する物質を基質という。
2. 胃液中のリパーゼは作用が弱く，胃中の酸度が強すぎると作用しない。
3. 食物の消化は消化管の運動と消化液に含まれる分解酵素の作用によって行われる。
   だ液，胃液，すい液は分解酵素を含んでいる。
   胆汁は，分解酵素を含んでいないが消化を助けるので必要である。これら消化液の分泌量はおよそ6～8ℓになる。

作用部位	分泌腺（分泌液）	酵素	基質	生成される物質
口腔	だ液腺 （だ液）	プチアリン（だ液アミラーゼ）	でん粉	デキストリン・麦芽糖
胃	胃腺 （胃液）	ペプシン リパーゼ レンニン（ラブ）	たんぱく質 脂質 カゼイン	プロテオース・ペプトン グリセリン・脂肪酸 凝固カゼイン
十二指腸	すい腺 （すい液）	トリプシン アミロプロシン（アミラーゼ） ステアプシン（リパーゼ）	たんぱく質 でん粉 脂質	ポリペプチド・アミノ酸 麦芽糖 脂肪酸・グリセリン
	ブルンネル氏腺 （腸液）	しょ糖酵素（サッカラーゼ インベルターゼ） 麦芽糖酵素（マルターゼ） 乳糖酵素（ラクターゼ） エンテロキナーゼ ペプチターゼ	しょ糖 麦芽糖 乳糖 乳糖 ポリペプチド	ぶどう糖・果糖 ぶどう糖 ぶどう糖・ガラクトース トリプシン（活性化） アミノ酸
小腸	リーベルキュー氏腺 （腸液）	ペプチターゼ しょ糖酵素 麦芽糖酵素 乳糖酵素 リパーゼ	ポリペプチド しょ糖 麦芽糖 乳糖 脂質	アミノ酸 ぶどう糖・果糖 ぶどう糖 ぶどう糖・ガラクトース グリセリン・脂肪酸

▼栄養素・水分の代謝

炭水化物

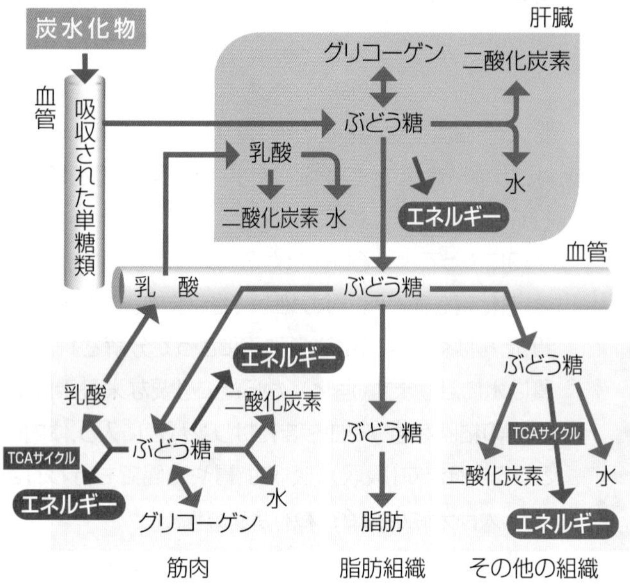

肝臓・筋肉・その他の組織でぶどう糖が分解される過程でエネルギーが生成され，それを利用して生命活動が営まれる。

たんぱく質

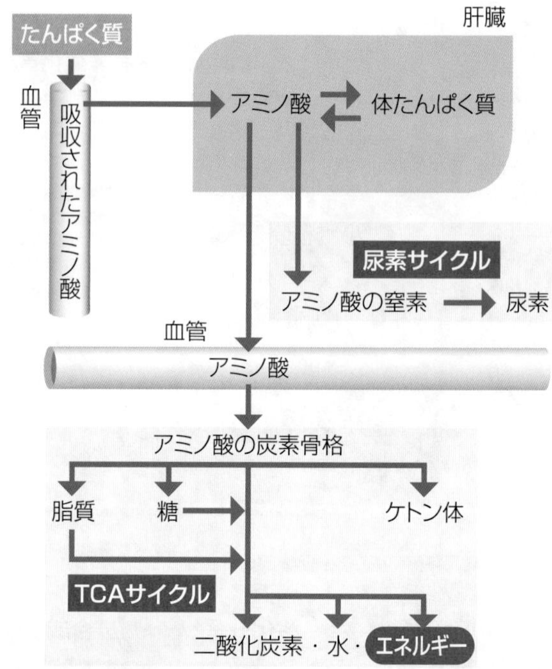

脂 質

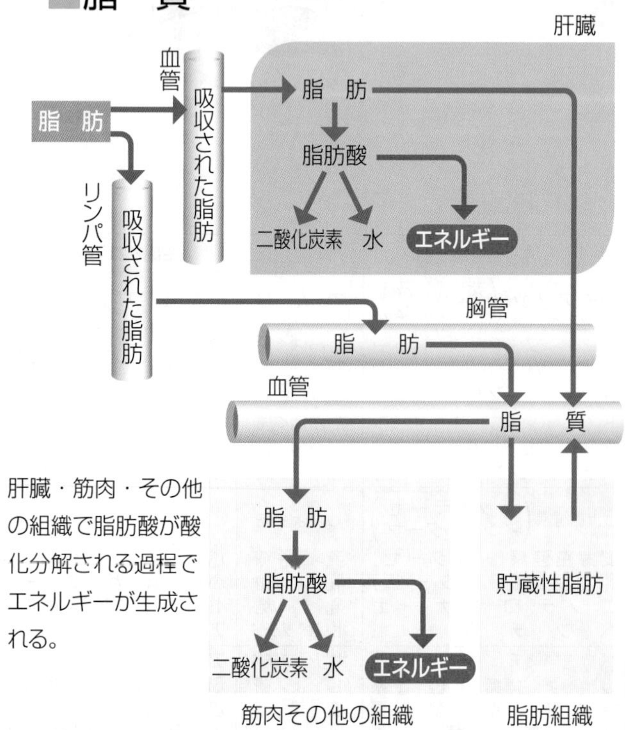

肝臓・筋肉・その他の組織で脂肪酸が酸化分解される過程でエネルギーが生成される。

水分（代謝）

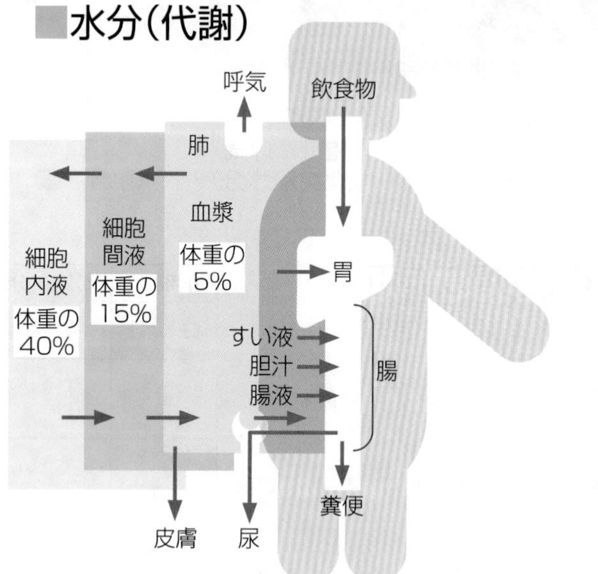

水の大部分は飲食物により体内に摂取される。一部は代謝時に発生し，1000kcalの食物を摂取すると約100mlの水を酸化によって生じる。

不要となった水分は，尿や汗，糞便として体外へ排出される。

栄養素と水のはたらき

炭水化物

はたらき　**エネルギーの補給**

炭水化物には，エネルギー源となる糖質と，人間の消化酵素では消化されないためエネルギー源になりにくい食物繊維とがあります。

糖質は，ほとんどがぶどう糖（グルコース）に変化し，それから酸化分解してエネルギーとなったり，脂質やアミノ酸の合成材料となります。また，かなりの部分のぶどう糖はグリコーゲンとなって肝臓と筋肉に蓄えられ，必要に応じてまたぶどう糖となり，エネルギーとして使われます。糖質は，エネルギー源として速やかに利用できることと，蓄えて持続的に利用できることが特徴です。

多く含む食品

穀類，いも類，砂糖類

脂質

はたらき　**高エネルギー源であり生体膜の主要な成分**

脂質は細胞膜の主要な構成成分であり，脂溶性ビタミン（A，E，D，K）の吸収を助けるはたらきもあります。また，炭水化物やたんぱく質に比べ，2倍以上のエネルギー価をもち，エネルギー源としても優れています。摂取された脂質は十二指腸でグリセリンと脂肪酸に分解され，小腸で吸収されます。吸収された脂質は再合成されてエネルギー源となります。残った脂質は貯蔵脂肪となり，エネルギー摂取が不足したときに使われます。

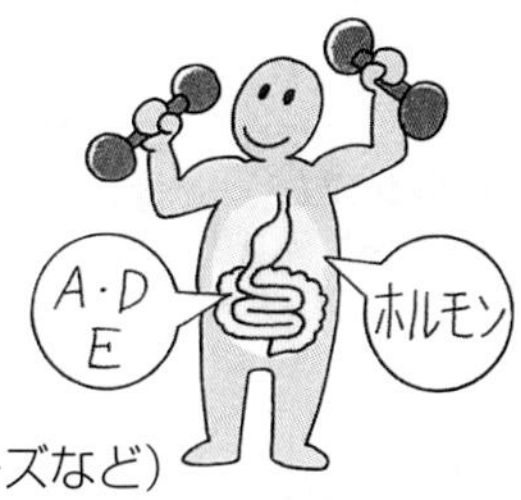

多く含む食品

油脂類，種実類，乳製品（チーズなど）

たんぱく質

はたらき　**からだづくりとエネルギーの補給**

たんぱく質は，20種のアミノ酸が結合したもので，アミノ酸の数，種類，結合順序などによって機能や形状が異なります。

たんぱく質は，臓器や筋肉，血色素，酵素，ホルモン，免疫たんぱく質などの構成成分や，血液の浸透圧の維持に使われ，エネルギー源ともなります。からだづくりの全てにたんぱく質は不可欠であり，体内では，たんぱく質の合成と分解，排泄が常に行われています。

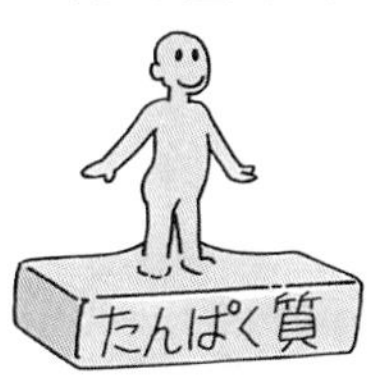

多く含む食品

肉，魚，卵，大豆

無機質（ミネラル）

はたらき　**からだの構成成分と生理作用の調節**

無機質は，からだの構成成分としての役割と，生理作用を調節する役割とを果たします。からだの構成成分としては，骨や歯などの成分（カルシウム）や，筋肉，細胞膜，血液（カルシウム，鉄など）などの軟組織の成分になります。生理作用を調節する機能としては，体液の浸透圧を正常に保つ（カリウムとナトリウム），筋肉のはたらきを正常に保つ（カルシウムとマグネシウム）などのはたらきをします。

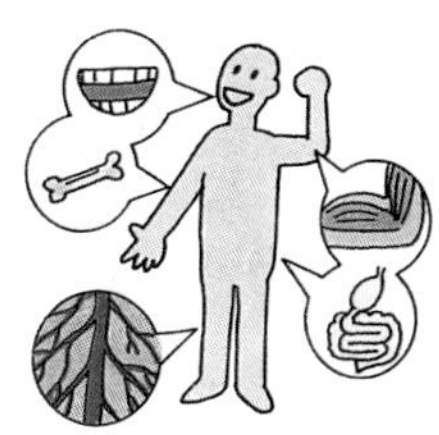

多く含む食品

海藻，種実類，乳製品

ビタミン

はたらき　**生理作用の調節**

ビタミンは，生理作用の調節や，酵素を活性化させる補酵素として新陳代謝に使われます。水に溶けやすい水溶性ビタミン（B_1，B_2，Cなど）と，脂肪に溶けやすい脂溶性ビタミン（A，E，D，K）があります。

ビタミンB_1は心臓や筋肉の機能を正常に保ち，ビタミンB_2は皮膚や粘膜を健康に保つはたらきがあります。ビタミンCはストレスに対する抵抗力と免疫力を高めます。

ビタミンAは上皮細胞を保護・発育させて，細菌に対する抵抗力を増進します。ビタミンDは血液中のカルシウムとリンのバランスを保つはたらきがあり，ビタミンEは筋肉の萎縮や細胞膜の酸化を防ぎます。

多く含む食品

野菜，果物

水

はたらき　**成人の体重の50～60%を占める成分**

水は栄養素ではありませんが，きわめて重要な成分です。成人の場合，体重の50～60%を占め，その13分の1を失うと生命が危険になります。水は，栄養素の摂取，溶解，消化，吸収，体液の流動，代謝物の排泄，体温の調節，体細胞の維持などに使われます。

体温よりも暑いような環境に置かれると水分の蒸発によって体温を下げるために体温調節機構がはたらき，汗をかき，大量の水分や塩分が失われます。しかし，限度を超えると，体温調節が正常にできなくなって，頭痛，吐き気，痙攣，意識障害などの症状を呈するようになってしまいます。水のはたらきの重要性がよくわかる事例です。

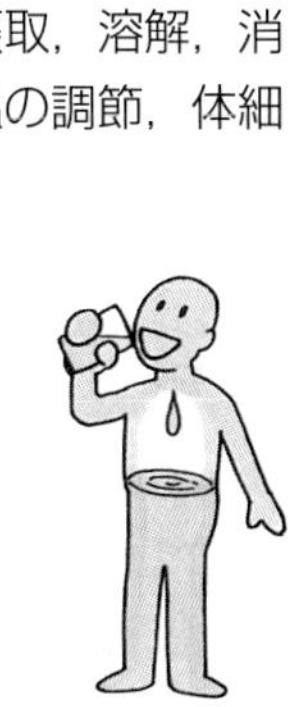

▼無機質について

名　称	人体含有等	生　理　作　用	欠　乏　症	多く含む食品
ナトリウム (Na)	成人体内に，約100g含まれる。食塩，重炭酸塩，リン酸塩として体液中に含まれる。	神経や筋肉細胞の活動等に関与。血漿など細胞外液の浸透圧が一定に保たれるよう調節する。体液のアルカリ性を保つ。	長期欠乏の場合，消化液の分泌減退。食欲不振，精神不安をきたす。急激な欠乏の場合，倦怠，めまい，失神などの状態となる。	食塩，みそ，しょうゆ，つくだ煮，ハム，パン
カリウム (K)	成人体内に，約200g含まれる。リン酸塩として，あるいはたんぱく質と結合して細胞中に存在する。	筋活動・神経伝達に関与。細胞内液の浸透圧が一定に保たれるよう調節する。（ナトリウムと拮抗してはたらく）	筋力の低下。通常，下痢，多量の発汗，利尿剤の服用の場合以外は，カリウム欠乏を起こすことはまずない。	野菜類，果実類，ドライフルーツ，枝豆，納豆，藻類
カルシウム (Ca)	成人体内に含まれる99%は，リン酸塩，炭酸塩として，骨・歯の成分となっている。残りは血液・筋肉・神経などの組織に，イオン，種々の塩として含まれる。	骨・歯などの硬組織をつくる。血液をアルカリ性にする。血液の凝固作用に関係。心筋や筋肉の収縮作用を促進する。	十分に成長しない。骨・歯が弱くなる。神経過敏となる。（ビタミンDが不足するとカルシウムの吸収，利用が悪くなり，欠乏症状を起こしやすい）	小魚類，野菜類，脱脂粉乳，牛乳，チーズ（乳・乳製品に含まれるカルシウムは利用率が高く，その他の約2倍）
マグネシウム (Mg)	成人体内に約25gあり，その50～60%は骨に含まれる。筋肉・脳・神経にも存在する。	骨の弾性維持，細胞のカリウム濃度調節。酵素の作用を活性化する。	血管が拡張して過度に充血し，心悸亢進を起こす。神経が興奮しやすくなる。	小麦はいが，豆類，種実類，藻類，穀類，野菜類
リン (P)	成人体内に含まれる80%はリン酸カルシウム・リン酸マグネシウムとして，骨・歯をつくる。筋肉・脳・神経・肝臓など全ての組織に含まれる。	骨・歯などの硬組織をつくる。リン脂質の重要な構成成分である。高エネルギーリン酸化合物としてエネルギー代謝を円滑に進める。	歯が弱くなる。 骨折を起こしやすくなる。 筋肉の力が弱くなる。 発育がおそくなる。	卵黄，肉類，魚類，小魚類，はいが，ぬか，チーズ
鉄 (Fe)	成人の体内に約3g含まれる。おもに赤血球のヘモグロビン・筋肉のミオグロビン及び肝臓に含まれ，一部は全身の細胞に広く分布している。	ヘモグロビンの鉄は酸素を運搬し，ミオグロビンの鉄は血中の酸素を細胞に取り入れる。各細胞の鉄は，酸素の活性化に関係し，栄養素の燃焼に役立つ。	貧血になる。（赤血球数は正常であるが，ヘモグロビン量は減少する） 疲れやすく，忘れっぽくなる。 乳児では発育がおくれる。	肝臓，卵黄，糖みつ，きな粉，煮干し，のり，かき，湯葉
亜鉛 (Zn)	成人体内に約2g含まれる。皮膚・硝子体・前立腺・肝臓・腎臓に多い。	皮膚・骨格の発育，維持。炭酸脱水酵素・乳酸脱水酵素などの成分である。	十分に成長しない。 皮膚障害。味覚異常。	魚介類，肉類，玄米，豆類，種実類，チーズ
銅 (Cu)	成人の体内に約80mg含まれる。筋肉・骨・肝臓に多い。	骨髄でヘモグロビンをつくるときに鉄の利用を容易にしたり，鉄の吸収を助ける。	ヘモグロビンの生成が減少し，貧血になる。骨折・変形を起こす。	肝臓（牛），ココア，種実類
マンガン (Mn)	成人の体内に約12～20mg含まれる。肝臓・すい臓・毛髪に特に多い。	骨・肝臓の酵素作用を活性化する。骨（リン酸カルシウムなど）の生成を促進する。 コレステロールの合成，エネルギーづくりにはたらく。	骨が十分に発育しない。 生殖能力が低下する。 生まれる子どもが弱く，死亡率が高い。運動失調を起こす。	種実類，玄米，のり，しょうが
ヨウ素 (I)	成人体内に約13mg含まれる。甲状腺ホルモン（チロキシン）の成分である。	成長期の発育を促進する。成人では基礎代謝をさかんにする。	甲状腺腫を起こす。肥満体になる。疲れやすくなる。新陳代謝が鈍り，発育が止まる。	藻類，海産物類
セレン (Se)	すい臓酵素の構成元素となる。胃・下垂体・肝に多い。	抗酸化作用で組織細胞の酸化を防止する。ビタミンEの生理作用と共通点が多い。	克山病（心筋障害の一種），カシン・ベック病（地方病性変形性骨軟骨関節症）を起こす。	魚介類，動物の内臓，卵類，穀類，肉類，乳製品
クロム (Cr)	ひ臓・骨・すい臓・心臓・肝臓に含まれる。	正常な脂質代謝，糖代謝の保持に必要。	インスリン不応性の耐糖能の低下，昏睡等を起こすことがある。	肉類，全穀類製品（精粒により損失あり）
モリブデン (Mo)	腎臓・肝臓に含まれる。	酸化還元酵素を助けるはたらきがある。	成長がおくれる。	豆類，緑葉類，バナナ

▼ビタミンについて

■水溶性ビタミン

名 称（別名）	性 質	生 理 作 用	欠 乏 症	多く含む食品
ビタミンB_1 （抗脚気性ビタミン 別名：サイアミン）	水に溶けやすい。加熱に対して酸性で安定。	グルコース代謝と分枝アミノ酸代謝の酵素を助けるはたらきがある。神経系統の調整を行う。	脚気。ウェルニッケ・コルサコフ症候群。	米や麦 豆類 豚肉
ビタミンB_2 （発育促進ビタミン 別名：リボフラビン）	耐熱性，酸性で安定。アルカリ性でこわれやすい。紫外線で分解。	発育を促進する。 アミノ酸・脂質・炭水化物の代謝にはたらく。 ビタミンB_6との併用はいっそう効果がある。	口唇炎。 口角炎。 角膜炎。	肝臓 卵黄
ナイアシン （抗ペラグラ性ビタミン 別名：ニコチン酸及びニコチン酸アミド）	熱に強く，酸，アルカリに強い。水には少し溶ける。酸化されにくく，光にも強い。	炭水化物・脂質・たんぱく質・アミノ酸代謝の酵素のはたらきを助け，エネルギー（ATP）産生に関与している。結果として，皮膚・粘膜組織を健常に保ち，正常な神経伝達機能の維持に寄与する。	ペラグラ（皮膚病）。 口舌炎。精神神経障害。 胃腸病。 皮膚炎。	肝臓 肉・魚・豆類 緑黄色野菜
パントテン酸	水，アルコールに溶ける。 酸，熱，アルカリに不安定。	脂質代謝，炭水化物，たんぱく質の代謝にはたらく。解毒作用を有し，身体の成長と健康の維持に重要である。善玉コレステロールを増やし，免疫抗体の産生にはたらく。	栄養障害。 四肢の激しい痛み。 どうき。 頭痛。	酵母 肝臓 肉・魚・豆類
ビタミンB_6 （抗皮膚炎性ビタミン 別名：ピリドキシン）	酸性でやや安定。 中性・アルカリ性では不安定。 光により分解。	アミノ酸代謝に関係している酵素を助けるはたらきがあり，たんぱく質代謝に重要な役割をしている。皮膚の健康を保持し，皮膚の抵抗力を強め，かぶれやにきびを予防する。	成長が止まる（人間）。 けいれん（動物）。 皮膚炎。口内炎。 貧血。末梢神経炎。	酵母 肝臓 肉・魚・豆類
ビタミンB_{12} （抗貧血性ビタミン 別名：コバラミン）	弱酸，熱に安定。 強酸，アルカリ性，光で分解。	抗貧血作用を有し，たんぱく質や脂質，核酸の合成を助け，神経系を正常に保つはたらきがある。葉酸・ビタミンCとの併用はいっそう効果がある。	悪性貧血。 運動失調。 口舌炎。味覚障害。	肝臓 肉・魚介類 卵
葉　酸 （抗貧血性ビタミン 別名：プテロイルグルタミン酸）	弱アルカリ性では熱に安定。 強酸性では熱，酸素，光により分解。	核酸の合成やアミノ酸の代謝に作用。赤血球の産生にはたらく。各種貧血に対し，著しく効果をあらわす他，身体の成長・発育を促進し，胃腸粘膜の機能を正常にする。	貧血。 出血傾向の病気に対する抵抗力減少。 口内炎。	肝臓 肉・豆類 緑黄色野菜 卵黄
ビオチン	光，酸，アルカリに対して安定。熱に対しては不安定。水溶性。	カルボキシ基転移酵素（カルボキシラーゼ）を助けるはたらきがある。三大栄養素の代謝にかかわる。哺乳類には生合成できないビタミンである。	免疫やコラーゲン合成の低下などが起こる。	肝臓 豆類　卵黄 酵母
ビタミンC （抗壊血病性ビタミン，別名：アスコルビン酸）	熱，空気，アルカリ，酵素に弱い。 酸，低温にやや安定。	細胞内の呼吸作用に関与する。コラーゲンの生成を増し，細胞間の結合組織を強くする。体内に蓄えられる量は少ない。病原菌やウイルスに対する抵抗力を増す。抗酸化作用がある。	壊血病。 骨形成不全。 貧血。 成長不良。	果物 緑黄色野菜 いも類 淡色野菜

■脂溶性ビタミン

名 称（別名）	性 質	生 理 作 用	欠 乏 症	多く含む食品
ビタミンA （抗眼病性ビタミン 別名：レチノール）	熱には安定。 酸化されやすい。 体内でカロテンから合成される。	動物の発育を促進する。上皮細胞を保護・発育させる。細菌に対する抵抗力を増進する。網膜にロドプシンを生成及び再生し，視力を調節する。肝臓にたくわえられる。	夜盲症。 眼乾燥症。 角膜乾燥症。 成長阻害。	肝臓，うなぎ，バター，チーズ，卵黄，魚卵，肝油
ビタミンD （抗くる病性ビタミン，別名：カルシフェロール）	熱にやや安定，酸化されにくい。	紫外線にあたると皮膚に生成され，主に肝臓に蓄えられる。血液中のカルシウム及びリンの平衡をつかさどる。骨や歯のリン酸カルシウムの沈着を促す。	くる病（小児）。 骨軟化症・骨粗鬆症（成人）。	魚類，きのこ類，卵黄
ビタミンE （抗不妊性ビタミン 別名：トコフェロール）	熱や酸に対して安定。 アルカリ・紫外線でこわれる。	筋肉の萎縮を防ぐ。細胞膜の酸化を防ぐ。赤血球の溶血を防ぐ。	不妊，流産，未熟児。 脂肪吸収障害。	小麦のはいが，油脂類（植物性），うなぎ，魚卵
ビタミンK （抗出血性ビタミン 別名：フィロキノン）	熱や酸には安定。 アルカリや光に不安定。	血液中のプロトロビンの生成に必要。血液の凝固性を保持し，止血・解毒・利尿作用を有する。骨形成の調節。	血液の凝固時間が延びる。 新生児の出血性疾患。	緑黄色野菜，藻類，納豆

栄養素ランキング20

＊一般に，使用頻度が低い食品や，摂取量の少ない食品を除いたオリジナルのランキングです。

（可食部100g当たり）

食物繊維 （総量）

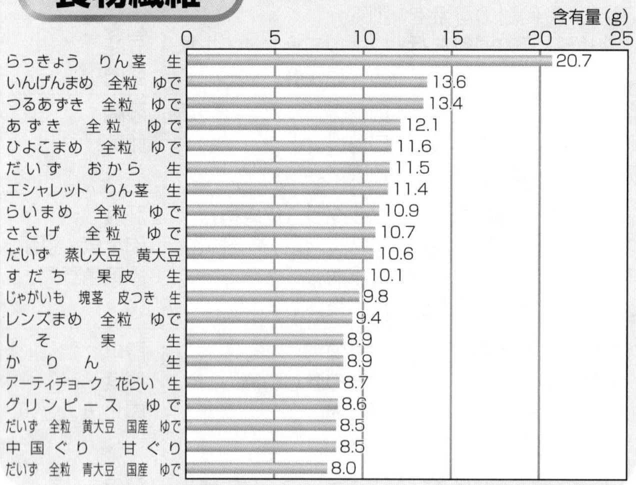

含有量(g)
0
5
10
15
20
25
らっきょう　りん茎　生 20.7
いんげんまめ　全粒　ゆで 13.6
つるあずき　全粒　ゆで 13.4
あずき　全粒　ゆで 12.1
ひよこまめ　全粒　ゆで 11.6
だいず　おから　生 11.5
エシャレット　りん茎　生 11.4
らいまめ　全粒　ゆで 10.9
ささげ　全粒　ゆで 10.7
だいず　蒸し大豆　黄大豆 10.6
すだち　果皮　生 10.1
じゃがいも　塊茎　皮つき　生 9.8
レンズまめ　全粒　ゆで 9.4
しそ　実　生 8.9
かりん　生 8.9
アーティチョーク　花らい　生 8.7
グリンピース　ゆで 8.6
だいず　全粒　黄大豆　国産　ゆで 8.5
中国ぐり　甘ぐり 8.5
だいず　全粒　青大豆　国産　ゆで 8.0

カリウム

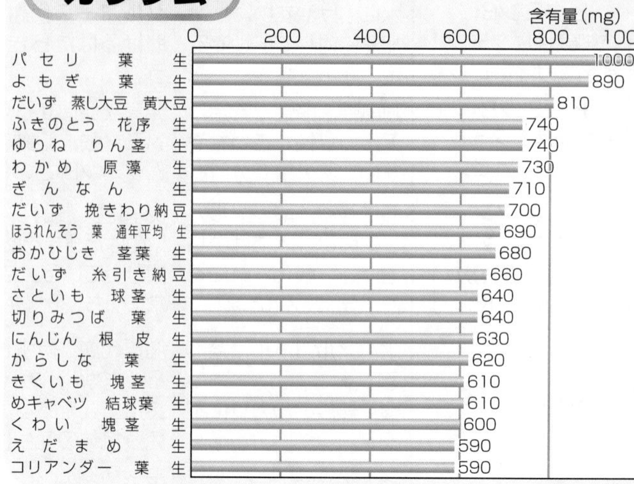

含有量(mg)
0
200
400
600
800
1000
パセリ　葉　生 1000
よもぎ　葉　生 890
だいず　蒸し大豆　黄大豆 810
ふきのとう　花序　生 740
ゆりね　りん茎　生 740
わかめ　原藻　生 730
ぎんなん　生 710
だいず　挽きわり納豆 700
ほうれんそう　葉　通年平均　生 690
おかひじき　茎葉　生 680
だいず　糸引き納豆 660
さといも　球茎　生 640
切りみつば　葉　生 640
にんじん　根　皮　生 630
からしな　葉　生 620
きくいも　塊茎　生 610
めキャベツ　結球葉　生 610
くわい　塊茎　生 600
えだまめ　生 590
コリアンダー　葉　生 590

カルシウム

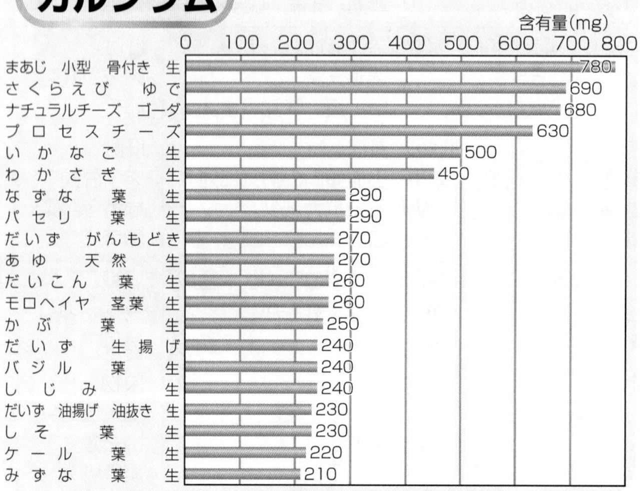

含有量(mg)
0
100
200
300
400
500
600
700
800
まあじ　小型　骨付き　生 780
さくらえび　ゆで 690
ナチュラルチーズ　ゴーダ 680
プロセスチーズ 630
いかなご　生 500
わかさぎ　生 450
なずな　葉　生 290
パセリ　葉　生 290
だいず　がんもどき 270
あゆ　天然　生 270
だいこん　葉　生 260
モロヘイヤ　茎葉　生 260
かぶ　葉　生 250
だいず　生揚げ 240
バジル　葉　生 240
しじみ　生 240
だいず　油揚げ　油抜き　生 230
しそ　葉　生 230
ケール　葉　生 220
みずな　葉　生 210

リン

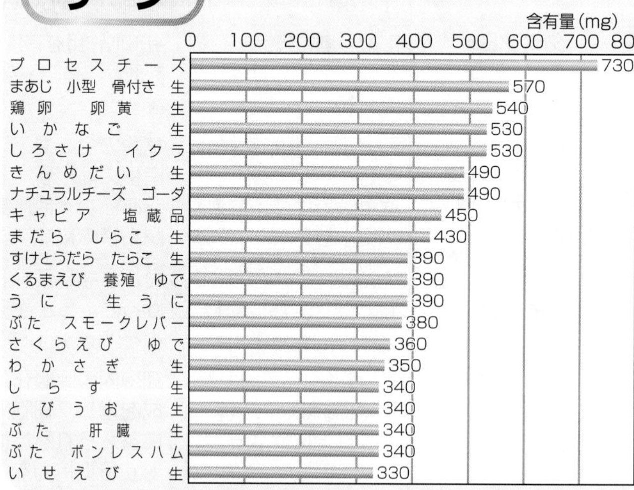

含有量(mg)
0
100
200
300
400
500
600
700
800
プロセスチーズ 730
まあじ　小型　骨付き　生 570
鶏卵　卵黄　生 540
いかなご　生 530
しろさけ　イクラ 530
きんめだい　生 490
ナチュラルチーズ　ゴーダ 490
キャビア　塩蔵品 450
まだら　しらこ　生 430
すけとうだら　たらこ　生 390
くるまえび　養殖　ゆで 390
うに　生うに 390
ぶた　スモークレバー 380
さくらえび　ゆで 360
わかさぎ　生 350
しらす　生 340
とびうお　生 340
ぶた　肝臓　生 340
ぶた　ボンレスハム 340
いせえび　生 330

鉄

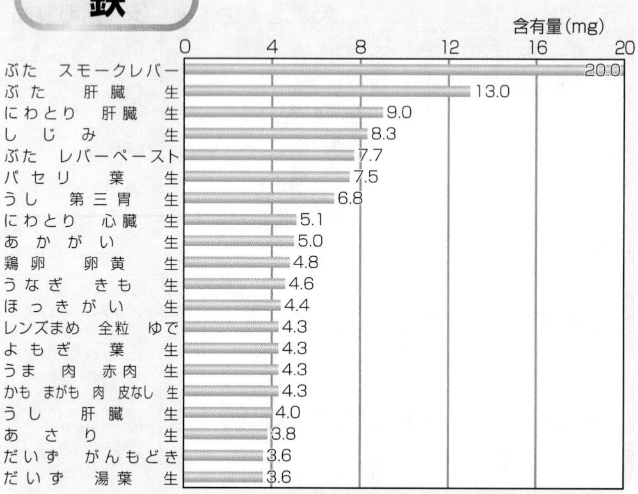

含有量(mg)
0
4
8
12
16
20
ぶた　スモークレバー 20.0
ぶた　肝臓　生 13.0
にわとり　肝臓　生 9.0
しじみ　生 8.3
ぶた　レバーペースト 7.7
パセリ　葉　生 7.5
うし　第三胃　生 6.8
にわとり　心臓　生 5.1
あかがい　生 5.0
鶏卵　卵黄　生 4.8
うなぎ　きも　生 4.6
ほっきがい　生 4.4
レンズまめ　全粒　ゆで 4.3
よもぎ　葉　生 4.3
うま　肉　赤肉　生 4.3
かも　まがも　肉　皮なし　生 4.3
うし　肝臓　生 4.0
あさり　生 3.8
だいず　がんもどき 3.6
だいず　湯葉　生 3.6

マンガン

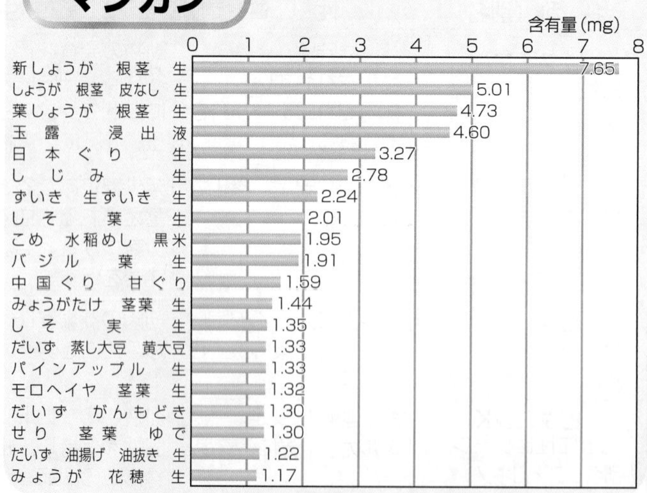

含有量(mg)
0
1
2
3
4
5
6
7
8
新しょうが　根茎　生 7.65
しょうが　根茎　皮なし　生 5.01
葉しょうが　根茎　生 4.73
玉露　浸出液 4.60
日本ぐり　生 3.27
しじみ　生 2.78
ずいき　生ずいき　生 2.24
しそ　葉　生 2.01
こめ　水稲めし　黒米 1.95
バジル　葉　生 1.91
中国ぐり　甘ぐり 1.59
みょうがたけ　茎葉　生 1.44
しそ　実　生 1.35
だいず　蒸し大豆　黄大豆 1.33
パインアップル　生 1.33
モロヘイヤ　茎葉　生 1.32
だいず　がんもどき 1.30
せり　茎葉　ゆで 1.30
だいず　油揚げ　油抜き　生 1.22
みょうが　花穂　生 1.17

ビタミンA（レチノール活性当量）

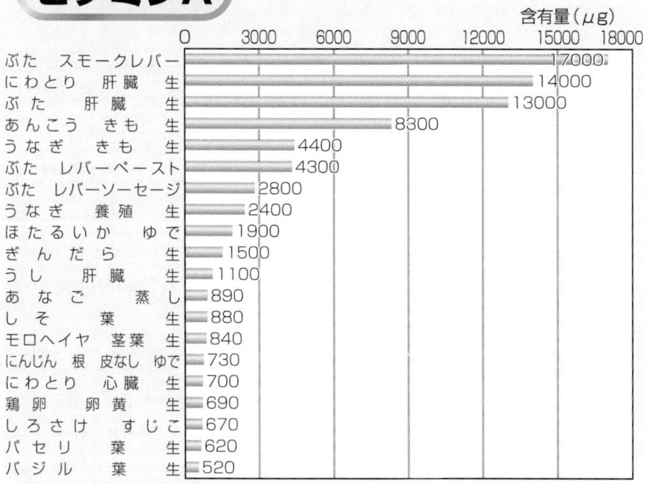
含有量(μg)
0 3000 6000 9000 12000 15000 18000
ぶた スモークレバー 17000
にわとり 肝臓 生 14000
ぶた 肝臓 生 13000
あんこう きも 生 8300
うなぎ きも 生 4400
ぶた レバーペースト 4300
ぶた レバーソーセージ 2800
うなぎ 養殖 生 2400
ほたるいか ゆで 1900
ぎんだら 生 1500
うし 肝臓 生 1100
あなご 蒸し 890
しそ 葉 生 880
モロヘイヤ 茎葉 生 840
にんじん 根 皮なし ゆで 730
にわとり 心臓 生 700
鶏卵 卵黄 生 690
しろさけ すじこ 670
パセリ 葉 生 620
バジル 葉 生 520

ビタミンB1 ＊豚肉は大型種肉。

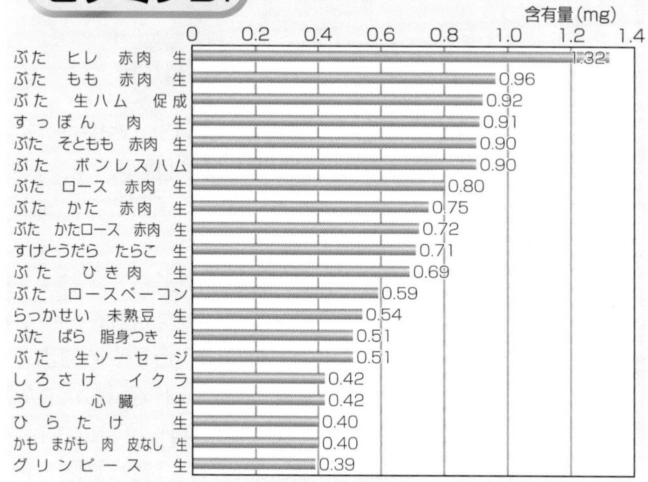
含有量(mg)
0 0.2 0.4 0.6 0.8 1.0 1.2 1.4
ぶた ヒレ 赤肉 生 1.32
ぶた もも 赤肉 生 0.96
ぶた 生ハム 促成 0.92
すっぽん 肉 生 0.91
ぶた そともも 赤肉 生 0.90
ぶた ボンレスハム 0.90
ぶた ロース 赤肉 生 0.80
ぶた かた 赤肉 生 0.75
ぶた かたロース 赤肉 生 0.72
すけとうだら たらこ 生 0.71
ぶた ひき肉 生 0.69
ぶた ロースベーコン 0.59
らっかせい 未熟豆 生 0.54
ぶた ばら 脂身つき 生 0.51
ぶた 生ソーセージ 0.51
しろさけ イクラ 0.42
うし 心臓 生 0.42
ひらたけ 生 0.40
かも まがも 肉 皮なし 生 0.40
グリンピース 生 0.39

ビタミンB2

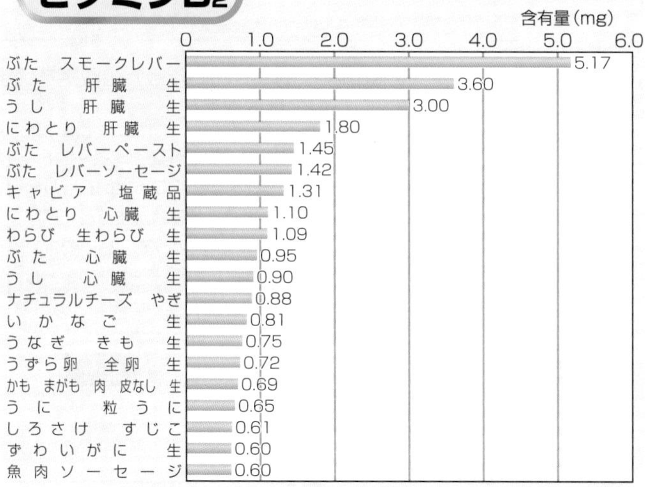
含有量(mg)
0 1.0 2.0 3.0 4.0 5.0 6.0
ぶた スモークレバー 5.17
ぶた 肝臓 生 3.60
うし 肝臓 生 3.00
にわとり 肝臓 生 1.80
ぶた レバーペースト 1.45
ぶた レバーソーセージ 1.42
キャビア 塩蔵品 1.31
にわとり 心臓 生 1.10
わらび 生わらび 生 1.09
ぶた 心臓 生 0.95
うし 心臓 生 0.90
ナチュラルチーズ やぎ 0.88
いかなご 生 0.81
うなぎ きも 生 0.75
うずら卵 全卵 生 0.72
かも まがも 肉 皮なし 生 0.69
うに 粒うに 0.65
しろさけ すじこ 0.61
ずわいがに 生 0.60
魚肉ソーセージ 0.60

葉酸

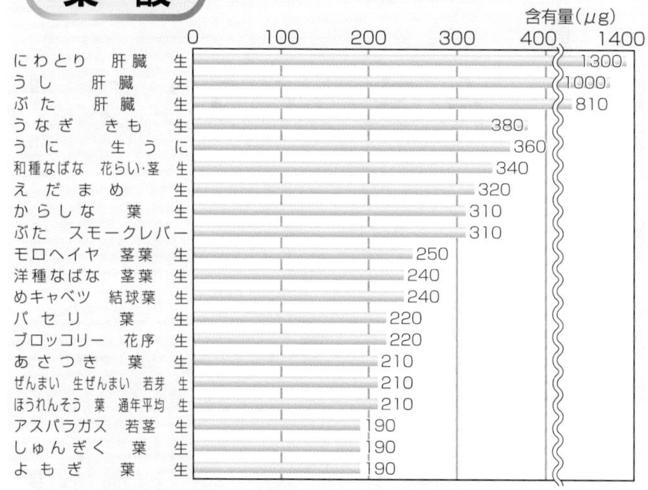
含有量(μg)
0 100 200 300 400 1400
にわとり 肝臓 生 1300
うし 肝臓 生 1000
ぶた 肝臓 生 810
うなぎ きも 生 380
うに 生うに 360
和種なばな 花らい・茎 生 340
えだまめ 生 320
からしな 葉 生 310
ぶた スモークレバー 310
モロヘイヤ 茎葉 生 250
洋種なばな 茎葉 生 240
めキャベツ 結球葉 生 240
パセリ 葉 生 220
ブロッコリー 花序 生 220
あさつき 葉 生 210
ぜんまい 生ぜんまい 若芽 生 210
ほうれんそう 葉 通年平均 生 210
アスパラガス 若茎 生 190
しゅんぎく 葉 生 190
よもぎ 葉 生 190

ビタミンC

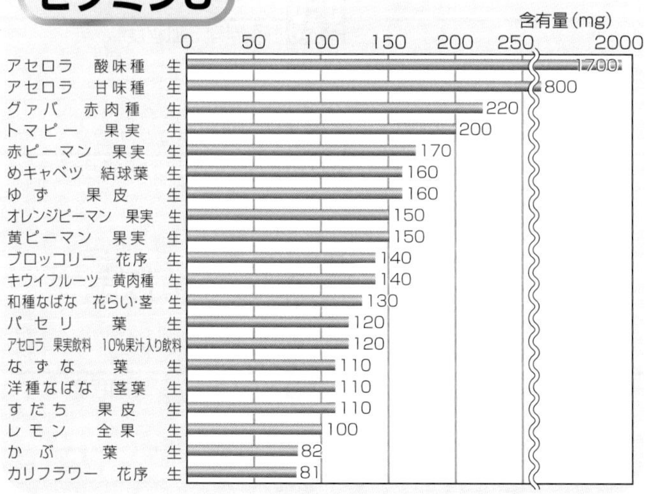
含有量(mg)
0 50 100 150 200 250 2000
アセロラ 酸味種 生 1700
アセロラ 甘味種 生 800
グァバ 赤肉種 生 220
トマピー 果実 生 200
赤ピーマン 果実 生 170
めキャベツ 結球葉 生 160
ゆず 果皮 生 160
オレンジピーマン 果実 生 150
黄ピーマン 果実 生 150
ブロッコリー 花序 生 140
キウイフルーツ 黄肉種 生 140
和種なばな 花らい・茎 生 130
パセリ 葉 生 120
アセロラ 果実飲料 10%果汁入り飲料 120
なずな 葉 生 110
洋種なばな 茎葉 生 110
すだち 果皮 生 110
レモン 全果 生 100
かぶ 葉 生 82
カリフラワー 花序 生 81

食塩相当量 ＊調味料類は除く。

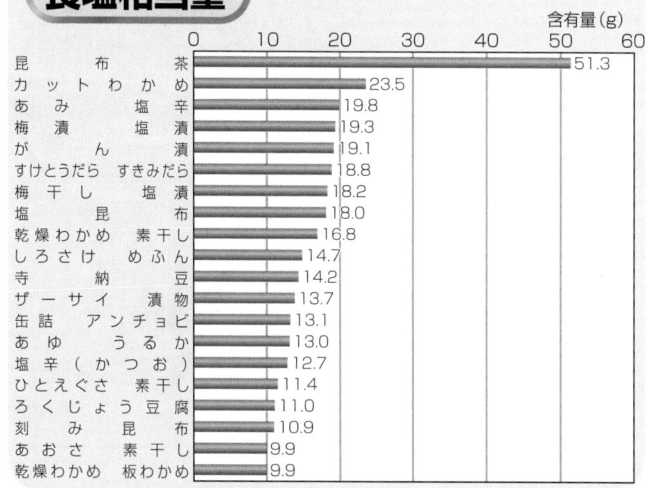
含有量(g)
0 10 20 30 40 50 60
昆布茶 51.3
カットわかめ 23.5
あみ 塩辛 19.8
梅漬 塩漬 19.3
がん漬 19.1
すけとうだら すきみだら 18.8
梅干し 塩漬 18.2
塩昆布 18.0
乾燥わかめ 素干し 16.8
しろさけ めふん 14.7
寺納豆 14.2
ザーサイ 漬物 13.7
缶詰 アンチョビ 13.1
あゆ うるか 13.0
塩辛（かつお） 12.7
ひとえぐさ 素干し 11.4
ろくじょう豆腐 11.0
刻み昆布 10.9
あおさ 素干し 9.9
乾燥わかめ 板わかめ 9.9

食事の目安がひと目でわかる！　食事バランスガイドの活用法

食事バランスガイドとは

「何を」「どれだけ」食べたらよいか，という「食事」の基本を身につけるバイブルとして，「食事バランスガイド」が厚生労働省，農林水産省によって策定され，2005年６月に公表された。

食事バランスガイドは，「食生活指針」（文部省･厚生省･農林水産省，2000年３月）を具体的な行動に結びつけるために策定された。食事の望ましい組合せやおおよその量を一般の生活者にわかりやすくイラストで示したもので，コマをイメージして描かれている。料理区分は主食，副菜，主菜，牛乳・乳製品，果物の５つで，各料理区分ごとに１日にとる料理の組合せと量が示されている。基本形は「成人向け」（想定エネルギー量は約2,200±200kcal）とし，区分ごとに１日にとるおおよその量が表されている。食事バランスガイドでは，一般の人にとってのわかりやすさ，なじみやすさ，外食等での表示のしやすさ等を考慮し，区分ごとに何をどれだけ食べればよいかといったことを「料理」で表現するとともに，日常的にもっとも把握しやすい単位として「１つ（SV：サービング)」に丸めて表記している（SVとは，米国のフードガイド等で用いられている単位で，各料理について１回当たりの標準的な量を大まかに示すものである)。

この食事バランスガイドを参照し，日常的に自分がとっている食事の内容とコマの中の料理を比較して見ることで，何が不足し，何をとりすぎているかがわかる。

ただし，主食の数が足りないからといって，その分だけ主菜の数を増やすというように，料理区分をまたがって数の帳尻を合わせることのないよう注意が必要である。

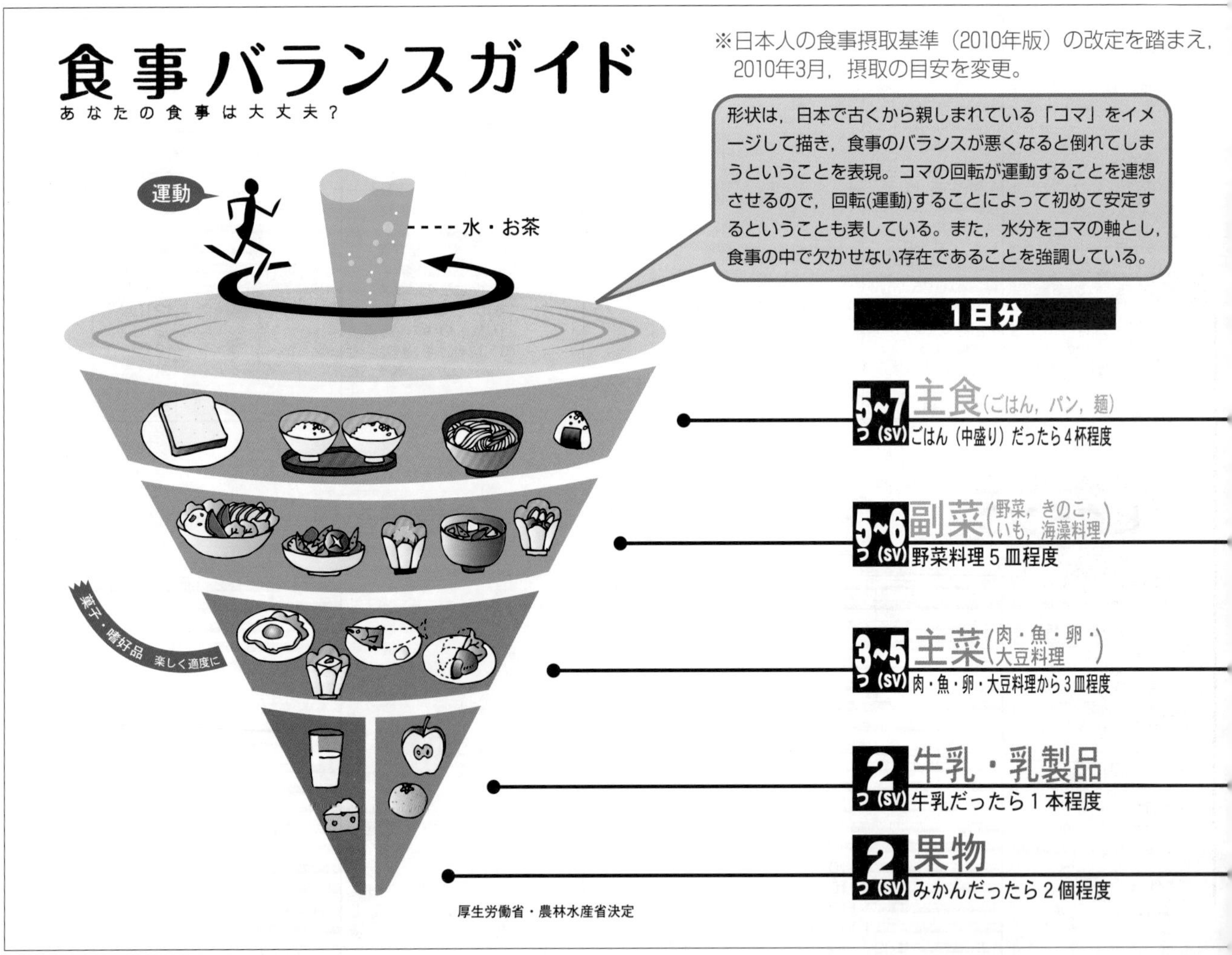

主食，主菜，副菜をバランスよく

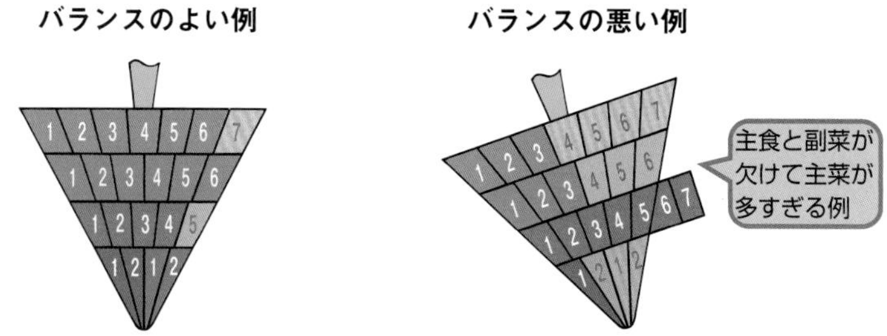

●数量の整理の仕方

・基本的なルールとして，各料理区分における主材料の量的な基準に対して，３分の２から1.5未満の範囲で含むものを，「１つ(ＳＶ)」とすることを原則に，日常的に把握しやすい単位(ごはんならお茶碗１杯，パンなら１枚など)で表す。

・カレーライス等，主食と主菜の複合的な料理については，両方の区分における量的な基準に従い，数量の整理を行う。

・これらの量的な数量の整理は，主として料理を提供する側が行うものであり，一般の生活者にとっては，栄養素量や食品重量といった数値を意識しなくとも，「１つ」「２つ」といった指折り数えることができる数量で，１日のバランスを考えられるようにする。

対象者特性別，料理区分における摂取の目安　　単位：つ(SV)

対象者	エネルギー (kcal)	主食	副菜	主菜	牛乳・乳製品	果物
・6～9歳男女 ・10～11歳女子 ・身体活動量の低い12～69歳女性 ・70歳以上女性 ・身体活動量の低い70歳以上男性	1400～2000 (1400, 1600, 1800, 2000)	4～5	5～6	3～4	2	2
・10～11歳男子 ・身体活動量の低い12～69歳男性 ・身体活動量ふつう以上の12～69歳女性 ・身体活動量ふつう以上の70歳以上男性	2000～2400 (2200)	5～7	5～6	3～5	2	2
・身体活動量ふつう以上の12～69歳男性	2400～3000 (2600, 2800, 3000)	6～8	6～7	4～6	2～3	2～3

・１日分の食事量は，活動(エネルギー)量に応じて，各料理区分における摂取の目安「つ(SV)」を参考にする。
・2200±200kcalの場合，副菜(５～６つ(SV))，主菜(３～５つ(SV))，牛乳・乳製品(２つ(SV))，果物(２つ(SV))は同じだが，主食の量と，主菜の内容(食材や調理法)や量を加減して，バランスのよい食事にする。
・成長期で，身体活動レベルが特に高い場合は，主食，副菜，主菜について，必要に応じてSV数を増加させることで適宜対応する。

料理例

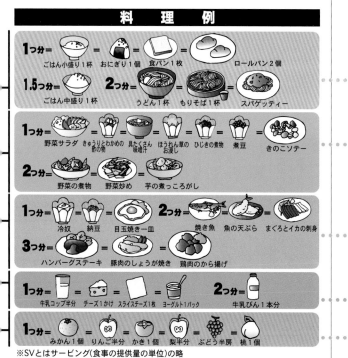

※SVとはサービング(食事の提供量の単位)の略

各料理区分の量的な基準及び数量の考え方

・主として炭水化物の供給源としての位置づけを考慮し，ごはん，パン，めん等の主材料に由来する炭水化物がおよそ40gであることを，本区分の量的な基準（＝「1つ（SV)」）に設定。
・市販のおにぎり１個分がこの「1つ分」に当たる。

・主として各種ビタミン，ミネラル及び食物繊維の供給源となる野菜等に関して，主材料の重量がおよそ70gであることを，本区分における「1つ（SV)」に設定。
・野菜サラダや野菜のお浸しなどの小鉢がこの「1つ分」に当たる。

・主としてたんぱく質の供給源としての位置づけを考慮し，肉，魚，卵，大豆等の主材料に由来するたんぱく質がおよそ6gであることを，本区分の「1つ（SV)」に設定。
・鶏卵１個を用いた料理がこの「1つ分」に当たる。なお，主菜として「脂質」を多く含む料理を選択する場合は，脂質やエネルギーの過剰摂取を避ける意味から，目安よりも少なめに選択する必要がある。

・主としてカルシウムの供給源としての位置付けを考慮し，主材料に由来するカルシウムがおよそ100mgであることを，本区分の「1つ（SV)」に設定。
・牛乳コップ半分がこの「1つ分」に当たる。

・主としてビタミンＣやカリウムの供給源としての果物の位置付けを考慮し，主材料の重量がおよそ100gであることを，本区分における「1つ（SV)」に設定。
・みかん１個がこの「1つ分」に当たる。

実践ナビゲーター

食品成分表を使って栄養バランスを計算してみましょう。ステップ１～３の手順で，栄養価計算から各栄養素の摂取量の評価を行い，日々の食生活を振り返ってみましょう。

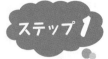

ステップ1 食品名と分量を整理！

	分量 4人分	分量 1人分
〈ごはん〉		
精白米	400g	100g
水	600ml	150ml
〈豆腐とねぎのみそ汁〉		
豆腐	1丁	75g
葉ねぎ	4本	5g（1本）
みそ	60g	15g
だし汁	600ml	150ml
〈牛肉とセロリのさっと煮〉		
牛肉	300g	75g
セロリ	4本	100g（1本）
うすくちしょうゆ	大さじ3	14g
料理酒	大さじ4	15g
調合油（サラダ油）	大さじ1	3g
水	300ml	75ml

	分量 4人分	分量 1人分
〈れんこんの和風マリネ〉		
れんこん	200g	50g
にんにく	1かけ	2g
赤とうがらし	1本	少々
酢	大さじ2	8g
うすくちしょうゆ	小さじ1	2g
砂糖	大さじ1	2g
ごま油	小さじ1.5	1g
〈漬物〉		
だいこん・ぬかみそ漬	200g	50g
のざわな・調味漬	160g	40g

◉豆腐　1丁＝300g　うすくちしょうゆ　大1＝18g
調合油　大1＝12g

ポイント
大さじ，小さじ，本，丁などは重量になおす！

メニュー
- ごはん
- 豆腐とねぎのみそ汁
- 牛肉とセロリのさっと煮
- れんこんの和風マリネ
- 漬物

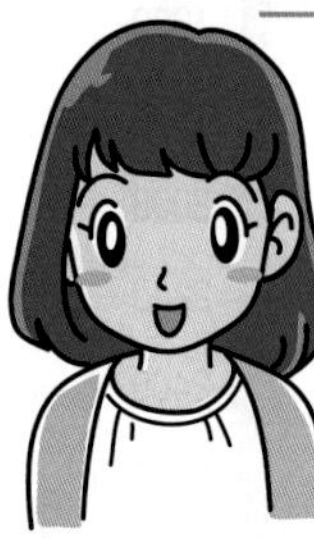

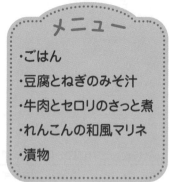

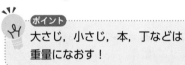

プロフィール
名前　ゆかりさん
性別　女性
年齢　20歳
職業　大学生
4人家族

ステップ2 栄養価計算

ステップ１で整理した食品と１人分の分量をもとに，食品成分表を使って各栄養素量を調べ，その合計を出します。ただし，食品成分表は可食部100g当たりの数値なので，実際に食べる量に換算することが必要です。

※このページでは，栄養素の摂取量の評価として「日本人の食事摂取基準」を参照するための考え方を紹介しています。「日本人の食事摂取基準（2020年版）」は「日本食品標準成分表2015年版（七訂）」に沿って策定されているため，食事摂取基準を参照する際には当面は「**たんぱく質**」「**脂質**」「**炭水化物**」の値を使用するのがよいと考えられます。

1　食品（食材）ごとに，栄養素量を計算する。

食品番号	食品名（可食部100g当たり）	廃棄率	エネルギー	エネルギー	水分	たんぱく質：アミノ酸組成によるたんぱく質	たんぱく質：たんぱく質	脂質：脂肪酸のトリアシルグリセロール当量	脂質：コレステロール	脂質：脂質	炭水化物：利用可能炭水化物（単糖当量）	炭水化物：利用可能炭水化物（質量計）	炭水化物：差引き法による	炭水化物：食物繊維総量	炭水化物：糖アルコール	炭水化物：炭水化物	有機酸	灰分	無機質：ナトリウム	無機質：カリウム	無機質：カルシウム	無機質：マグネシウム	無機質：リン	無機質：鉄	無機質：亜鉛
		%	kJ	kcal	g	g	g	g	mg	g	g	g	g	g	g	g	g	g	mg	mg	mg	mg	mg	mg	mg
11260	ばら　脂身つき　生	0	1839	**445**	41.4	**10.8**	12.2	**42.6**	98	44.4	(0.3)	(0.3)	**4.6***	(0)	-	0.3	-	0.5	59	200	**3**	12	110	**1.4**	3.0
11267	ヒレ　赤肉　生	0	954	**229**	62.3	**16.6**	19.0	**16.4**	60	18.0	(0.4)	(0.4)	**3.6***	(0)	-	0.4	-	0.9	56	330	**4**	21	180	**2.7**	3.8
	［輸入牛肉］																								
11060	かた　脂身つき　生	0	667	**160**	69.4	-	19.0	**9.3**	59	10.6	**(0.1)***	(0.1)	1.4	(0)	-	0.1	-	0.9	54	320	**4**	20	170	**1.1**	5.0

牛肉は75gだから…　×0.75

牛肉75gの栄養素量

エネルギー	たんぱく質	脂質	炭水化物	カルシウム
160kcal×0.75	19.0g×0.75	10.6g×0.75	0.1g×0.75	4mg×0.75
120 kcal	14.3 g	8.0 g	0.1 g	3 mg

※「日本食品標準成分表2020年版（八訂）」の新しいエネルギー産生成分項目を使用する場合は…
たんぱく質：「アミノ酸組成によるたんぱく質」（収載値がない場合は「たんぱく質」の値を使用）
脂質：「脂肪酸のトリアシルグリセロール当量」（収載値がない場合は「脂質」の値を使用）
炭水化物：「利用可能炭水化物（単糖当量）」あるいは「差引き法による利用可能炭水化物」のいずれかをエネルギー計算に用いており，収載値に「*」をつけて示しています。「利用可能炭水化物（単糖当量）」が用いられた場合は，「利用可能炭水化物（質量計）」を栄養価計算に使用します。

2　栄養素量を合計する。

※Tr, (0)は0として計算しています。

〈牛肉とセロリのさっと煮〉		エネルギー	たんぱく質	脂質	炭水化物	カルシウム	鉄	ビタミンA（レチノール活性当量）	ビタミンB_1	ビタミンB_2	ビタミンC
		kcal	g	g	g	mg	mg	μg	mg	mg	mg
牛肉	75g	120	14.3	8.0	0.1	3	0.8	5	0.06	0.17	1
セロリ	100g（1本）	12	0.4	0.1	3.6	39	0.2	4	0.03	0.03	7
うすくちしょうゆ	14g	8	0.8	0	0.8	3	0.2	0	0.01	0.02	0
料理酒	15g	13	0	Tr	0.7	0	Tr	0	Tr	0	0
調合油（サラダ油）	3g	27	0	3.0	0	Tr	0	0	0	0	(0)
合計	207g	180	15.5	11.1	5.2	45	1.2	9	0.1	0.22	8

ポイント
料理ごとに栄養素量を求め，それらを合計し，1食分の栄養素量を算出する。

▼栄養素量合計（1食分）

※Tr, (0)は0として計算しています。

エネルギー	たんぱく質	脂質	炭水化物	カルシウム	鉄	ビタミンA（レチノール活性当量）	ビタミンB_1	ビタミンB_2	ビタミンC
kcal	g	g	g	mg	mg	μg	mg	mg	mg
688	32.1	17.8	103.8	212	4.6	95	0.48	0.39	52

身体活動レベルⅡの20歳女性における1日の食事摂取基準

	(参考)EER[*1]
エネルギー	2000

栄養素名	EAR	RDA	AI	DG	UL
たんぱく質	40	50	-	13〜20[*2]	-
脂質	-	-	-	20〜30[*2]	-
炭水化物	-	-	-	50〜65[*2]	-
カルシウム	550	650	-	-	2500
鉄[*3]	8.5	10.5	-	-	40
ビタミンA	450	650	-	-	2700
ビタミンB_1	0.9	1.1	-	-	-
ビタミンB_2	1.0	1.2	-	-	-
ビタミンC	85	100	-	-	-

EER：推定エネルギー必要量（kcal）　EAR：推定平均必要量
RDA：推奨量　AI：目安量　DG：目標量　UL：耐容上限量

＊1　「日本人の食事摂取基準（2020年版）」では，エネルギーの摂取量及び消費量のバランス（エネルギー収支バランス）の維持を示す指標として，BMI及び体重の変化を用いる。なお，エネルギー必要量の概念は重要であること，無視できない個人間差が存在し，単一の値として示すのは困難であることなどから，推定エネルギー必要量を参考表として示している（p.330参照）。
＊2　単位は％エネルギー。たんぱく質，脂質，炭水化物のエネルギー比率（％エネルギー）からg数を算出（換算）する場合，推定エネルギー必要量（kcal/日）に，それぞれのエネルギー比率（20％エネルギーなら0.20）を乗じ，たんぱく質，炭水化物なら4（kcal），脂質なら9（kcal）で除する。
＊3　EARとRDAは「月経あり」の数値。

ステップ3　各栄養素の摂取量をチェック！

食事摂取基準では，望ましい摂取量は点ではなく範囲（幅）として存在します。各栄養素の摂取量は，原則的に，推定平均必要量（EAR）から耐容上限量（UL）の範囲（幅）にあって，推奨量（RDA），目標量（DG）を目指す（推奨量が設定されていない場合には目安量（AI）を目指す）ように配慮しましょう。

（評価例）

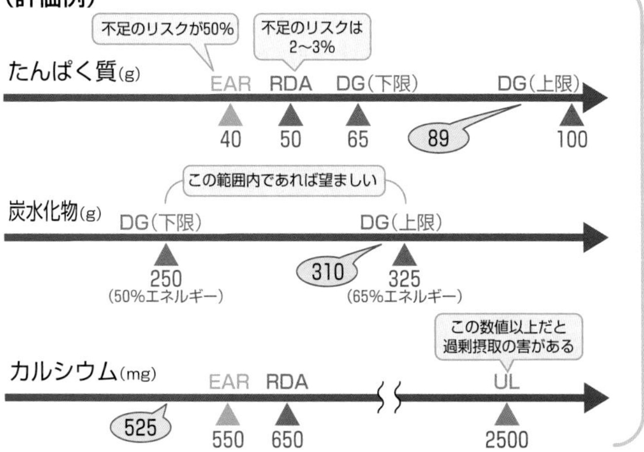

複数日間の食事から1日分の摂取量を平均（例）

1日分の摂取量が，
●たんぱく質：89(g)　●炭水化物：310(g)　●カルシウム：525(mg)
となった場合を左図に示す。炭水化物を例にとると，その食事摂取基準は上記表から，●DG：50（％エネルギー）→2000（kcal）×0.50/4（kcal）＝250（g），DG：65（％エネルギー）→2000（kcal）×0.65/4（kcal）＝325（g）の範囲となる。

栄養素の摂取量を正しく評価するには，確率論的な考え方と，「習慣的な摂取量」の把握が必要。一定期間の食事を記録して調べてみましょう。

1 Cereals 穀類

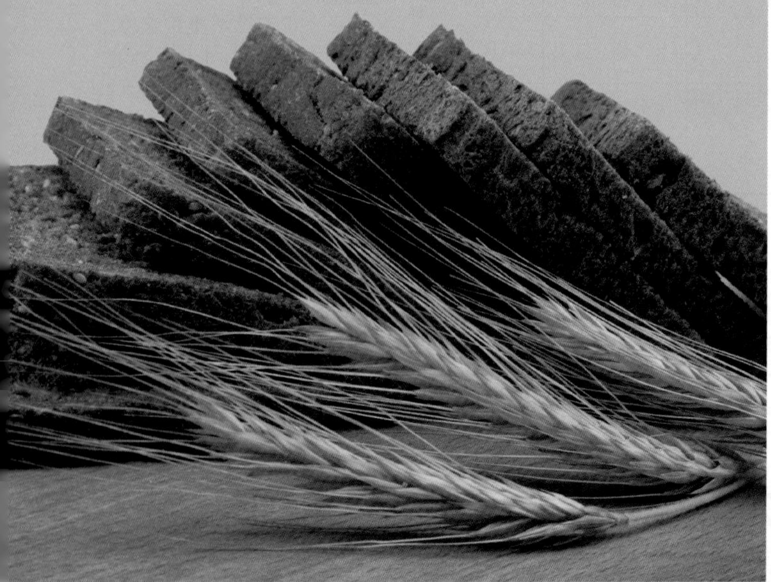

穀類とは

食料または飼料として利用するもので，米，麦，とうもろこしなどのイネ科に属する種実のほか，そばなどをいう。米，大麦，小麦を特に主穀と呼び，他を雑穀と呼ぶ。また，米，麦，大豆，あわ，きび（またはひえ）は五穀と呼ばれ，いも類とともに，人類が農耕を始めた最も初期の作物と考えられている。

穀類は，主に「精白（搗精）（製粉）」や「挽き割り」の加工をして食用とする。また，穀類を発酵させ，清酒・ビールなどの各種アルコール飲料，食酢，みそなどにもする。

穀類の栄養成分

主成分は炭水化物で，70％前後含まれており，主要なエネルギー源となっている。その他，たんぱく質が 10％前後，脂質が２％前後含まれる。ビタミン類はビタミンB_1，B_2，E などが含まれている。無機質ではリンが多く，銅は少ない。

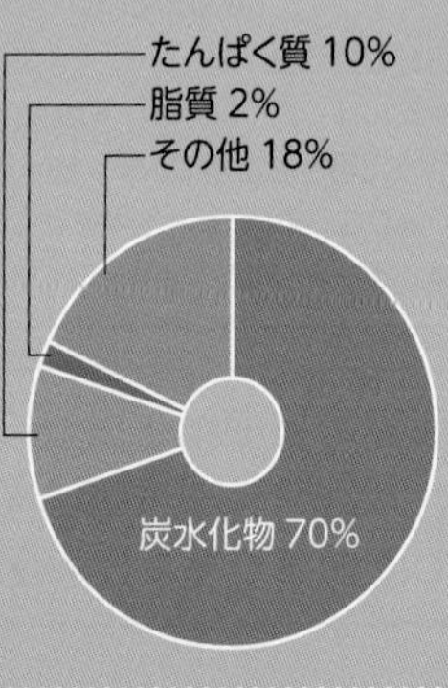

穀類の分類

穀物は主に主食に用いる主穀とそれ以外の雑穀に分けられる。

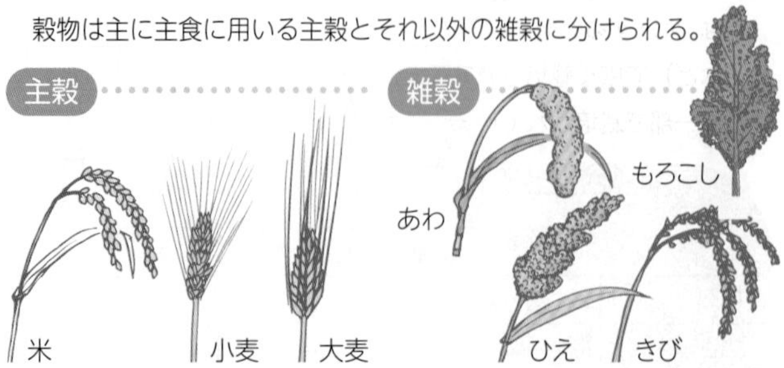

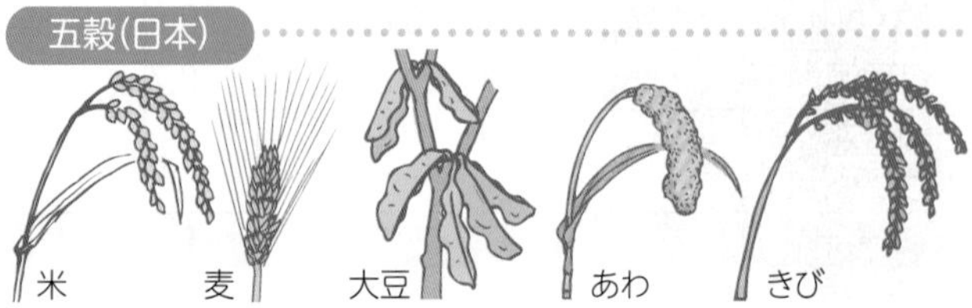

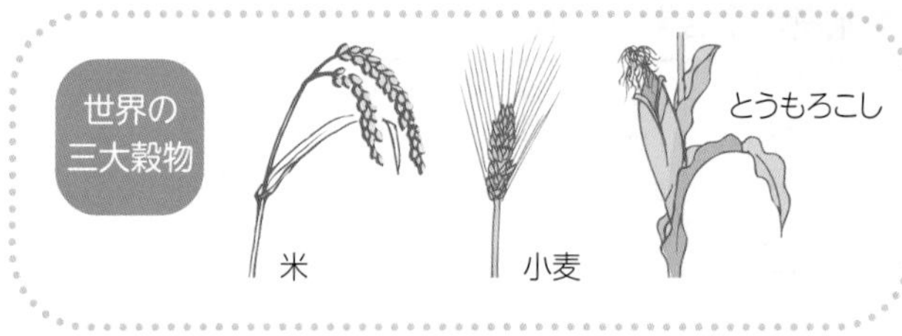

米の構造と搗精

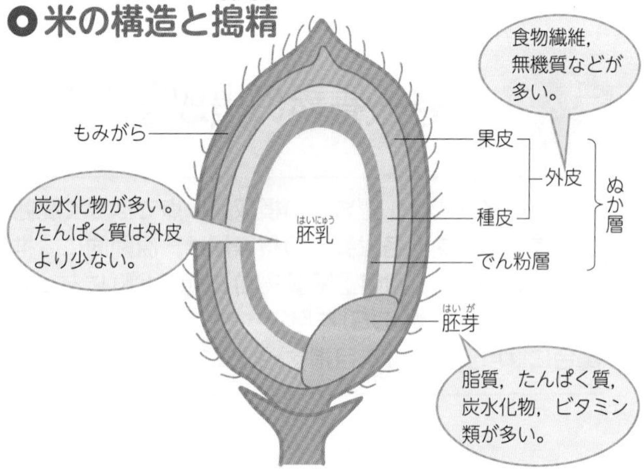

▶玄米…………もみがらを除いたもの。
▶はいが精米…ぬかを取り除いたもの。ぬかは，外皮（果皮，種皮）とでん粉層の部分である。胚芽は残っている。
▶精白米………胚芽米から胚芽を取り除いたもの。

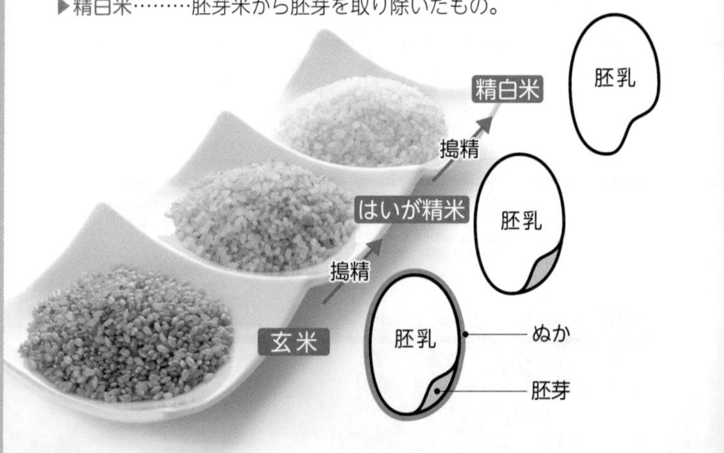

インディカ米とジャポニカ米

米は，大別すると東南アジア（インド，カンボジア，ベトナム，タイなど）で広く栽培されているインディカ米と，日本や韓国，中国の一部で栽培されているジャポニカ米に分けられる。

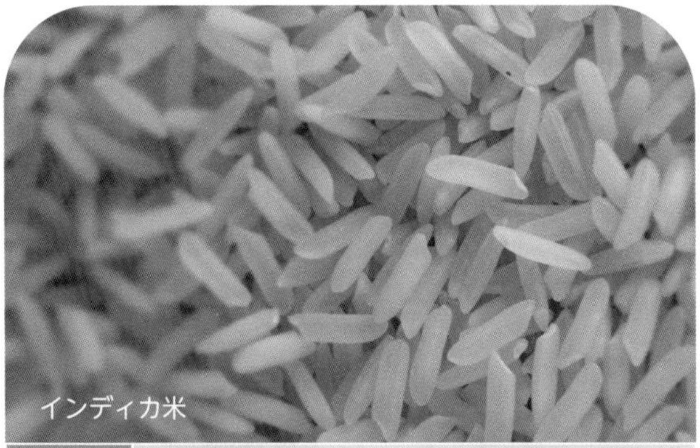
インディカ米

特 長	粒形が細長く，炊くと香りが出る。
用 途	タイカレー，サフランライス，ナシゴレン

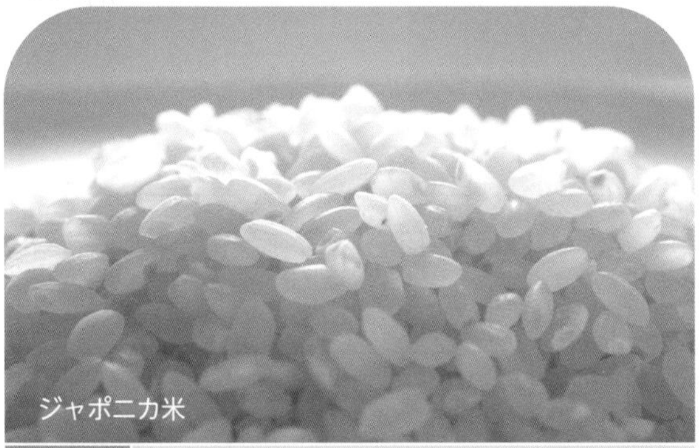
ジャポニカ米

特 長	丸みをもつ円粒で，比較的軟らかく砕けにくい。
用 途	ごはん，おにぎり，おかゆ

小麦たんぱく質の特性と小麦粉の種類

小麦粉に含まれるたんぱく質は水を加えて練ると，網目状構造をしたグルテンを形成する。これが小麦粉特有の性質で，このグルテンの粘着性・弾力性は，小麦粉に含まれるたんぱく質の比率が高いほど強くなる。

小麦粉の種類	薄力粉	中力粉	強力粉
粘着性・弾力性	弱い	中間	強い
グルテンの形成量	少ない	中間	多い
グルテンの質	弱い	中間	強い
粒度	細かい	中間	粗い
原料小麦	軟質小麦	中間	硬質小麦
用途	ケーキ， 菓子， 天ぷらの衣	うどん， そうめん， フランスパン	パン，ピザ， 中華めん， ぎょうざの皮

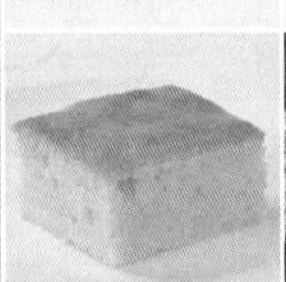
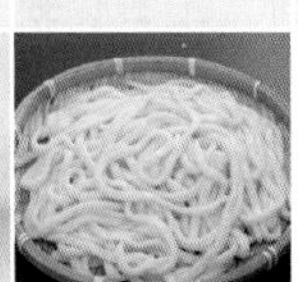
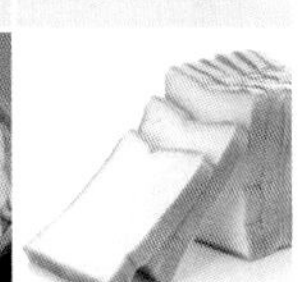

米の種類とでん粉の特性

穀類に含まれるでん粉は，ぶどう糖分子が直線的に結合しているアミロース※と，分子が枝分かれして多数結合したアミロペクチンで構成されている。米飯の粘りを出すのは，アミロペクチンと考えられる。アミロペクチンの分岐鎖には特に長い鎖があるが，インディカ米にはジャポニカ米の約100倍含まれている。インディカ米では，この長い分岐鎖が他のでん粉鎖と絡み合い，デンプン粒の膨潤や崩壊が抑制されることで，炊飯したときに粘りがなく，パサパサした食感になると考えられている。

※アミロースは完全な直鎖状ではなく，短い枝が少数結合したものが多いこともわかっている。

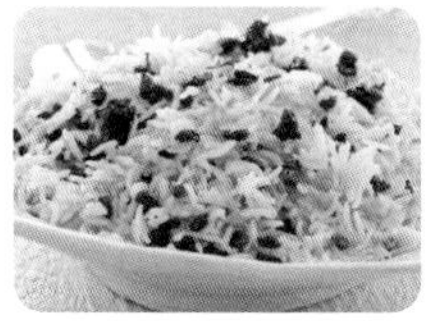
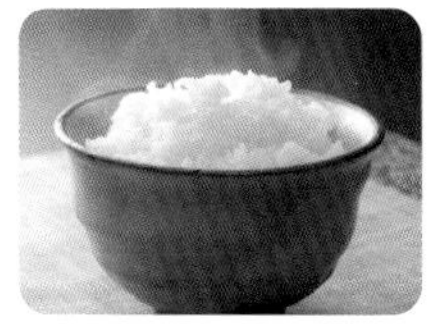
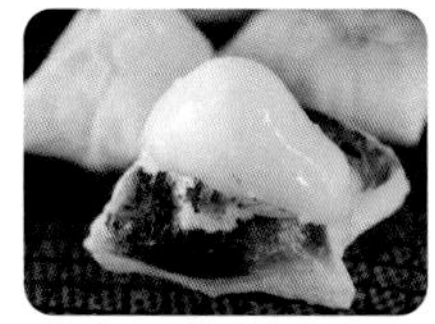

世界の主食分布

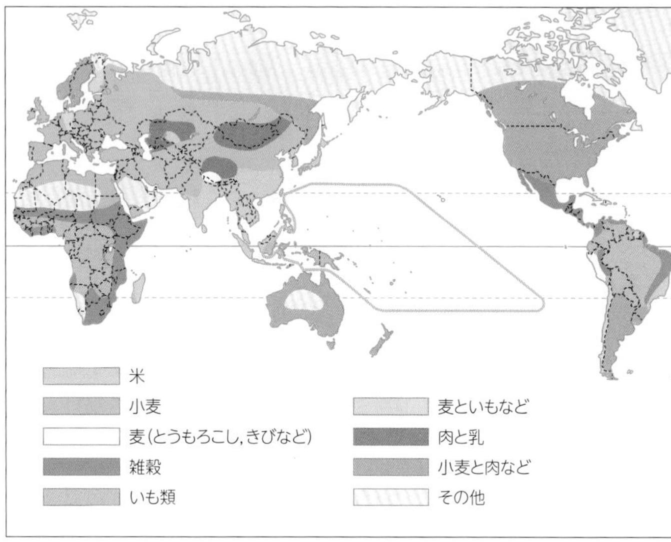

米の 保存方法

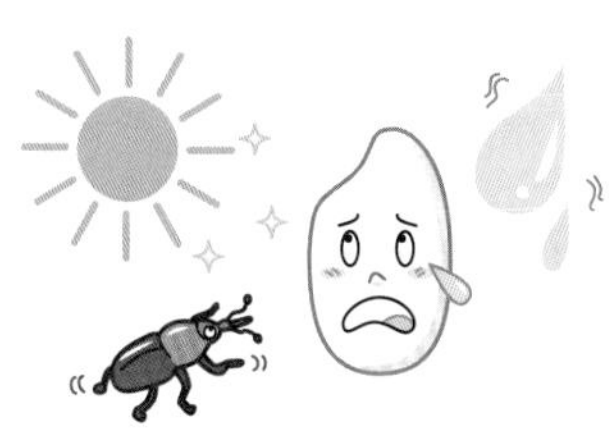

精米した米は日がたつにつれて味が落ちるので，精米した日付の新しいものを選び，2週間～1か月くらいで食べきれる量をこまめに購入するのが望ましい。

米は湿気を嫌うので，風通しがよく，日光の当たらない涼しいところで保存する。また，米を入れる容器は，新しい米を入れるたびにきれいに掃除をする。古い米の米ぬかなどが残っていると，虫やカビが発生する原因となる。

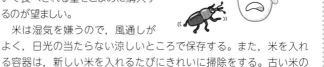

アマランサス
Amaranth

特徴　中南米原産のヒユ科の植物の実。煮る，蒸すなどすると強い粘性が生じる。小麦アレルギーの人の代用食品としても注目されている。
別名「アマランス」「センニンコク」「ヒモゲイトウ」など。
栄養　炭水化物，脂質の他，鉄，カルシウム，亜鉛，カリウムなどのミネラルが多い。
調理　米と炊いたり，製粉してパンや菓子，ぎょうざの皮の材料にする。

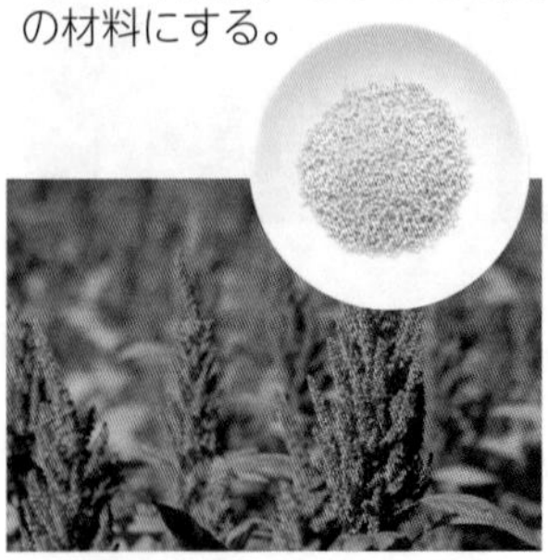

あわ(粟)
Foxtail millet

特徴　東アジア原産のイネ科の植物の実。小粒(２mmぐらい)で，黄または黄白色。比較的くせがなく甘い。もちあわとうるちあわがあり，日本ではもちあわの栽培が多い。うるちあわはプチプチした食感。
栄養　炭水化物，ビタミンB_1が多い。
調理　あわ飯，あわがゆ，あわもちの他，しょうちゅうの原料や菓子の材料になる。

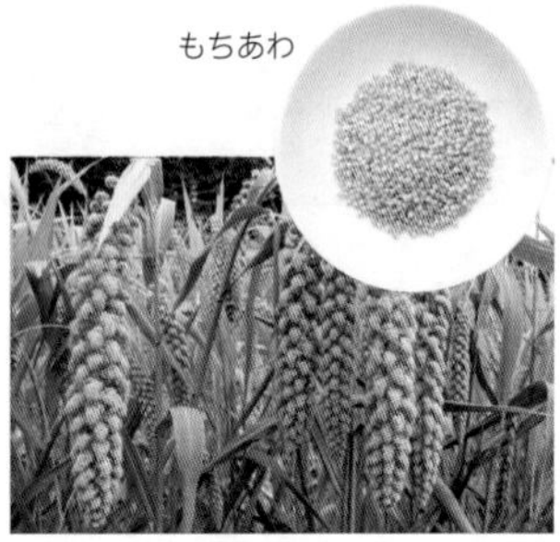

えんばく(燕麦)
Oats

特徴　イネ科の植物の実。えんばくを精白後，蒸して粉砕したものをオートミールという。消化がよいので，離乳食，病人食にも利用される。別名「カラスムギ」「オートムギ」。
栄養　炭水化物，脂質，ビタミンB_1，食物繊維が多い。
調理　煮てかゆ状にし，牛乳や砂糖などをかける他，米に混ぜて炊いたり，パンや菓子の材料に用いる。

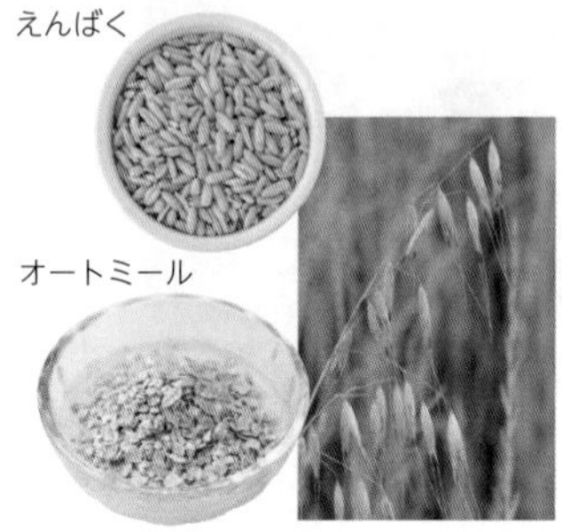

おおむぎ(大麦)
Barley

特徴　イネ科の植物の実。穂に粒が６列に並んだ六条大麦と２列に並んだ二条大麦がある。煮えにくいので，精麦し，蒸気で加熱圧扁した押麦や，黒条に沿って切断した米粒麦などに加工することが多い。
栄養　炭水化物，ビタミンB_1，食物繊維が多い。
調理　六条大麦は麦飯，麦みそなどにする。二条大麦はビールなどの原料。

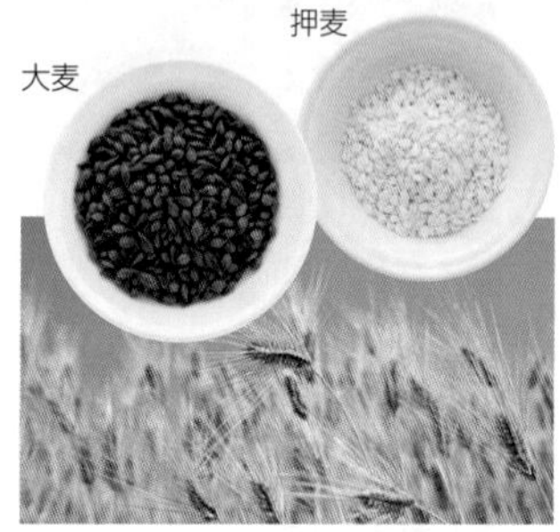

可食部100g当たり		廃棄率	エネルギー		水分	たんぱく質		脂質			炭水化物						有機酸	灰分	無機質										
食品番号	食品名					アミノ酸組成によるたんぱく質	たんぱく質	脂肪酸のトリアシルグリセロール当量	コレステロール	脂質	利用可能炭水化物(単糖当量)	利用可能炭水化物(質量計)	利用可能炭水化物 差引き法による	食物繊維総量	糖アルコール	炭水化物			ナトリウム	カリウム	カルシウム	マグネシウム	リン	鉄	亜鉛	銅	マンガン	ヨウ素	セレン
		%	kJ	kcal	g	g	g	g	mg	g	g	g	g	g	g	g	g	g	mg	mg	mg	mg	mg	mg	mg	mg	mg	μg	μg
	アマランサス																												
01001	玄穀	0	1452	**343**	13.5	(11.3)	12.7	**5.0**	(0)	6.0	**63.5***	57.8	59.9	7.4	-	64.9	-	2.9	1	600	**160**	270	540	**9.4**	5.8	0.92	6.14	1	13
	あわ																												
01002	精白粒	0	1466	**346**	13.3	**10.2**	11.2	**4.1**	(0)	4.4	**69.6***	63.3	67.6	3.3	0	69.7	-	1.4	1	300	**14**	110	280	**4.8**	2.5	0.49	0.88	0	2
01003	あわもち	0	890	**210**	48.0	**(4.5)**	5.1	**(1.2)**	0	1.3	(44.5)	(40.5)	**44.6***	1.5	-	45.3	-	0.3	0	62	**5**	12	39	**0.7**	1.1	0.20	0.46	0	1
	えんばく																												
01004	オートミール	0	1479	**350**	10.0	**12.2**	13.7	**(5.1)**	(0)	5.7	**63.1***	57.4	61.8	9.4	-	69.1	-	1.5	3	260	**47**	100	370	**3.9**	2.1	0.28	-	0	18
	おおむぎ																												
01005	七分つき押麦	0	1454	**343**	14.0	**(9.7)**	10.9	**1.8**	(0)	2.1	**(71.3)***	(64.9)	63.3	10.3	-	72.1	-	0.9	2	220	**23**	46	180	**1.3**	1.4	0.32	0.85	-	-
01006	押麦　乾	0	1395	**329**	12.7	**5.9**	6.7	**1.2**	(0)	1.5	**72.4***	65.8	67.2	12.2	-	78.3	-	0.7	2	210	**21**	40	160	**1.1**	1.1	0.22	0.86	0	1
01170	めし	0	500	**118**	68.6	**2.0**	2.2	**0.4**	(0)	0.5	24.2	22.0	**24.6***	4.2	-	28.5	-	0.2	Tr	38	**6**	10	46	**0.4**	0.4	0.08	0.24	(0)	Tr
01007	米粒麦	0	1407	**333**	14.0	**(6.2)**	7.0	**(1.8)**	(0)	2.1	68.8	62.5	**68.6***	8.7	-	76.2	-	0.7	2	170	**17**	25	140	**1.2**	1.2	0.37	-	Tr	1
01008	大麦めん　乾	0	1457	**343**	14.0	**(11.7)**	12.9	**(1.4)**	(0)	1.7	**(72.2)***	(65.7)	63.2	6.3	-	68.0	-	3.4	1100	240	**27**	63	200	**2.1**	1.5	0.33	0.90	-	-
01009	ゆで	0	516	**121**	70.0	**(4.4)**	4.8	**(0.5)**	(0)	0.6	**(25.2)***	(22.9)	22.3	2.5	-	24.3	-	0.3	64	10	**12**	18	61	**0.9**	0.6	0.13	0.27	-	-
01010	麦こがし	0	1553	**368**	3.5	**(11.1)**	12.5	**(4.2)**	(0)	5.0	(80.1)	(72.8)	**63.8***	15.5	-	77.1	-	1.9	2	490	**43**	130	340	**3.1**	3.8	0.41	1.81	-	-
	キヌア																												
01167	玄穀	0	1455	**344**	12.2	**9.7**	13.4	**2.7**	0	3.2	60.7	55.4	**67.1***	6.2	-	69.0	-	2.2	35	580	**46**	180	410	**4.3**	2.8	0.47	2.45	2	3
	きび																												
01011	精白粒	0	1496	**353**	13.8	**10.0**	11.3	**2.9**	(0)	3.3	71.5	65.0	**70.9***	1.6	0.1	70.9	-	0.7	2	200	**9**	84	160	**2.1**	2.7	0.38	-	0	2
	こむぎ																												
	[玄穀]																												
01012	国産　普通	0	1391	**329**	12.5	**9.5**	10.8	**2.5**	(0)	3.1	**64.3***	58.5	59.8	14.0	-	72.1	-	1.6	2	440	**26**	82	350	**3.2**	2.6	0.38	3.90	1	3
01013	輸入　軟質	0	1457	**344**	10.0	-	10.1	**2.7**	(0)	3.3	**68.4***	62.2	64.6	11.2	-	75.2	-	1.4	2	390	**36**	110	290	**2.9**	1.7	0.32	3.79	0	5
01014	硬質	0	1406	**332**	13.0	-	13.0	**2.5**	(0)	3.0	**62.6***	57.0	58.5	11.4	-	69.4	-	1.6	2	340	**26**	140	320	**3.2**	3.1	0.43	4.09	0	54

キヌア

Quinoa

特徴　アカザ科の植物。アマランサスより，粒が大きめで，白っぽい。アンデス地方原産で，日本ではほとんど栽培されていない。
栄養　たんぱく質，食物繊維，ビタミンB_2なども豊富。
調理　スープの具にしたり，粉にして小麦粉と混ぜて用いる。

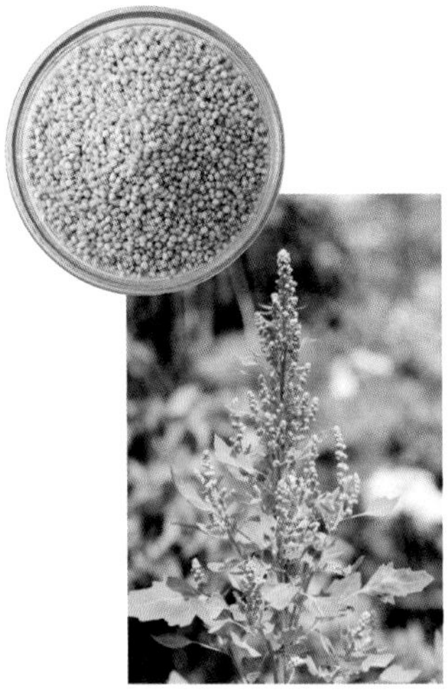

きび(黍)

Proso millet

特徴　イネ科の植物の実。あわやひえに比べて，粒が大きい。もちきびとうるちきびがある。成熟すると，黄色になることから，古くは「キミ」と呼ばれていた。
栄養　炭水化物が多い。亜鉛や鉄も含む。
調理　米と炊いたり，製粉して団子にする他，パンや菓子の材料，アルコールの原料になる。

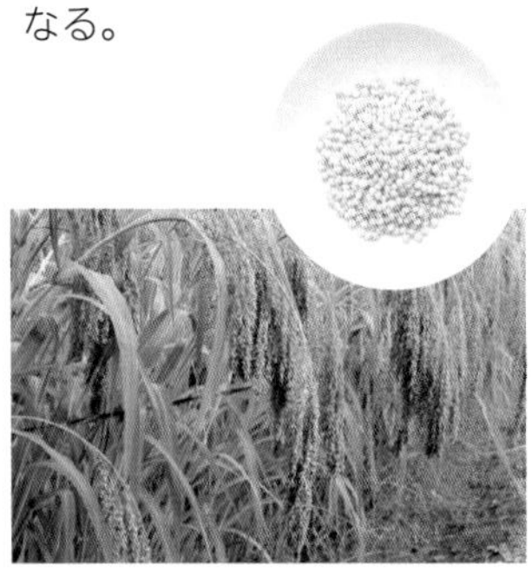

こむぎ(小麦)

Wheat

特徴　イネ科の植物の実。品種が多いが，国産の普通小麦と輸入の硬質小麦(デュラム小麦)がよく利用される。
栄養　胚乳の主成分は炭水化物とたんぱく質。表皮には食物繊維が，胚芽には食物繊維の他，ビタミンEが豊富。
調理　皮がかたく，胚乳がもろいので，製粉してパンや菓子，めん類に用いる。一部，粒のまま，しょうゆやみその原料に用いる。

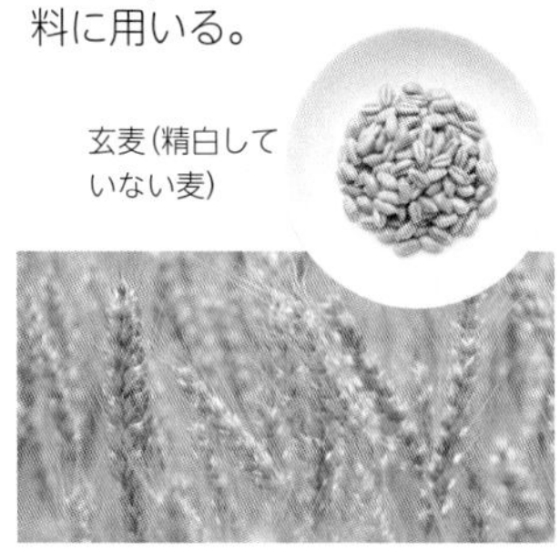

1 穀類

クロム	モリブデン	ビタミンA レチノール	カロテン α	カロテン β	β-クリプトキサンチン	β-カロテン当量	レチノール活性当量	D	E トコフェロール α	β	γ	δ	K	B_1	B_2	ナイアシン	ナイアシン当量	B_6	B_{12}	葉酸	パントテン酸	ビオチン	C	アルコール	食塩相当量	見当	備考
μg	μg	μg	μg	μg	μg	μg	μg	μg	mg	mg	mg	mg	μg	mg	mg	mg	mg	mg	μg	μg	mg	μg	mg	g	g		▲…食物繊維：AOAC2011.25法
7	59	(0)	0	2	0	2	Tr	(0)	1.3	2.3	0.2	0.7	(0)	0.04	0.14	1.0	(3.8)	0.58	(0)	130	1.69	16.0	(0)	-	0		
1	22	(0)	(0)	(0)	(0)	(0)	(0)	(0)	0.6	0	2.2	0	(0)	0.56	0.07	2.9	6.4	0.18	(0)	29	1.83	14.0	0	-	0	1C=120g	うるち，もちを含む。歩留り：70～80%
0	40	0	0	0	0	0	0	0	0.1	0	1.2	0	0	0.08	0.01	0.3	(1.7)	0.03	0	7	0.61	3.4	0	-	0		原材料配合割合：もちあわ50，もち米50
0	110	(0)	-	-	-	(0)	(0)	(0)	0.6	0.1	0	0	(0)	0.20	0.08	1.1	4.5	0.11	(0)	30	1.29	22.0	(0)	-	0	1C=80g	別名：オート，オーツ
-	-	(0)	-	-	-	(0)	(0)	(0)	0.2	Tr	0.1	0	(0)	0.22	0.07	3.2	(5.8)	0.14	(0)	17	0.43	-	(0)	-	0		歩留り：玄皮麦60～65%，玄裸麦65～70%
0	11	(0)	-	-	-	(0)	(0)	(0)	0.1	0	0	0	(0)	0.11	0.03	3.4	5.0	0.13	(0)	10	0.40	2.7	(0)	-	0	1C=110g	歩留り：玄皮麦45～55%，玄裸麦55～65%▲
(0)	3	(0)	-	-	-	(0)	(0)	(0)	Tr	(0)	(0)	(0)	(0)	0.02	Tr	0.8	1.3	0.03	(0)	3	0.13	0.8	(0)	-	0		乾35g相当量を含む▲
Tr	9	(0)	-	-	-	(0)	(0)	(0)	0.1	0	0	0	(0)	0.19	0.05	2.3	(4.0)	0.19	(0)	10	0.64	3.5	(0)	-	0	1C=120g	別名：切断麦 白麦を含む。歩留り：玄皮麦40～50%，玄裸麦50～60%
-	-	(0)	-	-	-	(0)	(0)	(0)	Tr	Tr	0	0	(0)	0.21	0.04	3.5	(6.3)	0.09	(0)	19	0.64	-	(0)	-	2.8		原材料配合割合：大麦粉50，小麦粉50
-	-	(0)	-	-	-	(0)	(0)	(0)	Tr	Tr	0	0	(0)	0.04	0.01	1.0	(2.0)	0.01	(0)	5	0.26	-	(0)	-	0.2		原材料配合割合：大麦粉50，小麦粉50
-	-	(0)	-	-	-	(0)	(0)	(0)	0.5	0.1	0.2	0	(0)	0.09	0.10	7.6	(11.0)	0.09	(0)	24	0.28	-	(0)	-	0		別名：こうせん，はったい粉
3	23	0	0	11	1	12	1	(0)	2.6	0.1	4.0	0.1	Tr	0.45	0.24	1.2	4.0	0.39	Tr	190	0.95	23.0	0	-	0.1		
1	16	(0)	(0)	(0)	(0)	(0)	(0)	(0)	Tr	Tr	0.5	0.3	(0)	0.34	0.09	3.7	6.2	0.20	(0)	13	0.95	7.9	0	-	0	1C=160g	うるち，もちを含む。歩留り：70～80%
1	29	(0)	-	-	-	(0)	(0)	(0)	1.2	0.6	0	0	(0)	0.41	0.09	6.3	8.9	0.35	(0)	38	1.03	7.5	(0)	-	0	1C=160g	▲
1	19	(0)	-	-	-	(0)	(0)	(0)	1.2	0.6	0	0	(0)	0.49	0.09	5.0	6.7	0.34	(0)	40	1.07	9.6	(0)	-	0	1C=160g	
1	47	(0)	-	-	-	(0)	(0)	(0)	1.2	0.6	0	0	(0)	0.35	0.09	5.8	8.0	0.34	(0)	49	1.29	11.0	(0)	-	0	1C=160g	

小麦粉

Wheat flour

特徴　小麦を製粉したもの。水を加えてこねると，たんぱく質であるグルテンが粘性と弾力性を増し，パンの膨らみやめんのコシを生じさせる。
　たんぱく質の含有量によって，強力粉・中力粉・薄力粉などに分類される。

●薄力粉
　たんぱく質含有量が少ない。粉が細かく，手ざわりは重い。菓子やケーキ，てんぷらの衣などに向く。

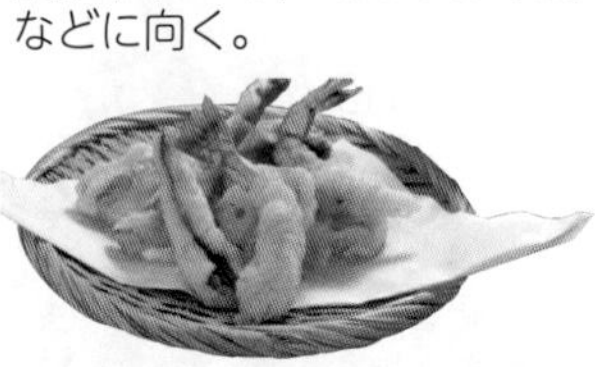

●中力粉
　たんぱく質含有量は強力粉と薄力粉の中間。うどんなどのめん類や和菓子などに向く。

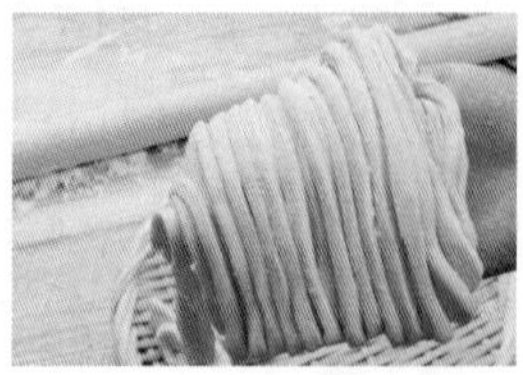

●強力粉
　たんぱく質含有量が多い。粉が粗く，手ざわりはさらさらした感じ。パン，ぎょうざの皮などに向く。

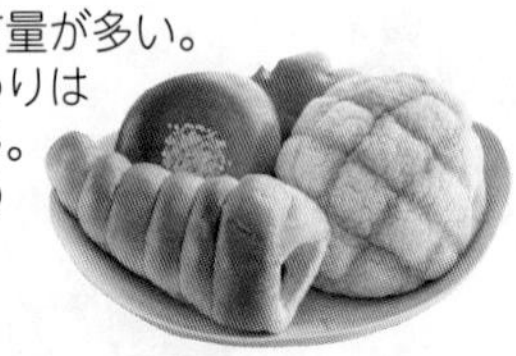

●プレミックス粉
　ホットケーキ，お好み焼き，てんぷらなどを簡単に，しかもうまく調理できるように，あらかじめ小麦粉，糖類，油脂，卵粉末，食塩，香料などの原材料を混ぜ合わせたもの。

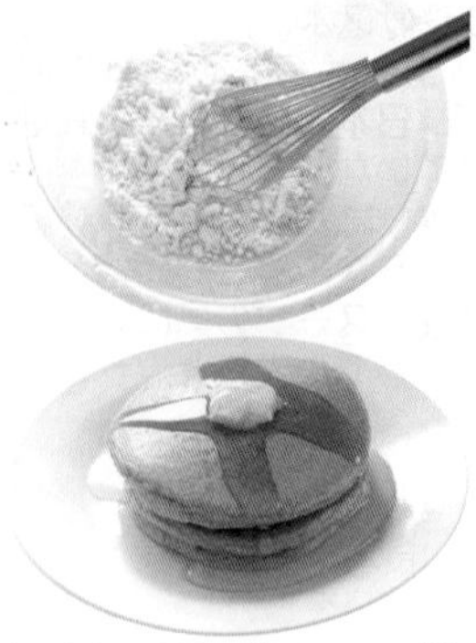

ホットケーキ用のプレミックス粉と焼き上がったホットケーキ

食品番号	食品名（可食部100g当たり）	廃棄率	エネルギー	エネルギー	水分	たんぱく質: アミノ酸組成によるたんぱく質	たんぱく質: たんぱく質	脂質: 脂肪酸のトリアシルグリセロール当量	脂質: コレステロール	脂質: 脂質	炭水化物: 利用可能炭水化物（単糖当量）	炭水化物: 利用可能炭水化物（質量計）	炭水化物: 差引き法による利用可能炭水化物	炭水化物: 食物繊維総量	炭水化物: 糖アルコール	炭水化物: 炭水化物	有機酸	灰分	無機質: ナトリウム	無機質: カリウム	無機質: カルシウム	無機質: マグネシウム	無機質: リン	無機質: 鉄	無機質: 亜鉛	無機質: 銅	無機質: マンガン	無機質: ヨウ素	無機質: セレン
		%	kJ	kcal	g	g	g	g	mg	g	g	g	g	g	g	g	g	g	mg	mg	mg	mg	mg	mg	mg	mg	mg	µg	µg
	[小麦粉]																												
01015	薄力粉　1等	0	1485	**349**	14.0	**7.7**	8.3	**1.3**	(0)	1.5	**80.3***	73.1	74.1	2.5	-	75.8	-	0.4	Tr	110	**20**	12	60	**0.5**	0.3	0.08	0.43	Tr	4
01016	2等	0	1467	**345**	14.0	**8.3**	9.3	**(1.6)**	(0)	1.9	**77.7***	70.7	72.9	2.6	-	74.3	-	0.5	Tr	130	**23**	30	77	**0.9**	0.7	0.18	0.77	0	3
01018	中力粉　1等	0	1435	**337**	14.0	**8.3**	9.0	**1.4**	(0)	1.6	**76.4***	69.5	73.2	2.8	-	75.1	-	0.4	1	100	**17**	18	64	**0.5**	0.5	0.11	0.43	0	7
01019	2等	0	1466	**346**	14.0	**8.9**	9.7	**(1.6)**	(0)	1.8	73.1	66.5	**73.0***	2.1	-	74.0	-	0.5	1	110	**24**	26	80	**1.1**	0.6	0.14	0.77	0	7
01020	強力粉　1等	0	1432	**337**	14.5	**11.0**	11.8	**1.3**	(0)	1.5	**73.5***	66.8	70.1	2.7	-	71.7	-	0.4	Tr	89	**17**	23	64	**0.9**	0.8	0.15	0.32	0	39
01021	2等	0	1455	**343**	14.5	**11.9**	12.6	**(1.5)**	(0)	1.7	70.0	63.6	**69.5***	2.1	-	70.6	-	0.5	Tr	86	**21**	36	86	**1.0**	1.0	0.19	0.58	0	49
01023	全粒粉	0	1356	**320**	14.5	**(11.7)**	12.8	**(2.4)**	(0)	2.9	**(61.2)***	(55.6)	58.6	11.2	-	68.2	-	1.6	2	330	**26**	140	310	**3.1**	3.0	0.42	4.02	0	47
01146	プレミックス粉　お好み焼き用	0	1426	**335**	9.8	**9.0**	10.1	**1.8**	1	1.9	**74.1***	67.6	72.7	2.8	-	73.6	-	3.9	1400	210	**64**	31	320	**1.0**	0.7	0.13	0.92	1400	8
01024	ホットケーキ用	0	1529	**360**	11.1	**(7.1)**	7.8	**(3.6)**	31	4.0	**(78.6)***	(72.4)	74.2	1.8	-	74.4	Tr	2.1	390	230	**100**	12	170	**0.5**	0.3	0.07	-	0	3
01147	から揚げ用	0	1325	**311**	8.3	**9.2**	10.2	**1.0**	0	1.2	**69.4***	63.4	68.6	2.6	-	70.0	-	10.3	3800	280	**110**	39	130	**1.2**	0.7	0.10	0.96	1	6
01025	天ぷら用	0	1434	**337**	12.4	**8.2**	8.8	**1.1**	3	1.3	**77.1***	70.1	74.6	2.5	-	76.1	-	1.2	210	160	**140**	19	120	**0.6**	0.5	0.12	0.62	1	3
01171	バッター	0	563	**132**	65.5	**(3.0)**	3.3	**(0.4)**	1	0.5	**(30.3)***	(27.6)	28.7	1.9	-	30.2	-	0.4	64	67	**84**	6	51	**0.2**	0.1	0.04	0.20	1	1
01172	バッター　揚げ	0	2439	**588**	10.2	**(3.9)**	4.3	**-**	2	47.7	-	-	**34.3***	3.3	-	37.0	-	0.6	79	93	**100**	8	63	**0.3**	0.1	0.04	0.26	0	1
	[パン類]																												
01026	角形食パン　食パン	0	1050	**248**	39.2	**7.4**	8.9	**3.7**	0	4.1	**48.2***	44.2	44.1	4.2	0	46.4	-	1.4	470	86	**22**	18	67	**0.5**	0.5	0.09	0.25	1	22
01174	焼き	0	1138	**269**	33.6	**8.3**	9.7	**4.0**	-	4.5	**52.1***	47.8	47.9	4.6	-	50.6	-	1.6	520	93	**26**	20	77	**0.5**	0.6	0.10	0.28	1	25
01175	耳を除いたもの	45	955	**226**	44.2	**6.9**	8.2	**3.4**	-	3.7	**43.9***	40.2	40.4	3.8	-	42.6	-	1.3	440	78	**20**	16	61	**0.4**	0.4	0.08	0.23	1	20
01176	耳	55	1152	**273**	(33.5)	**-**	(9.7)	**-**	-	(4.5)	-	-	**(46.1)***	(4.7)	-	(50.8)	-	(1.5)	(510)	(92)	**(23)**	(18)	(73)	**(0.5)**	(0.6)	(0.10)	(0.27)	(1)	(22)
01206	食パン　リーンタイプ	0	1045	**246**	(39.2)	**(7.4)**	(8.0)	**(3.5)**	(Tr)	(3.7)	**(48.5)***	(44.1)	(46.4)	(2.0)	-	(47.5)	0	(1.6)	(520)	(67)	**(12)**	(16)	(46)	**(0.6)**	(0.6)	(0.10)	(0.21)	0	(25)
01207	リッチタイプ	0	1085	**256**	(39.2)	**(7.2)**	(7.8)	**(5.5)**	(32)	(6.0)	**(46.6)***	(42.7)	(44.9)	(1.7)	-	(45.6)	(Tr)	(1.5)	(400)	(88)	**(25)**	(15)	(62)	**(0.6)**	(0.7)	(0.09)	(0.18)	(3)	(23)
01205	山形食パン　食パン	0	1043	**246**	(39.2)	**(7.2)**	(7.8)	**(3.3)**	(Tr)	(3.5)	**(49.0)***	(44.7)	(46.8)	(1.8)	-	(47.9)	(Tr)	(1.6)	(490)	(76)	**(18)**	(16)	(51)	**(0.6)**	(0.6)	(0.10)	(0.21)	(1)	(24)
01028	コッペパン	0	1155	**273**	30.6	**8.2**	9.2	**(3.6)**	(Tr)	3.8	**53.9***	49.6	(52.1)	3.9	Tr	54.7	(Tr)	1.7	410	91	**22**	22	74	**0.5**	0.7	0.11	0.35	2	19
01213	バンズ	0	1159	**274**	32.9	**8.9**	10.4	**4.4**	-	4.8	**51.2***	47.1	48.2	4.2	-	50.6	-	1.4	470	97	**29**	21	85	**0.6**	0.7	0.11	0.34	1	30
01030	乾パン	0	1639	**386**	5.5	**(8.7)**	9.5	**(4.0)**	(Tr)	4.4	**(82.2)***	(74.9)	76.8	3.1	0	78.8	Tr	1.8	490	160	**30**	27	95	**1.2**	0.6	0.18	0.82	-	-
01031	フランスパン	0	1231	**289**	30.0	**8.6**	9.4	**(1.1)**	(0)	1.3	**63.9***	58.2	55.8	2.7	-	57.5	-	1.8	620	110	**16**	22	72	**0.9**	0.8	0.14	0.39	Tr	29
01032	ライ麦パン	0	1066	**252**	35.0	**6.7**	8.4	**(2.0)**	(0)	2.2	-	-	**49.0***	5.6	-	52.7	-	1.7	470	190	**16**	40	130	**1.4**	1.3	0.18	0.87	-	-
01208	全粒粉パン	0	1059	**251**	39.2	**7.2**	7.9	**5.4**	Tr	5.7	**43.7***	39.9	41.9	4.5	-	45.5	0	1.7	410	140	**14**	51	120	**1.3**	0.4	0.18	1.35	0	27
01033	ぶどうパン	0	1113	**263**	35.7	**(7.4)**	8.2	**(3.3)**	(Tr)	3.5	-	-	**49.9***	2.2	-	51.1	-	1.5	400	210	**32**	23	86	**0.9**	0.6	0.15	0.32	-	-
01034	ロールパン	0	1304	**309**	30.7	**8.5**	10.1	**8.5**	(Tr)	9.0	49.7	45.7	**48.6***	2.0	Tr	48.6	-	1.6	490	110	**44**	22	97	**0.7**	0.8	0.12	0.29	-	-
01209	クロワッサン　レギュラータイプ	0	1702	**406**	(20.0)	**(5.9)**	(6.5)	**(19.3)**	(20)	(20.4)	(52.3)	(47.9)	**(51.2)***	(1.9)	-	(51.5)	(Tr)	(1.6)	(530)	(110)	**(27)**	(14)	(65)	**(0.4)**	(0.5)	(0.08)	(0.26)	(3)	(5)
01035	リッチタイプ	0	1828	**438**	20.0	**(7.3)**	7.9	**(25.4)**	(35)	26.8	-	-	**44.1***	1.8	-	43.9	-	1.4	470	90	**21**	17	67	**0.6**	0.6	0.10	0.29	-	-

パン類

Breads

特徴 小麦粉，ライ麦粉などの穀粉を主原料に水，イースト(またはベーキングパウダー)，食塩，その他の別材料を加えて混ねつし，発酵させた生地を加熱調理したもの。製法や材料により，多くの種類がある。

●フランスパン
中力粉を用いて低温で時間をかけてじっくり焼いたパン。外はパリッとしてかたく，中は気泡があり粗くなっている。香ばしく，風味がよい。

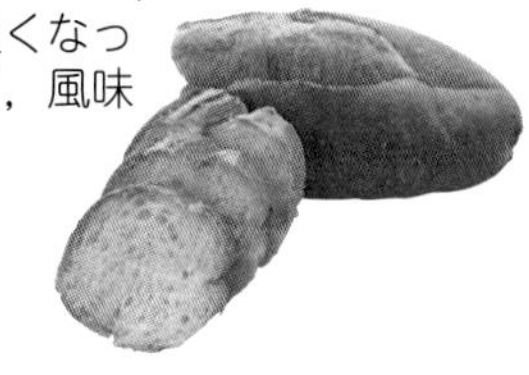

●ライ麦パン
ライ麦粉100%，あるいは小麦粉を混ぜて焼いたパン。黒パンともいう。やや酸味がある。特に，ドイツなどで多くみられる。

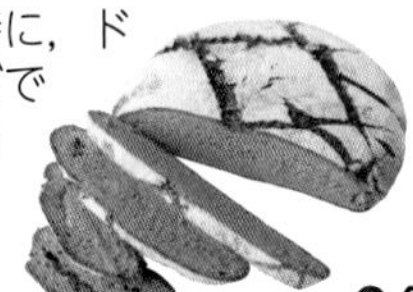

●食パン
強力粉を使い，イースト，水，食塩，砂糖，食用油脂などの材料を加え，成形して焼いた白パン。パン生地を食パン型に入れて焼く。イギリス系の山形とアメリカ系の角形がある。

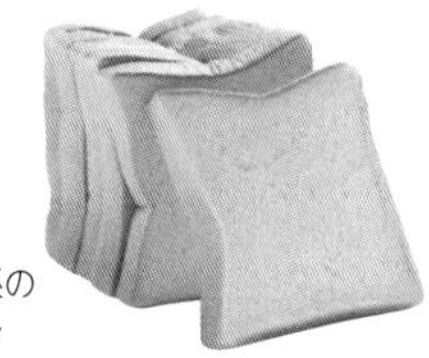

アメリカ系の角形食パン

●クロワッサン
生地にバターを折り込み，三日月形に成形して焼いたパン。生地に砂糖や卵が入っていない。口当たりが軽い。

「クロワッサン リッチタイプ」は「クロワッサン」を名称変更したもので，本来の製品。「クロワッサン レギュラータイプ」は，層が壊れにくいように油脂量を減らした工業的な製品で，給食などで利用される。

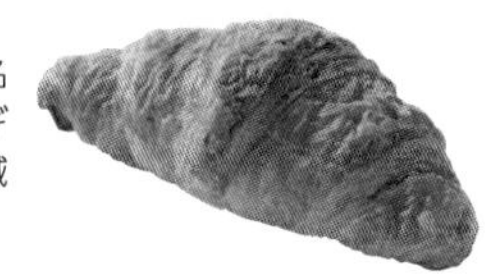

		ビタミン																								アルコール	食塩相当量	見当	備考
クロム	モリブデン	A						D	E				K	B1	B2	ナイアシン	ナイアシン当量	B6	B12	葉酸	パントテン酸	ビオチン	C				
		レチノール	カロテン α	カロテン β	β-クリプトキサンチン	β-カロテン当量	レチノール活性当量		トコフェロール α	β	γ	δ															
μg	μg	μg	μg	μg	μg	μg	μg	μg	mg	mg	mg	mg	μg	mg	mg	mg	mg	mg	μg	μg	mg	μg	mg	g	g		▲…食物繊維：AOAC2011.25法
2	12	0	-	-	-	(0)	**(0)**	0	0.3	0.2	0	0	(0)	**0.11**	**0.03**	0.6	2.4	0.03	0	9	0.53	1.2	**(0)**	-	**0**	小1=3g 大1=9g 1C=110g	(100g：182mL，100mL：55g)
2	14	0	-	-	-	(0)	**(0)**	0	1.0	0.5	0	0	(0)	**0.21**	**0.04**	1.0	2.9	0.09	0	14	0.62	2.5	**(0)**	-	**0**		(100g：182mL，100mL：55g)
Tr	9	0	-	-	-	(0)	**(0)**	0	0.3	0.2	0	0	(0)	**0.10**	**0.03**	0.6	2.4	0.05	0	8	0.47	1.5	**(0)**	-	**0**		(100g：182mL，100mL：55g)
2	10	0	-	-	-	(0)	**(0)**	0	0.8	0.4	0	0	(0)	**0.22**	**0.04**	1.2	3.1	0.07	0	12	0.66	2.6	**(0)**	-	**0**		(100g：182mL，100mL：55g)
1	26	0	-	-	-	(0)	**(0)**	0	0.3	0.2	0	0	(0)	**0.09**	**0.04**	0.8	3.1	0.06	0	16	0.77	1.7	**(0)**	-	**0**	1C=110g	(100g：182mL，100mL：55g)
1	30	0	-	-	-	(0)	**(0)**	0	0.5	0.2	0	0	(0)	**0.13**	**0.04**	1.1	3.6	0.08	0	18	0.93	2.6	**(0)**	-	**0**		(100g：182mL，100mL：55g)
3	44	(0)	-	-	-	(0)	**(0)**	(0)	1.0	0.5	0	0	(0)	**0.34**	**0.09**	5.7	(8.5)	0.33	(0)	48	1.27	11.0	**(0)**	-	**0**		(100g：182mL，100mL：55g)
3	15	0	Tr	7	1	8	**1**	0.1	0.6	0.3	0.2	Tr	1	**0.21**	**0.03**	1.5	3.3	0.07	0.1	17	0.41	2.4	**Tr**	-	**3.7**		加熱によりベーキングパウダーから発生する二酸化炭素等：0.6g (100g：182mL，100mL：55g)
5	11	9	-	-	-	3	**9**	0.1	0.5	0.1	0.3	0.1	1	**0.10**	**0.08**	0.5	(2.2)	0.04	0.1	10	0.48	1.5	**0**	-	**1.0**		加熱によりベーキングパウダーから発生する二酸化炭素等：0.6g (100g：182mL，100mL：55g)
6	23	0	2	39	31	56	**5**	0	0.3	0.2	0.1	0	2	**0.15**	**0.07**	1.3	2.8	0.12	Tr	26	0.33	4.3	**0**	-	**9.7**		加熱によりベーキングパウダーから発生する二酸化炭素等：0.1g β-カロテン：着色料として添加。(100g：182mL，100mL：55g)
2	10	Tr	Tr	3	2	4	**1**	0	0.3	0.2	0	0	0	**0.12**	**0.99**	0.9	2.7	0.06	0	12	0.35	1.3	**0**	-	**0.5**		β-カロテン及びビタミンB2無添加のもの 加熱によりベーキングパウダーから発生する二酸化炭素等：0.2g。(100g：182mL，100mL：55g)
1	3	0	0	39	0	39	**3**	(0)	0.1	0.1	(0)	(0)	(0)	**0.04**	**0.16**	0.4	(1.0)	0.02	(0)	3	0.19	0.5	**(0)**	-	**0.2**		天ぷら粉39，水61。加熱によりベーキングパウダーから発生する二酸化炭素等：0.1g▲
2	4	0	0	1	0	1	**0**	-	7.6	0.1	17.0	0.5	81	**0.05**	**0.14**	0.5	(1.3)	0.03	(0)	4	0.21	0.7	**(0)**	-	**0.2**		別名：揚げ玉，天かす。植物油(なたね油)。加熱によりベーキングパウダーから発生する二酸化炭素等：0.2g▲
1	15	0	0	4	0	4	**0**	0	0.4	0.1	0.3	0.1	0	**0.07**	**0.05**	1.1	2.6	0.03	Tr	30	0.42	2.3	**0**	-	**1.2**	1きん=400g	▲
1	17	-	-	-	-	-	**-**	-	0.4	0.1	0.3	0.1	-	**0.07**	**0.05**	1.2	2.9	0.03	-	30	0.45	2.2	**0**	-	**1.3**		▲
1	12	-	1	4	-	5	**Tr**	-	0.3	Tr	0.3	0.1	-	**0.06**	**0.05**	1.1	2.5	0.04	-	17	0.30	2.2	**0**	-	**1.1**		※耳の割合：45%，耳以外の割合：55% 別名：サンドイッチ用食パン▲
(1)	(14)	-	(1)	(6)	-	(7)	**(1)**	-	(0.4)	(0.1)	(0.3)	(0.1)	-	**(0.06)**	**(0.06)**	(1.1)	(2.7)	(0.05)	-	(27)	(0.37)	(2.2)	**(Tr)**	-	**(1.3)**		※耳の割合：45%，耳以外の割合：55%▲
(1)	(17)	(0)	(0)	(0)	(0)	(0)	**(0)**	(0.3)	(0.4)	(0.1)	(0.3)	(0.1)	(0)	**(0.10)**	**(0.05)**	(0.6)	(1.9)	(0.04)	(0)	(28)	(0.54)	(2.5)	**(0)**	-	**(1.3)**		
(1)	(15)	(54)	(0)	(10)	(1)	(11)	**(55)**	(0.3)	(0.3)	(0.1)	(Tr)	(0)	(2)	**(0.09)**	**(0.09)**	(0.8)	(2.4)	(0.05)	(0.1)	(42)	(0.58)	(4.1)	**(0)**	-	**(1.0)**		
(1)	(16)	(0)	(0)	(0)	(0)	(0)	**(0)**	(Tr)	(0.4)	(0.1)	(0.3)	(0.1)	(0)	**(0.08)**	**(0.06)**	(0.8)	(2.1)	(0.05)	(Tr)	(34)	(0.54)	(2.4)	**(0)**	-	**(1.3)**		別名：イギリスパン
1	14	(0)	1	7	Tr	8	**1**	(0)	0.6	0.1	0.7	0.1	2	**0.08**	**0.07**	1.2	2.8	0.05	0.1	36	0.47	3.3	**0**	-	**1.0**	1個=140～180g	▲
2	18	-	Tr	4	Tr	4	**Tr**	-	0.7	0.1	0.5	0.2	-	**0.11**	**0.06**	1.6	3.4	0.05	-	27	0.43	3.2	**-**	-	**1.2**		▲
-	-	(0)	-	-	-	(0)	**(0)**	(0)	1.1	0.3	0.7	0.1	(Tr)	**0.14**	**0.06**	0.9	(2.8)	0.06	(0)	20	0.41	-	**(0)**	-	**1.2**	1個=3g	
1	20	(0)	0	0	0	0	**(0)**	(0)	0.1	0.1	0.1	Tr	(0)	**0.08**	**0.05**	1.1	2.9	0.04	(0)	33	0.45	1.9	**(0)**	-	**1.6**		
-	-	(0)	0	0	0	0	**(0)**	Tr	0.3	0.1	0.2	0.1	(0)	**0.16**	**0.06**	1.3	2.7	0.09	(0)	34	0.46	-	**(0)**	-	**1.2**		主原料配合：ライ麦粉50%
1	22	0	0	0	0	0	**0**	Tr	0.8	0.2	0.5	0.2	0	**0.17**	**0.07**	2.4	3.7	0.13	0	49	0.67	5.4	**0**	-	**1.0**		
-	-	Tr	0	1	0	1	**Tr**	Tr	0.4	0.1	0.4	0.2	(Tr)	**0.11**	**0.05**	1.2	(2.8)	0.07	(Tr)	33	0.42	-	**(Tr)**	-	**1.0**		
-	-	(0)	0	15	0	15	**1**	0.1	0.5	0.1	0.7	0.2	(Tr)	**0.10**	**0.06**	1.3	3.1	0.03	(Tr)	38	0.61	-	**(0)**	-	**1.2**		
(Tr)	(6)	(34)	0	(38)	(Tr)	(38)	**(37)**	(1.4)	(2.6)	(0.2)	(4.8)	(1.0)	(7)	**(0.11)**	**(0.09)**	(0.9)	(2.2)	(0.05)	(0.1)	(46)	(0.42)	(3.9)	**0**	-	**(1.4)**		
-	-	(0)	5	66	0	69	**6**	0.1	1.9	0.2	5.3	1.2	(Tr)	**0.08**	**0.03**	1.0	(2.6)	0.03	(Tr)	33	0.44	-	**(0)**	-	**1.2**	1個=約50g	

うどん・そうめん類

Noodles

特徴　中力粉に食塩と水を加えてこねてつくっためん。めん類のなかでは，消化吸収が最もよいといわれる。

めんが太い方から，ひもかわ，きしめん，うどん，ひやむぎ，そうめんがある。

生の他，ゆで，干し製品などがある。「生めん」はゆでてすぐ食べるので，「ゆでめん」より食味がよい。「ゆでめん」は「生めん」をゆでて袋詰めにしたもので，手軽に利用できる。「乾めん」は「生めん」を乾燥させたもの。

栄養　炭水化物とたんぱく質が多い。

調理　ゆでてつけ汁と薬味で食べる他，あたたかい汁をかけるうどんやにゅうめん，みそ煮込みうどん，鍋焼きうどんなどにする。

●生うどん

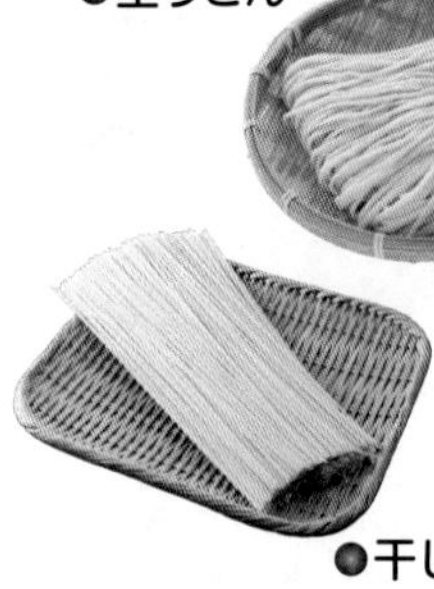

●干しうどん

●手延そうめん

生地に植物油を塗布し，よりをかけながら引き延ばして乾燥させたもの。

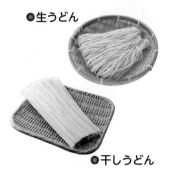

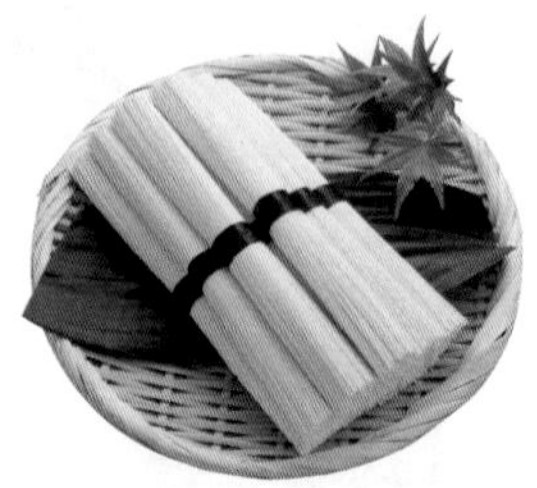

中華めん類

特徴　中華めんは，かん水(炭酸カリウムなどを溶かした溶液)を使用して製めんしたものである。黄色味を帯び，こしや歯ごたえが強く，独特の食感がある。生めん，蒸しめん，乾めん，ゆでめん，揚げめんがある。

調理　焼きそば，たんめん，冷やし中華の他，あんかけめんなどに用いる。

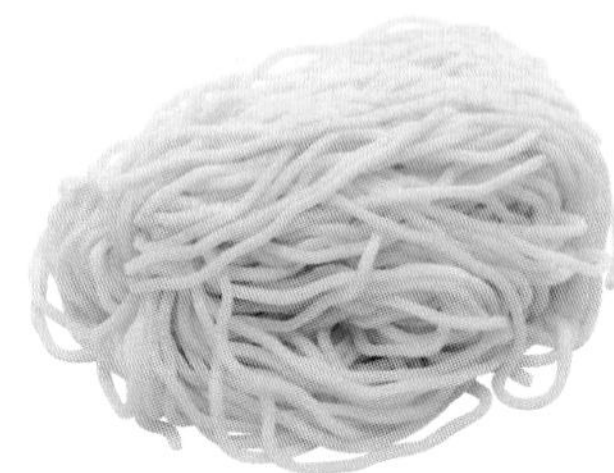

可食部100g当たり		廃棄率	エネルギー		水分	たんぱく質		脂質			炭水化物						有機酸	灰分	無機質										
食品番号	食品名					アミノ酸組成によるたんぱく質	たんぱく質	脂肪酸のトリアシルグリセロール当量	コレステロール	脂質	利用可能炭水化物 (単糖当量)	利用可能炭水化物 (質量計)	利用可能炭水化物 差引き法による	食物繊維総量	糖アルコール	炭水化物			ナトリウム	カリウム	カルシウム	マグネシウム	リン	鉄	亜鉛	銅	マンガン	ヨウ素	セレン
		%	kJ	kcal	g	g	g	g	mg	g	g	g	g	g	g	g	g	g	mg	mg	mg	mg	mg	mg	mg	mg	mg	μg	μg
01210	くるみパン	0	1225	292	(39.2)	(7.5)	(8.2)	(12.5)	(12)	(12.6)	(38.4)*	(34.8)	(37.0)	(2.4)	-	(38.7)	(Tr)	(1.3)	(310)	(150)	(35)	(33)	(88)	(0.8)	(0.9)	(0.23)	(0.61)	(2)	(18)
01036	イングリッシュマフィン	0	946	224	46.0	(7.4)	8.1	(3.2)	(Tr)	3.6	(40.1)	(36.7)	40.6*	1.2	-	40.8	-	1.5	480	84	53	19	96	0.9	0.8	0.12	0.28	-	-
01037	ナン	0	1086	257	37.2	(9.3)	10.3	3.1	(0)	3.4	(45.6)	(41.6)	46.9*	2.0	-	47.6	-	1.5	530	97	11	22	77	0.8	0.7	0.11	0.30	-	-
01148	ベーグル	0	1142	270	32.3	8.2	9.6	1.9	-	2.0	50.3	46.0	53.6*	2.5	Tr	54.6	-	1.4	460	97	24	24	81	1.3	0.7	0.11	0.45	-	-
	[うどん・そうめん類]																												
01038	うどん　生	0	1058	249	33.5	5.2	6.1	(0.5)	(0)	0.6	55.0	50.1	54.2*	3.6	Tr	56.8	-	3.0	1000	90	18	13	49	0.3	0.3	0.08	0.39	2	6
01039	ゆで	0	402	95	75.0	2.3	2.6	(0.3)	(0)	0.4	21.4*	19.5	20.7	1.3	0	21.6	-	0.4	120	9	6	6	18	0.2	0.1	0.04	0.12	Tr	2
01186	半生うどん	0	1257	296	23.8	(6.6)	(7.8)	(2.9)	(0)	(3.4)	(63.0)*	(57.4)	(60.0)	4.1	(0.1)	(62.5)	-	(2.5)	(1200)	(98)	(22)	(15)	(64)	(0.6)	(0.3)	(0.09)	(0.45)	(2)	(6)
01041	干しうどん　乾	0	1420	333	13.5	8.0	8.5	(1.0)	(0)	1.1	(76.8)*	(69.9)	70.2	2.4	-	71.9	-	5.0	1700	130	17	19	70	0.6	0.4	0.11	0.50	0	10
01042	ゆで	0	498	117	70.0	(2.9)	3.1	(0.4)	(0)	0.5	(26.7)*	(24.2)	25.4	0.7	-	25.8	-	0.6	210	14	7	4	24	0.2	0.1	0.04	0.14	-	-
01043	そうめん・ひやむぎ　乾	0	1413	333	12.5	8.8	9.5	(1.0)	(0)	1.1	71.5	65.1	71.0*	2.5	0	72.7	-	4.2	1500	120	17	22	70	0.6	0.4	0.12	0.44	0	16
01044	ゆで	0	487	114	70.0	(3.3)	3.5	(0.3)	(0)	0.4	25.6*	23.3	25.1	0.9	0	25.8	-	0.3	85	5	6	5	24	0.2	0.2	0.05	0.12	0	6
01045	手延そうめん・手延ひやむぎ　乾	0	1329	312	14.0	8.6	9.3	1.4	(0)	1.5	69.7*	63.5	67.9	1.8	-	68.9	-	6.3	2300	110	20	23	70	0.6	0.4	0.14	0.43	1	22
01046	ゆで	0	506	119	70.0	(3.2)	3.5	(0.6)	(0)	0.6	(24.3)	(22.2)	24.8*	1.0	-	25.5	-	0.4	130	5	6	4	23	0.2	0.1	0.05	0.12	-	-
	[中華めん類]																												
01047	中華めん　生	0	1057	249	33.0	8.5	8.6	(1.0)	(0)	1.2	52.2*	47.6	50.4	5.4	0.1	55.7	-	1.5	410	350	21	13	66	0.5	0.4	0.09	0.35	Tr	33
01048	ゆで	0	564	133	65.0	(4.8)	4.9	(0.5)	(0)	0.6	27.7*	25.2	26.5	2.8	Tr	29.2	-	0.3	70	60	20	7	29	0.3	0.2	0.05	0.18	0	17
01187	半生中華めん	0	1293	305	23.7	(9.8)	(9.9)	(3.5)	(0)	(4.0)	(59.5)*	(54.2)	(55.4)	6.2	(0.2)	(61.2)	-	(1.3)	(470)	(430)	(21)	(15)	(72)	(0.7)	(0.4)	(0.10)	(0.40)	(1)	(35)
01049	蒸し中華めん　蒸し中華めん	0	686	162	57.4	4.7	4.9	(1.5)	Tr	1.7	33.6*	30.6	32.6	3.1	0.2	35.6	-	0.5	110	80	10	9	40	0.4	0.2	0.06	0.23	Tr	9
01188	ソテー	0	893	211	50.4	(5.1)	5.2	(4.3)	1	4.9	39.4*	35.9	35.8	3.6	0.2	38.9	-	0.6	130	87	10	10	43	0.4	0.2	0.06	0.25	0	10
01050	干し中華めん　乾	0	1433	337	14.7	(11.5)	11.7	(1.4)	(0)	1.6	71.4*	65.0	64.5	6.0	0.1	70.2	-	1.9	410	300	21	23	82	1.1	0.5	0.15	0.44	0	24
01051	ゆで	0	558	131	66.8	(4.8)	4.9	(0.4)	(0)	0.5	28.0*	25.4	25.1	2.6	0	27.5	-	0.3	66	42	13	10	29	0.4	0.2	0.05	0.18	0	9
01052	沖縄そば　生	0	1128	266	32.3	(9.1)	9.2	(1.7)	(0)	2.0	(52.8)	(48.1)	52.5*	2.1	-	54.2	-	2.3	810	340	11	50	65	0.7	1.1	0.18	0.69	-	-
01053	ゆで	0	561	132	65.5	(5.1)	5.2	(0.7)	(0)	0.8	(27.3)*	(24.8)	26.7	1.5	-	28.0	-	0.5	170	80	9	28	28	0.4	0.6	0.10	0.37	-	-
01054	干し沖縄そば　乾	0	1349	317	13.7	(11.9)	12.0	(1.5)	(0)	1.7	(67.3)*	(61.3)	66.1	2.1	-	67.8	-	4.8	1700	130	23	22	100	1.5	0.4	0.11	0.38	-	-
01055	ゆで	0	561	132	65.0	(5.1)	5.2	(0.5)	(0)	0.6	(27.7)*	(25.2)	27.2	1.5	-	28.6	-	0.6	200	10	11	8	36	0.5	0.1	0.05	0.16	-	-

●沖縄そば

特徴　沖縄地方の特産。準強力粉に灰汁，あるいはかん水を加えてつくっためん。太く，歯ごたえが強い。別名「沖縄めん」。

栄養　たんぱく質，鉄が比較的多い。

調理　めんに豚骨スープをかけ，豚ばら肉，かまぼこやねぎ，紅しょうがなどを盛って食べる。

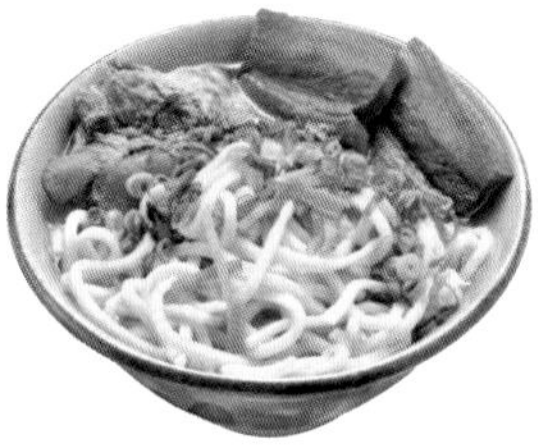

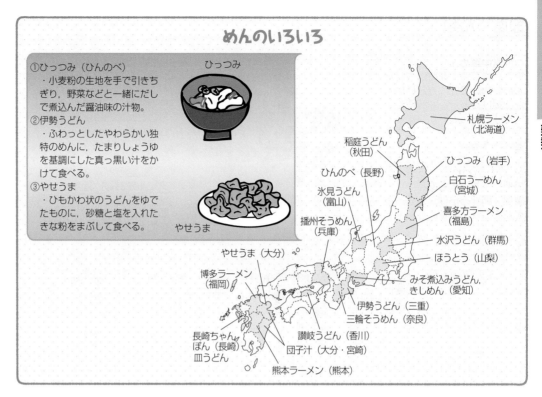

めんのいろいろ

①ひっつみ（ひんのべ）

・小麦粉の生地を手で引きちぎり，野菜などと一緒にだしで煮込んだ醤油味の汁物。

②伊勢うどん

・ふわっとしたやわらかい独特のめんに，たまりしょうゆを基調にした真っ黒い汁をかけて食べる。

③やせうま

・ひもかわ状のうどんをゆでたものに，砂糖と塩を入れたきな粉をまぶして食べる。

ひっつみ

やせうま

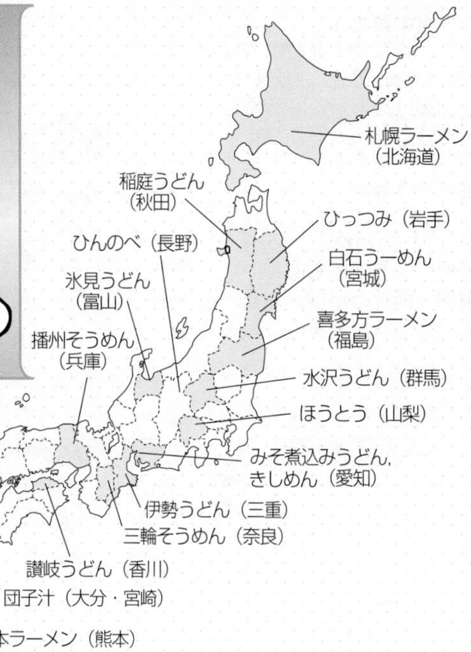

クロム	モリブデン	ビタミン A レチノール	A カロテン α	A カロテン β	A β-クリプトキサンチン	A β-カロテン当量	A レチノール活性当量	D	E トコフェロール α	E トコフェロール β	E トコフェロール γ	E トコフェロール δ	K	B1	B2	ナイアシン	ナイアシン当量	B6	B12	葉酸	パントテン酸	ビオチン	C	アルコール	食塩相当量	見当	備考
μg	μg	μg	μg	μg	μg	μg	μg	μg	mg	mg	mg	mg	μg	mg	mg	mg	mg	mg	μg	μg	mg	μg	mg	g	g		▲…食物繊維：AOAC2011.25法
(1)	(12)	(15)	0	(3)	(Tr)	(6)	**(16)**	(0.1)	(0.4)	(0.1)	(3.3)	(0.4)	(2)	**(0.11)**	**(0.09)**	(0.8)	(2.5)	(0.11)	(Tr)	(45)	(0.55)	(2.9)	0	-	**(0.8)**		
-	-	(0)	Tr	1	0	1	**Tr**	(0)	0.3	0.1	0.3	0.1	(Tr)	**0.15**	**0.08**	1.2	(2.8)	0.05	(0)	23	0.32	-	(0)	-	**1.2**		
-	-	(0)	0	0	0	0	**(0)**	(0)	0.6	0.1	0.7	0	(0)	**0.13**	**0.06**	1.3	(3.4)	0.05	(0)	36	0.55	-	(0)	-	**1.3**		
-	-	-	-	-	-	-	**-**	-	0.2	0.1	Tr	0	-	**0.19**	**0.08**	2.0	3.7	0.06	-	47	0.28	-	-	-	**1.2**		
2	7	(0)	0	0	0	0	**(0)**	(0)	0.2	0.2	0	0	-	**0.09**	**0.03**	0.6	1.7	0.03	(0)	5	0.36	0.8	(0)	-	**2.5**	1玉=	きしめん，ひもかわを含む▲
1	2	(0)	0	0	0	0	**(0)**	(0)	0.1	0.1	0	0	-	**0.02**	**0.01**	0.2	0.7	0.01	(0)	2	0.13	0.3	(0)	-	**0.3**	250~300g	きしめん，ひもかわを含む▲
(2)	(8)	0	0	0	0	0	**(0)**	(0)	(0.2)	(0.2)	0	0	-	**(0.10)**	**(0.03)**	(0.7)	(2.1)	(0.03)	(0)	(6)	(0.41)	(0.9)	(0)	-	**(3.0)**		▲
1	12	(0)	0	0	0	0	**(0)**	(0)	0.3	0.2	0	0	(0)	**0.08**	**0.02**	0.9	2.5	0.04	(0)	9	0.45	1.3	(0)	-	**4.3**	1束=300g	
-	-	(0)	0	0	0	0	**(0)**	(0)	0.1	0.1	0	0	(0)	**0.02**	**0.01**	0.2	(0.8)	0.01	(0)	2	0.14	-	(0)	-	**0.5**	1束=	
1	14	(0)	0	0	0	0	**(0)**	(0)	0.3	0.2	0	0	(0)	**0.08**	**0.02**	0.9	2.8	0.03	(0)	8	0.70	1.3	(0)	-	**3.8**	約300g	
1	3	(0)	0	0	0	0	**(0)**	(0)	0.1	0.1	0	0	(0)	**0.02**	**0.01**	0.2	(0.9)	Tr	(0)	2	0.25	0.4	(0)	-	**0.2**	1束=	
1	16	(0)	0	0	0	0	**(0)**	(0)	0.1	0.1	0.1	0	(0)	**0.06**	**0.02**	0.9	2.7	0.03	(0)	10	0.52	1.1	(0)	-	**5.8**	100~300g	
-	-	(0)	0	0	0	0	**(0)**	(0)	Tr	Tr	0	0	(0)	**0.03**	**0.01**	0.2	(0.9)	0	(0)	2	0.16	-	(0)	-	**0.3**		
1	20	(0)	0	0	0	0	**(0)**	(0)	0.2	0.1	0	0	-	**0.02**	**0.02**	0.6	2.3	0.02	(0)	8	0.55	1.0	(0)	-	**1.0**	1玉=120~150g	▲
Tr	5	(0)	0	0	0	0	**(0)**	(0)	0.1	0.1	0	0	-	**0.01**	**0.01**	0.2	(1.2)	0	Tr	3	0.25	0.5	(0)	-	**0.2**	1玉=170~190g	▲
(1)	(23)	0	0	0	0	0	**(0)**	(0)	(Tr)	(Tr)	(0.7)	-	-	**(0.07)**	**(0.03)**	(0.7)	(2.6)	(0.02)	(0)	(9)	(0.63)	(1.3)	(0)	-	**(1.2)**		▲
1	6	(0)	0	0	0	0	**(0)**	(0)	0.1	0.1	0	0	-	**0**	**0.16**	0.3	1.4	0.02	(0)	4	0.19	0.7	(0)	-	**0.3**		▲
1	7	(0)	0	0	0	0	**0**	(0)	0.1	0.1	0	0	-	**0**	**0**	0.3	(1.5)	0.02	Tr	4	0.21	0.8	(0)	-	**0.3**		▲
1	18	(0)	0	0	0	0	**(0)**	(0)	0.2	0.1	0	0	-	**0.02**	**0.03**	0.8	(3.1)	0.05	(0)	11	0.76	1.4	(0)	-	**1.0**	1包=170g	▲
Tr	4	(0)	0	0	0	0	**(0)**	(0)	Tr	Tr	0	0	-	**0**	**0**	0.1	(1.1)	0.01	Tr	3	0.25	0.5	(0)	-	**0.2**		▲
-	-	(0)	-	-	-	(0)	**(0)**	(0)	0.3	0.2	0	0	(0)	**0.02**	**0.04**	0.8	(2.6)	0.11	(0)	15	0.63	-	(0)	-	**2.1**		別名：沖縄めん
-	-	(0)	-	-	-	(0)	**(0)**	(0)	0.2	0.1	0	0	(0)	**0.01**	**0.02**	0.2	(1.2)	0.03	(0)	6	0.23	-	(0)	-	**0.4**		別名：沖縄めん
-	-	(0)	-	-	-	(0)	**(0)**	(0)	0.1	0.1	0	0	(0)	**0.12**	**0.05**	1.1	(3.5)	0.05	(0)	8	0.49	-	(0)	-	**4.3**		別名：沖縄めん
-	-	(0)	-	-	-	(0)	**(0)**	(0)	Tr	Tr	0	0	(0)	**0.02**	**0.02**	0.2	(1.2)	0.01	(0)	3	0.18	-	(0)	-	**0.5**		別名：沖縄めん

即席めん類

Instant noodles

●即席中華めん

特徴　中華めんを乾燥させたもの。めんの乾燥方法には，油で揚げる方法と油を使わない方法とがある。保存がきくので，非常食としても使うことができる。

一般に「インスタントラーメン」といわれる。ラーメンの他，焼きそばもある。

調理　調理方法は，煮る，湯を注ぐなど，簡単。

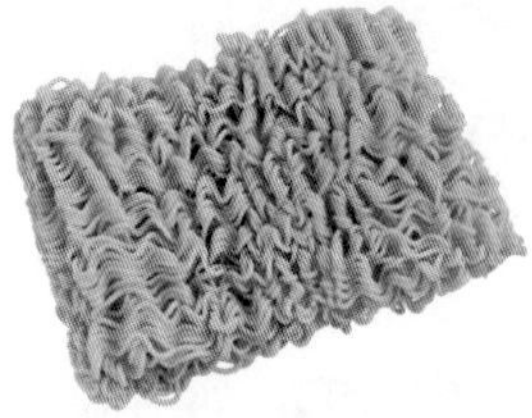

めんは乾燥した状態

●即席カップめん

特徴　カップなどの容器に入っていて，湯を注げば食べられる。スープや具が別添えのものと，めんに調味液を浸透させたものとがある。

ラーメンや焼きそばなどの中華スタイルと，うどん，そば，焼きうどんなどの和風スタイルがある。近年，エスニック料理など様々な種類が登場している。また，半生めんを使ったものもある。

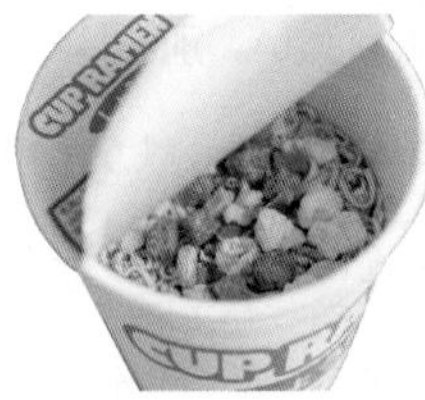

フリーズドライの具が入っているものもある。

食品番号	食品名（可食部100g当たり）	廃棄率	エネルギー	エネルギー	水分	たんぱく質：アミノ酸組成によるたんぱく質	たんぱく質：たんぱく質	脂質：脂肪酸のトリアシルグリセロール当量	脂質：コレステロール	脂質：脂質	炭水化物：利用可能炭水化物（単糖当量）	炭水化物：利用可能炭水化物（質量計）	炭水化物：差引き法による利用可能炭水化物	炭水化物：食物繊維総量	炭水化物：糖アルコール	炭水化物：炭水化物	有機酸	灰分	無機質：ナトリウム	無機質：カリウム	無機質：カルシウム	無機質：マグネシウム	無機質：リン	無機質：鉄	無機質：亜鉛	無機質：銅	無機質：マンガン	無機質：ヨウ素	無機質：セレン
		%	kJ	kcal	g	g	g	g	mg	g	g	g	g	g	g	g	g	g	mg	mg	mg	mg	mg	mg	mg	mg	mg	µg	µg
	[即席めん類]																												
01056	即席中華めん　油揚げ味付け	0	1785	424	2.0	9.0	10.1	16.3	7	16.7	63.0*	57.3	62.5	2.5	0.1	63.5	-	7.7	2500	260	430	29	110	1.0	0.5	0.13	0.82	-	-
01057	油揚げ　乾 (添付調味料等を含むもの)	0	1847	439	3.0	-	10.1	18.6	3	19.1	(60.4)*	(54.9)	59.5	2.4	-	61.4	-	6.4	2200	150	230	25	110	0.9	0.5	0.16	0.53	2	16
01198	油揚げ　調理後全体 (添付調味料等を含むもの)	0	421	100	(78.5)	-	(2.3)	(4.4)	(1)	(4.4)	(13.4)*	(12.2)	(12.8)	(0.5)	(0.1)	(13.4)	-	(1.3)	(430)	(33)	(28)	(6)	(20)	(0.2)	(0.1)	(0.03)	(0.12)	(Tr)	(4)
01189	油揚げ　ゆで (添付調味料等を含まないもの)	0	793	189	59.8	3.5	3.9	7.1	2	7.7	28.7*	26.1	26.4	2.6	0	27.9	-	0.7	150	34	95	8	40	0.2	0.2	0.05	0.17	1	9
01144	油揚げ　乾 (添付調味料等を含まないもの)	0	1902	453	3.7	8.2	8.9	18.6	4	19.6	65.2*	59.3	61.7	5.5	0	65.5	-	2.3	580	150	220	20	97	0.6	0.4	0.09	0.42	1	24
01058	非油揚げ　乾 (添付調味料等を含むもの)	0	1426	336	10.0	-	10.3	4.9	2	5.2	(65.7)*	(59.8)	65.1	2.3	-	67.1	-	7.4	2700	260	110	25	110	0.8	0.4	0.11	0.66	13	8
01199	非油揚げ　調理後全体 (添付調味料等を含むもの)	0	392	93	(76.2)	-	(3.0)	(0.8)	(1)	(0.8)	(17.4)	(15.8)	(18.0)*	(0.6)	(0.1)	(18.7)	-	(1.2)	(430)	(68)	(6)	(6)	(26)	(0.2)	(0.1)	(0.03)	(0.17)	(4)	(2)
01190	非油揚げ　ゆで (添付調味料等を含まないもの)	0	588	139	63.9	3.3	3.4	0.6	1	0.8	29.2	26.6	28.7*	2.7	0	31.0	-	0.9	230	64	94	8	46	0.2	0.2	0.04	0.17	1	5
01145	非油揚げ　乾 (添付調味料等を含まないもの)	0	1419	334	10.7	7.9	8.5	1.5	1	1.9	74.4*	67.7	69.7	6.5	0	75.2	-	3.7	1200	310	230	21	130	0.6	0.4	0.08	0.50	3	14
01193	中華スタイル即席カップめん　油揚げ　塩味　乾 (添付調味料等を含むもの)	0	1772	422	5.3	9.5	10.9	17.7	17	18.5	57.0*	52.1	54.7	5.8	0.2	58.6	-	6.7	2300	190	190	25	110	0.7	0.5	0.09	0.41	5	22
01201	油揚げ　塩味　調理後全体 (添付調味料等を含むもの)	0	386	92	(79.8)	(2.1)	(2.5)	(4.0)	(4)	(4.2)	(3.8)	(3.5)	(11.2)*	(1.3)	(Tr)	(13.2)	-	(1.5)	(520)	(43)	(43)	(6)	(24)	(0.2)	(0.1)	(0.02)	(0.09)	(1)	(5)
01194	油揚げ　塩味　調理後のめん (スープを残したもの)	0	735	175	62.0	3.3	3.8	7.2	1	7.7	24.9*	22.7	24.0	2.2	0	25.2	-	1.3	440	37	76	7	34	0.3	0.2	0.04	0.14	1	9
01191	油揚げ　しょうゆ味　乾 (添付調味料等を含むもの)	0	1748	417	9.7	8.3	10.0	18.6	10	19.1	54.7*	49.8	50.5	6.1	0.2	54.6	-	6.6	2500	180	200	26	110	0.8	0.5	0.07	0.40	12	19
01200	油揚げ　しょうゆ味　調理後全体 (添付調味料等を含むもの)	0	374	90	(80.8)	(2.0)	(2.3)	(4.4)	(2)	(4.5)	(6.6)	(6.0)	(9.8)*	(1.4)	(Tr)	(12.9)	-	(1.6)	(590)	(43)	(46)	(6)	(27)	(0.2)	(0.1)	(0.02)	(0.09)	(3)	(4)
01192	油揚げ　しょうゆ味　調理後のめん (スープを残したもの)	0	596	142	69.1	2.6	3.0	5.6	1	5.8	18.3	16.7	19.4*	1.9	0	20.7	-	1.4	450	33	74	6	28	0.2	0.1	0.04	0.13	3	7
01060	油揚げ　焼きそば　乾 (添付調味料等を含むもの)	0	1757	418	11.1	6.9	8.2	17.5	2	18.6	59.4*	54.5	54.2	5.7	0	57.5	-	4.5	1500	180	180	27	89	1.0	0.4	0.12	0.56	6	16
01202	油揚げ　焼きそば　調理後全体 (添付調味料等を含むもの)	0	929	222	(53.6)	(4.2)	(5.0)	(10.6)	(3)	(11.3)	(14.7)	(13.5)	(25.8)*	(3.3)	(Tr)	(34.2)	-	(2.5)	(910)	(100)	(94)	(14)	(54)	(0.4)	(0.3)	(0.06)	(0.30)	(3)	(9)
01061	非油揚げ　乾 (添付調味料等を含むもの)	0	1326	314	15.2	7.7	9.2	5.4	6	5.8	59.5*	54.3	58.0	6.4	0	62.6	-	7.2	2800	250	48	26	100	1.2	0.4	0.10	0.66	58	14
01203	非油揚げ　調理後全体 (添付調味料等を含むもの)	0	277	66	(83.5)	(2.1)	(2.5)	(2.0)	(2)	(2.1)	(13.3)	(12.2)	(9.2)*	(1.5)	(Tr)	(10.2)	-	(1.7)	(560)	(77)	(44)	(7)	(34)	(0.2)	(0.1)	(0.02)	(0.12)	(14)	(3)
01195	非油揚げ　調理後のめん (スープを残したもの)	0	514	121	68.8	2.9	3.4	1.1	1	1.3	25.7*	23.4	23.5	2.5	0	25.3	-	1.2	380	53	76	7	42	0.3	0.1	0.03	0.17	10	5
01062	和風スタイル即席カップめん　油揚げ　乾 (添付調味料等を含むもの)	0	1835	437	6.2	9.6	10.9	18.9	3	19.8	58.1*	53.0	52.1	6.0	0.3	56.1	-	7.0	2600	150	170	26	160	1.3	0.5	0.11	0.54	430	13
01204	油揚げ　調理後全体 (添付調味料等を含むもの)	0	382	91	(80.5)	(1.9)	(2.2)	(4.4)	(1)	(4.7)	(7.3)	(6.7)	(10.3)*	(1.4)	(Tr)	(11.2)	-	(1.5)	(550)	(34)	(41)	(6)	(38)	(0.2)	(0.1)	(0.02)	(0.10)	(99)	(3)
01196	油揚げ　調理後のめん (スープを残したもの)	0	683	163	64.4	2.4	2.7	7.0	2	7.2	23.3*	21.2	22.6	2.4	0	24.4	-	1.2	420	26	78	6	48	0.2	0.1	0.02	0.13	77	4
	[マカロニ・スパゲッティ類]																												
01063	マカロニ・スパゲッティ　乾	0	1476	347	11.3	12.0	12.9	1.5	(0)	1.8	73.4*	66.9	68.9	5.4	-	73.1	-	0.8	1	200	18	55	130	1.4	1.5	0.28	0.82	0	63
01064	ゆで	0	636	150	60.0	5.3	5.8	0.7	(0)	0.9	31.3*	28.5	29.7	3.0	-	32.2	-	1.2	460	14	8	20	53	0.7	0.7	0.14	0.35	0	32
01173	ソテー	0	785	186	(57.0)	(5.1)	(5.5)	(5.6)	(Tr)	(5.8)	(29.7)*	(27.0)	(28.3)	(2.9)	-	(30.5)	-	(1.2)	(440)	(13)	(8)	(19)	(50)	(0.7)	(0.7)	(0.13)	(0.33)	0	(31)
01149	生パスタ　生	0	982	232	42.0	7.5	7.8	1.7	(0)	1.9	46.1	42.2	45.9*	1.5	0	46.9	-	1.4	470	76	12	18	73	0.5	0.5	0.12	0.32	-	-

マカロニ・スパゲッティ類

Macaroni and spaghetti

特徴　イタリアの乾燥めん類の代表的なもの。主にグルテンの強いデュラム小麦の粗挽き(セモリナ)を使う。弾力があり，シコシコとした歯ざわりがある。パスタとはイタリアめんの総称。
栄養　たんぱく質，鉄が比較的多い。
調理　薄い食塩水でゆで，ソースをからめて食べる他，グラタンやスープの具，肉料理の付け合わせ，サラダなどに用いる。

●マカロニ
筒状の乾燥パスタ。「ショートパスタ」の一種。様々な形状があり，表面に筋があるものなどがある。

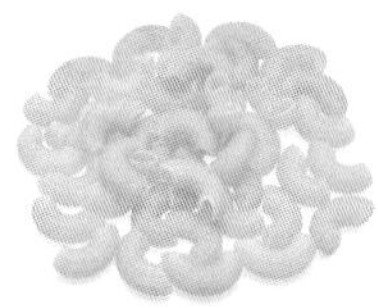

●スパゲッティ
細長い棒状のパスタ。食品表示基準では，1.2mm以上の太さの棒状，または2.5mm未満の太さの管状に形成したものをさす。ほうれんそうやトマトなど，野菜を練りこんだものもある。

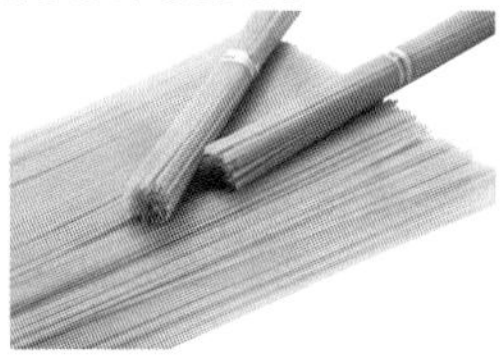

●生パスタ
乾燥させないので，素材の風味が際立つ。もちっとした食感が特徴的。

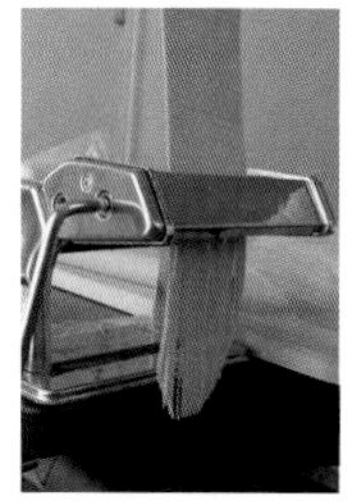

1 穀類

クロム	モリブデン	ビタミン A レチノール	A カロテン α	A カロテン β	A β-クリプトキサンチン	A β-カロテン当量	A レチノール活性当量	D	E トコフェロール α	E トコフェロール β	E トコフェロール γ	E トコフェロール δ	K	B1	B2	ナイアシン	ナイアシン当量	B6	B12	葉酸	パントテン酸	ビオチン	C	アルコール	食塩相当量	見当	備考
µg	µg	µg	µg	µg	µg	µg	µg	µg	mg	mg	mg	mg	µg	mg	mg	mg	mg	mg	µg	µg	mg	µg	mg	g	g		▲…食物繊維：AOAC2011.25法
-	-	0	0	0	0	0	**0**	0	3.1	0.3	3.1	2.5	1	**1.46**	**1.67**	1.0	2.5	0.06	0	12	0.41	-	**0**	-	**6.4**		別名：インスタントラーメン 添付調味料等を含む
7	16	0	0	13	1	14	**1**	0	2.2	0.3	2.3	2.5	3	**0.55**	**0.83**	0.9	2.6	0.05	Tr	10	0.44	1.8	**Tr**	-	**5.6**		別名：インスタントラーメン 調理前のもの，添付調味料等を含む
(2)	(4)	0	0	(3)	0	(3)	**0**	0	(0.5)	(Tr)	(0.5)	(0.6)	(1)	**(0.02)**	**(0.13)**	(0.2)	(0.6)	(0.01)	0	(2)	(0.10)	(0.4)	**0**	-	**(1.1)**		添付調味料等を含む 01057即席中華めん，油揚げ，乾より推計
2	6	0	0	1	0	1	**0**	0	0.8	0.1	1.9	0.9	0	**0.05**	**0.06**	0.3	1.1	0.01	Tr	3	0.11	0.7	**0**	-	**0.4**		添付調味料等を含まない▲
5	18	0	0	1	0	1	**0**	0	2.2	0.4	5.8	3.0	1	**0.16**	**0.19**	1.1	2.8	0.05	Tr	9	0.26	1.6	**0**	-	**1.5**		調理前のもの，添付調味料等を除く▲
3	16	Tr	0	5	0	5	**1**	0	1.3	0.3	3.8	2.2	3	**0.21**	**0.04**	1.0	2.7	0.05	Tr	14	0.37	2.2	**0**	-	**6.9**		別名：インスタントラーメン 調理前のもの，添付調味料等を含む
(1)	(4)	0	0	(2)	0	(2)	**0**	0	(0.2)	(0.1)	(0.9)	(0.7)	(1)	**(0.01)**	**(0.01)**	(0.2)	(0.7)	(0.01)	0	(4)	(0.10)	(0.6)	**0**	-	**(1.1)**		添付調味料等を含む 01058即席中華めん，非油揚げ，乾より推計
2	4	0	10	27	0	31	**3**	0	0.7	0.2	3.9	1.7	0	**Tr**	**Tr**	0.4	1.1	0.01	0	3	0.12	0.6	**0**	-	**0.6**		添付調味料等を含まない▲
6	15	0	19	53	0	62	**5**	0	1.7	0.4	9.4	4.0	Tr	**0.01**	**0.01**	1.1	2.8	0.05	Tr	8	0.34	1.5	**0**	-	**3.0**		調理前のもの，添付調味料等を除く▲
9	15	2	49	260	7	290	**26**	0.2	3.1	0.4	7.5	4.0	17	**0.90**	**0.61**	1.2	2.9	0.07	0.1	16	0.30	2.3	**2**	-	**5.8**		調理前のもの，添付調味料等を含む▲
(2)	(3)	(Tr)	(11)	(59)	(1)	(65)	**(6)**	(Tr)	(0.7)	(0.1)	(1.7)	(0.9)	(4)	**(0.20)**	**(0.14)**	(0.3)	(0.7)	(0.02)	(Tr)	(4)	(0.07)	(0.5)	**(1)**	-	**(1.3)**		添付調味料等を含む 01193中華スタイル即席カップめん，油揚げ，塩味，乾より推計▲
3	5	0	12	59	0	65	**6**	0	1.2	0.2	3.2	1.7	1	**0.19**	**0.14**	0.3	0.9	0.02	Tr	4	0.10	0.6	**0**	-	**1.1**		添付調味料等を含む▲
7	17	1	25	120	0	130	**12**	0	2.7	0.4	7.9	4.3	10	**0.61**	**0.52**	1.2	2.7	0.06	0.1	14	0.20	2.4	**2**	-	**6.3**		調理前のもの，添付調味料等を含む▲
(2)	(4)	0	(6)	(28)	0	(31)	**(3)**	0	(0.6)	(0.1)	(1.9)	(1.0)	(2)	**(0.14)**	**(0.12)**	(0.3)	(0.6)	(0.01)	(Tr)	(3)	(0.05)	(0.6)	**(1)**	-	**(1.5)**		添付調味料等を含む 01191中華スタイル即席カップめん，油揚げ，しょうゆ味，乾より推計▲
2	4	0	3	8	0	9	**1**	0	0.9	0.1	2.3	1.3	1	**0.15**	**0.14**	0.3	0.8	0.01	Tr	3	0.07	0.6	**0**	-	**1.1**		添付調味料等を含む▲
4	15	0	1	50	1	51	**4**	0	3.1	0.5	4.4	3.2	14	**0.48**	**0.66**	0.8	2.1	0.06	Tr	13	0.38	1.9	**1**	-	**3.8**		別名：カップ焼きそば 調理前のもの，添付調味料等を含む▲
(3)	(9)	0	(1)	(18)	(1)	(19)	**(2)**	0	(1.8)	(0.3)	(4.9)	(2.5)	(11)	**(0.28)**	**(0.30)**	(0.6)	(1.4)	(0.04)	(Tr)	(9)	(0.15)	(1.1)	**(2)**	-	**(2.3)**		添付調味料等を含む 01060中華スタイル即席カップめん，油揚げ，焼きそば，乾より推計▲
7	18	Tr	14	130	9	140	**12**	0	1.1	0.1	3.5	1.7	9	**0.16**	**0.13**	0.8	2.2	0.07	Tr	21	0.35	2.9	**1**	-	**7.1**		別名：カップラーメン 調理前のもの，添付調味料等を含む▲
(2)	(4)	0	(2)	(27)	(3)	(30)	**(3)**	(Tr)	(0.3)	(Tr)	(0.9)	(0.4)	(3)	**(0.10)**	**(0.10)**	(0.4)	(0.7)	(0.02)	(Tr)	(4)	(0.08)	(0.7)	**(2)**	-	**(1.4)**		添付調味料等を含む 01061中華スタイル即席カップめん，非油揚げ，乾より推計▲
2	3	0	0	4	1	5	**Tr**	0	0.3	0.1	0.9	0.4	1	**0.05**	**0.06**	0.3	0.8	0.01	0	3	0.07	0.6	**0**	-	**1.0**		添付調味料等を含む▲
5	19	0	0	52	2	53	**4**	0	2.6	0.3	5.4	2.8	5	**0.11**	**0.05**	1.0	2.9	0.05	0.2	12	0.25	2.0	**1**	-	**6.7**		別名：カップうどん 調理前のもの，添付調味料等を含む▲
(1)	(4)	0	(1)	(5)	(1)	(6)	**(Tr)**	0	(0.6)	(0.1)	(1.5)	(0.9)	(1)	**(0.19)**	**(0.08)**	(0.3)	(0.6)	(0.01)	(Tr)	(2)	(0.06)	(0.5)	**(2)**	-	**(1.4)**		添付調味料等を含む 01062和風スタイル即席カップめん，油揚げ，乾より推計▲
2	3	0	0	1	0	1	**0**	0	1.0	0.1	2.3	1.3	1	**0.15**	**0.06**	0.3	0.7	0.01	Tr	3	0.07	0.4	**1**	-	**1.1**		添付調味料等を含む▲
1	53	(0)	-	-	-	9	**1**	(0)	0.3	0.2	0	0	(0)	**0.19**	**0.06**	2.3	4.9	0.11	(0)	13	0.65	4.0	**(0)**	-	**0**	1袋= 150~300g	▲
1	13	(0)	-	-	-	(0)	**(0)**	(0)	0.1	0.1	0	0	(0)	**0.06**	**0.03**	0.6	1.7	0.02	(0)	4	0.28	1.6	**(0)**	-	**1.2**	1食分=	1.5%食塩水でゆでた場合▲
(1)	(12)	0	0	0	0	0	**0**	0	(0.9)	(0.1)	(1.6)	(0.1)	(6)	**(0.06)**	**(0.03)**	(0.6)	(1.7)	(0.02)	0	(4)	(0.27)	(1.5)	**0**	-	**(1.1)**	230g	原材料配合割合：マカロニ・スパゲッティゆで95，なたね油5▲
-	-	(0)	(0)	(0)	(0)	(0)	**(0)**	-	0.1	Tr	0.2	Tr	(0)	**0.05**	**0.04**	1.1	2.6	0.05	(0)	9	0.27	-	**(0)**	-	**1.2**		デュラム小麦100%以外のものも含む ビタミンB_2無添加のもの

ふ類

Fu : Wheat gluten cakes

特徴　小麦粉に含まれるグルテンを原料にしてつくられる。生ふと焼きふがある。焼きふはグルテンに小麦粉，もち米粉などを混ぜて焼いたもの。
栄養　たんぱく質が豊富で，消化がよい。
調理　味は淡白で，煮物，汁物の具などに用いる。生ふは菓子の材料などにも用いる。

●生ふ
小麦粉を食塩，水と練って生地をつくり，袋に入れて水中で揉み，でん粉を洗い流した後に残ったグルテンを蒸したもの。あわ，そば，よもぎなどを混ぜた京ふが有名。

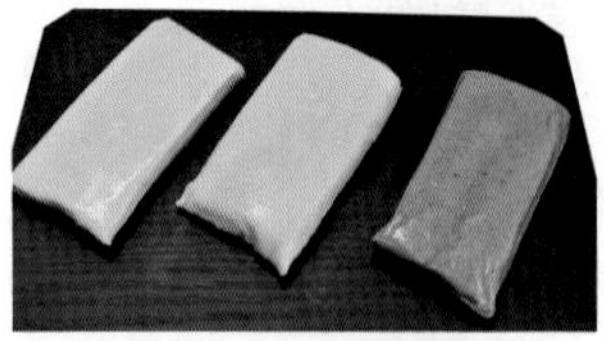

●焼きふ・釜焼きふ
グルテンに小麦粉を混ぜて直火でなく，釜などで焼いたもの。

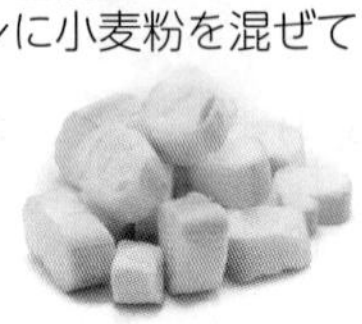

●焼きふ・板ふ
生地を板状に薄く延ばし，直火で焼いたもの。「庄内ふ」ともいう。

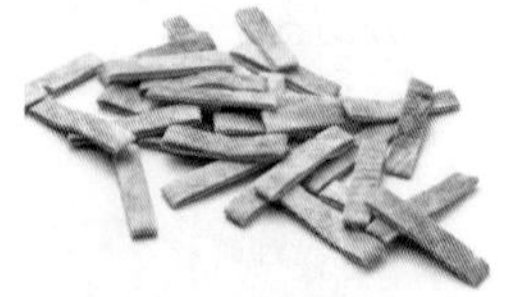

●焼きふ・車ふ
棒に生地を巻き付けて直火で焼き，さらに生地を重ね巻いて焼いたもの。

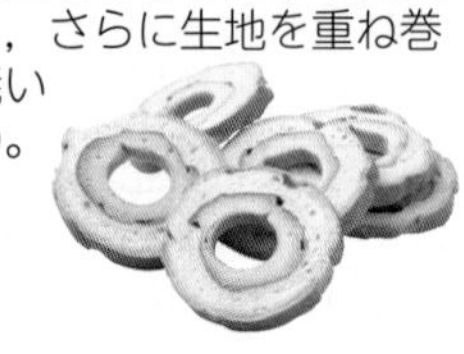

小麦はいが

Wheat germ

特徴　小麦のうち，小麦粉として食用とされる胚乳以外の部分。小麦粒のうち２～2.5％を占める。小麦粉製造の際の副産物という位置付けであったが，近年はその健康効果が注目され，「小麦はいが入り」をうたう加工食品が出回っている。
栄養　たんぱく質や脂質を比較的多く含む。亜鉛，マグネシウム，リン，マンガンなどの無機質も含む。また，食物繊維やビタミンB_1，B_2，ナイアシン，ビタミンＥなども多く含む。
調理　パン，ビスケットなどの生地に練り込んで用いられることが多い。

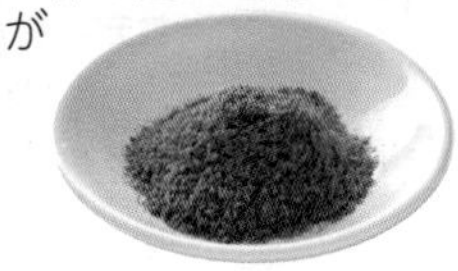

食品番号	食品名（可食部100ｇ当たり）	廃棄率	エネルギー	エネルギー	水分	たんぱく質：アミノ酸組成によるたんぱく質	たんぱく質：たんぱく質	脂質：脂肪酸のトリアシルグリセロール当量	脂質：コレステロール	脂質：脂質	炭水化物：利用可能炭水化物（単糖当量）	炭水化物：利用可能炭水化物（質量計）	炭水化物：利用可能炭水化物 差引き法による	炭水化物：食物繊維総量	炭水化物：糖アルコール	炭水化物：炭水化物	有機酸	灰分	無機質：ナトリウム	無機質：カリウム	無機質：カルシウム	無機質：マグネシウム	無機質：リン	無機質：鉄	無機質：亜鉛	無機質：銅	無機質：マンガン	無機質：ヨウ素	無機質：セレン
		%	kJ	kcal	g	g	g	g	mg	g	g	g	g	g	g	g	g	g	mg	mg	mg	mg	mg	mg	mg	mg	mg	µg	µg
	［ふ類］																												
01065	生ふ	0	684	**161**	60.0	(11.7)	12.7	(0.7)	(0)	0.8	-	-	**26.8***	0.5	-	26.2	-	0.3	7	30	**13**	18	60	**1.3**	1.8	0.25	1.04	-	-
01066	焼きふ　釜焼きふ	0	1511	**357**	11.3	**26.8**	28.5	(2.3)	(0)	2.7	-	-	**55.2***	3.7	-	56.9	-	0.6	6	120	**33**	43	130	**3.3**	2.2	0.32	-	-	-
01067	板ふ	0	1488	**351**	12.5	(23.6)	25.6	(2.9)	(0)	3.3	-	-	**55.9***	3.8	-	57.3	-	1.3	190	220	**31**	90	220	**4.9**	2.9	0.49	1.54	-	-
01068	車ふ	0	1528	**361**	11.4	(27.8)	30.2	(2.9)	(0)	3.4	-	-	**54.4***	2.6	-	54.2	-	0.8	110	130	**25**	53	130	**4.2**	2.7	0.42	1.23	-	-
01177	油ふ	0	2279	**547**	7.1	-	22.7	-	1	35.3	-	-	**34.4***	-	-	34.4	-	0.4	22	71	**19**	28	95	**1.7**	1.4	0.21	0.94	Tr	38
	［その他］																												
01070	小麦はいが	0	1642	**391**	3.6	**26.5**	32.0	**10.4**	(0)	11.6	29.6	27.5	**40.7***	14.3	-	48.3	-	4.5	3	1100	**42**	310	1100	**9.4**	16.0	0.89	-	-	-
01071	小麦たんぱく　粉末状	0	1682	**398**	6.5	**71.2**	72.0	(6.7)	(0)	9.7	-	-	**12.0***	2.4	-	10.6	-	1.2	60	90	**75**	75	180	**6.6**	5.0	0.75	2.67	-	-
01072	粒状	0	429	**101**	76.0	(19.4)	20.0	(1.4)	(0)	2.0	-	-	**2.6***	0.4	-	1.8	-	0.2	36	3	**14**	16	54	**1.8**	1.4	0.22	0.62	-	-
01073	ペースト状	0	613	**145**	66.0	(24.2)	25.0	(2.8)	(0)	4.1	-	-	**5.5***	0.5	-	3.9	-	1.0	230	39	**30**	54	160	**3.0**	2.4	0.36	1.57	-	-
01178	かやきせんべい	0	1525	**359**	9.8	-	10.6	-	-	1.9	-	-	**75.1***	-	-	75.1	-	2.7	970	150	**19**	27	110	**0.8**	0.6	0.15	0.76	1	5
01074	ぎょうざの皮　生	0	1172	**275**	32.0	(8.4)	9.3	(1.2)	0	1.4	(60.4)*	(54.9)	55.9	2.2	-	57.0	-	0.3	2	64	**16**	18	60	**0.8**	0.6	0.12	0.28	-	-
01075	しゅうまいの皮　生	0	1169	**275**	31.1	(7.5)	8.3	(1.2)	(0)	1.4	(61.2)*	(55.7)	57.7	2.2	-	58.9	-	0.3	2	72	**16**	17	60	**0.6**	0.5	0.10	0.28	-	-
01179	春巻きの皮　生	0	1218	**288**	26.7	-	8.3	-	Tr	1.6	-	-	**57.7***	4.5	-	62.2	-	1.2	440	77	**13**	13	54	**0.3**	0.3	0.09	0.23	1	18
01180	揚げ	0	2135	**512**	7.3	-	7.2	-	1	30.7	-	-	**49.5***	4.2	-	53.7	-	1.0	370	66	**11**	11	48	**0.3**	0.3	0.09	0.20	Tr	16
01076	ピザ生地	0	1124	**265**	35.3	-	9.1	**2.7**	(0)	3.0	(53.2)*	(48.5)	49.1	2.3	-	51.1	-	1.5	510	91	**13**	22	77	**0.8**	0.6	0.09	0.50	-	-
01069	ちくわぶ	0	677	**160**	60.4	(6.5)	7.1	(1.0)	(0)	1.2	-	-	**30.3***	1.5	-	31.1	-	0.2	1	3	**8**	6	31	**0.5**	0.2	0.07	0.08	-	-
01077	パン粉　生	0	1173	**277**	35.0	(9.1)	11.0	(4.6)	(0)	5.1	(51.5)*	(47.2)	47.0	3.0	-	47.6	-	1.3	350	110	**25**	29	97	**1.1**	0.7	0.15	0.47	-	-
01078	半生	0	1336	**315**	26.0	(10.4)	12.5	(5.2)	(0)	5.8	(58.6)*	(53.8)	53.5	3.5	-	54.3	-	1.4	400	130	**28**	34	110	**1.2**	0.8	0.17	0.53	-	-
01079	乾燥	0	1479	**349**	11.9	(12.4)	14.9	(3.7)	(0)	4.1	**68.6***	62.5	(63.8)	6.5	0	67.4	-	1.8	570	160	**25**	36	120	**1.1**	0.9	0.16	0.62	1	46
01150	冷めん　生	0	1058	**249**	36.4	**3.4**	3.9	**0.6**	(0)	0.7	57.6	52.4	**57.1***	1.1	Tr	57.6	-	1.4	530	59	**11**	12	57	**0.3**	0.2	0.05	0.21	-	-

ちくわぶ

Chikuwabu

特徴 強力粉に水と少量の食塩を加えて練り上げ，何度も引き延ばした生地を寝かせた後，その生地を巻き付けては引き延ばし，型に入れて高温でゆで，吸水・軟化させたもの。主に東京やその周辺で食べられることが多い。

調理 おでん種，煮物などに使う。

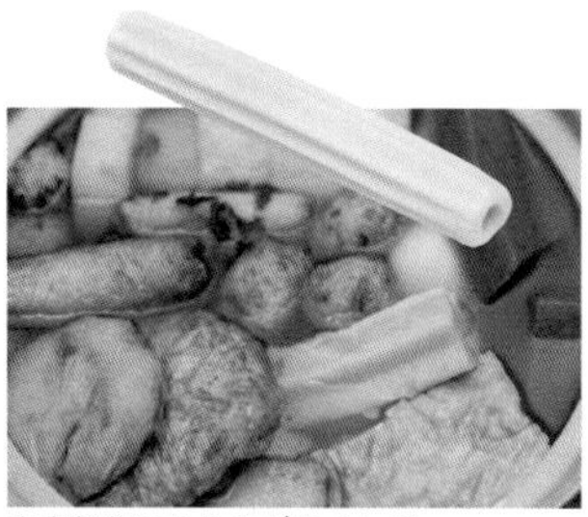

中央部分にあるのがちくわぶ。
東京近辺ではおでん種に欠かせない。

パン粉

Bread crumbs

特徴 パンを細かく砕いて，粉状にしたもの。日本農林規格で，乾燥しないものを生パン粉，水分14%以下に乾燥したものを乾燥パン粉と定められている。

調理 えびフライ，とんかつ，コロッケなどの衣に使うことが多い。ハンバーグのつなぎやグラタンなどにも使われる。

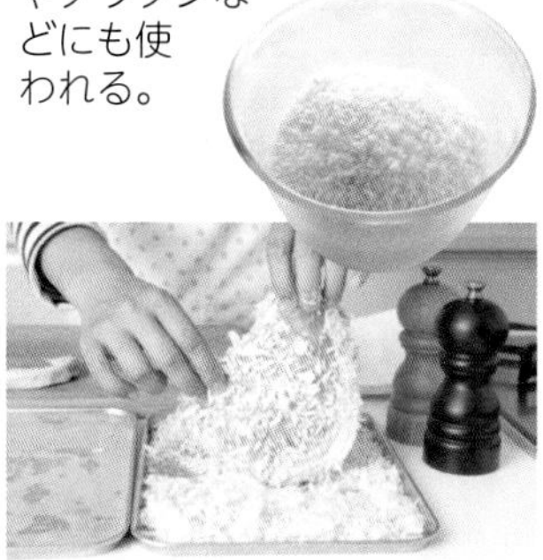

冷めん

Cold noodles

特徴 小麦粉と片栗粉を食塩と水で練り合わせた生地を，高い圧力で細い穴から押し出してつくるコシの強いめん。朝鮮冷めんを源流とする冷めんがいろいろな製法で商品化されている。弾力のある歯切れ感と冷たい滑らかな舌触りに特徴がある。

関西地方では，冷やし中華を「冷めん」と呼ぶことがある。

調理 冷たいだし汁に浸して食べる場合と，水切りしためんに薬味やキムチなどを合わせて食べる場合がある。

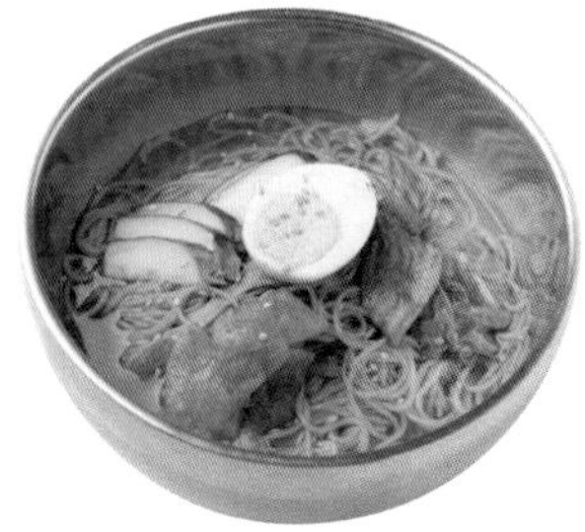

クロム	モリブデン	ビタミンA レチノール	A カロテン α	A カロテン β	A β-クリプトキサンチン	A β-カロテン当量	A レチノール活性当量	D	E トコフェロール α	E β	E γ	E δ	K	B1	B2	ナイアシン	ナイアシン当量	B6	B12	葉酸	パントテン酸	ビオチン	C	アルコール	食塩相当量	見当	備考
μg	μg	μg	μg	μg	μg	μg	μg	μg	mg	mg	mg	mg	μg	mg	mg	mg	mg	mg	μg	μg	mg	μg	mg	g	g		▲…食物繊維：AOAC2011.25法
-	-	(0)	-	-	-	(0)	**(0)**	(0)	Tr	0.1	Tr	Tr	(0)	**0.08**	**0.03**	0.5	(2.9)	0.02	(0)	7	0.12	-	**(0)**	-	**0**	1本=	
-	-	(0)	-	-	-	(0)	**(0)**	(0)	0.5	0.4	2.6	2.3	(0)	**0.16**	**0.07**	3.5	9.0	0.08	(0)	16	0.58	-	**(0)**	-	**0**	100g	平釜焼きふ(小町ふ，切りふ，おつゆふ等)及び型釜焼きふ(花ふ等)
-	-	(0)	-	-	-	(0)	**(0)**	(0)	0.6	0.5	0.6	0.6	(0)	**0.20**	**0.08**	3.6	(8.5)	0.16	(0)	22	0.79	-	**(0)**	-	**0.5**		
-	-	(0)	-	-	-	(0)	**(0)**	(0)	0.4	0.4	0	0	(0)	**0.12**	**0.07**	2.9	(8.7)	0.07	(0)	11	0.47	-	**(0)**	-	**0.3**		
3	19	-	0	1	0	1	**0**	0	3.9	0.6	13.0	5.8	65	**0.07**	**0.03**	1.8	5.6	0.06	0.1	17	0.22	4.6	**-**	-	**0.1**		
-	-	(0)	0	61	4	63	**5**	(0)	28.0	11.0	0	0	2	**1.82**	**0.71**	4.2	10	1.24	(0)	390	1.34	-	**(0)**	-	**0**		試料：焙焼品
-	-	(0)	-	-	-	12	**1**	(0)	1.1	1.1	0	0	(0)	**0.03**	**0.12**	3.5	17.0	0.10	(0)	34	0.61	-	**0**	-	**0.2**		
-	-	(0)	0	0	0	0	**(0)**	(0)	0.5	0.5	0	0	(0)	**0.02**	**0.01**	1.2	(4.8)	0.01	(0)	5	0	-	**(0)**	-	**0.1**		試料：冷凍品
-	-	(0)	0	6	0	6	**1**	(0)	1.7	1.1	0.4	0.1	(0)	**0.20**	**0.03**	2.7	(7.2)	0.04	(0)	17	0.45	-	**(0)**	-	**0.6**		試料：冷凍品
1	15	-	0	1	0	1	**0**	0	0.3	0.2	0	0	0	**0.17**	**0.02**	1.2	3.0	0.09	0	16	0.39	2.3	**-**	-	**2.5**		別名：おつゆせんべい
-	-	(0)	-	-	-	(0)	**(0)**	(0)	0.2	0.2	0	0	0	**0.08**	**0.04**	0.7	(2.5)	0.06	(0)	12	0.61	-	**0**	-	**0**		
-	-	(0)	-	-	-	(0)	**(0)**	(0)	0.2	0.1	0	0	(0)	**0.09**	**0.04**	0.6	(2.2)	0.05	(0)	9	0.50	-	**0**	-	**0**		
1	12	-	0	Tr	0	Tr	**0**	0	Tr	Tr	Tr	0	1	**0.03**	**0.01**	0.7	2.0	0.03	Tr	9	0.18	0.9	**-**	-	**1.1**		▲
1	11	-	-	0	-	0	**0**	0	4.9	0.1	11.0	0.3	47	**0.02**	**0.01**	0.6	1.8	0.02	Tr	8	0.18	0.8	**-**	-	**0.9**		植物油(なたね油)▲
-	-	(0)	0	0	0	0	**(0)**	(0)	0.3	0.2	0.4	0.2	(0)	**0.15**	**0.11**	1.0	2.5	0.05	(0)	20	0.54	-	**(0)**	-	**1.3**		別名：ピザクラスト
-	-	(0)	-	-	-	(0)	**(0)**	(0)	Tr	Tr	0	0	(0)	**0.01**	**0.02**	0.3	(1.7)	0.01	(0)	4	0.25	-	**(0)**	-	**0**		
-	-	(0)	0	3	0	3	**Tr**	(0)	0.3	0.2	0.4	0.3	(Tr)	**0.11**	**0.02**	1.2	(3.1)	0.05	(0)	40	0.41	-	**(0)**	-	**0.9**		(100g：621mL，100mL：16.1g)
-	-	(0)	0	4	0	4	**Tr**	(0)	0.4	0.2	0.4	0.3	(Tr)	**0.13**	**0.03**	1.4	(3.5)	0.06	(0)	46	0.47	-	**(0)**	-	**1.0**	小1=1g	
1	25	(0)	Tr	1	0	1	**Tr**	(0)	0.4	0.2	0.1	0	1	**0.16**	**0.05**	2.0	(4.5)	0.1	Tr	24	0.46	4.1	**Tr**	-	**1.4**	大1=3g 1C=40g	(100g：498mL，100mL：16g)▲
-	-	(0)	(0)	(0)	(0)	(0)	**(0)**	-	0	0	Tr	0	(0)	**0.04**	**Tr**	0.4	1.2	0.02	(0)	4	0.11	-	**(0)**	-	**1.3**		

こめ(米)

特徴　イネ科の植物の実で，日本をはじめ，中国，インド，タイなどのアジア，アメリカ，ブラジルなどで広く栽培されている。
　でん粉の組成によって，もち米とうるち米に分けられる。もち米は粘りけが強く，うるち米は粘りけが弱い。
　また，世界の米は，短粒で粘りけが強いジャポニカ米と，長粒で粘りけが弱いインディカ米に大別される。
　栽培方法には，水稲栽培と陸稲栽培があり，日本ではほとんどが水稲栽培。陸稲は粒が大きめだが，味がやや落ち，粘りけが弱い。

栄養　アミノ酸価が高い良質なたんぱく質を含む。
調理　うるち米は飯として炊く他，みそ，しょうゆ，酒，菓子などの原料になる。
　もち米はもち(P.38)や赤飯(P.38)に用いる他，甘酒などにも使う。

●玄米
　イネの実から，もみがらを除いたもの。ビタミンB_1，食物繊維が多い。

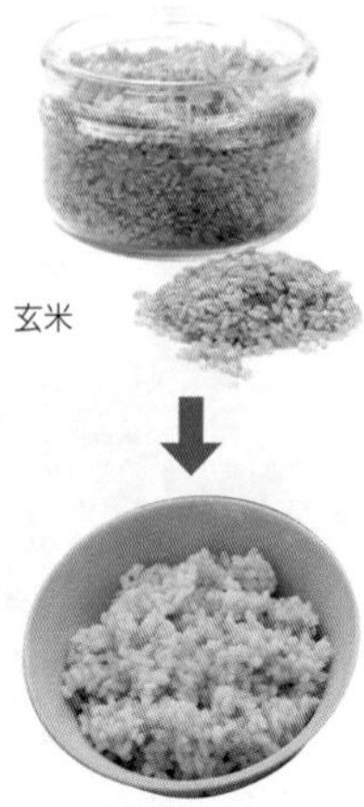
玄米
玄米を炊いたもの

●はいが精米
　玄米の外皮のみを取り除き，胚芽を残したもの(胚芽残存率は80%以上)。ビタミンB_1は七分つき米と同程度。

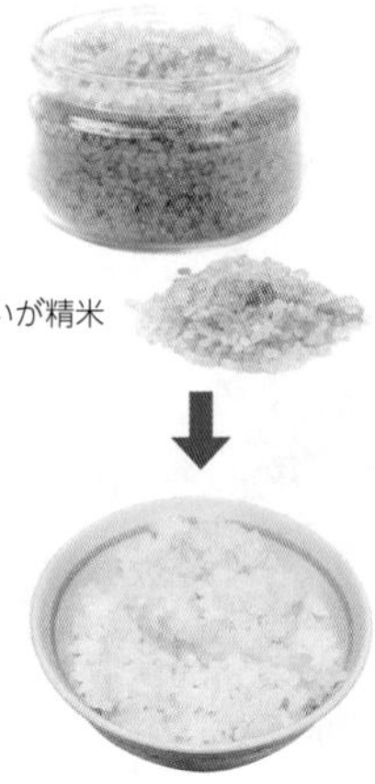
はいが精米
はいが精米を炊いたもの

食品番号	食品名（可食部100g当たり）	廃棄率	エネルギー	エネルギー	水分	たんぱく質／アミノ酸組成によるたんぱく質	たんぱく質／たんぱく質	脂質／脂肪酸のトリアシルグリセロール当量	脂質／コレステロール	脂質／脂質	炭水化物／利用可能炭水化物(単糖当量)	炭水化物／利用可能炭水化物(質量計)	炭水化物／差引き法による利用可能炭水化物	炭水化物／食物繊維総量	炭水化物／糖アルコール	炭水化物／炭水化物	有機酸	灰分	無機質／ナトリウム	無機質／カリウム	無機質／カルシウム	無機質／マグネシウム	無機質／リン	無機質／鉄	無機質／亜鉛	無機質／銅	無機質／マンガン	無機質／ヨウ素	無機質／セレン
		%	kJ	kcal	g	g	g	g	mg	g	g	g	g	g	g	g	g	g	mg	mg	mg	mg	mg	mg	mg	mg	mg	μg	μg
	こめ																												
	[水稲穀粒]																												
01080	玄米	0	1472	346	14.9	6.0	6.8	2.5	(0)	2.7	78.4*	71.3	72.4	3.0	-	74.3	-	1.2	1	230	9	110	290	2.1	1.8	0.27	2.06	Tr	3
01081	半つき米	0	1470	345	14.9	(5.6)	6.5	(1.7)	(0)	1.8	81.5*	74.1	75.7	1.4	-	75.9	-	0.8	1	150	7	64	210	1.5	1.6	0.24	1.40	Tr	2
01082	七分つき米	0	1483	348	14.9	(5.4)	6.3	(1.4)	(0)	1.5	83.3*	75.8	76.8	0.9	-	76.6	-	0.6	1	120	6	45	180	1.3	1.5	0.23	1.05	0	2
01083	精白米　うるち米	0	1455	342	14.9	5.3	6.1	0.8	(0)	0.9	83.1*	75.6	78.1	0.5	-	77.6	-	0.4	1	89	5	23	95	0.8	1.4	0.22	0.81	0	2
01151	もち米	0	1455	343	14.9	5.8	6.4	1.0	(0)	1.2	77.6	70.5	77.4*	(0.5)	0	77.2	-	0.4	Tr	97	5	33	100	0.2	1.5	0.22	1.30	0	2
01152	インディカ米	0	1472	347	13.7	6.4	7.4	0.7	(0)	0.9	80.3	73.0	78.3*	0.5	-	77.7	-	0.4	1	68	5	18	90	0.5	1.6	0.20	0.88	0	7
01084	はいが精米	0	1460	343	14.9	-	6.5	1.9	(0)	2.0	79.4*	72.2	74.7	1.3	-	75.8	-	0.7	1	150	7	51	150	0.9	1.6	0.22	1.54	0	2
01153	発芽玄米	0	1440	339	14.9	5.5	6.5	2.8	(0)	3.3	76.2*	69.3	72.6	3.1	-	74.3	-	1.1	3	160	13	120	280	1.0	1.9	0.23	2.07	-	-
01181	赤米	0	1460	344	14.6	-	8.5	-	-	3.3	71.6*	65.2	65.4	6.5	0	71.9	-	1.4	2	290	12	130	350	1.2	2.4	0.27	2.50	Tr	3
01182	黒米	0	1447	341	15.2	-	7.8	-	-	3.2	72.3*	65.7	66.4	5.6	0	72.0	-	1.4	1	270	15	110	310	0.9	1.9	0.22	4.28	0	3
	[水稲めし]																												
01085	玄米	0	647	152	60.0	2.4	2.8	(0.9)	(0)	1.0	35.1*	32.0	34.7	1.4	-	35.6	-	0.6	1	95	7	49	130	0.6	0.8	0.12	1.04	0	1
01086	半つき米	0	654	154	60.0	(2.2)	2.7	(0.5)	(0)	0.6	36.8*	33.5	36.1	0.8	-	36.4	-	0.3	1	43	4	22	53	0.2	0.7	0.11	0.60	0	1
01087	七分つき米	0	681	160	60.0	(2.1)	2.6	(0.5)	(0)	0.5	36.8	33.5	36.7*	0.5	-	36.7	-	0.2	1	35	4	13	44	0.2	0.7	0.11	0.46	0	1
01168	精白米　インディカ米	0	781	184	54.0	3.2	3.8	0.3	(0)	0.4	41.0	37.3	41.9*	0.4	-	41.5	-	0.2	0	31	2	8	41	0.2	0.8	0.10	0.42	0	3
01088	うるち米	0	663	156	60.0	2.0	2.5	0.2	(0)	0.3	38.1*	34.6	36.1	1.5	-	37.1	-	0.1	1	29	3	7	34	0.1	0.6	0.10	0.35	0	1
01154	もち米	0	801	188	52.1	3.1	3.5	0.4	(0)	0.5	45.6*	41.5	43.9	(0.4)	0	43.9	-	0.1	0	28	2	5	19	0.1	0.8	0.11	0.50	0	1
01089	はいが精米	0	679	159	60.0	-	2.7	(0.6)	(0)	0.6	37.9*	34.5	35.6	0.8	-	36.4	-	0.3	1	51	5	24	68	0.2	0.7	0.10	0.68	0	1
01155	発芽玄米	0	680	161	60.0	2.7	3.0	1.3	(0)	1.4	33.2	30.2	33.7*	1.8	-	35.0	-	0.5	1	68	6	53	130	0.4	0.9	0.11	0.93	-	-
01183	赤米	0	636	150	61.3	-	3.8	-	-	1.3	31.0*	28.2	29.3	3.4	0	32.7	-	0.6	1	120	5	55	150	0.5	1.0	0.12	1.00	-	1
01184	黒米	0	634	150	62.0	-	3.6	-	-	1.4	30.9*	28.2	28.9	3.3	-	32.2	-	0.6	Tr	130	7	55	150	0.4	0.9	0.11	1.95	-	2
	[水稲軟めし]																												
01185	精白米	0	482	113	(71.5)	-	(1.8)	-	0	(0.3)	(27.1)*	(24.7)	(25.2)	(1.1)	-	(26.4)	-	(0.1)	(1)	(20)	(3)	(5)	(24)	(0.1)	(0.4)	(0.08)	(0.25)	0	(1)
	[水稲全かゆ]																												
01090	玄米	0	274	64	(83.0)	(1.0)	(1.2)	(0.4)	(0)	(0.4)	(14.9)*	(13.6)	(14.8)	(0.6)	-	(15.2)	-	(0.2)	(1)	(41)	(3)	(21)	(55)	(0.2)	(0.3)	(0.05)	(0.44)	-	-
01091	半つき米	0	278	65	(83.0)	(0.9)	(1.1)	(0.3)	(0)	(0.3)	(15.7)*	(14.2)	(15.4)	(0.3)	-	(15.5)	-	(0.1)	(Tr)	(18)	(2)	(9)	(23)	(0.1)	(0.3)	(0.05)	(0.26)	-	-
01092	七分つき米	0	289	68	(83.0)	(0.9)	(1.1)	(0.2)	(0)	(0.2)	(15.6)	(14.2)	(15.6)*	(0.2)	-	(15.6)	-	(0.1)	(Tr)	(15)	(2)	(6)	(19)	(0.1)	(0.3)	(0.04)	(0.19)	-	-
01093	精白米	0	278	65	(83.0)	(0.9)	(1.1)	(0.1)	(0)	(0.1)	(16.2)*	(14.7)	(15.8)	(0.1)	-	(15.7)	-	(0.1)	(Tr)	(12)	(1)	(3)	(14)	(Tr)	(0.3)	(0.04)	(0.15)	0	0

Rice

●精白米
　玄米から，外皮と胚芽を取り除き，胚乳だけにしたもの。精白歩留りが90.4～91.0%となり，味はよいが，ビタミンが減る。

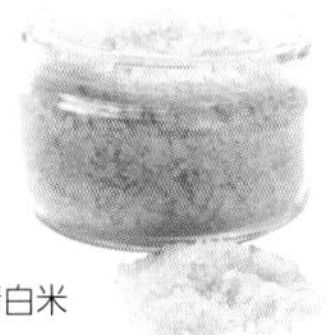
精白米

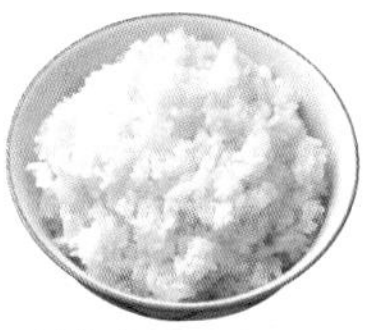
精白米を炊いたもの

●全かゆ（５倍かゆ）
　米の容積の５～６倍の水で炊いたもの。水分をほぼ吸って，箸にのる程度のかたさ。

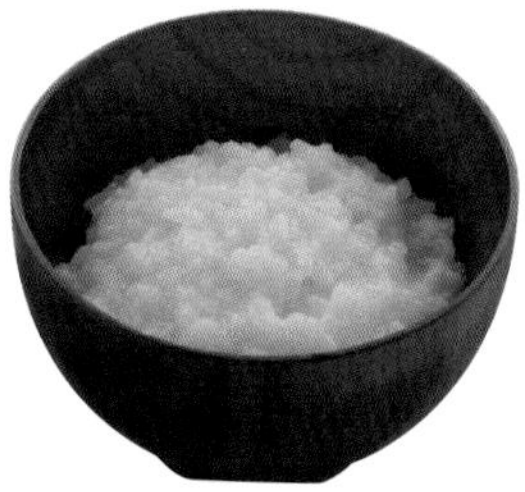

玄米はなぜ健康食品なの？

玄米の特徴
- 外皮に食物繊維が豊富。
- ビタミンや無機質が豊富。

搗精の度合いと消化率

種類	度合い	消化率
玄米	0	90%
半つき	4	94%
七分	6	95.5%
精白	8	98%

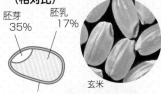

　玄米はかたくて食べにくいため，苦手という人は，七分つき米・半つき米，はいが精米を利用するとよいでしょう。精白米には少ないビタミンが，多く含まれています。

▼米のビタミンB_1の分布（相対比）

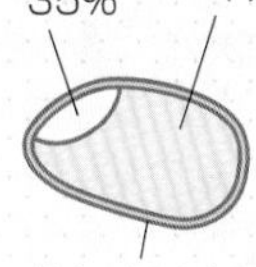

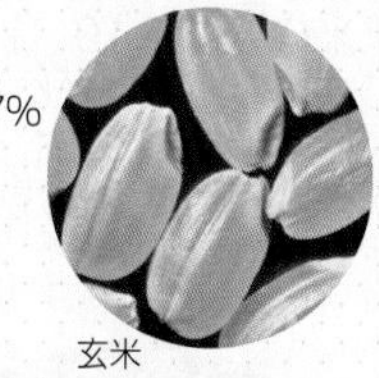
玄米

（五明紀春氏による）

		ビタミン																									
クロム	モリブデン	A						D	E				K	B_1	B_2	ナイアシン	ナイアシン当量	B_6	B_{12}	葉酸	パントテン酸	ビオチン	C	アルコール	食塩相当量	見当	備考
		レチノール	カロテン		β-クリプトキサンチン	β-カロテン当量	レチノール活性当量		トコフェロール																		
			α	β					α	β	γ	δ															
μg	μg	μg	μg	μg	μg	μg	μg	μg	mg	mg	mg	mg	μg	mg	mg	mg	mg	mg	μg	μg	mg	μg	mg	g	g		▲…食物繊維：AOAC2011.25法
0	65	(0)	0	1	0	1	Tr	(0)	1.2	0.1	0.1	0	(0)	0.41	0.04	6.3	8.0	0.45	(0)	27	1.37	6.0	(0)	-	0	1C=160g 1合=140g ～150g	うるち米（100g：120mL，100mL：83g）
0	76	(0)	(0)	(0)	(0)	(0)	(0)	(0)	0.8	Tr	0.1	0	(0)	0.30	0.03	3.5	(5.1)	0.28	(0)	18	1.00	3.5	(0)	-	0		うるち米。歩留り：95～96%（100g：120mL，100mL：83g）
Tr	73	(0)	(0)	(0)	(0)	(0)	(0)	(0)	0.4	Tr	0	0	(0)	0.24	0.03	1.7	(3.2)	0.20	(0)	15	0.84	2.9	(0)	-	0		うるち米。歩留り：92～94%（100g：120mL，100mL：83g）
0	69	(0)	0	0	0	0	(0)	(0)	0.1	Tr	0	0	0	0.08	0.02	1.2	2.6	0.12	(0)	12	0.66	1.4	(0)	-	0	1C=170g	うるち米。歩留り：90～91%（100g：120mL，100mL：83g）
0	79	(0)	(0)	(0)	(0)	(0)	(0)	(0)	(0.2)	0	(0)	(0)	(0)	0.12	0.02	1.6	3.1	(0.12)	(0)	(12)	(0.67)	(1.4)	(0)	-	0		歩留り：90～91%（100g：120mL，100mL：83g）
2	62	(0)	0	0	0	0	(0)	(0)	Tr	0	0	0	(0)	0.06	0.02	1.1	2.9	0.08	(0)	16	0.61	2.0	(0)	-	0		うるち米。歩留り：90～91%（100g：120mL，100mL：83g）
Tr	57	(0)	(0)	(0)	(0)	(0)	(0)	(0)	0.9	Tr	0.1	0	(0)	0.23	0.03	3.1	4.2	0.22	(0)	18	1.00	3.3	(0)	-	0	1C=170g	うるち米。歩留り：91～93%（100g：120mL，100mL：83g）
-	-	(0)	(0)	(0)	(0)	(0)	(0)	(0)	1.2	0.1	0.2	0	0	0.35	0.02	4.9	6.4	0.34	(0)	18	0.75	-	(0)	-	0		うるち米。試料：ビタミンB_1強化品含む（100g：120mL，100mL：83g）
1	55	-	0	3	0	3	0	0	1.5	0.1	0.2	Tr	-	0.38	0.05	5.5	6.9	0.50	-	30	1.17	5.6	-	-	0		ポリフェノール：0.4g▲
3	72	-	0	31	Tr	32	3	0	1.3	0.1	0.3	Tr	-	0.39	0.10	6.9	8.2	0.49	-	49	0.83	5.8	-	-	0		ポリフェノール：0.5g▲
0	34	(0)	0	0	0	0	(0)	(0)	0.5	Tr	0.1	0	(0)	0.16	0.02	2.9	3.6	0.21	(0)	10	0.65	2.5	(0)	-	0		うるち米。玄米47g相当量を含む
0	34	(0)	(0)	(0)	(0)	(0)	(0)	(0)	0.2	Tr	0	0	(0)	0.08	0.01	1.6	(2.2)	0.07	(0)	6	0.35	1.2	(0)	-	0	茶わん1杯=140g	うるち米。半つき米47g相当量を含む
0	35	(0)	(0)	(0)	(0)	(0)	(0)	(0)	0.1	0	0	0	(0)	0.06	0.01	0.8	(1.4)	0.03	(0)	5	0.26	0.9	(0)	-	0	1C=120g	うるち米。七分つき米47g相当量を含む
1	32	(0)	(0)	(0)	(0)	(0)	(0)	(0)	0	0	0	0	(0)	0.02	Tr	0.3	1.3	0.02	(0)	6	0.24	0.5	(0)	-	0		精白米51g相当量を含む
0	30	(0)	0	0	0	0	(0)	(0)	Tr	Tr	0	0	(0)	0.02	0.01	0.2	0.8	0.02	(0)	3	0.25	0.5	(0)	-	0	茶わん1杯	精白米47g相当量を含む▲
0	48	(0)	(0)	(0)	(0)	(0)	(0)	(0)	(Tr)	(0)	(0)	(0)	(0)	0.03	0.01	0.2	1.0	(0.02)	(0)	(4)	(0.30)	(0.5)	(0)	-	0	=140g	精白米55g相当量を含む
1	28	(0)	(0)	(0)	(0)	(0)	(0)	(0)	0.4	Tr	Tr	0	(0)	0.08	0.01	0.8	1.3	0.09	(0)	6	0.44	1.0	(0)	-	0	茶わん1杯	うるち米。はいが精白米47g相当量を含む
-	-	(0)	(0)	(0)	(0)	(0)	(0)	(0)	0.3	0	0.1	0	0	0.13	0.01	2.0	2.8	0.13	(0)	6	0.36	-	(0)	-	0	=140g	うるち米。発芽玄米47g相当量を含む 試料：ビタミンB_1強化品含む
Tr	24	-	-	1	-	1	0	-	0.6	Tr	0.1	-	-	0.15	0.02	2.8	3.4	0.19	-	9	0.47	2.8	-	-	0		ポリフェノール：(0.2)g▲
1	33	-	-	8	-	8	1	-	0.3	0	0.1	-	-	0.14	0.04	3.0	3.6	0.18	-	19	0.40	2.7	-	-	0		ポリフェノール：(0.2)g▲
0	(21)	0	0	0	0	0	0	0	(Tr)	0	0	0	0	(0.02)	(0.01)	(0.1)	(0.4)	(0.01)	0	(2)	(0.18)	(0.3)	0	-	0		別名：なんはん，なんばん，やわらかめし うるち米▲
-	-	(0)	0	0	0	0	(0)	(0)	0	0	0	0	(0)	(0.07)	(0.01)	(1.2)	(1.5)	(0.09)	(0)	(4)	(0.28)	-	(0)	-	0		うるち米。5倍かゆ 玄米20g相当量を含む
-	-	(0)	(0)	(0)	(0)	(0)	(0)	(0)	0	0	0	0	0	(0.03)	(Tr)	(0.7)	(1.0)	(0.03)	(0)	(2)	(0.15)	-	(0)	-	0		うるち米。5倍かゆ 半つき米20g相当量を含む
-	-	(0)	(0)	(0)	(0)	(0)	(0)	(0)	(Tr)	(Tr)	(Tr)	0	0	(0.03)	(Tr)	(0.3)	(0.6)	(0.01)	(0)	(2)	(0.11)	-	(0)	-	0	茶わん1杯	うるち米。5倍かゆ 七分つき米20g相当量を含む
0	13	(0)	0	0	0	0	(0)	(0)	(Tr)	(Tr)	0	0	0	(0.01)	(Tr)	(0.1)	(0.4)	(0.01)	(0)	(1)	(0.11)	0.3	(0)	-	0	=160g	うるち米。5倍かゆ 精白米20g相当量を含む

こめ(米)

Rice

うるち米製品

Non-glutionous rice products

●五分かゆ(10倍かゆ)

米の容積の10～11倍の水で炊いたもの。かゆとおもゆがほぼ半分ずつになっている。水分が表面に少し残り，さらっとしている。

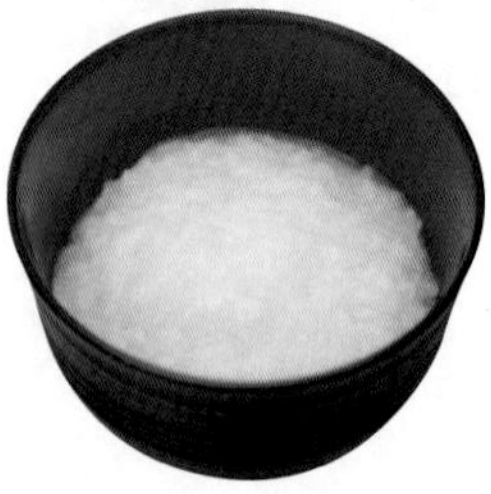

●おもゆ

米の容積の10～13倍の水で１時間30分ほど弱火で炊き，ガーゼでこしたもの。

●アルファ化米

精白米を適量の水で炊飯または蒸煮し，米のでん粉を糊化(アルファ化)した状態で乾燥した加工食品。

保存性が高く，調理の手間がいらないことから，防災用の備蓄食料やアウトドアでの食品などとしても利用されている。白飯以外にも炊き込みご飯や赤飯などもある。

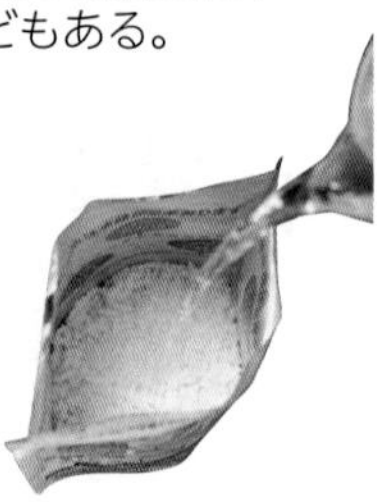

湯を注いでふたをして約15分ほど，または水でも約１時間ほどおくと，食べることができる。

●おにぎり

炊いた飯を成形したもの。三角形に成形されることが多い。携帯に便利なので，弁当や災害時の炊き出しなどに利用される。別名「おむすび」。

梅干しやさけなどの具を入れたり，のりを巻いたりする。

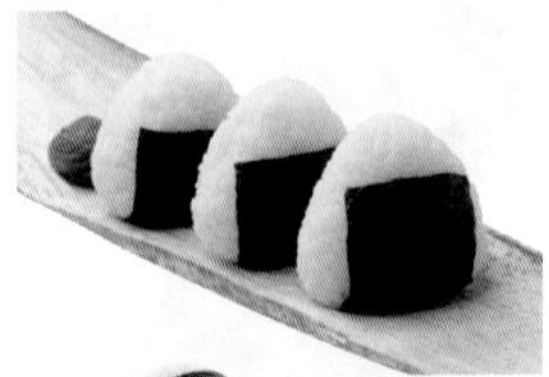

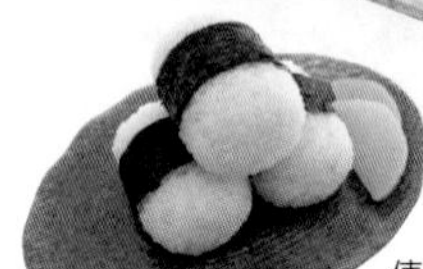

俵形に成形することもある

●きりたんぽ

炊きたての飯を適度につぶし，竹輪のように成形して焼いた秋田の名産。きりたんぽ鍋の具にする他，みそを塗って焼いて食べる。

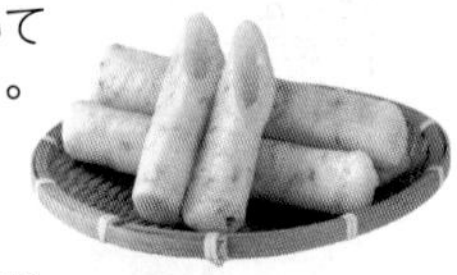

●上新粉

うるち米を精白して粉にしたもの。でん粉の粒子の割に吸水量が小さい。熱湯でこね，かしわもちや団子などに使う。

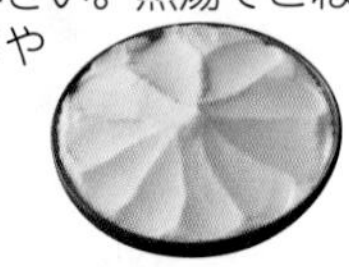

●玄米粉

玄米を焙煎し，粉砕したもの。玄米よりも，消化がよい。

食品番号	食品名 (可食部100g当たり)	廃棄率	エネルギー	エネルギー	水分	たんぱく質: アミノ酸組成によるたんぱく質	たんぱく質: たんぱく質	脂質: 脂肪酸のトリアシルグリセロール当量	脂質: コレステロール	脂質: 脂質	炭水化物: 利用可能炭水化物(単糖当量)	炭水化物: 利用可能炭水化物(質量計)	炭水化物: 差引き法による利用可能炭水化物	炭水化物: 食物繊維総量	炭水化物: 糖アルコール	炭水化物: 炭水化物	有機酸	灰分	無機質: ナトリウム	無機質: カリウム	無機質: カルシウム	無機質: マグネシウム	無機質: リン	無機質: 鉄	無機質: 亜鉛	無機質: 銅	無機質: マンガン	無機質: ヨウ素	無機質: セレン
		%	kJ	kcal	g	g	g	g	mg	g	g	g	g	g	g	g	g	g	mg	mg	mg	mg	mg	mg	mg	mg	mg	µg	µg
	[水稲五分かゆ]																												
01094	玄米	0	137	32	(91.5)	(0.5)	(0.6)	(0.2)	(0)	(0.2)	(7.5)*	(6.8)	(7.4)	(0.3)	-	(7.6)	-	(0.1)	(Tr)	(20)	(1)	(10)	(28)	(0.1)	(0.2)	(0.03)	(0.22)	-	-
01095	半つき米	0	138	32	(91.5)	(0.5)	(0.6)	(0.1)	(0)	(0.1)	(7.8)*	(7.1)	(7.7)	(0.1)	-	(7.7)	-	(0.1)	(Tr)	(9)	(1)	(5)	(11)	(Tr)	(0.2)	(0.02)	(0.13)	-	-
01096	七分つき米	0	138	32	(91.5)	(0.5)	(0.6)	(0.1)	(0)	(0.1)	(7.8)*	(7.1)	(7.7)	(0.1)	-	(7.7)	-	(0.1)	(Tr)	(8)	(1)	(3)	(9)	(Tr)	(0.1)	(0.02)	(0.10)	-	-
01097	精白米	0	141	33	(91.5)	(0.4)	(0.5)	(0.1)	(0)	(0.1)	(8.1)*	(7.4)	(7.9)	(0.1)	-	(7.9)	-	0	(Tr)	(6)	(1)	(1)	(7)	(Tr)	(0.1)	(0.02)	(0.08)	0	Tr
	[水稲おもゆ]																												
01098	玄米	0	81	19	(95.0)	(0.3)	(0.4)	(0.1)	(0)	(0.1)	(4.4)*	(4.0)	(4.3)	(0.2)	-	(4.4)	-	(0.1)	(Tr)	(12)	(1)	(6)	(16)	(0.1)	(0.1)	(0.01)	(0.13)	-	-
01099	半つき米	0	82	19	(95.0)	(0.2)	(0.3)	(0.1)	(0)	(0.1)	(4.6)*	(4.2)	(4.6)	(0.1)	-	(4.6)	-	0	(Tr)	(5)	(1)	(3)	(7)	(Tr)	(0.1)	(0.01)	(0.08)	-	-
01100	七分つき米	0	87	20	(95.0)	(0.2)	(0.3)	(0.1)	(0)	(0.1)	(4.6)	(4.2)	(4.7)*	(Tr)	-	(4.6)	-	0	(Tr)	(4)	(1)	(2)	(5)	(Tr)	(0.1)	(0.01)	(0.06)	-	-
01101	精白米	0	80	19	(95.0)	(0.2)	(0.3)	(0)	(0)	0	(4.8)*	(4.3)	(4.8)	(Tr)	-	(4.7)	-	0	(Tr)	(4)	(Tr)	(1)	(4)	(Tr)	(0.1)	(0.01)	(0.04)	0	1
	[陸稲穀粒]																												
01102	玄米	0	1517	357	14.9	(8.7)	10.1	(2.5)	(0)	2.7	(78.4)*	(71.3)	69.7	3.0	-	71.1	-	1.2	1	230	9	110	290	2.1	1.8	0.27	1.53	-	-
01103	半つき米	0	1514	356	14.9	(8.1)	9.6	(1.7)	(0)	1.8	(81.5)*	(74.1)	73.1	1.4	-	72.9	-	0.8	1	150	7	64	210	1.5	1.6	0.24	1.04	-	-
01104	七分つき米	0	1528	359	14.9	(8.0)	9.5	(1.4)	(0)	1.5	(83.3)*	(75.8)	74.1	0.9	-	73.4	-	0.7	1	120	6	45	180	1.3	1.5	0.23	0.78	-	-
01105	精白米	0	1409	331	14.9	(7.8)	9.3	(0.8)	(0)	0.9	(77.6)*	(70.5)	75.6	0.5	-	74.5	-	0.4	1	89	5	23	95	0.8	1.4	0.22	0.59	-	-
	[陸稲めし]																												
01106	玄米	0	665	156	60.0	(3.5)	4.1	(0.9)	(0)	1.0	(35.1)*	(32.0)	33.6	1.4	-	34.3	-	0.6	1	95	7	49	130	0.6	0.8	0.12	0.77	-	-
01107	半つき米	0	669	157	60.0	(3.1)	3.8	(0.5)	(0)	0.6	(36.8)*	(33.5)	35.2	0.8	-	35.3	-	0.3	1	43	4	22	53	0.2	0.7	0.11	0.45	-	-
01108	七分つき米	0	660	155	60.0	(2.9)	3.6	(0.5)	(0)	0.5	(36.8)*	(33.5)	35.9	0.5	-	35.7	-	0.2	1	35	4	13	44	0.2	0.7	0.11	0.34	-	-
01109	精白米	0	670	157	60.0	(2.8)	3.5	(0.3)	(0)	0.3	(38.1)*	(34.6)	36.5	0.3	-	36.1	-	0.1	1	29	3	7	34	0.1	0.6	0.10	0.26	-	-
	[うるち米製品]																												
01110	アルファ化米 一般用	0	1527	358	7.9	5.0	6.0	0.8	(0)	1.0	87.6*	79.6	84.7	1.2	-	84.8	-	0.3	5	37	7	14	71	0.1	1.6	0.22	0.60	0	2
01156	学校給食用強化品	0	1527	358	7.9	(5.0)	6.0	0.8	(0)	1.0	(87.6)*	(79.6)	84.7	1.2	-	84.8	-	0.3	5	37	7	14	71	0.1	1.6	0.22	0.60	0	2
01214	水稲全かゆ レトルト 玄米	0	190	45	88.0	0.7	0.9	0.3	-	0.4	10.0*	9.1	9.9	0.9	0	10.6	-	0.2	1	30	3	15	37	0.1	0.3	0.03	0.36	Tr	Tr
01215	精白米	0	157	37	90.7	0.5	0.6	0.1	-	0.1	9.0*	8.2	8.3	0.5	0	8.6	-	Tr	1	6	2	2	7	0.1	0.1	0.01	0.06	0	0
01111	おにぎり	0	723	170	57.0	2.4	2.7	(0.3)	(0)	0.3	39.7	36.1	39.3*	0.4	-	39.4	-	0.6	200	31	3	7	37	0.1	0.6	0.10	0.38	-	-
01112	焼きおにぎり	0	709	166	56.0	(2.7)	3.1	(0.3)	0	0.3	(40.6)*	(36.9)	39.5	0.4	-	39.5	-	1.1	380	56	5	11	46	0.2	0.7	0.10	0.37	25	4
01113	きりたんぽ	0	850	200	50.0	(2.8)	3.2	(0.4)	0	0.4	(46.1)	(41.9)	46.2*	0.4	-	46.2	-	0.2	1	36	4	9	43	0.1	0.7	0.12	0.40	-	-
01114	上新粉	0	1464	343	14.0	5.4	6.2	(0.8)	(0)	0.9	83.5*	75.9	78.8	0.6	-	78.5	-	0.4	2	89	5	23	96	0.8	1.0	0.19	0.75	1	4
01157	玄米粉	0	1572	370	4.6	5.4	7.1	2.5	(0)	2.9	84.8*	77.1	82.6	3.5	-	84.1	-	1.3	3	230	12	110	290	1.4	2.4	0.30	2.49	1	2

米のおいしさの秘密は，でん粉の変化

生の米や冷えた飯は消化が悪く，食味もよくありませんが，炊いたり，温め直すことによっておいしくなります。これは米のでん粉が変化したからです。

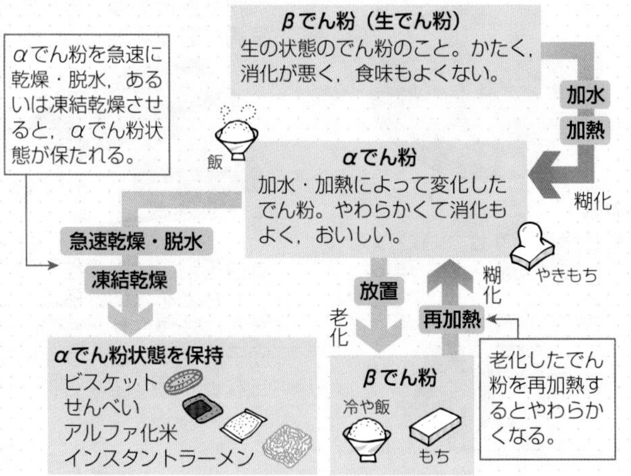
βでん粉（生でん粉）
生の状態のでん粉のこと。かたく，消化が悪く，食味もよくない。
αでん粉を急速に乾燥・脱水，あるいは凍結乾燥させると，αでん粉状態が保たれる。
加水
加熱
糊化
飯
αでん粉
加水・加熱によって変化したでん粉。やわらかくて消化もよく，おいしい。
急速乾燥・脱水
凍結乾燥
やきもち
放置
老化
糊化
再加熱
αでん粉状態を保持
ビスケット
せんべい
アルファ化米
インスタントラーメン
βでん粉
冷や飯
もち
老化したでん粉を再加熱するとやわらかくなる。

畑でつくる米―陸稲―

一般に米の栽培は水田で行われます。しかし，畑のような水の少ない場所でも栽培されています。これを陸稲（おかぼ，りくとう）といいます。

陸稲は水稲に比べて，味は落ちるので，日本ではほとんど見られません（2015年の収穫量は，水稲744万2,000tに対して，陸稲2,700t。農林水産省調査）。しかし，水田のように多くの水を必要としないので栽培しやすく，アジアやアフリカ地域で育てられています。

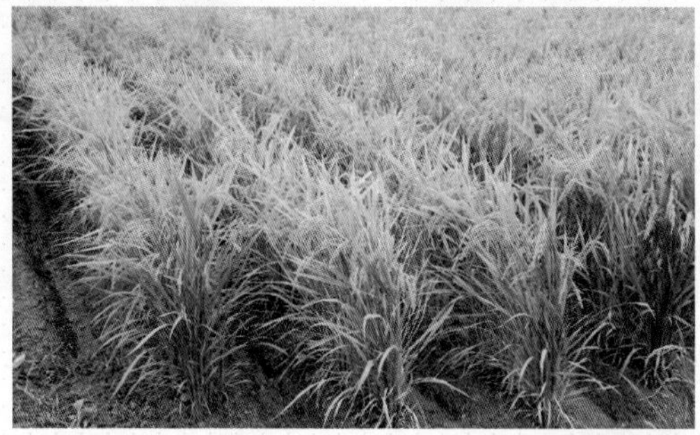
収穫直前の陸稲

クロム	モリブデン	ビタミンA レチノール	A カロテン α	A カロテン β	A β-クリプトキサンチン	A β-カロテン当量	A レチノール活性当量	D	E トコフェロール α	E トコフェロール β	E トコフェロール γ	E トコフェロール δ	K	B1	B2	ナイアシン	ナイアシン当量	B6	B12	葉酸	パントテン酸	ビオチン	C	アルコール	食塩相当量	見当	備考
µg	µg	µg	µg	µg	µg	µg	µg	µg	mg	mg	mg	mg	µg	mg	mg	mg	mg	mg	µg	µg	mg	µg	mg	g	g		▲…食物繊維：AOAC2011.25法
-	-	(0)	0	0	0	0	**(0)**	(0)	0	0	0	0	0	**(0.03)**	**(Tr)**	(0.6)	(0.7)	(0.05)	(0)	(2)	(0.14)	-	**(0)**	-	**0**		うるち米。10倍かゆ 玄米10g相当量を含む
-	-	(0)	(0)	(0)	(0)	(0)	**(0)**	(0)	(Tr)	(Tr)	(Tr)	0	0	**(0.02)**	**(Tr)**	(0.3)	(0.4)	(0.01)	(0)	(1)	(0.07)	-	**(0)**	-	**0**		うるち米。10倍かゆ 半つき米10g相当量を含む
-	-	(0)	(0)	(0)	(0)	(0)	**(0)**	(0)	(Tr)	(Tr)	0	0	0	**(0.01)**	**(Tr)**	(0.2)	(0.3)	(0.01)	(0)	(1)	(0.05)	-	**(0)**	-	**0**		うるち米。10倍かゆ 七分つき米10g相当量を含む
0	7	(0)	0	0	0	0	**(0)**	(0)	(Tr)	0	0	0	0	**(Tr)**	**(Tr)**	(Tr)	(0.1)	(Tr)	(0)	(1)	(0.05)	0.1	**(0)**	-	**0**		うるち米。10倍かゆ 精白米10g相当量を含む
-	-	(0)	0	0	0	0	**(0)**	(0)	0	0	0	0	0	**(0.02)**	**(Tr)**	(0.4)	(0.5)	(0.03)	(0)	(1)	(0.08)	-	**(0)**	-	**0**		うるち米。弱火で加熱，ガーゼでこしたもの 玄米6g相当量を含む
-	-	(0)	(0)	(0)	(0)	(0)	**(0)**	(0)	(Tr)	(Tr)	(Tr)	0	0	**(0.01)**	**(Tr)**	(0.2)	(0.3)	(0.01)	(0)	(1)	(0.04)	-	**(0)**	-	**0**		うるち米。弱火で加熱，ガーゼでこしたもの 半つき米6g相当量を含む
-	-	(0)	(0)	(0)	(0)	(0)	**(0)**	(0)	(Tr)	(Tr)	0	0	0	**(0.01)**	**(Tr)**	(0.1)	(0.2)	(Tr)	(0)	(1)	(0.03)	-	**(0)**	-	**0**		うるち米。弱火で加熱，ガーゼでこしたもの 七分つき米6g相当量を含む
0	8	(0)	0	0	0	0	**(0)**	(0)	(Tr)	0	0	0	0	**(Tr)**	**(Tr)**	(Tr)	(0.1)	(Tr)	(0)	(Tr)	(0.03)	0.1	**(0)**	-	**0**		うるち米。弱火で加熱，ガーゼでこしたもの 精白米6g相当量を含む
-	-	(0)	0	1	0	1	**Tr**	(0)	1.2	0.1	0.1	0	(0)	**0.41**	**0.04**	6.3	(8.8)	0.45	(0)	27	1.37	-	**(0)**	-	**0**		うるち，もちを含む
-	-	(0)	0	0	0	0	**(0)**	(0)	0.8	Tr	0.1	0	(0)	**0.30**	**0.03**	4.9	(7.2)	0.28	(0)	18	1.00	-	**(0)**	-	**0**		うるち，もちを含む。歩留り：95～96%
-	-	(0)	0	0	0	0	**(0)**	(0)	0.4	Tr	0	0	(0)	**0.24**	**0.03**	3.4	(5.6)	0.20	(0)	15	0.84	-	**(0)**	-	**0**		うるち，もちを含む。歩留り：93～94%
-	-	(0)	0	0	0	0	**(0)**	(0)	0.1	Tr	0	0	(0)	**0.08**	**0.02**	1.2	(3.3)	0.12	(0)	12	0.66	-	**(0)**	-	**0**		うるち，もちを含む。歩留り：90～92%
-	-	(0)	0	0	0	0	**(0)**	(0)	0.5	Tr	0.1	0	(0)	**0.16**	**0.02**	2.9	(3.9)	0.21	(0)	10	0.65	-	**(0)**	-	**0**		うるち，もちを含む 玄米47g相当量を含む
-	-	(0)	0	0	0	0	**(0)**	(0)	0.2	Tr	0	0	(0)	**0.08**	**0.01**	1.6	(2.5)	0.07	(0)	6	0.35	-	**(0)**	-	**0**		うるち，もちを含む 半つき米47g相当量を含む
-	-	(0)	0	0	0	0	**(0)**	(0)	0.1	0	0	0	(0)	**0.06**	**0.01**	0.8	(1.7)	0.03	(0)	5	0.26	-	**(0)**	-	**0**		うるち，もちを含む 七分つき米47g相当量を含む
-	-	(0)	0	0	0	0	**(0)**	(0)	Tr	Tr	0	0	(0)	**0.02**	**0.01**	0.2	(1.0)	0.02	(0)	3	0.25	-	**(0)**	-	**0**		うるち，もちを含む 精白米47g相当量を含む
1	69	(0)	0	0	0	0	**(0)**	(0)	0.1	0	0	0	0	**0.04**	**Tr**	0.5	1.9	0.04	(0)	7	0.19	1.0	**(0)**	-	**0**		
1	69	(0)	0	0	0	0	**(0)**	(0)	0.1	0	0	0	0	**0.41**	**Tr**	0.5	(1.9)	0.04	(0)	7	0.19	1.0	**(0)**	-	**0**		
0	10	-	0	Tr	0	Tr	**0**	-	0.2	0	0	0	Tr	**0.03**	**Tr**	0.7	1.0	0.05	0	2	0.12	0.8	**0**	-	**0**		食塩無添加品▲
0	6	-	0	0	0	0	**0**	-	Tr	0	0	0	0	**Tr**	**0**	Tr	0.2	Tr	0	Tr	0.03	0.1	**0**	-	**0**		食塩無添加品▲
-	-	(0)	0	0	0	0	**(0)**	(0)	Tr	Tr	0	0	0	**0.02**	**0.01**	0.2	0.9	0.02	(0)	3	0.27	-	**0**	-	**0.5**		塩むすび（のり，具材なし）。食塩0.5gを含む
1	43	(0)	0	0	0	0	**(0)**	(0)	Tr	Tr	0	0	0	**0.03**	**0.02**	0.3	(1.1)	0.03	0	5	0.29	1.1	**0**	-	**1.0**		こいくちしょうゆ6.5gを含む
-	-	(0)	0	0	0	0	**(0)**	(0)	Tr	Tr	0	0	0	**0.03**	**0.01**	0.3	(1.1)	0.02	(0)	4	0.31	-	**0**	-	**0**		
1	77	(0)	-	-	-	(0)	**(0)**	(0)	0.2	0	0	0	(0)	**0.09**	**0.02**	1.3	2.7	0.12	(0)	12	0.67	1.1	**(0)**	-	**0**	1C=130g	（100g：154mL，100mL：65g）
6	120	(0)	(0)	(0)	(0)	(0)	**(0)**	-	1.2	Tr	0.1	0	(0)	**0**	**0.03**	4.6	6.1	0.08	(0)	9	0.12	5.1	**(0)**	-	**0**		焙煎あり

うるち米製品

Non-glutionous rice products

●**米粉パン**
小麦粉の代わりに米粉を使ったパン。もちもちした口当たりになる。

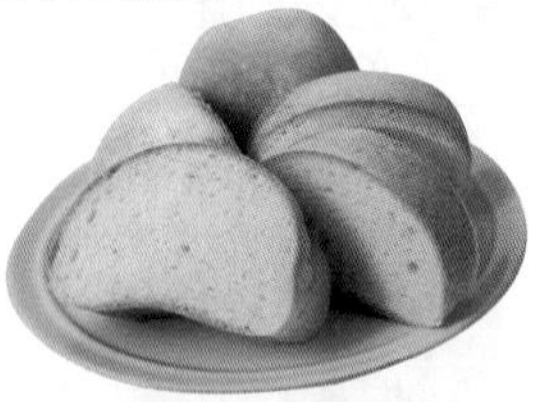

●**ビーフン**
うるち米の粉を熱湯でこね，めん状に押し出し，ゆでてから乾燥したもの。湯で戻し，油炒めなどにする。中国，台湾などの名産。

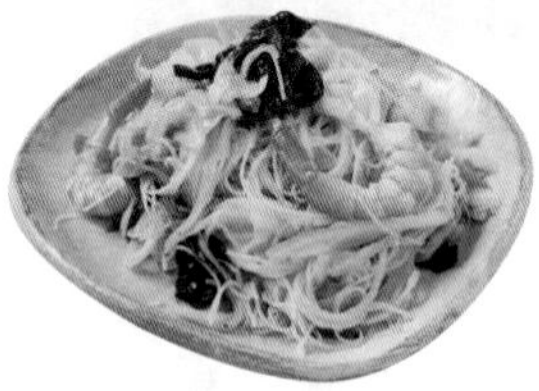

●**ライスペーパー**
米粉でつくった春巻き用の皮。ベトナムでは「バインチャン」といって料理によく使われる。生春巻きなどに用いる。

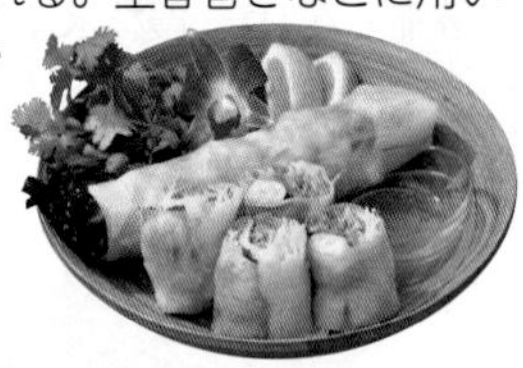

ライスペーパーを使った生春巻き

●**米こうじ**
米が原料のこうじ。清酒の醸造に使われる他，みりん，しょうちゅう，米みそ，米酢などの原料となる。

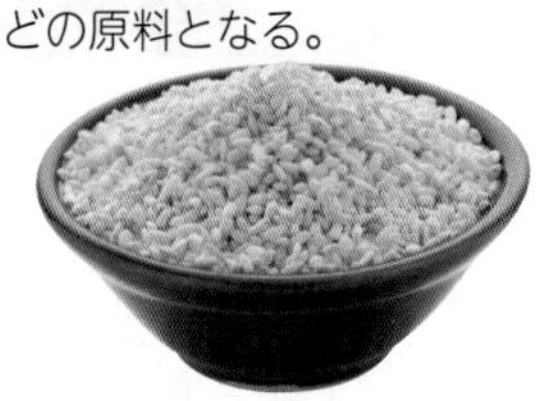

もち米製品

●**もち**
もち米を蒸してから，十分に粘るまでついたもの。

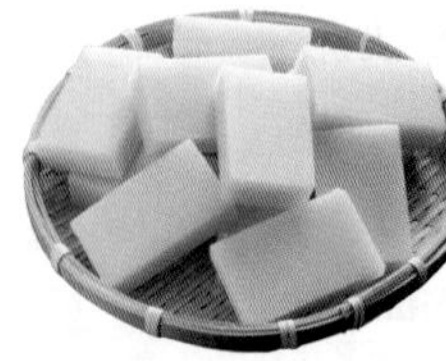

●**赤飯**
もち米にあずきかささげを加え，豆汁で着色し，蒸したもの。

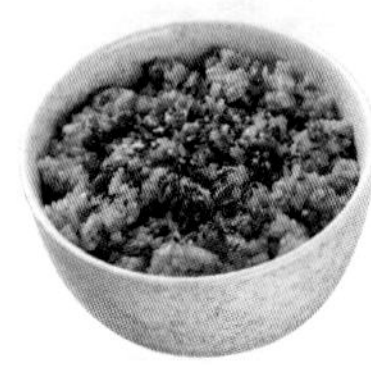

●**あくまき**
木灰をこしとった灰汁でもち米を炊いたもの。砂糖やきな粉をかけて食べる。鹿児島，宮崎の名産。

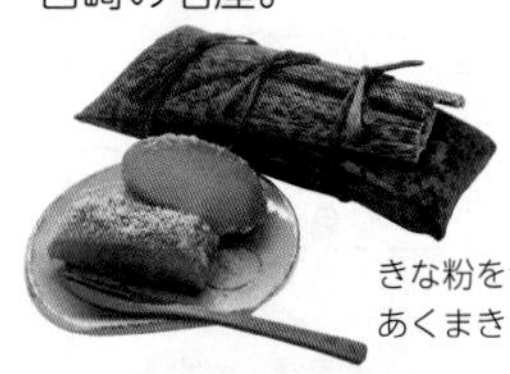

きな粉をかけたあくまき

●**白玉粉**
もち米を水にさらし，挽いた後に乾燥させたもの。白玉団子，ぎゅうひ，うぐいすもちなどに用いる。別名「寒ざらし粉」。

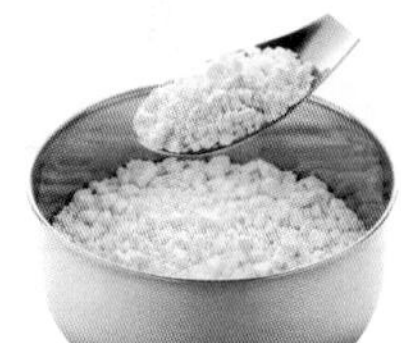

食品番号	食品名 (可食部100g当たり)	廃棄率 %	エネルギー kJ	エネルギー kcal	水分 g	たんぱく質: アミノ酸組成によるたんぱく質 g	たんぱく質: たんぱく質 g	脂質: 脂肪酸のトリアシルグリセロール当量 g	脂質: コレステロール mg	脂質: 脂質 g	炭水化物: 利用可能炭水化物(単糖当量) g	炭水化物: 利用可能炭水化物(質量計) g	炭水化物: 差引き法による利用可能炭水化物 g	炭水化物: 食物繊維総量 g	炭水化物: 糖アルコール g	炭水化物: 炭水化物 g	有機酸 g	灰分 g	無機質: ナトリウム mg	無機質: カリウム mg	無機質: カルシウム mg	無機質: マグネシウム mg	無機質: リン mg	無機質: 鉄 mg	無機質: 亜鉛 mg	無機質: 銅 mg	無機質: マンガン mg	無機質: ヨウ素 μg	無機質: セレン μg
01158	米粉	0	1512	356	11.1	5.1	6.0	0.6	(0)	0.7	81.7	74.3	82.2*	0.6	-	81.9	-	0.3	1	45	6	11	62	0.1	1.5	0.23	0.60	-	-
01211	米粉パン 食パン	0	1043	247	(41.2)	(10.2)	(10.7)	(4.6)	(Tr)	(5.1)	(38.3)	(35.0)	(40.9)*	(0.7)	(0)	(41.6)	(Tr)	(1.4)	(420)	(57)	(22)	(14)	(61)	(0.8)	(1.3)	(0.18)	(0.54)	(1)	(Tr)
01212	ロールパン	0	1081	256	(41.2)	(8.2)	(8.8)	(6.2)	(18)	(6.7)	(39.4)	(36.1)	(41.5)*	(0.6)	(0)	(42.0)	(Tr)	(1.3)	(370)	(66)	(26)	(12)	(65)	(0.6)	(1.2)	(0.16)	(0.43)	(3)	(2)
01159	小麦グルテン不使用のもの	0	1048	247	41.2	2.8	3.4	2.8	-	3.1	55.6*	50.8	51.3	0.9	(0)	51.3	-	1.0	340	92	4	11	46	0.2	0.9	0.12	0.38	-	-
01160	米粉めん	0	1069	252	37.0	3.2	3.6	0.6	(0)	0.7	56.6	51.5	57.9*	0.9	0.2	58.4	-	0.3	48	43	5	11	56	0.1	1.1	0.15	0.48	-	-
01115	ビーフン	0	1526	360	11.1	5.8	7.0	(1.5)	(0)	1.6	(79.9)	(72.7)	80.3*	0.9	-	79.9	-	0.4	2	33	14	13	59	0.7	0.6	0.06	0.33	5	3
01169	ライスペーパー	0	1442	339	13.2	0.4	0.5	0.2	0	0.3	85.7	77.9	83.7*	0.8	-	84.3	-	1.7	670	22	21	21	12	1.2	0.1	0.03	0.14	6	Tr
01116	米こうじ	0	1106	260	33.0	4.6	5.8	1.4	(0)	1.7	60.3*	55.9	59.3	1.4	-	59.2	-	0.3	3	61	5	16	83	0.3	0.9	0.16	0.74	0	2
	[もち米製品]																												
01117	もち	0	947	223	44.5	3.6	4.0	(0.5)	(0)	0.6	50.0	45.5	50.8*	0.5	-	50.8	-	0.1	0	32	3	6	22	0.1	0.9	0.13	0.58	0	2
01118	赤飯	0	790	186	53.0	(3.6)	4.3	(0.5)	0	0.6	(41.0)	(37.3)	41.1*	1.6	-	41.9	-	0.2	0	71	6	11	34	0.4	0.9	0.13	0.45	0	2
01119	あくまき	0	555	131	69.5	(2.0)	2.3	(1.5)	(0)	1.8	(29.0)*	(26.4)	26.1	0.2	-	25.7	-	0.7	16	300	6	6	10	0.1	0.7	0.05	0.39	-	-
01120	白玉粉	0	1477	347	12.5	5.5	6.3	(0.8)	(0)	1.0	84.2*	76.5	80.4	0.5	-	80.0	-	0.2	2	3	5	6	45	1.1	1.2	0.17	0.55	3	3
01121	道明寺粉	0	1489	349	11.6	(6.1)	7.1	0.5	(0)	0.7	(85.1)*	(77.3)	80.9	0.7	-	80.4	-	0.2	4	45	6	9	41	0.4	1.5	0.22	0.90	-	-
	[その他]																												
01161	米ぬか	0	1556	374	10.3	10.9	13.4	17.5	(0)	19.6	27.5	25.3	32.9*	20.5	-	48.8	-	7.9	7	1500	35	850	2000	7.6	5.9	0.48	15.00	3	5
	そば																												
01122	そば粉 全層粉	0	1438	339	13.5	10.2	12.0	2.9	(0)	3.1	70.2*	63.9	67.3	4.3	-	69.6	-	1.8	2	410	17	190	400	2.8	2.4	0.54	1.09	1	7
01123	内層粉	0	1455	342	14.0	(5.1)	6.0	(1.5)	(0)	1.6	81.2*	73.8	76.8	1.8	-	77.6	-	0.8	1	190	10	83	130	1.7	0.9	0.37	0.49	0	7
01124	中層粉	0	1417	334	13.5	(8.7)	10.2	(2.5)	(0)	2.7	71.3*	64.9	68.9	4.4	-	71.6	-	2.0	2	470	19	220	390	3.0	2.2	0.58	1.17	0	13
01125	表層粉	0	1425	337	13.0	(12.8)	15.0	(3.3)	(0)	3.6	45.5	41.5	60.5*	7.1	-	65.1	-	3.3	2	750	32	340	700	4.2	4.6	0.91	2.42	2	16
01126	そば米	0	1471	347	12.8	(8.0)	9.6	(2.3)	(0)	2.5	(70.8)	(64.4)	71.8*	3.7	-	73.7	-	1.4	1	390	12	150	260	1.6	1.4	0.38	0.76	-	-
01127	そば 生	0	1149	271	33.0	8.2	9.8	(1.7)	(0)	1.9	(56.4)*	(51.3)	50.3	6.0	-	54.5	-	0.8	1	160	18	65	170	1.4	1.0	0.21	0.86	4	24
01128	ゆで	0	552	130	68.0	(3.9)	4.8	(0.9)	(0)	1.0	(27.0)*	(24.5)	24.1	2.9	-	26.0	-	0.2	2	34	9	27	80	0.8	0.4	0.10	0.38	Tr	12
01197	半生そば	0	1378	325	23.0	(8.7)	(10.5)	-	(0)	(3.8)	(64.9)*	(59.0)	(56.5)	6.9	(0.1)	(61.8)	-	(0.9)	(3)	(190)	(20)	(74)	(180)	(1.3)	(1.2)	(0.24)	(0.99)	(4)	(27)
01129	干しそば 乾	0	1463	344	14.0	11.7	14.0	(2.1)	(0)	2.3	(72.4)*	(65.9)	65.6	3.7	-	66.7	-	3.0	850	260	24	100	230	2.6	1.5	0.34	1.11	-	-
01130	ゆで	0	479	113	72.0	(3.9)	4.8	(0.6)	(0)	0.7	(23.6)*	(21.5)	21.6	1.5	-	22.1	-	0.4	50	13	12	33	72	0.9	0.4	0.10	0.33	-	-

Glutionous rice products

● **道明寺粉**

もち米を蒸して乾燥させ粗挽きにしたもの。桜もちや道明寺おはぎなどに用いる他，揚げ物の衣などに使う。

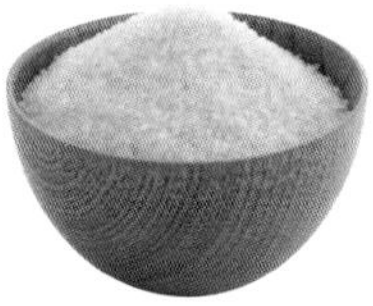

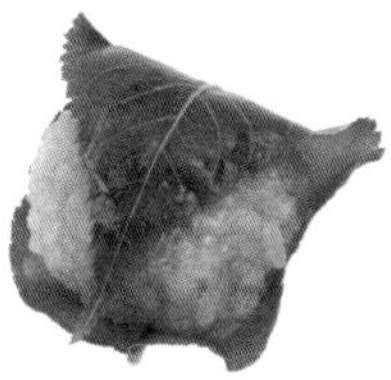

桜もち
関西風

米ぬか

Rice bran

特徴　玄米を精白する際に取り除かれる外層(果皮，種皮，糊粉層など)の部分。
栄養　脂質，ビタミンB_1などのビタミン群，食物繊維などを多く含む。
調理　ぬか漬，野菜のあく抜きなどに利用される。また，米油の原料になる。

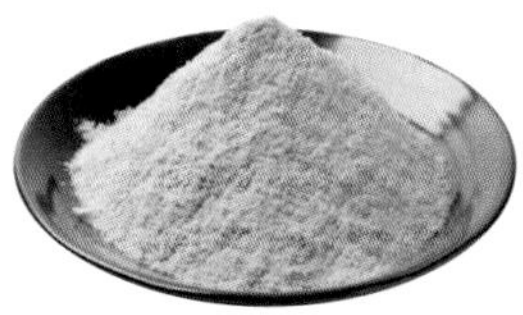

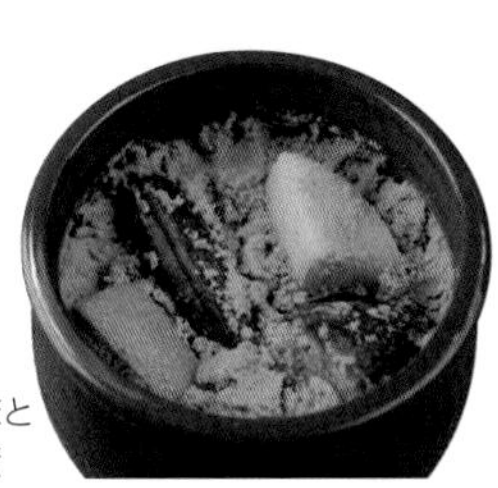

ぬか床と
ぬか漬

そば(蕎麦)

Buckwheat

特徴　タデ科の植物の実で，三角形のような形をしている。果皮(そば殻)を除いて，そば米にしたり，挽いてそば粉として利用する。
栄養　リジン，スレオニンなどの必須アミノ酸が多い。ビタミンB_1も多く，血管の抵抗力を高めるルチンを含む。

● **そば粉**

種実を挽き割り，中の胚乳を粉砕したもの。多少ざらつくが，だまにならずまとまる。製粉には4段階あり，最初のものが最も白く，最後のものは黒っぽいが，風味と香りが強い。そば(そば切り)，そばがき，クレープやパンケーキの生地，菓子の材料として用いる。

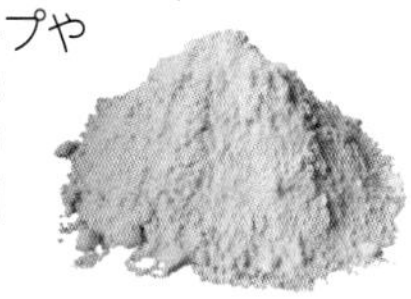

● **そば米**(まい)

「そばごめ」「むきそば」とも呼ばれ，玄穀をゆでた後，乾燥して殻を除去したもの。粒のまま雑炊のようにして食べる。ヨーロッパではリゾットに使用される。

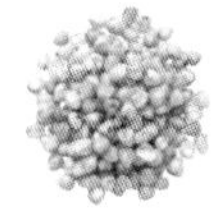

● **そば(生)**

そば粉に熱湯を加えてこね，延ばしてめんにしたもの。小麦粉ややまのいもなどをつなぎに使うことが多い。

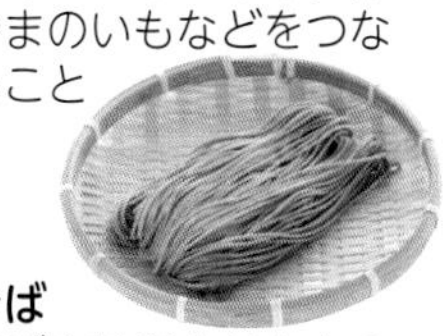

● **干しそば**

生のそばを乾燥させたもの。

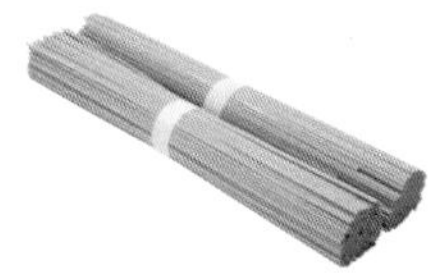

クロム	モリブデン	ビタミンA レチノール	A カロテン α	A カロテン β	A β-クリプトキサンチン	A β-カロテン当量	A レチノール活性当量	D	E トコフェロール α	E トコフェロール β	E トコフェロール γ	E トコフェロール δ	K	B_1	B_2	ナイアシン	ナイアシン当量	B_6	B_{12}	葉酸	パントテン酸	ビオチン	C	アルコール	食塩相当量	見当	備考
μg	μg	μg	μg	μg	μg	μg	μg	μg	mg	mg	mg	mg	μg	mg	mg	mg	mg	mg	μg	μg	mg	μg	mg	g	g		▲…食物繊維：AOAC2011.25法
-	-	(0)	(0)	(0)	(0)	(0)	**(0)**	-	0	0	0	0	(0)	**0.03**	**0.01**	0.3	1.7	0.04	(0)	9	0.20	-	**(0)**	-	**0**		(100g：169mL，100mL：59g)
0	(Tr)	-	0	0	0	-	**-**	-	(0.5)	(0.1)	(0.5)	(0.2)	-	**(0.05)**	**(0.06)**	(0.8)	(2.6)	(0.04)	(Tr)	(32)	(0.22)	(1.5)	**0**	-	**(1.1)**		
0	(1)	-	0	(8)	(1)	-	**-**	(0.5)	(0.8)	(0.1)	(1.4)	(0.3)	-	**(0.05)**	**(0.08)**	(0.7)	(2.2)	(0.04)	(0.1)	(35)	(0.27)	(2.8)	**0**	-	**(0.9)**		
-	-	-	-	-	-	-	**-**	-	0.5	0	0.5	0	-	**0.05**	**0.03**	0.7	1.5	0.04	-	30	0.23	-	**-**	-	**0.9**		試料：小麦アレルギー対応食品(米粉100%)
-	-	(0)	(0)	(0)	(0)	(0)	**(0)**	-	Tr	0	0	0	(0)	**0.03**	**Tr**	0.5	1.4	0.05	(0)	4	0.31	-	**(0)**	-	**0.1**		試料：小麦アレルギー対応食品(米粉100%)
4	25	(0)	-	-	-	(0)	**(0)**	(0)	0	0	0	0	(0)	**0.06**	**0.02**	0.6	2.4	0	(0)	4	0.09	0.6	**(0)**	-	**0**	{1人分で	
18	3	0	0	0	0	0	**0**	0	0	0	0	0	0	**0.01**	**0**	0.1	0.2	0.01	0.3	3	0.02	0.2	**0**	-	**1.7**	約100g	別名：生春巻きの皮
0	48	(0)	-	-	-	(0)	**(0)**	(0)	0.2	0	0	0	(0)	**0.11**	**0.13**	1.5	2.8	0.11	(0)	71	0.42	4.2	**(0)**	-	**0**	(乾燥品)	
0	56	(0)	0	0	0	0	**(0)**	(0)	Tr	0	0	0	0	**0.03**	**0.01**	0.2	1.2	0.03	(0)	4	0.34	0.6	**(0)**	-	**0**	1切=約50g	
0	61	(0)	0	1	0	1	**0**	(0)	Tr	0	0.3	0.5	1	**0.05**	**0.01**	0.2	(1.2)	0.03	(0)	9	0.30	1.0	**0**	-	**0**	{茶わん1杯	別名：おこわ，こわめし 原材料配合割合：もち米100，ささげ10
-	-	(0)	-	-	-	(0)	**(0)**	(0)	Tr	0	0	0	(0)	**Tr**	**Tr**	Tr	(0.6)	0.01	(0)	1	0	-	**(0)**	-	**0**	=160g	
1	56	(0)	-	-	-	(0)	**(0)**	(0)	0	0	0	0	(0)	**0.03**	**0.01**	0.4	1.8	0.01	(0)	14	0	1.0	**(0)**	-	**0**	1C=120g	別名：寒晒し粉(かんざらし)
-	-	(0)	0	0	0	0	**(0)**	(0)	Tr	0	0	0	(0)	**0.04**	**0.01**	0.4	(2.0)	0.04	(0)	6	0.22	-	**(0)**	-	**0**		(100g：125mL，100mL：80g)
5	65	(0)	(0)	(0)	(0)	(0)	**(0)**	-	10.0	0.5	1.2	0.1	(0)	**3.12**	**0.21**	35.0	38.0	3.27	(0)	180	4.43	38.0	**(0)**	-	**0**		
4	47	(0)	-	-	-	(0)	**(0)**	(0)	0.2	0	6.8	0.3	0	**0.46**	**0.11**	4.5	7.7	0.30	(0)	51	1.56	17.0	**(0)**	-	**0**	1C=100g	表層粉の一部を除いたもの 別名：挽きぐるみ
2	12	(0)	-	-	-	(0)	**(0)**	(0)	0.1	0	2.7	0.2	(0)	**0.16**	**0.07**	2.2	(3.8)	0.20	(0)	30	0.72	4.7	**(0)**	-	**0**		別名：さらしな粉，ごぜん粉
3	43	(0)	-	-	-	(0)	**(0)**	(0)	0.2	0	7.2	0.4	(0)	**0.35**	**0.10**	4.1	(6.8)	0.44	(0)	44	1.54	18.0	**(0)**	-	**0**		
6	77	(0)	-	-	-	(0)	**(0)**	(0)	0.4	Tr	11.0	0.7	(0)	**0.50**	**0.14**	7.1	(11.0)	0.76	(0)	84	2.60	38.0	**(0)**	-	**0**		
-	-	(0)	-	-	-	(0)	**(0)**	(0)	0.1	0	1.9	0.1	(0)	**0.42**	**0.10**	4.3	(6.9)	0.35	(0)	23	1.53	-	**0**	-	**0**		別名：そばごめ，むきそば
3	25	(0)	-	-	-	(0)	**(0)**	(0)	0.2	0.1	1.9	0.1	-	**0.19**	**0.09**	3.4	5.4	0.15	(0)	19	1.09	5.5	**(0)**	-	**0**		別名：そば切り。小麦製品を原材料に含む 原材料配合割合：小麦粉65，そば粉35▲
2	11	(0)	-	-	-	(0)	**(0)**	(0)	0.1	Tr	0.8	Tr	-	**0.05**	**0.02**	0.5	(1.5)	0.04	(0)	8	0.33	2.7	**(0)**	-	**0**		別名：そば切り 原材料配合割合：小麦粉65，そば粉35▲
(4)	(28)	0	0	0	0	0	**0**	(0)	(0.2)	(0.1)	(2.2)	(0.1)	-	**(0.22)**	**(0.10)**	(2.3)	(4.5)	(0.16)	(0)	(22)	(1.25)	(6.3)	**(0)**	-	**0**		▲
-	-	(0)	-	-	-	(0)	**(0)**	(0)	0.3	0.2	1.3	0.1	(0)	**0.37**	**0.08**	3.2	6.1	0.24	(0)	25	1.15	-	**(0)**	-	**2.2**	1人分=70g	原材料配合割合：小麦粉65，そば粉35
-	-	(0)	-	-	-	(0)	**(0)**	(0)	0.1	0.1	0.5	0	(0)	**0.08**	**0.02**	0.6	(1.6)	0.05	(0)	5	0.22	-	**(0)**	-	**0.1**		

とうもろこし(玉蜀黍)
Corn

特徴 イネ科の植物で，種類が豊富。原産地はアメリカ大陸。料理や缶詰用の甘味種，ポップコーン用の爆裂種，スナック菓子などの原料用の硬粒種などがある。
栄養 主成分は炭水化物，たんぱく質。ビタミンB_1などを含む。
調理 主食として食べる地域では，すりつぶして粉にしてからパン生地のようにして薄く延ばして焼く(トルティーヤ)。あるいは，コーングリッツにして粥として調理する。また，バーボン，ラム酒などの酒類やポップコーン，コーン油の材料にもなる。

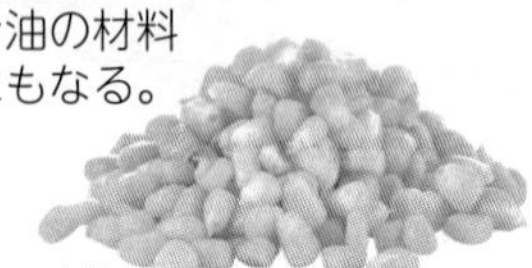
玄穀

●**コーンミール**
胚芽を除いた玄穀を粉砕したもの。

●**コーングリッツ**

玄穀から表皮，胚芽を除き，粉砕し，ふるい分けたもの。その工程でコーンフラワーができる。アメリカでは，水と混ぜて加熱し，かゆ状にして食べる地域がある。

●**ポップコーン**
爆裂種のとうもろこしを加熱してはぜさせたもの。

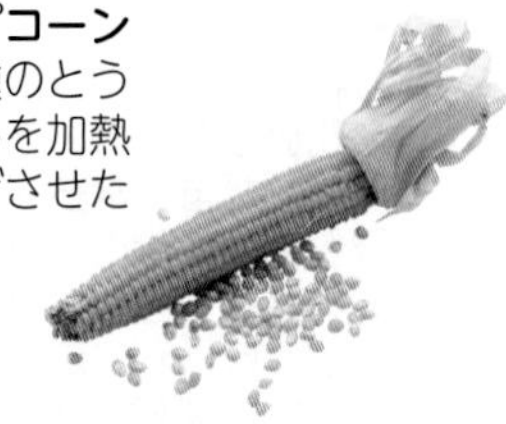

●**コーンフレーク**
いったとうもろこしを圧延・乾燥させたもの。ビタミンや無機質を増強させているものが多い。牛乳や砂糖を加えて食べる他，菓子の材料や飾りつけにも用いる。

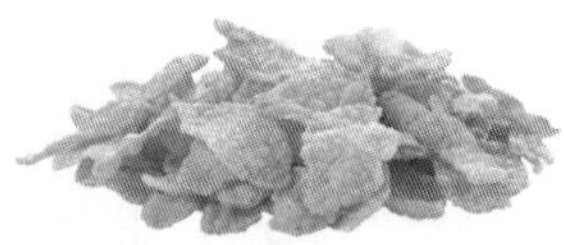

はとむぎ(薏苡)
Job's tears

特徴 イネ科の植物で，かたい殻と薄い皮に包まれた種子を食用にする。
栄養 主成分は炭水化物で，たんぱく質は，殻中には高含量を示す。
調理 精白してかゆに入れたり，粉にして小麦粉と混ぜ，団子や菓子などに用いる。煎じたものははとむぎ茶として飲用にする。

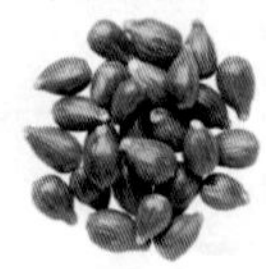
殻がついたもの

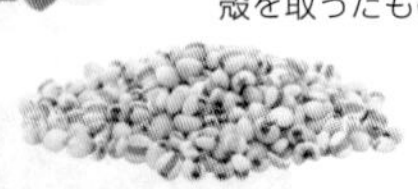
殻を取ったもの

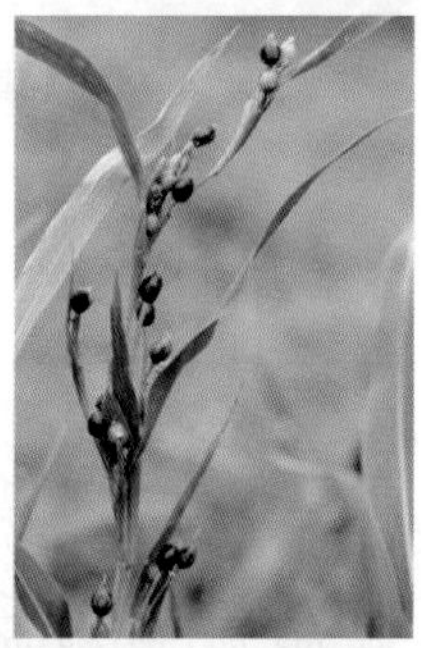

ひえ(稗)
Japanese barnyard millet

特徴 イネ科の植物で，実は小粒で灰色。炊くとやや乳白色になる。くせがなく，淡泊で，まろやかな風味。また，玄穀を蒸して干し，殻を取った黒蒸しひえはあめ色で香ばしい。米や小麦のアレルギーをもつ人の主食に替わるものとも考えられている。
栄養 主成分は炭水化物やたんぱく質。
調理 精白して炊いたり，製粉して菓子の材料などに用いる。

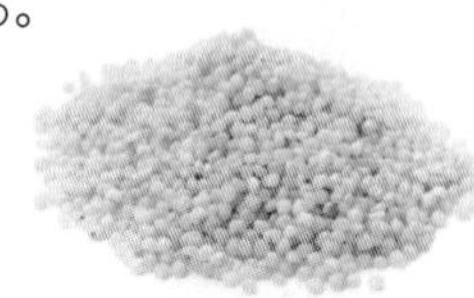

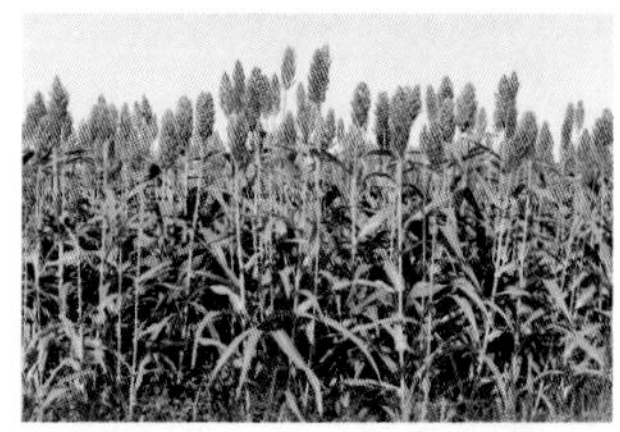

食品番号	食品名（可食部100g当たり）	廃棄率	エネルギー	エネルギー	水分	たんぱく質: アミノ酸組成によるたんぱく質	たんぱく質: たんぱく質	脂質: 脂肪酸のトリアシルグリセロール当量	脂質: コレステロール	脂質: 脂質	炭水化物: 利用可能炭水化物（単糖当量）	炭水化物: 利用可能炭水化物（質量計）	炭水化物: 利用可能炭水化物 差引き法による	炭水化物: 食物繊維総量	炭水化物: 糖アルコール	炭水化物: 炭水化物	有機酸	灰分	無機質: ナトリウム	無機質: カリウム	無機質: カルシウム	無機質: マグネシウム	無機質: リン	無機質: 鉄	無機質: 亜鉛	無機質: 銅	無機質: マンガン	無機質: ヨウ素	無機質: セレン
		%	kJ	kcal	g	g	g	g	mg	g	g	g	g	g	g	g	g	g	mg	mg	mg	mg	mg	mg	mg	mg	mg	μg	μg
	とうもろこし																												
01131	玄穀 黄色種	0	1441	**341**	14.5	**(7.4)**	8.6	**(4.5)**	(0)	5.0	71.2	64.8	**63.3***	9.0	-	70.6	-	1.3	3	290	**5**	75	270	**1.9**	1.7	0.18	-	0	6
01162	白色種	0	1441	**341**	14.5	**(7.4)**	8.6	**4.5**	(0)	5.0	(71.2)	(64.8)	**63.3***	9.0	-	70.6	-	1.3	3	290	**5**	75	270	**1.9**	1.7	0.18	-	0	6
01132	コーンミール 黄色種	0	1591	**375**	14.0	**(7.0)**	8.3	**(3.6)**	(0)	4.0	**(79.7)***	(72.5)	66.1	8.0	-	72.4	-	1.3	2	220	**5**	99	130	**1.5**	1.4	0.16	0.38	-	-
01163	白色種	0	1591	**375**	14.0	**(7.0)**	8.3	**3.6**	(0)	4.0	**(79.7)***	(72.5)	66.1	8.0	-	72.4	-	1.3	2	220	**5**	99	130	**1.5**	1.4	0.16	0.38	-	-
01133	コーングリッツ 黄色種	0	1498	**352**	14.0	**7.6**	8.2	**0.9**	(0)	1.0	**82.3***	74.8	74.7	2.4	-	76.4	-	0.4	1	160	**2**	21	50	**0.3**	0.4	0.07	-	Tr	6
01164	白色種	0	1498	**352**	14.0	**(7.6)**	8.2	**0.9**	(0)	1.0	**(82.3)***	(74.8)	74.7	2.4	-	76.4	-	0.4	1	160	**2**	21	50	**0.3**	0.4	0.07	-	Tr	6
01134	コーンフラワー 黄色種	0	1478	**347**	14.0	**(5.7)**	6.6	**(2.5)**	(0)	2.8	**(79.7)***	(72.5)	75.6	1.7	-	76.1	-	0.5	1	200	**3**	31	90	**0.6**	0.6	0.08	0.13	-	-
01165	白色種	0	1478	**347**	14.0	**(5.7)**	6.6	**2.5**	(0)	2.8	**(79.7)***	(72.5)	75.6	1.7	-	76.1	-	0.5	1	200	**3**	31	90	**0.6**	0.6	0.08	0.13	-	-
01135	ジャイアントコーン フライ 味付け	0	1718	**409**	4.3	**(5.2)**	5.7	**10.6**	(0)	11.8	-	-	**67.8***	10.5	-	76.6	-	1.6	430	110	**8**	88	180	**1.3**	1.6	0.07	0.30	-	-
01136	ポップコーン	0	1979	**472**	4.0	**(8.7)**	10.2	**(21.7)**	(0)	22.8	**(59.5)***	(54.1)	52.8	9.3	-	59.6	-	3.4	570	300	**7**	95	290	**4.3**	2.4	0.20	-	-	-
01137	コーンフレーク	0	1618	**380**	4.5	**6.8**	7.8	**(1.2)**	(0)	1.7	**(89.9)***	(82.2)	82.7	2.4	-	83.6	-	2.4	830	95	**1**	14	45	**0.9**	0.2	0.07	-	Tr	5
	はとむぎ																												
01138	精白粒	0	1496	**353**	13.0	**12.5**	13.3	**-**	(0)	1.3	-	-	**72.4***	0.6	-	72.2	-	0.2	1	85	**6**	12	20	**0.4**	0.4	0.11	0.81	-	-
	ひえ																												
01139	精白粒	0	1534	**361**	12.9	**8.4**	9.4	**3.0**	(0)	3.3	**77.9***	70.8	70.2	4.3	-	73.2	-	1.3	6	240	**7**	58	280	**1.6**	2.2	0.15	1.37	0	4
	もろこし																												
01140	玄穀	0	1454	**344**	12.0	**(9.0)**	10.3	**(4.7)**	(0)	4.7	**65.6***	59.7	62.7	9.7	-	71.1	-	1.9	2	590	**16**	160	430	**3.3**	2.7	0.44	1.63	1	1
01141	精白粒	0	1473	**348**	12.5	**(8.0)**	9.5	**(2.3)**	(0)	2.6	72.0	65.4	**71.5***	4.4	-	74.1	-	1.3	2	410	**14**	110	290	**2.4**	1.3	0.21	1.12	-	-
	ライむぎ																												
01142	全粒粉	0	1342	**317**	12.5	**10.8**	12.7	**(2.0)**	(0)	2.7	**61.2***	55.7	60.0	13.3	-	70.7	-	1.4	1	400	**31**	100	290	**3.5**	3.5	0.44	2.15	0	2
01143	ライ麦粉	0	1368	**324**	13.5	**7.8**	8.5	**1.2**	(0)	1.6	64.4	58.6	**64.0***	12.9	-	75.8	-	0.6	1	140	**25**	30	140	**1.5**	0.7	0.11	-	-	-

もろこし（蜀黍）

Sorghum

特徴　イネ科の植物で，種子は米と同じくらいの大きさ。赤紫色で弾力があり，プチプチとした食感。少し苦みがある。うるち種ともち種がある。
　原産地はアフリカ中央部とされ，耐干性がある。別名は「コーリャン」「たかきび」。
栄養　ビタミンB_1が多い。
調理　米と炊いたり，製粉してもちや団子に用いる他，酒の原料にもなる。

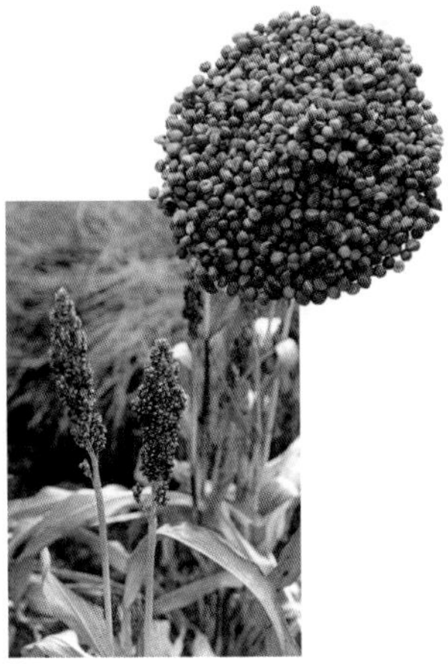

ライむぎ（ライ麦）

Rye

特徴　イネ科の植物で，小麦に似ているがやや小粒。粘りけがやや少なく，独特の酸味がある。日本では，北海道で栽培されている。
栄養　ビタミンB_1，食物繊維が多い。
調理　製粉してパンの材料にする他，ウイスキーやウォッカの原料になる。ライ麦パン（黒パン）は北欧やロシア，ドイツで特に好まれている。

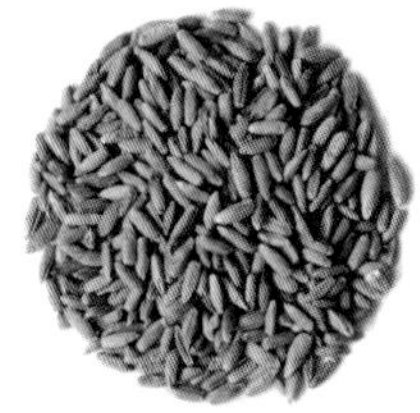

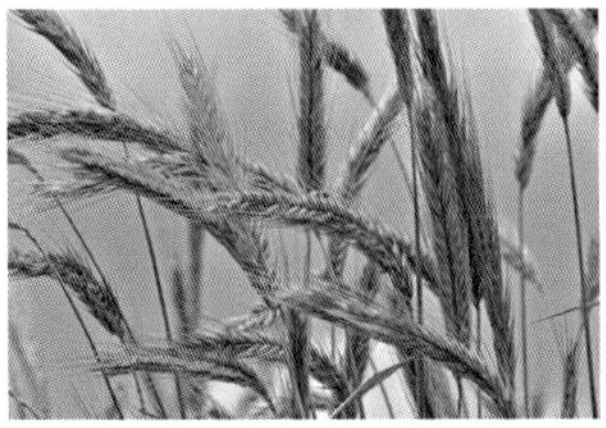

クロム	モリブデン	ビタミンA レチノール	カロテン α	カロテン β	β-クリプトキサンチン	β-カロテン当量	レチノール活性当量	D	E トコフェロール α	β	γ	δ	K	B_1	B_2	ナイアシン	ナイアシン当量	B_6	B_{12}	葉酸	パントテン酸	ビオチン	C	アルコール	食塩相当量	見当	備考
μg	μg	μg	μg	μg	μg	μg	μg	μg	mg	mg	mg	mg	μg	mg	mg	mg	mg	mg	μg	μg	mg	μg	mg	g	g		
Tr	20	(0)	11	99	100	150	**13**	(0)	1.0	0.1	3.9	0.1	(0)	**0.30**	**0.10**	2.0	(3.0)	0.39	(0)	28	0.57	8.3	**(0)**	-	**0**	1合=130g	別名：とうきび
Tr	20	(0)	-	-	-	Tr	**(0)**	(0)	1.0	0.1	3.9	0.1	(0)	**0.30**	**0.10**	2.0	(3.0)	0.39	(0)	28	0.57	8.3	**(0)**	-	**0**		別名：とうきび
-	-	(0)	11	100	100	160	**13**	(0)	1.1	0.1	4.1	0.2	(0)	**0.15**	**0.08**	0.9	(1.6)	0.43	(0)	28	0.57	-	**(0)**	-	**0**		別名：とうきび。歩留り：75～80%
-	-	(0)	-	-	-	Tr	**(0)**	(0)	1.1	0.1	4.1	0.2	(0)	**0.15**	**0.08**	0.9	(1.6)	0.43	(0)	28	0.57	-	**(0)**	-	**0**		別名：とうきび。歩留り：75～80%
0	10	(0)	15	110	130	180	**15**	(0)	0.2	Tr	0.5	0	(0)	**0.06**	**0.05**	0.7	1.4	0.11	(0)	8	0.32	3.1	**(0)**	-	**0**		別名：とうきび。歩留り：44～55%
0	10	(0)	-	-	-	Tr	**(0)**	(0)	0.2	Tr	0.5	0	(0)	**0.06**	**0.05**	0.7	(1.4)	0.11	(0)	8	0.32	3.1	**(0)**	-	**0**		別名：とうきび。歩留り：44～55%
-	-	(0)	14	69	100	130	**11**	(0)	0.2	Tr	0.8	0	(0)	**0.14**	**0.06**	1.3	(2.1)	0.20	(0)	9	0.37	-	**(0)**	-	**0**		別名：とうきび。歩留り：4～12%
-	-	(0)	-	-	-	Tr	**(0)**	(0)	0.2	Tr	0.8	0	(0)	**0.14**	**0.06**	1.3	(2.1)	0.20	(0)	9	0.37	-	**(0)**	-	**0**		別名：とうきび。歩留り：4～12%
-	-	(0)	0	0	-	0	**(0)**	(0)	1.4	0.1	2.4	0.3	1	**0.08**	**0.02**	1.9	(2.4)	0.11	(0)	12	0.12	-	**(0)**	-	**1.1**		別名：とうきび
-	-	(0)	3	91	170	180	**15**	(0)	3.0	0.1	8.3	0.4	-	**0.13**	**0.08**	2.0	(3.2)	0.27	(0)	22	0.46	-	**(0)**	-	**1.4**	1袋=約60g	別名：とうきび
3	15	(0)	10	72	80	120	**10**	(0)	0.3	0.1	3.1	2.0	(0)	**0.03**	**0.02**	0.3	1.0	0.04	(0)	6	0.22	1.6	**(0)**	-	**2.1**	1袋=約170g	別名：とうきび
-	-	(0)	-	-	-	0	**(0)**	(0)	0	0	0.1	0	(0)	**0.02**	**0.05**	0.5	1.7	0.07	(0)	16	0.16	-	**(0)**	-	**0**		歩留り：42～45%
2	10	(0)	(0)	(0)	(0)	(0)	**(0)**	(0)	0.1	0	1.2	0	(0)	**0.25**	**0.02**	0.4	2.3	0.17	(0)	14	1.50	3.6	**0**	-	**0**	1C=130g	歩留り：55～60%
1	34	(0)	-	-	-	(0)	**(0)**	(0)	0.5	0	2.3	0	(0)	**0.35**	**0.10**	6.0	(8.0)	0.31	(0)	54	1.42	15.0	**(0)**	-	**0**		別名：こうりゃん，ソルガム，たかきび，マイロ
-	-	(0)	-	-	-	(0)	**(0)**	(0)	0.2	0	1.5	0	(0)	**0.10**	**0.03**	3.0	(5.0)	0.24	(0)	29	0.66	-	**(0)**	-	**0**	1C=130g	別名：こうりゃん，ソルガム，たかきび，マイロ 歩留り：70～80%
1	65	(0)	-	-	-	(0)	**(0)**	(0)	1.0	0.3	0	0	(0)	**0.47**	**0.20**	1.7	4.2	0.22	(0)	65	0.87	9.5	**0**	-	**0**		別名：黒麦（くろむぎ）
-	-	(0)	-	-	-	(0)	**(0)**	(0)	0.7	0.3	0	0	(0)	**0.15**	**0.07**	0.9	2.6	0.10	(0)	34	0.63	-	**(0)**	-	**0**		別名：黒麦（くろむぎ）。歩留り：65～75%

2 Potatoes and Starches
いも及びでん粉類

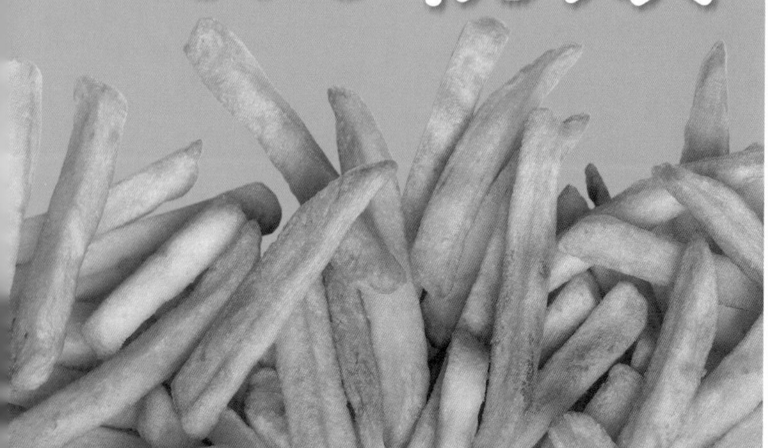

いも及びでん粉類とは

いも類には塊根のさつまいも，ながいも，塊茎・球茎のじゃがいも，さといも，きくいもなどがある。でん粉やその他の多糖類を多く含むため，穀類の代用ともなる。さつまいもは主に関東以西の温暖地で栽培され，じゃがいもは主に関東以北の冷涼地，特に北海道で多く栽培されている。

でん粉類には，米，小麦，とうもろこしなどの種実を原料とした種実でん粉と，じゃがいも，さつまいも，くずなどの根茎を原料とした根茎でん粉がある。我が国のでん粉の多くは，いも類やとうもろこしから製造される。

いも及びでん粉類の栄養成分

いも類は，穀類と同様に炭水化物を主成分とするが，水分を多く含んでいるため，加熱するといも自体の水分で糊化できる。また，食物繊維が豊富で低エネルギーなので，満腹感を得られるわりには摂取エネルギーを低く抑えることができる。

いも類には，でん粉を主とする炭水化物だけでなく，ビタミンB_1，C，無機質（カリウム，リン）なども比較的多く含まれている。

いも類の種類

■塊根（根が肥大したもの）

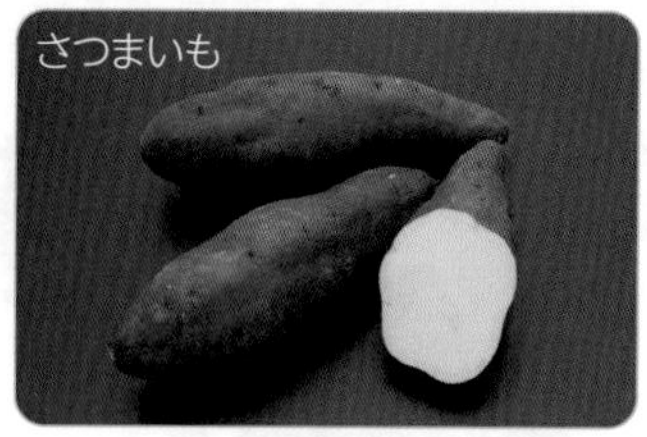

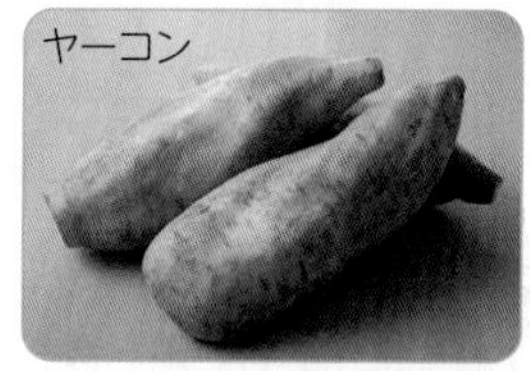

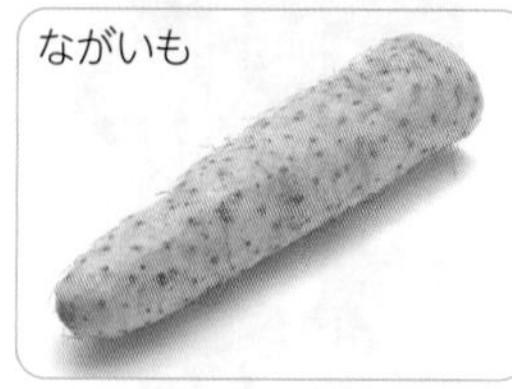

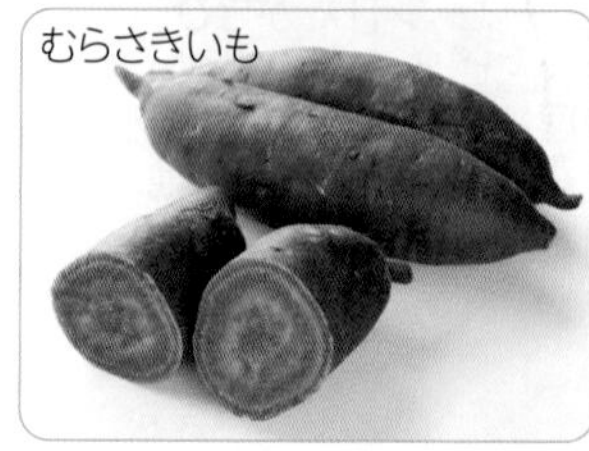

■塊茎・球茎（地下茎が肥大したもの）

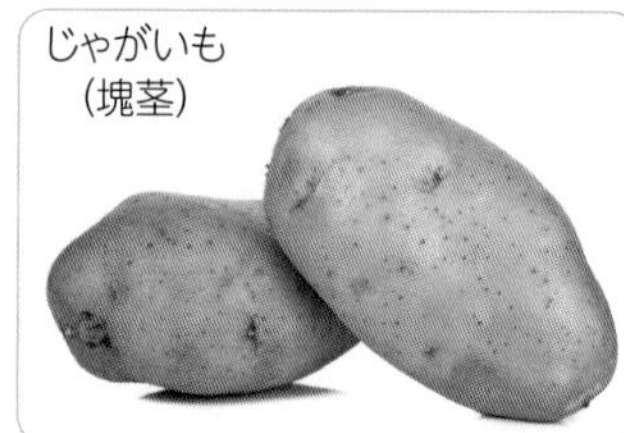

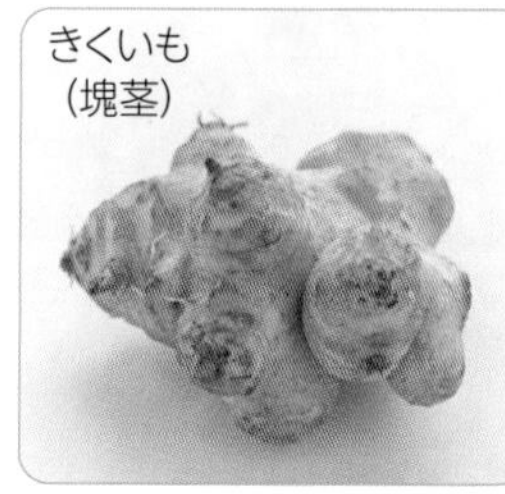

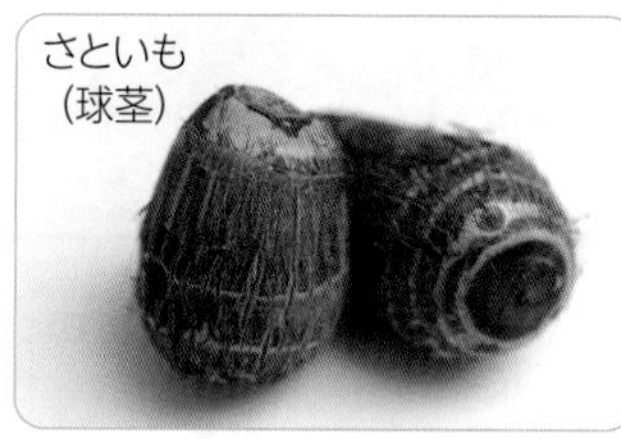

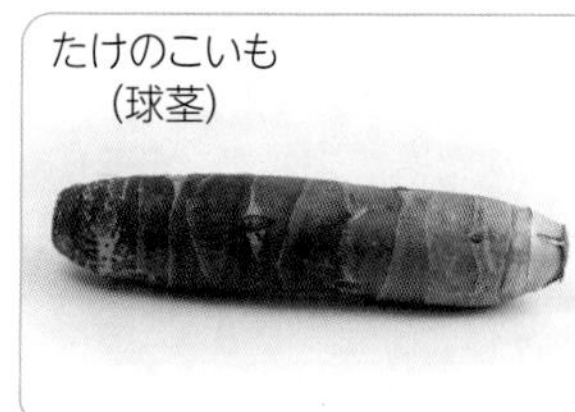

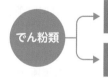

でん粉類の種類と性質

■でん粉類の種類

でん粉類	種実でん粉	米，小麦，とうもろこしなどを原料とする。
	根茎でん粉	じゃがいも，さつまいも，くずなどを原料とする。

■でん粉の調理…でん粉は，水を加えて加熱すると，糊化して粘性の強い糊になる。糊化温度，粘度，透明度，冷めてからの状態などは，でん粉の種類や添加する調味料などによって変化する。

▶でん粉の調理性

(1) 汁の粘度を高め，汁の具を安定させる。
(2) 調味料を材料にからませ，油脂の分散をよくし，乳化を助ける。
(3) 温度降下を遅らせ，なめらかな舌ざわりを与え，つやよく仕上げる。
(4) 材料のつなぎとなり，また表面を覆って材料の持ち味を保つ，あるいは付着を防止する。
(5) 魚肉のすり身では，組織中の糊化したでん粉が弾力を補強する。

じゃがいもの伝播ルート

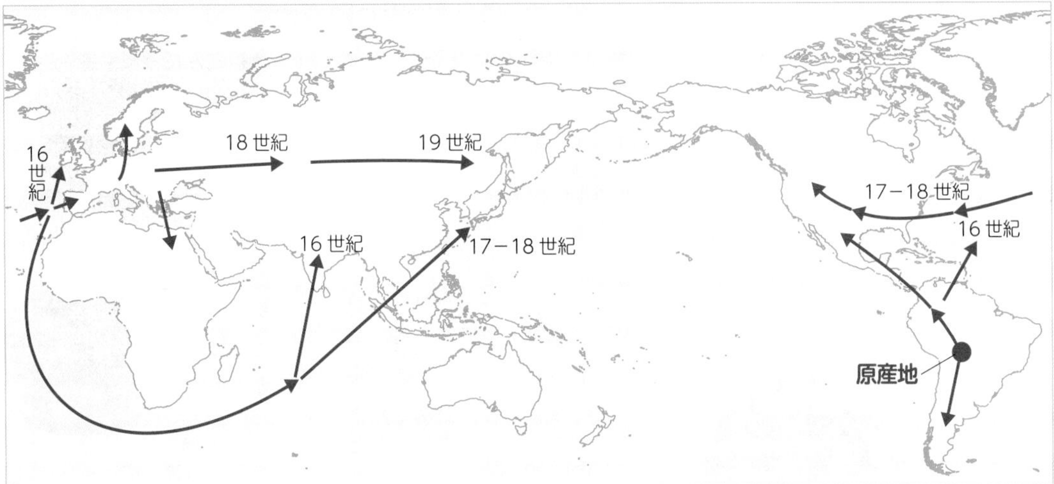

中央アンデス原産のじゃがいもは，1680年代のルイ14世によるベルギー占領を機に，ドイツやポーランドへと広まり，そこから戦争とともに東の方へ広がっていった。

いも類の調理

いも類に含まれているビタミンCは，加熱しても溶出しにくいため，調理損失が少ないという特徴がある。

じゃがいもの調理

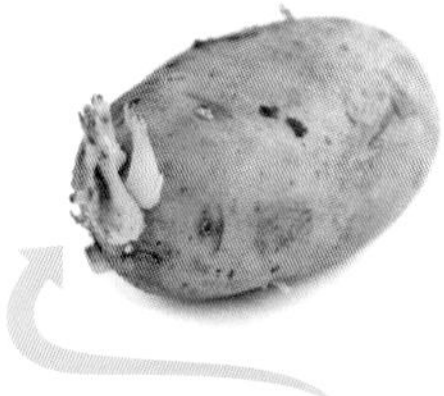

じゃがいもは味が淡泊なので，他の食品と組み合わせやすく，通年入手できるので，様々な料理に用いられている。

調理の際は，ソラニンという毒性成分を含む発芽部や，緑色部皮相は取り除く。また，含まれているチロシン(アミノ酸の一種)は，空気に触れると酸化され，メラニンという色素になって褐変(かっぺん)するため，切ったらすぐに水につける。

じゃがいもは，その肉質から粉質と粘質とに大別できる。それぞれの性質に適した扱い方をするとよい。

性質	粉質	粘質
特徴	加熱するとほくほくしている。	加熱するとねっとりとしている。
形	丸い 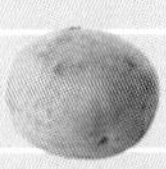	細長い 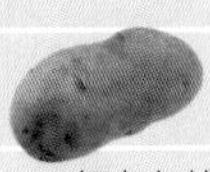
品種	男爵，農林1号など	メークイーン，紅丸など
調理法	粉ふきいも，マッシュポテト，ポタージュ	揚げ物，煮物

さつまいもの調理

…さつまいもは甘味が強いので，菓子類に用いられたり，おやつとして利用されることが多い。でん粉を分解して還元糖にするβアミラーゼの作用が強く，貯蔵中にも糖分が増加する。このアミラーゼは調理中にもはたらき，内部温度65℃くらいまで甘味が増加するため，徐々に加熱する調理法だと甘味が増す。電子レンジなどで急速に加熱すると，アミラーゼのはたらきが不十分で，甘味が引き出されない。

焼く	揚げる	煮る，炊く
焼きいも スイートポテト	大学いも／天ぷら 抜絲(バースー)（中国菓子）	甘煮／いもがゆ いも飯
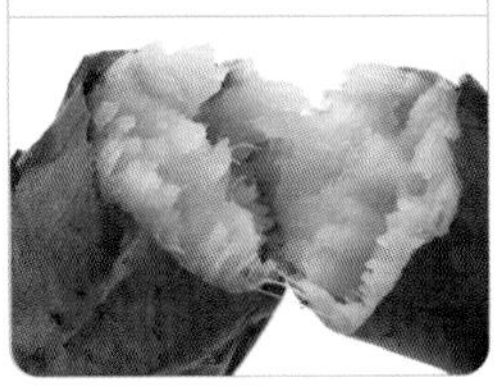	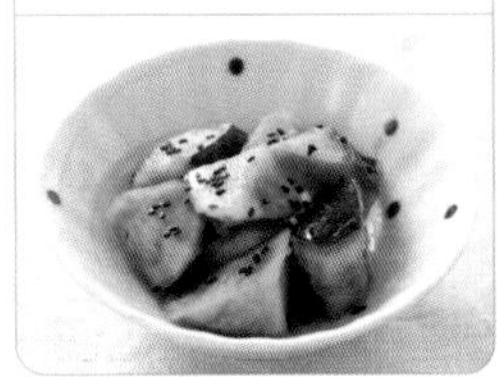	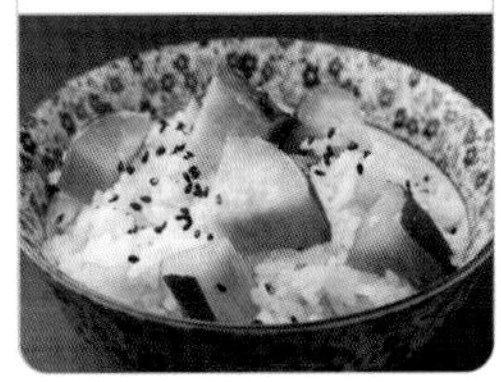

さといもの調理

…さといもは，淡白な味と，ねっとりとした独特のぬめりが特徴である。このぬめりはアラビノガラクタンという糖による。煮る前に塩を振りかけてもんで水洗いするか，酢を少し入れた熱湯の中でさっとゆで，水にとってもみ洗いすると，ぬめりが取れて調味料の浸透がよくなる。

また，生のさといもには微量のシュウ酸が含まれているので，皮膚に触れるとかゆくなる。これを防ぐには，酢または重曹を加えた水の中で扱うとよい。

▶ **用途**……煮しめ，田楽，含め煮，けんちん汁，きぬかつぎ（皮つきで蒸す）など。

いも類の選び方と 保存方法

▶ **じゃがいも**…皮に張りがあり，よく太ったものを選ぶ。芽が出かかっていたり，皮が緑色になっているものは避ける。

0～5℃が保存の適温である。凍結を避けながら低温で保存し，発芽を抑制することが大切である。

▶ **さといも**…形がよく，ころころと太っているものを選ぶ。皮が薄くてやわらかく，色あざやかなもの，切り口が白く，きめ細かいものがよい。

▶ **さつまいも**…ずんぐりと太く，表皮の色のあざやかなものを選ぶ。表皮がはげていたり，黒斑やアザがあるものは避ける。

10～15℃が保存の適温である。新聞紙に包み，冷蔵庫には入れずに，室温で保存する。切り口から傷みやすいので，なるべく早く使い切る。

きくいも(菊芋)

Jerusalem-artichoke

特徴　キク科の多年生植物の塊茎で，ごつごつとした形。外皮は品種によって，白色，黄色，紫を帯びた赤色などがあり，内部は半透明の白色。
栄養　約８割が水分で，でん粉は少なく，カリウムなどのミネラルを多く含む。イヌリンという水溶性の食物繊維に富む。
調理　くせがなく，シャキシャキとした食感。サラダなどの生食，煮物や炒め物にする。

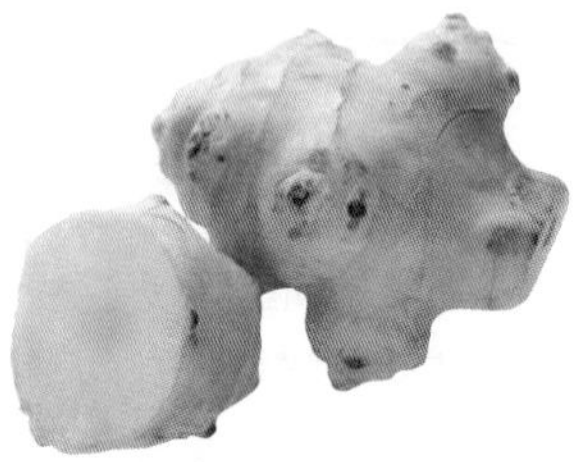

こんにゃく(蒟蒻)

Konjac

特徴　精粉または皮を除きすりおろしたこんにゃくいも(蒸しあるいは生)に水か湯を加え混ぜ，凝固剤を加えた後に煮沸して固化させ，水晒ししたもの。
　こんにゃくいもの主な産地は群馬県。板こんにゃく(精粉こんにゃく，生いもこんにゃくなど)の他，ひも状のしらたき(糸こんにゃく)などがある。

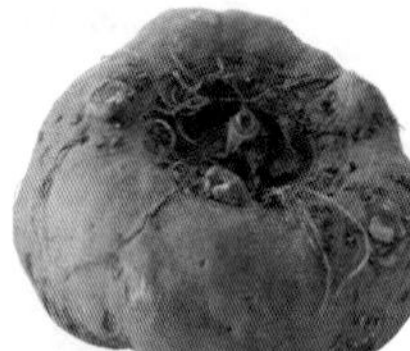

こんにゃくいも

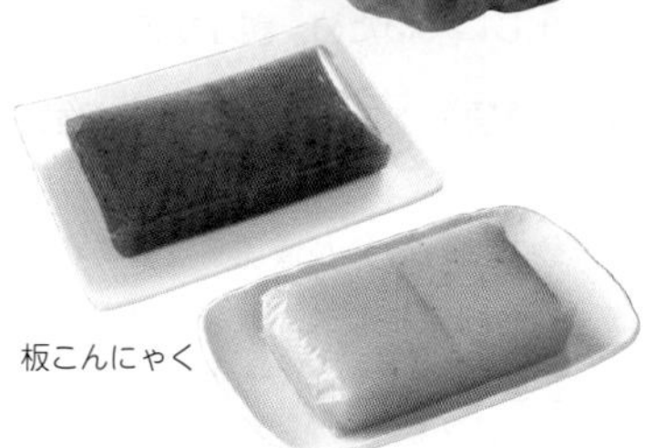

板こんにゃく

栄養　主成分は多糖類(食物繊維)のグルコマンナン。グルコマンナンには，整腸作用やコレステロールを抑える作用がある。カルシウムが比較的多い。水分が約97%を占め，栄養価は低いので，カロリーコントロールが必要な人には最適。
調理　こんにゃくは他の食材の味を吸収しやすく，独特の歯ざわりがある。刺身こんにゃく以外は，下ゆでしてから調理する。田楽，酢みそあえ，すき焼き，煮物，おでんなどに調理される。

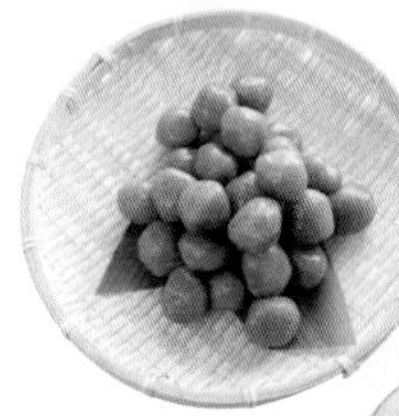

玉こんにゃく

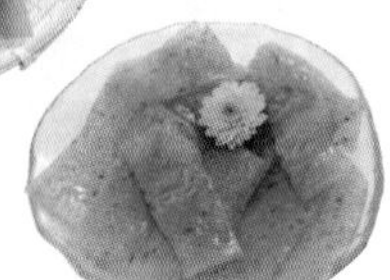

刺身こんにゃく

●板こんにゃく
・精粉こんにゃく
　生いもを切り干し加工した荒粉を搗精した精粉でつくる。精粉は管理しやすいため，一般に出回っているのは精粉こんにゃくが多い。精粉こんにゃくは色が白いが，黒いこんにゃくは海藻粉末などを入れて黒くする。

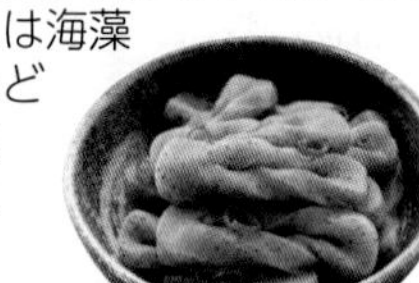

こんにゃくの煮物

・生いもこんにゃく
　生いもから直接つくるので，いもの種々の成分を含み，独特の味わいがある。

●しらたき(糸こんにゃく)
　こんにゃくが固まる前ののり状のものを細い穴から出し，ゆでてつくる。

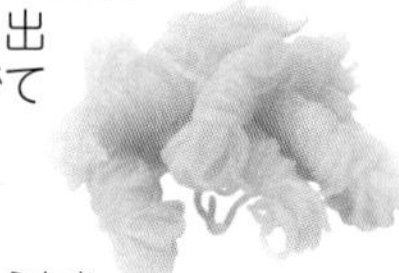

しらたき

食品番号	食品名（可食部100g当たり）	廃棄率	エネルギー	エネルギー	水分	たんぱく質: アミノ酸組成によるたんぱく質	たんぱく質: たんぱく質	脂質: 脂肪酸のトリアシルグリセロール当量	脂質: コレステロール	脂質: 脂質	炭水化物: 利用可能炭水化物(単糖当量)	炭水化物: 利用可能炭水化物(質量計)	炭水化物: 差引き法による利用可能炭水化物	炭水化物: 食物繊維総量	炭水化物: 糖アルコール	炭水化物: 炭水化物	有機酸	灰分	無機質: ナトリウム	無機質: カリウム	無機質: カルシウム	無機質: マグネシウム	無機質: リン	無機質: 鉄	無機質: 亜鉛	無機質: 銅	無機質: マンガン	無機質: ヨウ素	無機質: セレン
		%	kJ	kcal	g	g	g	g	mg	g	g	g	g	g	g	g	g	g	mg	mg	mg	mg	mg	mg	mg	mg	mg	μg	μg
	<いも類>																												
	アメリカほどいも																												
02068	塊根　生	20	616	146	56.5	3.5	5.9	0.2	-	0.6	33.3	30.5	26.8*	11.1	-	35.6	0.4	1.5	5	650	73	39	120	1.1	0.6	0.13	0.26	0	Tr
02069	ゆで	15	609	144	57.1	3.7	6.0	0.3	-	0.8	30.4*	27.9	28.5	8.4	-	34.5	0.4	1.5	5	650	78	42	120	1.0	0.7	0.14	0.34	0	1
	きくいも																												
02001	塊茎　生	20	278	66	81.7	-	1.9	-	(0)	0.4	(2.8)	(2.7)	12.2*	1.9	-	14.7	0.5	1.3	1	610	14	16	66	0.3	0.3	0.17	0.08	1	Tr
02041	水煮	0	215	51	85.4	-	1.6	-	(0)	0.5	(2.2)	(2.1)	8.7*	2.1	-	11.3	0.4	1.2	1	470	13	13	56	0.3	0.3	0.14	0.07	-	-
	こんにゃく																												
02002	精粉	0	786	194	6.0	-	3.0	-	(0)	0.1	-	-	5.4*	79.9	-	85.3	-	5.6	18	3000	57	70	160	2.1	2.2	0.27	0.41	4	1
02003	板こんにゃく　精粉こんにゃく	0	21	5	97.3	-	0.1	-	(0)	Tr	-	-	0.1*	2.2	-	2.3	-	0.3	10	33	43	2	5	0.4	0.1	0.02	0.02	-	-
02004	生いもこんにゃく	0	35	8	96.2	-	0.1	-	(0)	0.1	-	-	0.3*	3.0	-	3.3	-	0.3	2	44	68	5	7	0.6	0.2	0.04	0.05	93	0
02042	赤こんにゃく	0	24	6	97.1	-	0.1	-	(0)	Tr	-	-	0.2*	2.3	-	2.5	-	0.3	11	48	46	3	5	78.0	0.1	0.03	0.02	-	-
02043	凍みこんにゃく　乾	0	777	192	12.0	-	3.3	-	(0)	1.4	-	-	5.8*	71.3	-	77.1	-	6.2	52	950	1600	110	150	12.0	4.4	0.86	1.22	-	(0)
02044	ゆで	0	169	42	80.8	-	0.7	-	(0)	0.3	-	-	1.3*	15.5	-	16.8	-	1.4	11	210	340	23	32	2.7	1.0	0.19	0.27	-	(0)
02005	しらたき	0	28	7	96.5	-	0.2	-	(0)	Tr	-	-	0.1*	2.9	-	3.0	-	0.3	10	12	75	4	10	0.5	0.1	0.02	0.03	-	-
	(さつまいも類)																												
02045	さつまいも　塊根　皮つき　生	2	539	127	64.6	0.8	0.9	0.1	(0)	0.5	31.0*	28.4	30.5	2.8	-	33.1	0.4	0.9	23	380	40	24	46	0.5	0.2	0.13	0.37	1	0
02046	蒸し	4	548	129	64.2	0.7	0.9	0.1	(0)	0.2	31.1*	28.9	29.7	3.8	-	33.7	0.5	1.0	22	390	40	23	47	0.5	0.2	0.13	0.39	1	Tr
02047	天ぷら	0	866	205	52.4	1.2	1.4	6.3	-	6.8	36.3*	33.5	35.6	3.1	-	38.4	0.5	1.0	36	380	51	25	57	0.5	0.2	0.14	0.63	1	Tr
02006	皮なし　生	9	536	126	65.6	1.0	1.2	0.1	(0)	0.2	30.9*	28.3	29.7	2.2	-	31.9	0.4	1.0	11	480	36	24	47	0.6	0.2	0.17	0.41	1	0
02007	蒸し	5	559	131	65.6	1.0	1.2	(0.1)	(0)	0.2	32.6*	30.3	30.0	2.3	-	31.9	-	1.0	11	480	36	24	47	0.6	0.2	0.17	0.41	1	Tr
02008	焼き	10	642	151	58.1	1.2	1.4	(0.1)	(0)	0.2	36.7*	34.4	(34.5)	4.5	-	39.0	0.4	1.3	18	500	23	21	78	0.9	0.2	0.21	0.29	1	1
02009	蒸し切干	0	1179	277	22.2	2.7	3.1	0.2	(0)	0.6	66.5*	62.5	63.8	8.2	-	71.9	0.7	2.2	18	980	53	22	93	2.1	0.2	0.30	0.40	1	1
02048	むらさきいも　塊根　皮なし　生	15	522	123	66.0	0.9	1.2	0.1	(0)	0.3	29.9*	27.5	29.2	2.5	-	31.7	0.4	0.8	30	370	24	26	56	0.6	0.2	0.21	0.50	1	0
02049	蒸し	6	519	122	66.2	1.0	1.2	0.1	(0)	0.3	29.2*	27.2	28.3	3.0	-	31.4	0.5	0.9	28	420	34	26	55	0.6	0.3	0.22	0.44	Tr	0

さつまいも類(薩摩芋類)

特徴　ヒルガオ科の植物で，肥大した根の部分を食べる。アミラーゼを多く含むため，ゆっくり加熱すると甘味が増す。鳴門金時やベニアズマ，安納いもなど，多くの品種があり，肉質も白色，黄色や赤色のものがある。「甘藷」「からいも」などともいう。

栄養　主成分は炭水化物で，食物繊維，カリウム，ビタミンCが多く，調理時にも損失しにくい。ビタミンB_1も比較的多い。肉質が黄色のものはカロテンを多く含む。エネルギー効率は，米や小麦の3分の1程度。

鳴門金時

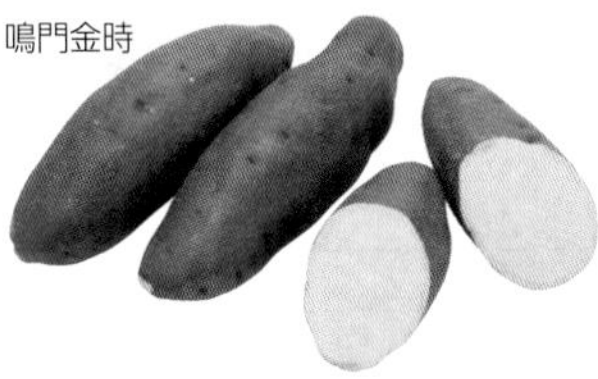

調理　焼きいも，ふかしいも，煮物，揚げ物，大学いも，蒸し切干いもの他，きんとんや菓子に用いる。

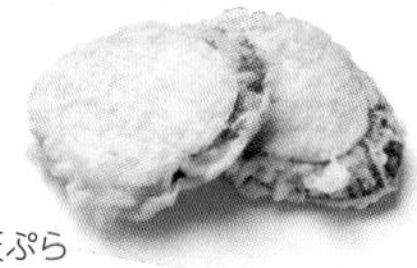

天ぷら

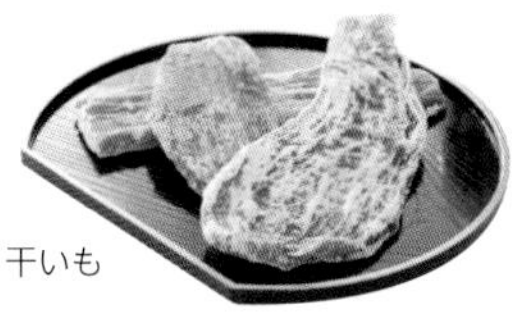

干いも

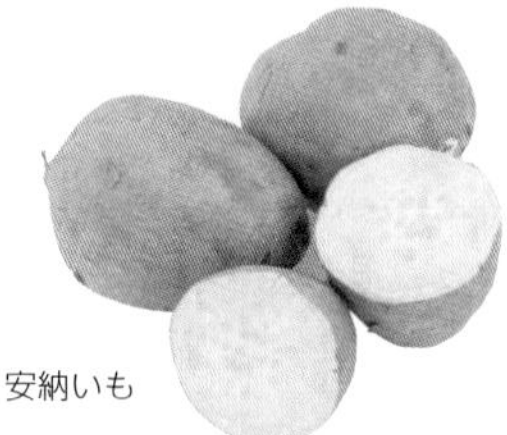

安納いも

●むらさきいも

内部がむらさき色で，アントシアニンを多く含む。甘味が少ないといわれていたが，味がよい品種も出てきている。

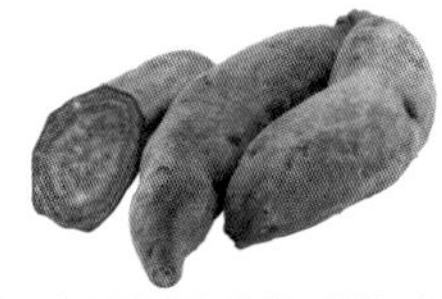

さつまいもの道すじ

原産地はメキシコを中心とする熱帯アメリカ。ヨーロッパには15世紀の終わりに伝わり，ヨーロッパから東南アジアに伝わった。タヒチなどのポリネシアの島々にはさらに早く伝わったといわれる。

日本には，1600年代初め，琉球(沖縄)を経て薩摩(鹿児島)に伝わる。1734年に甘藷先生と呼ばれた青木昆陽が江戸に伝え，全国に広まった。サツマイモの生育に適する温度は20～30℃なので，関東以南で育てやすい。収穫量が多いのは，鹿児島県，茨城県，千葉県など。

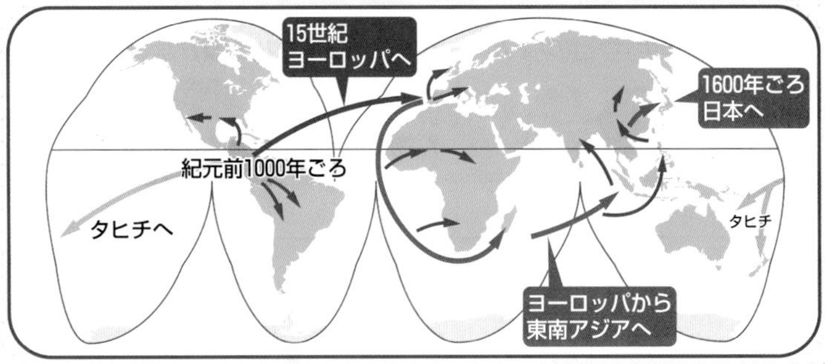

(農林水産省Webサイトによる)

クロム	モリブデン	レチノール	カロテン α	カロテン β	β-クリプトキサンチン	β-カロテン当量	レチノール活性当量	D	トコフェロール α	トコフェロール β	トコフェロール γ	トコフェロール δ	K	B_1	B_2	ナイアシン	ナイアシン当量	B_6	B_{12}	葉酸	パントテン酸	ビオチン	C	アルコール	食塩相当量	見当	備考
μg	μg	μg	μg	μg	μg	μg	μg	μg	mg	mg	mg	mg	μg	mg	mg	mg	mg	mg	μg	μg	mg	μg	mg	g	g		▲…食物繊維：AOAC2011.25法
0	54	-	0	3	Tr	3	**0**	-	0.8	0	Tr	0	3	**0.12**	**0.03**	1.4	2.9	0.16	-	47	0.69	3.1	**15**	-	**0**		別名：アピオス。廃棄部位：表層及び両端▲
0	46	-	0	3	Tr	3	**0**	-	0.9	0	0.1	0	-	**0.15**	**0.03**	1.6	3.1	0.15	-	49	0.75	3.2	**9**	-	**0**		別名：アピオス。廃棄部位：表皮，剥皮の際に表皮に付着する表層及び両端▲
Tr	2	(0)	0	0	0	0	**0**	(0)	0.2	Tr	0	0	(0)	**0.08**	**0.04**	1.6	1.9	0.09	(0)	20	0.37	3.7	**10**	-	**0**		廃棄部位：表層
-	-	(0)	0	0	0	0	**0**	(0)	0.2	0	0	0	(0)	**0.06**	**0.03**	1.2	1.5	0.06	(0)	19	0.29	-	**6**	-	**0**		
5	44	(0)	-	-	-	(0)	**(0)**	(0)	0.2	0	0	0	(0)	**(0)**	**(0)**	(0)	(0.5)	1.20	(0)	65	1.52	4.5	**(0)**	-	**0**		こんにゃく製品の原料
-	-	(0)	-	-	-	(0)	**(0)**	(0)	0	0	0	0	(0)	**(0)**	**(0)**	(0)	(Tr)	0.02	(0)	1	0	-	**(0)**	-	**0**	1枚=	突きこんにゃく，玉こんにゃくを含む
1	1	(0)	0	0	0	0	**(0)**	(0)	Tr	0	0	0	(0)	**0**	**0**	Tr	Tr	0.02	(0)	2	0	0.1	**0**	-	**0**	170～250g	突きこんにゃく，玉こんにゃくを含む
-	-	(0)	(0)	(0)	(0)	(0)	**(0)**	(0)	0	0	0	0	(0)	**0**	**(0)**	(0)	(Tr)	0.02	(0)	1	0	-	**(0)**	-	**0**		三酸化二鉄を加え，赤色に着色したもの
-	-	(0)	0	0	0	0	**(0)**	(0)	0.4	0	0	0	(0)	**0**	**0**	0.3	0.9	0.48	(0)	61	0	-	**0**	-	**0.1**		
-	-	(0)	0	0	0	0	**(0)**	(0)	0.1	0	0	0	(0)	**0**	**0**	0.1	0.2	0.10	(0)	13	0	-	**0**	-	**0**		水戻し後，ゆでたもの
-	-	(0)	-	-	-	(0)	**(0)**	(0)	0	0	0	0	(0)	**(0)**	**(0)**	(0)	(Tr)	0.01	(0)	0	0	-	**(0)**	-	**0**	1玉=300g	別名：糸こんにゃく
0	5	(0)	0	40	0	40	**3**	(0)	1.0	0	Tr	0	(0)	**0.10**	**0.02**	0.6	0.8	0.20	(0)	49	0.48	4.8	**25**	-	**0.1**		別名：かんしょ(甘藷)。廃棄部位：両端
0	4	(0)	0	45	0	45	**4**	(0)	1.4	0	Tr	0	(0)	**0.10**	**0.02**	0.7	0.9	0.20	(0)	54	0.56	4.9	**20**	-	**0.1**		別名：かんしょ(甘藷)。廃棄部位：両端
0	5	(0)	0	58	0	58	**5**	(0)	2.6	Tr	2.7	0	11	**0.11**	**0.04**	0.7	1.0	0.20	0	57	0.60	5.3	**21**	-	**0.1**		別名：かんしょ(甘藷)
1	4	(0)	0	28	0	28	**2**	(0)	1.5	Tr	Tr	0	(0)	**0.11**	**0.04**	0.8	1.1	0.26	(0)	49	0.90	4.1	**29**	-	**0**	中1個=	別名：かんしょ(甘藷) 廃棄部位：表層及び両端(表皮の割合：2%)
Tr	4	(0)	0	29	1	29	**2**	(0)	1.5	Tr	Tr	0	(0)	**0.11**	**0.04**	0.8	1.1	0.27	(0)	50	0.90	5.0	**29**	-	**0**	200～250g	別名：かんしょ(甘藷) 廃棄部位：表皮及び両端
Tr	5	(0)	Tr	35	-	35	**3**	(0)	1.4	Tr	0	0	(0)	**0.13**	**0.06**	0.7	1.0	0.33	(0)	52	1.40	7.2	**13**	-	**0**		別名：かんしょ(甘藷)，石焼き芋 廃棄部位：表層▲
Tr	6	(0)	Tr	2	-	2	**Tr**	(0)	1.3	Tr	0	0	(0)	**0.19**	**0.08**	1.6	2.4	0.41	(0)	13	1.35	10.4	**10**	-	**0**		別名：かんしょ(甘藷)，乾燥いも，干しいも▲
0	2	(0)	0	4	0	4	**Tr**	(0)	1.3	0	Tr	0	(0)	**0.12**	**0.02**	1.3	1.5	0.18	(0)	22	0.54	6.1	**29**	-	**0.1**		別名：かんしょ(甘藷) 廃棄部位：表層及び両端
0	2	(0)	0	5	0	5	**Tr**	(0)	1.9	0	Tr	0	(0)	**0.13**	**0.03**	1.5	1.8	0.16	(0)	24	0.61	6.0	**24**	-	**0.1**		別名：かんしょ(甘藷) 廃棄部位：表皮及び両端

さといも類(里芋類)

Taros

特徴　独特のぬめりがある。親いもを取り巻くように子いもが多数つくので，子孫繁栄の縁起がよい食品とされる。
栄養　主成分は炭水化物で，カリウム，食物繊維が豊富。比較的低エネルギー。ぬめり(アラビノガラクタン)には腸内細菌叢の改善などの効果がある。シュウ酸カルシウム(あくの成分)の刺激により，かゆみを起こすことがある。
調理　煮物，含め煮や汁物，けんちん汁，田楽など。

●さといも(里芋)
「土垂」「石川早生」などの種類がある。粘りが強く，やわらかい。

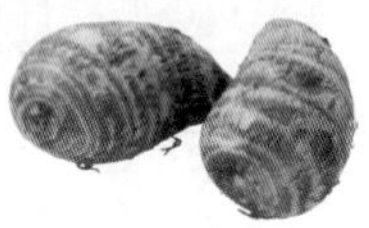

●セレベス
全体に赤みを帯びている。別名「あかめいも」，「大吉」。ぬめりが少なく，煮物にするとほくほくした食感。

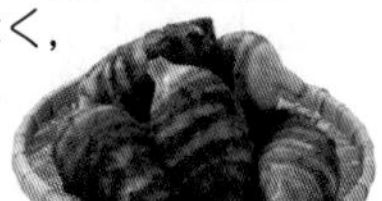

●みずいも(水芋)
九州南部から沖縄の水田で栽培。蒸してつぶす食べ方が多い。別名「田芋」。

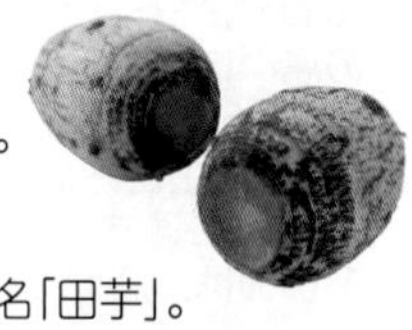

●やつがしら(八つ頭)
大きく粉質で，特に煮物に向く。

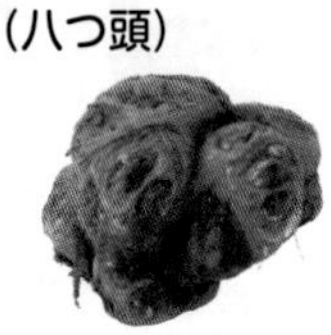

じゃがいも(馬鈴薯)

Potatoes

特徴　男爵いもは明治時代にアメリカから，メークイーンは大正時代にイギリスから導入。他にも多くの品種がある。ヨーロッパでは主食としても利用される。
栄養　炭水化物，ビタミンC，カリウムが多い。米やさつまいもよりも低カロリー。

調理　男爵いもはでん粉が多く，粉質でほくほくしているので，ゆでて粉ふきいもやマッシュポテト，コロッケなどに。メークイーンは肉質が細かくなめらかで煮くずれしにくいので，煮物や煮込み料理，炒め物に向く。

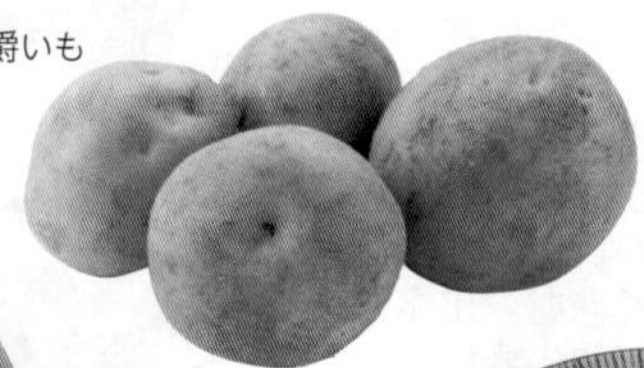

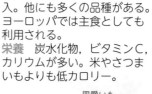

男爵いも

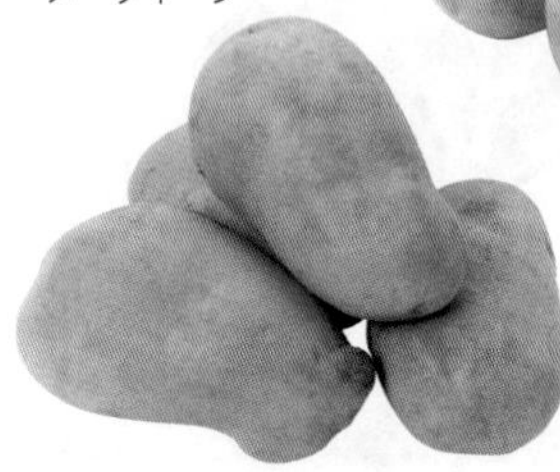

メークイーン

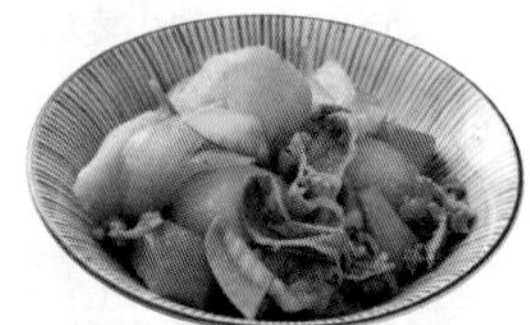

肉じゃが

食品番号	食品名（可食部100g当たり）	廃棄率	エネルギー	エネルギー	水分	たんぱく質：アミノ酸組成によるたんぱく質	たんぱく質：たんぱく質	脂質：脂肪酸のトリアシルグリセロール当量	脂質：コレステロール	脂質：脂質	炭水化物：利用可能炭水化物(単糖当量)	炭水化物：利用可能炭水化物(質量計)	炭水化物：差引き法による利用可能炭水化物	炭水化物：食物繊維総量	炭水化物：糖アルコール	炭水化物：炭水化物	有機酸	灰分	無機質：ナトリウム	無機質：カリウム	無機質：カルシウム	無機質：マグネシウム	無機質：リン	無機質：鉄	無機質：亜鉛	無機質：銅	無機質：マンガン	無機質：ヨウ素	無機質：セレン
		%	kJ	kcal	g	g	g	g	mg	g	g	g	g	g	g	g	g	g	mg	mg	mg	mg	mg	mg	mg	mg	mg	μg	μg
	(さといも類)																												
02010	さといも　球茎　生	15	227	**53**	84.1	**1.2**	1.5	**0.1**	(0)	0.1	**11.2***	10.3	10.5	2.3	-	13.1	0.6	1.2	Tr	640	**10**	19	55	**0.5**	0.3	0.15	0.19	Tr	1
02011	水煮	0	221	**52**	84.0	**1.3**	1.5	**(0.1)**	(0)	0.1	**11.1***	10.2	11.3	2.4	-	13.4	-	1.0	1	560	**14**	17	47	**0.4**	0.3	0.13	0.17	0	Tr
02012	冷凍	0	233	**56**	80.9	**1.8**	2.2	**0.1**	(0)	0.1	13.7	12.5	**7.4***	8.7	-	16.0	0.4	0.7	3	340	**20**	20	53	**0.6**	0.4	0.13	0.57	Tr	Tr
02050	セレベス　球茎　生	25	338	**80**	76.4	**1.7**	2.2	**0.2**	(0)	0.3	**17.1***	15.6	17.3	2.3	-	19.8	0.8	1.3	0	660	**18**	29	97	**0.6**	0.7	0.15	0.32	1	0
02051	水煮	0	326	**77**	77.5	**1.7**	2.1	**0.2**	(0)	0.3	**16.6***	15.2	16.8	2.2	-	19.1	0.6	1.0	0	510	**17**	24	82	**0.6**	0.8	0.12	0.31	Tr	0
02052	たけのこいも　球茎　生	10	411	**97**	73.4	**1.3**	1.7	**0.2**	(0)	0.4	20.4	18.6	**20.6***	2.8	-	23.5	0.6	1.0	1	520	**39**	32	70	**0.5**	1.5	0.11	0.55	Tr	Tr
02053	水煮	0	363	**86**	75.4	**1.3**	1.6	**0.2**	(0)	0.4	**19.2***	17.6	19.3	2.4	-	21.8	0.5	0.8	1	410	**37**	28	63	**0.5**	1.5	0.09	0.53	Tr	Tr
02013	みずいも　球茎　生	15	470	**111**	70.5	**0.5**	0.7	**0.2**	(0)	0.4	25.3	23.1	**25.3***	2.2	-	27.6	0.5	0.8	6	290	**46**	23	35	**1.0**	0.2	0.05	0.56	9	1
02014	水煮	0	428	**101**	72.0	**0.5**	0.7	**0.2**	(0)	0.4	**24.1***	22.0	23.5	2.5	-	26.1	0.4	0.8	5	270	**79**	23	35	**1.0**	0.2	0.05	0.47	6	1
02015	やつがしら　球茎　生	20	398	**94**	74.5	**2.5**	3.0	**0.3**	(0)	0.7	**20.2***	18.4	18.6	2.8	-	20.5	-	1.3	1	630	**39**	42	72	**0.7**	1.4	0.23	1.30	1	0
02016	水煮	0	392	**92**	75.6	**2.3**	2.7	**0.3**	(0)	0.6	**19.9***	18.2	17.9	2.8	-	20.0	-	1.1	1	520	**34**	39	56	**0.6**	1.3	0.21	1.25	Tr	0
	じゃがいも																												
02063	塊茎　皮つき　生	1	213	**51**	81.1	**1.4**	1.8	**Tr**	(0)	0.1	15.5	14.2	**6.2***	9.8	0	15.9	0.5	1.0	1	420	**4**	19	46	**1.0**	0.2	0.09	0.42	1	0
02064	電子レンジ調理	0	331	**78**	77.6	**1.6**	2.1	**Tr**	(0)	0.2	**17.1***	15.6	15.5	3.9	0	19.2	0.5	0.9	Tr	430	**4**	23	58	**0.9**	0.3	0.12	0.45	1	Tr
02065	フライドポテト(生を揚げたもの)	0	641	**153**	65.2	**2.1**	2.7	**5.3**	1	5.6	**23.6***	21.6	21.4	4.3	0	25.4	0.7	1.1	1	580	**6**	29	78	**1.6**	0.4	0.14	0.55	2	0
02017	皮なし　生	10	245	**59**	79.8	**1.3**	1.8	**Tr**	(0)	0.1	17.0	15.5	**8.5***	8.9	0	17.3	0.5	1.0	1	410	**4**	19	47	**0.4**	0.2	0.09	0.37	1	0
02019	水煮	0	301	**71**	80.6	**1.4**	1.7	**(Tr)**	(0)	0.1	**16.0***	14.6	13.9	3.1	0	16.9	0.4	0.7	1	340	**4**	16	32	**0.6**	0.2	0.10	0.10	0	0
02018	蒸し	5	322	**76**	78.8	**1.5**	1.9	**(0.1)**	(0)	0.3	**16.6***	15.1	14.7	3.5	0	18.1	0.5	0.9	1	420	**5**	24	38	**0.6**	0.3	0.08	0.12	Tr	Tr
02066	電子レンジ調理	6	329	**78**	78.0	**1.5**	1.9	**Tr**	(0)	0.1	**17.4***	15.9	15.5	3.5	0	19.0	0.5	1.0	1	430	**4**	20	47	**0.4**	0.3	0.10	0.40	1	0
02067	フライドポテト(生を揚げたもの)	0	668	**159**	64.2	**2.1**	2.7	**5.5**	1	5.9	**25.1***	23.0	22.6	3.9	0	26.2	0.6	1.0	1	570	**5**	29	78	**0.5**	0.4	0.14	0.48	1	0
02020	フライドポテト(市販冷凍食品を揚げたもの)	0	958	**229**	52.9	**(2.3)**	2.9	**(10.3)**	Tr	10.6	(27.5)	(25.0)	**30.2***	3.1	-	32.4	-	1.2	2	660	**4**	35	48	**0.8**	0.4	0.15	0.19	-	-
02021	乾燥マッシュポテト	0	1470	**347**	7.5	**5.3**	6.6	**0.5**	(0)	0.6	73.5	67.1	**76.1***	6.6	0	82.8	1.5	2.5	75	1200	**24**	71	150	**3.1**	0.9	0.35	0.51	-	-
	ヤーコン																												
02054	塊根　生	15	221	**52**	86.3	-	0.6	-	0	0.3	0.5	0.5	**11.3***	1.1	-	12.4	-	0.4	0	240	**11**	8	31	**0.2**	0.1	0.07	0.07	-	-
02055	水煮	0	177	**42**	88.8	-	0.6	-	0	0.3	-	-	**8.7***	1.2	-	9.9	-	0.4	0	190	**11**	7	26	**0.2**	0.1	0.06	0.07	-	-
	(やまのいも類)																												
02022	ながいも　いちょういも　塊根　生	15	458	**108**	71.1	**3.1**	4.5	**0.3**	(0)	0.5	**23.6***	21.5	22.2	1.4	-	22.6	0.7	1.3	5	590	**12**	19	65	**0.6**	0.4	0.20	0.05	1	1
02023	ながいも　塊根　生	10	273	**64**	82.6	**1.5**	2.2	**0.1**	(0)	0.3	14.1	12.9	**13.8***	1.0	-	13.9	-	1.0	3	430	**17**	17	27	**0.4**	0.3	0.10	0.03	1	1
02024	水煮	0	247	**58**	84.2	**1.4**	2.0	**(0.1)**	(0)	0.3	**12.9***	11.8	11.9	1.4	-	12.6	-	0.9	3	430	**15**	16	26	**0.4**	0.3	0.09	0.03	1	0

ヤーコン

Yacon

特徴　キク科のヤーコンの塊根。別名「アンデスポテト」。見た目はさつまいもに似ているが，なしのような味とシャキシャキした食感が特徴。
栄養　食物繊維やオリゴ糖が豊富で整腸作用がある。
調理　サラダや酢の物，軽くいためてきんぴらなど。

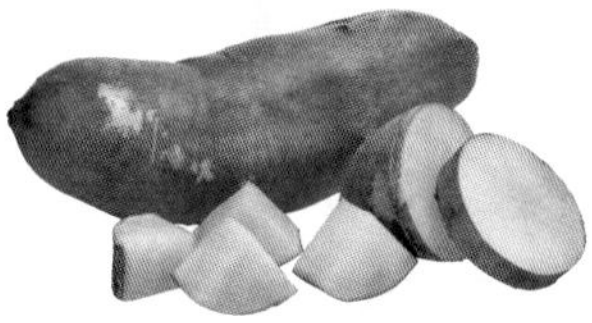

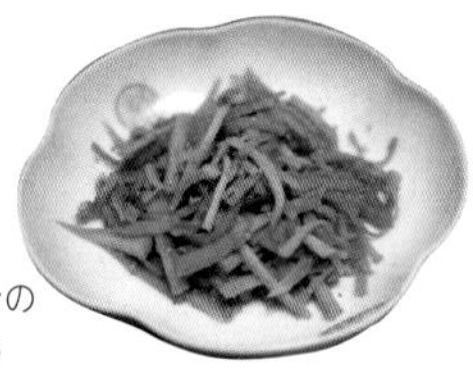

ヤーコンのきんぴら

やまのいも類(薯蕷類)

Yams

特徴　独特のぬめりと粘りがある。古くから滋養強壮に役立つといわれている。
栄養　でん粉分解酵素アミラーゼが豊富で消化がよく，生食もできる。ビタミンC，食物繊維が比較的多い。粘り成分は糖タンパク質である。シュウ酸カルシウム(あくの成分)の刺激により，かゆみを起こすことがある。
調理　粘りけが強いものはすりおろしてとろろにし，とろろ汁や山かけなどにする。粘りけが少ないものは千切りなどに向く。また，はんぺんや製菓の材料，そばのつなぎなどにも用いる。

●いちょういも(銀杏薯)
扁平な形。その形から「手いも」と呼ばれる。関東では「やまといも」ともいう。ながいもより粘りけが強い。

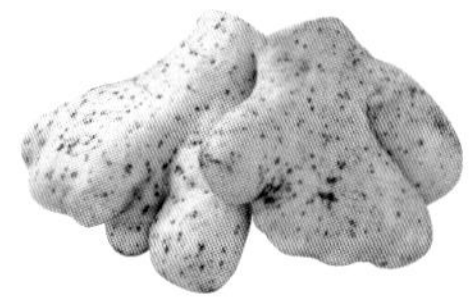

●ながいも(長薯)
円柱状で，水分が多く，粘りけが少ない。歯ごたえがよい。やまのいもとして，一般に出回っている栽培品種。

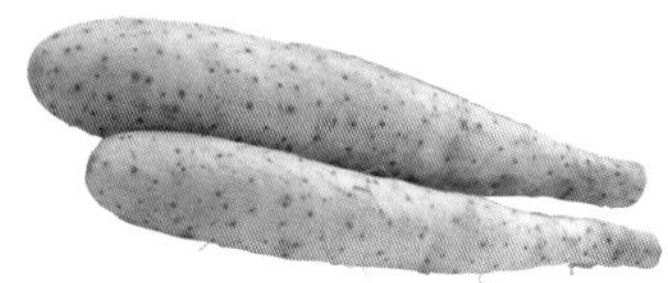

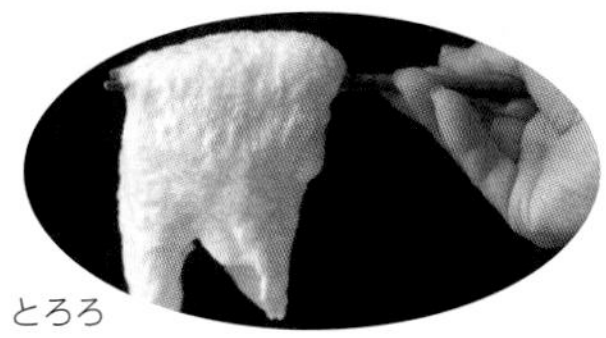

とろろ

クロム	モリブデン	ビタミン A レチノール	A カロテン α	A カロテン β	A β-クリプトキサンチン	A β-カロテン当量	A レチノール活性当量	D	E トコフェロール α	E トコフェロール β	E トコフェロール γ	E トコフェロール δ	K	B_1	B_2	ナイアシン	ナイアシン当量	B_6	B_{12}	葉酸	パントテン酸	ビオチン	C	アルコール	食塩相当量	見当	備考
μg	μg	μg	μg	μg	μg	μg	μg	μg	mg	mg	mg	mg	μg	mg	mg	mg	mg	mg	μg	μg	mg	μg	mg	g	g		▲…食物繊維：AOAC2011.25法
0	8	(0)	0	5	0	5	Tr	(0)	0.6	0	0	0	(0)	0.07	0.02	1.0	1.5	0.15	(0)	30	0.48	3.1	6	-	0	中1個=	廃棄部位：表層
0	7	(0)	0	4	0	4	Tr	(0)	0.5	0	0	0	(0)	0.06	0.02	0.8	1.4	0.14	(0)	28	0.42	2.8	5	-	0	50g	
1	6	(0)	0	4	0	4	Tr	(0)	0.7	0	0	0	(0)	0.07	0.01	0.7	1.5	0.14	(0)	23	0.32	4.7	5	-	0		▲
Tr	24	(0)	0	14	2	15	1	(0)	0.6	0	0	0	(0)	0.10	0.03	1.7	2.4	0.21	(0)	28	0.48	3.0	6	-	0		別名：あかめいも。廃棄部位：表層
0	20	(0)	0	12	3	13	1	(0)	0.6	0	0	0	(0)	0.08	0.02	1.5	2.1	0.16	(0)	23	0.38	2.7	4	-	0		別名：あかめいも
0	10	(0)	0	12	3	13	1	(0)	0.8	0	0	0	(0)	0.05	0.03	0.7	1.2	0.21	(0)	41	0.31	3.3	6	-	0		別名：京いも。廃棄部位：表層
0	10	(0)	0	11	3	12	1	(0)	0.7	0	0	0	(0)	0.05	0.02	0.6	1.0	0.14	(0)	39	0.23	2.8	4	-	0		別名：京いも
0	1	(0)	-	-	-	9	1	(0)	0.6	0	0	0	(0)	0.16	0.02	0.6	0.8	0.21	(0)	27	0.20	2.4	7	-	0		別名：田芋。廃棄部位：表層及び両端
0	1	(0)	-	-	-	Tr	(0)	(0)	0.6	0	0	0	(0)	0.16	0.02	0.6	0.8	0.17	(0)	27	0.14	2.1	4	-	0		別名：田芋
1	1	(0)	-	-	-	7	1	(0)	1.0	0	0	0	(0)	0.13	0.06	0.7	1.6	0.22	(0)	39	0.50	3.1	7	-	0	中1個=	廃棄部位：表層
0	1	(0)	-	-	-	Tr	(0)	(0)	1.1	0	0	0	(0)	0.11	0.04	0.5	1.3	0.17	(0)	30	0.49	2.6	5	-	0	100g	
1	3	(0)	0	2	0	2	0	(0)	Tr	0	0	0	1	0.08	0.03	1.6	1.9	0.20	(0)	20	0.49	0.5	28	-	0		別名：ばれいしょ(馬鈴薯) 廃棄部位：損傷部及び芽▲
1	3	(0)	1	6	Tr	7	1	(0)	0.1	0	0	0	1	0.07	0.02	1.7	2.1	0.19	(0)	15	0.33	0.6	13	-	0		別名：ばれいしょ(馬鈴薯) 損傷部及び芽を除いたもの▲
2	4	(0)	1	15	1	16	1	(0)	1.1	0	2.2	0.1	11	0.09	0.03	2.3	2.7	0.22	(0)	26	0.45	0.8	16	-	0		別名：ばれいしょ(馬鈴薯)。損傷部及び芽を除いたもの。植物油(なたね油)▲
4	3	(0)	Tr	2	0	3	0	(0)	Tr	0	0	0	1	0.09	0.03	1.5	1.8	0.20	(0)	20	0.50	0.4	28	-	0	中1個=	別名：ばれいしょ(馬鈴薯)。廃棄部位：表層▲
2	3	(0)	Tr	2	Tr	3	0	(0)	0.1	Tr	Tr	Tr	(0)	0.07	0.03	1.0	1.3	0.18	(0)	18	0.41	0.3	18	-	0	150～200g	別名：ばれいしょ(馬鈴薯)。表層を除いたもの▲
1	4	(0)	1	4	1	5	Tr	(0)	0.1	0	0	0	(0)	0.08	0.03	1.0	1.3	0.22	(0)	21	0.50	0.4	11	-	0		別名：ばれいしょ(馬鈴薯)。廃棄部位：表皮▲
Tr	3	(0)	0	2	0	2	0	(0)	Tr	0	0	0	1	0.09	0.03	1.4	1.7	0.20	(0)	17	0.47	0.4	23	-	0		別名：ばれいしょ(馬鈴薯)。廃棄部位：表皮▲
Tr	4	(0)	1	13	1	14	1	(0)	1.2	0	2.3	0.1	11	0.10	0.02	2.2	2.6	0.24	(0)	24	0.50	0.7	16	-	0		別名：ばれいしょ(馬鈴薯)。表層を除いたもの。植物油(なたね油)▲
-	-	(0)	-	-	-	Tr	(0)	(0)	1.5	0.1	5.9	1.1	18	0.12	0.06	1.5	(2.1)	0.35	(0)	35	0.71	-	40	-	0		別名：ばれいしょ(馬鈴薯)
-	-	(0)	-	-	-	0	(0)	(0)	0.2	Tr	Tr	Tr	(0)	0.25	0.05	2.0	3.4	1.01	(0)	100	0.47	-	5	-	0.2		別名：ばれいしょ(馬鈴薯) 酸化防止用としてビタミンC添加品あり
-	-	(0)	0	22	0	22	2	(0)	0.2	0	0	0	(0)	0.04	0.01	1.0	1.1	0.08	(0)	25	0.02	-	3	-	0		廃棄部位：表層及び両端
-	-	(0)	Tr	27	1	27	2	(0)	0.2	0	0	0	(0)	0.03	0.01	0.7	0.8	0.06	(0)	28	0.01	-	2	-	0		
0	3	(0)	-	-	-	5	Tr	(0)	0.3	0	0	0	(0)	0.15	0.05	0.4	1.5	0.11	(0)	13	0.85	2.6	7	-	0	手のひら大	別名：やまいも，手いも。廃棄部位：表層
Tr	2	(0)	-	-	-	Tr	(0)	(0)	0.2	0	0	0	(0)	0.10	0.02	0.4	0.9	0.09	(0)	8	0.61	2.2	6	-	0	=250g	別名：やまいも 廃棄部位：表層，ひげ根及び切り口
0	1	(0)	-	-	-	(0)	(0)	(0)	0.2	Tr	0	0	(0)	0.08	0.02	0.3	0.8	0.08	(0)	6	0.50	1.6	4	-	0		別名：やまいも

やまのいも類(薯蕷類)

Yams

でん粉類(澱粉類)

Starches

●やまといも(大和薯)
水分が少なく，肉質はしまり，淡黄～淡黄橙色で，粘りけが強い。

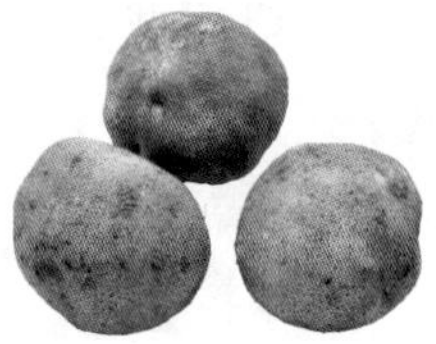

●じねんじょ(自然薯)
ながいもよりも細く長い。すりおろすと，粘りがとても強い。

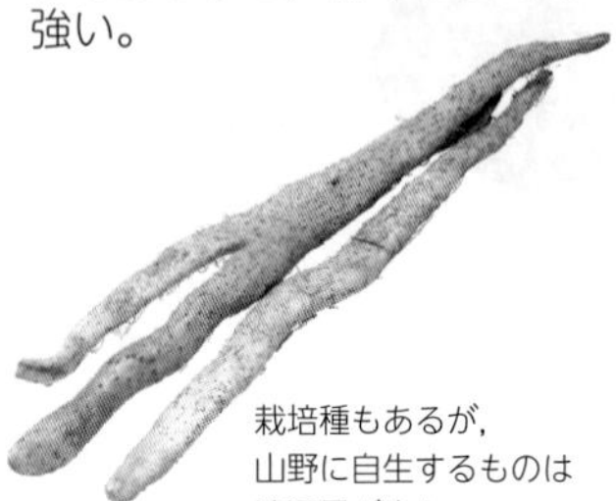

栽培種もあるが，山野に自生するものは流通量が少ない。

特徴 じゃがいも，さつまいもなどを原料とする根茎でん粉と，とうもろこし，米，小麦などを原料とする種実でん粉に分類される。植物の種類により，でん粉の粒子の大きさ，形，性質が異なる。
調理 料理にとろみをつけたり，揚げ物の衣などに用いる。

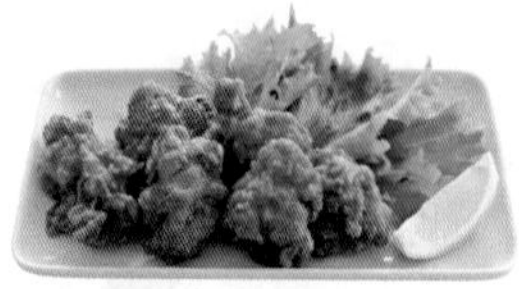

唐揚げの衣などにも使う

●キャッサバでん粉(木薯澱粉)
主に中南米や東南アジアで栽培されるキャッサバいもからつくられる。タピオカパールはこの粉を加工したもの。

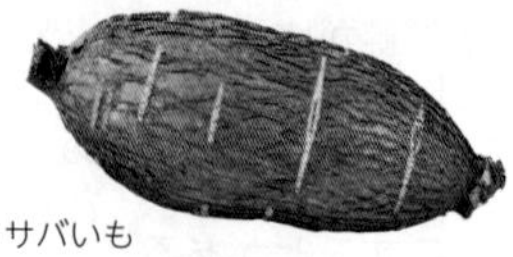

キャッサバいも

●くずでん粉(葛澱粉)
くずの根(根塊)からとられる。くずもちなどの菓子の材料にする。また，消化がよいので，病人食などにもよい。

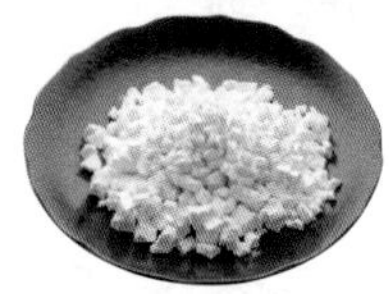

●じゃがいもでん粉(馬鈴薯澱粉)
別名かたくり粉。じゃがいもの塊茎から分離したもの。片栗粉と称して市販されているもののほとんどはじゃがいもでん粉で，ユリ科のカタクリの鱗茎からつくるカタクリでん粉ではない。

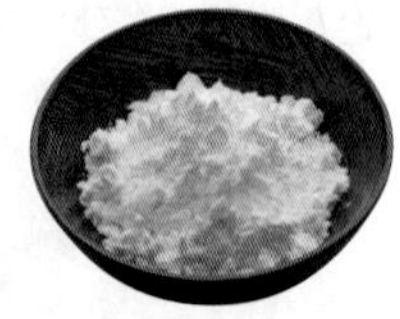

●とうもろこしでん粉(玉蜀黍澱粉)
品質がよく，安価。別名「コーンスターチ」。吸湿性が低く，粘りけが強い。ケーキやビスケットなど広く用いられる。

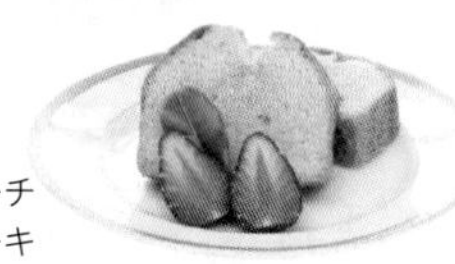

コーンスターチを使ったケーキ

食品番号	食品名 (可食部100g当たり)	廃棄率	エネルギー	エネルギー	水分	たんぱく質: アミノ酸組成によるたんぱく質	たんぱく質: たんぱく質	脂質: 脂肪酸のトリアシルグリセロール当量	脂質: コレステロール	脂質: 脂質	炭水化物: 利用可能炭水化物(単糖当量)	炭水化物: 利用可能炭水化物(質量計)	炭水化物: 差引き法による利用可能炭水化物	炭水化物: 食物繊維総量	炭水化物: 糖アルコール	炭水化物: 炭水化物	有機酸	灰分	無機質: ナトリウム	無機質: カリウム	無機質: カルシウム	無機質: マグネシウム	無機質: リン	無機質: 鉄	無機質: 亜鉛	無機質: 銅	無機質: マンガン	無機質: ヨウ素	無機質: セレン
		%	kJ	kcal	g	g	g	g	mg	g	g	g	g	g	g	g	g	g	mg	mg	mg	mg	mg	mg	mg	mg	mg	μg	μg
02025	ながいも やまといも 塊根 生	10	504	119	66.7	2.9	4.5	0.1	(0)	0.2	26.9*	24.5	26.3	2.5	-	27.1	-	1.5	12	590	16	28	72	0.5	0.6	0.16	0.27	1	1
02026	じねんじょ 塊根 生	20	498	118	68.8	1.8	2.8	0.3	(0)	0.7	25.7	23.4	25.7*	2.0	-	26.7	0.4	1.0	6	550	10	21	31	0.8	0.7	0.21	0.12	Tr	Tr
02027	だいじょ 塊根 生	15	434	102	71.2	1.8	2.6	Tr	(0)	0.1	23.7*	21.6	23.1	2.2	-	25.0	0.5	1.1	20	490	14	18	57	0.7	0.3	0.24	0.03	Tr	1
	<でん粉・でん粉製品>																												
	(でん粉類)																												
02070	おおうばゆりでん粉	0	1396	327	16.2	-	0.1	-	-	0.1	88.3*	80.2	82.8	0.8	-	83.6	0	Tr	1	1	5	1	6	0.1	Tr	0.01	0.02	0	0
02028	キャッサバでん粉	0	1510	354	14.2	-	0.1	-	(0)	0.2	(93.8)*	(85.3)	85.3	(0)	-	85.3	-	0.2	1	48	28	5	6	0.3	Tr	0.03	0.09	-	-
02029	くずでん粉	0	1517	356	13.9	-	0.2	-	(0)	0.2	(94.2)*	(85.6)	85.6	(0)	-	85.6	-	0.1	2	2	18	3	12	2.0	Tr	0.02	0.02	-	-
02030	米でん粉	0	1601	375	9.7	-	0.2	-	(0)	0.7	(98.2)*	(89.3)	89.3	(0)	-	89.3	-	0.1	11	2	29	8	20	1.5	0.1	0.06	-	-	-
02031	小麦でん粉	0	1536	360	13.1	-	0.2	-	(0)	0.5	(94.6)*	(86.0)	86.0	(0)	-	86.0	-	0.2	3	8	14	5	33	0.6	0.1	0.02	0.06	-	-
02032	サゴでん粉	0	1524	357	13.4	-	0.1	-	(0)	0.2	(94.7)*	(86.1)	86.1	(0)	-	86.1	-	0.2	7	1	7	3	9	1.8	Tr	Tr	0.37	-	-
02033	さつまいもでん粉	0	1452	340	17.5	-	0.1	-	(0)	0.2	(90.2)*	(82.0)	82.0	(0)	-	82.0	-	0.2	1	4	50	4	8	2.8	0.1	0.02	-	-	-
02034	じゃがいもでん粉	0	1442	338	18.0	-	0.1	-	(0)	0.1	(89.8)*	(81.6)	81.6	(0)	-	81.6	-	0.2	2	34	10	6	40	0.6	Tr	0.03	-	0	0
02035	とうもろこしでん粉	0	1548	363	12.8	-	0.1	(0.7)	(0)	0.7	(94.9)*	(86.3)	86.3	(0)	-	86.3	-	0.1	1	5	3	4	13	0.3	0.1	0.04	-	1	Tr
	(でん粉製品)																												
02036	くずきり 乾	0	1452	341	11.8	-	0.2	-	(0)	0.2	89.6*	81.5	86.8	0.9	-	87.7	-	0.1	4	3	19	4	18	1.4	0.1	0.03	0.05	-	-
02037	ゆで	0	564	133	66.5	-	0.1	-	(0)	0.1	32.4	29.4	32.5*	0.8	-	33.3	-	Tr	2	Tr	5	1	5	0.4	Tr	0.01	0.01	-	-
02056	ごま豆腐	0	315	75	84.8	(1.5)	1.5	(3.5)	0	4.3	(7.8)	(7.2)	8.9*	1.0	-	9.1	-	0.2	Tr	32	6	27	69	0.6	0.4	0.12	0.10	-	-
02038	タピオカパール 乾	0	1494	352	11.9	-	0	-	(0)	0.2	-	-	87.4*	0.5	-	87.8	-	0.1	5	12	24	3	8	0.5	0.1	0.01	0.13		
02057	ゆで	0	260	61	84.6	-	0	-	(0)	Tr	-	-	15.1*	0.2	-	15.4	-	Tr	Tr	1	4	0	1	0.1	0	0	0.01	-	-
02058	でん粉めん 生	0	548	129	67.4	-	0.1	-	(0)	0.2	-	-	31.4*	0.8	-	32.2	-	0.2	8	3	1	0	31	0.1	0	0	0	-	-
02059	乾	0	1473	347	12.6	-	0.2	-	(0)	0.3	-	-	84.9*	1.8	-	86.7	-	0.2	32	38	6	5	48	0.2	Tr	0	0.02	-	-
02060	ゆで	0	350	83	79.2	-	0	-	(0)	0.2	-	-	20.0*	0.6	-	20.6	-	Tr	5	7	1	1	11	0.1	0	0	0	-	-
02039	はるさめ 緑豆はるさめ 乾	0	1466	344	11.8	-	0.2	-	(0)	0.4	88.5*	80.4	83.4	4.1	-	87.5	-	0.1	14	13	20	3	10	0.5	0.1	0.01	0.02	2	1
02061	ゆで	0	331	78	79.3	-	Tr	-	(0)	0.1	19.8*	18.0	19.1	1.5	-	20.6	-	Tr	0	0	3	Tr	3	0.1	Tr	0	0	0	0
02040	普通はるさめ 乾	0	1468	346	12.9	-	0	-	(0)	0.2	86.1	78.2	85.4*	1.2	-	86.6	-	0.3	7	14	41	5	46	0.4	Tr	0.01	0.05	0	0
02062	ゆで	0	323	76	80.0	-	0	-	(0)	Tr	19.7*	17.9	19.1	0.8	-	19.9	-	0.1	1	2	10	1	10	0.1	0	0	0.01	0	0

でん粉製品(澱粉製品)

Starch Products

●くずきり(葛切り)

特徴　くずの根からとったでん粉を，平たいひも状にした食品。「水繊(すいせん)」ともいう。じゃがいもでん粉を使ったものも多い。

調理　熱湯でゆで戻し，みつなどをかけて食べる。つるりとしたのどごしで，清涼感がある。また，精進料理や鍋物などにも使われる。

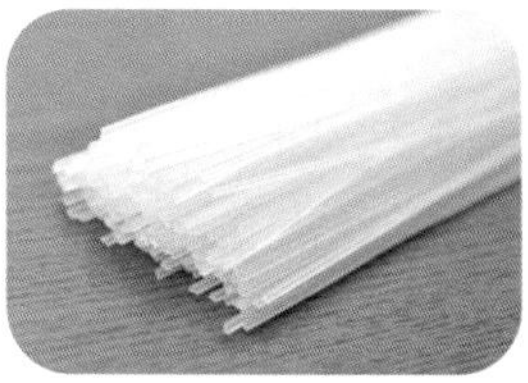

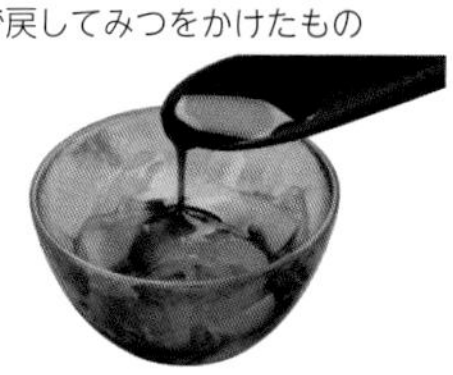

ゆで戻してみつをかけたもの

●ごま豆腐

特徴　すりつぶしたごまとくずでん粉に水を加え，加熱して練ってから，冷やし固めたもの。精進料理には欠かせない食品。

栄養　たんぱく質，鉄やカリウム，リンなどが豊富。

調理　そのままたれをかけて食べる他，煮物や揚げ物にもする。

白ごま豆腐

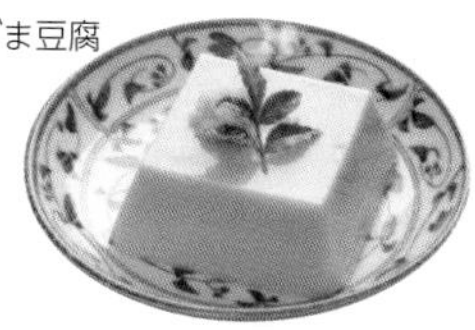

黒ごま豆腐

●タピオカパール

特徴　キャッサバいもからつくったでん粉を加熱成型して，球状にしたもの。

調理　水に戻してゆでると，もちもちした食感になる。みつをかけたり，ジュースに入れて食べる。

戻す前

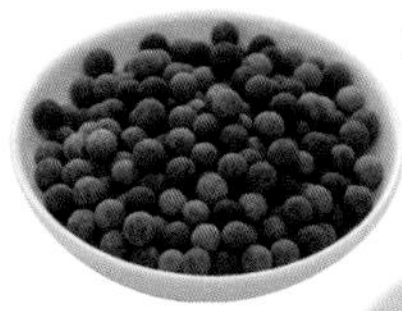

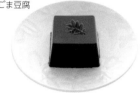

戻した後

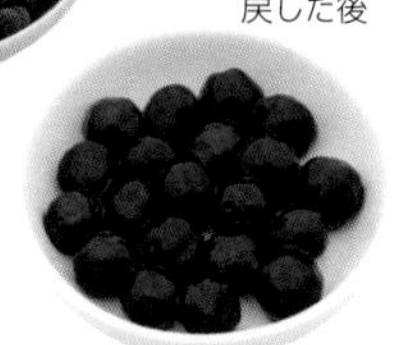

タピオカティー

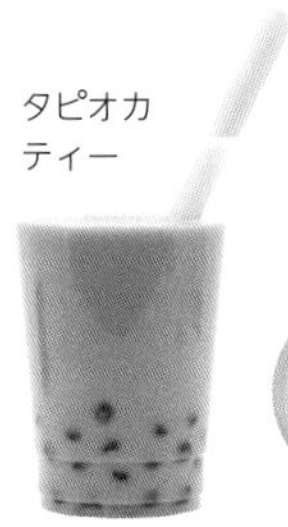

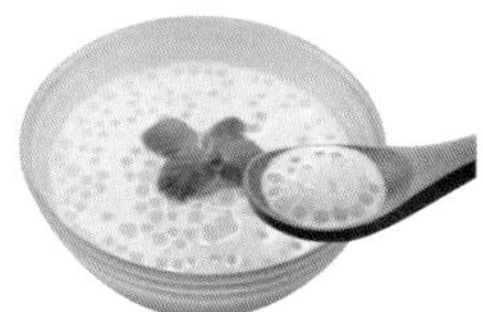

タピオカミルク

●はるさめ(春雨)

特徴　じゃがいもやさつまいものでん粉からつくるはるさめが一般的だが，緑豆の種子の粉やでん粉からつくる緑豆はるさめもある(「豆麺」という)。緑豆はるさめのほうがこしが強く，歯ごたえがある。

調理　熱湯に入れて軽くゆで戻し，酢の物，サラダ，炒め物，鍋物の具に使う。

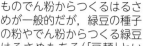

はるさめ

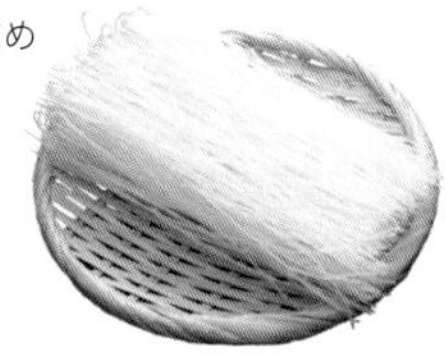

緑豆と緑豆はるさめ

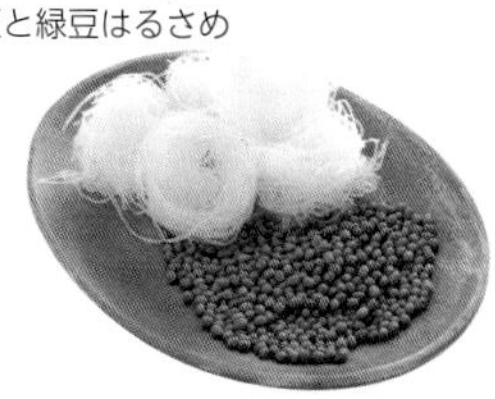

クロム	モリブデン	ビタミンA レチノール	A カロテン α	A カロテン β	A β-クリプトキサンチン	A β-カロテン当量	A レチノール活性当量	D	E トコフェロール α	E トコフェロール β	E トコフェロール γ	E トコフェロール δ	K	B1	B2	ナイアシン	ナイアシン当量	B6	B12	葉酸	パントテン酸	ビオチン	C	アルコール	食塩相当量	見当	備考
μg	μg	μg	μg	μg	μg	μg	μg	μg	mg	mg	mg	mg	μg	mg	mg	mg	mg	mg	μg	μg	mg	μg	mg	g	g		▲…食物繊維：AOAC2011.25法
0	4	(0)	Tr	6	-	6	1	(0)	0.2	0.1	Tr	Tr	(0)	0.13	0.02	0.5	1.5	0.14	(0)	6	0.54	4.0	5	-	0		別名：やまいも。伊勢いも，丹波いもを含む。廃棄部位：表層及びひげ根
0	1	(0)	-	-	-	5	Tr	(0)	4.1	0	0	0	(0)	0.11	0.04	0.6	1.3	0.18	(0)	29	0.67	2.4	15	-	0		別名：やまいも。廃棄部位：表層及びひげ根
Tr	4	(0)	0	3	0	3	Tr	(0)	0.4	0	0	0	(0)	0.10	0.02	0.4	1.0	0.28	(0)	24	0.45	3.0	17	-	0.1		別名：やまいも，だいしょ。廃棄部位：表層
0	0	-	0	0	0	0	0	-	0	0	0	0	0	0	0	0	Tr	0	-	Tr	0.01	0	0	-	0		試料：1番粉 ▲：分析時に加熱処理有り
-	-	0	-	-	-	0	0	(0)	-	-	-	-	(0)	0	0	0	Tr	(0)	(0)	(0)	(0)	-	0	-	0	小1=3g 大1=7g	別名：タピオカ
-	-	(0)	-	-	-	(0)	(0)	(0)	-	-	-	-	(0)	(0)	(0)	(0)	(Tr)	(0)	(0)	(0)	(0)	-	(0)	-	0	1C=90g	別名：くず粉
-	-	0	-	-	-	0	0	(0)	-	-	-	-	(0)	0	0	0	Tr	(0)	(0)	(0)	(0)	-	0	-	0		
-	-	0	-	-	-	0	0	(0)	-	-	-	-	(0)	0	0	0	Tr	(0)	(0)	(0)	(0)	-	0	-	0		
-	-	(0)	-	-	-	(0)	(0)	(0)	-	-	-	-	(0)	(0)	(0)	(0)	(Tr)	(0)	(0)	(0)	(0)	-	(0)	-	0		
-	-	0	-	-	-	0	0	(0)	-	-	-	-	(0)	0	0	0	Tr	(0)	(0)	(0)	(0)	-	0	-	0	小1=3g 大1=9g	別名：かんしょ(甘藷)でん粉
6	0	0	(0)	(0)	(0)	0	0	(0)	-	-	-	-	(0)	0	0	0	Tr	(0)	(0)	(0)	(0)	0	0	-	0	1C=130g	別名：ばれいしょ(馬鈴薯)でん粉，かたくり粉 (100g：154mL，100mL：65g)
1	2	0	-	-	-	0	0	(0)	-	-	-	-	(0)	0	0	0	Tr	(0)	(0)	(0)	(0)	0.1	0	-	0	1C=100g	別名：コーンスターチ (100g：200mL，100mL：50g)
-	-	(0)	-	-	-	(0)	(0)	(0)	-	-	-	-	(0)	(0)	(0)	(0)	(Tr)	(0)	(0)	(0)	(0)	-	(0)	-	0		
-	-	(0)	-	-	-	(0)	(0)	(0)	-	-	-	-	(0)	(0)	(0)	(0)	(Tr)	(0)	(0)	(0)	(0)	-	(0)	-	0		
-	-	0	0	0	0	0	0	0	0	0	2.5	Tr	0	0.10	0.01	0.4	(0.9)	0.03	0	6	0.03	-	0	-	0		
-	-	(0)	(0)	(0)	(0)	(0)	(0)	(0)	(0)	(0)	(0)	(0)	(0)	(0)	(0)	(0)	0	(0)	(0)	(0)	(0)	-	(0)	-	0		
-	-	(0)	(0)	(0)	(0)	(0)	(0)	(0)	(0)	(0)	(0)	(0)	(0)	(0)	(0)	(0)	0	(0)	(0)	(0)	(0)	-	(0)	-	0		
-	-	(0)	(0)	(0)	(0)	(0)	(0)	(0)	(0)	(0)	(0)	(0)	(0)	(0)	(0)	(0)	(Tr)	(0)	(0)	(0)	(0)	-	(0)	-	0		
-	-	(0)	(0)	(0)	(0)	(0)	(0)	(0)	(0)	(0)	(0)	(0)	(0)	(0)	(0)	(0)	(Tr)	(0)	(0)	(0)	(0)	-	(0)	-	0.1		
-	-	(0)	(0)	(0)	(0)	(0)	(0)	(0)	(0)	(0)	(0)	(0)	(0)	(0)	(0)	(0)	0	(0)	(0)	(0)	(0)	-	(0)	-	0		
5	1	(0)	(0)	(0)	(0)	(0)	(0)	(0)	(0)	(0)	(0)	(0)	(0)	(0)	(0)	(0)	(Tr)	(0)	(0)	(0)	(0)	-	(0)	-	0		主原料：緑豆でん粉
1	0	(0)	(0)	(0)	(0)	(0)	(0)	(0)	(0)	(0)	(0)	(0)	(0)	(0)	(0)	(0)	0	(0)	(0)	(0)	(0)	-	(0)	-	0		
4	0	(0)	(0)	(0)	(0)	(0)	(0)	(0)	(0)	(0)	(0)	(0)	(0)	(0)	(0)	(0)	0	(0)	(0)	(0)	(0)	-	(0)	-	0	1人分=10~15g	主原料：じゃがいもでん粉，さつまいもでん粉
1	0	(0)	(0)	(0)	(0)	(0)	(0)	(0)	(0)	(0)	(0)	(0)	(0)	(0)	(0)	(0)	0	(0)	(0)	(0)	(0)	-	(0)	-	0		

3 Sugars and Sweeteners

砂糖及び甘味類

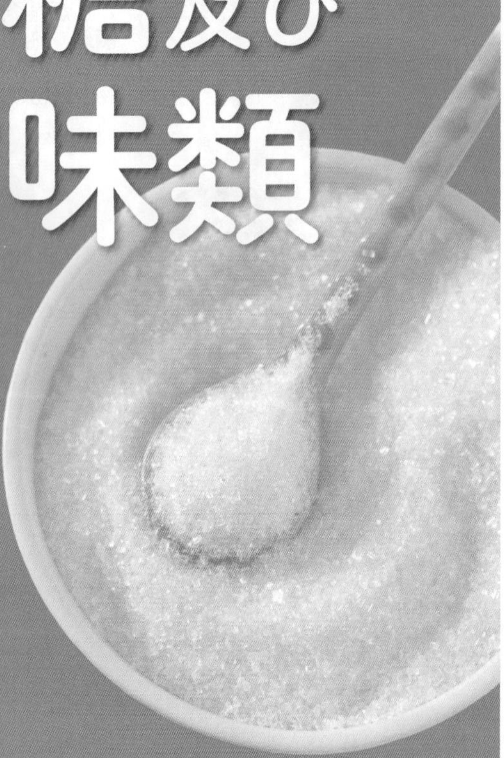

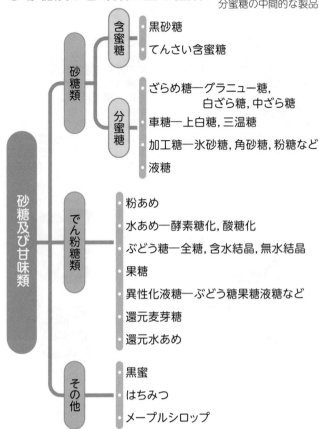

砂糖及び甘味類とは

甘味は，人間にとって最も基本的な味覚の一つである。砂糖をはじめとする甘味類は，そのままで食べる他に，調味料として食品の味つけにも利用される。また，もっている特性を活かして，調理の段階で，様々な用途に用いられることも多い。甘味類は，速やかに消化吸収され，エネルギー源となることができるので，脳に安定をもたらすはたらきがあるといわれている。

砂糖及び甘味類の栄養成分

砂糖類の主成分は炭水化物で，その他の成分として少量含まれているビタミン，ミネラル類は，精製の度合いが進むにつれ，0に近くなる。

この食品群の食品に含まれるしょ糖，ぶどう糖，果糖などは体内で分解され，エネルギー源となる。体温の維持や疲労回復に不可欠であるが，過剰摂取すると体内に脂肪として蓄積されるので，肥満の原因や糖尿病などの引き金になりかねない。

また，糖分はビタミンB_1と一緒にとることで，代謝が促される。

砂糖及び甘味類の主な種類

※和三盆糖は，含蜜糖と分蜜糖の中間的な製品。

- 砂糖及び甘味類
  - 砂糖類
    - 含蜜糖
      - 黒砂糖
      - てんさい含蜜糖
    - 分蜜糖
      - ざらめ糖―グラニュー糖，白ざら糖，中ざら糖
      - 車糖―上白糖，三温糖
      - 加工糖―氷砂糖，角砂糖，粉糖など
      - 液糖
  - でん粉糖類
    - 粉あめ
    - 水あめ―酵素糖化，酸糖化
    - ぶどう糖―全糖，含水結晶，無水結晶
    - 果糖
    - 異性化液糖―ぶどう糖果糖液糖など
    - 還元麦芽糖
    - 還元水あめ
  - その他
    - 黒蜜
    - はちみつ
    - メープルシロップ

砂糖の原料となる植物

▶テンサイ

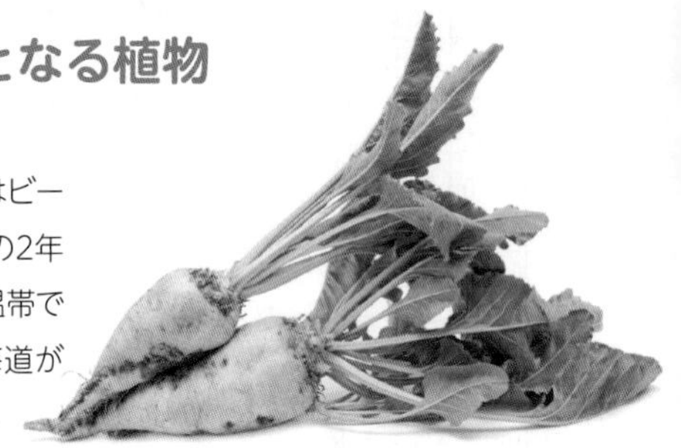

サトウダイコン，またはビートとも呼ばれるアカザ科の2年生植物。比較的冷涼な温帯で栽培され，日本では北海道が産地。糖分 14 ～ 17%。

▶サトウキビ

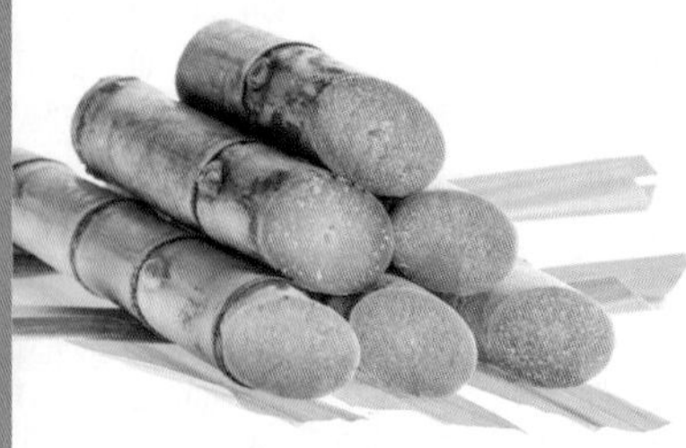

カンショ，またはカンシャとも呼ばれるイネ科の多年生植物。高温多湿の熱帯，亜熱帯に育ち，日本では鹿児島県と沖縄県が産地。

▶サトウカエデ(メープル)

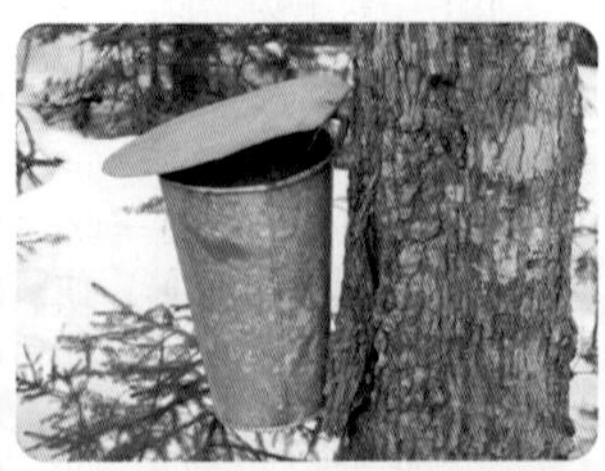

カナダからアメリカ北東部に産するカエデ科の落葉高木。写真のようにして採取した樹液を煮詰めてメープルシロップや，メープルシュガーをつくる。

砂糖の用途別消費量

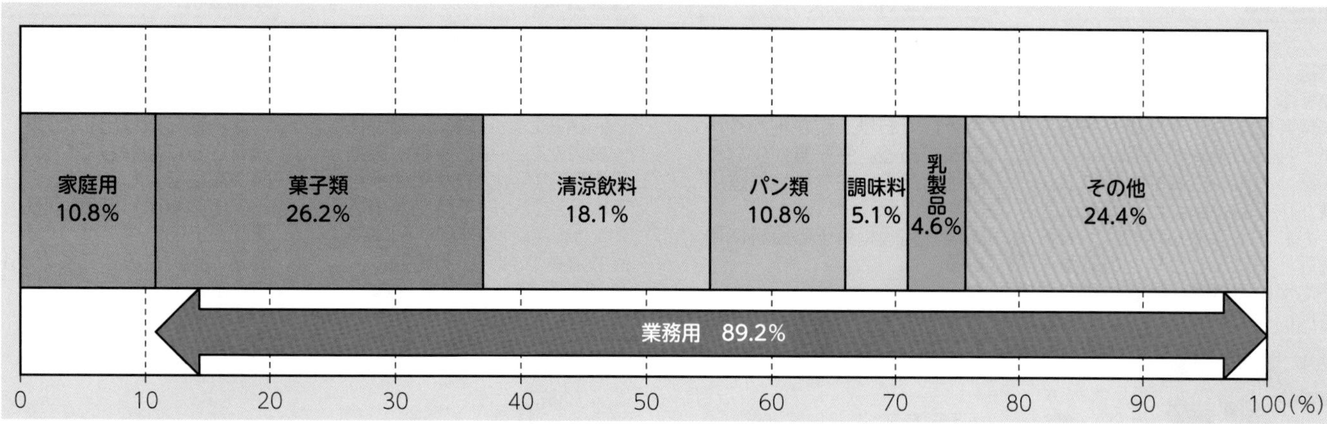

(精糖工業会統計資料による)

砂糖の特性と調理例

防腐・保存効果

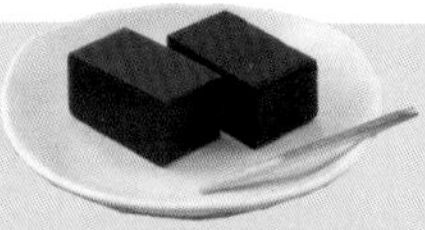

◆砂糖の濃度が高い溶液は水分活性が低くなり，細菌・微生物の繁殖を抑制する。

例ジャム，ようかん，きんとん，砂糖漬など。

でん粉の老化抑制作用

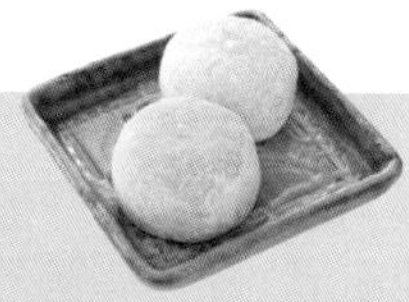

◆でん粉類は，砂糖と共存すると脱水され，β化が遅れるため，老化が抑制される。

例だいふくもち，ぎゅうひなど。

油脂の酸化防止作用

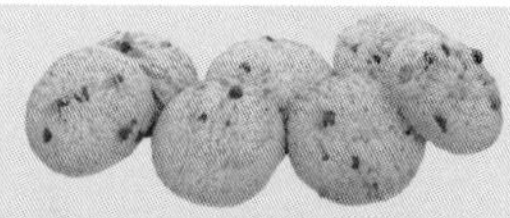

◆砂糖の濃度が高い溶液には，酸素が溶けこみにくく，脂肪の酸化を抑制する。

例バターケーキ，クッキーなど。

イーストの発酵助長効果

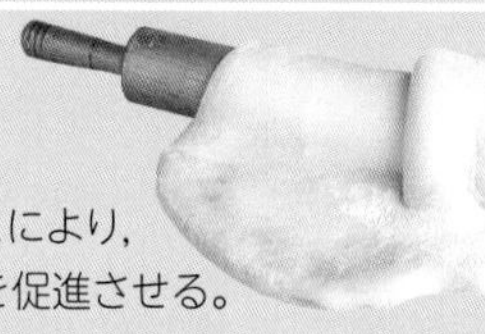

◆砂糖を加えることにより，イーストの発酵を促進させる。

例パン生地など。

ペクチンのゼリー化

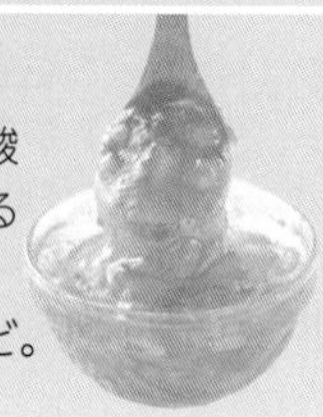

◆果実中のペクチンと有機酸は，砂糖と一緒に加熱するとゲル化する。

例ジャム，マーマレードなど。

加熱による状態の変化

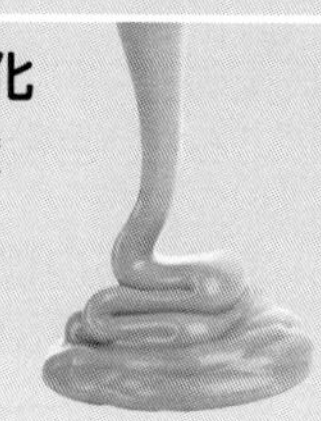

◆砂糖は加熱すると，温度により状態が変わる。

例温度によって，キャラメル，タッフィーなど。

砂糖の加熱による状態変化

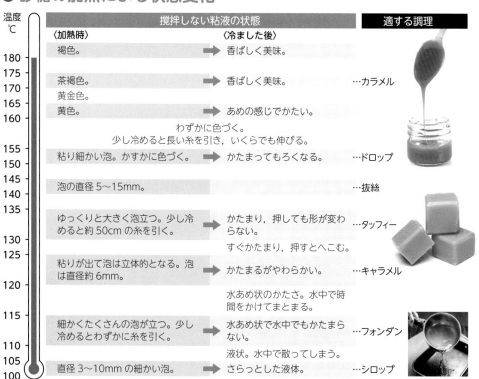

温度 ℃：180 175 170 165 160 155 150 145 140 135 130 125 120 115 110 105 100

攪拌しない粘液の状態〈加熱時〉	〈冷ました後〉	適する調理
褐色。	香ばしく美味。	
茶褐色。	香ばしく美味。	…カラメル
黄金色。		
黄色。	あめの感じでかたい。	
わずかに色づく。少し冷めると長い糸を引き，いくらでも伸びる。		
粘り細かい泡。かすかに色づく。	かたまってもろくなる。	…ドロップ
泡の直径 5～15mm。		…抜絲
ゆっくりと大きく泡立つ。少し冷めると約 50cm の糸を引く。	かたまり，押しても形が変わらない。	…タッフィー
	すぐかたまり，押すとへこむ。	
粘りが出て泡は立体的となる。泡は直径約 6mm。	かたまるがやわらかい。	…キャラメル
	水あめ状のかたさ。水中で時間をかけてまとまる。	
細かくたくさんの泡が立つ。少し冷めるとわずかに糸を引く。	水あめ状で水中でもかたまらない。	…フォンダン
	液状。水中で散ってしまう。	
直径 3～10mm の細かい泡。	さらっとした液体。	…シロップ

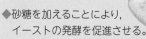

砂糖とはちみつの保存方法

▶**砂糖**…通常販売されている砂糖の入っているポリ袋は，通気性がある。

- においの強い食べ物のそばに置くと，においが移ってしまうので，冷蔵庫の中やレンジのまわりを避ける。
- 湿気を吸収したり逆に水分が蒸発したりすると砂糖がかたまってしまうので，ふたのついた缶や，密閉容器に入れる。

▶**はちみつ**…密閉容器に入れ，長期間保存する場合は，冷暗所で保存する。

白く結晶しても，品質に問題はない。45～60℃で湯煎すれば，もとの状態に戻る。

黒砂糖

Brown sugar lump

特徴　サトウキビのしぼり汁からつくる。黒または褐色。未精製のため，不純物が多いが，独特の風味がある。
栄養　カルシウムやカリウム，鉄が比較的多い。ビタミンB_1，B_2もわずかながら含む。
調理　かりんとうなどの駄菓子に用いるほか，風味付けにも用いる。

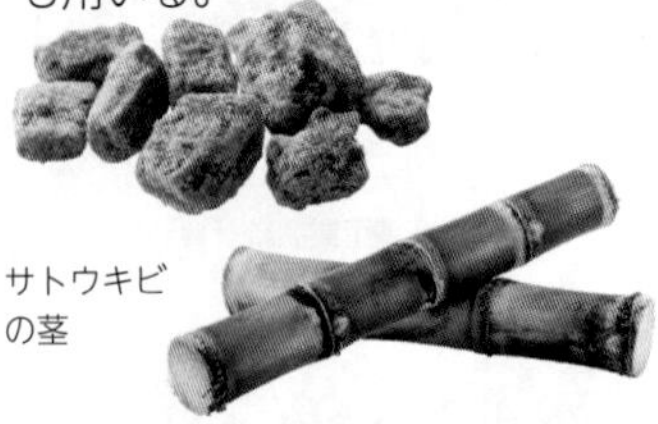

サトウキビの茎

和三盆糖

Wasanbonto

特徴　サトウキビのしぼり汁を精製してつくる。あわい黄色をしており，粒が細かく，風味がある。生産量が少なく，高価である。主な産地は香川県や徳島県。
調理　高級和菓子の原料に用いる。

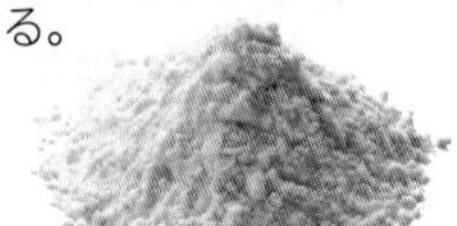

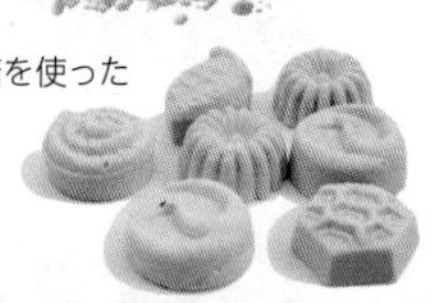

和三盆糖を使った干菓子

上白糖

White

特徴　サトウキビやテンサイのしぼり汁から糖分を取り出し，精製したものに，湿潤性保持のため，ぶどう糖と果糖の混合物（転化糖）が加えられている。真っ白で結晶が小さく，水に溶けやすい。日本で最も消費されている糖類。
調理　煮物，すき焼きなど様々な料理に使われる。ケーキなどの菓子にも向く。

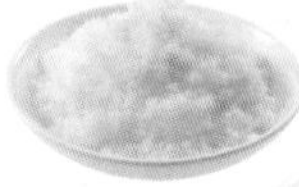

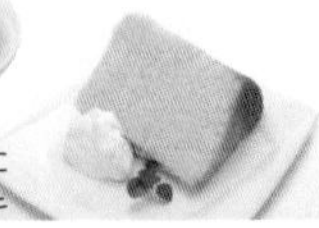

上白糖を使ったシフォンケーキ

※テンサイとは，さとうだいこん（ビート）のこと。

三温糖

Yellow

特徴　サトウキビやテンサイのしぼり汁から上白糖やグラニュー糖を取り出した残りの液をさらに加熱してつくる。薄い褐色で，しっとりしている。上白糖より純度は低いが，風味がある。
調理　強い甘みとこくがあり，つくだ煮や煮物に向く。

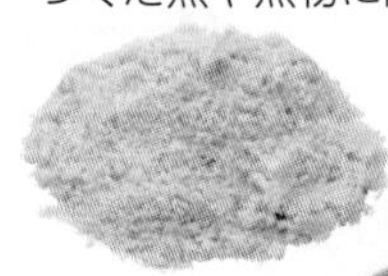

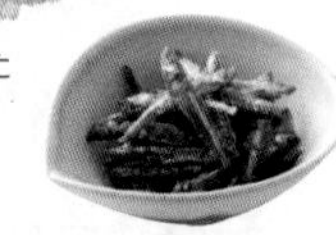

三温糖を使ったつくだ煮

食品番号	食品名（可食部100g当たり）	廃棄率	エネルギー	エネルギー	水分	たんぱく質：アミノ酸組成によるたんぱく質	たんぱく質：たんぱく質	脂質：脂肪酸のトリアシルグリセロール当量	脂質：コレステロール	脂質：脂質	炭水化物：利用可能炭水化物（単糖当量）	炭水化物：利用可能炭水化物（質量計）	炭水化物：差引き法による利用可能炭水化物	炭水化物：食物繊維総量	炭水化物：糖アルコール	炭水化物：炭水化物	有機酸	灰分	無機質：ナトリウム	無機質：カリウム	無機質：カルシウム	無機質：マグネシウム	無機質：リン	無機質：鉄	無機質：亜鉛	無機質：銅	無機質：マンガン	無機質：ヨウ素	無機質：セレン
		%	kJ	kcal	g	g	g	g	mg	g	g	g	g	g	g	g	g	g	mg	mg	mg	mg	mg	mg	mg	mg	mg	μg	μg
	（砂糖類）																												
03001	黒砂糖	0	1504	**352**	4.4	**0.7**	1.7	-	(0)	Tr	**93.2***	88.9	91.3	(0)	-	90.3	-	3.6	27	1100	**240**	31	31	**4.7**	0.5	0.24	0.93	15	4
03030	てんさい含蜜糖	0	1517	**357**	2.0	-	0.9	-	-	Tr	**89.7***	85.4	88.7	8.3	0	96.9	-	0.1	48	27	**Tr**	0	1	**0.1**	Tr	Tr	Tr	0	0
03002	和三盆糖	0	1675	**393**	0.3	-	0.2	-	(0)	Tr	(104.5)*	(99.6)	99.0	(0)	-	99.0	-	0.5	1	140	**27**	17	13	**0.7**	0.2	0.07	0.30	0	0
03003	車糖　上白糖	0	1667	**391**	0.7	-	(0)	-	(0)	(0)	**104.2***	99.3	99.3	(0)	-	99.3	-	0	1	2	**1**	Tr	Tr	**Tr**	0	0.01	0	0	0
03004	三温糖	0	1662	**390**	0.9	-	Tr	-	(0)	(0)	**103.9***	99.0	99.0	(0)	-	99.0	-	0.1	7	13	**6**	2	Tr	**0.1**	Tr	0.07	0.01	0	0
03005	ざらめ糖　グラニュー糖	0	1679	**394**	Tr	-	(0)	-	(0)	(0)	(104.9)*	(99.9)	100	(0)	0	100	-	0	Tr	Tr	**Tr**	0	(0)	**Tr**	Tr	0	0	0	0
03006	白ざら糖	0	1678	**393**	Tr	-	(0)	-	(0)	(0)	(104.9)*	(99.9)	100	(0)	-	100	-	0	Tr	Tr	**0**	0	(0)	**Tr**	0	0	-	-	-
03007	中ざら糖	0	1677	**393**	Tr	-	(0)	-	(0)	(0)	(104.8)*	(99.9)	100	(0)	-	100	-	Tr	2	1	**Tr**	Tr	Tr	**0.1**	Tr	0.02	-	-	-
03008	加工糖　角砂糖	0	1679	**394**	Tr	-	(0)	-	(0)	(0)	(104.9)*	(99.9)	100	(0)	-	100	-	0	Tr	Tr	**Tr**	0	(0)	**0.1**	0	0.01	-	-	-
03009	氷砂糖	0	1679	**394**	Tr	-	(0)	-	(0)	(0)	(104.9)*	(99.9)	100	(0)	-	100	-	0	Tr	Tr	**Tr**	Tr	(0)	**0.1**	Tr	0	-	-	-
03010	コーヒーシュガー	0	1680	**394**	0.1	-	0.1	-	(0)	(0)	**104.9***	99.9	99.8	(0)	-	99.8	-	Tr	2	Tr	**1**	Tr	Tr	**0.2**	1.2	0.01	-	-	-
03011	粉糖	0	1675	**393**	0.3	-	(0)	-	(0)	(0)	(104.7)*	(99.7)	99.7	(0)	-	99.7	-	0	1	1	**Tr**	Tr	0	**0.2**	0	0	-	-	-
03012	液糖　しょ糖型液糖	0	1141	**267**	32.1	-	(0)	-	(0)	(0)	(71.3)*	(67.9)	67.9	(0)	-	67.9	-	Tr	Tr	Tr	**Tr**	Tr	0	**Tr**	0	0.01	-	-	-
03013	転化型液糖	0	1256	**294**	23.4	-	(0)	-	(0)	(0)	(78.5)*	(76.6)	76.6	(0)	-	76.6	-	Tr	4	Tr	**Tr**	Tr	Tr	**Tr**	0	Tr	-	-	-
03014	氷糖みつ	0	1163	**274**	31.5	-	0.2	-	(0)	(0)	-	-	**68.2***	(0)	-	68.2	-	0.1	10	Tr	**Tr**	Tr	Tr	**0.7**	0.1	0	-	-	-
	（でん粉糖類）																												
03031	還元麦芽糖	0	873	**208**	0	-	0	-	-	Tr	**(0)***	(0)	0.7	0.3	98.9	100	0	0	0	Tr	**Tr**	0	0	**Tr**	0	Tr	0	0	0
03032	還元水あめ	0	882	**210**	30.1	-	0	-	-	Tr	20.3†	18.5†	-	14.0†	(69.9)	69.9	0	0	0	Tr	**Tr**	0	1	**0**	0	Tr	0	0	0
03015	粉あめ	0	1694	**397**	3.0	-	(0)	-	(0)	(0)	**105.9***	97.0	97.0	(0)	-	97.0	-	0	Tr	Tr	**Tr**	0	1	**0.1**	0	Tr	0	-	-
03024	水あめ　酵素糖化	0	1461	**342**	15.0	-	(0)	-	(0)	(0)	**91.3***	85.0	85.0	(0)	-	85.0	-	Tr	Tr	0	**Tr**	0	1	**0.1**	0	Tr	0.01	0	0
03025	酸糖化	0	1456	**341**	15.0	-	(0)	-	(0)	(0)	**91.0***	85.0	85.0	(0)	-	85.0	-	Tr	Tr	0	**Tr**	0	1	**0.1**	0	Tr	0.01	0	0
03017	ぶどう糖　全糖	0	1460	**342**	9.0	-	(0)	-	(0)	(0)	(91.3)*	(91.0)	91.0	(0)	-	91.0	-	0	Tr	Tr	**Tr**	0	1	**0.1**	0	Tr	0	-	-
03018	含水結晶	0	1461	**342**	8.7	-	(0)	-	(0)	(0)	(91.3)*	(91.3)	91.3	(0)	-	91.3	-	0	Tr	Tr	**Tr**	0	Tr	**0.1**	Tr	0.01	0	-	-
03019	無水結晶	0	1595	**374**	0.3	-	(0)	-	(0)	(0)	(99.7)*	(99.7)	99.7	(0)	-	99.7	-	0	Tr	Tr	**Tr**	0	Tr	**0.1**	0	Tr	0	-	-
03020	果糖	0	1598	**375**	0.1	-	(0)	-	(0)	(0)	(99.9)*	(99.9)	99.9	(0)	-	99.9	-	0	Tr	Tr	**Tr**	Tr	0	**Tr**	0	Tr	0	-	-
03026	異性化液糖　ぶどう糖果糖液糖	0	1208	**283**	25.0	-	0	-	(0)	0	**75.5***	75.0	75.0	(0)	-	75.0	-	Tr	Tr	Tr	**Tr**	0	1	**0.1**	0	Tr	0	0	0
03027	果糖ぶどう糖液糖	0	1208	**283**	25.0	-	0	-	(0)	0	**75.5***	75.0	75.0	(0)	-	75.0	-	Tr	Tr	Tr	**Tr**	0	1	**0.1**	0	Tr	0	0	0
03028	高果糖液糖	0	1205	**282**	25.0	-	0	-	(0)	0	**75.3***	75.0	75.0	(0)	-	75.0	-	Tr	Tr	Tr	**Tr**	0	1	**0.1**	0	Tr	0	0	0
	（その他）																												
03029	黒蜜	0	851	**199**	46.5	-	1.0	-	0	0	(52.2)*	(49.7)	50.5	0	-	50.5	-	2.0	15	620	**140**	17	17	**2.6**	0.3	0.14	-	8	2
03022	はちみつ	0	1397	**329**	17.6	**(0.2)**	0.3	-	(0)	Tr	75.3	75.2	**81.7***	(0)	-	81.9	0.3	0.1	2	65	**4**	2	5	**0.2**	0.1	0.04	0.21	Tr	0
03033	国産品	0	1392	**328**	18.1	**0**	0.1	-	-	Tr	69.3	69.2	**81.4***	-	-	81.7	0.3	Tr	1	23	**2**	1	3	**0.1**	Tr	0.01	0.09	0	0
03023	メープルシロップ	0	1129	**266**	33.0	-	0.1	-	(0)	0	-	-	**66.3***	(0)	-	66.3	-	0.6	1	230	**75**	18	1	**0.4**	1.5	0.01	2.01	4	0

水あめ（水飴）
Glucose syrup

特徴　でん粉を分解してつくる。液体で粘りけがある。甘味度は砂糖の半分以下。乾燥させ粉末にしたものが粉あめ。
調理　つくだ煮などのこく出しや菓子の照り出しに用いる他，あめの原料になる。

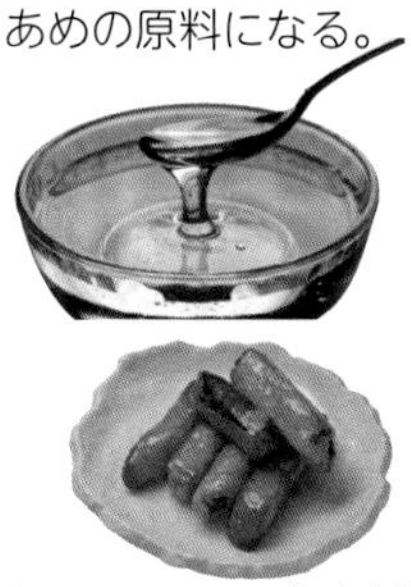

水あめでコーティングした大学いも

黒蜜
Brown sugar syrup

特徴　サトウキビのしぼり汁を煮詰めたもの，または黒砂糖を水に溶かして煮詰めたもの。黒砂糖の風味があり，とろみがある。
調理　あんみつ，わらびもちやくずきりなどの和菓子に使われる。

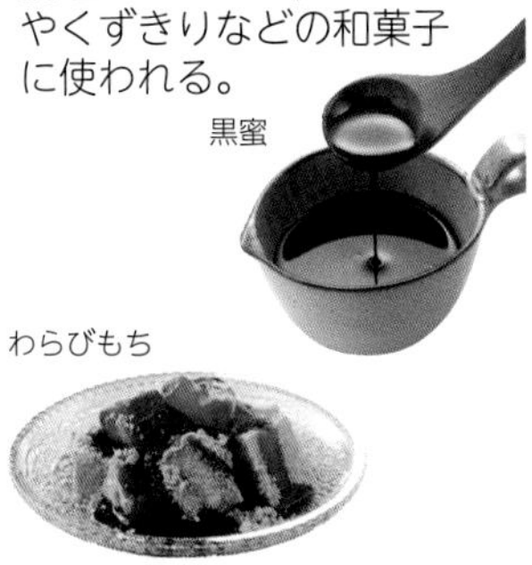

黒蜜

わらびもち

はちみつ（蜂蜜）
Honey

特徴　ミツバチが蓄えた花の蜜を精製したもの。採蜜した花の種類によって成分や色，香りなどが異なる。
栄養　主成分は果糖とぶどう糖。整腸作用のあるオリゴ糖を含む。また，鉄もわずかながら含む。
調理　飲料，果実やナッツのはちみつ漬，菓子の材料に用いる。照り焼や煮物などの料理にも使う。

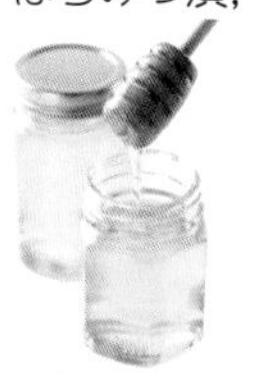

アカシアのはちみつ

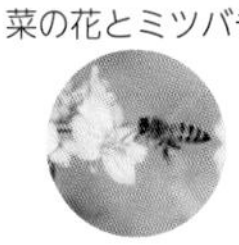

菜の花とミツバチ

メープルシロップ
Maple syrup

特徴　カエデ（サトウカエデやイタヤカエデ）の樹液を煮詰めたもの。別名「かえで糖」。特有の芳香があり，風味がよく，まろやかな甘さ。エネルギーは砂糖の約３分の２。
栄養　カルシウムやカリウムが比較的多い。
調理　菓子の材料に使う他，煮物などにも用いる。

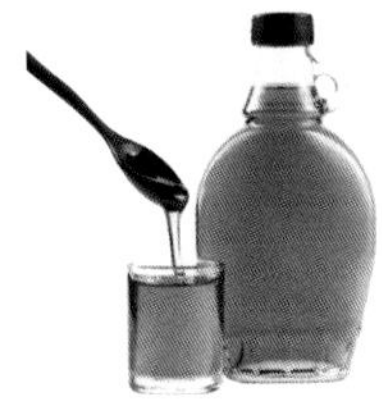

クロム	モリブデン	ビタミンA レチノール	カロテン α	カロテン β	β-クリプトキサンチン	β-カロテン当量	レチノール活性当量	D	E トコフェロール α	β	γ	δ	K	B1	B2	ナイアシン	ナイアシン当量	B6	B12	葉酸	パントテン酸	ビオチン	C	アルコール	食塩相当量	見当	備考
µg	µg	µg	µg	µg	µg	µg	µg	µg	mg	mg	mg	mg	µg	mg	mg	mg	mg	mg	µg	µg	mg	µg	mg	g	g		▲…食物繊維：AOAC2011.25法
13	9	(0)	0	13	0	13	1	(0)	(0)	(0)	(0)	(0)	(0)	0.05	0.07	0.8	0.9	0.72	(0)	10	1.39	34.0	(0)	-	0.1	大1=20g	別名：黒糖
0	0	-	-	-	-	-	-	-	-	-	-	-	-	0	0	0.2	0.3	0.01	-	1	0	Tr	-	-	0.1		▲
2	Tr	(0)	0	Tr	0	Tr	0	(0)	(0)	(0)	(0)	(0)	(0)	0.01	0.03	Tr	Tr	0.08	(0)	2	0.37	0.9	(0)	-	0		
0	0	(0)	-	-	-	(0)	(0)	(0)	(0)	(0)	(0)	(0)	(0)	(0)	(0)	(0)	0	(0)	(0)	(0)	(0)	0.1	(0)	-	0	小1=3g 大1=9g 1C=130g	別名：ソフトシュガー （100g：154mL，100mL：65g）
Tr	0	(0)	-	-	-	(0)	(0)	(0)	(0)	(0)	(0)	(0)	(0)	Tr	0.01	Tr	0	(0)	(0)	(0)	(0)	0.3	(0)	-	0		別名：ソフトシュガー （100g：159mL，100mL：63g）
0	0	(0)	-	-	-	(0)	(0)	(0)	(0)	(0)	(0)	(0)	(0)	(0)	(0)	(0)	0	(0)	(0)	(0)	(0)	0.1	(0)	-	0	小1=4g 大1=12g 1C=180g	別名：ハードシュガー （100g：111mL，100mL：90g）
-	-	(0)	-	-	-	(0)	(0)	(0)	(0)	(0)	(0)	(0)	(0)	(0)	(0)	(0)	0	(0)	(0)	(0)	(0)	-	(0)	-	0		別名：上ざら糖 （100g：100mL，100mL：100g）
-	-	(0)	-	-	-	(0)	(0)	(0)	(0)	(0)	(0)	(0)	(0)	(0)	(0)	(0)	0	(0)	(0)	(0)	(0)	-	(0)	-	0		別名：黄ざら糖
-	-	(0)	-	-	-	(0)	(0)	(0)	(0)	(0)	(0)	(0)	(0)	(0)	(0)	(0)	0	(0)	(0)	(0)	(0)	-	(0)	-	0	1個=5g	
-	-	(0)	-	-	-	(0)	(0)	(0)	(0)	(0)	(0)	(0)	(0)	(0)	(0)	(0)	0	(0)	(0)	(0)	(0)	-	(0)	-	0		別名：氷糖
-	-	(0)	-	-	-	(0)	(0)	(0)	(0)	(0)	(0)	(0)	(0)	(0)	(0)	(0)	(Tr)	(0)	(0)	(0)	(0)	-	(0)	-	0		
-	-	(0)	-	-	-	(0)	(0)	(0)	(0)	(0)	(0)	(0)	(0)	(0)	(0)	(0)	0	(0)	(0)	(0)	(0)	-	(0)	-	0		別名：粉砂糖。か（顆）粒糖を含む （100g：257mL，100mL：39g）
-	-	(0)	-	-	-	(0)	(0)	(0)	(0)	(0)	(0)	(0)	(0)	(0)	(0)	(0)	0	(0)	(0)	(0)	(0)	-	(0)	-	0		しょ糖：67.8g
-	-	(0)	-	-	-	(0)	(0)	(0)	(0)	(0)	(0)	(0)	(0)	(0)	(0)	(0)	0	(0)	(0)	(0)	(0)	-	(0)	-	0		しょ糖：38.6g
-	-	(0)	-	-	-	(0)	(0)	(0)	(0)	(0)	(0)	(0)	(0)	0.01	0.02	0.1	0.1	(0)	(0)	(0)	(0)	-	(0)	-	0		しょ糖：63.3g
0	0	-	-	-	-	-	-	-	-	-	-	-	-	0	0	0	0	0	-	Tr	Tr	0	-	-	0		別名：マルチトール▲
0	0	-	-	-	-	-	-	-	-	-	-	-	-	0	0	0	0	0	-	0	0	0	-	-	0		▲ †は規定法による測定値
-	-	(0)	-	-	-	(0)	(0)	(0)	(0)	(0)	(0)	(0)	(0)	(0)	(0)	(0)	0	(0)	(0)	(0)	(0)	-	(0)	-	0		
0	0	(0)	(0)	(0)	(0)	(0)	(0)	(0)	(0)	(0)	(0)	(0)	(0)	(0)	(0)	(0)	0	(0)	(0)	(0)	(0)	0	(0)	-	0	小1=7g 大1=21g	（100g：71mL，100mL：140g）
0	0	(0)	(0)	(0)	(0)	(0)	(0)	(0)	(0)	(0)	(0)	(0)	(0)	(0)	(0)	(0)	0	(0)	(0)	(0)	(0)	0	(0)	-	0		（100g：71mL，100mL：140g）
-	-	(0)	-	-	-	(0)	(0)	(0)	(0)	(0)	(0)	(0)	(0)	(0)	(0)	(0)	0	(0)	(0)	(0)	(0)	-	(0)	-	0		
-	-	(0)	-	-	-	(0)	(0)	(0)	(0)	(0)	(0)	(0)	(0)	(0)	(0)	(0)	0	(0)	(0)	(0)	(0)	-	(0)	-	0		
-	-	(0)	-	-	-	(0)	(0)	(0)	(0)	(0)	(0)	(0)	(0)	(0)	(0)	(0)	0	(0)	(0)	(0)	(0)	-	(0)	-	0	1C=120g	
-	-	(0)	-	-	-	(0)	(0)	(0)	(0)	(0)	(0)	(0)	(0)	(0)	(0)	(0)	0	(0)	(0)	(0)	(0)	-	(0)	-	0		
0	0	0	(0)	(0)	(0)	(0)	(0)	(0)	(0)	(0)	(0)	(0)	(0)	0	0	0	0	(0)	(0)	(0)	(0)	0	0	-	0		果糖含有率50%未満のもの
0	0	0	(0)	(0)	(0)	(0)	(0)	(0)	(0)	(0)	(0)	(0)	(0)	0	0	0	0	(0)	(0)	(0)	(0)	0	0	-	0		果糖含有率50%以上90%未満のもの
0	0	0	(0)	(0)	(0)	(0)	(0)	(0)	(0)	(0)	(0)	(0)	(0)	0	0	0	0	(0)	(0)	(0)	(0)	0	0	-	0		果糖含有率90%以上のもの
7	5	0	-	-	-	0	0	0	0	0	0	0	0	0.03	0.04	0.5	0.6	0.41	0	6	0.78	19.0	0	-	0		（100g：73mL，100mL：138g）
1	0	(0)	0	1	0	1	0	(0)	0	0	0	0	0	Tr	0.01	0.3	(0.4)	0.02	0	7	0.12	0.4	0	-	0	小1=7g 大1=21g	（100g：71mL，100mL：140g）
0	0	-	0	Tr	0	Tr	0	-	-	-	-	-	-	Tr	Tr	0.1	0.1	0.03	-	Tr	0.04	0.2	-	-	0		
5	2	(0)	0	0	0	0	(0)	(0)	(0)	(0)	(0)	(0)	(0)	Tr	0.02	Tr	Tr	Tr	(0)	1	0.13	0.1	(0)	-	0		別名：かえで糖 （100g：76mL，100mL：132g）

4

Pulses

豆類

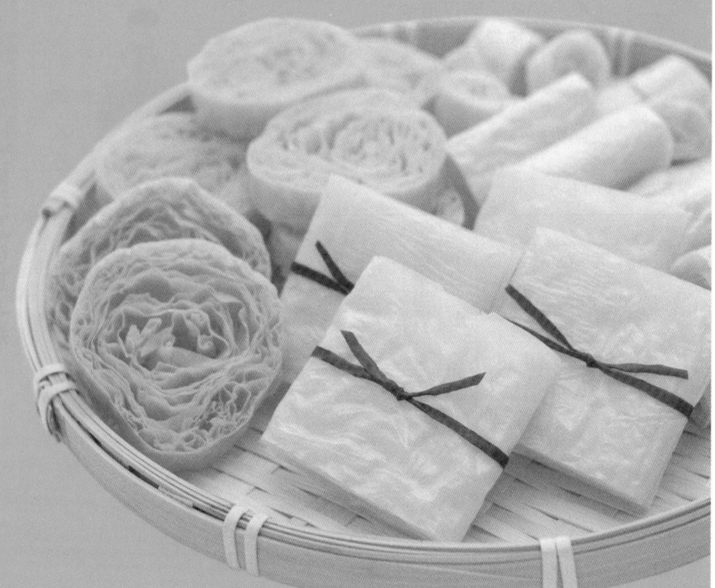

豆類とは

豆類はマメ科植物の完熟した種子のうち，食用となるもの及びそれを加工したもので，若い未熟なさやや種子を食用とするえだまめ，さやいんげん，さやえんどう，そらまめなどは野菜類としている。豆類は米，麦，きび，あわと並び，古くから五穀の一つとして数えられ，その栽培は古く，大豆は紀元前に，既に日本に渡ってきている。乾燥させた豆は，貯蔵できるので保存食としての役割も果たしてきた。これから植物として育とうとするために，小さな一粒にたくさんの栄養を含んでいるのが特徴である。

豆類の栄養成分

豆類は，たんぱく質と炭水化物が多く，脂質が少ないものと，脂質とたんぱく質が多く，炭水化物が少ないものがある。たんぱく質のアミノ酸成分は必須アミノ酸に富み，動物性たんぱく質の過剰摂取が心配される現代人のよい植物性たんぱく質源となりうる。食物繊維の多さは，種類によっては藻類と並ぶ。また，無機質に富み，カリウム，リンが多く，カルシウムや鉄も比較的多い。炭水化物をエネルギーに変えるはたらきをもつビタミン B_1，脂質をエネルギーに変えるビタミン B_2 なども含んでいる。

豆類の種類

たんぱく質と炭水化物が多く，脂質が少ないもの

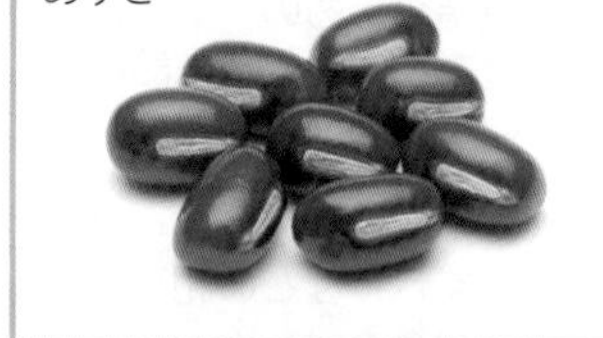
あずき

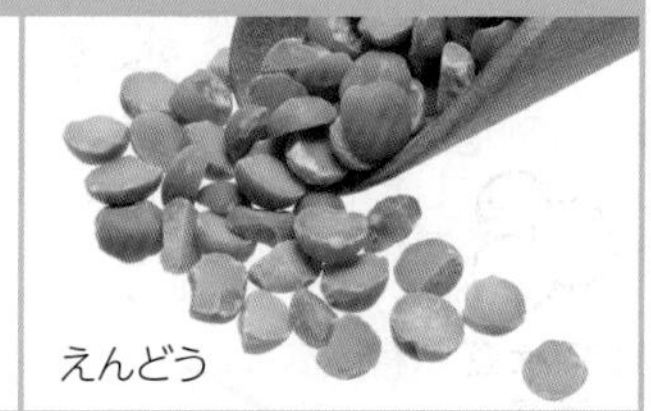
えんどう

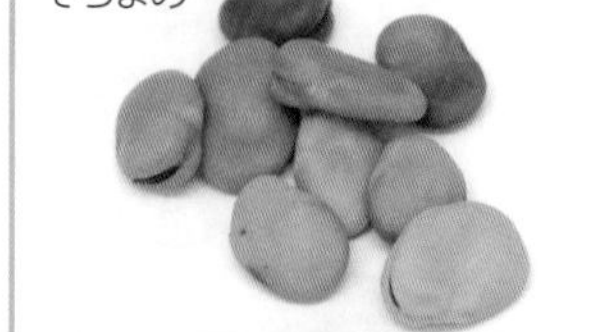
そらまめ

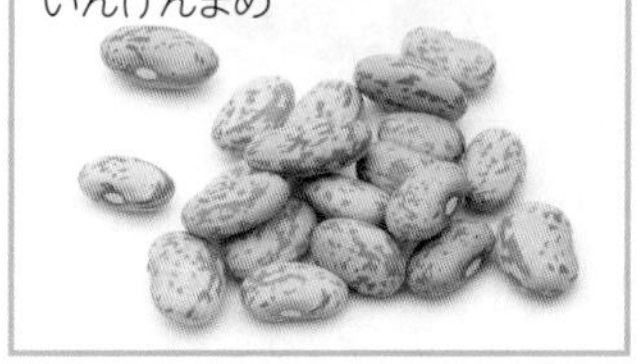
いんげんまめ

脂質とたんぱく質が多く，炭水化物が少ないもの

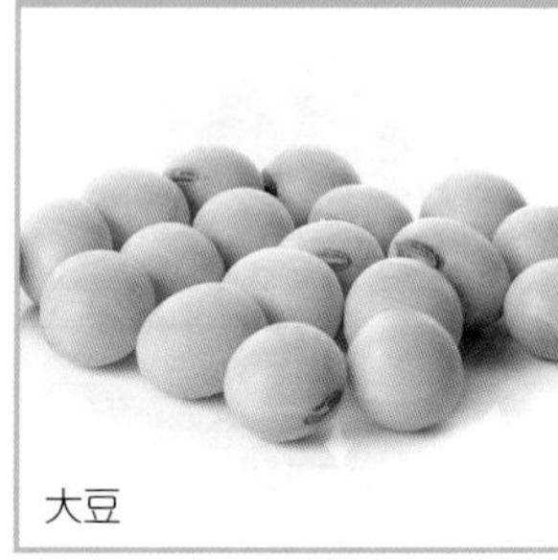
大豆

大豆に期待される生活習慣病予防効果

大豆は動脈硬化，高血圧，糖尿病などの生活習慣病の予防効果が期待されると，近年脚光を浴びている。

大豆たんぱく質
血中コレステロールを下げ，血管をしなやかにし，動脈硬化を予防。また，血圧を下げるはたらきもある。
→ 動脈硬化予防 血圧降下

食物繊維
便のかさを増し，発ガン物質を排出させる。
→ 抗ガン 糖尿病予防

脂質
リノール酸：コレステロール値を下げる効果があり，動脈硬化を予防。
レシチン（ホスファチジルコリン）：コレステロールを洗い流し，動脈硬化を防止。記憶力，集中力増加。
→ 動脈硬化予防 記憶力増加

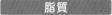

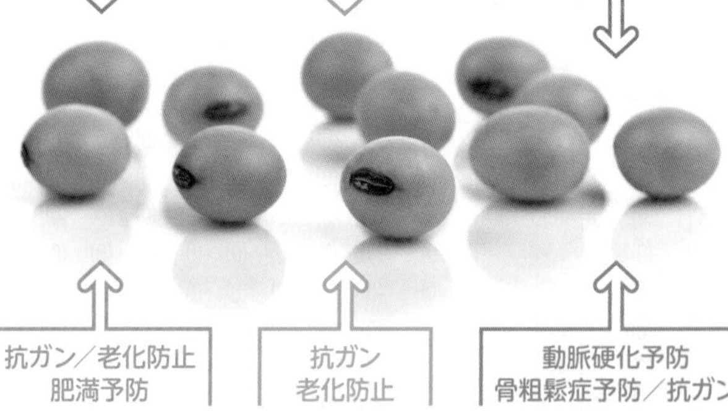

抗ガン／老化防止 肥満予防 ←
大豆サポニン
ガンや老化の原因となる過酸化脂質を排除。脂質の代謝を促進し，肥満を予防。

抗ガン 老化防止 ←
オリゴ糖
腸内善玉菌を増やし，発ガン物質を排除。

動脈硬化予防 骨粗鬆症予防／抗ガン ←
大豆イソフラボン
コレステロールの酸化を防ぎ，動脈硬化を予防。カルシウムの流出を防ぎ，骨粗鬆症を予防。抗酸化作用による抗ガン効果。

大豆の加工品

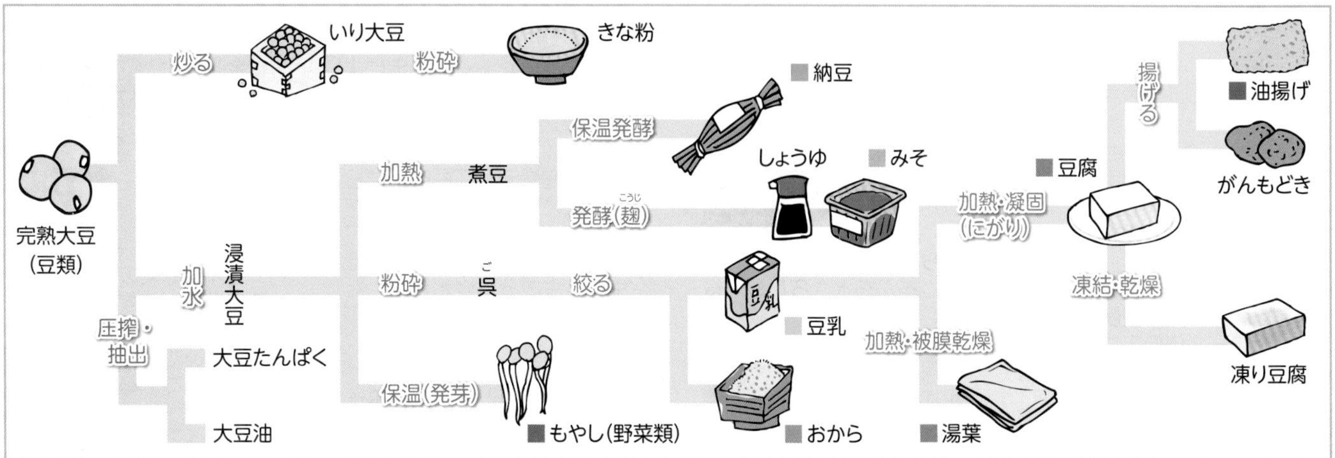

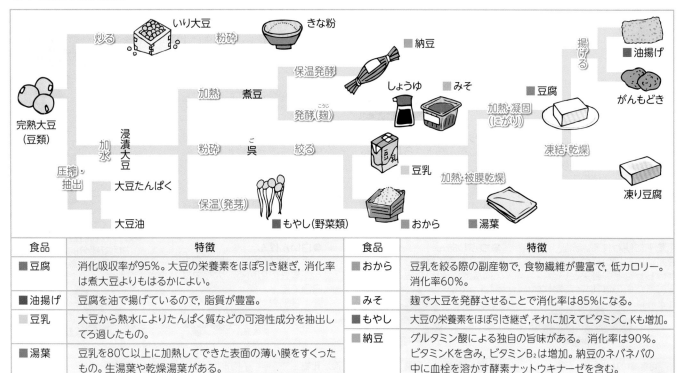

食品	特徴	食品	特徴
■豆腐	消化吸収率が95%。大豆の栄養素をほぼ引き継ぎ，消化率は煮大豆よりもはるかによい。	■おから	豆乳を絞る際の副産物で，食物繊維が豊富で，低カロリー。消化率60%。
■油揚げ	豆腐を油で揚げているので，脂質が豊富。	■みそ	麹で大豆を発酵させることで消化率は85%になる。
■豆乳	大豆から熱水によりたんぱく質などの可溶性成分を抽出してろ過したもの。	■もやし	大豆の栄養素をほぼ引き継ぎ，それに加えてビタミンC，Kも増加。
■湯葉	豆乳を80℃以上に加熱してできた表面の薄い膜をすくったもの。生湯葉や乾燥湯葉がある。	■納豆	グルタミン酸による独自の旨味がある。消化率は90%。ビタミンKを含み，ビタミンB_2は増加。納豆のネバネバの中に血栓を溶かす酵素ナットウキナーゼを含む。

豆類の自給率の変化

(農林水産省「令和２年度食料需給表」による)

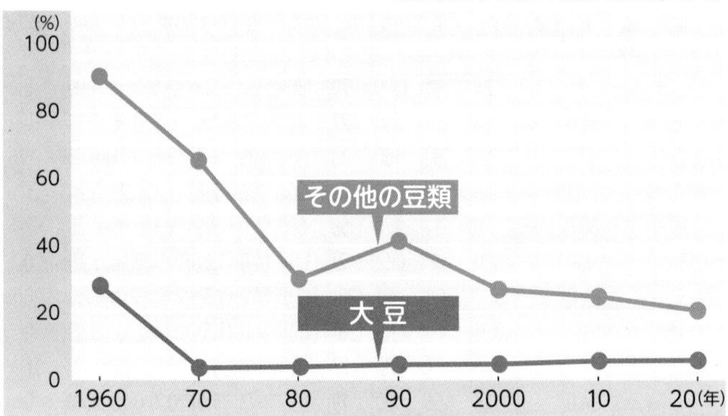

大豆の国内消費内訳

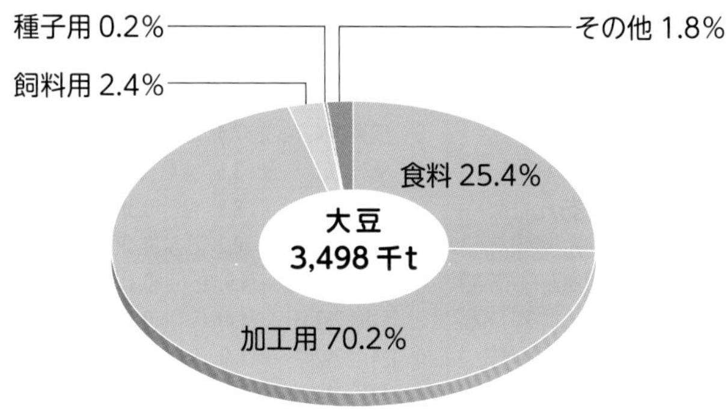

(農林水産省「令和２年度食料需給表」による)

豆類の選び方と 保存方法

■**選び方**…実が充実していて形がよく，皮に張りがあり，つやのあるものがよい。虫食いや，割れたものが少なく，色が均一で粒のそろっているものを選ぶ。

■**保存方法**…乾燥させてあっても豆は生きているので，高温多湿な場所に置くと，発芽して風味が落ちることがある。密閉して冷暗所か冷蔵庫で保存し，１年以内に使い切る。

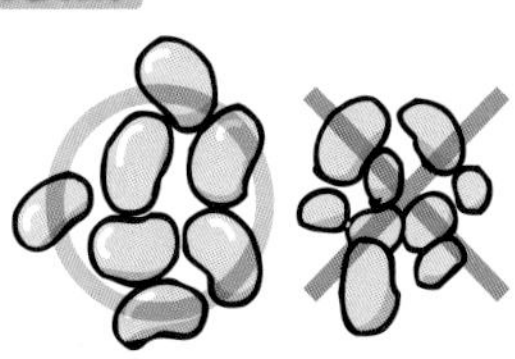

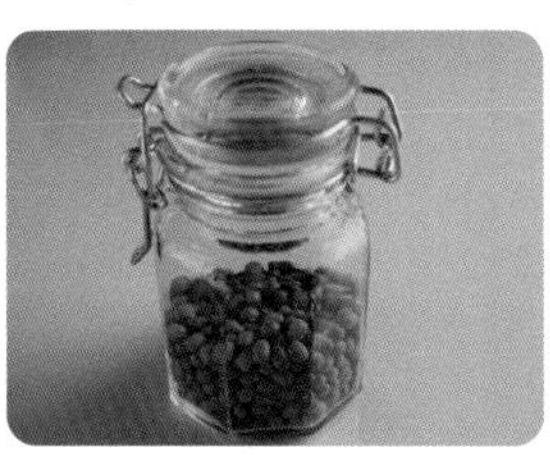

密閉容器に入れた豆

▶**納豆**…納豆菌が生きているので10℃以下で保存する。

▶**油揚げ**…端のかたくなったものは避ける。保存は冷蔵庫で。

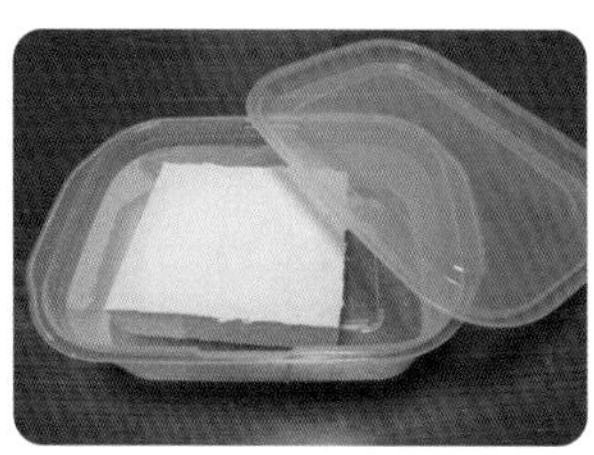

水に入れた豆腐

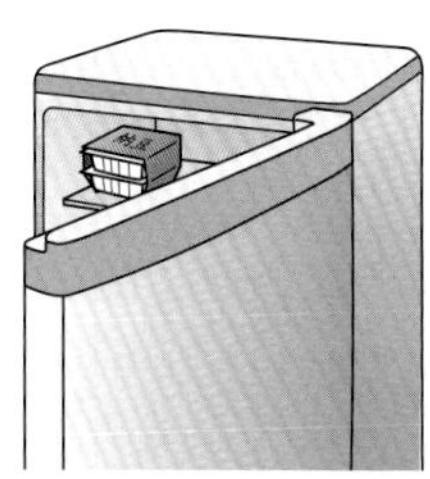

▶**豆腐**…色が白くてつやがあり，形のくずれていないものがよい。保存するときは，ときどき水を替えて冷蔵庫に入れ，2〜3日以内に使い切る。

あずき(小豆)

Adzuki beans

特徴　大豆よりやや小さく，紅色の品種が多い。古来から祝い事に欠かせない食品とされてきた。国内の主な産地は北海道。中国，カナダ，アメリカからの輸入も多い。
栄養　主成分は炭水化物，たんぱく質。ビタミンB_1，カルシウム，カリウム，食物繊維に富む。利尿作用，整腸作用，コレステロール値低下に効果のあるサポニンを含む。種皮にアントシアニンを含む。
調理　あんとして，まんじゅうやしるこ，ぜんざいなど，和菓子に使われる。赤飯，小豆がゆにも用いられる。また，かぼちゃなどの野菜といっしょに煮たものは「いとこ煮」などと呼ばれる。

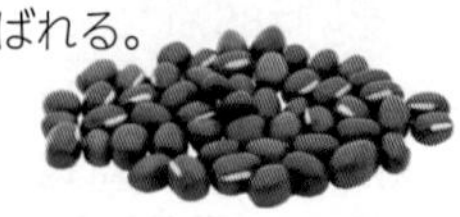

●こしあん
小豆を煮てつぶし，裏ごしして種皮を取り除き，砂糖を加えて練ったもの。

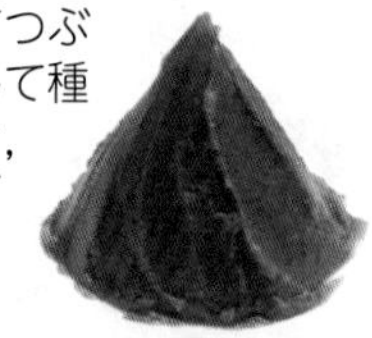

●さらしあん
こしあんを水さらしした後乾燥させて粉末にしたもの。長期保存でき，使用する際は水で戻して使う。

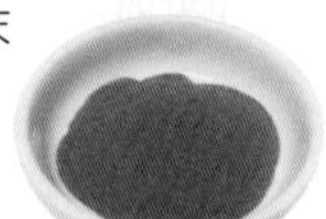

●つぶしあん
小豆を煮て裏ごしせずにつぶすため，砕いた豆の種皮が混ざっているあん。

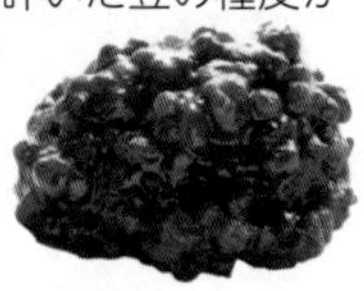

いんげんまめ(隠元豆)

Kidney beans

特徴　品種が多く，品種によって子実の色や形が違う。別名「ゴガツササゲ」「サイトウ(菜豆)」。
明の僧隠元が江戸時代に日本に伝えたといわれる。現在は，多くをカナダ，中国，アメリカなどから輸入している。
栄養　主成分は炭水化物，たんぱく質。ビタミンB_1，カルシウム，食物繊維に富む。
調理　煮豆，スープ煮の他，あんや甘納豆といった和菓子にも用いる。

●白いんげん
手亡類は白色で小粒。白あん，煮豆に用いる。大福豆は白色で扁平。煮豆，甘納豆に用いる。

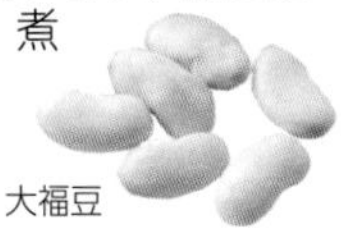

大福豆

●金時豆
赤紫色で小粒。あん，甘納豆に用いる。

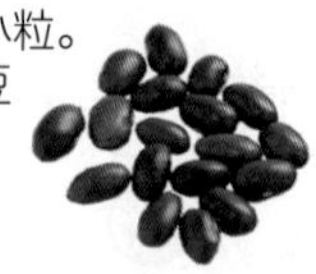

●うずら豆(鶉豆)
全体に赤紫の模様がある。その模様がうずらの卵に似ていることから名がついた。煮豆などに用いる。

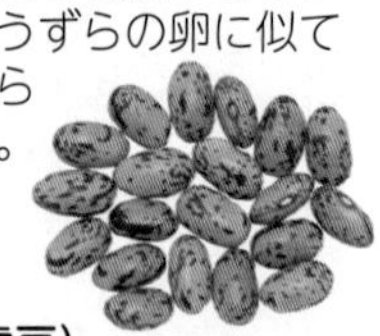

●とら豆(虎豆)
白色で部分的に斑紋がある。高級で美味。煮豆に用いる。

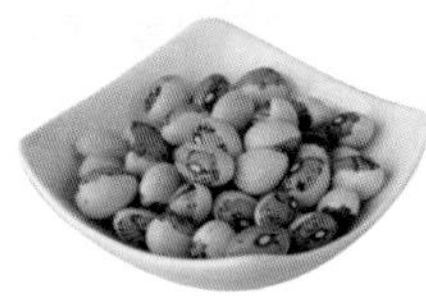

食品番号	食品名(可食部100g当たり)	廃棄率	エネルギー		水分	たんぱく質: アミノ酸組成によるたんぱく質	たんぱく質: たんぱく質	脂質: 脂肪酸のトリアシルグリセロール当量	脂質: コレステロール	脂質: 脂質	炭水化物: 利用可能炭水化物(単糖当量)	炭水化物: 利用可能炭水化物(質量計)	炭水化物: 差引き法による利用可能炭水化物	炭水化物: 食物繊維総量	炭水化物: 糖アルコール	炭水化物: 炭水化物	有機酸	灰分	無機質: ナトリウム	無機質: カリウム	無機質: カルシウム	無機質: マグネシウム	無機質: リン	無機質: 鉄	無機質: 亜鉛	無機質: 銅	無機質: マンガン	無機質: ヨウ素	無機質: セレン
		%	kJ	kcal	g	g	g	g	mg	g	g	g	g	g	g	g	g	g	mg	mg	mg	mg	mg	mg	mg	mg	mg	μg	μg
	あずき																												
04001	全粒　乾	0	1279	304	14.2	17.8	20.8	0.8	0	2.0	46.5*	42.3	37.7	24.8	-	59.6	1.2	3.4	1	1300	70	130	350	5.5	2.4	0.68	1.09	0	1
04002	ゆで	0	523	124	63.9	7.4	8.6	(0.3)	(0)	0.8	18.2	16.5	18.3*	8.7	-	25.6	0.3	1.0	1	430	27	43	95	1.6	0.9	0.30	0.44	0	Tr
04003	ゆで小豆缶詰	0	860	202	45.3	3.6	4.4	0.2	(0)	0.4	47.7*	44.9	46.8	3.4	-	49.2	-	0.7	90	160	13	36	80	1.3	0.4	0.12	0.28	-	-
04004	こし生あん	0	624	147	62.0	8.5	9.8	(0.3)	(0)	0.6	26.0*	23.6	22.0	6.8	-	27.1	-	0.5	3	60	73	30	85	2.8	1.1	0.23	0.74	Tr	1
04005	さらしあん(乾燥あん)	0	1413	335	7.8	20.2	23.5	(0.4)	(0)	1.0	52.4*	47.7	43.8	26.8	-	66.8	-	1.0	11	170	58	83	210	7.2	2.3	0.40	1.33	2	1
04101	こし練りあん(並あん)	0	1085	255	(35.0)	(4.9)	(5.6)	(0.1)	(0)	(0.3)	(60.4)*	(56.8)	(55.8)	(3.9)	-	(58.8)	-	(0.3)	(2)	(35)	(42)	(17)	(49)	(1.6)	(0.6)	(0.14)	(0.42)	0	0
04102	こし練りあん(中割りあん)	0	1115	262	(33.2)	(4.4)	(5.1)	(0.1)	(0)	(0.3)	(63.0)*	(59.3)	(58.5)	(3.5)	-	(61.1)	-	(0.3)	(2)	(32)	(38)	(16)	(44)	(1.5)	(0.6)	(0.12)	(0.38)	0	0
04103	こし練りあん(もなかあん)	0	1241	292	(25.7)	(4.4)	(5.1)	(0.1)	(0)	(0.3)	(70.9)*	(66.9)	(66.0)	(3.5)	-	(68.6)	-	(0.3)	(2)	(32)	(38)	(16)	(44)	(1.5)	(0.6)	(0.12)	(0.38)	0	0
04111	つぶし生あん	0	484	115	65.8	7.3	8.6	0.3	-	0.5	19.2*	17.5	17.9	7.9	-	24.5	0.1	0.6	14	200	27	29	100	1.9	0.8	0.18	0.46	Tr	Tr
04006	つぶし練りあん	0	1014	239	39.3	4.9	5.6	0.3	0	0.6	54.7*	51.6	49.4	5.7	-	54.0	-	0.5	56	160	19	23	73	1.5	0.7	0.20	0.40	0	Tr
	いんげんまめ																												
04007	全粒　乾	0	1180	280	15.3	17.7	22.1	1.5	(0)	2.5	41.8*	38.1	42.3	19.6	-	56.4	-	3.7	Tr	1400	140	150	370	5.9	2.5	0.77	1.93	0	1
04008	ゆで	0	535	127	63.6	(7.3)	9.3	(0.7)	(0)	1.2	17.3*	15.8	13.5	13.6	-	24.5	-	1.4	Tr	410	62	46	140	2.0	1.0	0.32	0.84	0	Tr
04009	うずら豆	0	908	214	41.4	6.1	6.7	0.6	(0)	1.3	45.9*	43.2	45.0	5.9	-	49.6	-	1.0	110	230	41	25	100	2.3	0.6	0.14	-	-	-
04010	こし生あん	0	568	135	62.3	(7.4)	9.4	(0.5)	(0)	0.9	-	-	20.9*	8.5	-	27.0	-	0.4	9	55	60	45	75	2.7	0.8	0.09	0.73	0	5
04011	豆きんとん	0	1010	238	37.8	(3.8)	4.9	(0.3)	(0)	0.5	-	-	52.7*	4.8	-	56.2	-	0.6	100	120	28	23	83	1.0	0.5	0.09	0.50	-	-
	えんどう																												
04012	全粒　青えんどう　乾	0	1307	310	13.4	17.8	21.7	1.5	(0)	2.3	42.7	38.9	47.8*	17.4	-	60.4	-	2.2	1	870	65	120	360	5.0	4.1	0.49	-	1	11
04013	青えんどう　ゆで	0	545	129	63.8	(7.4)	9.2	(0.6)	(0)	1.0	18.8	17.2	19.7*	7.7	-	25.2	-	0.8	1	260	28	40	65	2.2	1.4	0.21	-	0	5
04074	赤えんどう　乾	0	1307	310	13.4	(17.8)	21.7	1.5	(0)	2.3	(42.7)	(38.9)	47.8*	17.4	-	60.4	-	2.2	1	870	65	120	360	5.0	4.1	0.49	-	1	11
04075	赤えんどう　ゆで	0	545	129	63.8	(7.4)	9.2	0.6	(0)	1.0	(18.8)	(17.2)	19.7*	7.7	-	25.2	-	0.8	1	260	28	40	65	2.2	1.4	0.21	-	0	5
04014	グリンピース(揚げ豆)	0	1570	375	5.6	(16.6)	20.8	9.8	(0)	11.6	-	-	45.2*	19.6	-	58.8	-	3.2	350	850	88	110	450	5.4	3.5	0.62	0.90	-	-
04015	塩豆	0	1355	321	6.3	(18.6)	23.3	1.7	(0)	2.4	-	-	49.0*	17.9	-	61.5	-	6.5	610	970	1300	120	360	5.6	3.6	0.57	1.03	-	-
04016	うぐいす豆	0	965	228	39.7	(4.5)	5.6	0.3	(0)	0.7	-	-	49.1*	5.3	-	52.9	-	1.1	150	100	18	26	130	2.5	0.8	0.15	-	-	-
04112	うぐいすあん	0	936	221	38.5	4.6	5.4	0.5	-	0.8	47.9*	45.0	43.8	8.2	3.9	54.8	Tr	0.5	54	110	20	24	90	1.0	0.8	0.15	0.22	0	2
	ささげ																												
04017	全粒　乾	0	1182	280	15.5	19.6	23.9	1.3	(0)	2.0	40.7*	37.1	41.5	18.4	-	55.0	-	3.6	1	1400	75	170	400	5.6	4.9	0.71	-	0	6
04018	ゆで	0	547	130	63.9	(8.2)	10.2	(0.6)	(0)	0.9	18.7*	17.0	15.4	10.7	-	23.8	-	1.2	Tr	400	32	55	150	2.6	1.5	0.23	-	0	2

えんどう(豌豆)

Peas

特徴　緑色の青えんどうと，褐色の赤えんどうがある。自給率が低く，主にカナダやアメリカから輸入している。
栄養　主成分は炭水化物，たんぱく質。カロテン，ビタミンB_1に富む。
調理　青えんどうは，煮豆，いり豆，あん，甘納豆などに用いる。赤えんどうは，みつ豆や豆大福などに使う。

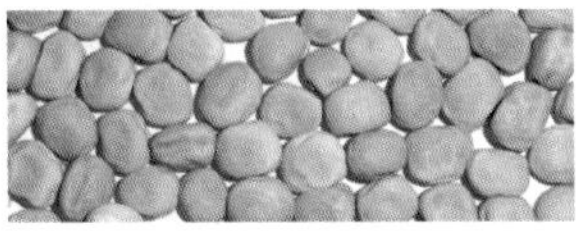
青えんどう(乾)

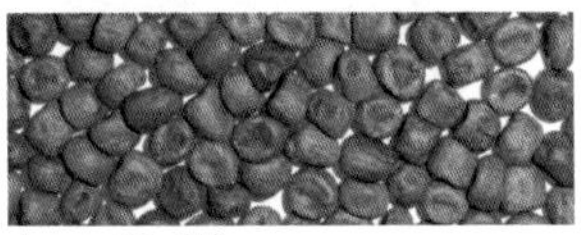
赤えんどう(乾)

●グリンピース(揚げ豆)
青えんどうの完熟前の種子を揚げて味付けしたもの。食物繊維，カリウム，ビタミンB_1が豊富。

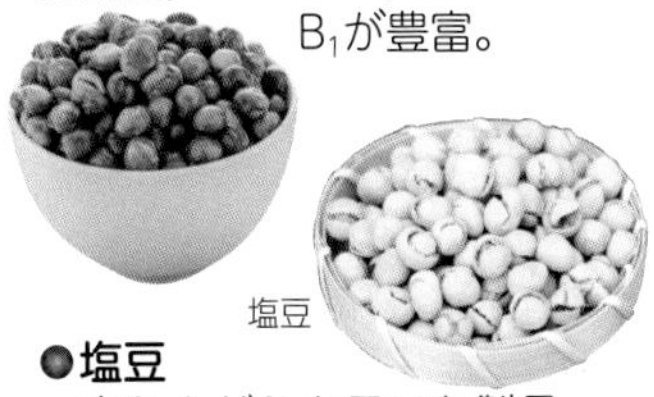
塩豆

●塩豆
青えんどうを用いた製品。水分が少なく，外側が食塩，炭酸カルシウムで覆われている。

●うぐいす豆
青えんどうを甘く煮たもの。

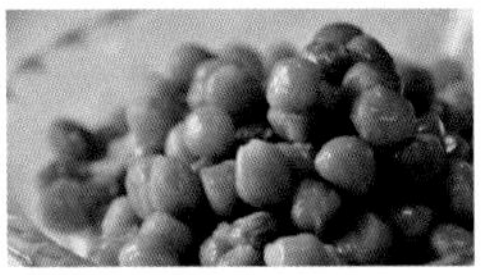

ささげ(豇豆，大角豆)

Cowpeas

特徴　あずきに似た形で，種皮の色は，赤，白，黒，紫色などがある。さやが上向きにつき，物を下げる手つきに似ていることから名がつけられた。
栄養　主成分は炭水化物，たんぱく質。
調理　あずきより種皮が破れにくく，色が出やすいので，赤飯に使われる。また，あん，菓子にも用いられる。

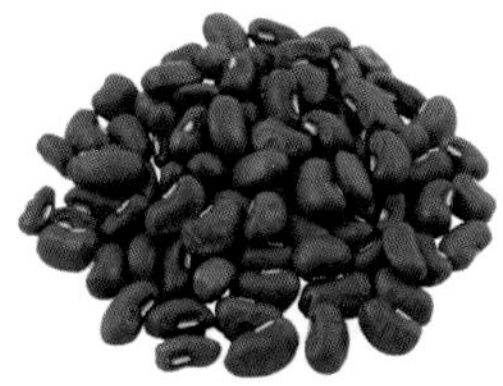

いんげんやえんどうは野菜？豆？

若い種子をさやごと食べるさやいんげん，さやえんどうは「野菜」に分類されます。しかし，完熟した種子を乾燥させたものを，普通「豆」と呼び，「野菜」とは別の分類になります。
食べる部分や時期が違っているだけで，いんげんやえんどうは野菜でもあり，豆でもあるのです。

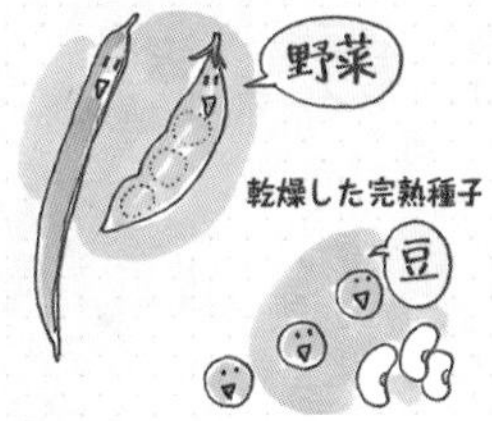

クロム	モリブデン	ビタミンA レチノール	カロテン α	カロテン β	β-クリプトキサンチン	β-カロテン当量	レチノール活性当量	D	E トコフェロール α	β	γ	δ	K	B_1	B_2	ナイアシン	ナイアシン当量	B_6	B_{12}	葉酸	パントテン酸	ビオチン	C	アルコール	食塩相当量	見当	備考
μg	μg	μg	μg	μg	μg	μg	μg	μg	mg	mg	mg	mg	μg	mg	mg	mg	mg	mg	μg	μg	mg	μg	mg	g	g		▲…食物繊維：AOAC2011.25法
2	210	(0)	2	8	1	9	1	(0)	0.1	0.2	3.0	11.0	8	**0.46**	**0.16**	2.2	6.2	0.40	(0)	130	1.02	9.6	2	-	0	1C=130～150g	(100g：122mL，100mL：82g)▲
1	90	(0)	Tr	4	Tr	4	Tr	(0)	0.1	0.1	1.3	4.2	3	**0.15**	**0.04**	0.5	2.2	0.11	(0)	23	0.43	3.3	Tr	-	0	1C=200g	▲
-	-	(0)	-	-	-	0	(0)	(0)	0	0	0.8	2.0	4	**0.02**	**0.04**	0.3	1.1	0.05	(0)	13	0.14	-	Tr	-	0.2		液汁を含む (100g：81mL，100mL：124g)
1	59	(0)	-	-	-	0	(0)	(0)	0	0	1.4	3.8	7	**0.02**	**0.05**	0.1	1.8	0	(0)	2	0.07	2.5	Tr	-	0	1C=120g	
13	150	(0)	-	-	-	(0)	(0)	(0)	0.1	0	3.4	3.9	5	**0.01**	**0.03**	0.8	5.1	0.03	(0)	2	0.10	7.2	Tr	-	0	1C=120g	
(1)	(34)	(0)	0	0	0	0	(0)	(0)	0	0	(0.8)	(2.2)	(4)	**(0.01)**	**(0.03)**	(0.1)	(1.1)	0	(0)	(1)	(0.04)	(1.4)	0	-	0		加糖あん 配合割合：こし生あん100，上白糖70，水あめ7
(1)	(31)	(0)	0	0	0	0	(0)	(0)	0	0	(0.7)	(2.0)	(4)	**(0.01)**	**(0.03)**	(0.1)	(1.0)	0	(0)	(1)	(0.04)	(1.3)	0	-	0		加糖あん 配合割合：こし生あん100，上白糖85，水あめ7
(1)	(31)	(0)	0	0	0	0	(0)	(0)	0	0	(0.7)	(2.0)	(4)	**(0.01)**	**(0.03)**	(0.1)	(1.0)	0	(0)	(1)	(0.04)	(1.3)	0	-	0		加糖あん 配合割合：こし生あん100，上白糖100，水あめ7
2	60	-	Tr	3	Tr	3	Tr	-	0.1	0.1	1.3	3.8	9	**0.04**	**0.02**	0.3	1.8	0.04	0	15	0.18	2.7	0	-	0		▲
1	49	(0)	0	0	0	0	(0)	(0)	0.1	Tr	0.9	1.9	6	**0.02**	**0.03**	0.1	1.1	0.03	0	8	0.18	1.7	Tr	-	0.1		別名：小倉あん 加糖あん
3	110	(0)	Tr	6	0	6	Tr	(0)	0.1	0	2.0	0.1	8	**0.64**	**0.16**	2.0	6.1	0.37	(0)	87	0.65	9.5	Tr	-	0	1C=160g 100g=130cc	金時類，白金時類，手亡類，鶉類，大福，虎豆を含む (100g：130mL，100mL：77g)
Tr	27	(0)	0	3	0	3	0	(0)	0	0	1.3	0.1	3	**0.22**	**0.07**	0.6	(2.3)	0.08	(0)	32	0.15	3.7	Tr	-	0		金時類，白金時類，手亡類，鶉類，大福，虎豆を含む
-	-	(0)	-	-	-	(0)	(0)	(0)	0	0	0.6	0	3	**0.03**	**0.01**	0.3	1.7	0.04	(0)	23	0.14	-	Tr	-	0.3		試料(原材料)：金時類。煮豆
Tr	6	(0)	-	-	-	(0)	(0)	(0)	0	0	1.5	0.1	3	**0.01**	**0.02**	0	(1.7)	0	(0)	14	0.07	2.8	Tr	-	0		
-	-	(0)	Tr	Tr	-	Tr	(0)	(0)	0	Tr	1.3	0.1	1	**0.01**	**0.01**	0.1	(1.0)	0.03	(0)	15	0.07	-	Tr	-	0.3		
2	280	(0)	0	89	6	92	8	(0)	0.1	0	6.7	0.2	16	**0.72**	**0.15**	2.5	5.8	0.29	(0)	24	1.74	16.0	Tr	-	0	1C=160g 100g=130cc	(100g：136mL，100mL：74g)
1	63	(0)	0	43	2	44	4	(0)	0	0	2.3	0.1	7	**0.27**	**0.06**	0.8	(2.2)	Tr	(0)	5	0.39	5.7	Tr	-	0	1C=100～125g	
2	280	(0)	0	16	4	18	1	(0)	0.1	0	6.7	0.2	16	**0.72**	**0.15**	2.5	(5.8)	0.29	(0)	24	1.74	16.0	Tr	-	0		(100g：136mL，100mL：74g)
1	63	(0)	0	6	1	7	1	(0)	0	0	2.3	0.1	7	**0.27**	**0.06**	0.8	(2.2)	Tr	(0)	5	0.39	5.7	Tr	-	0		
-	-	(0)	-	-	-	26	2	(0)	1.1	0.5	5.2	0.4	24	**0.52**	**0.16**	1.9	(5.1)	0.17	0	8	0.44	-	Tr	-	0.9		
-	-	(0)	0	68	2	69	6	(0)	0.1	0	3.7	0.1	16	**0.20**	**0.10**	2.2	(5.7)	0.15	(0)	17	1.25	-	Tr	-	1.5	1C=110～125g	炭酸カルシウム使用
-	-	(0)	-	-	-	6	Tr	(0)	0	0	2.2	0.1	8	**0.02**	**0.01**	0.3	(1.2)	0.04	(0)	4	0.24	-	Tr	-	0.4	1C=190g	煮豆
1	39	-	-	19	Tr	19	2	-	Tr	0	2.4	0.1	4	**0.05**	**0.02**	0.3	1.2	0.02	-	1	0.09	2.3	0	-	0.1		加糖あん▲
6	380	(0)	0	18	1	19	2	(0)	Tr	0	6.2	9.7	14	**0.50**	**0.10**	2.5	7.2	0.24	(0)	300	1.30	11.0	Tr	-	0	1C=130	
2	150	(0)	0	8	0	8	1	(0)	0	0	2.3	4.7	6	**0.20**	**0.05**	0.6	(2.6)	0.06	(0)	48	0.27	4.8	Tr	-	0	～150g	

そらまめ(蚕豆)

Broad beans

特徴　東地中海地方，西アジアの原産。豆はおたふくの顔に似た扁平な形。「蚕」(かいこ)のまゆに似ていることから「蚕豆」と書く。また，天に向かってさやをつけることから「空豆」と書くともいわれている。

自給率は低く，大部分を中国から輸入している。

栄養　主成分は炭水化物，たんぱく質。ビタミンB群が多い。

調理　豆ご飯，いり豆，フライビーンズ，煮豆，あんなどにする。

また，トウバンジャン，しょうゆの原料にもなる。

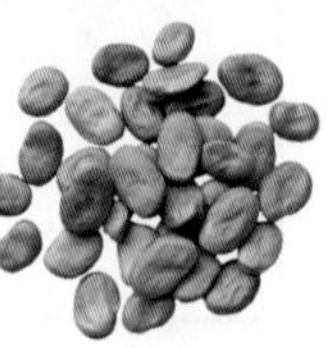

●フライビーンズ

油で揚げた後，食塩で味付けしたもの。

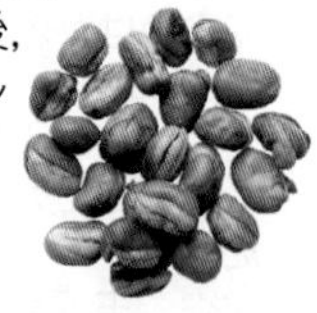

●おたふく豆

種皮付きのそらまめの甘煮。

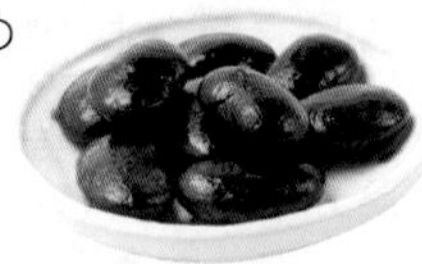

●ふき豆

種皮を取ったそらまめの甘煮。

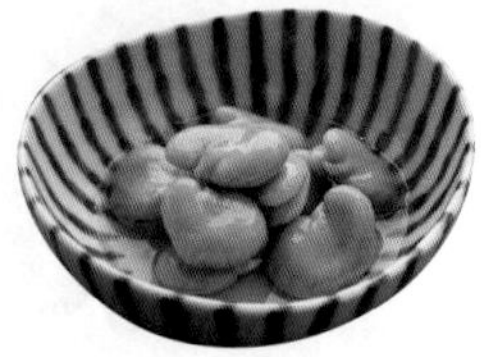

だいず(大豆)

特徴　「畑の肉」といわれるほど，たんぱく質が豊富。種子の色が黄色，緑色，黒色など様々な品種がある。未熟な種子はえだまめとして利用される。種子が発芽したものがだいずもやし。

全国的に栽培されているが，北海道などで特に多い。自給率は10%に満たないので，アメリカや中国からの輸入にたよっている。

栄養　主成分はたんぱく質，炭水化物，脂質。ビタミンB群やサポニン，レシチンに富む。

調理　五目豆には黄大豆が，正月の煮豆には黒大豆が使われる。また，豆腐，みそ，しょうゆ，納豆，きな粉などに加工される。

黄大豆

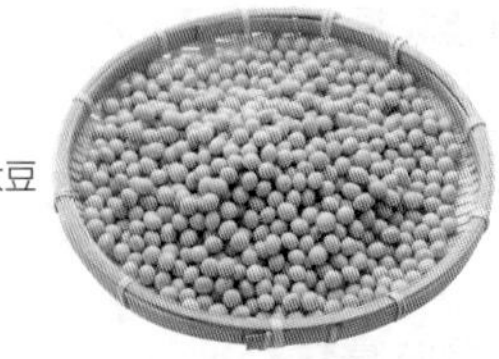

青大豆

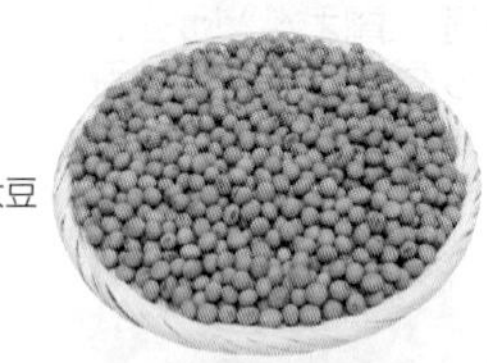

黒大豆

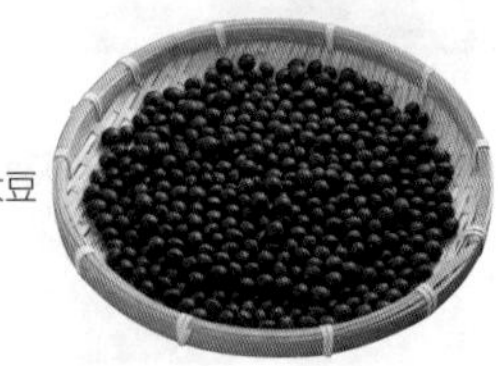

食品番号	食品名（可食部100g当たり）	廃棄率	エネルギー	エネルギー	水分	たんぱく質：アミノ酸組成によるたんぱく質	たんぱく質：たんぱく質	脂質：脂肪酸のトリアシルグリセロール当量	脂質：コレステロール	脂質：脂質	炭水化物：利用可能炭水化物（単糖当量）	炭水化物：利用可能炭水化物（質量計）	炭水化物：利用可能炭水化物（差引き法による）	炭水化物：食物繊維総量	炭水化物：糖アルコール	炭水化物：炭水化物	有機酸	灰分	無機質：ナトリウム	無機質：カリウム	無機質：カルシウム	無機質：マグネシウム	無機質：リン	無機質：鉄	無機質：亜鉛	無機質：銅	無機質：マンガン	無機質：ヨウ素	無機質：セレン
		%	kJ	kcal	g	g	g	g	mg	g	g	g	g	g	g	g	g	g	mg	mg	mg	mg	mg	mg	mg	mg	mg	μg	μg
	そらまめ																												
04019	全粒　乾	0	1368	**323**	13.3	**20.5**	26.0	**1.3**	(0)	2.0	37.6	34.3	**52.8***	9.3	-	55.9	-	2.8	1	1100	**100**	120	440	**5.7**	4.6	1.20	-	0	3
04020	フライビーンズ	0	1820	**436**	4.0	**(19.0)**	24.7	**(19.6)**	-	20.8	-	-	**38.4***	14.9	-	46.4	-	4.1	690	710	**90**	87	440	**7.5**	2.6	0.77	-	-	-
04021	おたふく豆	0	1002	**237**	37.2	**(6.1)**	7.9	**0.6**	(0)	1.2	-	-	**48.7***	5.9	-	52.2	-	1.5	160	110	**54**	27	140	**5.3**	0.8	0.32	-	-	-
04022	ふき豆	0	1065	**251**	34.5	**(7.4)**	9.6	**1.1**	(0)	1.6	-	-	**50.7***	4.5	-	52.5	-	1.8	320	110	**39**	20	150	**2.7**	0.9	0.38	-	-	-
04076	しょうゆ豆	0	731	**173**	50.2	-	9.8	**(0.5)**	(0)	0.9	-	-	**27.4***	10.1	-	37.1	-	2.0	460	280	**39**	38	130	**1.9**	1.1	0.33	0.43	-	-
	だいず																												
	[全粒・全粒製品]																												
04104	全粒　青大豆　国産　乾	0	1473	**354**	12.5	**31.4**	33.5	**16.9**	Tr	19.3	**8.5***	8.1	12.9	20.1	-	30.1	1.6	4.6	3	1700	**160**	200	600	**6.5**	3.9	0.96	2.11	Tr	9
04105	ゆで	0	605	**145**	65.5	**13.8**	15.0	**7.5**	-	8.2	**1.6***	1.5	3.5	8.0	-	9.9	0.3	1.4	1	440	**69**	66	230	**1.8**	1.5	0.39	0.93	0	3
04023	黄大豆　国産　乾	0	1548	**372**	12.4	**32.9**	33.8	**18.6**	Tr	19.7	**7.0***	6.7	8.3	21.5	-	29.5	1.7	4.7	1	1900	**180**	220	490	**6.8**	3.1	1.07	2.27	0	5
04024	ゆで	0	679	**163**	65.4	**14.1**	14.8	**(9.2)**	(Tr)	9.8	**1.6***	1.5	0.8	8.5	-	8.4	0.4	1.6	1	530	**79**	100	190	**2.2**	1.9	0.23	1.01	0	2
04025	米国産　乾	0	1674	**402**	11.7	**31.0**	33.0	**(19.9)**	Tr	21.7	7.0	6.6	**16.7***	15.9	-	28.8	-	4.8	1	1800	**230**	230	480	**8.6**	4.5	0.97	-	2	28
04026	中国産　乾	0	1630	**391**	12.5	**31.2**	32.8	**(17.9)**	Tr	19.5	7.7	7.3	**18.4***	15.6	-	30.8	-	4.4	1	1800	**170**	220	460	**8.9**	3.9	1.01	-	0	2
04027	ブラジル産　乾	0	1725	**414**	8.3	**(30.9)**	33.6	**20.2**	(Tr)	22.6	5.2	5.0	**18.6***	17.3	-	30.7	-	4.8	2	1800	**250**	250	580	**9.0**	3.5	1.11	2.54	0	1
04077	黒大豆　国産　乾	0	1452	**349**	12.7	**31.5**	33.9	**16.5**	Tr	18.8	**7.7***	7.3	11.3	20.6	-	28.9	1.6	4.6	1	1800	**140**	200	620	**6.8**	3.7	0.96	2.24	0	3
04106	ゆで	0	642	**155**	65.1	**13.8**	14.7	**8.5**	-	8.6	**1.7***	1.6	2.6	7.9	-	9.8	0.3	1.4	Tr	480	**55**	64	220	**2.6**	1.4	0.33	0.98	0	1
04080	いり大豆　青大豆	0	1774	**425**	2.7	**35.6**	37.7	**19.1**	(Tr)	20.7	9.5	9.0	**17.5***	18.4	-	33.9	1.8	5.0	4	2000	**160**	250	650	**6.7**	4.2	1.29	2.90	1	5
04078	黄大豆	0	1788	**429**	2.5	**35.0**	37.5	**20.2**	(Tr)	21.6	7.5	7.2	**15.9***	19.4	-	33.3	1.8	5.1	5	2000	**160**	240	710	**7.6**	4.2	1.31	3.24	1	5
04079	黒大豆	0	1796	**431**	2.4	**33.6**	36.4	**20.3**	(Tr)	22.0	8.8	8.3	**17.9***	19.2	-	34.3	1.6	5.0	4	2100	**120**	220	640	**7.2**	3.7	1.06	2.37	1	3
04028	水煮缶詰　黄大豆	0	514	**124**	71.7	**12.5**	12.9	**(6.3)**	(Tr)	6.7	**0.9***	0.8	1.7	6.8	-	7.7	-	1.0	210	250	**100**	55	170	**1.8**	1.1	0.28	0.84	-	-
04081	蒸し大豆　黄大豆	0	772	**186**	57.4	**(15.8)**	16.6	**(9.2)**	0	9.8	-	-	**4.5***	10.6	-	13.8	-	2.4	230	810	**75**	110	290	**2.8**	1.8	0.51	1.33	-	-
04082	きな粉　青大豆　全粒大豆	0	1769	**424**	5.9	**34.9**	37.0	**20.9**	(Tr)	22.8	8.7	8.2	**14.7***	16.9	-	29.3	1.8	5.0	1	2000	**160**	240	690	**7.9**	4.5	1.32	2.76	1	3
04096	脱皮大豆	0	1736	**418**	5.2	**34.6**	36.6	**23.0**	1	24.6	**6.8***	6.5	9.2	20.8	-	28.3	1.9	5.3	1	2100	**190**	220	700	**6.7**	4.1	1.19	2.63	Tr	7
04029	黄大豆　全粒大豆	0	1877	**451**	4.0	**34.3**	36.7	**24.7**	(Tr)	25.7	7.1	6.8	**13.9***	18.1	-	28.5	-	5.1	1	2000	**190**	260	660	**8.0**	4.1	1.12	2.75	Tr	5
04030	脱皮大豆	0	1901	**456**	2.6	**34.6**	37.5	**23.7**	(Tr)	25.1	6.8	6.5	**18.4***	15.3	-	29.5	-	5.4	2	2000	**180**	250	680	**6.2**	4.0	1.23	2.32	Tr	5
04109	きな粉(砂糖入り)　青きな粉	0	1654	**392**	(3.3)	**(17.5)**	(18.5)	**(10.4)**	0	(11.4)	**(56.4)***	(53.8)	(57.9)	(8.4)	-	(64.3)	-	(2.5)	(1)	(980)	**(80)**	(120)	(340)	**(3.9)**	(2.3)	(0.67)	(1.38)	0	(2)
04110	きな粉	0	1711	**406**	(2.3)	**(17.2)**	(18.3)	**(12.3)**	0	(12.9)	**(55.7)***	(51.4)	(56.6)	(9.0)	-	(63.9)	-	(2.6)	(1)	(1000)	**(97)**	(130)	(330)	**(4.0)**	(2.0)	(0.57)	(1.38)	0	(2)
04083	大豆はいが	0	1689	**404**	3.9	-	37.8	-	(0)	14.7	-	-	**20.7***	18.8	-	39.5	-	4.1	0	1400	**100**	200	720	**12.0**	6.0	1.13	2.86	-	-
04031	ぶどう豆	0	1113	**265**	36.0	**13.5**	14.1	**(8.9)**	(Tr)	9.4	**31.5***	30.0	31.8	6.3	-	37.0	-	3.5	620	330	**80**	60	200	**4.2**	1.1	0.39	-	-	-

● **きな粉**

特徴　大豆をいって粉に挽いたもの。大豆より消化がよい。黄大豆のきな粉と，青大豆のうぐいすきな粉がある。

栄養　大豆の成分とほぼ変わらない。

調理　おはぎ，団子，わらびもちなどの和菓子に用いられる他，ケーキやクッキーなどにも使う。

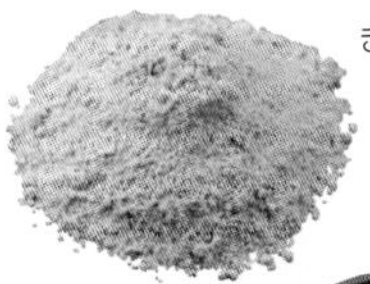

きな粉

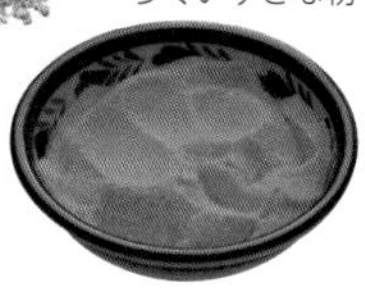

うぐいすきな粉

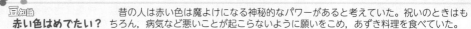

伝統行事と豆料理の関わり

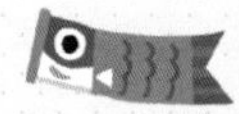

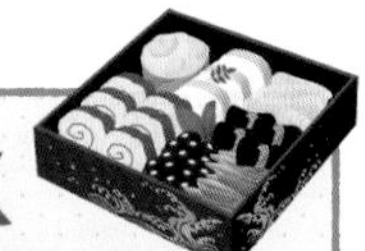

豆は日本古来より行事や祝いの料理には欠かせないものとされ，豊富な栄養価だけではなく，縁起を担ぐためにも重宝されてきました。行事や祝いの際に食べる豆料理には，様々な願いがこめられています。

豆知識 **赤い色はめでたい？**　昔の人は赤い色は魔よけになる神秘的なパワーがあると考えていた。祝いのときはもちろん，病気など悪いことが起こらないように願いをこめ，あずき料理を食べていた。

伝統行事と料理　(　)内は願い

伝統行事	豆料理(使う豆)とその概要	願いや祝い事
正月 1月	おせち料理・黒豆(黒大豆)…黒大豆を甘く煮たもの。	勤勉と健康
鏡開き 1月	おしるこ(あずき)…正月に供えた鏡もちを割ってつくる。	家族円満
節分 2月	(いっただいず)…豆まきをし，数え歳の数だけ豆を食べる。	邪気払いと招福，健康
桃の節句 3月	桜もち(あずき)…あずきのあんを桜色の皮で包み，桜の葉で巻いたもの。関東と関西で皮の生地に違いがある。	女の子の成長
端午の節句 5月	かしわもち(あずき)…米の粉でつくった皮であずきのあんを包み，かしわの葉で巻いたもの。	男の子の成長
彼岸 3月，9月	ぼたもち・おはぎ(あずき)…蒸して丸めたもち米を，あずきのこしあんやつぶあんで包んだもの。	先祖の供養
お祝い	赤飯(あずき，ささげ)…もち米にあずき，またはささげを入れて蒸して赤飯にする。	地域のお祝いや子どもの成長などの家族のお祝い

クロム	モリブデン	ビタミンA レチノール	A カロテン α	A カロテン β	A β-クリプトキサンチン	A β-カロテン当量	A レチノール活性当量	D	E トコフェロール α	E トコフェロール β	E トコフェロール γ	E トコフェロール δ	K	B_1	B_2	ナイアシン	ナイアシン当量	B_6	B_{12}	葉酸	パントテン酸	ビオチン	C	アルコール	食塩相当量	見当	備考
µg	µg	µg	µg	µg	µg	µg	µg	µg	mg	mg	mg	mg	µg	mg	mg	mg	mg	mg	µg	µg	mg	µg	mg	g	g		▲…食物繊維：AOAC2011.25法
1	260	(0)	0	5	0	5	Tr	(0)	0.7	0	5.0	0.1	13	0.50	0.20	2.5	6.2	0.41	(0)	260	0.48	13.0	Tr	-	0	1C=110g 1個=2〜3g	
-	-	(0)	-	-	-	18	2	(0)	3.3	0	8.4	0.3	38	0.10	0.05	1.0	(4.5)	0.36	(0)	120	0.26	-	Tr	-	1.8	10粒=10g	別名：いかり豆。種皮付き
-	-	(0)	-	-	-	Tr	(0)	(0)	0.2	0	1.1	0	6	0.01	0.01	0.2	(1.3)	0.06	(0)	30	0.14	-	Tr	-	0.4	1C=150g	煮豆
-	-	(0)	-	-	-	Tr	(0)	(0)	0.3	0	1.4	0	3	0.02	0.01	0.2	(1.6)	0.07	(0)	36	0.20	-	Tr	-	0.8	1C=160g	煮豆
-	-	(0)	(0)	4	(0)	4	Tr	(0)	0.4	0	1.6	0	9	0.06	0.09	0.7	2.3	0.08	(0)	45	0.11	-	0	-	1.2		煮豆。調味液を除いたもの
1	450	0	1	8	1	9	1	0	2.3	0.8	12.0	7.0	36	0.74	0.24	2.4	11.0	0.55	0	260	0.83	24.0	2	-	0		▲(100g：155mL，100mL：64g)
0	85	-	1	4	1	5	Tr	-	1.5	0.4	7.1	3.6	18	0.13	0.05	0.4	4.0	0.12	-	36	0.08	9.9	0	-	0		▲
3	350	(0)	0	7	1	7	1	(0)	2.3	0.9	13.0	8.6	18	0.71	0.26	2.0	10.0	0.51	(0)	260	1.36	28.0	3	-	0	1C=130〜150g 100g=130cc	▲(100g：155mL，100mL：64g)
Tr	77	(0)	0	3	0	3	0	(0)	1.6	0.8	4.2	3.2	7	0.17	0.08	0.4	4.0	0.10	(0)	41	0.26	9.8	Tr	-	0		▲
1	300	(0)	0	7	0	7	1	(0)	1.7	0.4	15.0	5.6	34	0.88	0.30	2.1	10.0	0.46	(0)	220	1.49	34.0	Tr	-	0		(100g：155mL，100mL：64g)
1	41	(0)	0	9	0	9	1	(0)	2.1	0.7	19.0	8.1	34	0.84	0.30	2.2	10.0	0.59	(0)	260	1.64	33.0	Tr	-	0		(100g：155mL，100mL：64g)
1	660	(0)	0	15	0	15	1	(0)	4.8	0.7	20.0	6.4	36	0.77	0.29	2.2	(11.0)	0.45	(0)	220	1.68	33.0	Tr	-	0		(100g：155mL，100mL：64g)
2	570	0	1	24	3	26	2	0	3.1	1.7	14.0	10.0	36	0.73	0.23	2.5	11.0	0.50	0	350	0.98	26.0	3	-	0		▲ポリフェノール1.1g (100g：155mL，100mL：64g)
0	170	-	Tr	11	1	11	1	-	1.8	0.8	7.2	4.8	15	0.14	0.05	0.4	4.0	0.12	-	43	0.17	9.3	Tr	-	0		▲ポリフェノール0.4g
2	800	(0)	1	9	2	10	1	(0)	1.3	0.5	17.0	11.0	38	0.15	0.27	2.2	11.0	0.45	(0)	250	0.57	25.0	1	-	0		
5	290	(0)	1	5	2	7	1	(0)	2.2	1.1	14.0	9.8	38	0.14	0.26	2.7	12.0	0.39	(0)	260	0.71	27.0	1	-	0		
12	240	(0)	2	12	3	14	1	(0)	3.1	1.3	16.0	11.0	32	0.12	0.27	2.5	11.0	0.41	(0)	280	0.68	27.0	1	-	0		
-	-	(0)	0	0	0	0	(0)	(0)	0.5	0.3	6.2	5.6	5	0.01	0.02	0.1	3.3	0.01	(0)	11	0	-	Tr	-	0.5		液汁を除いたもの
-	-	0	0	2	1	3	0	0	0.8	0.3	8.0	5.3	11	0.15	0.10	0.9	(4.9)	0.18	0	96	0.34	-	0	-	0.6		試料：レトルト製品▲
5	450	(0)	4	50	3	53	4	(0)	2.4	0.7	15.0	9.0	57	0.29	0.29	2.2	11.0	0.51	(0)	250	0.91	29.0	1	-	0	1C=100g	(100g：292mL，100mL：34g)
3	380	(0)	9	66	1	71	6	(0)	7.5	1.4	19.0	6.1	81	0.48	0.27	2.1	11.0	0.56	(0)	210	0.93	31.0	0	-	0	大1=6g	別名：青大豆きな粉，うぐいす色きな粉あるいはうぐいすきな粉 ▲(100g：292mL，100mL：34g)
12	380	(0)	0	3	1	4	Tr	(0)	1.7	1.2	11.0	8.6	27	0.07	0.24	2.2	11.0	0.52	(0)	220	1.01	31.0	1	-	0		(100g：292mL，100mL：34g)
7	370	(0)	0	6	1	6	1	(0)	1.9	0.8	15.0	8.6	42	0.07	0.22	2.1	11.0	0.30	(0)	250	0.74	33.0	0	-	0		(100g：292mL，100mL：34g)
(2)	(230)	0	(2)	(25)	(1)	(27)	(2)	0	(1.2)	(0.3)	(7.7)	(4.5)	(28)	(0.14)	(0.14)	(1.1)	(4.2)	(0.26)	0	(130)	(0.46)	(15.0)	(Tr)	-	0		原材料配合割合：青きな粉1，上白糖1
(6)	(190)	0	0	(2)	(Tr)	(2)	0	0	(0.9)	(0.6)	(5.7)	(4.3)	(13)	(0.04)	(0.12)	(1.1)	(4.2)	(0.26)	0	(110)	(0.51)	(16.0)	0	-	0		原材料配合割合：きな粉1，上白糖1
-	-	(0)	(0)	19	(0)	19	2	(0)	19.0	1.3	10.0	1.6	190	0.03	0.73	3.4	9.7	0.56	(0)	460	0.59	-	0	-	0		
-	-	(0)	-	-	-	(0)	(0)	(0)	2.4	1.4	6.3	4.2	10	0.09	0.05	0.4	3.8	0.07	(0)	48	0.28	-	Tr	-	1.6	1C=190g	煮豆

豆腐類

Tofu

特徴　大豆から豆乳をつくり，にがりなどの凝固剤を入れて固めたもの。大豆のたんぱく質を凝固させるため，不消化性が改善され，消化がよい。

栄養　主成分はたんぱく質と脂質。

調理　汁物や鍋物の具に使う他，冷や奴，湯豆腐，揚げだし豆腐，麻婆豆腐などに用いる。精進料理には欠かせない。

●木綿豆腐，ソフト豆腐

豆乳に凝固剤を加えて固めてからくずし，穴のある型箱に布をしいて入れ，圧をかけて成型したもの。ソフト豆腐は，豆乳に凝固剤を加え，固めたものをあまりくずさずに型箱に入れ，軽く圧をかけたもの。

木綿豆腐
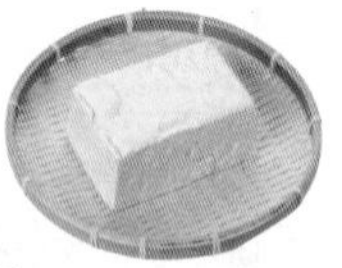

●絹ごし豆腐

豆乳と凝固剤を型箱の中で混合して固めたもの。舌ざわりがなめらか。

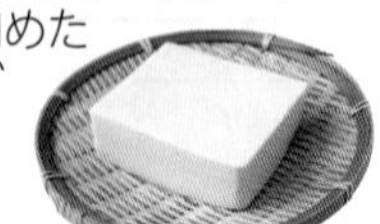

●充てん豆腐

冷やした豆乳に凝固剤を加えて容器に充てんして密閉し，加熱して固めたもの。

●沖縄豆腐

堅(硬)豆腐の一種。水を少なめにした豆乳を固め，搾ったもの。別名「島豆腐」。

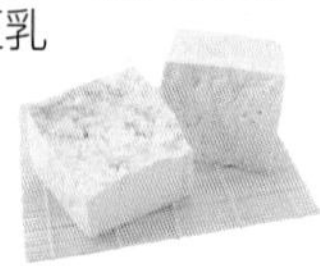

●ゆし豆腐

沖縄独特の豆腐。豆乳ににがりを加えたやわらかい固まりの状態。

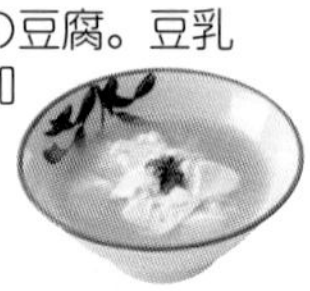

●焼き豆腐

水切りした木綿豆腐に焼き目をつけたもの。

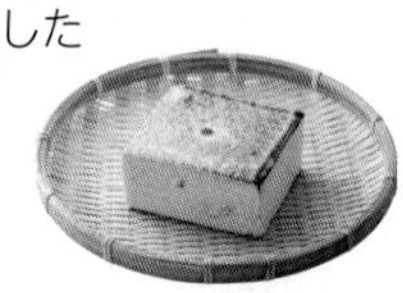

油揚げ類

特徴　豆腐を切り，油で揚げたもの。豆腐の切り方や揚げ方によって，生揚げ，油揚げ，がんもどきなどに分けられる。

栄養　豆腐に比べると脂質が多くなるが，大豆の成分はほぼ変わらない。

調理　煮物，炒め物，焼き付け，おでん種や汁物の具に用いる。油揚げは，いなりずしや巾着にも使われる。

調理の際には油抜きをするとよい。

●生揚げ

木綿豆腐を厚めに切って油で揚げたもの。「厚揚げ」ともいう。

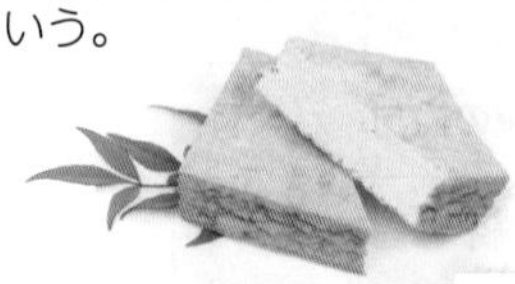

●油揚げ

豆腐を薄く切って二度揚げしたもの。「薄揚げ」ともいう。

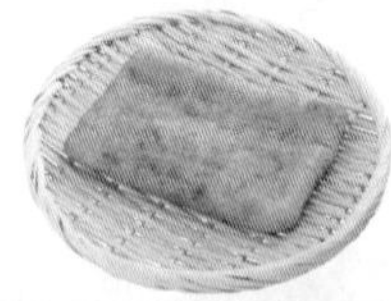

油抜きとは？

油揚げに熱湯をかけたり，さっと湯にくぐらせたりして，表面に残る油を取ること。油くささがなくなり，味がしみこみやすくなる。

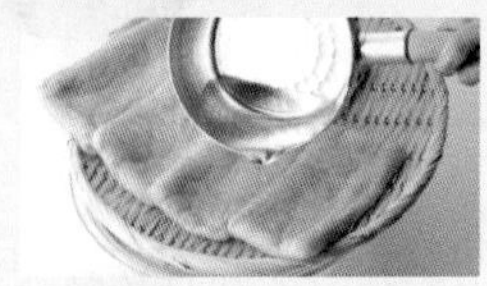

食品番号	食品名（可食部100g当たり）	廃棄率	エネルギー	エネルギー	水分	たんぱく質：アミノ酸組成によるたんぱく質	たんぱく質：たんぱく質	脂質：脂肪酸のトリアシルグリセロール当量	脂質：コレステロール	脂質：脂質	炭水化物：利用可能炭水化物（単糖当量）	炭水化物：利用可能炭水化物（質量計）	炭水化物：利用可能炭水化物（差引き法による）	炭水化物：食物繊維総量	炭水化物：糖アルコール	炭水化物：炭水化物	有機酸	灰分	無機質：ナトリウム	無機質：カリウム	無機質：カルシウム	無機質：マグネシウム	無機質：リン	無機質：鉄	無機質：亜鉛	無機質：銅	無機質：マンガン	無機質：ヨウ素	無機質：セレン
		%	kJ	kcal	g	g	g	g	mg	g	g	g	g	g	g	g	g	g	mg	mg	mg	mg	mg	mg	mg	mg	mg	µg	µg
	[豆腐・油揚げ類]																												
04032	木綿豆腐	0	304	73	85.9	6.7	7.0	4.5	0	4.9	0.8*	0.8	0.9	1.1	-	1.5	0.2	0.7	9	110	93	57	88	1.5	0.6	0.16	0.41	6	4
04097	(凝固剤：塩化マグネシウム)	0	304	73	85.9	6.7	7.0	4.5	0	4.9	0.8*	0.8	0.9	1.1	-	1.5	0.2	0.7	21	110	40	76	88	1.5	0.6	0.16	0.41	6	4
04098	(凝固剤：硫酸カルシウム)	0	304	73	85.9	6.7	7.0	4.5	0	4.9	0.8*	0.8	0.9	1.1	-	1.5	0.2	0.7	3	110	150	34	88	1.5	0.6	0.16	0.41	6	4
04033	絹ごし豆腐	0	235	56	88.5	5.3	5.3	(3.2)	(0)	3.5	1.0*	0.9	1.1	0.9	-	2.0	0.2	0.7	11	150	75	50	68	1.2	0.5	0.16	0.34	1	1
04099	(凝固剤：塩化マグネシウム)	0	235	56	88.5	5.3	5.3	3.2	(0)	3.5	1.0*	0.9	1.1	0.9	-	2.0	0.2	0.7	19	150	30	63	68	1.2	0.5	0.16	0.34	1	1
04100	(凝固剤：硫酸カルシウム)	0	235	56	88.5	5.3	5.3	3.2	(0)	3.5	1.0*	0.9	1.1	0.9	-	2.0	0.2	0.7	7	150	120	33	68	1.2	0.5	0.16	0.34	1	1
04034	ソフト豆腐	0	234	56	88.9	5.0	5.1	(3.0)	(0)	3.3	0.4	0.3	1.9*	0.4	-	2.0	-	0.7	7	150	91	32	82	0.7	0.5	0.16	0.33	-	-
04035	充てん豆腐	0	234	56	88.6	5.1	5.0	(2.8)	(0)	3.1	0.8	0.8	2.4*	0.3	-	2.5	-	0.8	10	200	31	68	83	0.8	0.6	0.18	0.43	-	-
04036	沖縄豆腐	0	413	99	81.8	(8.8)	9.1	(6.6)	(0)	7.2	(1.0)*	(1.0)	1.1	0.5	-	0.7	-	1.2	170	180	120	66	130	1.7	1.0	0.19	0.93	-	-
04037	ゆし豆腐	0	198	47	90.0	(4.1)	4.3	(2.6)	(0)	2.8	(0.6)	(0.5)	1.8*	0.3	-	1.7	-	1.2	240	210	36	43	71	0.7	0.5	0.14	0.30	-	-
04038	焼き豆腐	0	341	82	84.8	7.8	7.8	(5.2)	(0)	5.7	0.7*	0.6	1.0	0.5	-	1.0	-	0.7	4	90	150	37	110	1.6	0.8	0.16	0.60	-	-
04039	生揚げ	0	595	143	75.9	10.3	10.7	(10.7)	Tr	11.3	1.2*	1.1	(1.1)	0.8	-	0.9	-	1.2	3	120	240	51	150	2.6	1.1	0.23	0.78	1	2
04113	絹生揚げ	0	429	103	80.5	7.6	7.9	7.2	-	7.7	1.2*	1.2	1.9	1.5	-	2.9	0.3	1.1	17	260	34	120	130	1.2	0.8	0.23	0.48	1	4
04040	油揚げ　生	0	1564	377	39.9	23.0	23.4	31.2	(Tr)	34.4	0.5*	0.5	2.8	1.3	-	0.4	-	1.9	4	86	310	150	350	3.2	2.5	0.22	1.55	1	8
04084	油抜き　生	0	1105	266	56.9	17.9	18.2	21.3	(Tr)	23.4	0.3*	0.3	1.6	0.9	-	Tr	-	1.4	2	51	230	110	280	2.5	2.1	0.16	1.22	Tr	6
04086	ゆで	0	680	164	72.6	12.3	12.4	12.5	(Tr)	13.8	0.1*	0.1	1.1	0.6	-	0.3	-	0.9	Tr	12	140	59	180	1.6	1.4	0.07	0.73	0	4
04085	焼き	0	1499	361	40.2	24.6	24.9	28.8	(Tr)	32.2	0.4*	0.4	3.2	1.2	-	0.7	-	2.0	4	74	320	150	380	3.4	2.7	0.22	1.65	Tr	8
04095	甘煮	0	967	231	54.9	10.4	11.2	11.8	0	13.0	17.7	17.2	20.5*	0.5	-	19.1	0.1	1.7	460	61	120	51	150	1.5	1.1	0.08	0.16	Tr	3
04041	がんもどき	0	925	223	63.5	15.2	15.3	(16.8)	Tr	17.8	2.2*	2.0	1.3	1.4	-	1.6	-	1.8	190	80	270	98	200	3.6	1.6	0.22	1.30	32	4
04042	凍り豆腐　乾	0	2064	496	7.2	49.7	50.5	32.3	(0)	34.1	0.2*	0.2	4.3	2.5	-	4.2	-	4.0	440	34	630	140	820	7.5	5.2	0.57	4.32	1	19
04087	水煮	0	435	104	79.6	10.8	10.7	6.7	(0)	7.3	0.1*	0.1	1.1	0.5	-	1.1	-	1.3	260	3	150	29	180	1.7	1.2	0.09	1.02	Tr	5
04043	豆腐よう	0	770	183	60.6	(9.0)	9.5	7.5	(0)	8.3	-	-	19.6*	0.8	-	19.1	-	2.5	760	38	160	52	190	1.7	1.7	0.22	1.70	1	4
04044	豆腐竹輪　蒸し	0	508	121	71.6	(13.6)	14.9	3.7	12	4.4	-	-	7.9*	0.8	-	6.7	-	2.4	740	140	70	65	150	2.0	1.0	0.13	0.58	63	14
04045	焼き	0	560	133	68.8	(14.4)	16.1	4.1	13	4.9	-	-	9.3*	0.7	-	7.5	-	2.7	900	150	100	73	170	2.3	1.0	0.14	0.61	-	-
04088	ろくじょう豆腐	0	1384	332	26.5	(33.5)	34.7	(19.6)	(0)	21.5	-	-	3.7*	3.2	-	3.8	-	13.5	4300	430	660	110	590	6.1	4.6	0.73	3.83	-	-

凍り豆腐
Freeze dried tofu

特徴　薄い豆乳に凝固剤を加えてつくった豆腐を脱水，凍結後，乾燥させたもの。スポンジ状の組織をもち，独特の食感がある。

「凍み豆腐」とも呼ばれる。また，高野山(和歌山県)の近辺でつくられたことから「高野豆腐」ともいう。

栄養　たんぱく質，脂質が豊富。カルシウム，鉄分なども含む。

調理　煮物，汁物の具，炒め物などに使われる。

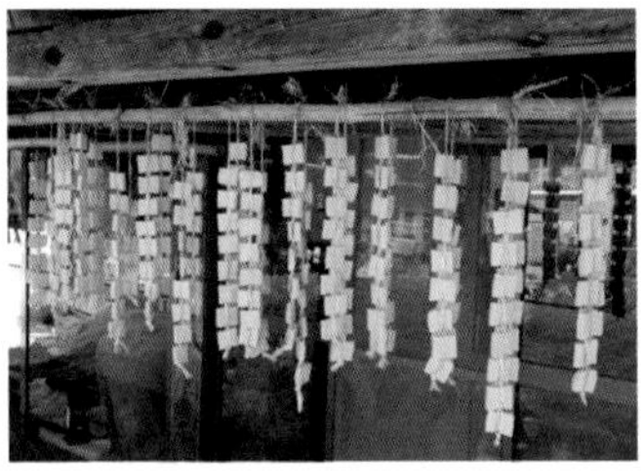

軒に吊るされる凍り豆腐

豆腐よう
Fermented tofu

特徴　沖縄の琉球王朝時代から伝わる高級珍味。室温で乾燥させた豆腐をこうじ(紅こうじ，または黄こうじ)と泡盛を含むもろみに漬け込んで熟成させたもの。一般に塩味が薄く，甘味があり，適度の粘弾性とソフトチーズに似た独特の風味をもつ低温大豆発酵食品である。

栄養　発酵により必須アミノ酸を多く含む。酸度，アルコール分が高く，保存性に優れている。

調理　沖縄では泡盛の肴，あるいは茶請けとして珍重されている。最近はフランス料理の食材としても利用されている。

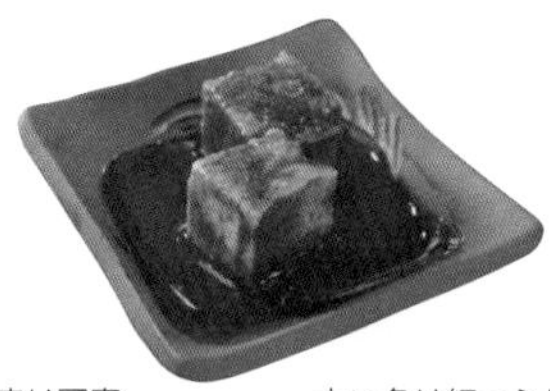

赤い色は紅こうじの色

ろくじょう豆腐
Salted and sun-dried tofu

特徴　木綿豆腐の表面に塩やしょうゆをすり込み，天日で乾燥し，あめ色に固くなったものを削って食べる。

山形県月山地域の食品。京都から来た山伏が伝えたといわれている。

「ろくじょう」には「六浄」「六条」などの漢字をあてる。

栄養　たんぱく質，脂質が主成分。塩をぬって乾燥させているため，カルシウム，鉄，亜鉛，銅なども多い。塩分を多く含む。

調理　薄く削って，吸い物や酢の物の具にする。精進料理に利用されることが多い。

●がんもどき

木綿豆腐の水分を搾ってくずし，すりおろしたやまのいもと野菜，ごま，昆布などを加えて，丸めて揚げたもの。地域によって，形や加えるものが違っている。

関西では，「ひりゅうず(飛竜頭)」「ひろうす」とも呼ばれる。

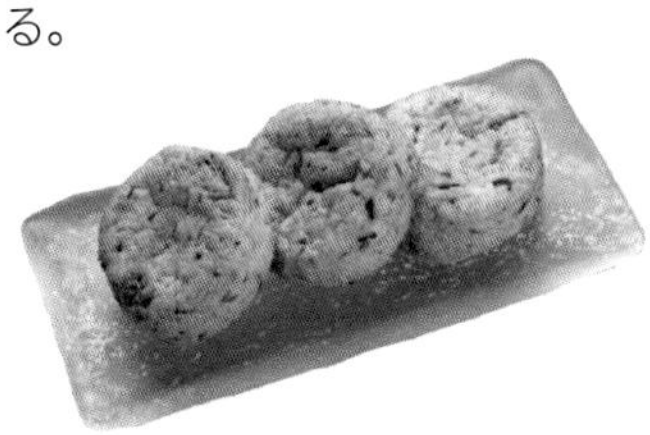

がんもどきの煮物

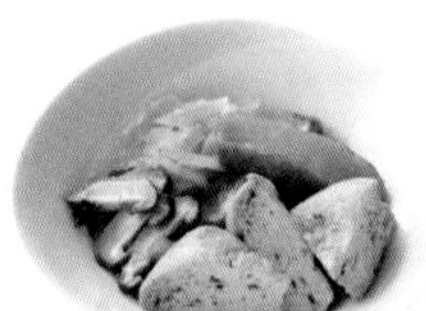

クロム	モリブデン	ビタミンA レチノール	A カロテン α	A カロテン β	A β-クリプトキサンチン	A β-カロテン当量	A レチノール活性当量	D	E トコフェロール α	E トコフェロール β	E トコフェロール γ	E トコフェロール δ	K	B1	B2	ナイアシン	ナイアシン当量	B6	B12	葉酸	パントテン酸	ビオチン	C	アルコール	食塩相当量	見当	備考
μg	μg	μg	μg	μg	μg	μg	μg	μg	mg	mg	mg	mg	μg	mg	mg	mg	mg	mg	μg	μg	mg	μg	mg	g	g		▲…食物繊維：AOAC2011.25法
4	44	(0)	0	0	0	0	**0**	(0)	0.2	Tr	2.9	1.3	6	**0.09**	**0.04**	0.2	1.9	0.05	(0)	12	0.02	4.1	0	-	**0**	1丁=200~300g	凝固剤の種類は問わないもの▲
4	44	(0)	0	0	0	0	**0**	(0)	0.2	Tr	2.9	1.3	6	**0.09**	**0.04**	0.2	1.9	0.05	(0)	12	0.02	4.1	0	-	**0.1**		▲
4	44	(0)	0	0	0	0	**0**	(0)	0.2	Tr	2.9	1.3	6	**0.09**	**0.04**	0.2	1.9	0.05	(0)	12	0.02	4.1	0	-	**0**		▲
1	69	(0)	0	0	0	0	**0**	(0)	0.1	Tr	2.3	1.0	9	**0.11**	**0.04**	0.2	1.6	0.06	(0)	12	0.09	3.5	0	-	**0**	1丁=200~300g	凝固剤の種類は問わないもの▲
1	69	(0)	0	0	0	0	**0**	(0)	0.1	Tr	2.3	1.0	9	**0.11**	**0.04**	0.2	1.6	0.06	(0)	12	0.09	3.5	0	-	**0**		▲
1	69	(0)	0	0	0	0	**0**	(0)	0.1	Tr	2.3	1.0	9	**0.11**	**0.04**	0.2	1.6	0.06	(0)	12	0.09	3.5	0	-	**0**		▲
-	-	(0)	-	-	-	(0)	**(0)**	(0)	0.1	0.1	2.2	1.0	10	**0.07**	**0.03**	0.1	1.4	0.07	(0)	10	0.10	-	Tr	-	**0**		
-	-	(0)	-	-	-	0	**(0)**	(0)	0.3	0.1	2.4	0.8	11	**0.15**	**0.05**	0.3	1.6	0.09	(0)	23	0.12	-	Tr	-	**0**	1袋=300g	
-	-	(0)	-	-	-	(0)	**(0)**	(0)	0.4	0.1	4.8	1.8	16	**0.10**	**0.04**	0.2	(2.5)	0.06	(0)	14	Tr	-	Tr	-	**0.4**		別名：島豆腐
-	-	(0)	-	-	-	0	**(0)**	(0)	0.1	0.1	2.0	1.2	9	**0.10**	**0.04**	0.2	(1.3)	0.07	0	13	0.20	-	Tr	-	**0.6**		
-	-	(0)	-	-	-	(0)	**(0)**	(0)	0.2	0.1	3.5	1.5	14	**0.07**	**0.03**	0.1	2.2	0.05	(0)	12	0.06	-	Tr	-	**0**	1丁=150~250g	
2	87	(0)	Tr	2	Tr	2	**Tr**	(0)	0.8	0.1	5.6	2.0	26	**0.07**	**0.03**	0.1	2.8	0.08	(0)	28	0.15	5.5	0	-	**0**	1枚=120~140g	別名：厚揚げ▲
2	69	-	0	1	Tr	1	**0**	-	0.7	0.1	3.6	1.7	11	**0.12**	**0.04**	0.5	2.4	0.09	-	16	0.13	6.2	0	-	**0**		別名：絹厚揚げ▲
5	97	(0)	-	-	-	(0)	**(0)**	(0)	1.3	0.2	12.0	5.6	67	**0.06**	**0.04**	0.2	6.2	0.07	(0)	18	0.07	7.1	0	-	**0**	1枚=20~35g	
4	68	(0)	-	-	-	(0)	**(0)**	(0)	0.9	0.2	9.6	4.5	48	**0.04**	**0.02**	0.1	4.8	0.04	(0)	12	0.04	4.8	0	-	**0**		
3	22	(0)	-	-	-	(0)	**(0)**	(0)	0.5	0.1	5.0	2.4	26	**0.01**	**0.01**	0	3.2	0.01	(0)	3	0.02	3.3	0	-	**0**		
6	92	(0)	-	-	-	(0)	**(0)**	(0)	1.1	0.3	12.0	5.8	65	**0.04**	**0.03**	0.2	6.6	0.06	(0)	14	0.04	6.8	0	-	**0**		
3	25	0	0	2	0	2	**0**	(0)	0.6	0.1	5.4	2.2	22	**0.01**	**0.02**	0.1	2.6	0.02	0	3	0.03	3.7	0	-	**1.2**		
8	60	(0)	-	-	-	(0)	**(0)**	(0)	1.5	0.2	8.1	2.5	43	**0.03**	**0.04**	0.2	4.0	0.08	(0)	21	0.20	7.6	Tr	-	**0.5**	1枚=130g	
5	67	(0)	1	7	3	9	**1**	(0)	1.9	0.8	20.0	11.0	60	**0.02**	**0.02**	Tr	13.0	0.02	0.1	6	0.10	21.0	0	-	**1.1**	1個=20g	別名：高野豆腐。試料：炭酸水素ナトリウム処理製品
1	3	(0)	0	1	1	2	**0**	(0)	0.3	0.2	4.0	2.2	13	**0**	**0**	0	2.7	0	(0)	0	0.02	3.1	0	-	**0.7**		別名：高野豆腐。湯戻し後，煮たもの
3	45	(0)	-	-	-	2	**Tr**	(0)	0.6	0.2	7.0	3.1	18	**0.02**	**0.07**	0.5	(2.8)	0.05	Tr	7	0.40	4.2	Tr	-	**1.9**		
4	43	3	-	-	-	(0)	**3**	(0)	0.4	0.1	2.8	0.5	12	**0.12**	**0.08**	0.5	(3.7)	0.04	0.6	11	0.17	4.2	Tr	-	**1.9**		原材料配合割合：豆腐2，すり身1
-	-	(0)	-	-	-	(0)	**(0)**	(0)	0.4	0.1	3.0	0.6	10	**0.13**	**0.08**	0.5	(3.8)	0.04	0.8	17	0.21	-	Tr	-	**2.3**		原材料配合割合：豆腐2，すり身1
-	-	(0)	(0)	3	(0)	3	**0**	(0)	2.5	0.5	15.0	5.1	41	**0.10**	**0.06**	0.5	(9.1)	0.11	(0)	23	0.14	-	0	-	**11.0**		

納豆類

Natto

特徴　蒸した大豆に納豆菌を加えてつくる発酵食品。もともとはわらに付着した納豆菌を利用してつくっていた。
栄養　ビタミンK，B_2，食物繊維が多く，消化・吸収がよい。血栓溶解酵素ナットウキナーゼを含む。発酵により生じたグルタミン酸が納豆の旨味となる。
調理　薬味を入れて混ぜ，ご飯にかけたり，納豆汁などにする。

●糸引き納豆
独特の粘りけがあって，糸を引く。納豆菌が生きているので，保存期間が短い。

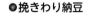

●挽きわり納豆
糸引き納豆の一種。大豆を割砕し，種皮を除いたものを原料とする。

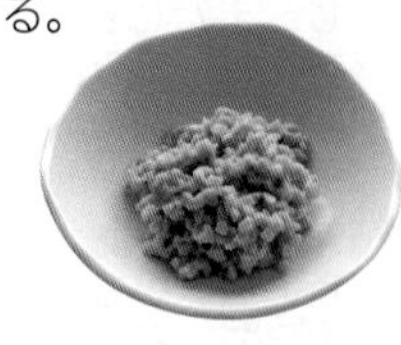

●五斗納豆
糸引き納豆に米こうじ，食塩を加えて発酵熟成させたもの。山形県米沢地方の伝統食。「雪割納豆」ともいう。

●寺納豆
大豆からこうじをつくり，塩水を加えて数か月以上熟成させ，乾燥させたもの。「塩辛納豆」「浜納豆」ともいう。

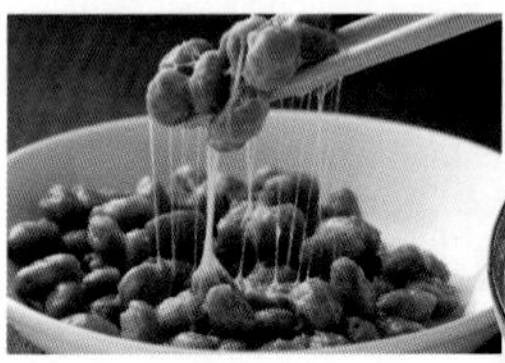

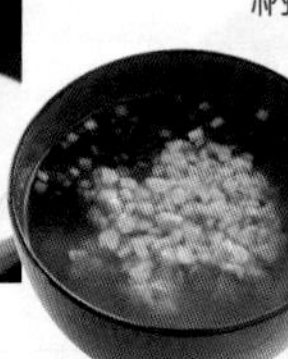

納豆汁

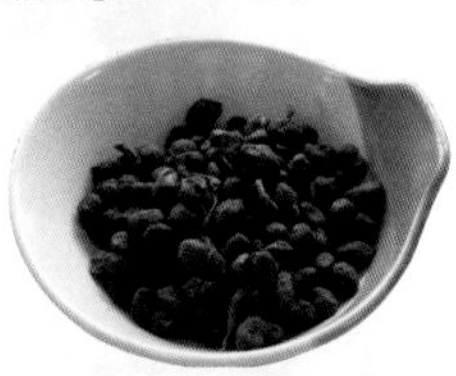

おから

Okara

特徴　豆腐の製造過程でできる豆乳を搾ったかす。別名は「卯の花」「雪花菜(きらず)」。
栄養　カルシウム，食物繊維を多く含む。低カロリー・低脂肪なので健康食品としても注目されている。
調理　いって，いりおからとする他，卯の花汁，卯の花寿司などにする。コロッケやクッキーなどの材料にも用いる。

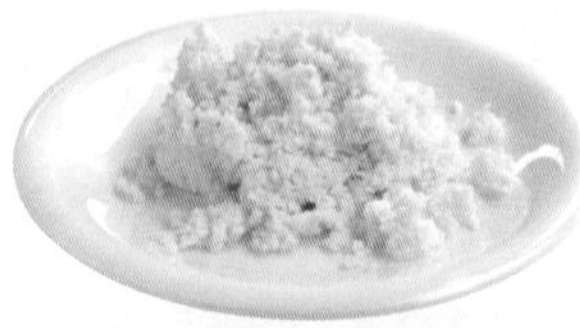

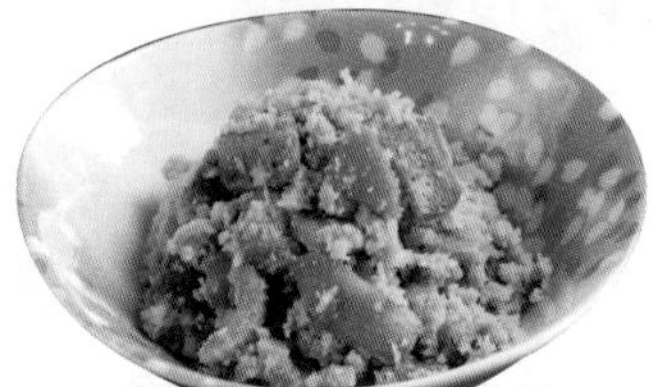

いりおから

豆乳

Soy milk

特徴　「豆乳」は，大豆からたんぱく質その他の成分を溶出させ，繊維質を除いた乳状の飲料で，大豆固形分が８％以上のもの。「調整豆乳」は大豆豆乳液に植物油脂及び砂糖類，食塩などを加えた飲料で，大豆固形分６％以上のもの。「豆乳飲料」は調整豆乳液で大豆固形分が４％以上のもの，また，果汁や野菜の搾り汁，乳製品，穀物の粉末などを加えたもの。
栄養　主な成分はたんぱく質，脂質。消化・吸収がよい。
調理　そのまま飲む他，菓子，料理や鍋の汁にも用いる。

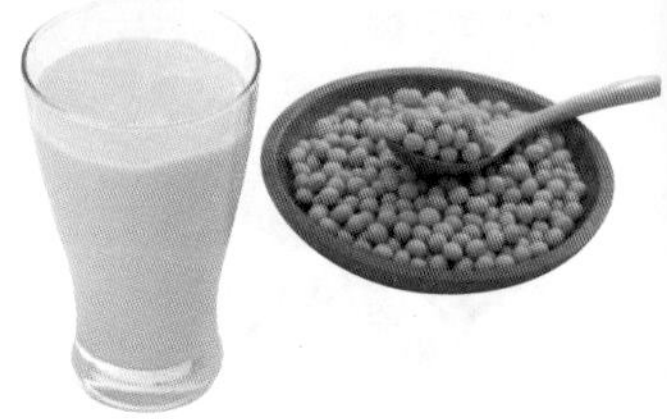

豆乳と大豆

食品番号	食品名（可食部100g当たり）	廃棄率	エネルギー	エネルギー	水分	たんぱく質: アミノ酸組成によるたんぱく質	たんぱく質: たんぱく質	脂質: 脂肪酸のトリアシルグリセロール当量	脂質: コレステロール	脂質: 脂質	炭水化物: 利用可能炭水化物(単糖当量)	炭水化物: 利用可能炭水化物(質量計)	炭水化物: 利用可能炭水化物 差引き法による	炭水化物: 食物繊維総量	炭水化物: 糖アルコール	炭水化物: 炭水化物	有機酸	灰分	無機質: ナトリウム	無機質: カリウム	無機質: カルシウム	無機質: マグネシウム	無機質: リン	無機質: 鉄	無機質: 亜鉛	無機質: 銅	無機質: マンガン	無機質: ヨウ素	無機質: セレン
		%	kJ	kcal	g	g	g	g	mg	g	g	g	g	g	g	g	g	g	mg	mg	mg	mg	mg	mg	mg	mg	mg	μg	μg
	[納豆類]																												
04046	糸引き納豆	0	765	184	59.5	14.5	16.5	(9.7)	Tr	10.0	0.3	0.3	(4.8)*	9.5	-	12.1	-	1.9	1	690	91	100	220	3.3	1.9	0.6	1.39	Tr	16
04047	挽きわり納豆	0	772	185	60.9	15.1	16.6	(9.7)	(0)	10.0	0.2	0.2	6.4*	5.9	-	10.5	-	2.0	2	700	59	88	250	2.6	1.3	0.43	1.00	-	-
04048	五斗納豆	0	900	214	45.8	-	15.3	6.9	(0)	8.1	-	-	20.3*	4.9	-	24.0	-	6.8	2300	430	49	61	190	2.2	1.1	0.31	0.75	1	8
04114	塩納豆	0	575	137	64.0	7.8	8.3	3.6	-	4.4	12.9	12.6	15.3*	6.0	-	20.2	0.2	3.2	860	410	48	61	150	1.3	1.0	0.25	0.72	1800	1
04049	寺納豆	0	1043	248	24.4	-	18.6	6.1	(0)	8.1	-	-	25.9*	7.6	-	31.5	-	17.4	5600	1000	110	140	330	5.9	3.8	0.80	1.70	1	14
04115	干し納豆	0	1491	357	12.0	30.2	33.0	15.3	-	16.8	2.3	2.2	15.3*	17.2	-	29.3	1.2	8.9	2000	1600	190	200	570	5.8	3.4	1.03	2.31	5	5
	[その他]																												
04051	おから　生	0	363	88	75.5	5.4	6.1	(3.4)	(0)	3.6	0.6	0.5	3.2*	11.5	-	13.8	-	1.0	5	350	81	40	99	1.3	0.6	0.14	0.40	1	1
04089	乾燥	0	1377	333	7.1	(20.2)	23.1	(12.7)	(0)	13.6	(2.2)	(2.1)	12.6*	43.6	-	52.3	-	3.8	19	1300	310	150	380	4.9	2.3	0.53	1.52	4	4
04052	豆乳　豆乳	0	178	43	90.8	3.4	3.6	2.6	(0)	2.8	1.0*	0.9	1.6	0.9	-	2.3	0.2	0.5	2	190	15	25	49	1.2	0.3	0.12	0.23	Tr	1
04053	調製豆乳	0	253	61	87.9	3.1	3.2	3.4	(0)	3.6	1.9	1.8	3.7*	1.1	-	4.8	0.2	0.5	50	170	31	19	44	1.2	0.4	0.12	0.23	Tr	1
04054	豆乳飲料・麦芽コーヒー	0	238	57	87.4	2.1	2.2	2.1	0	2.2	4.3	4.1	6.9*	1.0	-	7.8	0.2	0.4	42	110	20	13	36	0.3	0.2	0.07	0.13	0	1
04055	大豆たんぱく　粒状大豆たんぱく	0	1340	318	7.8	(44.1)	46.3	1.9	(0)	3.0	-	-	22.2*	17.8	-	36.7	-	6.2	3	2400	270	290	730	7.7	4.5	1.41	2.61	-	-
04056	濃縮大豆たんぱく	0	1319	313	6.8	(55.4)	58.2	0.7	(0)	1.7	-	-	10.8*	20.9	-	27.9	-	5.4	550	1300	280	220	750	9.2	3.1	0.99	2.00	-	-
04057	分離大豆たんぱく　塩分無調整タイプ	0	1422	335	5.9	77.1	79.1	1.6	(0)	3.0	1.1*	1.0	6.7	4.2	-	7.5	-	4.5	1300	190	57	58	840	9.4	2.9	1.51	0.89	-	-
04090	分離大豆たんぱく　塩分調整タイプ	0	1422	335	5.9	(77.1)	79.1	1.6	(0)	3.0	(1.1)*	(1.0)	6.7	4.2	-	7.5	-	4.5	640	260	890	58	840	9.4	2.9	1.51	0.89	-	-
04058	繊維状大豆たんぱく	0	1544	365	5.8	(56.5)	59.3	3.6	(0)	5.0	-	-	23.8*	5.6	-	25.2	-	4.7	1400	270	70	55	630	8.2	2.4	1.13	1.02	-	-
04059	湯葉　生	0	912	218	59.1	21.4	21.8	12.3	(0)	13.7	1.1	1.0	5.1*	0.8	-	4.1	-	1.3	4	290	90	80	250	3.6	2.2	0.70	-	1	3
04060	干し　乾	0	2024	485	6.9	49.7	50.4	30.0	(0)	32.1	2.7*	2.6	7.0	3.0	-	7.2	-	3.3	12	840	210	220	600	8.3	4.9	3.27	3.43	3	7
04091	湯戻し	0	631	151	72.8	15.3	15.7	9.6	(0)	10.6	0.4*	0.4	0.3	1.2	-	0.1	-	0.9	2	140	66	60	170	2.6	1.6	0.57	1.09	0	2
04061	金山寺みそ	0	1046	247	34.3	(5.8)	6.9	2.6	(0)	3.2	-	-	48.5*	3.2	-	50.0	-	5.6	2000	190	33	54	130	1.7	0.7	0.16	0.96	1	1
04062	ひしおみそ	0	836	198	46.3	(5.4)	6.5	2.2	(0)	2.7	-	-	37.5*	2.8	-	38.8	-	5.7	1900	340	56	56	120	1.9	0.9	0.32	0.52	1	2
04063	テンペ	0	748	180	57.8	(11.9)	15.8	7.8	(0)	9.0	-	-	10.2*	10.2	-	15.4	-	2.0	2	730	70	95	250	2.4	1.7	0.52	0.80	1	3

湯葉
Yuba

特徴　濃い目の豆乳を80℃以上の温度で沸騰しないように静かに加熱し，表面にできる薄膜をすくい上げたもの。生湯葉と干し湯葉があり，干し湯葉には板状のものや巻いたものなど様々な形がある。名産地は京都，日光(栃木県)。
栄養　たんぱく質，脂質に富む。
調理　干し湯葉は水で戻してから，煮物や汁物の具にする。

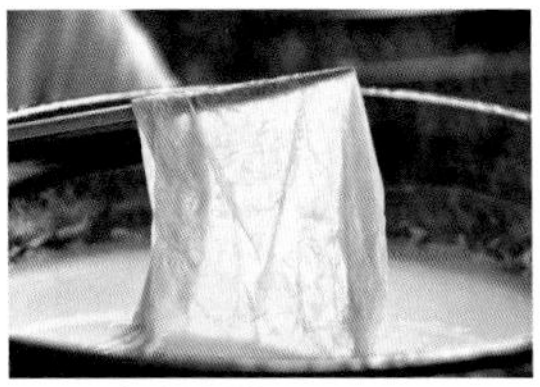
すくい上げた湯葉

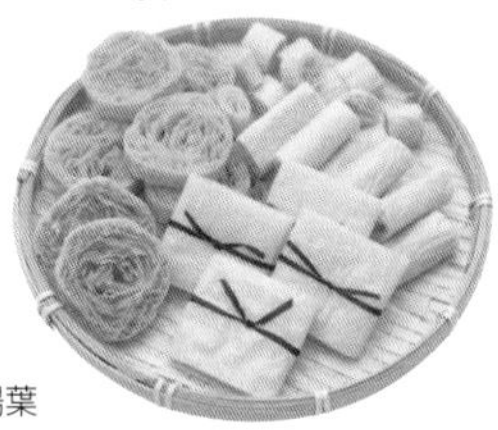
干し湯葉

テンペ
Tempeh

特徴　インドネシアの伝統的な発酵食品。種皮を取った大豆を水煮にして，ブロック状に成形し，テンペ菌(クモノスカビなど)で発酵させたもの。粘りやにおいがほとんどない。
栄養　たんぱく質，炭水化物に富む。不飽和脂肪酸が多く，抗酸化作用が期待できる。
調理　薄く切って揚げたり，スープの具などにする。

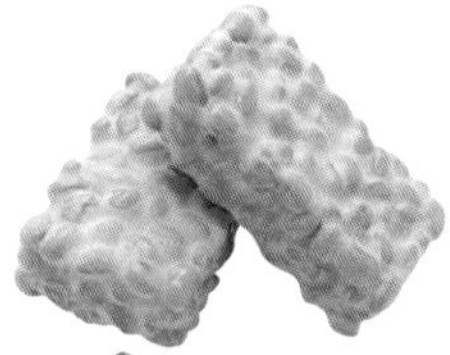

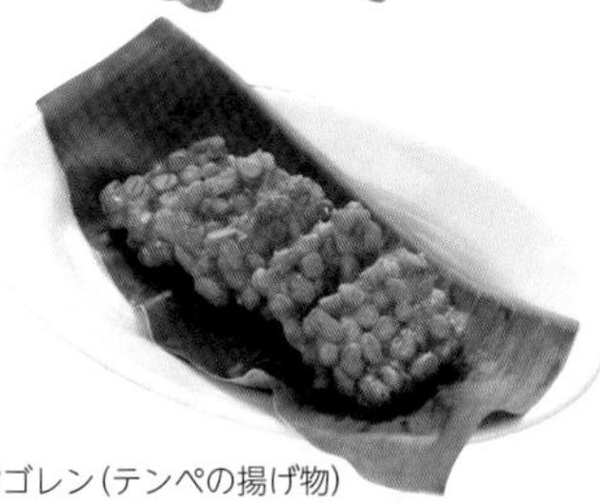
テンペゴレン(テンペの揚げ物)

豆の種類

世界には，およそ650属18,000種のマメ科の植物が知られていますが，食用に利用されているのは，そのなかでも70～80種といわれています。日本で食用にされている豆は，主に以下のように分類されます。

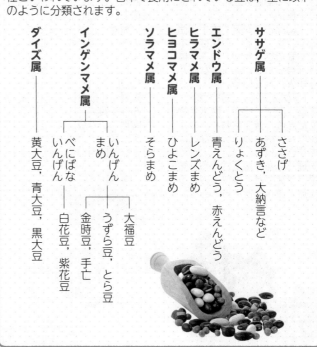

- ササゲ属
  - ささげ
  - あずき，大納言など
  - りょくとう
- エンドウ属 ― 青えんどう，赤えんどう
- ヒラマメ属 ― レンズまめ
- ヒヨコマメ属 ― ひよこまめ
- ソラマメ属 ― そらまめ
- インゲンマメ属
  - いんげんまめ
    - 大福豆
    - うずら豆，とら豆
    - 金時豆，手亡
  - べにばないんげん ― 白花豆，紫花豆
- ダイズ属 ― 黄大豆，青大豆，黒大豆

4 豆類

クロム	モリブデン	ビタミンA レチノール	A カロテン α	A カロテン β	A β-クリプトキサンチン	A β-カロテン当量	A レチノール活性当量	D	E トコフェロール α	E トコフェロール β	E トコフェロール γ	E トコフェロール δ	K	B_1	B_2	ナイアシン	ナイアシン当量	B_6	B_{12}	葉酸	パントテン酸	ビオチン	C	アルコール	食塩相当量	見当	備考
µg	µg	µg	µg	µg	µg	µg	µg	µg	mg	mg	mg	mg	µg	mg	mg	mg	mg	mg	µg	µg	mg	µg	mg	g	g		▲…食物繊維：AOAC2011.25法
1	290	(0)	Tr	4	1	4	Tr	(0)	0.5	0.2	5.9	3.3	870	0.13	0.30	0.6	4.6	0.24	Tr	130	3.63	18.2	3	-	0	大1=25g	ビタミンK：メナキノン-7を含む▲
-	-	(0)	0	0	0	0	(0)	(0)	0.8	0.3	9.0	5.4	930	0.14	0.36	0.9	5.0	0.29	0	110	4.28	-	Tr	-	0		ビタミンK：メナキノン-7を含む
2	75	(0)	-	-	-	(0)	(0)	(0)	0.6	0.2	6.2	1.7	590	0.08	0.35	1.1	3.7	0.19	-	110	2.90	15.0	Tr	-	5.8		別名：こうじ納豆。ビタミンK：メナキノン-7を含む
1	73	-	0	2	Tr	2	Tr	-	0.5	0.1	4.6	1.6	220	0.06	0.11	0.5	2.6	0.13	Tr	36	1.30	8.7	0	-	2.2		ビタミンK：メナキノン-7を含む▲
2	110	(0)	-	-	-	(0)	(0)	(0)	0.9	0.3	7.6	2.6	190	0.04	0.35	4.1	7.2	0.17	-	39	0.81	19.0	Tr	-	14.2		別名：塩辛納豆，浜納豆。ビタミンK：メナキノン-7を含む
2	300	-	Tr	6	1	7	1	-	2.6	0.7	18.5	8.9	300	0.11	0.22	1.5	9.4	0.32	Tr	150	2.64	31.2	0	-	5.1		ビタミンK：メナキノン-7を含む▲
1	45	(0)	0	0	0	0	(0)	(0)	0.4	0.1	2.8	0.4	8	0.11	0.03	0.2	1.6	0.06	(0)	14	0.31	4.1	Tr	-	0		
4	170	(0)	0	0	0	0	(0)	(0)	1.5	0.4	11.0	1.5	30	0.42	0.11	0.8	(5.9)	0.23	(0)	53	1.18	16.0	Tr	-	0		
0	54	(0)	0	1	0	1	0	(0)	0.1	Tr	2.0	1.0	4	0.03	0.02	0.5	1.4	0.06	(0)	28	0.28	3.8	Tr	-	0	1C=230g	▲
Tr	32	(0)	0	1	0	1	0	(0)	2.2	0.1	3.1	0.5	6	0.07	0.02	0.2	1.0	0.05	(0)	31	0.24	3.6	Tr	-	0.1		▲
1	31	0	0	0	0	0	0	0	0.3	Tr	1.8	0.6	3	0.02	0.02	0.4	0.9	0.03	0	15	0.12	-	Tr	-	0.1		▲
-	-	(0)	0	0	0	0	(0)	(0)	0	0	0.5	0.3	1	0.67	0.30	2.2	(13.0)	0.64	(0)	370	1.89	-	Tr	-	0		
-	-	(0)	0	0	0	0	(0)	(0)	0	0	0.1	0.1	0	0.37	0.11	0.6	(15.0)	0.16	(0)	210	0.40	-	Tr	-	1.4		
-	-	(0)	0	0	0	0	(0)	(0)	0	0	0.3	0.2	Tr	0.11	0.14	0.4	20.0	0.06	(0)	270	0.37	-	Tr	-	3.3		
-	-	(0)	0	0	0	0	(0)	(0)	0	0	0.3	0.2	Tr	0.11	0.14	0.4	(20.0)	0.06	(0)	270	0.37	-	Tr	-	1.6		
-	-	(0)	0	0	0	0	(0)	(0)	0.3	0.1	1.5	0.6	2	0.62	0.16	0.5	(15.0)	0.08	(0)	170	0.34	-	Tr	-	3.6		
1	100	(0)	-	-	-	10	1	(0)	0.9	0.1	4.0	0.3	22	0.17	0.09	0.3	5.4	0.13	(0)	25	0.34	14.0	Tr	-	0		
4	270	(0)	1	7	2	8	1	(0)	2.4	0.6	12.0	5.2	55	0.35	0.12	1.4	13.0	0.32	(0)	38	0.55	37.0	0	-	0		
1	14	(0)	0	2	Tr	3	0	(0)	0.7	0.2	3.7	1.6	16	0.05	0.01	0.1	3.7	0.03	(0)	3	0.12	11.0	0	-	0		
1	34	(0)	-	-	-	(0)	(0)	(0)	0	0	0.9	0.2	16	0.12	0.18	2.3	(3.2)	0.10	(0)	34	0.74	8.1	Tr	-	5.1		ビタミンK：メナキノン-7を含む
4	37	(0)	-	-	-	(0)	(0)	(0)	0.6	0	0.6	1.9	17	0.11	0.27	2.6	(3.4)	0.08	(0)	12	0.36	7.1	Tr	-	4.8		ビタミンK：メナキノン-7を含む
1	76	(0)	-	-	-	1	Tr	(0)	0.8	0.2	8.5	4.0	11	0.07	0.09	2.4	(4.9)	0.23	0	49	1.08	20.0	Tr	-	0		丸大豆製品

つるあずき(蔓小豆)

Rice beans

特徴　あずきに似ている。豆は長円形で，種皮の色も黄・赤・黒・褐色など様々。さやは細長い。

　主に熱帯アジアや太平洋諸国で栽培される。以前は日本でも栽培されたが，現在ではほぼ見られない。タイなどから輸入されている。

　「タケアズキ」ともいう。

栄養　あずき同様，炭水化物やたんぱく質を含むが，カルシウム，鉄，カロテンなどはあずきよりも多い。

調理　あんに加工される。熱帯アジアなどではコメのように煮て食べるところもある。

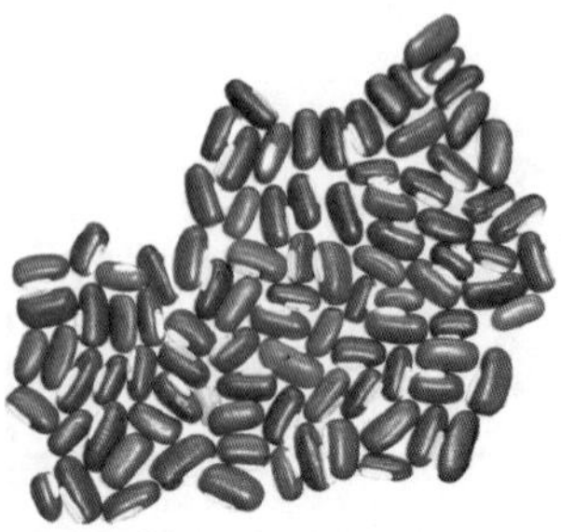

ひよこまめ(雛豆，鶏児豆)

Chickpeas

特徴　殻の表面にしわがあり，なかの白く丸い種子を食用にする。ひよこの頭に似た形なので，この名がある。西アジア原産で，メキシコ，カナダ，アメリカなどから輸入している。

　「エジプト豆」「チックピー」「ガルバンゾー」ともいう。

栄養　主成分は炭水化物，たんぱく質。

調理　いり豆，ゆで豆，サラダ，スープ，ペースト，カレーなどに用いる。

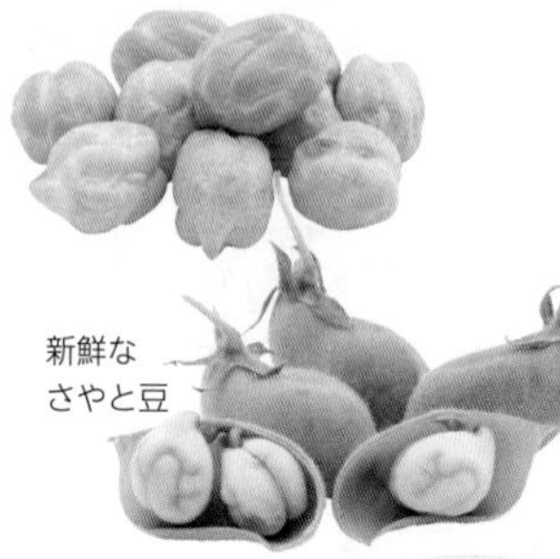

新鮮なさやと豆

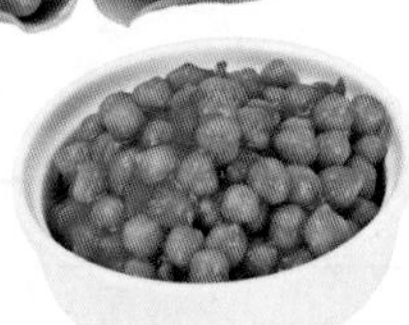

ひよこまめのカレー

べにばないんげん(紅花隠元)

Scarlet runner beans

特徴　いんげんまめと同属だが，やや大形。種皮は白色のものと，紫色で赤い斑点のあるものとがある。原産地は中央アメリカ。日本では北海道や高原の冷涼な地域で栽培される。「はなまめ(花豆)」「はなささげ」ともいう。

栄養　主成分は炭水化物，たんぱく質。食物繊維が豊富。

調理　煮豆にする他，白あんや甘納豆などに用いる。

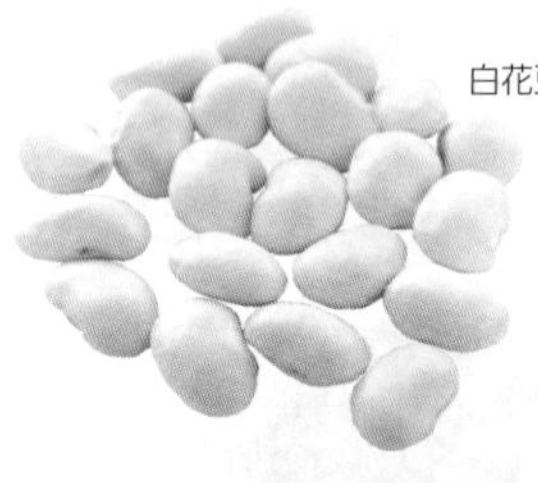

白花豆

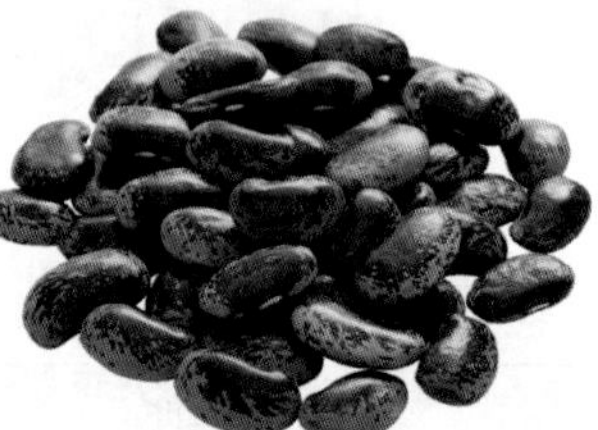

紫花豆

らいまめ(葵豆，莱豆)

Lima beans

特徴　いんげんまめに似た扁平な形で種皮の色は様々。味は豆類のなかで特に美味といわれる。中南米原産。南米ペルーの都市リマで多く生産されるので「リマビーンズ」ともいう。別名「ライマビーン」「バタービーン」「あおい豆」。

栄養　主成分は炭水化物，たんぱく質。

調理　煮豆，ポークビーンズ，白あんや甘納豆などに用いる他，缶詰，冷凍食品にも加工される。

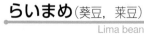

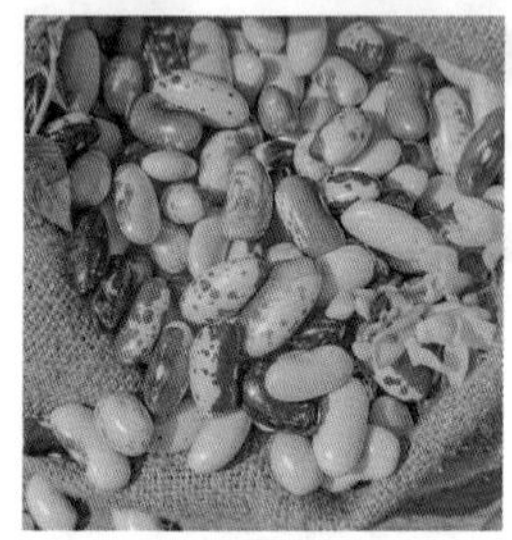

様々ならいまめ

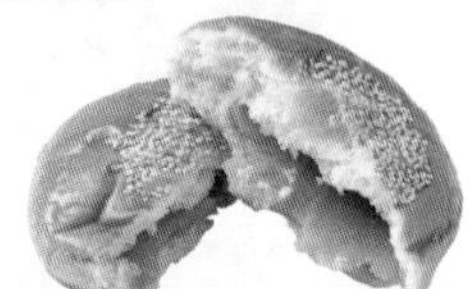

白あんパンのあんなどに，よく使われる。

食品番号	食品名（可食部100g当たり）	廃棄率	エネルギー	エネルギー	水分	たんぱく質 アミノ酸組成によるたんぱく質	たんぱく質 たんぱく質	脂質 脂肪酸のトリアシルグリセロール当量	脂質 コレステロール	脂質 脂質	炭水化物 利用可能炭水化物(単糖当量)	炭水化物 利用可能炭水化物(質量計)	炭水化物 利用可能炭水化物 差引き法による	炭水化物 食物繊維総量	炭水化物 糖アルコール	炭水化物 炭水化物	有機酸	灰分	無機質 ナトリウム	無機質 カリウム	無機質 カルシウム	無機質 マグネシウム	無機質 リン	無機質 鉄	無機質 亜鉛	無機質 銅	無機質 マンガン	無機質 ヨウ素	無機質 セレン
		%	kJ	kcal	g	g	g	g	mg	g	g	g	g	g	g	g	g	g	mg	mg	mg	mg	mg	mg	mg	mg	mg	μg	μg
	つるあずき																												
04064	全粒　乾	0	1252	**297**	12.0	**(17.8)**	20.8	**1.0**	(0)	1.6	39.6	36.1	**43.3***	22.0	-	61.8	-	3.9	1	1400	**280**	230	320	**11.0**	3.1	0.73	2.92	0	3
04092	ゆで	0	556	**132**	60.5	**(8.4)**	9.7	**(0.6)**	(0)	1.0	**(17.8)***	(16.2)	15.8	13.4	-	27.5	-	1.3	0	370	**130**	77	120	**3.3**	1.2	0.30	0.57	-	-
	ひよこまめ																												
04065	全粒　乾	0	1413	**336**	10.4	**(16.7)**	20.0	**4.3**	(0)	5.2	41.3	37.7	**49.4***	16.3	-	61.5	-	2.9	17	1200	**100**	140	270	**2.6**	3.2	0.84	-	1	11
04066	ゆで	0	624	**149**	59.6	**(7.9)**	9.5	**2.1**	(0)	2.5	**20.0***	18.2	17.8	11.6	-	27.4	-	1.0	5	350	**45**	51	120	**1.2**	1.8	0.29	1.10	Tr	5
04067	フライ　味付け	0	1533	**366**	4.6	**(15.7)**	18.8	**8.1**	(0)	10.4	-	-	**47.0***	21.0	-	62.6	-	3.6	700	690	**73**	110	370	**4.2**	2.7	0.78	2.20	-	-
	べにばないんげん																												
04068	全粒　乾	0	1146	**273**	15.4	**(13.8)**	17.2	**1.2**	(0)	1.7	36.2	33.1	**38.4***	26.7	-	61.2	-	4.5	1	1700	**78**	190	430	**5.4**	3.4	0.74	1.50	0	1
04069	ゆで	0	435	**103**	69.7	**(5.0)**	6.2	**0.4**	(0)	0.6	13.3	12.1	**16.1***	7.6	-	22.3	-	1.2	1	440	**28**	50	140	**1.6**	0.8	0.17	0.58	0	Tr
	やぶまめ																												
04108	乾	0	1614	**383**	13.1	-	23.4	-	-	10.1	-	-	**49.5***	-	-	49.5	-	3.9	5	1700	**55**	63	230	**2.4**	1.4	0.31	1.03	0	1
	らいまめ																												
04070	全粒　乾	0	1287	**306**	11.7	**(18.8)**	21.9	**1.3**	(0)	1.8	37.2	33.8	**44.8***	19.6	-	60.8	-	3.8	Tr	1800	**78**	170	250	**6.2**	2.9	0.70	1.85	Tr	17
04093	ゆで	0	514	**122**	62.3	**(8.3)**	9.6	**(0.7)**	(0)	0.9	**(16.4)***	(14.9)	16.7	10.9	-	26.0	-	1.1	0	490	**27**	52	95	**2.3**	1.1	0.25	0.73	-	-
	りょくとう																												
04071	全粒　乾	0	1346	**319**	10.8	**20.7**	25.1	**1.0**	(0)	1.5	45.4	41.4	**49.4***	14.6	-	59.1	-	3.5	0	1300	**100**	150	320	**5.9**	4.0	0.91	-	0	2
04072	ゆで	0	528	**125**	66.0	**(8.2)**	10.2	**(0.4)**	(0)	0.6	17.7	16.1	**19.5***	5.2	-	22.5	-	0.7	1	320	**32**	39	75	**2.2**	0.8	0.21	0.31	0	1
	レンズまめ																												
04073	全粒　乾	0	1319	**313**	12.0	**(19.7)**	23.2	**1.0**	(0)	1.5	45.2	41.1	**47.9***	16.7	-	60.7	-	2.7	Tr	1000	**57**	100	430	**9.0**	4.8	0.95	1.57	0	54
04094	ゆで	0	629	**149**	57.9	**(9.5)**	11.2	**(0.5)**	(0)	0.8	**(23.3)***	(21.2)	21.7	9.4	-	29.1	-	1.1	0	330	**27**	44	190	**4.3**	2.5	0.44	0.81	-	-

りょくとう(緑豆)

Mung beans

特徴　あずきの同属だが，あずきよりも平たい。日本の気候は栽培に向かないため，ほとんど生産されず，大部分が中国，タイからの輸入。1つの株に多数の豆をつけることから，「やえなり」ともいう。
栄養　主成分は炭水化物，たんぱく質。必須アミノ酸のメチオニンを多く含む。
調理　あんやスープに用いる他，はるさめやもやしの原料として利用される。

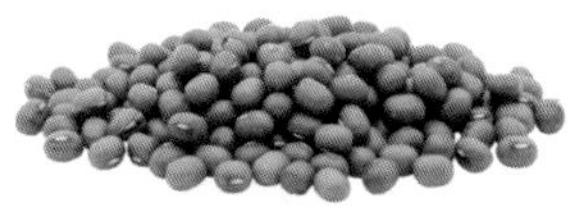

緑豆を発芽させたもやし

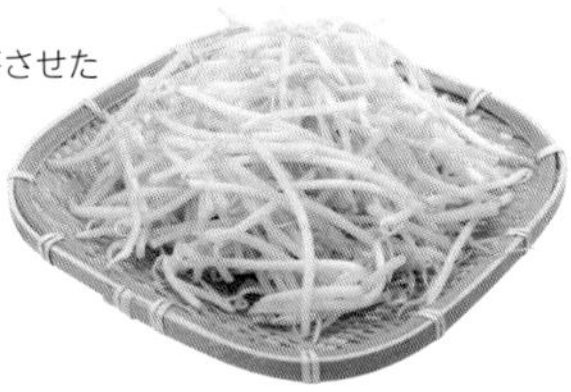

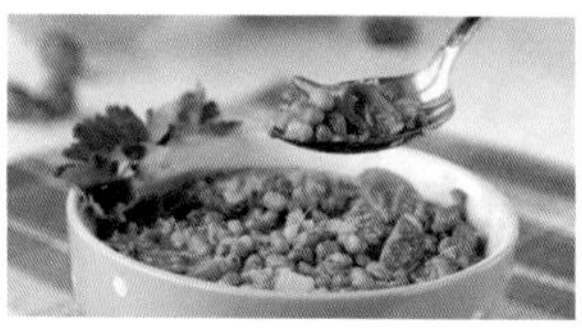

緑豆とトマトのスープ

レンズまめ(扁豆)

Lentils

特徴　種皮の色は茶，橙，緑色などがあり，独特のにおいがある。大粒の品種と小粒の品種がある。
　主な産地はインド。別名は「ひらまめ」。日本ではほとんど生産されず，アメリカやインド，カナダなどから輸入している。
栄養　主成分は炭水化物，たんぱく質。
調理　サラダやスープ，カレーなどに用いる。インドでは「タール」，エジプトでは「アッツ」というスープに使われる。

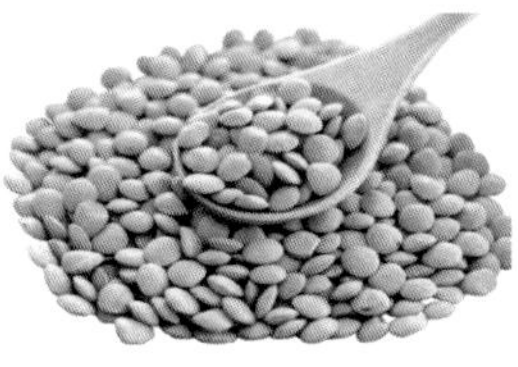

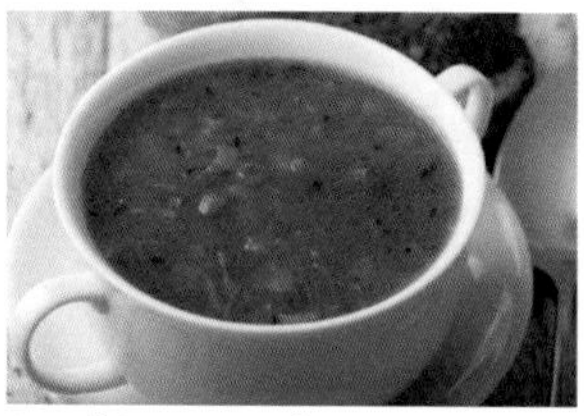

レンズまめのスープ

乾燥豆を調理する前に

　乾燥豆を調理するとき，下ゆでをします。その前に乾燥によって失った水分を取り戻すために水につけることが必要といわれます。ただし，種類によっては，水につけておかずにすぐにゆでてよいものもあります。

■ゆでる前に水につけるもの
　豆を一晩水につけて十分に吸水させると，ゆでたときに熱が全体に伝わりやすく，煮えむらが少なくなります。大豆，花豆，いんげんまめ，えんどうなど多くの豆は水につけます。その後，種類によって違いますが，50～60分ほど，下ゆでします。

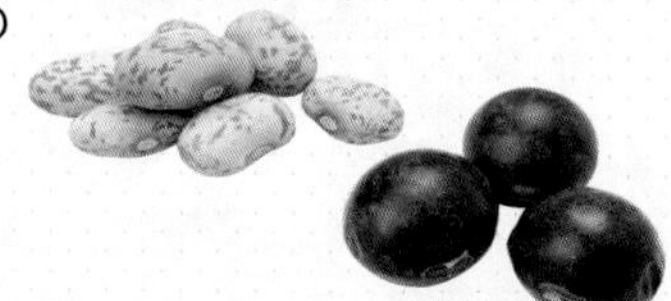

例)いんげんまめ(手亡)は，乾燥した豆に十分吸水させると，2倍以上の大きさに膨らむ。

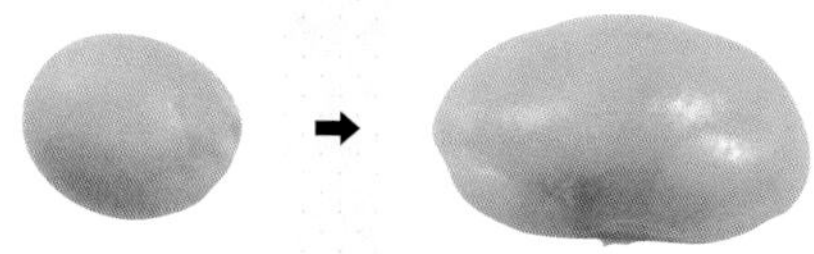

■すぐにゆでてよいもの
　小粒で，種皮が非常にかたいあずきやささげなどは吸水しにくく，豆ごとの吸水状況にむらが出やすいので，水につけておかずに30～40分ほどゆでます。

クロム	モリブデン	ビタミン A レチノール	A カロテン α	A カロテン β	A β-クリプトキサンチン	A β-カロテン当量	A レチノール活性当量	D	E トコフェロール α	E トコフェロール β	E トコフェロール γ	E トコフェロール δ	K	B1	B2	ナイアシン	ナイアシン当量	B6	B12	葉酸	パントテン酸	ビオチン	C	アルコール	食塩相当量	見当	備考
μg	μg	μg	μg	μg	μg	μg	μg	μg	mg	mg	mg	mg	μg	mg	mg	mg	mg	mg	μg	μg	mg	μg	mg	g	g		
4	220	(0)	1	20	3	22	**2**	(0)	0.1	0.1	5.4	8.1	50	**0.50**	**0.13**	2.0	(5.9)	0.28	(0)	210	0.75	9.7	**3**	-	**0**		別名：たけあずき
-	-	(0)	1	9	1	10	**1**	(0)	0.1	Tr	2.5	3.7	24	**0.16**	**0.04**	0.5	(2.3)	0.06	(0)	48	0.14	-	**Tr**	-	**0**		別名：たけあずき
1	150	(0)	0	17	3	19	**2**	(0)	2.5	0.1	7.7	0.6	9	**0.37**	**0.15**	1.5	(4.8)	0.64	(0)	350	1.77	21.0	**Tr**	-	**0**		別名：チックピー，ガルバンゾー
1	56	(0)	-	-	-	17	**1**	(0)	1.7	0	6.5	0.2	6	**0.16**	**0.07**	0.4	(1.9)	0.18	(0)	110	0.48	8.9	**Tr**	-	**0**		別名：チックピー，ガルバンゾー
-	-	(0)	0	4	-	4	**Tr**	(0)	1.9	0.1	9.2	1.1	23	**0.21**	**0.10**	0.7	(3.8)	0.50	(0)	100	0.35	-	**Tr**	-	**1.8**		別名：チックピー，ガルバンゾー
2	41	(0)	-	-	-	4	**Tr**	(0)	0.1	0.1	3.2	0.2	8	**0.67**	**0.15**	2.5	(5.7)	0.51	0	140	0.81	8.4	**Tr**	-	**0**		別名：はなまめ
1	21	(0)	-	-	-	1	**Tr**	(0)	Tr	Tr	1.9	0.1	3	**0.14**	**0.05**	0.4	(1.6)	0.11	Tr	23	0.18	3.0	**Tr**	-	**0**		別名：はなまめ
0	460	-	-	-	-	-	**-**	-	-	-	-	-	-	**-**	**-**	-	3.9	-	-	-	-	-	**-**	-	**0**		
3	380	(0)	0	5	3	6	**Tr**	(0)	0.1	0	4.8	0.2	6	**0.47**	**0.16**	1.9	(5.7)	0.40	(0)	120	1.05	9.2	**0**	-	**0**		別名：ライマビーン，バタービーン
-	-	(0)	0	2	1	3	**0**	(0)	Tr	0	2.3	0.1	3	**0.10**	**0.04**	0.5	(2.2)	0.08	(0)	25	0.23	-	**0**	-	**0**		別名：ライマビーン，バタービーン
3	410	(0)	0	150	2	150	**13**	(0)	0.3	0	6.4	0.6	36	**0.70**	**0.22**	2.1	6.2	0.52	(0)	460	1.66	11.0	**Tr**	-	**0**	1C=130	別名：やえなり
1	140	(0)	-	-	-	85	**7**	(0)	0.2	0.2	4.4	0.3	16	**0.19**	**0.06**	0.4	(2.1)	0.05	(0)	80	0.34	3.3	**Tr**	-	**0**	～150g	別名：やえなり
2	180	(0)	0	29	2	30	**3**	(0)	0.8	0.1	5.2	Tr	17	**0.52**	**0.17**	2.5	(5.3)	0.55	0	77	1.58	23.0	**1**	-	**0**		別名：ひらまめ (100g：126mL，100mL：80g)
-	-	(0)	(0)	14	1	15	**1**	(0)	0.4	0.1	2.6	0	9	**0.20**	**0.06**	0.7	(2.1)	0.16	(0)	22	0.57	-	**0**	-	**0**		別名：ひらまめ

5 Nuts and Seeds 種実類

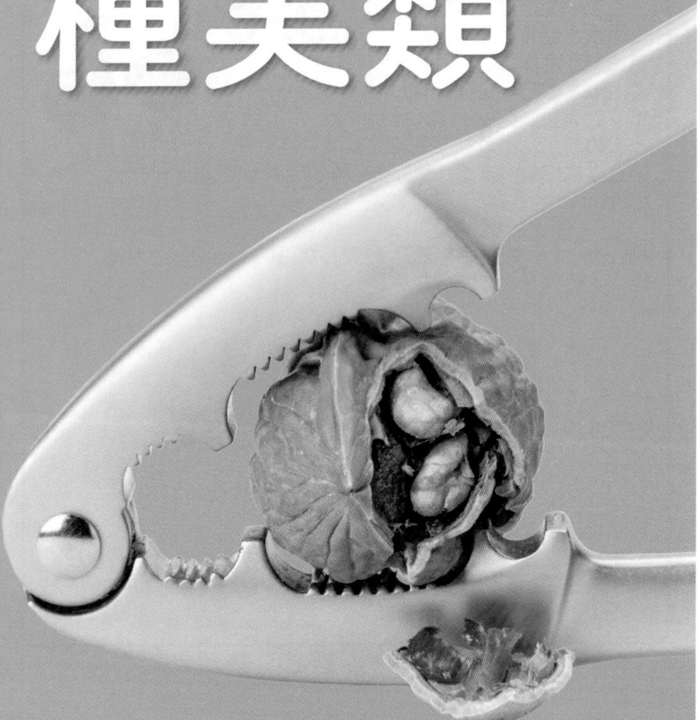

種実類とは

種実類は，果実である堅果類（ナッツ）と種子類に分けられる。堅果類は，果実の種子の中の胚及び仁（胚乳）が肥大して食用となったもので，殻は薄くかたい。種子類とは，果実以外の植物の種子をいう。らっかせいは豆類だが，脂質を多く含んでいるため，種実類に分類されている。

種実類は調理や製菓の副材料として用いられることが多く，主菜として用いられることは少ない。単独で利用される場合も，茶うけやつまみなどに利用されることが多い。

種実類の栄養成分

種実は，発芽に必要な栄養素を備えているため，炭水化物の他，脂質，たんぱく質に富み，栄養価が高いものが多い。

らっかせい，アーモンド，ごまなどは，特に脂質，たんぱく質が多く，味が濃厚である。また，カリウム，マグネシウム，リン，鉄，亜鉛，銅などの生体活動に不可欠な無機質の優れた供給源でもある。特に，ナッツ類は，高血圧や心臓病の予防効果があるカリウムを多く含む。

また，アーモンド，ピスタチオなどには，腸の機能の活性化を助ける食物繊維が豊富に含まれている。

種実類の種類

堅果類（ナッツ）

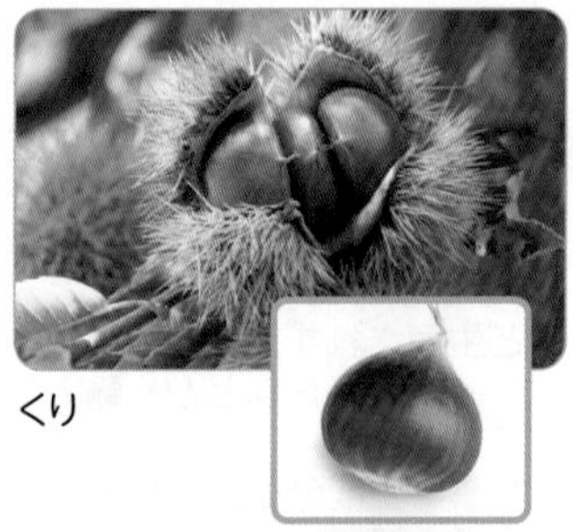
くり

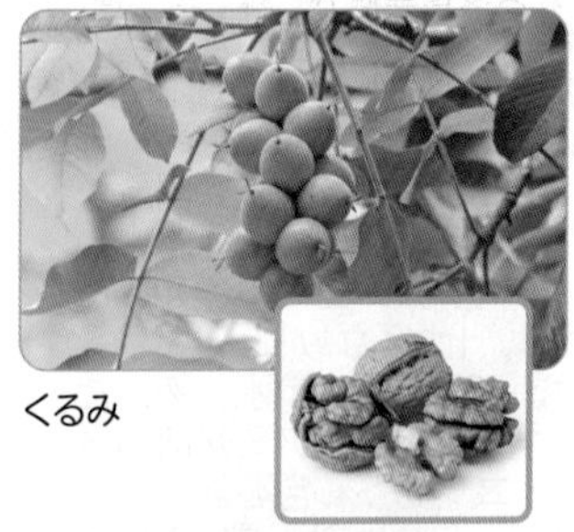
くるみ

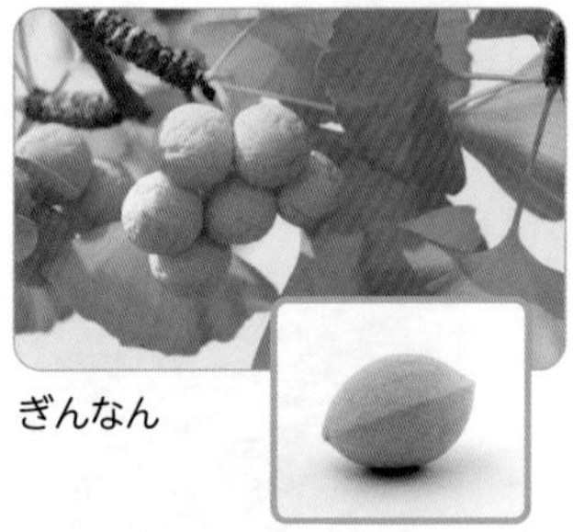
ぎんなん

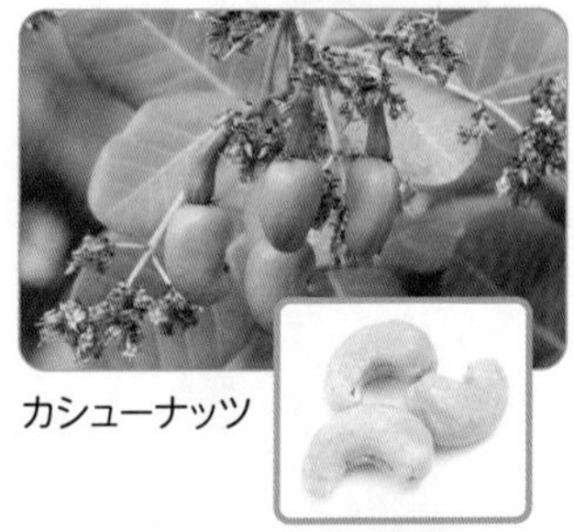
カシューナッツ

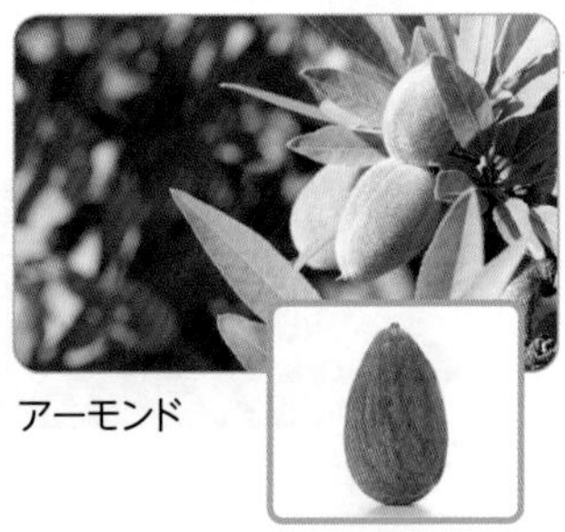
アーモンド

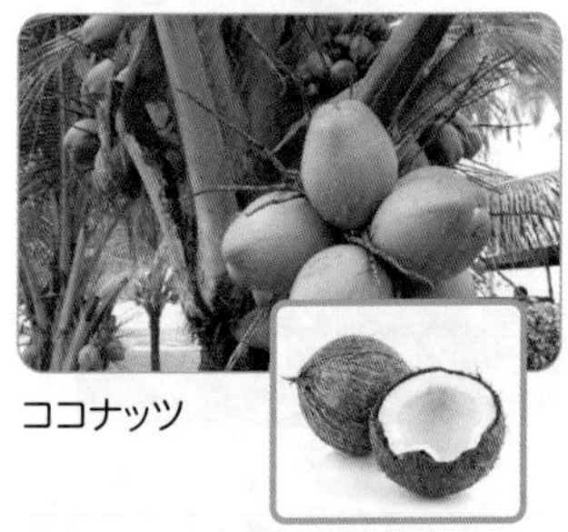
ココナッツ

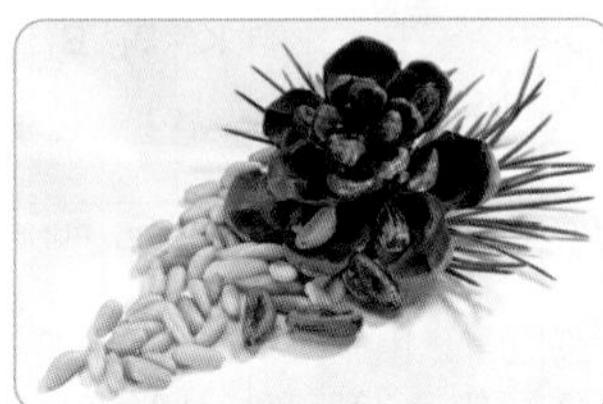
まつ

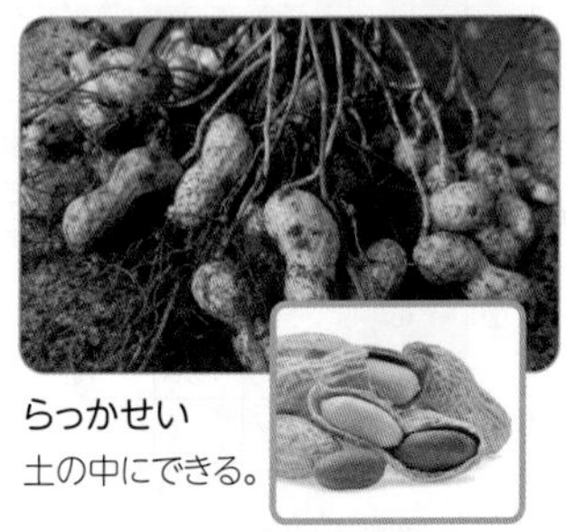
らっかせい
土の中にできる。

種子類

かぼちゃ
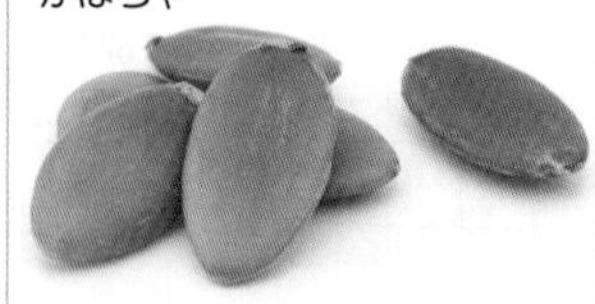

ごま
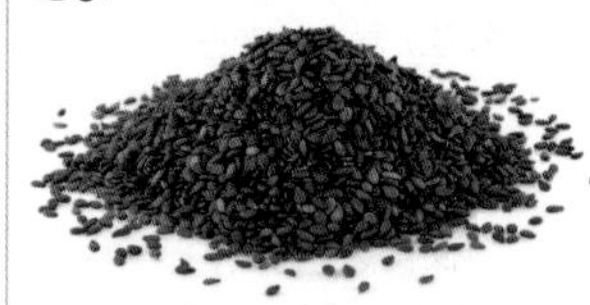

あさ
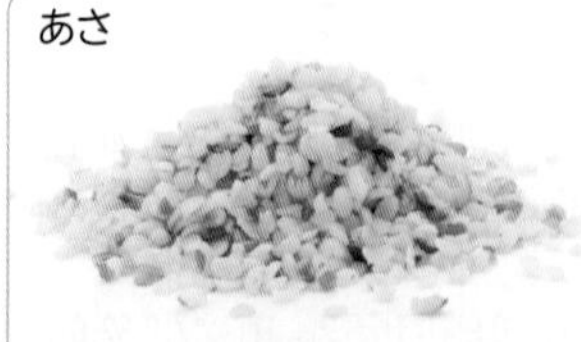

はす
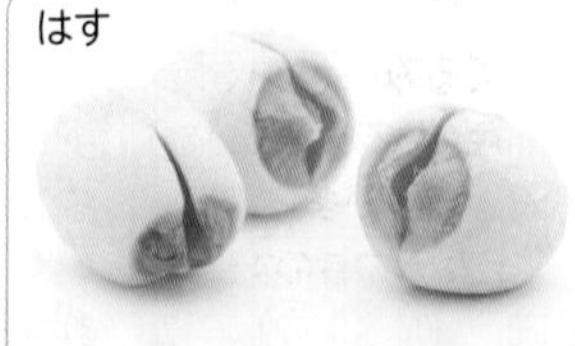

アーモンド

バラ科。高さ5～6mくらいになる落葉果樹で，桃，杏，梅などとは近縁の植物である。

アーモンドの果肉は薄く，種子の中にある「仁」の部分を食べる。

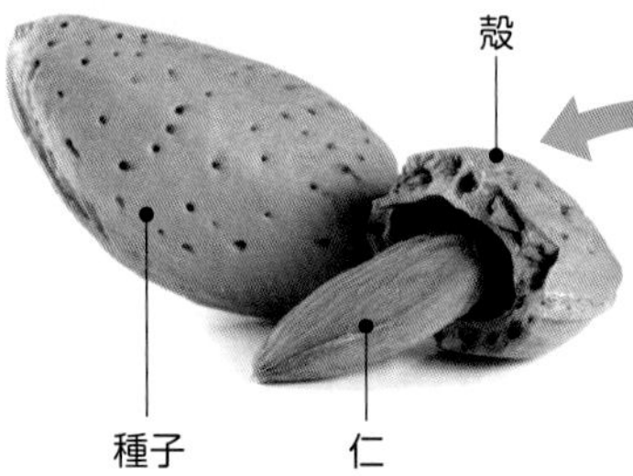

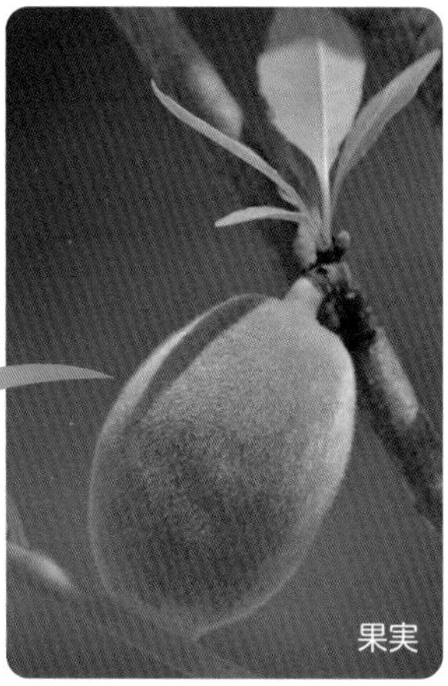

カシューナッツ

ウルシ科。高さ 10～15m くらいになる常緑樹。小さい黄桃色の花が落ちた後に，西洋なし状にふくれた花柄（花をつけている柄の部分）の先にソラマメのような形をした果実がつく。その果実の種子の仁をカシューナッツと呼ぶ。

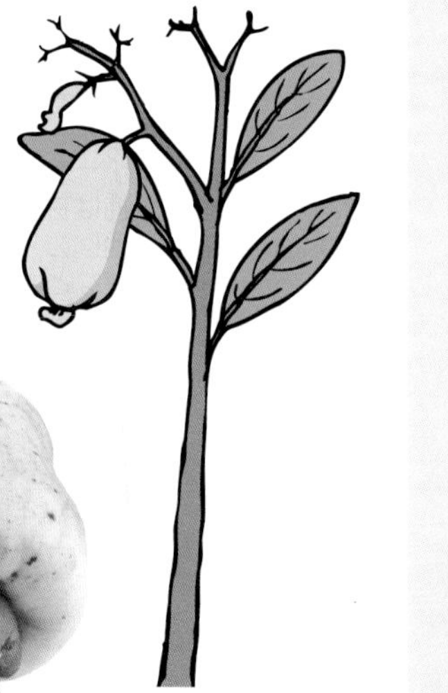

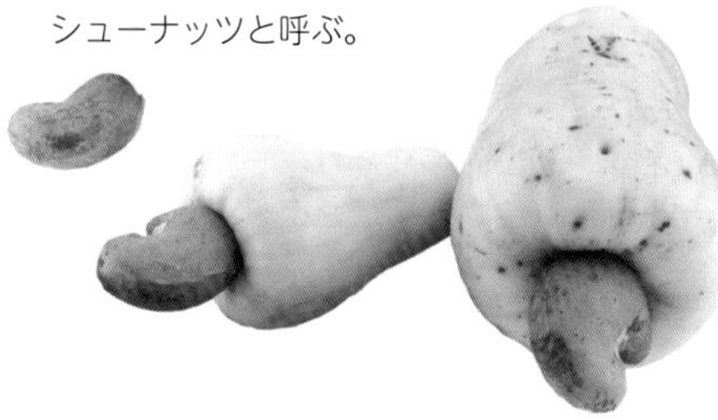

くりの種類と特徴

粒の大きさ…中～大
肉質…………粘質
甘み…………中くらい
渋皮がはがれづらい。ゆでぐり，焼きぐり，甘露煮，マロングラッセ，くりようかん，くりきんとん，くりご飯など。日本や韓国で栽培。

粒の大きさ…小～中
肉質…………粉質
甘み…………強い
渋皮が薄くてはがれやすい。焼きぐり，くりご飯，肉の付け合わせなど。中国や北朝鮮で栽培。

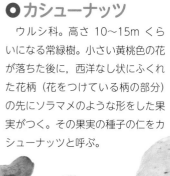

粒の大きさ…小～中
甘み…………中くらい
粘り気は少なく渋皮がはがれやすい。菓子，缶詰，焼きぐり，ピューレ，マロングラッセなど。イタリア，フランス，スペインなどで栽培。

種実類の輸入量と輸入相手国

（2019年）

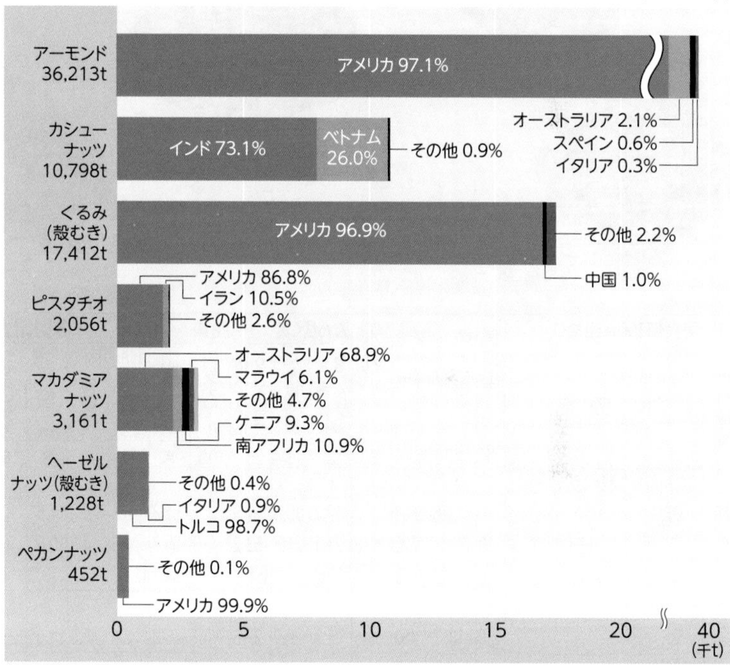

（日本ナッツ協会「ナッツ類国別輸入統計」）

種実類の選び方と 保存方法

▶**ぎんなん**…古くなると殻の色が悪くなるので，収穫後1年以内のもの，殻の色が白く，形の大きいものを選ぶ。

よく乾燥したものを，缶に入れて保存する。

▶**ごま**…粒のそろったものを選ぶ。

保存は缶などの密閉容器に入れ，乾燥した場所に置く。しかし，あまり長く保存はできない。特に炒りごまや粗ずりのごまは早く油臭くなるので，1～2か月の間に使い切るようにする。

▶**くるみ**…なるべく大型で，表面のでこぼこが大きく，つやのある褐色をしているものを選ぶ。

脂肪が多いので，古くなると酸化して味が落ちるため，保存するときは殻つきのままがよい。

▶**くり**…皮のつやがよく，色の明るいもの，手で持ってみて重いものがよい。小さい穴があいているものや，白い粒状の粉が吹き出ているものは虫食いなので避ける。

干したかちぐりなどはそのまま乾燥した場所に置けばよいが，生のくりは虫がついたりするので保存は難しい。

▶**らっかせい**…大粒種，小粒種がある。日本では大粒種が多くつくられ，小粒種は，アメリカ，中国などから輸入されている。いずれも実がよく入っていて，粒のそろったものがよい。バターローストしたものは，特に酸化して油臭くなりやすく，風味も落ちるので，できるだけ新しいものを求める。

密閉性のある缶などに入れ，乾燥状態で保存する。

アーモンド

Almonds

特徴　ビターとスイートの2種ある。スイート種は甘くて香ばしい。主な産地はカリフォルニア，スペインなど。
栄養　脂質，炭水化物の他，たんぱく質，ビタミンB_1，B_2，カルシウム，リンなどをバランスよく含む。
調理　ビター種はエッセンスを抽出してリキュールや洋菓子の香り付けに。スイート種はオイルローストして製菓材料にする。

あまに(亜麻仁)

Flax seeds

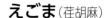

特徴　アマ科アマ(亜麻)の種子。中央アジアが原産地。日本では北海道などで栽培される。茎の繊維はリネンを織るのに利用される。あまに油は食用の他，印刷用インクやせっけんなどの原料としても使われる。
栄養　必須脂肪酸のα-リノレン酸やリグナン，食物繊維が豊富に含まれている。
調理　「ごま」と同様，種子を焙煎したものをあえ物などに使う。

えごま(荏胡麻)

Perilla, “Egoma”, seeds

特徴　シソ科エゴマの種子。独特の風味があり，古くから「ごま」と同じように使われてきた。東南アジアが原産地。葉は青じそと似ており，しその代用となる。
栄養　α-リノレン酸を多く含む。
調理　「ごま」と同様，油をとったり，いって使う。

カシューナッツ

Cashew nuts

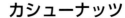

特徴　ウルシ科の常緑樹で，果実の仁を食用とする。ブラジル原産であるが，インドやアフリカで生産されている。まが玉の形をしており，白色で独特の風味がある。
栄養　脂質とたんぱく質の他，炭水化物，リン，ビタミンB_1，B_2が多い。
調理　生食はせず，いって殻をむいたものをおつまみや料理(中国料理やインド料理など)，菓子の材料として使う。

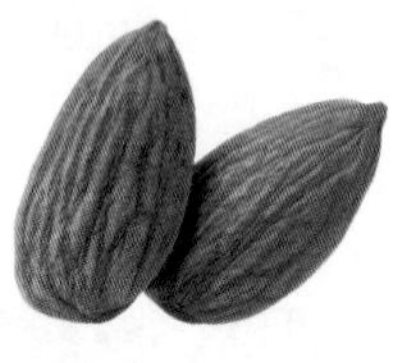

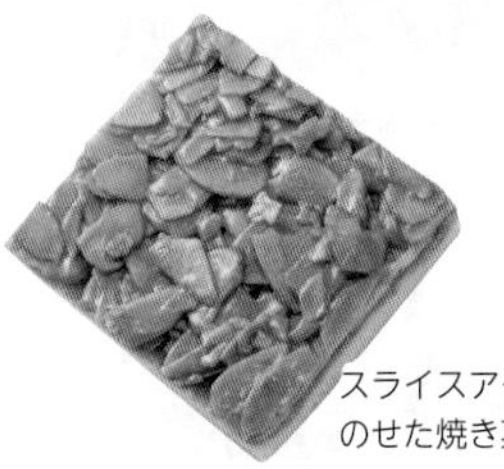

スライスアーモンドをのせた焼き菓子

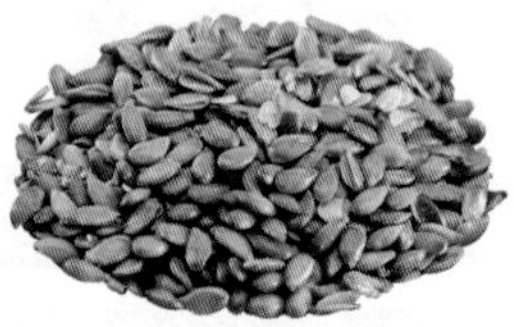

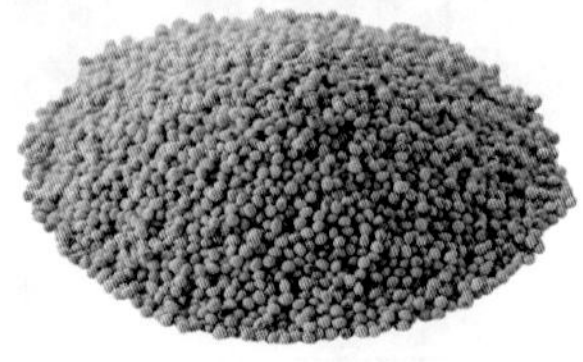

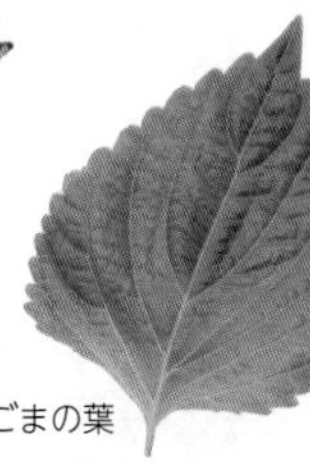

えごまの葉

えごまの油と花

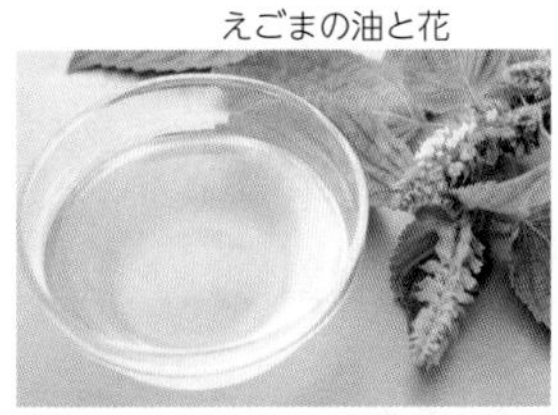

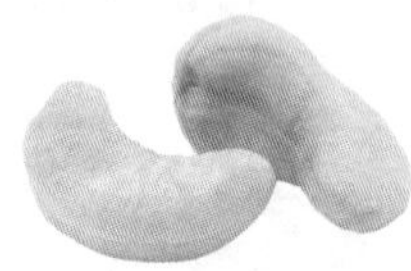

食品番号	食品名	廃棄率	エネルギー	エネルギー	水分	たんぱく質: アミノ酸組成によるたんぱく質	たんぱく質: たんぱく質	脂質: 脂肪酸のトリアシルグリセロール当量	脂質: コレステロール	脂質: 脂質	炭水化物: 利用可能炭水化物(単糖当量)	炭水化物: 利用可能炭水化物(質量計)	炭水化物: 差引き法による	炭水化物: 食物繊維総量	炭水化物: 糖アルコール	炭水化物: 炭水化物	有機酸	灰分	無機質: ナトリウム	無機質: カリウム	無機質: カルシウム	無機質: マグネシウム	無機質: リン	無機質: 鉄	無機質: 亜鉛	無機質: 銅	無機質: マンガン	無機質: ヨウ素	無機質: セレン
	可食部100g当たり	%	kJ	kcal	g	g	g	g	mg	g	g	g	g	g	g	g	g	g	mg	mg	mg	mg	mg	mg	mg	mg	mg	μg	μg
	アーモンド																												
05001	乾	0	2516	**609**	4.7	**18.7**	19.6	**51.9**	-	51.8	5.5	5.2	**11.5***	10.1	-	20.9	-	3.0	1	760	**250**	290	460	**3.6**	3.6	1.17	2.45	-	-
05002	フライ　味付け	0	2587	**626**	1.8	**21.1**	21.3	**53.2**	0	55.7	4.9	4.6	**10.6***	10.1	-	17.9	-	3.2	100	760	**240**	270	490	**3.5**	3.1	0.87	2.24	0	1
05040	いり　無塩	0	2513	**608**	1.8	**(19.0)**	20.3	**(54.2)**	-	54.1	**(5.9)***	(5.6)	10.9	11.0	-	20.7	-	3.1	Tr	740	**260**	310	480	**3.7**	3.7	1.19	2.46	-	-
	あさ																												
05003	乾	0	1867	**450**	4.6	**25.7**	29.9	**27.3**	(0)	28.3	2.6	2.5	**14.0***	23.0	-	31.7	-	5.5	2	340	**130**	400	1100	**13.0**	6.1	1.32	9.97	0	4
	あまに																												
05041	いり	0	2230	**540**	0.8	**20.3**	21.8	**41.1**	2	43.3	1.2	1.2	**10.2***	23.8	-	30.4	-	3.7	70	760	**210**	410	710	**9.0**	6.1	1.26	2.97	0	3
	えごま																												
05004	乾	0	2162	**523**	5.6	**16.9**	17.7	**40.6**	(0)	43.4	2.5	2.4	**12.2***	20.8	-	29.4	-	3.9	2	590	**390**	230	550	**16.0**	3.8	1.93	3.09	Tr	3
	カシューナッツ																												
05005	フライ　味付け	0	2452	**591**	3.2	**19.3**	19.8	**47.9**	(0)	47.6	**(18.6)***	(17.2)	20.2	6.7	-	26.7	-	2.7	220	590	**38**	240	490	**4.8**	5.4	1.89	-	0	27
	かぼちゃ																												
05006	いり　味付け	35	2445	**590**	4.5	**(25.3)**	26.5	**(48.7)**	(0)	51.8	(2.1)	(2.0)	**9.0***	7.3	-	12.0	-	5.2	47	840	**44**	530	1100	**6.5**	7.7	1.26	4.39	Tr	5
	かや																												
05007	いり	0	2595	**629**	1.2	-	8.7	**56.2**	(0)	64.9	-	-	**13.1***	18.2	-	22.6	-	2.6	6	470	**58**	200	300	**3.3**	3.7	0.92	2.62	-	-
	ぎんなん																												
05008	生	25	710	**168**	57.4	**4.2**	4.7	**1.3**	(0)	1.6	33.4	30.4	**33.9***	1.6	-	34.8	-	1.5	Tr	710	**5**	48	120	**1.0**	0.4	0.25	0.26	2	0
05009	ゆで	0	715	**169**	56.9	**(4.0)**	4.6	**(1.2)**	(0)	1.5	33.6	30.6	**34.3***	2.4	-	35.8	-	1.2	1	580	**5**	45	96	**1.2**	0.4	0.23	0.25	Tr	1
	(くり類)																												
05010	日本ぐり　生	30	625	**147**	58.8	**2.4**	2.8	**(0.4)**	(0)	0.5	**33.5***	30.6	33.2	4.2	-	36.9	-	1.0	1	420	**23**	40	70	**0.8**	0.5	0.32	3.27	0	3
05011	ゆで	20	646	**152**	58.4	**(2.9)**	3.5	**0.5**	(0)	0.6	**32.8***	30.0	30.8	6.6	-	36.7	-	0.8	1	460	**23**	45	72	**0.7**	0.6	0.37	1.07	-	-
05012	甘露煮	0	984	**232**	40.8	**(1.5)**	1.8	**(0.3)**	(0)	0.4	-	-	**54.4***	2.8	-	56.8	-	0.2	7	75	**8**	8	25	**0.6**	0.1	0.15	0.75	-	-
05013	中国ぐり　甘ぐり	20	875	**207**	44.4	**(4.3)**	4.9	**(0.9)**	(0)	0.9	**(43.9)***	(40.2)	40.6	8.5	-	48.5	-	1.3	2	560	**30**	71	110	**2.0**	0.9	0.51	1.59	0	1

かぼちゃ(南瓜)
Pumpkin seeds

特徴　食用かぼちゃには日本かぼちゃ，西洋かぼちゃ，ミクスタかぼちゃ，ペポかぼちゃがあり，その種子が利用されている。

栄養　主成分は脂質，たんぱく質。亜鉛，リン，ポリフェノールを多く含む。

調理　炒めて塩や調味料で味をつけて食べる他，中国料理の材料に使う。

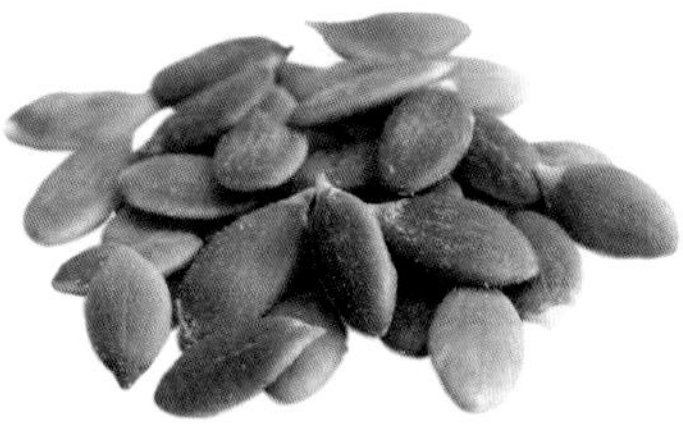

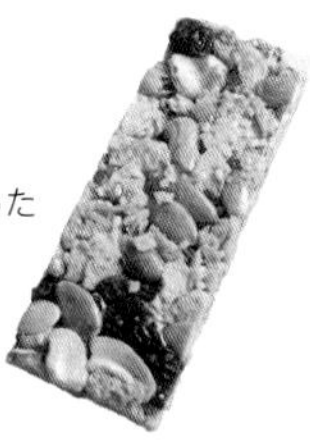

かぼちゃの種が入ったグラノーラバー

ぎんなん(銀杏)
Ginkgo nuts

特徴　イチョウの雌株にできる種子。実は緑色で，しだいに黄色くなる。独特の臭気がある。

栄養　炭水化物の他に，ビタミンC，Aが多い。脂質が少ない。

調理　ゆでて薄皮を取ったあと，茶わん蒸し，どびん蒸しなどの具にする。油で揚げて塩を振り，おつまみにもする。

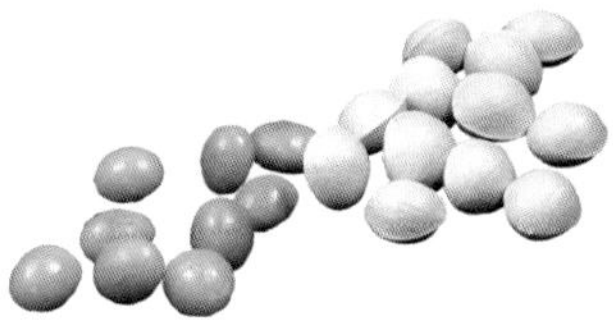

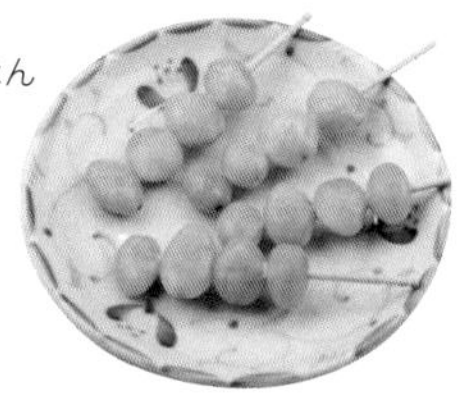

串ぎんなん

くり類(栗類)
Chestnuts

特徴　ブナ科の堅果実で，世界各国で生産されている。日本ぐり，中国ぐり，欧州ぐり，アメリカぐりなどの種類がある。

栄養　主成分は炭水化物。ビタミンC，B_1，カルシウムを含み，消化もよい。

調理　加熱するとやわらかくなり，甘味が出る。ゆでたり焼いたりして食べる他，くりご飯，甘露煮，くりきんとんや菓子に使う。果皮(鬼皮)は水や湯につけるとむきやすくなる。

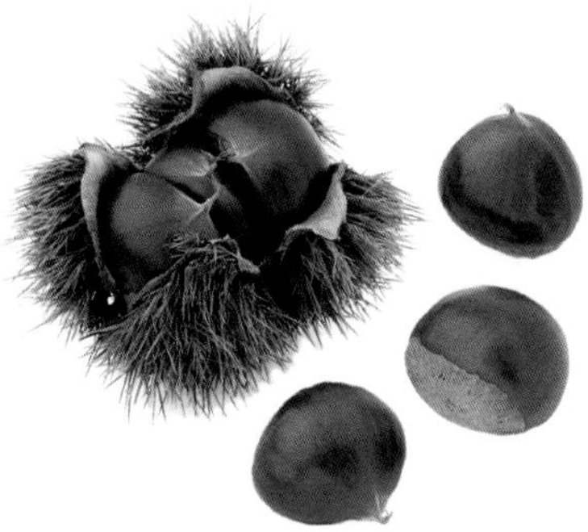

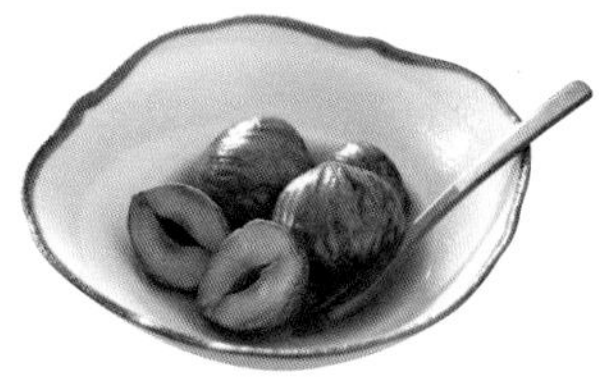

渋皮煮
渋皮にはポリフェノールが多く含まれ，渋皮のまま甘煮にする。

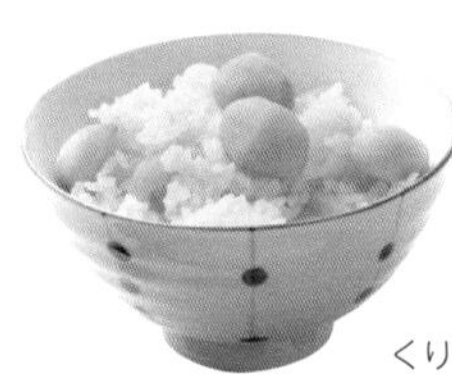

くりご飯

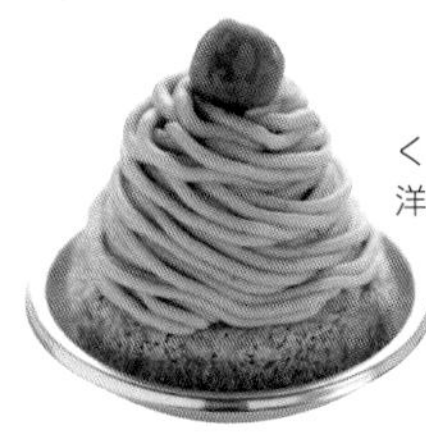

くりを使った洋菓子

クロム	モリブデン	ビタミン A レチノール	A カロテン α	A カロテン β	A β-クリプトキサンチン	A β-カロテン当量	A レチノール活性当量	D	E トコフェロール α	E トコフェロール β	E トコフェロール γ	E トコフェロール δ	K	B_1	B_2	ナイアシン	ナイアシン当量	B_6	B_{12}	葉酸	パントテン酸	ビオチン	C	アルコール	食塩相当量	見当	備考
μg	μg	μg	μg	μg	μg	μg	μg	μg	mg	mg	mg	mg	μg	mg	mg	mg	mg	mg	μg	μg	mg	μg	mg	g	g		
-	-	(0)	0	10	3	11	**1**	(0)	30.0	0.3	0.8	0	0	**0.20**	**1.06**	3.6	7.2	0.09	(0)	65	0.49	-	**0**	-	**0**	10粒=約15g	
6	32	0	0	7	1	7	**1**	0	22.0	0.2	0.8	0.1	0	**0.05**	**1.07**	4.4	8.0	0.10	0	49	0.50	60.0	**0**	-	**0.3**		
-	-	(0)	0	7	2	9	**1**	(0)	29.0	0.3	0.7	0	0	**0.03**	**1.04**	3.9	(7.5)	0.08	(0)	48	0.26	-	**0**	-	**0**		
9	45	(0)	1	25	0	25	**2**	(0)	1.8	0.1	22.0	1.1	51	**0.35**	**0.19**	2.3	8.2	0.40	(0)	82	0.57	28.0	**Tr**	-	**0**		
25	13	0	0	14	2	16	**1**	0	0.4	0	10.0	0.2	7	**0.01**	**0.17**	2.6	9.4	0.40	Tr	45	0.24	33.0	**0**	-	**0.2**		
2	48	(0)	Tr	23	1	24	**2**	(0)	1.3	0.3	24.0	0.5	1	**0.54**	**0.29**	7.6	12.0	0.55	(0)	59	1.65	35.0	**Tr**	-	**0**		別名：あぶらえ
1	30	(0)	-	-	-	10	**1**	(0)	0.6	Tr	5.4	0.6	28	**0.54**	**0.18**	0.9	7.0	0.36	(0)	63	1.32	19.0	**0**	-	**0.6**	10粒=約15g	
13	42	(0)	2	29	2	31	**3**	(0)	0.6	0.1	15.0	0.5	2	**0.21**	**0.19**	4.4	(13.0)	0.16	(0)	79	0.65	13.0	**Tr**	-	**0.1**		廃棄部位：種皮
-	-	(0)	-	-	-	75	**6**	(0)	8.5	68.0	1.1	0.8	3	**0.02**	**0.04**	1.5	3.0	0.17	(0)	55	0.62	-	**2**	-	**0**		廃棄率：殻つきの場合35%
0	3	(0)	-	-	-	290	**24**	(0)	2.5	0.1	0.6	0	3	**0.28**	**0.08**	1.2	2.5	0.07	(0)	45	1.27	6.2	**23**	-	**0**	1粒=2～3g	廃棄部位：殻及び薄皮
5	Tr	(0)	-	-	-	290	**24**	(0)	1.6	0.1	0.3	0	3	**0.26**	**0.07**	1.0	(2.3)	0.02	(0)	38	1.02	2.8	**23**	-	**0**		薄皮を除いたもの
0	2	(0)	26	24	0	37	**3**	(0)	0	0	3.0	0	1	**0.21**	**0.07**	1.0	1.6	0.27	(0)	74	1.04	3.9	**33**	-	**0**	1個=15～30g	廃棄部位：殻(鬼皮)及び渋皮(包丁むき)
-	-	(0)	26	24	0	37	**3**	(0)	0	0	3.3	0	0	**0.17**	**0.08**	1.0	(1.7)	0.26	(0)	76	1.06	-	**26**	-	**0**		廃棄部位：殻(鬼皮)及び渋皮
-	-	(0)	15	24	0	32	**3**	(0)	0	0	1.8	0	Tr	**0.07**	**0.03**	0.3	(0.7)	0.03	(0)	8	0.18	-	**0**	-	**0**		液汁を除いたもの
0	1	(0)	33	52	0	68	**6**	(0)	0.1	Tr	12.0	0.2	0	**0.20**	**0.18**	1.3	(2.2)	0.37	(0)	100	0.57	6.0	**2**	-	**0**		別名：あまぐり。廃棄部位：殻(鬼皮)及び渋皮

くるみ(胡桃)

Walnuts

特徴　果実の核のなかの仁を食用とする。でこぼこの特徴ある形で，独特の風味がある。大粒で栽培種のペルシャぐるみ(西洋ぐるみ)と，小粒で自生種の鬼ぐるみ，姫ぐるみがある。
栄養　脂質とたんぱく質が多い。また，不飽和脂肪酸が多い。
調理　すりつぶして，あえ物，くるみ豆腐，菓子に使う。

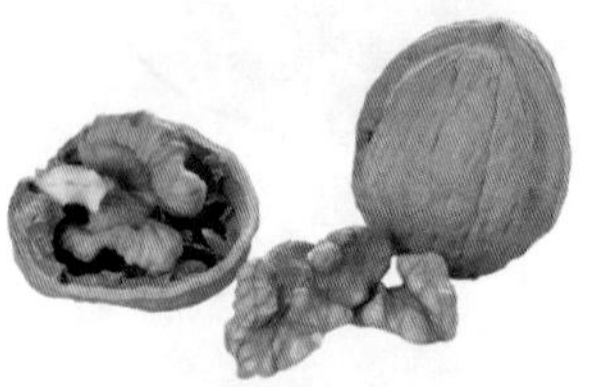

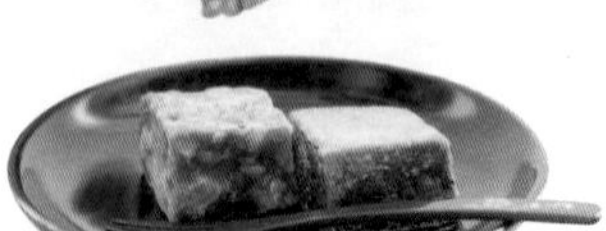

くるみゆべし

けし(芥子)

Poppy seeds

特徴　ケシの種子で，「ポピーシード」とも呼ばれる。種皮の色は白色や青色のものが市販されている。あへん法により，けし栽培者のみが栽培を許可されているため，発芽防止された種子が市販されている。
調理　いると芳香を放ち，風味がよい。料理や製菓に利用される。

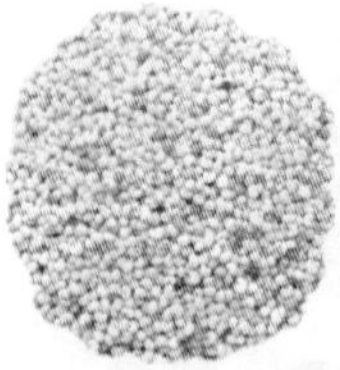

種皮が白いけし

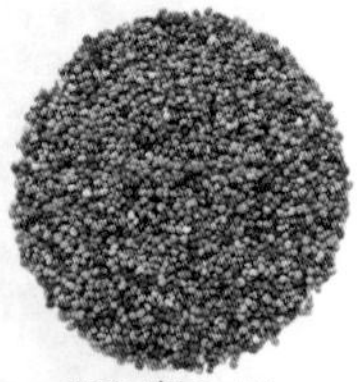

種皮が青いけし

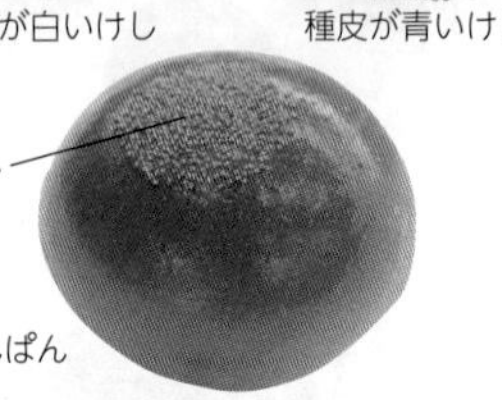

あんぱん

ココナッツ

Coconut

特徴　ココヤシの成熟した果実の胚乳を乾燥させたものがココナッツパウダー。未熟果の胚乳は液状で，ココナッツウォーター(ココナッツジュース)と呼ばれる。成熟の過程で胚乳が固まりかけた白色の液体をココナッツミルクという。マレー半島からポリネシアにかけての地域が原産地。
栄養　主成分は脂質。
調理　洋菓子の材料として使う。

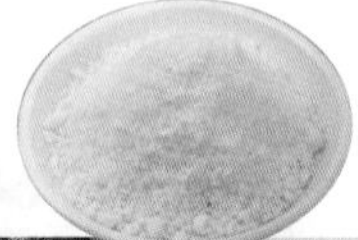

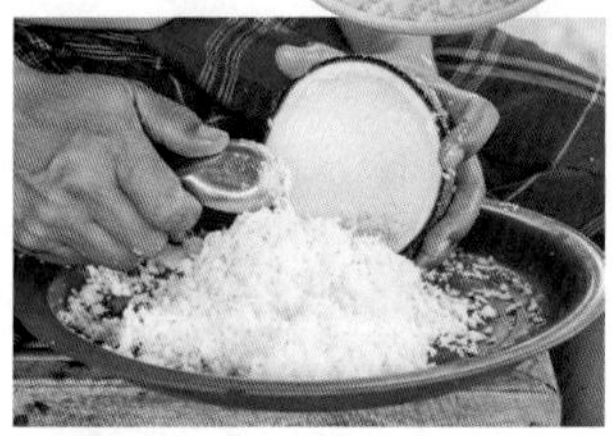

ココナッツをすりおろす様子

ごま(胡麻)

特徴　白ごまと黒ごまが代表的。香りと味が非常によい。国産のごまはわずかで，多くはアフリカ，中南米，東南アジアなどから輸入。缶などの密閉容器に入れ，乾燥したところで保存する。
栄養　脂質とたんぱく質の他，鉄，カルシウム，ビタミンB_1を豊富に含む。セサミン，セサミノールなどのリグナン類を多く含む。
調理　料理や製菓に使われる他，ごま油の原料になる。

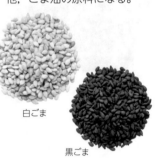

白ごま

黒ごま

食品番号	食品名（可食部100g当たり）	廃棄率	エネルギー		水分	たんぱく質		脂質			炭水化物						有機酸	灰分	無機質										
						アミノ酸組成によるたんぱく質	たんぱく質	脂肪酸のトリアシルグリセロール当量	コレステロール	脂質	利用可能炭水化物(単糖当量)	利用可能炭水化物(質量計)	利用可能炭水化物 差引き法による	食物繊維総量	糖アルコール	炭水化物			ナトリウム	カリウム	カルシウム	マグネシウム	リン	鉄	亜鉛	銅	マンガン	ヨウ素	セレン
		%	kJ	kcal	g	g	g	g	mg	g	g	g	g	g	g	g	g	g	mg	mg	mg	mg	mg	mg	mg	mg	mg	µg	µg
	くるみ																												
05014	いり	0	2940	713	3.1	13.4	14.6	70.5	(0)	68.8	2.8*	2.6	3.7	7.5	-	11.7	-	1.8	4	540	85	150	280	2.6	2.6	1.21	3.44	-	-
	けし																												
05015	乾	0	2291	555	3.0	(20.2)	19.3	47.6	(0)	49.1	3.3*	3.2	5.8	16.5	-	21.8	-	6.8	4	700	1700	350	820	23.0	5.1	1.48	6.88	0	8
	ココナッツ																												
05016	ココナッツパウダー	0	2785	676	2.5	(5.6)	6.1	(64.3)	(0)	65.8	(6.4)	(2.7)	11.5*	14.1	-	23.7	-	1.9	10	820	15	110	140	2.8	1.4	0.80	1.41	-	-
	ごま																												
05017	乾	0	2494	604	4.7	19.3	19.8	53.0	(0)	53.8	1.0	0.9	7.0*	10.8	-	16.5	-	5.2	2	400	1200	370	540	9.6	5.5	1.66	2.24	Tr	10
05018	いり	0	2499	605	1.6	19.6	20.3	51.6	(0)	54.2	0.8	0.7	9.3*	12.6	-	18.5	-	5.4	2	410	1200	360	560	9.9	5.9	1.68	2.52	Tr	27
05019	むき	0	2360	570	4.1	19.0	19.3	44.8	(0)	54.9	0.6	0.5	16.2*	13.0	-	18.8	-	2.9	2	400	62	340	870	6.0	5.5	1.53	1.23	1	43
05042	ねり	0	2667	646	0.5	(18.3)	19.0	57.1	(0)	61.0	(0.8)	(0.8)	9.0*	11.2	-	15.6	-	3.8	6	480	590	340	670	5.8	5.3	1.50	1.80	Tr	22
	しい																												
05020	生	35	1033	244	37.3	(2.6)	3.2	(0.8)	(0)	0.8	-	-	54.9*	3.3	-	57.6	-	1.1	1	390	62	82	76	0.9	0.1	0.36	2.72	-	-
	すいか																												
05021	いり　味付け	60	2193	528	5.9	(28.7)	29.6	36.9	(0)	46.4	2.3	2.2	16.7*	7.1	-	13.4	-	4.7	580	640	70	410	620	5.3	3.9	1.49	1.43	24	11
	チアシード																												
05046	乾	0	1837	446	6.5	18.0	19.4	32.7	1	33.9	0.9*	0.9	0	36.9	-	34.5	0.8	4.7	0	760	570	360	820	7.6	5.9	1.79	4.80	0	11
	とち																												
05022	蒸し	0	621	148	58.0	(1.5)	1.7	-	(0)	1.9	-	-	27.8*	6.6	-	34.2	-	4.2	250	1900	180	17	27	0.4	0.5	0.44	1.46	-	-
	はす																												
05023	未熟　生	55	344	81	77.5	(5.8)	5.9	0.4	(0)	0.5	(13.2)*	(12.0)	12.5	2.6	-	14.9	-	1.2	2	410	53	57	190	0.6	0.8	0.22	1.33	-	-
05024	成熟　乾	0	1383	327	11.2	(18.0)	18.3	1.6	(0)	2.3	52.1	47.4	54.9*	10.3	-	64.3	-	3.9	6	1300	110	200	690	2.9	2.8	1.12	8.25	10	8
05043	ゆで	0	501	118	66.1	(7.2)	7.3	(0.5)	(0)	0.8	(19.9)*	(18.1)	20.3	5.0	-	25.0	-	0.9	1	240	42	67	190	1.1	0.2	0.30	2.92	-	-
	(ひし類)																												
05025	ひし　生	50	776	183	51.8	(5.5)	5.8	0.3	(0)	0.5	15.6	14.3	38.3*	2.9	-	40.6	-	1.3	5	430	45	84	150	1.1	1.3	0.06	0.60	Tr	Tr
05047	とうびし　生	50	513	122	64.3	2.6	2.7	0.2	-	0.4	30.5	27.8	23.2*	8.2	-	31.4	0.4	1.1	13	470	27	49	140	0.7	0.9	0.07	0.35	Tr	1
05048	ゆで	45	510	120	65.5	2.5	2.7	0.1	-	0.3	28.2*	25.7	25.4	5.1	-	30.5	0.4	1.0	12	410	25	45	130	0.5	0.8	0.05	0.27	Tr	1

Sesame seeds

●**金ごま**
地方ごとに金ごま，黄ごま，茶ごまなどがある。特に北関東でつくられる金ごまは，小粒だが色が美しく，粒がそろっていて味がよいことで知られる。

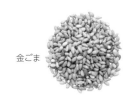

金ごま

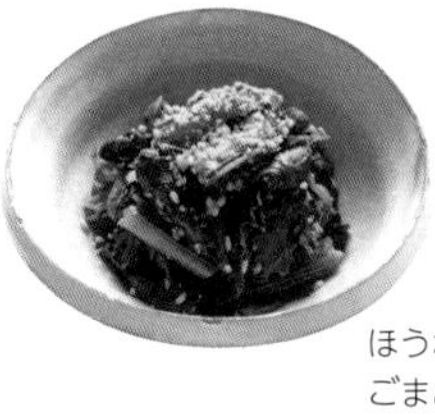

ほうれんそうのごまあえ

すいか(西瓜)

Watermelon seeds

特徴 ウリ科スイカ属一年生草木の種子。殻が60%を占め，なかの仁には脂質約45%，たんぱく質約30%が含まれる。
調理 いって味付けしたもの，むき身を酒のつまみ，菓子の代わりに用いる。中国から輸入される。

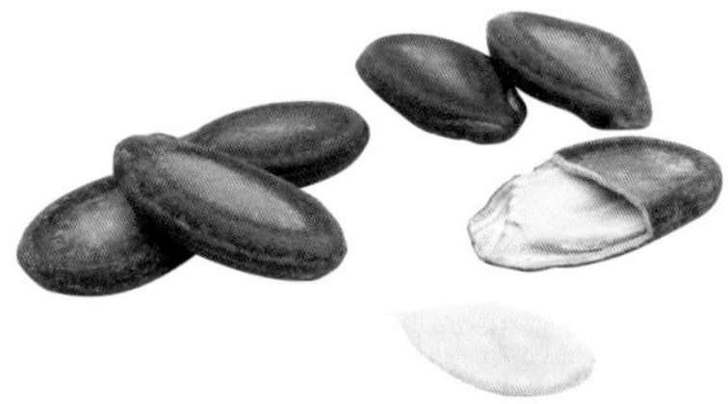

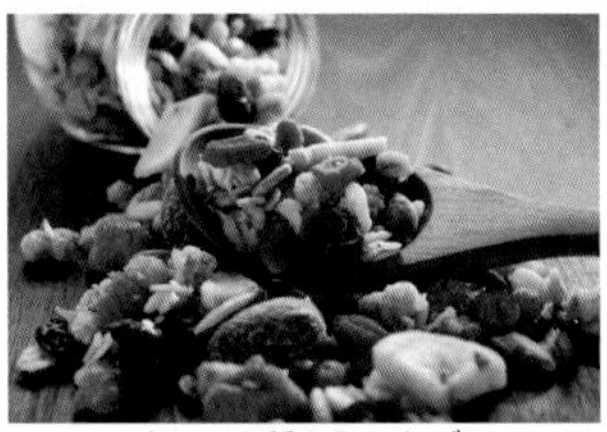

すいかの種を入れたグラノーラ

とち(栃)

Japanese horse chestnuts

特徴 日本ではどんぐりと同じように縄文時代から食用にされていた。
栄養 主成分はでん粉で，たんぱく質，脂質も含まれているが，サポニンやアロインなどの苦味成分があるので，あく抜きが必要。
調理 下処理をしたとちの実のでん粉はもち米，小麦粉，そば粉と混ぜることで，とちもち，とち団子，とちめんがつくられる。

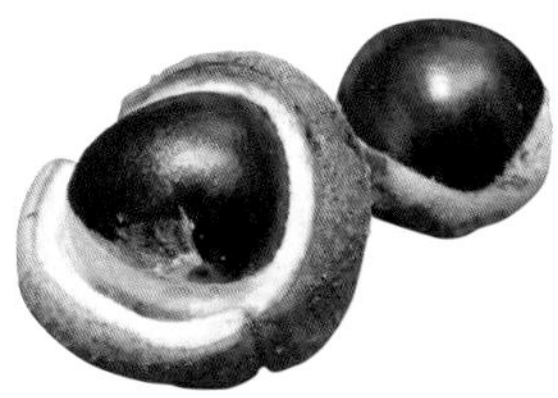

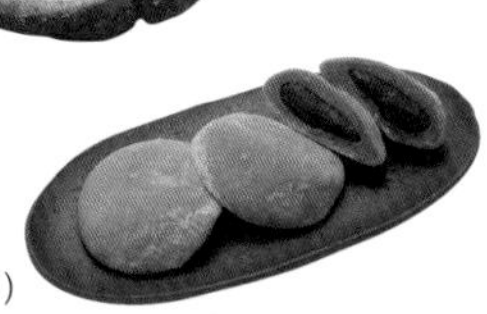

とちもち(あん入り)

はす(蓮)

Lotus seeds

特徴 種子の子葉の部分を食べる。緑色の未熟の種子を生でそのまま食べるものと，完熟してかたくなったものをゆでて食べるものとがある。原産地は中国。主に中国から輸入している。
栄養 主成分は炭水化物。カルシウム，リン，鉄，カリウムなどがバランスよく含まれている。
調理 薬膳料理や菓子の材料となる。

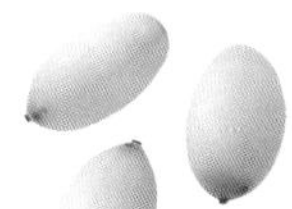

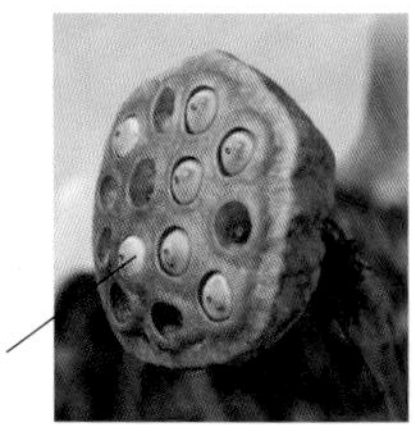

種子

クロム	モリブデン	ビタミン A レチノール	A カロテン α	A カロテン β	A β-クリプトキサンチン	A β-カロテン当量	A レチノール活性当量	D	E トコフェロール α	E トコフェロール β	E トコフェロール γ	E トコフェロール δ	K	B_1	B_2	ナイアシン	ナイアシン当量	B_6	B_{12}	葉酸	パントテン酸	ビオチン	C	アルコール	食塩相当量	見当	備考
µg	µg	µg	µg	µg	µg	µg	µg	µg	mg	mg	mg	mg	µg	mg	mg	mg	mg	mg	µg	µg	mg	µg	mg	g	g		▲…食物繊維：AOAC2011.25法
-	-	(0)	-	-	-	23	**2**	(0)	1.2	0.1	24.0	2.6	7	**0.26**	**0.15**	1.0	4.4	0.49	(0)	91	0.67	-	**0**	-	**0**	1個=6g(実)	廃棄率：殻つきの場合55%
7	120	(0)	0	6	0	6	**Tr**	(0)	1.5	Tr	9.4	0.1	Tr	**1.61**	**0.20**	1.0	(4.3)	0.45	(0)	180	0.81	47.0	**0**	-	**0**		別名：ポピーシード
-	-	(0)	-	-	-	(0)	**(0)**	(0)	0	0	0	0	0	**0.03**	**0.03**	1.0	(1.9)	0.09	(0)	10	0.25	-	**0**	-	**0**		
4	92	(0)	0	8	1	9	**1**	(0)	0.1	0.2	22.0	0.3	7	**0.95**	**0.25**	5.1	11.0	0.60	(0)	93	0.56	12.0	**Tr**	-	**0**	小1=3g 大1=9g 1C=120g	試料：洗いごま
4	110	(0)	0	7	1	7	**1**	(0)	0.1	0.2	23.0	0.4	12	**0.49**	**0.23**	5.3	11.0	0.64	(0)	150	0.51	15.0	**Tr**	-	**0**		(100g：154mL，100mL：65g)
1	120	(0)	Tr	2	1	2	**0**	(0)	0.1	Tr	32.0	0.5	1	**1.25**	**0.14**	5.3	11.0	0.44	(0)	83	0.39	11.0	**(0)**	-	**0**		
5	150	(0)	0	7	1	8	**1**	(0)	0.1	0	29.0	0.4	0	**0.32**	**0.15**	6.8	(12.0)	0.51	(0)	99	0.24	13.0	**0**	-	**0**		(100g：95mL，100mL：105g)
-	-	(0)	-	-	-	7	**1**	(0)	0.1	0	8.7	0.1	16	**0.28**	**0.09**	1.3	(1.9)	0.19	(0)	8	0.59	-	**110**	-	**0**		別名：こじい。廃棄部位：殻及び渋皮
1	90	(0)	0	9	1	9	**1**	(0)	0.6	0.1	20.0	0.6	1	**0.10**	**0.16**	0.8	(7.6)	0.71	(0)	120	1.04	9.1	**Tr**	-	**1.5**		廃棄部位：種皮
8	44	(0)	0	3	0	3	**0**	(0)	0.3	0	14.0	0.5	1	**0.97**	**0.25**	9.8	15.0	0.42	(0)	84	0.53	24.0	**1**	-	**0**		ポリフェノール：0.4g▲
-	-	(0)	0	0	0	0	**(0)**	(0)	0	0	1.5	0	1	**Tr**	**0**	0.1	(0.4)	Tr	(0)	1	0	-	**0**	-	**0.6**		試料：あく抜き冷凍品
-	-	(0)	0	5	0	5	**Tr**	(0)	0.6	0	1.2	0	1	**0.18**	**0.09**	1.4	(2.8)	0.16	(0)	230	0.85	-	**27**	-	**0**		廃棄部位：殻及び薄皮
Tr	14	(0)	0	6	Tr	6	**1**	(0)	1.0	0	2.9	0	0	**0.44**	**0.11**	4.2	(8.6)	0.60	(0)	200	2.58	27.0	**1**	-	**0**		殻，薄皮及び幼芽を除いたもの
-	-	(0)	(0)	3	Tr	3	**0**	(0)	0.4	0	1.3	0	0	**0.08**	**0.02**	0.7	(2.4)	0.12	(0)	36	0.32	-	**0**	-	**0**		幼芽を除いたもの
0	2	(0)	-	-	-	7	**1**	(0)	1.6	Tr	8.1	0.2	2	**0.42**	**0.08**	1.2	(3.1)	0.32	(0)	430	0.71	11.0	**12**	-	**0**		廃棄部位：果皮
0	2	-	0	3	1	3	**0**	-	1.4	0.1	8.5	0.4	1	**0.25**	**0.03**	2.2	3.0	0.18	-	110	0.36	8.7	**7**	-	**0**		廃棄部位：皮▲
0	1	-	-	2	1	3	**0**	-	1.2	Tr	8.7	0.5	-	**0.19**	**0.03**	1.9	2.7	0.12	-	71	0.37	7.3	**5**	-	**0**		廃棄部位：皮▲

ピスタチオ

Pistachio nuts

特徴　香ばしい風味で，ほのかな甘味がある。ウルシ科の落葉高木の種子で，果実のなかの仁の部分を食する。トルコ，シリア及びイスラエルが原産のナッツで，イラン，ギリシャ，イタリアなどが主産地である。
栄養　カロテン，ビタミンB_1，B_2，カリウム，カルシウムなどを多く含む。
調理　風味がよく，そのまま食用にする他，製菓・製パンなどに使用されている。

ひまわり(向日葵)

Sunflower seeds

特徴　縦縞のある種子の殻をはがして，なかの仁を食べる。食用にされるのは，中国，ロシアから輸入される大輪系のロシアヒマワリの種子である。
栄養　リノール酸やカリウムなどを含む。高カロリー。
調理　風味があり，そのままか，フライパンでいって食べる他，油の原料にもなる。サラダのトッピングやグラノーラ，ライ麦パンなどに入れる。

ヘーゼルナッツ

Hazel nuts

特徴　カバノキ科の薄茶色のハシバミ類の果実で，種子の仁を食べる。欧米では，古くから菓子材料として使われている。南ヨーロッパ，西アジアが原産地。
栄養　脂質，ビタミンB_1，B_2，カリウム，カルシウムなどが多い。
調理　いったものを食べる他に，菓子の材料や油の原料になる。

ペカン

Pecan nuts

特徴　クルミ科ペカン属に属する落葉高木の種子。味はくるみに似ていて，甘さはやや強め。殻は薄く容易に割ることができる。北アメリカ南東部が原産地。日本には大正時代に入ってきたが，普及しなかった。主にアメリカから輸入。「ペカンナッツ」「ピーカンナッツ」ともいう。
栄養　脂質が多く，エネルギーが高い。
調理　いったものを食べる他，菓子の材料に使う。ペカンパイ(ピーカンパイ)はアメリカの代表的なパイ。

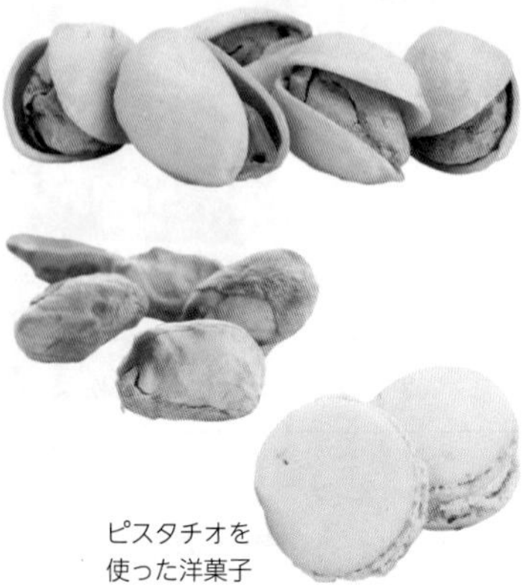

ピスタチオを使った洋菓子

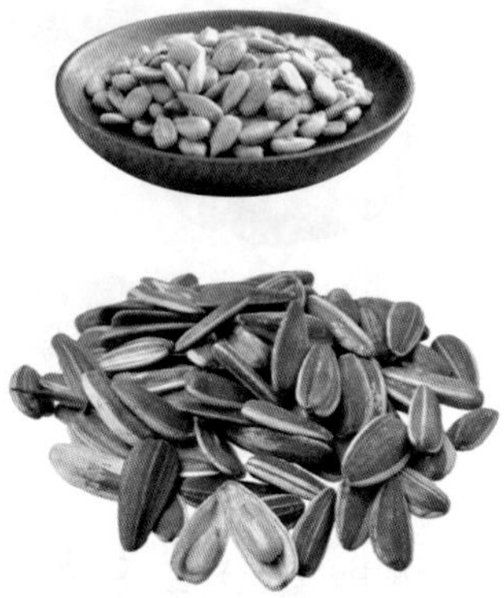

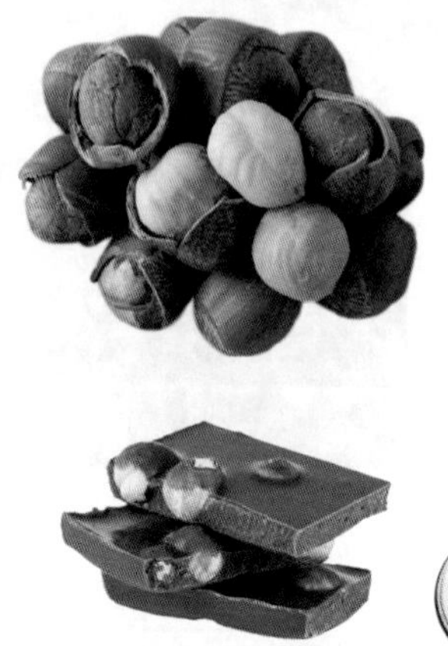

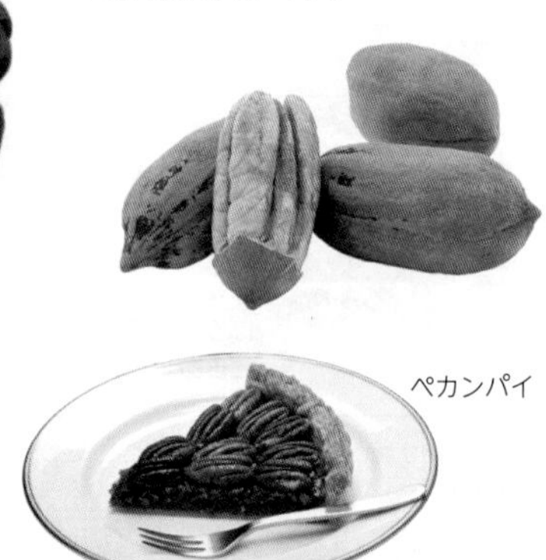

ペカンパイ

食品番号	食品名（可食部100g当たり）	廃棄率	エネルギー	エネルギー	水分	たんぱく質: アミノ酸組成によるたんぱく質	たんぱく質: たんぱく質	脂質: 脂肪酸のトリアシルグリセロール当量	脂質: コレステロール	脂質: 脂質	炭水化物: 利用可能炭水化物(単糖当量)	炭水化物: 利用可能炭水化物(質量計)	炭水化物: 差引き法による利用可能炭水化物	炭水化物: 食物繊維総量	炭水化物: 糖アルコール	炭水化物: 炭水化物	有機酸	灰分	無機質: ナトリウム	無機質: カリウム	無機質: カルシウム	無機質: マグネシウム	無機質: リン	無機質: 鉄	無機質: 亜鉛	無機質: 銅	無機質: マンガン	無機質: ヨウ素	無機質: セレン
		%	kJ	kcal	g	g	g	g	mg	g	g	g	g	g	g	g	g	g	mg	mg	mg	mg	mg	mg	mg	mg	mg	µg	µg
	ピスタチオ																												
05026	いり　味付け	45	2549	617	2.2	16.2	17.4	55.9	(0)	56.1	(8.2)*	(7.7)	13.1	9.2	-	20.9	-	3.4	270	970	120	120	440	3.0	2.5	1.15	-	-	-
	ひまわり																												
05027	フライ　味付け	0	2499	603	2.6	19.2	20.1	49.0	(0)	56.3	2.4	2.3	17.4*	7.9	-	17.2	0.2	3.8	250	750	81	390	830	3.6	5.0	1.81	2.33	0	95
	ブラジルナッツ																												
05028	フライ　味付け	0	2896	703	2.8	(14.1)	14.9	68.9	(0)	69.1	(3.1)*	(2.9)	3.4	7.2	-	9.6	-	3.6	78	620	200	370	680	2.6	4.0	1.95	1.29	-	-
	ヘーゼルナッツ																												
05029	フライ　味付け	0	2888	701	1.0	(11.0)	13.6	69.3	(0)	69.3	(4.9)*	(4.6)	9.1	7.4	-	13.9	-	2.2	35	610	130	160	320	3.0	2.0	1.64	5.24	0	1
	ペカン																												
05030	フライ　味付け	0	2948	716	1.9	(8.0)	9.6	71.9	(0)	73.4	(5.9)*	(5.6)	9.3	7.1	-	13.3	-	1.8	140	370	60	120	270	2.7	3.6	0.84	4.37	-	-
	マカダミアナッツ																												
05031	いり　味付け	0	3093	751	1.3	7.7	8.3	76.6	(0)	76.7	(4.8)*	(4.5)	6.7	6.2	-	12.2	-	1.5	190	300	47	94	140	1.3	0.7	0.33	-	0	13
	まつ																												
05032	生	0	2811	681	2.5	(14.5)	15.8	66.7	(0)	68.2	(4.0)*	(3.8)	9.3	4.1	-	10.6	-	2.9	2	730	14	290	680	5.6	6.9	1.44	9.78	-	-
05033	いり	0	2986	724	1.9	13.7	14.6	70.6	(0)	72.5	5.4*	5.1	4.0	6.9	-	8.1	-	2.9	4	620	15	250	550	6.2	6.0	1.30	-	-	-
	らっかせい																												
05034	大粒種　乾	30	2368	572	6.0	24.0	25.2	46.4	(0)	47.0	10.7*	10.0	12.4	8.5	-	19.4	0.3	2.3	2	740	49	170	380	1.6	2.3	0.59	1.56	1	20
05035	いり	30	2537	613	1.7	23.6	25.0	50.5	(0)	49.6	10.8*	10.1	10.1	11.4	-	21.3	0.4	2.4	2	760	50	200	390	1.7	3.0	0.69	2.15	1	2
05044	小粒種　乾	30	2376	573	6.0	(24.2)	25.4	46.9	(0)	47.5	(10.7)*	(10.0)	13.2	7.4	-	18.8	-	2.3	2	740	50	170	380	1.6	2.3	0.59	1.56	1	20
05045	いり	30	2515	607	2.1	(25.0)	26.5	(50.3)	(0)	49.4	(10.7)*	(10.0)	13.0	7.2	-	19.6	-	2.4	2	770	50	200	390	1.7	3.0	0.69	-	-	-
05036	バターピーナッツ	0	2521	609	2.4	22.6	23.3	51.8	(0)	53.2	8.9*	8.3	10.6	9.5	-	18.3	0.3	2.8	120	700	50	190	380	2.0	3.1	0.64	2.81	1	5
05037	ピーナッツバター	0	2484	599	1.2	19.7	20.6	47.8	(0)	50.4	19.8*	18.6	20.5	7.6	-	24.9	0.3	2.9	350	650	47	180	370	1.6	2.7	0.65	1.45	1	5

マカダミアナッツ
Macadamia nuts

特徴　ヤマモガシ科の常緑高木の果実である。さっくりとしてもろく，淡泊な味で，香りがよい。オーストラリアが原産地。「クィーンズランドナッツ」ともいう。主な産地はハワイ，ケニア，オーストラリアなど。
栄養　種実類の中でも脂質が特に多い。
調理　そのまま食べる他，菓子の材料や油の原料になる。

まつ(松)
Pine nuts

特徴　チョウセンゴヨウマツの種子で，胚乳の部分を食べる。味は淡泊でやわらかい歯ざわり。漢方では肝臓によいとされている。中国や韓国から輸入される。
栄養　脂質，たんぱく質，鉄，ビタミンB_1，B_2，Eが豊富。
調理　そのまま食べる他，イタリア料理や中国・韓国料理，菓子などに使われる。

らっかせい(落花生)
Peanuts

特徴　マメ科の一年草で，種実を食用にする。花が落ちるようにして地中で結実することからついた名前で，別名「なんきんまめ(南京豆)」，「ピーナッツ」ともいう。日本食品標準成分表では，種実類に分類されている。原産地は南米で，東アジア経由で江戸時代に日本に伝えられたといわれる。主な産地は千葉県，茨城県。頻度は高くないが，激烈なアレルギー反応を引き起こすこともある食品なので，加工食品に使用する際には表示が義務づけられている。
栄養　脂肪とたんぱく質が豊富で，食物繊維，カリウム，ビタミンB_1，ナイアシン，ビタミンEも多く含む。主な脂肪酸はオレイン酸とリノール酸である。
調理　いり豆，塩豆にしたり，バター風味をつけて間食やおつまみに用いられる。すりつぶして野菜の和え物にしたり，ピーナッツバターにしたりする。沖縄では，生のらっかせいで豆腐を作る(ジーマーミ豆腐)。

マカダミアナッツクラッカー

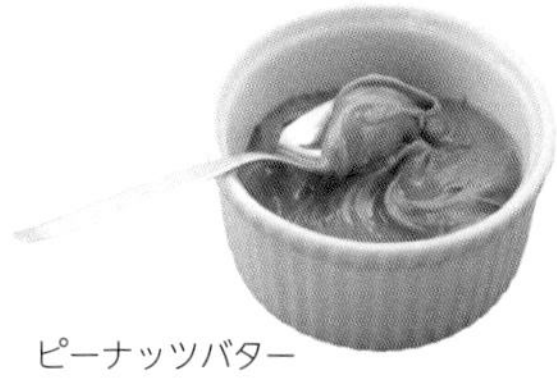
ピーナッツバター

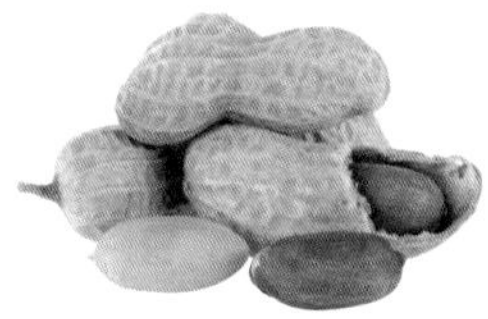

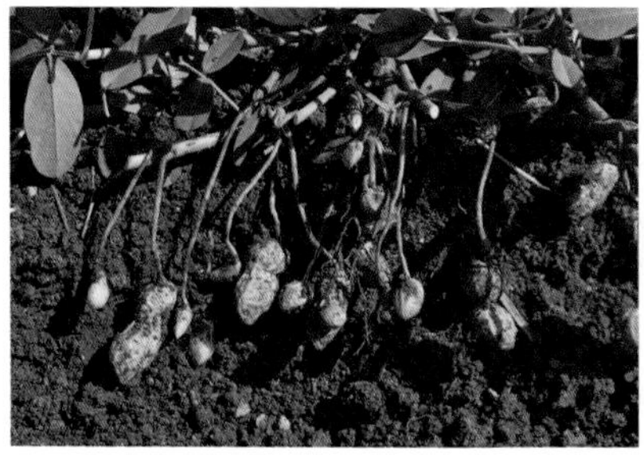

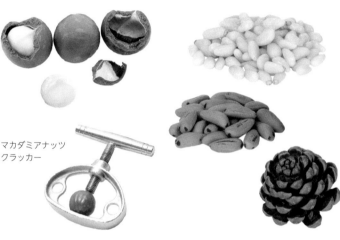

クロム	モリブデン	ビタミンA レチノール	A カロテン α	A カロテン β	A β-クリプトキサンチン	A β-カロテン当量	A レチノール活性当量	D	E トコフェロール α	E トコフェロール β	E トコフェロール γ	E トコフェロール δ	K	B_1	B_2	ナイアシン	ナイアシン当量	B_6	B_{12}	葉酸	パントテン酸	ビオチン	C	アルコール	食塩相当量	見当	備考
μg	μg	μg	μg	μg	μg	μg	μg	μg	mg	mg	mg	mg	μg	mg	mg	mg	mg	mg	μg	μg	mg	μg	mg	g	g		▲…食物繊維：AOAC2011.25法
-	-	(0)	0	120	0	120	**10**	(0)	1.4	Tr	26.0	0.6	29	**0.43**	**0.24**	1.0	5.5	1.22	(0)	59	1.06	-	**(0)**	-	**0.7**		廃棄部位：殻
1	28	(0)	Tr	9	1	10	**1**	(0)	12.0	1.4	0.4	0.1	0	**1.72**	**0.25**	6.7	11.7	1.18	(0)	280	1.66	80.1	**0**	-	**0.6**		▲
-	-	(0)	-	-	-	12	**1**	(0)	4.1	Tr	16.0	0.3	Tr	**0.88**	**0.26**	1.5	(3.8)	0.25	(0)	1	0.23	-	**0**	-	**0.2**		
1	6	(0)	-	-	-	Tr	**(0)**	(0)	18.0	0.7	9.4	0.4	4	**0.26**	**0.28**	1.0	(4.2)	0.39	(0)	54	1.07	82.0	**0**	-	**0.1**	1個=5~6g	別名：ヘイゼルナッツ，西洋はしばみ，フィルバート 薄皮を除いたもの
-	-	(0)	0	36	17	45	**4**	(0)	1.7	0.8	25.0	0.6	4	**0.19**	**0.19**	0.8	(2.4)	0.19	(0)	43	1.49	-	**0**	-	**0.4**		
2	5	(0)	-	-	-	Tr	**(0)**	(0)	Tr	0	0	0	5	**0.21**	**0.09**	2.1	3.7	0.21	(0)	16	0.50	6.5	**(0)**	-	**0.5**		
-	-	(0)	0	0	0	0	**(0)**	(0)	11.0	0.6	4.4	0	1	**0.63**	**0.13**	3.6	(6.3)	0.17	(0)	79	0.59	-	**Tr**	-	**0**		
-	-	(0)	-	-	-	0	**(0)**	(0)	12.0	Tr	12.0	0.6	27	**0.61**	**0.21**	3.6	6.1	0.10	(0)	73	0.42	-	**(0)**	-	**0**		廃棄率：殻つきの場合40%
4	88	0	0	6	3	8	**1**	0	11.0	0.3	7.1	0.3	0	**0.41**	**0.10**	20.0	24.0	0.49	(0)	76	2.56	92.0	**0**	-	**0**	1C=120g	別名：なんきんまめ，ピーナッツ 廃棄率：殻26%及び種皮4%▲
0	96	(0)	0	5	3	6	**1**	(0)	10.0	0.3	7.0	0.3	Tr	**0.24**	**0.13**	23.0	28.0	0.46	(0)	58	2.20	110.0	**0**	-	**0**	1C=110g	別名：なんきんまめ，ピーナッツ 廃棄率：殻27%及び種皮3%▲
4	88	(0)	-	-	-	6	**1**	(0)	10.0	0.4	6.0	0.3	Tr	**0.85**	**0.10**	17.0	(22.0)	0.46	(0)	76	2.56	92.0	**(0)**	-	**0**		別名：なんきんまめ，ピーナッツ 廃棄率：殻27%及び種皮3%
-	-	(0)	-	-	-	7	**1**	(0)	11.0	0.3	7.1	0.3	Tr	**0.23**	**0.10**	17.0	(22.0)	0.46	(0)	57	2.19	-	**(0)**	-	**0**		別名：なんきんまめ，ピーナッツ 廃棄率：殻27%及び種皮3%
1	68	(0)	0	4	2	5	**Tr**	(0)	1.9	0.2	3.3	0.4	Tr	**0.20**	**0.10**	17.0	21.0	0.48	(0)	98	2.42	96.0	**0**	-	**0.3**	1C=125g	▲
3	92	(0)	0	3	2	4	**Tr**	(0)	4.8	0.3	7.1	0.5	0	**0.10**	**0.09**	16.0	20.0	0.36	(0)	86	1.87	79.0	**(0)**	-	**0.9**	大1=17g	▲

6

Vegetables

野菜類

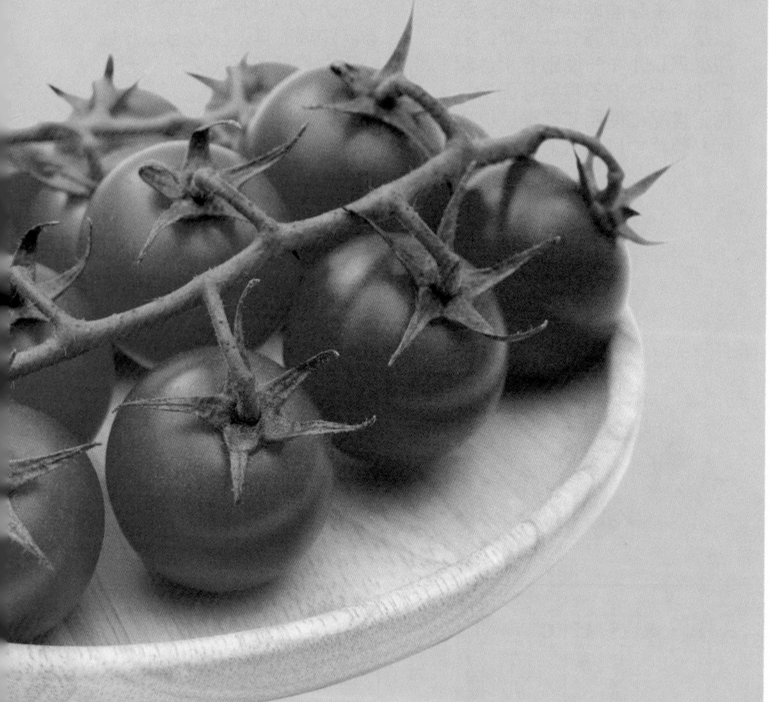

野菜類とは

主に畑で栽培され，食用とされる草本植物類のことで，その種類は非常に多い。水分含有量が多く，ペクチンを含み，さらに軟繊維をもつため，整腸作用があるなど，体調維持に欠くことのできない食品である。また，ビタミンや無機質などの供給源としても重要である。色彩が豊かであり，野菜によってはその特殊成分から，香辛料や薬味として用いられるものもある。

野菜類の栄養成分

野菜類は一般的に，水分が90％前後と多い。たんぱく質，脂質は少なく，かぼちゃなどのでん粉質の多い野菜を除いては炭水化物も少なく，エネルギー源となるものは少ない。しかし，野菜類は，ビタミンC，葉酸，カロテンの他カルシウム，カリウム，鉄分，ビタミンB_1, B_2を含んでいて，ビタミン，無機質の供給源にもなる。

また，食物繊維を多く含んでいるので，整腸作用がある。

野菜の利用部位と種類

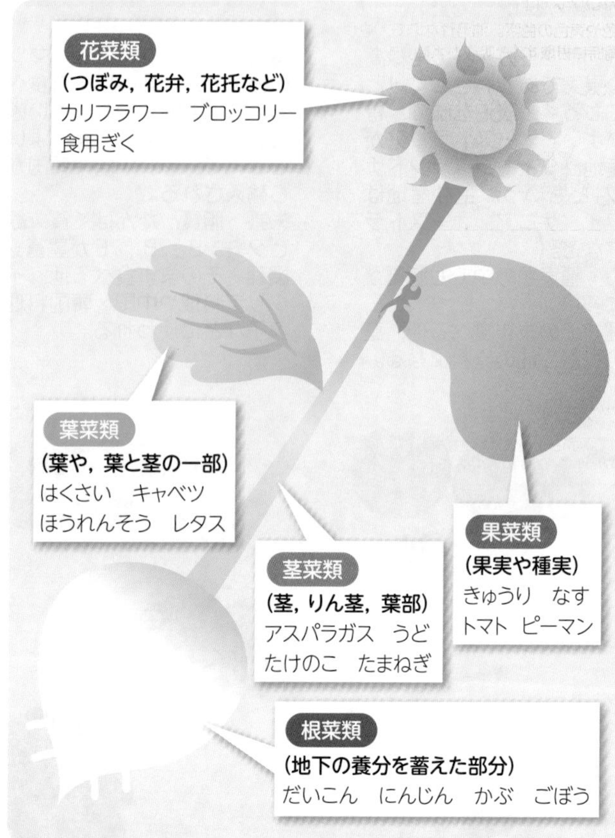

緑黄色野菜とその他の野菜（厚生労働省の分類による）

▶▶▶ β-カロテン当量とビタミンCの含有量の比較（可食部100g当たり）

緑黄色野菜			その他の野菜		
食品	β-カロテン当量	ビタミンC	食品	β-カロテン当量	ビタミンC
パセリ	7,400μg	120mg	キャベツ	50μg	41mg
こまつな	3,100	39	きゅうり	330	14
しゅんぎく	4,500	19	セロリ	44	7
にら	3,500	19	だいこん	0	12
にんじん	8,600	6	たまねぎ	1	7
ほうれんそう	4,200	35	はくさい	99	19

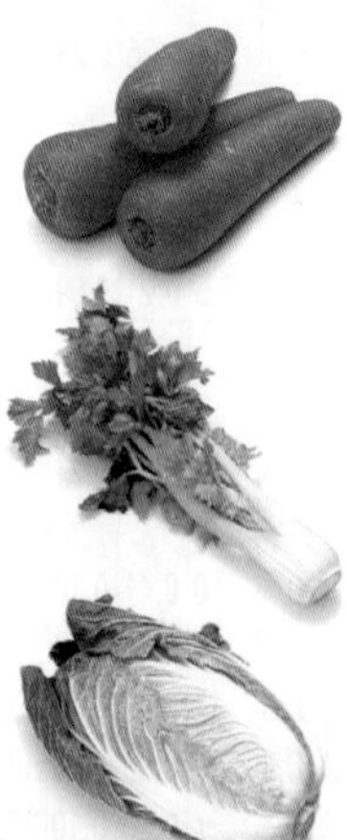

緑黄色野菜…可食部100g当たり，カロテンを600μg以上含む有色野菜に，600μgには満たないが，食べる頻度が高く食べる量も多い，トマト，ピーマンなども緑黄色野菜に分類される。カロテンだけでなく，ビタミンC，ビタミンK，葉酸，ミネラルなども多く含まれている。

パセリ，こまつな，しゅんぎく，にら，にんじん，ほうれんそうなど。

その他の野菜…ビタミンCを多く含んでいるものが多い。生食できるものが多く，ビタミンCを破壊することなく摂取できる。

キャベツ，きゅうり，セロリ，だいこん，たまねぎ，はくさいなど。

野菜などの色素

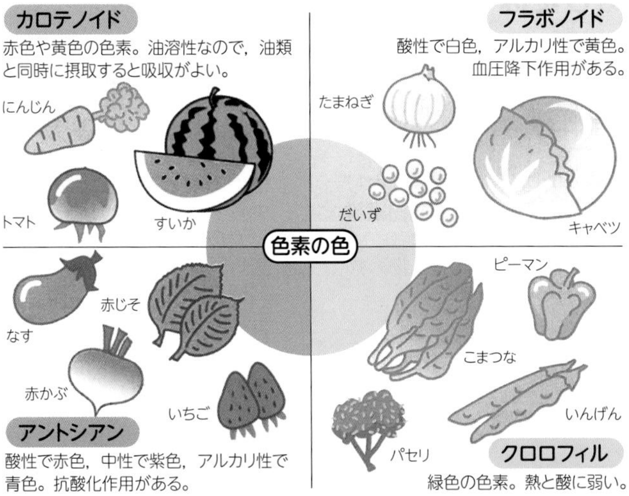

※すいか，いちご：日本食品標準成分表では果実だが，農林水産省の定義では野菜に分類される。／だいず：豆類

地域ごとの主な野菜

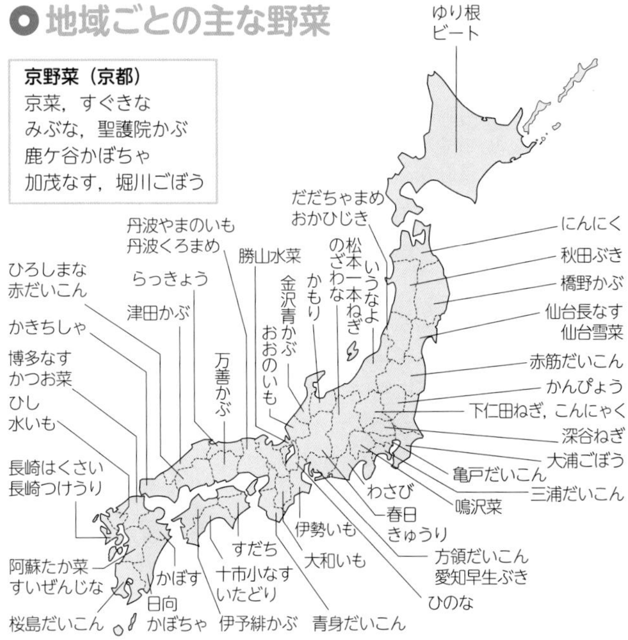

野菜の輸入量と国内生産量の推移

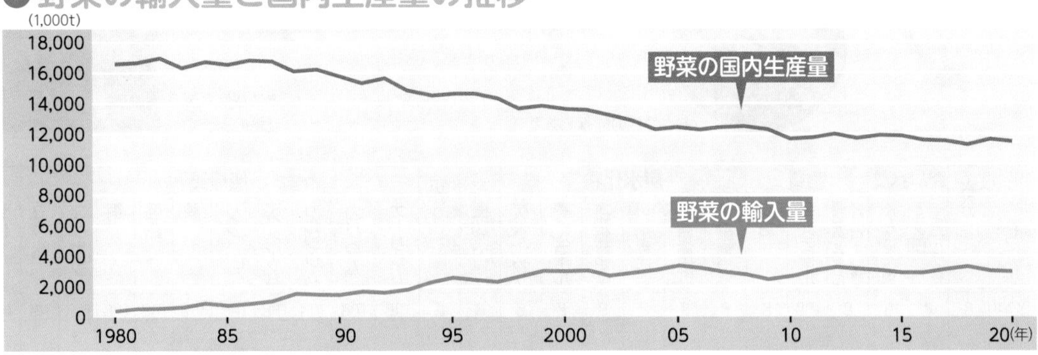

（農林水産省「令和2年度食料需給表」）

■輸入量の増加の要因

農薬などが心配されるものの，輸入野菜は１年を通じて食べられる，低価格であるというメリットがあり，国内農家数の減少なども加わって，輸入ものが過半数を占める（野菜の）種類もある。

野菜類の選び方と 保存方法

■選び方…触れてみて，全体に弾力があり，皮に張りがあるものがよい。葉がしなびていたり，切り口が乾燥，変色しているものは避ける。

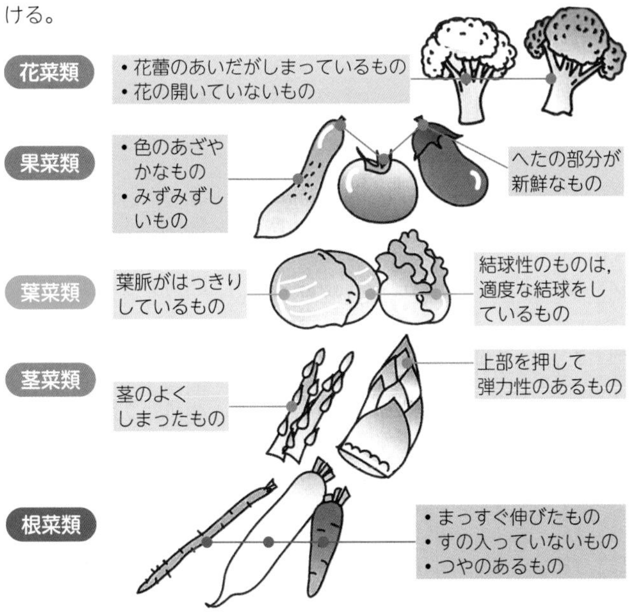

■保存方法…野菜類は，収穫後，時間の経過とともに鮮度は低下し，水分も蒸散する。鮮度の低下はビタミンなどの減少にもつながるので，なるべく早く使うようにする。保存の方法は，野菜の種類や保存の時間にもよるが，ラップや新聞紙に包むなどして，それぞれ適した場所で保存する。保存が長期に及ぶ場合，葉菜類などはさっと熱を通してから冷凍保存するとよい。

また，いも類やたまねぎなどを，室温中に保存する場合は，直射日光を避け，涼しくて風通しのよい場所を選ぶようにする。

場所		食品名
冷蔵庫	野菜室	みつば，しゅんぎく，くわい，みょうが，だいこん，かぶ，にら，はくさい（カット），からしな，めキャベツ，セロリ，パセリ，ほうれんそう，ピーマン，ゆりね，ごぼう（洗い）
		カリフラワー，せり，かぼちゃ（カット），わけぎ，わさび，キャベツ，ブロッコリー，レタス，サラダな，たけのこ（加工），オクラ，れんこん，にんにく，しろうり，まくわうり，トマト，アスパラガス，にんじん
室内		うど，さつまいも，かぼちゃ（丸ごと），ねぎ，じゃがいも，たまねぎ

（吉田企世子 監修『旬の野菜の栄養事典』（株）エクスナレッジによる）

アーティチョーク
Globe artichoke

特徴　つぼみの段階のものを食用とする。いもやたけのこ，ゆりねのような食感がある。「ちょうせんあざみ」ともいう。原産地は地中海沿岸。
栄養　炭水化物，食物繊維，カリウムが多い。
調理　ゆでて葉をはがし，がくのつけ根の部分を食べる。肉料理の付け合わせやサラダにする他，スープの具に用いる。

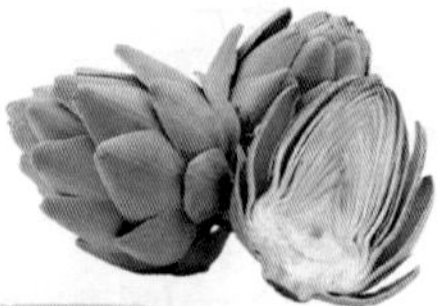
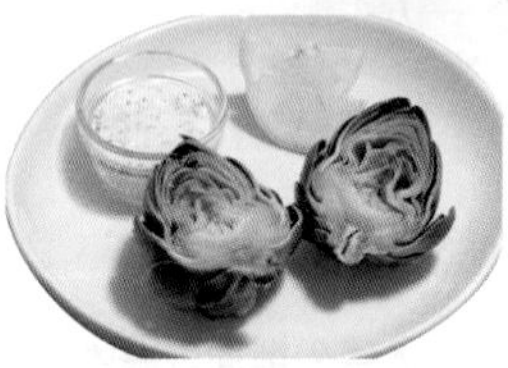
ゆでたアーティチョークをマヨネーズやバターソースで食べる。

あさつき(浅葱)
Asatsuki

特徴　ねぎ類のなかで最も細く，ピリッとした辛さとほのかな甘味をもつ。原産地は日本，中国。別名「えぞねぎ」「糸ねぎ」「千本ねぎ」。
栄養　カロテン，ビタミンCが多い。
調理　鍋やめん，刺身の薬味に用いる他，酢みそあえ，おひたしにする。

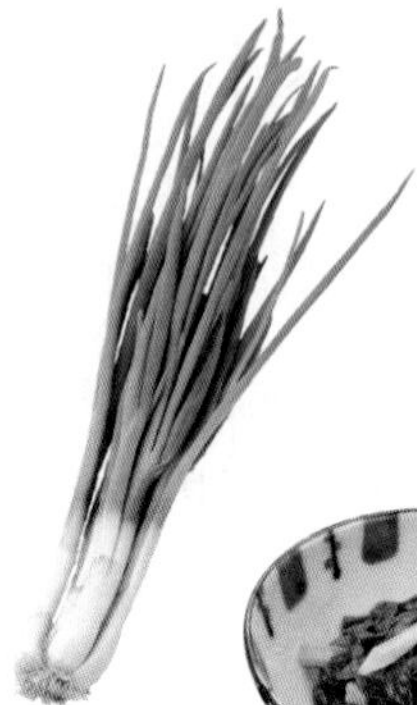
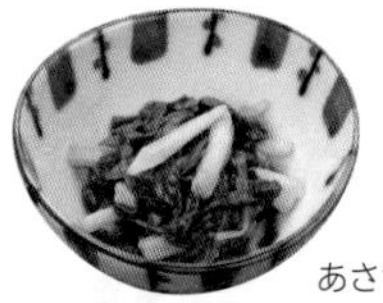
あさつきの酢みそあえ

あしたば
Ashitaba

特徴　独特の香りがあり，苦味が少しある。原産地は日本，中国。主な産地は八丈島，伊豆諸島。
栄養　カロテンに富み，カリウム，ビタミンC，食物繊維も多い。
調理　おひたし，あえ物，炒め物，天ぷらにする。

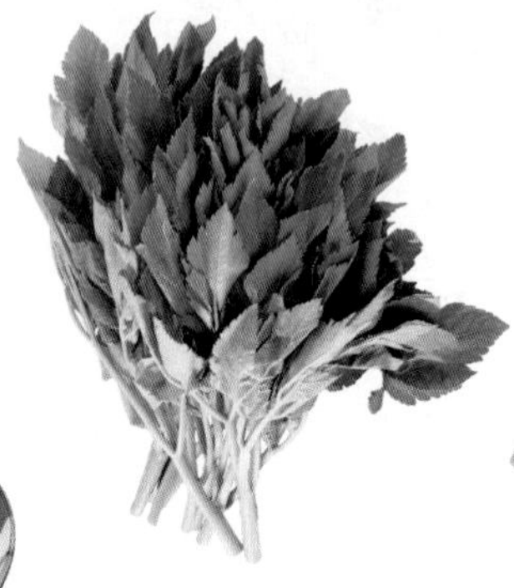

アスパラガス
Asparagus

特徴　栽培法の違いにより，グリーンとホワイトがあり，前者の方が苦味や香りが強い。グリーンは地上で，ホワイトは土の中で栽培する。
栄養　グリーンはホワイトよりカロテン，ビタミンCが豊富。
調理　サラダ，炒め物，天ぷらなどに用いる。

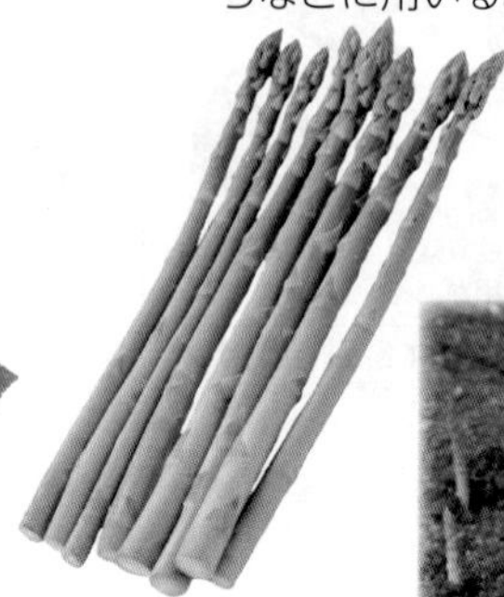
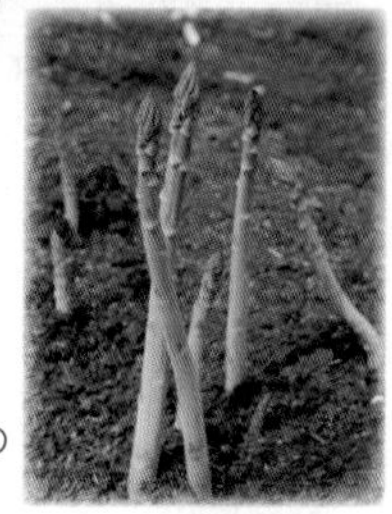
アスパラガスの栽培のようす

食品番号	食品名(可食部100g当たり)	廃棄率	エネルギー	エネルギー	水分	たんぱく質: アミノ酸組成によるたんぱく質	たんぱく質: たんぱく質	脂質: 脂肪酸のトリアシルグリセロール当量	脂質: コレステロール	脂質: 脂質	炭水化物: 利用可能炭水化物(単糖当量)	炭水化物: 利用可能炭水化物(質量計)	炭水化物: 差引き法による利用可能炭水化物	炭水化物: 食物繊維総量	炭水化物: 糖アルコール	炭水化物: 炭水化物	有機酸	灰分	無機質: ナトリウム	無機質: カリウム	無機質: カルシウム	無機質: マグネシウム	無機質: リン	無機質: 鉄	無機質: 亜鉛	無機質: 銅	無機質: マンガン	無機質: ヨウ素	無機質: セレン
		%	kJ	kcal	g	g	g	g	mg	g	g	g	g	g	g	g	g	g	mg	mg	mg	mg	mg	mg	mg	mg	mg	µg	µg
	アーティチョーク																												
06001	花らい　生	75	159	39	85.1	(1.9)	2.3	(0.1)	(0)	0.2	(1.0)	(0.9)	3.1*	8.7	-	11.3	-	1.1	21	430	52	50	61	0.8	0.2	0.05	0.19	-	-
06002	ゆで	80	145	35	85.9	(1.7)	2.1	(0.1)	(0)	0.1	(0.9)	(0.9)	2.6*	8.6	-	10.8	-	1.1	12	380	47	46	55	0.7	0.2	0.05	0.15	-	-
	アイスプラント																												
06402	生	0	22	5	96.2	0.5	0.5	Tr	-	0.3	0.1*	0.1	0.2	0.8	-	1.2	0.5	1.4	380	260	18	11	24	0.2	0.2	0.03	0.83	4	Tr
	あさつき																												
06003	葉　生	0	145	34	89.0	(2.9)	4.2	(0.1)	(0)	0.3	-	-	3.8*	3.3	-	5.6	-	0.9	4	330	20	16	86	0.7	0.8	0.09	0.40	-	-
06004	ゆで	0	173	41	87.3	(2.9)	4.2	(0.1)	(0)	0.3	-	-	5.4*	3.4	-	7.3	-	0.9	4	330	21	17	85	0.7	0.8	0.09	0.43	-	-
	あしたば																												
06005	茎葉　生	2	123	30	88.6	(2.4)	3.3	-	(0)	0.1	-	-	2.0*	5.6	-	6.7	-	1.3	60	540	65	26	65	1.0	0.6	0.16	1.05	-	-
06006	ゆで	0	118	28	89.5	(2.1)	2.9	-	(0)	0.1	-	-	2.1*	5.3	-	6.6	-	0.9	43	390	58	20	51	0.5	0.3	0.13	0.92	-	-
	アスパラガス																												
06007	若茎　生	20	87	21	92.6	1.8	2.6	(0.2)	Tr	0.2	2.1*	2.1	2.7	1.8	-	3.9	0.2	0.7	2	270	19	9	60	0.7	0.5	0.10	0.19	1	0
06008	ゆで	0	107	25	92.0	(1.8)	2.6	(0.1)	Tr	0.1	(2.3)	(2.3)	3.3*	2.1	-	4.6	-	0.7	2	260	19	12	61	0.6	0.6	0.13	0.23	-	-
06327	油いため	0	225	54	88.3	(2.0)	2.9	(3.7)	(Tr)	3.9	(2.3)*	(2.3)	3.1	2.1	-	4.1	-	0.8	3	310	21	10	66	0.7	0.5	0.11	0.22	-	-
06009	水煮缶詰	0	102	24	91.9	(1.6)	2.4	(0.1)	(0)	0.1	(2.3)	(2.3)	3.4*	1.7	-	4.3	-	1.3	350	170	21	7	41	0.9	0.3	0.07	0.05	-	-
	アロエ																												
06328	葉　生	30	11	3	99.0	-	0	-	(0)	0.1	-	-	0.3*	0.4	-	0.7	-	0.3	8	43	56	4	2	0	0	Tr	0.02	-	-
	いんげんまめ																												
06010	さやいんげん　若ざや　生	3	97	23	92.2	1.3	1.8	(0.1)	Tr	0.1	2.2	2.2	3.0*	2.4	-	5.1	0.3	0.8	1	260	50	23	41	0.7	0.3	0.06	0.33	Tr	0
06011	ゆで	0	98	24	91.7	(1.2)	1.8	(0.2)	Tr	0.2	(2.4)*	(2.3)	(2.0)	3.9	-	5.5	0.3	0.8	1	270	53	22	43	0.7	0.3	0.06	0.34	Tr	0
	(うど類)																												
06012	うど　茎　生	35	78	19	94.4	(0.8)	0.8	-	(0)	0.1	-	-	2.9*	1.4	-	4.3	-	0.4	Tr	220	7	9	25	0.2	0.1	0.05	0.04	Tr	0
06013	水さらし	0	54	13	95.7	(0.6)	0.6	-	(0)	0	-	-	1.8*	1.6	-	3.4	-	0.3	Tr	200	6	8	23	0.1	0.1	0.04	0.03	-	-
06014	やまうど　茎　生	35	79	19	93.9	(1.0)	1.1	-	(0)	0.1	-	-	2.6*	1.8	-	4.3	-	0.6	1	270	11	13	31	0.3	0.2	0.06	0.09	-	-
	うるい																												
06363	葉　生	4	78	19	92.8	1.5	1.9	0.2	(0)	0.4	1.2*	1.1	1.4	3.3	-	4.0	-	0.9	1	390	40	14	52	0.5	0.5	0.09	0.79	1	1

アロエ

Aloe

特徴　ユリ科に属する多肉植物。葉が肉厚で，食用や民間薬として利用されている。代表的な「キダチアロエ」は観賞用・食用に，「アロエベラ」は主に加工食品に利用されている。

栄養　消炎作用や抗菌作用のある成分が含まれている。

調理　刺身やサラダ，ジュースにしたり，ヨーグルトに入れる。

キダチアロエ
木の幹から枝や葉がのびているように見える。

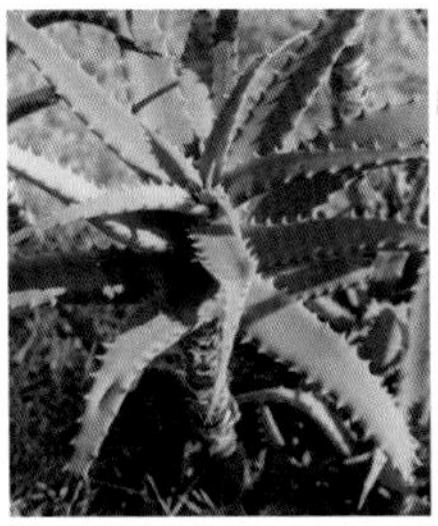

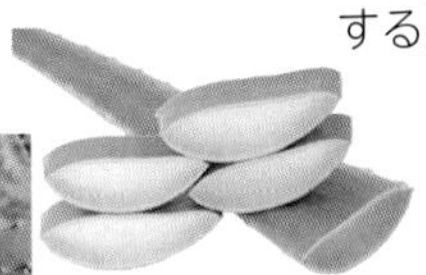

アロエベラ

いんげんまめ(隠元豆)

Kidney beans

特徴　いんげんまめの未熟莢を「さやいんげん」といい，野菜として扱う。独特の風味と食感がある。年に3回収穫できるので「さんどまめ(三度豆)」とも呼ばれる。種類は多いが，「どじょういんげん」，「つるなしいんげん」などが主に出回っている。原産地はメキシコ。

栄養　カロテンを多く含む。

調理　ごまあえ，サラダ，炒め物，煮物，汁物の具などにする。

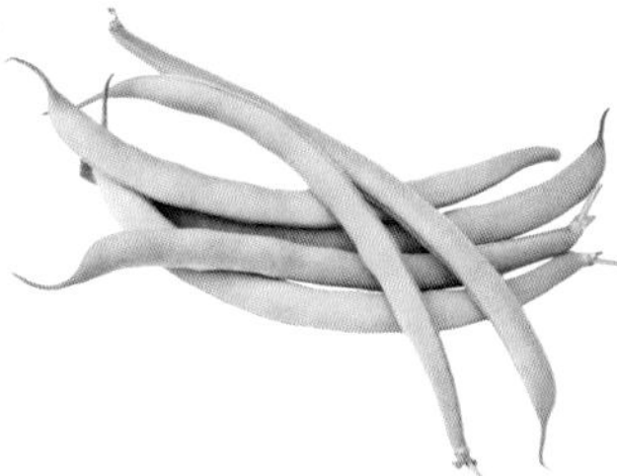

うど類(独活類)

Udo

特徴　独特の香りと食感があり，ほのかな甘味がある。暗所で軟白栽培したものを普通「うど」と呼ぶ。半地下式で上半分を緑化する栽培法でつくられたものは自生種に似ているので「やまうど」という。

栄養　水分が多く，炭水化物，カリウムも比較的多い。

調理　皮をむき，酢水であく抜きし，酢みそあえやサラダにする。

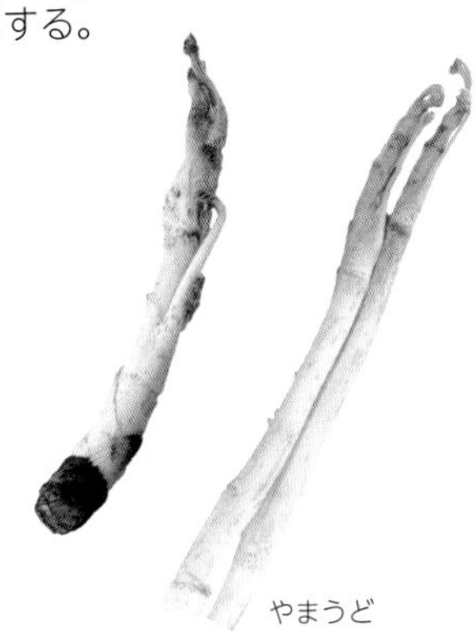

やまうど

うるい

Plantain lily

特徴　キジカクシ科のオオバギボウシの若葉。山菜として親しまれてきた。ねぎに似たぬめりがある。

栄養　カロテン，ビタミンCを多く含む。

調理　ゆでてあえ物やサラダにしたり，汁物の具，炒め物などにしたりする。葉柄をゆでて干したものは，「山かんぴょう」，または「山くらげ」といい，かんぴょうと同様に使う。

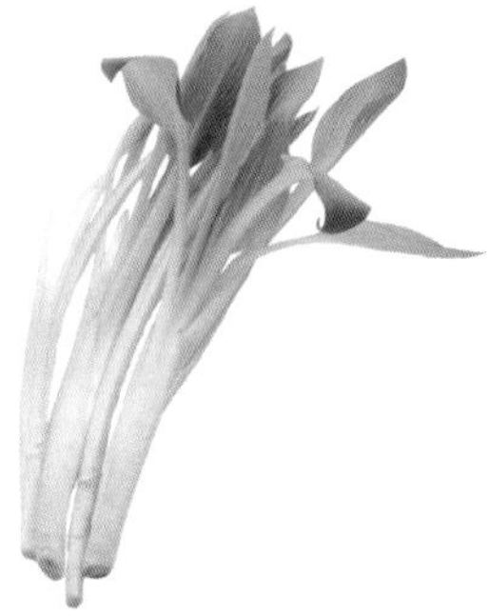

クロム	モリブデン	ビタミンA レチノール	A カロテン α	A カロテン β	A β-クリプトキサンチン	A β-カロテン当量	A レチノール活性当量	D	E トコフェロール α	E β	E γ	E δ	K	B_1	B_2	ナイアシン	ナイアシン当量	B_6	B_{12}	葉酸	パントテン酸	ビオチン	C	アルコール	食塩相当量	見当	備考
μg	μg	μg	μg	μg	μg	μg	μg	μg	mg	mg	mg	mg	μg	mg	mg	mg	mg	mg	μg	μg	mg	μg	mg	g	g		▲…食物繊維：AOAC2011.25法
																											別名：ちょうせんあざみ
-	-	(0)	0	6	0	6	**1**	(0)	0.4	0	0	0	2	**0.08**	**0.10**	1.2	(1.9)	0.08	(0)	81	0.51	-	**15**	-	**0.1**		廃棄部位：花床の基部及び総包の一部。硝酸イオン：Tr
-	-	(0)	0	5	0	5	**Tr**	(0)	0.4	0	0	0	2	**0.07**	**0.08**	1.1	(1.7)	0.06	(0)	76	0.51	-	**11**	-	**0**		廃棄部位：花床の基部及び総包の一部。硝酸イオン：Tr
0	28	-	5	1200	5	1200	**100**	-	0.5	Tr	Tr	0	73	**0.02**	**0.05**	0.2	0.5	0.05	-	24	0.10	0.7	**9**	-	**1.0**		硝酸イオン：0.4g▲
-	-	(0)	0	740	12	750	**62**	(0)	0.9	Tr	1.6	0	50	**0.15**	**0.16**	0.8	(1.8)	0.36	(0)	210	0.62	-	**26**	-	**0**		硝酸イオン：0g
-	-	(0)	0	710	11	720	**60**	(0)	0.9	Tr	1.6	0	43	**0.17**	**0.15**	0.7	(1.7)	0.27	(0)	200	0.55	-	**27**	-	**0**		硝酸イオン：0g
																											別名：あしたぐさ，はちじょうそう
-	-	(0)	0	5300	0	5300	**440**	(0)	2.6	0.2	1.4	0.1	500	**0.10**	**0.24**	1.4	(2.2)	0.16	(0)	100	0.92	-	**41**	-	**0.2**		廃棄部位：基部。硝酸イオン：Tr
-	-	(0)	0	5200	0	5200	**440**	(0)	2.7	Tr	1.4	0	380	**0.07**	**0.16**	0.8	(1.5)	0.10	(0)	75	0.45	-	**23**	-	**0.1**		基部を除いたもの。ゆでた後水冷し，手搾りしたもの。硝酸イオン：Tr
0	2	(0)	5	370	9	380	**31**	(0)	1.5	Tr	0.2	0	43	**0.14**	**0.15**	1.0	1.4	0.12	(0)	190	0.59	1.8	**15**	-	**0**	細1本=10g	試料：グリーンアスパラガス 廃棄部位：株元。硝酸イオン：Tr
-	-	(0)	2	360	8	370	**30**	(0)	1.6	0	0.1	0	46	**0.14**	**0.14**	1.1	(1.5)	0.08	(0)	180	0.54	-	**16**	-	**0**	太1本=20～30g	試料：グリーンアスパラガス 株元を除いたもの。硝酸イオン：Tr
-	-	(0)	4	370	11	380	**31**	(0)	2.0	Tr	1.3	0	48	**0.15**	**0.17**	1.2	(1.7)	0.11	(0)	220	0.58	-	**14**	-	**0**		試料：グリーンアスパラガス 株元を除いたもの。植物油(なたね油)。硝酸イオン：0g
-	-	(0)	0	7	0	7	**1**	(0)	0.4	0	0	0	4	**0.07**	**0.06**	1.2	(1.6)	0.02	(0)	15	0.12	-	**11**	-	**0.9**		試料：ホワイトアスパラガス 液汁を除いたもの
-	-	(0)	0	1	0	1	**0**	(0)	0	0	0	0	0	**0**	**0**	0	0	0.01	(0)	4	0.06	-	**1**	-	**0**		試料：アロエベラ及びキダチアロエ 廃棄部位：皮。硝酸イオン：0g
																											別名：さいとう(菜豆)，さんどまめ
0	18	(0)	140	520	0	590	**49**	(0)	0.2	0	0.4	0	60	**0.06**	**0.11**	0.6	0.9	0.07	(0)	50	0.17	4.5	**8**	-	**0**	1さや=2.5～4g	廃棄部位：すじ及び両端 硝酸イオン：Tr
0	20	(0)	150	500	0	580	**48**	(0)	0.2	0	0.4	0	51	**0.06**	**0.10**	0.5	(0.8)	0.07	(0)	53	0.16	4.2	**6**	-	**0**	太さや=10g	すじ及び両端を除いたもの 硝酸イオン：Tr▲
0	0	(0)	0	0	0	0	**(0)**	(0)	0.2	0	0	0	2	**0.02**	**0.01**	0.5	(0.7)	0.04	(0)	19	0.12	0.5	**4**	-	**0**	50cm=	軟白栽培品 廃棄部位：株元，葉及び表皮。硝酸イオン：Tr
-	-	(0)	0	0	0	0	**(0)**	(0)	0.1	0	0	0	2	**0.01**	**0.02**	0.5	(0.6)	0.03	(0)	19	0.08	-	**3**	-	**0**	約200g	軟白栽培品 株元，葉及び表皮を除いたもの。硝酸イオン：Tr
-	-	(0)	0	2	0	2	**Tr**	(0)	0.2	0	0	0	3	**0.03**	**0.02**	0.5	(0.8)	0.05	(0)	20	0.13	-	**5**	-	**0**	1人分=55g	廃棄部位：株元，葉及び表皮 硝酸イオン：Tr
																											別名：ウリッパ，アマナ，ギンボ等
0	4	(0)	58	1900	13	1900	**160**	(0)	1.3	Tr	0.4	0	160	**0.09**	**0.12**	0.5	1.0	0.10	(0)	120	0.31	3.1	**50**	-	**0**		廃棄部位：株元。硝酸イオン：0g

えだまめ(枝豆)

Green soybeans

特徴　枝付きのまま収穫しただいずの未熟種子。夏の風物詩として人気。冷凍品の大部分が輸入品である。
栄養　たんぱく質に富み，炭水化物，脂質，カルシウム，ビタミンB_1，B_2，鉄が多い。大豆にはないビタミンCも含む。
調理　塩ゆでして食べる他，煮物，炒め物に用いる。

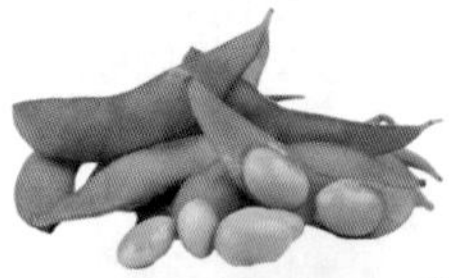

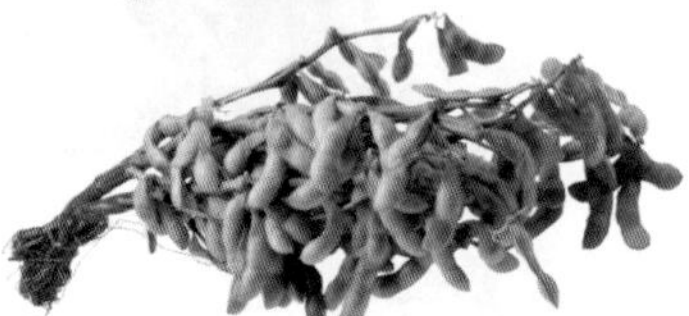

エンダイブ

Endive

特徴　キク科キクニガナ属。葉は切れ込みがあって縮れている。収穫前に内葉を包み込むように外葉をしばって，軟白化する。苦味と甘味がある。「きくちしゃ」「にがちしゃ」「シコレ」ともいう。地中海沿岸が原産。
栄養　ビタミンA，Kの他，カリウムが多い。
調理　外側の緑の濃い葉は苦味が強いので，蒸し煮かゆでてホットサラダなどに，内側の黄色っぽい葉をレタス同様に使う。

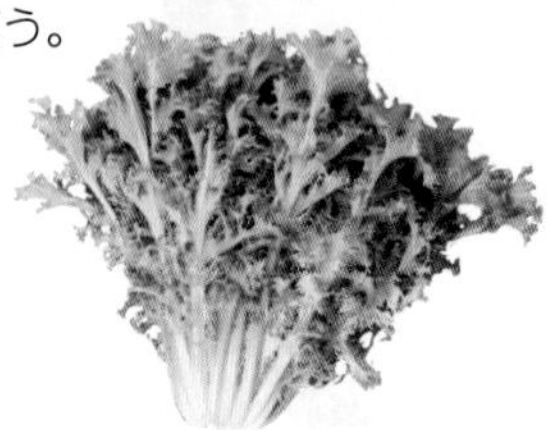

えんどう類(豌豆類)

栄養　たんぱく質，炭水化物が比較的多い。カロテン，ビタミンB_1，B_2，Cも多い。
調理　サラダ，炒め物，煮物，汁物の具に用いる。

●トウミョウ

特徴　中国野菜の一種。専用品種を軟化栽培したえんどうの若い茎葉や芽ばえ。

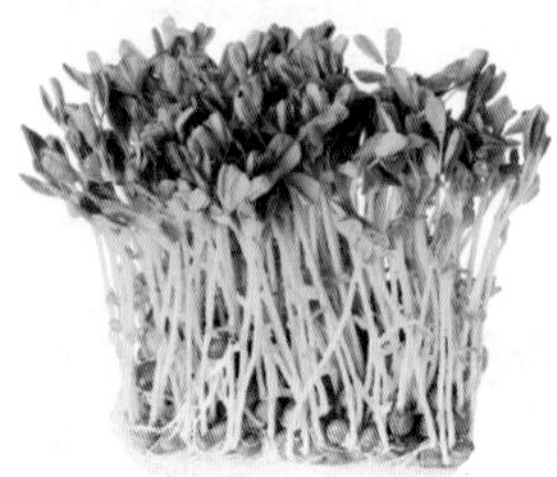

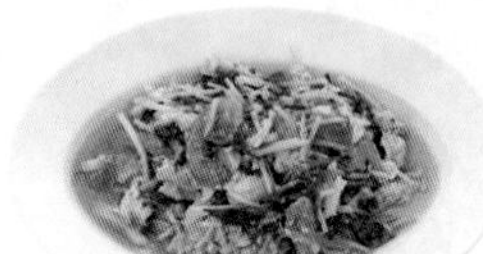

トウミョウの炒め物

●さやえんどう

特徴　えんどうの若いものをさやごと食べる。さやが大きい「大さや種」と，小さい「絹さや種」とがある。

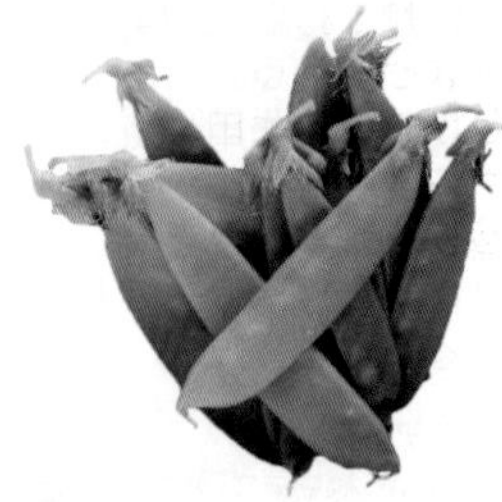

可食部100g当たり		廃棄率	エネルギー		水分	たんぱく質		脂質			炭水化物						有機酸	灰分	無機質										
											利用可能炭水化物																		
食品番号	食品名					アミノ酸組成によるたんぱく質	たんぱく質	脂肪酸のトリアシルグリセロール当量	コレステロール	脂質	(単糖当量)	(質量計)	差引き法による	食物繊維総量	糖アルコール	炭水化物			ナトリウム	カリウム	カルシウム	マグネシウム	リン	鉄	亜鉛	銅	マンガン	ヨウ素	セレン
		%	kJ	kcal	g	g	g	g	mg	g	g	g	g	g	g	g	g	g	mg	mg	mg	mg	mg	mg	mg	mg	mg	µg	µg
	えだまめ																												
06015	生	45	524	125	71.7	10.3	11.7	5.7	(0)	6.2	4.7	4.3	5.7*	5.0	-	8.8	-	1.6	1	590	58	62	170	2.7	1.4	0.41	0.71	0	1
06016	ゆで	50	494	118	72.1	(9.8)	11.5	5.8	(0)	6.1	(4.6)*	(4.3)	6.2	4.6	-	8.9	-	1.4	2	490	76	72	170	2.5	1.3	0.36	0.74	-	-
06017	冷凍	50	597	143	67.1	(11.1)	13.0	7.2	(0)	7.6	5.3*	4.9	5.6	7.3	-	10.6	-	1.7	5	650	76	76	190	2.5	1.4	0.42	1.12	2	2
	エンダイブ																												
06018	葉　生	15	56	14	94.6	(0.9)	1.2	(0.1)	(0)	0.2	-	-	1.1*	2.2	-	2.9	-	0.9	35	270	51	19	30	0.6	0.4	0.05	1.10	-	-
	(えんどう類)																												
06019	トウミョウ　茎葉　生	0	117	28	90.9	(2.2)	3.8	-	(0)	0.4	-	-	2.3*	3.3	-	4.0	-	1.0	7	350	34	22	61	1.0	0.4	0.08	1.11	-	-
06329	芽ばえ　生	0	113	27	92.2	(2.2)	3.8	-	(0)	0.4	-	-	2.6*	2.2	-	3.2	-	0.4	1	130	7	13	47	0.8	0.5	0.10	0.23	-	-
06330	ゆで	0	116	28	91.7	(2.1)	3.6	-	(0)	0.6	-	-	1.8*	3.5	-	3.8	-	0.3	1	73	8	13	41	0.9	0.3	0.09	0.25	-	-
06331	油いため	0	350	84	84.3	(2.9)	5.0	-	(Tr)	5.9	-	-	3.4*	3.0	-	4.3	-	0.5	2	170	8	17	62	1.0	0.6	0.13	0.29	-	-
06020	さやえんどう　若ざや　生	9	160	38	88.6	1.8	3.1	(0.2)	0	0.2	4.2	4.1	5.8*	3.0	-	7.5	-	0.6	1	200	35	24	63	0.9	0.6	0.10	0.40	Tr	0
06021	ゆで	0	152	36	89.1	(1.8)	3.2	(0.2)	(0)	0.2	(4.0)	(3.9)	5.3*	3.1	-	7.0	-	0.5	1	160	36	23	61	0.8	0.6	0.09	0.39	-	-
06022	スナップえんどう　若ざや　生	5	198	47	86.6	(1.6)	2.9	(0.1)	(0)	0.1	(5.9)	(5.7)	8.7*	2.5	-	9.9	-	0.5	1	160	32	21	62	0.6	0.4	0.08	0.22	-	-
06023	グリンピース　生	0	317	76	76.5	5.0	6.9	0.2	0	0.4	12.8	11.8	9.5*	7.7	-	15.3	0.2	0.9	1	340	23	37	120	1.7	1.2	0.19	0.48	0	1
06024	ゆで	0	417	99	72.2	(5.9)	8.3	(0.1)	0	0.2	(15.2)*	(13.9)	12.2	8.6	-	18.5	0.2	0.8	3	340	32	39	80	2.2	1.2	0.19	0.68	-	-
06025	冷凍	0	334	80	75.7	4.5	5.8	0.5	(0)	0.7	11.4*	10.5	9.0	9.3	-	17.1	0.2	0.8	9	240	27	31	110	1.6	1.0	0.17	0.38	0	1
06374	ゆで	0	344	82	74.6	4.8	6.2	0.5	(0)	0.7	11.6*	10.7	8.8	10.3	-	17.8	0.2	0.7	8	210	29	32	110	1.7	1.0	0.16	0.39	0	1
06375	油いため	0	474	114	70.1	4.8	6.3	4.0	Tr	4.6	11.8*	10.9	10.7	9.3	-	18.2	0.2	0.8	10	260	28	33	110	1.7	1.0	0.18	0.41	0	1
06026	水煮缶詰	0	344	82	74.9	(2.6)	3.6	(0.2)	(0)	0.4	(11.8)	(10.9)	13.8*	6.9	-	19.7	0.2	1.4	330	37	33	18	82	1.8	0.6	0.15	0.30	-	-
	おおさかしろな																												
06027	葉　生	6	50	12	94.9	(1.1)	1.4	(0.1)	(0)	0.2	-	-	0.9*	1.8	-	2.2	-	1.0	22	400	150	21	52	1.2	0.5	0.06	0.29	-	-
06028	ゆで	6	68	16	94.0	(1.2)	1.6	(0.1)	(0)	0.3	-	-	1.5*	2.2	-	3.1	-	0.8	20	240	140	15	46	1.0	0.5	0.05	0.29	-	-
06029	塩漬	9	78	19	91.0	(1.0)	1.3	(0.1)	(0)	0.3	-	-	1.9*	3.1	-	4.5	-	2.6	620	380	130	21	52	0.7	0.6	0.06	0.26	-	-
	おかひじき																												
06030	茎葉　生	6	67	16	92.5	-	1.4	-	(0)	0.2	-	-	0.9*	2.5	-	3.4	-	2.0	56	680	150	51	40	1.3	0.6	0.10	0.66	-	-
06031	ゆで	0	64	16	92.9	-	1.2	-	(0)	0.1	-	-	1.1*	2.7	-	3.8	-	1.6	66	510	150	48	34	0.9	0.6	0.10	0.59	-	-
	オクラ																												
06032	果実　生	15	107	26	90.2	1.5	2.1	(0.1)	Tr	0.2	1.9	1.9	2.2*	5.0	-	6.6	0.1	0.9	4	280	92	51	58	0.5	0.6	0.13	0.48	Tr	0
06033	ゆで	15	105	25	89.4	(1.5)	2.1	(0.1)	Tr	0.1	(2.1)*	(2.1)	(2.8)	5.4	-	7.6	0.1	0.8	4	280	90	51	56	0.5	0.5	0.11	0.48	0	0

おかひじき
Saltwort

オクラ
Okra

●スナップえんどう
特徴　さやえんどうの一種で，種子がある程度大きくなっても，さやがかたくならない。1970年代にアメリカから導入された。さっとゆでてサラダなどにする。シャキシャキとした食感と甘味がある。「スナックえんどう」とも呼ばれる。

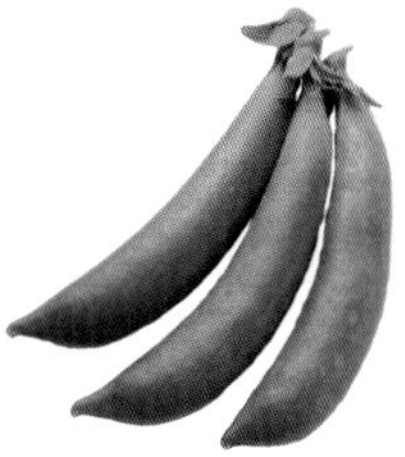

●グリンピース
特徴　さやから取り出したえんどうの未熟な種子を食用とする。缶詰や冷凍食品もある。煮物やご飯，サラダに加えたり，スープやポタージュなどにしたりする。

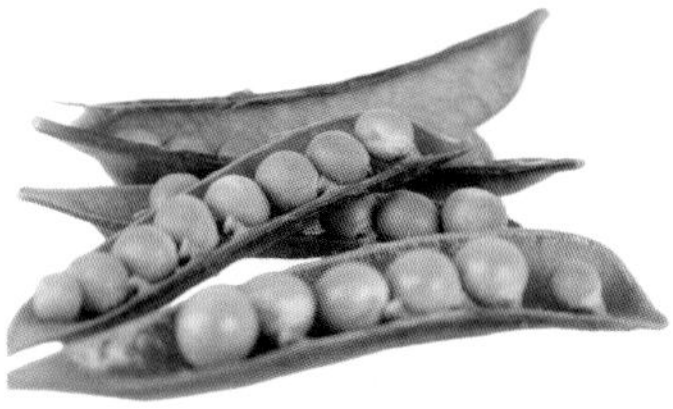

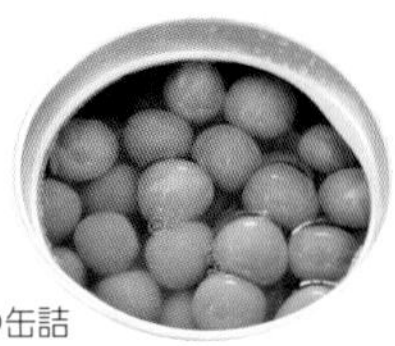

グリンピースの缶詰

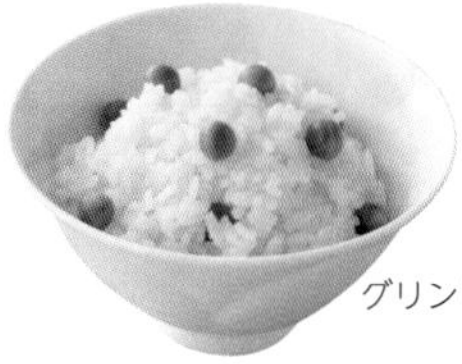

グリンピースご飯

おかひじき
特徴　濃緑色で形が海藻のひじきに似ているが，アカザ科の植物で，若い茎葉を利用する。シャリシャリとした歯ざわりがある。山形県置賜(おきたま)地方の伝統野菜。「みるな」とも呼ばれる。
栄養　カロテン，カリウム，カルシウムを多く含む。
調理　炒め物，かき揚げ，からしや酢みそであえたり，刺身のつまに用いる。

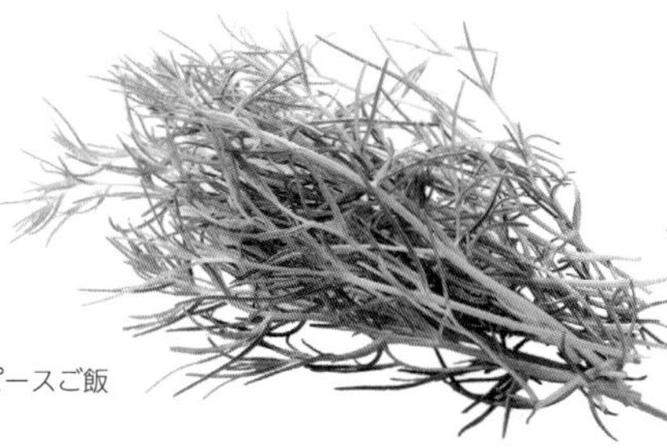

オクラ
特徴　若い実を食用とする。切り口が五角形の星型で，粘りけがあり糸を引く。
栄養　カロテン，食物繊維が多い。ペクチン(整腸作用)，粘質物の主成分としてのたんぱく質を含む複合多糖(たんぱく質の消化を助ける)を含有する。
調理　生食の他，煮物，スープに用いる。さやのうぶ毛は，塩を振ってもむと取れる。

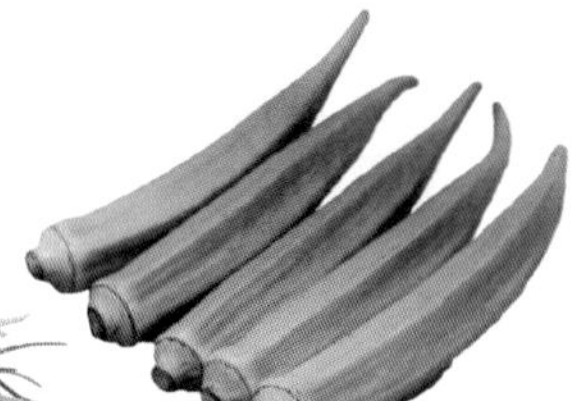

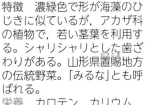

クロム	モリブデン	ビタミンA レチノール	A カロテン α	A カロテン β	A β-クリプトキサンチン	A β-カロテン当量	A レチノール活性当量	D	E トコフェロール α	E トコフェロール β	E トコフェロール γ	E トコフェロール δ	K	B₁	B₂	ナイアシン	ナイアシン当量	B₆	B₁₂	葉酸	パントテン酸	ビオチン	C	アルコール	食塩相当量	見当	備考
µg	µg	µg	µg	µg	µg	µg	µg	µg	mg	mg	mg	mg	µg	mg	mg	mg	mg	mg	µg	µg	mg	µg	mg	g	g		▲…食物繊維：AOAC2011.25法
1	240	(0)	42	240	7	260	**22**	(0)	0.8	0.1	6.5	2.5	30	**0.31**	**0.15**	1.6	4.2	0.15	(0)	320	0.53	11.0	**27**	-	**0**	1さや=2	廃棄部位：さや 廃棄率：茎つきの場合60%。硝酸イオン：0g
-	-	(0)	48	260	8	290	**24**	(0)	0.6	0.1	5.8	2.1	33	**0.24**	**0.13**	1.0	(3.5)	0.08	(0)	260	0.45	-	**15**	-	**0**	~3g	廃棄部位：さや。硝酸イオン：0g
0	190	(0)	22	170	4	180	**15**	(0)	1.2	0.2	8.2	3.8	28	**0.28**	**0.13**	1.6	(4.5)	0.14	(0)	310	0.51	9.2	**27**	-	**0**		廃棄部位：さや。硝酸イオン：0g
-	-	(0)	0	1700	0	1700	**140**	(0)	0.8	Tr	0.5	0	120	**0.06**	**0.08**	0.3	(0.4)	0.08	(0)	90	0.16	-	**7**	-	**0.1**		別名：きくちしゃ，にがちしゃ，シコレ 廃棄部位：株元。硝酸イオン：0.2g
-	-	(0)	0	4100	0	4100	**340**	(0)	3.3	Tr	0.2	0	280	**0.24**	**0.27**	1.1	(1.6)	0.19	(0)	91	0.80	-	**79**	-	**0**		硝酸イオン：Tr
-	-	(0)	2	3000	17	3100	**250**	(0)	1.6	0	Tr	0	210	**0.17**	**0.21**	0.8	(1.3)	0.15	(0)	120	0.39	-	**43**	-	**0**		硝酸イオン：0g
-	-	(0)	2	4800	23	4800	**400**	(0)	3.2	0	0.1	0	300	**0.10**	**0.08**	0.3	(0.8)	0.07	(0)	51	0.27	-	**14**	-	**0**		ゆでた後水冷し，手搾りしたもの 硝酸イオン：0g
-	-	(0)	2	4400	23	4400	**370**	(0)	3.7	0	2.9	0.1	300	**0.21**	**0.26**	1.1	(1.8)	0.18	(0)	180	0.60	-	**30**	-	**0**		植物油(なたね油)。硝酸イオン：0g
0	24	(0)	0	560	4	560	**47**	(0)	0.7	0	0.2	0	47	**0.15**	**0.11**	0.8	1.2	0.08	(0)	73	0.56	5.1	**60**	-	**0**	1さや=	別名：きぬさやえんどう 廃棄部位：すじ及び両端。硝酸イオン：Tr
-	-	(0)	0	580	4	580	**48**	(0)	0.7	0	0.2	0	40	**0.14**	**0.10**	0.6	(1.0)	0.06	(0)	56	0.47	-	**44**	-	**0**	1.5~3g	すじ及び両端を除いたもの。硝酸イオン：Tr
-	-	(0)	2	400	4	400	**34**	(0)	0.4	0	0.1	0	33	**0.13**	**0.09**	0.7	(1.1)	0.09	(0)	53	0.22	-	**43**	-	**0**		別名：スナックえんどう 廃棄部位：すじ及び両端。硝酸イオン：0g
0	65	(0)	11	410	6	420	**35**	(0)	0.1	0	2.6	0	27	**0.39**	**0.16**	2.7	3.7	0.15	(0)	76	0.63	6.3	**19**	-	**0**	大1=10g	別名：みえんどう。さやを除いたもの(さやつきの場合　廃棄率：55%)。硝酸イオン：0g
-	-	(0)	7	430	6	440	**36**	(0)	0.1	0	3.1	0	31	**0.29**	**0.14**	2.2	(3.3)	0.09	(0)	70	0.54	-	**16**	-	**0**	1c=130g	さやを除いたもの。硝酸イオン：(0)g
1	77	(0)	18	430	1	440	**36**	(0)	Tr	0	1.6	Tr	27	**0.29**	**0.11**	2.1	3.0	0.09	0	77	0.39	5.3	**20**	-	**0**		硝酸イオン：0g▲
1	60	(0)	18	490	2	500	**41**	(0)	Tr	0	1.7	0	29	**0.27**	**0.09**	2.0	2.9	0.08	0	68	0.36	5.2	**13**	-	**0**		硝酸イオン：0g▲
1	74	(0)	18	460	2	470	**39**	(0)	0.8	0	3.1	Tr	34	**0.31**	**0.12**	2.1	3.1	0.09	0	81	0.48	5.8	**16**	-	**0**		植物油(なたね油)。硝酸イオン：0g▲
-	-	(0)	0	200	0	200	**17**	(0)	0	0	2.0	0	19	**0.04**	**0.04**	1.2	(1.7)	0.02	(0)	10	0.69	-	**0**	-	**0.8**	大1=10g	液汁を除いたもの。硝酸イオン：(0)g
-	-	(0)	0	1300	0	1300	**110**	(0)	1.2	Tr	0	0	190	**0.06**	**0.18**	0.7	(0.9)	0.13	(0)	150	0.24	-	**28**	-	**0.1**		廃棄部位：株元。硝酸イオン：0.3g
-	-	(0)	0	1500	0	1500	**130**	(0)	1.9	0	0.1	0	240	**0.03**	**0.09**	0.3	(0.6)	0.07	(0)	86	0.12	-	**24**	-	**0.1**		廃棄部位：株元 ゆでた後水冷し，手搾りしたもの。硝酸イオン：0.2g
-	-	(0)	0	1300	0	1300	**110**	(0)	1.6	0	0.1	0	340	**0.06**	**0.15**	0.7	(0.9)	0.16	(0)	88	0.23	-	**38**	-	**1.6**		廃棄部位：株元 水洗いし，手搾りしたもの。硝酸イオン：0.3g
																											別名：みるな
-	-	(0)	0	3300	0	3300	**280**	(0)	1.0	Tr	0	0	310	**0.06**	**0.13**	0.5	0.7	0.04	(0)	93	0.22	-	**21**	-	**0.1**		廃棄部位：茎基部。硝酸イオン：0.5g
-	-	(0)	0	3200	0	3200	**260**	(0)	1.0	Tr	0	0	360	**0.04**	**0.10**	0.4	0.6	0.03	(0)	85	0.22	-	**15**	-	**0.2**		茎基部を除いたもの。硝酸イオン：0.4g
0	6	(0)	2	520	1	520	**44**	(0)	1.2	0	0.2	0	66	**0.09**	**0.09**	0.8	1.2	0.10	(0)	110	0.42	6.6	**11**	-	**0**	1個=5	廃棄部位：へた。硝酸イオン：Tr
0	8	(0)	0	530	0	530	**44**	(0)	1.2	0	0.1	0	66	**0.09**	**0.09**	0.8	(1.2)	0.08	(0)	110	0.42	6.5	**7**	-	**0**	~10g	廃棄部位：へた。硝酸イオン：0g▲

かぶ(蕪)

Turnip

特徴　肉質が大根よりち密で甘い。東洋系(聖護院，天王寺など)や欧州系(金町，早生，時無など)，また，交配種などがある。主に根(実際は茎)を食用にするが，葉にも栄養が多い。「すずな」とも呼ばれ，春の七草の一つ。

栄養　大根に似て成分の多くは水分だが，葉にはカロテン，ビタミンC，K，鉄，カルシウムが多い。
調理　漬物，煮物，汁物の具，サラダ，酢の物などに用いる。

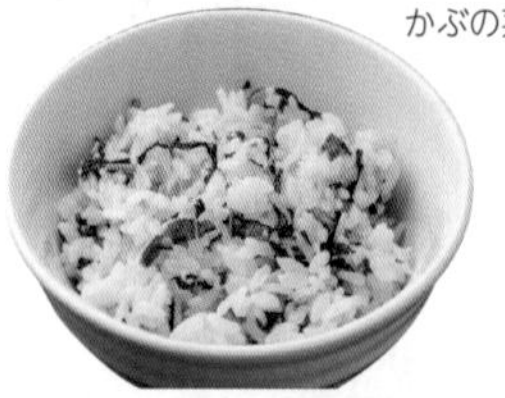
かぶの菜飯

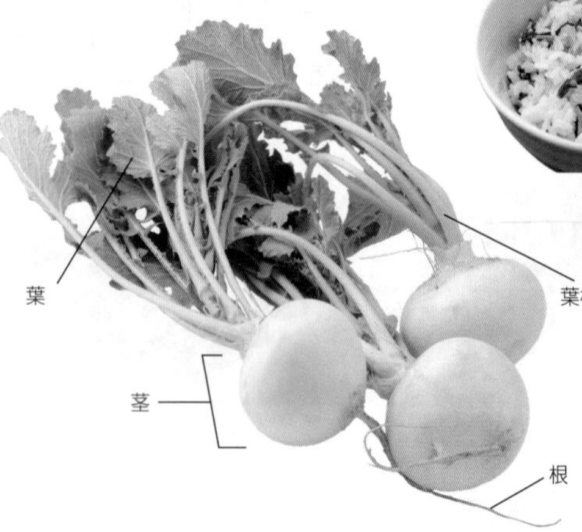

かぼちゃ類(南瓜類)

特徴　甘味が強く，加熱するとホクホクして，やわらかくなる。多くの種類があり，飼料用，飾り用になるものもあり，ハロウィンの飾りにも使われる。
栄養　カロテンが豊富で，ビタミンC，Eも多い。カリウムも多く含む。
調理　煮物，天ぷら，炒め物，サラダの他，裏ごししてスープや，パイ(パンプキンパイ)などにする。

●日本かぼちゃ
凹凸が多く，西洋かぼちゃほどの甘味がなく水分が多い。ちりめん，黒皮，菊座，白菊座などの種類がある。

●西洋かぼちゃ
表面に溝がなく，甘味が強い。ホクホクしたくりのような味わい。くりかぼちゃ，芳香青皮，ハッバードなどの種類がある。

●ぺぽかぼちゃ
未熟の果実を利用する。そうめんかぼちゃやズッキーニ(P.88)など。

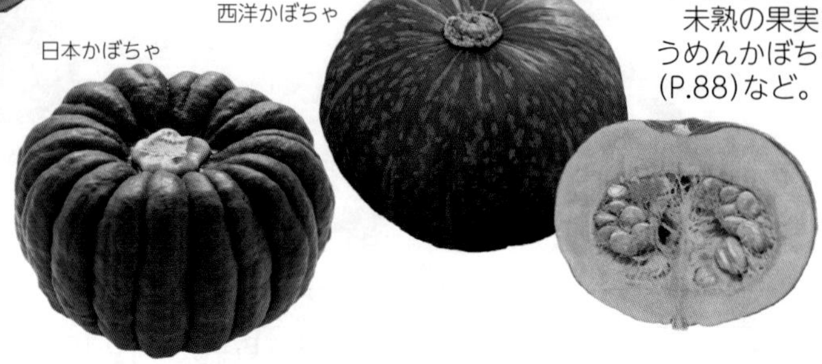
日本かぼちゃ　西洋かぼちゃ

食品番号	食品名 (可食部100g当たり)	廃棄率	エネルギー		水分	たんぱく質		脂質			炭水化物						有機酸	灰分	無機質										
						アミノ酸組成によるたんぱく質	たんぱく質	脂肪酸のトリアシルグリセロール当量	コレステロール	脂質	利用可能炭水化物(単糖当量)	利用可能炭水化物(質量計)	利用可能炭水化物(差引き法による)	食物繊維総量	糖アルコール	炭水化物			ナトリウム	カリウム	カルシウム	マグネシウム	リン	鉄	亜鉛	銅	マンガン	ヨウ素	セレン
		%	kJ	kcal	g	g	g	g	mg	g	g	g	g	g	g	g	g	g	mg	mg	mg	mg	mg	mg	mg	mg	mg	µg	µg
	かぶ																												
06034	葉　生	30	82	20	92.3	(2.0)	2.3	(0.1)	(0)	0.1	-	-	1.4*	2.9	-	3.9	-	1.4	24	330	250	25	42	2.1	0.3	0.10	0.64	6	3
06035	ゆで	30	83	20	92.2	(2.0)	2.3	(0.1)	(0)	0.1	-	-	1.1*	3.7	-	4.4	-	0.9	18	180	190	14	47	1.5	0.2	0.08	0.41	-	-
06036	根　皮つき　生	9	74	18	93.9	0.6	0.7	(0.1)	(0)	0.1	3.0*	3.0	3.1	1.5	-	4.6	0.1	0.6	5	280	24	8	28	0.3	0.1	0.03	0.06	-	-
06037	ゆで	0	77	18	93.8	(0.6)	0.7	(0.1)	(0)	0.1	(3.1)*	(3.1)	2.9	1.8	-	4.7	0.2	0.6	6	310	28	10	32	0.3	0.1	0.03	0.07	-	-
06038	皮なし　生	15	78	19	93.9	0.5	0.6	(0.1)	(0)	0.1	3.5*	3.5	3.5	1.4	-	4.8	0	0.5	5	250	24	8	25	0.2	0.1	0.03	0.05	0	0
06039	ゆで	0	82	20	93.7	(0.5)	0.6	(0.1)	(0)	0.1	(3.6)*	(3.6)	3.4	1.7	-	5.0	0	0.5	4	250	28	9	26	0.2	0.1	0.02	-	-	-
06040	漬物　塩漬　葉	20	114	27	87.9	(2.0)	2.3	(0.1)	(0)	0.2	-	-	2.8*	3.6	-	6.0	-	3.6	910	290	240	32	46	2.6	0.3	0.06	0.33	-	-
06041	根　皮つき	0	90	21	90.5	(0.8)	1.0	(0.1)	(0)	0.2	-	-	3.2*	1.9	-	4.9	-	3.4	1100	310	48	11	36	0.3	0.1	0.03	0.05	-	-
06042	皮なし	0	79	19	89.4	(0.7)	0.8	(0.1)	(0)	0.1	-	-	2.9*	2.0	-	4.7	-	4.8	1700	400	33	14	38	0.3	0.2	0.04	0.05	-	-
06043	ぬかみそ漬　葉	20	145	35	83.5	-	3.3	-	(0)	0.1	-	-	3.1*	4.0	-	7.1	-	6.0	1500	540	280	65	81	2.2	0.4	0.09	0.40	-	-
06044	根　皮つき	0	112	27	89.5	-	1.5	-	(0)	0.1	-	-	3.9*	2.0	-	5.9	-	3.0	860	500	57	29	44	0.3	0.2	0.04	0.09	-	-
06045	皮なし	0	129	31	83.5	-	1.4	-	(0)	0.1	-	-	5.1*	1.8	-	6.9	-	7.9	2700	740	26	68	76	0.3	0.2	0.04	-	-	-
	(かぼちゃ類)																												
06046	日本かぼちゃ　果実　生	9	175	41	86.7	1.1	1.6	Tr	0	0.1	8.3*	7.8	8.6	2.8	-	10.9	-	0.7	1	420	20	15	55	0.5	0.3	0.08	0.08	Tr	0
06047	ゆで	0	234	55	84	(1.3)	1.9	(Tr)	0	0.1	(9.9)	(9.4)	(10.9)*	3.0	-	13.3	-	0.7	1	350	18	15	45	0.5	0.2	0.07	0.08	0	0
06048	西洋かぼちゃ　果実　生	10	331	78	76.2	1.2	1.9	0.2	0	0.3	17.0*	15.9	17.6	3.5	-	20.6	0.4	1.0	1	430	22	25	48	0.4	0.3	0.07	0.07	Tr	0
06049	ゆで	0	338	80	75.7	(1.0)	1.6	(0.2)	(0)	0.3	(17.4)*	(16.2)	17.6	4.1	-	21.3	0.4	1.1	1	340	22	24	37	0.3	0.3	0.07	0.07	Tr	0
06332	焼き	0	445	105	68.2	(1.5)	2.5	(0.2)	(0)	0.4	(22.8)*	(21.3)	23.1	5.3	-	27.7	0.5	1.2	0	570	19	31	55	0.6	0.4	0.08	0.17	-	-
06050	冷凍	0	317	75	78.1	(1.3)	2.2	(0.2)	(0)	0.3	(15.7)*	(14.6)	14.9	4.2	-	18.5	0.4	0.9	3	430	25	26	46	0.5	0.6	0.05	0.14	-	-
06051	そうめんかぼちゃ　果実　生	30	105	25	92.4	(0.5)	0.7	(0.1)	(0)	0.1	-	-	4.9*	1.5	-	6.1	-	0.6	1	260	27	16	35	0.3	0.2	0.05	0.09	-	-
	からしな																												
06052	葉　生	0	106	26	90.3	2.8	3.3	-	(0)	0.1	-	-	1.5*	3.7	-	4.7	-	1.3	60	620	140	21	72	2.2	0.9	0.08	1.02	-	-
06053	塩漬	0	149	36	84.5	(3.3)	4.0	-	(0)	0.1	-	-	2.9*	5.0	-	7.2	-	3.8	970	530	150	23	71	1.8	1.1	0.10	0.76	-	-
	カリフラワー																												
06054	花序　生	50	117	28	90.8	2.1	3.0	(0.1)	0	0.1	3.2*	3.2	2.9	2.9	-	5.2	0.3	0.9	8	410	24	18	68	0.6	0.6	0.05	0.22	0	0
06055	ゆで	0	111	26	91.5	(1.9)	2.7	(0.1)	(0)	0.1	(3.0)*	(2.9)	2.4	3.2	-	5.1	0.3	0.6	8	220	23	13	37	0.7	0.4	0.03	0.17	-	-

Pumpkins and squashes

●そうめんかぼちゃ
ぺぽかぼちゃの一種。完熟した果実を輪切りにしてゆでた後，果肉を引き出すとそうめん状につながって出てくる。これを二杯酢などで食べる。

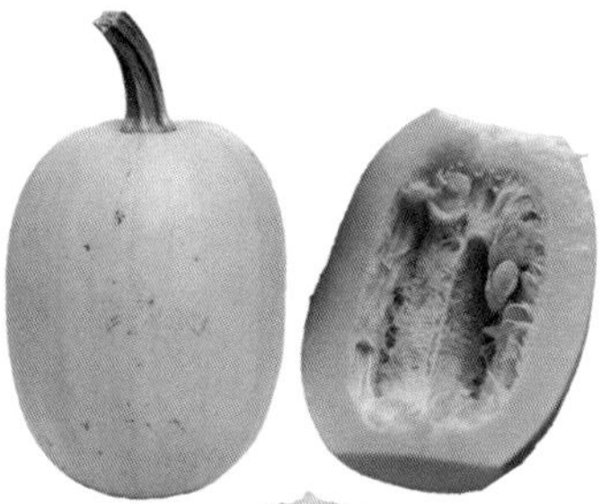

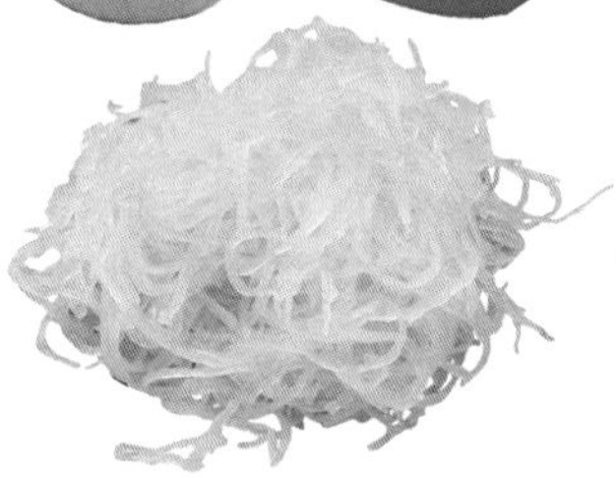

からしな(芥子菜)

Leaf mustard

特徴　アブラナとクロガラシの交配種。ザーサイもこの仲間。辛味があり，特有の風味がある。種子を脱脂後，粉砕したものが香辛料のからし粉。
栄養　カロテン，カルシウム，カリウム，鉄などに富み，辛味成分ニシグリンを多く含む。
調理　主に漬物にする他，おひたし，煮物などに用いる。

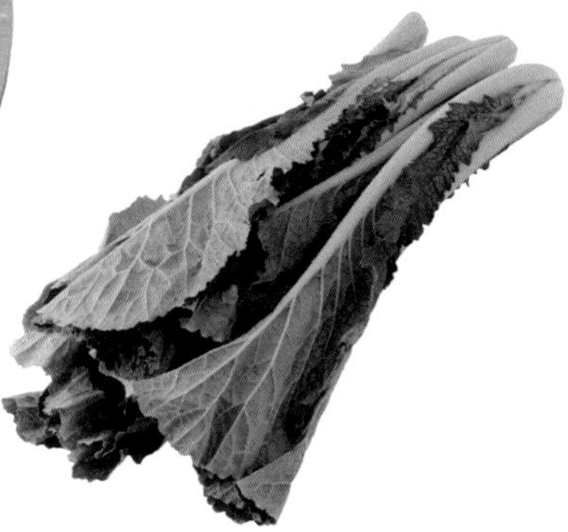

カリフラワー

Cauliflower

特徴　キャベツの一変種で，花序(蕾)を食べる。ほんのりした甘味がある。別名は「はなやさい(花野菜)」「花キャベツ」。つぼみを日光に当てずに育てるので白色になる。
調理　ゆでてマヨネーズなどをつけて食べる他，サラダ，シチュー，グラタンなどに用いる。
栄養　ビタミンC，カリウムを多く含む。

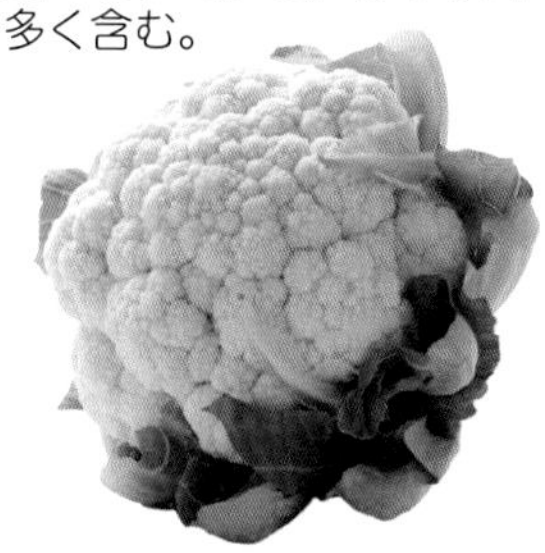

春の七草

春の七草を入れて炊いたかゆを七草がゆといいます。七草がゆを正月７日の朝に食べると，邪気を除き万病を防ぐといわれ，奈良時代からの行事食となっています。

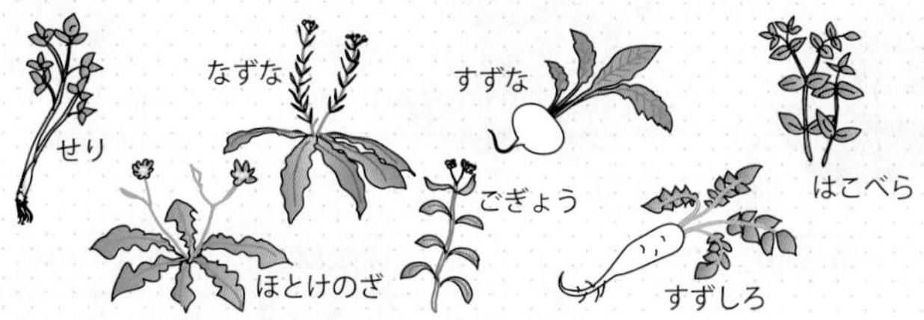

せり
なずな
すずな
はこべら
ごぎょう
ほとけのざ
すずしろ

クロム	モリブデン	ビタミンA レチノール	A カロテン α	A カロテン β	A β-クリプトキサンチン	A β-カロテン当量	A レチノール活性当量	D	E トコフェロール α	E トコフェロール β	E トコフェロール γ	E トコフェロール δ	K	B_1	B_2	ナイアシン	ナイアシン当量	B_6	B_{12}	葉酸	パントテン酸	ビオチン	C	アルコール	食塩相当量	見当	備考
μg	μg	μg	μg	μg	μg	μg	μg	μg	mg	mg	mg	mg	μg	mg	mg	mg	mg	mg	μg	μg	mg	μg	mg	g	g		▲…食物繊維：AOAC2011.25法
																											別名：かぶら，すずな
2	16	(0)	0	2800	41	2800	**230**	(0)	3.1	0.1	0.1	0	340	**0.08**	**0.16**	0.9	(1.7)	0.16	(0)	110	0.36	2.7	**82**	-	**0.1**	1個分の葉=	廃棄部位：葉柄基部。硝酸イオン：Tr
-	-	(0)	0	3200	46	3200	**270**	(0)	3.3	0.1	0.1	0	370	**0.02**	**0.05**	0.2	(1.0)	0.14	(0)	66	0.24	-	**47**	-	**0**	20～25g	廃棄部位：葉柄基部 ゆでた後水冷し，手搾りしたもの。硝酸イオン：0.1g
-	-	(0)	0	0	0	0	**(0)**	(0)	0	0	0	0	0	**0.03**	**0.03**	0.6	0.8	0.08	(0)	48	0.25	-	**19**	-	**0**	小1個=15	廃棄部位：根端及び葉柄基部 廃棄率：葉つきの場合35%。硝酸イオン：0.1g
-	-	(0)	0	(0)	0	(0)	**(0)**	(0)	0	0	0	0	0	**0.03**	**0.03**	0.6	(0.8)	0.05	(0)	49	0.22	-	**16**	-	**0**	～20g	根端及び葉柄基部を除いたもの 硝酸イオン：0.1g
0	1	(0)	0	0	0	0	**(0)**	(0)	0	0	0	0	0	**0.03**	**0.03**	0.6	0.7	0.07	(0)	49	0.23	1.0	**18**	-	**0**		廃棄部位：根端，葉柄基部及び皮 廃棄率：葉つきの場合40%。硝酸イオン：0.1g
-	-	(0)	0	0	0	0	**(0)**	(0)	0	0	0	0	0	**0.03**	**0.03**	0.5	(0.6)	0.06	(0)	56	0.21	-	**16**	-	**0**		根端，葉柄基部及び皮を除いたもの 硝酸イオン：0.1g
-	-	(0)	0	1200	38	1200	**100**	(0)	2.9	0.1	0.1	0	360	**0.07**	**0.19**	1.0	(1.8)	1.10	(0)	78	0.49	-	**44**	-	**2.3**		廃棄部位：葉柄基部。水洗いし，手搾りしたもの
-	-	(0)	0	0	0	0	**(0)**	(0)	0	0	0	0	0	**0.02**	**0.03**	0.7	(0.9)	0.08	(0)	48	0.39	-	**19**	-	**2.8**		水洗いし，手搾りしたもの
-	-	(0)	0	0	0	0	**(0)**	(0)	0	0	0	0	0	**0.04**	**0.03**	0.1	(0.3)	0.10	(0)	58	0.25	-	**21**	-	**4.3**		水洗いし，手搾りしたもの。硝酸イオン：0.2g
-	-	(0)	0	1600	37	1600	**140**	(0)	4.0	0.1	0.1	0	260	**0.31**	**0.24**	4.8	5.4	0.36	(0)	81	0.73	-	**49**	-	**3.8**		廃棄部位：葉柄基部。水洗いし，手搾りしたもの
-	-	(0)	0	0	0	0	**(0)**	(0)	0	0	0	0	Tr	**0.25**	**0.04**	2.8	3.1	0.19	(0)	74	0.46	-	**28**	-	**2.2**		水洗いし，水切りしたもの
-	-	(0)	0	0	0	0	**(0)**	(0)	0	0	0	0	0	**0.45**	**0.05**	3.2	3.4	0.42	(0)	70	1.11	-	**20**	-	**6.9**		水洗いし，水切りしたもの。硝酸イオン：0.2g
0	1	0	49	1400	3	1400	**120**	(0)	2.2	0	2.9	0.1	26	**0.08**	**0.05**	0.9	1.2	0.15	(0)	80	0.50	1.9	**16**	-	**0**	1個=1～1.6kg	別名：とうなす，ぼうぶら，なんきん 廃棄部位：わた，種子及び両端。硝酸イオン：Tr
-	1	(0)	45	1100	2	1100	**92**	(0)	2.1	0	2.1	0.1	27	**0.06**	**0.03**	0.7	(1.1)	0.12	(0)	75	0.50	1.7	**16**	-	**0**	5cm角1個=約50g	わた，種子及び両端を除いたもの。硝酸イオン：(Tr)▲
0	5	(0)	17	2500	90	2600	**210**	(0)	3.9	0.1	1.2	0	37	**0.07**	**0.08**	1.4	1.7	0.23	(0)	42	0.62	1.9	**43**	-	**0**	1個=1	別名：くりかぼちゃ 廃棄部位：わた，種子及び両端。硝酸イオン：Tr
-	6	(0)	18	2500	90	2500	**210**	(0)	3.4	0.1	1.2	0	31	**0.04**	**0.06**	1.1	(1.4)	0.18	(0)	38	0.62	1.5	**32**	-	**0**	～1.5kg	わた，種子及び両端を除いたもの。硝酸イオン：0g
-	-	(0)	26	5400	130	5500	**450**	(0)	6.9	0.1	1.8	0	0	**0.09**	**0.12**	2.1	(2.5)	0.22	(0)	58	0.77	-	**44**	-	**0**		わた，種子及び両端を除いたもの。硝酸イオン：0g
-	-	(0)	0	3700	57	3800	**310**	(0)	4.2	0.1	1.1	0	17	**0.06**	**0.09**	1.3	(1.7)	0.19	(0)	48	0.44	-	**34**	-	**0**		硝酸イオン：Tr
-	-	(0)	0	49	0	49	**4**	(0)	0.2	0	Tr	0	Tr	**0.05**	**0.01**	0.5	(0.7)	0.10	(0)	25	0.36	-	**11**	-	**0**		別名：ぺぽかぼちゃ，きんしうり，そうめんうり，いとかぼちゃ。廃棄部位：わた，種子，皮及び両端。硝酸イオン：0.1g
-	-	0	0	2800	0	2800	**230**	(0)	3.0	0.1	0.1	0	260	**0.12**	**0.27**	1.2	2.2	0.25	(0)	310	0.32	-	**64**	-	**0.2**	5本=	別名：葉がらし，菜がらし 株元を除いたもの。硝酸イオン：0.3g
-	-	(0)	0	3000	0	3000	**250**	(0)	3.1	0.1	0.1	0	270	**0.08**	**0.28**	0.6	(1.8)	0.27	(0)	210	0.37	-	**80**	-	**2.5**	約55g	株元を除いたもの。水洗いし，手搾りしたもの。硝酸イオン：0.4g
0	4	(0)	0	18	0	18	**2**	(0)	0.2	0	0.4	0	17	**0.06**	**0.11**	0.7	1.3	0.23	(0)	94	1.30	8.5	**81**	-	**0**	1個=350	別名：はなやさい 廃棄部位：茎葉。硝酸イオン：Tr
-	-	(0)	0	16	0	16	**1**	(0)	0.2	0	0.4	0	31	**0.05**	**0.05**	0.2	(0.7)	0.13	(0)	88	0.84	-	**53**	-	**0**	～500g	茎葉を除いたもの。硝酸イオン：(Tr)

かんぴょう(干瓢)

Kanpyo

特徴　ゆうがおの果肉を細長く切り，乾燥させたもの。特有の甘味がある。日光または火力で乾燥させてつくる。主な産地は栃木県。
栄養　食物繊維，カリウム，リンに富む。
調理　水または湯で戻してから，しょうゆ，砂糖で甘く煮る。ちらし寿司，のり巻きの具に用いる他，昆布巻き，煮物，酢の物に利用する。

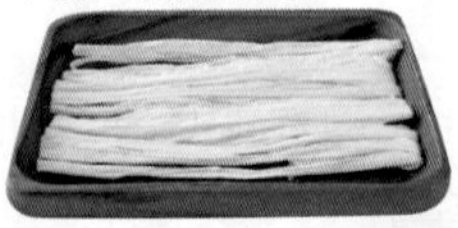

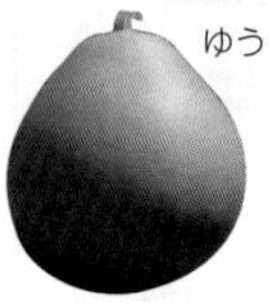

ゆうがおの果実

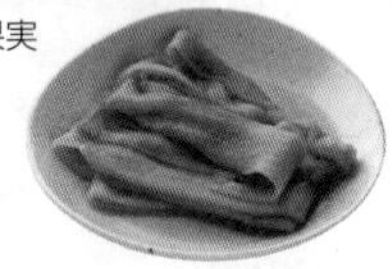

かんぴょうの煮物

きく(菊)

Chrysanthemum

特徴　苦味の少ない品種の花弁を食用とする。香りがよい。黄菊，白菊，紫菊などの種類がある。蒸して板状に乾燥させたものを「菊のり」という。主な産地は東北地方。
栄養　ビタミンC，カルシウム，鉄などを含む。
調理　さっとゆでて，酢の物，あえ物，汁物の具，天ぷらなどに用いる。

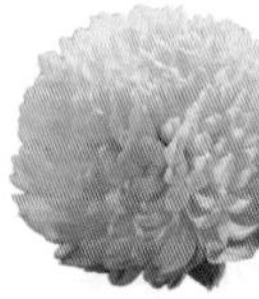

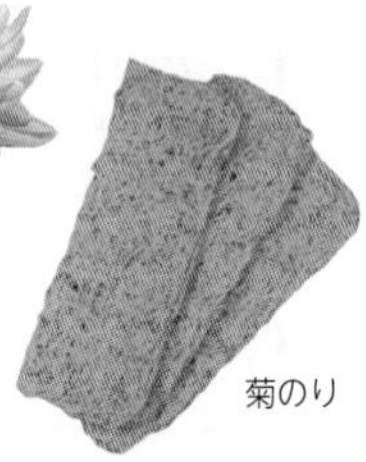

菊のり

キャベツ類

特徴　あくや味にくせがなく，色々な料理に用いられる。寒玉(冬キャベツ)は葉肉がかたいので煮物に，春キャベツはやわらかいので生食にする。
　春キャベツ，寒玉，丸玉(グリーンボール)，レッドキャベツ，ちりめんかんらん，芽キャベツなど種類が多い。
栄養　ビタミンCが豊富。
また，胃潰瘍などの潰瘍に効果があるビタミン様物質を含む。

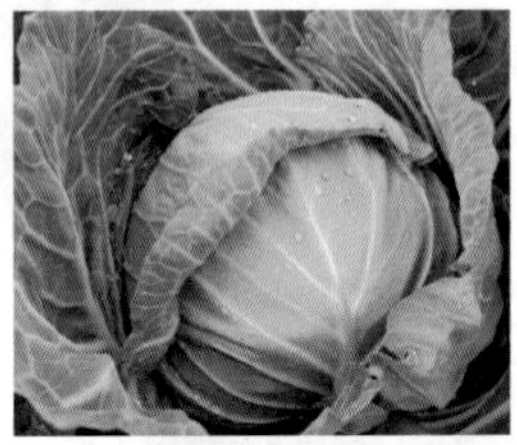

収穫前のキャベツ

調理　生食の他，煮物，浅漬，炒め物などに用いる。

●グリーンボール

　極早生のあざやかな緑色の小型キャベツ。肉厚だが葉はやわらかい。サラダや漬物，汁物の具に利用する。

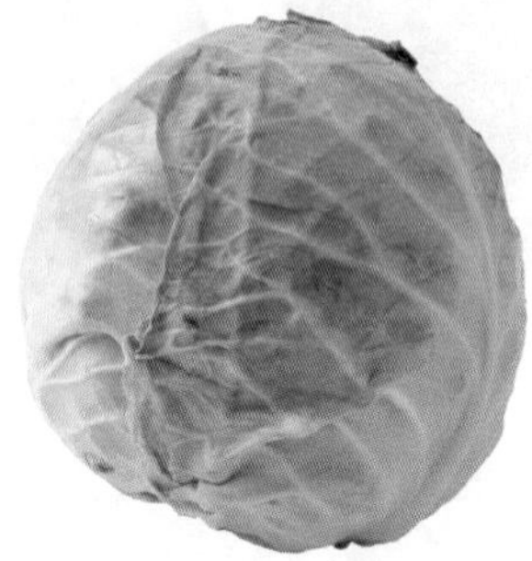

食品番号	食品名（可食部100g当たり）	廃棄率	エネルギー		水分	たんぱく質: アミノ酸組成によるたんぱく質	たんぱく質: たんぱく質	脂質: 脂肪酸のトリアシルグリセロール当量	脂質: コレステロール	脂質: 脂質	炭水化物: 利用可能炭水化物(単糖当量)	炭水化物: 利用可能炭水化物(質量計)	炭水化物: 利用可能炭水化物 差引き法による	炭水化物: 食物繊維総量	炭水化物: 糖アルコール	炭水化物: 炭水化物	有機酸	灰分	無機質: ナトリウム	無機質: カリウム	無機質: カルシウム	無機質: マグネシウム	無機質: リン	無機質: 鉄	無機質: 亜鉛	無機質: 銅	無機質: マンガン	無機質: ヨウ素	無機質: セレン
		%	kJ	kcal	g	g	g	g	mg	g	g	g	g	g	g	g	g	g	mg	mg	mg	mg	mg	mg	mg	mg	mg	μg	μg
	かんぴょう																												
06056	乾	0	1002	**239**	19.8	**4.4**	6.3	-	(0)	0.2	33.3	33.2	**40.0***	30.1	-	68.1	-	5.0	3	1800	**250**	110	140	**2.9**	1.8	0.62	1.60	2	2
06057	ゆで	0	87	**21**	91.6	**(0.5)**	0.7	-	(0)	0	(3.5)	(3.5)	**2.1***	5.3	-	7.2	-	0.4	1	100	**34**	10	16	**0.3**	0.2	0.08	0.14	-	-
06364	甘煮	0	619	**146**	57.6	**2.0**	2.3	-	(0)	0.2	26.7	25.5	**31.4***	5.5	-	36.5	-	3.4	1200	90	**44**	21	34	**0.5**	0.3	0.05	0.31	8	2
	きく																												
06058	花びら　生	15	104	**25**	91.5	**(1.2)**	1.4	-	(0)	0	-	-	**3.3***	3.4	-	6.5	-	0.6	2	280	**22**	12	28	**0.7**	0.3	0.04	0.36	-	-
06059	ゆで	0	88	**21**	92.9	**(0.8)**	1.0	-	(0)	0	-	-	**3.0***	2.9	-	5.7	-	0.4	1	140	**16**	9	20	**0.5**	0.2	0.04	0.24	-	-
06060	菊のり	0	1188	**283**	9.5	**(9.5)**	11.6	-	(0)	0.2	-	-	**46.0***	29.6	-	73.5	-	5.2	14	2500	**160**	140	250	**11.0**	2.2	0.62	1.34	-	-
	(キャベツ類)																												
06061	キャベツ　結球葉　生	15	95	**23**	92.9	**0.8**	1.2	**Tr**	(0)	0.1	**3.9***	3.9	3.7	1.8	-	5.2	0.1	0.5	5	190	**42**	14	26	**0.3**	0.1	0.02	0.13	0	0
06062	ゆで	0	79	**19**	93.9	**(0.6)**	0.9	**(0.1)**	(0)	0.2	1.9	1.9	**2.9***	2.0	-	4.6	0.1	0.3	3	92	**40**	9	20	**0.2**	0.1	0.02	0.14	0	Tr
06333	油いため	0	324	**78**	85.7	**(1.1)**	1.6	**(5.7)**	(Tr)	6.0	(2.7)	(2.7)	**4.3***	2.2	-	5.9	0.2	0.6	6	250	**53**	17	33	**0.4**	0.2	0.03	0.19	-	-
06403	カット　常法洗浄	0	63	**15**	94.8	**0.8**	1.1	**Tr**	-	0.1	3.1	3.1	**1.9***	1.9	-	3.6	0.1	0.4	10	150	**35**	12	22	**0.3**	0.1	0.02	0.09	0	0
06404	カット　次亜塩素酸洗浄	0	58	**14**	95.1	**0.7**	1.0	**0.1**	-	0.2	3.8	3.8	**1.5***	2.0	-	3.2	0.1	0.4	8	140	**38**	13	21	**0.3**	0.1	0.02	0.09	0	0
06063	グリーンボール　結球葉　生	15	83	**20**	93.4	**(1.0)**	1.4	**(Tr)**	(0)	0.1	**(3.2)***	(3.2)	3.0	1.6	-	4.3	0.1	0.7	4	270	**58**	17	41	**0.4**	0.2	0.03	0.18	-	-
06064	レッドキャベツ　結球葉　生	10	125	**30**	90.4	**(1.3)**	2.0	**Tr**	(0)	0.1	(3.5)	(3.5)	**4.7***	2.8	-	6.7	-	0.8	4	310	**40**	13	43	**0.5**	0.3	0.04	0.20	-	-
	きゅうり																												
06065	果実　生	2	55	**13**	95.4	**0.7**	1.0	**Tr**	0	0.1	**2.0***	1.9	2.0	1.1	-	3.0	0.3	0.5	1	200	**26**	15	36	**0.3**	0.2	0.11	0.07	1	1
06066	漬物　塩漬	2	70	**17**	92.1	**(0.7)**	1.0	**(Tr)**	(0)	0.1	-	-	**2.8***	1.3	-	3.7	-	3.1	1000	220	**26**	15	38	**0.2**	0.2	0.07	0.07	-	-
06067	しょうゆ漬	0	216	**51**	81.0	-	3.2	**(0.1)**	(0)	0.4	-	-	**7.7***	3.4	-	10.8	-	4.6	1600	79	**39**	21	29	**1.3**	0.2	0.08	0.16	-	-
06068	ぬかみそ漬	2	120	**28**	85.6	-	1.5	**(Tr)**	(0)	0.1	-	-	**4.8***	1.5	-	6.2	-	6.6	2100	610	**22**	48	88	**0.3**	0.2	0.11	0.14	1	1
06069	ピクルス　スイート型	0	297	**70**	80.0	**(0.2)**	0.3	**(Tr)**	(0)	0.1	**(17.4)***	(17.0)	16.7	1.7	-	18.3	-	1.3	440	18	**25**	6	16	**0.3**	0.1	0.04	0	-	-
06070	サワー型	0	54	**13**	93.4	**(1.0)**	1.4	-	(0)	Tr	-	-	**1.5***	1.4	-	2.5	-	2.7	1000	11	**23**	24	5	**1.2**	0.1	0.04	0.20	-	-
	ぎょうじゃにんにく																												
06071	葉　生	10	147	**35**	88.8	**(2.4)**	3.5	**(0.1)**	(0)	0.2	-	-	**4.5***	3.3	-	6.6	-	0.9	2	340	**29**	22	30	**1.4**	0.4	0.16	-	-	-
	キンサイ																												
06075	茎葉　生	8	67	**16**	93.5	**(0.9)**	1.1	**(0.2)**	(0)	0.4	-	-	**1.4***	2.5	-	3.5	-	1.2	27	360	**140**	26	56	**0.5**	0.5	0.02	0.52	-	-
06076	ゆで	0	63	**15**	93.6	**(0.9)**	1.1	**(0.2)**	(0)	0.4	-	-	**1.0***	2.9	-	3.5	-	1.0	27	320	**140**	24	56	**0.5**	0.5	0.02	0.42	-	-
	クレソン																												
06077	茎葉　生	15	56	**13**	94.1	**(1.5)**	2.1	**(0.1)**	(0)	0.1	**(0.5)***	(0.5)	0.7	2.5	-	2.5	-	1.1	23	330	**110**	13	57	**1.1**	0.2	0.05	-	2	2

Cabbages

● **レッドキャベツ**
葉面が紫色のキャベツで，「赤キャベツ」「紫キャベツ」とも呼ばれる。表皮は紫色だが，葉肉は白色。サラダやピクルスに利用する。食用の他，天然着色料の原料にもなる。

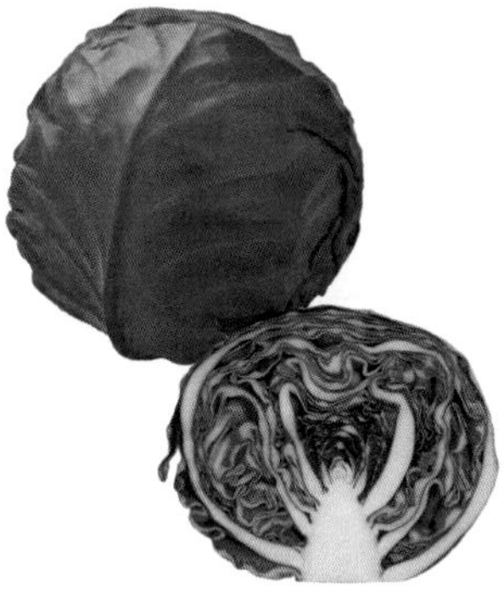

レッドキャベツの断面

きゅうり（胡瓜）

Cucumber

特徴　歯ざわりがよく，用途が広い。果皮が薄く，とげの白い華北型と，果皮がかたく，とげの黒い華南型がある。
栄養　成分のほとんどが水分で低エネルギー。カリウムが比較的多い。
調理　サラダ，漬物，ピクルス，酢の物，炒め物などに利用する。調理の際は塩を振って板ずりして用いるとよい。

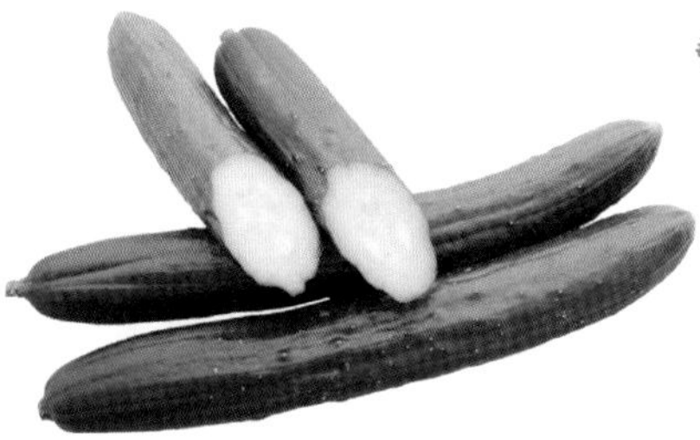

キンサイ（芹菜）

Leaf celery

特徴　セロリに似た小型の葉で，葉柄が細く，やわらかい。香りが高い。「中国セロリ」「せりな」「チンツァイ」とも呼ばれるセリ科の中国野菜。
栄養　カロテン，カルシウムなどに富む。
調理　生食の他，きんぴらなどにしたり，スープや炒め物に加えたりする。

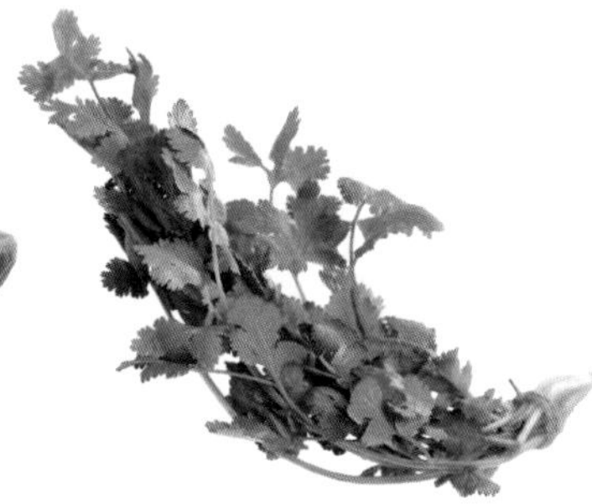

クレソン

Watercress

特徴　葉に切れ込みがある。さわやかな香りとピリッとした辛味がある。山地の清流に自生する。別名は「みずからし」「オランダがらし」など。
栄養　カロテンに富み，ビタミンCも多い。
調理　肉料理の付け合わせやサラダ，おひたし，あえ物，炒め物などに用いる。また，すりつぶしてスープやソースにも用いる。

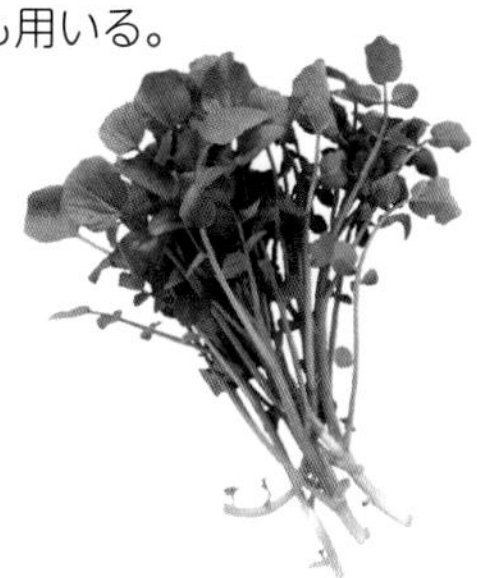

クロム	モリブデン	ビタミンA レチノール	ビタミンA カロテン α	ビタミンA カロテン β	ビタミンA β-クリプトキサンチン	ビタミンA β-カロテン当量	ビタミンA レチノール活性当量	D	E トコフェロール α	E トコフェロール β	E トコフェロール γ	E トコフェロール δ	K	B_1	B_2	ナイアシン	ナイアシン当量	B_6	B_{12}	葉酸	パントテン酸	ビオチン	C	アルコール	食塩相当量	見当	備考
μg	μg	μg	μg	μg	μg	μg	μg	μg	mg	mg	mg	mg	μg	mg	mg	mg	mg	mg	μg	μg	mg	μg	mg	g	g		▲…食物繊維：AOAC2011.25法
5	13	(0)	0	0	0	0	**(0)**	(0)	0.4	Tr	0	0	Tr	**0**	**0.04**	2.7	3.2	0.04	(0)	99	1.75	8.0	**0**	-	**0**	寿司1本分=5g	硝酸イオン：0.5g
-	-	(0)	0	0	0	0	**(0)**	(0)	0.1	0	0	0	0	**0**	**0**	0.3	(0.4)	0	(0)	7	0	-	**0**	-	**0**		硝酸イオン：0.1g
2	8	(0)	(0)	(0)	(0)	(0)	**(0)**	0	Tr	0	0	0	0	**0.01**	**-**	0.3	0.4	0.03	Tr	10	0.07	1.9	**0**	-	**3.1**		硝酸イオン：0g
																											別名：食用ぎく，料理ぎく
-	-	(0)	0	67	0	67	**6**	(0)	4.6	0.1	0.3	0	11	**0.10**	**0.11**	0.5	(0.9)	0.08	(0)	73	0.20	-	**11**	-	**0**		廃棄部位：花床。硝酸イオン：Tr
-	-	(0)	0	61	0	61	**5**	(0)	4.1	0.1	0.3	0	10	**0.06**	**0.07**	0.2	(0.5)	0.04	(0)	40	0.15	-	**5**	-	**0**		花床を除いたもの ゆでた後水冷し，手搾りしたもの。硝酸イオン：Tr
-	-	(0)	0	180	0	180	**15**	(0)	25.0	0.5	0.6	0.1	62	**0.73**	**0.89**	3.8	(7.2)	0.69	(0)	370	1.50	-	**10**	-	**0**		別名：乾燥食用ぎく。硝酸イオン：Tr
																											別名：かんらん，たまな
0	2	0	0	24	Tr	24	**2**	(0)	0.1	0	0	0	79	**0.04**	**0.03**	0.2	0.4	0.10	(0)	66	0.19	1.5	**38**	-	**0**	中1葉=50〜60g	廃棄部位：しん。硝酸イオン：0.1 g▲
0	3	(0)	0	57	2	58	**5**	(0)	0.1	0	0	0	76	**0.02**	**0.01**	0.1	(0.2)	0.05	(0)	48	0.11	1.2	**17**	-	**0**	中1個=約1kg	しんを除いたもの。硝酸イオン：0.1g
-	-	(0)	0	77	2	78	**7**	(0)	1.1	0	1.8	0.1	120	**0.05**	**0.04**	0.2	(0.5)	0.15	(0)	130	0.30	-	**47**	-	**0**		しんを除いたもの。植物油（なたね油）。硝酸イオン：0.1g
0	3	0	0	12	0	12	**1**	-	0.1	0	0	0	67	**0.04**	**0.03**	0.2	0.3	0.08	-	52	0.20	1.2	**29**	-	**0**		硝酸イオン：Tr▲
0	2	0	0	11	0	11	**1**	-	0.1	0	0	0	62	**0.04**	**0.03**	0.2	0.3	0.08	-	58	0.18	1.1	**28**	-	**0**		硝酸イオン：Tr▲
-	-	(0)	0	110	0	110	**9**	(0)	0.2	0	0	0	79	**0.05**	**0.04**	0.4	(0.6)	0.13	(0)	53	0.31	-	**47**	-	**0**		廃棄部位：しん。硝酸イオン：0.1g
-	-	(0)	0	36	0	36	**3**	(0)	0.1	0	0	0	29	**0.07**	**0.03**	0.3	(0.6)	0.19	(0)	58	0.35	-	**68**	-	**0**		別名：赤キャベツ，紫キャベツ 廃棄部位：しん。硝酸イオン：Tr
1	4	(0)	1	330	0	330	**28**	(0)	0.3	0	0	0	34	**0.03**	**0.03**	0.2	0.4	0.05	(0)	25	0.33	1.4	**14**	-	**0**	中1本=150〜200g	廃棄部位：両端。硝酸イオン：Tr
-	-	(0)	4	210	2	210	**18**	(0)	0.3	Tr	0.1	0	46	**0.02**	**0.03**	0.2	(0.4)	0.06	(0)	28	0.34	-	**11**	-	**2.5**		廃棄部位：両端 水洗いし，水切りしたもの。硝酸イオン：Tr
-	-	(0)	12	570	0	580	**48**	(0)	0.5	0.1	0.1	0	83	**0.03**	**0.02**	0.1	0.6	0.01	(0)	5	0.12	-	**8**	-	**4.1**		硝酸イオン：Tr
1	7	(0)	4	210	0	210	**18**	(0)	0.2	Tr	0	0	110	**0.26**	**0.05**	1.6	1.9	0.20	0	22	0.93	1.2	**22**	-	**5.3**		廃棄部位：両端 水洗いし，水切りしたもの。硝酸イオン：Tr
-	-	(0)	0	53	0	53	**4**	(0)	0.1	Tr	0	0	32	**Tr**	**0.01**	0.1	(0.2)	0.04	(0)	2	0	-	**0**	-	**1.1**		酢漬けしたもの。硝酸イオン：(Tr)
-	-	(0)	0	14	0	14	**1**	(0)	Tr	0	0	0	15	**0.02**	**0.06**	0.1	(0.3)	0	(0)	1	0	-	**0**	-	**2.5**		乳酸発酵したもの。硝酸イオン：(Tr)
																											別名：アイヌねぎ，ヒトビロ，やまびる
-	-	(0)	0	2000	-	2000	**170**	0	0.4	0.1	0.4	0	320	**0.10**	**0.16**	0.8	(1.7)	0.15	(0)	85	0.39	-	**59**	-	**0**		廃棄部位：底盤部及び萌芽葉 硝酸イオン：Tr
																											別名：中国セロリ，スープセロリ，リーフセロリ
-	-	(0)	0	1800	23	1800	**150**	(0)	1.2	0	0	0	180	**0.05**	**0.11**	0.6	(0.8)	0.08	(0)	47	0.35	-	**15**	-	**0.1**		廃棄部位：株元。硝酸イオン：0.3g
-	-	(0)	0	1500	19	1500	**130**	(0)	1.2	0	0	0	210	**0.03**	**0.06**	0.4	(0.6)	0.05	(0)	31	0.34	-	**7**	-	**0.1**		株元を除いたもの。硝酸イオン：0.4g
																											別名：オランダがらし，オランダみずがらし
1	20	(0)	0	2700	0	2700	**230**	(0)	1.6	0	0	0	190	**0.10**	**0.20**	0.5	(1.0)	0.13	(0)	150	0.30	4.0	**26**	-	**0.1**		廃棄部位：株元。硝酸イオン：0.1g

くわい(慈姑)

Arrowhead

特徴　ち密な肉質で，ほろ苦さと甘さがある。水田で栽培される。外皮の青い「青くわい」と，大型の「白くわい」がある。関西の「吹田くわい」が有名。
栄養　主成分は炭水化物。カリウム，リンが豊富。
調理　煮物，素揚げに利用する。おせち料理の材料に用いる他，薄切りにして，くわいせんべいにする。

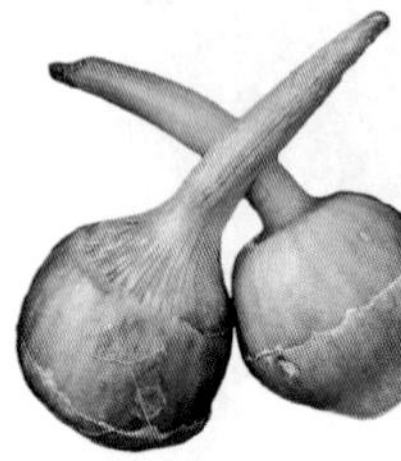

ケール

Kale

特徴　アブラナ科。キャベツの原種に近いといわれる。キャベツのような結球はせず，茎がのびる。独特の強い香りがある。ヨーロッパ原産で，古代ギリシャでは薬草として珍重されていた。
栄養　カロテン，ビタミンC，K，カルシウムなどが豊富で，「青汁」の材料として知られる。
調理　サラダやジュース，炒め物，煮込みなどに利用する。

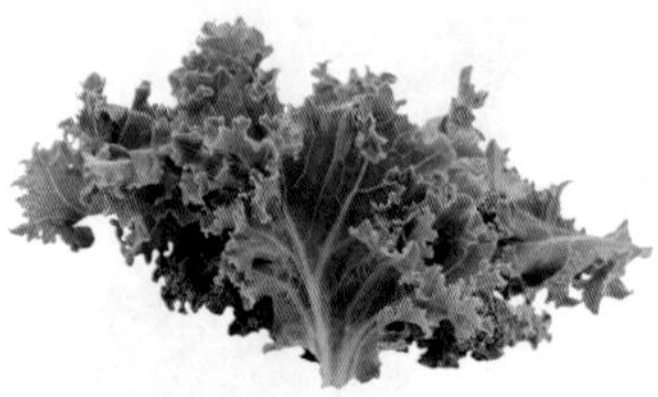

こごみ(屈)

Ostrich-feather fern

特徴　食用シダ類のクサソテツの若芽。若芽がくるくる巻いている形がかがんだ姿に見えることからこの名がある。ぜんまいのように丸く巻いた10〜15cmの若芽を食用にする。「こごめ」「くさそてつ」ともいう。
栄養　カロテン，食物繊維，ビタミンCが豊富。
調理　おひたし，あえ物，天ぷらなどに利用する。

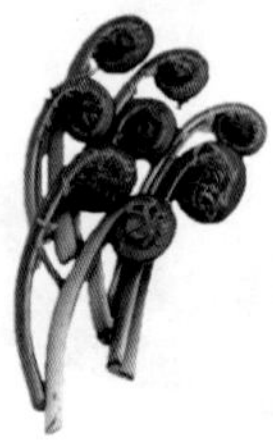

こごみのおひたし

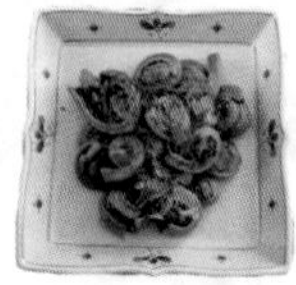

ごぼう(牛蒡)

Edible burdock

特徴　根を食用とする。強い歯ごたえがあり，あくが強い。主流である滝野川などの長根種と堀川などの短根種がある。
栄養　食物繊維が多く，ビタミンC，カルシウムなどを含み，炭水化物の一種イヌリンを含む。
調理　きんぴら，サラダ，煮物，天ぷらに用いる他，汁物の具などに利用する。

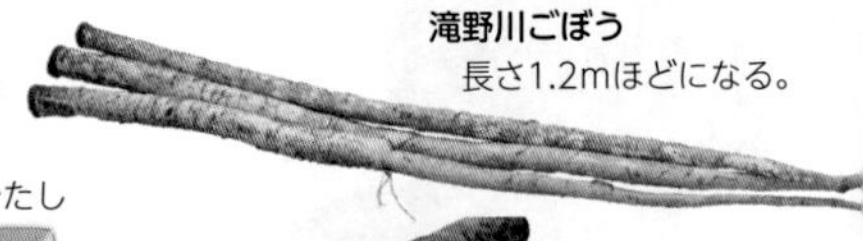

滝野川ごぼう
長さ1.2mほどになる。

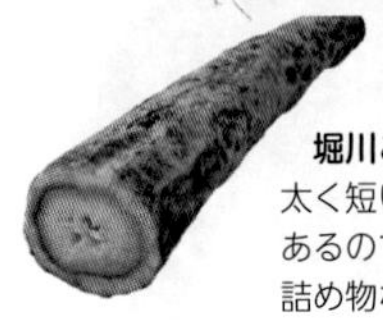

堀川ごぼう
太く短い。中に空洞があるので，くり抜いて詰め物などをする。

食品番号	食品名（可食部100g当たり）	廃棄率	エネルギー	エネルギー	水分	たんぱく質：アミノ酸組成によるたんぱく質	たんぱく質：たんぱく質	脂質：脂肪酸のトリアシルグリセロール当量	脂質：コレステロール	脂質：脂質	炭水化物：利用可能炭水化物（単糖当量）	炭水化物：利用可能炭水化物（質量計）	炭水化物：利用可能炭水化物（差引き法による）	炭水化物：食物繊維総量	炭水化物：糖アルコール	炭水化物：炭水化物	有機酸	灰分	無機質：ナトリウム	無機質：カリウム	無機質：カルシウム	無機質：マグネシウム	無機質：リン	無機質：鉄	無機質：亜鉛	無機質：銅	無機質：マンガン	無機質：ヨウ素	無機質：セレン
		%	kJ	kcal	g	g	g	g	mg	g	g	g	g	g	g	g	g	g	mg	mg	mg	mg	mg	mg	mg	mg	mg	µg	µg
	くわい																												
06078	塊茎 生	20	541	128	65.5	-	6.3	-	(0)	0.1	-	-	24.2*	2.4	-	26.6	-	1.5	3	600	5	34	150	0.8	2.2	0.71	0.13	1	1
06079	ゆで	0	546	129	65.0	-	6.2	-	(0)	0.1	-	-	24.4*	2.8	-	27.2	-	1.5	3	550	5	32	140	0.8	2.1	0.59	0.12	-	-
	ケール																												
06080	葉 生	3	107	26	90.2	(1.6)	2.1	0.1	(0)	0.4	(1.2)	(1.2)	2.7*	3.7	-	5.6	-	1.5	9	420	220	44	45	0.8	0.3	0.05	0.55	1	4
	コールラビ																												
06081	球茎 生	7	87	21	93.2	(0.6)	1.0	-	(0)	0	(2.2)	(2.2)	3.6*	1.9	-	5.1	-	0.6	7	240	29	15	29	0.2	0.1	0.02	0.07	-	-
06082	ゆで	0	85	20	93.1	(0.6)	1.0	-	(0)	Tr	(2.2)	(2.2)	3.3*	2.3	-	5.2	-	0.6	7	210	27	14	28	0.2	0.1	0.02	0.07	-	-
	こごみ																												
06083	若芽 生	0	102	25	90.7	(2.2)	3.0	-	(0)	0.2	-	-	0.9*	5.2	-	5.3	-	0.8	1	350	26	31	69	0.6	0.7	0.26	0.33	-	-
	(ごぼう類)																												
06084	ごぼう 根 生	10	244	58	81.7	1.1	1.8	(0.1)	(0)	0.1	1.1	1.0	10.4*	5.7	-	15.4	-	0.9	18	320	46	54	62	0.7	0.8	0.21	0.18	2	1
06085	ゆで	0	210	50	83.9	(0.9)	1.5	(0.2)	(0)	0.2	(0.9)	(0.9)	8.2*	6.1	-	13.7	-	0.6	11	210	48	40	46	0.7	0.7	0.16	0.16	-	-
06405	堀川ごぼう 根 生	10	223	55	75.7	-	3.2	-	-	0.2	-	-	0.8*	18.3	-	19.1	-	1.4	6	540	70	62	130	2.2	0.9	0.22	0.55	2	1
	こまつな																												
06086	葉 生	15	55	13	94.1	1.3	1.5	0.1	(0)	0.2	0.3	0.3	0.8*	1.9	-	2.4	-	1.3	15	500	170	12	45	2.8	0.2	0.06	0.13	2	1
06087	ゆで	9	59	14	94.0	(1.4)	1.6	(0.1)	(0)	0.1	(0.3)	(0.3)	0.9*	2.4	-	3.0	-	1.0	14	140	150	14	46	2.1	0.3	0.07	0.17	-	-
	コリアンダー																												
06385	葉 生	10	75	18	92.4	-	1.4	-	-	0.4	-	-	0.1*	4.2	-	4.6	-	1.2	4	590	84	16	59	1.4	0.4	0.09	0.39	2	Tr
	ザーサイ																												
06088	漬物	0	83	20	77.6	(2.0)	2.5	-	(0)	0.1	-	-	0.5*	4.6	-	4.6	-	15.0	5400	680	140	19	67	2.9	0.4	0.10	0.34	-	-
	さんとうさい																												
06089	葉 生	6	48	12	94.7	(0.8)	1.0	(0.1)	(0)	0.2	-	-	0.9*	2.2	-	2.7	-	1.1	9	360	140	14	27	0.7	0.3	0.04	0.16	-	-
06090	ゆで	5	58	14	94.3	(1.1)	1.4	(0.1)	(0)	0.3	-	-	0.9*	2.5	-	2.9	-	0.9	9	240	130	13	30	0.6	0.4	0.04	0.20	-	-
06091	塩漬	6	74	18	90.3	(1.1)	1.5	(0.1)	(0)	0.3	-	-	1.5*	3.0	-	4.0	-	3.6	910	420	190	17	35	0.6	0.4	0.06	0.16	-	-
	しかくまめ																												
06092	若ざや 生	5	80	19	92.8	(2.0)	2.4	-	(0)	0.1	-	-	1.0*	3.2	-	3.8	-	0.8	1	270	80	38	48	0.7	0.3	0.09	0.54	-	-
	(ししとう類)																												
06093	ししとう 果実 生	10	102	24	91.4	1.3	1.9	(0.1)	(0)	0.3	1.2	1.2	2.6*	3.6	-	5.7	0.3	0.7	1	340	11	21	34	0.5	0.3	0.10	0.18	0	4
06094	油いため	0	210	51	88.3	(1.3)	1.9	(2.9)	(0)	3.2	(1.2)	(1.2)	2.8*	3.6	-	5.8	0.3	0.8	Tr	380	15	21	39	0.6	0.3	0.10	0.18	0	4
06406	万願寺とうがらし 果実 生	6	110	26	91.6	-	1.3	-	-	0.3	-	-	3.1*	3.2	-	6.2	-	0.5	Tr	220	11	13	31	0.3	0.2	0.04	0.08	0	0

こまつな(小松菜)

Komatsuna

特徴　葉肉がやや薄く，くせやあくがない。東京の小松川の特産だったことからついた名前。耐寒性があり，「冬菜」「雪菜」とも呼ばれる。
栄養　カロテン，ビタミンC，カルシウム，鉄に富む。
調理　おひたし，あえ物，漬物，炒め物，汁物の具に利用する。正月の雑煮にもよく用いられる。

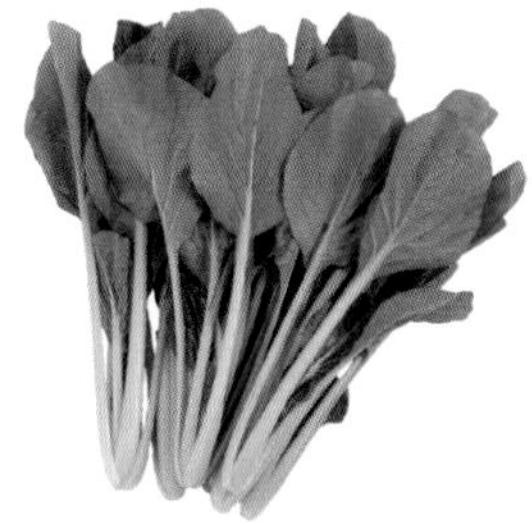

コリアンダー

特徴　セリ科コエンドロの英名で，「シャンツァイ(香菜)」，「パクチー」とも呼ばれる。葉には独特の香りがある。葉をハーブとして，また果実はスパイスとして用いる。
栄養　生の葉は，カリウム，カルシウム，鉄，カロテン，ビタミンCを比較的豊富に含む。
調理　葉を香草あるいは葉菜として，果実を香辛料として用いる。煮込み料理などに茎や根を使用することがある。

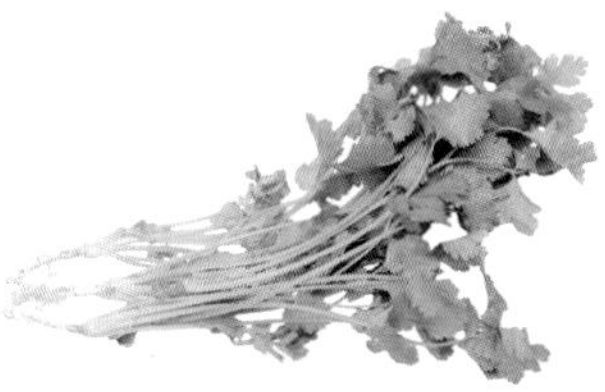

ザーサイ(搾菜)

Zha cai

特徴　からしなの一種の中国野菜。大きな葉の根元にできるこぶ状の根茎を香辛料(八角，とうがらし)と食塩で漬けたのが漬物のザーサイ。歯ざわりがよく，辛味がある。主な産地は中国四川省。漬けた後，重石をして汁を搾ることが，この名の由来。
調理　表面を洗ってから使う。炒め物，チャーハン，スープなどに用いる。

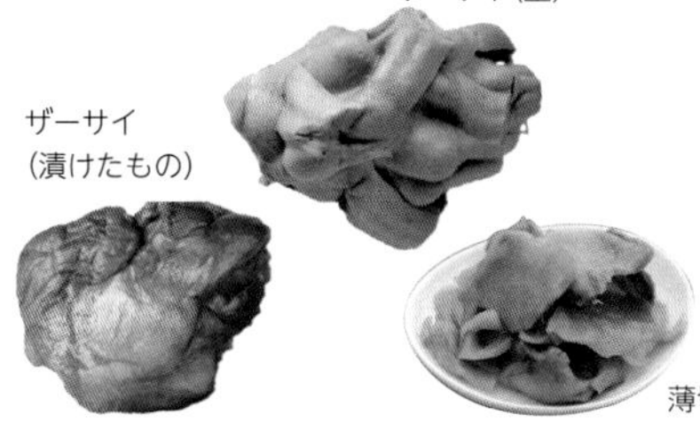

ザーサイ(生)
ザーサイ(漬けたもの)
薄切りにしたもの

ししとう(獅子唐)

Sweet peppers

特徴　ピーマンと同じく，とうがらしの甘味種に属し，種ごと食べられる。形が獅子面に似ていることが，この名前の由来。別名は「ししとうがらし」。
栄養　ビタミンCが豊富。とうがらしと同じ辛味成分カプサイシンを含んでいる。
調理　炒め物，天ぷら，素揚げ，焼き物，漬物などに用いる。

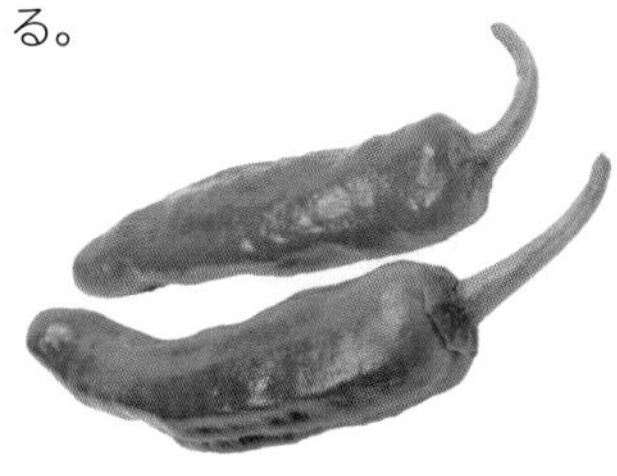

クロム	モリブデン	ビタミンA レチノール	A カロテン α	A カロテン β	A β-クリプトキサンチン	A β-カロテン当量	A レチノール活性当量	D	E トコフェロール α	E トコフェロール β	E トコフェロール γ	E トコフェロール δ	K	B1	B2	ナイアシン	ナイアシン当量	B6	B12	葉酸	パントテン酸	ビオチン	C	アルコール	食塩相当量	見当	備考
µg	µg	µg	µg	µg	µg	µg	µg	µg	mg	mg	mg	mg	µg	mg	mg	mg	mg	mg	µg	µg	mg	µg	mg	g	g		▲…食物繊維：AOAC2011.25法
Tr	4	(0)	0	0	0	0	**(0)**	(0)	3.0	Tr	0	0	1	**0.12**	**0.07**	1.9	3.0	0.34	(0)	140	0.78	7.2	**2**	-	0	中1個=15	廃棄部位：皮及び芽
-	-	(0)	0	0	0	0	**(0)**	(0)	3.1	Tr	0	0	1	**0.10**	**0.06**	1.6	2.6	0.30	(0)	120	0.75	-	**0**	-	0	～20g	皮及び芽を除いたもの
1	38	(0)	0	2900	13	2900	**240**	(0)	2.4	Tr	0.2	0	210	**0.06**	**0.15**	0.9	(1.3)	0.16	(0)	120	0.31	4.0	**81**	-	0		別名：葉キャベツ，はごろもかんらん 廃棄部位：葉柄基部。硝酸イオン：0.2g
-	-	(0)	0	0	23	12	**1**	(0)	0	0	0	0	7	**0.04**	**0.05**	0.2	(0.3)	0.09	(0)	73	0.20	-	**45**	-	0		別名：球茎かんらん，かぶかんらん 廃棄部位：根元及び葉柄基部。硝酸イオン：0.1g
-	-	(0)	0	15	0	15	**1**	(0)	0	0	0	0	8	**0.03**	**0.05**	0.2	(0.3)	0.06	(0)	71	0.20	-	**37**	-	0		根元及び葉柄基部を除いたもの。硝酸イオン：0.1g
-	-	(0)	200	1100	29	1200	**100**	(0)	1.7	0.2	0.1	0.1	120	**0**	**0.12**	2.9	(3.5)	0.03	(0)	150	0.60	-	**27**	-	0		別名：くさそてつ，こごめ 硝酸イオン：Tr
1	1	(0)	0	1	0	1	**Tr**	(0)	0.6	0	0	0	Tr	**0.05**	**0.04**	0.4	0.6	0.10	(0)	68	0.23	1.3	**3**	-	0	中1本=	廃棄部位：皮，葉柄基部及び先端。硝酸イオン：0.1g
-	-	(0)	0	0	0	0	**(0)**	(0)	0.6	0	0	0	Tr	**0.03**	**0.02**	0.2	(0.4)	0.09	(0)	61	0.19	-	**1**	-	0	150～200g	皮，葉柄基部及び先端を除いたもの。硝酸イオン：0.1g
3	6	-	0	3	0	3	**Tr**	-	0.4	0	0	0	Tr	**0.08**	**0.06**	0.7	1.3	0.09	0.1	49	0.08	2.6	**4**	-	0		廃棄部位：葉，葉柄基部，ひげ根(細い根)。硝酸イオン：0.4g▲
2	10	(0)	0	3100	28	3100	**260**	(0)	0.9	0	0.1	0	210	**0.09**	**0.13**	1.0	1.6	0.12	(0)	110	0.32	2.9	**39**	-	0	中1株=40	廃棄部位：株元。硝酸イオン：0.5g
-	-	(0)	0	3100	28	3100	**260**	(0)	1.5	Tr	0.1	0	320	**0.04**	**0.06**	0.3	(0.9)	0.06	(0)	86	0.23	-	**21**	-	0	～50g	廃棄部位：株元 ゆでた後水冷し，手搾りしたもの。硝酸イオン：0.3g
2	23	-	5	1700	34	1700	**150**	0	1.9	0	0.2	0	190	**0.09**	**0.11**	1.3	1.5	0.11	-	69	0.52	6.2	**40**	-	0		別名：香菜(シャンツァイ)，パクチー ▲硝酸イオン：0.3g
-	-	(0)	-	-	-	11	**1**	(0)	0.2	0	0.1	0	24	**0.04**	**0.07**	0.4	(1.1)	0.09	(0)	14	0.35	-	**0**	-	13.7		別名：ダイシンサイ 硝酸イオン：0.2g
-	-	(0)	0	1200	0	1200	**96**	(0)	0.8	Tr	0	0	100	**0.03**	**0.07**	0.5	(0.7)	0.08	(0)	130	0.17	-	**35**	-	0	大1葉=	別名：さんとうな，べが菜 廃棄部位：根及び株元。硝酸イオン：0.3g
-	-	(0)	0	1500	0	1500	**130**	(0)	0.9	Tr	0	0	140	**0.02**	**0.05**	0.3	(0.5)	0.05	(0)	74	0.12	-	**22**	-	0	100g	根を除いたもの。ゆでた後水冷し，手搾りしたもの。廃棄部位：株元。硝酸イオン：0.2g
-	-	(0)	0	1700	0	1700	**140**	(0)	1.0	Tr	0	0	150	**0.04**	**0.12**	0.6	(0.9)	0.10	(0)	98	0.21	-	**44**	-	2.3		廃棄部位：株元 水洗いし，手搾りしたもの。硝酸イオン：0.3g
-	-	(0)	18	430	0	440	**36**	(0)	0.4	0	1.6	Tr	63	**0.09**	**0.09**	0.8	(1.8)	0.10	(0)	29	0.36	-	**16**	-	0		廃棄部位：さやの両端。硝酸イオン：0.1g
1	4	(0)	0	530	0	530	**44**	(0)	1.3	0	0	0	51	**0.07**	**0.07**	1.4	1.8	0.39	(0)	33	0.35	4.2	**57**	-	0	1個=5	別名：ししとうがらし 廃棄部位：へた。硝酸イオン：0g
1	4	(0)	0	540	0	540	**45**	(0)	1.3	0	0	0	52	**0.07**	**0.07**	1.5	(1.9)	0.40	(0)	34	0.36	3.7	**49**	-	0	～10g	別名：ししとうがらし へたを除いたもの。植物油(調合油)。硝酸イオン：0g
Tr	3	-	4	270	3	280	**23**	-	0.9	0	Tr	0	18	**0.04**	**0.03**	1.0	1.2	0.20	Tr	16	0.12	2.4	**83**	-	0		廃棄部位：へた。硝酸イオン：0g▲

6 野菜類

しそ(紫蘇)

Perilla

特徴　葉，実を食用とする。香りがよい。葉が緑色の「青じそ(大葉)」，紫色の「赤じそ」，実のついた「穂じそ」がある。
栄養　カロテン，ビタミンCに富み，カルシウム，カリウムも多い。
調理　青じそは天ぷらや薬味に，赤じそは梅干しやしば漬に用いる。穂じそは刺身のつまにする。

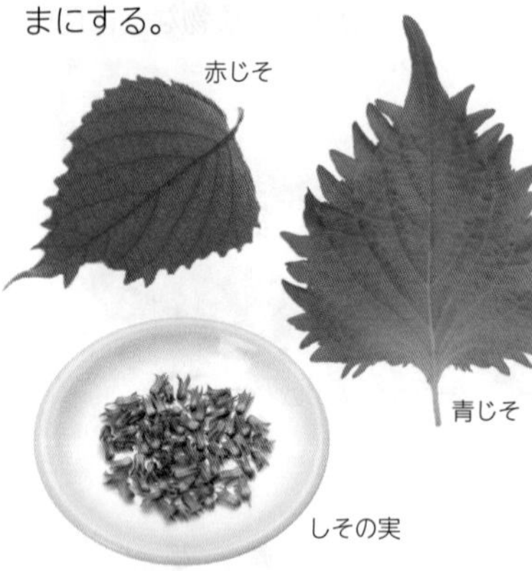

しゅんぎく(春菊)

Garland chrysanthemum

特徴　葉は菊の葉に似た形で，特有の芳香と風味がある。別名「菊菜」「高麗菊」。大葉種，中葉種，小葉種がある。
栄養　カロテンが豊富で，ビタミンC，カルシウム，カリウムも多い。
調理　おひたし，あえ物，炒め物，揚げ物，鍋物の具などに用いる。

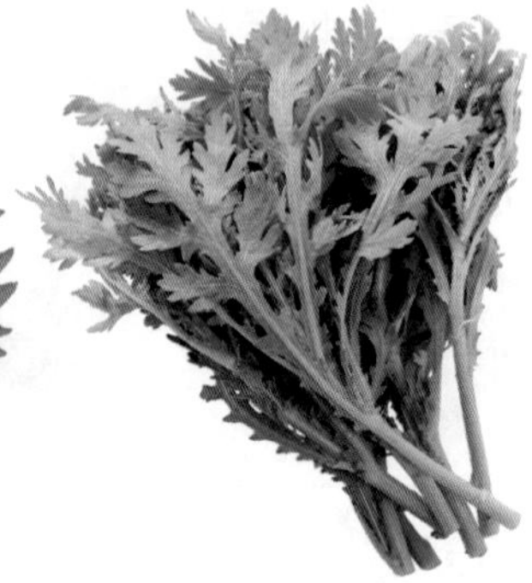

じゅんさい(蓴菜)

Water shield

特徴　水草の一種で，ゼリー状の粘液に包まれた若い芽，茎，葉，つぼみを食べる。つるりとしたのどごしがある。生のままでの貯蔵や輸送はむずかしいので，水煮を瓶詰にしたものが一般的。国内産のほとんどは秋田県産。
栄養　ほとんどが水分で食物繊維を少量含む。
調理　わさびじょうゆで食べる他，酢の物や汁物の具に利用する。

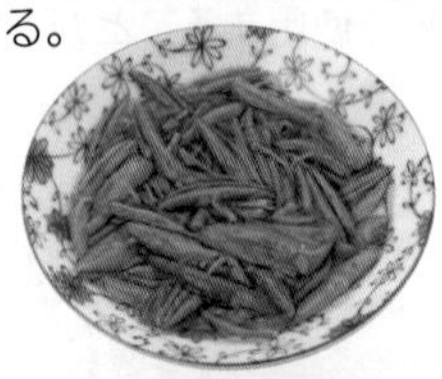

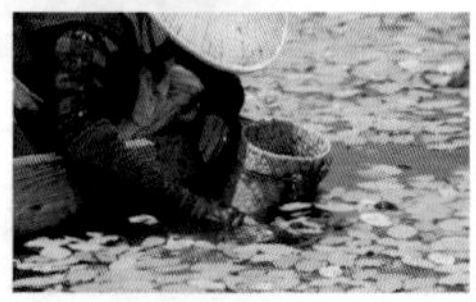

収穫のようす

しょうが類(生姜類)

特徴　辛味が強く，独特の香気がある。根しょうが(ひねしょうが)，芽しょうが(新しょうが)，葉しょうが(筆しょうが)などがある。原産地は熱帯アジア地方。
栄養　殺菌作用のある辛味成分としてジンゲロン，香気成分としてジンギベレンなどを含む。
調理　刺身，寿司，めん類，鍋物などの薬味や甘酢漬などにする。また，カレーの調味や菓子の材料，ジンジャーエール，しょうが湯などの清涼飲料などにも用いる。

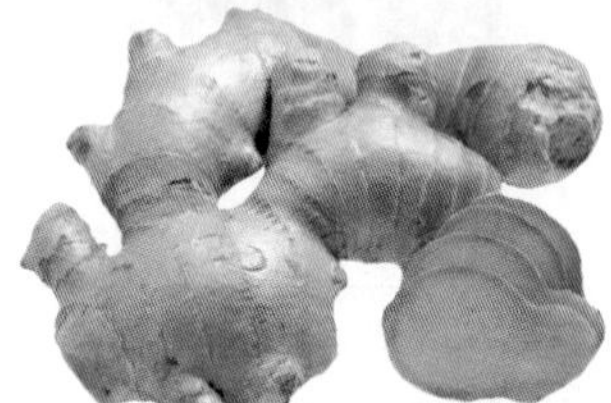

根しょうが

食品番号	食品名(可食部100g当たり)	廃棄率	エネルギー	エネルギー	水分	たんぱく質: アミノ酸組成によるたんぱく質	たんぱく質: たんぱく質	脂質: 脂肪酸のトリアシルグリセロール当量	脂質: コレステロール	脂質: 脂質	炭水化物: 利用可能炭水化物(単糖当量)	炭水化物: 利用可能炭水化物(質量計)	炭水化物: 差引き法による利用可能炭水化物	炭水化物: 食物繊維総量	炭水化物: 糖アルコール	炭水化物: 炭水化物	有機酸	灰分	無機質: ナトリウム	無機質: カリウム	無機質: カルシウム	無機質: マグネシウム	無機質: リン	無機質: 鉄	無機質: 亜鉛	無機質: 銅	無機質: マンガン	無機質: ヨウ素	無機質: セレン
		%	kJ	kcal	g	g	g	g	mg	g	g	g	g	g	g	g	g	g	mg	mg	mg	mg	mg	mg	mg	mg	mg	μg	μg
	しそ																												
06095	葉　生	0	130	**32**	86.7	**3.1**	3.9	**Tr**	(0)	0.1	-	-	**1.0***	7.3	-	7.5	-	1.7	1	500	**230**	70	70	**1.7**	1.3	0.20	2.01	6	1
06096	実　生	0	132	**32**	85.7	**(2.7)**	3.4	**0.1**	(0)	0.1	-	-	**0.7***	8.9	-	8.9	-	1.9	1	300	**100**	71	85	**1.2**	1.0	0.52	1.35	-	-
	じゅうろくささげ																												
06097	若ざや　生	3	90	**22**	91.9	**(1.8)**	2.5	**-**	(0)	0.1	-	-	**1.3***	4.2	-	4.8	-	0.7	1	200	**31**	36	54	**0.5**	0.7	0.12	0.66	1	1
06098	ゆで	0	116	**28**	90.2	**(2.0)**	2.8	**-**	(0)	0.1	-	-	**2.5***	4.5	-	6.2	-	0.7	1	180	**33**	32	56	**0.5**	0.6	0.11	0.63	Tr	1
	しゅんぎく																												
06099	葉　生	1	84	**20**	91.8	**1.9**	2.3	**0.1**	(0)	0.3	0.4	0.4	**1.3***	3.2	-	3.9	-	1.4	73	460	**120**	26	44	**1.7**	0.2	0.10	0.40	5	2
06100	ゆで	0	102	**25**	91.1	**(2.2)**	2.7	**(0.2)**	(0)	0.5	(0.4)	(0.4)	**1.6***	3.7	-	4.5	-	1.0	42	270	**120**	24	44	**1.2**	0.2	0.12	0.49	-	-
	じゅんさい																												
06101	若葉　水煮びん詰	0	15	**4**	98.6	**-**	0.4	**-**	(0)	0	-	-	**0***	1.0	-	1.0	-	Tr	2	2	**4**	2	5	**0**	0.2	0.02	0.02	-	-
	(しょうが類)																												
06102	葉しょうが　根茎　生	40	36	**9**	96.3	**(0.4)**	0.5	**(0.1)**	(0)	0.2	-	-	**0.7***	1.6	-	2.1	-	0.7	5	310	**15**	21	21	**0.4**	0.4	0.05	4.73	-	-
06103	しょうが　根茎　皮なし　生	20	117	**28**	91.4	**0.7**	0.9	**(0.2)**	(0)	0.3	4.2	4.0	**4.6***	2.1	-	6.6	0.1	0.7	6	270	**12**	27	25	**0.5**	0.1	0.06	5.01	0	1
06365	おろし	0	240	**58**	81.6	**(0.5)**	0.7	**0.5**	(0)	0.8	-	-	**8.9***	7.4	-	16.0	-	0.9	4	380	**39**	27	24	**0.8**	0.2	0.05	5.12	(0)	Tr
06366	おろし汁	0	72	**17**	95.1	**(0.4)**	0.4	**0.2**	(0)	0.3	-	-	**3.3***	0.3	-	3.5	-	0.7	3	300	**2**	19	24	**0.2**	0.2	0.04	3.16	(0)	0
06104	漬物　酢漬	0	62	**15**	89.2	**(0.3)**	0.3	**(0.1)**	(0)	0.2	0	-	**1.2***	2.2	0	3.9	1.2	5.9	2200	25	**22**	6	5	**0.2**	Tr	0.02	0.41	0	0
06105	甘酢漬	0	187	**44**	86.0	**(0.2)**	0.2	**(0.3)**	(0)	0.4	0	-	**8.6***	1.8	0	10.7	1.0	2.1	800	13	**39**	4	3	**0.3**	Tr	0.01	0.37	1	3
06386	新しょうが　根茎　生	10	42	**10**	96.0	**(0.2)**	0.3	**-**	-	0.3	**0.8***	0.8	0.7	1.9	-	2.7	-	0.8	3	350	**11**	15	23	**0.5**	0.4	0.04	7.65	Tr	0
	しろうり																												
06106	果実　生	25	63	**15**	95.3	**(0.6)**	0.9	**(Tr)**	(0)	0.1	-	-	**2.5***	1.2	-	3.3	-	0.4	1	220	**35**	12	20	**0.2**	0.2	0.03	0.05	5	0
06107	漬物　塩漬	1	62	**15**	92.8	**(0.7)**	1.0	**(Tr)**	(0)	0.1	-	-	**1.9***	2.2	-	3.7	-	2.4	790	220	**26**	13	24	**0.2**	0.2	0.04	0.05	-	-
06108	奈良漬	0	911	**216**	44.0	**-**	4.6	**-**	(0)	0.2	0	-	**37.2***	2.6	0	40.0	0.2	5.3	1900	97	**25**	12	79	**0.4**	0.8	0.07	0.51	1	1
	ずいき																												
06109	生ずいき　生	30	64	**15**	94.5	**(0.2)**	0.5	**-**	(0)	0	-	-	**2.8***	1.6	-	4.1	-	0.9	1	390	**80**	6	13	**0.1**	1.0	0.03	2.24	-	-
06110	ゆで	0	41	**10**	96.1	**(0.2)**	0.4	**-**	(0)	0	-	-	**1.2***	2.1	-	3.1	-	0.4	1	76	**95**	7	9	**0.1**	0.9	0.02	1.69	-	-
06111	干しずいき　乾	0	972	**232**	9.9	**(2.6)**	6.6	**(0.3)**	(0)	0.4	-	-	**41.8***	25.8	-	63.5	-	18.2	6	10000	**1200**	120	210	**9.0**	5.4	0.55	25.00	-	-
06112	ゆで	0	38	**9**	95.5	**(0.2)**	0.5	**-**	(0)	0	-	-	**0.6***	3.1	-	3.4	-	0.6	2	160	**130**	8	5	**0.7**	0.3	0.05	2.35	-	-

●葉しょうが
辛味が少なく，みそをつけて生食したり，甘酢漬にしたりする。

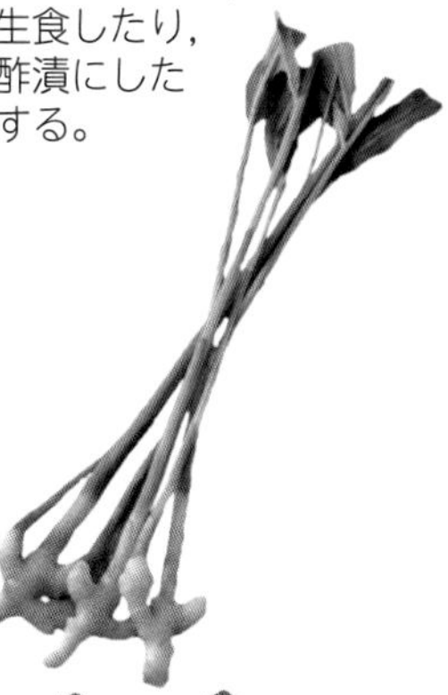

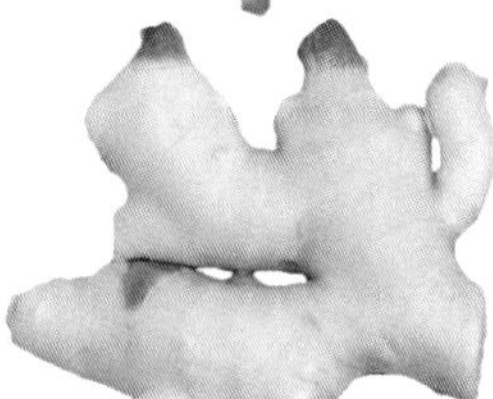
新しょうが

しろうり(白瓜)

Oriental pickling melon

特徴 果実は長さ20～40cm。外皮はなめらかでつやがある。果実の肉質はかたく，淡泊な味。果実のまくわうりの一種で，別名「あさうり」。縞うり(へちまうり)，大白うりなどの種類がある。
栄養 成分のほとんどが水分で，低エネルギー。
調理 酢の物，漬物(奈良漬，みそ漬，浅漬)などに用いる。

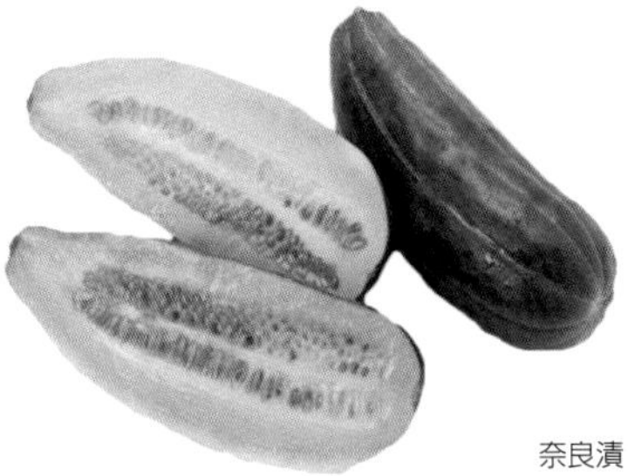

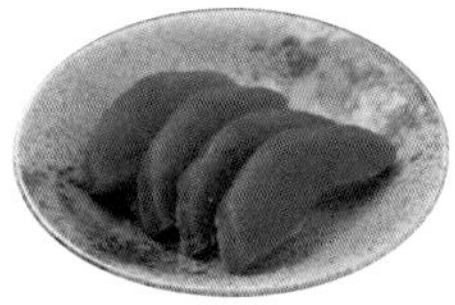
奈良漬

ずいき(芋茎)

Zuiki

特徴 さといもの葉柄の部分で，歯ごたえがよい。生と乾燥品がある。生のものを「ずいき」，乾燥したものを「いもがら」という。皮の色が赤いもの(赤芽，唐芋など)や緑色のもの(八つ頭，はす芋など)がある。

栄養 干しずいきは食物繊維に富み，鉄，カルシウムを多く含む。
調理 生ずいきは酢の物，あえ物，煮物，干しずいきは煮物，汁物の具に利用する。

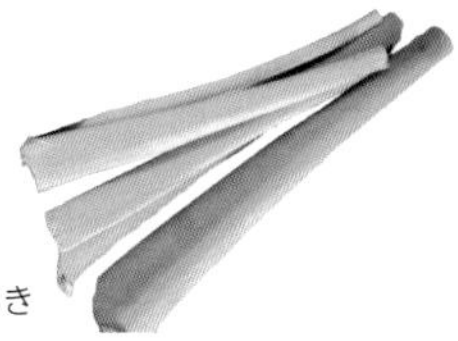
生ずいき

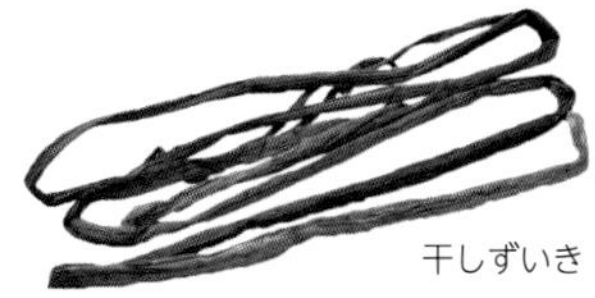
干しずいき

クロム	モリブデン	ビタミンA レチノール	A カロテン α	A カロテン β	A β-クリプトキサンチン	A β-カロテン当量	A レチノール活性当量	D	E トコフェロール α	E β	E γ	E δ	K	B_1	B_2	ナイアシン	ナイアシン当量	B_6	B_{12}	葉酸	パントテン酸	ビオチン	C	アルコール	食塩相当量	見当	備考
µg	µg	µg	µg	µg	µg	µg	µg	µg	mg	mg	mg	mg	µg	mg	mg	mg	mg	mg	µg	µg	mg	µg	mg	g	g		▲…食物繊維：AOAC2011.25法
2	30	(0)	0	11000	0	11000	880	(0)	3.9	0	0	0	690	0.13	0.34	1.0	2.4	0.19	(0)	110	1.00	5.1	26	-	0	大1葉=1g	試料：青じそ(別名：大葉)。廃棄率：小枝つきの場合40%。硝酸イオン：0.1g
-	-	(0)	44	2600	0	2600	220	(0)	3.8	0.1	0.7	0.2	190	0.09	0.16	1.8	(3.0)	0.12	(0)	72	0.80	-	5	-	0	1本=1～5g	試料：青じそ。廃棄率：穂じその場合35%。硝酸イオン：Tr
																											別名：長ささげ，三尺ささげ
Tr	74	(0)	40	1100	0	1200	96	(0)	0.5	0	1.8	0.3	120	0.08	0.09	1.0	(1.5)	0.11	(0)	150	0.43	9.7	25	-	0		廃棄部位：へた。硝酸イオン：Tr
0	67	(0)	28	1100	0	1100	93	(0)	0.3	0	1.3	0.1	130	0.09	0.09	0.9	(1.4)	0.07	(0)	150	0.39	9.0	16	-	0		へたを除いたもの。硝酸イオン：Tr
																											別名：きくな
2	12	(0)	0	4500	0	4500	380	(0)	1.7	0	0.1	0	250	0.10	0.16	0.8	1.5	0.13	(0)	190	0.23	3.5	19	-	0.2	1枚=1.2～1.5g	廃棄部位：基部。廃棄率：根つきの場合15%。硝酸イオン：0.3g
-	-	(0)	0	5300	0	5300	440	(0)	2.0	0	0.1	0	460	0.05	0.08	0.4	(1.2)	0.06	(0)	100	0.13	-	5	-	0.1	1束=80～100g	ゆでた後水冷し，手搾りしたもの。硝酸イオン：0.2g
-	-	(0)	0	29	0	29	2	(0)	0.1	0	0	0	16	0	0.02	0	0.1	0	(0)	3	0	-	0	-	0		液汁を除いたもの
-	-	(0)	0	4	0	4	Tr	(0)	0.1	0	0.4	0	Tr	0.02	0.03	0.3	(0.4)	0.08	(0)	14	0.07	-	3	-	0		別名：盆しょうが，はじかみ 廃棄部位：葉及び茎。硝酸イオン：0.2g
1	6	(0)	1	4	0	5	Tr	(0)	0.1	Tr	0.8	0	0	0.03	0.02	0.6	0.8	0.13	(0)	8	0.21	0.7	2	-	0	親指大=約15g	別名：ひねしょうが。廃棄部位：皮。硝酸イオン：0.1g
1	12	(0)	2	13	(0)	14	1	(0)	0.3	0	1.8	(0)	(0)	0.02	0.02	0.5	(0.6)	0.12	(0)	5	0.07	0.5	1	-	0		別名：ひねしょうが。全体に対する割合24%。硝酸イオン：Tr
Tr	6	(0)	1	4	(0)	5	Tr	(0)	0.1	0	0.6	(0)	(0)	0.02	0.01	0.5	(0.6)	0.12	(0)	6	0.04	0.6	1	-	0		別名：ひねしょうが。全体に対する割合76%。硝酸イオン：Tr
2	0	(0)	0	5	Tr	5	0	(0)	0.1	0	0.4	0	0	0	0.01	0.1	(0.1)	0	0	1	0	0.2	0	-	5.6		別名：紅しょうが。原材料：ひねしょうが。液汁を除いたもの。硝酸イオン：0g
2	0	(0)	0	3	0	4	0	(0)	0.1	0	0.3	0	0	0.63	0	0	(0.1)	0	0	1	0	0.2	0	-	2.0		別名：ガリ。原材料：新しょうが。液汁を除いたもの。硝酸イオン：0g
1	3	-	1	6	0	6	Tr	-	0.1	0	0.7	0	Tr	0.01	0.01	0.2	(0.3)	0.05	-	10	0.05	0.5	2	-	0		廃棄部位：皮及び茎。硝酸イオン：0.1g▲
																											別名：あさうり，つけうり
0	2	(0)	0	65	9	70	6	(0)	0.2	0	0.1	0	29	0.03	0.03	0.2	(0.4)	0.04	(0)	39	0.30	1.3	8	-	0	小1個=	廃棄部位：わた及び両端
-	-	(0)	0	66	15	74	6	(0)	0.2	0	0.1	0	44	0.03	0.03	Tr	(0.2)	0.07	(0)	43	0.30	-	10	-	2.0	約200g	廃棄部位：両端。水洗いし，手搾りしたもの
1	81	(0)	0	23	9	27	2	(0)	0.1	0	0.1	0	6	0.03	0.11	0.7	1.4	0.39	0.1	52	0.57	1.0	0	5.8	4.8	1切=10g	硝酸イオン：Tr
-	-	(0)	0	110	0	110	9	(0)	0.4	0	0.1	0	9	0.01	0.02	0.2	(0.3)	0.03	(0)	14	0.28	-	5	-	0		廃棄部位：株元及び表皮。硝酸イオン：Tr
-	-	(0)	3	110	0	110	9	(0)	0.3	0	0.1	0	14	0	0	0	(0.1)	0.01	(0)	10	0.10	-	1	-	0		株元及び表皮を除いたもの。ゆでた後水冷し，手搾りしたもの。硝酸イオン：0g
-	-	(0)	(0)	15	(0)	15	1	(0)	0.4	0	0.2	0	19	0.15	0.30	2.5	(3.6)	0.07	(0)	30	2.00	-	0	-	0	1本=50g	別名：いもがら。硝酸イオン：1.4g
-	-	(0)	(0)	0	(0)	(0)	(0)	(0)	0.1	0	0	0	3	0	0.01	0	(0.1)	0	(0)	1	0.06	-	0	-	0		ゆでた後水冷し，手搾りしたもの。硝酸イオン：Tr

すいぜんじな

特徴 キク科スイゼンジナの茎葉。熊本県の水前寺地区で湧き水を利用して栽培されたことが名前の由来とされる。葉は光沢があり，表面は緑色，裏側が紫色を呈する。茎は柔らかく，煮るとぬめりが出る。加賀野菜の「金時草」や愛知県の「式部草」も同じもの。
栄養 カロテン，カルシウムが多い。
調理 軽く炒めて熱湯をかけたものを酢みそや酢しょうゆで食べる。また，ゆでて酢みそ和え，お浸し，汁の実，天ぷらなどにして食べる。

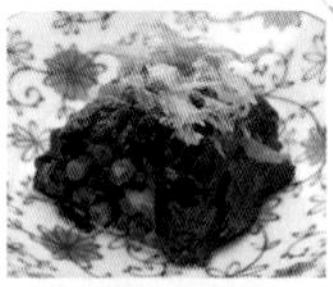
おひたし

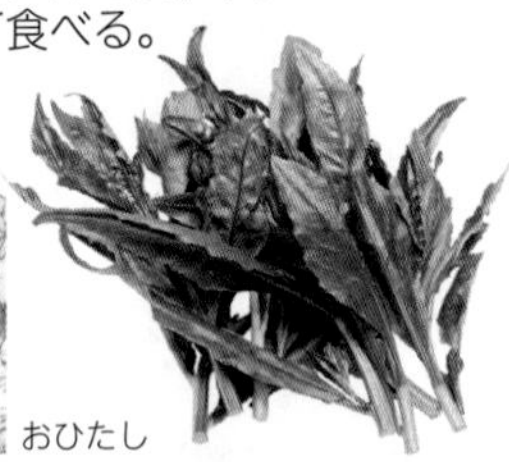

ズッキーニ
Zucchini

特徴 きゅうりに似た姿のぺぽかぼちゃの一種で，開花して4～5日後の未熟果実を食用にする。緑色と黄色の品種がある。「つるなしかぼちゃ」とも呼ばれる。
栄養 低エネルギー。利尿作用があり，便秘症にも効果がある。ビタミンCを多く含む。
調理 薄くスライスして生食にすることもあるが，多くは炒め物や煮物などに利用する。花付きのまま早どりした花付きズッキーニも利用される。

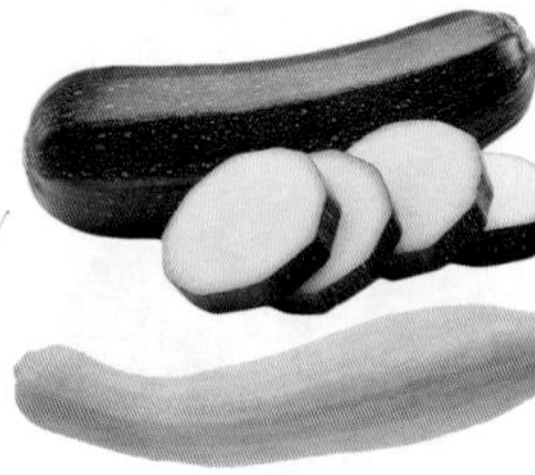

せり(芹)
Water dropwort

特徴 やわらかく，特有の香気がある。栽培場所によって，水ぜり，陸ぜり，田ぜりに分かれる。春の七草の一つ。競り合うように密生することが，この名の由来。原産地は日本。
栄養 カロテン，ビタミンCを多く含む。
調理 おひたし，鍋物，酢の物，汁物の具などに用いる。

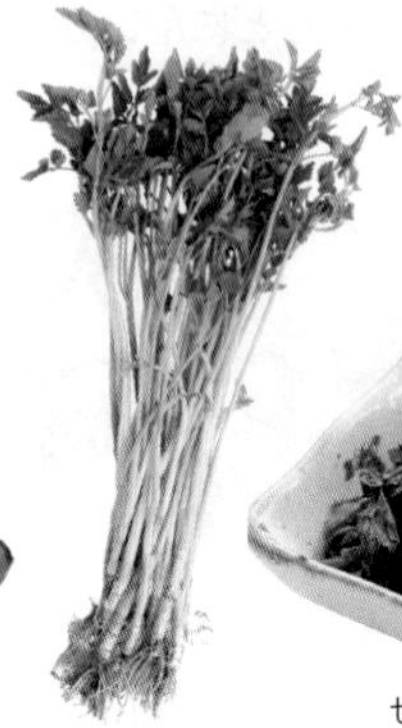

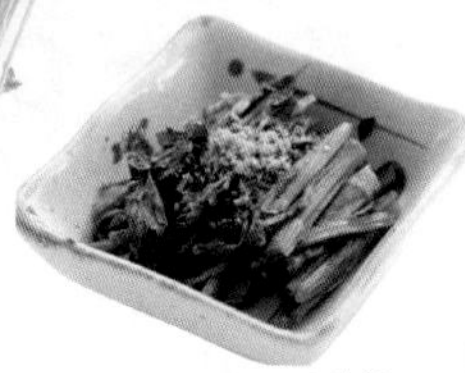
せりのつくだ煮

セロリ
Celery

特徴 シャキシャキした歯ざわりと，独特な香りがある。香りは肉のにおい消しに有効。黄色種から緑色種の利用が主流になった。別名は「セロリー」「セルリー」「オランダみつば」。
栄養 カリウムが比較的多い。
調理 生食の他，炒め物，ブーケガルニ(香草束)として煮込みやスープに用いる。

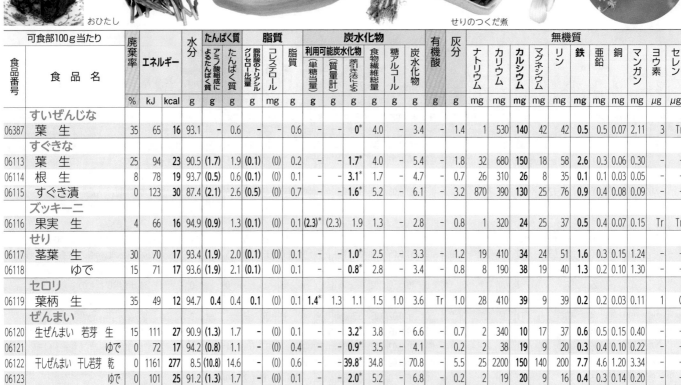

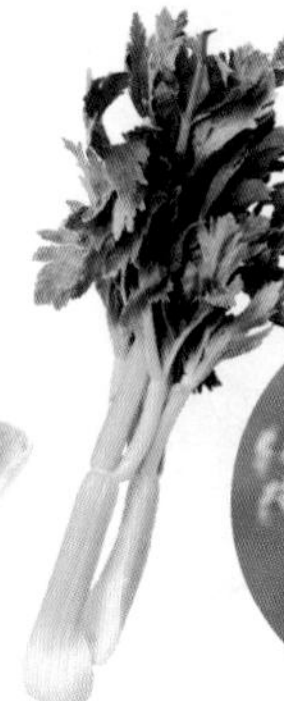

セロリの花
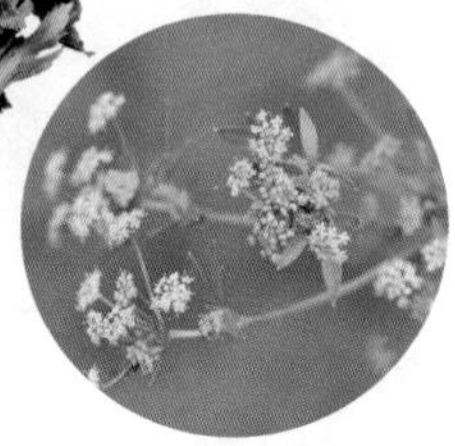

食品番号	食品名	廃棄率	エネルギー		水分	たんぱく質		脂質			炭水化物						有機酸	灰分	無機質											
可食部100g当たり						アミノ酸組成によるたんぱく質	たんぱく質	脂肪酸のトリアシルグリセロール当量	コレステロール	脂質	利用可能炭水化物(単糖当量)	利用可能炭水化物(質量計)	差引き法による利用可能炭水化物	食物繊維総量	糖アルコール	炭水化物			ナトリウム	カリウム	カルシウム	マグネシウム	リン	鉄	亜鉛	銅	マンガン	ヨウ素	セレン
		%	kJ	kcal	g	g	g	g	mg	g	g	g	g	g	g	g	g	g	mg	mg	mg	mg	mg	mg	mg	mg	mg	μg	μg
	すいぜんじな																												
06387	葉 生	35	65	**16**	93.1	-	0.6	-	-	0.6	-	-	**0***	4.0	-	3.4	-	1.4	1	530	**140**	42	42	**0.5**	0.5	0.07	2.11	3	Tr
	すぐきな																												
06113	葉 生	25	94	**23**	90.5	**(1.7)**	1.9	**(0.1)**	(0)	0.2	-	-	**1.7***	4.0	-	5.4	-	1.8	32	680	**150**	18	58	**2.6**	0.3	0.06	0.30	-	-
06114	根 生	8	78	**19**	93.7	**(0.5)**	0.6	**(0.1)**	(0)	0.1	-	-	**3.1***	1.7	-	4.7	-	0.7	26	310	**26**	8	35	**0.1**	0.1	0.03	0.05	-	-
06115	すぐき漬	0	123	**30**	87.4	**(2.1)**	2.6	**(0.5)**	(0)	0.7	-	-	**1.6***	5.2	-	6.1	-	3.2	870	390	**130**	25	76	**0.9**	0.4	0.08	0.09	-	-
	ズッキーニ																												
06116	果実 生	4	66	**16**	94.9	**(0.9)**	1.3	**(0.1)**	(0)	0.1	**(2.3)***	(2.3)	1.9	1.3	-	2.8	-	0.8	1	320	**24**	25	37	**0.5**	0.4	0.07	0.15	Tr	Tr
	せり																												
06117	茎葉 生	30	70	**17**	93.4	**(1.9)**	2.0	**(0.1)**	(0)	0.1	-	-	**1.0***	2.5	-	3.3	-	1.2	19	410	**34**	24	51	**1.6**	0.3	0.15	1.24	-	-
06118	ゆで	15	71	**17**	93.6	**(1.9)**	2.1	**(0.1)**	(0)	0.1	-	-	**0.8***	2.8	-	3.4	-	0.8	8	190	**38**	19	40	**1.3**	0.2	0.10	1.30	-	-
	セロリ																												
06119	葉柄 生	35	49	**12**	94.7	**0.4**	0.4	**0.1**	(0)	0.1	**1.4***	1.3	1.1	1.5	1.0	3.6	Tr	1.0	28	410	**39**	9	39	**0.2**	0.2	0.03	0.11	1	0
	ぜんまい																												
06120	生ぜんまい 若芽 生	15	111	**27**	90.9	**(1.3)**	1.7	-	(0)	0.1	-	-	**3.2***	3.8	-	6.6	-	0.7	2	340	**10**	17	37	**0.6**	0.5	0.15	0.40	-	-
06121	ゆで	0	72	**17**	94.2	**(0.8)**	1.1	-	(0)	0.4	-	-	**0.9***	3.5	-	4.1	-	0.2	2	38	**19**	9	20	**0.3**	0.4	0.10	0.22	-	-
06122	干しぜんまい 干し若芽 乾	0	1161	**277**	8.5	**(10.8)**	14.6	-	(0)	0.6	-	-	**39.8***	34.8	-	70.8	-	5.5	25	2200	**150**	140	200	**7.7**	4.6	1.20	3.34	-	-
06123	ゆで	0	101	**25**	91.2	**(1.3)**	1.7	-	(0)	0.1	-	-	**2.0***	5.2	-	6.8	-	0.2	2	19	**20**	9	16	**0.4**	0.3	0.14	0.20	-	-
	そらまめ																												
06124	未熟豆 生	25	431	**102**	72.3	**8.3**	10.9	**0.1**	(0)	0.2	13.2	12.1	**15.6***	2.6	-	15.5	-	1.1	1	440	**22**	36	220	**2.3**	1.4	0.39	0.21	0	Tr
06125	ゆで	25	435	**103**	71.3	**(7.8)**	10.5	**(0.1)**	(0)	0.2	(13.7)	(12.5)	**15.7***	4.0	-	16.9	-	1.1	4	390	**22**	38	230	**2.1**	1.9	0.33	0.38	-	-
	タアサイ																												
06126	葉 生	6	48	**12**	94.3	**(1.1)**	1.3	**(0.1)**	(0)	0.2	-	-	**0.6***	1.9	-	2.2	-	1.3	29	430	**120**	23	46	**0.7**	0.5	0.05	0.38	-	-
06127	ゆで	6	44	**11**	95.0	**(0.9)**	1.1	**(0.1)**	(0)	0.2	-	-	**0.5***	2.1	-	2.3	-	0.9	23	320	**110**	18	43	**0.6**	0.4	0.04	0.32	-	-
	(だいこん類)																												
06128	かいわれだいこん 芽ばえ 生	0	88	**21**	93.4	**(1.8)**	2.1	**(0.2)**	(0)	0.5	-	-	**2.0***	1.9	-	3.3	-	0.6	5	99	**54**	33	61	**0.5**	0.3	0.03	0.35	12	0
06129	葉だいこん 葉 生	20	71	**17**	92.6	**(1.7)**	2.0	**(0.1)**	(0)	0.2	**(1.1)***	(1.1)	1.1	2.6	-	3.3	-	1.5	41	340	**170**	25	43	**1.4**	0.4	0.05	0.23	-	-
06130	だいこん 葉 生	10	94	**23**	90.6	**1.9**	2.2	**Tr**	(0)	0.1	1.4	1.4	**1.6***	4.0	-	5.3	-	1.6	48	400	**260**	22	52	**3.1**	0.3	0.04	0.27	-	-
06131	ゆで	0	99	**24**	91.3	**(1.9)**	2.2	**(Tr)**	(0)	0.1	(1.3)	(1.3)	**2.2***	3.6	-	5.4	-	0.9	28	180	**220**	22	62	**2.2**	0.2	0.03	0.25	-	-

ぜんまい(薇)
Japanese royal fern

特徴　シダ類の山菜で，独特の苦味，風味をもつ。渦巻き状の若芽が銭巻きのようであることが，この名の由来。
栄養　干したものは食物繊維を多く含む。
調理　水で戻して，あえ物，煮物，汁物の具に用いる他，山菜ごはんや山菜そばに用いる。

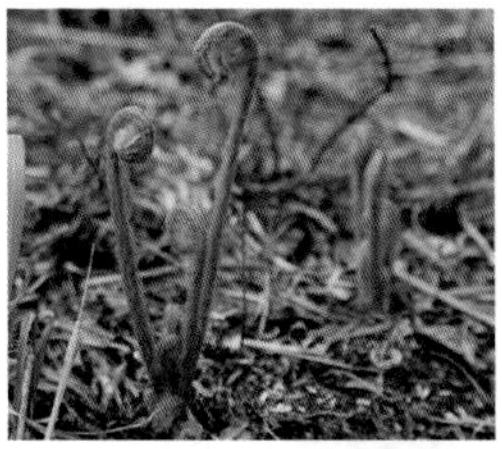

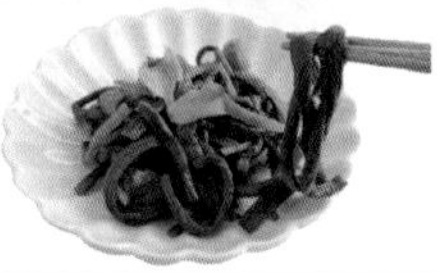

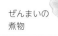

ぜんまいの煮物

そらまめ(蚕豆)
Broad beans

特徴　完熟前の豆を食用とする。さやが空に向いているので「空豆」，豆の形が蚕に似ていることから「蚕豆」と書く。さやから出し空気に触れるとすぐかたくなる。
栄養　たんぱく質が多く，炭水化物，カリウム，カロテンも比較的多い。
調理　塩ゆでしてそのまま食べる他，煮物，炒め物，スープ，あんかけにする。

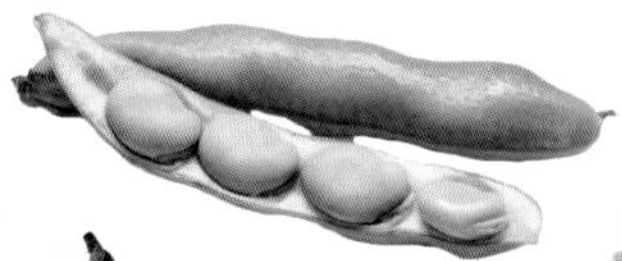

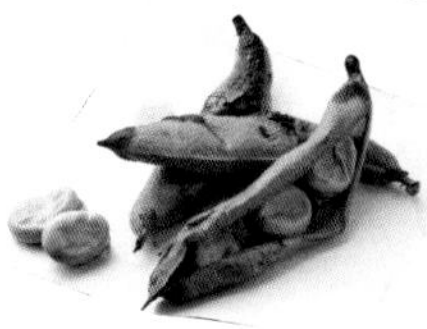

焼きそらまめ
さやごと焼いて
豆を食べる

タアサイ
Tatsoi

特徴　中国の代表的な野菜。葉が広がりしわが多く，濃緑色をしている。寒さに強い典型的な冬野菜で霜が降るとやわらかくなり，甘味も増す。あくが少なく，味にくせがないので料理しやすい。2月ころ収穫するものがおいしいことから，別名「きさらぎな(如月菜)」。
栄養　カロテンが多い。
調理　煮物，炒め物，鍋物，あえ物などに利用する。

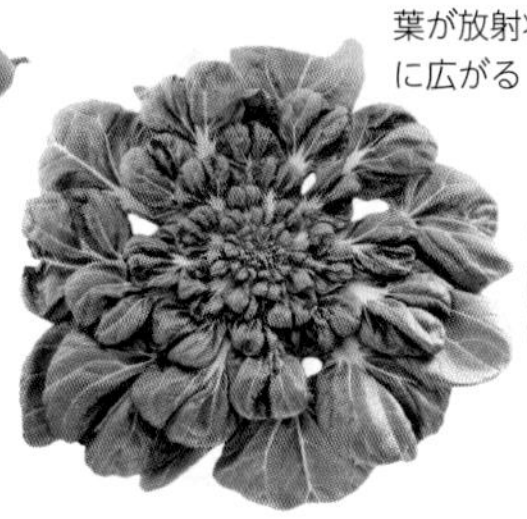

葉が放射状
に広がる

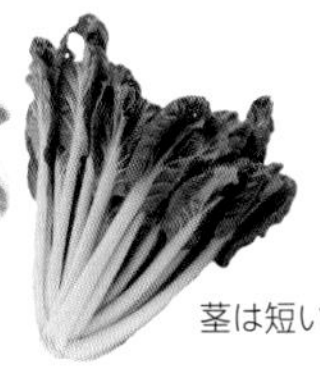

茎は短い

だいこん類(大根類)
Daikon

●**かいわれだいこん**
特徴　独特の辛味と歯ざわりがある。種子を暗所で成長させ，双葉が出てきたら日光を当て緑化させたもの。
栄養　ビタミンC，E，Kなどを含む。
調理　サラダや刺身のつまとして生食，スープや汁物の具，煮物などに利用する。

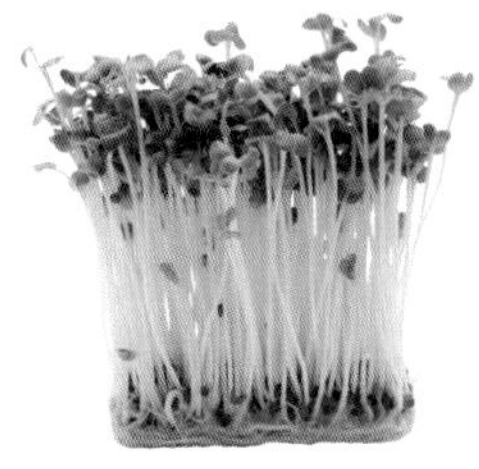

クロム	モリブデン	A レチノール	A カロテン α	A カロテン β	A β-クリプトキサンチン	A β-カロテン当量	A レチノール活性当量	D	E トコフェロール α	E β	E γ	E δ	K	B_1	B_2	ナイアシン	ナイアシン当量	B_6	B_{12}	葉酸	パントテン酸	ビオチン	C	アルコール	食塩相当量	見当	備考
μg	μg	μg	μg	μg	μg	μg	μg	μg	mg	mg	mg	mg	μg	mg	mg	mg	mg	mg	μg	μg	mg	μg	mg	g	g		▲…食物繊維：AOAC2011.25法
1	8	-	11	4200	8	4300	350	-	3.8	0.3	Tr	0	270	0.06	0.12	0.5	0.6	0.08	-	66	0.03	4.7	17	-	0		別名：金時草，式部草 廃棄部位：葉柄基部。硝酸イオン：0.3g▲
-	-	(0)	0	2000	30	2000	170	(0)	3.8	0.1	0.1	0	280	0.08	0.13	1.1	(1.6)	0.05	(0)	200	0.35	-	73	-	0.1		別名：かもな 廃棄部位：葉柄基部。硝酸イオン：0.2g
-	-	(0)	0	(0)	(0)	(0)	(0)	(0)	0	0	0	0	0	0.03	0.03	0.7	(0.8)	0.01	(0)	50	0.26	-	13	-	0.1		廃棄部位：根端及び葉柄基部。硝酸イオン：0.2g
-	-	(0)	0	3000	0	3000	250	(0)	2.2	0	0	0	270	0.12	0.11	1.3	(1.9)	0.13	(0)	110	0.24	-	35	-	2.2		水洗いし，手搾りしたもの
1	6	(0)	0	310	10	320	27	(0)	0.4	0	0.4	0	35	0.05	0.05	0.4	(0.6)	0.09	(0)	36	0.22	2.7	20	-	0		別名：つるなしかぼちゃ 廃棄部位：両端。硝酸イオン：0.1g
-	-	(0)	0	1900	20	1900	160	(0)	0.7	0.1	0.8	0	160	0.04	0.13	1.2	(1.7)	0.11	(0)	110	0.42	-	20	-	0	1株=10	別名：かわな 廃棄部位：根及び株元。硝酸イオン：0g
-	-	(0)	0	1700	19	1700	150	(0)	0.6	0.1	1.0	0	160	0.02	0.06	0.6	(1.1)	0.07	(0)	61	0.32	-	10	-	0	～15g	根を除いたもの。廃棄部位：株元。ゆでた後水冷し，手搾りしたもの。硝酸イオン：0g
0	2	(0)	0	44	0	44	4	(0)	0.2	0	0	0	10	0.03	0.03	Tr	0.1	0.08	(0)	29	0.26	1.2	7	-	0.1	1本=50 ～100g	別名：セロリー，セルリー，オランダみつば 廃棄部位：株元，葉身及び表皮。硝酸イオン：0.2g
-	-	(0)	42	500	14	530	44	(0)	0.6	Tr	0.1	0	34	0.02	0.09	1.4	(1.8)	0.05	(0)	210	0.64	-	24	-	0		廃棄部位：株元及び裸葉。硝酸イオン：0g
-	-	(0)	21	420	9	430	36	(0)	0.5	0	0.1	0	34	0.01	0.05	0.7	(0.9)	0	(0)	59	0.12	-	2	-	0		株元及び裸葉を除いたもの。ゆでた後水冷し，水切りしたもの。硝酸イオン：0g
-	-	(0)	29	680	37	710	59	(0)	1.4	Tr	0.4	0	120	0.10	0.41	8.0	(11.0)	0.02	(0)	99	3.10	-	0	-	0.1	1人分=7g	硝酸イオン：0g
-	-	(0)	(0)	15	(0)	15	1	(0)	0.2	0	0	0	20	0	0.01	0	(0.4)	0	(0)	1	0	-	0	-	0		硝酸イオン：0g
0	150	(0)	2	240	0	240	20	(0)	Tr	0	1.3	0	18	0.30	0.20	1.5	2.9	0.17	(0)	120	0.46	6.9	23	-	0	中1個=10～15g	廃棄部位：種皮。廃棄率：さや入りの場合80%。硝酸イオン：0g
-	-	(0)	0	210	0	210	18	(0)	Tr	0	1.2	0	19	0.22	0.18	1.2	(2.5)	0.13	(0)	120	0.39	-	18	-	0	1C=130g	廃棄部位：種皮。廃棄率：さや入りの場合80%。硝酸イオン：(0)g
-	-	(0)	0	2200	27	2200	180	(0)	1.5	0	Tr	0	220	0.05	0.09	0.9	(1.4)	0.12	(0)	65	0.19	-	31	-	0.1		別名：ひさごな，ゆきな，タァサイ，ターサイ，ターツァイ，きさらぎな 廃棄部位：株元。硝酸イオン：0.7g
-	-	(0)	0	2400	32	2400	200	(0)	1.7	Tr	Tr	0	230	0.02	0.03	0.4	(0.8)	0.05	(0)	42	0.09	-	14	-	0.1		廃棄部位：株元。ゆでた後水冷し，手搾りしたもの。硝酸イオン：0.5g
0	6	(0)	0	1900	0	1900	160	(0)	2.1	0.1	0.5	0	200	0.08	0.13	1.3	(2.0)	0.23	(0)	96	0.29	5.6	47	-	0		別名：かいわれ。茎基部約1cmを除去したもの。硝酸イオン：0.1g
-	-	(0)	0	2300	15	2300	190	(0)	1.5	Tr	0	0	220	0.07	0.15	0.5	(1.2)	0.22	(0)	130	0.39	-	49	-	0.1		試料：水耕栽培品。廃棄部位：株元及び根。硝酸イオン：0.4g
-	-	(0)	0	3900	0	3900	330	(0)	3.8	0	0.1	0	270	0.09	0.16	0.5	1.3	0.18	(0)	140	0.26	-	53	-	0.1		廃棄部位：葉柄基部。硝酸イオン：0.2g
-	-	(0)	0	4400	0	4400	370	(0)	4.9	0	0	0	340	0.01	0.06	0.1	(0.9)	0.10	(0)	54	0.11	-	21	-	0.1		葉柄基部を除いたもの。ゆでた後水冷し，手搾りしたもの。硝酸イオン：0.1g

6
野菜類

●だいこん

特徴　アブラナ科の植物で，肥大した根や葉を食用とする。根の部位によって味が異なり，葉の近くが甘く，先端は辛い。別名「すずしろ」で，春の七草の一つ。

愛知の方領，東京の練馬，京都の聖護院，鹿児島の桜島，守口大根，二十日大根などが有名。近年の主流品種は青首大根。

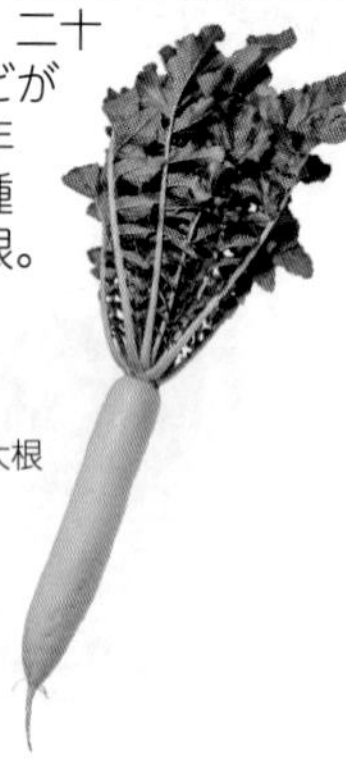
青首大根

栄養　ビタミンCに富み，消化を助けるでん粉分解酵素ジアスターゼを含む。葉はカロテンに富む。

調理　根の部分はおろし，ふろふき，おでん，汁物の具，煮物，漬物などにする。葉は炒め物，漬物に利用する。

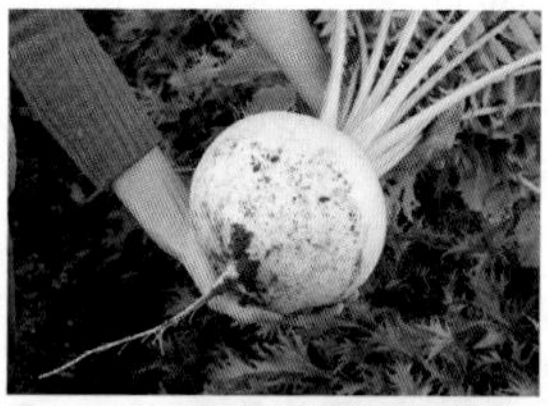
かぶのような聖護院だいこん

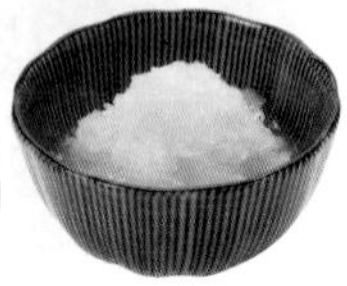
だいこんおろし　ビタミンCやジアスターゼを効率よく利用できる

●切干しだいこん

特徴　生の大根と異なる風味がある。細長く切り乾燥させた「千切り干し」や，やや太めに切り乾燥させた「上切り干し」，輪切りにし乾燥させた「花丸切り干し」などがある。

栄養　ビタミンB群，カリウム，カルシウム，食物繊維などを含む。

調理　調理する前に水で戻して煮物や汁物の具などに利用する。

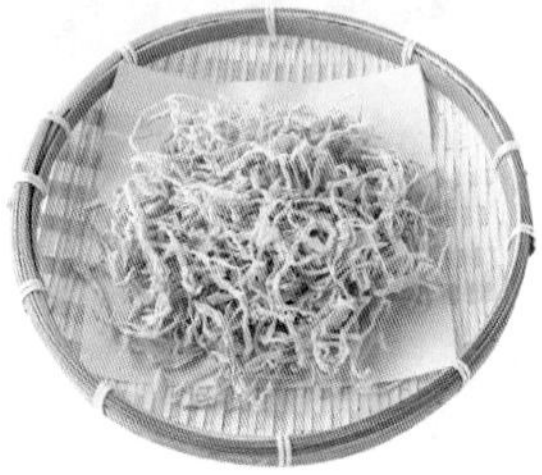

●漬物

ぬかみそ漬　乳酸発酵させたぬかみそに漬けたもの。

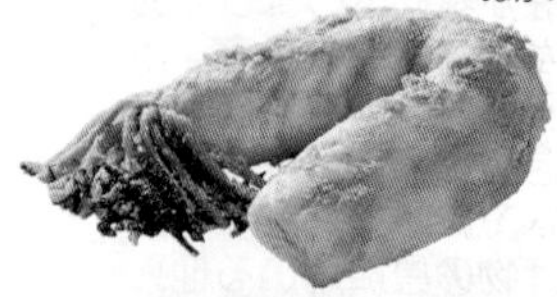

べったら漬　麹漬の一種。

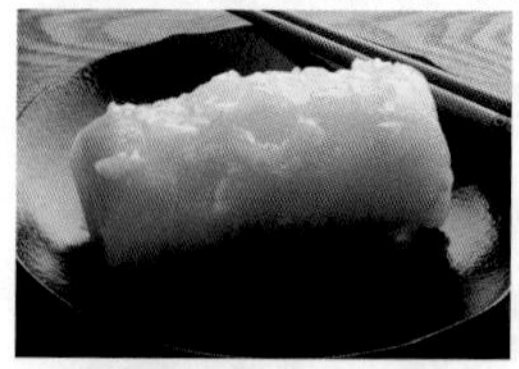

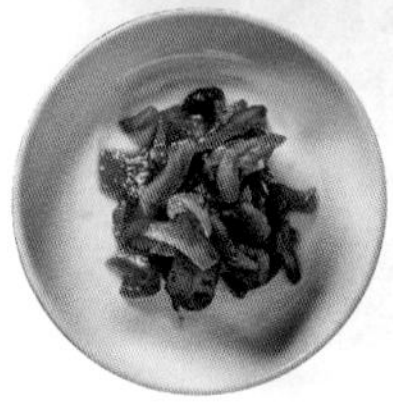
福神漬　だいこんなどを，しょうゆを使った調味液に漬けたもの。

食品番号	食品名	廃棄率	エネルギー		水分	たんぱく質: アミノ酸組成によるたんぱく質	たんぱく質	脂質: 脂肪酸のトリアシルグリセロール当量	コレステロール	脂質	炭水化物: 利用可能炭水化物(単糖当量)	利用可能炭水化物(質量計)	差引き法による	食物繊維総量	糖アルコール	炭水化物	有機酸	灰分	無機質: ナトリウム	カリウム	カルシウム	マグネシウム	リン	鉄	亜鉛	銅	マンガン	ヨウ素	セレン
可食部100g当たり		%	kJ	kcal	g	g	g	g	mg	g	g	g	g	g	g	g	g	g	mg	mg	mg	mg	mg	mg	mg	mg	mg	µg	µg
06132	だいこん 根 皮つき 生	10	62	15	94.6	0.4	0.5	Tr	0	0.1	2.7*	2.6	2.9	1.4	-	4.1	-	0.6	19	230	24	10	18	0.2	0.2	0.02	0.04	3	1
06133	ゆで	0	62	15	94.4	(0.3)	0.4	-	(0)	Tr	(2.8)*	(2.7)	3.0	1.6	-	4.5	-	0.5	14	210	24	9	18	0.2	0.2	0.02	0.05	-	-
06134	皮なし 生	15	63	15	94.6	0.3	0.4	(Tr)	0	0.1	2.9*	2.8	3.0	1.3	-	4.1	-	0.6	17	230	23	10	17	0.2	0.1	0.02	0.04	3	1
06367	おろし	0	106	25	90.5	(0.5)	0.6	-	(0)	0.2	-	-	3.0*	5.1	-	8.0	-	0.6	30	190	63	23	19	0.3	0.3	0.02	0.06	1	Tr
06368	おろし汁	0	51	12	96.5	(0.2)	0.3	-	(0)	Tr	-	-	2.7*	0.1	-	2.7	-	0.4	21	140	14	9	13	0.1	0.1	0.01	0.01	3	0
06369	おろし水洗い	0	94	23	91.4	(0.4)	0.6	-	(0)	0.1	-	-	2.6*	4.7	-	7.2	-	0.6	25	170	57	21	16	0.2	0.2	0.01	0.06	1	Tr
06135	ゆで	0	62	15	94.8	(0.4)	0.5	(Tr)	(0)	0.1	2.5*	2.5	2.5	1.7	-	4.0	-	0.5	12	210	25	10	14	0.2	0.1	0.01	0.05	3	1
06136	切干しだいこん 乾	0	1178	280	8.4	(7.3)	9.7	(0.3)	(0)	0.8	-	-	51.3*	21.3	-	69.7	-	8.5	210	3500	500	160	220	3.1	2.1	0.13	0.74	20	2
06334	ゆで	0	54	13	94.6	(0.7)	0.9	(Tr)	(0)	0.1	-	-	0.7*	3.7	-	4.1	-	0.3	4	62	60	14	10	0.4	0.2	0.02	0.08	-	-
06335	油いため	0	320	78	84.5	(1.1)	1.5	(5.7)	(Tr)	6.0	-	-	2.6*	5.6	-	7.6	-	0.4	8	110	91	22	18	0.7	0.3	0.03	0.14	-	-
06388	漬物 いぶりがっこ	0	317	76	73.8	(0.8)	1.1	-	-	0.3	-	-	13.9*	7.1	-	21.0	-	3.9	1400	350	42	31	77	0.4	0.3	0.03	0.47	2	1
06137	ぬかみそ漬	0	124	29	87.1	(1.0)	1.3	-	(0)	0.1	-	-	5.2*	1.8	-	6.7	-	4.8	1500	480	44	40	44	0.3	0.1	0.02	0.13	-	-
06138	たくあん漬 塩押しだいこん漬	0	182	43	85.0	(0.5)	0.6	-	(0)	0.3	0	-	8.5*	2.3	0	10.8	0.2	3.3	1300	56	16	5	12	0.2	0.1	0.03	0.06	2	0
06139	干しだいこん漬	0	96	23	88.8	(1.4)	1.9	-	(0)	0.1	-	-	2.3*	3.7	-	5.5	-	3.7	970	500	76	80	150	1.0	0.8	0.05	0.89	-	-
06140	守口漬	0	821	194	46.2	-	5.3	-	(0)	0.2	-	-	41.0*	3.3	-	44.3	-	4.0	1400	100	26	9	72	0.7	0.8	0.12	0.69	-	-
06141	べったら漬	0	223	53	83.1	(0.3)	0.4	-	(0)	0.2	0	-	11.5*	1.6	0	13.1	0.2	3.1	1100	190	15	6	24	0.2	0.1	0.02	0.03	1	0
06142	みそ漬	0	218	52	79.0	-	2.1	-	0	0.3	0	-	9.0*	2.1	0	11.4	0.3	7.3	2800	80	18	12	42	0.3	0.2	0.03	0.13	1	1
06143	福神漬	0	581	137	58.6	-	2.7	-	(0)	0.1	-	-	29.4*	3.9	-	33.3	-	5.3	2000	100	36	13	29	1.3	0.1	0.05	0.15	5	3
	(たいさい類)																												
06144	つまみな 葉 生	0	80	19	92.3	(1.7)	1.9	0.1	(0)	0.3	-	-	1.7*	2.3	-	3.6	-	1.6	22	450	210	30	55	3.3	0.4	0.07	0.22	-	-
06145	たいさい 葉 生	0	63	15	93.7	(0.8)	0.9	(Tr)	(0)	0.1	-	-	2.1*	1.6	-	3.5	-	1.2	38	340	79	22	49	1.1	0.7	0.03	0.76	-	-
06146	塩漬	0	80	19	90.9	(1.4)	1.6	(Tr)	(0)	0.1	-	-	2.1*	2.5	-	4.3	-	3.1	700	330	78	22	45	1.3	1.0	0.05	0.73	-	-
	たかな																												
06147	葉 生	8	87	21	92.7	(1.5)	1.8	-	(0)	0.2	-	-	2.0*	2.5	-	4.2	-	0.9	43	300	87	16	35	1.7	0.3	0.04	0.24	2	Tr
06148	たかな漬	0	123	30	87.2	(1.5)	1.9	-	(0)	0.6	0	-	2.1*	4.0	0	6.2	0.5	4.0	1600	110	51	13	24	1.5	0.2	0.06	0.09	1	Tr

たいさい類(体菜類)
Taisai

特徴　アブラナ科。葉の形がしゃくし状になるので「しゃくし菜」とも呼ばれる。シャキシャキした食感が特徴。埼玉県秩父地方での生産が有名。冬野菜としてつくられることが多い。10～12月ごろに収穫し，漬け込む。
調理　漬物，炒め物，おひたしなどにする。

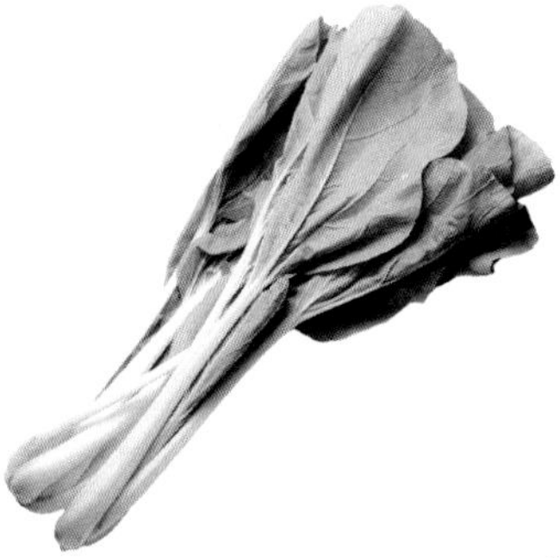

たかな(高菜)
Takana

特徴　葉は緑色か赤紫色。漬物には独特の歯ざわりがある。からしなの一種。各地に在来の品種があり，特に福岡の「カツオ菜」は有名。「たかな漬」は塩漬した後，乳酸発酵させたもの。
栄養　カロテンが豊富。ビタミンKも比較的多い。
調理　主に漬物にする他，さっとゆでてあく抜きし，油揚げなどと煮びたしにする。

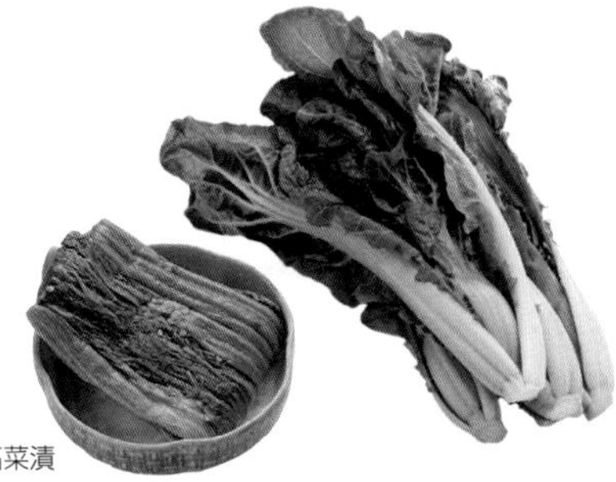

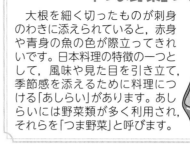

高菜漬

「つま野菜」ってなに？

大根を細く切ったものが刺身のわきに添えられていると，赤身や青身の魚の色が際立ってきれいです。日本料理の特徴の一つとして，風味や見た目を引き立て，季節感を添えるために料理につける「あしらい」があります。あしらいには野菜類が多く利用され，それらを「つま野菜」と呼びます。

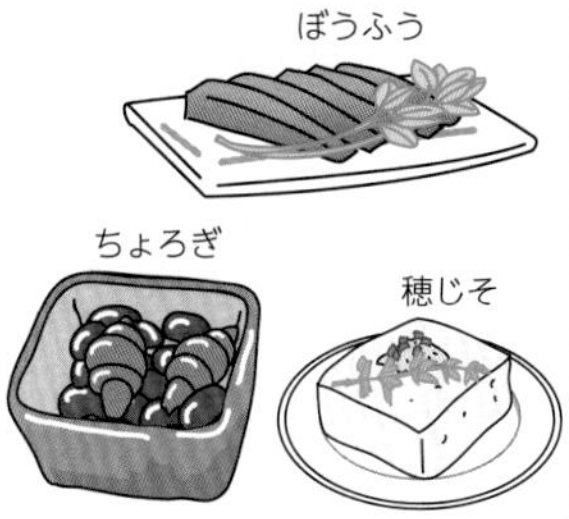

クロム	モリブデン	ビタミンA レチノール	カロテン α	カロテン β	β-クリプトキサンチン	β-カロテン当量	レチノール活性当量	D	E トコフェロール α	β	γ	δ	K	B_1	B_2	ナイアシン	ナイアシン当量	B_6	B_{12}	葉酸	パントテン酸	ビオチン	C	アルコール	食塩相当量	見当	備考
μg	μg	μg	μg	μg	μg	μg	μg	μg	mg	mg	mg	mg	μg	mg	mg	mg	mg	mg	μg	μg	mg	μg	mg	g	g		▲…食物繊維：AOAC2011.25法
0	3	(0)	0	0	0	0	**(0)**	(0)	0	0	0	0	Tr	**0.02**	**0.01**	0.3	0.4	0.04	(0)	34	0.12	0.3	**12**	–	**0**	中1本=	廃棄部位：根端及び葉柄基部。硝酸イオン：0.1g
–	–	(0)	0	0	0	0	**(0)**	(0)	0	0	0	0	0	**0.02**	**0.01**	0.2	(0.3)	0.03	(0)	38	0.10	–	**9**	–	**0**	800g～1kg	根端及び葉柄基部を除いたもの。硝酸イオン：0.2g
0	2	(0)	0	0	0	0	**(0)**	(0)	0	0	0	0	Tr	**0.02**	**0.01**	0.2	0.3	0.05	(0)	33	0.11	0.3	**11**	–	**0**		廃棄部位：根端，葉柄基部及び皮。硝酸イオン：0.2g
(0)	2	(0)	(0)	(0)	(0)	(0)	**(0)**	(0)	(0)	(0)	(0)	(0)	0	**0.02**	**0.01**	0.2	(0.3)	0.04	(0)	23	0.07	0.4	**7**	–	**0.1**		全体に対する割合18%。硝酸イオン：0.2g
(0)	1	(0)	(0)	(0)	(0)	(0)	**(0)**	(0)	(0)	(0)	(0)	(0)	0	**0.02**	**0.01**	0.1	(0.2)	0.03	(0)	21	0.07	0.2	**7**	–	**0.1**		全体に対する割合82%。硝酸イオン：0.2g
(0)	2	(0)	(0)	(0)	(0)	(0)	**(0)**	(0)	(0)	(0)	(0)	(0)	0	**0.02**	**0.01**	0.1	(0.2)	0.03	(0)	19	0.05	0.4	**6**	–	**0.1**		全体に対する割合20%。硝酸イオン：0.2g
0	2	(0)	0	0	0	0	**(0)**	(0)	0	0	0	0	0	**0.02**	**0.01**	0.2	(0.3)	0.04	(0)	33	0.08	0.3	**9**	–	**0**		根端，葉柄基部及び皮を除いたもの。硝酸イオン：0.1g
3	29	(0)	0	2	0	2	**0**	(0)	0	0	0	0	Tr	**0.35**	**0.20**	4.6	(6.1)	0.29	(0)	210	1.24	5.9	**28**	–	**0.5**	1c=20g	硝酸イオン：2.9g
–	–	(0)	0	0	0	0	**0**	(0)	0	0	0	0	0	**0.01**	**Tr**	0.1	(0.2)	0.01	(0)	7	0.04	–	**0**	–	**0**		水もどし後，ゆでた後湯切りしたもの。硝酸イオン：Tr
–	–	(0)	0	1	0	1	**0**	(0)	0.9	0	1.8	0.1	7	**0.02**	**0.02**	0.2	(0.4)	0.02	(0)	12	0.07	–	**0**	–	**0**		水もどし後，油いため。植物油(なたね油)。硝酸イオン：Tr
0	6	–	0	1	0	1	**0**	–	Tr	0	0	0	0	**0.08**	**0.02**	0.8	(1.0)	0.12	–	10	0.22	0.5	**0**	–	**3.5**		▲硝酸イオン：0.2g
–	–	(0)	(0)	0	(0)	(0)	**(0)**	(0)	0	0	0	0	1	**0.33**	**0.04**	2.7	(2.9)	0.22	0	98	0.43	–	**15**	–	**3.8**	1切=8g	根，皮つき。水洗いし，水切りしたもの
1	3	(0)	0	1	0	1	**(0)**	(0)	Tr	0	0	0	0	**0.01**	**0.01**	0.1	(0.2)	0.01	0	10	0.03	0.2	**40**	–	**3.3**	4cm=30g	別名：新漬たくあん，早漬たくあん。ビタミンC：酸化防止用として添加。硝酸イオン：Tr
–	–	(0)	0	0	0	0	**(0)**	(0)	0	0	0	0	0	**0.21**	**0.03**	1.6	(1.9)	0.22	(0)	47	0.66	–	**12**	–	**2.5**	4cm=30g	別名：本たくあん。硝酸イオン：Tr
–	–	(0)	(0)	0	(0)	(0)	**(0)**	(0)	0	0	0	0	0	**0.05**	**0.17**	0.7	1.6	0.32	(0)	45	0.19	–	**0**	–	**3.6**	1切=5g	
Tr	3	(0)	0	0	0	0	**(0)**	(0)	Tr	0	0	0	0	**Tr**	**0.11**	Tr	(0.1)	0	12.0	0	0.07	–	**49**	–	**2.8**	1切=10g	ビタミンC：酸化防止用として添加。硝酸イオン：0.1g
6	7	0	0	0	0	0	**0**	0	Tr	0	Tr	0	0	**3.70**	**0.01**	0.1	0.5	0.01	Tr	9	0.04	0.8	**0**	–	**7.2**	1切=6g	硝酸イオン：Tr
2	12	(0)	0	100	0	100	**8**	(0)	0.1	0	0	0	7	**0.02**	**0.10**	0	0.5	0	(0)	3	0	1.1	**0**	–	**5.1**		原材料：だいこん，なす，なたまめ，れんこん，しょうが等 市販品の調味液を除去したもの
–	–	(0)	0	1900	–	1900	**160**	(0)	1.4	0.1	0.1	0	270	**0.06**	**0.14**	1.0	(1.7)	0.10	(0)	65	0.33	–	**47**	–	**0.1**		試料：若採りせっぱくたいさい(雪白体菜) 硝酸イオン：0.3g
–	–	(0)	0	1500	17	1500	**130**	(0)	0.9	Tr	0	0	110	**0.07**	**0.07**	0.5	(0.8)	0.08	(0)	120	0.14	–	**45**	–	**0.1**		別名：しゃくしな。硝酸イオン：0.6g
–	–	(0)	0	2100	29	2100	**180**	(0)	1.1	0	0	0	140	**0.03**	**0.07**	0.5	(1.1)	0.10	(0)	120	0.19	–	**41**	–	**1.8**		別名：しゃくしな。水洗いし，手搾りしたもの
4	4	(0)	0	2300	0	2300	**190**	(0)	0.8	0	0.1	0	120	**0.06**	**0.10**	0.4	(0.9)	0.16	(0)	180	0.27	2.1	**69**	–	**0.1**		廃棄部位：株元。硝酸イオン：0.2g
2	16	(0)	5	2400	52	2400	**200**	(0)	1.6	Tr	0.1	0	300	**0.01**	**0.03**	0.2	(0.8)	0.03	0.1	23	0.08	0.6	**Tr**	–	**4.0**		硝酸イオン：Tr

たけのこ（筍）

Bamboo shoots

特徴　竹の幼い茎を食用とする。掘りたては生食できるが，時間がたつとえぐみが生じる。孟宗竹，淡竹，麻竹の３種が代表的で，孟宗竹のたけのこが一般的。
栄養　野菜のなかではたんぱく質が多く，カリウムも多い。
調理　ぬかを入れた湯であく抜きをしてから用いる。吸い物，あえ物，汁物，たけのこご飯などに用いる。

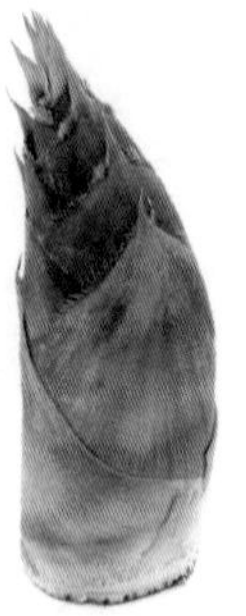

●めんま
　麻竹を細かく切って蒸し，塩漬して乳酸発酵させた後，天日で乾燥させたもの。中国料理に用いる。

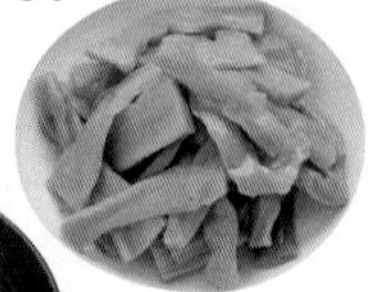

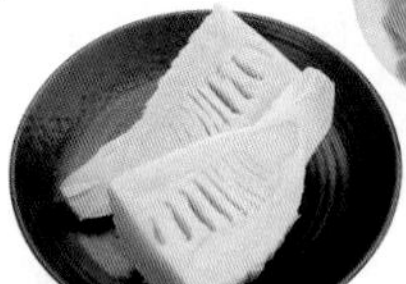

水煮

水煮たけのこの白い粉は何？

　水煮たけのこの切り口に見られる白い粉は，チロシンというアミノ酸の一種。自律神経のバランスを整えるはたらきなどがあります。あくではないので，洗い流さずに食べましょう。

たまねぎ類（玉葱類）

Onions

特徴　特有の芳香と刺激臭をもつが，加熱すると甘味が生じる。貯蔵性が高い。多くの品種があり，球形，扁平，卵形，黄色，赤色，白色に大別される。
栄養　炭水化物の他，ビタミンCが比較的多い。
調理　煮物，炒め物，揚げ物，煮込み，カレー，ハンバーグ，スープ，サラダなどに用いる。

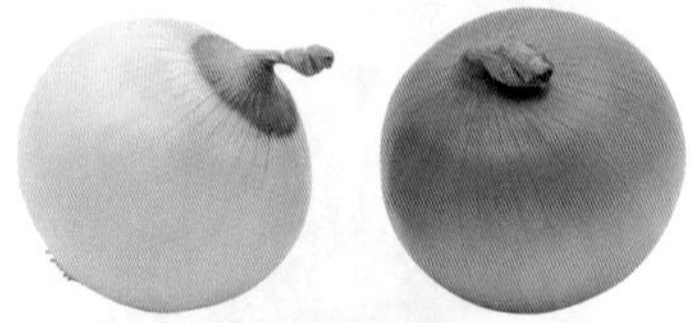

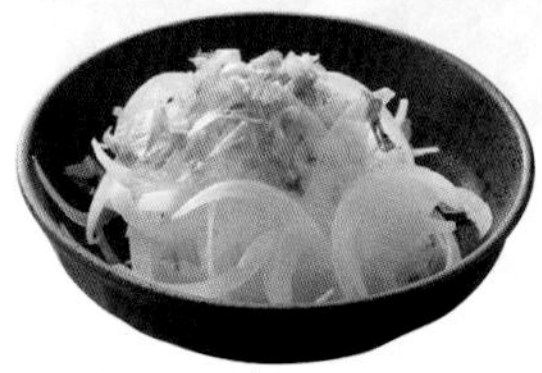

新たまねぎのスライス

●赤たまねぎ
　「レッドオニオン」「紫たまねぎ」と呼ばれ，主に彩りとして用いられる。色の成分はアントシアン系色素。辛味が少なく，生食に向く。

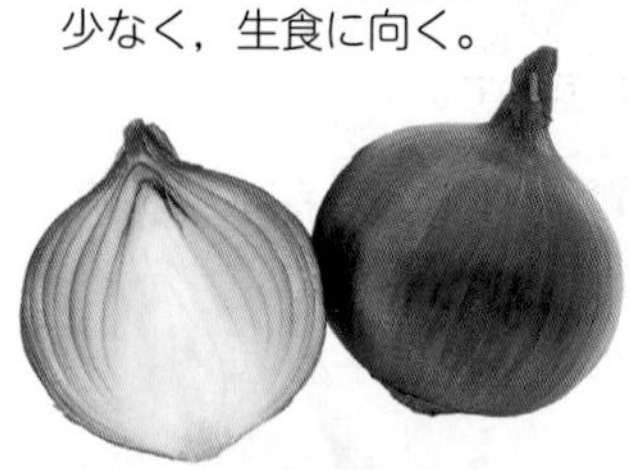

硫化アリル
　たまねぎの辛味や刺激臭のもと。肉の生臭さをやわらげる効果がある。また，きざむときに涙が出るのは，硫化アリルが目の粘膜を刺激するため。栄養的にはビタミンB_1の吸収をよくするはたらきや，コレステロールの代謝をうながすなどのはたらきがある。

食品番号	食品名（可食部100g当たり）	廃棄率	エネルギー	エネルギー	水分	たんぱく質：アミノ酸組成によるたんぱく質	たんぱく質：たんぱく質	脂質：脂肪酸のトリアシルグリセロール当量	脂質：コレステロール	脂質：脂質	炭水化物：利用可能炭水化物（単糖当量）	炭水化物：利用可能炭水化物（質量計）	炭水化物：差引き法による利用可能炭水化物	炭水化物：食物繊維総量	炭水化物：糖アルコール	炭水化物：炭水化物	有機酸	灰分	無機質：ナトリウム	無機質：カリウム	無機質：カルシウム	無機質：マグネシウム	無機質：リン	無機質：鉄	無機質：亜鉛	無機質：銅	無機質：マンガン	無機質：ヨウ素	無機質：セレン
		%	kJ	kcal	g	g	g	g	mg	g	g	g	g	g	g	g	g	g	mg	mg	mg	mg	mg	mg	mg	mg	mg	μg	μg
	たけのこ																												
06149	若茎　生	50	114	27	90.8	2.5	3.6	(0.1)	(0)	0.2	1.4	1.4	2.5*	2.8	-	4.3	0.1	1.1	Tr	520	16	13	62	0.4	1.3	0.13	0.68	4	1
06150	ゆで	0	129	31	89.9	(2.4)	3.5	(0.1)	0	0.2	(1.6)	(1.5)	3.2*	3.3	-	5.5	0.1	0.9	1	470	17	11	60	0.4	1.2	0.13	0.55	-	-
06151	水煮缶詰	0	91	22	92.8	(1.9)	2.7	(0.1)	(0)	0.2	(2.3)*	(2.2)	2.6	2.3	-	4.0	-	0.3	3	77	19	4	38	0.3	0.4	0.04	0.68	0	0
06152	めんま　塩蔵　塩抜き	0	62	15	93.9	(0.7)	1.0	(0.4)	(0)	0.5	-	-	0.6*	3.5	-	3.6	-	1.0	360	6	18	3	11	0.2	Tr	0.02	0.03	-	-
	（たまねぎ類）																												
06153	たまねぎ　りん茎　生	6	139	33	90.1	0.7	1.0	Tr	1	0.1	7.0*	6.9	7.1	1.5	-	8.4	0.2	0.4	2	150	17	9	31	0.3	0.2	0.05	0.15	1	1
06154	水さらし	0	103	24	93.0	(0.4)	0.6	(Tr)	(0)	0.1	(4.0)	(3.9)	4.9*	1.5	-	6.1	-	0.2	4	88	18	7	20	0.2	0.1	0.04	0.10	-	-
06155	ゆで	0	125	30	91.5	(0.5)	0.8	(Tr)	(0)	0.1	4.8	4.7	5.9*	1.7	-	7.3	-	0.3	3	110	18	7	25	0.2	0.1	0.05	0.12	0	0
06336	油いため	0	418	100	80.1	(0.9)	1.4	(5.7)	(Tr)	5.9	(8.0)	(7.9)	10.1*	2.7	-	12.0	-	0.6	3	210	24	11	47	0.2	0.3	0.08	0.18	-	-
06389	（あめ色たまねぎ）	0	876	208	54.7	(2.1)	3.2	6.4	-	6.8	-	-	35.5*	-	-	34.1	-	1.3	7	490	47	28	98	0.9	0.5	0.13	0.44	4	Tr
06156	赤たまねぎ　りん茎　生	8	145	34	89.6	(0.6)	0.9	(Tr)	(0)	0.1	(7.3)*	(7.2)	7.4	1.7	-	9.0	0.3	0.4	2	150	19	9	34	0.3	0.2	0.04	0.14	-	-
06337	葉たまねぎ　りん茎及び葉　生	1	140	33	89.5	(1.2)	1.8	-	(0)	0.4	(5.1)*	(5.1)	5.2	3.0	-	7.6	-	0.7	3	290	67	14	45	0.6	0.3	0.03	0.35	-	-
	たらのめ																												
06157	若芽　生	30	114	27	90.2	-	4.2	-	(0)	0.2	-	-	0.1*	4.2	-	4.3	-	1.1	1	460	16	33	120	0.9	0.8	0.35	0.47	0	1
06158	ゆで	0	113	27	90.8	-	4.0	-	(0)	0.2	-	-	0.5*	3.6	-	4.1	-	0.9	1	260	19	28	92	0.9	0.7	0.30	0.44	-	-
	チコリ																												
06159	若芽　生	15	73	17	94.7	(0.8)	1.0	-	(0)	Tr	(0.8)	(0.8)	3.0*	1.1	-	3.9	-	0.4	3	170	24	9	25	0.2	0.2	0.05	0.07	1	0
	ちぢみゆきな																												
06376	葉　生	15	147	35	88.1	(3.2)	3.6	-	(0)	0.6	-	-	2.2*	3.9	-	5.7	0	1.7	18	570	180	30	88	3.0	0.9	0.09	0.41	-	-
06377	ゆで	15	141	34	89.1	(3.3)	3.8	-	(0)	0.7	-	-	1.4*	4.3	-	5.2	0	1.0	15	320	130	21	82	1.4	0.7	0.09	0.32	-	-
	チンゲンサイ																												
06160	葉　生	15	36	9	96.0	0.7	0.6	(0.1)	(0)	0.1	0.4	0.4	0.7*	1.2	-	2.0	0.1	0.8	32	260	100	16	27	1.1	0.3	0.07	0.12	Tr	1
06161	ゆで	20	45	11	95.3	(1.0)	0.9	(0.1)	(0)	0.1	(0.5)	(0.5)	0.7*	1.5	-	2.4	0.1	0.8	28	250	120	17	27	0.7	0.2	0.06	0.17	-	-
06338	油いため	0	149	36	92.6	(0.8)	0.8	(3.1)	0	3.2	(0.5)*	(0.5)	0.7	1.4	-	2.2	0.1	0.7	31	230	92	16	27	0.9	0.3	0.07	0.12	-	-

たらのめ(たらの芽)

Japanese angelica-tree

特徴　タラノキの若芽で，山菜として人気がある。茎・葉に鋭い刺がある。ほのかな苦味があるが，くせのない味。香りがうどに似ているので，「うどもどき」とも呼ばれる。出回っている多くは栽培物。

栄養　カリウム，亜鉛が多く，ビタミンB_1，B_2も比較的多い。

調理　さっとゆでて，皮をむいてから用いる。天ぷら，汁物の具，煮物，あえ物，塩漬に用いる。

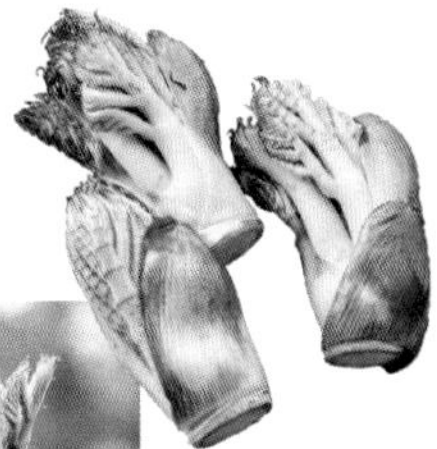

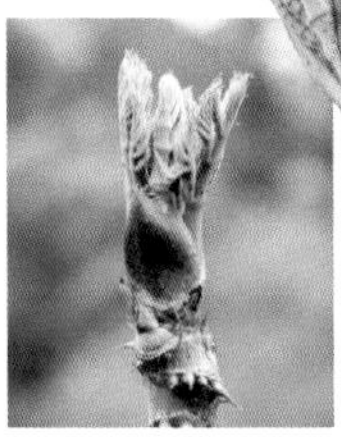

タラノキ

チコリ

Chicory

特徴　キク科の野菜。根株を軟白栽培したもので，はくさいの芯のような芽を食べる。独特の苦味と芳香がある。「チコリー」「きくにがな」とも呼ばれる。フランス語で「アンディーブ」と呼ばれるためエンダイブと混同されることがある。

栄養　低カロリーで，食物繊維やイヌリン，カリウムなどを含む。

調理　サラダや煮物に用いる。根をコーヒーやお茶の代用にすることもある。

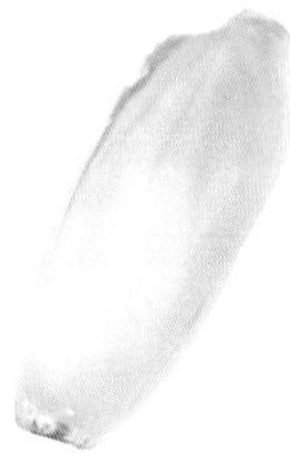

ちぢみゆきな

特徴　ゆきなは，積雪量が多い地域で，雪の中で栽培する葉菜類の一般的な名称。ちぢみゆきなは宮城県を中心に栽培されている。元々は中国野菜のタアサイの変種と言われる。葉柄は薄い黄緑色，葉は肉厚で濃い緑をしており，細かく縮れている。

栄養　カリウム，カルシウム，鉄，カロテン，葉酸，ビタミンK，B_2，Cが豊富に含まれている。

調理　ゆでておひたしまたは和え物にする。さっとゆでてから油で炒める。煮物にしたり，浅漬けにするのも良い。

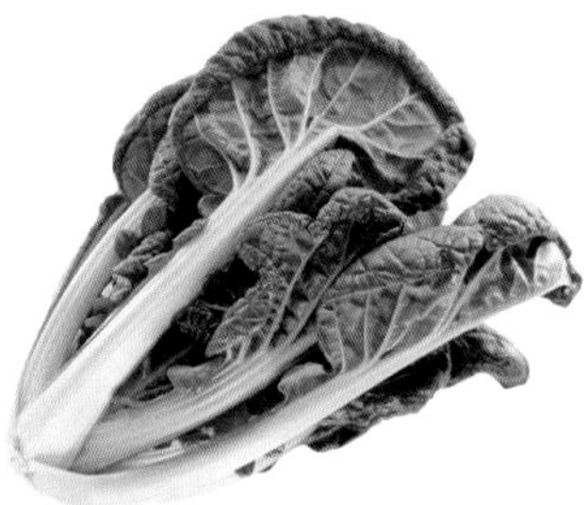

チンゲンサイ(青梗菜)

Green bok choy

特徴　アブラナ科の野菜。葉柄が肉厚，味は淡泊でくせがなく，煮くずれしにくい。あざやかな淡緑色が油で炒めると，よりいっそうあざやかになる。原産地は中国。日本で最も普及した中国野菜の一つ。

栄養　カロテン，ビタミンC，カルシウムに富む。

調理　炒め物，おひたし，チャーハン，スープ，クリーム煮などに用いる。

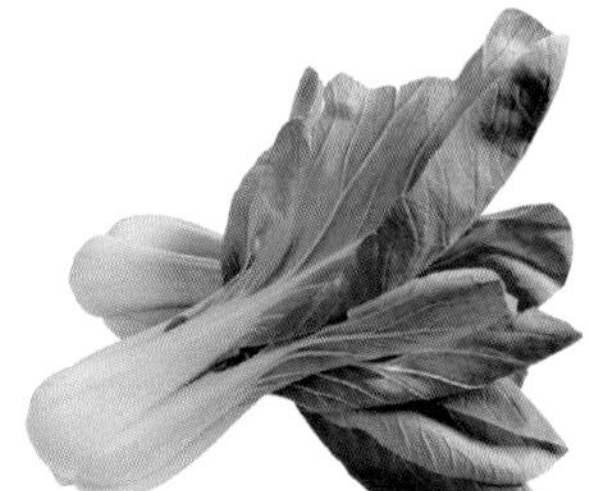

クロム	モリブデン	ビタミンA レチノール	A カロテン α	A カロテン β	A β-クリプトキサンチン	A β-カロテン当量	A レチノール活性当量	D	E トコフェロール α	E トコフェロール β	E トコフェロール γ	E トコフェロール δ	K	B_1	B_2	ナイアシン	ナイアシン当量	B_6	B_{12}	葉酸	パントテン酸	ビオチン	C	アルコール	食塩相当量	見当	備考
μg	μg	μg	μg	μg	μg	μg	μg	μg	mg	mg	mg	mg	μg	mg	mg	mg	mg	mg	μg	μg	mg	μg	mg	g	g		
0	2	(0)	0	11	0	11	**1**	(0)	0.7	0	0.3	0	2	**0.05**	**0.11**	0.7	1.2	0.13	(0)	63	0.63	0.8	**10**	-	**0**	中1本=350g	廃棄部位：竹皮及び基部。廃棄率：はちく，まだけ等の小型の場合60%。硝酸イオン：Tr
-	-	(0)	0	12	0	12	**1**	0	1.0	0	0.6	0	2	**0.04**	**0.09**	0.6	(1.1)	0.06	(0)	63	0.63	-	**8**	-	**0**	大1本=1~2kg	竹皮及び基部を除いたもの。硝酸イオン：(Tr)
1	0	(0)	0	0	0	0	**(0)**	(0)	1.0	0	0.8	0	1	**0.01**	**0.04**	0.1	(0.5)	0.02	(0)	36	0.10	0.8	**0**	-	**0**	小1=約50g	液汁を除いたもの。硝酸イオン：0g
-	-	(0)	0	0	0	0	**(0)**	(0)	Tr	Tr	0	0	Tr	**0**	**0**	0	(0.1)	0	(0)	1	0	-	**0**	-	**0.9**		別名：しなちく。硝酸イオン：(Tr)
0	1	0	0	1	0	1	**0**	0	Tr	0	0	0	0	**0.04**	**0.01**	0.1	0.3	0.14	0	15	0.17	0.6	**7**	-	**0**	大1個=350g	廃棄部位：皮(保護葉)，底盤部及び頭部 硝酸イオン：0g
-	-	(0)	0	1	0	1	**Tr**	(0)	Tr	0	0	0	Tr	**0.03**	**0.01**	0.1	(0.2)	0.09	(0)	11	0.14	-	**5**	-	**0**	中1個=200g	皮(保護葉)，底盤部及び頭部を除いたもの 硝酸イオン：Tr
1	1	(0)	0	1	0	1	**Tr**	(0)	0	0	0	0	Tr	**0.03**	**0.01**	0.1	(0.2)	0.11	(0)	11	0.15	0.5	**5**	-	**0**		皮(保護葉)，底盤部及び頭部を除いたもの 硝酸イオン：Tr
-	-	(0)	0	2	0	2	**0**	(0)	0.9	0	1.8	0.1	7	**0.04**	**0.02**	0.1	(0.4)	0.22	(0)	21	0.29	-	**9**	-	**0**		皮(保護葉)，底盤部及び頭部を除いたもの。植物油(なたね油)。硝酸イオン：Tr
Tr	4	-	0	5	0	5	**Tr**	-	4.5	Tr	6.3	0.1	0	**0.12**	**0.03**	0.4	(1.0)	0.45	-	33	0.62	2.0	**0**	-	**0**		皮(保護葉)，底盤部及び頭部を除いたもの。植物油(なたね油)。硝酸イオン：0g
-	-	(0)	0	0	0	0	**(0)**	(0)	0.1	0	0	0	Tr	**0.03**	**0.02**	0.1	(0.3)	0.13	(0)	23	0.15	-	**7**	-	**0**		別名：レッドオニオン，紫たまねぎ 廃棄部位：皮(保護葉)，底盤部及び頭部。硝酸イオン：Tr
-	-	0	2	1500	17	1500	**120**	(0)	1.1	0	0.3	0	92	**0.06**	**0.11**	0.6	(0.9)	0.16	(0)	120	0.13	-	**32**	-	**0**		廃棄部位：底盤部。硝酸イオン：0g
0	1	(0)	0	570	0	570	**48**	(0)	2.4	0.1	1.6	0.2	99	**0.15**	**0.20**	2.5	3.2	0.22	(0)	160	0.53	6.7	**7**	-	**0**		廃棄部位：木質部及びりん片。硝酸イオン：0g
-	-	(0)	0	600	6	600	**50**	(0)	2.0	0.1	1.2	0.1	97	**0.07**	**0.11**	1.3	2.0	0.11	(0)	83	0.23	-	**3**	-	**0**		木質部及びりん片を除いたもの。ゆでた後水冷し，手搾りしたもの。硝酸イオン：0g
1	1	(0)	0	11	0	11	**1**	(0)	0.2	0	0.1	0	8	**0.06**	**0.02**	0.2	(0.4)	0.03	(0)	41	0.14	1.1	**2**	-	**0**		別名：きくにがな，アンディーブ，チコリー 廃棄部位：株元及びしん。硝酸イオン：Tr
-	-	(0)	12	4200	28	4300	**350**	(0)	-	-	-	-	390	**0.09**	**0.21**	1.6	(2.9)	-	(0)	180	0.29	-	**69**	-	**0**		廃棄部位：株元。硝酸イオン：0.2g
-	-	(0)	14	5900	40	5900	**500**	(0)	-	-	-	-	500	**0.06**	**0.12**	0.7	(2.1)	-	(0)	120	0.27	-	**39**	-	**0**		廃棄部位：株元。ゆでた後水冷し，手搾りしたもの。硝酸イオン：0.2g
1	7	(0)	0	2000	3	2000	**170**	(0)	0.7	0	0	0	84	**0.03**	**0.07**	0.3	0.6	0.08	(0)	66	0.17	1.3	**24**	-	**0.1**	1株=100	廃棄部位：しん。硝酸イオン：0.5g
-	-	(0)	0	2600	-	2600	**220**	(0)	0.9	0	0	0	120	**0.03**	**0.05**	0.3	(0.7)	0.04	(0)	53	0.12	-	**15**	-	**0.1**	~150g	廃棄部位：しん。ゆでた後水冷し，手搾りしたもの。硝酸イオン：0.5g
-	-	(0)	0	3000	5	3000	**250**	(0)	1.4	0	1.0	Tr	110	**0.03**	**0.06**	0.3	(0.6)	0.05	(0)	62	0.12	-	**21**	-	**0.1**		しんを除いたもの。植物油(なたね油)。硝酸イオン：0.5g

つくし(土筆)

Field horsetail

特徴 長さ15cmほどのシダ植物・スギナの胞子茎。春の山菜として利用される。「はかま」というかたい部分を取り，さっとゆでて水にさらしてあく抜きをして利用する。

栄養 ビタミンC，Eやカロテンが豊富。アルカロイド，ビタミンB_1分解酵素などを多く含むので，食べる量には注意が必要といわれる。

調理 おひたし，あえ物，炒め物，つくだ煮などに用いる。ほろ苦さを生かしてゆですぎないように。また，薄味に仕上げるとよい。

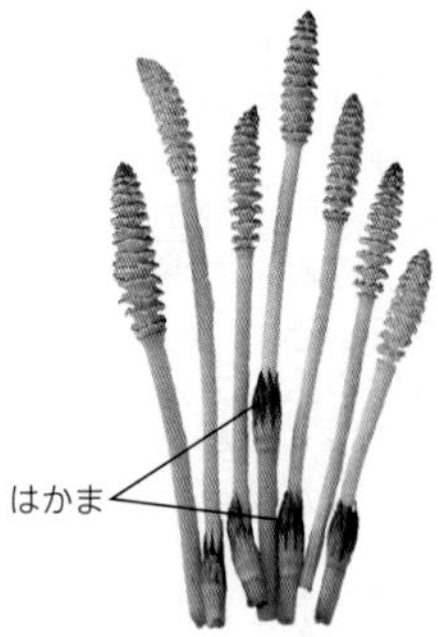

つるむらさき(落葵)

Malabar nightshade

特徴 若い葉，茎を食用とする。あくは少ないが，独特の香りとぬめりがある。赤茎系，青茎系がある。別名は「バセラ」「セイロンホウレンソウ」。原産地は熱帯アジア。福島県，宮城県での生産が多い。

栄養 カロテン，ビタミンC，カルシウムに富む。

調理 ゆでて，おひたし，あえ物に用いる他，サラダ，炒め物，天ぷらにする。

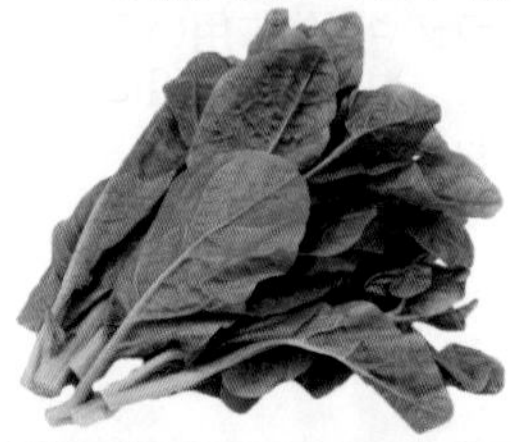

つわぶき

Leopard plant

特徴 キク科の植物でふきと似た葉と茎をもっていて，葉は1年中緑色。独特の香りがある。一部の地域で山菜として食べられるが，あまり普及していない。主に葉柄を食用にするが，花やつぼみも食べられる。

栄養 強い抗菌作用のあるヘキサナールが含まれ，昔から民間療法に用いられている。

調理 葉柄の皮をはいであく抜きをしてから調理する。おひたし，煮物，きゃらぶき，あえ物，天ぷらなどに用いる。

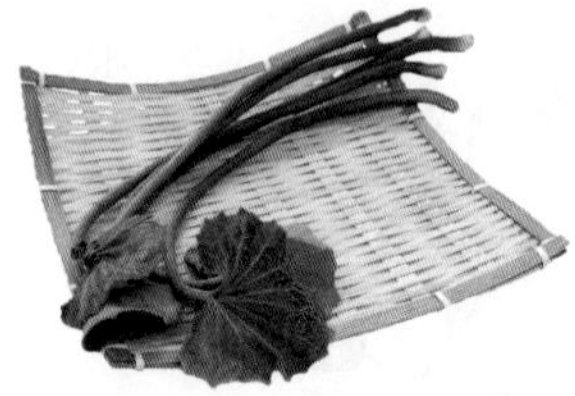

食品番号	食品名（可食部100g当たり）	廃棄率 %	エネルギー kJ	エネルギー kcal	水分 g	たんぱく質: アミノ酸組成によるたんぱく質 g	たんぱく質: たんぱく質 g	脂質: 脂肪酸のトリアシルグリセロール当量 g	脂質: コレステロール mg	脂質: 脂質 g	炭水化物: 利用可能炭水化物(単糖当量) g	炭水化物: 利用可能炭水化物(質量計) g	炭水化物: 差引き法による利用可能炭水化物 g	炭水化物: 食物繊維総量 g	炭水化物: 糖アルコール g	炭水化物: 炭水化物 g	有機酸 g	灰分 g	無機質: ナトリウム mg	カリウム mg	カルシウム mg	マグネシウム mg	リン mg	鉄 mg	亜鉛 mg	銅 mg	マンガン mg	ヨウ素 µg	セレン µg
	つくし																												
06162	胞子茎 生	15	128	31	86.9	-	3.5	-	(0)	0.1	-	-	0*	8.1	-	8.1	-	1.4	6	640	50	33	94	2.1	1.1	0.22	0.22	-	-
06163	ゆで	0	115	28	88.9	-	3.4	-	(0)	0.1	-	-	0*	6.7	-	6.7	-	0.9	4	340	58	26	82	1.1	1.0	0.16	0.18	-	-
	つるな																												
06164	茎葉 生	0	61	15	93.8	-	1.8	-	(0)	0.1	-	-	0.5*	2.3	-	2.8	-	1.3	5	300	48	35	75	3.0	0.5	0.06	0.81	-	-
	つるにんじん																												
06390	根 生	0	225	55	77.7	-	1.0	-	-	0.7	-	-	2.7*	17.1	-	19.8	-	0.8	2	190	61	33	75	5.9	0.5	0.11	0.40	2	1
	つるむらさき																												
06165	茎葉 生	0	44	11	95.1	(0.5)	0.7	-	(0)	0.2	-	-	0.6*	2.2	-	2.6	-	1.1	9	210	150	67	28	0.5	0.4	0.05	0.29	-	-
06166	ゆで	0	49	12	94.5	(0.7)	0.9	-	(0)	0.2	-	-	0.3*	3.1	-	3.2	-	0.9	7	150	180	41	24	0.4	0.4	0.07	0.32	-	-
	つわぶき																												
06167	葉柄 生	0	80	19	93.3	-	0.4	-	(0)	0	-	-	3.1*	2.5	-	5.6	-	0.7	100	410	38	15	11	0.2	0.1	0.02	0.23	-	-
06168	ゆで	0	59	14	95.0	-	0.3	-	(0)	0	-	-	2.1*	2.3	-	4.4	-	0.3	42	160	31	8	33	0.1	0.1	0.02	0.23	-	-
	とうがらし																												
06169	葉・果実 生	60	131	32	86.7	(2.5)	3.4	(Tr)	(0)	0.1	-	-	2.5*	5.7	-	7.2	-	2.2	3	650	490	79	65	2.2	0.4	0.12	0.43	-	-
06170	油いため	0	333	81	79.5	(2.9)	4.0	(4.7)	(0)	4.9	-	-	3.4*	6.3	-	8.5	-	2.6	2	690	550	87	76	2.8	0.4	0.13	0.47	-	-
06171	果実 生	9	301	72	75.0	(2.9)	3.9	(1.3)	(0)	3.4	(7.7)*	(7.7)	9.2	10.3	-	16.3	-	1.4	6	760	20	42	71	2.0	0.5	0.23	0.27	-	-
06172	乾	0	1117	270	8.8	(10.8)	14.7	(4.4)	(0)	12.0	-	-	23.5*	46.4	-	58.4	-	6.1	17	2800	74	190	260	6.8	1.5	0.85	1.08	-	-
	とうがん																												
06173	果実 生	30	65	15	95.2	(0.3)	0.5	(0.1)	(0)	0.1	-	-	2.7*	1.3	-	3.8	-	0.4	1	200	19	7	18	0.2	0.1	0.02	0.02	7	0
06174	ゆで	0	63	15	95.3	(0.4)	0.6	(0.1)	(0)	0.1	-	-	2.4*	1.5	-	3.7	-	0.3	1	200	22	7	19	0.3	0.1	0.01	0.02	-	-
	(とうもろこし類)																												
06175	スイートコーン 未熟種子 生	50	375	89	77.1	2.7	3.6	1.3	0	1.7	12.5	12.0	14.8*	3.0	-	16.8	0.2	0.8	Tr	290	3	37	100	0.8	1.0	0.10	0.32	0	Tr
06176	ゆで	30	402	95	75.4	(2.6)	3.5	(1.3)	(0)	1.7	(13.5)	(12.8)	16.6*	3.1	-	18.6	0.2	0.8	Tr	290	5	38	100	0.8	1.0	0.10	0.31	-	-
06339	電子レンジ調理	30	436	104	73.5	(3.1)	4.2	(1.7)	(0)	2.2	(14.5)	(13.8)	17.1*	3.4	-	19.1	0.2	1.0	0	330	3	42	120	0.9	1.1	0.10	0.32	-	-
06177	穂軸つき 冷凍	40	404	96	75.6	(3.1)	3.5	1.4	(0)	1.5	(13.4)	(12.7)	16.3*	2.8	-	18.7	0.2	0.7	1	230	4	33	90	0.6	1.0	0.08	0.22	-	-
06178	カーネル 冷凍	0	386	91	75.5	2.4	2.9	1.1	(0)	1.3	16.8*	15.5	15.6	4.8	-	19.8	0.1	0.6	1	230	3	23	79	0.3	0.5	0.04	0.10	0	1
06378	ゆで	0	387	92	76.5	2.4	2.8	1.2	(0)	1.5	15.9*	14.6	13.0	6.2	-	18.7	0.1	0.5	1	200	3	22	72	0.2	0.4	0.03	0.10	0	1
06379	油いため	0	523	125	71.8	2.4	2.9	5.0	Tr	5.8	16.4*	15.2	15.4	4.7	-	18.9	0.1	0.6	1	230	3	23	78	0.3	0.5	0.04	0.10	0	1
06179	缶詰 クリームスタイル	0	347	82	78.2	(1.5)	1.7	(0.5)	(0)	0.5	-	-	17.0*	1.8	-	18.6	-	1.0	260	150	2	18	46	0.4	0.4	0.04	0.07	-	-
06180	ホールカーネルスタイル	0	330	78	78.4	(2.2)	2.3	(0.5)	(0)	0.5	(13.9)	(13.0)	14.7*	3.3	-	17.8	-	1.0	210	130	2	13	40	0.4	0.6	0.04	0.06	-	-
06181	ヤングコーン 幼雌穂 生	0	124	29	90.9	(1.7)	2.3	(0.2)	(0)	0.2	(4.2)*	(4.1)	3.9	2.7	-	6.0	-	0.6	0	230	19	25	63	0.4	0.8	0.09	0.60	-	-

とうがらし（唐辛子）

Hot peppers

特徴　とうがらしには辛い品種と辛くない品種（ピーマン，パプリカ）がある。とうがらしの辛さはカプサイシンという辛味成分による。品種は多く，日本では主に赤とうがらし（たかのつめ類）が栽培され漬物などに用いられる。観賞用の園芸品種もある。
栄養　カプサイシンが消化吸収を促し，代謝を促進する。カロテンを含み，ビタミンCが豊富である。
調理　普通は乾燥させて，薬味や香辛料として使う。外皮よりも種の方が辛いので種は除く。辛味は油にとけやすいため，炒め物では先に炒めて辛味や有効成分を出しておく。

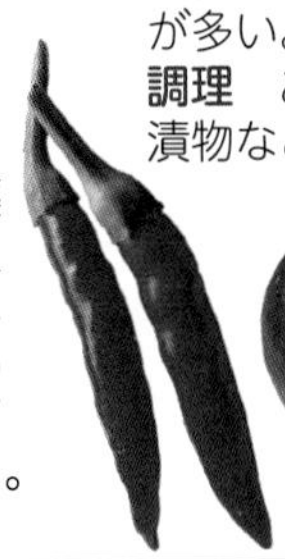

とうがん（冬瓜）

Wax gourd

特徴　大型円筒形で重さは4～8kg。肉質は白く，味は淡泊。原産地は熱帯アジア。利尿作用がある。夏に収穫されるが，保存性がよく，冬までもつことが，この名の由来。沖縄県や愛知県での生産が多い。
栄養　成分のほとんどが水分で低エネルギー。ビタミンCが多い。
調理　あんかけ，煮物，汁物，漬物などに用いる。

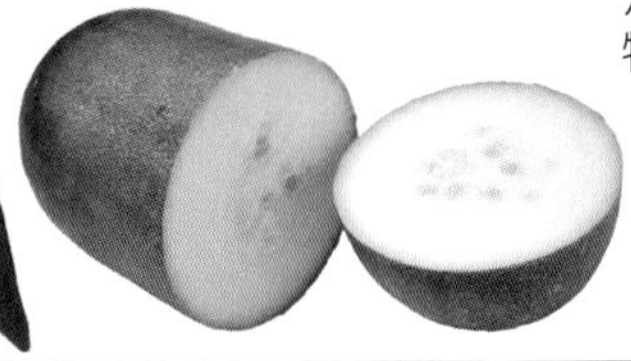

とうもろこし類（玉蜀黍類）

Corns

特徴　完熟前の種実を食用とする。日本で一般的に用いられる種類は，甘味種のスイートコーン。
栄養　炭水化物，たんぱく質，リンが比較的多い。
調理　そのままゆでたり焼いたりして食べる他，粒を取ってサラダ，スープなどに用いる。また，缶詰では，クリーム状の「クリームスタイル」はスープやシチューに，粒状の「ホールカーネルスタイル」はサラダや炒め物に利用する。

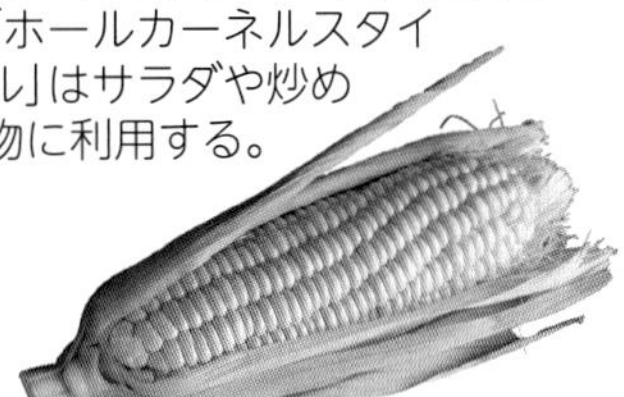

●ヤングコーン

特徴　とうもろこしの幼果。長さは8cmほど。やわらかく甘味がある。「ベビーコーン」「ミニコーン」とも呼ばれる。
調理　多くは缶詰や冷凍食品で出回り，サラダや中国料理などに利用される。

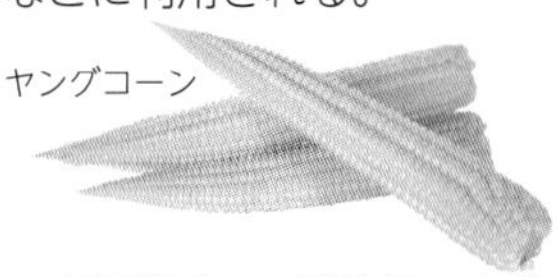

ヤングコーン

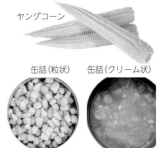

缶詰（粒状）

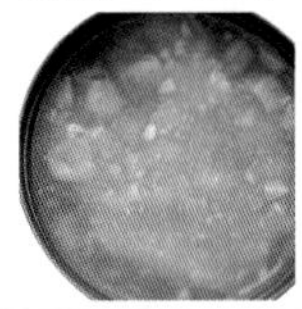

缶詰（クリーム状）

クロム	モリブデン	ビタミンA レチノール	A カロテン α	A カロテン β	A β-クリプトキサンチン	A β-カロテン当量	A レチノール活性当量	D	E トコフェロール α	E β	E γ	E δ	K	B_1	B_2	ナイアシン	ナイアシン当量	B_6	B_{12}	葉酸	パントテン酸	ビオチン	C	アルコール	食塩相当量	見当	備考
μg	μg	μg	μg	μg	μg	μg	μg	μg	mg	mg	mg	mg	μg	mg	mg	mg	mg	mg	μg	μg	mg	μg	mg	g	g		▲…食物繊維：AOAC2011.25法
-	-	(0)	53	1000	49	1100	**88**	(0)	4.9	Tr	0	0.1	19	**0.07**	**0.14**	2.2	2.8	0.35	(0)	110	0.90	-	**33**	-	**0**		廃棄部位：基部及びはかま（葉鞘）
-	-	(0)	56	1100	50	1200	**96**	(0)	3.6	0.1	0	0.1	17	**Tr**	**0.10**	1.1	1.7	0.21	(0)	74	0.48	-	**15**	-	**0**		基部及びはかま（葉鞘）を除いたもの。ゆでた後水冷し，手搾りしたもの
																											別名：はまぢしゃ
-	-	(0)	0	2700	0	2700	**230**	(0)	1.3	Tr	0	0	310	**0.08**	**0.30**	1.0	1.3	0.13	(0)	90	0.46	-	**22**	-	**0**		硝酸イオン：0.2g
16	7	0	0	13	2	14	**1**	0	3.6	0.1	Tr	0	0	**0.06**	**0.05**	0.5	0.6	0.41	-	16	0.28	1.5	**6**	-	**0**		硝酸イオン：0g▲
-	-	(0)	210	2900	74	3000	**250**	(0)	1.1	Tr	0.2	0	350	**0.03**	**0.07**	0.3	(0.5)	0.09	(0)	78	0.21	-	**41**	-	**0**		硝酸イオン：0.3g
-	-	(0)	260	3200	88	3400	**280**	(0)	1.3	0	0.2	0	350	**0.02**	**0.05**	0.2	(0.5)	0.04	(0)	51	0.15	-	**18**	-	**0**		ゆでた後水冷し，手搾りしたもの。硝酸イオン：0.3g
-	-	(0)	0	60	0	60	**5**	(0)	0.4	0	0	0	8	**0.01**	**0.04**	0.4	0.5	0.02	(0)	16	0.10	-	**4**	-	**0.3**		表皮を除いたもの。硝酸イオン：Tr
-	-	(0)	0	80	0	80	**7**	(0)	0.4	0	0	0	8	**0.01**	**0.03**	0.2	0.3	0.01	(0)	7	0	-	**0**	-	**0.1**		ゆでた後水冷し，水切りしたもの。硝酸イオン：Tr
																											別名：なんばん，葉とうがらし
-	-	(0)	190	5100	0	5200	**430**	(0)	7.7	0.2	0.1	0	230	**0.08**	**0.28**	1.3	(2.0)	0.25	(0)	87	0.41	-	**92**	-	**0**		試料：辛味種。廃棄部位：硬い茎及びへた。重量比：葉6，実4。硝酸イオン：0.4g
-	-	(0)	210	5600	0	5700	**480**	(0)	8.5	0.2	0.1	0	250	**0.12**	**0.28**	1.4	(2.2)	0.28	(0)	96	0.45	-	**56**	-	**0**		試料：辛味種。硬い茎及びへたを除いたもの。植物油（調合油）。硝酸イオン：0.5g
-	-	(0)	130	6600	2200	7700	**640**	(0)	8.9	0.1	2.0	0	27	**0.14**	**0.36**	3.7	(4.5)	1.00	(0)	41	0.95	-	**120**	-	**0**		試料：辛味種。廃棄部位：へた
-	-	(0)	400	14000	7400	17000	**1500**	(0)	30.0	0.4	6.9	0.3	58	**0.50**	**1.40**	14.0	(17.0)	3.81	(0)	30	3.61	-	**1**	-	**0**		別名：赤とうがらし，たかのつめ。試料：辛味種。へたを除いたもの。廃棄率：へたつきの場合10%
																											別名：かもうり
0	4	(0)	0	(0)	0	(0)	**(0)**	(0)	0.1	0	0	0	1	**0.01**	**0.01**	0.4	(0.5)	0.03	(0)	26	0.21	0.2	**39**	-	**0**	1個=	廃棄部位：果皮，わた及びへた
-	-	(0)	0	(0)	0	(0)	**(0)**	(0)	0.1	0	0	0	Tr	**0.01**	**0.01**	0.4	(0.5)	0.03	(0)	25	0.20	-	**27**	-	**0**	約7.5kg	果皮，わた及びへたを除いたもの
1	6	0	9	22	54	53	**4**	(0)	0.3	Tr	1.0	Tr	1	**0.15**	**0.10**	2.3	2.8	0.14	(0)	95	0.58	5.4	**8**	-	**0**	1本=150	廃棄部位：包葉，めしべ及び穂軸。硝酸イオン：0g
-	-	0	7	20	53	49	**4**	(0)	0.3	0	0.9	0.1	0	**0.12**	**0.10**	2.2	(2.7)	0.12	(0)	86	0.51	-	**6**	-	**0**	～250g	包葉及びめしべを除いたもの。廃棄部位：穂軸。硝酸イオン：0g
-	-	(0)	11	23	63	59	**5**	(0)	0.3	0	1.2	0	0	**0.16**	**0.11**	2.4	(3.0)	0.14	(0)	97	0.67	-	**6**	-	**0**		廃棄部位：穂軸。硝酸イオン：0g
-	-	(0)	31	36	60	82	**7**	(0)	0.1	0	0.6	0	Tr	**0.12**	**0.09**	2.2	(2.6)	0.10	(0)	77	0.49	-	**6**	-	**0**		廃棄部位：穂軸。硝酸イオン：0g
Tr	5	(0)	24	39	48	75	**6**	(0)	0.1	0	0.4	0	0	**0.10**	**0.07**	1.8	2.2	0.09	0	57	0.41	3.1	**4**	-	**0**		穂軸を除いた実（尖帽を除いた種子）のみ。硝酸イオン：0g▲
0	4	(0)	22	36	46	70	**6**	(0)	0.1	0	0.4	0	0	**0.08**	**0.06**	1.6	2.0	0.08	0	48	0.33	2.9	**2**	-	**0**		穂軸を除いた実（尖帽を除いた種子）のみ。硝酸イオン：0g▲
Tr	5	(0)	24	38	47	74	**6**	(0)	0.8	Tr	1.5	Tr	6	**0.10**	**0.07**	1.9	2.3	0.09	0	56	0.37	3.3	**3**	-	**0**		穂軸を除いた実（尖帽を除いた種子）のみ。植物油（なたね油）。硝酸イオン：0g▲
-	-	(0)	19	14	52	50	**4**	(0)	0.1	0	0.3	0	0	**0.02**	**0.05**	0.8	(1.0)	0.03	(0)	19	0.34	-	**3**	-	**0.7**		硝酸イオン：(0)g
-	-	(0)	19	19	67	62	**5**	(0)	0.1	0	0.2	0	Tr	**0.03**	**0.05**	0.8	(1.2)	0.05	(0)	18	0.19	-	**2**	-	**0.5**		液汁を除いたもの。硝酸イオン：(0)g
-	-	(0)	0	33	4	35	**3**	(0)	0.4	0	0.4	0	1	**0.09**	**0.11**	0.9	(1.2)	0.16	(0)	110	0.40	-	**9**	-	**0**		別名：ベビーコーン，ミニコーン。穂軸基部を除いたもの。廃棄率：穂軸基部つきの場合10%。硝酸イオン：0g

6 野菜類

トマト類

Tomatoes

特徴　果実は種類により，色，形，水分量，酸味，甘味が異なる。完熟トマトとも呼ばれる「桃太郎」，ハウス栽培の「ファースト」などの種類がある。
栄養　カロテン，ビタミンCが比較的多い。
調理　サラダ，サンドイッチ，煮込み，炒め物，スープ，シチューなどに用いる。また，ケチャップ，ピューレ，水煮缶などに加工される。

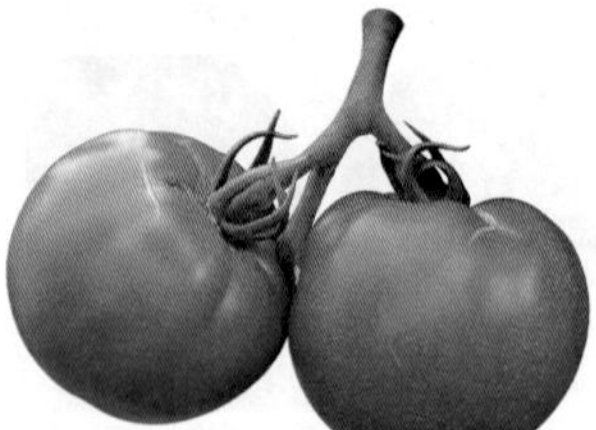

桃太郎

●ミニトマト
果実の大きさは10～50g，色は赤，桃，黄色で，球形または洋なし形。「プチトマト」「チェリートマト」とも呼ばれる。

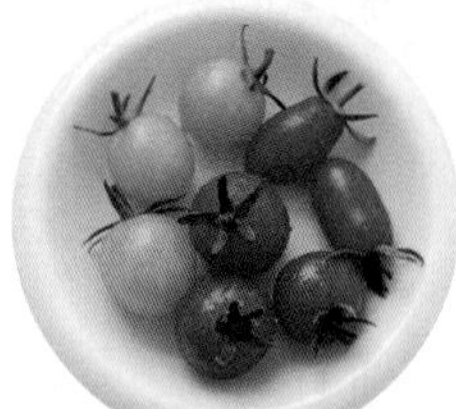

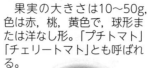

種子のまわりも捨てずに食べよう
トマトの種子のまわりにはゼリー状の部分があります。実は，トマトの旨味成分であるグルタミン酸は，このゼリー状の部分に多く含まれているといわれています。

●缶詰
ホール
加工用のトマトの果皮，へた，しんを取った果実を煮て缶詰にしたもの。

ジュース
加工用トマトをつぶして搾り，果皮，種子などを取った後，塩を添加したもの。

●ドライトマト
天日などで乾燥させたトマト。ぬるま湯で戻してやわらかくして使う。また，オリーブ油などに漬けておくとすぐに使える。

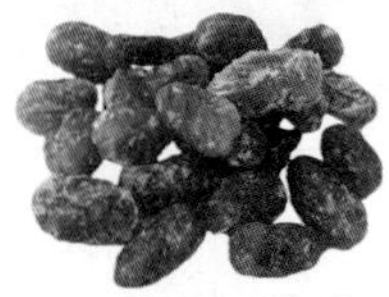

トレビス

Red chicory

特徴　キク科キクニガナ属。見た目は紫キャベツに似ているが別の種類で，チコリのなかま。「あかめチコリ」「レッドチコリ」とも呼ばれる。軸は白く，葉の先が赤紫色で，葉はやわらかい。
栄養　カリウム，食物繊維などを含む。
調理　サラダや付け合わせなどで生食や，甘酢漬，炒め物にする。

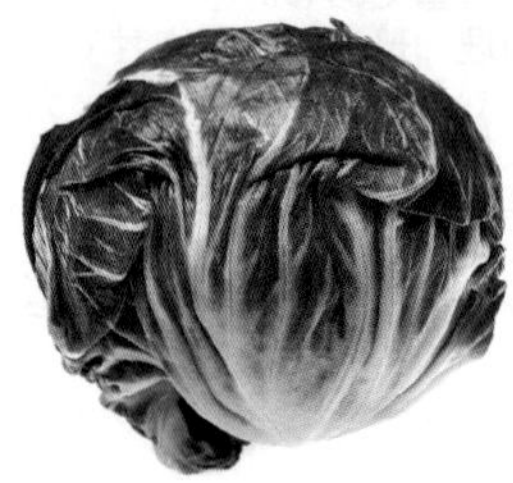

食品番号	食品名（可食部100g当たり）	廃棄率	エネルギー		水分	たんぱく質		脂質			炭水化物						有機酸	灰分	無機質										
						アミノ酸組成によるたんぱく質	たんぱく質	脂肪酸のトリアシルグリセロール当量	コレステロール	脂質	利用可能炭水化物			食物繊維総量	糖アルコール	炭水化物			ナトリウム	カリウム	カルシウム	マグネシウム	リン	鉄	亜鉛	銅	マンガン	ヨウ素	セレン
											(単糖当量)	(質量計)	差引き法による																
		%	kJ	kcal	g	g	g	g	mg	g	g	g	g	g	g	g	g	g	mg	mg	mg	mg	mg	mg	mg	mg	mg	μg	μg
	(トマト類)																												
06182	赤色トマト　果実　生	3	83	20	94.0	0.5	0.7	0.1	0	0.1	3.1	3.1	3.5*	1.0	0	4.7	0.4	0.5	3	210	7	9	26	0.2	0.1	0.04	0.08	Tr	1
06183	赤色ミニトマト　果実　生	2	127	30	91.0	(0.8)	1.1	(0.1)	(0)	0.1	4.6	4.5	5.6*	1.4	-	7.2	0.6	0.6	4	290	12	13	29	0.4	0.2	0.06	0.10	4	Tr
06391	黄色トマト　果実　生	0	75	18	94.7	(0.8)	1.1	-	-	0.4	-	-	2.2*	1.3	-	3.2	-	0.7	2	310	6	10	35	0.3	0.2	0.04	0.10	2	0
06370	ドライトマト	0	1222	291	9.5	9.3	14.2	1.1	(0)	2.1	29.2	29.2	47.8*	21.7	-	67.3	3.6	6.9	120	3200	110	180	300	4.2	1.9	0.82	1.22	4	16
06184	加工品　ホール　食塩無添加	0	88	21	93.3	(0.9)	0.9	(0.1)	(0)	0.2	(3.6)*	(3.6)	3.2	1.3	-	4.4	-	1.2	4	240	9	13	26	0.4	0.1	0.08	0.09	-	-
06185	トマトジュース　食塩添加	0	66	15	94.1	(0.7)	0.7	(0.1)	(0)	0.1	(2.9)*	(2.9)	3.3	0.7	-	4.0	-	1.1	120	260	6	9	18	0.3	0.1	0.06	0.05	4	Tr
06340	食塩無添加	0	77	18	94.1	(0.7)	0.7	-	(0)	0.1	-	-	3.3*	0.7	-	4.0	-	1.1	8	260	6	9	18	0.3	0.1	0.06	0.05	4	Tr
06186	ミックスジュース　食塩添加	0	77	18	94.2	(0.5)	0.6	-	(0)	0	-	-	3.7*	0.7	-	4.3	-	0.9	82	200	11	13	11	0.3	0.1	0.08	0.07	-	-
06341	食塩無添加	0	77	18	94.2	(0.5)	0.6	-	(0)	0	-	-	3.7*	0.7	-	4.3	-	0.9	12	200	11	13	11	0.3	0.1	0.08	0.07	-	-
	トレビス																												
06187	葉　生	20	72	17	94.1	(0.9)	1.1	0.1	(0)	0.2	-	-	2.3*	2.0	-	3.9	-	0.7	11	290	21	11	34	0.3	0.2	0.06	0.15	-	-
	とんぶり																												
06188	ゆで	0	371	89	76.7	-	6.1	2.6	(0)	3.5	-	-	6.7*	7.1	-	12.9	-	0.8	5	190	15	74	170	2.8	1.4	0.25	0.78	-	-
	ながさきはくさい																												
06189	葉　生	3	49	12	93.9	(1.0)	1.3	(Tr)	(0)	0.1	-	-	0.8*	2.2	-	2.6	-	1.8	21	300	140	27	37	2.3	0.3	0.05	0.21	-	-
06190	ゆで	5	76	18	93.2	(1.7)	2.2	(Tr)	(0)	0.1	-	-	1.6*	2.4	-	3.4	-	0.8	12	120	120	24	48	1.6	0.2	0.04	0.20	-	-
	(なす類)																												
06191	なす　果実　生	10	77	18	93.2	0.7	1.1	Tr	1	0.1	2.6*	2.6	3.0	2.2	-	5.1	0.4	0.5	Tr	220	18	17	30	0.3	0.2	0.06	0.16	0	0
06192	ゆで	0	69	17	94.0	(0.7)	1.0	(Tr)	Tr	0.1	(2.3)*	(2.3)	2.5	2.1	-	4.5	0.3	0.4	1	180	20	16	27	0.3	0.2	0.05	0.15	-	-
06342	油いため	0	300	73	85.8	(1.0)	1.5	(5.5)	(Tr)	5.8	(3.3)*	(3.2)	3.9	2.6	-	6.3	0.5	0.6	Tr	290	22	21	40	0.4	0.2	0.07	0.20	-	-
06343	天ぷら	0	683	165	71.9	(1.1)	1.6	13.1	1	14.0	10.4*	9.7	11.5	1.9	-	12.0	-	0.5	21	200	31	14	41	0.2	0.2	0.07	0.16	-	-
06193	べいなす　果実　生	30	83	20	93.0	(0.9)	1.1	(Tr)	(0)	0.1	(2.7)*	(2.6)	2.8	2.4	-	5.3	0.4	0.5	1	220	10	14	26	0.4	0.2	0.08	0.13	-	-
06194	素揚げ	35	731	177	74.8	(0.8)	1.0	(16.5)	(0)	17.0	(3.2)	(3.1)	5.1*	1.8	-	6.7	0.5	0.5	1	220	10	14	26	0.4	0.2	0.09	0.13	-	-
06195	漬物　塩漬	0	90	22	90.4	(0.9)	1.4	(Tr)	(0)	0.1	-	-	3.1*	2.7	-	5.2	-	2.9	880	260	18	18	33	0.6	0.2	0.09	0.18	-	-
06196	ぬかみそ漬	0	112	27	88.7	-	1.7	-	(0)	0.1	-	-	3.4*	2.7	-	6.1	-	3.4	990	430	21	33	44	0.5	0.2	0.09	0.19	-	-
06197	こうじ漬	0	369	87	69.1	-	5.5	-	(0)	0.1	-	-	14.0*	4.2	-	18.2	-	7.1	2600	210	65	22	65	1.4	0.4	0.17	0.40	-	-
06198	からし漬	0	536	127	61.2	-	2.6	-	(0)	0.2	-	-	26.5*	4.2	-	30.7	-	5.3	1900	72	71	36	55	1.5	0.4	0.13	0.32	-	-
06199	しば漬	0	111	27	86.4	-	1.4	-	(0)	0.2	-	-	2.6*	4.4	-	7.0	-	4.9	1600	50	30	16	27	1.7	0.2	0.12	0.29	-	-

とんぶり

Summer cypress

特徴 ホウキギ(ホウキグサ)の種子を水につけて保温，発芽直前のもの。直径1mmくらいの大きさで，プチプチした食感から「畑のキャビア」と呼ばれる。別名「ずぶし」「ねんどう」。秋田県の特産品。9月上旬から中旬が旬。

栄養 ビタミンE，K，カリウム，食物繊維などを含む。

調理 やまのいも，納豆，だいこんおろし，サラダなどに混ぜて用い，食感を楽しむ。

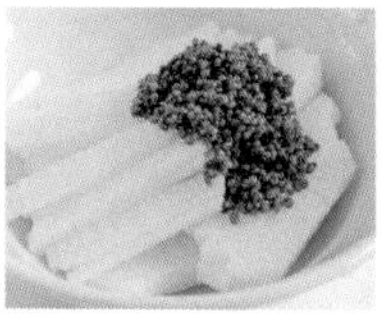

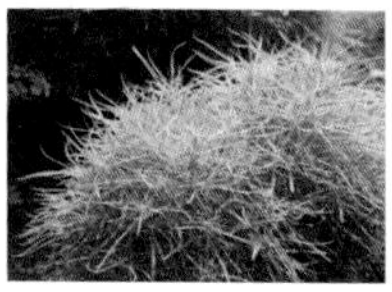

ホウキギ

なす類(茄子類)

Eggplants

特徴 味にくせがないが，あくが強い。加熱するとやわらかい舌ざわりになる。形は長円筒形(長なす)，球形(丸なす)，卵形などがある。皮の紫色はアントシアン系色素。

京都府の賀茂なす，新潟県長岡市の巾着なすなどが有名。

原産地はインド。

栄養 成分のほとんどが水分，炭水化物。

調理 油との相性がよいので，炒め物，揚げ物，天ぷらにする。また，焼物，煮物，漬物，田楽など，はば広く利用できる。

●べいなす(米茄子)

アメリカの品種を日本で改良したもの。へたが緑，果皮が濃紫色の大型のだ円形。「洋なす」とも呼ばれる。

特に油を使う調理に合う。

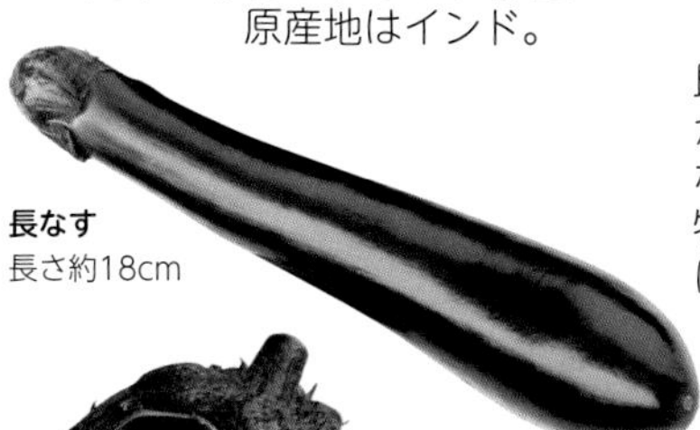

長なす
長さ約18cm

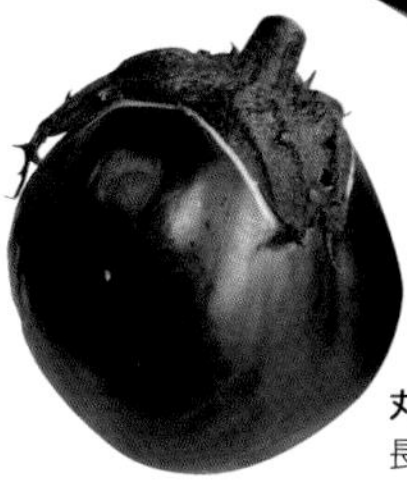

丸なす(賀茂なす)
長さ約12cm

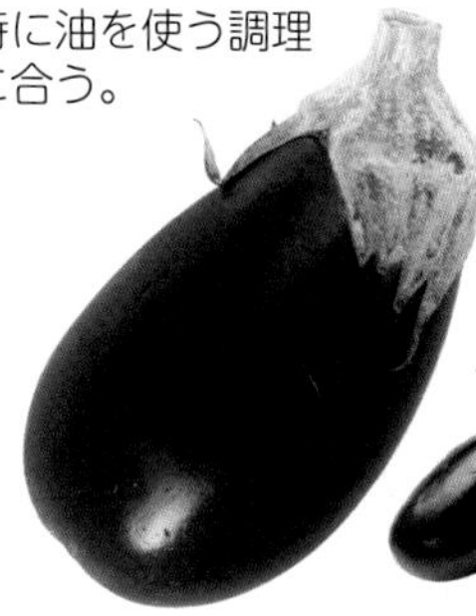

米なす
長さ約19cm

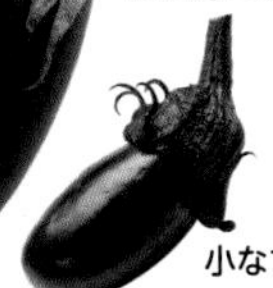

小なす 長さ約7cm
主に漬物に使われる

●漬物

からし漬

なすをからし，酒粕，砂糖，食塩などを混ぜた漬床に漬けたもの。

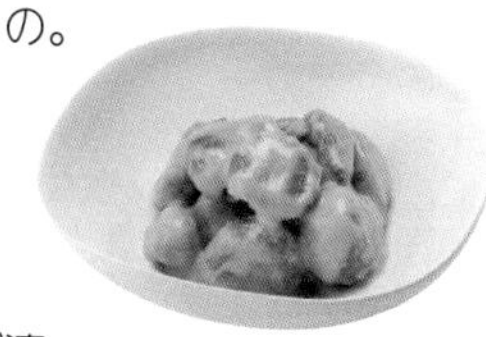

しば漬

なすやきゅうりなどを赤じその葉とともに刻んで塩漬にし，乳酸発酵させた京都の伝統的な漬物。

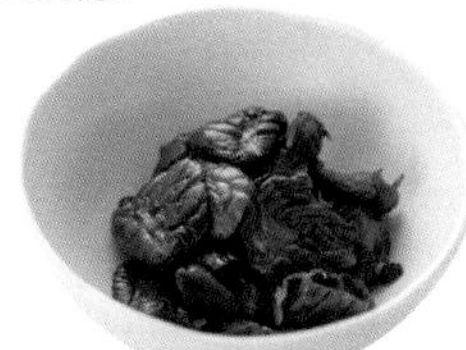

クロム	モリブデン	ビタミン A レチノール	A カロテン α	A カロテン β	A β-クリプトキサンチン	A β-カロテン当量	A レチノール活性当量	D	E トコフェロール α	E トコフェロール β	E トコフェロール γ	E トコフェロール δ	K	B1	B2	ナイアシン	ナイアシン当量	B6	B12	葉酸	パントテン酸	ビオチン	C	アルコール	食塩相当量	見当	備考
µg	µg	µg	µg	µg	µg	µg	µg	µg	mg	mg	mg	mg	µg	mg	mg	mg	mg	mg	µg	µg	mg	µg	mg	g	g		▲…食物繊維：AOAC2011.25法
Tr	2	(0)	4	540	0	540	**45**	(0)	0.9	Tr	0.2	0	4	**0.05**	**0.02**	0.7	0.8	0.08	(0)	22	0.17	2.3	**15**	-	**0**	中1個=	廃棄部位：へた。硝酸イオン：0g
0	4	(0)	4	960	0	960	**80**	(0)	0.9	Tr	0.5	0	7	**0.07**	**0.05**	0.8	(0.9)	0.11	(0)	35	0.17	3.6	**32**	-	**0**	100～150g	別名：プチトマト，チェリートマト 廃棄部位：へた。硝酸イオン：0g
0	7	-	3	110	0	110	**9**	-	1.2	Tr	0.6	Tr	7	**0.08**	**0.03**	1.0	(1.1)	0.07	-	29	0.14	3.1	**28**	-	**0**		廃棄部位：へた。硝酸イオン：0g▲
11	29	(0)	17	2600	0	2600	**220**	(0)	18.0	0.4	1.8	Tr	31	**0.68**	**0.30**	13.0	14.0	0.95	(0)	120	1.08	43.0	**15**	-	**0.3**		硝酸イオン：0g
-	-	(0)	0	570	0	570	**47**	(0)	1.2	0	0.2	0	5	**0.06**	**0.03**	0.6	(0.8)	0.10	(0)	21	0.22	-	**10**	-	**0**		別名：トマト水煮缶詰。液汁を除いたもの。硝酸イオン：(0)g
1	4	(0)	0	310	0	310	**26**	(0)	0.7	0	0.1	0	2	**0.04**	**0.04**	0.7	(0.8)	0.09	(0)	17	0.18	4.2	**6**	-	**0.3**		果汁100%。硝酸イオン：(0)g (100g：97mL，100mL：103g)
1	4	(0)	0	310	0	310	**26**	(0)	0.7	0	0.1	0	2	**0.04**	**0.04**	0.7	(0.8)	0.09	(0)	17	0.18	4.2	**6**	-	**0**		果汁100%。硝酸イオン：(0)g (100g：97mL，100mL：103g)
-	-	(0)	66	350	0	390	**32**	(0)	0.8	0	0.1	0	6	**0.03**	**0.03**	0.4	(0.5)	0.06	(0)	10	0.20	-	**3**	-	**0.2**		原材料：トマト，にんじん，セロリ等 (100g：97mL，100mL：103g)
-	-	(0)	66	350	0	390	**32**	(0)	0.8	0	0.1	0	6	**0.03**	**0.03**	0.4	(0.5)	0.06	(0)	10	0.20	-	**3**	-	**0**		原材料：トマト，にんじん，セロリ等 (100g：97mL，100mL：103g)
-	-	(0)	0	14	-	14	**1**	(0)	0.1	0.2	0.1	0	13	**0.04**	**0.04**	0.2	(0.4)	0.03	(0)	41	0.24	-	**6**	-	**0**		別名：トレビッツ，あかめチコリ，レッドチコリ 廃棄部位：しん。硝酸イオン：Tr
-	-	(0)	1	800	-	800	**67**	(0)	4.6	0.1	1.1	0	120	**0.11**	**0.17**	0.3	1.3	0.16	(0)	100	0.48	-	**1**	-	**0**		別名：ずぶし，ねんどう ほうきぎ(ほうきぐさ)の種子。硝酸イオン：Tr
-	-	(0)	0	1900	0	1900	**160**	(0)	1.3	Tr	0	0	130	**0.05**	**0.13**	0.7	(0.9)	0.14	(0)	150	0.28	-	**88**	-	**0.1**		別名：とうな，とうじんな，ちりめんはくさい 廃棄部位：株元。硝酸イオン：0.3g
-	-	(0)	0	2600	0	2600	**220**	(0)	1.3	Tr	0	0	150	**0.02**	**0.07**	0.3	(0.7)	0.06	(0)	69	0.11	-	**23**	-	**0**		廃棄部位：株元。ゆでた後水冷し，手搾りしたもの。硝酸イオン：0.3g
0	10	(0)	0	100	1	100	**8**	(0)	0.3	0	0	0	10	**0.05**	**0.05**	0.5	0.7	0.05	(0)	32	0.33	2.3	**4**	-	**0**	中1個=50	廃棄部位：へた。硝酸イオン：Tr
-	-	(0)	0	98	1	98	**8**	(0)	0.3	0	0	0	10	**0.04**	**0.04**	0.4	(0.6)	0.03	(0)	22	0.29	-	**1**	-	**0**	～80g	へたを除いたもの。硝酸イオン：Tr
-	-	(0)	1	190	3	190	**16**	(0)	1.4	0	1.8	0.1	11	**0.06**	**0.07**	0.7	(1.0)	0.06	(0)	36	0.40	-	**2**	-	**0**		へたを除いたもの。植物油(なたね油)。硝酸イオン：Tr
-	7	-	Tr	110	3	110	**9**	-	2.6	0	5.5	0.1	22	**0.05**	**0.07**	0.6	(0.8)	0.04	0	28	0.16	2.3	**2**	-	**0.1**		へたを除いたもの。硝酸イオン：Tr
-	-	(0)	0	45	0	45	**4**	(0)	0.3	0	0	0	9	**0.04**	**0.04**	0.6	(0.8)	0.06	(0)	19	0.30	-	**6**	-	**0**		別名：洋なす。廃棄部位：へた及び果皮。硝酸イオン：Tr
-	-	(0)	0	20	0	20	**2**	(0)	2.5	0.2	7.5	1.5	31	**0.05**	**0.04**	0.6	(0.8)	0.05	(0)	12	0.30	-	**2**	-	**0**		廃棄部位：へた及び果皮。植物油(調合油)。硝酸イオン：0g
-	-	(0)	0	44	0	44	**4**	(0)	0.3	0	0	0	10	**0.03**	**0.04**	0.4	(0.6)	0.07	(0)	32	0.41	-	**7**	-	**2.2**	中1個=50g	水洗いし，水切りしたもの。硝酸イオン：(Tr)
-	-	(0)	0	26	0	26	**2**	(0)	0.3	0	0	0	12	**0.10**	**0.04**	1.0	1.3	0.15	Tr	43	0.67	-	**8**	-	**2.5**		水洗いし，水切りしたもの。廃棄率：へたつきの場合10%。硝酸イオン：(Tr)
-	-	(0)	0	5	0	5	**Tr**	(0)	0.5	Tr	0	0	27	**0.03**	**0.05**	0.3	1.2	0.03	(0)	9	0.13	-	**0**	-	**6.6**		硝酸イオン：(Tr)
-	-	(0)	0	76	0	76	**6**	(0)	0.2	Tr	0	0	24	**0.06**	**0.04**	0.6	1.0	0.09	(0)	18	0.08	-	**87**	-	**4.8**	1個=5g	硝酸イオン：0g
-	-	(0)	8	570	5	580	**48**	(0)	0.7	Tr	0.1	0	72	**0**	**0.02**	0.1	0.3	0.03	(0)	9	0.13	-	**0**	-	**4.1**		市販品の液汁を除去したもの。硝酸イオン：0.1g

なずな(薺)

Shepherd's purse

特徴 春に摘む若葉を食用とする。道端や畑に自生する。果実の形が三味線のばちに似ていることから,「ぺんぺんぐさ」「三味線草」とも呼ばれる。春の七草の一つ。
栄養 カロテン，ビタミンCに富み，鉄，カルシウムも多い。
調理 七草がゆに入れたり，ゆでて，あえ物，おひたしなどに用いる。

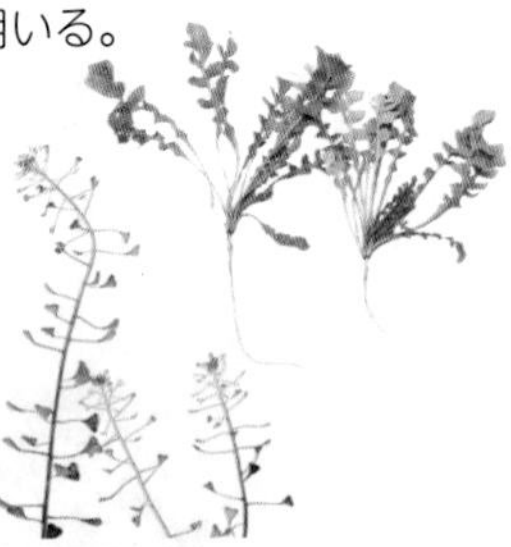

なずなの果実

なばな類(菜花類)

Turnip rapes

特徴 アブラナの若葉を，花がつぼみのうちに摘み取ったもの。独特のほろ苦さがある。別名「なのはな(菜の花)」「しんつみな」など。和種と洋種がある。なたね油用にも栽培されている。
栄養 カロテン，ビタミンCに富み，鉄，カルシウムも多い。
調理 ゆでておひたしやあえ物，煮物，汁物の具などに用いる。

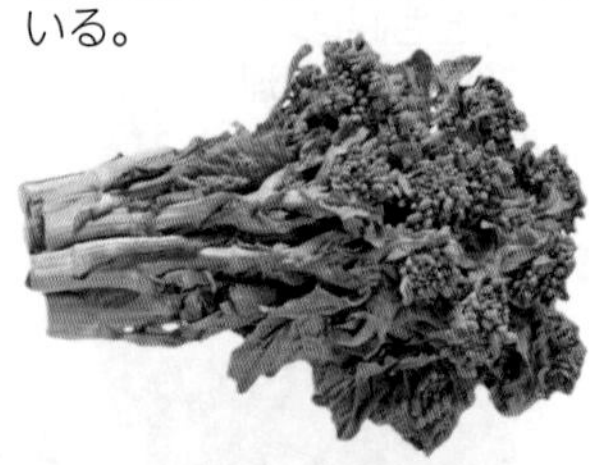

にがうり(苦瓜)

Bitter melon

特徴 細長く表皮にこぶがあり，苦味がある。成熟する前の緑色のときに食べる。別名は「つるれいし」「ゴーヤ」。原産地は熱帯アジア。
栄養 ビタミンCが豊富。
調理 苦味が強いので，塩を振ったり，熱湯に通したりしてやわらげる。おひたし，あえ物，炒め物に用いる。代表料理に沖縄県のゴーヤチャンプルーがある。

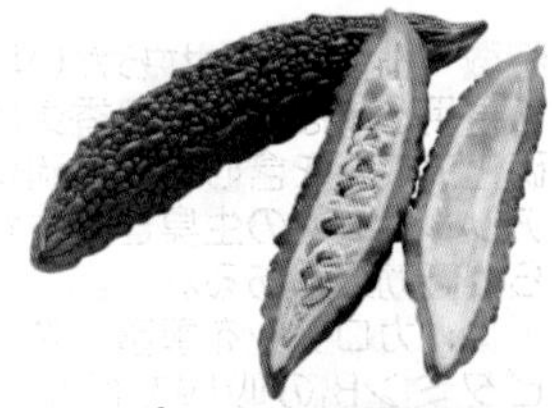

ゴーヤチャンプルー

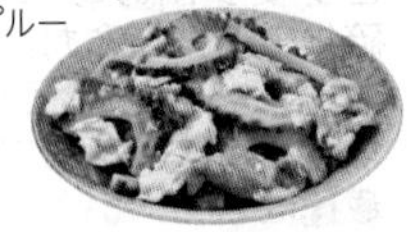

にがうりは熟すとどうなる?

完熟したにがうりは，フルーツのようだといわれます。熟すと果皮はオレンジ色になり，なかから赤い果肉に包まれた種子が現れます。種子のまわりの果肉はとても甘く，オレンジ色に変わった果皮も食べられます。

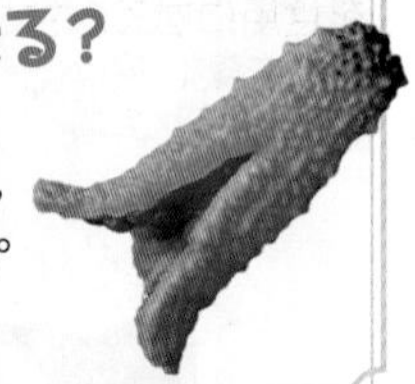

食品番号	食品名(可食部100g当たり)	廃棄率	エネルギー		水分	たんぱく質: アミノ酸組成によるたんぱく質	たんぱく質: たんぱく質	脂質: 脂肪酸のトリアシルグリセロール当量	脂質: コレステロール	脂質: 脂質	炭水化物: 利用可能炭水化物(単糖当量)	炭水化物: 利用可能炭水化物(質量計)	炭水化物: 差引き法による利用可能炭水化物	炭水化物: 食物繊維総量	炭水化物: 糖アルコール	炭水化物: 炭水化物	有機酸	灰分	無機質: ナトリウム	無機質: カリウム	無機質: カルシウム	無機質: マグネシウム	無機質: リン	無機質: 鉄	無機質: 亜鉛	無機質: 銅	無機質: マンガン	無機質: ヨウ素	無機質: セレン
		%	kJ	kcal	g	g	g	g	mg	g	g	g	g	g	g	g	g	g	mg	mg	mg	mg	mg	mg	mg	mg	mg	µg	µg
	なずな																												
06200	葉 生	5	147	35	86.8	-	4.3	-	(0)	0.1	-	-	1.6*	5.4	-	7.0	-	1.7	3	440	290	34	92	2.4	0.7	0.16	1.00	-	-
	(なばな類)																												
06201	和種なばな 花らい・茎 生	0	141	34	88.4	(3.6)	4.4	(0.1)	(0)	0.2	-	-	2.5*	4.2	-	5.8	-	1.2	16	390	160	29	86	2.9	0.7	0.09	0.32	1	1
06202	ゆで	0	117	28	90.2	(3.8)	4.7	(0.1)	(0)	0.1	-	-	0.9*	4.3	-	4.3	-	0.7	7	170	140	19	86	1.7	0.4	0.07	0.25	-	-
06203	洋種なばな 茎葉 生	0	149	36	88.3	(3.3)	4.1	(0.2)	(0)	0.4	-	-	3.3*	3.7	-	6.0	-	1.1	12	410	97	28	78	0.9	0.6	0.09	0.67	-	-
06204	ゆで	0	125	30	90.0	(2.9)	3.6	(0.2)	(0)	0.4	-	-	2.1*	4.1	-	5.3	-	0.7	10	210	95	19	71	0.7	0.4	0.07	0.61	-	-
	にがうり																												
06205	果実 生	15	63	15	94.4	0.7	1.0	(0.1)	(0)	0.1	0.3	0.3	1.6*	2.6	-	3.9	Tr	0.6	1	260	14	14	31	0.4	0.2	0.05	0.10	1	0
06206	油いため	0	193	47	90.3	(0.8)	1.2	(3.2)	(0)	3.3	(0.4)	(0.4)	2.3*	2.8	-	4.6	Tr	0.6	1	260	14	15	33	0.5	0.2	0.05	0.11	1	Tr
	(にら類)																												
06207	にら 葉 生	5	75	18	92.6	1.3	1.7	(0.1)	Tr	0.3	1.7*	1.7	1.9	2.7	-	4.0	-	1.1	1	510	48	18	31	0.7	0.3	0.07	0.39	1	1
06208	ゆで	0	112	27	89.8	(1.9)	2.6	(0.2)	Tr	0.5	(2.3)*	(2.3)	2.4	4.3	-	5.7	-	1.1	1	400	51	20	26	0.7	0.3	0.09	0.49	-	-
06344	油いため	0	283	69	85.8	(1.4)	1.9	(5.4)	(Tr)	5.7	(2.0)*	(2.0)	2.2	3.5	-	4.9	-	1.3	Tr	600	48	22	38	0.8	0.4	0.08	0.46	-	-
06209	花にら 花茎・花らい 生	5	113	27	91.4	(1.4)	1.9	(0.1)	(0)	0.2	-	-	3.7*	2.8	-	5.9	-	0.6	1	250	22	15	41	0.5	0.3	0.08	0.20	-	-
06210	黄にら 葉 生	0	76	18	94.0	(1.5)	2.1	(Tr)	(0)	0.1	-	-	1.9*	2.0	-	3.3	-	0.5	Tr	180	15	11	35	0.7	0.2	0.07	0.18	-	-
	(にんじん類)																												
06211	葉にんじん 葉 生	15	65	16	93.5	-	1.1	-	(0)	0.2	-	-	1.0*	2.7	-	3.7	-	1.1	31	510	92	27	52	0.9	0.3	0.04	0.26	-	-
06212	にんじん 根 皮つき 生	3	149	35	89.1	0.5	0.7	0.1	(0)	0.2	5.9	5.8	6.8*	2.8	-	9.3	-	0.8	28	300	28	10	26	0.2	0.2	0.05	0.12	-	-
06213	ゆで	0	120	29	90.2	(0.4)	0.6	(0.1)	(0)	0.2	(5.3)*	(5.2)	5.7	3.0	-	8.4	-	0.6	23	270	32	12	29	0.3	0.3	0.05	0.16	-	-
06214	皮なし 生	10	134	32	89.6	0.5	0.7	0.1	(0)	0.2	6.0*	5.9	6.0	2.8	-	8.8	0.3	0.7	24	300	24	9	28	0.2	0.2	0.04	0.11	Tr	Tr
06215	ゆで	0	119	28	90.0	(0.5)	0.7	(0.1)	(0)	0.1	5.1*	5.0	5.6	2.8	-	8.5	0.3	0.7	27	240	29	9	26	0.2	0.2	0.05	0.17	0	1
06345	油いため	0	429	103	79.1	(0.8)	1.1	(6.1)	(Tr)	6.4	(7.5)	(7.4)	9.3*	3.1	-	12.4	0.5	1.1	48	400	35	13	37	0.3	0.3	0.08	0.14	-	-
06346	素揚げ	0	365	87	80.6	(0.7)	1.0	3.3	0	3.5	(8.2)	(8.1)	12.9*	1.1	-	13.9	0.5	1.0	39	380	36	13	35	0.3	0.3	0.05	0.14	1	0
06407	カット 常法洗浄	0	115	27	91.5	0.4	0.5	0.1		0.2	5.1*	5.0	4.6	2.7	-	7.3	0.2	0.5	18	210	26	11	21	0.2	0.1	0.03	0.10	Tr	0
06408	次亜塩素酸洗浄	0	112	27	91.5	0.5	0.6	0.1	-	0.2	5.8	5.7	4.6*	2.6	-	7.2	0.2	0.5	19	200	27	11	21	0.2	0.1	0.03	0.10	Tr	0
06347	皮 生	0	108	26	90.4	(0.5)	0.7	-	(0)	0.2	-	-	3.7*	3.8	-	7.3	-	1.5	16	630	45	20	43	0.3	0.2	0.08	0.13	1	0
06216	冷凍	0	126	30	90.2	0.7	0.8	0.1	(0)	0.2	4.7*	4.5	4.1	4.1	-	8.2	0.3	0.6	57	200	30	9	31	0.3	0.2	0.05	0.14	Tr	0
06380	ゆで	0	101	24	91.7	0.6	0.7	0.1	(0)	0.2	3.5*	3.3	3.5	3.5	-	7.0	0.2	0.4	40	130	31	8	26	0.3	0.2	0.04	0.14	0	0
06381	油いため	0	271	65	85.2	0.7	0.9	3.8	Tr	4.0	5.1*	4.9	5.2	4.2	-	9.3	0.3	0.6	60	210	33	9	33	0.3	0.2	0.06	0.17	1	0
06348	グラッセ	0	224	53	83.8	(0.5)	0.7	1.1	5	1.4	9.4*	9.1	10.3	2.6	0	12.7	0.2	1.4	390	240	26	10	27	0.2	0.1	0.03	0.16	1	0
06217	ジュース 缶詰	0	125	29	92.0	(0.4)	0.6	(Tr)	(0)	0.1	(5.9)	(5.7)	6.7*	0.2	-	6.7	-	0.6	19	280	10	7	20	0.2	0.1	0.04	0.07	-	-

にら類(韮類)

Chinese chives

特徴　細長く，やわらかい葉を食用とする。独特の香気は，硫化アリルを含むため。硫化アリルは肉類の生臭さをやわらげる効果がある。
栄養　カロテンを豊富に含む。ビタミンB_1の吸収を助ける硫化アリルを含む。
調理　炒め物，汁物やぎょうざの具，雑炊などに用いる。

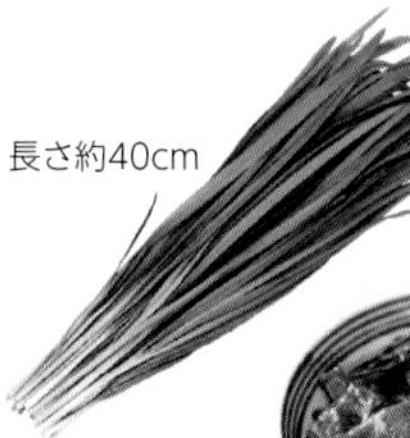

長さ約40cm

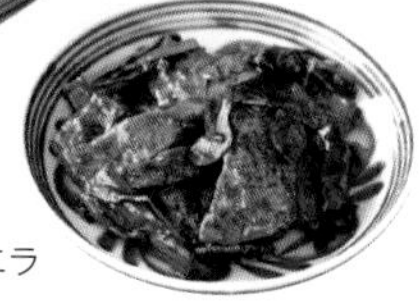

レバニラ

●花にら
とう立ちした花茎とつぼみを食用にする。甘味がある。葉は細くてかたいので食べない。

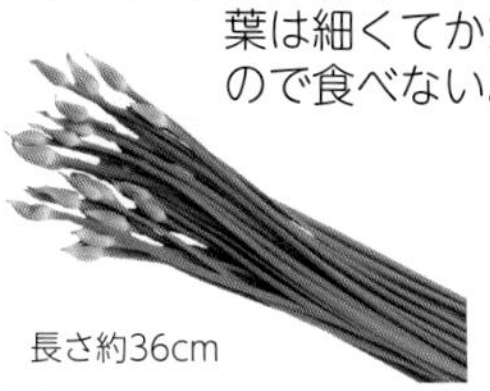

長さ約36cm

●黄にら
光に当てずに軟化栽培したもの。やわらかく，甘味がある。

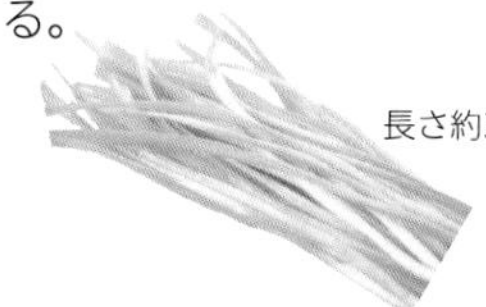

長さ約30cm

にんじん類(人参類)

Carrots

特徴　セリ科の植物で，肥大した根を食用とする。独特の香りと甘味をもつ。現在主流である太く短い西洋種と，きょうにんじんに代表される細長い東洋種がある。

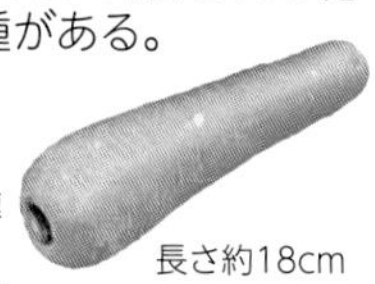

西洋種　長さ約18cm

栄養　カロテンを非常に多く含み，油で調理するとカロテンの吸収率が上がる。ビタミンAも多い。
調理　サラダ，なます，きんぴら，天ぷらなどに用いる。

●きんとき
「きょうにんじん」ともいう。鮮やかな赤色で，主に関西地域で栽培されている。

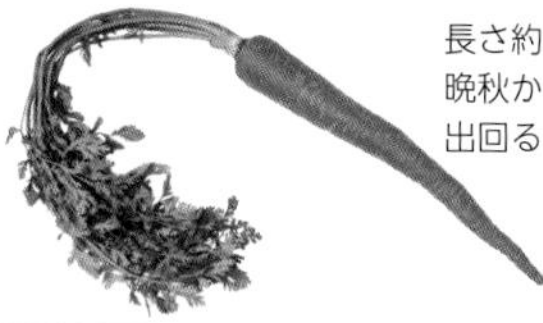

長さ約70cm
晩秋から１月に出回る

●島にんじん
沖縄県原産のにんじん。細長い形状で色は黄色，甘味が強い。

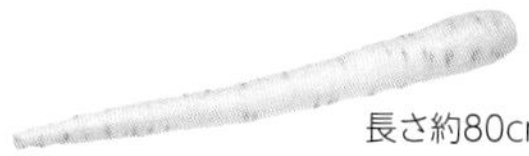

長さ約80cm

●ミニキャロット
生育の初期に間引いたものか，密植栽培したもの。

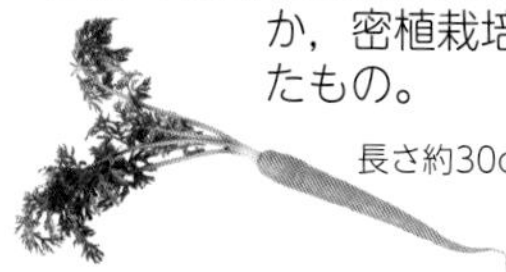

長さ約30cm

クロム	モリブデン	ビタミンA レチノール	A カロテン α	A カロテン β	A β-クリプトキサンチン	A β-カロテン当量	A レチノール活性当量	D	E トコフェロール α	E トコフェロール β	E トコフェロール γ	E トコフェロール δ	K	B_1	B_2	ナイアシン	ナイアシン当量	B_6	B_{12}	葉酸	パントテン酸	ビオチン	C	アルコール	食塩相当量	見当	備考
μg	μg	μg	μg	μg	μg	μg	μg	μg	mg	mg	mg	mg	μg	mg	mg	mg	mg	mg	μg	μg	mg	μg	mg	g	g		▲…食物繊維：AOAC2011.25法
																											別名：ぺんぺんぐさ，三味線草
-	-	(0)	0	5200	0	5200	**430**	(0)	2.5	Tr	0.1	0	330	**0.15**	**0.27**	0.5	1.2	0.32	(0)	180	1.10	-	**110**	-	**0**		廃棄部位：株元　硝酸イオン：0.1g
																											別名：なのはな，しんつみな，かぶれな
1	6	(0)	0	2200	21	2200	**180**	(0)	2.9	Tr	0.6	0	250	**0.16**	**0.28**	1.3	(2.6)	0.26	(0)	340	0.73	12.0	**130**	-	**0**		硝酸イオン：Tr
-	-	(0)	0	2400	20	2400	**200**	(0)	2.8	Tr	0.6	0	250	**0.07**	**0.14**	0.5	(1.9)	0.11	(0)	190	0.30	-	**44**	-	**0**		ゆでた後水冷し，手搾りしたもの。硝酸イオン：Tr
-	-	(0)	0	2600	24	2600	**220**	(0)	1.7	Tr	0.1	0	260	**0.11**	**0.24**	1.3	(2.5)	0.22	(0)	240	0.80	-	**110**	-	**0**		硝酸イオン：0.1g
-	-	(0)	0	2700	24	2700	**230**	(0)	1.6	Tr	0.1	0	270	**0.06**	**0.13**	0.6	(1.7)	0.11	(0)	240	0.47	-	**55**	-	**0**		ゆでた後水冷し，手搾りしたもの。硝酸イオン：Tr
																											別名：つるれいし，ゴーヤ
1	7	(0)	93	160	3	210	**17**	(0)	0.8	0.1	0.1	0	41	**0.05**	**0.07**	0.3	(0.5)	0.06	(0)	72	0.37	0.5	**76**	-	**0**		廃棄部位：両端，わた及び種子。硝酸イオン：Tr
1	8	0	100	180	4	230	**19**	(0)	0.9	0.1	0.1	0	45	**0.05**	**0.08**	0.3	(0.6)	0.07	(0)	79	0.41	0.5	**75**	-	**0**		両端，わた及び種子を除いたもの。植物油(調合油)。硝酸イオン：(Tr)
1	15	(0)	0	3500	32	3500	**290**	(0)	2.5	0	0.5	0	180	**0.06**	**0.13**	0.6	1.1	0.16	(0)	100	0.50	2.1	**19**	-	**0**	1本=約5g	廃棄部位：株元。硝酸イオン：0.3g
-	-	(0)	0	4400	30	4400	**370**	(0)	3.1	0.1	0.7	0	330	**0.04**	**0.12**	0.3	(1.1)	0.13	(0)	77	0.39	-	**11**	-	**0**		株元を除いたもの。ゆでた後水冷し，手搾りしたもの。硝酸イオン：0.3g
-	-	(0)	2	4500	49	4600	**380**	(0)	4.1	0	3.3	0.1	220	**0.06**	**0.16**	0.8	(1.3)	0.20	(0)	140	0.59	-	**21**	-	**0**		株元を除いたもの。植物油(なたね油)。硝酸イオン：0.4g
-	-	(0)	0	1100	0	1100	**91**	(0)	1.0	0	0.1	0	100	**0.07**	**0.08**	0.6	(1.2)	0.17	(0)	120	0.42	-	**23**	-	**0**		廃棄部位：花茎基部。硝酸イオン：Tr
-	-	(0)	0	59	0	59	**5**	(0)	0.3	0	0	0	29	**0.05**	**0.08**	0.7	(1.3)	0.12	(0)	76	0.38	-	**15**	-	**0**		硝酸イオン：Tr
-	-	(0)	780	1300	0	1700	**140**	(0)	1.1	0	0.1	0	160	**0.06**	**0.12**	1.1	1.3	0.15	(0)	73	0.43	-	**22**	-	**0.1**	中1本=	試料：水耕栽培品。別名：にんじんな。廃棄部位：株元。硝酸イオン：0.4g
-	-	(0)	3300	6900	0	8600	**720**	(0)	0.4	Tr	0	0	17	**0.07**	**0.06**	0.8	1.0	0.10	(0)	21	0.37	-	**6**	-	**0.1**	200g	廃棄部位：根端及び葉柄基部。硝酸イオン：0g
-	-	(0)	3200	6900	0	8500	**710**	(0)	0.4	0	0	0	15	**0.06**	**0.05**	0.7	(0.9)	0.09	(0)	17	0.42	-	**4**	-	**0.1**		根端及び葉柄基部を除いたもの。硝酸イオン：0g
0	Tr	0	2600	6300	0	7600	**630**	(0)	0.5	0	0	0	4	**0.04**	**0.03**	0.7	0.8	0.09	(0)	23	0.27	2.5	**4**	-	**0.1**		廃棄部位：根端，葉柄基部及び皮。硝酸イオン：0g▲
0	1	(0)	3100	7200	0	8700	**730**	(0)	0.4	Tr	0	0	18	**0.06**	**0.05**	0.6	(0.7)	0.10	(0)	19	0.25	2.5	**4**	-	**0.1**		根端，葉柄基部及び皮を除いたもの。硝酸イオン：0g
-	-	(0)	4500	9900	0	12000	**1000**	(0)	1.7	0	2.0	0.1	22	**0.11**	**0.08**	1.1	(1.3)	0.14	(0)	31	0.45	-	**5**	-	**0.1**		根端，葉柄基部及び皮を除いたもの。植物油(なたね油)。硝酸イオン：0g
0	1	(0)	1400	3200	0	3900	**330**	(0)	1.6	Tr	1.1	Tr	34	**0.10**	**0.07**	0.9	(1.1)	0.15	(0)	28	0.50	3.7	**6**	-	**0.1**		別名：フライドキャロット。根端，葉柄基部及び皮を除いたもの。植物油(なたね油)。硝酸イオン：0g
0	Tr	0	3000	6600	0	8100	**680**	-	0.4	0	0	0	3	**0.04**	**0.03**	0.4	0.5	0.08	-	22	0.22	2.2	**3**	-	**0**		硝酸イオン：Tr▲
0	Tr	0	2900	6400	0	7800	**650**	-	0.4	0	0	0	3	**0.04**	**0.03**	0.4	0.6	0.07	-	20	0.22	1.6	**3**	-	**0**		硝酸イオン：Tr▲
1	1	(0)	3800	6700	0	8600	**720**	(0)	0.5	0	0	0	12	**0.05**	**0.05**	1.1	(1.2)	0.12	(0)	46	0.31	6.4	**4**	-	**0**		同一試料の皮むき。硝酸イオン:0g
1	1	0	3900	9100	0	11000	**920**	(0)	0.8	Tr	0	0	6	**0.04**	**0.02**	0.5	0.6	0.09	Tr	21	0.25	2.1	**4**	-	**0.1**		硝酸イオン：Tr▲
Tr	1	(0)	4200	10000	(0)	12000	**1000**	(0)	0.9	Tr	0	0	6	**0.03**	**0.02**	0.3	0.5	0.06	0	18	0.20	1.6	**1**	-	**0.1**		硝酸イオン：Tr▲
1	1	(0)	4400	11000	(0)	13000	**1100**	(0)	1.5	Tr	1.5	Tr	11	**0.04**	**0.03**	0.5	0.7	0.09	0	24	0.30	2.3	**2**	-	**0.2**		植物油(なたね油)。硝酸イオン：Tr▲
0	1	25	3300	8600	0	10000	**880**	0	0.7	0	0	0	7	**0.03**	**0.03**	0.4	(0.6)	0.09	0	17	0.14	2.6	**2**	-	**1.0**		硝酸イオン:Tr
-	-	(0)	1300	3800	0	4500	**370**	(0)	0.2	0	0	0	2	**0.03**	**0.04**	0.6	(0.7)	0.08	(0)	13	0.27	-	**1**	-	**0**		硝酸イオン：(Tr)

にんにく類(大蒜，葫類)

Garlics

特徴　ねぎの仲間で，肥大した鱗茎を食用とする。強烈なにおいと辛味がある。殺菌力が強く，強壮，消化促進などに効果がある。茎にんにくは，とう立ちしたにんにくのつぼみを切り落とした茎。
栄養　ビタミンB_1，リン，カリウムが比較的多い。
調理　薬味にする他，酢漬やしょうゆ漬にする。

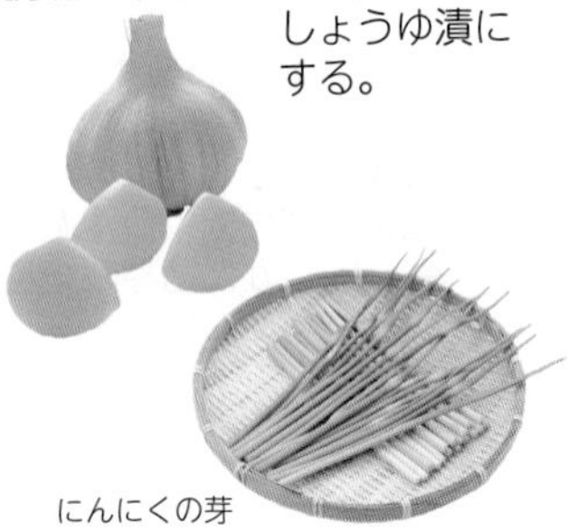

にんにくの芽

お家にぬか床ありますか？ ―漬物のはなし―

ぬか漬，塩漬，味噌漬，酢漬と，日本人は古来より様々な漬物をつくり，食卓に並べてきました。漬物は冷蔵庫のない時代からの保存食です。

◎漬物の効果は？

1．漬けることにより水分が出るので，野菜の体積が小さくなり，野菜類がもつビタミン，無機質，食物繊維を少量でとれる。
2．ぬかに漬けた場合は，ぬかのビタミンB_1，B_2も加わる。
3．漬けた際に生じた乳酸菌による抗菌作用，整腸作用をもつ。

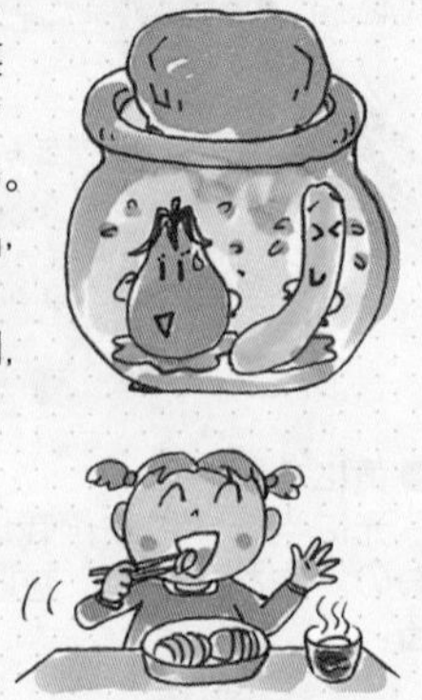

◎漬けこみ期間による分類

浅漬(即席漬)　2～3時間漬けたもの。
一夜漬　1晩～1日
当座漬　3日～1か月
保存漬　2，3か月～

地方特産の漬物や外国の漬物

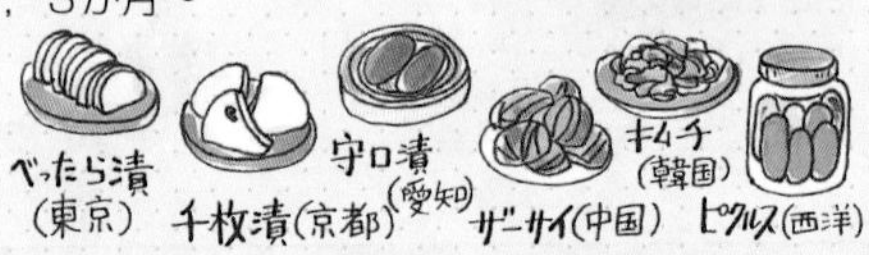
べったら漬(東京)
千枚漬(京都)
守口漬(愛知)
ザーサイ(中国)
キムチ(韓国)
ピクルス(西洋)

ねぎ類(葱類)

特徴　茎や葉が円筒状。特有の香気と辛味がある。耐寒性，耐暑性が強い。根深ねぎ(白ねぎ)と葉ねぎに大別される。
栄養　葉ねぎ，こねぎはカロテンが豊富。ビタミンB_1の吸収を助ける硫化アリルを含む。
調理　鍋物や汁物の具，炒め物，薬味などに用いる。

こねぎ
長さ50～70cm

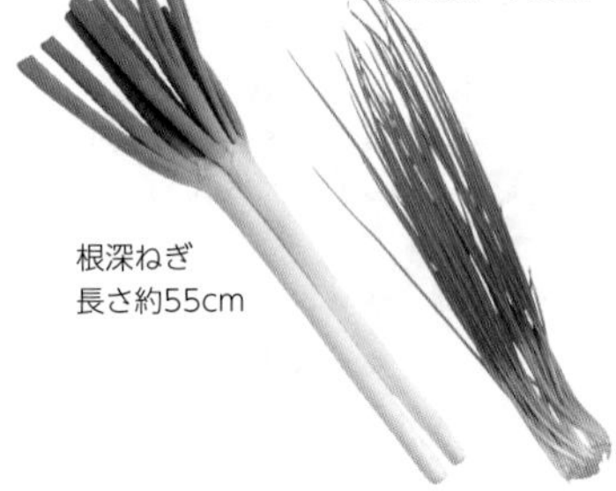

根深ねぎ
長さ約55cm

食品番号	食品名(可食部100g当たり)	廃棄率	エネルギー		水分	たんぱく質: アミノ酸組成によるたんぱく質	たんぱく質: たんぱく質	脂質: 脂肪酸のトリアシルグリセロール当量	脂質: コレステロール	脂質: 脂質	炭水化物: 利用可能炭水化物(単糖当量)	炭水化物: 利用可能炭水化物(質量計)	炭水化物: 利用可能炭水化物 差引き法による	炭水化物: 食物繊維総量	炭水化物: 糖アルコール	炭水化物: 炭水化物	有機酸	灰分	無機質: ナトリウム	無機質: カリウム	無機質: カルシウム	無機質: マグネシウム	無機質: リン	無機質: 鉄	無機質: 亜鉛	無機質: 銅	無機質: マンガン	無機質: ヨウ素	無機質: セレン
		%	kJ	kcal	g	g	g	g	mg	g	g	g	g	g	g	g	g	g	mg	mg	mg	mg	mg	mg	mg	mg	mg	μg	μg
06218	きんとき　根　皮つき　生	15	163	**39**	87.3	**(1.3)**	1.8	**0.1**	(0)	0.2	-	-	**6.3***	3.9	-	9.6	-	1.1	11	540	**37**	11	64	**0.4**	0.9	0.09	0.15	-	-
06219	ゆで	0	155	**37**	87.7	**(1.4)**	1.9	**0.1**	(0)	0.2	-	-	**5.5***	4.3	-	9.2	-	1.0	10	470	**39**	10	66	**0.5**	1.0	0.08	0.13	-	-
06220	皮なし　生	20	170	**40**	87.1	**(1.3)**	1.8	**0.1**	(0)	0.3	-	-	**6.8***	3.6	-	9.7	-	1.1	12	520	**34**	10	67	**0.4**	0.9	0.08	0.16	-	-
06221	ゆで	0	168	**40**	87.1	**(1.4)**	1.9	**0.1**	(0)	0.4	-	-	**6.3***	4.1	-	9.6	-	1.0	9	480	**38**	9	72	**0.4**	1.0	0.08	0.12	-	-
06409	島にんじん　根　皮なし　生	20	146	**35**	88.9	**-**	1.1	**-**	-	0.4	-	-	**4.9***	3.9	-	8.8	-	0.9	22	420	**34**	7	44	**0.5**	0.3	0.07	0.09	Tr	1
06222	ミニキャロット　根　生	1	109	**26**	90.9	**(0.5)**	0.7	**(0.1)**	(0)	0.2	(4.7)*	(4.6)	5.1	2.7	-	7.5	-	0.7	15	340	**30**	8	22	**0.3**	0.2	0.05	0.12	-	-
	(にんにく類)																												
06223	にんにく　りん茎　生	9	544	**129**	63.9	**4.0**	6.4	**0.5**	(0)	0.9	1.1	1.0	**24.1***	6.2	-	27.5	0	1.4	8	510	**14**	24	160	**0.8**	0.8	0.16	0.28	0	1
06349	油いため	0	803	**191**	53.7	**(5.0)**	8.2	**(5.2)**	(0)	5.9	(1.2)	(1.2)	**27.6***	6.8	-	30.6	0	1.6	16	610	**18**	29	200	**1.2**	1.0	0.21	0.36	-	-
06224	茎にんにく　花茎　生	0	186	**44**	86.7	**(1.4)**	1.9	**(0.1)**	(0)	0.3	-	-	**7.5***	3.8	-	10.6	-	0.5	9	160	**45**	15	33	**0.5**	0.3	0.06	0.35	-	-
06225	ゆで	0	182	**43**	86.9	**(1.2)**	1.7	**(0.1)**	(0)	0.2	-	-	**7.5***	3.8	-	10.7	-	0.5	6	160	**40**	15	33	**0.5**	0.3	0.06	0.32	-	-
	(ねぎ類)																												
06226	根深ねぎ　葉　軟白　生	40	146	**35**	89.6	**1.0**	1.4	**Tr**	2	0.1	3.6	3.6	**6.4***	2.5	-	8.3	-	0.5	Tr	200	**36**	13	27	**0.3**	0.3	0.04	0.12	0	Tr
06350	ゆで	0	118	**28**	91.4	**(0.8)**	1.3	**(Tr)**	-	0.1	(3.0)	(3.0)	**4.8***	2.5	-	6.8	-	0.4	0	150	**28**	10	22	**0.3**	0.3	0.05	0.09	-	-
06351	油いため	0	321	**77**	83.9	**(1.1)**	1.6	**(4.1)**	-	4.4	(4.1)	(4.1)	**7.7***	2.7	-	9.5	-	0.5	0	220	**35**	14	28	**0.3**	0.3	0.06	0.11	-	-
06227	葉ねぎ　葉　生	7	121	**29**	90.5	**1.3**	1.9	**0.1**	(0)	0.3	0	0	**4.0***	3.2	-	6.5	-	0.7	1	260	**80**	19	40	**1.0**	0.3	0.05	0.18	1	1
06352	油いため	0	321	**77**	83.9	**(1.5)**	2.1	**(4.9)**	(0)	5.2	(0)	(0)	**4.9***	3.9	-	7.9	-	0.9	2	310	**95**	22	49	**1.2**	0.4	0.06	0.21	-	-
06410	九条ねぎ　葉　生	8	135	**32**	90.0	**-**	1.7	**-**	-	0.3	-	-	**3.9***	3.3	-	7.3	-	0.7	Tr	240	**69**	13	40	**0.5**	0.4	0.03	0.63	1	Tr
06228	こねぎ　葉　生	10	111	**26**	91.3	**(1.4)**	2.0	**(0.1)**	(0)	0.3	-	-	**3.7***	2.5	-	5.4	-	0.9	1	320	**100**	17	36	**1.0**	0.3	0.03	0.18	-	-
06411	めねぎ　葉　生	0	62	**15**	94.9	**-**	1.5	**-**	-	0.3	-	-	**0.6***	1.8	-	2.4	-	0.7	13	240	**67**	37	45	**1.2**	0.3	0.05	1.39	2	Tr
	のざわな																												
06229	葉　生	3	60	**14**	94.0	**(0.8)**	0.9	**(0.1)**	(0)	0.1	-	-	**1.7***	2.0	-	3.5	-	1.1	24	390	**130**	19	40	**0.6**	0.3	0.05	0.23	1	1
06230	漬物　塩漬	5	70	**17**	91.8	**(1.0)**	1.2	**(0.1)**	(0)	0.1	-	-	**1.8***	2.5	-	4.1	-	2.4	610	300	**130**	21	39	**0.4**	0.3	0.05	0.13	-	-
06231	調味漬	3	93	**22**	89.5	**-**	1.7	**-**	(0)	0	-	-	**2.3***	3.1	-	5.4	-	3.2	960	360	**94**	21	36	**0.7**	0.3	0.08	0.15	-	-
	のびる																												
06232	りん茎葉　生	20	262	**63**	80.2	**-**	3.2	**(0.1)**	(0)	0.2	-	-	**8.7***	6.9	-	15.5	-	0.9	2	590	**100**	21	96	**2.6**	1.0	0.06	0.41	-	-
	はくさい																												
06233	結球葉　生	6	54	**13**	95.2	**0.6**	0.8	**Tr**	(0)	0.1	**2.0***	2.0	2.1	1.3	-	3.2	-	0.6	6	220	**43**	10	33	**0.3**	0.2	0.03	0.11	1	Tr
06234	ゆで	10	54	**13**	95.4	**(0.7)**	0.9	**(Tr)**	(0)	0.1	**(1.9)***	(1.9)	1.8	1.4	-	2.9	-	0.5	5	160	**43**	9	33	**0.3**	0.2	0.03	0.12	-	-
06235	漬物　塩漬	4	70	**17**	92.1	**(1.1)**	1.5	**(Tr)**	(0)	0.1	0	-	**1.8***	1.8	0	3.3	0.3	2.8	820	240	**39**	12	41	**0.4**	0.2	0.04	0.06	4	0
06236	キムチ	0	112	**27**	88.4	**-**	2.3	**-**	(0)	0.1	0	-	**2.7***	2.2	0	5.4	0.3	3.6	1100	290	**50**	11	48	**0.5**	0.2	0.04	0.10	14	1

Welsh onions

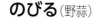

●**根深ねぎ**
土寄せして軟化栽培したもの。関東に多い。白い部分を主に食べる。代表的な品種に「加賀」「千住」がある。

●**こねぎ**
葉ねぎや一本ねぎを若採りしたもの。「万能ねぎ」ともいう。

●**葉ねぎ**
軟化栽培しないもので関西に多い。緑色の葉を主に食べる。代表的な品種に「九条」がある。

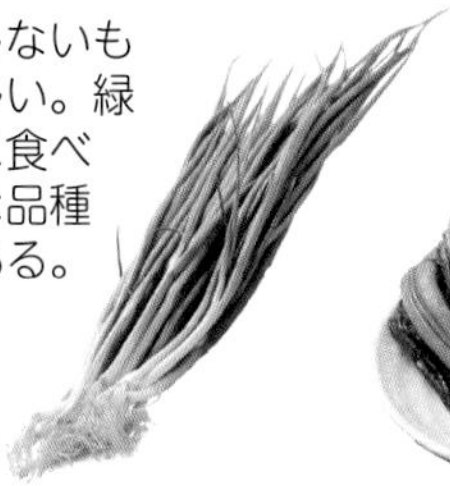

葉ねぎ
長さ約80cm

のざわな(野沢菜)

Nozawana

特徴 かぶの仲間だが，根が大きくならない。ほとんどが葉を塩漬にして用いる。別名は「信州菜」。信州の野沢温泉が発祥の地とされているのが，この名の由来。
栄養 カロテン，ビタミンC，カルシウムに富む。
調理 漬物にしてそのまま食べる他，炒め物，チャーハンやおにぎりの具に用いる。

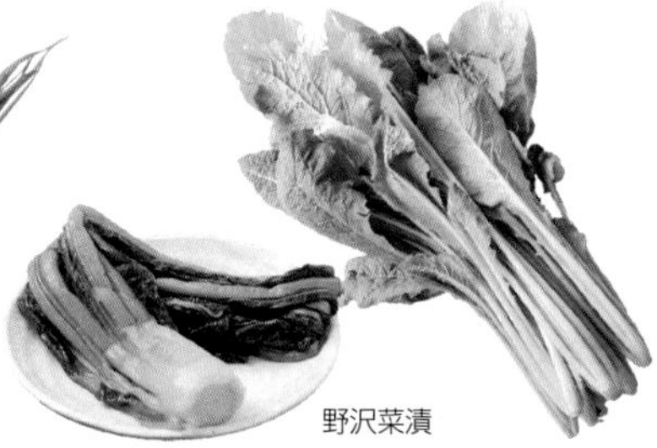

野沢菜漬

のびる(野蒜)

Nobiru

特徴 ねぎの仲間で，長さ40cmほどの，春に味わう山菜の一種。山野に自生し，田のあぜや畑のへりに群生する。にらに似た臭気がある。土中にある球形の地下茎を掘り起こして，葉とともに食用にする。
栄養 カリウム，カルシウム，マグネシウムなどを含む。
調理 球形の部分を生食したり，葉といっしょにゆでて酢みそあえやおひたしなどにする。

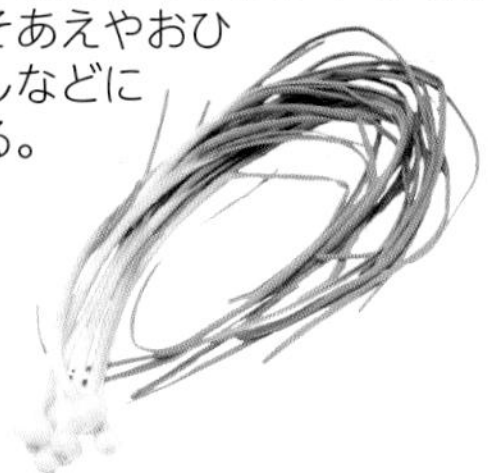

はくさい(白菜)

Chinese cabbage

特徴 葉の肉質はやわらかく，水分が多い。歯ざわりがよく，淡泊な味。冬野菜の代表。韓国料理のキムチの材料にもなる。原産地は中国。
栄養 ビタミンCを比較的多く含み，カルシウム，食物繊維も含む。
調理 鍋物，炒め物，漬物，煮物，汁物の具，スープに利用する。

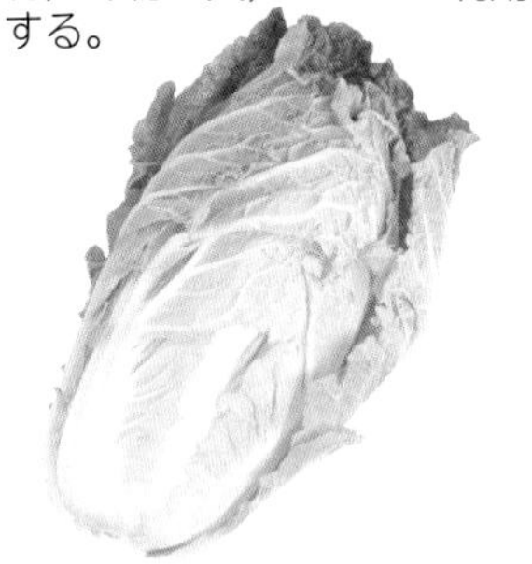

クロム	モリブデン	ビタミンA レチノール	カロテン α	カロテン β	β-クリプトキサンチン	β-カロテン当量	レチノール活性当量	D	E トコフェロール α	β	γ	δ	K	B1	B2	ナイアシン	ナイアシン当量	B6	B12	葉酸	パントテン酸	ビオチン	C	アルコール	食塩相当量	見当	備考
μg	μg	μg	μg	μg	μg	μg	μg	μg	mg	mg	mg	mg	μg	mg	mg	mg	mg	mg	μg	μg	mg	μg	mg	g	g		▲…食物繊維：AOAC2011.25法
-	-	(0)	250	4800	0	5000	**410**	(0)	0.5	0	0	0	2	**0.07**	**0.05**	1.0	(1.4)	0.12	(0)	110	0.32	-	**8**	-	**0**		別名：きょうにんじん。廃棄部位：根端及び葉柄基部。硝酸イオン：Tr
-	-	(0)	220	4900	0	5000	**410**	(0)	0.5	0	0	0	2	**0.07**	**0.05**	0.9	(1.3)	0.12	(0)	98	0.33	-	**6**	-	**0**		根端及び葉柄基部を除いたもの。硝酸イオン：Tr
-	-	(0)	250	4400	0	4500	**380**	(0)	0.5	0	0	0	2	**0.07**	**0.05**	1.0	(1.3)	0.13	(0)	100	0.33	-	**8**	-	**0**		廃棄部位：根端，葉柄基部及び皮。硝酸イオン：Tr
-	-	(0)	230	4700	0	4800	**400**	(0)	0.5	0	0	0	2	**0.06**	**0.06**	0.8	(1.2)	0.14	(0)	100	0.28	-	**8**	-	**0**		根端，葉柄基部及び皮を除いたもの。硝酸イオン：Tr
1	3	-	23	250	4	270	**22**	-	1.2	0	Tr	0	15	**0.07**	**0.05**	0.8	1.0	0.09	0	29	0.16	3.6	**14**	-	**0.1**		廃棄部位：根端，葉柄基部及び皮。硝酸イオン：Tr▲
-	-	(0)	2200	4900	0	6000	**500**	(0)	0.6	0	0	0	13	**0.04**	**0.03**	0.6	(0.7)	0.10	(0)	32	0.41	-	**4**	-	**0**		廃棄部位：根端及び葉柄基部。硝酸イオン：Tr
0	16	(0)	0	2	0	2	**0**	(0)	0.5	0	0	0	0	**0.19**	**0.07**	0.7	1.8	1.53	(0)	93	0.55	2.0	**12**	-	**0**	1球=約15g	廃棄部位：茎，りん皮及び根盤部。硝酸イオン：0g
-	-	(0)	0	2	0	2	**0**	(0)	1.5	0	1.5	Tr	3	**0.23**	**0.09**	0.8	(2.3)	1.80	(0)	120	0.68	-	**10**	-	**0**		茎，りん皮及び根盤部を除いたもの。植物油(なたね油)。硝酸イオン：0g
-	-	(0)	0	710	7	710	**60**	(0)	0.8	Tr	0.1	0	54	**0.11**	**0.10**	0.3	(0.9)	0.31	(0)	120	0.29	-	**45**	-	**0**		別名：にんにくの芽。硝酸イオン：Tr
-	-	(0)	0	670	8	680	**56**	(0)	0.8	Tr	Tr	0	51	**0.10**	**0.07**	0.3	(0.8)	0.28	(0)	120	0.31	-	**39**	-	**0**		ゆでた後水冷し，水切りしたもの。硝酸イオン：Tr
0	2	(0)	0	82	1	83	**7**	(0)	0.2	0	0	0	8	**0.05**	**0.04**	0.4	0.6	0.12	(0)	72	0.17	1.0	**14**	-	**0**	中1本=100〜150g	別名：長ねぎ。廃棄部位：株元及び緑葉部。硝酸イオン：Tr
-	-	(0)	0	69	Tr	69	**6**	(0)	0.1	0	0	0	8	**0.04**	**0.03**	0.3	(0.5)	0.09	(0)	53	0.17	-	**10**	-	**0**		株元及び緑葉部を除いたもの。硝酸イオン：Tr
-	-	(0)	0	72	1	73	**6**	(0)	0.9	Tr	1.4	Tr	8	**0.06**	**0.05**	0.4	(0.7)	0.14	(0)	72	0.17	-	**15**	-	**0**		株元及び緑葉部を除いたもの。植物油(なたね油)。硝酸イオン：Tr
2	1	(0)	Tr	1500	17	1500	**120**	(0)	0.9	Tr	0	0	110	**0.06**	**0.11**	0.5	0.9	0.13	(0)	100	0.23	1.7	**32**	-	**0**	1本=50〜60g	別名：青ねぎ。廃棄部位：株元。硝酸イオン：0.1g
-	-	(0)	Tr	1800	20	1800	**150**	(0)	2.1	0	1.6	0	150	**0.07**	**0.12**	0.5	(1.1)	0.16	(0)	120	0.29	-	**43**	-	**0**		株元を除いたもの。植物油(なたね油)。硝酸イオン：0.1g
Tr	6	-	2	1400	10	1400	**110**	-	0.6	0	0	0	100	**0.06**	**0.10**	0.6	0.9	0.11	Tr	130	0.14	1.5	**27**	-	**0**		廃棄部位：株元。硝酸イオン：0.1g▲
-	-	(0)	0	2200	13	2200	**190**	(0)	1.3	0	0	0	120	**0.08**	**0.14**	0.6	(1.1)	0.13	(0)	120	0.20	-	**44**	-	**0**		万能ねぎ等を含む。廃棄部位：株元。硝酸イオン：0.1g
1	6	-	10	2900	11	2900	**240**	-	0.8	Tr	0	0	180	**0.08**	**0.10**	0.6	0.8	0.10	0.1	72	0.17	1.6	**12**	-	**0**		硝酸イオン：0.2g▲
2	10	(0)	0	1200	0	1200	**100**	(0)	0.5	Tr	0	0	100	**0.06**	**0.10**	0.7	(1.0)	0.11	(0)	110	0.17	1.4	**41**	-	**0.1**		廃棄部位：株元。硝酸イオン：0.4g
-	-	(0)	0	1600	0	1600	**130**	(0)	0.7	Tr	0	0	110	**0.05**	**0.11**	0.5	(0.9)	0.06	(0)	64	0.13	-	**27**	-	**1.5**		廃棄部位：株元。水洗いし，手搾りしたもの。硝酸イオン：0.4g
-	-	(0)	0	2400	0	2400	**200**	(0)	1.3	0	0	0	200	**0.03**	**0.11**	0.5	0.8	0.08	(0)	35	0.17	-	**26**	-	**2.4**	1人分=25g	廃棄部位：株元。硝酸イオン：0.2g
-	-	(0)	0	800	12	810	**67**	(0)	1.3	0	0.2	0	160	**0.08**	**0.22**	1.1	1.6	0.16	(0)	110	0.29	-	**60**	-	**0**		廃棄部位：根。硝酸イオン：Tr
0	6	(0)	0	92	13	99	**8**	(0)	0.2	0	0	0	59	**0.03**	**0.03**	0.6	0.7	0.09	(0)	61	0.25	1.4	**19**	-	**0**	中1株=1〜1.5kg	廃棄部位：株元。硝酸イオン：0.1g
-	-	(0)	0	130	0	130	**11**	(0)	0.1	0	0	0	87	**0.01**	**0.01**	0.3	(0.5)	0.04	(0)	42	0.25	-	**10**	-	**0**	中1枚=100g	廃棄部位：株元。ゆでた後水冷し，手搾りしたもの。硝酸イオン：0.2g
Tr	8	(0)	0	14	Tr	14	**1**	(0)	0.2	0	0	0	61	**0.04**	**0.03**	0.4	(0.6)	0.08	Tr	59	0.11	0.5	**29**	-	**2.1**		廃棄部位：株元。液汁を除いたもの。硝酸イオン：0.1g
1	6	(0)	22	110	110	170	**15**	(0)	0.5	Tr	0.1	Tr	42	**0.04**	**0.06**	0.6	1.0	0.13	Tr	22	0.24	0.8	**15**	-	**2.9**		硝酸イオン：0.2g

バジル

Basil

特徴　シソ科の香草。清涼感のある，独特な芳香がある。いろいろな種類がある。「スイートバジル」「バジリコ」(イタリア名)とも呼ばれる。
栄養　ビタミンA，Eの他，カリウム，カルシウムなどが豊富。強壮作用や鎮静作用がある。
調理　乾燥した葉を使うこともあるが，生の方が味，香りはよい。トマトと相性がよく，トマトサラダやトマトピューレに加えられる。

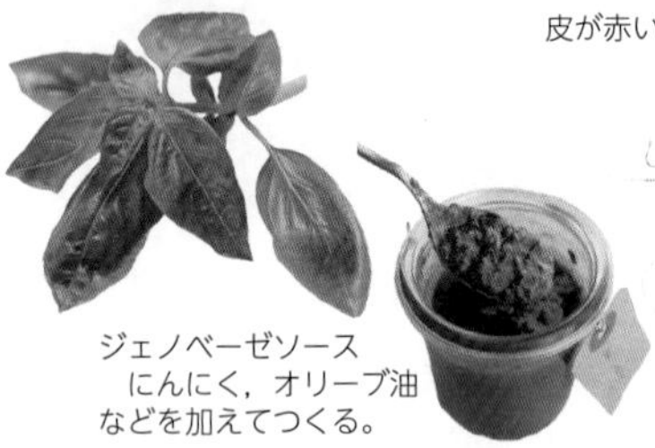

ジェノベーゼソース
にんにく，オリーブ油などを加えてつくる。

はつかだいこん(二十日大根)

Radish

特徴　球形の根を食用とする小型の大根。皮の色は紫，赤，白など様々だが，肉質は白色。根は球形，だ円形，紡錘形などの種類がある。二十日余りで収穫できるため，この名前がある。
栄養　ほとんど水分だが，ビタミンCが比較的多い。
調理　サラダ，酢漬などに利用する。料理の飾りつけにも用いる。

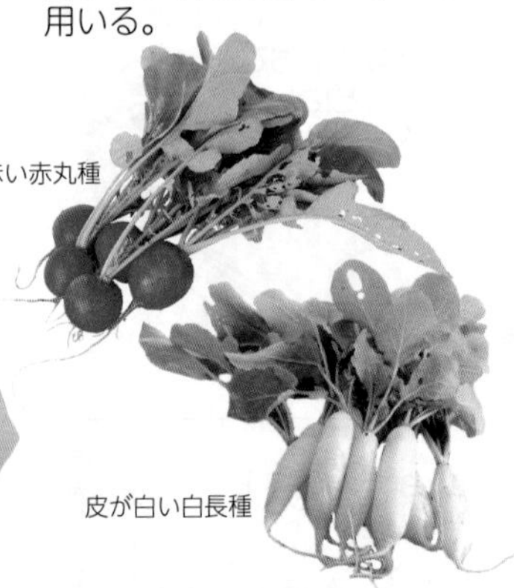

皮が赤い赤丸種

皮が白い白長種

はなっこりー

Hanaccoli

特徴　中国野菜(サイシン)とブロッコリーを合わせてつくられた，山口県の地域特産野菜。なばなのような外観を持つ。ほんのり甘みがあり，味はくせがなく，花序(花蕾)と花茎，苞葉を食用とする。
栄養　カリウム，カロテン，ビタミンK，ビタミンC，葉酸が多い。
調理　さっと塩ゆでしてサラダで食べたり，油炒めや天ぷら，シチュー，コロッケの具にしたり，ソースにするなど幅広く使用できる。

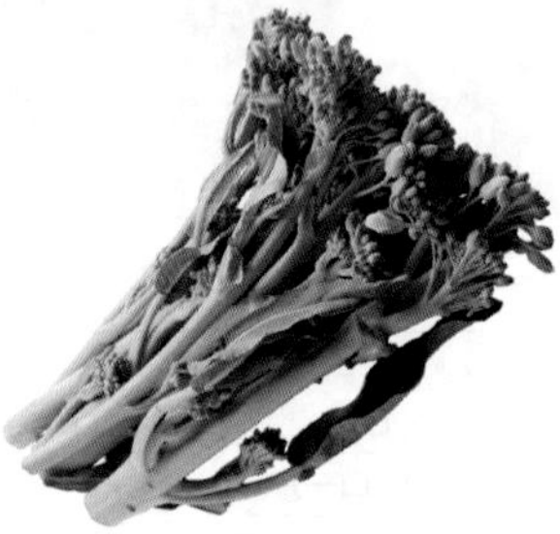

はやとうり(隼人瓜)

Chayote

特徴　形は洋なしに似ていて，果肉はよくしまっている。果皮が白色と緑色の種類があり，緑色の方が味は淡泊。
　大正時代に伝わり，鹿児島県で栽培されたため，この名がついた。数百結実することがあるので，「せんなり(千成)うり」とも呼ばれる。熱帯アメリカ原産。
栄養　ほとんどが水分だが，ビタミンCが比較的多い。
調理　主に漬物に用いる他，酢の物，煮物にも用いる。

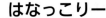

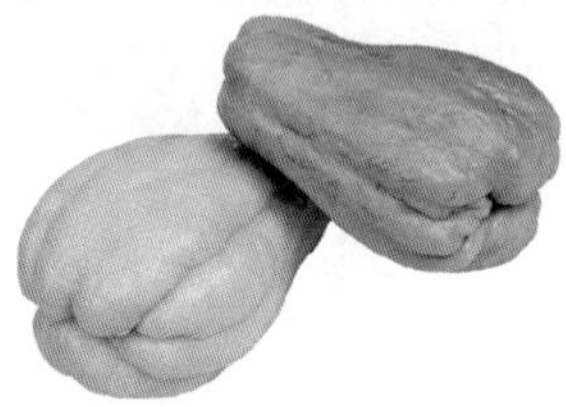

可食部100g当たり		廃棄率	エネルギー		水分	たんぱく質		脂質			炭水化物						有機酸	灰分	無機質										
食品番号	食品名					アミノ酸組成によるたんぱく質	たんぱく質	脂肪酸のトリアシルグリセロール当量	コレステロール	脂質	利用可能炭水化物(単糖当量)	利用可能炭水化物(質量計)	利用可能炭水化物 差引き法による	食物繊維総量	糖アルコール	炭水化物			ナトリウム	カリウム	カルシウム	マグネシウム	リン	鉄	亜鉛	銅	マンガン	ヨウ素	セレン
		%	kJ	kcal	g	g	g	g	mg	g	g	g	g	g	g	g	g	g	mg	mg	mg	mg	mg	mg	mg	mg	mg	μg	μg
	パクチョイ																												
06237	葉　生	10	63	15	94.0	-	1.6	(0.1)	(0)	0.2	(2.2)	(2.1)	1.0*	1.8	-	2.7	-	1.1	12	450	100	27	39	0.8	0.3	0.04	0.25	1	1
	バジル																												
06238	葉　生	20	86	21	91.5	(1.2)	2.0	(0.5)	(0)	0.6	(0.3)	(0.3)	0.9*	4.0	-	4.0	-	1.5	1	420	240	69	41	1.5	0.6	0.20	1.91	-	-
	パセリ																												
06239	葉　生	10	142	34	84.7	3.2	4.0	(0.5)	(0)	0.7	0.9*	0.9	1.9	6.8	-	7.8	-	2.7	9	1000	290	42	61	7.5	1.0	0.16	1.05	7	3
	はつかだいこん																												
06240	根　生	25	56	13	95.3	0.7	0.8	(0.1)	(0)	0.1	(1.9)*	(1.9)	1.7	1.2	-	3.1	-	0.7	8	220	21	11	46	0.3	0.1	0.02	0.05	-	-
	はなっこりー																												
06392	生	0	144	34	89.5	-	3.6	-	-	0.5	-	-	2.2*	3.1	-	5.4	-	1.0	5	380	51	22	79	0.5	0.5	0.06	0.28	Tr	1
	はやとうり																												
06241	果実　白色種　生	2	86	20	94.0	(0.4)	0.6	(0.1)	(0)	0.1	-	-	4.0*	1.2	-	4.9	-	0.4	Tr	170	12	10	21	0.3	0.1	0.03	0.15	-	-
06242	塩漬	0	71	17	91.0	(0.4)	0.6	-	(0)	Tr	-	-	3.0*	1.6	-	4.4	-	4.0	1400	110	8	10	14	0.2	0.1	0.04	0.17	-	-
06353	緑色種　生	2	86	21	94.0	-	0.6	-	(0)	0.1	-	-	3.7*	1.2	-	4.9	-	0.4	Tr	170	12	10	21	0.3	0.1	0.03	0.15	-	-
	ビーツ																												
06243	根　生	10	159	38	87.6	(1.0)	1.6	(0.1)	(0)	0.1	(7.3)*	(6.9)	7.2	2.7	-	9.3	-	1.1	30	460	12	18	23	0.4	0.3	0.09	0.15	-	-
06244	ゆで	3	176	42	86.9	(1.0)	1.5	(0.1)	(0)	0.1	(10.3)	(9.8)	7.8*	2.9	-	10.2	-	1.0	38	420	15	22	29	0.4	0.3	0.09	0.17	-	-
	(ピーマン類)																												
06245	青ピーマン　果実　生	15	85	20	93.4	0.7	0.9	0.1	0	0.2	2.3	2.3	3.0*	2.3	-	5.1	0.2	0.4	1	190	11	11	22	0.4	0.2	0.06	0.10	Tr	0
06246	油いため	0	221	54	89.0	(0.7)	0.9	(4.1)	0	4.3	(2.4)*	(2.4)	3.3	2.4	-	5.4	0.2	0.4	1	200	11	11	24	0.7	0.2	0.06	0.10	Tr	0
06247	赤ピーマン　果実　生	10	117	28	91.1	(0.8)	1.0	(0.2)	(0)	0.2	(5.3)*	(5.3)	5.8	1.6	-	7.2	-	0.5	Tr	210	7	10	22	0.4	0.2	0.03	0.13	-	-
06248	油いため	0	286	69	86.6	(0.8)	1.0	(4.1)	(0)	4.3	(4.6)	(4.5)	6.4*	1.6	-	7.6	-	0.5	Tr	220	7	10	24	0.7	0.2	0.03	0.14	-	-
06393	オレンジピーマン　果実　生	9	81	19	94.2	0.7	0.9	0.1	-	0.3	3.1*	3.1	2.8	1.8	-	4.2	-	0.4	0	230	5	10	26	0.3	0.2	0.04	0.10	Tr	0
06394	油いため	0	337	81	85.8	(0.8)	1.1	-	-	5.1	3.8	3.8	7.8*	-	-	7.6	-	0.4	Tr	270	5	11	30	0.4	0.2	0.05	0.11	0	0
06249	黄ピーマン　果実　生	10	119	28	92.0	(0.6)	0.8	(0.1)	(0)	0.2	(4.9)	(4.9)	5.7*	1.3	-	6.6	-	0.4	Tr	200	8	10	21	0.3	0.2	0.04	0.15	-	-
06250	油いため	0	252	61	87.6	(0.6)	0.8	(4.1)	(0)	4.3	(5.1)*	(5.1)	6.1	1.3	-	6.9	-	0.4	Tr	210	8	10	23	0.5	0.2	0.04	0.16	-	-
06251	トマピー　果実　生	15	138	33	90.9	(0.8)	1.0	-	(0)	0.2	-	-	6.1*	1.6	-	7.5	-	0.4	Tr	210	8	8	29	0.4	0.3	0.07	0.12	-	-

ビーツ

Table beet

特徴　アカザ科の植物で，根はかぶのように見える。輪切りにすると，同心円状の赤い輪紋がある。「かえんさい」とも呼ばれる。原産地は地中海沿岸。

栄養　カリウム，リン，カルシウム，鉄，ビタミンC，食物繊維を含む。

調理　サラダ，マリネ，シチュー，スープなどに利用する。ロシア料理ボルシチの主材料。

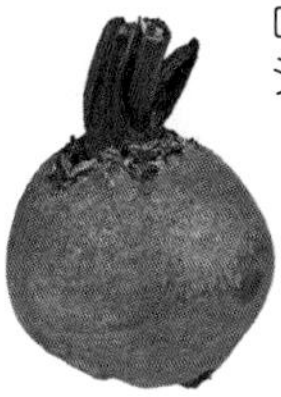

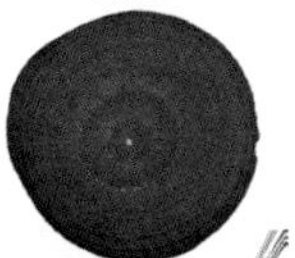

断面

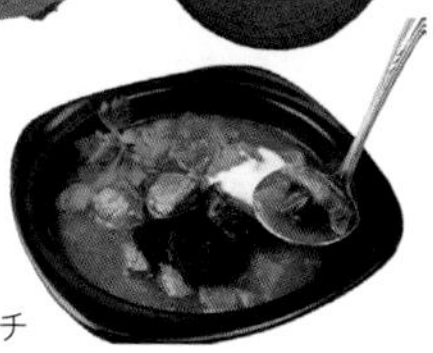

ボルシチ

ピーマン類

Sweet peppers

特徴　とうがらしの甘味種で，中～大型の青果用のものの総称。果実は，種子以外は空洞。ピーマンは「とうがらし」のフランス名。冬も温室栽培され，１年中出回っている。

栄養　カロテン，ビタミンCに富む。

調理　油との相性がよいので，炒め物，揚げ物に利用される。サラダやチンジャオロース，肉詰は代表料理。

●青ピーマン

「ピーマン」と呼ばれる。独特な香りがある。

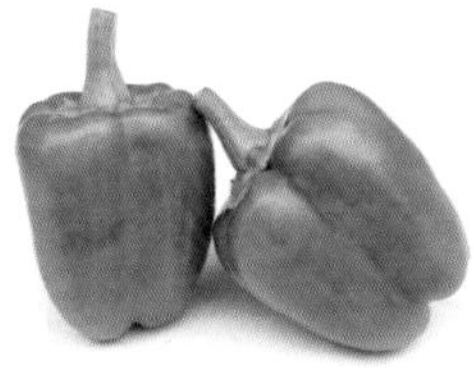

●赤ピーマン，黄ピーマン，オレンジピーマン

中果種あるいは大果種のピーマンで，完熟果が赤色のものが「赤ピーマン」，黄色のものが「黄ピーマン」，オレンジ色のものが「オレンジピーマン」である。大型のものは「パプリカ」，「ビッグピーマン」，「ジャンボピーマン」とも呼ばれるが，香辛料の原料となるパプリカとは品種が異なる。

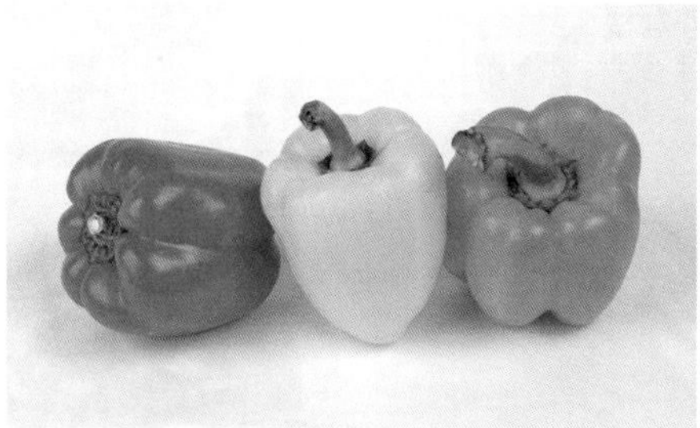

クロム	モリブデン	ビタミン A レチノール	A カロテン α	A カロテン β	A β-クリプトキサンチン	A β-カロテン当量	A レチノール活性当量	D	E トコフェロール α	E トコフェロール β	E トコフェロール γ	E トコフェロール δ	K	B1	B2	ナイアシン	ナイアシン当量	B6	B12	葉酸	パントテン酸	ビオチン	C	アルコール	食塩相当量	見当	備考
µg	µg	µg	µg	µg	µg	µg	µg	µg	mg	mg	mg	mg	µg	mg	mg	mg	mg	mg	µg	µg	mg	µg	mg	g	g		▲…食物繊維：AOAC2011.25法
1	6	(0)	0	1800	17	1800	**150**	(0)	0.9	Tr	Tr	0	190	**0.07**	**0.12**	0.8	1.1	0.11	(0)	140	0.34	2.6	**45**	–	**0**		別名：パイゲンサイ 廃棄部位：株元。硝酸イオン：0.4g
–	–	(0)	0	6300	0	6300	**520**	(0)	3.5	0	0.4	0	440	**0.08**	**0.19**	0.6	(1.0)	0.11	(0)	69	0.29	–	**16**	–	**0**		別名：バジリコ，スイートバジル 廃棄部位：茎及び穂。硝酸イオン：0.4g
4	39	(0)	0	7400	83	7400	**620**	(0)	3.3	0	0.9	0	850	**0.12**	**0.24**	1.2	2.7	0.27	(0)	220	0.48	4.1	**120**	–	**0**	1本＝5～10g	別名：オランダぜり 廃棄部位：茎。硝酸イオン：0.2g
–	–	(0)	0	(0)	0	(0)	**(0)**	(0)	0	0	0	0	1	**0.02**	**0.02**	0.1	0.3	0.07	(0)	53	0.18	–	**19**	–	**0**	1個＝約10g	別名：ラディッシュ 試料：赤色球形種。廃棄部位：根端，葉及び葉柄基部。硝酸イオン：0.3g
0	3	–	4	1200	9	1200	**97**	–	1.3	–	0.1	–	140	**0.09**	**0.15**	1.0	1.6	0.23	–	220	0.50	8.5	**90**	–	**0**		硝酸イオン：Tr▲
–	–	(0)	(0)	0	0	(0)	**(0)**	(0)	0.2	0	0	0	9	**0.02**	**0.03**	0.3	(0.4)	0.04	(0)	44	0.46	–	**11**	–	**0**		別名：せんなりうり 廃棄部位：種子。硝酸イオン：Tr
–	–	(0)	0	0	0	0	**(0)**	(0)	0.1	0	0	0	11	**0.02**	**0.04**	0.3	(0.4)	0.04	(0)	25	0.47	–	**9**	–	**3.6**		水洗いし，水切りしたもの。硝酸イオン：Tr
–	–	(0)	–	–	–	27	**2**	(0)	0.2	0	0	0	9	**0.02**	**0.03**	0.3	0.4	0.04	(0)	44	0.46	–	**11**	–	**0**		廃棄部位：種子。硝酸イオン：Tr
–	–	(0)	(0)	(0)	(0)	(0)	**(0)**	(0)	0.1	0	0	0	0	**0.05**	**0.05**	0.3	(0.6)	0.07	(0)	110	0.31	–	**5**	–	**0.1**	1個＝200g	別名：ビート，ビートルート，レッドビート，テーブルビート，かえんさい 廃棄部位：根端，皮及び葉柄基部。硝酸イオン：0.3g
–	–	(0)	(0)	(0)	(0)	(0)	**(0)**	(0)	0.1	0	0	0	0	**0.04**	**0.04**	0.2	(0.5)	0.05	(0)	110	0.31	–	**3**	–	**0.1**		根端及び葉柄基部を除いたもの。廃棄部位：皮。硝酸イオン：0.3g
1	3	(0)	6	400	3	400	**33**	(0)	0.8	0	0	0	20	**0.03**	**0.03**	0.6	0.8	0.19	(0)	26	0.30	1.6	**76**	–	**0**	中1個＝30～40g	廃棄部位：へた，しん及び種子。硝酸イオン：Tr
0	4	(0)	6	410	3	420	**35**	(0)	0.9	0	0	0	21	**0.03**	**0.03**	0.6	(0.8)	0.20	(0)	27	0.31	1.9	**79**	–	**0**		へた，しん及び種子を除いたもの。植物油（調合油）。硝酸イオン：(Tr)
–	–	(0)	0	940	230	1100	**88**	(0)	4.3	0.2	0.2	Tr	7	**0.06**	**0.14**	1.2	(1.4)	0.37	(0)	68	0.28	–	**170**	–	**0**		別名：パプリカ。廃棄部位：へた，しん及び種子。硝酸イオン：0g
–	–	(0)	0	980	240	1100	**92**	(0)	4.4	0.2	0.2	Tr	7	**0.06**	**0.16**	1.2	(1.4)	0.39	(0)	71	0.29	–	**180**	–	**0**		へた，しん及び種子を除いたもの。植物油（調合油）。硝酸イオン：(0)g
0	6	–	150	420	290	630	**53**	–	3.1	0.1	Tr	0	4	**0.04**	**0.03**	1.3	1.4	0.32	–	53	0.21	2.3	**150**	–	**0**		別名：パプリカ。廃棄部位：へた，しん及び種子。▲硝酸イオン：0g
0	7	–	150	480	320	720	**60**	–	5.2	0.1	2.5	0.1	11	**0.05**	**0.04**	1.4	(1.6)	0.34	–	57	0.26	2.6	**170**	–	**0**		へた，しん及び種子を除いたもの。植物油（なたね油）。硝酸イオン：0g
–	–	(0)	71	160	27	200	**17**	(0)	2.4	0.1	Tr	0	3	**0.04**	**0.03**	1.0	(1.2)	0.26	(0)	54	0.25	–	**150**	–	**0**		別名：パプリカ，キングベル。廃棄部位：へた，しん及び種子。硝酸イオン：0g
–	–	(0)	74	160	28	210	**18**	(0)	2.5	0.1	Tr	0	3	**0.04**	**0.03**	1.0	(1.2)	0.27	(0)	56	0.26	–	**160**	–	**0**		へた，しん及び種子を除いたもの。植物油（調合油）：4.1g。硝酸イオン：(0)g
–	–	(0)	33	1700	500	1900	**160**	(0)	4.3	0.1	0.1	0	4	**0.05**	**0.09**	1.2	(1.4)	0.56	(0)	45	0.33	–	**200**	–	**0**		別名：ミニパプリカ。廃棄部位：へた，しん及び種子。硝酸イオン：0g

ひのな(日野菜)

Hinona

特徴　滋賀県日野地方原産のかぶの一種。葉は長円形，根は白くだいこんのように直線状だが，上部３分の１は赤紫色をしている。根は40～50日で直径２cmほどになるので，このころ収穫する。ひのなの漬物を「桜漬」という。

調理　葉をつけたまま塩漬，麹漬，ぬか漬，酢漬などにする他，サラダや天ぷらにも用いられる。桜漬は葉を刻みあくを抜き，根を３cmくらいの大きさにして塩漬にしたもので，鮮やかな桜色で独特のほろ苦さがある。

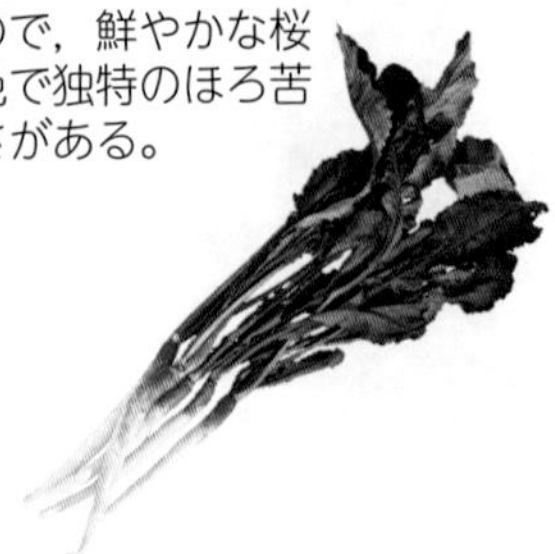

ひろしまな(広島菜)

Hiroshimana

特徴　葉柄が幅広く，葉脈があざやか。肉厚で歯ざわりと香りがよい。漬菜の代表的なものの一つ。不結球の白菜の一種。「平茎菜」ともいう。広島菜，高菜，野沢菜を日本三大漬菜という。

栄養　カリウム，カルシウム，カロテンが豊富。

調理　主に漬物に用いる。

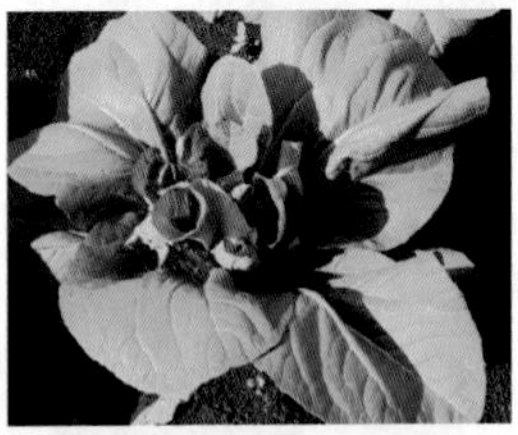

広島菜のおにぎり

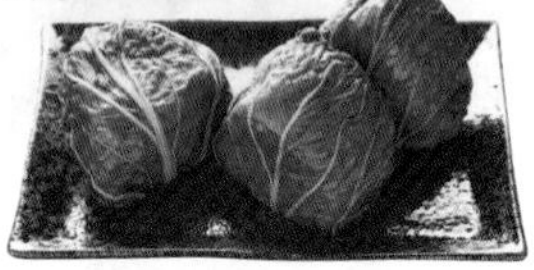

ふき類(蕗類)

Japanese butterburs

特徴　葉柄，葉，つぼみ(花芽)を食用とする。独特の香りとほろ苦さをもつ。全国の山野に自生し，栽培も行われる。

栄養　ほとんどが水分。食物繊維，カリウムを含む。

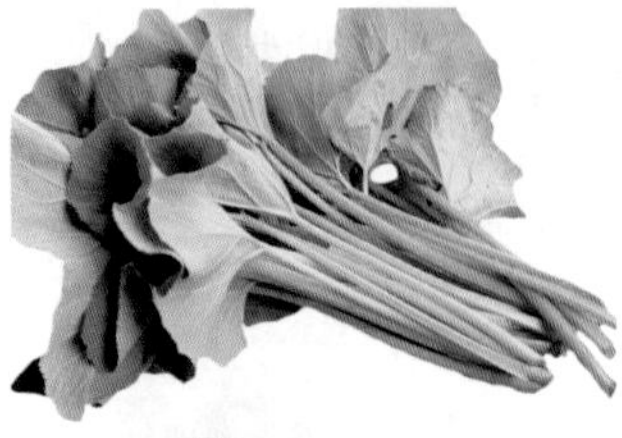

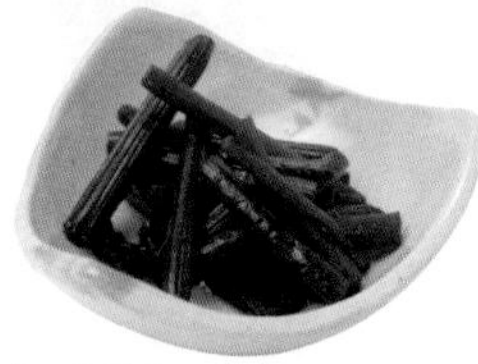

きゃらぶき

茎をしょうゆで煮しめたもの

調理　あくが強いので，ゆでて水にさらしてから用いる。おひたし，煮物，きゃらぶきにする。

●ふきのとう

早春に出るつぼみのこと。春の山菜として有名。ふきより栄養価が高い。

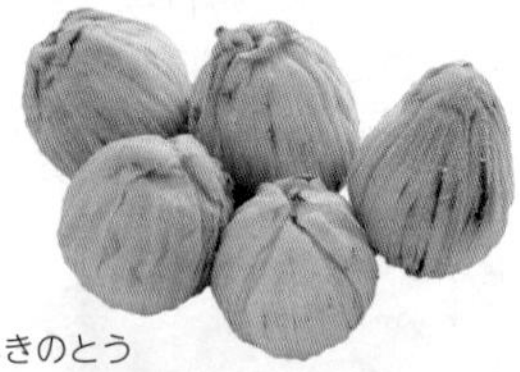

ふきのとう

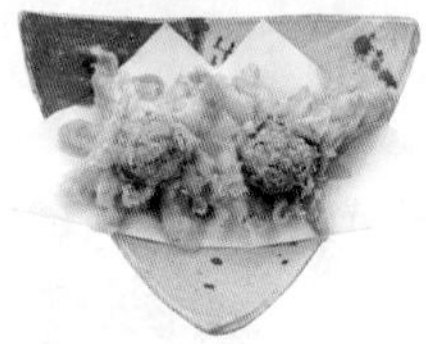

ふきのとうの天ぷら

食品番号	食品名(可食部100g当たり)	廃棄率 %	エネルギー kJ	エネルギー kcal	水分 g	たんぱく質: アミノ酸組成によるたんぱく質 g	たんぱく質: たんぱく質 g	脂質: 脂肪酸のトリアシルグリセロール当量 g	脂質: コレステロール mg	脂質: 脂質 g	炭水化物: 利用可能炭水化物(単糖当量) g	炭水化物: 利用可能炭水化物(質量計) g	炭水化物: 利用可能炭水化物 差引き法による g	炭水化物: 食物繊維総量 g	炭水化物: 糖アルコール g	炭水化物: 炭水化物 g	有機酸 g	灰分 g	無機質: ナトリウム mg	無機質: カリウム mg	無機質: カルシウム mg	無機質: マグネシウム mg	無機質: リン mg	無機質: 鉄 mg	無機質: 亜鉛 mg	無機質: 銅 mg	無機質: マンガン mg	無機質: ヨウ素 μg	無機質: セレン μg
	ひのな																												
06252	根・茎葉　生	4	70	17	92.5	(0.8)	1.0	-	(0)	Tr	-	-	1.9*	3.0	-	4.7	-	1.3	10	480	130	21	51	0.8	0.2	0.04	0.17	-	-
06253	甘酢漬	0	294	70	76.4	(1.1)	1.4	-	(0)	0.5	-	-	12.9*	4.7	-	17.3	-	3.9	1100	550	130	22	40	0.9	0.3	0.08	0.12	-	-
	ひろしまな																												
06254	葉　生	4	80	19	92.7	(1.1)	1.5	(0.1)	(0)	0.2	-	-	2.3*	2.4	-	4.2	-	1.1	28	550	200	32	55	0.8	0.3	0.04	0.54	1	1
06255	塩漬	5	62	15	92.7	(0.9)	1.2	(0.2)	(0)	0.2	-	-	1.2*	2.4	-	3.3	-	2.5	840	120	74	13	17	0.8	0.3	0.06	0.12	-	-
	(ふき類)																												
06256	ふき　葉柄　生	40	44	11	95.8	-	0.3	-	(0)	0	-	-	1.7*	1.3	-	3.0	-	0.7	35	330	40	6	18	0.1	0.2	0.05	0.36	Tr	0
06257	ゆで	10	27	7	97.4	-	0.3	-	(0)	0	-	-	0.8*	1.1	-	1.9	-	0.4	22	230	34	5	15	0.1	0.2	0.05	0.37	-	-
06258	ふきのとう　花序　生	2	159	38	85.5	-	2.5	-	(0)	0.1	-	-	3.6*	6.4	-	10.0	-	1.9	4	740	61	49	89	1.3	0.8	0.36	0.23	-	-
06259	ゆで	0	127	31	89.2	-	2.5	-	(0)	0.1	-	-	2.8*	4.2	-	7.0	-	1.2	3	440	46	33	54	0.7	0.5	0.20	0.17	-	-
	ふじまめ																												
06260	若ざや　生	6	132	32	89.2	-	2.5	(0.1)	(0)	0.1	-	-	3.0*	4.4	-	7.4	-	0.8	Tr	300	43	33	63	0.8	0.4	0.07	0.33	-	-
	ふだんそう																												
06261	葉　生	0	70	17	92.2	-	2.0	(0.1)	(0)	0.1	-	-	0.4*	3.3	-	3.7	-	1.9	71	1200	75	74	33	3.6	0.3	0.06	3.60	-	-
06262	ゆで	0	108	26	90.4	-	2.8	(0.1)	(0)	0.1	-	-	1.6*	3.8	-	5.4	-	1.2	61	760	130	79	34	2.1	0.4	0.06	4.85	-	-
	ブロッコリー																												
06263	花序　生	35	156	37	86.2	3.8	5.4	0.3	0	0.6	2.4*	2.3	3.1	5.1	-	6.6	0.3	1.2	7	460	50	29	110	1.3	0.8	0.10	0.28	0	2
06264	ゆで	0	126	30	89.9	(2.6)	3.9	(0.2)	0	0.4	1.3	1.3	2.3*	4.3	-	5.2	-	0.6	5	210	41	17	74	0.9	0.4	0.06	0.20	-	1
06395	電子レンジ調理	0	239	56	85.3	(4.0)	5.7	-	-	0.7	2.4	2.4	8.4*	-	-	7.0	0.4	1.3	8	500	54	32	120	1.4	0.9	0.11	0.30	-	2
06396	焼き	0	353	83	78.5	(6.9)	9.9	-	-	1.2	4.3	4.3	11.3*	-	-	8.4	-	2.1	13	820	90	53	200	2.3	1.5	0.17	0.50	-	4
06397	油いため	0	454	109	79.2	(4.8)	6.9	-	-	6.3	3.2	3.2	8.2*	-	-	6.1	-	1.5	9	590	64	37	140	1.7	1.1	0.11	0.35	0	3
06354	芽ばえ　生	0	75	18	94.3	(1.3)	1.9	(0.3)	(0)	0.6	(1.0)	(1.0)	1.6*	1.8	-	2.6	0.1	0.5	4	100	57	32	60	0.7	0.4	0.03	0.37	-	-
	へちま																												
06265	果実　生	20	72	17	94.9	(0.5)	0.8	(0.1)	(0)	0.1	-	-	3.1*	1.0	-	3.8	-	0.4	1	150	12	12	25	0.3	0.2	0.06	0.07	-	-
06266	ゆで	0	80	19	94.2	(1.1)	1.6	(0.1)	(0)	0.1	-	-	2.7*	1.5	-	3.7	-	0.4	1	140	24	13	34	0.7	0.2	0.07	0.09	-	-

ふじまめ(藤豆)
Hyacinth beans

特徴　フジに似た紫や白の花が咲くのでこの名前がある。
　さやは7cm前後。若いさやは，独特な香りがある。種皮は白色，淡黄色，黒色，赤褐色など。別名「せんごくまめ(千石豆)」。関西ではいんげんまめと呼ぶが，いわゆる「いんげんまめ」とは異なる。
栄養　ビタミンB_1，B_2，カリウム，カロテン，食物繊維などを含む。
調理　若いさやを食用にする。生豆(成熟豆)は，青酸配合体を含むので，食前に十分な煮こぼしが必要。ゆでてあえ物，煮物，炒め物などにする。

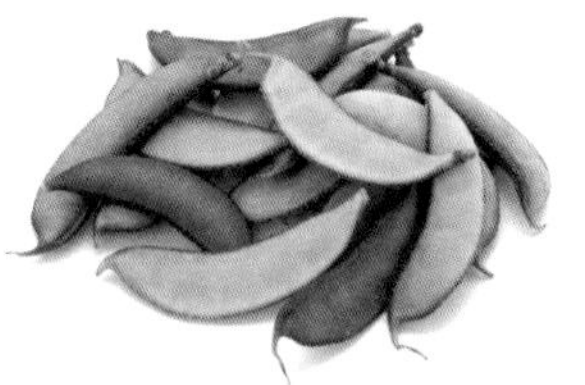

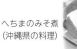

ブロッコリー
Broccoli

特徴　キャベツの一変種。カリフラワーの原型で，花蕾と茎を食用とする。別名は「芽花野菜」「緑花野菜」。原産地は西地中海沿岸。
栄養　ビタミンC，カロテンが豊富で，食物繊維も比較的多い。
調理　生食も可能だが，多くは下ゆでしてから用いる。サラダ，あえ物，炒め物，グラタン，シチューなどに利用する。花蕾が開いてしまうと味が落ちるので，低温で保存する。

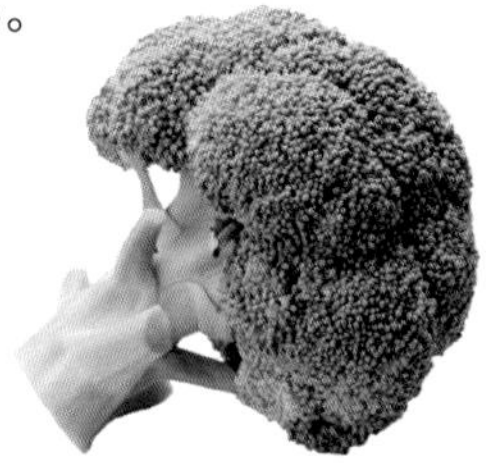

へちま(糸瓜)
Sponge gourd

特徴　ウリ科の植物で，鹿児島県，沖縄県などで食用に栽培される。緑色の幼果を食用にする。「いとうり」とも呼ばれる。成熟したものは乾燥させてスポンジにする。
栄養　葉酸，カリウム，食物繊維などを含む。
調理　幼果をゆがいて酢みそで食べる他，なすなどと炒める。

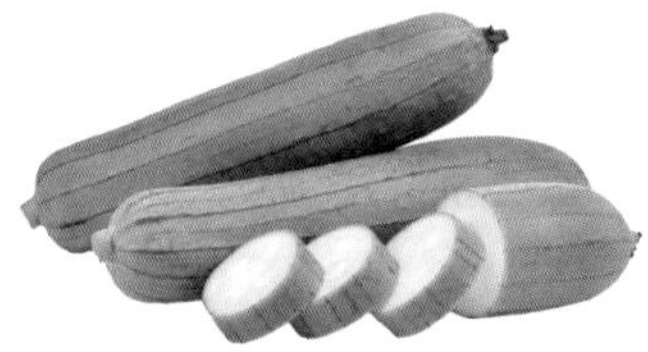

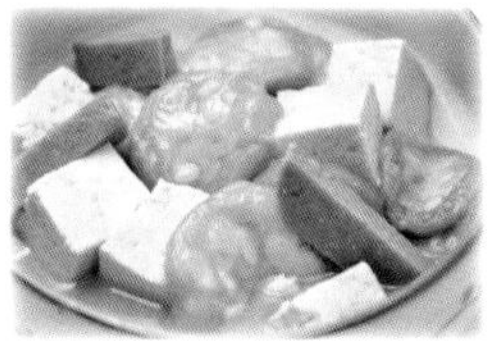

へちまのみそ煮
(沖縄県の料理)

クロム	モリブデン	ビタミンA レチノール	A カロテン α	A カロテン β	A β-クリプトキサンチン	A β-カロテン当量	A レチノール活性当量	D	E トコフェロール α	E トコフェロール β	E トコフェロール γ	E トコフェロール δ	K	B_1	B_2	ナイアシン	ナイアシン当量	B_6	B_{12}	葉酸	パントテン酸	ビオチン	C	アルコール	食塩相当量	見当	備考
μg	μg	μg	μg	μg	μg	μg	μg	μg	mg	mg	mg	mg	μg	mg	mg	mg	mg	mg	μg	μg	mg	μg	mg	g	g		
																											別名：えびな
-	-	(0)	0	1200	11	1200	**98**	(0)	0.7	0.1	0	0	93	**0.05**	**0.13**	0.7	(0.9)	0.14	(0)	92	0.18	-	**52**	-	**0**		廃棄部位：根端。硝酸イオン：0.5g
-	-	(0)	0	2000	0	2000	**170**	(0)	1.4	0	0	0	120	**0.04**	**0.08**	0.7	(1.0)	0.12	(0)	69	0.20	-	**39**	-	**2.8**		硝酸イオン：0.5g
																											別名：ひらぐきな，ひらぐき
3	15	(0)	0	1900	0	1900	**160**	(0)	1.3	Tr	0	0	160	**0.06**	**0.15**	0.7	(1.0)	0.10	(0)	120	0.47	2.2	**49**	-	**0.1**		廃棄部位：株元。硝酸イオン：0.3g
-	-	(0)	0	2100	0	2100	**170**	(0)	0.6	Tr	0	0	210	**0.02**	**0.07**	0.2	(0.4)	0.04	(0)	15	0.07	-	**15**	-	**2.1**	1枚=25g	廃棄部位：株元。市販品の液汁を除去したもの。ビタミンC：酸化防止用として添加品あり。硝酸イオン：0.1g
0	2	0	0	49	0	49	**4**	(0)	0.2	0	0	0	6	**Tr**	**0.02**	0.1	0.2	0.01	(0)	12	0.07	0.2	**2**	-	**0.1**	小1本=	廃棄部位：葉，表皮及び葉柄基部。硝酸イオン：0.2g
-	-	(0)	0	60	0	60	**5**	(0)	0.2	0	0	0	5	**Tr**	**0.01**	0.1	0.2	0.08	(0)	9	0	-	**0**	-	**0.1**	約25g	葉及び葉柄基部を除いたもの。ゆでた後水冷し，水切りしたもの。廃棄部位：表皮。硝酸イオン：Tr
-	-	(0)	0	390	7	390	**33**	(0)	3.2	0.1	0.7	0	92	**0.10**	**0.17**	0.9	1.3	0.18	(0)	160	0.45	-	**14**	-	**0**		廃棄部位：花茎。硝酸イオン：0g
-	-	(0)	0	260	4	260	**22**	(0)	2.4	0	0	0	69	**0.06**	**0.08**	0.5	0.9	0.07	(0)	83	0.24	-	**3**	-	**0**		花茎を除いたもの。硝酸イオン：0g
																											別名：いんげんまめ(関西)，せんごくまめ，あじまめ
-	-	(0)	79	200	6	240	**20**	(0)	0.1	Tr	0.8	0	29	**0.08**	**0.10**	0.9	1.3	0.08	(0)	120	0.35	-	**13**	-	**0**		廃棄部位：すじ及び両端。硝酸イオン：Tr
																											別名：唐ぢしゃ
-	-	(0)	0	3700	0	3700	**310**	(0)	1.7	Tr	0	0	180	**0.07**	**0.23**	0.4	0.7	0.25	(0)	120	0.53	-	**19**	-	**0.2**	中1枚=	硝酸イオン：0.1g
-	-	(0)	0	3800	0	3800	**320**	(0)	1.7	Tr	0	0	220	**0.03**	**0.11**	0.1	0.6	0.14	(0)	92	0.44	-	**7**	-	**0.2**	約50g	ゆでた後水冷し，手搾りしたもの。硝酸イオン：0.1g
0	11	0	0	900	7	900	**75**	0	3.0	Tr	0.4	0	210	**0.17**	**0.23**	1.0	2.0	0.30	0	220	1.42	13.0	**140**	-	**0**	1個=150	廃棄部位：茎葉。硝酸イオン：Tr
0	4	0	0	830	6	830	**69**	0	2.7	Tr	0.4	0	190	**0.06**	**0.09**	0.4	(1.1)	0.14	0	120	0.74	7.1	**55**	-	**0**	～200g	茎葉を除いたもの。硝酸イオン：Tr
Tr	13	-	0	990	9	1000	**83**	-	3.4	-	0.5	-	220	**0.18**	**0.25**	1.2	(2.2)	0.41	-	160	1.31	14.0	**140**	-	**0**		茎葉を除いたもの。硝酸イオン：Tr
Tr	21	-	0	1700	20	1700	**140**	-	6.0	-	0.9	-	380	**0.27**	**0.40**	1.7	(3.5)	0.67	-	450	1.99	23.0	**150**	-	**0**		茎葉を除いたもの。硝酸イオン：Tr
Tr	15	-	0	1200	13	1200	**97**	-	5.8	-	3.5	-	270	**0.20**	**0.28**	1.3	(2.5)	0.52	-	340	1.47	17.0	**130**	-	**0**		茎葉を除いたもの。植物油(なたね油)。硝酸イオン：Tr
-	-	(0)	3	1400	27	1400	**120**	(0)	1.9	Tr	1.3	0	150	**0.08**	**0.11**	1.3	(1.6)	0.20	(0)	74	0.52	-	**64**	-	**0**		別名：ブロッコリースプラウト。硝酸イオン：0.1g
																											別名：いとうり，ナーベーラー，ナビャーラ，ナベーラ，ナーベナ
-	-	(0)	0	44	0	44	**4**	(0)	0.3	Tr	0.1	0	12	**0.03**	**0.04**	0.2	(0.3)	0.07	(0)	92	0.30	-	**5**	-	**0**		廃棄部位：両端及び皮。硝酸イオン：Tr
-	-	(0)	0	35	0	35	**3**	(0)	0.4	Tr	0.1	0	11	**0.03**	**0.06**	0.2	(0.3)	0.05	(0)	91	0.39	-	**3**	-	**0**		両端及び皮を除いたもの。硝酸イオン：0g

6 野菜類

ほうれんそう(菠薐草)

Spinach

特徴　世界各地で食用とされている野菜で，品種が多い。甘味があってやわらかく，消化がよい。葉がギザギザで根の赤い和(東洋)種と，葉の切れこみの少ない洋(西洋)種がある。

栄養　カロテンが非常に多く，ビタミンC，鉄，カリウムなどに富む。

調理　おひたし，あえ物，炒め物にする他，スープや汁物，グラタンなどの具に用いる。

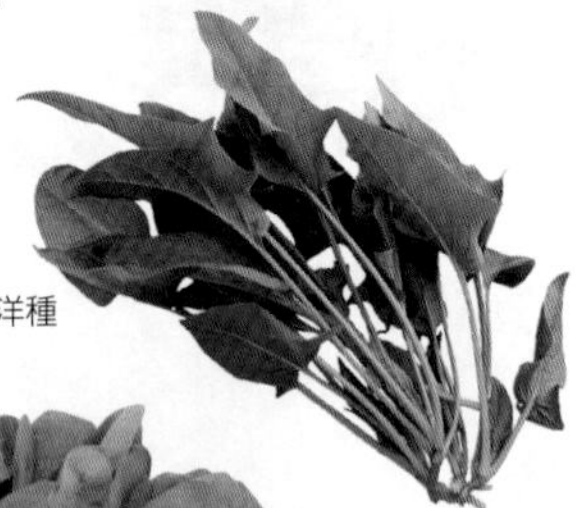

東洋種

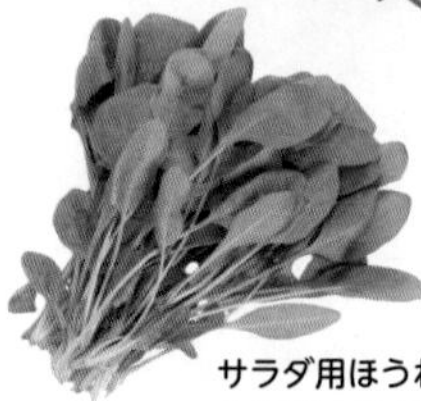

サラダ用ほうれんそう

生食用にあくが少なく改良された品種

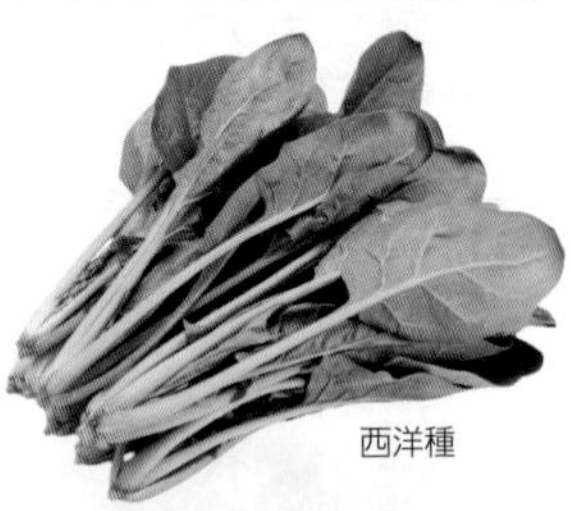

西洋種

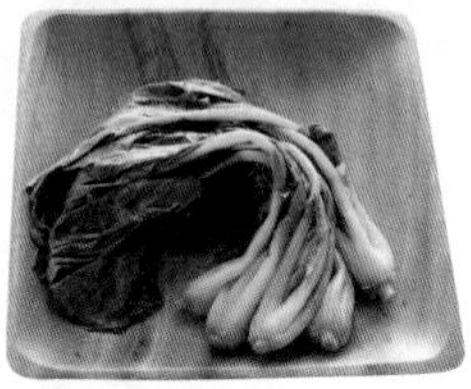

ゆで

ホースラディシュ

Horseradish

特徴　アブラナ科の植物。根に辛味と香味がある。「わさびだいこん」「せいよう(西洋)わさび」とも呼ばれる。北海道で多く栽培されている。東ヨーロッパ原産。

栄養　辛味成分アリルイソチオシアネートを含み，食物繊維も豊富。

調理　すりおろしてローストビーフに添えたり，ソースやバターなどに加えたりする。粉わさびやチューブ入りわさびの原料となる。

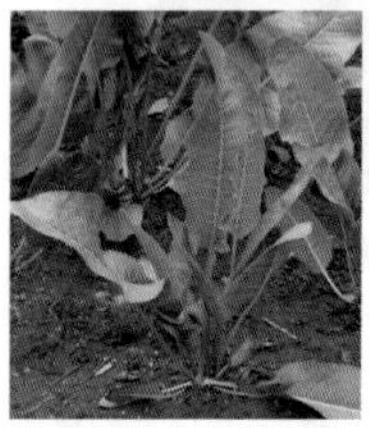

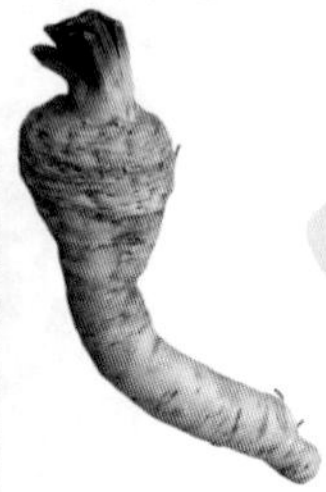

収穫前のようす

まこも(真菰)

Manchurian wild rice

特徴　「まこもたけ」という中国野菜の一種。まこもという植物の新芽に黒穂菌という食用菌が寄生し，肥大した茎の根元を食用とする。肥大した部分は細いたけのこ状になっており，やわらかい。

調理　味があっさりしていて歯ざわりがよく，炒め物，天ぷら，肉の煮込みなどに用いる。

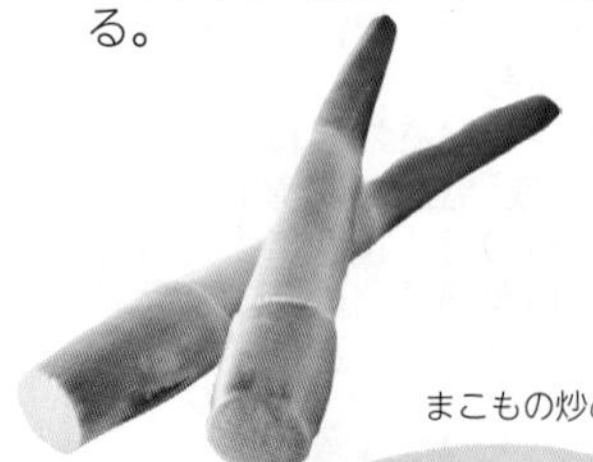

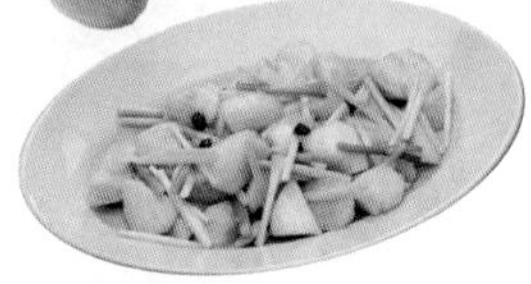

まこもの炒め物

食品番号	食品名（可食部100g当たり）	廃棄率 %	エネルギー kJ	エネルギー kcal	水分 g	たんぱく質: アミノ酸組成によるたんぱく質 g	たんぱく質: たんぱく質 g	脂質: 脂肪酸のトリアシルグリセロール当量 g	脂質: コレステロール mg	脂質: 脂質 g	炭水化物: 利用可能炭水化物(単糖当量) g	炭水化物: 利用可能炭水化物(質量計) g	炭水化物: 利用可能炭水化物 差引き法による g	炭水化物: 食物繊維総量 g	炭水化物: 糖アルコール g	炭水化物: 炭水化物 g	有機酸 g	灰分 g	無機質: ナトリウム mg	無機質: カリウム mg	無機質: カルシウム mg	無機質: マグネシウム mg	無機質: リン mg	無機質: 鉄 mg	無機質: 亜鉛 mg	無機質: 銅 mg	無機質: マンガン mg	無機質: ヨウ素 µg	無機質: セレン µg
	ほうれんそう																												
06267	葉 通年平均 生	10	75	**18**	92.4	**1.7**	2.2	**0.2**	0	0.4	**0.3***	0.3	0.1	2.8	-	3.1	0.9	1.7	16	690	**49**	69	47	**2.0**	0.7	0.11	0.32	3	3
06268	ゆで	5	94	**23**	91.5	**2.1**	2.6	**(0.3)**	0	0.5	0.4	0.4	**1.2***	3.6	-	4.0	-	1.2	10	490	**69**	40	43	**0.9**	0.7	0.11	0.33	1	3
06359	油いため	0	375	**91**	82.0	**(3.0)**	3.8	**(7.6)**	(Tr)	8.1	**(0.5)***	(0.4)	1.1	4.6	-	4.4	-	1.5	13	530	**88**	52	54	**1.2**	0.8	0.15	0.20	-	-
06355	葉 夏採り 生	10	75	**18**	92.4	**(1.7)**	2.2	**0.2**	0	0.4	**(0.3)***	(0.3)	0.1	2.8	-	3.1	0.9	1.7	16	690	**49**	69	47	**2.0**	0.7	0.11	0.32	3	3
06357	ゆで	5	94	**23**	91.5	**(2.1)**	2.6	**0.3**	0	0.5	(0.4)	(0.4)	**1.2***	3.6	-	4.0	-	1.2	10	490	**69**	40	43	**0.9**	0.7	0.11	0.33	1	3
06356	葉 冬採り 生	10	75	**18**	92.4	**(1.7)**	2.2	**0.2**	0	0.4	**(0.3)***	(0.3)	0.1	2.8	-	3.1	0.9	1.7	16	690	**49**	69	47	**2.0**	0.7	0.11	0.32	3	3
06358	ゆで	5	94	**23**	91.5	**(2.1)**	2.6	**0.3**	0	0.5	(0.4)	(0.4)	**1.2***	3.6	-	4.0	-	1.2	10	490	**69**	40	43	**0.9**	0.7	0.11	0.33	1	3
06269	葉 冷凍	0	90	**22**	92.2	**2.4**	2.9	**0.2**	0	0.3	**0.6***	0.6	0.3	3.3	-	3.4	0.5	1.0	120	210	**87**	51	46	**1.2**	0.5	0.10	0.80	1	Tr
06372	ゆで	0	107	**26**	90.6	**2.8**	3.7	**0.4**	0	0.5	**1.3***	1.3	(0.4)	4.5	-	3.8	0.6	0.8	47	90	**130**	55	42	**1.3**	0.5	0.14	0.95	1	Tr
06373	油いため	0	278	**67**	84.6	**3.0**	4.0	**4.1**	0	4.5	0.7	0.7	**2.1***	4.1	-	5.4	0.7	1.4	160	240	**130**	61	57	**1.5**	0.6	0.12	0.90	2	1
	ホースラディシュ																												
06270	根茎 生	25	290	**69**	77.3	**(2.5)**	3.1	**(0.3)**	(0)	0.3	-	-	**10.2***	8.2	-	17.7	-	1.6	1	510	**110**	65	58	**1.0**	2.3	0.19	0.40	0	0
	まこも																												
06271	茎 生	15	82	**19**	93.5	**(0.9)**	1.3	**0.1**	(0)	0.2	-	-	**2.6***	2.3	-	4.4	-	0.6	3	240	**2**	8	42	**0.2**	0.2	0.02	0.25	-	-
	みずかけな																												
06272	葉 生	0	107	**25**	91.1	**(2.5)**	2.9	**(0.1)**	(0)	0.1	-	-	**2.4***	2.8	-	4.7	-	1.1	7	400	**110**	23	64	**1.0**	0.3	0.07	0.17	-	-
06273	塩漬	0	144	**34**	85.6	**(4.2)**	4.9	**-**	(0)	Tr	-	-	**2.4***	4.0	-	5.7	-	3.6	1000	440	**110**	26	67	**1.0**	0.5	0.08	0.29	-	-
	みずな																												
06072	葉 生	15	96	**23**	91.4	**(1.9)**	2.2	**-**	(0)	0.1	-	-	**2.1***	3.0	-	4.8	-	1.3	36	480	**210**	31	64	**2.1**	0.5	0.07	0.41	7	2
06073	ゆで	0	85	**21**	91.8	**(1.7)**	2.0	**-**	(0)	0.1	-	-	**1.4***	3.6	-	4.7	-	1.1	28	370	**200**	25	64	**2.0**	0.2	0.05	0.31	-	-
06074	塩漬	10	107	**26**	88.2	**(1.7)**	2.0	**-**	(0)	0.1	-	-	**2.7***	3.5	-	5.9	-	3.4	900	450	**200**	30	60	**1.3**	0.3	0.06	0.25	-	-
	(みつば類)																												
06274	切りみつば 葉 生	0	66	**16**	93.8	**(0.9)**	1.0	**-**	(0)	0.1	-	-	**1.6***	2.5	-	4.0	-	1.1	8	640	**25**	17	50	**0.3**	0.1	0.07	0.14	3	1
06275	ゆで	0	51	**12**	95.2	**(0.8)**	0.9	**-**	(0)	0.1	-	-	**0.7***	2.7	-	3.3	-	0.5	4	290	**24**	13	31	**0.2**	0.1	0.05	0.15	-	-
06276	根みつば 葉 生	35	80	**19**	92.7	**(1.8)**	1.9	**-**	(0)	0.1	-	-	**1.3***	2.9	-	4.1	-	1.2	5	500	**52**	21	64	**1.8**	0.2	0.07	0.42	-	-
06277	ゆで	0	79	**19**	92.9	**(2.1)**	2.3	**-**	(0)	0.1	-	-	**0.8***	3.3	-	3.9	-	0.8	4	270	**64**	18	54	**1.2**	0.2	0.07	0.35	-	-
06278	糸みつば 葉 生	8	48	**12**	94.6	**(0.8)**	0.9	**-**	(0)	0.1	-	-	**0.7***	2.3	-	2.9	-	1.2	3	500	**47**	21	47	**0.9**	0.1	0.02	0.42	-	-
06279	ゆで	0	60	**14**	93.7	**(1.0)**	1.1	**-**	(0)	0	-	-	**1.1***	3.0	-	4.0	-	0.9	3	360	**56**	18	39	**0.6**	0.1	0.02	0.48	-	-

みずかけな(水掛菜)

Mizukakena

特徴　水田の裏作として冬に地下水を利用して栽培する。湧き水をかけてつくることからこの名がある。「とうな」とも呼ばれる。

　シャキシャキとした味と食感が特徴。

調理　おひたしや炒め物にする他，多くは漬物に加工される。

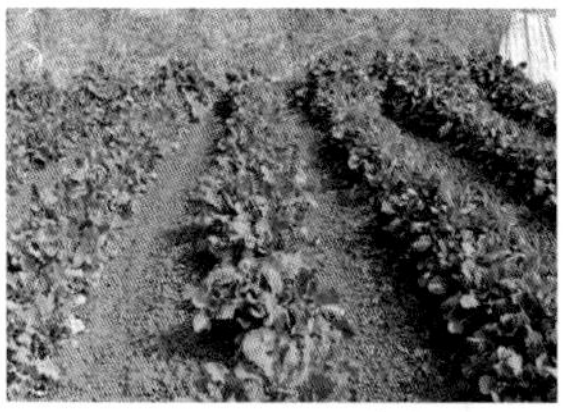

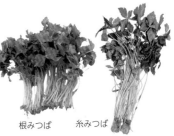

栽培のようす

みずな(水菜)

Mizuna

特徴　アブラナ科の植物。シャキシャキとした歯ざわりで，やや辛味を帯びている。葉の形がギザギザしている。古くから京都でつくられてきたので「京菜」とも呼ばれる。京都の伝統野菜の一つ。変種として「壬生菜」がある。

栄養　カロテン，ビタミンC，カルシウム，鉄を多く含む。

調理　煮びたし，塩漬，鍋物，あえ物に用いる。

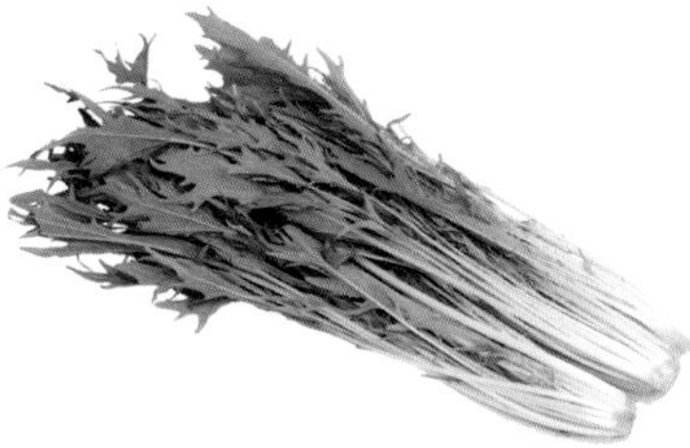

みつば類(三葉類)

Japanese hornwort

特徴　セリ科の植物で，香りや色のよい香味野菜。１本の葉柄に葉が３枚つくことが，この名の由来。栽培法によって切りみつば，根みつば，糸みつば(あおみつば)に分かれる。多くは栽培されたものだが，一部天然物もある。

●切りみつば

　根株を溝や穴蔵で軟化栽培し，根の部分を切って出荷。茎がやや太い。関東中心に出回る。

●根みつば

　根株に土寄せして軟化栽培し，主に春から夏に根付きのまま出荷。

●糸みつば

　細く小さいうちに根付きのまま出荷。水耕栽培により通年出回る。

栄養　カロテン，カリウムを多く含む。

調理　おひたし，あえ物，サラダ，汁物の具に利用する他，鍋物，蒸し物の香り付けに用いる。

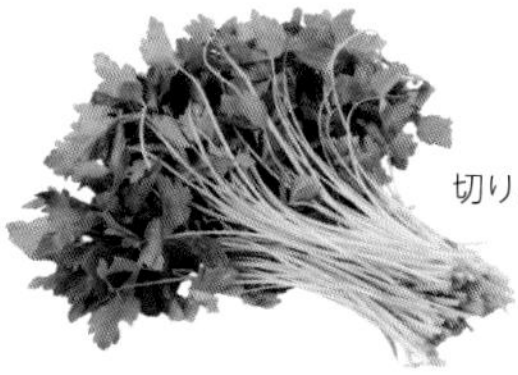

切りみつば

根みつば　糸みつば

クロム	モリブデン	ビタミンA レチノール	カロテン α	カロテン β	β-クリプトキサンチン	β-カロテン当量	レチノール活性当量	D	E トコフェロール α	β	γ	δ	K	B₁	B₂	ナイアシン	ナイアシン当量	B₆	B₁₂	葉酸	パントテン酸	ビオチン	C	アルコール	食塩相当量	見当	備考
μg	μg	μg	μg	μg	μg	μg	μg	μg	mg	mg	mg	mg	μg	mg	mg	mg	mg	mg	μg	μg	mg	μg	mg	g	g		▲…食物繊維：AOAC2011.25法
2	5	(0)	0	4200	34	4200	**350**	(0)	2.1	0	0.2	0	270	**0.11**	**0.20**	0.6	1.3	0.14	(0)	210	0.20	2.9	**35**	-	0	1株=約30g	廃棄部位：株元。硝酸イオン：0.2g
1	4	(0)	0	5400	45	5400	**450**	(0)	2.6	0.2	0.3	0	320	**0.05**	**0.11**	0.3	1.2	0.08	(0)	110	0.13	3.2	**19**	-	0		廃棄部位：株元。ゆでた後水冷し，手搾りしたもの。硝酸イオン：0.2g
-	-	(0)	10	7600	65	7600	**630**	(0)	4.8	Tr	2.9	0.1	510	**0.08**	**0.16**	0.5	(1.7)	0.09	(0)	140	0.20	-	**21**	-	0		株元を除いたもの。植物油(なたね油)。硝酸イオン：0.2g
2	5	(0)	0	4200	34	4200	**350**	(0)	2.1	0	0.2	0	270	**0.11**	**0.20**	0.6	(1.3)	0.14	(0)	210	0.20	2.9	**20**	-	0		廃棄部位：株元。硝酸イオン：0.2g
1	4	(0)	0	5400	45	5400	**450**	(0)	2.6	0.2	0.3	0	320	**0.05**	**0.11**	0.3	(1.2)	0.08	(0)	110	0.13	3.2	**10**	-	0		廃棄部位：株元。ゆでた後水冷し，手搾りしたもの。硝酸イオン：0.2g
2	5	(0)	0	4200	34	4200	**350**	(0)	2.1	0	0.2	0	270	**0.11**	**0.20**	0.6	(1.3)	0.14	(0)	210	0.20	2.9	**60**	-	0		廃棄部位：株元。硝酸イオン：0.2g
1	4	(0)	0	5400	45	5400	**450**	(0)	2.6	0.2	0.3	0	320	**0.05**	**0.11**	0.3	(1.2)	0.08	(0)	110	0.13	3.2	**30**	-	0		廃棄部位：株元。ゆでた後水冷し，手搾りしたもの。硝酸イオン：0.2g
7	15	(0)	6	4700	41	4700	**390**	(0)	2.0	0	0.2	0	300	**0.06**	**0.13**	0.4	1.4	0.10	0	120	0.15	2.7	**19**	-	0.3		硝酸イオン：0.1g
6	4	(0)	9	7100	60	7100	**590**	(0)	3.1	0	0.2	0	480	**-**	**0.06**	0.2	1.4	0.05	0	57	0.03	3.2	**5**	-	0.1		ゆでた後水冷し，手搾りしたもの。硝酸イオン：Tr▲
7	13	(0)	7	7200	28	7200	**600**	(0)	4.6	0.1	2.2	0.1	370	**-**	**0.18**	0.6	1.8	0.12	0	150	0.19	3.4	**16**	-	0.4		植物油(なたね油)。硝酸イオン：0.2g
																											別名：わさびだいこん，せいようわさび
Tr	1	(0)	-	-	-	7	**1**	(0)	0	0	0	0	0	**0.10**	**0.10**	0.5	(1.0)	0.23	(0)	99	0.32	5.5	**73**	-	0		廃棄部位：皮。硝酸イオン：Tr
																											別名：まこもたけ
-	-	(0)	0	15	-	15	**1**	(0)	Tr	0	Tr	0	2	**0.04**	**0.03**	0.5	(0.7)	0.08	(0)	43	0.25	-	**6**	-	0		廃棄部位：葉鞘及び基部。硝酸イオン：Tr
																											別名：とうな(薹菜)
-	-	(0)	0	2300	10	2300	**190**	(0)	0.9	0	0	0	200	**0.11**	**0.23**	1.1	(2.2)	0.17	(0)	240	0.55	-	**88**	-	0		硝酸イオン：0.1g
-	-	(0)	0	2800	32	2800	**240**	(0)	1.3	Tr	0.1	0	200	**0.12**	**0.34**	1.5	(3.3)	0.24	(0)	180	0.54	-	**70**	-	2.5		水洗いし，手搾りしたもの。硝酸イオン：0.2g
																											別名：きょうな，せんすじきょうな
3	20	(0)	0	1300	0	1300	**110**	(0)	1.8	Tr	0.1	0	120	**0.08**	**0.15**	0.7	(1.5)	0.18	(0)	140	0.50	3.1	**55**	-	0.1	1株=1	廃棄部位：株元。硝酸イオン：0.2g
-	-	(0)	0	1700	0	1700	**140**	(0)	1.3	Tr	0.1	0	120	**0.04**	**0.08**	0.4	(1.1)	0.10	(0)	90	0.29	-	**19**	-	0.1	～2kg	株元を除いたもの。ゆでた後水冷し，手搾りしたもの。硝酸イオン：0.3g
-	-	(0)	0	1100	0	1100	**92**	(0)	1.1	0	0.1	0	130	**0.07**	**0.15**	0.5	(1.2)	0.19	(0)	130	0.39	-	**47**	-	2.3		廃棄部位：株元。水洗いし，手搾りしたもの。硝酸イオン：0.4g
Tr	3	(0)	11	720	3	730	**61**	(0)	0.7	Tr	Tr	0	63	**0.03**	**0.09**	0.4	(0.6)	0.04	(0)	44	0.29	1.9	**8**	-	0	1本=1g	軟白栽培品。硝酸イオン：Tr
-	-	(0)	24	770	0	780	**65**	(0)	0.9	Tr	0	0	77	**0.02**	**0.04**	0.2	(0.4)	0.01	(0)	14	0.15	-	**1**	-	0		ゆでた後水冷し，手搾りしたもの。硝酸イオン：0g
-	-	(0)	24	1700	19	1700	**140**	(0)	1.1	0	0	0	120	**0.05**	**0.13**	1.0	(1.4)	0.06	(0)	66	0.33	-	**22**	-	0		廃棄部位：根及び株元。硝酸イオン：Tr
-	-	(0)	23	2000	20	2100	**170**	(0)	1.4	0	0	0	150	**0.03**	**0.05**	0.4	(0.9)	0.04	(0)	43	0.27	-	**12**	-	0		根及び株元を除いたもの。ゆでた後水冷し，手搾りしたもの。硝酸イオン：0g
-	-	(0)	48	3200	41	3200	**270**	(0)	0.9	Tr	0	0	220	**0.04**	**0.14**	0.7	(0.9)	0.06	(0)	64	0.30	-	**13**	-	0		別名：あおみつば。廃棄部位：株元。硝酸イオン：0.3g
-	-	(0)	54	4000	47	4100	**340**	(0)	1.3	0	0	0	250	**0.02**	**0.08**	0.4	(0.7)	0.03	(0)	23	0.22	-	**4**	-	0		株元を除いたもの。ゆでた後水冷し，手搾りしたもの。硝酸イオン：0.3g

みぶな(壬生菜)

Mibuna

特徴　アブラナ科アブラナ属。葉が丸みを帯びていて，「みずな(水菜)」の一変種と考えられる京都の伝統野菜の一つ。「きょうな(京菜)」とも呼ばれる。関西地方で古くから親しまれてきた冬の野菜で，露地栽培が中心である。

栄養　ビタミンC，カリウム，カルシウムなどを含む。

調理　葉がやわらかいので生食する他，おひたしや漬物，炒め物，鍋物の具などに利用する。

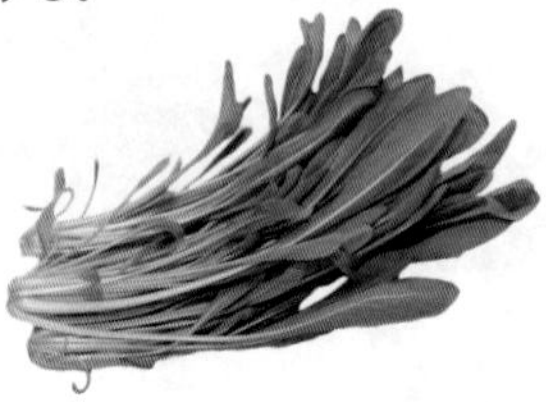

みょうが類(茗荷類)

Japanese ginger

特徴　独特の香りと辛味がある。「花みょうが」と「みょうがたけ」があり，「花みょうが」は「夏みょうが」と「秋みょうが」に分かれる。

栄養　カリウムが比較的多い。香気成分と辛味成分が食欲増進を促す。

調理　薬味，漬物，天ぷらなどに用いる。

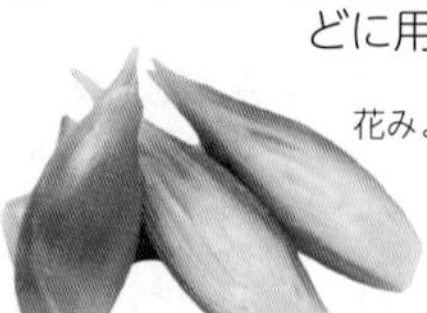

花みょうが

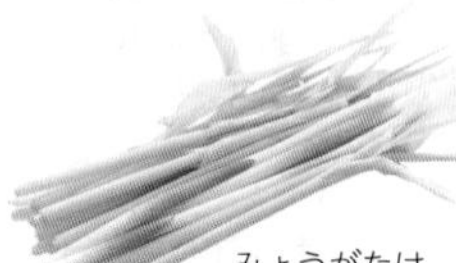

みょうがたけ
軟化栽培のみょうがの若茎

むかご(零余子)

Yam

特徴　ナガイモやヤマノイモの葉のつけ根にできる1～2cmほどの肉芽。秋の味覚として懐石料理などに利用される。

主な産地は北海道，青森県。

栄養　カリウム，食物繊維を多く含む。

調理　皮をつけたまま料理できる。生食する他，塩ゆでや蒸して食べたり，炊き込みご飯にも入れたりする。

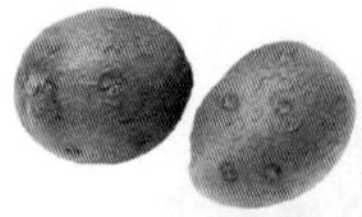

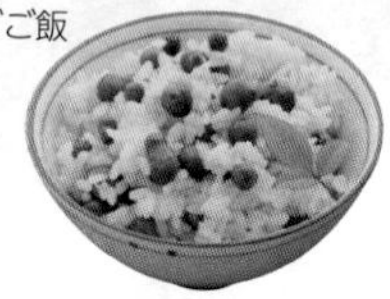

むかごご飯

めキャベツ(芽キャベツ)

Brussels sprouts

特徴　キャベツの一変種で，葉柄につく2～3cmの小さい結球キャベツ。やや苦味がある。「こもち(子持ち)かんらん」「ひめ(姫)かんらん」とも呼ばれる。

栄養　カロテン，ビタミンCに富み，ビタミンB_1，B_2が比較的多い。

調理　ゆでてから用いる。サラダ，バター炒め，煮込み，シチュー，グラタンなどに用いる。

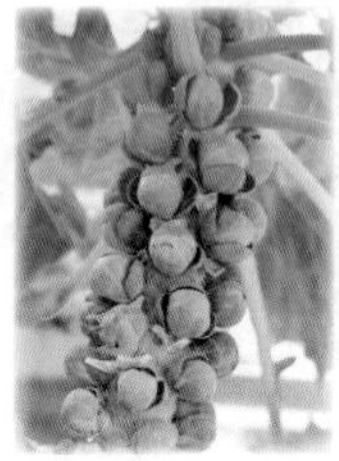

めキャベツの
収穫前のようす(葉柄)

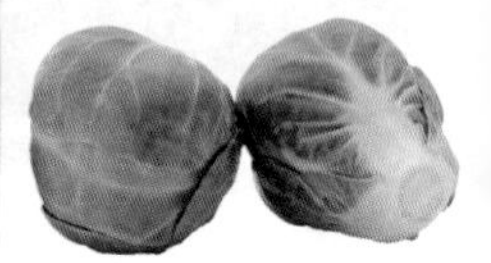

食品番号	食品名(可食部100g当たり)	廃棄率 %	エネルギー kJ	エネルギー kcal	水分 g	たんぱく質: アミノ酸組成によるたんぱく質 g	たんぱく質: たんぱく質 g	脂質: 脂肪酸のトリアシルグリセロール当量 g	脂質: コレステロール mg	脂質: 脂質 g	炭水化物: 利用可能炭水化物(単糖当量) g	利用可能炭水化物(質量計) g	差引き法による利用可能炭水化物 g	食物繊維総量 g	糖アルコール g	炭水化物 g	有機酸 g	灰分 g	無機質: ナトリウム mg	カリウム mg	カルシウム mg	マグネシウム mg	リン mg	鉄 mg	亜鉛 mg	銅 mg	マンガン mg	ヨウ素 µg	セレン µg
	みぶな																												
06360	葉　生	10	58	**14**	93.9	**(0.9)**	1.1	**(0.1)**	(0)	0.3	-	-	**1.4***	1.8	-	2.9	-	1.3	32	490	**110**	30	34	**0.5**	0.2	0.03	0.22	-	-
	(みょうが類)																												
06280	みょうが　花穂　生	3	44	**11**	95.6	**(0.7)**	0.9	-	(0)	0.1	-	-	**0.7***	2.1	-	2.6	-	0.8	1	210	**25**	30	12	**0.5**	0.4	0.05	1.17	1	1
06281	みょうがたけ　茎葉　生	0	26	**6**	97.1	**(0.3)**	0.4	-	(0)	0.1	-	-	**0.5***	1.1	-	1.5	-	0.8	Tr	350	**11**	7	18	**0.3**	0.3	0.03	1.44	-	-
	むかご																												
06282	肉芽　生	25	367	**87**	75.1	**(1.8)**	2.9	**0.1**	(0)	0.2	-	-	**17.5***	4.2	-	20.6	-	1.2	3	570	**5**	19	64	**0.6**	0.4	0.15	0.05	-	-
	めキャベツ																												
06283	結球葉　生	0	219	**52**	83.2	**(3.9)**	5.7	**(0.1)**	(0)	0.1	(4.2)	(4.1)	**6.2***	5.5	-	9.9	-	1.1	5	610	**37**	25	73	**1.0**	0.6	0.07	0.29	-	-
06284	ゆで	0	213	**51**	83.8	**(3.6)**	5.3	**(0.1)**	(0)	0.1	(4.8)	(4.4)	**6.3***	5.2	-	9.8	-	1.0	5	480	**36**	22	75	**1.0**	0.5	0.07	0.25	-	-
	めたで																												
06285	芽ばえ　生	0	162	**39**	87.0	-	3.0	-	(0)	0.5	-	-	**2.5***	6.3	-	8.8	-	0.7	9	140	**49**	70	110	**2.3**	0.9	0.09	7.66	-	-
	(もやし類)																												
06286	アルファルファもやし　生	0	47	**11**	96.0	-	1.6	**(0.1)**	(0)	0.1	**(0.3)***	(0.3)	0.6	1.4	-	2.0	-	0.3	7	43	**14**	13	37	**0.5**	0.4	0.09	0.10	1	1
06287	だいずもやし　生	7	119	**29**	92.0	**2.8**	3.6	**1.2**	Tr	1.4	**0.6***	0.6	1.2	2.3	-	2.5	-	0.5	3	160	**25**	23	54	**0.5**	0.3	0.11	0.28	1	5
06288	ゆで	0	112	**27**	93.0	**(2.2)**	2.9	**(1.3)**	Tr	1.6	**(0.5)***	(0.5)	1.0	2.2	-	2.2	-	0.3	1	50	**24**	19	43	**0.4**	0.3	0.08	0.35	-	-
06412	油いため	1	259	**62**	86.9	**(3.0)**	3.8	**(2.3)**	-	4.5	-	-	**(7.2)***	-	-	4.1	-	0.5	4	170	**25**	23	55	**0.4**	0.3	0.12	0.28	1	4
06289	ブラックマッペもやし　生	0	73	**17**	94.7	**1.4**	2.2	-	0	Tr	1.4	1.4	**2.1***	1.5	-	2.8	Tr	0.3	8	65	**16**	12	32	**0.4**	0.3	0.07	0.09	1	1
06290	ゆで	0	53	**13**	95.8	**(0.8)**	1.3	-	(0)	Tr	(1.1)	(1.1)	**1.6***	1.6	-	2.7	Tr	0.2	2	12	**24**	10	17	**0.4**	0.3	0.05	0.09	-	-
06398	油いため	0	173	**41**	90.6	**(1.4)**	2.3	-	-	0.9	1.8	1.8	**6.7***	-	-	5.8	-	0.3	9	71	**18**	13	34	**0.4**	0.3	0.07	0.10	2	1
06291	りょくとうもやし　生	2	65	**15**	95.4	**1.3**	1.8	**(0.1)**	(0)	0.1	1.3	1.3	**(1.7)***	1.3	-	2.4	Tr	0.2	3	79	**9**	8	27	**0.2**	0.2	0.08	0.06	2	Tr
06292	ゆで	0	49	**12**	95.9	**(1.1)**	1.6	-	(0)	0	**(1.1)***	(1.1)	1.3	1.5	-	2.3	Tr	0.2	2	24	**11**	7	24	**0.3**	0.2	0.06	0.06	-	-
06413	油いため	1	169	**40**	91.0	**(1.4)**	2.0	**(1.0)**	-	2.0		-	**(6.3)***	-	-	4.0	-	0.3	3	89	**10**	9	29	**0.2**	0.2	0.08	0.07	-	Tr
	モロヘイヤ																												
06293	茎葉　生	0	151	**36**	86.1	**(3.6)**	4.8	**(0.4)**	(0)	0.5	0.1	0.1	**1.8***	5.9	-	6.3	-	2.1	1	530	**260**	46	110	**1.0**	0.6	0.33	1.32	4	1
06294	ゆで	0	100	**24**	91.3	**(2.2)**	3.0	**(0.3)**	(0)	0.4	(0.1)	(0.1)	**1.4***	3.5	-	4.0	-	1.2	Tr	160	**170**	26	53	**0.6**	0.4	0.20	1.02	-	-
	やぶまめ																												
06401	生	0	917	**219**	45.8	-	15.5	-	-	6.5	-	-	**19.7***	9.8	-	29.5	-	2.8	3	1100	**44**	110	240	**4.6**	0.9	0.19	0.60	0	0
	やまごぼう																												
06295	みそ漬	0	276	**66**	72.8	-	4.1	-	(0)	0.1	-	-	**8.6***	7.0	-	15.6	-	7.4	2800	200	**23**	24	49	**1.3**	0.3	0.13	0.28	-	-

もやし類

Bean sprouts

特徴　主に豆類を暗所で人工的に発芽させたもの。芽と茎を食用とする。

●アルファルファもやし

カロテンがやや多い。もやしの中では最も小さく，生のまま食用することができる。

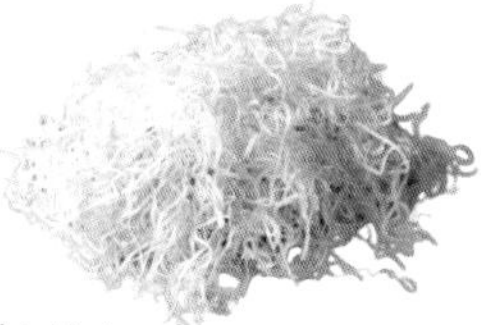

●だいずもやし

ビタミンEを含む。また，たんぱく質が豊富で，アミノ酸による旨味がある。

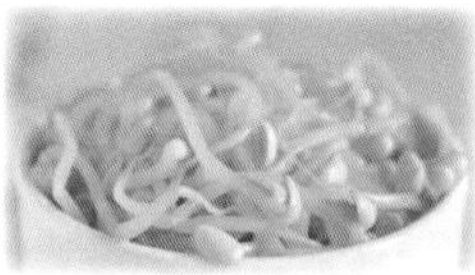

栄養　だいずもやしは脂肪酸を含む。

調理　あえ物，炒め物，ラーメンの具などに用いる。

●ブラックマッペもやし

近年最も一般的になっている。別名は「ケツルアズキ」。

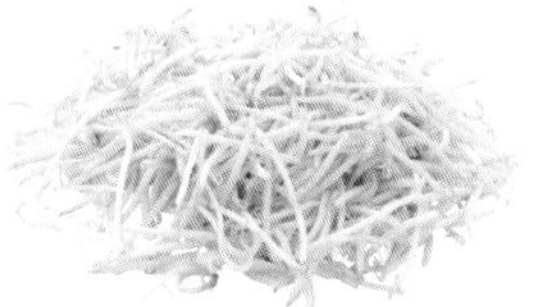

●りょくとうもやし

「やえなり」とも呼ばれる。甘味があり，味がよい。

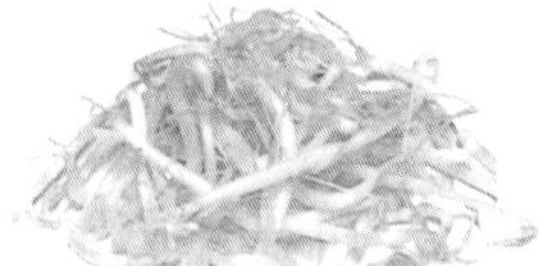

モロヘイヤ

Nalta jute

特徴　葉は長いだ円形で先が尖っていて，きざむとぬめりが出る。原産国はエジプト。

栄養　カロテン，カルシウムが豊富。カリウム，ビタミンB_2も多い。

調理　炒め物，あえ物，汁物の具などに用いる他，乾燥させて小麦粉，そば粉に混ぜて用いる。

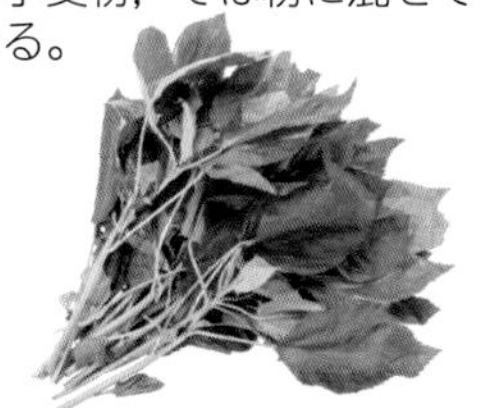

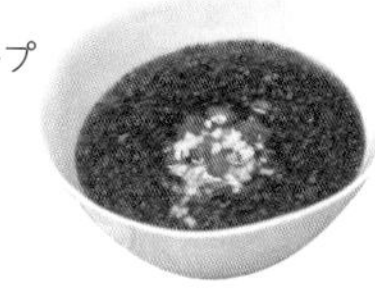

モロヘイヤのスープ

やまごぼう（山牛蒡）

Yamagobo

特徴　本州南部の山野に自生するごぼうあざみの俗称。「もりあざみ」「きくごぼう」とも呼ばれる。

有毒な野草の「ヤマゴボウ」とは別種のものである。

あくが強いので，ゆでて食べる。

栄養　食物繊維が豊富。

調理　あえ物やみそ漬に用いる。

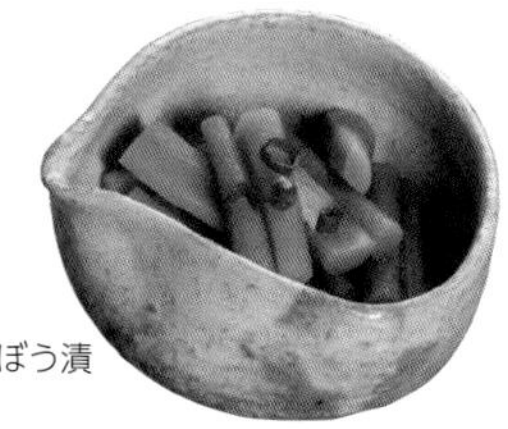

やまごぼう漬

クロム	モリブデン	ビタミンA レチノール	カロテン α	カロテン β	β-クリプトキサンチン	β-カロテン当量	レチノール活性当量	D	E トコフェロール α	β	γ	δ	K	B_1	B_2	ナイアシン	ナイアシン当量	B_6	B_{12}	葉酸	パントテン酸	ビオチン	C	アルコール	食塩相当量	見当	備考
μg	μg	μg	μg	μg	μg	μg	μg	μg	mg	mg	mg	mg	μg	mg	mg	mg	mg	mg	μg	μg	mg	μg	mg	g	g		
-	-	(0)	4	1800	28	1800	150	(0)	0.9	0	0	0	160	0.04	0.07	0.7	(1.0)	0.11	(0)	110	0.12	-	38	-	0.1		別名：きょうな 廃棄部位：根。硝酸イオン：0.5g
0	8	(0)	8	27	0	31	3	(0)	0.1	0	1.2	0.1	20	0.05	0.05	0.4	(0.6)	0.07	(0)	25	0.20	1.1	2	-	0	1個=2〜5g	別名：花みょうが，みょうがの子 廃棄部位：花茎
-	-	(0)	0	6	0	6	1	(0)	0.1	0	0.3	0	8	0.02	0.02	0.1	(0.2)	0.02	(0)	13	0.07	-	1	-	0		硝酸イオン：0.1g
-	-	(0)	0	24	-	24	2	(0)	0.4	0.2	0	0	(0)	0.11	0.02	0.3	(0.8)	0.07	(0)	20	0.60	-	9	-	0		廃棄部位：皮
-	-	(0)	0	710	10	710	59	(0)	0.6	0	0	0	150	0.19	0.23	0.9	(1.8)	0.27	(0)	240	0.76	-	160	-	0	中1個=8	別名：こもちかんらん，姫かんらん，姫キャベツ 硝酸イオン：Tr
-	-	(0)	0	680	10	690	57	(0)	0.5	0	0	0	160	0.13	0.16	0.6	(1.4)	0.22	(0)	220	0.65	-	110	-	0	〜15g	硝酸イオン：Tr
-	-	(0)	0	4900	0	4900	410	(0)	4.8	0.1	Tr	0	360	0.15	0.21	1.1	1.6	0.27	(0)	77	0.29	-	67	-	0		紅たで。硝酸イオン：0g
0	16	(0)	0	56	0	56	5	(0)	1.9	0	Tr	0	47	0.07	0.09	0.2	0.5	0.10	(0)	56	0.46	4.4	5	-	0		別名：糸もやし。硝酸イオン：Tr
0	57	(0)	1	21	1	22	2	(0)	0.3	0.1	1	0.5	71	0.08	0.06	0.4	1.2	0.08	Tr	44	0.24	4.9	4	-	0	1c=60g	廃棄部位：種皮及び損傷部。硝酸イオン：0g
-	-	(0)	(0)	Tr	(0)	(Tr)	(0)	(0)	0.6	0.1	1.9	0.9	49	0.04	0.04	0.1	(0.7)	0.04	(0)	39	0.19	-	1	-	0		種皮及び損傷部を除いたもの。ゆでた後水冷し，水切りしたもの。硝酸イオン：(0)g
-	56	-	1	31	1	32	3	-	0.5	0.1	23.2	0.8	79	0.09	0.07	0.5	(1.3)	0.08	Tr	37	0.22	5.0	2	-	0		種皮及び損傷部を除いたもの。植物油（なたね油）。硝酸イオン：0g
Tr	37	0	0	Tr	0	Tr	0	0	Tr	0	0	0	7	0.04	0.06	0.5	0.8	0.06	0	42	0.43	2.7	10	-	0		廃棄部位：種皮及び損傷部。硝酸イオン：0g
-	-	(0)	(0)	Tr	(0)	(Tr)	(0)	(0)	0.1	0	0.5	Tr	6	0.02	0.02	0.1	(0.3)	0.03	(0)	36	0.20	-	2	-	0		種皮及び損傷部を除いたもの。ゆでた後水冷し，水切りしたもの。硝酸イオン：(0)g
0	38	-	-	-	-	-	-	-	1.1	-	2.2	0.1	14	0.04	0.06	0.5	(0.9)	0.05	-	53	0.50	2.6	7	-	0		種皮及び損傷部を除いたもの。植物油（なたね油）。硝酸イオン：0g
Tr	44	(0)	Tr	3	Tr	3	Tr	(0)	0.1	0	0.1	0	2	0.04	0.05	0.3	0.6	0.05	Tr	36	0.2	1.7	7	-	0	1c=50g	廃棄部位：種皮及び損傷部。硝酸イオン：0g
-	-	(0)	(0)	5	(0)	5	Tr	(0)	0.1	0	Tr	0.1	3	0.03	0.04	0.2	(0.5)	0.02	(0)	33	0.14	-	2	-	0		種皮及び損傷部を除いたもの。ゆでた後水冷し，水切りしたもの。硝酸イオン：(0)g
-	47	-	Tr	5	Tr	5	Tr	-	1.0	-	-	-	8	0.05	0.05	0.3	(0.7)	0.04	Tr	57	0.17	1.8	6	-	0		種皮及び損傷部を除いたもの。植物油（なたね油）。硝酸イオン：0g
2	15	(0)	0	10000	76	10000	840	(0)	6.5	Tr	0.5	0	640	0.18	0.42	1.1	(1.6)	0.35	(0)	250	1.83	14.0	65	-	0		廃棄率：木質茎つきの場合25%。硝酸イオン：0.2g
-	-	(0)	0	6600	39	6600	550	(0)	3.4	0	0.3	0	450	0.06	0.13	0.4	(0.7)	0.08	(0)	67	0.70	-	11	-	0		ゆでた後水冷し，手搾りしたもの。硝酸イオン：0.1g
0	280	-	-	-	-	-	-	-	-	-	-	-	-	-	-	-	2.6	-	-	-	-	-	-	-	0		
-	-	(0)	-	-	-	0	(0)	(0)	0.6	0.1	Tr	Tr	1	0.02	0.10	0.4	1.1	0.03	(0)	14	0.02	-	0	-	7.1	1本=13〜15g	別名：ごぼうあざみ 水洗いし，水切りしたもの。ビタミンC：酸化防止用として添加品あり

ゆりね(百合根)

Lily bulb

特徴　食用種のゆりの球根部。ほのかな甘味と苦味があり，ホクホクした食感がある。食用とされるゆりには，オニユリ，コオニユリ，ヤマユリの３種がある。原産地は東南アジア，中国。主な産地は北海道。

栄養　根菜類のなかではたんぱく質が多く，カリウムが豊富。

調理　含め煮，茶碗蒸し，きんとん，茶巾絞りなどに用いる。

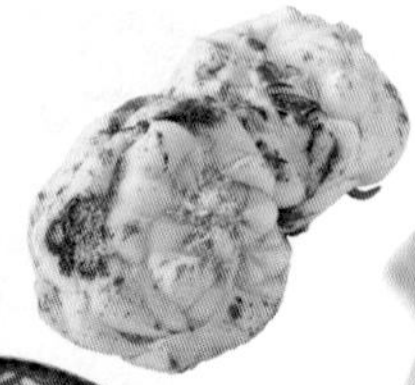

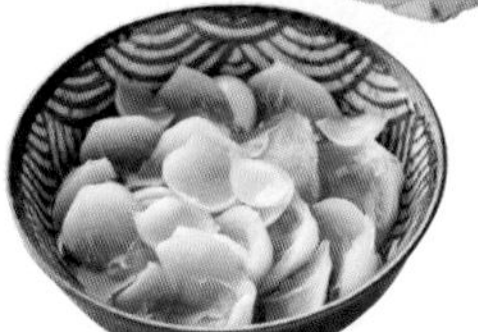

ゆりねの煮物

ようさい(蕹菜)

Water convolvulus

特徴　中国野菜の一種。さつまいも属のつる性植物で，茎の中が空洞になっていることから，「空心菜(くうしんさい)」とも呼ばれる。花がアサガオに似ているので「朝顔菜(あさがおな)」とも呼ばれる。茎の先や若葉を食用にし，シャキシャキとした歯ざわりが楽しめる。

栄養　β-カロテン，ビタミンB_1，B_2，C，Eや，食物繊維などを含む。

調理　炒め物，おひたし，汁物の具，肉料理の付け合わせなどに用いる。

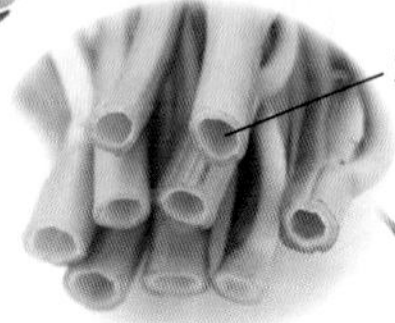

ようさいの茎

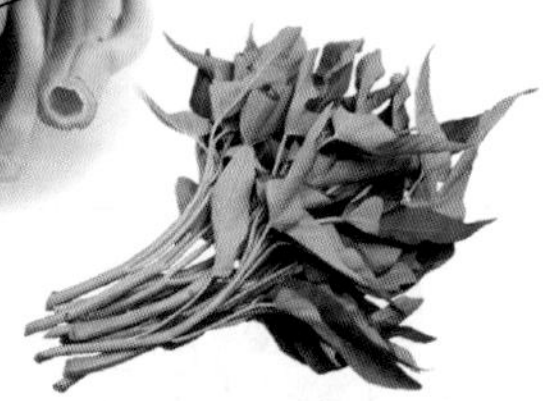

よもぎ(蓬)

Japanese wornwood

特徴　キク科の植物で，春先に芽吹いた若芽を摘んで食用とする。特有の香りがある。山野，土手，あぜなどに自生する。

栄養　カロテン，ビタミンB_2，カルシウム，鉄などに富む。

調理　もち米に混ぜて草もち，団子に入れてよもぎ団子にする他，よもぎ飯，おひたし，汁物の具などに用いる。

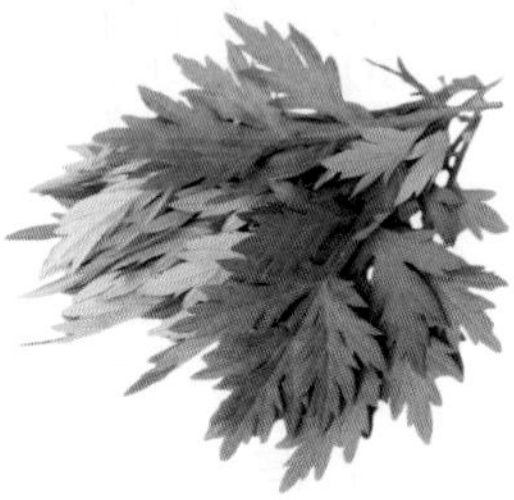

らっかせい(落花生)

Peanuts

特徴　ひょうたんと似た形のかたい殻に覆(おお)われている。花を咲かせた後，子房の先が地中に埋まって豆を結実させることが，この名の由来。主な産地は千葉県。

栄養　たんぱく質，脂質に富み，ビタミンB_1，Eも多い。

調理　塩やバターで炒める他，煮豆，ゆで落花生にする。

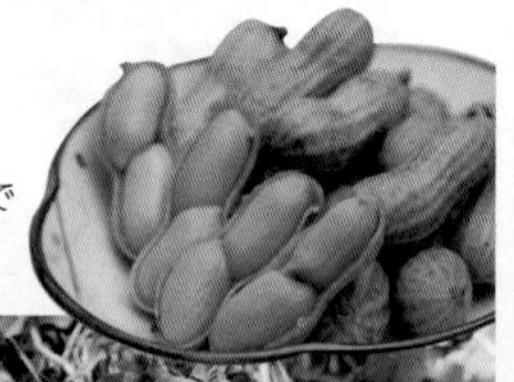

塩ゆで

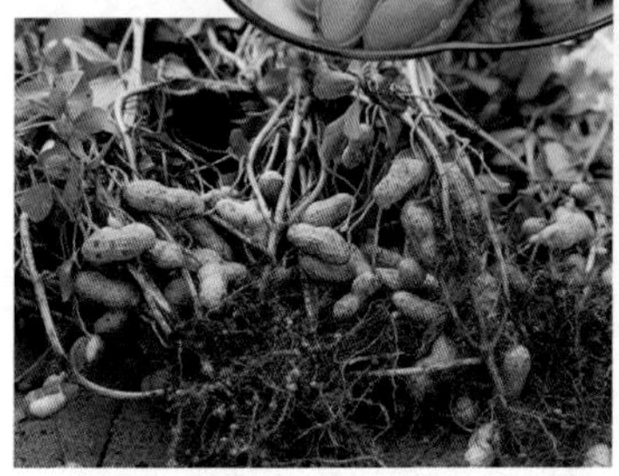

らっかせいの収穫

食品番号	食品名（可食部100g当たり）	廃棄率 %	エネルギー kJ	エネルギー kcal	水分 g	たんぱく質：アミノ酸組成によるたんぱく質 g	たんぱく質：たんぱく質 g	脂質：脂肪酸のトリアシルグリセロール当量 g	脂質：コレステロール mg	脂質：脂質 g	炭水化物：利用可能炭水化物（単糖当量） g	炭水化物：利用可能炭水化物（質量計） g	炭水化物：利用可能炭水化物 差引き法による g	炭水化物：食物繊維総量 g	炭水化物：糖アルコール g	炭水化物：炭水化物 g	有機酸 g	灰分 g	無機質：ナトリウム mg	カリウム mg	カルシウム mg	マグネシウム mg	リン mg	鉄 mg	亜鉛 mg	銅 mg	マンガン mg	ヨウ素 µg	セレン µg
	ゆりね																												
06296	りん茎　生	10	501	**119**	66.5	**(2.4)**	3.8	-	(0)	0.1	-	-	**24.3***	5.4	-	28.3	-	1.3	1	740	**10**	25	71	**1.0**	0.7	0.16	0.96	1	1
06297	ゆで	0	495	**117**	66.5	**(2.1)**	3.4	-	(0)	0.1	-	-	**24.0***	6.0	-	28.7	-	1.3	1	690	**10**	24	65	**0.9**	0.7	0.14	0.75	-	-
	ようさい																												
06298	茎葉　生	0	72	**17**	93.0	**(1.7)**	2.2	-	(0)	0.1	**(0.9)***	(0.9)	0.5	3.1	-	3.1	-	1.4	26	380	**74**	28	44	**1.5**	0.5	0.20	1.07	-	-
06299	ゆで	0	76	**18**	92.4	**(1.7)**	2.2	-	(0)	0.1	**(1.0)***	(1.0)	1.2	3.4	-	4.1	-	1.0	16	270	**90**	20	40	**1.0**	0.3	0.15	0.77	-	-
	よめな																												
06300	葉　生	0	165	**40**	84.6	**(2.7)**	3.4	-	(0)	0.2	-	-	**2.9***	7.8	-	10.0	-	1.8	2	800	**110**	42	89	**3.7**	0.7	0.24	0.78	-	-
	よもぎ																												
06301	葉　生	0	177	**43**	83.6	**(4.2)**	5.2	-	(0)	0.3	-	-	**1.9***	7.8	-	8.7	-	2.2	10	890	**180**	29	100	**4.3**	0.6	0.29	0.84	-	-
06302	ゆで	0	155	**37**	85.9	**(3.9)**	4.8	-	(0)	0.1	-	-	**1.3***	7.8	-	8.2	-	1.0	3	250	**140**	24	88	**3.0**	0.4	0.28	0.75	-	-
	らっかせい																												
06303	未熟豆　生	35	1268	**306**	50.1	**(11.2)**	12.0	**(23.9)**	(0)	24.2	-	-	**9.5***	4.0	-	12.4	-	1.3	1	450	**15**	100	200	**0.9**	1.2	0.50	0.75	0	1
06304	ゆで	40	1237	**298**	51.3	**(11.1)**	11.9	**(23.2)**	(0)	23.5	-	-	**9.2***	4.2	-	12.3	-	1.0	2	290	**24**	86	170	**0.9**	1.1	0.36	0.50	-	-
	(らっきょう類)																												
06305	らっきょう　りん茎　生	15	342	**83**	68.3	**0.9**	1.4	**(0.1)**	(0)	0.2	-	-	**9.2***	20.7	-	29.3	-	0.8	2	230	**14**	14	35	**0.5**	0.5	0.06	0.45	1	1
06306	甘酢漬	0	496	**117**	67.5	**(0.3)**	0.4	**(0.2)**	(0)	0.3	0	-	**26.5***	2.9	0	29.4	0.6	1.9	750	9	**11**	1	7	**1.8**	0.1	0.06	0.08	4	Tr
06307	エシャレット　りん茎　生	40	245	**59**	79.1	**(1.4)**	2.3	**(0.1)**	(0)	0.2	-	-	**7.3***	11.4	-	17.8	-	0.6	2	290	**20**	14	47	**0.8**	0.5	0.06	0.37	-	-
	リーキ																												
06308	りん茎葉　生	35	125	**30**	90.8	**(1.2)**	1.6	**(0.1)**	(0)	0.1	(4.1)	(4.0)	**4.9***	2.5	-	6.9	-	0.6	2	230	**31**	11	27	**0.7**	0.3	0.03	0.25	-	-
06309	ゆで	0	117	**28**	91.3	**(1.0)**	1.3	**(0.1)**	(0)	0.1	(2.9)	(2.8)	**4.6***	2.6	-	6.8	-	0.5	2	180	**26**	9	26	**0.6**	0.3	0.04	0.20	-	-
	ルッコラ																												
06319	葉　生	2	71	**17**	92.7	-	1.9	**0.1**	(0)	0.4	(0)	(0)	**0.8***	2.6	-	3.1	-	1.5	14	480	**170**	46	40	**1.6**	0.8	0.07	0.69	-	-
	ルバーブ																												
06310	葉柄　生	10	95	**23**	92.1	-	0.7	**(0.1)**	0	0.1	(1.9)	(1.9)	**3.5***	2.5	-	6.0	-	0.9	1	400	**74**	19	37	**0.2**	0.1	0.02	0.05	-	-
06311	ゆで	0	58	**14**	94.1	-	0.5	**(0.1)**	(0)	0.1	**(1.4)***	(1.4)	1.7	2.9	-	4.6	-	0.6	1	200	**64**	14	20	**0.2**	0.1	0.02	0.05	-	-

らっきょう類(薤類)

Rakkyo

特徴　地中の２～４cmのりん茎を食用とする。独特の風味と，シャキッとした歯ごたえがある。別名は「おおにら」「さとにら」。主な産地は鹿児島県，鳥取県，宮崎県など。

甘酢漬　砂糖を加えた食酢に漬けこんだもの。

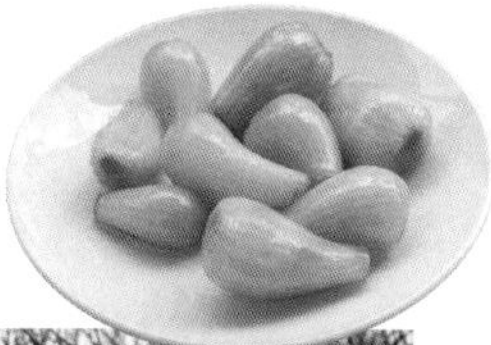

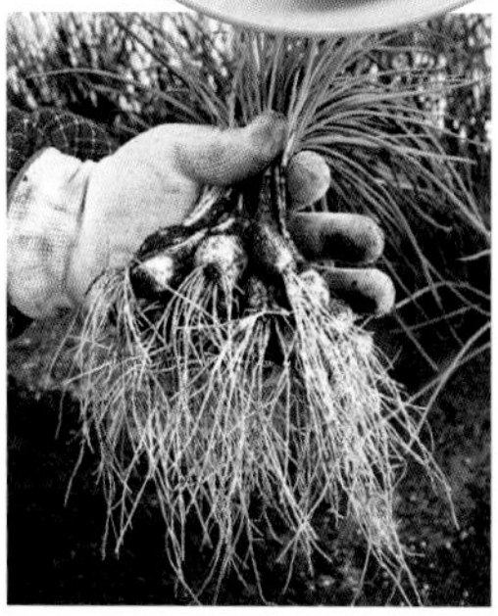

らっきょうの収穫

栄養　食物繊維に富む。
調理　塩漬，酢漬，梅酢漬，しょうゆ漬などにする他，甘酢漬をカレーの薬味などに用いる。

●エシャレット

日本では軟白栽培して若採りしたらっきょうのことを「エシャレット」「エシャ」「エシャらっきょう」などと呼ぶ。香りやくせが強くなく，生食する。

フランス語で「エシャロット」，英名で「シャロット」と呼ばれる同じネギ属の香味野菜とは異なる。

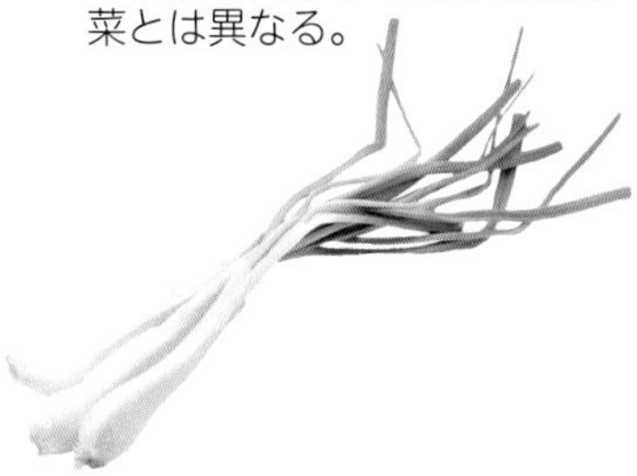

ルッコラ

Rocket salad

特徴　アブラナ科の葉野菜。ごまの風味とピリッとした辛味や苦味がある。「ロケットサラダ」「エルカ」「ルコラ」とも呼ばれる。
栄養　ビタミンCが豊富で，カルシウムや鉄も多い。
調理　生のままサラダにしたり，おひたしや炒め物にしたりする。

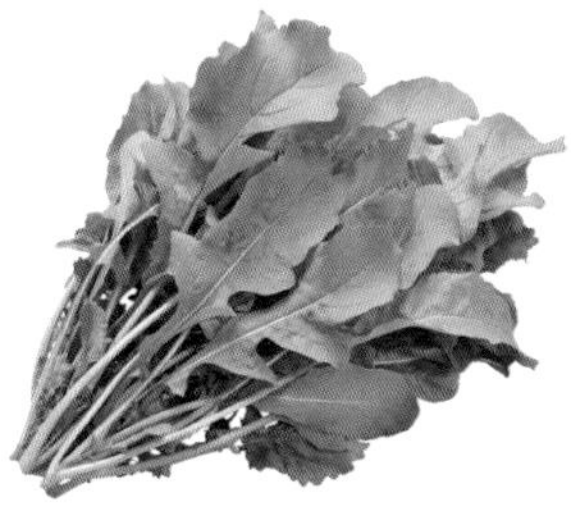

ルバーブ

Garden rhubarb

特徴　タデ科。ふきに似た西洋野菜で，長さ50～60cmで赤みを帯びた葉柄を食用にする。独特な香気と酸味がある。ハート形の葉はあくが強いので食用にしない。和名は「食用大黄(しょくようだいおう)」。
栄養　カリウム，カルシウムなどが比較的多い。
調理　生のままサラダにする他，甘く煮てジャムやシロップにしたり菓子材料にする。

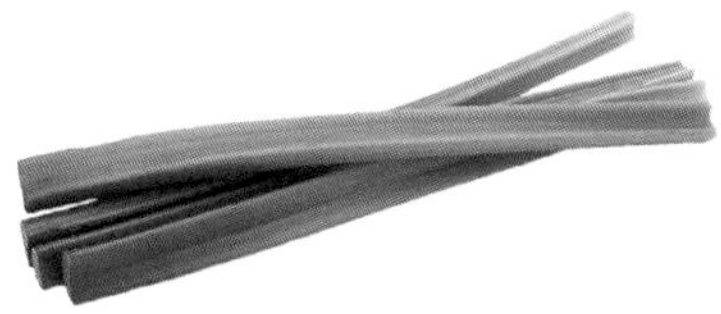

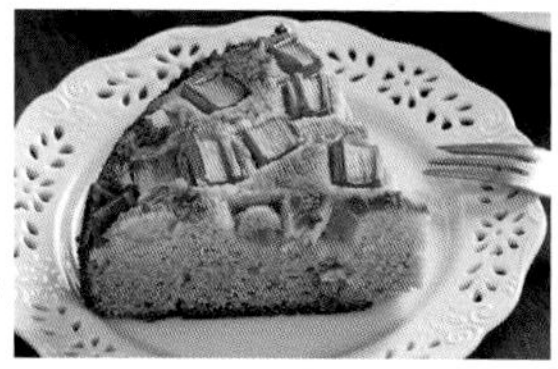

ルバーブのケーキ

クロム	モリブデン	ビタミン A レチノール	A カロテン α	A カロテン β	A β-クリプトキサンチン	A β-カロテン当量	A レチノール活性当量	D	E トコフェロール α	E トコフェロール β	E トコフェロール γ	E トコフェロール δ	K	B_1	B_2	ナイアシン	ナイアシン当量	B_6	B_{12}	葉酸	パントテン酸	ビオチン	C	アルコール	食塩相当量	見当	備考
µg	µg	µg	µg	µg	µg	µg	µg	µg	mg	mg	mg	mg	µg	mg	mg	mg	mg	mg	µg	µg	mg	µg	mg	g	g		
2	1	(0)	(0)	(0)	(0)	(0)	**(0)**	(0)	0.5	0	0	0	0	**0.08**	**0.07**	0.7	(1.4)	0.12	(0)	77	0	1.6	**9**	-	**0**	中1個=	廃棄部位：根，根盤部及び損傷部。硝酸イオン：0g
-	-	(0)	(0)	(0)	(0)	(0)	**(0)**	(0)	0.5	0	0	0	Tr	**0.07**	**0.07**	0.6	(1.2)	0.12	(0)	92	0	-	**8**	-	**0**	約100g	根，根盤部及び損傷部を除いたもの。硝酸イオン：0g
-	-	(0)	78	4300	0	4300	**360**	(0)	2.2	0	0.3	0	250	**0.10**	**0.20**	1.0	(1.4)	0.11	(0)	120	0.40	-	**19**	-	**0.1**		別名：あさがおな，えんさい，くうしんさい 硝酸イオン：0.2g
-	-	(0)	74	3800	0	3800	**320**	(0)	0.6	0	0.1	0	260	**0.06**	**0.10**	0.6	(1.0)	0.05	(0)	55	0.30	-	**6**	-	**0**		ゆでた後水冷し，手搾りしたもの。硝酸イオン：0.2g
-	-	(0)	0	6700	0	6700	**560**	(0)	4.1	Tr	0.1	0	440	**0.23**	**0.32**	3.2	(4.2)	0.10	(0)	170	0.50	-	**42**	-	**0**		別名：おはぎ，うはぎ，はぎな 若葉。硝酸イオン：Tr
-	-	(0)	0	5300	0	5300	**440**	(0)	3.2	0.1	0.5	0	340	**0.19**	**0.34**	2.4	(3.9)	0.08	(0)	190	0.55	-	**35**	-	**0**		別名：もちぐさ，よもぎな 硝酸イオン：Tr
-	-	(0)	0	6000	0	6000	**500**	(0)	3.4	0.1	0.8	0	380	**0.08**	**0.09**	0.5	(1.9)	0.04	(0)	51	0.13	-	**2**	-	**0**		ゆでた後水冷し，手搾りしたもの。硝酸イオン：Tr
0	58	(0)	0	5	0	5	**Tr**	(0)	7.2	0.3	2.9	0.1	0	**0.54**	**0.09**	10.0	(12.0)	0.21	(0)	150	1.40	44.0	**20**	-	**0**		別名：なんきんまめ，ピーナッツ 廃棄部位：さや。硝酸イオン：0g
-	-	(0)	0	1	0	1	**Tr**	(0)	6.8	0.2	2.7	0.1	0	**0.30**	**0.13**	8.2	(10.0)	0.19	(0)	150	0.91	-	**19**	-	**0**		廃棄部位：さや。硝酸イオン：Tr
0	14	(0)	(0)	0	(0)	(0)	**(0)**	(0)	0.8	Tr	0	0	1	**0.07**	**0.05**	2.1	2.4	0.12	(0)	29	0.56	0.9	**23**	-	**0**	大1個=約20g	別名：おおにら，さとにら 廃棄部位：根，膜状りん片及び両端
3	3	(0)	0	0	0	0	**(0)**	-	0.2	0	0	0	1	**Tr**	**Tr**	0.1	(0.2)	0.02	0	Tr	0.03	0.4	**0**	-	**1.9**	中5個=	液汁を除いたもの。硝酸イオン：0g
-	-	(0)	0	18	0	18	**2**	(0)	0.4	Tr	0	0	6	**0.03**	**0.05**	0.8	(1.2)	0.11	(0)	55	0.33	-	**21**	-	**0**	約50g	土寄せ軟白若採りのらっきょう。別名：エシャ，エシャらっきょう。廃棄部位：株元及び緑葉部。硝酸イオン：Tr
-	-	(0)	0	45	0	45	**4**	(0)	0.3	0	0.1	0	9	**0.06**	**0.08**	0.4	(0.6)	0.24	(0)	76	0.17	-	**11**	-	**0**		別名：西洋ねぎ，ポロねぎ 廃棄部位：株元及び緑葉部。硝酸イオン：Tr
-	-	(0)	0	37	0	37	**3**	(0)	0.3	0	0.1	0	8	**0.05**	**0.07**	0.3	(0.5)	0.20	(0)	68	0.14	-	**9**	-	**0**		株元及び緑葉部を除いたもの。硝酸イオン：Tr
-	-	(0)	0	3600	0	3600	**300**	(0)	1.4	Tr	Tr	0	210	**0.06**	**0.17**	0.5	0.8	0.11	(0)	170	0.55	-	**66**	-	**0**		別名：ロケットサラダ，エルカ，ルコラ 廃棄部位：株元。硝酸イオン：0.4g
-	-	(0)	0	40	0	40	**3**	(0)	0.2	0	0	0	7	**0.04**	**0.05**	0.2	0.3	0.02	(0)	31	0.10	-	**5**	-	**0**		別名：しょくようだいおう 廃棄部位：表皮及び両端。硝酸イオン：0.2g
-	-	(0)	0	42	0	42	**4**	(0)	0.2	0	0	0	9	**0.01**	**0.03**	0.1	0.2	0.01	(0)	22	0.10	-	**4**	-	**0**		表皮及び両端を除いたもの。硝酸イオン：0.1g

レタス類

Lettuces

特徴 みずみずしい歯ざわりと香気があり，味にくせがない。
栄養 サラダな，サニーレタスはカロテンに富み，ビタミンK，鉄分も多い。

調理 サラダ，炒め物，煮込み，サンドイッチの具に用いる。

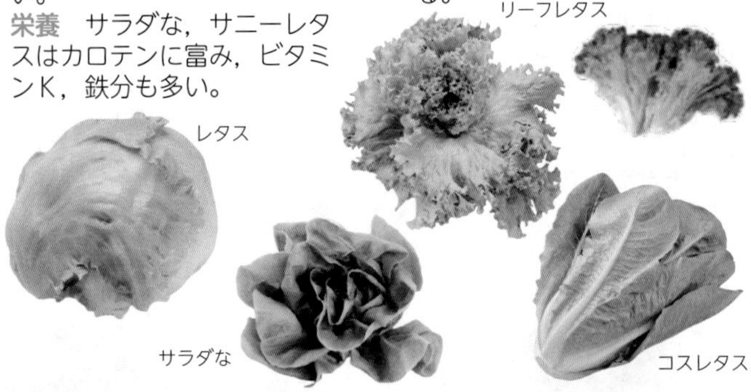

●**レタス**(クリスプヘッド型たまちしゃ)
しっかり結球している。淡い緑色で球面が緩く波打っている。クリスプとはパリパリした歯ざわりのこと。

●**サラダな**(バターヘッド型たまちしゃ)
不完全結球。球面は緩く波打ち，葉の面に油滑感があるバターヘッド型。

●**リーフレタス**(葉ちしゃ)
非結球。ちりめんちしゃ。葉が赤紫のものが「サニーレタス」(あかちりめんちしゃ)。

●**コスレタス**(たちレタス)
葉は長だ円形で先が尖っていて，淡緑色から緑色。緩い結球を示す。「ロメインレタス」ともいう。

れんこん(蓮根)

East Indian lotus root

特徴 ハスの地下茎を食用とする。粘質物を含み，切ると糸を引くが，酢水にさらすとシャキシャキとして歯切れがよい。在来種と中国種があり，在来種のほうが粘りけがある。
栄養 ビタミンCが多く，ポリフェノールを含む。
調理 煮物，きんぴら，天ぷら，揚げ物，寿司の具，福神漬の材料などに用いられる。

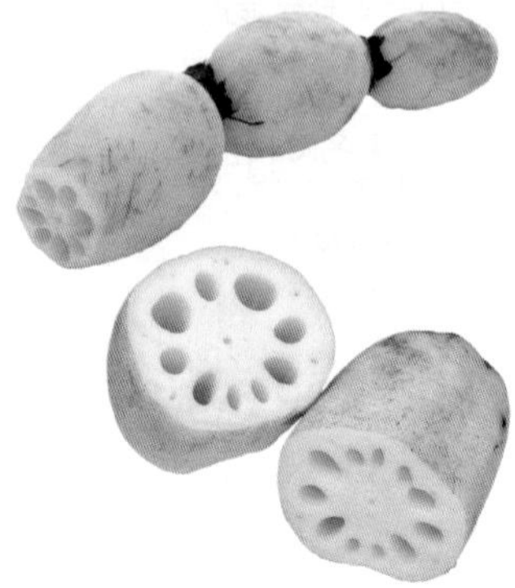

わけぎ(分葱)

Wakegi

特徴 形はねぎに似るが，ねぎよりやわらかくて，ぬめりがなくあっさりしている。香りも少ない。ねぎ，にらのように種子から繁殖するのではなく，りん茎から枝分かれして増えていくのがこの名の由来。
栄養 カロテン，ビタミンCに富む。
調理 薬味，汁物の具，酢みそあえ，ぬた，鍋物などに用いる。ふぐ料理の香味や，博多のせんぶき巻きなどに使われている。

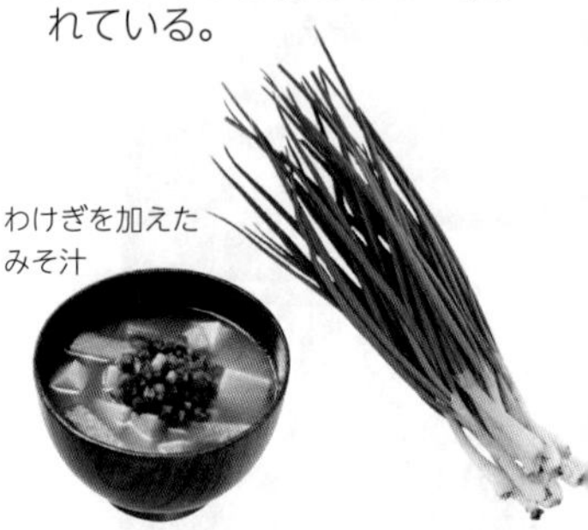

食品番号	食品名 (可食部100g当たり)	廃棄率	エネルギー		水分	たんぱく質		脂質			炭水化物						有機酸	灰分	無機質										
						アミノ酸組成によるたんぱく質	たんぱく質	脂肪酸のトリアシルグリセロール当量	コレステロール	脂質	利用可能炭水化物(単糖当量)	利用可能炭水化物(質量計)	差引き法による利用可能炭水化物	食物繊維総量	糖アルコール	炭水化物			ナトリウム	カリウム	カルシウム	マグネシウム	リン	鉄	亜鉛	銅	マンガン	ヨウ素	セレン
		%	kJ	kcal	g	g	g	g	mg	g	g	g	g	g	g	g	g	g	mg	mg	mg	mg	mg	mg	mg	mg	mg	µg	µg
	(レタス類)																												
06312	レタス 土耕栽培 結球葉 生	2	46	**11**	95.9	**0.5**	0.6	**Tr**	(0)	0.1	**1.7***	1.7	1.9	1.1	-	2.8	-	0.5	2	200	**19**	8	22	**0.3**	0.2	0.04	0.13	1	0
06361	水耕栽培 結球葉 生	2	54	**13**	95.3	**(0.6)**	0.8	**(0.1)**	(0)	0.2	**(2.0)***	(2.0)	2.1	1.1	-	2.9	-	0.6	2	260	**34**	10	30	**0.3**	0.1	0.01	0.38	-	-
06313	サラダな 葉 生	10	43	**10**	94.9	**0.8**	1.0	**0.1**	(0)	0.2	**0.7***	0.7	1.1	1.8	-	2.7	-	1.0	6	410	**56**	14	49	**2.4**	0.2	0.04	-	-	-
06314	リーフレタス 葉 生	6	66	**16**	94.0	**(1.0)**	1.4	**(0.1)**	(0)	0.1	(0.9)	(0.9)	**1.8***	1.9	-	3.3	-	1.0	6	490	**58**	15	41	**1.0**	0.5	0.06	0.34	7	Tr
06315	サニーレタス 葉 生	6	63	**15**	94.1	**(0.7)**	1.2	**(0.1)**	(0)	0.2	(0.6)	(0.6)	**1.7***	2.0	-	3.2	-	1.1	4	410	**66**	15	31	**1.8**	0.4	0.05	0.43	-	-
06362	サンチュ 葉 生	0	56	**14**	94.5	**(1.0)**	1.2	**(0.2)**	(0)	0.4	-	-	**1.0***	2.0	-	2.5	-	1.0	3	470	**62**	19	39	**0.5**	0.2	0.01	0.69	-	-
06316	コスレタス 葉 生	9	66	**16**	94.5	**(0.8)**	1.2	**0.1**	(0)	0.2	(1.2)	(1.2)	**2.0***	1.9	-	3.4	-	0.6	16	250	**29**	12	39	**0.5**	0.3	0.03	0.23	-	-
	れんこん																												
06317	根茎 生	20	280	**66**	81.5	**1.3**	1.9	**Tr**	0	0.1	14.2	13.0	**14.1***	2.0	-	15.5	-	1.0	24	440	**20**	16	74	**0.5**	0.3	0.09	0.78	9	1
06318	ゆで	0	278	**66**	81.9	**(0.9)**	1.3	**(Tr)**	(0)	0.1	(13.9)	(12.7)	**14.3***	2.3	-	16.1	-	0.6	15	240	**20**	13	78	**0.4**	0.3	0.05	0.80	-	-
06371	甘酢れんこん	0	281	**66**	80.8	**0.5**	0.6	**-**	(0)	0.2	**15.1***	13.8	14.2	2.3	-	16.5	0.5	1.5	550	14	**6**	1	26	**0.1**	Tr	0.07	Tr	*	0
	わけぎ																												
06320	葉 生	4	128	**30**	90.3	**(1.1)**	1.6	**-**	(0)	0	-	-	**5.1***	2.8	-	7.4	-	0.7	1	230	**59**	23	25	**0.4**	0.2	0.04	0.23	-	-
06321	ゆで	0	122	**29**	90.4	**(1.3)**	1.9	**-**	(0)	0	-	-	**4.4***	3.1	-	6.9	-	0.8	1	190	**51**	23	25	**0.4**	0.2	0.04	0.28	-	-
	わさび																												
06322	根茎 生	30	376	**89**	74.2	**-**	5.6	**-**	(0)	0.2	-	-	**14.0***	4.4	-	18.4	-	1.5	24	500	**100**	46	79	**0.8**	0.7	0.03	0.14	1	9
06323	わさび漬	0	591	**140**	61.4	**-**	7.1	**-**	(0)	0.5	-	-	**25.3***	2.7	-	28.0	-	3.0	1000	140	**40**	16	72	**0.9**	1.1	0.15	0.38	-	-
	わらび																												
06324	生わらび 生	6	80	**19**	92.7	**1.8**	2.4	**-**	(0)	0.1	-	-	**1.0***	3.6	-	4.0	-	0.8	Tr	370	**12**	25	47	**0.7**	0.6	0.13	0.14	-	-
06325	ゆで	0	53	**13**	95.2	**(1.1)**	1.5	**-**	(0)	0.1	-	-	**0.4***	3.0	-	3.0	-	0.2	Tr	10	**11**	10	24	**0.6**	0.5	0.06	0.08	-	-
06326	干しわらび 乾	0	888	**216**	10.4	**(14.5)**	20.0	**-**	(0)	0.7	-	-	**8.9***	58.0	-	61.4	-	7.5	6	3200	**200**	330	480	**11.0**	6.2	1.20	1.63	-	-
	(その他)																												
06382	ミックスベジタブル 冷凍	0	282	**67**	80.5	**-**	3.0	**-**	0	0.7	-	-	**9.2***	5.9	-	15.1	-	0.6	22	220	**19**	21	71	**0.7**	0.5	0.08	0.20	0	1
06383	ゆで	0	273	**65**	80.9	**-**	3.1	**-**	0	0.8	-	-	**8.1***	6.5	-	14.6	-	0.5	16	180	**19**	20	67	**0.7**	0.5	0.07	0.20	0	1
06384	油いため	0	450	**108**	75.5	**-**	3.3	**-**	Tr	4.9	-	-	**9.8***	5.9	-	15.7	-	0.7	22	230	**20**	22	74	**0.7**	0.6	0.08	0.21	0	1
06399	野菜ミックスジュース 通常タイプ	0	89	**21**	93.9	**-**	0.8	**-**	-	0.1	3.1	3.1	**3.7***	0.9	-	4.7	-	0.5	17	230	**10**	9	19	**0.2**	0.1	0.05	0.07	0	0
06400	濃縮タイプ	0	152	**36**	90.0	**-**	1.0	**-**	-	0.3	5.8	5.7	**6.8***	1.0	-	7.8	-	0.8	39	310	**43**	18	30	**0.3**	0.1	0.05	0.12	3	0

わさび(山葵)

Wasabi

特徴　主に，肥大しごつごつした根茎を食用とする。さわやかな香りと辛味がある。辛味成分には食欲増進，抗菌作用がある。原産地は日本。渓流の沢に自生するが，多くは栽培されている。
栄養　ビタミンC，カルシウムに富む。
調理　香辛料にする他，わさび漬に用いる。花わさび，葉わさびはあえ物やつまに用いる。

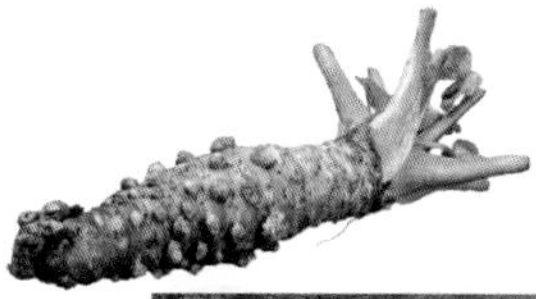

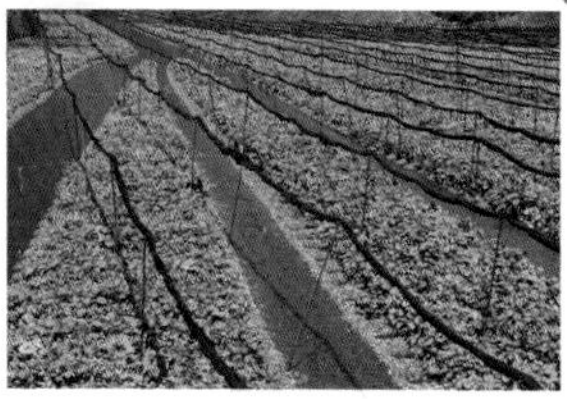

わさび田

わらび(蕨)

Bracken fern

特徴　シダ類の山菜で，早春，こぶし状に巻いた若葉を食用とする。あくが強い。また，根からでん粉をとる。
栄養　生はビタミンB_2，干しわらびは鉄，カルシウム，カリウムに富む。
調理　あくを抜いてから，おひたし，あえ物，煮物，炊き込みご飯などに用いる。干しわらびは乾燥させたもので，水で戻してから使用する。

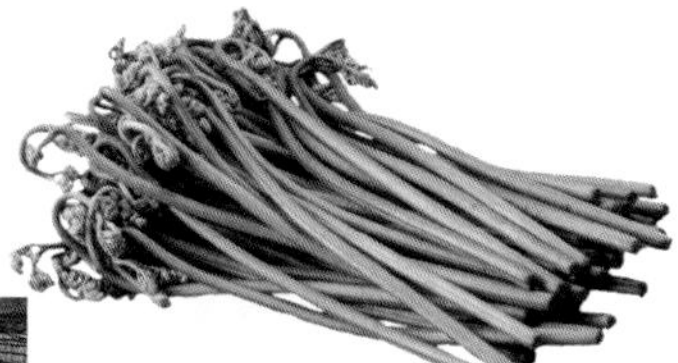

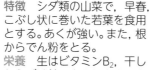

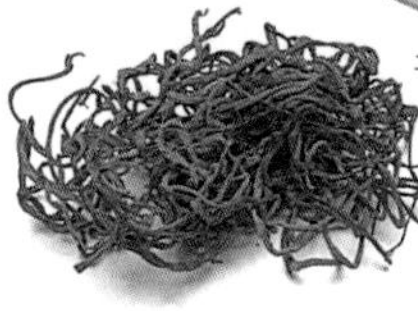

干しわらび

ミックスベジタブル

日本では，主に冷凍食品を指し，三色(赤・黄・緑)の野菜が使用される場合が多い。「ミックスベジタブル」として収載したものは，グリンピース，スイートコーン及びにんじんを混合している市販品を試料とした。野菜はブランチング(製品の変色等の変質を防ぐための軽い湯通し等の加工)され，急速冷凍された後，製品化される。野菜は主に外国産であるが，近年，国産野菜を使用した製品も製造されている。

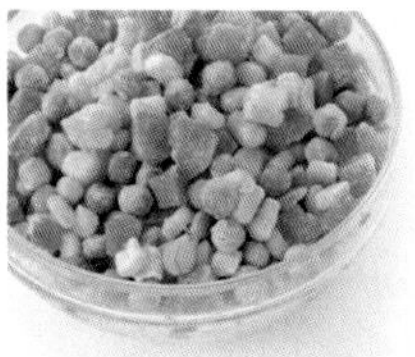

野菜ミックスジュース

特徴　野菜をすり潰すなどしてジュースにしたもの。「通常タイプ」はトマト搾汁を主原料とし，他の野菜搾汁を加えた混合野菜搾汁。「濃縮タイプ」は，製品200mLに，健康日本21(第二次)の成人1日当たりの野菜摂取量の目標値(350g以上)相当量を用いている混合野菜搾汁で，レモン果汁を加えたものである。
栄養　野菜不足解消のために飲用する人も多いが，加熱殺菌されているため，含有する栄養素等は熱によって破壊されており，また製造過程で食物繊維も除かれている。トマトやにんじんなどの緑黄色野菜を素材としたものは，カリウムとβ-カロテンの摂取が期待できる。

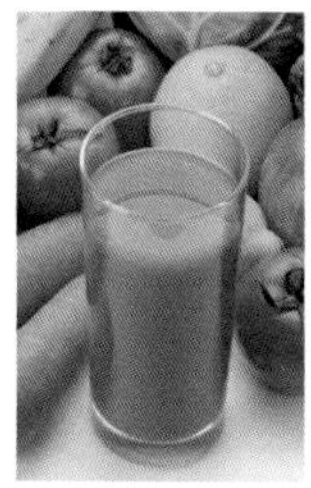

クロム	モリブデン	ビタミンA レチノール	A カロテン α	A カロテン β	A β-クリプトキサンチン	A β-カロテン当量	A レチノール活性当量	D	E トコフェロール α	E β	E γ	E δ	K	B_1	B_2	ナイアシン	ナイアシン当量	B_6	B_{12}	葉酸	パントテン酸	ビオチン	C	アルコール	食塩相当量	見当	備考
µg	µg	µg	µg	µg	µg	µg	µg	µg	mg	mg	mg	mg	µg	mg	mg	mg	mg	mg	µg	µg	mg	µg	mg	g	g		▲…食物繊維：AOAC2011.25法
0	Tr	(0)	0	240	0	240	**20**	(0)	0.3	0	0.2	0	29	**0.05**	**0.03**	0.2	0.3	0.05	(0)	73	0.20	1.2	**5**	-	**0**		別名：たまちしゃ。廃棄部位：株元。硝酸イオン：0.1g
-	-	(0)	2	710	2	710	**59**	(0)	0.3	0	0.3	0	58	**0.03**	**0.03**	0.3	(0.4)	0.05	(0)	44	0.06	-	**5**	-	**0**		別名：たまちしゃ。廃棄部位：株元。硝酸イオン：0.2g
-	-	(0)	0	2200	0	2200	**180**	(0)	1.4	0	1.1	0	110	**0.06**	**0.13**	0.3	0.6	0.06	(0)	71	0.25	-	**14**	-	**0**	1個=70	廃棄部位：株元。硝酸イオン：0.2g
3	5	(0)	0	2300	10	2300	**200**	(0)	1.3	0.1	0.9	Tr	160	**0.10**	**0.10**	0.4	(0.6)	0.10	(0)	110	0.24	2.9	**21**	-	**0**	～100g	別名：ちりめんちしゃ，あおちりめんちしゃ。廃棄部位：株元。硝酸イオン：0.2g
-	-	(0)	0	2000	0	2000	**170**	(0)	1.2	Tr	0.8	0	160	**0.10**	**0.10**	0.3	(0.6)	0.08	(0)	120	0.14	-	**17**	-	**0**		別名：あかちりめんちしゃ。廃棄部位：株元。硝酸イオン：0.2g
-	-	(0)	6	3800	7	3800	**320**	(0)	0.7	0	0.8	0	220	**0.06**	**0.10**	0.4	(0.7)	0.08	(0)	91	0.08	-	**13**	-	**0**		別名：かきちしゃ。株元を除いたもの(株元つきの場合，廃棄率：9%)。硝酸イオン：0.4g
-	-	(0)	0	510	0	510	**43**	(0)	0.7	0	0.5	0	54	**0.06**	**0.06**	0.3	(0.5)	0.05	(0)	120	0.23	-	**8**	-	**0**		別名：ロメインレタス，たちちしゃ，たちレタス。廃棄部位：株元。硝酸イオン：0.1g
0	1	(0)	0	3	0	3	**Tr**	(0)	0.6	Tr	0	0	0	**0.10**	**0.01**	0.4	0.7	0.09	0	14	0.89	2.9	**48**	-	**0.1**	中1節=	廃棄部位：節部及び皮。硝酸イオン：0g
-	-	(0)	0	3	0	3	**Tr**	(0)	0.6	Tr	0	0	0	**0.06**	**0**	0.2	(0.4)	0.07	0	8	0.49	-	**18**	-	**0**	約200g	節部及び皮を除いたもの。硝酸イオン：0g
1	1	(0)	(0)	3	(0)	3	**0**	(0)	0.8	0	0	0	0	**0**	**0**	0	0.2	0	0	1	0	0.1	**7**	-	**1.4**		*ヨウ素は標準値を定めることを見送った。硝酸イオン：0g
-	-	(0)	0	2700	68	2700	**220**	(0)	1.4	Tr	0.5	0	170	**0.06**	**0.10**	0.3	(0.7)	0.18	(0)	120	0.21	-	**37**	-	**0**	1本=10	廃棄部位：株元。硝酸イオン：Tr
-	-	(0)	0	1800	26	1800	**150**	(0)	1.5	0	0.4	0	120	**0.05**	**0.08**	0.3	(0.8)	0.13	(0)	110	0.20	-	**21**	-	**0**	～30g	株元を除いたもの。硝酸イオン：Tr
1	2	(0)	(0)	7	(0)	7	**1**	(0)	1.4	0	0	0	49	**0.06**	**0.15**	0.6	1.5	0.32	(0)	50	0.20	3.5	**75**	-	**0.1**	1本=約60g	廃棄部位：側根基部及び葉柄。硝酸イオン：0.1g
-	-	(0)	0	16	7	20	**2**	(0)	0.1	0	0	0	9	**0.08**	**0.17**	0.6	1.8	0.38	(0)	45	0.25	-	**1**	-	**2.5**	大1=16g	硝酸イオン：Tr
-	-	(0)	6	210	4	220	**18**	(0)	1.6	0.1	0.1	0	17	**0.02**	**1.09**	0.8	1.3	0.05	(0)	130	0.45	-	**11**	-	**0**	1本=約15g	廃棄部位：基部。硝酸イオン：Tr
-	-	(0)	5	160	3	160	**13**	(0)	1.3	0.1	0.1	0	15	**Tr**	**0.05**	0.4	(0.7)	0	(0)	33	0	-	**0**	-	**0**		基部を除いたもの。ゆでた後水冷し，水切りしたもの。硝酸イオン：0g
-	-	(0)	55	1300	31	1300	**110**	(0)	4.6	0.2	1.7	0	180	**0.12**	**0.46**	5.1	(9.3)	0.06	(0)	140	2.70	-	**0**	-	**0**	1本=1～2g	硝酸イオン：Tr
1	24	0	1300	3200	18	3900	**320**	0	0.3	0	0.6	0	10	**0.14**	**0.07**	1.5	2.0	0.09	Tr	50	0.35	3.4	**9**	-	**0.1**		配合割合：グリンピース冷凍29，スイートコーン冷凍37，にんじん冷凍34。硝酸イオン：0g▲
Tr	19	0	1400	3500	18	4200	**350**	0	0.3	0	0.6	0	10	**0.12**	**0.05**	1.3	1.8	0.07	0	44	0.30	3.1	**5**	-	**0**		配合割合：グリンピース冷凍ゆで28，スイートコーン冷凍ゆで39，にんじん冷凍ゆで33。硝酸イオン：0g▲
1	24	0	1400	3600	19	4300	**360**	0	1.0	Tr	2.0	Tr	16	**0.14**	**0.07**	1.5	2.1	0.09	0	53	0.38	3.7	**6**	-	**0.1**		配合割合：グリンピース冷凍油いため29，スイートコーン冷凍油いため39，にんじん冷凍油いため32。植物油(なたね油)。硝酸イオン：0g▲
1	3	-	390	730	0	920	**77**	-	1.0	Tr	Tr	0	3	**0.03**	**0.02**	0.8	0.9	0.07	-	11	0.14	3.1	**2**	-	**0**		硝酸イオン：0g。ポリフェノール：Tr▲
1	2	-	1400	4100	0	4800	**400**	-	1.2	Tr	Tr	0	4	**0.05**	**0.04**	1.2	1.3	0.12	-	26	0.30	3.9	**37**	-	**0.1**		硝酸イオン：Tr。ポリフェノール：Tr▲

7
Fruits
果実類

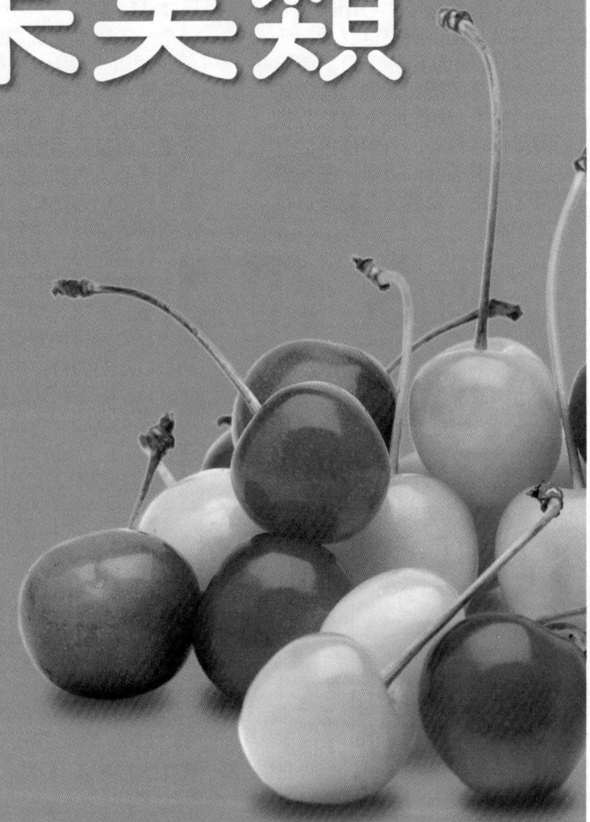

果実類とは

主に木本（もくほん）から収穫されるもののことだが，いちごやすいかなど草本から収穫されるものであっても，食習慣上，果物と呼ばれているものは果実類としている。果実は一般に，生で食べるのが最もおいしい食べ方であるが，乾果，缶詰，製菓材料，薬用，果実酢，果実酒などにも利用される。

未熟な果物にはタンニンが多く含まれているため渋味があるが，加熱するとタンニンが不溶性となり渋味を感じなくなる。また，果実は，糖分が多いため，野菜よりエネルギーの高いものが多い。

果実類の栄養成分

果実の主成分は水分，次いで炭水化物（果糖，しょ糖，ぶどう糖など）である。

果実は生で食するものが多いため，ビタミンCの供給源として重要である。また，カロテン，カリウム，食物繊維なども多く含む。

クエン酸やりんご酸などの有機酸が多いのも，果実類の特徴である。

果実類の種類

果菜類（かさい）…茎がやわらかく木ではない植物（草本）にできる果実

すいか

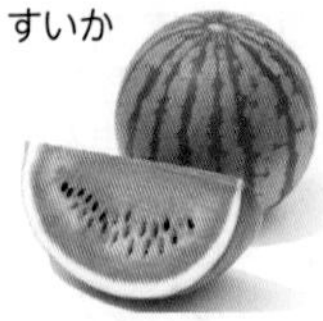

いちご

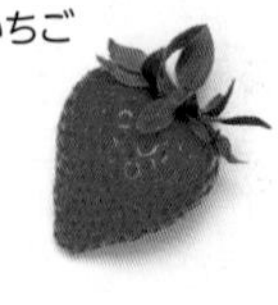

メロン

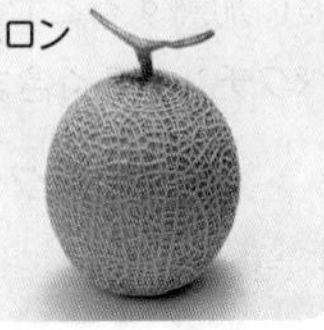

仁果類（じんか）…花弁やめしべをつける部分（花托）が発達したもの

りんご

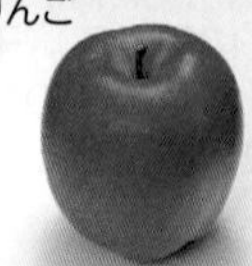

なし

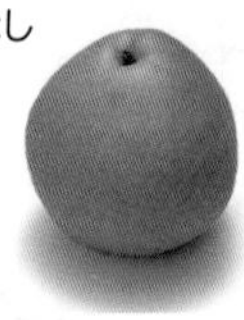

びわ

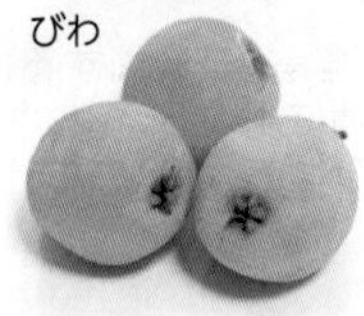

準仁果類（じゅんじんか）…子房の外果皮が皮に，中果皮が果肉に発達したもの

かんきつ類

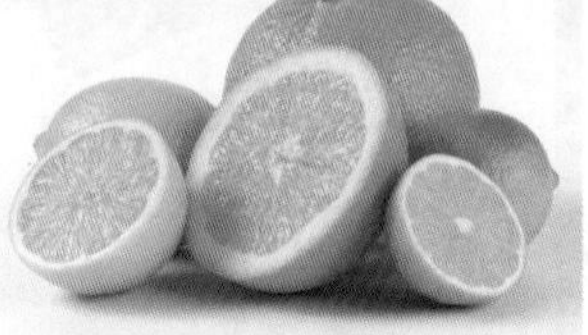

かき

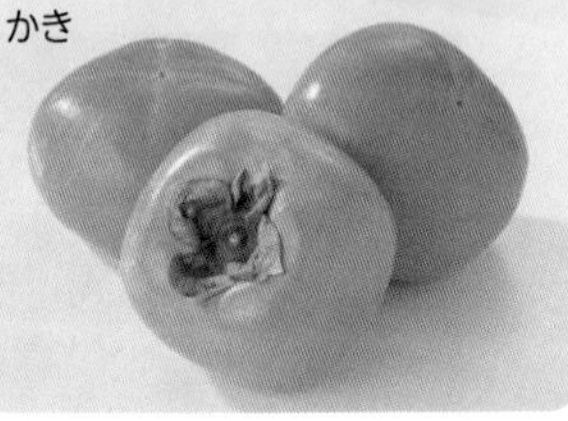

漿果類（しょうか）（液果類）…1果が，1子房からできているもの

いちじく

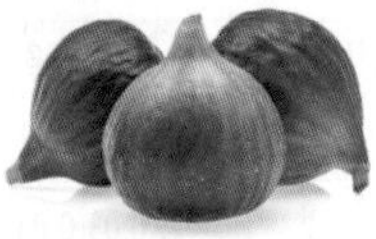

ぶどう

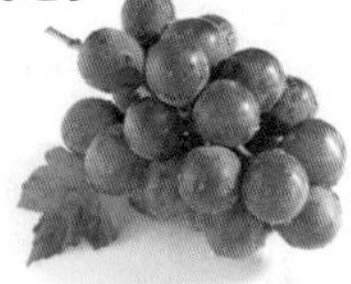

パインアップル

バナナ

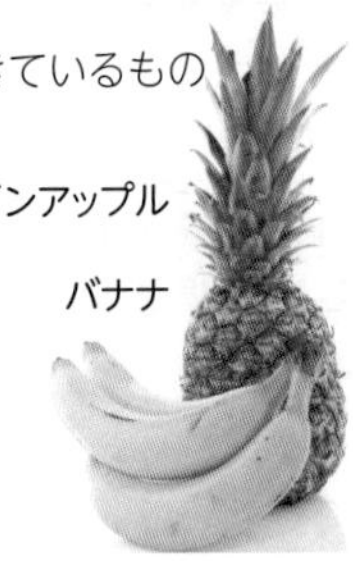

核果類（かくか）…子房の内果皮が堅い核になり，その中に種子があるもの

うめ

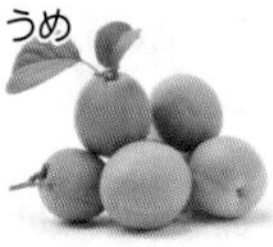

あんず

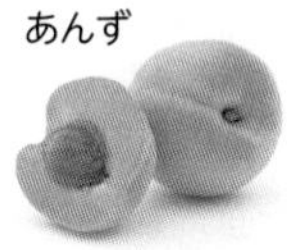

もも

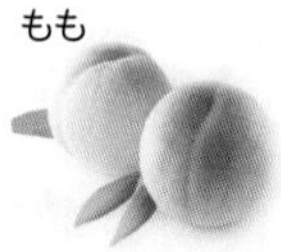

さくらんぼ

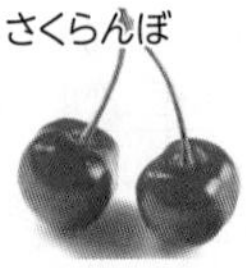

果実類の食べ方

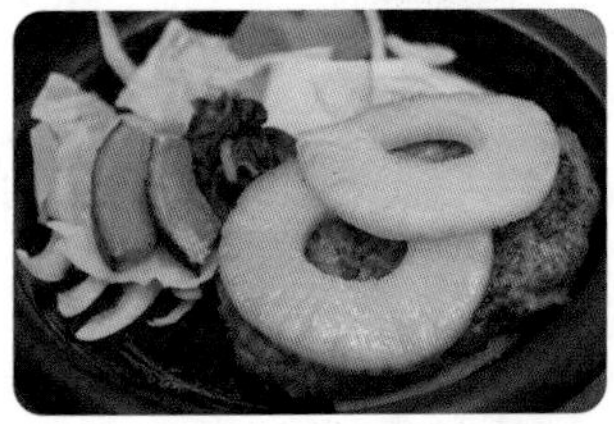

生で食べる…酵素による褐変や，ビタミンCの酸化を防止する。皮をむいたなしやりんごは食塩水に浸し，バナナはレモンの搾り汁をかけるとよい。

ジャムやマーマレードにする…果実に含まれるペクチンは，糖や酸と加熱するとゼリー状になることを利用する。

野菜のように利用する…パパイアの未熟果を炒め物や漬物に，森のバターといわれるアボカドはわさび醤油で，オリーブはオードブルに。

肉料理に利用する…パインアップル，パパイアなど，たんぱく質分解酵素をもつ果実と肉を混ぜ，肉をやわらかくする。

薬味にする…ゆず，かぼす，すだち，レモン，ライムなど。

ペクチンのはたらき

ペクチンは，植物の細胞と細胞の間に含まれる炭水化物の一種である。ペクチンは酸や糖と一緒に加熱するとゼリー状になる。果物には特に多く含まれ，なかでもかんきつ類の果皮に多い。ペクチンが多く含まれている果物は，ジャムをつくるのに適している。

▶▶▶果実のペクチンと酸

果実	ペクチン	酸	ジャムの適否
りんご，レモン，グレープフルーツ	多（1%内外以上）	多（7.0～0.2%）	適する。
もも，バナナ	中（1%内外）	少（0.6～0.1%）	酸を補えば適する。
いちご，あんず	中（1%内外）	多（2.0～1.0%）	水量をひかえて，煮詰めれば適する。
ぶどう	少（0.7%内外）	中（0.6%）	水量をひかえて，煮詰めれば適する。
なし	少（0.5%以下）	少（0.1%）	不適当。

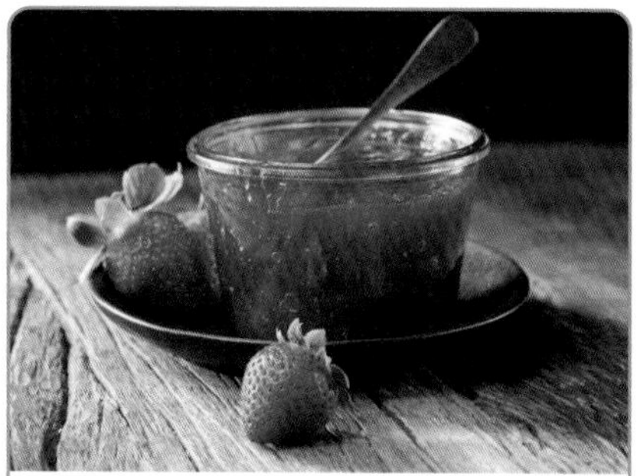

▶いちごジャムのつくり方

①いちご500 gを洗ってへたを取り，砂糖200 gをまぶして約1時間置く。

②レモン汁1個分を加えて火にかける。

③沸騰したらあくを取りながら約10分間煮，200 gの砂糖を加えて煮込む。

果実類の出回り期

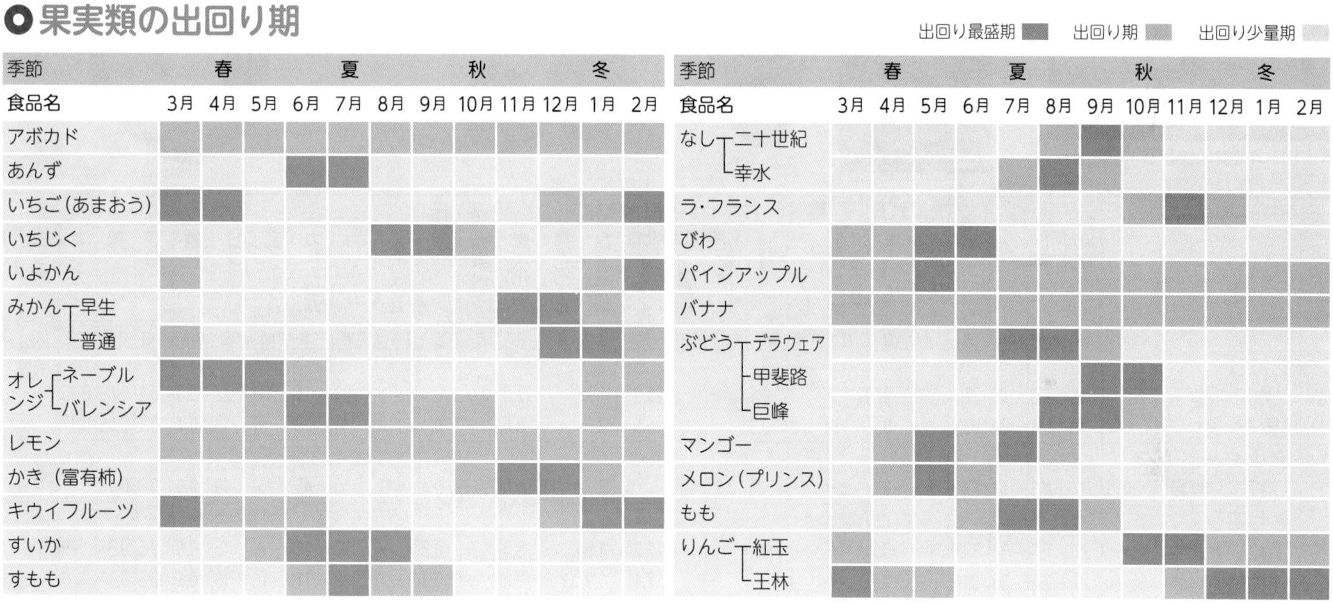

（東京都中央卸売市場　市場統計情報 平成 31～令和 2 年による）

果実類の選び方と 保存方法

■選び方

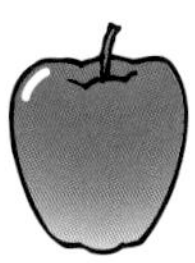

▶**りんご**…秋に収穫したものが味がよい。底部が黄色っぽく，たたくと金属音のするものがよい。

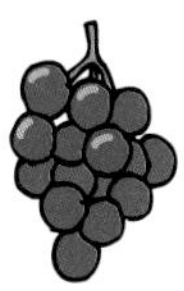

▶**ぶどう**…表面に果粉が多く，張りがあり，品種独特の色の濃いものがよい。

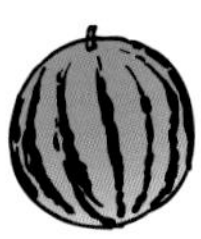

▶**すいか**…たたいて澄んだ音のものは未熟，にごった音のものは成熟である。しかし，シーズンの末期には，にごった音のものには過熟品があるので，澄んだ音の方がよい。

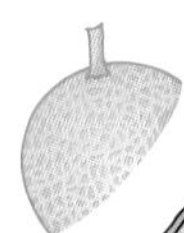

▶**マスクメロン**…網目が粗くも細かくもなく，均一に入っていて，はっきりと浮き上がっているものがよい。

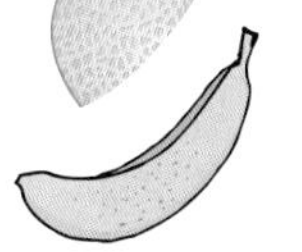

▶**バナナ**…黄色の地肌に褐色の斑点（シュガースポット）が出てきたころが最も味がよい。

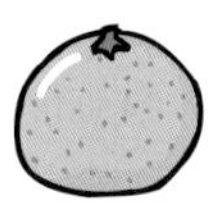

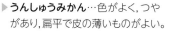

▶**うんしゅうみかん**…色がよく，つやがあり，扁平で皮の薄いものがよい。

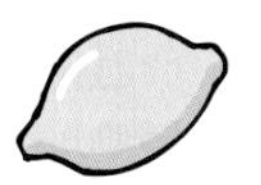

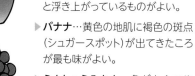

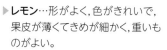

▶**レモン**…形がよく，色がきれいで，果皮が薄くてきめが細かく，重いものがよい。

▶**その他のかんきつ類**…なつみかん，はっさく，いよかん，ネーブル，グレープフルーツなど，いずれも色がよく，つやがあって，大きさのわりに重いものがよい。

■保存方法

一般に，果実類は貯蔵中にペクチンの分解による組織の軟化，有機酸と糖の変化による食味の低下，揮発成分の散逸または分解による香気の消失などの変化があるので，貯蔵には冷蔵，ガス貯蔵，冷凍などの方法がとられている。

いちごは0℃，ネットメロンは2～5℃，その他のメロンは7～ 10℃，すいかは 10 ～ 15℃が貯蔵適温である。また，りんごなどから出されるエチレンガスは，他の果物や野菜の熟成を促進させてしまうので，保存するときは，一緒の場所に置かないようにする。

あけび(通草)

Akebia

特徴 果実はだ円形で，熟すと果皮が紫色になり，二つに割れる。なかの果肉は，小さな種子を多数包んだ半透明の白いゼリー状をしている。

栄養 果肉はビタミンC，果皮は食物繊維やカリウムが多い。

調理 果肉は生食，果実酒にする。果皮は郷土料理に季節感を出す食材として用いられる。生のままでは苦味が強いので，あく抜きしてから調理することが多い。揚げ物や炒め物にする。

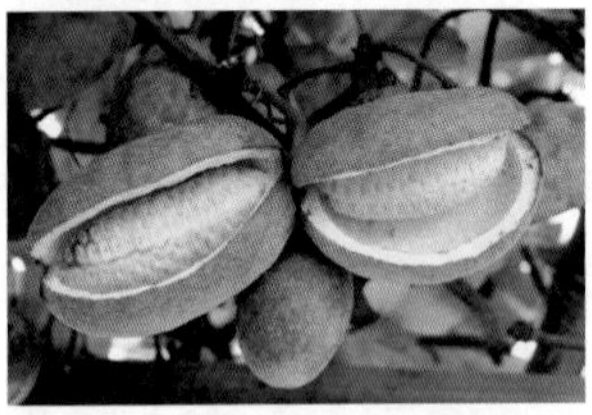

熟して二つに割れたあけび

アサイー

特徴 ブラジル原産のヤシ科ニボンモドキの果実で，通常ピューレ状にして食用にする。外見はブルーベリーに似ている。

栄養 アサイーの実は，鉄，カルシウム，β-カロテン，ビタミンK，食物繊維などを含んでいる。

調理 野菜としてサラダに利用するほか，ジュース状にしてそのまま飲むか，牛乳などの乳製品と混ぜたり，バナナなどの果汁と混ぜたりして飲むことも多い。スムージーにも使われる。

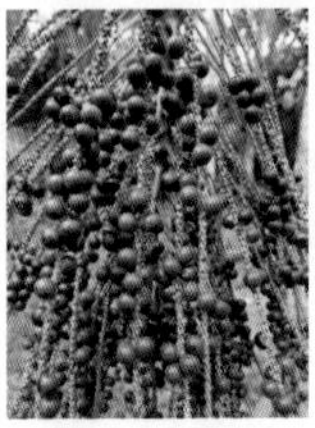

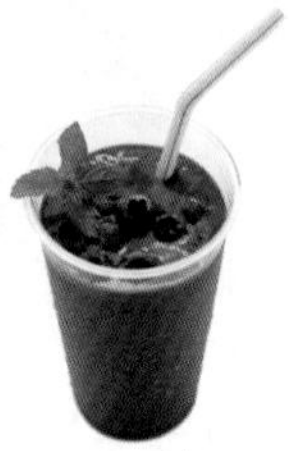

スムージー

アセロラ

Acerola

特徴 さくらんぼくらいの大きさで，香りはりんごに似ている。熟すと濃紅色になる。

栄養 ビタミンCが豊富で，酸味種ではレモン果汁の34倍である。

調理 ジュースやジャム，菓子にする他，ビタミンC剤などの原料になる。

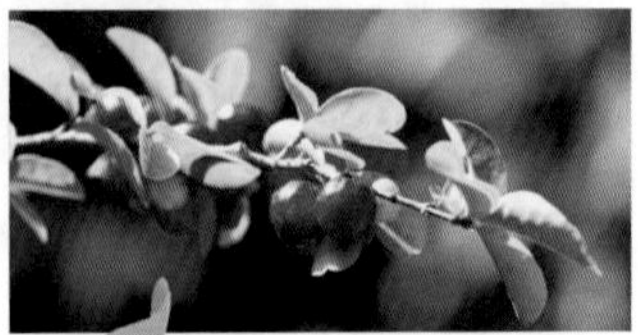

木になっているアセロラ

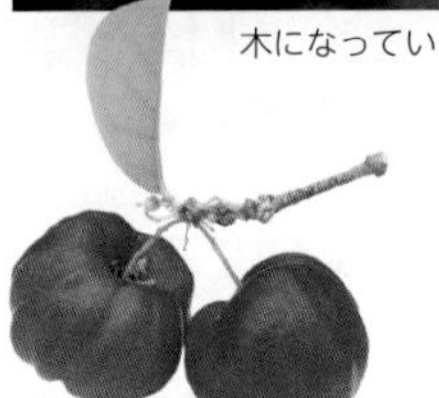

アテモヤ

Atemoya

特徴 独特の味わいから，「森のアイスクリーム」「カスタードアップル」と呼ばれる。果皮には亀甲の鱗(うろこ)状の模様があり，果肉は多汁質で強い香りをもつ。

栄養 カリウムやカルシウムを多く含む。他に，ナイアシンやチアミンも含まれる。

調理 全体が熟してやわらかくなったらスプーンなどですくって食べる。

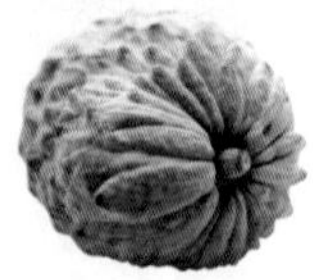

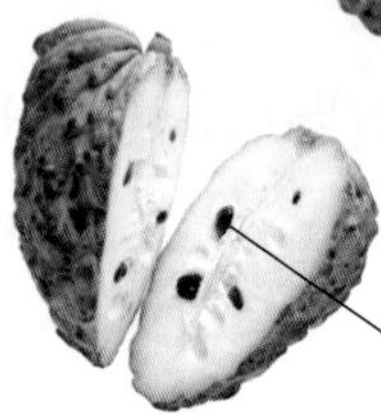

種子

食品番号	食品名（可食部100g当たり）	廃棄率	エネルギー	エネルギー	水分	たんぱく質：アミノ酸組成によるたんぱく質	たんぱく質：たんぱく質	脂質：脂肪酸のトリアシルグリセロール当量	脂質：コレステロール	脂質：脂質	炭水化物：利用可能炭水化物（単糖当量）	炭水化物：利用可能炭水化物（質量計）	炭水化物：利用可能炭水化物 差引き法による	炭水化物：食物繊維総量	炭水化物：糖アルコール	炭水化物：炭水化物	有機酸	灰分	無機質：ナトリウム	無機質：カリウム	無機質：カルシウム	無機質：マグネシウム	無機質：リン	無機質：鉄	無機質：亜鉛	無機質：銅	無機質：マンガン	無機質：ヨウ素	無機質：セレン
		%	kJ	kcal	g	g	g	g	mg	g	g	g	g	g	g	g	g	g	mg	mg	mg	mg	mg	mg	mg	mg	mg	μg	μg
	あけび																												
07001	果肉　生	0	376	89	77.1	-	0.5	-	0	0.1	-	-	20.9*	1.1	-	22.0	-	0.3	Tr	95	11	14	22	0.3	0.1	0.09	0.15	-	-
07002	果皮　生	0	135	32	90.4	-	0.3	-	0	0.3	-	-	5.5*	3.1	-	8.6	-	0.4	2	240	18	9	13	0.1	0.1	0.05	0.17	-	-
	アサイー																												
07181	冷凍　無糖	0	255	62	87.7	-	0.9	-	-	5.3	0.2*	0.2	0	4.7	0	5.0	0.3	0.4	11	150	45	20	19	0.5	0.3	0.19	5.91	1	6
	アセロラ																												
07003	酸味種　生	25	150	36	89.9	-	0.7	Tr	0	0.1	-	-	7.2*	1.9	-	9.0	-	0.3	7	130	11	10	18	0.5	0.5	0.31	-	-	-
07159	甘味種　生	25	152	36	89.9	-	0.7	-	0	0.1	-	-	7.1*	1.9	-	9.0	-	0.3	7	130	11	10	18	0.5	0.5	0.31	-	-	-
07004	果実飲料　10%果汁入り飲料	0	178	42	89.4	-	0.1	-	0	0	-	-	10.3*	0.2	-	10.5	-	Tr	1	13	1	1	2	0.1	0.1	0.04	-	-	-
	アテモヤ																												
07005	生	35	343	81	77.7	(1.1)	1.8	(0.3)	0	0.4	-	-	16.9*	3.3	-	19.4	-	0.7	4	340	26	29	24	0.3	0.2	0.09	0.20	-	-
	アボカド																												
07006	生	30	728	176	71.3	1.6	2.1	15.5	Tr	17.5	(0.8)	(0.8)	4.8*	5.6	-	7.9	-	1.2	7	590	8	34	52	0.6	0.7	0.24	0.19	0	1
	あんず																												
07007	生	5	155	37	89.8	(0.8)	1.0	(0.2)	(0)	0.3	(4.8)	(4.7)	6.9*	1.6	0.3	8.5	-	0.4	2	200	9	8	15	0.3	0.1	0.04	0.21	0	0
07008	乾	0	1253	296	16.8	(6.7)	9.2	(0.1)	(0)	0.4	(49.9)	(49.0)	60.0*	9.8	3.4	70.4	-	3.2	15	1300	70	45	120	2.3	0.9	0.43	0.32	-	-
07009	缶詰	0	335	79	79.8	(0.4)	0.5	(0.3)	(0)	0.4	-	-	18.3*	0.8	-	18.9	-	0.4	4	190	18	7	14	0.2	0.1	0.03	0.03	-	-
07010	ジャム　高糖度	0	1076	252	34.5	(0.2)	0.3	(0.1)	(0)	0.1	(66.5)*	(63.4)	64.3	0.7	-	64.9	-	0.2	10	75	8	4	6	0.2	0.1	0.02	0.02	-	-
07011	低糖度	0	858	202	48.8	(0.3)	0.4	(0.1)	(0)	0.1	-	-	49.4*	1.2	-	50.5	-	0.2	18	80	11	4	7	0.3	0.1	0.03	0.03	-	-
	いちご																												
07012	生	2	130	31	90.0	0.7	0.9	0.1	0	0.1	(6.1)*	(5.9)	6.6	1.4	0	8.5	0.8	0.5	Tr	170	17	13	31	0.3	0.2	0.05	0.20	1	Tr
07013	ジャム　高糖度	0	1064	250	36.0	(0.3)	0.4	(0.1)	(0)	0.1	(65.4)*	(62.4)	62.1	1.3	-	63.3	-	0.2	6	67	9	7	13	0.2	0.1	0.03	0.14	0	0
07014	低糖度	0	825	194	50.7	(0.4)	0.5	(0.1)	(0)	0.1	-	-	47.5*	1.1	-	48.4	-	0.3	12	79	12	8	14	0.4	0.1	0.03	0.22	-	-
07160	乾	0	1398	329	15.4	(0.4)	0.5	(0.2)	(0)	0.2	-	-	80.1*	3.0	-	82.8	-	1.0	260	15	140	5	9	0.4	0.1	0.07	0.22	(5)	(3)
	いちじく																												
07015	生	15	239	57	84.6	0.4	0.6	(0.1)	(0)	0.1	(11.0)	(11.0)	12.5*	1.9	0	14.3	0.1	0.4	2	170	26	14	16	0.3	0.2	0.06	0.08	0	0
07016	乾	0	1152	272	18.0	(2.0)	3.0	(0.8)	(0)	1.1	(62.7)*	(62.1)	65.9	10.7	-	75.3	-	2.5	93	840	190	67	75	1.7	0.6	0.31	0.48	-	-
07017	缶詰	0	331	78	79.7	(0.3)	0.5	(0.1)	(0)	0.1	-	-	18.4*	1.2	-	19.4	-	0.3	8	110	30	8	13	0.1	0.1	0.03	0.07	-	-

アボカド

Avocados

特徴　脂質が多く，バターのような濃厚な口あたり。
栄養　ビタミンC，B_2，Eが比較的多い。
調理　種子を取り除き，レモン汁や塩をかけて食べる他，オードブルやサラダに用いる。

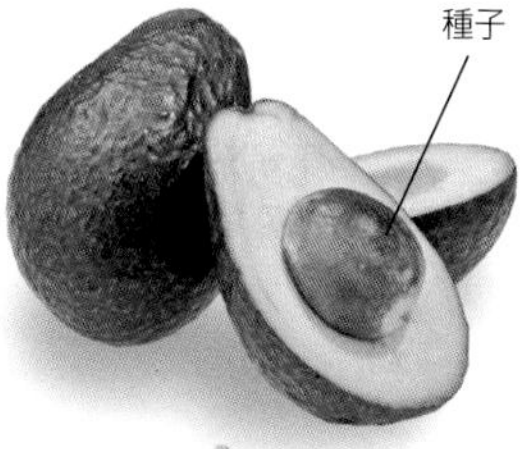

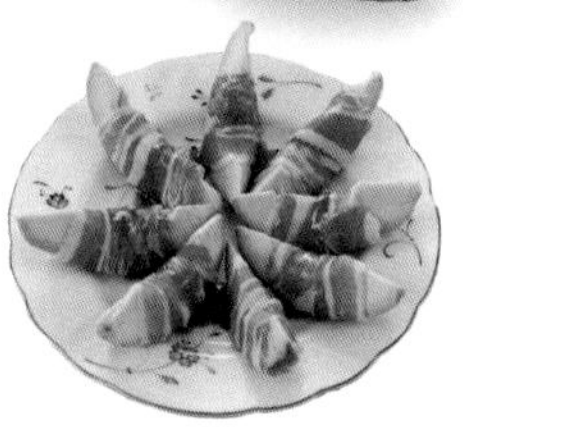
アボカドの生ハム巻き

あんず(杏)

Apricots

特徴　果肉はやわらかで，芳香がある。日本で栽培される種は，ヨーロッパのものよりも酸味が強い。
栄養　乾果はカリウム，カロテンが豊富で，鉄分も多い。
調理　生食以外に乾果，シロップ煮やジャムなどに用いられる。種子は杏仁などといい，杏仁豆腐の材料になる。

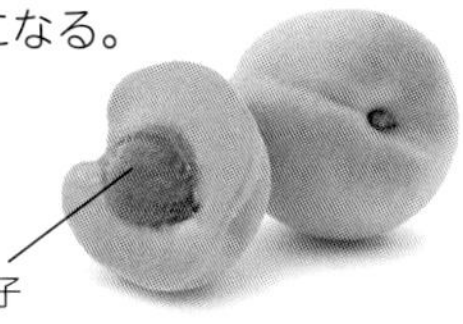

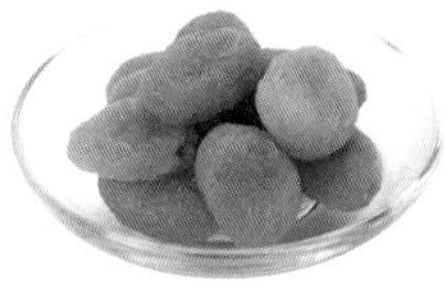
あんずのドライフルーツ(乾果)

いちご(苺)

Strawberries

特徴　特有の香りとほどよい甘味や酸味がある。近年は1年中出回っている。
栄養　ビタミンCが豊富。水溶性食物繊維のペクチンを含み，腸のはたらきを助ける。
調理　生食の他にジャム，ジュース，ゼリー，ケーキや和菓子などに用いられる。

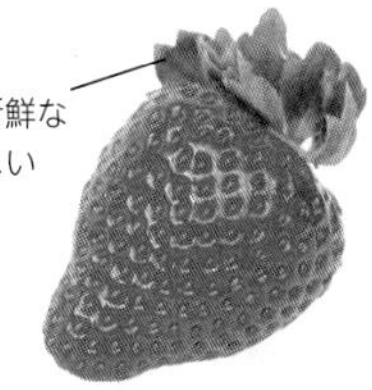

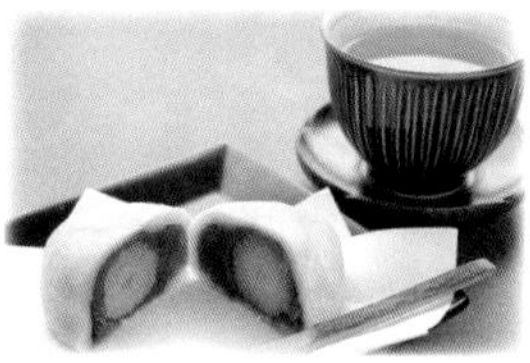
いちご大福

いちじく(無花果)

Figs

特徴　酸味が少なくて甘い。生果は傷みやすいので流通量は少ない。
栄養　主成分は炭水化物。食物繊維のペクチンが豊富で腸のはたらきを助け，たんぱく質分解酵素などの消化酵素を含む。
調理　生食の他，ジャムやシロップ漬などにする。

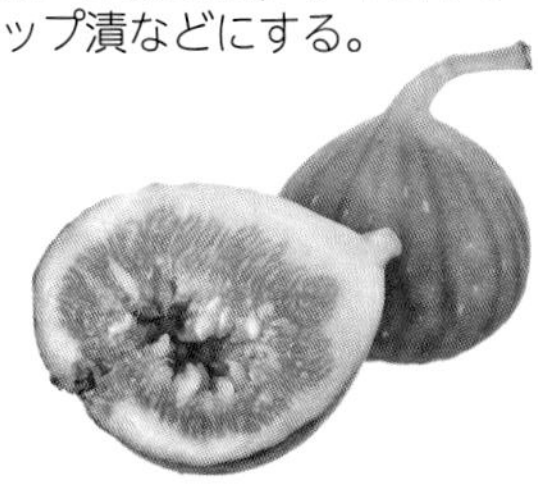

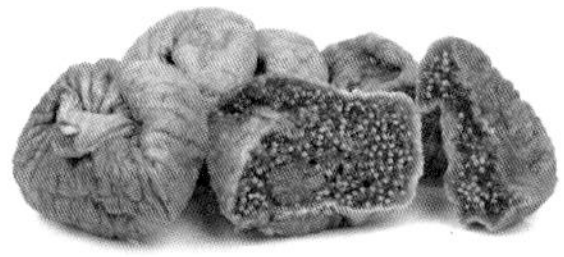
いちじくのドライフルーツ

クロム	モリブデン	ビタミンA レチノール	A カロテン α	A カロテン β	A β-クリプトキサンチン	A β-カロテン当量	A レチノール活性当量	D	E トコフェロール α	E β	E γ	E δ	K	B_1	B_2	ナイアシン	ナイアシン当量	B_6	B_{12}	葉酸	パントテン酸	ビオチン	C	アルコール	食塩相当量	見当	備考
µg	µg	µg	µg	µg	µg	µg	µg	µg	mg	mg	mg	mg	µg	mg	mg	mg	mg	mg	µg	µg	mg	µg	mg	g	g		▲…食物繊維：AOAC2011.25法
-	-	(0)	0	0	0	0	**(0)**	(0)	0.2	0	0	0	-	**0.07**	**0.03**	0.3	0.4	0.08	0	30	0.29	-	**65**	-	**0**		試料：みつばあけび 全果に対する割合：果肉20%，種子7%
-	-	(0)	0	0	0	0	**(0)**	(0)	0.6	0	Tr	0	-	**0.03**	**0.06**	0.1	0.2	0.09	0	16	0.47	-	**9**	-	**0**		試料：みつばあけび 全果に対する割合：果皮70%，へた3%
60	3	-	49	380	3	410	**34**	-	3.7	0	0.1	0	91	**0.03**	**0.06**	0.6	0.7	0.11	Tr	13	0.10	14.0	**1**	-	**0**		▲タンニン：0.4gポリフェノール：0.4g
-	-	0	0	370	-	370	**31**	(0)	0.7	0.1	1.4	0.2	-	**0.03**	**0.04**	0.3	0.4	0	0	45	0.25	-	**1700**	-	**0**		試料：冷凍品。廃棄部位：果柄及び種子
-	-	0	0	370	-	370	**31**	(0)	0.7	0.1	1.4	0.2	-	**0.03**	**0.04**	0.3	0.4	0	0	45	0.25	-	**800**	-	**0**		試料：冷凍品。廃棄部位：果柄及び種子
-	-	0	0	35	-	35	**3**	(0)	0.1	Tr	0.1	Tr	0	**Tr**	**Tr**	Tr	Tr	0	0	5	0.03	-	**120**	-	**0**		
-	-	(0)	0	0	0	0	**(0)**	(0)	0.2	0	0	0	-	**0.08**	**0.12**	0.9	(1.5)	0.28	0	23	0.23	-	**14**	-	**0**		廃棄部位：果皮及び種子
0	2	(0)	13	67	27	87	**7**	(0)	3.3	0.1	0.2	0	21	**0.09**	**0.20**	1.8	2.3	0.29	(0)	83	1.55	5.3	**12**	-	**0**		別名：アボガド。廃棄部位：果皮及び種子
0	1	(0)	0	1400	190	1500	**120**	(0)	1.7	0.1	0.1	0	-	**0.02**	**0.02**	Tr	(0.2)	0.05	(0)	2	0.30	0.5	**3**	-	**0**	中1個=約40g	別名：アプリコット 廃棄部位：核及び果柄
-	-	(0)	0	4800	270	5000	**410**	(0)	1.4	Tr	0	0	(4)	**0**	**0.03**	3.5	(5.0)	0.18	(0)	10	0.53	-	**Tr**	-	**0**	1個=約10g	別名：アプリコット。果皮及び核を除いたもの
-	-	(0)	0	520	55	550	**46**	(0)	0.9	0	0	0	(3)	**0.01**	**0.01**	0.1	(0.2)	0.04	(0)	2	0	-	**Tr**	-	**0**		別名：アプリコット。試料：ヘビーシラップ漬。液汁を含んだもの(液汁40%)。ビタミンC：酸化防止用として添加品あり
-	-	(0)	0	430	96	470	**39**	(0)	0.4	0	0	0	(6)	**0.01**	**Tr**	0.2	(0.3)	0.02	(0)	1	0	-	**Tr**	-	**0**		別名：アプリコット。ビタミンC：酸化防止用として添加品あり。(100g：125mL，100mL：80g)
-	-	(0)	0	630	120	690	**58**	(0)	0.5	0	0	0	(5)	**0.01**	**0.01**	0.2	(0.3)	0.02	(0)	2	0	-	**Tr**	-	**0**		別名：アプリコット。ビタミンC：酸化防止用として添加品あり。(100g：125mL，100mL：80g)
0	9	(0)	0	17	1	18	**1**	(0)	0.4	0	0.2	0	(2)	**0.03**	**0.02**	0.4	0.5	0.04	(0)	90	0.33	0.8	**62**	-	**0**	中粒1=約15g	別名：オランダイチゴ 廃棄部位：へた及び果梗
1	2	(0)	0	Tr	0	Tr	**(0)**	(0)	0.1	0	0	0	(4)	**0.01**	**0.01**	0.2	(0.3)	0.02	(0)	23	0.08	0.4	**9**	-	**0**	大1=21g	別名：オランダイチゴ。ビタミンC：酸化防止用として添加品あり。(100g：125mL，100mL：80g)
-	-	(0)	0	Tr	0	Tr	**(0)**	(0)	0.2	0	Tr	0	(3)	**0.01**	**0.01**	0.2	(0.3)	0.03	(0)	27	0.06	-	**10**	-	**0**		別名：オランダイチゴ。ビタミンC：酸化防止用として添加品あり。(100g：125mL，100mL：80g)
(0)	(76)	(0)	Tr	24	7	28	**2**	(0)	0.7	0	0.3	0	(21)	**0**	**0**	0.1	(0.1)	0.01	(0)	4	0.02	(7.0)	**0**	-	**0.7**		ドライフルーツ
Tr	4	(0)	0	15	6	18	**1**	(0)	0.4	Tr	0.1	0	(3)	**0.03**	**0.03**	0.2	0.3	0.07	(0)	22	0.23	0.4	**2**	-	**0**	中1個=40〜50g	廃棄部位：果皮及び果柄
-	-	(0)	1	34	25	46	**4**	(0)	0.6	Tr	7.5	0.2	(18)	**0.10**	**0.06**	0.7	(1.2)	0.23	(0)	10	0.36	-	**0**	-	**0.2**		
-	-	0	-	-	-	Tr	**0**	(0)	0.2	0	0	0	(5)	**0.02**	**0.02**	0.1	(0.2)	0.05	(0)	10	0	-	**0**	-	**0**		試料：ヘビーシラップ漬。液汁を含んだもの(液汁40%)。ビタミンC：酸化防止用として添加品あり

うめ(梅)

Mume : Japanese apricots

特徴　厚い果皮の部分を食べる。酸味が強い。
栄養　疲労回復によいといわれるクエン酸やリンゴ酸を多く含む。うめの成分には，クエン酸，クロロゲン酸，エピカテキンなどがあって，防腐効果の役割を担っている。
調理　生食はせず，未熟果(青梅)を梅干し，梅酢，梅酒などにする。

オリーブ

Olives

特徴　直径2cmほどの果実で，熟すに従って緑色，黄色，紫黒色と変化する。苦味が多い。主に，地中海沿岸でつくられる。日本では香川県の小豆島で栽培されている。
栄養　脂質が豊富。油脂にはオレイン酸，リノール酸などの不飽和脂肪酸が多く，カルシウムも多い。
調理　生食はせず，オリーブ油やピクルスに加工して食べる。

かき(柿)

Kaki : Japanese persimmons

特徴　熟すと黄赤色になる。甘がきと渋がきがある。
栄養　ビタミンCが多い。渋味成分はタンニン。葉は特にビタミンCが多く，天ぷらや柿の葉寿司などに利用する。
調理　甘がきは生食。渋がきは渋味を抜いて生食か，干しがきにする。渋抜きには，湯抜き，アルコール抜き，炭酸ガス抜きなどの方法がある。

かりん

Chinese quinces

特徴　果実はだ円形で，果皮はなめらか。果肉はかたく渋いため，生食には向かない。緑色の果実は秋に熟して黄色になり，強い芳香がある。
栄養　炭水化物，有機酸，ペクチン，タンニン，サポニンなどが主な成分として含まれている。
調理　のどによいとされ，シロップ漬や果実酒，ジャムやゼリーなどにする。

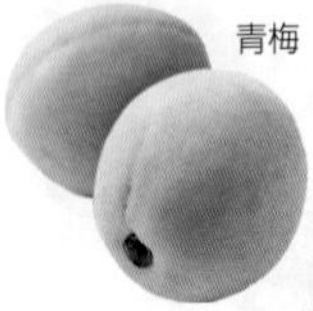
青梅

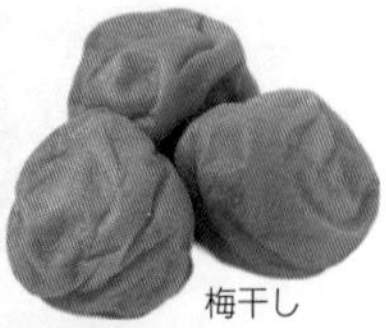
梅干し

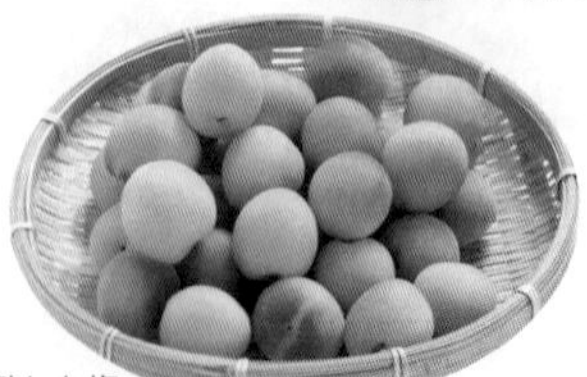
熟した梅

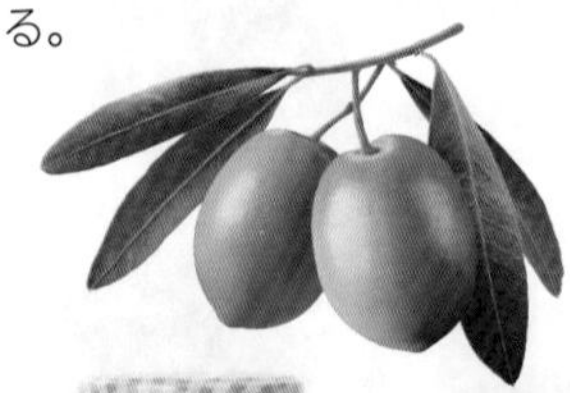

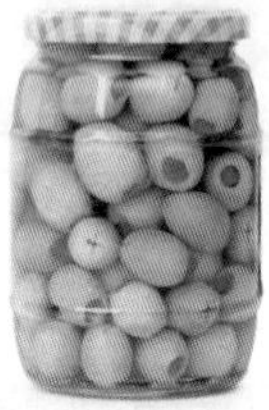

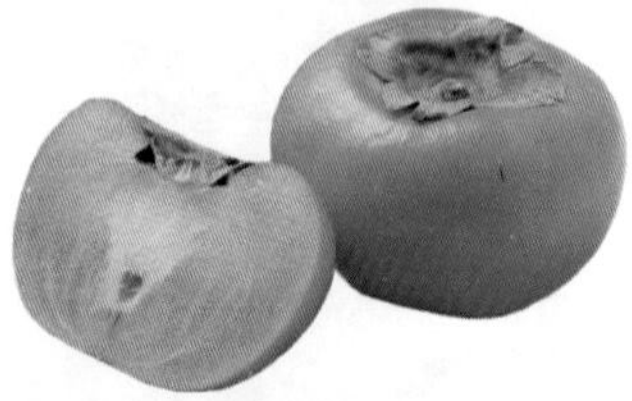

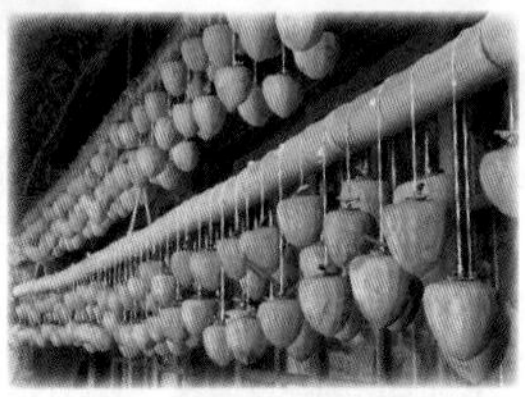

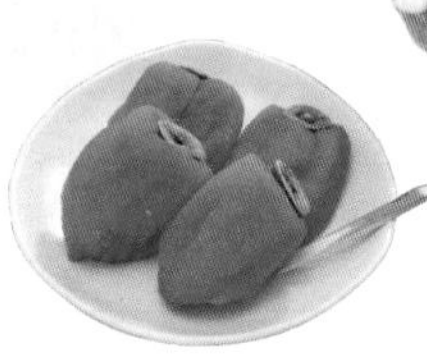
干し柿

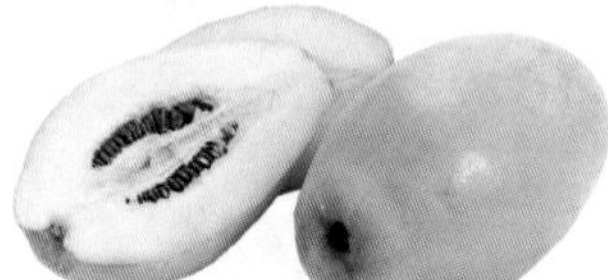

食品番号	食品名（可食部100g当たり）	廃棄率	エネルギー	エネルギー	水分	たんぱく質: アミノ酸組成によるたんぱく質	たんぱく質: たんぱく質	脂質: 脂肪酸のトリアシルグリセロール当量	脂質: コレステロール	脂質: 脂質	炭水化物: 利用可能炭水化物(単糖当量)	炭水化物: 利用可能炭水化物(質量計)	炭水化物: 利用可能炭水化物 差引き法による	炭水化物: 食物繊維総量	炭水化物: 糖アルコール	炭水化物: 炭水化物	有機酸	灰分	無機質: ナトリウム	無機質: カリウム	無機質: カルシウム	無機質: マグネシウム	無機質: リン	無機質: 鉄	無機質: 亜鉛	無機質: 銅	無機質: マンガン	無機質: ヨウ素	無機質: セレン
		%	kJ	kcal	g	g	g	g	mg	g	g	g	g	g	g	g	g	g	mg	mg	mg	mg	mg	mg	mg	mg	mg	μg	μg
	うめ																												
07019	生	15	139	**33**	90.4	**0.4**	0.7	**(0.4)**	0	0.5	-	-	**5.8***	2.5	-	7.9	-	0.5	2	240	**12**	8	14	**0.6**	0.1	0.05	0.07	0	0
07020	梅漬　塩漬	15	114	**27**	72.3	**(0.4)**	0.7	**(0.3)**	(0)	0.4	-	-	**4.4***	2.7	-	6.7	-	19.9	7600	150	**47**	32	15	**2.9**	0.1	0.11	0.21	-	-
07021	調味漬	20	189	**45**	80.2	-	1.5	**(0.4)**	(0)	0.5	-	-	**7.2***	3.4	-	10.5	-	7.3	2700	100	**87**	26	17	**1.2**	0.1	0.07	0.07	-	-
07022	梅干し　塩漬	25	118	**29**	72.2	**(0.5)**	0.9	**(0.5)**	0	0.7	**0.9***	0.9	1.1	3.3	0.4	8.6	4.3	17.6	7200	220	**33**	17	21	**1.1**	0.1	0.07	0.11	1	0
07023	調味漬	25	381	**90**	68.7	-	1.5	**(0.4)**	(0)	0.6	-	-	**18.8***	2.5	-	21.1	-	8.1	3000	130	**25**	15	15	**2.4**	0.1	0.05	0.10	-	-
07024	梅びしお	0	834	**196**	42.4	-	0.7	**(0.4)**	(0)	0.5	-	-	**46.9***	1.3	-	48.1	-	8.3	3100	190	**27**	11	19	**7.0**	Tr	0.05	0.10	-	-
07025	果実飲料　20%果汁入り飲料	0	208	**49**	87.6	-	Tr	-	(0)	Tr	-	-	**12.2***	0.1	-	12.3	-	0.1	35	30	**1**	2	2	**0.2**	Tr	0.01	0.01	-	-
	オリーブ																												
07037	塩漬　グリーンオリーブ	25	611	**148**	75.6	**(0.7)**	1.0	**(14.6)**	(0)	15.0	(0)	(0)	**1.9***	3.3	-	4.5	-	3.9	1400	47	**79**	13	8	**0.3**	0.2	0.17	0.04	-	-
07038	ブラックオリーブ	25	498	**121**	81.6	**(0.6)**	0.8	**12.0**	Tr	12.3	-	-	**1.5***	2.5	-	3.4	-	1.9	640	10	**68**	11	5	**0.8**	0.2	0.17	0.08	-	-
07039	スタッフドオリーブ	0	581	**141**	75.4	**(0.6)**	0.8	-	(0)	14.3	-	-	**0.7***	3.7	-	4.2	-	5.3	2000	28	**83**	13	5	**0.3**	0.1	0.14	0.03	-	-
	かき																												
07049	甘がき　生	9	268	**63**	83.1	**0.3**	0.4	**0.1**	0	0.2	13.3	13.1	**14.5***	1.6	-	15.9	-	0.4	1	170	**9**	6	14	**0.2**	0.1	0.03	0.50	0	0
07050	渋抜きがき　生	15	250	**59**	82.2	**(0.3)**	0.5	**(Tr)**	(0)	0.1	**13.7***	13.6	14.3	2.8	-	16.9	-	0.3	1	200	**7**	6	16	**0.1**	Tr	0.02	0.60	0	0
07051	干しがき	8	1156	**274**	24.0	**(1.0)**	1.5	**(0.8)**	(0)	1.7	-	-	**58.7***	14.0	-	71.3	-	1.5	4	670	**27**	26	62	**0.6**	0.2	0.08	1.48	-	-
	かりん																												
07053	生	30	241	**58**	80.7	-	0.4	**0.1**	(0)	0.1	-	-	**9.4***	8.9	-	18.3	-	0.5	2	270	**12**	12	17	**0.3**	0.2	0.09	0.05	-	-
	(かんきつ類)																												
	いよかん																												
07018	砂じょう　生	40	210	**50**	86.7	**(0.5)**	0.9	-	(0)	0.1	-	-	**11.1***	1.1	-	11.8	-	0.5	2	190	**17**	14	18	**0.2**	0.1	0.04	0.07	-	-
	うんしゅうみかん																												
07026	じょうのう　早生　生	20	207	**49**	87.2	**(0.3)**	0.5	**(Tr)**	(0)	0.1	(8.9)	(8.7)	**11.5***	0.7	-	11.9	-	0.3	1	130	**17**	11	12	**0.1**	0.1	0.05	0.08	0	0
07027	普通　生	20	209	**49**	86.9	**0.4**	0.7	**Tr**	0	0.1	9.2	8.9	**11.3***	1.0	-	12.0	-	0.3	1	150	**21**	11	15	**0.2**	0.1	0.03	0.07	0	0
07028	砂じょう　早生　生	25	200	**47**	87.8	**(0.3)**	0.5	**(Tr)**	(0)	0.1	(9.5)	(9.2)	**11.2***	0.4	-	11.3	-	0.3	1	130	**11**	10	12	**0.1**	0.1	0.04	0.06	-	-
07029	普通　生	25	206	**49**	87.4	**(0.4)**	0.7	**(Tr)**	(0)	0.1	9.8	9.5	**11.4***	0.4	-	11.5	-	0.3	1	150	**15**	10	15	**0.1**	0.1	0.03	0.05	Tr	0

いよかん(伊予柑)

Iyokan

特徴　果肉はやわらかく，果汁が豊富。甘味と酸味がほどよく調和している。果皮は厚いが，やわらかくむきやすい。山口県で発見され，愛媛県で多く生産されている。
栄養　ビタミンCが豊富。
調理　生食がほとんどだが，マーマレードの原料にも使う。

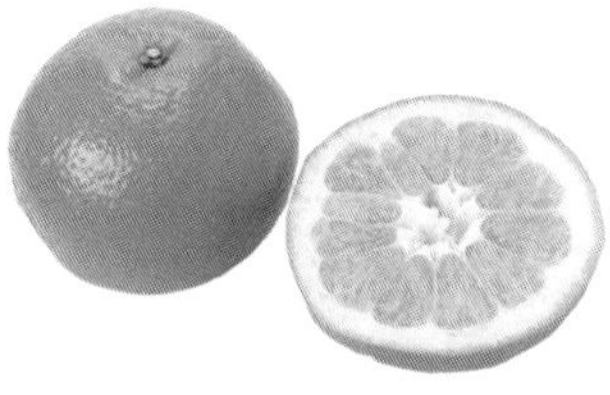

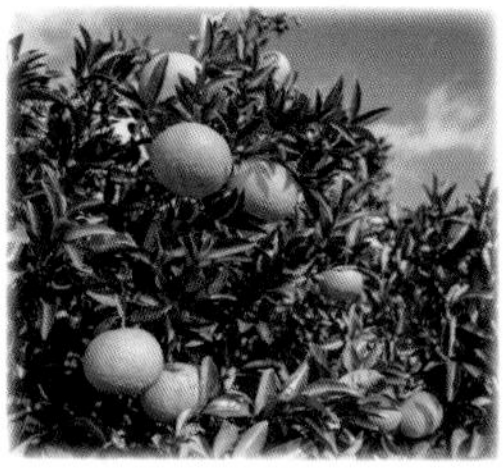

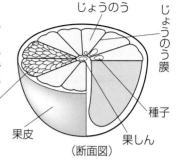

うんしゅうみかん(温州蜜柑)

Satsuma mandarins

特徴　果皮がむきやすく，果肉はやわらか。一般に「みかん」と呼ばれ，日本のかんきつ類で生産量第１位。
栄養　β-クリプトキサンチン，ビタミンCが豊富で，毛細血管を強くするビタミンPも含まれる。
調理　生食の他，ジュース，ジャム，缶詰に使われる。果皮を乾燥したものを「陳皮」といい，香辛料や漢方薬として使われる。

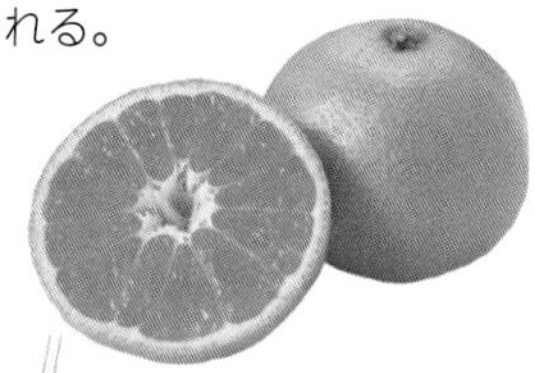

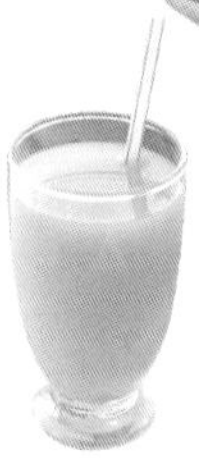

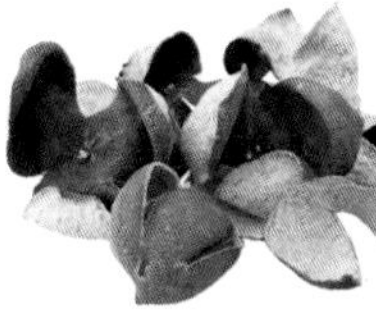

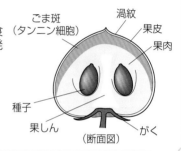

漢方薬　陳皮

かんきつ類とかきの果実のつくりと名称

準仁果類はかんきつ類とかきがあり，果実のつくりと名称は次のようになっています。

かんきつ類の断面と名称

私たちが食べる小さい袋の一つひとつを「じょうのう」，じょうのうのなかの粒一つひとつが果肉で「砂じょう(さのう)」という。

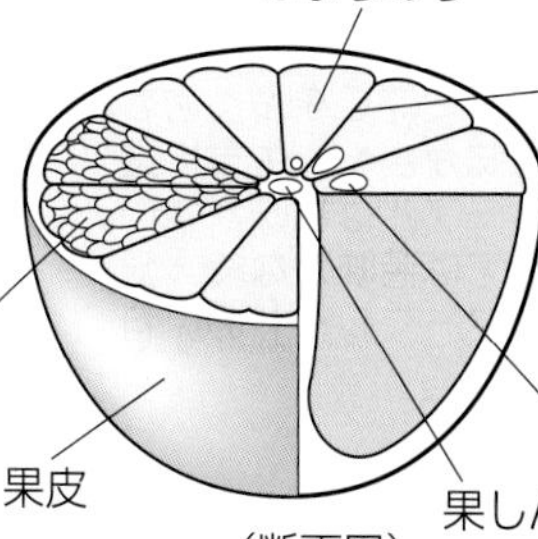

かきの断面と名称

私たちが果肉として食べているのは，中果皮が発達したもの。

クロム μg	モリブデン μg	A レチノール μg	A カロテン α μg	A カロテン β μg	A β-クリプトキサンチン μg	A β-カロテン当量 μg	A レチノール活性当量 μg	D μg	E トコフェロール α mg	E トコフェロール β mg	E トコフェロール γ mg	E トコフェロール δ mg	K μg	B1 mg	B2 mg	ナイアシン mg	ナイアシン当量 mg	B6 mg	B12 μg	葉酸 μg	パントテン酸 mg	ビオチン μg	C mg	アルコール g	食塩相当量 g
Tr	1	(0)	7	220	30	240	**20**	(0)	3.3	0	2.0	0	(3)	**0.03**	**0.05**	0.4	0.5	0.06	(0)	8	0.35	0.5	**6**	-	**0**
-	-	0	-	-	-	8	**1**	(0)	1.4	0.1	2.1	0.1	(9)	**0.02**	**0.04**	0.3	(0.4)	0.06	(0)	1	0.20	-	**0**	-	**19.3**
-	-	(0)	0	27	0	27	**2**	(0)	0.2	0	1.2	0.1	(6)	**0.03**	**0.03**	0.1	0.4	0.02	(0)	2	0.07	-	**0**	-	**6.9**
37	2	0	0	5	2	6	**1**	0	0.2	Tr	1.8	0.1	9	**0.02**	**0.01**	0.4	(0.4)	0.04	0	Tr	0.03	0.8	**0**	-	**18.2**
-	-	(0)	0	4	0	4	**Tr**	(0)	0.2	0	1.5	0.1	(10)	**0.01**	**0.01**	0.1	0.4	0.03	(0)	0	0.04	-	**0**	-	**7.6**
-	-	(0)	0	Tr	0	Tr	**(0)**	(0)	0.1	Tr	0.9	0	(18)	**0.03**	**0.03**	0.2	0.3	0.02	(0)	0	0	-	**0**	-	**7.9**
-	-	0	-	-	-	Tr	**0**	(0)	0.1	0	0.1	0	-	**0**	**0**	0	0	0.01	(0)	0	0	-	**0**	-	**0.1**
-	-	(0)	0	450	0	450	**38**	(0)	5.5	0	0.2	0	(2)	**0.01**	**0.02**	Tr	(0)	0.03	(0)	3	0	-	**12**	-	**3.6**
-	-	0	-	-	-	Tr	**0**	(0)	4.6	0.1	0.1	0	(1)	**0.05**	**0.06**	0.3	(0.3)	0.02	(0)	2	0	-	**Tr**	-	**1.6**
-	-	(0)	0	490	78	530	**44**	(0)	5.3	0	0.2	0	(2)	**0.01**	**0.01**	Tr	(0)	0.02	(0)	1	0	-	**11**	-	**5.1**
1	1	(0)	17	160	500	420	**35**	(0)	0.1	0	0	0	(2)	**0.03**	**0.02**	0.3	0.4	0.06	(0)	18	0.28	2.0	**70**	-	**0**
0	Tr	(0)	11	100	380	300	**25**	(0)	0.2	0	0	0	(2)	**0.02**	**0.02**	0.3	(0.4)	0.05	(0)	20	0.27	1.1	**55**	-	**0**
-	-	(0)	15	370	2100	1400	**120**	(0)	0.4	Tr	0	0	(10)	**0.02**	**0**	0.6	(1.0)	0.13	(0)	35	0.85	-	**2**	-	**0**
-	-	(0)	0	38	200	140	**11**	(0)	0.6	0	0	0	-	**0.01**	**0.03**	0.3	0.4	0.04	(0)	12	0.31	-	**25**	-	**0**
-	-	(0)	0	21	270	160	**13**	(0)	0.1	0	0	0	(0)	**0.06**	**0.03**	0.3	(0.4)	0.07	(0)	19	0.36	-	**35**	-	**0**
0	0	(0)	11	89	1900	1000	**87**	(0)	0.4	0	0	0	(0)	**0.07**	**0.04**	0.2	(0.2)	0.07	(0)	24	0.21	0.3	**35**	-	**0**
0	Tr	(0)	0	180	1700	1000	**84**	(0)	0.4	0	0	0	(0)	**0.10**	**0.03**	0.3	0.4	0.06	(0)	22	0.23	0.5	**32**	-	**0**
-	-	(0)	11	94	2000	1100	**92**	(0)	0.4	0	0	0	(0)	**0.07**	**0.03**	0.2	(0.2)	0.07	(0)	24	0.15	-	**35**	-	**0**
0	Tr	(0)	0	190	1800	1100	**92**	(0)	0.4	0	0	0	(0)	**0.09**	**0.03**	0.3	(0.4)	0.05	(0)	22	0.23	0.4	**33**	-	**0**

見当	備考
中1個=約20g	未熟果(青梅)。廃棄部位：核
	廃棄部位：核
	廃棄部位：核
1個=約10g	廃棄部位：核。ポリフェノール：0.1g
	廃棄部位：核
大1=17g	
	緑果の塩漬。試料：びん詰。液汁を除いたもの。廃棄部位：種子
	別名：ライブオリーブ。熟果の塩漬。試料：びん詰。液汁を除いたもの。廃棄部位：種子
	緑果にピメントを詰めた塩漬 試料：びん詰。液汁を除いたもの
	廃棄部位：果皮，種子及びへた
	廃棄部位：果皮，種子及びへた
	つるしがきを含む。廃棄部位：種子及びへた
	廃棄部位：果皮及び果しん部
	別名：いよ 廃棄部位：果皮，じょうのう膜及び種子
中1個=約70g	別名：みかん。廃棄部位：果皮
	別名：みかん。廃棄部位：果皮
	別名：みかん 廃棄部位：果皮及びじょうのう膜
	別名：みかん 廃棄部位：果皮及びじょうのう膜

オレンジ
Oranges

特徴　へそのあるネーブルオレンジ品種群とへそのない普通オレンジ品種群(バレンシア)などがある。どちらも果皮はむきにくい。
栄養　ビタミンCを多く含む。
調理　風味がよく，生食に適する。ネーブルは甘味が強い。バレンシアは苦味がなく，ジュースやマーマレードの原料になる。

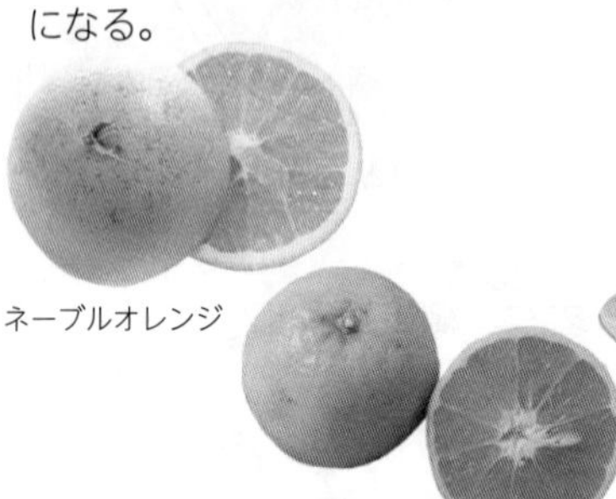
ネーブルオレンジ
バレンシアオレンジ

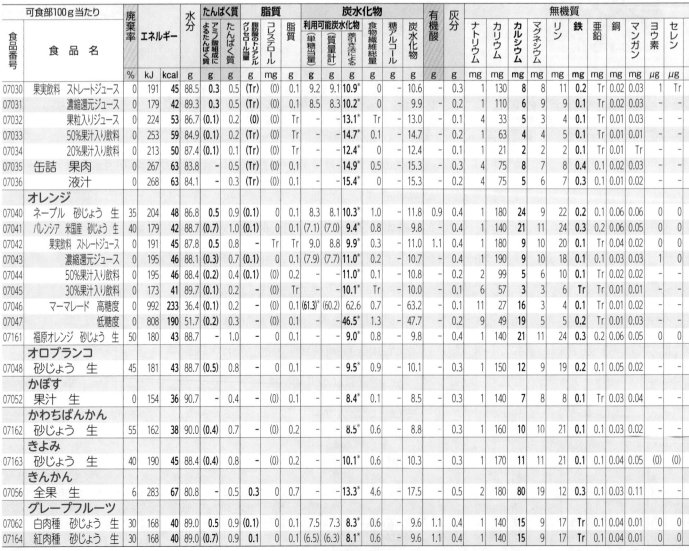

オロブランコ
Oroblanco

特徴　種なしのグレープフルーツタイプの品種。グレープフルーツより酸味が少ない。イスラエル産を「スイーティー」と呼ぶ。ぶんたんとグレープフルーツを交配してつくられた。
栄養　ビタミンCを多く含む。
調理　生食の他，ジュースや菓子に用いる。

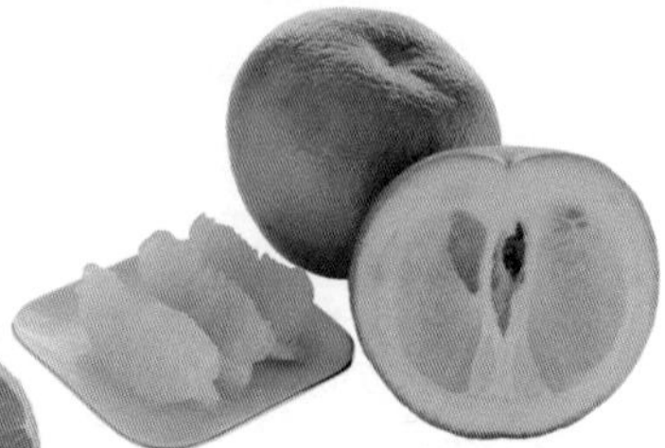
独特の香りがある

かぼす(香橙)
Kabosu

特徴　大きさは直径4cmほど。果汁が多く，香りがよい。熟すと黄色になる。すだちと混同されるが，すだちより大きい。
栄養　クエン酸，リンゴ酸を多く含む。ビタミンCが多い。
調理　完熟前の緑果の搾り汁をちり鍋，洗い，焼き魚，酢の物などに用いる。

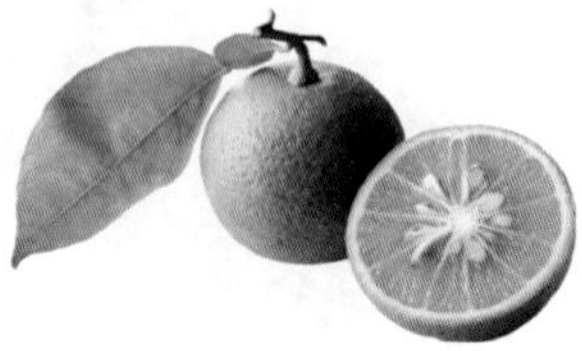

かわちばんかん(河内晩柑)
Kawachi-bankan

特徴　果皮がやわらかく，むきやすい。果汁が多く，苦味や酸味は強くない。熊本県河内芳野村で発見された。ぶんたんの自然雑種。産地により「ジューシーオレンジ」などの名称で出荷される。
栄養　ビタミンCが豊富で，クエン酸，カリウムなどを含む。
調理　生食の他，ジュースやジャム，マーマレード，ゼリーなどにする。

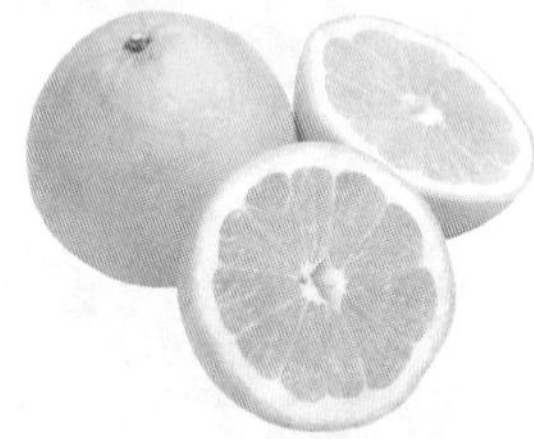

食品番号	食品名 (可食部100g当たり)	廃棄率	エネルギー	エネルギー	水分	たんぱく質: アミノ酸組成によるたんぱく質	たんぱく質: たんぱく質	脂質: 脂肪酸のトリアシルグリセロール当量	脂質: コレステロール	脂質: 脂質	炭水化物: 利用可能炭水化物(単糖当量)	炭水化物: 利用可能炭水化物(質量計)	炭水化物: 差引き法による利用可能炭水化物	炭水化物: 食物繊維総量	炭水化物: 糖アルコール	炭水化物: 炭水化物	有機酸	灰分	無機質: ナトリウム	無機質: カリウム	無機質: カルシウム	無機質: マグネシウム	無機質: リン	無機質: 鉄	無機質: 亜鉛	無機質: 銅	無機質: マンガン	無機質: ヨウ素	無機質: セレン
		%	kJ	kcal	g	g	g	g	mg	g	g	g	g	g	g	g	g	g	mg	mg	mg	mg	mg	mg	mg	mg	mg	µg	µg
07030	果実飲料　ストレートジュース	0	191	45	88.5	0.3	0.5	(Tr)	(0)	0.1	9.2	9.1	10.9*	0	-	10.6	-	0.3	1	130	8	8	11	0.2	Tr	0.02	0.03	1	Tr
07031	濃縮還元ジュース	0	179	42	89.3	0.3	0.5	(Tr)	(0)	0.1	8.5	8.3	10.2*	0	-	9.9	-	0.2	1	110	6	9	9	0.1	Tr	0.02	0.03	-	-
07032	果粒入りジュース	0	224	53	86.7	(0.1)	0.2	(0)	(0)	Tr	-	-	13.1*	Tr	-	13.0	-	0.1	4	33	5	3	4	0.1	Tr	0.01	0.03	-	-
07033	50%果汁入り飲料	0	253	59	84.9	(0.1)	0.2	(Tr)	(0)	Tr	-	-	14.7*	0.1	-	14.7	-	0.2	1	63	4	4	5	0.1	Tr	0.01	0.01	-	-
07034	20%果汁入り飲料	0	213	50	87.4	(0.1)	0.1	(Tr)	(0)	Tr	-	-	12.4*	0	-	12.4	-	0.1	1	21	2	2	2	0.1	Tr	0.01	Tr	-	-
07035	缶詰　果肉	0	267	63	83.8	-	0.5	(Tr)	(0)	0.1	-	-	14.9*	0.5	-	15.3	-	0.3	4	75	8	7	8	0.4	0.1	0.02	0.03	-	-
07036	液汁	0	268	63	84.1	-	0.3	(Tr)	(0)	0.1	-	-	15.4*	0	-	15.3	-	0.2	4	75	5	6	7	0.3	0.1	0.01	0.02	-	-
	オレンジ																												
07040	ネーブル　砂じょう　生	35	204	48	86.8	0.5	0.9	(0.1)	0	0.1	8.3	8.1	10.3*	1.0	-	11.8	0.9	0.4	1	180	24	9	22	0.2	0.1	0.06	0.06	0	0
07041	バレンシア　米国産　砂じょう　生	40	179	42	88.7	(0.7)	1.0	(0.1)	0	0.1	(7.1)	(7.0)	9.4*	0.8	-	9.8	-	0.4	1	140	21	11	24	0.3	0.2	0.06	0.05	0	0
07042	果実飲料　ストレートジュース	0	191	45	87.8	0.5	0.8	-	Tr	Tr	9.0	8.8	9.9*	0.3	-	11.0	1.1	0.4	1	180	9	10	20	0.1	Tr	0.04	0.02	0	0
07043	濃縮還元ジュース	0	195	46	88.1	(0.3)	0.7	(0.1)	0	0.1	(7.9)	(7.7)	11.0*	0.2	-	10.7	-	0.4	1	190	9	10	18	0.1	0.1	0.03	0.03	1	0
07044	50%果汁入り飲料	0	195	46	88.4	(0.2)	0.4	(0.1)	(0)	0.2	-	-	11.0*	0.1	-	10.8	-	0.2	2	99	5	6	10	0.1	Tr	0.02	0.02	-	-
07045	30%果汁入り飲料	0	173	41	89.7	(0.1)	0.2	-	(0)	Tr	-	-	10.1*	Tr	-	10.0	-	0.1	6	57	3	3	6	Tr	Tr	0.01	0.01	-	-
07046	マーマレード　高糖度	0	992	233	36.4	(0.1)	0.2	-	(0)	0.1	(61.3)*	(60.2)	62.6	0.7	-	63.2	-	0.1	11	27	16	3	4	0.1	Tr	0.01	0.02	-	-
07047	低糖度	0	808	190	51.7	(0.2)	0.3	-	(0)	0.1	-	-	46.5*	1.3	-	47.7	-	0.2	9	49	19	5	5	0.2	Tr	0.01	0.03	-	-
07161	福原オレンジ　砂じょう　生	50	180	43	88.7	-	1.0	-	0	0.1	-	-	9.0*	0.8	-	9.8	-	0.4	1	140	21	11	24	0.3	0.2	0.06	0.05	0	0
	オロブランコ																												
07048	砂じょう　生	45	181	43	88.7	(0.5)	0.8	-	0	0.1	-	-	9.5*	0.9	-	10.1	-	0.3	1	150	12	9	19	0.2	0.1	0.05	0.02	-	-
	かぼす																												
07052	果汁　生	0	154	36	90.7	-	0.4	-	(0)	0.1	-	-	8.4*	0.1	-	8.5	-	0.3	1	140	7	8	8	0.1	Tr	0.03	0.04	-	-
	かわちばんかん																												
07162	砂じょう　生	55	162	38	90.0	(0.4)	0.7	-	(0)	0.2	-	-	8.5*	0.6	-	8.8	-	0.3	1	160	10	10	21	0.1	0.1	0.03	0.02	-	-
	きよみ																												
07163	砂じょう　生	40	190	45	88.4	(0.4)	0.8	-	(0)	0.2	-	-	10.1*	0.6	-	10.3	-	0.3	1	170	11	11	21	0.1	0.1	0.04	0.05	(0)	(0)
	きんかん																												
07056	全果　生	6	283	67	80.8	-	0.5	0.3	0	0.7	-	-	13.3*	4.6	-	17.5	-	0.5	2	180	80	19	12	0.3	0.1	0.03	0.11	-	-
	グレープフルーツ																												
07062	白肉種　砂じょう　生	30	168	40	89.0	0.5	0.9	(0.1)	0	0.1	7.5	7.3	8.3*	0.6	-	9.6	1.1	0.4	1	140	15	9	17	Tr	0.1	0.04	0.01	0	0
07164	紅肉種　砂じょう　生	30	168	40	89.0	(0.7)	0.9	0.1	0	0.1	(6.5)	(6.3)	8.1*	0.6	-	9.6	1.1	0.4	1	140	15	9	17	Tr	0.1	0.04	0.01	0	0

きよみ(清見)

Kiyomi

特徴　うんしゅうみかんよりやや大きい。種子が少なく，果汁が多い。じょうのう膜は薄くて食べやすい。うんしゅうみかんとオレンジを交配させてつくった品種。
栄養　ビタミンA，Cの他，がん予防効果が期待されるβ-クリプトキサンチンも多く含む。
調理　生食の他，ジュースにする。

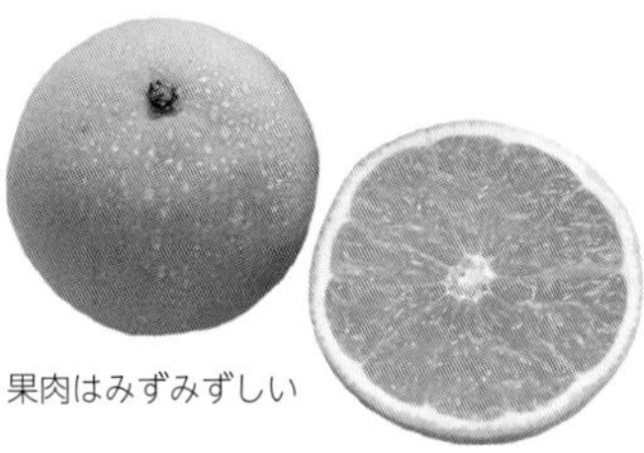
果肉はみずみずしい

きんかん(金柑)

Kumquats

特徴　かんきつ類の中で最小。果皮には甘味と香りが，果肉には酸味がある。
栄養　ビタミンCやカルシウムが多い。
調理　皮ごと生食できる。砂糖漬(正月料理などに)，シロップ煮，マーマレード，ゼリーとしても用いる。

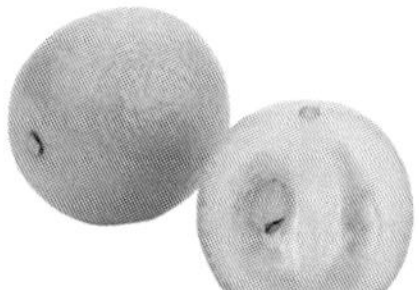

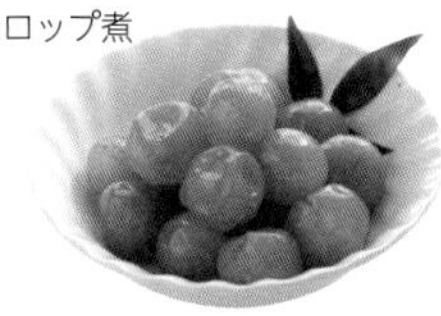
きんかんのシロップ煮

グレープフルーツ

Grapefruit

特徴　白肉種と紅肉種があり，いずれも果肉はやわらかく多汁で，甘味と酸味のバランスがよい。ほとんどが輸入品。
栄養　ビタミンCが豊富。
調理　そのまま生食するか，砂糖や洋酒を振りかけて食べる。ジュースにする。

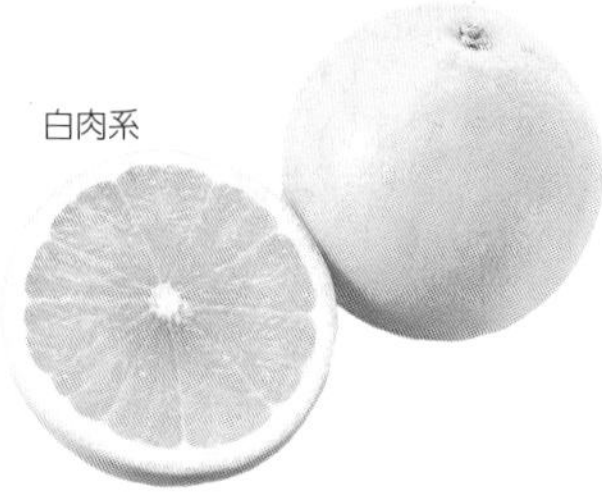
白肉系

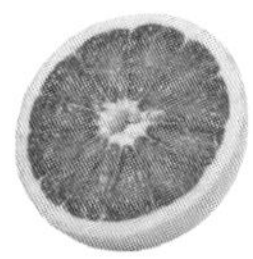
赤肉系

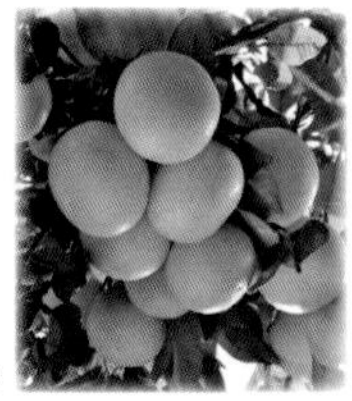
ぶどうの房のように実る

クロム	モリブデン	ビタミン A レチノール	A カロテン α	A カロテン β	A β-クリプトキサンチン	A β-カロテン当量	A レチノール活性当量	D	E トコフェロール α	E トコフェロール β	E トコフェロール γ	E トコフェロール δ	K	B₁	B₂	ナイアシン	ナイアシン当量	B₆	B₁₂	葉酸	パントテン酸	ビオチン	C	アルコール	食塩相当量	見当	備考
µg	µg	µg	µg	µg	µg	µg	µg	µg	mg	mg	mg	mg	µg	mg	mg	mg	mg	mg	µg	µg	mg	µg	mg	g	g		
1	Tr	(0)	2	53	740	420	**35**	(0)	0.2	0	0	0	(0)	**0.06**	**0.01**	0.2	0.2	0.03	(0)	15	0.14	0.3	**29**	-	**0**		別名：みかんストレートジュース (100g：97mL，100mL：103g)
-	-	(0)	3	81	1100	610	**51**	(0)	0.2	0	0	0	-	**0.06**	**0.04**	0.2	0.2	0.04	(0)	20	0.26	-	**30**	-	**0**		別名：みかん濃縮還元ジュース (100g：97mL，100mL：103g)
-	-	(0)	0	34	360	220	**18**	(0)	0.1	0	0	0	-	**0.02**	**0.01**	0.1	(0.1)	0.01	(0)	0	0.08	-	**12**	-	**0**		別名：みかん粒入りジュース 果粒(砂じょう)20%を含む
-	-	(0)	0	44	460	280	**23**	(0)	0.1	0	0	0	-	**0.03**	**0.01**	0.1	(0.1)	0.02	(0)	8	0.10	-	**18**	-	**0**		別名：みかん50%果汁入りジュース
-	-	(0)	0	21	210	120	**10**	(0)	0.1	0	0	0	-	**0.01**	**0.01**	Tr	0	0.01	(0)	2	0	-	**7**	-	**0**		別名：みかん20%果汁入りジュース ビタミンC：酸化防止用として添加品あり
-	-	(0)	10	91	640	410	**34**	(0)	0.5	0	0	0	(0)	**0.05**	**0.02**	0.2	0.3	0.03	(0)	12	0.09	-	**15**	-	**0**		別名：みかん缶詰。試料：ライトシラップ漬 内容総量に対する果肉分：60%
-	-	0	-	-	-	Tr	**0**	(0)	0	0	0	0	(0)	**0.04**	**0.02**	0.2	0.3	0.03	(0)	12	0.05	-	**15**	-	**0**		別名：みかん缶詰シロップ。試料：ライトシラップ漬 内容総量に対する液汁分：40%
0	0	(0)	3	23	210	130	**11**	(0)	0.3	0	0	0	(0)	**0.07**	**0.04**	0.3	0.4	0.06	(0)	34	0.28	0.6	**60**	-	**0**	1個=	別名：ネーブルオレンジ 廃棄部位：果皮，じょうのう膜及び種子
0	1	(0)	14	50	130	120	**10**	(0)	0.3	0	0	0	(0)	**0.10**	**0.03**	0.4	(0.6)	0.07	(0)	32	0.36	0.9	**40**	-	**0**	約200g	別名：バレンシアオレンジ 廃棄部位：果皮，じょうのう膜及び種子
3	1	(0)	7	12	39	35	**3**	(0)	0.2	0	0	0	-	**0.07**	**0.01**	0.2	0.3	0.06	(0)	25	0.14	0.7	**22**	-	**0**		(100g：97mL，100mL：103g)
Tr	Tr	(0)	7	17	52	47	**4**	(0)	0.3	0	0	0	-	**0.07**	**0.02**	0.3	(0.3)	0.06	(0)	27	0.23	0.3	**42**	-	**0**		(100g：97mL，100mL：103g)
-	-	(0)	3	2	10	8	**1**	(0)	0.1	0	0	0	(0)	**0.04**	**0.01**	0.1	(0.1)	0.03	0	12	0.01	-	**16**	-	**0**		
-	-	(0)	0	0	0	0	**(0)**	(0)	0.1	0	0	0	(0)	**0.02**	**0.01**	0.1	(0.1)	0.02	(0)	8	0.04	-	**10**	-	**0**		
-	-	(0)	0	0	48	24	**2**	(0)	0.3	0	0.1	0	(0)	**0.01**	**0**	0.1	(0.1)	0.02	(0)	2	0	-	**5**	-	**0**		(100g：74mL，100mL：135g)
-	-	(0)	0	17	77	56	**5**	(0)	0.4	0	0.1	0	(0)	**0.01**	**0**	0.1	(0.2)	0.02	(0)	3	0	-	**4**	-	**0**		(100g：74mL，100mL：135g)
0	1	(0)	14	50	130	120	**10**	(0)	0.3	0	0	0	-	**0.10**	**0.03**	0.4	0.6	0.07	(0)	32	0.36	0.9	**60**	-	**0**		廃棄部位：果皮，じょうのう膜及び種子
-	-	(0)	1	4	0	5	**Tr**	(0)	0.3	0	0	0	-	**0.09**	**0.02**	0.3	(0.4)	0.04	0	34	0.47	-	**38**	-	**0**		別名：スイーティー，スウィーティー 廃棄部位：果皮，じょうのう膜及び種子
-	-	(0)	0	0	21	10	**1**	(0)	0.1	0	0	0	-	**0.02**	**0.02**	0.1	0.2	0.03	(0)	13	0.15	-	**42**	-	**0**		全果に対する果汁分：35%
-	-	(0)	2	38	7	43	**4**	(0)	0.2	0	0	0	(0)	**0.06**	**0.02**	0.3	(0.4)	0.05	(0)	13	0.13	-	**36**	-	**0**		廃棄部位：果皮，じょうのう膜及び種子，露地栽培品
(1)	(0)	(0)	9	200	690	540	**45**	(0)	0.3	0	0	0	(0)	**0.10**	**0.02**	0.3	(0.4)	0.08	(0)	24	0.27	(0.3)	**42**	-	**0**		廃棄部位：果皮，じょうのう膜及び種子，露地栽培品
-	-	(0)	0	28	200	130	**11**	(0)	2.6	0	0.2	0	(0)	**0.10**	**0.06**	0.6	0.7	0.06	(0)	20	0.29	-	**49**	-	**0**	1個= 約10g	廃棄部位：種子及びへた
0	1	(0)	0	0	0	0	**(0)**	(0)	0.3	0	0	0	(0)	**0.07**	**0.03**	0.3	0.4	0.04	(0)	15	0.39	0.5	**36**	-	**0**	1個=	廃棄部位：果皮，じょうのう膜及び種子
0	1	(0)	0	400	4	410	**34**	(0)	0.3	0	0	0	(0)	**0.07**	**0.03**	0.3	(0.5)	0.04	(0)	15	0.39	0.5	**36**	-	**0**	約400g	廃棄部位：果皮，じょうのう膜及び種子

さんぼうかん(三宝柑)

Sanbokan

特徴　果柄部が少し盛り上がった形をしている。果皮は厚いがむきやすい。果肉に苦味がなく，香りがよい。主な生産地は和歌山県。
栄養　ビタミンCが豊富で，カリウムなども含む。
調理　生食の他，マーマレードやジュースにする。

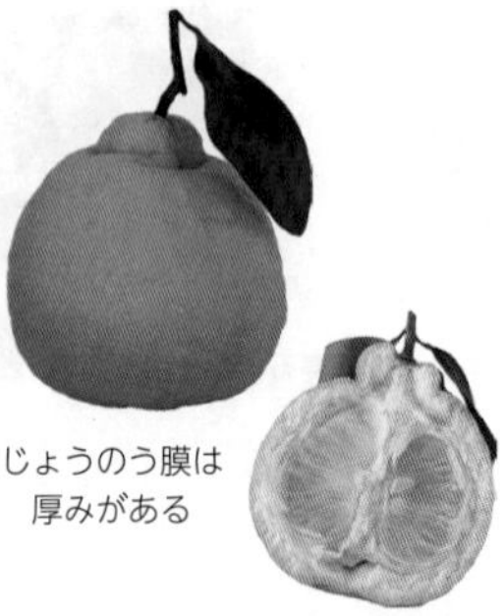

じょうのう膜は厚みがある

シークヮーサー

Shiikuwasha

特徴　緑色の未熟果は，強い酸味とさわやかな香りがある。黄色に熟すと甘くなる。「シー」は「酸っぱい」,「クワス」は「食わし」という沖縄の方言。沖縄県特産。
栄養　ビタミンC，クエン酸などを含む。
特徴　搾汁してジュースに加工する。また，香り酢として酢の物，あえ物などに使う。

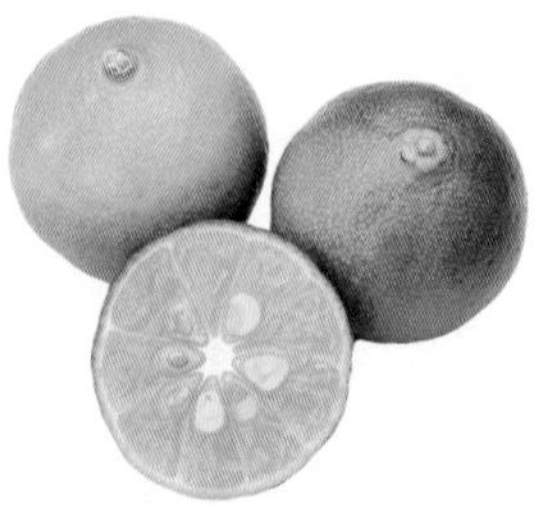

すだち(酢橘)

Sudachi

特徴　かぼすより一回り小さく，種子が少ない。酸味が強い。
栄養　ビタミンCが豊富。
調理　果皮はおろして，めん類の薬味にする他，薄くそいで汁物の吸い口に用いる。果汁は酢の物，あえ物，鍋物，焼き物に，酢の代わりに使う。焼き魚の添え物にもする。

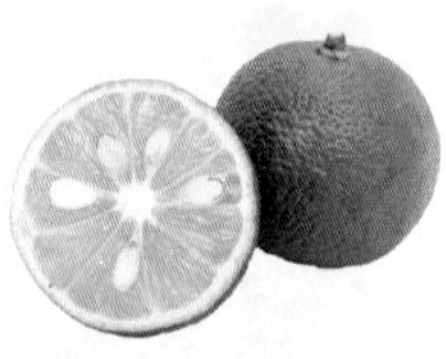

せとか

Setoka

特徴　果皮は薄くむきやすい。果汁が多く，甘味が強い。「きよみ」「アンコール」「マーコット」を交雑して育成した品種である。愛媛県での生産が多い。
栄養　ビタミンCが豊富で，カロテンなどを含む。
調理　じょうのう膜が薄く，袋ごと食べられる。

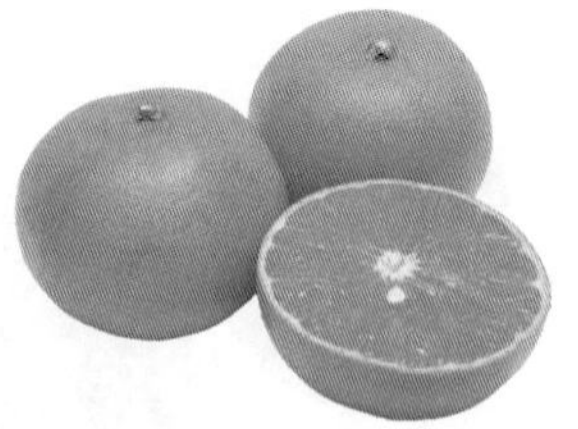

可食部100g当たり		廃棄率	エネルギー		水分	たんぱく質		脂質			炭水化物						有機酸	灰分	無機質										
											利用可能炭水化物																		
食品番号	食品名	廃棄率	エネルギー	エネルギー	水分	アミノ酸組成によるたんぱく質	たんぱく質	脂肪酸のトリアシルグリセロール当量	コレステロール	脂質	(単糖当量)	(質量計)	差引き法による	食物繊維総量	糖アルコール	炭水化物	有機酸	灰分	ナトリウム	カリウム	カルシウム	マグネシウム	リン	鉄	亜鉛	銅	マンガン	ヨウ素	セレン
		%	kJ	kcal	g	g	g	g	mg	g	g	g	g	g	g	g	g	g	mg	mg	mg	mg	mg	mg	mg	mg	mg	µg	µg
07063	果実飲料　ストレートジュース	0	187	44	88.7	-	0.6	(0.1)	(0)	0.1	(8.8)	(8.7)	10.2*	0.1	-	10.3	-	0.3	1	180	9	9	12	0.1	Tr	0.03	0.01	-	-
07064	濃縮還元ジュース	0	163	38	90.1	-	0.7	(0.1)	(0)	0.1	(7.8)	(7.7)	8.6*	0.2	-	8.8	-	0.3	1	160	9	9	12	0.1	Tr	0.04	0.01	-	-
07065	50%果汁入り飲料	0	193	45	88.4	-	0.3	-	(0)	Tr	-	-	11.0*	0.1	-	11.1	-	0.2	4	90	7	6	6	0.1	Tr	0.02	0.01	-	-
07066	20%果汁入り飲料	0	167	39	90.1	-	0.1	-	(0)	Tr	-	-	9.7*	0	-	9.7	-	0.1	2	34	3	2	3	0.1	Tr	0.01	Tr	-	-
07067	缶詰	0	257	60	82.1	-	0.5	-	(0)	Tr	(15.2)*	(15.2)	16.5	0.6	-	17.1	-	0.3	2	110	13	6	10	0.1	0.1	0.03	0.01	-	-
	さんぼうかん																												
07074	砂じょう　生	55	200	47	87.6	(0.4)	0.7	-	(0)	0.3	-	-	10.3*	0.9	-	10.9	-	0.5	2	280	23	11	19	0.2	0.1	0.06	0.05	-	-
	シークヮーサー																												
07075	果汁　生	0	149	35	90.9	-	0.8	-	(0)	0.1	-	-	7.6*	0.3	-	7.9	-	0.3	2	180	17	15	8	0.1	0.1	0.06	0.06	-	-
07076	果実飲料　10%果汁入り飲料	0	202	48	88.1	-	0.1	-	(0)	Tr	-	-	11.8*	0	-	11.8	-	Tr	2	13	5	1	1	0.1	Tr	0.01	0.01	-	-
	しらぬひ																												
07165	砂じょう　生	30	236	56	85.8	(0.5)	0.8	-	(0)	0.2	-	-	12.6*	0.6	-	12.9	-	0.3	Tr	170	9	9	18	0.1	0.1	0.03	0.07	(0)	(0)
	すだち																												
07078	果皮　生	0	230	55	80.7	-	1.8	-	(0)	0.3	-	-	6.3*	10.1	-	16.4	-	0.8	1	290	150	26	17	0.4	0.4	0.09	0.18	-	-
07079	果汁　生	0	124	29	92.5	-	0.5	-	(0)	0.1	-	-	6.5*	0.1	-	6.6	-	0.3	1	140	16	15	11	0.2	0.2	0.03	0.05	-	-
	せとか																												
07166	砂じょう　生	20	214	50	86.9	(0.5)	0.8	-	(0)	0.2	-	-	11.3*	0.7	-	11.7	-	0.3	1	170	11	10	17	0.1	0.1	0.03	0.09	-	-
	セミノール																												
07085	砂じょう　生	40	226	53	86.0	-	1.1	-	(0)	0.1	-	-	11.6*	0.8	-	12.4	-	0.4	2	200	24	16	18	0.2	0.1	0.04	0.10	-	-
	だいだい																												
07083	果汁　生	0	149	35	91.2	-	0.3	-	(0)	0.2	-	-	8.0*	0	-	8.0	-	0.3	1	190	10	10	8	0.1	Tr	0.02	0.02	-	-
	なつみかん																												
07093	砂じょう　生	45	178	42	88.6	0.5	0.9	-	0	0.1	-	-	9.2*	1.2	-	10.0	-	0.4	1	190	16	10	21	0.2	0.1	0.05	0.04	-	-
07094	缶詰	0	338	80	79.7	-	0.5	-	(0)	0.1	-	-	18.9*	0.5	-	19.4	-	0.3	4	92	11	8	12	0.1	0.1	0.03	0.03	-	-
	はっさく																												
07105	砂じょう　生	35	199	47	87.2	(0.5)	0.8	-	(0)	0.1	-	-	10.3*	1.5	-	11.5	-	0.4	1	180	13	10	17	0.1	0.1	0.04	0.03	-	-
	はるみ																												
07167	砂じょう　生	30	220	52	86.5	(0.5)	0.9	-	(0)	0.2	-	-	11.7*	0.8	-	12.1	-	0.3	0	170	9	10	16	0.1	0.1	0.03	0.05	-	-
	ひゅうがなつ																												
07112	じょうのう及びアルベド　生	30	194	46	87.2	(0.3)	0.6	-	(0)	0.1	-	-	9.9*	2.1	-	11.7	-	0.4	1	130	23	8	11	0.2	0.1	0.03	0.08	-	-
07113	砂じょう　生	55	149	35	90.7	(0.3)	0.6	-	(0)	0.1	-	-	7.9*	0.7	-	8.3	-	0.3	1	110	5	6	9	0.1	Tr	0.02	0.04	-	-

だいだい(橙)
Sour oranges

特徴 果皮はだいだい色だが，樹上で放置しておくと再び緑色になる種類もある。果肉は酸味と苦味が強い。縁起のよい果物として，正月の飾りとして用いられる。
栄養 ビタミンCが多い。
調理 生食はせず，果汁はポン酢に利用される。果皮はマーマレードなどにする。

独特な香りがある

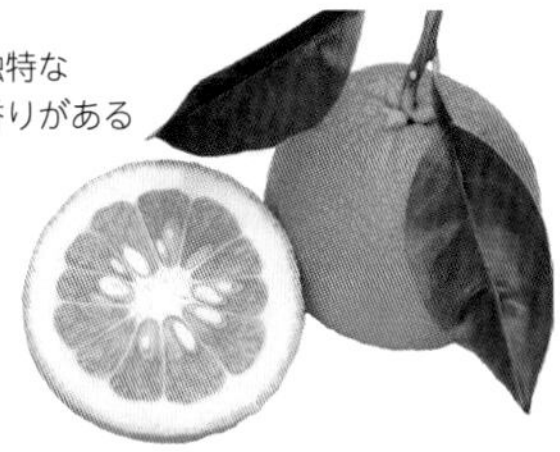

なつみかん(夏蜜柑)
Natsudaidai

特徴 酸味が強く，甘味が少ない。「ナツダイダイ」，「夏かん」とも呼ばれる。果皮がかたいので，切り込みを入れてからむくとよい。
栄養 ビタミンCを多く含む。
調理 生食の他，ジャムやジュースの原料，洋菓子などに使われる。

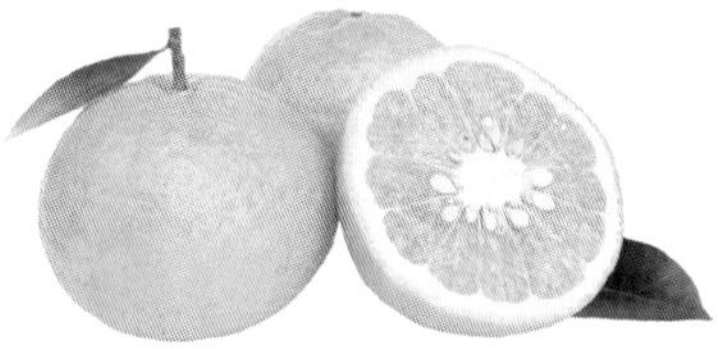

はっさく(八朔)
Hassaku

特徴 果汁は少ないが，甘味と酸味のバランスがよく，ほのかな苦味がある。果肉はかため。旧暦の８月１日ころ食べるとよいとされたことが，この名の由来(実際はまだそのころは果実が熟していない)。
栄養 ビタミンCが豊富。
調理 ほとんどが生食。

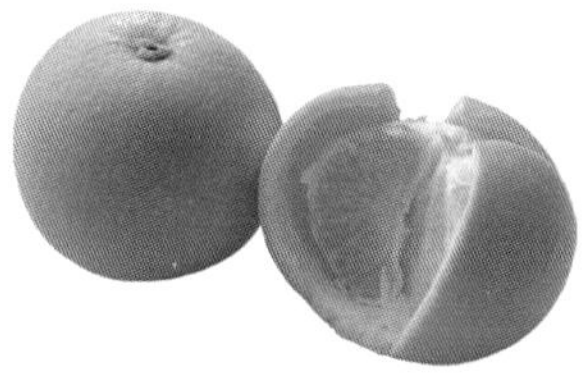

ひゅうがなつ(日向夏)
Hyuga-natsu

特徴 果皮は黄色くなめらかで，厚いがむきやすい。酸味が強く，さっぱりしている。果肉は淡黄色で柔軟多汁。果皮の海綿状の部分(アルベド)も果肉と一緒に食べるのが特徴的。「ニューサマーオレンジ」，「小夏みかん」とも呼ばれる。
栄養 果肉はビタミンC，アルベドは食物繊維を含む。
調理 生食の他，ジャムやゼリーなどにする。

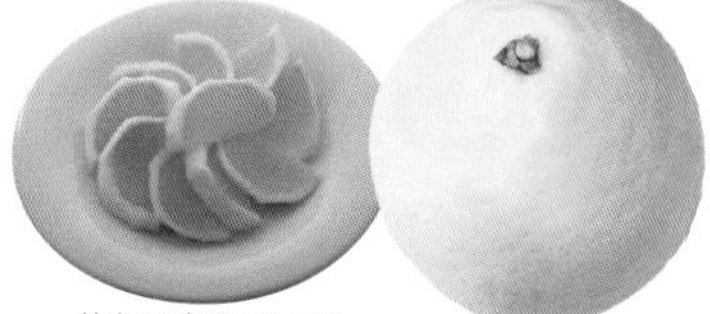

黄色い皮をそいで，
アルベドを残してカットする

クロム	モリブデン	ビタミンA レチノール	A カロテン α	A カロテン β	A β-クリプトキサンチン	A β-カロテン当量	A レチノール活性当量	D	E トコフェロール α	E トコフェロール β	E トコフェロール γ	E トコフェロール δ	K	B1	B2	ナイアシン	ナイアシン当量	B6	B12	葉酸	パントテン酸	ビオチン	C	アルコール	食塩相当量	見当	備考
μg	μg	μg	μg	μg	μg	μg	μg	μg	mg	mg	mg	mg	μg	mg	mg	mg	mg	mg	μg	μg	mg	μg	mg	g	g		
-	-	(0)	0	0	0	0	**(0)**	(0)	0.2	0	0	0	Tr	**0.04**	**0.01**	0.2	0.3	0.03	(0)	11	0.23	-	**38**	-	**0**		(100g：97mL，100mL：103g)
-	-	(0)	1	110	1	110	**10**	(0)	0.2	0	0	0	(0)	**0.06**	**0.02**	0.3	0.4	0.03	(0)	10	0.25	-	**53**	-	**0**		(100g：97mL，100mL：103g)
-	-	(0)	0	0	0	0	**(0)**	(0)	0.1	0	0	0	(0)	**0.02**	**Tr**	0.1	0.2	0.02	(0)	5	0	-	**19**	-	**0**		
-	-	(0)	0	0	0	0	**(0)**	(0)	0.2	0	0	0	(0)	**0**	**0**	Tr	Tr	0.01	(0)	2	0	-	**8**	-	**0**		
-	-	0	-	-	-	0	**0**	(0)	0.1	0	0	0	-	**0.03**	**Tr**	0.2	0.3	0.03	(0)	9	0.16	-	**26**	-	**0**		試料：ライトシラップ漬 液汁を含んだもの(液汁40%)
-	-	(0)	0	16	70	51	**4**	(0)	0.2	0	0	0	(0)	**0.07**	**0.03**	0.4	(0.5)	0.06	(0)	16	0.35	-	**39**	-	**0**		別名：壺柑(つぼかん)，達磨柑(だるまかん) 廃棄部位：果皮，じょうのう膜及び種子
-	-	(0)	0	31	120	89	**7**	(0)	0.5	0	0	0	-	**0.08**	**0.03**	0.3	0.4	0.03	(0)	7	0.10	-	**11**	-	**0**		別名：ひらみレモン，シークワーサー，シイクワシャー，シィクワーサー。全果に対する果汁分：20%
-	-	(0)	0	14	0	14	**1**	(0)	0.1	0	0	0	-	**0**	**0**	0	Tr	0	(0)	0	0	-	**2**	-	**0**		別名：ひらみレモン，シークワーサー，シイクワシャー，シィクワーサー
(1)	(0)	(0)	2	48	630	360	**30**	(0)	0.3	0	0	0	(0)	**0.09**	**0.03**	0.3	(0.4)	0.04	(0)	17	0.25	(0.4)	**48**	-	**0**		別名：デコポン(全国糖酸度統一基準を満たすもの)，しらぬい，不知火，ヒメポン。廃棄部位：果皮，じょうのう膜及び種子。ハウス栽培品及び露地栽培品
-	-	(0)	360	330	17	520	**44**	(0)	5.2	0	0.5	0	-	**0.04**	**0.09**	0.5	0.8	0.16	(0)	35	0.23	-	**110**	-	**0**		全果に対する果皮分：30%
-	-	0	-	-	-	Tr	**0**	(0)	0.3	0	0	0	-	**0.03**	**0.02**	0.2	0.3	0.08	(0)	13	0.13	-	**40**	-	**0**		全果に対する果汁分：25%
-	-	(0)	8	250	1400	930	**77**	(0)	0.4	0	0	0	(0)	**0.08**	**0.03**	0.3	(0.4)	0.05	(0)	29	0.13	-	**57**	-	**0**		廃棄部位：果皮，じょうのう膜及び種子 ハウス栽培品及び露地栽培品
-	-	(0)	0	410	1300	1100	**89**	(0)	0.3	0	0	0	(0)	**0.01**	**0.04**	0.3	0.5	0.09	(0)	27	0.45	-	**41**	-	**0**		廃棄部位：果皮，じょうのう膜及び種子
-	-	(0)	0	0	36	18	**2**	(0)	0.1	0	0	0	-	**0.03**	**0.02**	0.4	0.5	0.02	(0)	13	0.12	-	**35**	-	**0**		全果に対する果汁分：30%
-	-	(0)	3	22	120	85	**7**	(0)	0.3	0	0	0	(0)	**0.08**	**0.03**	0.4	0.5	0.05	(0)	25	0.29	-	**38**	-	**0**	中1個=	別名：なつだいだい。なつかん，あまなつみかんを含む。廃棄部位：果皮，じょうのう膜及び種子
-	-	(0)	0	Tr	21	11	**1**	(0)	0.2	0	0	0	(0)	**0.04**	**Tr**	0.2	0.3	0.03	(0)	12	0.07	-	**14**	-	**0**	約400g	別名：なつだいだい。なつかん，あまなつみかんを含む。試料：ヘビーシラップ漬。液汁を含んだもの(液汁45%)
-	-	(0)	0	21	170	110	**9**	(0)	0.3	0	0	0	(0)	**0.06**	**0.03**	0.2	(0.3)	0.07	(0)	16	0.30	-	**40**	-	**0**	1個= 約250g	廃棄部位：果皮，じょうのう膜及び種子
-	-	(0)	2	130	1100	690	**57**	(0)	0.3	0	0	0	(0)	**0.11**	**0.02**	0.2	(0.3)	0.05	(0)	19	0.21	-	**40**	-	**0**		廃棄部位：果皮，じょうのう膜及び種子，露地栽培品
-	-	(0)	0	1	19	11	**1**	(0)	0.3	0	0	0	(0)	**0.05**	**0.03**	0.3	(0.4)	0.06	(0)	16	0.23	-	**26**	-	**0**		別名：ニューサマーオレンジ，小夏みかん 廃棄部位：フラベド(果皮の外側の部分)及び種子
-	-	(0)	0	0	19	9	**1**	(0)	0.1	0	0	0	(0)	**0.06**	**0.03**	0.2	(0.3)	0.05	(0)	13	0.27	-	**21**	-	**0**		別名：ニューサマーオレンジ，小夏みかん 廃棄部位：果皮(フラベドとアルベド)，じょうのう膜及び種子

ぽんかん(椪柑)

Ponkan mandarins

特徴　果皮がむきやすく，食べやすい。酸味が少なく甘味が強い。風味もよい。明治時代に台湾から渡来した。
栄養　β-クリプトキサンチン，ビタミンCを多く含む。
調理　生食がほとんどだが，ジュースに加えられることもある。

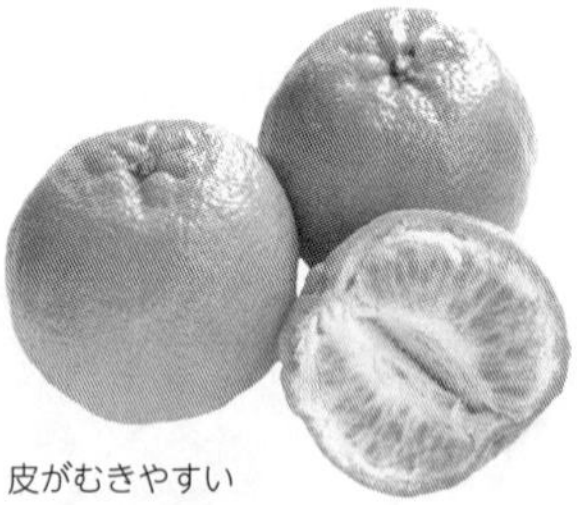

皮がむきやすい

ゆず(柚子)

Yuzu

特徴　芳香があり，酸味が強い。未熟な果実を「青ゆず」，成熟した果実を「黄ゆず」という。かんきつ類のなかでは寒さに強い。
栄養　クエン酸が多く含まれ，ビタミンCが豊富。
調理　鍋物，焼き魚などの香味付けやジャム，ゆずみその材料になる。

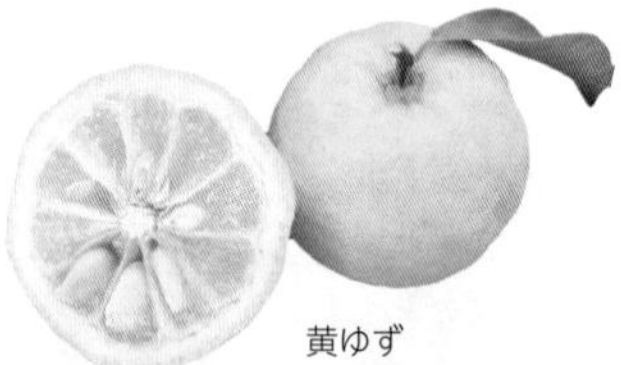

黄ゆず

ライム

Limes

特徴　レモンより小ぶりで酸味が強い。果皮は緑色で薄く，果汁が多い。独特の芳香や苦味がある。メキシコからの輸入が多い。
栄養　ビタミンCを多く含む。
調理　料理や清涼飲料の酸味料になる。

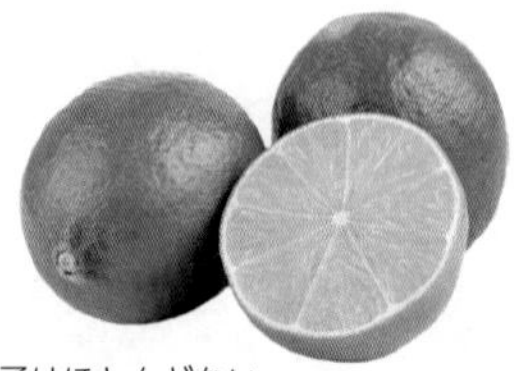

種子はほとんどない

レモン(檸檬)

Lemons

特徴　爽快な香りと酸味がある。アメリカからの輸入が多い。国内産は農薬の規制があり，果皮ごと使える。瀬戸内海の島々を中心に生産。
栄養　クエン酸が多く含まれている。ビタミンCが豊富。
調理　果汁を肉料理や魚料理の香り付けなどに使う。その他，菓子の材料にも使う。

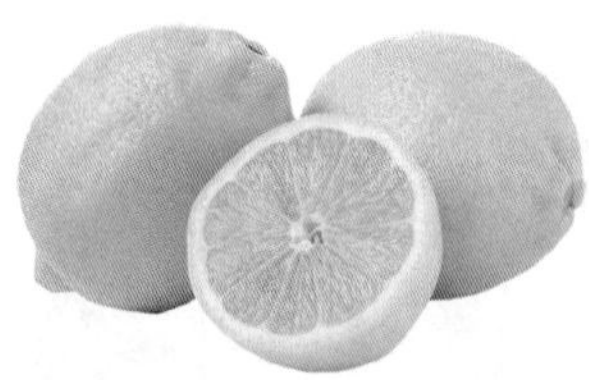

可食部100g当たり		廃棄率	エネルギー		水分	たんぱく質		脂質			炭水化物						有機酸	灰分	無機質										
食品番号	食品名					アミノ酸組成によるたんぱく質	たんぱく質	脂肪酸のトリアシルグリセロール当量	コレステロール	脂質	利用可能炭水化物(単糖当量)	利用可能炭水化物(質量計)	利用可能炭水化物(差引き法による)	食物繊維総量	糖アルコール	炭水化物			ナトリウム	カリウム	カルシウム	マグネシウム	リン	鉄	亜鉛	銅	マンガン	ヨウ素	セレン
		%	kJ	kcal	g	g	g	g	mg	g	g	g	g	g	g	g	g	g	mg	mg	mg	mg	mg	mg	mg	mg	mg	μg	μg
	ぶんたん																												
07126	砂じょう　生	50	174	**41**	89.0	**(0.4)**	0.7	**-**	(0)	0.1	-	-	**9.2***	0.9	-	9.8	-	0.4	1	180	**13**	7	19	**0.1**	0.1	0.04	0.02	-	-
07127	ざぼん漬	0	1436	**338**	14.0	**(0.1)**	0.2	**-**	(0)	0.1	-	-	**82.9***	2.7	-	85.5	-	0.2	13	8	**22**	6	3	**0.3**	Tr	0.01	0.01	-	-
	ぽんかん																												
07129	砂じょう　生	35	178	**42**	88.8	**(0.5)**	0.9	**-**	(0)	0.1	-	-	**9.3***	1.0	-	9.9	-	0.3	1	160	**16**	9	16	**0.1**	Tr	0.02	0.09	-	-
	ゆず																												
07142	果皮　生	0	210	**50**	83.7	**0.9**	1.2	**0.1**	(0)	0.5	-	-	**8.0***	6.9	-	14.2	-	0.4	5	140	**41**	15	9	**0.3**	0.1	0.02	0.12	0	0
07143	果汁　生	0	128	**30**	92.0	**(0.4)**	0.5	**-**	(0)	0.1	-	-	**6.7***	0.4	-	7.0	-	0.4	1	210	**20**	11	11	**0.1**	0.1	0.02	0.10	-	-
	ライム																												
07145	果汁　生	0	167	**39**	89.8	**(0.3)**	0.4	**-**	(0)	0.1	(1.9)	(1.9)	**9.2***	0.2	-	9.3	-	0.4	1	160	**16**	9	16	**0.2**	0.1	0.03	0.01	-	-
	レモン																												
07155	全果　生	3	178	**43**	85.3	**-**	0.9	**0.2**	0	0.7	2.6	2.6	**5.0***	4.9	-	12.5	3.2	0.6	4	130	**67**	11	15	**0.2**	0.1	0.08	0.05	0	1
07156	果汁　生	0	101	**24**	90.5	**0.3**	0.4	**(0.1)**	0	0.2	**1.5***	1.5	2.1	Tr	-	8.6	6.7	0.3	2	100	**7**	8	9	**0.1**	0.1	0.02	0.03	0	0
	キウイフルーツ																												
07054	緑肉種　生	15	217	**51**	84.7	**0.8**	1.0	**0.2**	0	0.2	**9.6***	9.5	9.1	2.6	0	13.4	2.0	0.7	1	300	**26**	14	30	**0.3**	0.1	0.10	0.09	0	1
07168	黄肉種　生	20	267	**63**	83.2	**-**	1.1	**(0.2)**	(0)	0.2	(11.9)	(11.9)	**13.6***	1.4	-	14.9	-	0.5	2	300	**17**	12	25	**0.2**	0.1	0.07	0.04	-	-
	きはだ																												
07183	実　乾	0	1593	**378**	13.1	**-**	7.3	**-**	-	9.8	-	-	**65.1***	-	-	65.1	-	4.7	17	2100	**230**	88	240	**1.7**	0.6	0.36	0.69	6	1
	キワノ																												
07055	生	40	171	**41**	89.2	**-**	1.5	**-**	0	0.9	-	-	**5.4***	2.6	-	8.0	-	0.4	2	170	**10**	34	42	**0.4**	0.4	0.09	0.13	-	-
	グァバ																												
07057	赤肉種　生	30	136	**33**	88.9	**(0.3)**	0.6	**0.1**	(0)	0.1	(3.6)	(3.6)	**5.1***	5.1	-	9.9	-	0.5	3	240	**8**	8	16	**0.1**	0.1	0.06	0.09	-	-
07169	白肉種　生	30	136	**33**	88.9	**(0.3)**	0.6	**0.1**	(0)	0.1	-	-	**5.1***	5.1	-	9.9	-	0.5	3	240	**8**	8	16	**0.1**	0.1	0.06	0.09	-	-
07058	果実飲料　20%果汁入り飲料（ネクター）	0	207	**49**	87.4	**-**	0.1	**-**	(0)	0.1	(10.0)	(9.9)	**11.5***	0.8	-	12.3	-	0.1	4	49	**3**	2	3	**0.2**	Tr	0.01	0.03	-	-
07059	10%果汁入り飲料	0	213	**50**	87.4	**-**	0.1	**-**	(0)	0.1	-	-	**12.1***	0.2	-	12.3	-	0.1	7	28	**3**	20	2	**0.1**	Tr	0.01	0.02	-	-
	くこ																												
07185	実　乾	0	1640	**387**	4.8	**(6.6)**	12.3	**-**	-	4.1	-	-	**81.0***	-	-	75.3	-	3.5	510	1400	**47**	77	180	**4.0**	1.2	0.69	0.71	2	3
	ぐみ																												
07061	生	10	304	**72**	81.0	**-**	1.3	**-**	(0)	0.2	-	-	**15.2***	2.0	-	17.2	-	0.3	2	130	**10**	4	24	**0.2**	0.1	0.10	0.15	-	-
	ココナッツ																												
07157	ココナッツウォーター	0	92	**22**	94.3	**(0.2)**	0.2	**0.1**	(0)	0.1	(7.9)	(7.8)	**5.0***	0	-	5.0	-	0.4	11	230	**11**	6	11	**0.1**	0.1	Tr	0.16	-	-
07158	ココナッツミルク	0	649	**157**	78.8	**(1.8)**	1.9	**14.9**	0	16.0	(9.4)	(8.9)	**3.8***	0.2	-	2.8	-	0.5	12	230	**5**	28	49	**0.8**	0.3	0.22	0.59	-	-
07170	ナタデココ	0	341	**80**	79.7	**-**	0	**-**	(0)	Tr	-	-	**19.7***	0.5	-	20.2	-	Tr	2	0	**1**	1	Tr	**0**	0	0	0	-	-

キウイフルーツ
Kiwifruit

特徴　あざやかなエメラルドグリーンの果肉と，黄色い果肉の品種がある。甘味と酸味のバランスがよい。

栄養　ビタミンCが多い。タンニンを多く含むが，苦味は少ない。肉をやわらかくするたんぱく質分解酵素を含む。

調理　生食が多いが，裏ごししてソースやジャムに用いる。

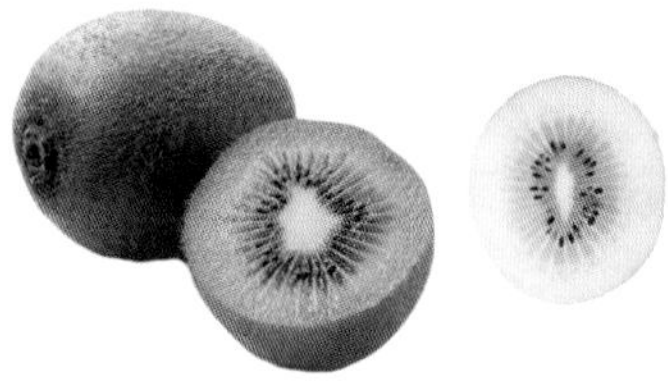

きはだ

特徴　ミカン科キハダで，アイヌ民族が伝統的に利用してきた食材であり，果実は生で食用にし，また乾燥後に保存して，料理に利用する。中国ではオウバクとも呼び，漢方の生薬として用いられている。黄色の染料としても用いられる。

栄養　きはだの実は，カリウム，カルシウム，鉄などの無機質，ビタミンB群，Kが比較的豊富に含まれている。

調理　実を香辛料として用いる場合がある。

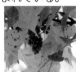

くこ

特徴　ナス科の落葉低木(高さ1～2m)で，だ円形で鮮紅色の果実を利用する。果実は「ゴジベリー(ウルフベリー)」ともいう。

栄養　果実にはカリウム，カロテン，葉酸が多いほか，ベタイン，ゼアキサンチン，フィサリンなどが含まれ，薬用としても注目されている。

調理　果実は，くこ酒などの強壮剤として用いられる。春の若茎は，生のままバター炒め，天ぷらにするほか，ゆでて水にさらし，和え物やお浸しにする。

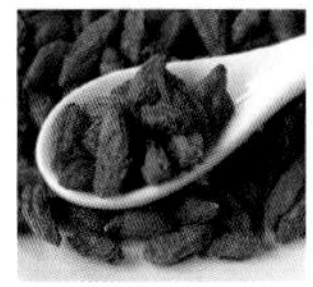

ココナッツ
Coconut

特徴　ヤシ科のココヤシの種実。果実は，外果皮は薄くなめらかだが，中果皮は繊維状で，中心に大きな核がある。食用となるのは，この核の中の胚乳である。未熟果の胚乳は液状で，ココナッツウォーター(ココナッツジュース)と呼ばれる。成熟の過程で胚乳が固まりかけた白色の液体をココナッツミルクという。

栄養　比較的カリウムを多く含む。

調理　カレーやタイ料理に使われる他，菓子の材料になる。

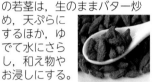

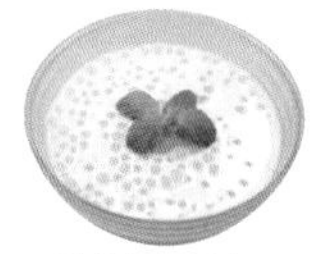

タピオカ入り
ココナッツミルク

クロム	モリブデン	ビタミンA レチノール	ビタミンA カロテン α	ビタミンA カロテン β	ビタミンA β-クリプトキサンチン	ビタミンA β-カロテン当量	ビタミンA レチノール活性当量	ビタミンD	ビタミンE トコフェロール α	ビタミンE トコフェロール β	ビタミンE トコフェロール γ	ビタミンE トコフェロール δ	ビタミンK	ビタミンB1	ビタミンB2	ナイアシン	ナイアシン当量	ビタミンB6	ビタミンB12	葉酸	パントテン酸	ビオチン	ビタミンC	アルコール	食塩相当量	見当	備考
μg	μg	μg	μg	μg	μg	μg	μg	μg	mg	mg	mg	mg	μg	mg	mg	mg	mg	mg	μg	μg	mg	μg	mg	g	g		
-	-	(0)	0	15	0	15	**1**	(0)	0.5	0	0	0	(0)	**0.03**	**0.04**	0.3	(0.4)	0	(0)	16	0.32	-	**45**	-	0	1個=0.5	別名：ざぼん，ぼんたん 廃棄部位：果皮，じょうのう膜及び種子
-	-	(0)	0	4	0	4	**Tr**	(0)	0.1	0	0	0	(0)	**0**	**0.02**	Tr	(Tr)	0	(0)	2	0	-	**Tr**	-	0	～2kg	別名：ざぼん，ぼんたん
-	-	(0)	3	110	1000	620	**52**	(0)	0.2	0	0	0	(0)	**0.08**	**0.04**	0.2	(0.3)	0.05	(0)	13	0.24	-	**40**	-	0	1個=約250g	廃棄部位：果皮，じょうのう膜及び種子
0	1	(0)	0	19	440	240	**20**	(0)	3.4	0	0.6	0	-	**0.07**	**0.10**	0.5	0.7	0.09	(0)	21	0.89	3.6	**160**	-	0	1個分の皮=約10g	全果に対する果皮分：40%
-	-	(0)	0	0	15	7	**1**	(0)	0.2	0	0	0	-	**0.05**	**0.02**	0.2	(0.2)	0.02	(0)	11	0.29	-	**40**	-	0		全果に対する果汁分：25%
-	-	(0)	0	0	0	0	**(0)**	(0)	0.2	0	0	0	(1)	**0.03**	**0.02**	0.1	(0.1)	0.05	(0)	17	0.16	-	**33**	-	0		全果に対する果汁分：35%
0	1	(0)	0	7	37	26	**2**	(0)	1.6	0	0.1	0	(0)	**0.07**	**0.07**	0.2	0.4	0.08	(0)	31	0.39	1.2	**100**	-	0	中1個=60	廃棄部位：種子及びへた
0	1	(0)	0	0	13	6	**1**	(0)	0.1	0	0	0	(0)	**0.04**	**0.02**	0.1	0.1	0.05	(0)	19	0.18	0.3	**50**	-	0	～70g	全果に対する果汁分：30%
0	Tr	(0)	0	53	0	53	**4**	(0)	1.3	0	0	0	6	**0.01**	**0.02**	0.3	0.5	0.11	(0)	37	0.31	1.4	**71**	-	0	1個=約120g	別名：キウイ 廃棄部位：果皮及び両端
-	-	(0)	1	38	4	41	**3**	(0)	2.5	0	0	0	(6)	**0.02**	**0.02**	0.3	(0.5)	0.14	(0)	32	0.26	-	**140**	-	0		別名：ゴールデンキウイ 廃棄部位：果皮及び両端
3	110	-	3	58	2	60	**5**	-	1.3	Tr	0.7	0	87	**0.17**	**0.18**	1.4	2.6	0.53	-	12	1.83	23.0	**0**	-	0		
-	-	(0)	0	36	0	36	**3**	(0)	0.7	0.1	1.2	0	-	**0.03**	**0.01**	0.2	0.5	0.04	0	2	0.14	-	**2**	-	0		別名：キワノフルーツ，ツノニガウリ 廃棄部位：果皮
-	-	(0)	5	580	51	600	**50**	(0)	0.3	0	0	0	(2)	**0.03**	**0.04**	0.8	(0.9)	0.06	(0)	41	0.32	-	**220**	-	0		別名：グアバ，ばんじろう，ばんざくろ 廃棄部位：果皮及び種子
-	-	(0)	-	-	-	0	**(0)**	(0)	0.3	0	0	0	(2)	**0.03**	**0.04**	0.8	(0.9)	0.06	(0)	41	0.32	-	**220**	-	0		別名：グアバ，ばんじろう，ばんざくろ 廃棄部位：果皮及び種子
-	-	(0)	0	24	0	24	**2**	(0)	0.1	0	0	0	-	**0**	**0.01**	0.1	0.1	0.01	(0)	9	0	-	**19**	-	0		別名：グアバ，ばんじろう，ばんざくろ。果肉(ピューレー)分：20%。ビタミンC：酸化防止用として添加品あり
-	-	(0)	0	10	0	10	**1**	(0)	Tr	0	0	0	-	**0**	**0**	0.1	0.1	0.01	(0)	3	0	-	**9**	-	0		別名：グアバ，ばんじろう，ばんざくろ ビタミンC：酸化防止用として添加品あり
6	13	-	33	800	4400	3000	**250**	0	5.7	0.1	0.8	0	10	**0.28**	**0.40**	4.6	(4.6)	0.32	Tr	99	0.71	24.0	**9**	-	1.3		別名：ゴジベリー ビタミンD：抽出残さの影響により定量下限を変更
-	-	(0)	54	330	46	380	**32**	(0)	2.2	0.1	0.1	0	-	**0.01**	**0.04**	0.3	0.5	0.02	(0)	15	0.45	-	**5**	-	0		廃棄部位：種子及び果柄
-	-	0	-	-	-	Tr	**0**	(0)	0	0	0	0	-	**0.01**	**0.01**	0.1	(0.1)	0	(0)	1	0	-	**2**	-	0		全果に対する割合：20% (100g：98mL，100mL：102g)
-	-	0	0	0	0	0	**0**	(0)	Tr	0	0	0	-	**0.01**	**0**	0.4	(0.8)	0.02	0	4	0	-	**0**	-	0		試料：缶詰 (100g：98mL，100mL：102g)
-	-	(0)	0	0	0	0	**0**	(0)	0	0	0	0	-	**0**	**0**	0	0	0	(0)	0	0	-	**0**	-	0		シラップ漬(甘味料，酸味料含む) 液汁を除いたもの

さくらんぼ(桜桃)
Sweet cherries

特徴　肉質がやわらかく，甘味がある。主な産地は山形県。
栄養　炭水化物がほとんどで，カロテン，葉酸を含む。
調理　酸果と甘果があり，甘果はほとんど生食する。酸果はケーキなどのデコレーションや果実酒に使われる。

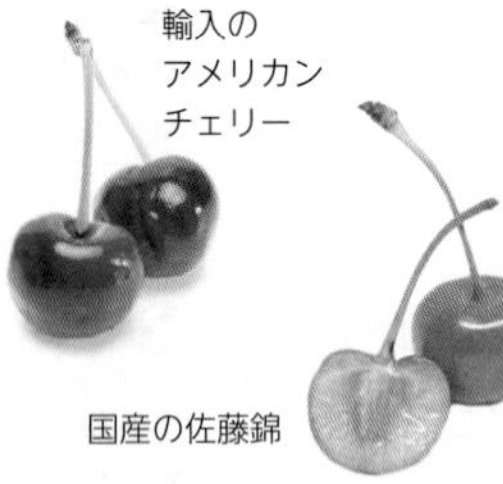
輸入のアメリカンチェリー
国産の佐藤錦

ざくろ(石榴)
Pomegranates

特徴　果実は球形で，種子の外側のルビー色をした部分を食べる。果皮などは薬用としても使われる。ほとんどが輸入品。
栄養　カリウムが豊富。
調理　生食する他に，ジュースなどにする。鮮やかな赤色を生かしてシロップ(グレナデンシロップ)にし，カクテルなどの飲料やケーキ，サラダなどの料理に彩りを添える材料に用いられる。

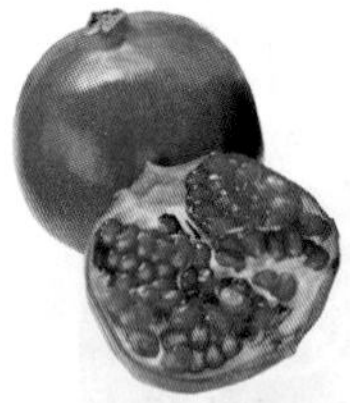

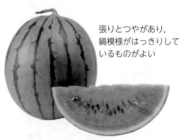

すいか(西瓜)
Watermelon

特徴　大玉種と小玉種があり，果肉の色は赤色と黄色がある。果汁には利尿作用がある。
栄養　主成分は炭水化物。カロテン，カリウムを含む。
調理　冷やすと甘味が増す。生食の他，ジュースなどにする。

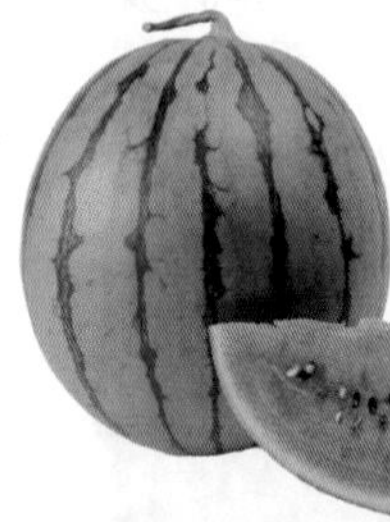
張りとつやがあり，縞模様がはっきりしているものがよい

スターフルーツ
Carambola

特徴　果実は10cmほどの長円形で断面が五角形の星型が特徴。熟すにつれて黄色になり，甘味が増す。シャキシャキとした食感がある。「ごれんし(五斂子)」ともいう。
栄養　カリウムを比較的多く含む。
調理　生食，サラダ，ジュースやジャムにする。

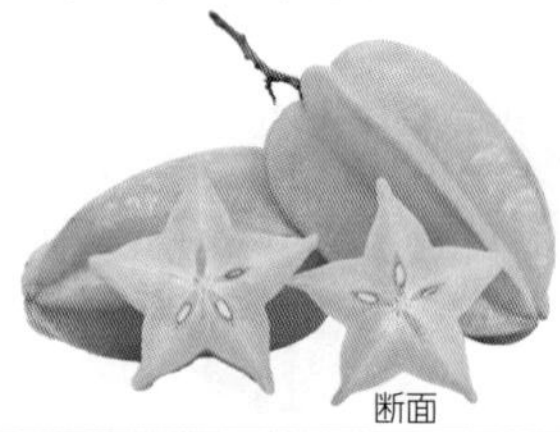
断面

食品番号	食品名 (可食部100g当たり)	廃棄率	エネルギー		水分	たんぱく質: アミノ酸組成によるたんぱく質	たんぱく質	脂質: 脂肪酸のトリアシルグリセロール当量	コレステロール	脂質	炭水化物: 利用可能炭水化物(単糖当量)	利用可能炭水化物(質量計)	差引き法による利用可能炭水化物	食物繊維総量	糖アルコール	炭水化物	有機酸	灰分	無機質: ナトリウム	カリウム	カルシウム	マグネシウム	リン	鉄	亜鉛	銅	マンガン	ヨウ素	セレン
		%	kJ	kcal	g	g	g	g	mg	g	g	g	g	g	g	g	g	g	mg	mg	mg	mg	mg	mg	mg	mg	mg	µg	µg
	さくらんぼ																												
07070	国産　生	10	271	**64**	83.1	**(0.8)**	1.0	**(0.1)**	(0)	0.2	-	-	**14.2***	1.2	-	15.2	-	0.5	1	210	**13**	6	17	**0.3**	0.1	0.05	-	0	0
07071	米国産　生	9	273	**64**	81.1	**(1.0)**	1.2	**(0.1)**	(0)	0.1	**(13.7)***	(13.7)	13.8	1.4	2.2	17.1	-	0.5	1	260	**15**	12	23	**0.3**	0.1	0.08	0.11	-	-
07072	缶詰	15	298	**70**	81.5	-	0.6	**(0.1)**	(0)	0.1	(13.8)	(13.6)	**15.8***	1.0	0.9	17.6	-	0.2	3	100	**10**	5	12	**0.4**	0.5	0.06	0.08	-	-
	ざくろ																												
07073	生	55	267	**63**	83.9	-	0.2	-	(0)	Tr	-	-	**15.5***	0	-	15.5	-	0.4	1	250	**8**	6	15	**0.1**	0.2	0.06	0.05	-	-
	すいか																												
07077	赤肉種　生	40	172	**41**	89.6	**0.3**	0.6	**(0.1)**	0	0.1	-	-	**9.5***	0.3	-	9.5	-	0.2	1	120	**4**	11	8	**0.2**	0.1	0.03	0.03	0	0
07171	黄肉種　生	40	172	**41**	89.6	**(0.3)**	0.6	**0.1**	0	0.1	-	-	**9.5***	0.3	-	9.5	-	0.2	1	120	**4**	11	8	**0.2**	0.1	0.03	0.03	0	0
	(すぐり類)																												
	赤すぐり																												
07186	冷凍	20	182	**43**	86.0	**0.4**	0.8	**0.1**	-	0.3	-	-	**7.2***	2.8	-	12.2	2.8	0.4	1	200	**21**	6	17	**0.4**	0.1	0.08	0.11	2	0
	カシス																												
07182	冷凍	0	257	**62**	79.4	**1.1**	1.6	**1.1**	-	1.6	0	-	**6.4***	6.4	-	13.4	3.5	0.7	Tr	270	**40**	19	54	**0.5**	0.2	0.08	0.26	0	0
	グーズベリー																												
07060	生	1	215	**51**	85.2	-	1.0	-	0	0.1	**(10.9)***	(10.9)	10.7	2.5	-	13.2	-	0.5	1	200	**14**	10	24	**1.3**	0.1	0.05	0.15	-	-
	スターフルーツ																												
07069	生	4	126	**30**	91.4	**(0.5)**	0.7	**(0.1)**	0	0.1	-	-	**5.9***	1.8	-	7.5	-	0.3	1	140	**5**	9	10	**0.2**	0.2	0.02	0.10	-	-
	(すもも類)																												
	にほんすもも																												
07080	生	7	193	**46**	88.6	**0.4**	0.6	-	0	1.0	-	-	**8.0***	1.6	-	9.4	-	0.4	1	150	**5**	5	14	**0.2**	0.1	0.03	0.07	0	0
	プルーン																												
07081	生	5	207	**49**	86.2	**(0.5)**	0.7	**(0.1)**	0	0.1	**(10.8)***	(10.7)	10.2	1.9	0.7	12.6	-	0.4	1	220	**6**	7	14	**0.2**	0.1	0.06	0.09	-	-
07082	乾	0	894	**211**	33.3	**(1.6)**	2.4	**(0.1)**	0	0.2	**(42.2)***	(41.7)	44.0	7.1	12.1	62.3	-	1.8	1	730	**57**	40	69	**1.1**	0.4	0.27	0.36	-	-
	チェリモヤ																												
07086	生	20	348	**82**	78.1	**(0.8)**	1.3	**(0.2)**	0	0.3	(13.7)	(13.7)	**18.2***	2.2	-	19.8	-	0.5	8	230	**9**	12	20	**0.2**	0.1	0.08	0.07	-	-
	ドラゴンフルーツ																												
07111	生	35	218	**52**	85.7	-	1.4	-	0	0.3	-	-	**9.9***	1.9	-	11.8	-	0.8	Tr	350	**6**	41	29	**0.3**	0.3	0.03	0.09	-	-
	ドリアン																												
07087	生	15	592	**140**	66.4	-	2.3	**2.8**	0	3.3	-	-	**25.5***	2.1	-	27.1	-	0.9	Tr	510	**5**	27	36	**0.3**	0.3	0.19	0.31	0	1
	(なし類)																												
	日本なし																												
07088	生	15	161	**38**	88.0	**0.2**	0.3	**(0.1)**	0	0.1	**8.3***	8.1	9.0	0.9	1.5	11.3	-	0.3	Tr	140	**2**	5	11	**0**	0.1	0.06	0.04	0	0
07089	缶詰	0	323	**76**	80.5	**(0.1)**	0.1	**(0.1)**	(0)	0.1	-	-	**18.5***	0.7	-	19.1	-	0.2	4	75	**3**	4	6	**0.2**	0.1	0.04	0.02	-	-

すもも類（李類）
Plums

特徴　果肉がやわらかく多汁で，甘味と酸味のバランスがよい。
栄養　生果はリンゴ酸，クエン酸が多い。乾果のプルーンはカロテンが豊富で，鉄を比較的多く含み，生果より栄養的評価が高い。
調理　生食の他，ジャム，ゼリー，果実酒にする。

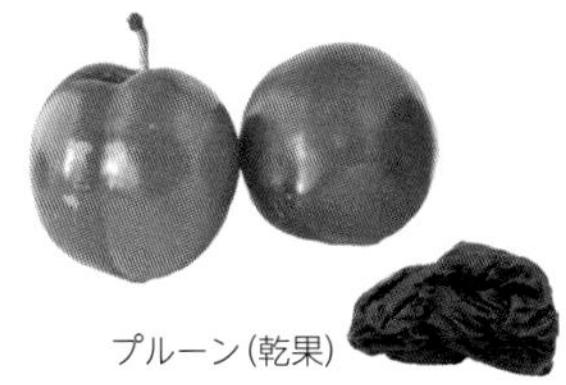

ドラゴンフルーツ
Pitaya

特徴　サボテン科の果実で，「ピタヤ」とも呼ばれる。果肉は赤色，白色などがあり，小さな種子が無数にある。果肉はやわらかく，甘味がある。
栄養　カリウム，食物繊維，ポリフェノールなどを豊富に含む。
調理　生食の他，ジュースなどにする。

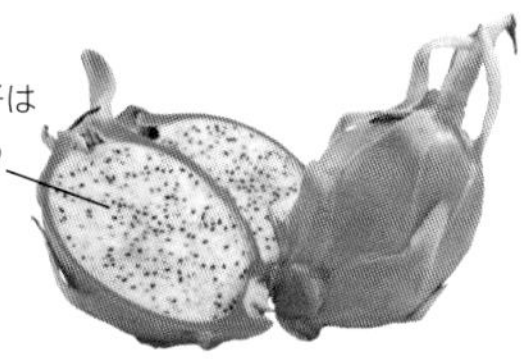

ドリアン
Durian

特徴　果実は人の頭ほどの大きさ。チーズと蜂蜜を混ぜたような味がする。種子は，じゃがいもの肉質に似ていて，食べることができる。
栄養　脂質が多く，ビタミンC，E，カリウムを多く含む。
調理　生食の他，アイスクリームやジャムに用いる。

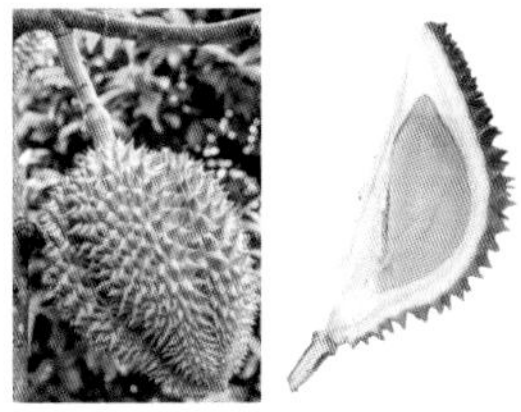

なし類（梨類）
Pears

特徴　日本なしはざらざらとした舌ざわり。西洋なしはねっとりとして香りがよい。中国なしは西洋なしに似た形で，多汁で独特な香りがある。
栄養　主成分は炭水化物。
調理　日本なしはほとんどが生食する。西洋なしは生食の他，ケーキなどの材料になる。

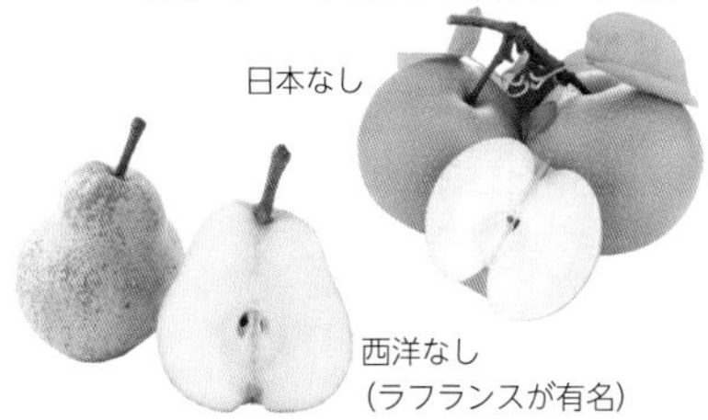

クロム	モリブデン	ビタミンA レチノール	カロテン α	カロテン β	β-クリプトキサンチン	β-カロテン当量	レチノール活性当量	D	E トコフェロール α	β	γ	δ	K	B1	B2	ナイアシン	ナイアシン当量	B6	B12	葉酸	パントテン酸	ビオチン	C	アルコール	食塩相当量	見当	備考
µg	µg	µg	µg	µg	µg	µg	µg	µg	mg	mg	mg	mg	µg	mg	mg	mg	mg	mg	µg	µg	mg	µg	mg	g	g		▲…食物繊維：AOAC2011.25法
Tr	1	(0)	13	81	21	98	8	(0)	0.5	Tr	0	0	(2)	0.03	0.03	0.2	(0.3)	0.02	(0)	38	0.24	0.7	10	-	0	1個=5～8g	別名：おうとう，スイートチェリー 廃棄部位：核及び果柄
-	-	(0)	0	20	7	23	2	(0)	0.5	Tr	0	0	(2)	0.03	0.03	0.2	(0.4)	0.02	(0)	42	0.29	-	9	-	0		別名：おうとう，スイートチェリー 廃棄部位：核及び果柄
-	-	(0)	0	41	0	41	3	(0)	0.5	0	0	0	(1)	0.01	0.01	0.1	0.2	0.01	(0)	12	0	-	7	-	0	1個=6g	別名：おうとう，スイートチェリー。試料：ヘビーシラップ漬。液汁を除いたもの。内容総量に対する果肉分：50%。廃棄部位：核及び果柄。ビタミンC：酸化防止用として添加品あり
-	-	(0)	0	0	0	0	(0)	(0)	0.1	0	0	0	(12)	0.01	0.01	0.2	0.2	0.04	(0)	6	0.32	-	10	-	0		廃棄部位：皮及び種子 廃棄率：輸入品（大果）の場合60%
0	1	(0)	0	830	0	830	69	(0)	0.1	0	0	0	0	0.03	0.02	0.2	0.3	0.07	(0)	3	0.22	0.9	10	-	0		廃棄部位：果皮及び種子 廃棄率：小玉種の場合50%
0	1	(0)	-	-	-	10	1	(0)	0.1	0	0	0	0	0.03	0.02	0.2	(0.3)	0.07	(0)	3	0.22	0.9	10	-	0		廃棄部位：果皮及び種子 廃棄率：小玉種の場合50%
5	1	-	1	10	Tr	10	1	-	1.0	0.3	0.1	0.2	13	0.03	0.01	0.4	0.5	-	-	-	-	4.3	33	-	0		別名：レッドカーランツ。廃棄部位：果柄及び種子。タンニン：0.2g、ポリフェノール：0.2g▲
1	4	-	2	100	1	110	9	-	2.1	Tr	0.3	Tr	30	0.03	0.03	0.3	0.6	-	-	-	-	5.7	-	-	0		別名：くろふさすぐり，くろすぐり▲ タンニン：0.8gポリフェノール：0.6g
-	-	(0)	2	120	2	130	10	(0)	1.0	Tr	0.1	0	-	0.02	0.02	0.2	0.4	0.02	0	47	0.40	-	22	-	0		別名：グズベリー，西洋すぐり，まるすぐり，おおすぐり 廃棄部位：両端
-	-	(0)	5	64	15	74	6	(0)	0.2	0.1	0.2	0.1	(0)	0.03	0.02	0.3	(0.4)	0.02	0	11	0.38	-	12	-	0		別名：ごれんし 廃棄部位：種子及びへた
1	1	(0)	0	76	6	79	7	(0)	0.6	0	0	0	-	0.02	0.02	0.3	0.3	0.04	(0)	37	0.14	0.2	4	-	0	1個=40～50g	別名：すもも，はたんきょう，プラム 廃棄部位：核
-	-	(0)	0	450	54	480	40	(0)	1.3	Tr	Tr	0	(20)	0.03	0.03	0.5	(0.7)	0.06	0	35	0.22	-	4	-	0		別名：ヨーロッパすもも 廃棄部位：核及び果柄
-	-	(0)	130	1100	220	1200	100	(0)	1.3	0	0.1	0	92	0.07	0.07	2.1	(2.6)	0.34	(0)	3	0.32	0	0	-	0		別名：ヨーロッパすもも 廃棄率：核付きの場合20%
-	-	(0)	0	3	1	4	Tr	(0)	0.2	0	0	0	-	0.09	0.09	0.7	(1.1)	0.23	0	90	0.36	-	34	-	0		廃棄部位：果皮，種子及びへた
-	-	(0)	0	0	0	0	(0)	(0)	0.4	0	0.1	0	-	0.08	0.06	0.4	0.6	0.05	0	44	0.53	-	7	-	0		別名：ピタヤ。試料：レッドピタヤ 廃棄部位：果皮
0	10	(0)	0	36	1	36	3	(0)	2.3	0	0.1	0	-	0.33	0.20	1.4	1.8	0.25	0	150	0.22	5.9	31	-	0		試料：果皮を除いた冷凍品 廃棄部位：種子
0	Tr	(0)	0	0	0	0	(0)	(0)	0.1	Tr	0	0	(5)	0.02	Tr	0.2	0.2	0.02	(0)	6	0.14	0.5	3	-	0	1個=約200g	廃棄部位：果皮及び果しん部
-	-	0	-	-	-	0	0	(0)	0.1	0	0	0	(7)	Tr	0	0.1	(0.1)	0.02	(0)	3	0	-	0	-	0		試料：ヘビーシラップ漬。液汁を含んだもの（液汁40%）。ビタミンC：酸化防止用として添加品あり

なつめ（棗）

Jujube

特徴　果実は2～4cmの卵形で，生の果実はりんごのようなサクサクした歯ざわりで，甘酸っぱい。福井県，岐阜県などでつくられる。乾果は中国から輸入されるものが多い。
栄養　無機質類，ビタミンB群，食物繊維を多く含む。
調理　シロップ漬やドライフルーツ（乾果）などにする。漢方での用途も広く，中国では重要な果樹の一つで，食用及び薬用として栽培されている。

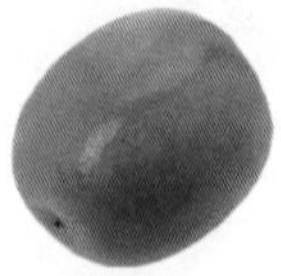

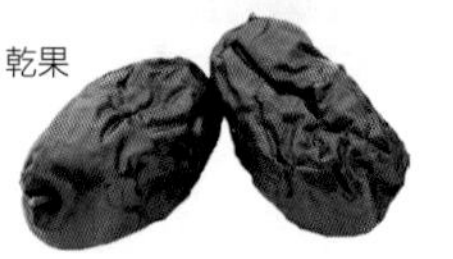
乾果

なつめやし（棗椰子）

Dates

特徴　直径2～3cm，長さは3～7cmで，果肉の液汁には甘味がある。果実がなつめの実に似ていることが，名の由来。原産地はペルシャ湾周辺地域。乾果としてイランなどから輸入している。
栄養　主成分は炭水化物。カリウムを多く含む。
調理　乾燥させたものをそのまま食べたり，甘く煮てゼリーなどに使ったりする。

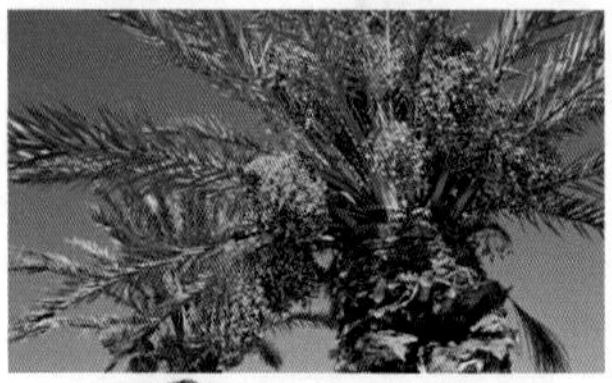

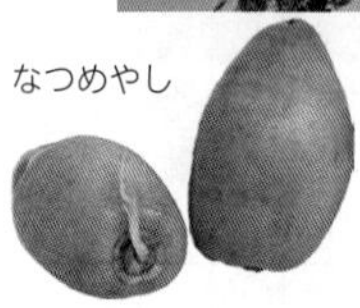
なつめやし

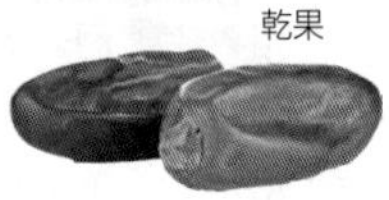
乾果

パインアップル

Pineapple

特徴　多汁で甘酸っぱい。特有の香りがある。たんぱく質分解酵素を含む。果実が松かさ（パイン）に似ていることからついた名前。多くはフィリピンなどからの輸入だが，沖縄県産のものもある。
栄養　主成分は炭水化物。ビタミンCが多い
調理　生食の他，肉料理の付け合わせや缶詰，ドライフルーツなどにする。

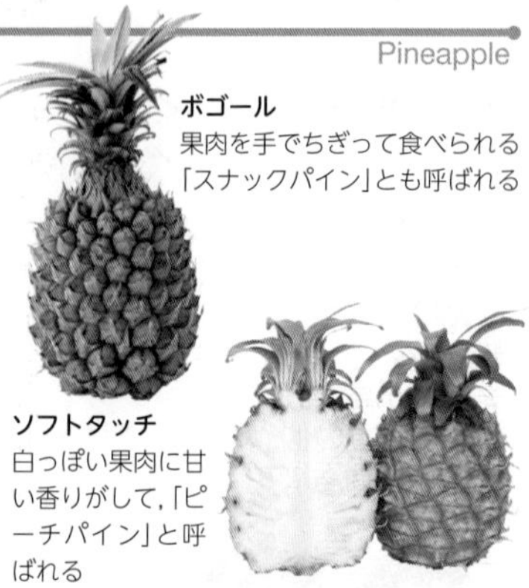
ボゴール
果肉を手でちぎって食べられる「スナックパイン」とも呼ばれる

ソフトタッチ
白っぽい果肉に甘い香りがして，「ピーチパイン」と呼ばれる

パインアップルではゼラチンゼリーができない？

ゼリーを作るときには寒天やゼラチンを用います。寒天は海藻類を原料とする多糖類ですが，ゼラチンは動物の皮や骨などの結合組織を原料とし，本体はたんぱく質を多く含みます。パインアップルにはたんぱく質分解酵素が存在します。そのため，ゼラチンで生のパインアップルを使ったゼリーを作ろうとすると，たんぱく質分解酵素によってゼラチン自体が分解されてしまい固まりません。ゼリーにならないのです。

食品番号	食品名（可食部100g当たり）	廃棄率	エネルギー	エネルギー	水分	たんぱく質：アミノ酸組成によるたんぱく質	たんぱく質：たんぱく質	脂質：脂肪酸のトリアシルグリセロール当量	脂質：コレステロール	脂質：脂質	炭水化物：利用可能炭水化物（単糖当量）	炭水化物：利用可能炭水化物（質量計）	炭水化物：利用可能炭水化物 差引き法による	炭水化物：食物繊維総量	炭水化物：糖アルコール	炭水化物：炭水化物	有機酸	灰分	無機質：ナトリウム	無機質：カリウム	無機質：カルシウム	無機質：マグネシウム	無機質：リン	無機質：鉄	無機質：亜鉛	無機質：銅	無機質：マンガン	無機質：ヨウ素	無機質：セレン
		%	kJ	kcal	g	g	g	g	mg	g	g	g	g	g	g	g	g	g	mg	mg	mg	mg	mg	mg	mg	mg	mg	µg	µg
	中国なし																												
07090	生	15	209	49	86.8	(0.1)	0.2	(0.1)	(0)	0.1	-	-	11.4*	1.4	-	12.7	-	0.2	1	140	2	5	8	0.1	Tr	0.05	0.03	-	-
	西洋なし																												
07091	生	15	203	48	84.9	(0.2)	0.3	(0.1)	(0)	0.1	(9.2)	(9.2)	9.6	1.9	2.9	14.4	-	0.3	Tr	140	5	4	13	0.1	0.1	0.12	0.04	0	0
07092	缶詰	0	333	79	78.8	(0.1)	0.2	(0.1)	(0)	0.1	(16.7)	(16.5)	17.2*	1.0	2.7	20.7	-	0.2	1	55	4	4	5	0.1	0.1	0.05	0.03	-	-
	なつめ																												
07095	乾	15	1242	294	21.0	-	3.9	-	0	2.0	-	-	58.9*	12.5	-	71.4	-	1.7	3	810	65	39	80	1.5	0.8	0.24	0.46	-	-
	なつめやし																												
07096	乾	5	1191	281	24.8	(1.2)	2.2	(Tr)	(0)	0.2	(59.0)	(59.0)	65.4*	7.0	-	71.3	-	1.5	Tr	550	71	60	58	0.8	0.4	0.40	0.38	-	-
	パインアップル																												
07097	生	45	231	54	85.2	0.4	0.6	(0.1)	0	0.1	12.6*	12.2	11.9	1.2	-	13.7	0.9	0.4	Tr	150	11	14	9	0.2	0.1	0.11	1.33	0	0
07177	焼き	0	313	74	78.2	(0.7)	0.9	0.1	(0)	0.2	17.1*	16.5	17.8	1.7	-	20.1	1.0	0.5	Tr	190	16	18	13	0.3	0.1	0.14	1.67	0	0
07098	果実飲料　ストレートジュース	0	195	46	88.2	-	0.3	(0.1)	(0)	0.1	(10.2)	(9.9)	11.0*	0	-	11.0	-	0.4	1	210	22	10	13	0.4	0.1	0.03	0.87	-	-
07099	濃縮還元ジュース	0	193	45	88.3	-	0.1	(0.1)	(0)	0.1	(10.1)	(9.9)	11.1*	0	-	11.1	-	0.4	1	190	9	10	12	0.3	0.1	0.03	1.16	-	-
07100	50%果汁入り飲料	0	214	50	87.3	-	0.3	(0.1)	(0)	0.1	-	-	12.1*	0	-	12.1	-	0.2	1	95	6	4	5	0.1	Tr	0.02	0.33	-	-
07101	10%果汁入り飲料	0	211	50	87.6	-	Tr	-	(0)	Tr	-	-	12.4*	0	-	12.4	-	Tr	1	18	2	2	1	0.2	Tr	Tr	0.18	-	-
07102	缶詰	0	326	76	78.9	(0.3)	0.4	(0.1)	(0)	0.1	(19.7)*	(19.4)	20.0	0.5	-	20.3	-	0.3	1	120	7	9	7	0.3	0.1	0.07	1.58	-	-
07103	砂糖漬	0	1490	349	12.0	(0.4)	0.5	(0.1)	(0)	0.2	(91.9)*	(87.6)	85.7	1.3	-	86.8	-	0.5	58	23	31	5	5	2.5	0.1	0.06	0.45	-	-
	ハスカップ																												
07104	生	0	233	55	85.5	-	0.7	-	0	0.6	-	-	10.7*	2.1	-	12.8	-	0.4	Tr	190	38	11	25	0.6	0.1	0.06	-	-	-
	パッションフルーツ																												
07106	果汁　生	0	285	67	82.0	-	0.8	-	(0)	0.4	(4.1)	(4.0)	13.4*	0	-	16.2	2.8	0.6	5	280	4	15	21	0.6	0.4	0.08	0.10	-	-
	バナナ																												
07107	生	40	392	93	75.4	0.7	1.1	(0.1)	0	0.2	19.4	18.5	21.1*	1.1	-	22.5	0.7	0.8	Tr	360	6	32	27	0.3	0.2	0.09	0.26	0	1
07108	乾	0	1330	314	14.3	(2.4)	3.8	(0.2)	(0)	0.4	(67.4)	(64.5)	70.5*	7.0	-	78.5	2.5	3.0	1	1300	26	92	84	1.1	0.6	0.25	1.31	-	-
	パパイア																												
07109	完熟　生	35	141	33	89.2	(0.2)	0.5	(0.2)	(0)	0.2	(7.1)*	(7.1)	7.6	2.2	-	9.5	-	0.6	6	210	20	26	11	0.2	0.1	0.05	0.04	0	Tr
07110	未熟　生	25	149	35	88.7	(0.6)	1.3	(0.1)	(0)	0.1	(7.4)*	(7.4)	7.9	2.2	-	9.4	-	0.5	5	190	36	19	17	0.3	0.1	0.03	0.02	-	-

ハスカップ
Blue berried honeysuckle

特徴　1.5～2.5cmの丸みをおびた長円形をしている。独特の苦味と酸味がある。生の果実は果皮が薄く傷みやすいので，ほとんど流通しない。北海道特産で，寒さに強い植物。アイヌの人たちから「不老長寿の実」と呼ばれていた。
栄養　ビタミンCが豊富。
調理　甘酸っぱいので，ジャム，ジュースや菓子材料に用いる。

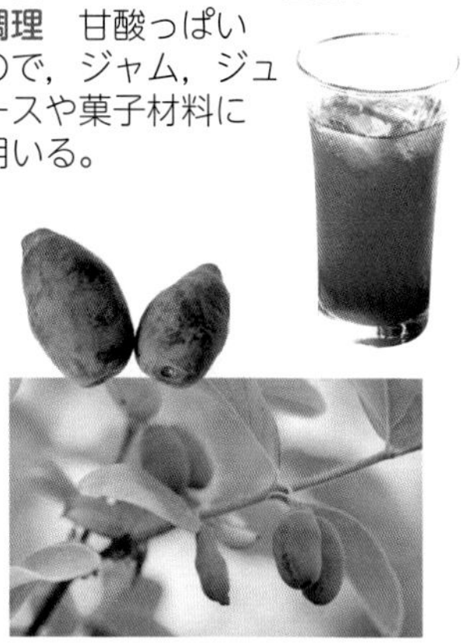

パッションフルーツ
Passion fruit

特徴　果実は直径５～７cmの球形。果皮はやわらかく，簡単に切ることができる。小さな種子のまわりにゼリー状の果肉があり，独特な甘味と芳香をもち，甘酸っぱく，果汁が多い。
栄養　炭水化物，ビタミンA，C，各種ミネラルを多く含む。
調理　生食の他，ジュース，ゼリーやシャーベットなどにする。

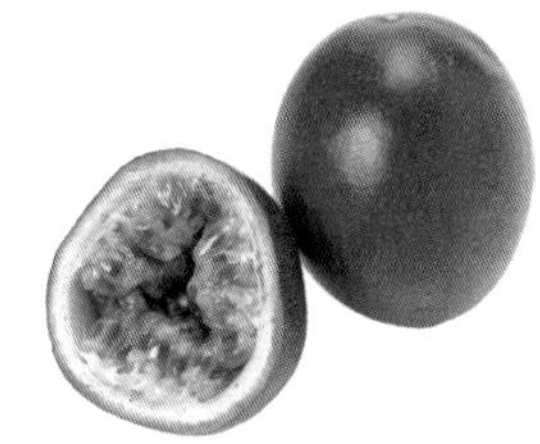

バナナ
Bananas

特徴　やわらかな舌ざわりと独特な芳香，甘味がある。果皮にシュガースポット(黒い斑点)が出たら食べごろ。冷蔵庫に入れると，甘くなる前に黒く傷んでしまう。フィリピンからの輸入が多い。
栄養　主成分は炭水化物。エネルギーが高く，消化がよい。カリウムやビタミンCを含む。
調理　生食の他，ケーキなどの菓子材料，ジュースやドライフルーツなどにする。

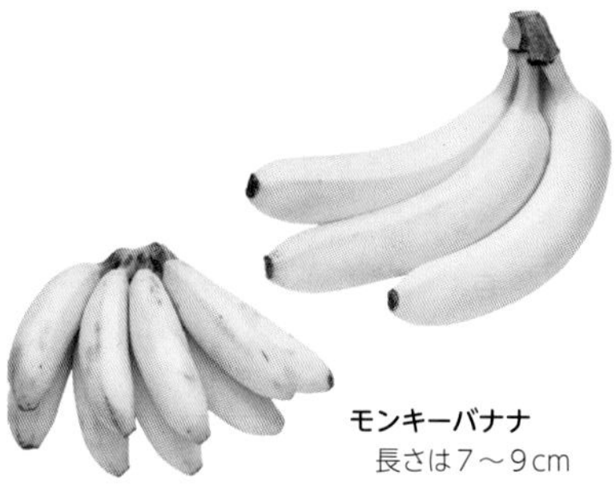

モンキーバナナ
長さは7～9cm

パパイア
Papaya

特徴　果肉はねっとりとして多汁質。酸味はなく，特有の芳香と舌ざわりがある。フィリピンとアメリカから１年を通して輸入される。
栄養　主成分は炭水化物。カリウム，ビタミンA，Cが多い。未熟果はたんぱく質分解酵素を含み，肉料理に利用される。
調理　完熟果は生食の他，ジュースなどにする。未熟果は炒め物，漬物，サラダなどに利用する。

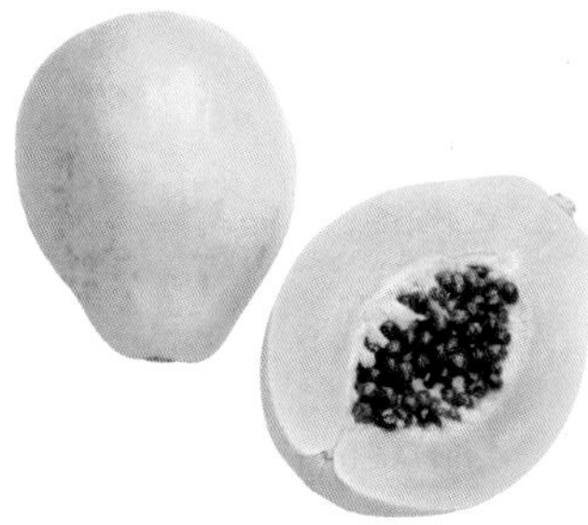

クロム	モリブデン	ビタミンA レチノール	カロテン α	カロテン β	β-クリプトキサンチン	β-カロテン当量	レチノール活性当量	D	E トコフェロール α	β	γ	δ	K	B_1	B_2	ナイアシン	ナイアシン当量	B_6	B_{12}	葉酸	パントテン酸	ビオチン	C	アルコール	食塩相当量	見当	備考
µg	µg	µg	µg	µg	µg	µg	µg	µg	mg	mg	mg	mg	µg	mg	mg	mg	mg	mg	µg	µg	mg	µg	mg	g	g		
-	-	0	-	-	-	0	**0**	(0)	0.2	Tr	0	0	-	**0.02**	**0.01**	0.2	(0.2)	0.02	(0)	6	0.14	-	**6**	-	**0**		廃棄部位：果皮及び果しん部
0	1	(0)	0	0	0	0	**(0)**	(0)	0.3	Tr	0	0	(4)	**0.02**	**0.01**	0.2	(0.2)	0.02	(0)	4	0.09	0.3	**3**	-	**0**	中1個=	別名：洋なし 廃棄部位：果皮及び果しん部
-	-	0	-	-	-	Tr	**0**	(0)	0.2	0	0	0	(Tr)	**0.01**	**0.02**	0.3	(0.3)	0.01	(0)	4	0	-	**Tr**	-	**0**	約180g	別名：洋なし。試料：ヘビーシラップ漬。液汁を含んだもの（液汁40%）。ビタミンC：酸化防止用として添加品あり
-	-	(0)	0	7	0	7	**1**	(0)	0.1	0	0	0	-	**0.10**	**0.21**	1.6	2.3	0.14	0	140	0.86	-	**1**	-	**0**		廃棄部位：核
-	-	(0)	0	160	0	160	**13**	(0)	1.4	Tr	0.3	0	(3)	**0.07**	**0.04**	1.8	(2.0)	0.16	(0)	19	0.94	-	**0**	-	**0**		別名：デーツ。廃棄部位：へた及び核
0	Tr	(0)	Tr	37	2	38	**3**	(0)	Tr	0	0	0	1	**0.09**	**0.02**	0.2	0.3	0.10	(0)	12	0.23	0.2	**35**	-	**0**	1個=約2kg	別名：パイナップル 廃棄部位：はく皮及び果しん部
Tr	1	(0)	Tr	44	4	46	**4**	(0)	0.1	0	0	0	2	**0.11**	**0.02**	0.3	(0.5)	0.12	(0)	14	0.64	0.3	**41**	-	**0**		別名：パイナップル はく皮及び果しん部を除いたもの
-	-	(0)	0	9	0	9	**1**	(0)	Tr	0	0	0	0	**0.04**	**0.01**	0.2	0.3	0.07	(0)	9	0.19	-	**6**	-	**0**		別名：パイナップル (100g：98mL，100mL：103g)
-	-	(0)	0	11	1	12	**1**	(0)	Tr	0	0	0	0	**0.05**	**0.02**	0.2	0.2	0.05	(0)	7	0.17	-	**5**	-	**0**		別名：パイナップル (100g：98mL，100mL：103g)
-	-	(0)	0	4	0	4	**Tr**	(0)	Tr	0	0	0	0	**0.03**	**0.01**	0.1	0.2	0.04	(0)	0	0.07	-	**3**	-	**0**		別名：パイナップル ビタミンC：酸化防止用として添加品あり
-	-	0	-	-	-	Tr	**0**	(0)	Tr	0	0	0	(0)	**0**	**0**	Tr	0	0.01	(0)	1	0	-	**0**	-	**0**		別名：パイナップル ビタミンC：酸化防止用として添加品あり
-	-	0	-	-	-	12	**1**	(0)	0	0	0	0	(Tr)	**0.07**	**0.01**	0.2	(0.3)	0.06	(0)	7	0.06	-	**7**	-	**0**	1切=約40g	別名：パイナップル。試料：ヘビーシラップ漬 液汁を含んだもの（液汁37%）
-	-	0	-	-	-	17	**1**	(0)	0.1	0	0	0	(6)	**0**	**0.02**	0.1	(0.2)	0.01	(0)	2	0	-	**0**	-	**0.1**		
-	-	0	-	-	-	130	**11**	(0)	1.1	0	0.3	Tr	-	**0.02**	**0.03**	0.5	0.6	0.04	0	7	0.29	-	**44**	-	**0**		別名：くろみのうぐいすかぐら。果実全体
-	-	(0)	0	1100	16	1100	**89**	(0)	0.2	0	0	0	(1)	**0.01**	**0.09**	1.9	2.0	0.18	(0)	86	0.63	-	**16**	-	**0**		別名：くだものとけいそう 全果に対する果汁分：30%
0	7	(0)	28	42	0	56	**5**	(0)	0.5	0	0	0	(Tr)	**0.05**	**0.04**	0.7	0.9	0.38	(0)	26	0.44	1.4	**16**	-	**0**	1本= 約120g	廃棄部位：果皮及び果柄
-	-	(0)	330	670	9	840	**70**	(0)	1.4	Tr	0	0	(2)	**0.07**	**0.12**	1.4	(2.0)	1.04	(0)	34	1.13	-	**Tr**	-	**0**		
0	1	(0)	0	67	820	480	**40**	(0)	0.3	Tr	0.3	0	(2)	**0.02**	**0.04**	0.3	(0.4)	0.01	(0)	44	0.42	0.2	**50**	-	**0**	1個=250g	別名：パパイヤ。廃棄部位：果皮及び種子
-	-	(0)	0	45	140	120	**10**	(0)	0.1	0	0.6	0	(2)	**0.03**	**0.04**	0.3	(0.7)	0.01	(0)	38	0.55	-	**45**	-	**0**		別名：パパイヤ。廃棄部位：果皮及び種子

びわ(枇杷)

Loquats

特徴　形が小さいわりに種子が大きい。果肉はやわらかく，酸味が少ない。原産地は日本，中国。代表的な品種に「茂木」「田中」などがある。
栄養　主成分は炭水化物で，カロテンが豊富。マンガンやマグネシウムなどの無機質も含む。
調理　生食がほとんどだが，ジャムやゼリーなどにもする。

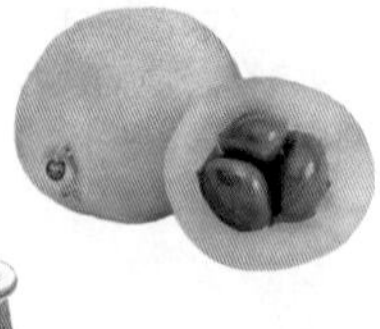

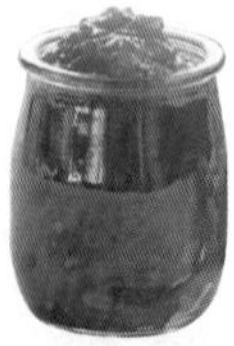

びわのジャム

ぶどう(葡萄)

Grapes

特徴　デラウェアは小粒で甘味が強く，マスカットや巨峰は大粒。生食用，ワイン用，干しぶどう用で品種が異なる。アメリカ，ヨーロッパではほとんどがワインに加工される。

栄養　主成分は炭水化物。干しぶどうには無機質類，食物繊維が多い。
調理　生食の他，ジュース，ジャムにする。

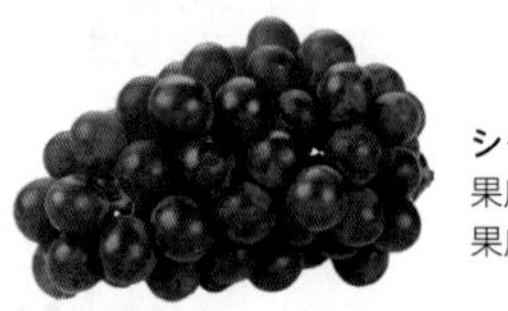

デラウェア
果皮が薄く，甘味が強い

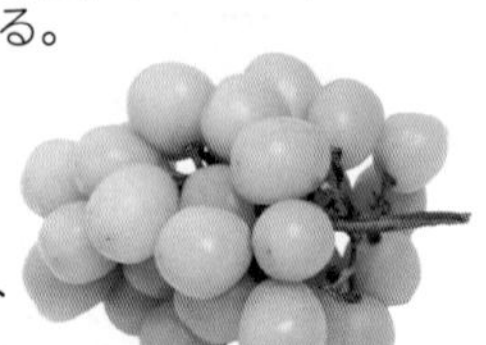

シャインマスカット
果皮はやわらかく，果皮ごと食べられる。

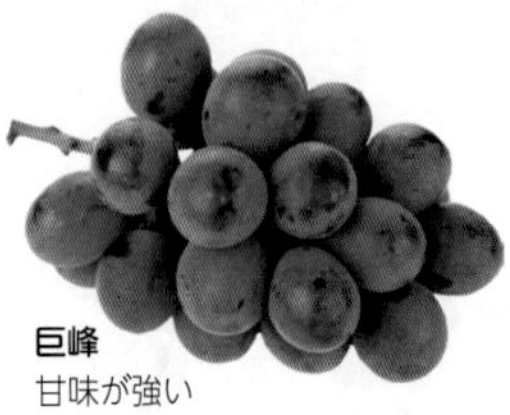

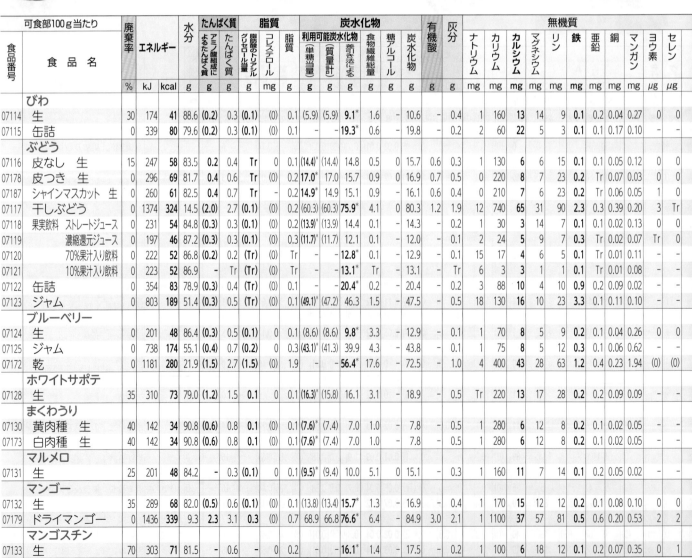

巨峰
甘味が強い

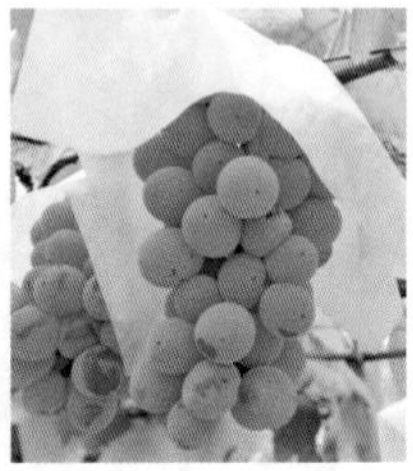

甲州
多汁。白ワインにも使われる。

ブルーベリー

Blueberries

特徴　一般的に果実は白粉を帯びている。酸味が強い。
栄養　主成分は炭水化物。食物繊維が多い。目によいといわれるアントシアニンや，抗がん作用のあるエラグ酸を多く含む。
調理　ヨーグルトに入れて生食する他，ジャムや果実酒，洋菓子などに利用する。

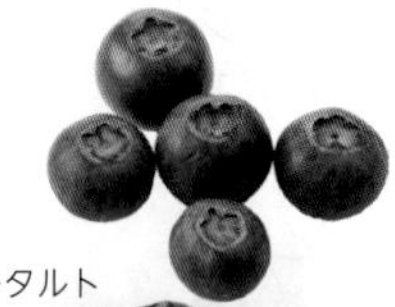

ブルーベリータルト

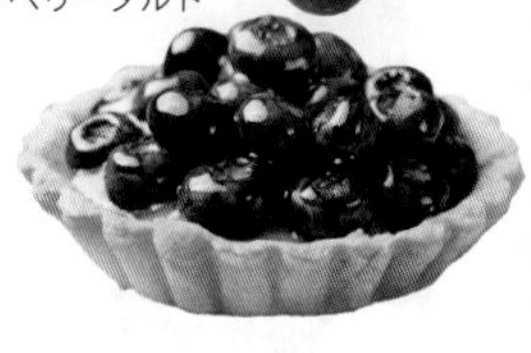

可食部100g当たり

食品番号	食品名	廃棄率 %	エネルギー kJ	エネルギー kcal	水分 g	たんぱく質: アミノ酸組成によるたんぱく質 g	たんぱく質 g	脂質: 脂肪酸のトリアシルグリセロール当量 g	コレステロール mg	脂質 g	炭水化物: 利用可能炭水化物(単糖当量) g	利用可能炭水化物(質量計) g	差引き法による g	食物繊維総量 g	糖アルコール g	炭水化物 g	有機酸 g	灰分 g	無機質: ナトリウム mg	カリウム mg	カルシウム mg	マグネシウム mg	リン mg	鉄 mg	亜鉛 mg	銅 mg	マンガン mg	ヨウ素 µg	セレン µg
	びわ																												
07114	生	30	174	41	88.6	(0.2)	0.3	(0.1)	(0)	0.1	(5.9)	(5.9)	9.1*	1.6	-	10.6	-	0.4	1	160	13	14	9	0.1	0.2	0.04	0.27	0	0
07115	缶詰	0	339	80	79.6	(0.2)	0.3	(0.1)	(0)	0.1	-	-	19.3*	0.6	-	19.8	-	0.2	2	60	22	5	3	0.1	0.1	0.17	0.10	-	-
	ぶどう																												
07116	皮なし　生	15	247	58	83.5	0.2	0.4	Tr	0	0.1	(14.4)*	(14.4)	14.8	0.5	0	15.7	0.6	0.3	1	130	6	6	15	0.1	0.1	0.05	0.12	0	0
07178	皮つき　生	0	296	69	81.7	0.4	0.6	Tr	(0)	0.2	17.0*	17.0	15.7	0.9	0	16.9	0.7	0.5	0	220	8	7	23	0.2	Tr	0.07	0.03	0	0
07187	シャインマスカット　生	0	260	61	82.5	0.4	0.7	Tr	-	0.2	14.9*	14.9	15.1	0.9	-	16.1	0.6	0.4	0	210	7	6	23	0.2	Tr	0.06	0.05	1	0
07117	干しぶどう	0	1374	324	14.5	(2.0)	2.7	(0.1)	(0)	0.2	(60.3)	(60.3)	75.9*	4.1	0	80.3	1.2	1.9	12	740	65	31	90	2.3	0.3	0.39	0.20	3	Tr
07118	果実飲料　ストレートジュース	0	231	54	84.8	(0.3)	0.3	(0.1)	(0)	0.2	(13.9)*	(13.9)	14.4	0.1	-	14.3	-	0.2	1	30	3	14	7	0.1	0.1	0.02	0.13	0	0
07119	濃縮還元ジュース	0	197	46	87.2	(0.3)	0.3	(0.1)	(0)	0.3	(11.7)*	(11.7)	12.1	0.1	-	12.0	-	0.1	2	24	5	9	7	0.3	Tr	0.02	0.07	Tr	0
07120	70%果汁入り飲料	0	222	52	86.8	(0.2)	0.2	(Tr)	(0)	Tr	-	-	12.8*	0.1	-	12.9	-	0.1	15	17	4	6	5	0.1	Tr	0.01	0.11	-	-
07121	10%果汁入り飲料	0	223	52	86.9	-	Tr	(Tr)	(0)	Tr	-	-	13.1*	Tr	-	13.1	-	Tr	6	3	3	1	1	0.1	Tr	0.01	0.08	-	-
07122	缶詰	0	354	83	78.9	(0.3)	0.4	(Tr)	(0)	0.1	-	-	20.4*	0.2	-	20.4	-	0.2	3	88	10	4	10	0.9	0.2	0.09	0.02	-	-
07123	ジャム	0	803	189	51.4	(0.3)	0.5	(Tr)	(0)	0.1	(49.1)*	(47.2)	46.3	1.5	-	47.5	-	0.5	18	130	16	10	23	3.3	0.1	0.11	0.10	-	-
	ブルーベリー																												
07124	生	0	201	48	86.4	(0.3)	0.5	(0.1)	0	0.1	(8.6)	(8.6)	9.8*	3.3	-	12.9	-	0.1	1	70	8	5	9	0.2	0.1	0.04	0.26	0	0
07125	ジャム	0	738	174	55.1	(0.4)	0.7	(0.2)	0	0.3	(43.1)*	(41.3)	39.9	4.3	-	43.8	-	0.1	1	75	8	5	12	0.3	0.1	0.06	0.62	-	-
07172	乾	0	1181	280	21.9	(1.5)	2.7	(1.5)	(0)	1.9	-	-	56.4*	17.6	-	72.5	-	1.0	4	400	43	28	63	1.2	0.4	0.23	1.94	(0)	(0)
	ホワイトサポテ																												
07128	生	35	310	73	79.0	(1.2)	1.5	0.1	0	0.1	(16.3)*	(15.8)	16.1	3.1	-	18.9	-	0.5	Tr	220	13	17	28	0.2	0.2	0.09	0.09	-	-
	まくわうり																												
07130	黄肉種　生	40	142	34	90.8	(0.6)	0.8	0.1	(0)	0.1	(7.6)*	(7.4)	7.0	1.0	-	7.8	-	0.5	1	280	6	12	8	0.2	0.1	0.02	0.05	-	-
07173	白肉種　生	40	142	34	90.8	(0.6)	0.8	0.1	(0)	0.1	(7.6)*	(7.4)	7.0	1.0	-	7.8	-	0.5	1	280	6	12	8	0.2	0.1	0.02	0.05	-	-
	マルメロ																												
07131	生	25	201	48	84.2	-	0.3	(0.1)	0	0.1	(9.5)*	(9.4)	10.0	5.1	0	15.1	-	0.3	1	160	11	7	14	0.1	0.2	0.05	0.02	-	-
	マンゴー																												
07132	生	35	289	68	82.0	(0.5)	0.6	(0.1)	(0)	0.1	(13.8)	(13.4)	15.7*	1.3	-	16.9	-	0.4	1	170	15	12	12	0.2	0.1	0.08	0.10	0	0
07179	ドライマンゴー	0	1436	339	9.3	2.3	3.1	0.3	(0)	0.7	68.9	66.8	76.6*	6.4	-	84.9	3.0	2.1	1	1100	37	57	81	0.5	0.6	0.20	0.53	2	2
	マンゴスチン																												
07133	生	70	303	71	81.5	-	0.6	-	0	0.2	-	-	16.1*	1.4	-	17.5	-	0.2	1	100	6	18	12	0.1	0.2	0.07	0.35	0	1

まくわうり(甜瓜)

Oriental melon

特徴 みずみずしく，さわやかな風味のある東洋系のメロン。メロンより甘味は少ない。白肉種と黄肉種がある。日本で古くから栽培されていた。
栄養 ほとんどが水分で，炭水化物は少なめ。カリウムやビタミンCなどを含む。黄肉種はβ-カロテンを含む。
調理 生食する他，未熟果を漬物にして食べる。

マルメロ

Common quinces

特徴 「西洋かりん」ともいわれ，かりんと同様に果肉がかたく渋味があり，生食には向かない。熟すと香りが強くなる。果実はかりんより全体に丸みがある。
栄養 ペクチンやタンニンなどを含む。
調理 完熟したものをジャム，ゼリー，果実酒などにして用いる。

マンゴー

Mangoes

特徴 多汁で，独特な香りと濃厚な甘味がある。メキシコ，タイなどからの輸入が多いが，国内(沖縄県や宮崎県)での生産も増えている。500以上の品種があるといわれる。
栄養 カロテン，ビタミンC，Eが多い。
調理 生食の他，シャーベットやドライフルーツなどにする。未熟果はチャツネやピクルスに加工する。

マンゴスチン

Mangosteen

特徴 「果物の女王」と呼ばれ，上品な甘味がある。果皮が約7mmと厚い。日もちが悪く，日本では冷凍品の流通が多かったが，近年，生果も輸入されるようになった。タイからの輸入が多い。
栄養 主成分は炭水化物。たんぱく質分解酵素を含む。
調理 生食の他，ゼリーに用いる。

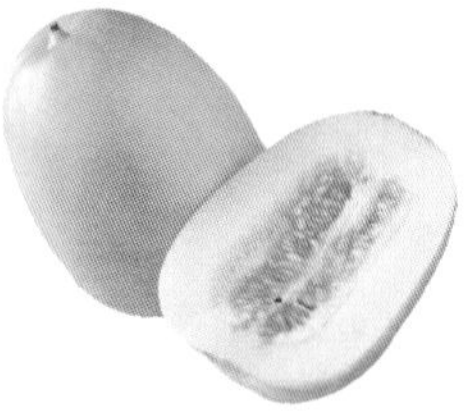

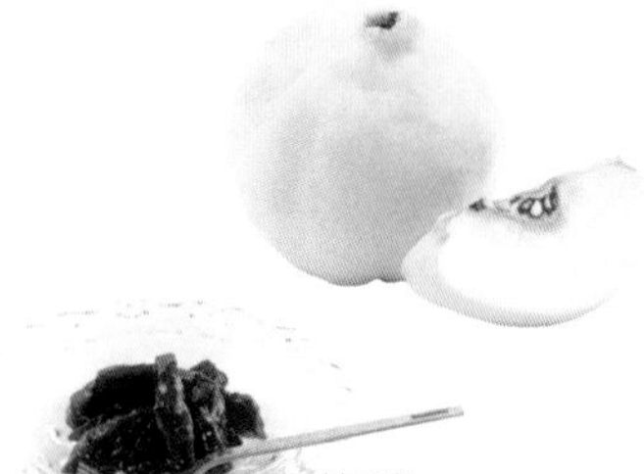

甘露煮

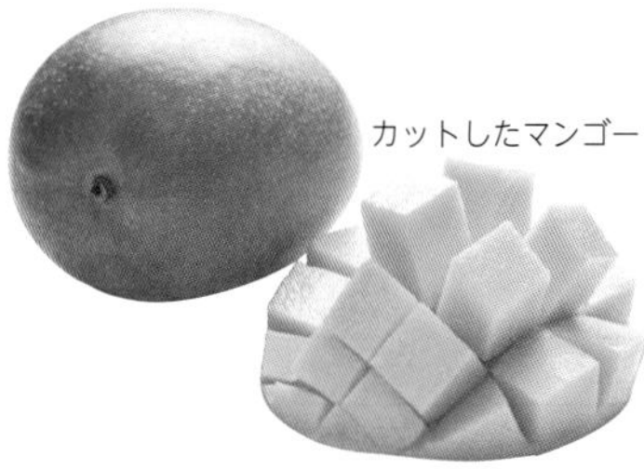

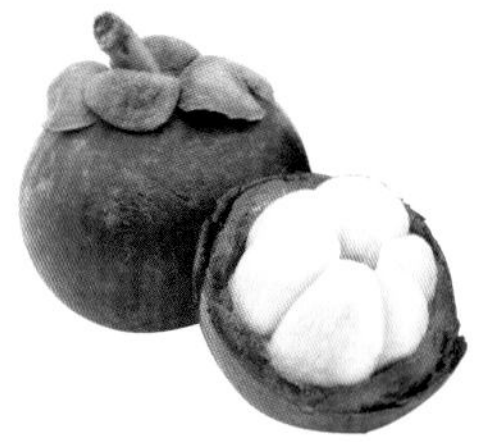

クロム	モリブデン	ビタミンA レチノール	カロテン α	カロテン β	β-クリプトキサンチン	β-カロテン当量	レチノール活性当量	D	E トコフェロール α	β	γ	δ	K	B1	B2	ナイアシン	ナイアシン当量	B6	B12	葉酸	パントテン酸	ビオチン	C	アルコール	食塩相当量	見当	備考
μg	μg	μg	μg	μg	μg	μg	μg	μg	mg	mg	mg	mg	μg	mg	mg	mg	mg	mg	μg	μg	mg	μg	mg	g	g		▲…食物繊維：AOAC2011.25法
0	0	(0)	0	510	600	810	**68**	(0)	0.1	0.1	0	0	-	**0.02**	**0.03**	0.2	(0.3)	0.06	(0)	9	0.22	0.1	**5**	-	**0**	中1個=30~50g	廃棄部位：果皮及び種子
-	-	(0)	0	320	310	470	**39**	(0)	0.2	0	0	0	-	**0.01**	**0.01**	0.2	(0.3)	0.02	(0)	9	0	-	**Tr**	-	**0**		試料：ヘビーシラップ漬。液汁を含んだもの(液汁45%) ビタミンC：酸化防止用として添加品あり
0	Tr	(0)	0	21	0	21	**2**	(0)	0.1	0	0.2	0	-	**0.04**	**0.01**	0.1	0.1	0.04	(0)	4	0.10	0.7	**2**	-	**0**	大粒1個=約10g 中粒1個=約5g	廃棄部位：果皮及び種子 廃棄率：大粒種の場合20%
0	1	(0)	Tr	39	0	39	**3**	(0)	0.4	0	0.2	0	22	**0.05**	**0.01**	0.2	0.2	0.05	(0)	19	0.04	1.0	**3**	-	**0**		ポリフェノール：0.2g
0	1	-	Tr	37	Tr	38	**3**	-	0.5	0	Tr	0	31	**0.05**	**0.01**	0.1	0.3	0.06	-	19	0.04	0.8	**2**	-	**0**		ポリフェノール：Tr。▲
9	12	(0)	0	11	0	11	**1**	(0)	0.5	0	0.3	0	-	**0.12**	**0.03**	0.6	(1.0)	0.23	(0)	9	0.17	4.3	**Tr**	-	**0**	1C=160g	別名：レーズン。ポリフェノール：0.4g
9	3	(0)	0	0	0	0	**(0)**	(0)	0	0	0	0	-	**0.02**	**0.01**	0.1	(0.1)	0.05	(0)	1	0.06	1.9	**Tr**	-	**0**		ポリフェノール：0.2g (100g：98mL，100mL：103g)
1	1	(0)	0	0	0	0	**(0)**	(0)	0	0	0	0	-	**0.02**	**Tr**	0.2	(0.2)	0.06	(0)	1	0.04	1.7	**Tr**	-	**0**		ポリフェノール：0.1g (100g：98mL，100mL：103g)
-	-	(0)	0	0	0	0	**(0)**	(0)	0	0	0	0	(0)	**Tr**	**0**	Tr	(0)	0.05	(0)	Tr	0	-	**0**	-	**0**		ビタミンC：酸化防止用として添加品あり
-	-	(0)	0	0	0	0	**(0)**	(0)	0	0	0	0	(0)	**0**	**0**	0	0	0.01	(0)	Tr	0	-	**0**	-	**0**		ビタミンC：酸化防止用として添加品あり
-	-	0	-	-	-	10	**1**	(0)	0.2	0	0.1	0	-	**0.02**	**0.01**	0.1	(0.1)	0.03	(0)	2	0	-	**0**	-	**0**		試料：ヘビーシラップ漬 液汁を含んだもの(液汁37%)
-	-	(0)	0	0	0	0	**(0)**	(0)	0.2	0	0.2	0	-	**0.02**	**0.01**	0.1	(0.1)	0.04	(0)	2	0.11	-	**0**	-	**0**		ビタミンC：酸化防止用として添加品あり (100g：80mL，100mL：125g)
Tr	1	(0)	0	55	0	55	**5**	(0)	1.7	Tr	0.6	Tr	(15)	**0.03**	**0.03**	0.2	(0.2)	0.05	0	12	0.12	1.1	**9**	-	**0**		試料：ハイブッシュブルーベリー 果実全体
-	-	(0)	0	26	0	26	**2**	(0)	1.9	Tr	1.2	0	(23)	**0.03**	**0.02**	0.4	(0.4)	0.04	0	3	0.11	-	**3**	-	**0**		試料：ハイブッシュブルーベリー (100g：80mL，100mL：125g)
(2)	(4)	(0)	10	72	8	81	**7**	(0)	5.1	0.1	1.9	0.1	89	**0.12**	**0.10**	1.5	(1.7)	0.20	(0)	13	0.26	-	**Tr**	-	**0**		ドライフルーツ。試料：有機栽培品含む
-	-	(0)	0	13	0	13	**1**	(0)	0.4	0	0	0	-	**0.05**	**0.05**	0.6	(1.4)	0.06	0	36	0.22	-	**18**	-	**0**		廃棄部位：果皮及び種子
-	-	(0)	68	140	4	180	**15**	(0)	0.1	0	0.3	0	-	**0.03**	**0.03**	0.8	(0.8)	0.06	(0)	50	0.16	-	**30**	-	**0**		廃棄部位：果皮及び種子
-	-	(0)	-	-	-	0	**(0)**	(0)	0.1	0	0.3	0	-	**0.03**	**0.03**	0.8	(0.8)	0.06	(0)	50	0.16	-	**30**	-	**0**		廃棄部位：果皮及び種子
-	-	(0)	0	26	51	51	**4**	(0)	1.0	Tr	0	0	-	**0.02**	**0.02**	0.2	0.3	0.05	0	12	0.25	-	**18**	-	**0**		廃棄部位：果皮及び果しん
0	0	(0)	0	610	9	610	**51**	(0)	1.8	Tr	0.1	0	(3)	**0.04**	**0.06**	0.7	(0.9)	0.13	(0)	84	0.22	0.8	**20**	-	**0**		廃棄部位：果皮及び種子
1	2	(0)	15	5900	280	6100	**500**	(0)	6.8	0.2	0.1	0	16	**0.27**	**0.21**	3.4	4.0	0.43	(0)	260	0.46	5.3	**69**	-	**0**		
0	0	(0)	0	0	0	0	**(0)**	(0)	0.6	0.1	0.1	0.1	-	**0.11**	**0.03**	0.5	0.6	0.04	0	20	0.33	0.6	**3**	-	**0**		試料：冷凍品。廃棄部位：果皮及び種子

メロン

Melon

特徴　網メロン系と網なしメロン系とがあり，網メロン系は果肉がやわらかく，甘い。網なしメロン系の果肉は歯ごたえがある。

　網メロンには，温室メロンのマスクメロンや露地メロンの夕張メロンなどがある。網なしメロンの露地メロンでは，プリンスメロンが有名。

栄養　主成分は炭水化物。カリウム，ビタミンCを比較的多く含む。

調理　ほとんどが生食だが，ジュースなどにもする。

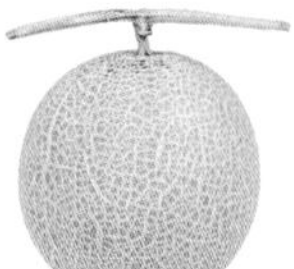

マスクメロン

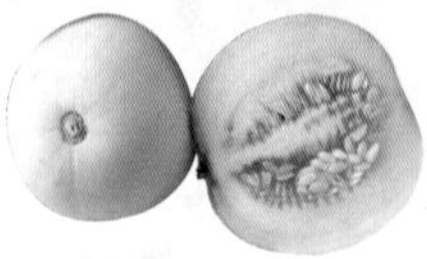

プリンスメロン

もも類(桃類)

Peaches

特徴　白肉種(多汁で酸味が少ない)と黄肉種(果実がかたく，酸味が強い)がある。黄肉種は缶詰向けが中心だったが，甘味が増した生食用の品種も出てきた。

　国内でさかんに生産されるようになったのは明治時代以降。主な生産地は山梨県，福島県，長野県など。

栄養　主成分は炭水化物。

調理　生食の他，ジュースや缶詰にする。

　長時間冷やし続けると甘味が落ちてしまうので，食べる2～3時間前に冷やすとよい。

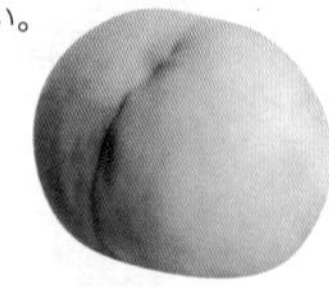

清水白桃
岡山県の代表的な品種。
果肉は白い。

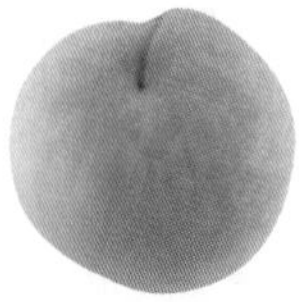

白鳳
桃の代表的な品種。
果肉は白く，多汁。

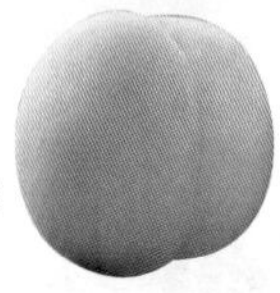

黄金桃
黄肉種の代表的な品種
果肉は黄色で多汁。

やまもも(山桃)

Red bayberries

特徴　直径1～2cmの球形の果実で，表面に多くの突起がある。熟すと甘酸っぱい。四国，九州，沖縄などの暖かい沿岸地方に自生する。

栄養　ビタミンCや食物繊維，タンニンなどを含む。

調理　生食の他，ジャム，ジュース，シロップ漬や菓子材料，果実酒などに用いられる。

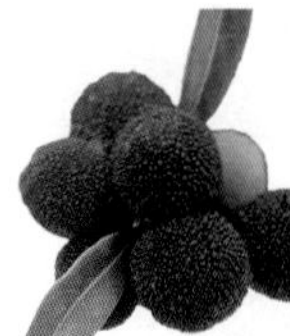

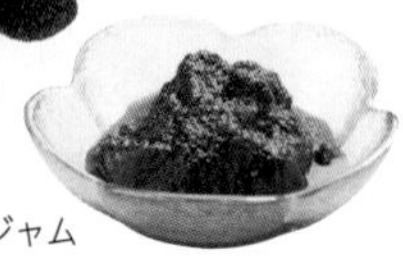

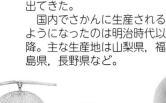

やまもものジャム

食品番号	食品名（可食部100g当たり）	廃棄率	エネルギー	エネルギー	水分	たんぱく質：アミノ酸組成によるたんぱく質	たんぱく質：たんぱく質	脂質：脂肪酸のトリアシルグリセロール当量	脂質：コレステロール	脂質：脂質	炭水化物：利用可能炭水化物（単糖当量）	炭水化物：利用可能炭水化物（質量計）	炭水化物：差引き法による利用可能炭水化物	炭水化物：食物繊維総量	炭水化物：糖アルコール	炭水化物：炭水化物	有機酸	灰分	無機質：ナトリウム	無機質：カリウム	無機質：カルシウム	無機質：マグネシウム	無機質：リン	無機質：鉄	無機質：亜鉛	無機質：銅	無機質：マンガン	無機質：ヨウ素	無機質：セレン
		%	kJ	kcal	g	g	g	g	mg	g	g	g	g	g	g	g	g	g	mg	mg	mg	mg	mg	mg	mg	mg	mg	μg	μg
	メロン																												
07134	温室メロン　生	50	172	40	87.8	(0.7)	1.1	(0.1)	(0)	0.1	(9.6)*	(9.3)	10.3	0.5	-	10.3	-	0.7	7	340	8	13	21	0.3	0.2	0.05	0.04	0	2
07135	露地メロン　緑肉種　生	45	193	45	87.9	0.6	1.0	(0.1)	0	0.1	9.5	9.2	10.3*	0.5	-	10.4	-	0.6	6	350	6	12	13	0.2	0.2	0.04	0.02	0	1
07174	赤肉種　生	45	193	45	87.9	(0.6)	1.0	0.1	0	0.1	(9.5)	(9.2)	10.3*	0.5	-	10.4	-	0.6	6	350	6	12	13	0.2	0.2	0.04	0.02	0	1
	(もも類)																												
	もも																												
07136	白肉種　生	15	161	38	88.7	0.4	0.6	(0.1)	0	0.1	8.4*	8.0	8.4	1.3	0.3	10.2	0.4	0.4	1	180	4	7	18	0.1	0.1	0.05	0.04	0	0
07184	黄肉種　生	15	204	48	85.4	0.4	0.5	Tr	-	0.2	11.4	11.0	8.6*	1.9	2.7	13.4	0.4	0.4	0	210	3	6	21	0.1	0.1	0.06	0.03	0	0
07137	果実飲料　30%果汁入り飲料　(ネクター)	0	196	46	88.0	-	0.2	(0)	(0)	0.1	(11.8)*	(11.7)	11.3	0.4	-	11.6	-	0.1	3	35	2	2	4	0.2	Tr	0.01	0.02	-	-
07138	缶詰　白肉種　果肉	0	349	82	78.5	(0.3)	0.5	(0.1)	(0)	0.1	(16.6)	(16.3)	19.4*	1.4	-	20.6	-	0.3	4	80	3	4	9	0.2	0.2	0.04	0.03	-	-
07175	黄肉種　果肉	0	350	83	78.5	(0.4)	0.5	-	(0)	0.1	(16.6)	(16.3)	19.3*	1.4	-	20.6	-	0.3	4	80	3	4	9	0.2	0.2	0.04	0.03	-	-
07139	液汁	0	343	81	79.5	-	0.3	-	(0)	0.1	-	-	19.5*	0.3	-	19.8	-	0.3	4	80	2	4	7	0.2	0.1	0.04	0.03	-	-
	ネクタリン																												
07140	生	15	164	39	87.8	(0.4)	0.7	(0.2)	(0)	0.3	(8.0)*	(7.7)	8.7	1.7	0.6	10.7	-	0.5	1	210	5	10	16	0.2	0.1	0.08	0.06	-	-
	やまもも																												
07141	生	10	198	47	87.8	-	0.5	-	0	0.2	-	-	10.2*	1.1	-	11.3	-	0.2	4	120	4	7	5	0.4	0.1	0.03	0.22	-	-
	ライチー																												
07144	生	30	261	61	82.1	(0.6)	1.0	(0.1)	0	0.1	(15.0)*	(14.9)	15.9	0.9	-	16.4	-	0.4	Tr	170	2	13	22	0.2	0.2	0.14	0.17	-	-
	ラズベリー																												
07146	生	0	150	36	88.2	-	1.1	-	0	0.1	(5.6)*	(5.6)	5.4	4.7	0.1	10.2	-	0.4	1	150	22	21	29	0.7	0.4	0.12	0.50	-	-
	りゅうがん																												
07147	乾	60	1314	310	19.4	(3.2)	5.1	(0.3)	(0)	0.4	-	-	72.1*	2.8	-	72.9	-	2.2	2	1000	30	43	94	1.7	0.7	0.68	0.20	-	-
	りんご																												
07148	皮なし　生	15	225	53	84.1	0.1	0.1	Tr	(0)	0.2	12.4*	12.2	13.0	1.4	0.7	15.5	0.5	0.2	Tr	120	3	3	12	0.1	Tr	0.05	0.02	0	0
07176	皮つき　生	8	238	56	83.1	(0.1)	0.2	(0.1)	(0)	0.3	12.9*	12.7	13.5	1.9	0.5	16.2	0.4	0.2	Tr	120	4	5	12	0.1	0.1	0.05	0.04	0	0
07180	焼き	0	364	86	77.2	(0.2)	0.2	-	(0)	0.4	17.3	17.0	18.8*	2.5	-	21.9	0.6	0.3	1	170	5	7	17	0.1	0.1	0.07	0.05	1	0
07149	果実飲料　ストレートジュース	0	182	43	87.7	-	0.2	(Tr)	(0)	0.1	10.8*	10.7	11.4	Tr	0.4	11.8	-	0.2	3	77	2	3	6	0.4	Tr	0.03	0.03	0	0
07150	濃縮還元ジュース	0	200	47	88.1	-	0.1	(0.1)	(0)	0.2	(10.4)	(10.3)	11.5*	Tr	-	11.4	-	0.2	6	110	3	4	9	0.1	Tr	0.02	0.04	-	-
07151	50%果汁入り飲料	0	197	46	88.3	-	0.1	(Tr)	(0)	Tr	-	-	11.5*	0	-	11.5	-	0.1	2	55	2	2	4	0.1	Tr	0.01	0.01	-	-
07152	30%果汁入り飲料	0	194	46	88.5	-	Tr	(0)	(0)	Tr	-	-	11.4*	0	-	11.4	-	0.1	8	24	2	1	3	Tr	Tr	0.01	0.01	-	-
07153	缶詰	0	346	81	79.4	(0.2)	0.3	(Tr)	(0)	0.1	-	-	19.9*	0.4	-	20.1	-	0.1	2	30	4	2	4	0.2	0.1	0.02	0.01	-	-
07154	ジャム	0	864	203	46.9	(0.2)	0.2	(Tr)	(0)	0.1	(53.3)*	(51.0)	52.0	0.8	-	52.7	-	0.1	7	33	6	2	4	0	Tr	0.02	0.01	1	0

ライチー(茘枝)

Lychees

特徴 果肉はやわらかく白色透明で，さっぱりした甘味がある。「れいし」ともいう。冷凍果実は年間を通じて，生果は6～7月ころ台湾，中国から輸入される。国内では鹿児島県や宮崎県などで栽培されている。楊貴妃が好んだ果物として有名。
栄養 主成分は炭水化物。ビタミンC，葉酸などを多く含む。
調理 生食の他，缶詰にする。

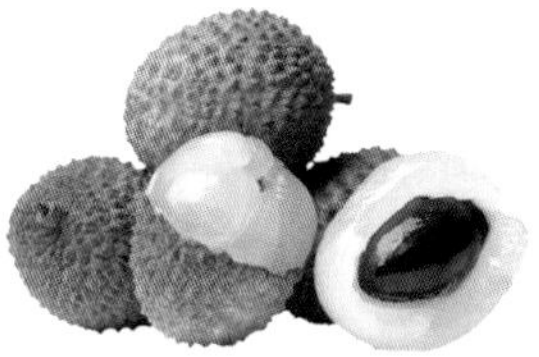

ラズベリー

Red raspberries

特徴 甘味と酸味がほどよく調和している。ヨーロッパ原産の改良種「レッドラズベリー」と，北アメリカ原産の改良種「ブラックラズベリー」などがある。
栄養 ビタミン類は比較的少なく，カルシウムを比較的多く含む。
調理 生食の他，シロップ漬，ジャム，果実酒，洋菓子などに利用される。

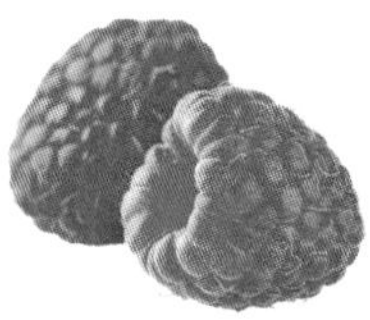

りゅうがん(龍眼)

Longans

特徴 ライチーと同じなかまで，直径2cmほどの果実。果肉は乳白色で透明のゼリー状。果汁が多く，上品な甘さがある。果肉の中に黒色の大きな種子が1個あり，龍の目のようであることからついた名。
栄養 ナイアシン，ビタミンB_2，カリウムなどを含む。
調理 生のものはそのまま食べる。中国では乾燥果実を薬用として用いる。

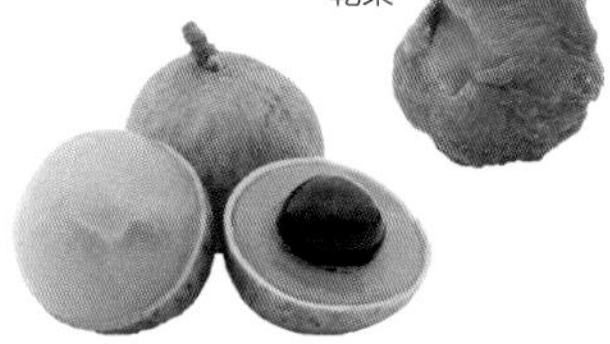

りんご(苹果，林檎)

Apples

特徴 甘味と酸味がある。
栄養 主成分は炭水化物。リンゴ酸とクエン酸が含まれ，ポリフェノール，食物繊維も豊富。
調理 生食の他，ジャムやジュースに利用する。酸味の強いものは菓子の材料に向く。紅玉は酸味が強いので，アップルパイに向いている。

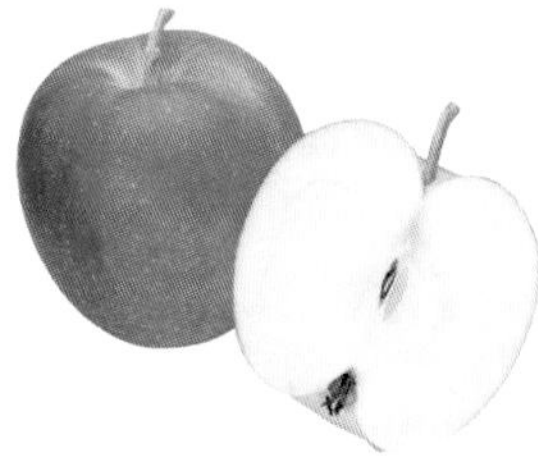

クロム	モリブデン	ビタミンA レチノール	カロテン α	カロテン β	β-クリプトキサンチン	β-カロテン当量	レチノール活性当量	D	E トコフェロール α	β	γ	δ	K	B_1	B_2	ナイアシン	ナイアシン当量	B_6	B_{12}	葉酸	パントテン酸	ビオチン	C	アルコール	食塩相当量	見当	備考
µg	µg	µg	µg	µg	µg	µg	µg	µg	mg	mg	mg	mg	µg	mg	mg	mg	mg	mg	µg	µg	mg	µg	mg	g	g		▲…食物繊維：AOAC2011.25法
1	4	(0)	0	32	3	33	**3**	(0)	0.2	0	0.1	0	(3)	**0.06**	**0.02**	0.5	(0.6)	0.10	(0)	32	0.19	0.9	**18**	-	**0**	1個=500	試料：アールス系（緑肉種）廃棄部位：果皮及び種子
0	2	(0)	6	140	0	140	**12**	(0)	0.2	0	0.1	0	(3)	**0.05**	**0.02**	0.8	0.9	0.11	(0)	24	0.16	0.9	**25**	-	**0**	～600g	廃棄部位：果皮及び種子
0	2	(0)	16	3600	0	3600	**300**	(0)	0.2	0	0.1	0	(3)	**0.05**	**0.02**	0.8	(0.9)	0.11	(0)	24	0.16	0.9	**25**	-	**0**		廃棄部位：果皮及び種子
0	1	(0)	0	0	9	5	**Tr**	(0)	0.7	0	0	0	(1)	**0.01**	**0.01**	0.6	0.6	0.02	(0)	5	0.13	0.3	**8**	-	**0**	中1個= 約150g	別名：毛桃。試料：白肉種 廃棄部位：果皮及び核
0	2	-	1	140	130	210	**17**	-	1.3	0	Tr	0	1	**0.02**	**0.02**	0.7	0.7	0.01	0	8	0.15	0.2	**6**	-	**0**		廃棄部位：果皮及び核▲ タンニン：Trポリフェノール：0.1g
-	-	0	-	-	-	Tr	**0**	(0)	0.4	0	0	0	(1)	**Tr**	**0.01**	0.2	0.2	Tr	(0)	2	0.10	-	**2**	-	**0**		別名：毛桃。果肉（ピューレー）分：30%。ビタミンC：酸化防止用として添加品あり。（100g：103mL，100mL：97g）
-	-	(0)	0	Tr	0	Tr	**(0)**	(0)	1.2	0	0	0	(3)	**0.01**	**0.02**	0.3	(0.3)	0.01	(0)	4	0.07	-	**2**	-	**0**		別名：毛桃。試料：ヘビーシラップ漬。内容総量に対する果肉分：60%。ビタミンC：酸化防止用として添加品あり
-	-	(0)	0	160	97	210	**17**	(0)	1.2	0	0	0	(3)	**0.01**	**0.02**	0.3	(0.4)	0.01	(0)	4	0.07	-	**2**	-	**0**		別名：毛桃。内容総量に対する果肉分：60% ビタミンC：酸化防止用として添加品あり
-	-	0	-	-	-	Tr	**0**	(0)	0	0	0	0	-	**0.01**	**0.01**	0.3	0.4	0.01	(0)	3	0	-	**2**	-	**0**		別名：毛桃。内容総量に対する液汁分：40% ビタミンC：酸化防止用として添加品あり
-	-	(0)	0	150	180	240	**20**	(0)	1.4	0	0	0	(2)	**0.02**	**0.03**	0.7	(0.8)	0.01	(0)	12	0.20	-	**10**	-	**0**		別名：油桃。廃棄部位：果皮及び核
-	-	(0)	0	18	2	19	**2**	(0)	0.3	0	0	0	-	**0.04**	**0.03**	0.3	0.4	0.05	0	26	0.21	-	**4**	-	**0**		試料：栽培品。廃棄部位：種子
-	-	(0)	0	0	0	0	**(0)**	(0)	0.1	0	0	0	(Tr)	**0.02**	**0.06**	1.0	(1.0)	0.09	0	100	0	-	**36**	-	**0**		別名：れいし。試料：冷凍品 廃棄部位：果皮及び種子
-	-	(0)	19	10	0	19	**2**	(0)	0.8	0.1	1.9	1.6	(6)	**0.02**	**0.04**	0.6	0.8	0.07	0	38	0.43	-	**22**	-	**0**		別名：レッドラズベリー，西洋きいちご 果実全体
-	-	0	-	-	-	Tr	**0**	(0)	0.1	Tr	0.4	0	-	**0.03**	**0.74**	2.5	(2.5)	0.20	(0)	20	0	-	**0**	-	**0**		廃棄部位：果皮及び種子
1	0	(0)	0	12	7	15	**1**	(0)	0.1	0	0	0	Tr	**0.02**	**Tr**	0.1	0.1	0.04	(0)	2	0.03	0.5	**4**	-	**0**	中1個= 約200g	廃棄部位：果皮及び果しん部
0	1	(0)	0	22	10	27	**2**	(0)	0.4	0	0	0	2	**0.02**	**0.01**	0.1	(0.1)	0.04	(0)	3	0.05	0.7	**6**	-	**0**	大1個=	廃棄部位：果しん部
Tr	1	(0)	0	32	14	39	**3**	(0)	0.7	0	0	0	3	**0.03**	**0.01**	0.1	(0.2)	0.06	(0)	4	0.05	0.9	**7**	-	**0**	約300g	果しん部を除いたもの
1	Tr	(0)	0	0	0	0	**(0)**	(0)	0.1	0	0	0	-	**0.01**	**0.01**	0.1	0.1	0.03	(0)	3	0.21	0.5	**3**	-	**0**		（100g：98mL，100mL：103g）
-	-	(0)	0	0	0	0	**(0)**	(0)	0.1	0	0	0	-	**Tr**	**Tr**	0.1	0.1	0.02	(0)	2	0.11	-	**1**	-	**0**		（100g：98mL，100mL：103g）
-	-	0	-	-	-	0	**0**	(0)	Tr	0	0	0	-	**0**	**0**	0	Tr	0.01	(0)	1	0	-	**Tr**	-	**0**		ビタミンC：酸化防止用として添加品あり
-	-	0	-	-	-	0	**0**	(0)	0	0	0	0	-	**0**	**0**	0	0	0.01	(0)	0	0	-	**Tr**	-	**0**		ビタミンC：酸化防止用として添加品あり
-	-	0	-	-	-	9	**1**	(0)	0.1	0	0	0	-	**0.01**	**0.01**	0.1	(0.2)	0.01	(0)	3	0	-	**Tr**	-	**0**		試料：ヘビーシラップ漬。液汁を含んだもの（液汁50%） ビタミンC：酸化防止用として添加品あり
2	Tr	(0)	0	4	0	4	**Tr**	(0)	0.1	0	0	0	-	**0.01**	**0**	0	(Tr)	0.03	(0)	1	0	0.3	**Tr**	-	**0**	大1=21g	ビタミンC：酸化防止用として添加品あり（100g：80mL，100mL：125g）

8

Fungi

きのこ類

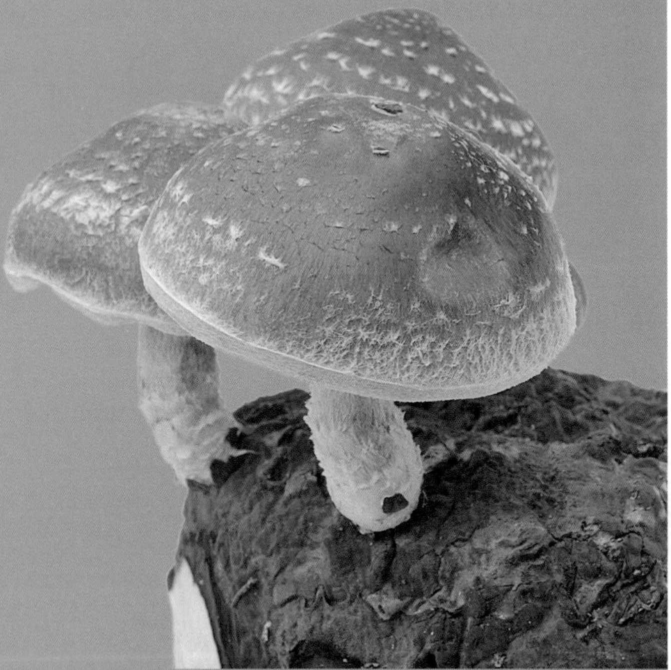

きのこ類とは

大型の菌類の俗称で，自然の状態では，山野の樹の陰や朽木などに生える。日本は気候が温暖で雨量が多いので，きのこの生育に適しており，多くの種類のきのこが見られる。その種類は4,000～5,000種類に及ぶが，毒性をもつものも多く，食用とされているものは約100種類である。市場に出回っているものは，まつたけを除いてほとんどが人工栽培によるものである。

きのこ類の栄養成分

一般に，ビタミンB_1，B_2，ナイアシン，カルシウムなどを含む。ビタミンDのよい供給源であり，水分約90%，たんぱく質約1～4%，炭水化物5%前後（食物繊維3%前後）を含む。エネルギー量は少なく，ビタミンCはほとんど含まない。

きのこの食材としての価値は，含まれる栄養成分というより，むしろそれぞれ独特の香りや味，そして歯ごたえ，舌ざわりなどの食感にある。きのこはグアニル酸という旨味を多く含み，グルタミン酸と相乗効果があるので，だし汁や煮物に入れると旨味を増す。

きのこ類の種類

きのこ類には，生きた樹木や昆虫などとかかわりをもって生活する菌根菌，寄生菌と，倒れた樹木や落ち葉とかかわりをもって生活をする腐生菌がある。

■**菌根菌**……生きた樹木の根から養分を受け取り，樹木には窒素やリンなどの養分を供給している。人工栽培が難しいものが多い。

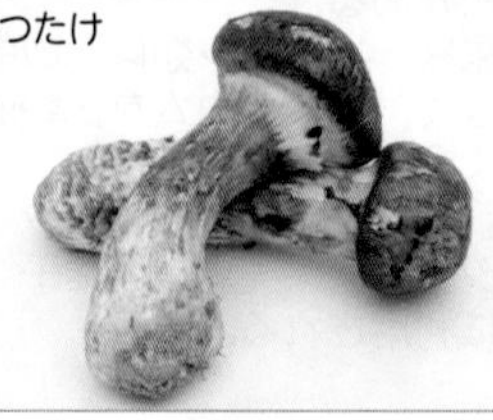

まつたけ

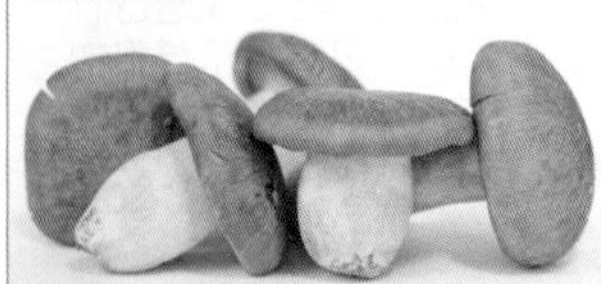

ほんしめじ

■**腐生菌**……しいたけやなめこは倒木や切り株に生え，マッシュルームは落ち葉に生える。ほとんどの人工栽培は腐性菌である。

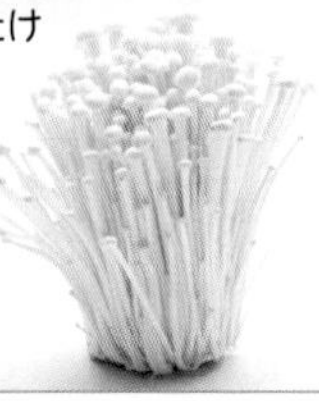

えのきたけ

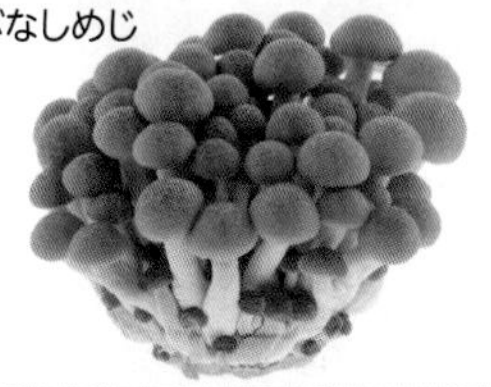

ぶなしめじ

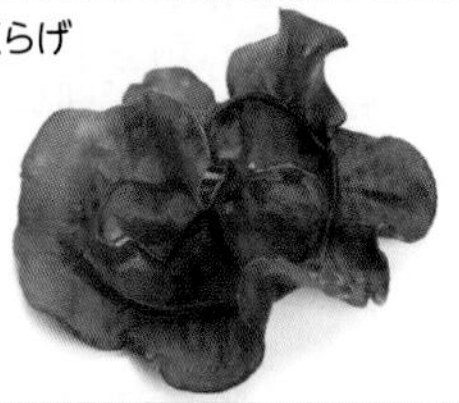

きくらげ

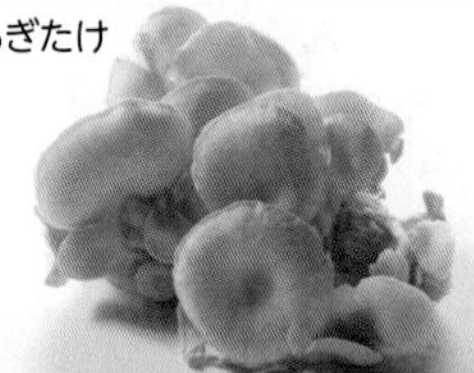

たもぎたけ

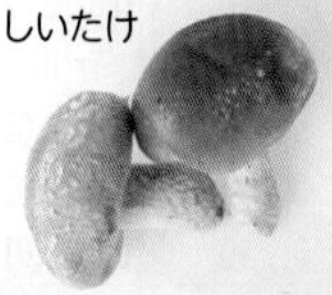

しいたけ

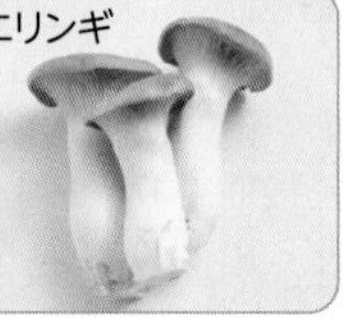

エリンギ

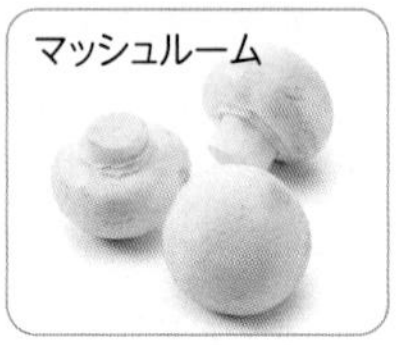

マッシュルーム

食用きのこの栽培法

食用きのこの栽培法には，大きく分けて原木栽培と菌床栽培がある。

■**原木栽培**……伐採したくぬぎやしいなど（原木）に穴をあけて種菌を植えつける方法。

例 しいたけ，なめこ，ひらたけなど。（これらは，原木栽培だけでなく，菌床栽培もされている。）

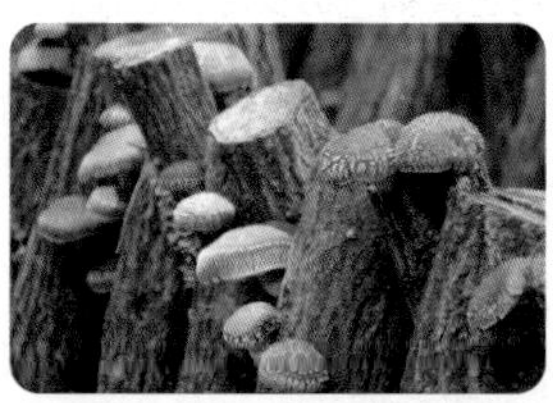

しいたけの原木栽培

■**菌床栽培**……おがくずに米ぬかなどの天然の栄養剤を混ぜたものに種菌を植えつける方法。

栄養剤を混ぜたおがくずを広口びんなどに入れて種菌を植えつける菌床栽培を特にびん栽培ともいう。

例 エリンギ，ぶなしめじ，えのきたけなど。

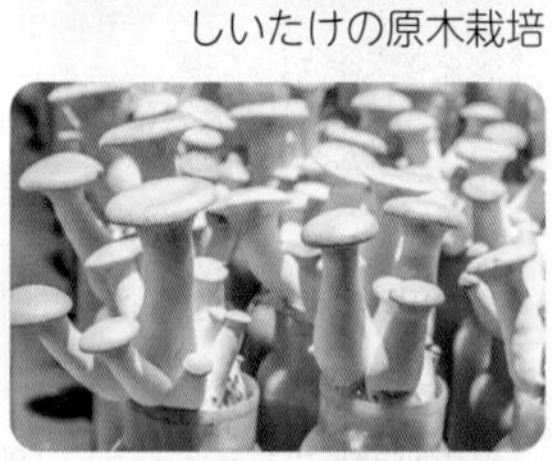

エリンギの菌床栽培

きのこの形態

きのこは一般に，かさ，ひだ，つば，柄，つぼの5つの部分からできている。しかし，5つの部分がすべてそろっていないきのこも多くある。それぞれの部分の組み合わせは様々で，「かさとひだ」のみで構成されているきのこもある。また，かさの下面が「ひだ」状ではなく管孔（管状の穴の集まり）になっているきのこや，針状の突起が並んでいるきのこもある。

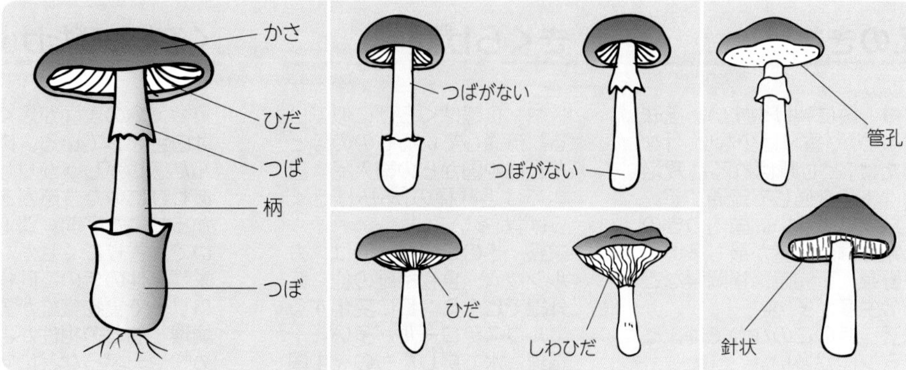

代表的な毒きのこ

▶つきよたけ

しいたけによく似ている。暗闇ではひだの部分が発光する。夏から秋にかけて，主にブナの倒木や枯れた木に重なるように生える。

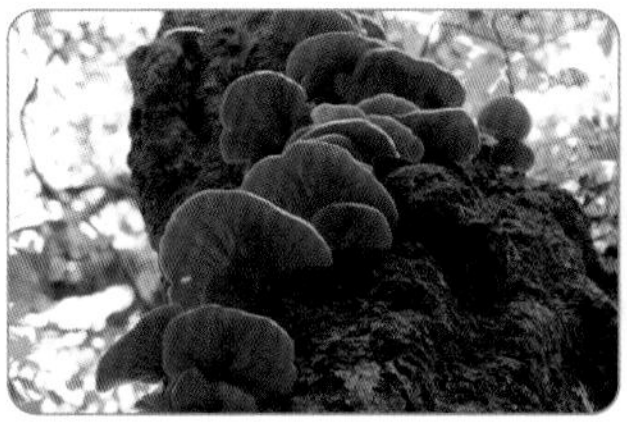

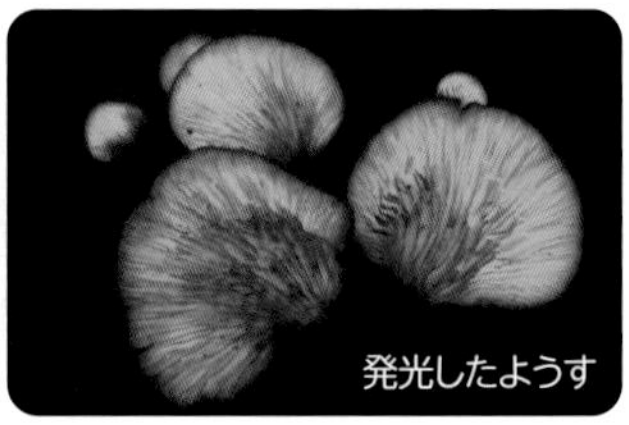
発光したようす

▶べにてんぐたけ

かさが赤く，白い斑点があるが，成長していくと，かさは平らになり，やがて反り返るようになる。夏から秋にかけて，主にシラカバなどの林の地上に生える。

▶にがくりたけ

くりたけと同様の環境に生え，姿形もそっくりだが，全体が硫黄色で成長とともにひだが黒ずんでくる。ほぼ一年中，スギ・クリなどの倒木に発生する。

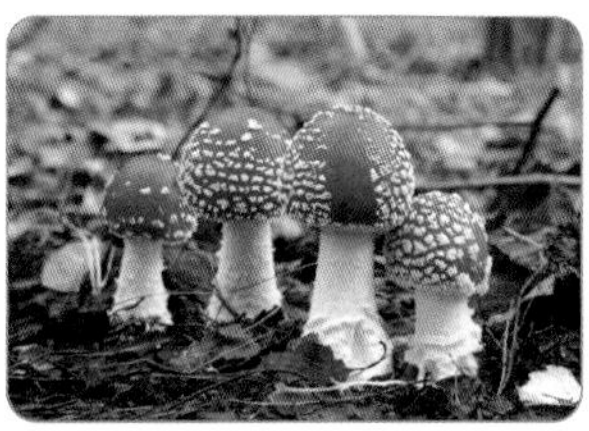

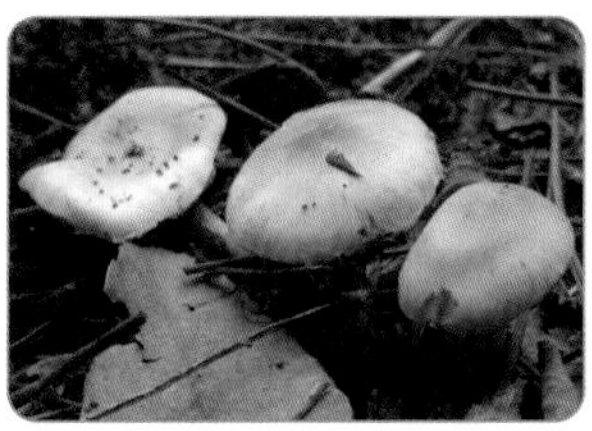

▶かきしめじ

栗褐色で粘性がある。成長すると茶褐色のシミができる。夏から秋に，広葉樹林の地上に生える。

▶どくつるたけ

やや大型で全体が純白色の最も注意が必要な猛毒きのこ。根元に大きい袋状のつぼがある。夏から秋に，針葉樹林や広葉樹林の地上に散生する。

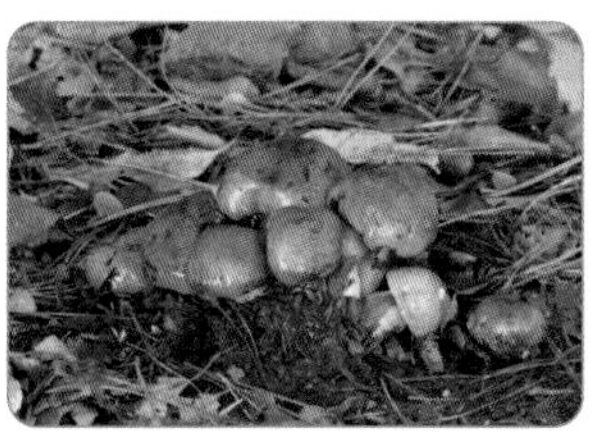

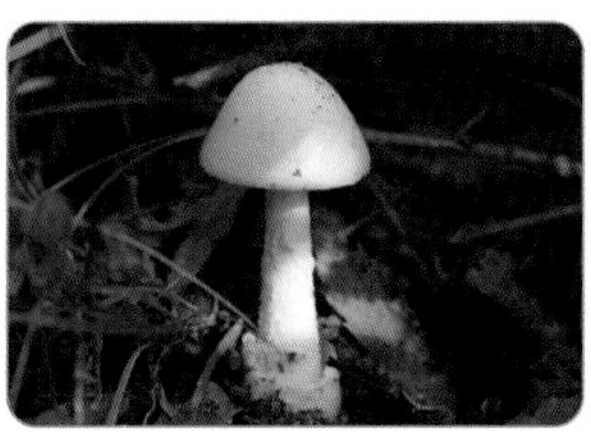

▶**中毒の特徴**…にがくりたけ，つきよたけ，かきしめじ，べにてんぐたけは，激しい腹痛と下痢，嘔吐を起こす。どくつるたけは，細胞を破壊し，肝臓，腎臓に障害を与える。死に至ることもある。

主なきのこ(ゆで)に含まれるビタミンD

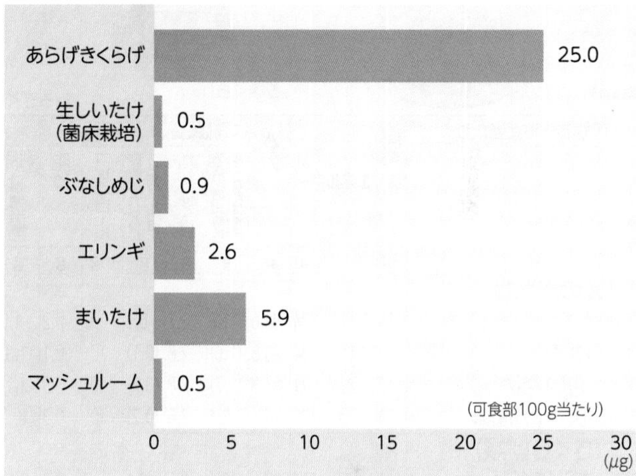

きのこ類の選び方と 保存方法

選び方

▶**生しいたけ**…色つやがよく，かさが肉厚で，裏が白っぽいものがよい。

▶**えのきたけ**…弾力のある白っぽいものがよい。

▶**まいたけ**…全体にはりがあり，形の整っているものがよい。

▶**なめこ**…大粒でかさが開ききっていないものがよい。

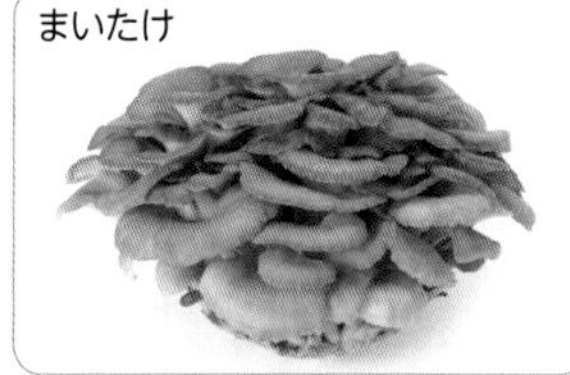
まいたけ

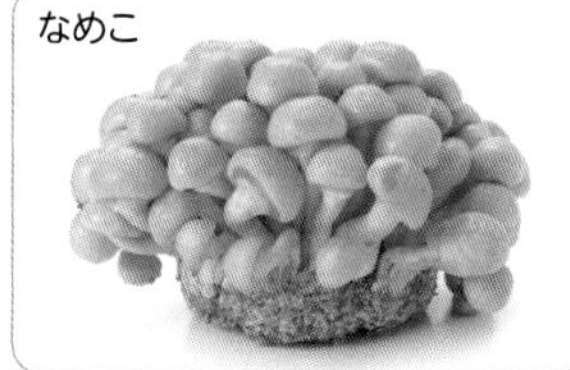
なめこ

保存方法

生のきのこは傷みやすいので，ポリエチレンの袋に入れて冷蔵庫に保存する。2～3日以内に使い切ってしまうことが望ましい。冷凍すれば1か月程度保存できる。

乾燥きのこは湿気を避け，涼しいところに保管する。

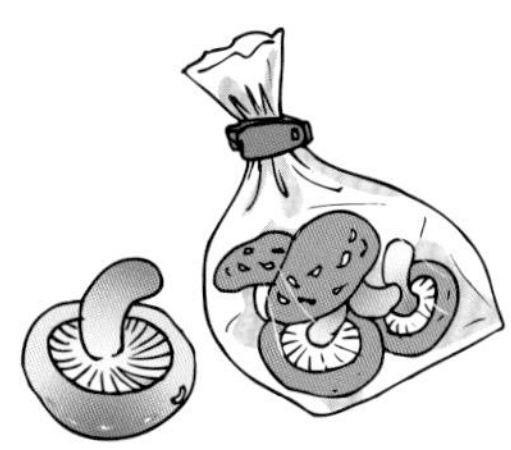

えのきたけ（榎茸）

Enokitake

特徴　縦に裂けやすい。風味はよいが，香りは少ない。「なめたけ」とも呼ばれる。栽培物は１年を通じて流通する。天然物は少ない。国内のきのこ類では生産量が最も多い。長野県，新潟県，福岡県などでの生産が多い。

栄養　きのこのなかでは，ビタミンB_1が多い。

調理　汁物，鍋物，天ぷらの他，瓶詰，缶詰に加工される。

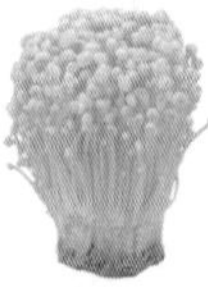

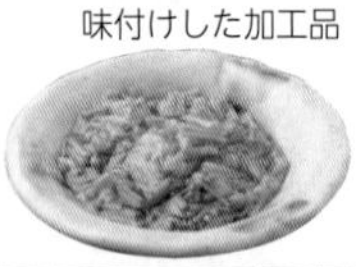

しょうゆ，砂糖などで味付けした加工品

きくらげ類

Tree ears

特徴　食感はくらげに似ている。流通しているもののほとんどは中国からの輸入品。日本では近縁種の「あらげきくらげ」が多い。

栄養　きのこのなかでは，カルシウム，食物繊維の他，紫外線でビタミンDに変化するエルゴステロールが多い。

調理　水で戻したものを中国料理の炒め物，スープに用いる他，精進料理やサラダなどに用いる。

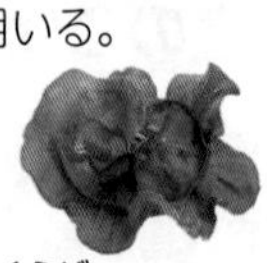

くろきくらげ

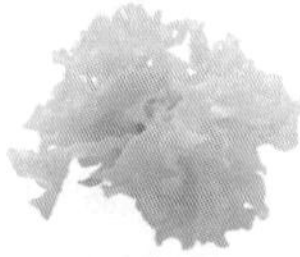

しろきくらげ

くろあわびたけ（黒鮑茸）

Abalone mushrooms

特徴　傘の表面が黒く，ひだは白色をしている。肉厚でかんだ感じがしっかりしており，あわびに似た食感があることからついた名前。淡泊な味わいで，香りにくせがない。

栄養　他のきのこ同様，低カロリーで食物繊維が豊富。

調理　油との相性がよく，炒め物や天ぷらなどにする。

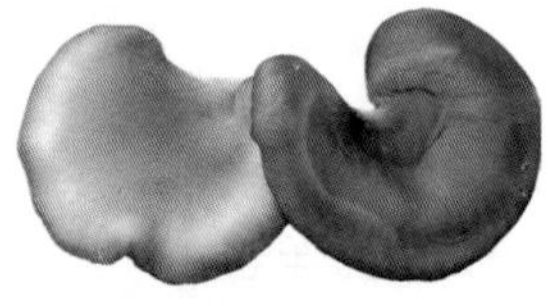

しいたけ（椎茸）

●生しいたけ

特徴　香りが豊か。ナラ，クヌギ，カシ，シイ，クルミなど広葉樹の切株や枯幹に生える。流通しているもののほとんどは菌床栽培のもので，徳島県，北海道，岩手県などでつくられる。原木栽培も行っている。

栄養　エルゴステロールが多い。

調理　焼き物や天ぷら，鍋物，鉄板焼きに用いる。

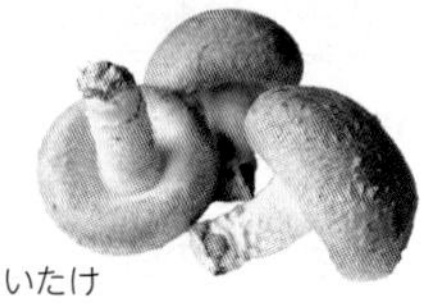

生しいたけ

可食部100g当たり

食品番号	食品名	廃棄率	エネルギー	エネルギー	水分	たんぱく質 アミノ酸組成によるたんぱく質	たんぱく質	脂質 脂肪酸のトリアシルグリセロール当量	コレステロール	脂質	炭水化物 利用可能炭水化物（単糖当量）	利用可能炭水化物（質量計）	差引き法による利用可能炭水化物	食物繊維総量	糖アルコール	炭水化物	有機酸	灰分	無機質 ナトリウム	カリウム	カルシウム	マグネシウム	リン	鉄	亜鉛	銅	マンガン	ヨウ素	セレン
		%	kJ	kcal	g	g	g	g	mg	g	g	g	g	g	g	g	g	g	mg	mg	mg	mg	mg	mg	mg	mg	mg	µg	µg
	えのきたけ																												
08001	生	15	144	**34**	88.6	**1.6**	2.7	**0.1**	0	0.2	1.0	0.9	**4.8***	3.9	0.1	7.6	-	0.9	2	340	**Tr**	15	110	**1.1**	0.6	0.10	0.07	0	1
08002	ゆで	0	141	**34**	88.6	**(1.6)**	2.8	**(0.1)**	(0)	0.1	(1.0)	(0.9)	**4.4***	4.5	0.1	7.8	-	0.7	2	270	**Tr**	11	110	**1.0**	0.6	0.06	0.05	(0)	2
08037	油いため	0	296	**71**	83.3	**(1.7)**	3.0	**(3.7)**	(0)	3.9	(1.1)	(1.1)	**5.5***	4.6	0.2	8.8	-	1.0	3	380	**Tr**	16	120	**1.2**	0.6	0.11	0.08	-	-
08003	味付け瓶詰	0	320	**76**	74.1	**2.4**	3.6	**(0.2)**	(0)	0.3	10.3	9.9	**14.2***	4.1	0	16.9	-	5.1	1700	320	**10**	26	150	**0.8**	0.6	0.08	0.24	-	3
	（きくらげ類）																												
08054	あらげきくらげ　生	4	57	**14**	93.6	**0.5**	0.7	**0.1**	0	0.1	**0.1***	0.1	0.1	5.6	-	5.4	-	0.2	7	59	**10**	9	16	**0.1**	0.1	0.01	0.02	Tr	1
08004	乾	0	743	**184**	13.1	**4.5**	6.9	**0.4**	(0)	0.7	**0.9***	0.9	0.2	79.5	0	77.0	-	2.2	46	630	**82**	110	110	**10.0**	0.8	0.18	1.15	25	10
08005	ゆで	0	152	**38**	82.3	**(0.8)**	1.2	**(0.1)**	(0)	0.1	**(0.4)***	(0.4)	0.3	16.3	-	16.1	-	0.3	10	75	**35**	24	11	**1.7**	0.1	0.04	0.20	1	2
08038	油いため	0	448	**110**	64.2	**(1.5)**	2.3	**(5.0)**	(0)	5.2	**(0.7)***	(0.6)	0.2	28.6	-	27.8	-	0.6	11	130	**29**	37	18	**4.3**	0.3	0.06	0.33	-	-
08006	きくらげ　乾	0	888	**216**	14.9	**5.3**	7.9	**1.3**	0	2.1	2.7	2.6	**17.1***	57.4	0	71.1	-	4.0	59	1000	**310**	210	230	**35.0**	2.1	0.31	6.18	7	9
08007	ゆで	0	56	**14**	93.8	**(0.4)**	0.6	**(0.1)**	(0)	0.2	**(0.2)***	(0.2)	0.3	5.2	0	5.2	-	0.2	9	37	**25**	27	10	**0.7**	0.2	0.03	0.53	0	Tr
08008	しろきくらげ　乾	0	686	**170**	14.6	**3.4**	4.9	**0.5**	(0)	0.7	**3.6***	3.4	7.2	68.7	0.3	74.5	-	5.3	28	1400	**240**	67	260	**4.4**	3.6	0.10	0.18	0	1
08009	ゆで	0	61	**15**	92.6	**(0.3)**	0.4	**-**	(0)	Tr	**(0.3)***	(0.3)	0.4	6.4	Tr	6.7	-	0.3	2	79	**27**	8	11	**0.2**	0.3	0.01	0.01	0	0
	くろあわびたけ																												
08010	生	10	116	**28**	90.2	**(2.3)**	3.7	**(0.2)**	(0)	0.4	1.3	1.3	**2.2***	4.1	0.3	4.9	-	0.8	3	300	**2**	18	100	**0.5**	0.7	0.15	0.07	0	3
	しいたけ																												
08039	生しいたけ　菌床栽培　生	20	102	**25**	89.6	**2.0**	3.1	**0.2**	0	0.3	**0.7***	0.7	1.3	4.9	1.2	6.4	0.2	0.6	1	290	**1**	14	87	**0.4**	0.9	0.10	0.21	0	5
08040	ゆで	0	89	**22**	91.5	**(1.6)**	2.5	**(0.3)**	(0)	0.4	**(0.6)***	(0.6)	0.7	4.4	0.9	5.1	0.2	0.5	1	200	**1**	11	65	**0.3**	0.8	0.06	0.16	-	-
08041	油いため	0	267	**65**	84.7	**(2.0)**	3.3	**(3.8)**	(0)	4.1	(0.8)	(0.7)	**2.5***	4.7	1.3	7.3	0.3	0.7	1	300	**2**	16	92	**0.4**	1.0	0.09	0.24	-	-
08057	天ぷら	0	837	**201**	64.1	**-**	3.4	**13.7**	-	14.0	**14.4***	13.1	12.8	4.4	0.8	17.8	0.2	0.6	32	230	**40**	13	84	**0.3**	0.7	0.08	0.25	0	4
08042	原木栽培　生	20	141	**34**	88.3	**1.9**	3.1	**0.2**	(0)	0.4	0.8	0.7	**3.2***	5.5	-	7.6	0.2	0.7	1	270	**2**	16	61	**0.4**	0.7	0.06	0.27	0	1
08043	ゆで	0	111	**27**	90.8	**(1.5)**	2.4	**(0.3)**	(0)	0.4	(0.6)	(0.6)	**2.1***	4.8	-	5.9	0.2	0.4	Tr	170	**1**	10	45	**0.2**	0.5	0.05	0.19	-	-
08044	油いため	0	349	**84**	81.3	**(2.3)**	3.8	**(5.1)**	(Tr)	5.4	(0.9)	(0.9)	**3.9***	6.4	-	8.8	0.3	0.7	1	330	**2**	18	75	**0.4**	0.7	0.08	0.32	-	-
08013	乾しいたけ　乾	20	1072	**258**	9.1	**14.1**	21.2	**(1.7)**	0	2.8	11.8	11.2	**22.1***	46.7	-	62.5	1.9	4.4	14	2200	**12**	100	290	**3.2**	2.7	0.60	0.96	4	5
08014	ゆで	0	168	**40**	86.2	**(2.0)**	3.1	**(0.2)**	-	0.3	(1.8)	(1.7)	**4.1***	6.7	-	9.9	0.3	0.5	3	200	**4**	9	38	**0.5**	0.3	0.07	0.12	0	1
08053	甘煮	0	490	**116**	64.7	**2.4**	3.3	**-**	0	0.4	15.8	15.2	**21.1***	6.7	2.0	28.9	Tr	2.7	1000	90	**13**	14	44	**0.7**	0.9	0.09	0.25	2	3
	（しめじ類）																												
08015	はたけしめじ　生	15	105	**25**	92.0	**-**	2.6	**-**	(0)	0.3	-	-	**1.7***	2.7	-	4.5	-	0.7	4	260	**1**	8	64	**0.6**	0.4	0.13	0.14	-	-
08045	ゆで	0	103	**25**	91.3	**-**	2.6	**-**	(0)	0.3	-	-	**0.5***	4.6	-	5.1	-	0.6	3	200	**1**	8	61	**0.5**	0.4	0.13	0.13	-	-
08016	ぶなしめじ　生	10	108	**26**	91.1	**1.6**	2.7	**0.2**	0	0.5	1.4	1.3	**2.5***	3.0	0.4	4.8	0.3	0.9	2	370	**1**	11	96	**0.5**	0.5	0.06	0.16	1	2
08017	ゆで	0	92	**22**	91.1	**(1.6)**	2.7	**(0.1)**	(0)	0.2	**(1.3)***	(1.3)	1.6	4.2	0.4	5.2	0.3	0.7	2	280	**2**	9	90	**0.4**	0.6	0.05	0.16	0	2
08046	油いため	0	268	**65**	85.9	**(1.7)**	3.0	**(4.9)**	(0)	5.5	**(1.4)***	(1.3)	2.2	3.7	0.5	4.8	0.3	0.8	2	420	**1**	12	110	**0.6**	0.6	0.06	0.18	-	-
08055	素揚げ	0	693	**168**	70.5	**2.4**	3.9	**13.9**	1	14.3	2.2	2.1	**4.7***	6.2	0.7	10.1	0.4	1.2	2	570	**1**	15	130	**1.1**	0.8	0.07	0.24	0	3

しめじ類

しいたけの菌床栽培

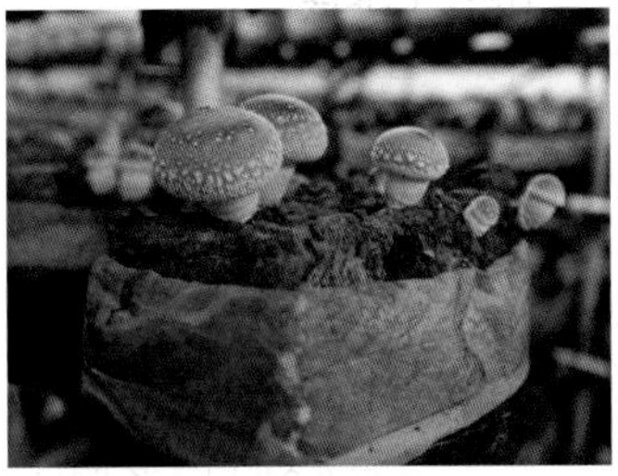

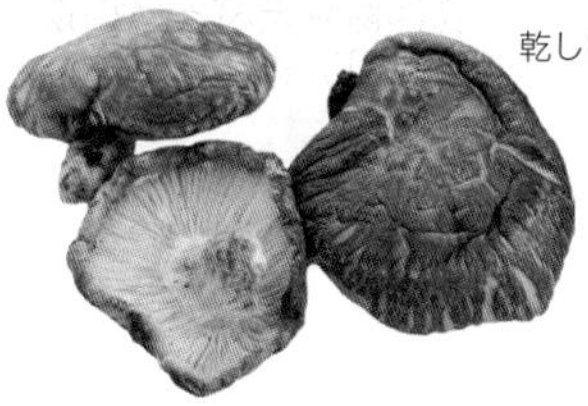

乾しいたけ

●乾しいたけ

特徴　生しいたけを天日または火力乾燥したもので，乾燥させることによって，旨味や香りの成分が増す。保存には湿気を避ける。

「どんこ」は，春先に収穫したものを乾燥させたもので，肉厚で最高級品。

栄養　旨味成分の5'-グアニル酸(アミノ酸の一種)が含まれる。

調理　汁物の具，寿司種，煮物，和食のだし，中国料理などに用いる。

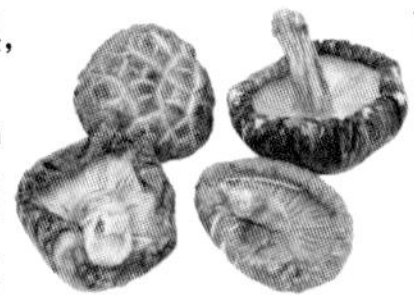

どんこ

特徴　天然物は味がよいが，人工栽培品は味が淡泊。

栄養　きのこのなかではビタミンB_2が多い。

調理　汁物，煮物，ソテーなどに広く使われる。

●ほんしめじ

「香りまつたけ，味しめじ」といわれる。味，歯切れがよく，色，形もよい。栽培技術が発達して，人工栽培品も販売されている。

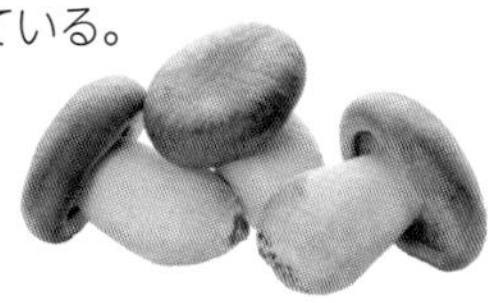

●はたけしめじ

土に埋もれた木片などを分解する腐生菌で，地表に株状に発生する。

●ぶなしめじ

木材腐朽菌。色や形がほんしめじに似ている。

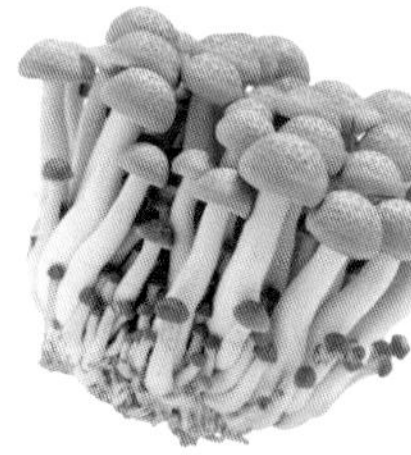

クロム	モリブデン	ビタミンA レチノール	A カロテン α	A カロテン β	A β-クリプトキサンチン	A β-カロテン当量	A レチノール活性当量	D	E トコフェロール α	E トコフェロール β	E トコフェロール γ	E トコフェロール δ	K	B_1	B_2	ナイアシン	ナイアシン当量	B_6	B_{12}	葉酸	パントテン酸	ビオチン	C	アルコール	食塩相当量	見当	備考
μg	μg	μg	μg	μg	μg	μg	μg	μg	mg	mg	mg	mg	μg	mg	mg	mg	mg	mg	μg	μg	mg	μg	mg	g	g		▲…食物繊維：AOAC2011.25法
0	Tr	0	(0)	0	(0)	(0)	**(0)**	0.9	0	0	0	0	0	**0.24**	**0.17**	6.8	7.4	0.12	(0)	75	1.40	11.0	**0**	-	**0**	1個=2.5g	試料：栽培品 廃棄部位：柄の基部(いしづき)
(0)	Tr	0	(0)	0	(0)	(0)	**(0)**	0.8	(0)	(0)	(0)	(0)	0	**0.19**	**0.13**	3.7	(4.3)	0.09	(0)	30	0.96	11.0	**0**	-	**0**		試料：栽培品 柄の基部(いしづき)を除いたもの
-	-	(0)	(0)	(0)	(0)	(0)	**(0)**	0.8	(0.6)	(Tr)	(1.2)	(Tr)	(4)	**0.26**	**0.18**	7.2	(7.8)	0.10	(0)	47	1.47	-	**0**	-	**0**		試料：栽培品。柄の基部(いしづき)を除いたもの 植物油(なたね油)
-	6	0	(0)	0	(0)	(0)	**(0)**	0.1	(0)	(0)	(0)	(0)	0	**0.26**	**0.17**	4.4	4.9	0.09	(0)	39	1.04	6.9	**0**	-	**4.3**		別名：なめたけ。試料：栽培品 液汁を除いたもの。ビタミンC：酸化防止用として添加品あり
1	1	(0)	(0)	(0)	(0)	(0)	**(0)**	0.1	(0)	(0)	(0)	(0)	(0)	**-**	**0.05**	0.4	0.6	0.01	Tr	5	0.10	1.9	**0**	-	**0**	1個=1g	別名：裏白きくらげ。試料：栽培品 廃棄部位：柄の基部(いしづき)
4	10	(0)	(0)	(0)	(0)	(0)	**(0)**	130.0	(0)	(0)	(0)	(0)	0	**0.01**	**0.44**	1.7	3.9	0.08	(0)	15	0.61	21.0	**(0)**	-	**0.1**		別名：裏白きくらげ 試料：栽培品
1	1	(0)	(0)	(0)	(0)	(0)	**(0)**	25.0	(0)	(0)	(0)	(0)	0	**0**	**0.07**	0.1	(0.5)	0.01	(0)	1	0	1.2	**(0)**	-	**0**		試料：栽培品
-	-	(0)	(0)	(0)	(0)	(0)	**(0)**	38.0	(0.8)	(Tr)	(1.6)	(Tr)	(6)	**0**	**0.11**	0.1	(0.9)	0.02	(0)	4	0.06	-	**0**	-	**0**		水戻し後，油いため 試料：栽培品。植物油(なたね油)
27	6	(0)	(0)	(0)	(0)	(0)	**(0)**	85.0	0	0	0	0	0	**0.19**	**0.87**	3.2	5.5	0.10	(0)	87	1.14	27.0	**0**	-	**0.1**		試料：栽培品
2	Tr	(0)	(0)	(0)	(0)	(0)	**(0)**	8.8	(0)	(0)	(0)	(0)	0	**0.01**	**0.06**	Tr	(0.2)	0.01	(0)	2	0	1.3	**0**	-	**0**		試料：栽培品
7	1	0	(0)	0	(0)	(0)	**(0)**	15.0	(0)	(0)	(0)	(0)	0	**0.12**	**0.70**	2.2	3.7	0.10	(0)	76	1.37	87.0	**0**	-	**0.1**		試料：栽培品
0	0	0	(0)	0	(0)	(0)	**(0)**	1.2	(0)	(0)	(0)	(0)	0	**0**	**0.05**	Tr	(0.1)	0.01	(0)	1	0	4.4	**0**	-	**0**		試料：栽培品
Tr	1	0	(0)	0	(0)	(0)	**(0)**	0.3	0	0	0	0	0	**0.21**	**0.22**	2.9	(3.6)	0.09	(0)	65	1.32	10	**0**	-	**0**		試料：栽培品 廃棄部位：柄の基部(いしづき)
1	4	0	0	0	0	0	**0**	0.3	0	0	0	0	0	**0.13**	**0.21**	3.4	4.0	0.21	0	49	1.21	7.6	**0**	-	**0**		試料：栽培品，廃棄部位：柄全体▲ 廃棄率：柄の基部(いしづき)のみを除いた場合5%
-	-	(0)	(0)	(0)	(0)	(0)	**(0)**	0.5	(0)	(0)	(0)	(0)	(0)	**0.08**	**0.11**	2.0	(2.5)	0.12	(0)	14	0.71	-	**0**	-	**0**	1個=10～30g	試料：栽培品 柄全体を除いた傘のみ
-	-	(0)	(0)	(0)	(0)	(0)	**(0)**	0.5	(0.6)	(Tr)	(1.2)	(Tr)	(4)	**0.16**	**0.18**	3.3	(4.0)	0.18	(0)	20	1.28	-	**0**	-	**0**		試料：栽培品 柄全体を除いた傘のみ。植物油(なたね油)
1	5	-	-	15	-	15	**1**	0.3	2.4	Tr	5.3	0.1	17	**0.11**	**0.18**	2.4	2.9	0.13	0	12	0.94	5.2	**0**	-	**0.1**		試料：栽培品 柄全体を除いた傘のみ。植物油(なたね油)▲
Tr	1	(0)	(0)	(0)	(0)	(0)	**(0)**	0.4	(0)	(0)	(0)	(0)	(0)	**0.13**	**0.22**	3.4	4.0	0.19	(0)	75	0.95	7.7	**0**	-	**0**		試料：栽培品。廃棄部位：柄全体 廃棄率：柄の基部(いしづき)のみを除いた場合5%
-	-	(0)	(0)	(0)	(0)	(0)	**(0)**	0.4	(0)	(0)	(0)	(0)	(0)	**0.06**	**0.12**	2.0	(2.5)	0.10	(0)	25	0.56	-	**0**	-	**0**		試料：栽培品 柄全体を除いた傘のみ
-	-	(0)	(0)	(0)	(0)	(0)	**(0)**	0.5	(0.8)	(Tr)	(1.6)	0.1	(6)	**0.14**	**0.26**	4.4	(5.2)	0.18	(0)	51	1.15	-	**0**	-	**0**		試料：栽培品 柄全体を除いた傘のみ。植物油(なたね油)
5	3	0	(0)	0	(0)	(0)	**(0)**	17.0	0	0	0	0	0	**0.48**	**1.74**	19.0	23.0	0.49	-	270	8.77	41.0	**20**	-	**0**	1個=2～5g	どんこ，こうしんを含む。試料：栽培品 廃棄部位：柄全体
2	1	0	(0)	0	(0)	(0)	**(0)**	1.4	-	-	-	-	-	**0.05**	**0.26**	2.0	(2.6)	0.07	-	35	0.86	7.0	**-**	-	**0**		どんこ，こうしんを含む。試料：栽培品 柄全体を除いた傘のみ
4	10	0	0	0	0	0	**0**	0.2	0	0	0	0	0	**0.01**	**0.06**	0.6	1.1	0.04	Tr	11	0.10	5.5	**4**	-	**2.6**		
-	-	(0)	(0)	(0)	(0)	(0)	**(0)**	0.9	0	0	0	0	(0)	**0.12**	**0.44**	5.3	5.7	0.11	(0)	20	2.08	-	**0**	-	**0**		試料：栽培品及び天然物 廃棄部位：柄の基部(いしづき)
-	-	(0)	(0)	(0)	(0)	(0)	**(0)**	1.1	(0)	(0)	(0)	(0)	(0)	**0.08**	**0.28**	3.6	4.0	0.07	(0)	6	1.53	-	**0**	-	**0**		試料：栽培品及び天然物 柄の基部(いしづき)を除いたもの
0	6	0	(0)	0	(0)	(0)	**(0)**	0.5	0	0	0	0	0	**0.15**	**0.17**	6.1	6.4	0.09	0.1	29	0.81	8.7	**0**	-	**0**		試料：栽培品 廃棄部位：柄の基部(いしづき)▲
0	3	0	(0)	0	(0)	(0)	**(0)**	0.9	(0)	(0)	(0)	(0)	0	**0.12**	**0.10**	4.2	(4.6)	0.06	(0)	24	1.07	7.3	**0**	-	**0**		試料：栽培品 柄の基部(いしづき)を除いたもの▲
-	-	(0)	(0)	(0)	(0)	(0)	**(0)**	0.5	(0.6)	(Tr)	(1.2)	(Tr)	(5)	**0.17**	**0.19**	6.5	(6.8)	0.09	(0)	28	0.73	-	**0**	-	**0**		試料：栽培品。柄の基部(いしづき)を除いたもの 植物油(なたね油)▲
Tr	9	(0)	(0)	(0)	(0)	(0)	**(0)**	0.4	2.8	Tr	6.4	0.2	28	**0.20**	**0.26**	7.0	7.8	0.11	Tr	30	1.19	11.0	**(0)**	-	**0**		試料：栽培品。柄の基部(いしづき)を除いたもの 植物油(なたね油)▲

たもぎたけ(たも木茸)

Golden oyster mushrooms

特徴 傘が黄色で柄は細長い。歯ざわりがよく，よいだしが出る。広葉樹のヤチダモやニレの木に発生する。「にれたけ」「たもきのこ」などと呼ばれる。主に北海道で菌床栽培され，北海道では一般的な食用きのこ。中国，台湾でもよく食べられる。
栄養 ビタミンB_1，B_2が豊富。
調理 鍋物，煮物，天ぷら，鉄板焼きに用いる。

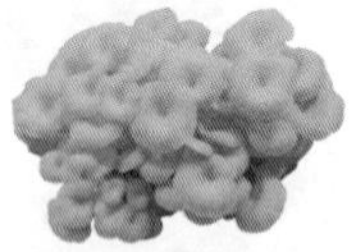

なめこ(滑子)

Nameko

特徴 独特のぬめりと歯ごたえがある。粘着部分が傷みやすい。市販品の多くは菌床栽培されたもので，主な産地は長野県，新潟県，山形県など。秋に天然物が出回ることがある。
栄養 エルゴステロールを少量含む。
調理 汁物やおろしあえに使う。

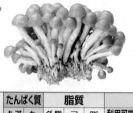

ひらたけ類

Oyster mushrooms

特徴 香りは少なく，味は淡泊。
栄養 きのこのなかでは，たんぱく質とリンが多く，食物繊維，ビタミンB_1，B_2が比較的多い。
調理 塩焼，あえ物，フライなどにする。

●エリンギ
くせがなく，歯ごたえがよい。和・洋・中どの料理にも合う。市販品は菌床栽培されたもの。

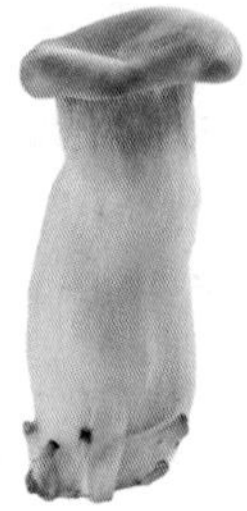

●ひらたけ
姿が牡蠣に似ているため，欧米では「オイスターマッシュルーム」と呼ばれる。

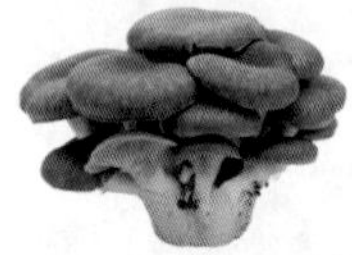

●うすひらたけ
傘が淡紫色から淡褐色，ひだは淡灰色で，肉質は薄い。

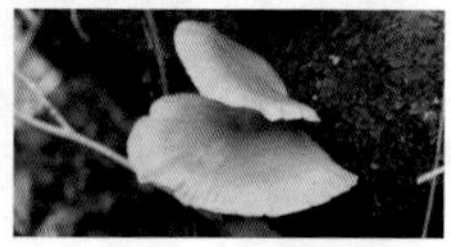

食品番号	食品名(可食部100g当たり)	廃棄率	エネルギー		水分	たんぱく質 アミノ酸組成によるたんぱく質	たんぱく質	脂質 脂肪酸のトリアシルグリセロール当量	コレステロール	脂質	炭水化物 利用可能炭水化物(単糖当量)	利用可能炭水化物(質量計)	差引き法による利用可能炭水化物	食物繊維総量	糖アルコール	炭水化物	有機酸	灰分	無機質 ナトリウム	カリウム	カルシウム	マグネシウム	リン	鉄	亜鉛	銅	マンガン	ヨウ素	セレン
		%	kJ	kcal	g	g	g	g	mg	g	g	g	g	g	g	g	g	g	mg	mg	mg	mg	mg	mg	mg	mg	mg	µg	µg
08056	ぶなしめじ 天ぷら	0	1034	248	55.5	2.5	3.4	16.5	1	17.1	21.0*	19.2	19.4	4.8	0.2	23.2	0.2	0.8	46	230	58	10	78	0.5	0.3	0.05	0.21	1	1
08018	ほんしめじ 生	20	88	21	93.6	-	2.5	-	(0)	0.4	-	-	0.9*	1.9	-	2.8	-	0.6	1	310	2	8	76	0.6	0.7	0.32	0.18	-	-
08047	ゆで	0	109	26	92.1	-	2.8	-	(0)	0.6	-	-	0.8*	3.3	-	4.1	-	0.5	1	210	2	8	67	0.6	0.9	0.29	0.17	-	-
	たもぎたけ																												
08019	生	15	97	23	91.7	(2.2)	3.6	(0.1)	(0)	0.3	0.4	0.4	1.6*	3.3	0.4	3.7	-	0.7	1	190	2	11	85	0.8	0.6	0.32	0.06	1	4
	なめこ																												
08020	株採り 生	20	89	21	92.1	1.0	1.8	0.1	1	0.2	2.5*	2.4	2.8	3.4	Tr	5.4	-	0.5	3	240	4	10	68	0.7	0.5	0.11	0.06	Tr	2
08021	ゆで	0	92	22	92.7	(0.9)	1.6	(0.1)	(0)	0.1	(2.3)	(2.2)	3.0*	2.8	Tr	5.1	-	0.5	3	210	4	10	56	0.6	0.5	0.12	0.06	-	-
08058	カットなめこ 生	0	60	14	94.9	0.7	1.1	0.1	-	0.1	1.8*	1.8	2.0	1.9	0.1	3.6	-	0.3	3	130	2	6	36	0.5	0.4	0.04	0.04	0	1
08022	水煮缶詰	0	55	13	95.5	(0.6)	1.0	(0.1)	(0)	0.1	(1.4)*	(1.4)	1.2	2.5	Tr	3.2	-	0.2	8	100	3	5	39	0.8	0.5	0.04	0.08	0	2
	ぬめりすぎたけ																												
08023	生	8	97	23	92.6	(1.3)	2.3	(0.2)	(0)	0.4	2.0	1.9	2.7*	2.5	Tr	4.1	-	0.6	1	260	1	9	65	0.6	0.4	0.19	0.05	1	2
	(ひらたけ類)																												
08024	うすひらたけ 生	8	156	37	88.0	(3.7)	6.1	(0.1)	(0)	0.2	1.6	1.5	3.5*	3.8	0	4.8	-	0.9	1	220	2	15	110	0.6	0.9	0.15	0.11	1	7
08025	エリンギ 生	6	128	31	90.2	1.7	2.8	0.2	(0)	0.4	3.0	2.9	3.7*	3.4	-	6.0	-	0.7	2	340	Tr	12	89	0.3	0.6	0.10	0.06	1	2
08048	ゆで	0	134	32	89.3	(2.0)	3.2	(0.3)	(0)	0.5	(3.3)*	(3.1)	3.0	4.8	-	6.5	-	0.5	2	260	Tr	10	88	0.3	0.7	0.09	0.06	-	-
08049	焼き	0	170	41	85.3	(2.6)	4.2	(0.3)	(0)	0.5	(4.5)*	(4.3)	5.5	5.4	-	9.1	-	1.0	3	500	Tr	17	130	0.4	0.9	0.15	0.11	-	-
08050	油いため	0	286	69	84.2	(2.0)	3.2	(3.5)	(0)	3.7	(3.8)	(3.7)	5.3*	4.2	-	8.1	-	0.8	3	380	Tr	13	100	0.3	0.7	0.11	0.07	-	-
08026	ひらたけ 生	8	143	34	89.4	2.1	3.3	0.1	(0)	0.3	1.3	1.3	4.8*	2.6	0.2	6.2	-	0.8	2	340	1	15	100	0.7	1.0	0.15	0.16	0	6
08027	ゆで	0	139	33	89.1	(2.1)	3.4	(0.1)	(0)	0.2	(1.4)	(1.3)	4.1*	3.7	0.2	6.6	-	0.7	2	260	1	10	86	0.7	1.4	0.11	0.15	(0)	-
	まいたけ																												
08028	生	10	89	22	92.7	1.2	2.0	0.3	(0)	0.5	0.3	0.3	1.8*	3.5	-	4.4	-	0.6	0	230	Tr	10	54	0.2	0.7	0.22	0.04	0	2
08029	ゆで	0	113	27	91.1	(0.9)	1.6	(0.3)	(0)	0.5	(0.4)	(0.3)	3.0*	4.3	-	6.4	-	0.3	0	110	Tr	8	36	0.2	0.6	0.14	0.03	(0)	3
08051	油いため	0	276	67	85.5	1.7	2.6	4.1	0	4.4	(0.4)	(0.4)	3.3*	4.7	-	6.8	-	0.7	0	300	Tr	13	72	0.2	0.8	0.27	0.06	-	-
08030	乾	0	1137	273	9.3	(12.8)	21.9	(2.4)	(0)	3.9	(3.6)	(3.4)	29.5*	40.9	-	59.9	-	5.0	3	2500	2	100	700	2.6	6.9	1.78	0.47	1	14
	マッシュルーム																												
08031	生	5	62	15	93.9	1.7	2.9	0.1	0	0.3	0.1	0.1	0.2*	2.0	1.3	2.1	-	0.8	6	350	3	10	100	0.3	0.4	0.32	0.04	1	14
08032	ゆで	0	82	20	91.5	(2.2)	3.8	(0.1)	(0)	0.2	(0.2)*	(0.2)	0.3	3.3	1.8	3.7	-	0.8	6	310	4	11	99	0.3	0.6	0.36	0.05	0	11
08052	油いため	0	236	57	86.4	(2.1)	3.6	(4.2)	(0)	4.5	(0.2)*	(0.2)	0.9	3.4	2.0	4.5	-	1.0	8	450	4	12	120	0.4	0.5	0.40	0.05	-	-
08059	ブラウン種 生	15	73	18	92.7	1.9	3.2	0.2	-	0.4	0.3*	0.3	0.7	2.5	1.2	2.9	-	0.9	6	390	4	10	100	0.2	0.5	0.33	0.05	0	16
08033	水煮缶詰	0	76	18	92.0	(1.9)	3.4	(0.1)	(0)	0.2	(0.2)*	(0.2)	0	3.2	1.7	3.3	-	1.1	350	85	8	5	55	0.8	1.0	0.19	0.04	1	5
	まつたけ																												
08034	生	3	132	32	88.3	1.2	2.0	0.2	(0)	0.6	1.6	1.5	3.4*	4.7	1.4	8.2	-	0.9	2	410	6	8	40	1.3	0.8	0.24	0.12	3	82
	やなぎまつたけ																												
08036	生	10	84	20	92.8	-	2.4	(Tr)	(0)	0.1	0.7	0.7	1.1*	3.0	0	4.0	-	0.7	1	360	Tr	13	110	0.5	0.6	0.20	0.08	1	2

まいたけ(舞茸)

Maitake

特徴　香りが強く，独特の風味をもち，歯切れがよい。傘の重なりあいが舞姿に見えることが，この名の由来。主な産地は新潟県，静岡県，福岡県など。
栄養　エルゴステロールが多く，食物繊維も多い。
調理　汁物，煮物，フライ，バター炒め，天ぷらなど。

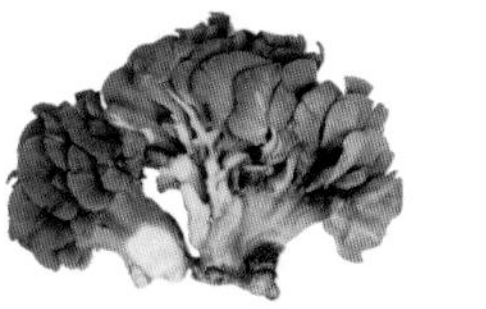

マッシュルーム

Button mushrooms

特徴　肉が厚く，淡泊な味で特有の歯ざわりがある。低温に強いホワイト種，肉質がかためのブラウン種が出回っている。
栄養　ビタミンB_2が多い。
調理　生食としてサラダに用いる。西洋料理ではスープ，煮込み料理，バター炒めの他，缶詰に加工する。

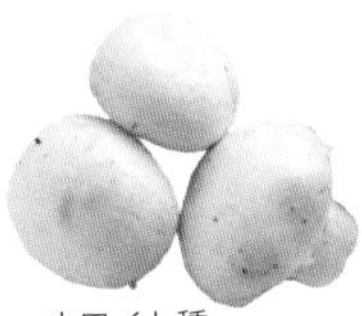
ホワイト種

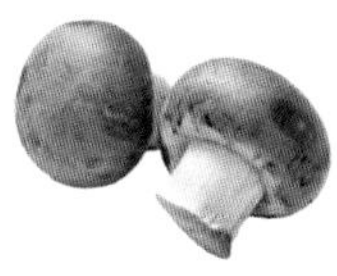
ブラウン種

まつたけ(松茸)

Matsutake

特徴　肉質はち密で，特有の香りと旨味(グアニル酸)がある。香り，味などは産地によって微妙に異なる。
　秋にアカマツなどの林に生える。人工栽培が難しく，国内消費のほとんどは中国やアメリカなどから輸入。国内の産地は長野県，岩手県など。
栄養　食物繊維が多い。
調理　土瓶蒸し，まつたけご飯，焼きまつたけが代表的。

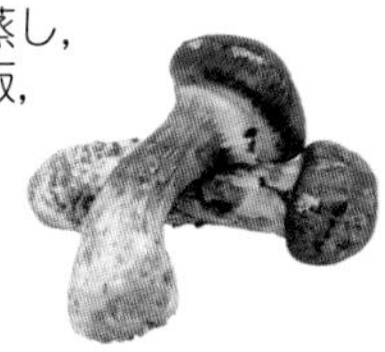

やなぎまつたけ(柳松茸)

Black poplar mushrooms

特徴　くせがなく，口当たりがよい。シャキシャキとした歯ごたえがある。広葉樹の枝や材に生える。市販品は菌床栽培されたもの。
栄養　ビタミンB_1，B_2が多い。
調理　鉄板焼，天ぷら，バター焼などにする。

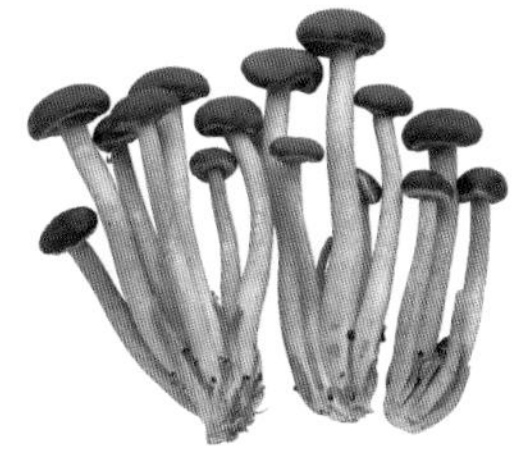

クロム	モリブデン	ビタミンA レチノール	A カロテン α	A カロテン β	A β-クリプトキサンチン	A β-カロテン当量	A レチノール活性当量	D	E トコフェロール α	E トコフェロール β	E トコフェロール γ	E トコフェロール δ	K	B_1	B_2	ナイアシン	ナイアシン当量	B_6	B_{12}	葉酸	パントテン酸	ビオチン	C	アルコール	食塩相当量	見当	備考
µg	µg	µg	µg	µg	µg	µg	µg	µg	mg	mg	mg	mg	µg	mg	mg	mg	mg	mg	µg	µg	mg	µg	mg	g	g		▲…食物繊維：AOAC2011.25法
Tr	5	0	0	24	0	24	**2**	0.2	3.0	0.1	6.8	0.2	27	**0.09**	**0.18**	3.0	3.6	0.06	0	13	0.42	4.2	-	-	**0.1**		試料：栽培品 柄の基部(いしづき)を除いたもの▲
-	-	(0)	(0)	(0)	(0)	(0)	**(0)**	0.6	(0)	(0)	(0)	(0)	(0)	**0.07**	**0.28**	5.1	5.5	0.19	(0)	24	1.59	-	**0**	-	**0**		別名：だいこくしめじ。試料：栽培品及び天然物 廃棄部位：柄の基部(いしづき)
-	-	(0)	(0)	(0)	(0)	(0)	**(0)**	1.2	(0)	(0)	(0)	(0)	(0)	**0.06**	**0.17**	3.7	4.2	0.11	(0)	11	1.11	-	**0**	-	**0**		試料：栽培品及び天然物 柄の基部(いしづき)を除いたもの
0	Tr	0	(0)	0	(0)	(0)	**(0)**	0.8	0	0	0	0	0	**0.17**	**0.33**	12.0	(13.0)	0.12	(0)	80	1.32	23.0	**0**	-	**0**		別名：にれたけ，たもきのこ。試料：栽培品 廃棄部位：柄の基部(いしづき)
Tr	1	(0)	(0)	(0)	(0)	(0)	**(0)**	0	0	0	0	0	(0)	**0.07**	**0.12**	5.3	5.5	0.05	Tr	60	1.29	7.4	**0**	-	**0**	1個=1g	別名：なめたけ。試料：栽培品。廃棄部位：柄の基部(いしづき) (柄の基部を除いた市販品の場合：0%)
-	-	(0)	(0)	(0)	(0)	(0)	**(0)**	0	(0)	(0)	(0)	(0)	(0)	**0.06**	**0.10**	4.7	(4.8)	0.04	(0)	67	1.33	-	**(0)**	-	**0**		別名：なめたけ。試料：栽培品 柄の基部(いしづき)を除いたもの
Tr	1	0	0	0	0	0	**0**	0	0	0	0	0	0	**0.03**	**0.08**	3.5	3.7	0.04	0.1	57	0.48	4.3	**0**	-	**0**		別名：なめたけ 試料：栽培品▲
1	1	0	(0)	0	(0)	(0)	**(0)**	0.1	(0)	(0)	(0)	(0)	0	**0.03**	**0.07**	2.1	(2.2)	0.02	(0)	13	0.52	3.3	**0**	-	**0**		試料：栽培品。液汁を除いたもの ビタミンC：酸化防止用として添加品あり
0	1	0	(0)	0	(0)	(0)	**(0)**	0.4	0	0	0	0	0	**0.16**	**0.34**	5.9	(6.1)	0.08	(0)	19	1.77	9.9	**1**	-	**0**		試料：栽培品 廃棄部位：柄の基部(いしづき)
1	2	0	(0)	0	(0)	(0)	**(0)**	2.4	0	0	0	0	0	**0.30**	**0.41**	6.9	(8.1)	0.23	(0)	100	2.44	26.0	**0**	-	**0**		試料：栽培品 廃棄部位：柄の基部(いしづき)
0	2	(0)	(0)	(0)	(0)	(0)	**(0)**	1.2	0	0	0	0	(0)	**0.11**	**0.22**	6.1	6.7	0.14	(0)	65	1.16	6.9	**0**	-	**0**		試料：栽培品 廃棄部位：柄の基部(いしづき)
-	-	(0)	(0)	(0)	(0)	(0)	**(0)**	2.6	(0)	(0)	(0)	(0)	(0)	**0.08**	**0.16**	4.2	(5.0)	0.10	(0)	20	1.02	-	**0**	-	**0**		試料：栽培品 柄の基部(いしづき)を除いたもの
-	-	(0)	(0)	(0)	(0)	(0)	**(0)**	3.1	(0)	(0)	(0)	(0)	(0)	**0.18**	**0.31**	9.1	(10.0)	0.17	(0)	53	1.66	-	**0**	-	**0**		試料：栽培品 柄の基部(いしづき)を除いたもの
-	-	(0)	(0)	(0)	(0)	(0)	**(0)**	1.4	(0.5)	(0)	(1.1)	(Tr)	(4)	**0.13**	**0.24**	6.8	(7.5)	0.13	(0)	36	1.31	-	**0**	-	**0**		試料：栽培品。柄の基部(いしづき)を除いたもの 植物油(なたね油)
1	1	0	(0)	0	(0)	(0)	**(0)**	0.3	(0)	(0)	(0)	(0)	0	**0.40**	**0.40**	11.0	11.0	0.10	(0)	92	2.40	12.0	**0**	-	**0**	中1個=	別名：かんたけ。試料：栽培品 廃棄部位：柄の基部(いしづき)
0	1	0	(0)	0	(0)	(0)	**(0)**	0.5	(0)	(0)	(0)	(0)	0	**0.30**	**0.27**	7.0	(7.6)	0.06	(0)	71	2.36	13.0	**0**	-	**0**	10g	試料：栽培品 柄の基部(いしづき)を除いたもの
1	1	(0)	(0)	(0)	(0)	(0)	**(0)**	4.9	(0)	(0)	(0)	(0)	(0)	**0.09**	**0.19**	5.0	5.4	0.06	(0)	53	0.56	24.0	**0**	-	**0**		試料：栽培品 廃棄部位：柄の基部(いしづき)
0	Tr	(0)	(0)	(0)	(0)	(0)	**(0)**	5.9	(0)	(0)	(0)	(0)	(0)	**0.04**	**0.07**	1.8	(2.1)	0.03	(0)	24	0.63	22.0	**-**	-	**0**		試料：栽培品 柄の基部(いしづき)を除いたもの
-	-	(0)	(0)	(0)	(0)	(0)	**(0)**	7.7	(0.6)	(Tr)	(1.2)	(Tr)	(5)	**0.11**	**0.21**	6.1	6.7	0.07	(0)	57	0.80	-	**0**	-	**0**		試料：栽培品。柄の基部(いしづき)を除いたもの 植物油(なたね油)
2	9	(0)	(0)	(0)	(0)	(0)	**(0)**	20.0	(0)	(0)	(0)	(0)	0	**1.24**	**1.92**	64.0	(69.0)	0.28	(0)	220	3.67	240.0	**(0)**	-	**0**		試料：栽培品 柄の基部(いしづき)を除いたもの
0	2	0	(0)	0	(0)	(0)	**(0)**	0.3	0	0	0	0	0	**0.06**	**0.29**	3.0	3.6	0.11	(0)	28	1.54	11.0	**0**	-	**0**	1個=	試料：栽培品 廃棄部位：柄の基部(いしづき)
(0)	2	0	(0)	0	(0)	(0)	**(0)**	0.5	(0)	(0)	(0)	(0)	0	**0.05**	**0.28**	2.7	(3.5)	0.08	(0)	19	1.43	12.0	**0**	-	**0**	約10g	試料：栽培品 柄の基部(いしづき)を除いたもの
-	-	(0)	(0)	(0)	(0)	(0)	**(0)**	0.8	(0.6)	(Tr)	(1.3)	(Tr)	(5)	**0.08**	**0.38**	3.8	(4.5)	0.12	(0)	23	1.67	-	**0**	-	**0**		試料：栽培品。柄の基部(いしづき)を除いたもの 植物油(なたね油)
Tr	2	-	-	-	-	-	**0**	0	-	-	-	-	-	**0.12**	**0.47**	4.2	4.8	0.15	-	38	1.17	12	**-**	-	**0**		試料：栽培品 廃棄部位：柄の基部(いしづき)。▲
(0)	2	0	(0)	0	(0)	(0)	**(0)**	0.4	(0)	(0)	(0)	(0)	0	**0.03**	**0.24**	1.0	(1.7)	0.01	(0)	2	0.11	10.0	**0**	-	**0.9**		試料：栽培品。液汁を除いたもの ビタミンC：酸化防止用として添加品あり
14	1	0	(0)	0	(0)	(0)	**(0)**	0.6	(0)	(0)	(0)	(0)	0	**0.10**	**0.10**	8.0	8.3	0.15	(0)	63	1.91	18.0	**0**	-	**0**	中1本=約30g	試料：天然物 廃棄部位：柄の基部(いしづき)
0	2	0	(0)	0	(0)	(0)	**(0)**	0.4	0	0	0	0	0	**0.27**	**0.34**	6.1	6.5	0.11	(0)	33	2.61	11.0	**0**	-	**0**		試料：栽培品 廃棄部位：柄の基部(いしづき)

9 Algae 藻類

藻類とは

淡水・海水に生育する植物の総称。日本人は古来より，こんぶ，わかめ，ひじき，のりなどの海藻を日常的に食べていた。世界的にみて，藻類を食用としている国はあるが日常的に用いることはまれであり，我が国のような食文化は珍しい。藻類は，その歯ざわり，香り，風味などを楽しむ食品である。また，海藻は生食や加熱調理にも用いられるが，乾燥すると保存性が高まるので乾物として加工されるものも多い。

藻類の栄養成分

無機質（ヨウ素，カリウム，鉄，ナトリウムなど）とビタミン類を多く含む。素干しにすると無機質の量はさらに多くなる。野菜や果物に少ないカルシウムに富み，食物繊維も多く低エネルギーなので，健康志向の強い現在，利用率が高くなっている。甲状腺ホルモンの原料となるヨードを多く含むことも特色である。藻類に含まれるアルギン酸は，コレステロール低下作用がある。

藻類（海藻）の種類

含まれる色素の違いにより，緑藻類（りょくそう），紅藻類（こうそう），褐藻類（かっそう）に分けられる。

緑藻類

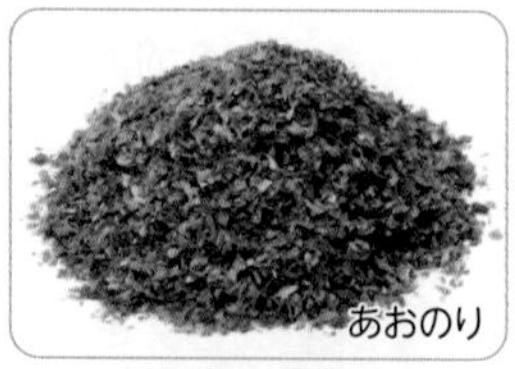
あおのり

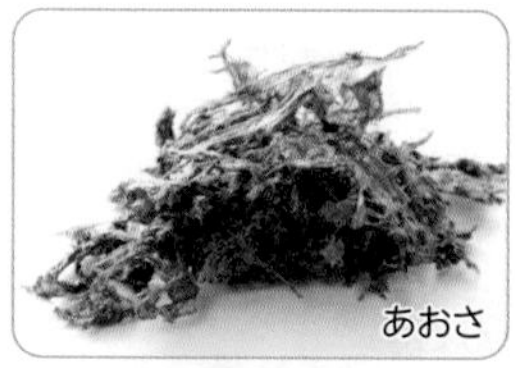
あおさ

紅藻類

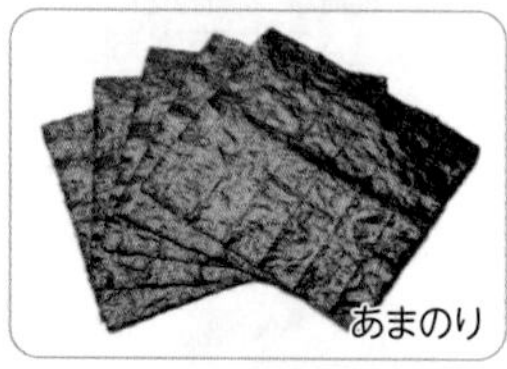
あまのり

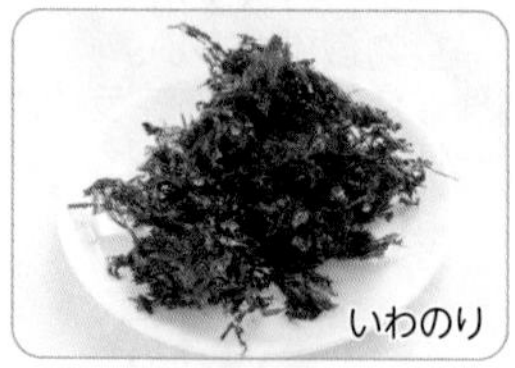
いわのり

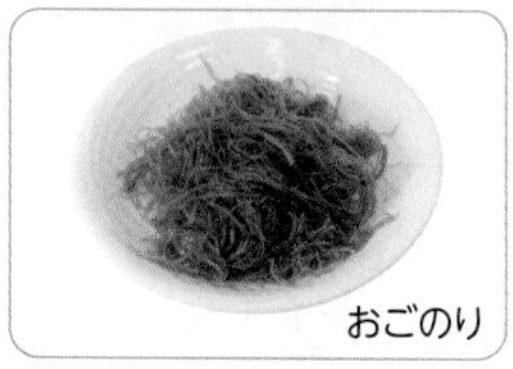
おごのり

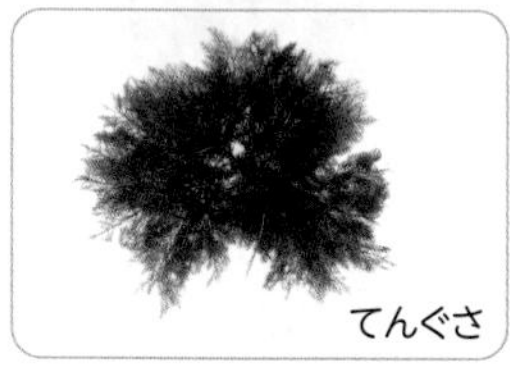
てんぐさ

褐藻類

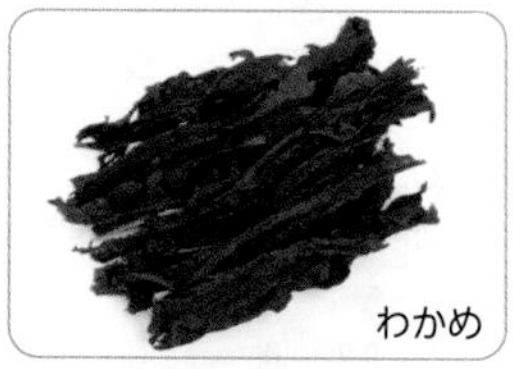
わかめ

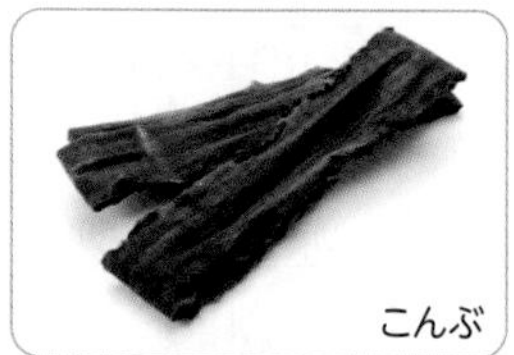
こんぶ

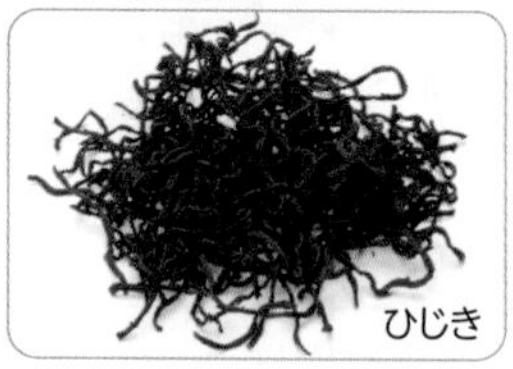
ひじき

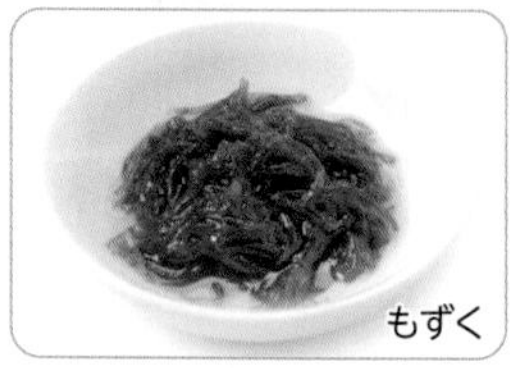
もずく

海藻類の需給，漁獲量，国内消費の内訳

▶▶▶**需給内訳**（2019年）

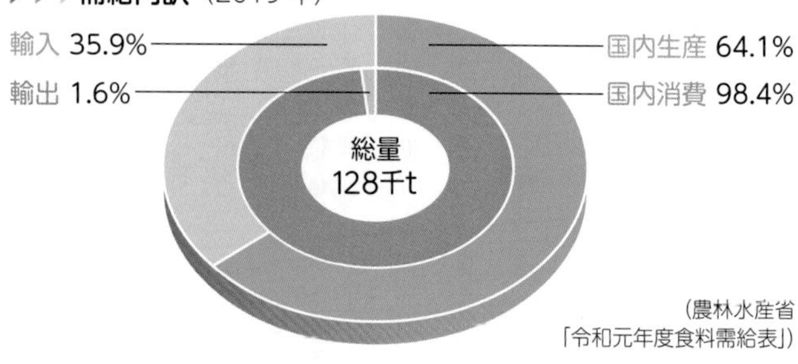

（農林水産省「令和元年度食料需給表」）

▶▶▶**漁獲量内訳**（2019年）

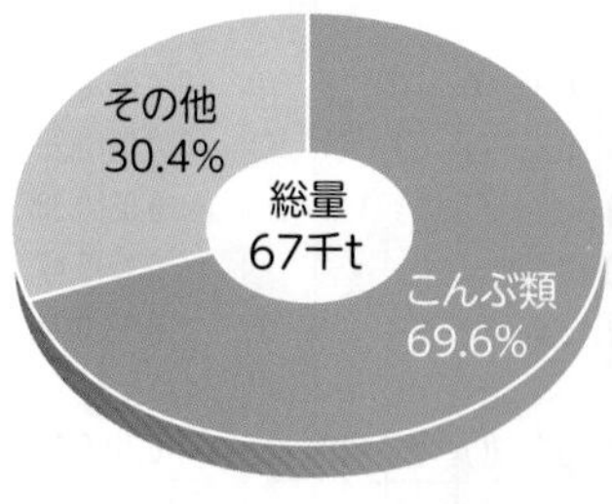

（農林水産省「令和元年海面漁業・養殖業生産統計」）

▶▶▶**国内消費内訳**（2019年）

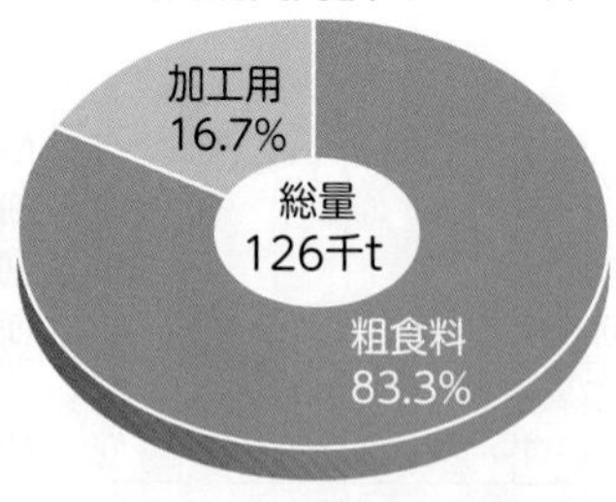

（農林水産省「令和元年度食料需給表」）

藻類に含まれる無機質(ミネラル)の割合(%)

▶▶▶わかめ(乾燥わかめ　素干し)

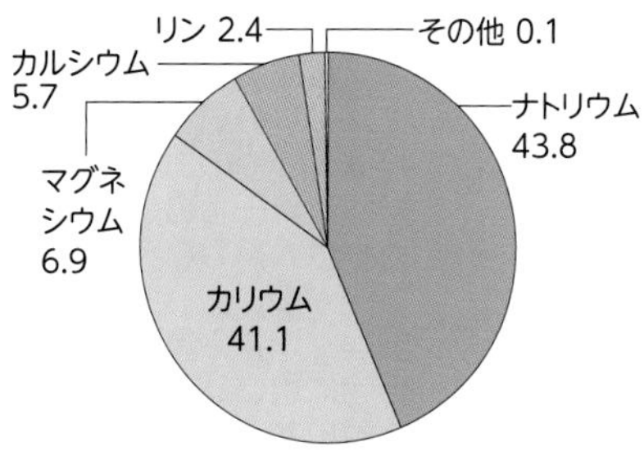

※ナトリウム，カリウムをはじめ，無機質をバランスよく含んでいる。

▶▶▶まこんぶ(素干し　乾)

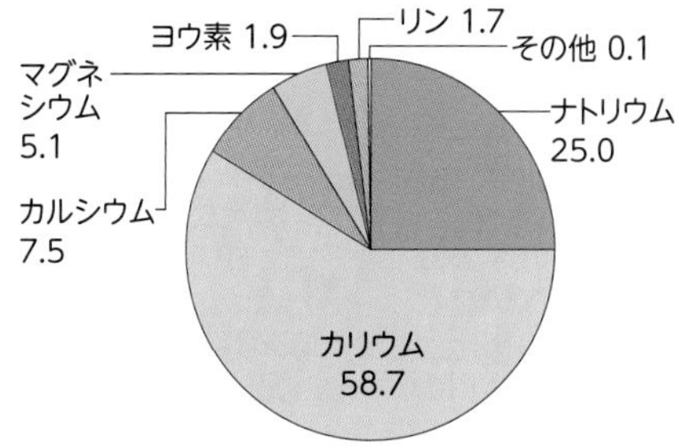

※カリウムはナトリウムを排出するはたらきがあり，むくみの解消にもなる。

▶▶▶ほしひじき(ステンレス釜　乾)

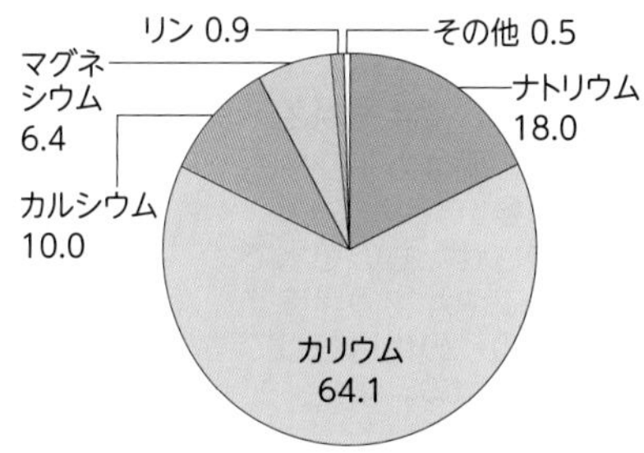

※海藻の中では，鉄を多く含み，カルシウムが豊富なので，骨粗鬆症予防にもなる。

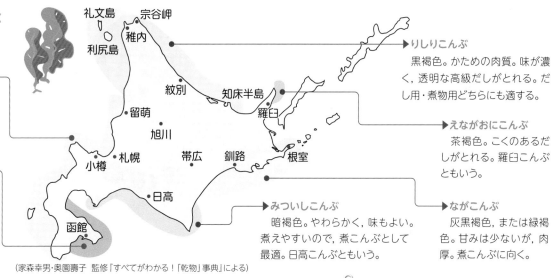

こんぶの主な生産地

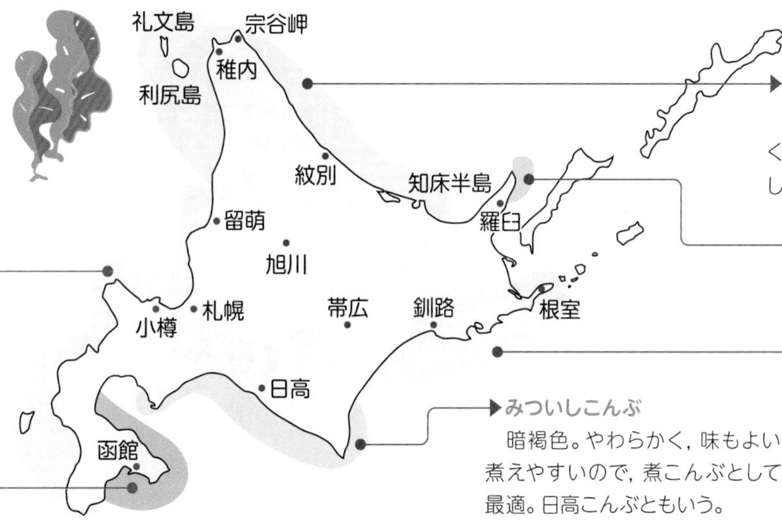

▶ほそめこんぶ
灰褐色。甘味が薄い。こんぶ類の中で最も小型。主に切りこんぶとして使われる。

▶まこんぶ
褐色。肉厚で幅広。上品な甘味とこくがある。
こんぶの中で最も味がよい。だし用・煮物用どちらにも適する。

▶りしりこんぶ
黒褐色。かための肉質。味が濃く，透明な高級だしがとれる。だし用・煮物用どちらにも適する。

▶えながおにこんぶ
茶褐色。こくのあるだしがとれる。羅臼こんぶともいう。

▶みついしこんぶ
暗褐色。やわらかく，味もよい。煮えやすいので，煮こんぶとして最適。日高こんぶともいう。

▶ながこんぶ
灰黒褐色，または緑褐色。甘みは少ないが，肉厚。煮こんぶに向く。

(家森幸男・奥園壽子　監修『すべてがわかる！「乾物」事典』による)

こんぶの旨味成分

人が旨味として感じる成分にはグルタミン酸，イノシン酸，グアニル酸があり，これらは互いに作用しあって旨味が増す相乗効果があることがわかっている。

アミノ酸系	グルタミン酸	こんぶなどに含まれる。
核酸系	イノシン酸	煮干し，かつお節などに含まれる。
	グアニル酸	干ししいたけなどに含まれる。

したがって，「こんぶとかつお節」，「こんぶと干ししいたけ」のように組み合わせただしは，よりおいしく感じる。

また，肉類にもイノシン酸が含まれており，特に豚肉はグルタミン酸と相性がよいので，こんぶと豚肉を合わせて調理しても旨味が増す。

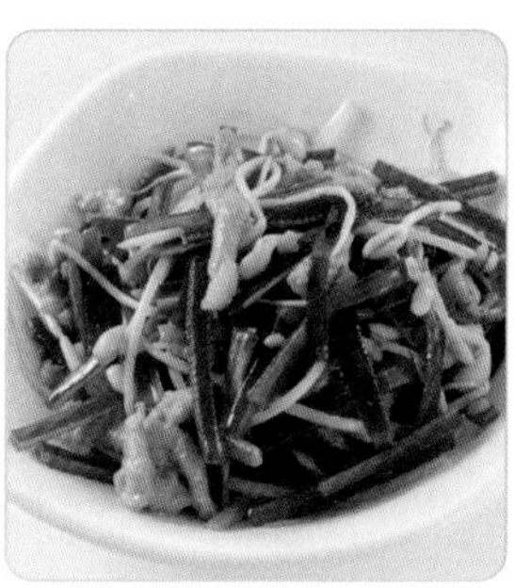

こんぶと豚肉の入った炒め物

藻類の選び方と保存方法

選び方

▶**わかめ**…生わかめは黒緑色でつやがあり，葉肉に厚みがあって，弾力のあるものがよい。
保蔵品には，そのまま干したもの，熱湯処理をしたもの，灰をまぶして干した灰干しわかめ，塩蔵わかめがある。いずれも水に浸したとき過度に溶けくずれないものが良品である。

▶**寒天**…角寒天は，白色または乳白色で光沢のあるものがよく，不純物のないものがよい。

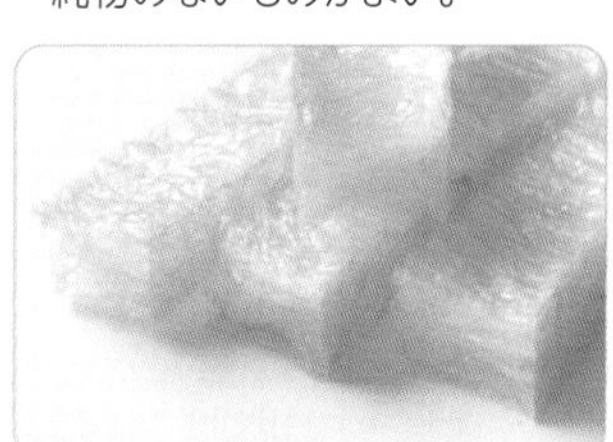

▶**こんぶ**…よく乾燥したもので特有の黒色をし，肉厚で，噛むと薄い塩味の中に，こくのある旨味とおだやかな甘味のするものが良品である。

▶**のり**…ほしのりは，香りがよく，色は濡れたような黒色で，つやがあり，厚みが薄く平均し，手ざわりもしなやかで，ざらつかないものがよい。火であぶったとき，わずかに緑色を呈した焼き色がつき，しかも色を長く保つものが良品である。

保存方法

乾物のこんぶやひじき，のりは，袋に入れて密封し，冷凍庫か冷蔵庫に保存する。低温・低湿度で保存すると，ビタミン類の損失がなく，風味・食感も長く保つことができる。

あおさ(石蓴)
Sea Lettuce

特徴　緑藻類アオサ科アオサ属の総称。香りはよいが，ややかたくて少し苦味がある。
栄養　素干し品はカルシウム，カリウムが多い。
調理　乾燥させたものを水で戻し，スープや汁物の具にする他，あおのりの代用としてふりかけに用いる。また，雑炊や酢の物にも用いる。

あおのり(青海苔)
Green laver

特徴　緑藻類アオサ科アオノリ属の総称。食用は主にスジアオノリ。特有の香りをもつ。
栄養　素干し品はカルシウム，鉄，カロテンが多い。
調理　乾燥させたものをふりかけにする他，せんべいなどの風味付けに用いる。市販品には，すき青のりやもみ青のり，かけ青のりがある。

あまのり(甘海苔)
Purple laver

特徴　紅藻類ウシケノリ科アマノリ属の総称。肉質が薄くてやわらかく，香りがよい。乾燥品は漆黒で青みを帯び，光沢がある。「アサクサノリ」ともいう。
栄養　鉄，カロテン，ビタミンB_2，Cが多い。
調理　握り飯，握り寿司や巻き寿司，せんべい，茶漬などに用いる他，そばなどの薬味にも用いる。

いわのり(岩海苔)
Iwa-nori

特徴　紅藻類ウシケノリ科アマノリ属のなかの数種の天然アマノリの総称。干しいわのりは，つやのある黒色で美味。
栄養　素干しのいわのりは鉄，カリウム，カロテン，ビタミンB_2が多い。
調理　汁物の具にする他，酢の物に用いる。生のりはつくだ煮にする。

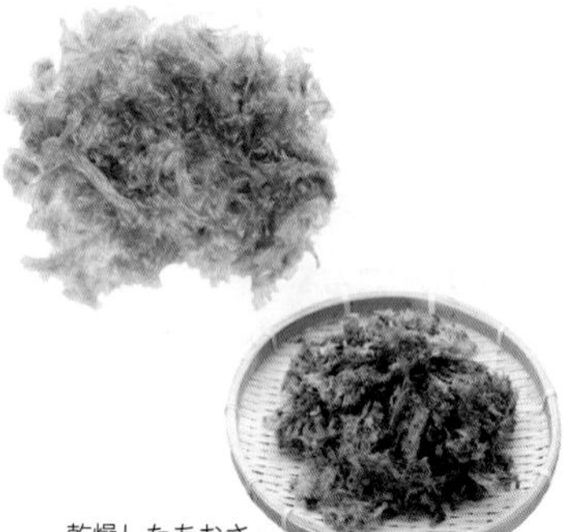
乾燥したあおさ

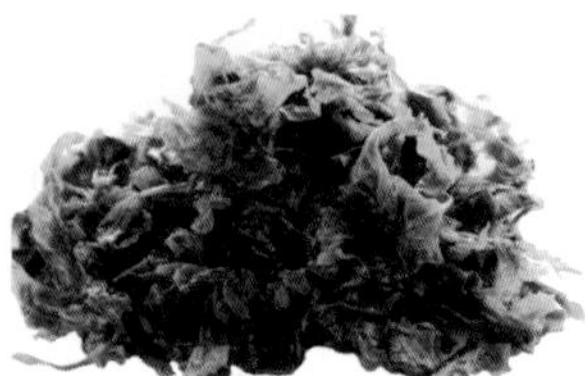

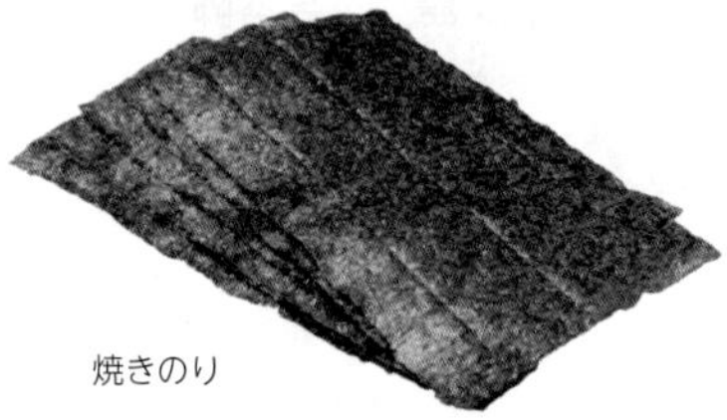
焼きのり

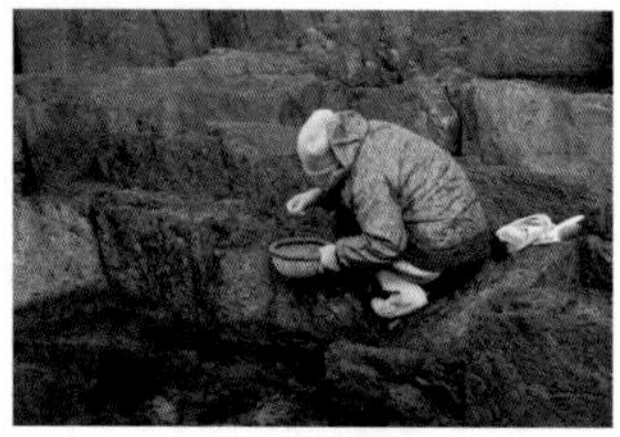
いわのりの収穫のようす

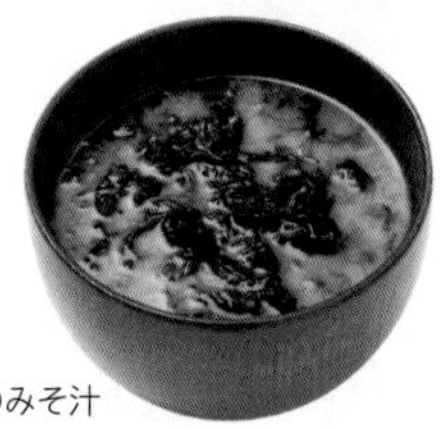
あおさのみそ汁

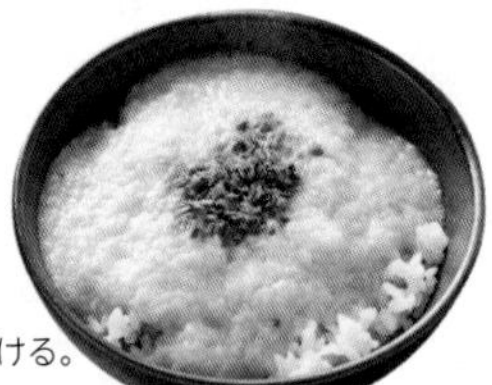
とろろご飯に
あおのりをかける。

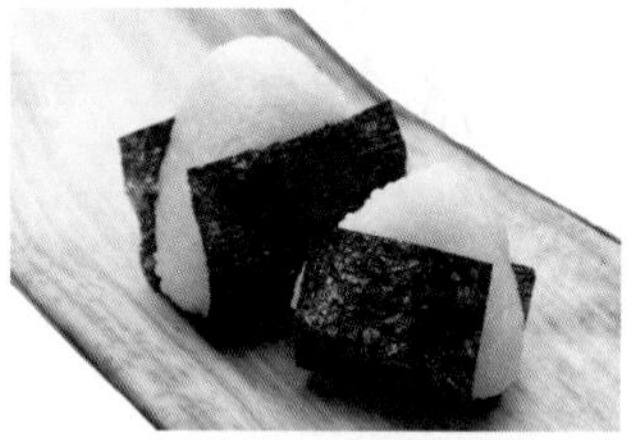

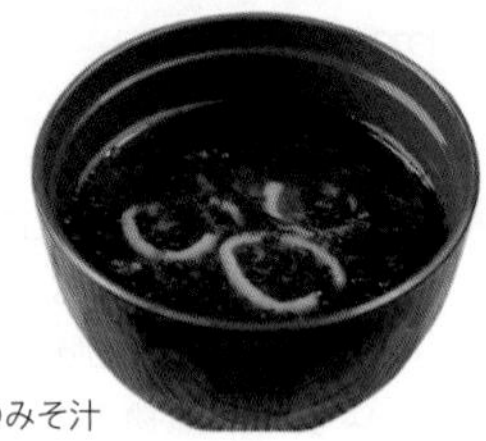
いわのりのみそ汁

可食部100g当たり		廃棄率	エネルギー		水分	たんぱく質		脂質			炭水化物						有機酸	灰分	無機質										
食品番号	食品名					アミノ酸組成によるたんぱく質	たんぱく質	脂肪酸のトリアシルグリセロール当量	コレステロール	脂質	利用可能炭水化物(単糖当量)	利用可能炭水化物(質量計)	利用可能炭水化物 差引き法による	食物繊維総量	糖アルコール	炭水化物			ナトリウム	カリウム	カルシウム	マグネシウム	リン	鉄	亜鉛	銅	マンガン	ヨウ素	セレン
		%	kJ	kcal	g	g	g	g	mg	g	g	g	g	g	g	g	g	g	mg	mg	mg	mg	mg	mg	mg	mg	mg	µg	µg
	あおさ																												
09001	素干し	0	840	**201**	16.9	**16.9**	22.1	**0.4**	1	0.6	-	-	**18.0***	29.1	-	41.7	-	18.7	3900	3200	**490**	3200	160	**5.3**	1.2	0.80	17.00	2200	8
	あおのり																												
09002	素干し	0	1035	**249**	6.5	**21.4**	29.4	**3.3**	Tr	5.2	0.2	0.2	**15.7***	35.2	0	41.0	-	17.8	3200	2500	**750**	1400	390	**77.0**	1.6	0.58	13.00	2700	7
	あまのり																												
09003	ほしのり	0	1154	**276**	8.4	**30.7**	39.4	**2.2**	21	3.7	0.5	0.4	**17.7***	31.2	0	38.7	-	9.8	610	3100	**140**	340	690	**11.0**	3.7	0.62	2.51	1400	7
09004	焼きのり	0	1240	**297**	2.3	**32.0**	41.4	**2.2**	22	3.7	1.9	1.7	**19.2***	36.0	Tr	44.3	-	8.3	530	2400	**280**	300	700	**11.0**	3.6	0.55	3.72	2100	9
09005	味付けのり	0	1271	**303**	3.4	**31.5**	40.0	**2.5**	21	3.5	14.3	13.5	**25.6***	25.2	0.1	41.8	0.4	11.3	1700	2700	**170**	290	710	**8.2**	3.7	0.59	2.35	-	-
	あらめ																												
09006	蒸し干し	0	757	**184**	16.7	**9.8**	12.4	**0.5**	0	0.7	-	-	**10.9***	48.0	-	56.2	-	14.0	2300	3200	**790**	530	250	**3.5**	1.1	0.17	0.23	-	-
	いわのり																												
09007	素干し	0	952	**220**	0.4	**26.8**	34.8	**0.6**	30	0.7	(0.5)	(0.4)	**10.8***	36.4	0	39.1	-	17.0	2100	4500	**86**	340	530	**48.0**	2.3	0.39	1.58	-	-
	うみぶどう																												
09012	生	0	24	**6**	97.0	-	0.5	**Tr**	0	0.1	-	-	**0.5***	0.8	-	1.2	-	1.2	330	39	**34**	51	10	**0.8**	Tr	0.01	0.08	80	0
	えごのり																												
09008	素干し	0	734	**179**	15.2	-	9.0	-	14	0.1	-	-	**8.9***	53.3	-	62.2	-	13.5	2400	2300	**210**	570	110	**6.8**	2.0	0.31	5.73	-	-
09009	おきうと	0	29	**7**	96.9	-	0.3	-	1	0.1	-	-	**0***	2.5	-	2.5	-	0.2	20	22	**19**	16	3	**0.6**	0.1	0.01	0.34	-	-
	おごのり																												
09010	塩蔵　塩抜き	0	108	**26**	89.0	-	1.3	-	11	0.1	-	-	**1.3***	7.5	-	8.8	-	0.8	130	1	**54**	110	14	**4.2**	0.2	0.03	1.63	-	-
	かわのり																												
09011	素干し	0	1028	**247**	13.7	**(29.7)**	38.1	**(1.0)**	1	1.6	(0.4)	(0.4)	**9.1***	41.7	0	41.7	-	4.9	85	500	**450**	250	730	**61.0**	5.5	0.60	2.07	-	-

うみぶどう
Green caviar

特徴　プチプチした食感がある緑藻類。沖縄県地方で昔から刺身の付け合わせなどに用いられており，養殖も行われる。正式名称は「くびれずた」といい，「グリーンキャビア」とも呼ばれる。
栄養　食物繊維，カリウム，カルシウムなどを含む。
調理　三杯酢やサラダ，めん類や丼のトッピングなどに用いる。

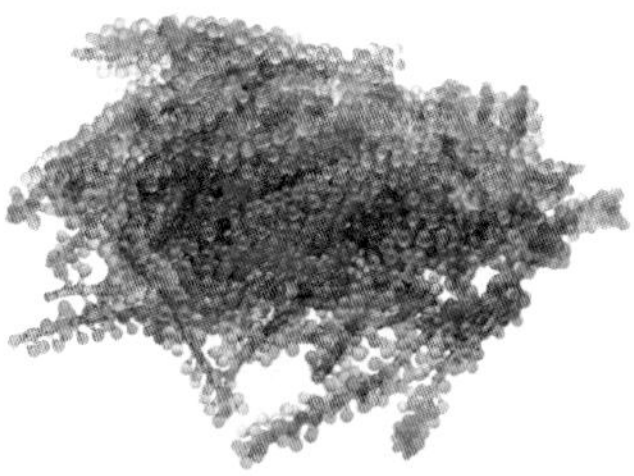

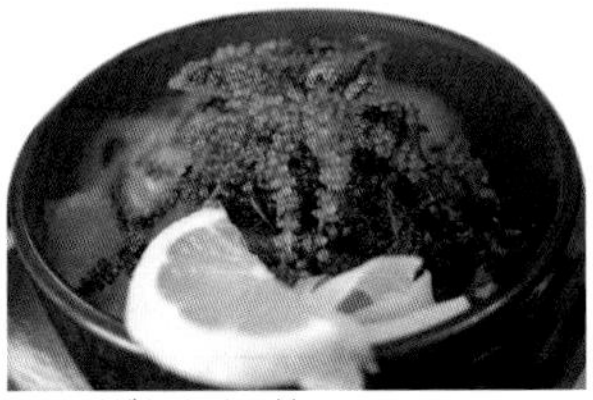

うみぶどうまぐろ丼

えごのり（恵胡海苔）
Ego-nori

特徴　紅藻類イギス科エゴノリ属の海藻。「えご」「うぎう」「おきてん」「えんご」などの別名がある。
栄養　素干しのものはナトリウム，カリウム，カルシウムが多い。
調理　乾燥品を煮溶かし，凝固させたもの（おきうと）を適当な大きさに切り，三杯酢，からし酢みそ，しょうゆや削り節をかけて食べる。また，寒天の材料にもなる。

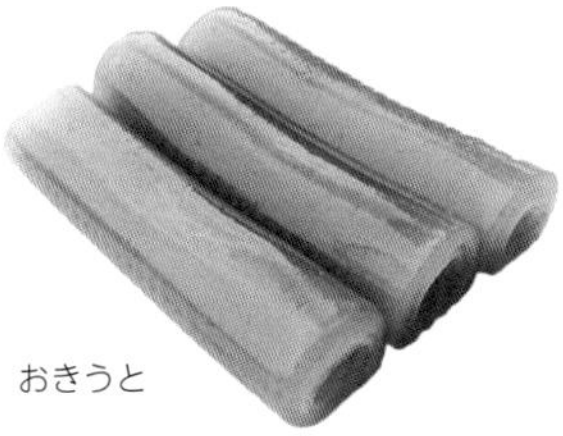

おきうと

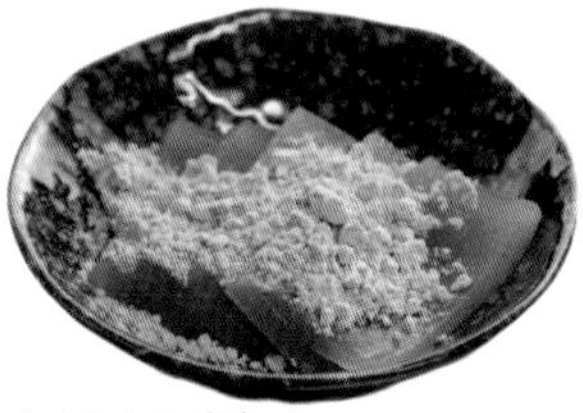

おきうとのデザート

おごのり（海髪）
Ogo-nori

特徴　紅藻類オゴノリ科の海藻。「おご」「うご」「なごや」などの別名がある。
栄養　カルシウム，鉄が多い。
調理　刺身のつまやサラダなどに用いる。塩蔵品は塩抜きをしてから用いる。乾燥させたものは寒天の原料となる。生は食中毒を起こすこともあるので，必ず石灰処理をして，鮮緑色にしてから食べる。

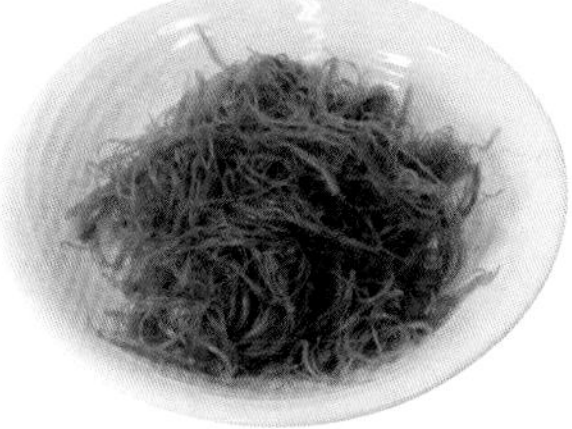

かわのり（川海苔）
Kawa-nori

特徴　淡水産の緑藻で，味がよい。水のきれいな河川の上流に生育し，生産量が少なくほとんど流通しない。「かわあおのり」「しばかわのり」「きくちのり」などの別名がある。
栄養　鉄，カルシウム，食物繊維が多い。
調理　乾燥させたものを軽くあぶり，汁物の具にする他，生で酢の物などに用いる。

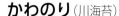

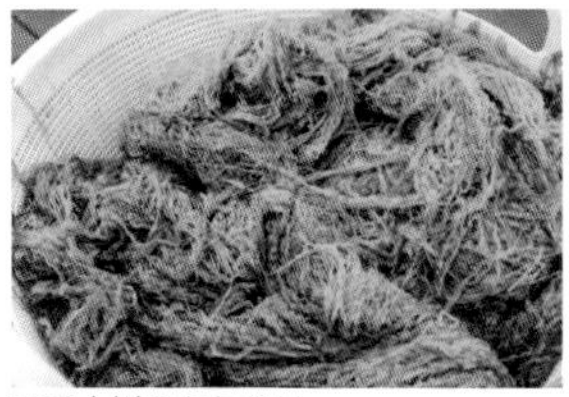

四万十川のかわのり

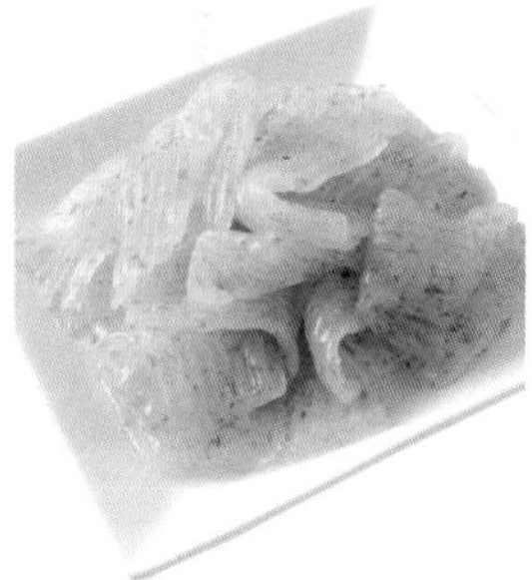

かわのり入り刺身こんにゃく

9 藻類

クロム	モリブデン	ビタミンA レチノール	A カロテン α	A カロテン β	A β-クリプトキサンチン	A β-カロテン当量	A レチノール活性当量	D	E トコフェロール α	E トコフェロール β	E トコフェロール γ	E トコフェロール δ	K	B₁	B₂	ナイアシン	ナイアシン当量	B₆	B₁₂	葉酸	パントテン酸	ビオチン	C	アルコール	食塩相当量	見当	備考
μg	μg	μg	μg	μg	μg	μg	μg	μg	mg	mg	mg	mg	μg	mg	mg	mg	mg	mg	μg	μg	mg	μg	mg	g	g		
160	23	(0)	300	2500	27	2700	**220**	(0)	1.1	0	0	0	5	**0.07**	**0.48**	10.0	16.0	0.09	37.2	180	0.44	31.0	**25**	-	**9.9**		
39	18	(0)	2200	20000	81	21000	**1700**	(0)	2.5	0	0	0	3	**0.92**	**1.66**	6.3	14.0	0.50	41.6	270	0.57	71.0	**62**	-	**8.1**		
5	93	(0)	8800	38000	1900	43000	**3600**	(0)	4.3	0	0	0	2600	**1.21**	**2.68**	12.0	20.0	0.61	39.6	1200	0.93	41.0	**160**	-	**1.5**	1枚=約2g	すき干ししたもの。別名：のり
6	220	(0)	4100	25000	980	27000	**2300**	(0)	4.6	0	0	0	390	**0.69**	**2.33**	12.0	20.0	0.59	56.7	1900	1.18	47.0	**210**	-	**1.3**		別名：のり
-	-	(0)	5600	29000	1200	32000	**2700**	(0)	3.7	0	0	0	650	**0.61**	**2.31**	12.0	20.0	0.51	67.9	1600	1.28	-	**200**	-	**4.3**		別名：のり
-	-	0	0	2700	33	2700	**220**	(0)	0.6	0	0	0	260	**0.10**	**0.26**	2.3	4.9	0.02	0.1	110	0.28	-	**(0)**	-	**5.8**		
-	-	(0)	3600	25000	1900	28000	**2300**	(0)	4.2	0	0	0	1700	**0.57**	**2.07**	5.4	(13.0)	0.38	69.4	1500	0.71	-	**3**	-	**5.3**		すき干ししたもの
Tr	Tr	(0)	98	74	-	120	**10**	(0)	0.2	0	0	0	35	**Tr**	**0.01**	Tr	(0.1)	0	0	4	0	0.1	**Tr**	-	**0.8**		別名：くびれずた（和名），くびれづた
-	-	(0)	2	7	0	8	**1**	(0)	0.4	0	0	0	230	**0.04**	**0.29**	0.7	2.2	0.03	6.2	44	0.38	-	**0**	-	**6.1**		
-	-	(0)	0	0	0	0	**(0)**	(0)	Tr	0	0	0	1	**0**	**0.01**	0	Tr	0	1.3	7	0	-	**0**	-	**0.1**		別名：おきゅうと
-	-	(0)	0	760	54	780	**65**	(0)	0.1	0	0	0	160	**0.02**	**0.18**	0.1	0.3	0	0	3	0	-	**0**	-	**0.3**		
-	-	(0)	2700	5600	92	6900	**580**	(0)	3.2	0	0	0	4	**0.38**	**2.10**	3.0	(11.0)	0.36	4.2	1200	1.20	-	**0**	-	**0.2**		すき干ししたもの

こんぶ類

Kombu

特徴 褐藻類コンブ科の海藻。マコンブ，リシリコンブ，オニコンブなど多くの種類がある。肉質が厚く，風味がよい。グルタミン酸ナトリウムなどの独特の旨味をもち，粘性が強い。生育する環境によって，品質や風味に差がある。主な産地は北海道。昔から，正月飾りなど慶事全般に用いられている。

栄養 カルシウム，リン，カリウムが豊富。カロテン，ビタミンB_2，ヨウ素，食物繊維を多く含む。

調理 煮物や昆布巻，つくだ煮に用いる他，おでん種やだしの材料になる。煮物に適したこんぶを「煮こんぶ」，だしを取るのに適したこんぶを「だしこんぶ」ともいう。

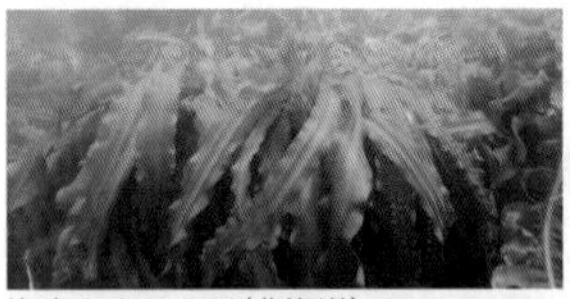

海中のまこんぶ（北海道）

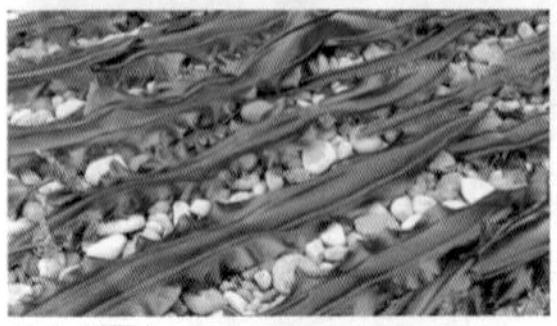

こんぶ干し

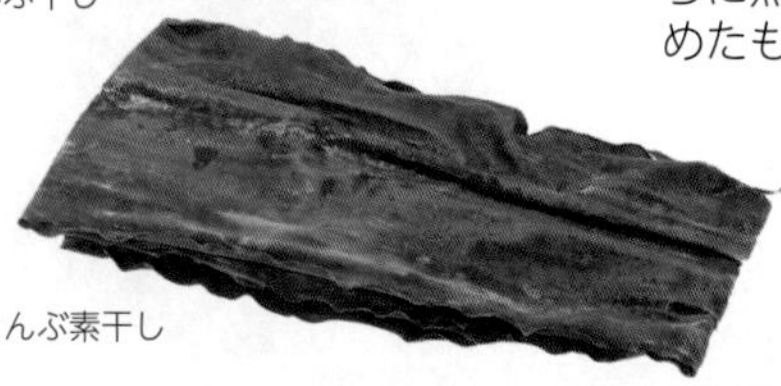

まこんぶ素干し

●削り昆布

主として「まこんぶ」を食酢でやわらかくしたものを削り取ったもの。

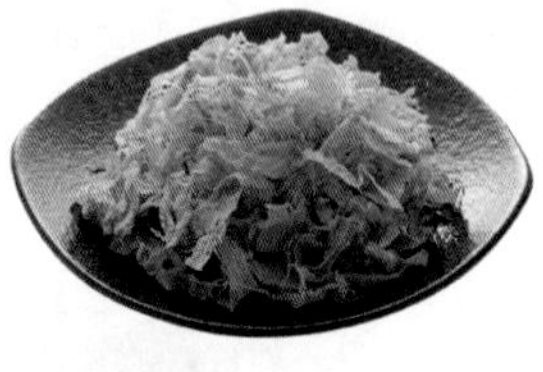

●塩昆布

四角または細く切ったこんぶをしょうゆや砂糖などの調味液で煮て乾燥させたもの。

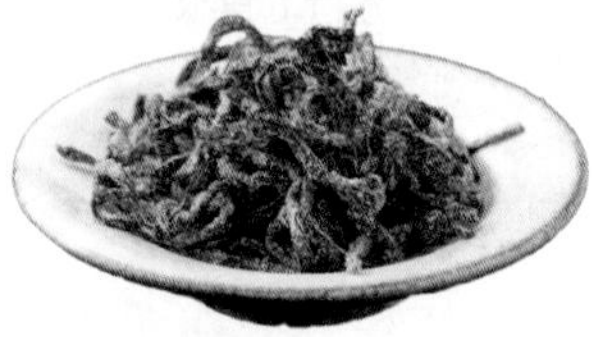

●つくだ煮

水につけてやわらかくしたこんぶを水煮し，調味液でさらに煮詰めたもの。

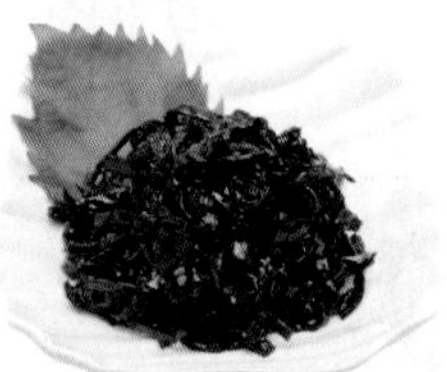

●昆布巻

さけやにしんなどの魚を昆布で巻き，やわらかく煮たもの。

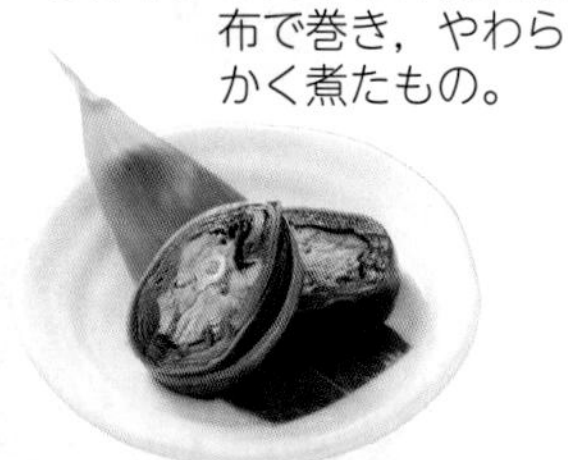

すいぜんじのり（水前寺苔）

Suizenji-nori

特徴 淡水産の藍藻類。直径3cmほどの不定形で寒天状のかたまり。色は暗緑色，黄褐色など様々。採取したものをこね，素焼きの瓦に塗り陰干しする。熊本市水前寺公園のものは天然記念物。

栄養 鉄分が多い。

調理 乾燥したものを水で戻し，三杯酢で食べる他，刺身のつまに用いたり，つくだ煮にしたりする。

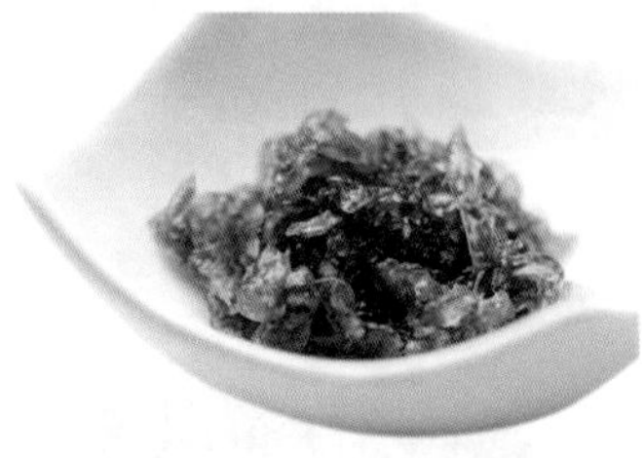

食品番号	食品名（可食部100g当たり）	廃棄率 %	エネルギー kJ	エネルギー kcal	水分 g	たんぱく質：アミノ酸組成によるたんぱく質 g	たんぱく質 g	脂質：脂肪酸のトリアシルグリセロール当量 g	コレステロール mg	脂質 g	炭水化物：利用可能炭水化物（単糖当量） g	利用可能炭水化物（質量計） g	差引き法による g	食物繊維総量 g	糖アルコール g	炭水化物 g	有機酸 g	灰分 g	無機質：ナトリウム mg	カリウム mg	カルシウム mg	マグネシウム mg	リン mg	鉄 mg	亜鉛 mg	銅 mg	マンガン mg	ヨウ素 µg	セレン µg
	（こんぶ類）																												
09013	えながおにこんぶ 素干し	0	940	224	10.4	(8.8)	11.0	0.7	Tr	1.0	-	-	33.3*	24.9	-	55.7	-	21.9	2400	7300	650	490	340	2.5	1.0	0.07	0.20	-	-
09014	がごめこんぶ 素干し	0	898	216	8.3	(6.3)	7.9	(0.4)	0	0.5	-	-	29.6*	34.2	-	62.1	-	21.2	3000	5700	750	660	320	3.3	0.8	0.03	0.22	-	-
09015	ながこんぶ 素干し	0	853	205	10.0	(6.7)	8.3	(1.1)	0	1.5	-	-	23.7*	36.8	-	58.5	-	21.7	3000	5200	430	700	320	3.0	0.9	0.19	0.41	210000	2
09016	ほそめこんぶ 素干し	0	945	227	11.3	(5.5)	6.9	(1.3)	0	1.7	-	-	31.8*	32.9	-	62.9	-	17.2	2400	4000	900	590	140	9.6	1.1	0.06	0.61	-	-
09017	まこんぶ 素干し 乾	0	703	170	9.5	5.1	5.8	1.0	0	1.3	0.1	0.1	9.7*	32.1	23.4	64.3	0.1	19.1	2600	6100	780	530	180	3.2	0.9	0.11	0.21	200000	2
09056	素干し 水煮	0	114	28	83.9	1.0	1.1	0.2	(0)	0.3	Tr*	Tr	0.3	8.7	2.8	11.6	0	3.1	370	890	200	120	24	0.7	0.3	0.03	0.05	19000	Tr
09018	みついしこんぶ 素干し	0	979	235	9.2	(6.2)	7.7	(1.5)	0	1.9	-	-	31.9*	34.8	-	64.7	-	16.5	3000	3200	560	670	230	5.1	1.3	0.07	0.21	-	-
09019	りしりこんぶ 素干し	0	878	211	13.2	(6.4)	8.0	(1.5)	0	2.0	-	-	27.2*	31.4	-	56.5	-	20.3	2700	5300	760	540	240	2.4	1.0	0.05	0.22	-	-
09020	刻み昆布	0	486	119	15.5	(4.3)	5.4	0.2	0	0.5	0.4*	0.4	0	39.1	12.4	50.2	-	28.4	4300	8200	940	720	300	8.6	1.1	0.07	0.34	230000	2
09021	削り昆布	0	738	177	24.4	(5.2)	6.5	0.6	0	0.9	-	-	23.6*	28.2	-	50.2	-	18.0	2100	4800	650	520	190	3.6	1.1	0.08	0.19	-	-
09022	塩昆布	0	813	193	24.1	-	16.9	-	0	0.4	-	-	23.9*	13.1	-	37.0	-	21.6	7100	1800	280	190	170	4.2	0.7	0.04	0.56	-	-
09023	つくだ煮	0	634	150	49.6	4.7	6.0	0.9	0	1.0	20.6	19.8	25.5*	6.8	2.1	33.3	1.0	9.5	2900	770	150	98	120	1.3	0.5	0.06	0.46	11000	3
	すいぜんじのり																												
09024	素干し 水戻し	0	42	10	96.1	-	1.5	-	Tr	Tr	-	-	0*	2.1	-	2.1	-	0.3	5	12	63	18	7	2.5	0.1	0.02	1.57	-	-
	てんぐさ																												
09025	素干し	0	800	194	15.2	-	16.1	-	51	1.0	-	-	6.5*	47.3	-	53.8	-	13.9	1900	3100	230	1100	180	6.0	3.0	0.24	0.63	-	-
09026	ところてん	0	8	2	99.1	(0.1)	0.2	-	Tr	0	-	-	0.1*	0.6	-	0.6	-	0.1	3	2	4	4	1	0.1	Tr	0.01	0.01	240	Tr
09027	角寒天	0	640	159	20.5	(1.0)	2.4	(0.1)	Tr	0.2	-	-	1.4*	74.1	-	74.1	-	2.8	130	52	660	100	34	4.5	1.5	0.02	3.19	-	-
09028	寒天	0	12	3	98.5	-	Tr	-	0	Tr	-	-	0*	1.5	-	1.5	-	Tr	2	1	10	2	1	0.2	Tr	Tr	0.04	21	0
09049	粉寒天	0	641	160	16.7	0.1	0.2	(0.2)	0	0.3	0.1*	0.1	2.9	79.0	0	81.7	-	1.2	170	30	120	39	39	7.3	0.3	0.04	1.01	81	0
	とさかのり																												
09029	赤とさか 塩蔵 塩抜き	0	80	19	92.1	-	1.5	-	9	0.1	-	-	1.1*	4.0	-	5.1	-	1.2	270	37	70	31	11	1.2	0.2	0.02	0.10	630	0
09030	青とさか 塩蔵 塩抜き	0	69	17	92.2	-	0.9	-	9	0.2	-	-	0.8*	4.1	-	4.9	-	1.8	320	40	160	220	12	0.8	0.6	0.02	1.47	-	-

てんぐさ(天草)

Tengusa

特徴　紅藻類テングサ科の海藻。乾燥させたてんぐさを煮溶かし，冷やし固めたものがところてん，ところてんを寒冷な屋外で凍結乾燥させたものが寒天。

栄養　素干しは鉄，亜鉛が多い。

調理　ところてんに加工して酢じょうゆや黒蜜で食べる他，寒天に加工してサラダなどの料理や菓子の材料に用いる。

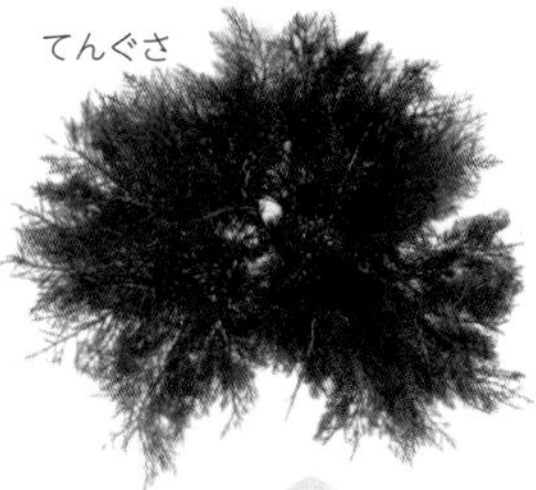
てんぐさ

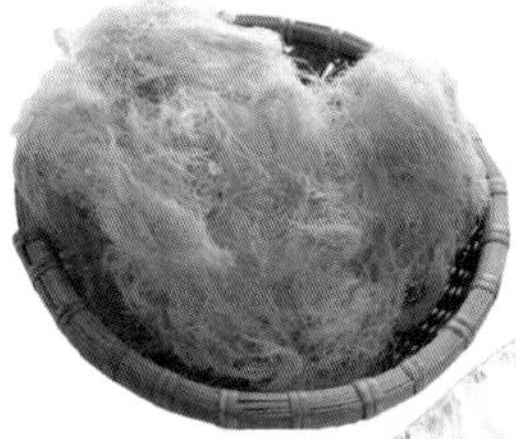
てんぐさ(乾燥)

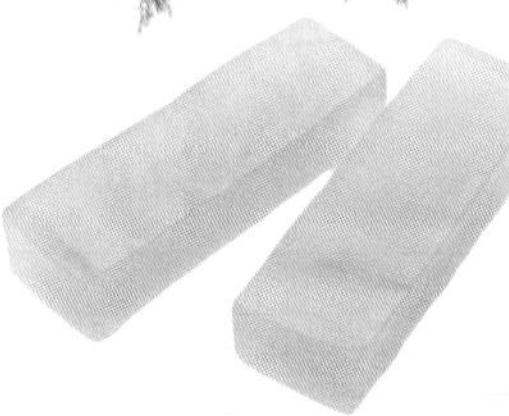
ところてんのブロック

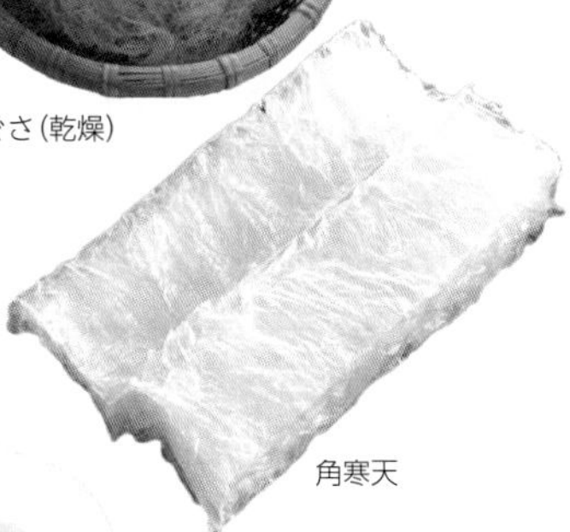
角寒天

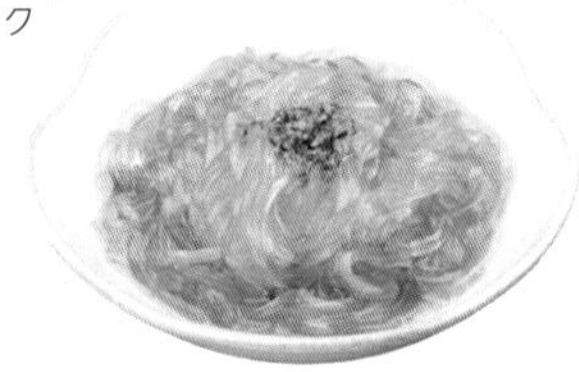
ところてん

とさかのり(鶏冠海苔)

Tosaka-nori

特徴　紅藻類ミリン科の海藻。肉質がやや厚く，かため。脱色処理により，赤，青，白のものがある。形状が「鶏のとさか」に似ていることが，この名前の由来。

栄養　食物繊維，カリウム，カルシウムなどを含む。

調理　酢の物やサラダに用いる他，刺身のつまにする。塩蔵品は塩抜きしてから用いる。

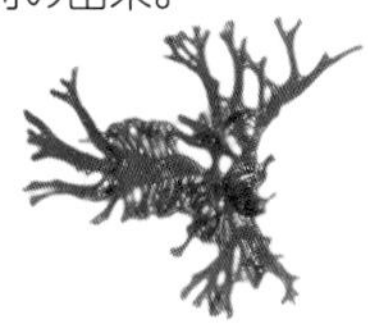

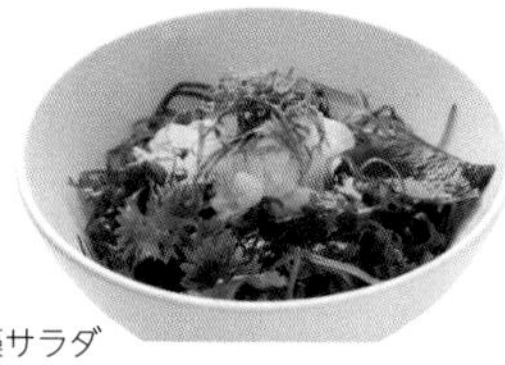
海藻サラダ

粉寒天とゼラチンの違いは何？

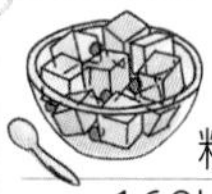

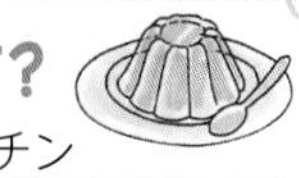

粉寒天		ゼラチン
160kcal/100g	エネルギー	347kcal/100g
海藻(てんぐさ・おごのり)	原料	動物の骨・皮・結合組織
炭水化物	主成分	たんぱく質(コラーゲン)
悪い(腸の蠕動運動を助ける)	消化・吸収	非常によい
28～35℃(常温で固まりやすい)	凝固温度	約13℃(冷蔵庫で冷やす)
10分以上浸水 (棒・糸状は30分)	下準備	10分程度浸水
かたくてもろい	〔ゼリー〕かたさ	やわらかくて粘着性がある
かたくて口中で溶けにくい	口ざわり	なめらかで口中で溶けやすい
にごりがある	透明度	透明
低い。濃度が低いほど放水する	保水性	高い。放水しない

クロム	モリブデン	ビタミン A レチノール	A カロテン α	A カロテン β	A β-クリプトキサンチン	A β-カロテン当量	A レチノール活性当量	D	E トコフェロール α	E β	E γ	E δ	K	B_1	B_2	ナイアシン	ナイアシン当量	B_6	B_{12}	葉酸	パントテン酸	ビオチン	C	アルコール	食塩相当量	見当	備考
µg	µg	µg	µg	µg	µg	µg	µg	µg	mg	mg	mg	mg	µg	mg	mg	mg	mg	mg	µg	µg	mg	µg	mg	g	g		▲…食物繊維：AOAC2011.25法
-	-	0	0	1400	31	1400	**120**	(0)	0.7	0	0	0	110	**0.10**	**0.25**	1.5	(3.6)	0.03	0.1	190	0.27	-	**3**	-	**6.1**		別名：らうすこんぶ，おにこんぶ(和名)
-	-	(0)	0	1200	29	1200	**98**	(0)	0.6	0	0	0	170	**0.21**	**0.32**	1.5	(3.0)	0.03	0	42	0.13	-	**0**	-	**7.6**		別名：がごめ(和名)
5	15	(0)	0	780	0	780	**65**	(0)	0.3	0	0	0	240	**0.19**	**0.41**	2.1	(3.7)	0.02	0.1	38	0.20	16.0	**20**	-	**7.6**		
-	-	(0)	0	1800	22	1800	**150**	(0)	1.5	0	0	0	96	**0.06**	**0.28**	1.6	(2.9)	0.03	0	310	0.24	-	**25**	-	**6.1**		
14	11	(0)	0	1600	43	1600	**130**	(0)	2.6	0	0	0	110	**0.26**	**0.31**	1.3	2.3	0.03	(0)	240	0.35	9.7	**29**	-	**6.6**	10cm角	▲
2	1	(0)	(0)	360	5	360	**30**	(0)	0.6	(0)	(0)	(0)	32	**0.03**	**0.03**	0.2	0.4	Tr	0	16	0.04	1.8	**1**	-	**0.9**	1枚=10g	▲
-	-	(0)	0	2700	89	2700	**230**	(0)	1.3	0	0	0	270	**0.40**	**0.60**	2.5	(4.0)	0.03	0	310	0.28	-	**10**	-	**7.6**		別名：日高こんぶ
-	-	(0)	0	850	0	850	**71**	(0)	1.0	0	0	0	110	**0.80**	**0.35**	2.0	(3.5)	0.02	0	170	0.24	-	**15**	-	**6.9**		
33	14	(0)	0	61	0	61	**5**	(0)	0.3	0	0	0	91	**0.15**	**0.33**	1.2	(2.2)	0.01	0	17	0.09	12.0	**0**	-	**10.9**		
-	-	(0)	0	760	19	760	**64**	(0)	0.8	0	0	0	150	**0.33**	**0.28**	1.0	(2.2)	0.02	0	32	0.14	-	**19**	-	**5.3**	大1=10g	別名：おぼろこんぶ，とろろこんぶ
-	-	(0)	0	390	0	390	**33**	(0)	0.4	Tr	0.1	0.1	74	**0.04**	**0.23**	0.8	3.6	0.07	0	19	0.33	-	**0**	-	**18.0**		
6	19	0	0	56	0	56	**5**	0	0.1	0	0.1	0	310	**0.05**	**0.05**	0.6	1.1	0.05	0	15	0.12	4.7	**Tr**	-	**7.4**	大1=15g	試料：ごま入り
-	-	(0)	0	100	18	110	**9**	(0)	0.1	0	0	0	320	**0.02**	**0.01**	Tr	0.3	0.01	0.4	2	0.07	-	**0**	-	**0**		
-	-	(0)	130	130	13	200	**17**	(0)	0.2	0	0	0	730	**0.08**	**0.83**	2.2	4.9	0.08	0.5	93	0.29	-	**Tr**	-	**4.8**		別名：まくさ(和名)
Tr	1	(0)	0	0	0	0	**(0)**	(0)	0	0	0	0	0	**0**	**0**	0	0	0	0	0	0	Tr	**Tr**	-	**0**	1本=約50g	別名：まくさ(和名)
-	-	(0)	-	-	-	(0)	**(0)**	(0)	0	0	0	0	0	**0.01**	**0**	0.1	(0.2)	Tr	0	0	0.46	-	**0**	-	**0.3**	1本=7～10g	別名：まくさ(和名)，棒寒天 細寒天(糸寒天)を含む
1	0	(0)	0	0	0	0	**(0)**	(0)	0	0	0	0	0	**Tr**	**0**	0	0	0	0	0	0	0	**0**	-	**0**		別名：まくさ(和名) 角寒天をゼリー状にしたもの。角寒天2.2g使用
39	5	(0)	0	0	0	0	**0**	(0)	0	0	0	0	Tr	**0**	**Tr**	0.1	0.1	0	0.2	1	0	0.1	**0**	-	**0.4**		別名：まくさ(和名) 試料：てんぐさ以外の粉寒天も含む
Tr	1	(0)	-	-	-	15	**1**	(0)	0	0	0	0	17	**0**	**0.04**	0	0.3	Tr	0.1	0	0.08	0.6	**0**	-	**0.7**		
-	-	(0)	130	200	35	280	**24**	(0)	0	0	0	0	26	**0**	**0.02**	0	0.2	Tr	0	7	0.05	-	**0**	-	**0.8**		石灰処理したもの

ひじき(鹿尾菜)
Hijiki

特徴　褐藻類ホンダワラ科の海藻。生のままでは渋味が強いため，水煮して日干しする。ほしひじきは小枝だけを集めた「芽ひじき」と，茎状の長い「長ひじき」がある。
栄養　ほしひじきはカルシウム，鉄，カリウムが豊富。
調理　水で戻してから油で炒め，甘辛く煮込む他，サラダに用いる。

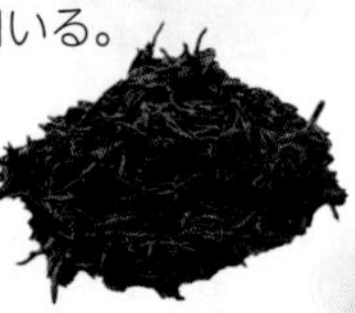

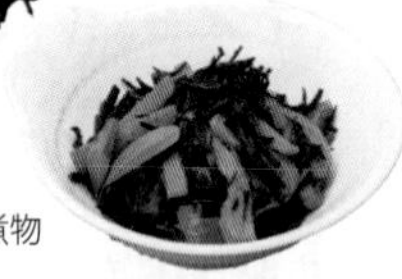

ひじきの煮物

ひとえぐさ(一重草)
Hitoegusa

特徴　緑藻類アオサ科の海藻。やわらかく，香りがよい。つくだ煮や青のりの主原料となる。「ぎんあお」「ひとえあおさ」「アーサ(沖縄県)」などともいう。
栄養　素干し品はカルシウム，ナトリウム，カロテン，ビタミンB_2が多い。
調理　すき干ししたものを粉末状にして青のりの原料とする他，調味液で煮詰めてのりのつくだ煮にする。

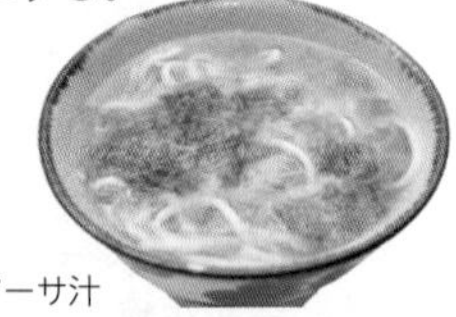

アーサ汁

まつも(松藻)
Matsumo

特徴　褐藻類マツモ科の海藻。もずくに似ているが，ぬめりは少なく食べやすい。形状が松葉に似ていることがこの名前の由来。
栄養　カルシウムやカロテンが多い。
調理　水で戻して汁物の具や酢の物に用いる他，のりのようにすいたものをあぶってしょうゆで食べる。のりの代用として茶漬にも利用する。

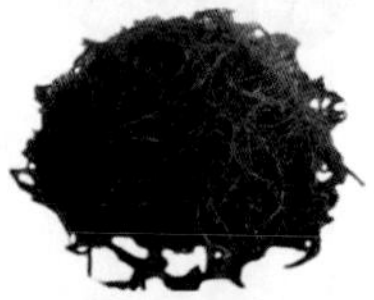

もずく類
Mozuku

特徴　褐藻類モズク科の海藻。肉質がやわらかく，粘りけが強い。舌ざわりがなめらか。他の海藻について成長することから「藻付く」と呼ばれた。「もぞこ」「もくず」「はなもずく」「すのり(奄美大島)」などともいう。主な産地は沖縄県。
栄養　食物繊維，カルシウムやマグネシウムなどを含む。
調理　酢の物に用いる他，汁物や雑炊の具，天ぷらなどに用いる。

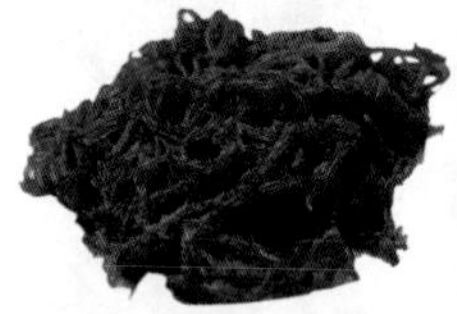

食品番号	食品名（可食部100g当たり）	廃棄率 %	エネルギー kJ	エネルギー kcal	水分 g	たんぱく質: アミノ酸組成によるたんぱく質 g	たんぱく質: たんぱく質 g	脂質: 脂肪酸のトリアシルグリセロール当量 g	脂質: コレステロール mg	脂質: 脂質 g	炭水化物: 利用可能炭水化物(単糖当量) g	炭水化物: 利用可能炭水化物(質量計) g	炭水化物: 利用可能炭水化物 差引き法による g	炭水化物: 食物繊維総量 g	炭水化物: 糖アルコール g	炭水化物: 炭水化物 g	有機酸 g	灰分 g	無機質: ナトリウム mg	無機質: カリウム mg	無機質: カルシウム mg	無機質: マグネシウム mg	無機質: リン mg	無機質: 鉄 mg	無機質: 亜鉛 mg	無機質: 銅 mg	無機質: マンガン mg	無機質: ヨウ素 µg	無機質: セレン µg
	ひじき																												
09050	ほしひじき　ステンレス釜　乾	0	739	**180**	6.5	**7.4**	9.2	**1.7**	Tr	3.2	0.4	0.4	**6.8***	51.8	3.1	58.4	-	22.7	1800	6400	**1000**	640	93	**6.2**	1.0	0.14	0.82	45000	7
09051	ゆで	0	45	**11**	94.5	**0.5**	0.7	**(0.2)**	0	0.3	**0***	0	0.3	3.7	0	3.4	-	0.8	52	160	**96**	37	2	**0.3**	0.1	0.01	0.06	960	Tr
09052	油いため	0	208	**51**	89.0	**0.6**	0.8	**(4.4)**	0	4.7	**0***	0	0.4	4.5	Tr	4.1	-	1.0	64	200	**110**	44	3	**0.3**	0.1	0.01	0.08	1300	0
09053	鉄釜　乾	0	759	**186**	6.5	-	9.2	-	Tr	3.2	-	-	**4.2***	51.8	-	56.0	-	25.2	1800	6400	**1000**	640	93	**58.0**	1.0	0.14	0.82	45000	7
09054	ゆで	0	53	**13**	94.5	-	0.7	-	0	0.3	-	-	**0***	3.7	-	3.4	-	0.8	52	160	**96**	37	2	**2.7**	0.1	0.01	0.06	960	Tr
09055	油いため	0	221	**54**	89.0	-	0.8	-	0	4.7	-	-	**0***	4.5	-	4.1	-	1.0	64	200	**110**	44	3	**2.9**	0.1	0.01	0.08	1300	0
	ひとえぐさ																												
09032	素干し	0	709	**172**	16.0	-	16.6	-	Tr	1.0	-	-	**2.1***	44.2	-	46.3	-	20.1	4500	810	**920**	880	280	**3.4**	0.6	0.86	1.32	-	-
09033	つくだ煮	0	626	**148**	56.5	**11.2**	14.4	**0.5**	1	1.3	**23.8***	22.9	20.7	4.1	0	21.1	0.3	6.7	2300	160	**28**	94	63	**3.6**	0.9	0.15	-	-	-
	ふのり																												
09034	素干し	0	858	**207**	14.7	**(10.7)**	13.8	**(0.6)**	24	1.0	-	-	**18.2***	43.1	-	57.8	-	12.7	2700	600	**330**	730	130	**4.8**	1.8	0.38	0.65	-	-
	まつも																												
09035	素干し	0	1054	**252**	12.6	**(23.5)**	27.9	**(2.9)**	1	4.9	-	-	**18.6***	28.5	-	40.8	-	13.8	1300	3800	**920**	700	530	**11.0**	5.2	0.26	1.25	-	-
	むかでのり																												
09036	塩蔵　塩抜き	0	47	**12**	93.7	-	0.6	**0.1**	2	0.1	-	-	**Tr***	4.2	-	4.2	-	1.4	220	6	**85**	120	9	**0.8**	0.1	0.01	0.41	-	-
	(もずく類)																												
09037	おきなわもずく　塩蔵　塩抜き	0	27	**7**	96.7	**0.2**	0.3	**0.1**	Tr	0.2	0	0	**0.1***	2.0	0	2.0	-	0.8	240	7	**22**	21	2	**0.2**	Tr	0.01	0.01	140	1
09038	もずく　塩蔵　塩抜き	0	18	**4**	97.7	**0.2**	0.2	**(0.1)**	0	0.1	-	-	**0.1***	1.4	-	1.4	-	0.6	90	2	**22**	12	2	**0.7**	0.3	0.01	0.03	-	-
	わかめ																												
09039	原藻　生	35	100	**24**	89.0	**(1.4)**	1.9	**(0.1)**	0	0.2	-	-	**2.6***	3.6	-	5.6	-	3.3	610	730	**100**	110	36	**0.7**	0.3	0.02	0.05	1600	1
09040	乾燥わかめ　素干し	0	716	**172**	11.3	**(11.2)**	14.4	**(1.1)**	0	2.6	-	-	**(14.4)***	29.8	-	39.6	-	32.2	6400	6000	**830**	1000	350	**5.8**	1.0	0.06	0.38	10000	6
09041	水戻し	0	81	**20**	91.7	**(1.3)**	1.6	**(0.1)**	0	0.3	-	-	**(1.2)***	4.3	-	4.9	-	1.4	260	440	**100**	96	35	**0.4**	0.1	0.04	0.05	1300	1
09060	水煮	0	43	**10**	95.3	**(0.8)**	1.0	**(0.1)**	-	0.3	-	-	**(0.1)***	2.9	-	2.6	-	0.8	150	240	**69**	66	21	**0.2**	0.1	0.05	0.03	730	Tr
09042	板わかめ	0	835	**200**	7.2	**(13.0)**	16.7	**(0.5)**	1	1.2	-	-	**20.0***	31.7	-	47.4	-	27.5	3900	7400	**960**	620	330	**6.4**	5.2	0.13	1.59	-	-
09043	灰干し　水戻し	0	39	**9**	96.0	**(0.9)**	1.1	**(Tr)**	1	0.1	-	-	**0.3***	2.2	-	2.2	-	0.6	48	60	**140**	55	16	**0.7**	0.3	0.08	-	-	-
09044	カットわかめ　乾	0	770	**186**	9.2	**14.0**	17.9	**1.7**	0	4.0	0	0	**9.1***	39.2	0	42.1	-	26.8	9300	430	**870**	460	300	**6.5**	2.8	0.13	0.46	10000	9
09058	水煮（沸騰水で短時間加熱したもの）	0	69	**17**	93.6	**(1.0)**	1.3	**(0.4)**	-	0.8	-	-	**0.8***	3.2	-	3.8	-	1.0	310	15	**76**	37	22	**0.6**	0.3	0.01	0.04	720	1
09059	水煮の汁	0	1	**0**	99.8	-	-	-	-	-	-	-	**0.1***	0	-	0.1	-	0.1	68	3	**1**	1	Tr	**0**	0	0	0	36	0
09045	湯通し塩蔵わかめ　塩抜き　生	0	68	**16**	93.3	**1.3**	1.5	**0.2**	0	0.3	0	0	**0.9***	2.9	0	3.4	0	1.4	530	10	**50**	16	30	**0.5**	0.2	0.04	0.03	810	Tr
09057	ゆで	0	29	**7**	97.5	**0.5**	0.6	**0.1**	(0)	0.1	0	0	**0.5***	1.1	0	1.4	0	0.3	130	2	**19**	5	10	**0.3**	0.1	0.02	0.01	200	0
09046	くきわかめ　湯通し塩蔵　塩抜き	0	74	**18**	84.9	**(0.8)**	1.1	**(0.1)**	0	0.3	-	-	**0.9***	5.1	-	5.5	-	8.2	3100	88	**86**	70	34	**0.4**	0.1	0.02	0.04	-	-
09047	めかぶわかめ　生	0	59	**14**	94.2	**0.7**	0.9	**0.5**	0	0.6	**0***	0	0.1	3.4	0.2	3.4	-	0.9	170	88	**77**	61	26	**0.3**	0.2	0.02	0.03	390	Tr

わかめ(若布)

Wakame

特徴　褐藻類コンブ科の海藻。波の荒いところのものは身が締まっていて味がよい。新ものはやわらかい。主な産地は岩手県，宮城県，徳島県など。
栄養　乾燥品はカルシウム，ナトリウム，カリウムが多い。
調理　酢の物やサラダに用いる他，汁物の具にする。

●くきわかめ
乾燥品に加工するときに除かれた中肋を集めたもの。つくだ煮や漬物に利用される。

●めかぶわかめ
わかめの茎基部両縁にできる「めかぶ」(成実葉)を切り離したもの。ぬめりが強く，歯ごたえがある。酢の物やめかぶとろろにする。

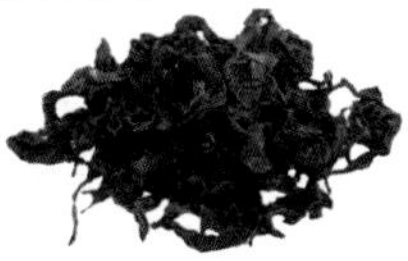
乾燥わかめ

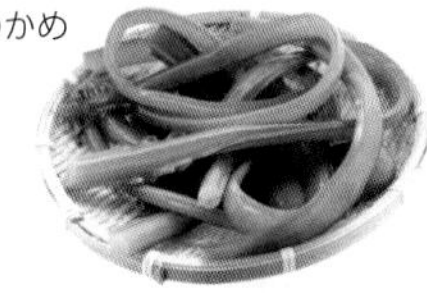
くきわかめ

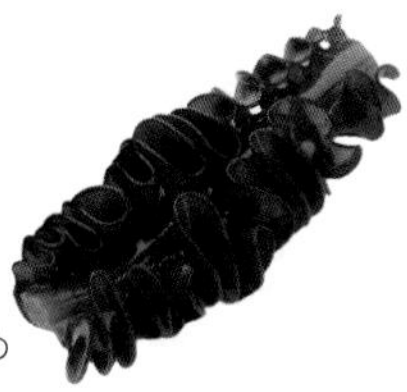
めかぶわかめ

わかめ製品いろいろ

乾燥わかめ	素干しわかめ	収穫したわかめをそのまま，あるいは水洗い後，乾燥。水で戻して利用する。
	灰干しわかめ(鳴門わかめ)	収穫したわかめに草木灰をまぶし天日乾燥後，灰を洗い落とし，再乾燥。水で戻して利用する。保存性に優れている。
	板わかめ	収穫したわかめを水洗い後，すのこなどに1枚ずつ並べて天日乾燥。火であぶり，手でもんで食べる。
	湯抜きわかめ	生わかめを湯通しして冷水にとり，乾燥。
	カットわかめ	湯通し塩蔵わかめを水洗い後，塩抜きして一口大に切り，熱風で乾燥。湯につけると数分で戻り利用できる。
塩蔵わかめ	塩蔵わかめ	生わかめを塩で漬け込み脱水させ，再び塩をまぶす。乾燥わかめよりやわらかい。水で塩抜きしてから利用する。
	湯通し塩蔵わかめ	生わかめを海水，あるいは塩水でゆでてから冷まし，脱水して塩漬にする。

クロム	モリブデン	ビタミンA レチノール	カロテン α	カロテン β	β-クリプトキサンチン	β-カロテン当量	レチノール活性当量	D	E トコフェロール α	β	γ	δ	K	B1	B2	ナイアシン	ナイアシン当量	B6	B12	葉酸	パントテン酸	ビオチン	C	アルコール	食塩相当量	見当	備考
μg	μg	μg	μg	μg	μg	μg	μg	μg	mg	mg	mg	mg	μg	mg	mg	mg	mg	mg	μg	μg	mg	μg	mg	g	g		▲…食物繊維：AOAC2011.25法
26	17	(0)	2	4400	18	4400	**360**	(0)	5.0	0	0.4	0	580	**0.09**	**0.42**	1.8	4.4	0	0	93	0.30	17.0	**0**	-	**4.7**	小1=5g 1C=60g	ステンレス釜で煮熟後乾燥したもの
1	1	(0)	0	330	1	330	**28**	(0)	0.4	0	Tr	0	40	**Tr**	**0**	0	0.2	0	0	1	0	0.7	**0**	-	**0.1**		09050ほしひじきステンレス釜乾を水もどし後，ゆで
2	1	(0)	0	390	2	390	**33**	(0)	1.3	0	1.8	Tr	43	**0.01**	**Tr**	0	0.2	0	0	2	0	0.9	**0**	-	**0.2**		09050ほしひじきステンレス釜乾を水もどし後，油いため 植物油(なたね油)
26	17	(0)	2	4400	18	4400	**360**	(0)	5.0	0	0.4	0	580	**0.09**	**0.42**	1.8	3.4	0	0	93	0.30	17.0	**0**	-	**4.7**		鉄釜で煮熟後乾燥したもの
1	1	(0)	0	330	1	330	**28**	(0)	0.4	0	Tr	0	40	**Tr**	**0**	0	0.1	0	0	1	0	0.7	**0**	-	**0.1**		09053ほしひじき鉄釜乾を水もどし後，ゆで
2	1	(0)	0	390	2	390	**33**	(0)	1.3	0	1.8	Tr	43	**0.01**	**Tr**	0	0.1	0	0	2	0	0.9	**0**	-	**0.2**		09053ほしひじき鉄釜乾を水もどし後，油いため 植物油(なたね油)
-	-	(0)	140	8500	0	8600	**710**	(0)	2.5	0	0	0	14	**0.30**	**0.92**	2.4	5.2	0.03	0.3	280	0.88	-	**38**	-	**11.4**		すき干ししたもの
-	-	(0)	33	260	0	270	**23**	(0)	0.1	0	0	0	12	**0.06**	**0.26**	0.4	1.3	0.03	0	23	0.19	-	**0**	-	**5.8**	大1=20g	別名：のりのつくだ煮
-	-	(0)	38	670	34	700	**59**	(0)	0.7	0	0	0	430	**0.16**	**0.61**	1.7	(4.6)	0.13	0	68	0.94	-	**1**	-	**6.9**		別名：のげのり
-	-	(0)	0	30000	110	30000	**2500**	(0)	13.0	0.2	0.2	3.1	1100	**0.48**	**1.61**	5.0	(14.0)	0.06	0	720	1.24	-	**5**	-	**3.3**		すき干ししたもの
-	-	(0)	13	23	-	30	**2**	(0)	0	0	0	0	16	**0**	**Tr**	16.0	16.0	0	0	0	0	-	**0**	-	**0.6**		石灰処理したもの
0	0	(0)	0	220	4	220	**18**	(0)	0.1	0	0	0	18	**Tr**	**0.09**	0	0.1	0	0	2	0	0.4	**0**	-	**0.6**	1人分=	
-	-	(0)	0	180	0	180	**15**	(0)	0.1	0	0	0	14	**Tr**	**0.01**	Tr	0.1	Tr	0.1	2	0	-	**0**	-	**0.2**	50g	
1	3	(0)	0	930	26	940	**79**	(0)	0.1	0	0	0	140	**0.07**	**0.18**	0.9	(1.5)	0.03	0.3	29	0.19	4.2	**15**	-	**1.5**		基部を除いたもの 廃棄部位：茎，中肋及びめかぶ
5	20	(0)	Tr	4400	64	4400	**370**	(0)	1.2	0	0	0	890	**0.36**	**1.01**	9.1	(13.4)	0.11	0.2	320	0.47	23.3	**19**	-	**16.2**		▲
Tr	2	(0)	0	880	5	880	**74**	(0)	0.2	0	0	0	110	**0.05**	**0.07**	0.4	(0.8)	0.01	Tr	33	0.02	2.9	**2**	-	**0.7**		▲
-	1	-	-	590	3	590	**49**	-	0.1	-	-	-	73	**0.02**	**0.03**	0.2	(0.5)	0.01	0.1	9	0.02	1.8	**Tr**	-	**0.4**		沸騰水で短時間加熱したもの。▲
-	-	(0)	0	8400	97	8500	**710**	(0)	2.6	0	0	0	1800	**0.62**	**1.50**	9.5	(14.0)	0.23	0.2	510	0.48	-	**20**	-	**9.9**		
-	-	0	0	37	0	37	**3**	(0)	0	0	0	0	70	**0**	**0.03**	0	(0.3)	0	0.2	1	0.05	-	**0**	-	**0.1**		
19	10	0	0	2200	0	2200	**190**	0	0.5	0	0	0	1600	**0.07**	**0.08**	0.3	5.6	0.01	2.0	18	0.06	25.0	**0**	-	**23.5**		▲
1	0	-	-	180	-	180	**15**	-	Tr	-	-	-	-	**Tr**	**0**	0	(0.4)	0	0.1	1	0	2.6	**0**	-	**0.8**		▲
0	0	-	-	0	-	-	**-**	-	0	-	-	-	-	**Tr**	**0**	0	0	0	0	0	0	0	**0**	-	**0.2**		▲
1	Tr	(0)	0	210	0	210	**17**	(0)	0.1	0	0	0	110	**0.01**	**0.01**	0	0.5	Tr	0	6	0.07	1.9	**0**	-	**1.4**		別名：生わかめ▲
1	0	(0)	(0)	63	(0)	63	**5**	(0)	Tr	(0)	(0)	(0)	50	**0.01**	**0**	0	0.2	0	(0)	0	0	0.6	**(0)**	-	**0.3**		▲
-	-	(0)	0	56	0	56	**5**	(0)	0	0	0	0	33	**0.02**	**0.02**	0.1	(0.9)	Tr	0	2	0.07	-	**0**	-	**7.9**		
1	2	(0)	0	240	2	240	**20**	(0)	0.1	0	0	0	40	**0.02**	**0.03**	0.2	0.4	0.01	0	36	0.05	2.2	**2**	-	**0.4**		試料：冷凍品。別名：めかぶ

10
Fishes and Shellfishes
魚介類

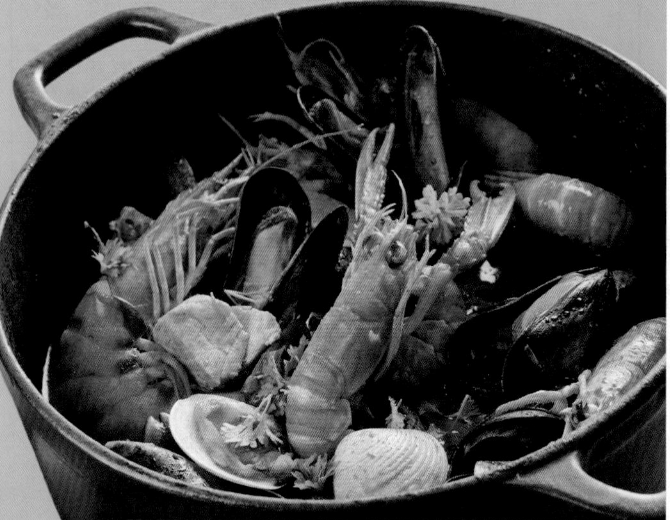

魚介類とは

水産動物の総称で，魚類や貝類の他，ほやなどの原索動物，うにやなまこなどの棘皮動物，たこやいかなどの軟体動物，くらげなどの腔腸動物などを含む。

魚類は，白身の魚（たい，ひらめ，かれい，きすなど）と赤身の魚（いわし，かつお，さば，さんま，まぐろなど）に大別できる。

貝類は，特有の旨味成分（コハク酸やグリシンなどのアミノ酸）を含んでいる。魚食文化の国，日本では，各種の魚介類の調理法が発達し，加工品にも優れたものが多い。

魚介類の栄養成分

魚介類には平均して 20%程度のたんぱく質が含まれており，海に囲まれた日本における重要なたんぱく質源である。魚介類のアミノ酸組成は獣肉に近く，良質なものである。

穀類に不足しているリシン（必須アミノ酸の一つ）を多く含み，不飽和脂肪酸も豊富である。特に青魚には，不飽和脂肪酸の一種であるIPA（イコサペンタエン酸［別名EPA：エイコサペンタエン酸］）や DHA（ドコサヘキサエン酸）が豊富に含まれている。

貝類にはカルシウム，鉄などの無機質と，ビタミンA，B群の他，良質のたんぱく質が豊富に含まれている。

魚介類の種類

魚類

● 赤身の魚

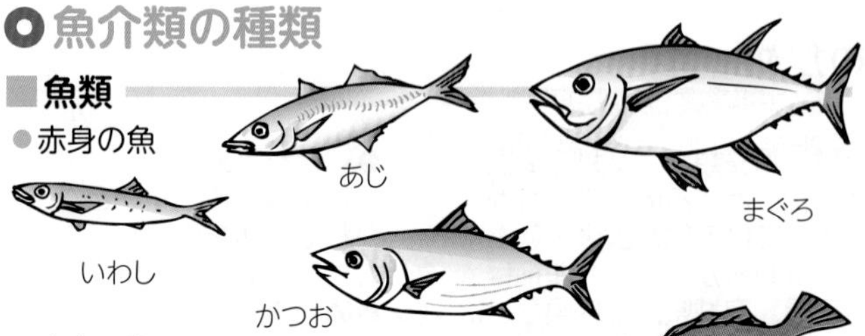

● 白身の魚

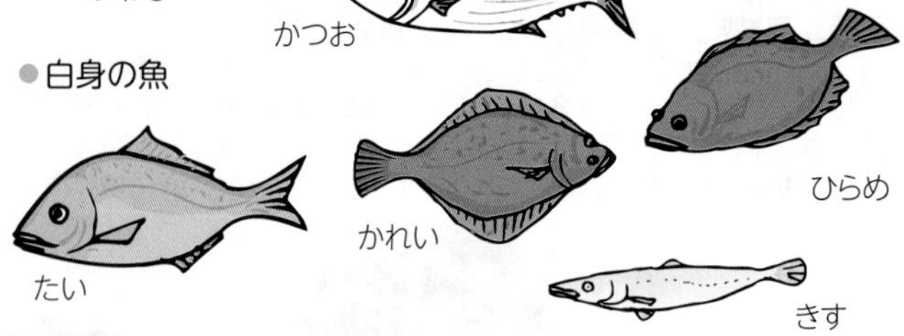

貝類

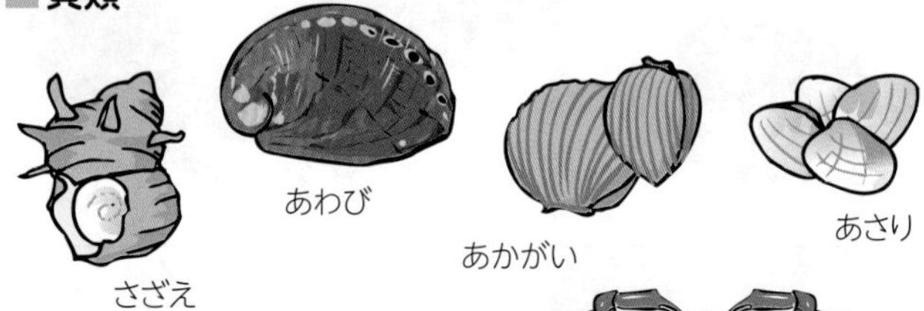

その他の魚介類

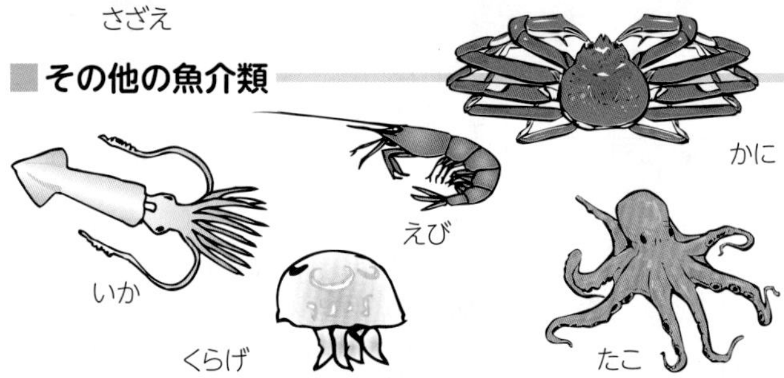

白身の魚と赤身の魚の断面の違い

白身の魚

白身の魚は脂肪が筋肉中に少なく，肝臓に多いため，身が締まっている。たい，いさき，かれいなど。

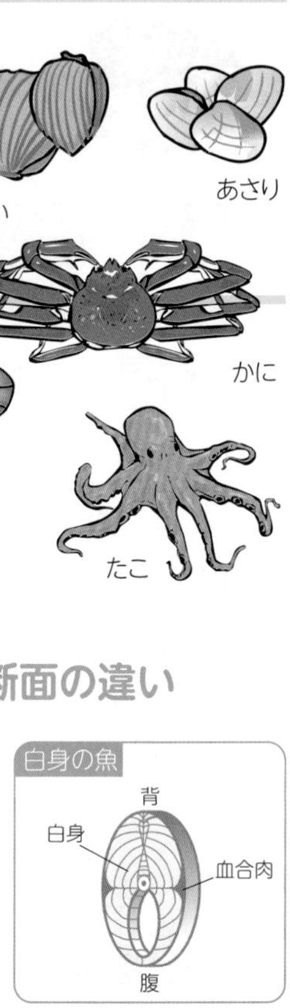

赤身の魚

赤身の魚は皮が青く，血合肉が多く，脂肪は筋肉中に多く含まれている。血合肉は魚肉の背肉と腹肉の境にある赤黒い色をしている部分。血液が多く生臭みがあるが，ビタミンや無機質を豊富に含む。遠距離を活発に泳ぐ魚（まぐろ，かつおなど）に発達。

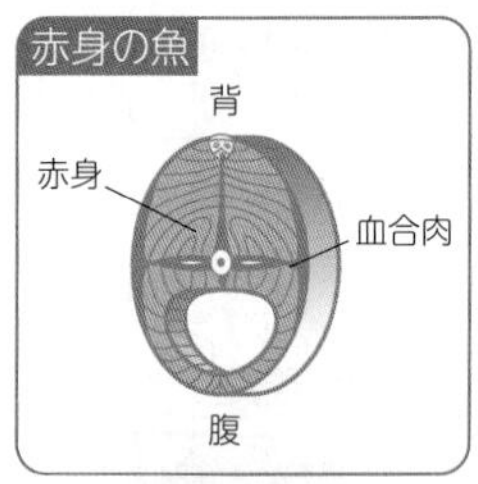

赤身の魚のうち，小形で背が青い魚を青魚ともいう。あじ，いわし，さば，にしん，ぶりなどが青魚の仲間。

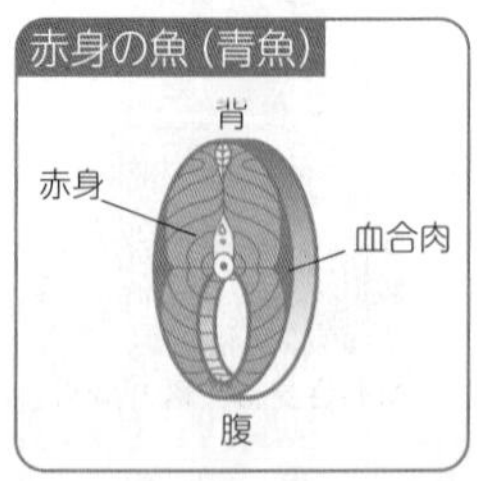

魚介類に含まれる成分

栄養素	特徴・はたらき	多く含む魚介類
DHA	青魚の脂肪に含まれる不飽和脂肪酸。	まぐろ，ぶり，さば，さんまなど脂肪分の多い魚。
IPA(EPA)	青魚の脂肪に含まれる不飽和脂肪酸。血液の流れをよくする。	いわし，さばなど背の青い魚やまぐろ，ぶり，イクラなど。
タウリン	アミノ酸の一種。貧血・動脈硬化の予防，肝機能の強化。	いか，たこ，ほたてがいなど。
コンドロイチン	軟骨などに含まれるねばねばした物質。	さめ，ふかひれなど。

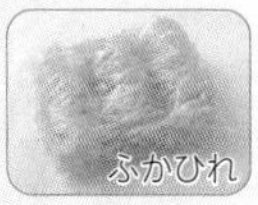
ふかひれ

魚介類の加工法とその食品

乾燥品…煮干し，干し魚，するめ
塩蔵品…塩辛，塩ざけ，たらこ
ふし類…かつお節，なまり節
くん製品…スモークサーモン
練り製品…竹輪，かまぼこ，はんぺん
漬　物…かす漬，みそ漬
缶　詰…水煮，味付，油漬

ほっけの干物
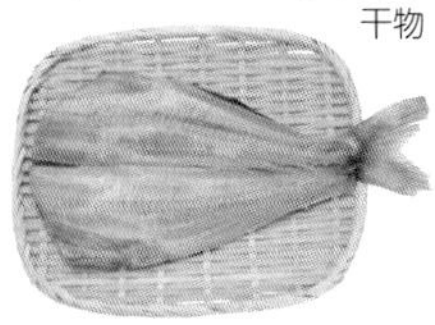

さけのみそ漬（西京漬）
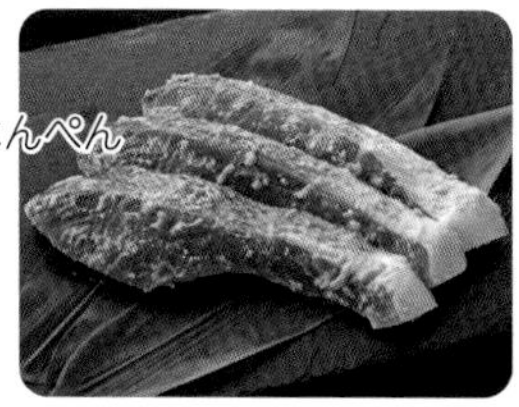

各国の1人1日当たりの魚介類消費量（2019年）

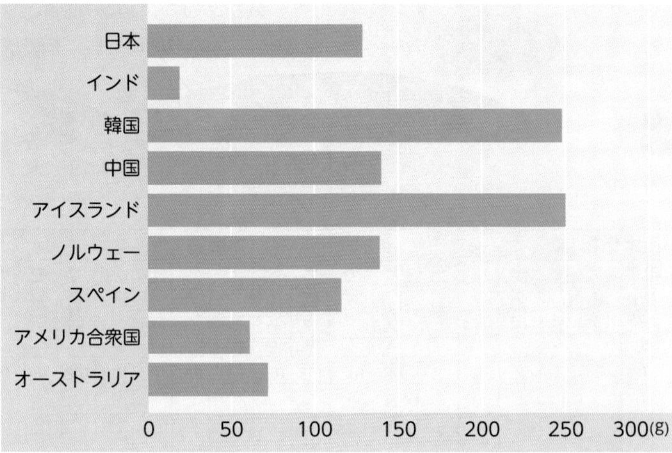

（『日本国勢図会』2022/23）

魚介類の年齢別の購入量

（1世帯当たり年間，2021年）

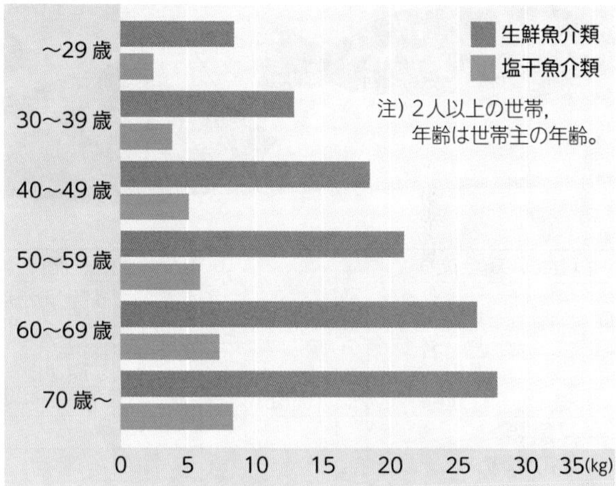

（総務省統計局「家計調査年報」2021年年報）

魚介類の選び方

▶一尾魚

目が透明でみずみずしい。

全体にみずみずしい光沢がある。うろこのある魚はうろこがしっかりついているもの。

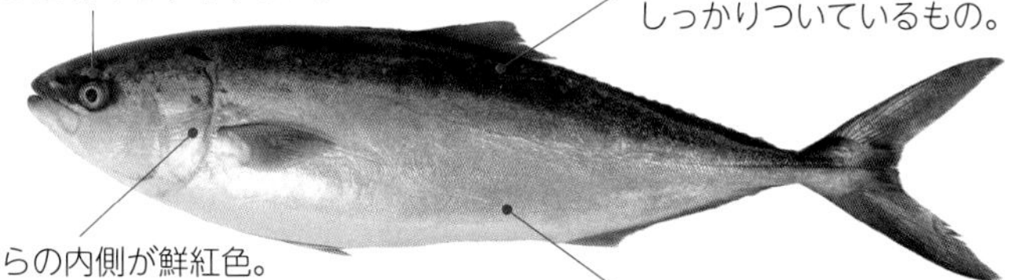

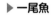

えらの内側が鮮紅色。灰色をおびたものは鮮度が落ちている。

腹部が締まり，弾力があって，変色や傷がない。

▶切り身

透明感があるもの。

身と血合，身と皮の境目がはっきりしているもの。

赤身魚の場合は，赤身がきれいで，切り口が油っぽくないもの。

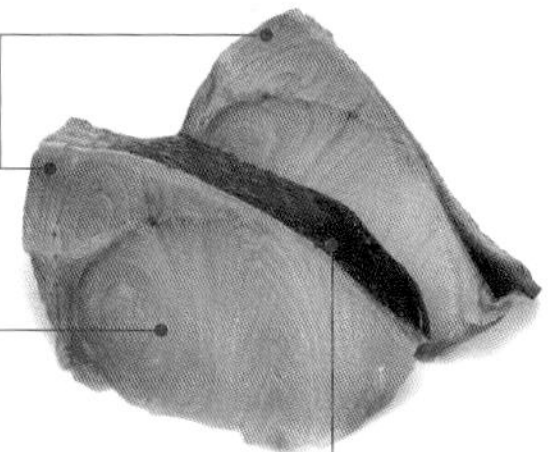

弾力があり，皮がしっかりしているもの。

▶貝類

死んだ貝は口が開くので，閉じたものを選ぶ。新鮮なものは貝をたたき合わせると，澄んだ音がする。

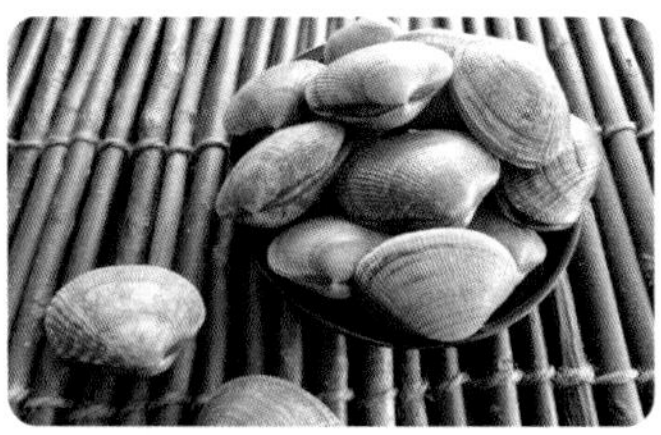

※むき身は，肉が厚く，つやがあるもの。

▶えび

頭がしっかりついており，背腸（背わた）がくっきり見えるもの。

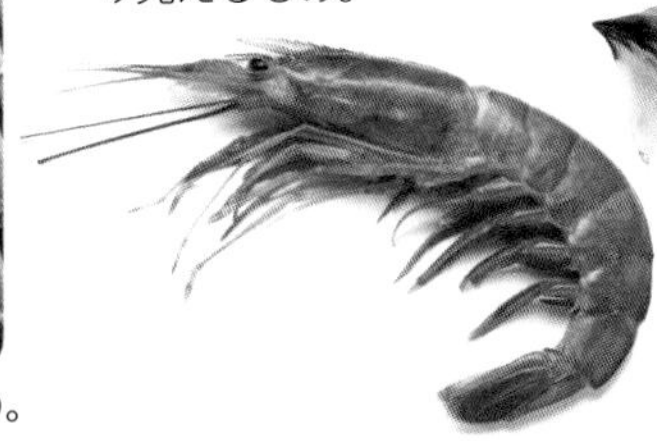

▶いか

黒褐色で透明感がある。腹が丸く，内臓がかたく丸みを帯びている。

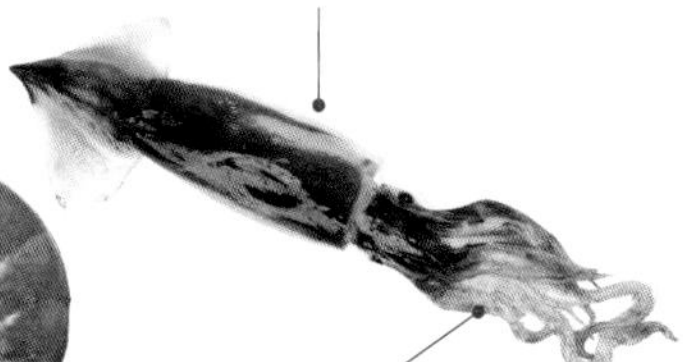

吸盤にふれると吸いつくような感じがするもの。

▶たこ

ゆでたものは表面にねばりが出ていないもの。

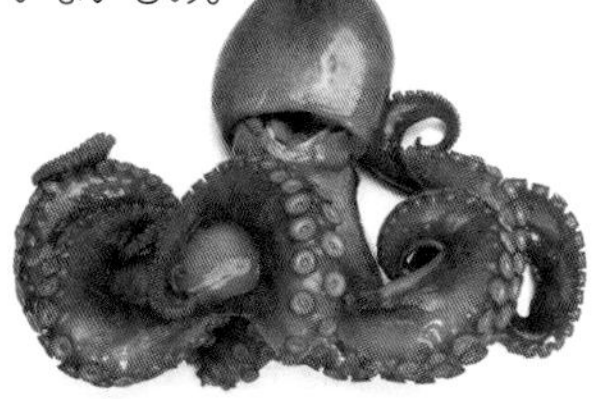

※生のものは，灰褐色でソバカス状の斑点があるもの。弾力があって，吸盤にふれると吸いつくもの。

あいなめ(鮎並)

Fat greenling

特徴　海岸付近の岩礁に分布。白身で，肉質がやわらかい。あっさりした味だが，適度に脂がのっている。

「あぶらめ(関西)」「ねう(東北)」「あぶらこ(北海道)」とも呼ばれる。

栄養　脂質が比較的多く，ビタミンB_1，B_2が豊富。

調理　刺身や照焼き，煮魚やちり鍋，から揚げ，揚げ煮などに向く。

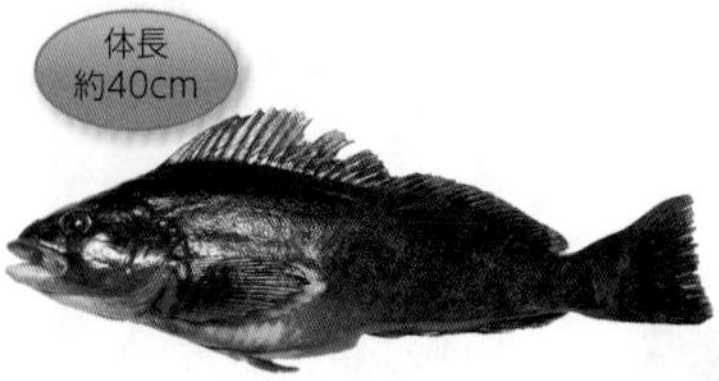

体長
約40cm

あこうだい(阿侯鯛)

Matsubara's red rockfish

特徴　本州中部の深海に分布。メヌケ類フサカサゴ科に属し，タイ科の「まだい」などと異なる。体色は鮮紅色。白身で，肉質がやわらかい。

「あかうお(富山)」「あごう(秋田)」「めぬけ(東北)」とも呼ばれる。

栄養　白身にしては脂質が多く，レチノールやビタミンEが豊富。

調理　刺身，かす漬焼き，煮魚の他，ムニエルに向く。

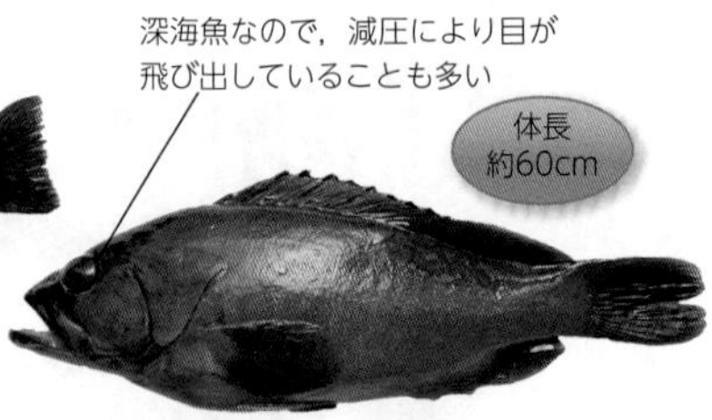

深海魚なので，減圧により目が
飛び出していることも多い
体長
約60cm

あじ類

特徴　日本近海で50種以上生息。よく出回っているまあじの他，めあじ，むろあじ，しまあじなどがある。

体側に沿って，かたいとげのあるうろこ(ぜいご)がある。味にくせがない。

栄養　カルシウム，カリウムが比較的多く，血中コレステロール値を下げるタウリンが豊富。DHAやIPAを含む。

調理　刺身，たたき，塩焼き，煮魚の他，天ぷら，フライ，ムニエルに向く。小型のあじは，丸ごとから揚げし，南蛮漬にする。

●開き干し

特徴　あじの腹を開いて，内臓を出し，食塩水に漬けてから干したもの。こうすることで脂の甘味が出る。

栄養　塩分やコレステロールが多い。

調理　グリルやフライパンなどで焼く。

●くさや

むろあじを開いて，くさや汁に漬けたもの。特有のにおいがあり，伊豆諸島の特産品として有名。焼くと強烈な臭気があるが，旨味が強い。

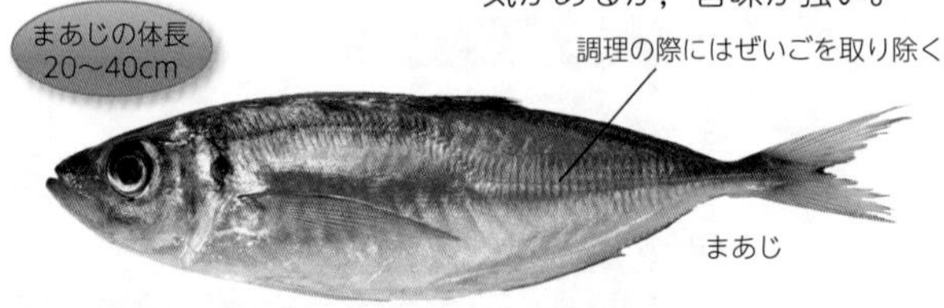

まあじの体長
20～40cm
調理の際にはぜいごを取り除く
まあじ

食品番号	食品名（可食部100g当たり）	廃棄率	エネルギー		水分	たんぱく質		脂質			炭水化物						有機酸	灰分	無機質										
						アミノ酸組成によるたんぱく質	たんぱく質	脂肪酸のトリアシルグリセロール当量	コレステロール	脂質	利用可能炭水化物(単糖当量)	利用可能炭水化物(質量計)	差引き法による利用可能炭水化物	食物繊維総量	糖アルコール	炭水化物			ナトリウム	カリウム	カルシウム	マグネシウム	リン	鉄	亜鉛	銅	マンガン	ヨウ素	セレン
		%	kJ	kcal	g	g	g	g	mg	g	g	g	g	g	g	g	g	g	mg	mg	mg	mg	mg	mg	mg	mg	mg	µg	µg
	<魚類>																												
	あいなめ																												
10001	生	50	443	105	76.0	(15.8)	19.1	2.9	76	3.4	(0.1)	(0.1)	3.8*	(0)	-	0.1	-	1.4	150	370	55	39	220	0.4	0.5	0.06	-	-	-
	あこうだい																												
10002	生	0	362	86	79.8	14.6	16.8	1.8	56	2.3	(0.1)	(0.1)	2.8*	(0)	-	0.1	-	1.0	75	310	15	24	170	0.3	0.4	0.02	Tr	-	-
	(あじ類)																												
10003	まあじ　皮つき，生	55	471	112	75.1	16.8	19.7	3.5	68	4.5	(0.1)	(0.1)	3.3*	(0)	-	0.1	-	1.3	130	360	66	34	230	0.6	1.1	0.07	0.01	20	46
10389	皮なし，生	0	454	108	75.6	16.5	19.7	3.0	56	4.1	(0.2)	(0.2)	3.7*	(0)	-	0.2	-	1.2	110	360	12	31	220	0.9	0.6	0.09	0.01	20	42
10004	皮つき，水煮	40	574	136	70.3	(19.1)	22.4	4.6	81	5.9	(0.1)	(0.1)	4.6*	(0)	-	0.1	-	1.3	130	350	80	36	250	0.7	1.3	0.07	0.01	14	64
10005	焼き	35	661	157	65.3	(22.0)	25.9	5.1	94	6.4	(0.1)	(0.1)	5.8*	(0)	-	0.1	-	1.8	180	470	100	44	320	0.8	1.5	0.08	0.01	27	78
10390	フライ	0	1126	270	52.3	16.6	20.1	17.0	80	18.2	8.5	7.8	12.7*	-	-	7.9	-	1.4	160	330	100	35	250	0.8	1.2	0.08	0.11	-	-
10006	開き干し，生	35	628	150	68.4	(17.2)	20.2	6.7	73	8.8	(0.1)	(0.1)	5.3*	(0)	-	0.1	-	2.5	670	310	36	27	220	0.8	0.7	0.09	0.01	24	50
10007	焼き	30	813	194	60.0	(20.9)	24.6	9.2	96	12.3	(0.1)	(0.1)	6.9*	(0)	-	0.1	-	3.0	770	350	57	38	270	0.9	0.9	0.10	0.01	-	-
10391	小型，骨付き，生	10	479	114	73.4	15.1	17.8	3.7	130	5.0	(0.1)	(0.1)	5.0*	(0)	-	0.1	-	2.9	120	330	780	43	570	1.1	1.2	0.07	0.05	41	52
10392	から揚げ	0	1119	268	50.3	19.5	24.0	16.8	140	18.6	4.4	4.0	9.8*	-	-	3.5	-	3.6	140	420	900	54	700	0.9	1.5	0.09	0.08	30	53
10393	まるあじ　生	50	559	133	71.2	18.1	22.1	4.6	66	5.6	(0.2)	(0.1)	4.8*	(0)	-	0.2	-	1.3	59	410	53	33	260	1.2	1.3	0.09	0.01	-	-
10394	焼き	25	734	175	62.4	23.7	28.7	6.2	88	7.7	(0.2)	(0.1)	6.0*	(0)	-	0.2	-	1.7	93	540	94	41	330	1.5	1.5	0.09	0.02	-	-
10008	にしまあじ　生	0	651	156	69.9	17.5	19.6	8.1	78	9.1	(0.1)	(0.1)	3.2*	(0)	-	0.1	-	1.3	160	360	26	37	230	1.0	0.9	0.08	0.01	41	47
10009	水煮	40	672	160	68.0	18.4	21.7	7.6	94	8.8	(0.1)	(0.1)	4.7*	(0)	-	0.1	-	1.4	180	350	30	40	230	1.1	0.9	0.08	0.01	41	55
10010	焼き	35	781	186	63.0	21.3	24.7	9.1	100	10.4	(0.1)	(0.1)	4.8*	(0)	-	0.1	-	1.8	220	440	58	44	300	1.2	1.2	0.10	0.02	49	65
10457	開き干し　生	35	681	163	68.0	17.7	20.0	8.8	83	10.2	(Tr)	(Tr)	3.1*	-	-	Tr	-	2.3	560	360	68	40	210	0.7	0.7	0.06	0.01	33	47
10458	焼き	30	849	203	60.1	22.2	25.2	11.1	110	12.3	(0.1)	(Tr)	3.6*	-	-	0.1	-	3.1	760	450	75	47	250	0.9	0.8	0.08	0.01	47	62
10011	むろあじ　生	45	621	147	67.7	(19.7)	23.6	4.8	64	6.9	(0.4)	(0.4)	6.5*	(0)	-	0.4	-	1.4	56	420	19	35	280	1.6	1.0	0.13	0.02	-	-
10012	焼き	25	703	167	61.9	(24.7)	29.7	4.1	86	6.2	(0.6)	(0.5)	7.6*	(0)	-	0.6	-	1.6	74	480	28	40	330	1.8	1.2	0.15	0.03	-	-
10013	開き干し	35	590	140	67.9	(19.1)	22.9	4.7	66	6.2	(0.1)	(0.1)	5.4*	(0)	-	0.1	-	2.9	830	320	43	35	260	1.4	0.8	0.14	0.02	-	-
10014	くさや	30	945	223	38.6	(41.6)	49.9	2.0	110	3.0	(0.3)	(0.3)	9.6*	(0)	-	0.3	-	8.2	1600	850	300	65	810	3.2	3.2	0.26	-	-	-
	あなご																												
10015	生	35	611	146	72.2	14.4	17.3	8.0	140	9.3	(Tr)	(Tr)	4.2*	(0)	-	Tr	-	1.2	150	370	75	23	210	0.8	0.7	0.04	0.20	15	39
10016	蒸し	0	723	173	68.5	(14.7)	17.6	10.4	180	12.7	(Tr)	(Tr)	5.3*	(0)	-	Tr	-	1.2	120	280	64	26	180	0.9	0.8	0.04	0.22	-	-

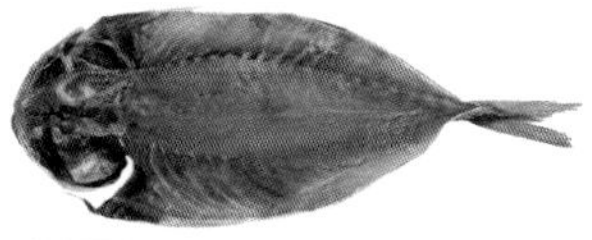
開き干し

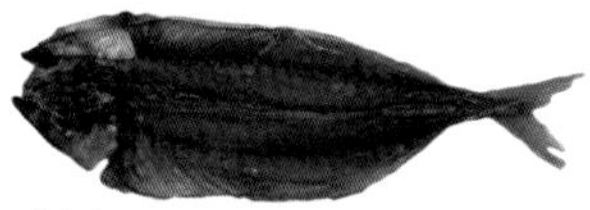
くさや

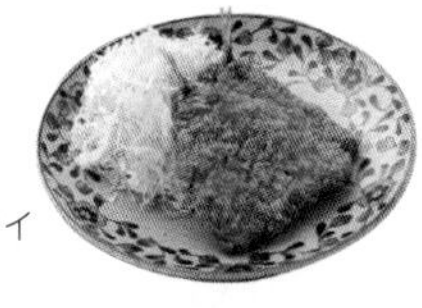
あじフライ

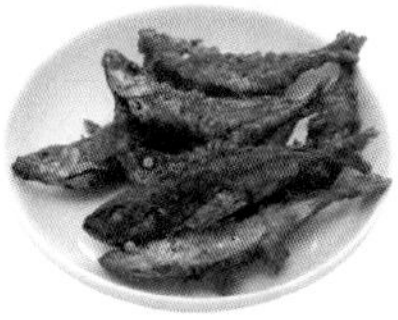
小あじのから揚げ

あなご（穴子）

Conger

特徴　日本全国に分布する。まあなご，くろあなご，ごてんあなご，おきあなごなどがある。うなぎと似た細長い形で，肉質がやわらかい白身魚。江戸前，明石産が有名。
栄養　白身魚だが，脂質が多い。レチノールが特に豊富。
調理　天ぷら，かば焼，煮魚，寿司種の他，かまぼこの原料になる。

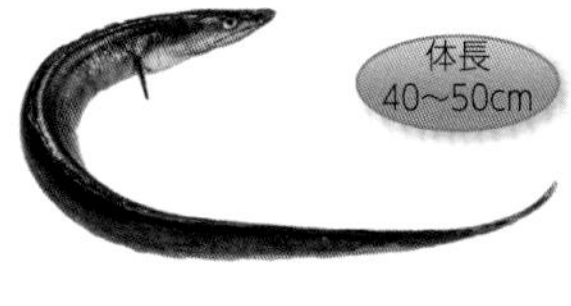
体長
40~50cm

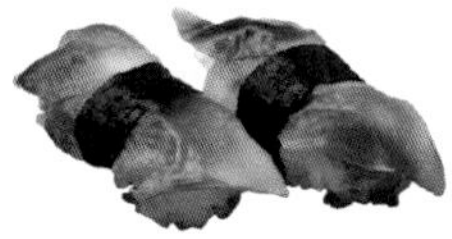
あなごの握り寿司

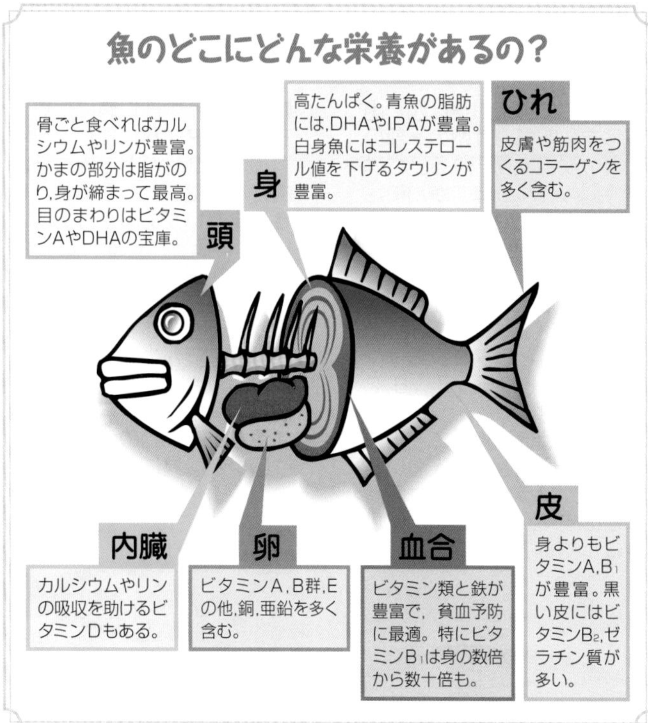
魚のどこにどんな栄養があるの？
頭
骨ごと食べればカルシウムやリンが豊富。かまの部分は脂がのり，身が締まって最高。目のまわりはビタミンAやDHAの宝庫。
身
高たんぱく。青魚の脂肪には，DHAやIPAが豊富。白身魚にはコレステロール値を下げるタウリンが豊富。
ひれ
皮膚や筋肉をつくるコラーゲンを多く含む。
内臓
カルシウムやリンの吸収を助けるビタミンDもある。
卵
ビタミンA，B群，Eの他，銅，亜鉛を多く含む。
血合
ビタミン類と鉄が豊富で，貧血予防に最適。特にビタミンB1は身の数倍から数十倍も。
皮
身よりもビタミンA，B1が豊富。黒い皮にはビタミンB2，ゼラチン質が多い。

クロム	モリブデン	ビタミンA レチノール	カロテン α	カロテン β	β-クリプトキサンチン	β-カロテン当量	レチノール活性当量	D	E トコフェロール α	β	γ	δ	K	B_1	B_2	ナイアシン	ナイアシン当量	B_6	B_{12}	葉酸	パントテン酸	ビオチン	C	アルコール	食塩相当量	見当	備考
µg	µg	µg	µg	µg	µg	µg	µg	µg	mg	mg	mg	mg	µg	mg	mg	mg	mg	mg	µg	µg	mg	µg	mg	g	g		
-	-	6	0	(0)	(0)	(0)	6	9.0	1.7	0	0	0	(0)	0.24	0.26	2.6	(6.1)	0.18	2.2	8	0.98	-	2	-	0.4		別名：あぶらめ，あぶらこ 廃棄部位：頭部，内臓，骨，ひれ等（三枚下ろし）
-	-	26	0	0	(0)	(0)	26	1.0	3.4	0	0	0	(0)	0.11	0.04	1.1	4.1	0.05	0.7	3	0.35	-	Tr	-	0.2	大1尾=300g	切り身（魚体全体から調理する場合，廃棄率：60%，廃棄部位：頭部，内臓，骨，ひれ等）
1	0	7	0	0	0	0	7	8.9	0.6	0	0	0	Tr	0.13	0.13	5.5	9.2	0.30	7.1	5	0.41	3.3	Tr	-	0.3	中1尾=100g	廃棄部位：頭部，内臓，骨，ひれ等（三枚下ろし）。別名：あじ
0	(0)	7	(0)	(0)	(0)	(0)	7	7.9	0.9	0	0	0	(Tr)	0.14	0.20	6.4	10.0	0.41	9.8	9	0.53	4.7	Tr	-	0.3		
Tr	0	8	0	0	0	0	8	11.0	0.3	0	0	0	Tr	0.13	0.12	5.3	(9.5)	0.25	5.9	5	0.38	5.2	0	-	0.3		廃棄部位：頭部，骨，ひれ等 内臓等を除き水煮したもの
2	0	8	0	0	0	0	8	12.0	0.7	0	0	0	Tr	0.15	0.15	6.8	(12.0)	0.27	7.1	5	0.47	5.3	0	-	0.4		廃棄部位：頭部，骨，ひれ等 内臓等を除き焼いたもの。
-	-	16	0	0	1	1	16	7.0	3.4	Tr	5.9	0.1	23	0.12	0.15	4.6	8.2	0.15	7.5	10	0.53	-	0	-	0.4		三枚におろしたもの。
0	0	Tr	(0)	Tr	(0)	(Tr)	(Tr)	3.0	0.7	0	Tr	0	(0)	0.10	0.15	3.7	(7.6)	0.31	6.3	6	0.81	4.5	(0)	-	1.7	1尾=50	廃棄部位：頭部，骨，ひれ等
-	-	Tr	(0)	Tr	(0)	(Tr)	(Tr)	2.6	1.0	0	Tr	0	(0)	0.12	0.14	4.7	(9.4)	0.32	8.5	6	0.75	-	(0)	-	2.0	~60g	廃棄部位：頭部，骨，ひれ等
2	(0)	33	(0)	(0)	(0)	(0)	33	5.1	0.9	0	0	0	-	0.19	0.17	4.6	7.9	0.26	5.6	11	0.47	4.4	1	-	0.3		廃棄部位：内臓，うろこ等。
1	(0)	39	(0)	(0)	(0)	(0)	39	4.8	4.0	0	5.2	0.1	-	0.19	0.21	5.5	9.7	0.16	6.7	12	0.55	6.3	0	-	0.3		内臓，うろこ等を除いて，調理したもの
-	-	11	0	0	0	0	11	19.0	1.2	0	0	0	1	0.10	0.19	7.4	12.0	0.47	9.9	8	0.59	-	Tr	-	0.2		廃棄部位：頭部，内臓，骨，ひれ等（三枚おろし）
-	-	15	0	0	0	0	15	15.0	1.3	0	0	0	1	0.09	0.18	8.2	14.0	0.24	9.4	8	0.53	-	0	-	0.2		廃棄部位：頭部，骨，ひれ等 内臓等を除き焼いたもの
0	0	16	Tr	Tr	(0)	(Tr)	16	8.0	0.3	Tr	Tr	Tr	(0)	0.10	0.21	6.1	9.8	0.29	8.1	11	0.59	4.0	Tr	-	0.4		三枚におろしたもの（魚体全体から調理する場合，廃棄率：50%，廃棄部位：頭部，内臓，骨，ひれ等）
0	0	12	Tr	Tr	(0)	(Tr)	12	9.6	0.3	Tr	Tr	Tr	(0)	0.11	0.18	4.8	9.0	0.24	7.0	11	0.50	4.1	Tr	-	0.5		廃棄部位：頭部，骨，ひれ等 内臓等を除き水煮したもの
0	Tr	13	Tr	Tr	(0)	(Tr)	13	7.2	0.4	Tr	Tr	Tr	(0)	0.12	0.21	6.2	11.0	0.34	6.3	13	0.59	4.8	Tr	-	0.6		廃棄部位：頭部，骨，ひれ等 内臓等を除き焼いたもの
Tr	0	8	0	Tr	0	Tr	8	49.8	1.1	0	0	0	1	0.08	0.13	5.4	9.3	0.21	5.0	7	0.37	3.0	7	-	1.4		廃棄部位：頭部，骨，ひれ等
Tr	Tr	15	-	1	-	1	15	51.6	0.9	-	0	-	1	0.11	0.18	6.5	11.5	0.16	7.1	7	0.45	4.3	3	-	1.9		廃棄部位：頭部，骨，ひれ等
-	-	4	0	0	(0)	(0)	4	6.0	0.6	0	0	0	(0)	0.18	0.32	15.0	(20.0)	0.57	13.0	5	0.74	-	Tr	-	0.1		廃棄部位：頭部，内臓，骨，ひれ等（三枚下ろし）
-	-	5	0	0	(0)	(0)	5	7.0	0.8	0	0	0	(0)	0.28	0.30	16.0	(22.0)	0.52	13.0	6	0.76	-	Tr	-	0.2		内臓等を除き焼いたもの 廃棄部位：頭部，骨，ひれ等
-	-	Tr	Tr	Tr	(0)	(Tr)	(Tr)	7.0	0.4	Tr	0.1	Tr	(0)	0.17	0.30	14.0	(18.0)	0.59	9.4	5	0.62	-	Tr	-	2.1		廃棄部位：頭部，骨，ひれ等
-	-	Tr	(0)	(0)	(0)	(0)	(Tr)	2.0	1.2	Tr	Tr	Tr	(0)	0.24	0.40	16.0	(26.0)	0.64	12.0	26	1.09	-	(0)	-	4.1	中1尾=35g	廃棄部位：頭部，骨，ひれ等
0	0	500	(0)	(0)	(0)	(0)	500	0.4	2.3	0	0	0	Tr	0.05	0.14	3.2	6.2	0.10	2.3	9	0.86	3.3	2	-	0.4	1尾=50	試料：まあなご 廃棄部位：頭部，内臓，骨，ひれ等
-	-	890	(0)	(0)	(0)	(0)	890	0.8	2.9	0	0	0	Tr	0.04	0.11	2.7	(5.8)	0.10	2.5	15	0.79	-	1	-	0.3	~100g	切り身。試料：まあなご

あまご(天魚)

Amago salmon

特徴　主に神奈川県以西，山陽地方，四国，九州の一部の山間の渓流で見られる。さけの仲間のさくらますが川に定着したもの。やまめのように，体側に暗青色の模様が10本前後あるが，やまめと違って赤い斑点がある。現在は養殖もされている。旬は春から夏。

栄養　脂質とビタミン類は少なめだが，ビタミンB_1，B_2をやや多く含む。

調理　塩焼きは絶品で，川魚のうちで最高という人もいる。天ぷら，フライの他，甘露煮などに向く。ムニエル，マリネにしてもよい。

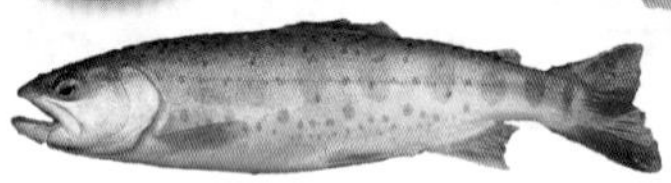
体長
約30cm

あまだい(甘鯛)

Tile fish

特徴　本州中部以南に生息する。アマダイ科に属し，タイ科の「まだい」などと異なる。あかあまだい，しろあまだい，きあまだいがあるが，「あまだい」というと，一般にあかあまだいを指す。

体色が淡紅色。肉質がやわらかく，水分が多い。

栄養　脂質が少なく，タウリンやカリウムを多く含む。

調理　開き干し，照焼きやかす漬などの焼物の他，蒸し物や吸い物の具に向く。

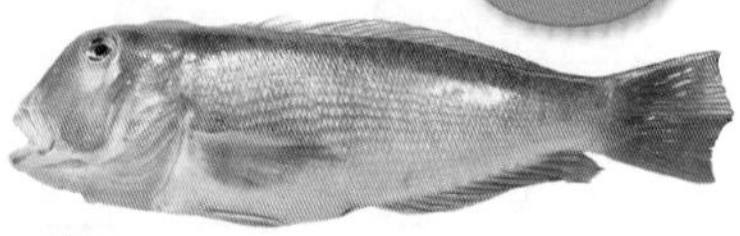
体長
30～60cm

あかあまだい

あゆ(鮎)

Ayu

特徴　全国の清澄な川にすむ一年魚。稚魚は海に下り，成長して川をさかのぼる。独特の香気があり，味は淡泊。

天然ものの他，養殖もの，半養殖ものがある。川底の石についている珪藻や藍藻などを食べる夏の時期が旬。

栄養　カルシウム，レチノールを多く含む。内臓は特にレチノールが豊富。

調理　塩焼き，みそ焼きの他，なます，天ぷら，甘露煮，姿寿司などに用いる。内臓，卵巣，精巣などの塩辛は「うるか」と呼ばれる珍味。

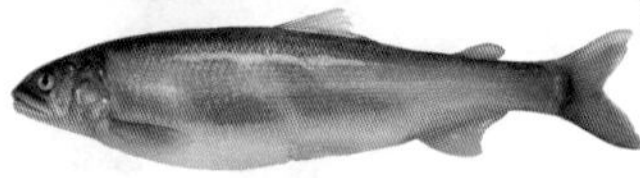
体長
10～25cm

あんこう(鮟鱇)

Anglerfish

特徴　本州中部の深海に分布。きあんこう(ほんあんこう)，くつあんこうなどがある。

大きな頭と口をもつ。内臓も，白身肉も淡泊な味。身だけでなく，ひれ，内臓，皮など，骨以外は全部食べられる。「きも」とは肝臓のこと。

栄養　「きも」は脂質が多く，レチノール，ビタミンD，Eが豊富。

調理　内臓や皮なども加えたあんこう鍋が代表的。酢みそあえなども美味。

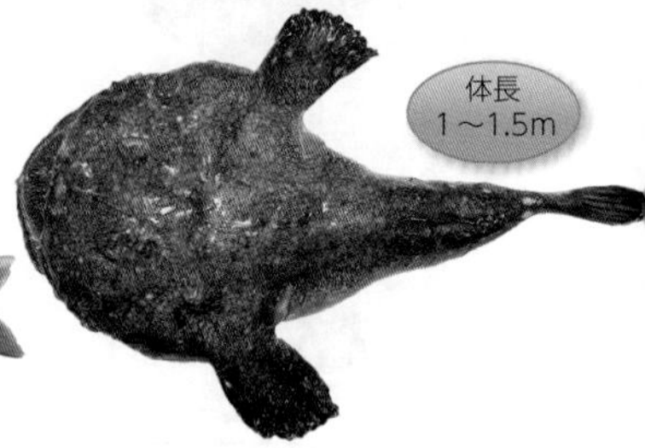
体長
1～1.5m

食品番号	食品名(可食部100g当たり)	廃棄率	エネルギー	エネルギー	水分	たんぱく質: アミノ酸組成によるたんぱく質	たんぱく質: たんぱく質	脂質: 脂肪酸のトリアシルグリセロール当量	脂質: コレステロール	脂質: 脂質	炭水化物: 利用可能炭水化物(単糖当量)	炭水化物: 利用可能炭水化物(質量計)	炭水化物: 差引き法による利用可能炭水化物	炭水化物: 食物繊維総量	炭水化物: 糖アルコール	炭水化物: 炭水化物	有機酸	灰分	無機質: ナトリウム	無機質: カリウム	無機質: カルシウム	無機質: マグネシウム	無機質: リン	無機質: 鉄	無機質: 亜鉛	無機質: 銅	無機質: マンガン	無機質: ヨウ素	無機質: セレン
		%	kJ	kcal	g	g	g	g	mg	g	g	g	g	g	g	g	g	g	mg	mg	mg	mg	mg	mg	mg	mg	mg	µg	µg
	あまご																												
10017	養殖，生	50	429	102	76.8	(15.0)	18.3	2.8	66	3.6	(0.1)	(0.1)	4.2*	(0)	-	0.1	-	1.2	49	380	27	27	250	0.4	0.8	0.04	0.01	-	-
	あまだい																												
10018	生	50	432	102	76.5	16.0	18.8	2.5	52	3.6	(Tr)	(Tr)	3.9*	(0)	-	Tr	-	1.1	73	360	58	29	190	0.3	0.3	0.02	Tr	41	75
10019	水煮	0	476	113	74.2	(17.6)	20.7	2.8	71	4.0	(Tr)	(Tr)	4.3*	(0)	-	Tr	-	1.1	91	350	34	30	160	0.4	0.4	0.03	Tr	-	-
10020	焼き	0	464	110	73.6	(19.1)	22.5	1.9	89	2.6	(Tr)	(Tr)	4.1*	(0)	-	Tr	-	1.3	110	410	54	33	220	0.5	0.5	0.04	Tr	-	-
	あゆ																												
10021	天然，生	45	391	93	77.7	15.0	18.3	1.9	83	2.4	(0.1)	(0.1)	3.9*	(0)	-	0.1	-	1.5	70	370	270	24	310	0.9	0.8	0.06	0.16	13	14
10022	焼き	55	629	149	64.0	(21.8)	26.6	3.0	140	6.8	(0.1)	(0.1)	8.7*	(0)	-	0.1	-	2.5	110	510	480	35	460	5.5	1.2	0.06	0.41	-	-
10023	内臓，生	0	747	180	68.6	-	9.5	14.2	200	17.5	(0.3)	(0.3)	3.6*	(0)	-	0.3	-	4.1	90	210	43	44	180	24.0	2.0	0.34	3.03	-	-
10024	焼き	0	674	161	58.6	-	23.0	7.5	230	10.1	(0.4)*	(0.4)	3.0	(0)	-	0.4	-	7.9	170	520	140	76	470	63.0	2.7	0.44	6.19	-	-
10025	養殖，生	50	579	138	72.0	14.6	17.8	6.6	110	7.9	(0.6)	(0.5)	5.1*	(0)	-	0.6	-	1.7	55	360	250	24	320	0.8	0.9	0.05	Tr	-	-
10026	焼き	55	847	202	59.3	(18.6)	22.6	9.6	170	15.1	(0.8)	(0.7)	10.3*	(0)	-	0.8	-	2.2	79	430	450	31	430	2.0	1.3	0.07	Tr	-	-
10027	内臓，生	0	2002	485	36.6	-	7.4	46.8	220	55.0	(0.3)	(0.3)	8.5*	(0)	-	0.3	-	0.7	75	160	55	11	120	8.0	1.3	0.14	0.13	-	-
10028	焼き	0	2067	500	31.5	-	15.2	45.6	260	52.3	(0.4)	(0.4)	7.1*	(0)	-	0.4	-	0.6	100	270	130	9	190	19.0	1.8	0.15	0.31	-	-
10029	うるか	0	654	157	59.6	-	11.4	10.3	260	13.1	(1.8)	(1.6)	4.6*	(0)	-	1.8	-	14.1	5100	190	16	15	210	4.0	1.4	0.10	Tr	-	-
	アラスカめぬけ																												
10030	生	0	405	96	78.4	(14.3)	17.2	2.6	52	3.4	(0.1)	(0.1)	3.8*	(0)	-	0.1	-	0.9	81	290	22	26	170	0.2	0.4	0.02	0.01	-	-
	あんこう																												
10031	生	0	231	54	85.4	(10.8)	13.0	0.1	78	0.2	(0.3)	(0.3)	2.6*	(0)	-	0.3	-	1.1	130	210	8	19	140	0.2	0.6	0.04	Tr	-	-
10032	きも，生	0	1657	401	45.1	7.9	10.0	36.9	560	41.9	(2.2)	(2.0)	9.3*	(0)	-	2.2	-	0.8	110	220	6	9	140	1.2	2.2	1.00	-	96	200
	いかなご																												
10033	生	0	466	111	74.2	14.1	17.2	3.9	200	5.5	(0.1)	(0.1)	4.8*	(0)	-	0.1	-	3.0	190	390	500	39	530	2.5	3.9	0.08	0.49	-	-
10034	煮干し	0	924	218	38.0	(35.3)	43.1	3.1	510	6.1	(1.5)	(1.4)	12.3*	(0)	-	1.5	-	11.3	2800	810	740	130	1200	6.6	5.9	0.13	0.37	-	-
10035	つくだ煮	0	1149	271	26.9	(24.1)	29.4	2.4	280	4.6	-	-	38.2*	(0)	-	30.7	-	8.4	2200	670	470	80	820	2.3	3.6	0.09	0.45	-	-
10036	あめ煮	0	1138	268	28.1	(21.0)	25.6	1.6	270	3.7	-	-	42.6*	(0)	-	35.8	-	6.8	1700	430	550	92	730	3.4	3.4	0.11	0.51	-	-
	いさき																												
10037	生	45	487	116	75.8	(14.3)	17.2	4.8	71	5.7	(0.1)	(0.1)	4.0*	(0)	-	0.1	-	1.2	160	300	22	32	220	0.4	0.6	0.04	0.01	-	-

いかなご(玉筋魚)
Japanese sand lance

特徴　日本全国に分布する。成長すると約20cmになるが，５cm程度の稚魚がよく利用される。背が青く，腹が銀色で細長い形。

「こうなご(東京)」「かますご(関西)」とも呼ばれる。

栄養　カルシウム，リン，鉄，ビタミンDに富む。

調理　煮干し，つくだ煮，あめ煮の他，天ぷら，酢みそあえなどにする。

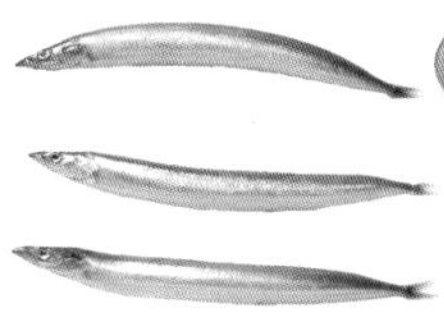

体長
約５cm

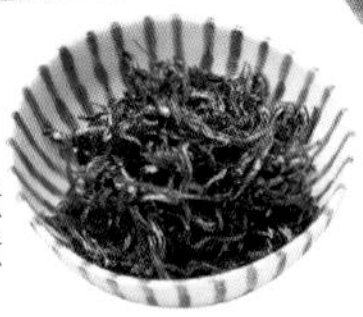

いかなごのつくだ煮
関西地方ではくぎ煮と呼ぶことがある

いさき(伊佐幾，伊佐木)
Three-line grunt

特徴　東北以南の岩礁にすむ。すずきと並ぶ夏の代表的な魚。やや磯の味がする淡泊な白身魚。産卵期の初夏から夏が旬。幼魚のうちは縞があるが，成長すると消える。

「いさぎ(関東)」「さみせん(広島)」「とび(三重)」など，呼び名が多い。

栄養　脂質が少なく，ビタミンDが豊富。

調理　刺身，あらい，塩焼き，煮魚，から揚げ，カルパッチョなどにする。

体長
約40cm

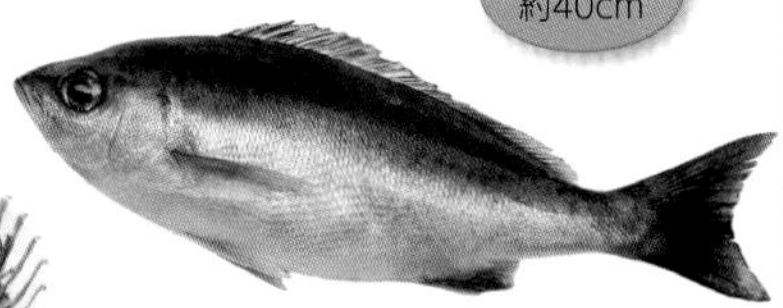

あんこうのつるし切りと七つ道具

あんこうは体が大きく，身がくにゃくにゃとやわらかいので，まな板の上でさばくのは難しいといわれます。そのため，「つるし切り」という，つるしてさばく方法が取られます。

さばいたものは骨以外捨てるところがありません。部位ごとに分けられ，「あんこうの七つ道具」と呼ばれます。それぞれおいしさに個性があり，食感の違いなども楽しめます。

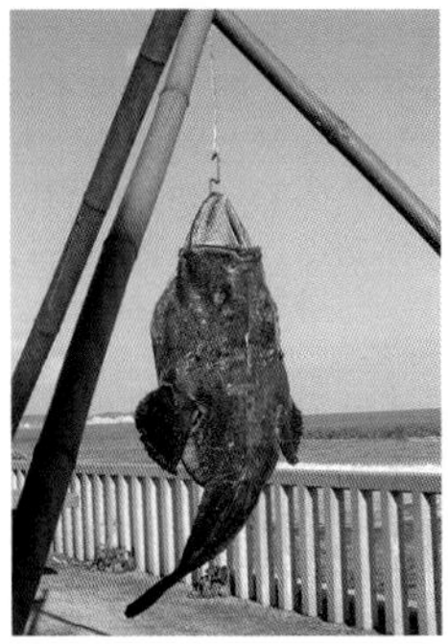

あんこうの七つ道具

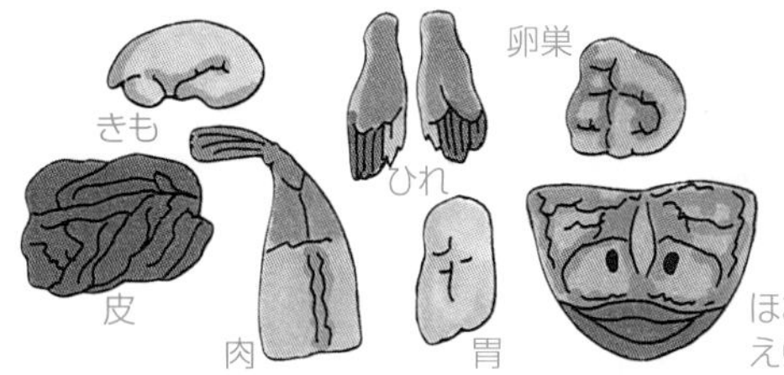

クロム	モリブデン	A レチノール	A カロテン α	A カロテン β	A β-クリプトキサンチン	A β-カロテン当量	A レチノール活性当量	D	E トコフェロール α	E トコフェロール β	E トコフェロール γ	E トコフェロール δ	K	B1	B2	ナイアシン	ナイアシン当量	B6	B12	葉酸	パントテン酸	ビオチン	C	アルコール	食塩相当量	見当	備考
μg	μg	μg	μg	μg	μg	μg	μg	μg	mg	mg	mg	mg	μg	mg	mg	mg	mg	mg	μg	μg	mg	μg	mg	g	g		
-	-	7	0	0	(0)	(0)	7	9.0	1.5	0	0	0	(0)	0.15	0.16	3.9	(7.0)	0.24	5.5	6	0.51	-	1	-	0.1		廃棄部位：頭部，内臓，骨，ひれ等(三枚下ろし)
1	0	27	(0)	(0)	(0)	(0)	27	1.0	1.3	0	Tr	Tr	(0)	0.04	0.06	1.5	4.9	0.08	2.1	6	0.43	1.7	1	-	0.2	1尾=500g	試料：あかあまだい 廃棄部位：頭部，内臓，骨，ひれ等(三枚下ろし)
-	-	11	(0)	(0)	(0)	(0)	11	0.3	1.1	0	Tr	0	(0)	0.04	0.06	1.3	(5.1)	0.08	2.1	5	0.39	-	1	-	0.2	～1kg	切り身。試料：あかあまだい
-	-	26	(0)	(0)	(0)	(0)	26	1.0	1.1	0	Tr	0	(0)	0.04	0.06	1.7	(5.8)	0.08	3.5	5	0.46	-	Tr	-	0.3		切り身。試料：あかあまだい
1	0	35	(0)	(0)	(0)	(0)	35	1.0	1.2	0	0	0	(0)	0.13	0.15	3.1	(6.5)	0.17	10.0	27	0.67	5.6	2	-	0.2	中1尾=	廃棄部位：頭部，内臓，骨，ひれ等(三枚下ろし)
-	-	120	(0)	(0)	(0)	(0)	120	1.5	1.7	0	0	0	(0)	0.23	0.24	3.9	(8.8)	0.16	12.0	33	1.34	-	2	-	0.3	60g	廃棄部位：頭部，内臓，骨，ひれ等
-	-	1700	(0)	Tr	(0)	(Tr)	1700	5.0	1.9	0	0	0	40	0.12	0.55	3.8	5.4	0.16	60.0	220	1.56	-	5	-	0.2		
-	-	2000	(0)	Tr	(0)	(Tr)	2000	4.0	3.2	0	0	0	80	0.28	1.00	8.6	12.0	0.17	50.0	250	1.67	-	5	-	0.4		魚体全体を焼いた後，取り出したもの
-	-	55	(0)	(0)	(0)	(0)	55	8.0	5.0	0.1	0.1	0	(0)	0.15	0.14	3.5	6.8	0.28	2.6	28	1.22	-	2	-	0.1		廃棄部位：頭部，内臓，骨，ひれ等(三枚下ろし)
-	-	480	(0)	(0)	(0)	(0)	480	17.0	8.2	0.2	0.2	0	(0)	0.20	0.18	4.0	(8.2)	0.24	6.0	38	1.67	-	2	-	0.2		廃棄部位：頭部，内臓，骨，ひれ等
-	-	4400	(0)	Tr	(0)	(Tr)	4400	8.0	7.4	0.1	0.1	0	11	0.16	0.44	2.6	3.8	0.11	9.6	260	1.46	-	2	-	0.2		
-	-	6000	(0)	Tr	(0)	(Tr)	6000	8.6	24.0	0.4	0.4	0	16	0.34	0.68	4.1	6.6	0.15	7.8	280	1.33	-	1	-	0.3		魚体全体を焼いた後，取り出したもの
-	-	2000	(0)	14	(0)	14	2000	15.0	6.7	0.1	0.3	Tr	6	0.06	0.38	2.0	3.9	0.11	10.0	100	1.31	-	0	-	13.0	大1=16g	
-	-	20	0	0	-	0	20	3.0	1.0	0	0	0	(0)	0.04	0.05	1.1	(4.2)	0.07	1.6	2	0.24	-	Tr	-	0.2		切り身。別名：あかうお
-	-	13	0	0	0	0	13	1.0	0.7	0	0	0	(0)	0.04	0.16	1.7	(4.1)	0.11	1.2	5	0.21	-	1	-	0.3		試料：きあんこう。切り身(魚体全体から調理する場合，廃棄率：65%，廃棄部位：頭部，内臓，骨，ひれ等)
Tr	5	8300	(0)	(0)	(0)	(0)	8300	110.0	14.0	0	0.1	0	(0)	0.14	0.35	1.5	3.8	0.11	39.0	88	0.89	13.0	1	-	0.3		肝臓。試料：きあんこう
																											別名：こうなご
-	-	200	0	1	(0)	1	200	21.0	0.8	0	Tr	0	(0)	0.19	0.81	4.6	7.9	0.15	11.0	29	0.77	-	1	-	0.5	1C=60g	小型魚全体
-	-	10	(0)	(0)	(0)	(0)	10	54.0	0.8	0	Tr	0	(0)	0.27	0.18	3.3	(12.0)	0.06	4.6	50	1.15	-	0	-	7.1		
-	-	Tr	(0)	Tr	(0)	(Tr)	(Tr)	23.0	0.8	0	0	0	(0)	0.02	0.27	10.0	(16.0)	0.09	7.8	85	0.76	-	(0)	-	5.6	大1山もり=20g	
-	-	Tr	(0)	Tr	(0)	(Tr)	(Tr)	21.0	0.4	0	0	0	(0)	0.02	0.28	11.0	(16.0)	0.07	7.2	75	0.67	-	(0)	-	4.3	大1山もり=25g	
-	-	41	0	0	(0)	(0)	41	15.0	0.9	0	0	0	(0)	0.06	0.12	4.0	(7.1)	0.31	5.8	12	0.77	-	Tr	-	0.4	中1尾= 140g	廃棄部位：頭部，内臓，骨，ひれ等(三枚下ろし)

いしだい(石鯛)

Japanese parrot fish

特徴　日本各地の岩礁にすむ。イシダイ科に属し，タイ科の「まだい」などと異なる。左右に平たい体で，幼魚は黒い縞模様がある。皮に磯の香りがあり，白身魚で身は締まっている。

老成魚の雄は口のあたりが黒くなることから「くちぐろ」とも呼ばれる。

栄養　リン，カリウム，IPA，DHAなどを含む。

調理　刺身，汁物の具の他，塩焼き，煮魚，から揚げなどにする。

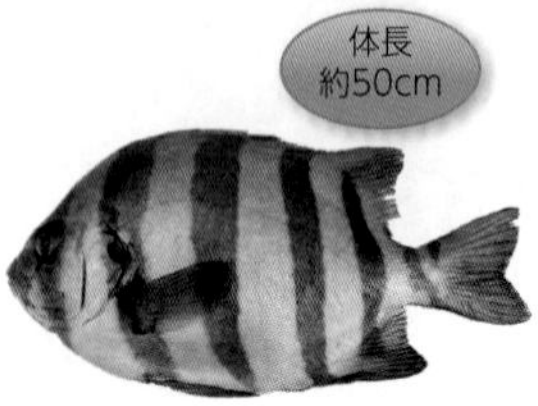
体長
約50cm

いとよりだい(糸縒鯛)

Golden-thread

特徴　本州中部以南の岩礁にすむ。イトヨリダイ科に属し，タイ科の「まだい」などと異なる。体色は黄色味を帯びたうすピンク色で，えらから尾にかけて，黄色の線が何本か通る。やわらかい白身で，味は淡泊。「いとより」ともいう。

冷凍すり身などで輸入量が増えている。

栄養　たんぱく質，カリウムを含む他は，脂質もビタミンも少ない。

調理　蒸し物，刺身，照焼き，みそ漬焼き，煮魚，汁物の具，ムニエル，揚げ物などに向く。

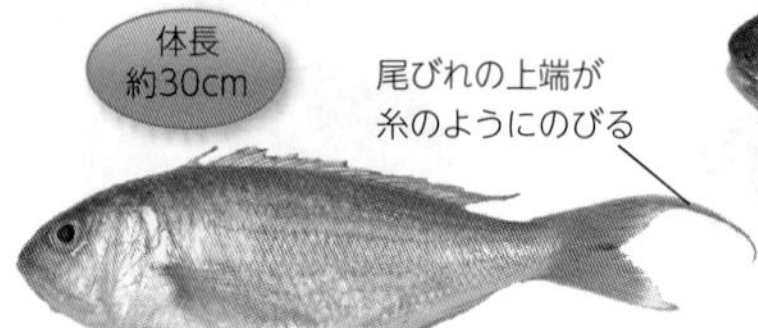
体長
約30cm
尾びれの上端が
糸のようにのびる

いぼだい(疣鯛)

Butterfish

特徴　東北以南に広く分布。イボダイ科に属し，タイ科の「まだい」などと異なる。体は銀色っぽいうすい灰色。皮が薄く，体表がヌルヌルしている。

「えぼだい(東京)」ともいう。

栄養　白身魚のなかでは，脂質やレチノールが多い。

調理　みりん干しなどの干物の他，照焼き，塩焼き，煮魚，ムニエルなどに向く。

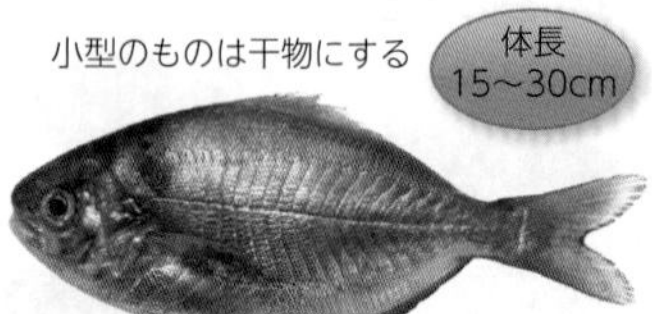
小型のものは干物にする
体長
15～30cm

いわし類

特徴　日本近海を回遊する近海魚。赤身の大衆魚。まいわし，うるめいわし，かたくちいわしなどがある。優れた栄養価だが，季節差が大きい。

栄養　脂質に富み，レチノール，ビタミンB_2，B_6，D，E及び，鉄やカルシウムが豊富。特に脂質では，タウリンや，動脈硬化を防ぐIPAや脳のはたらきをよくするDHAが豊富。

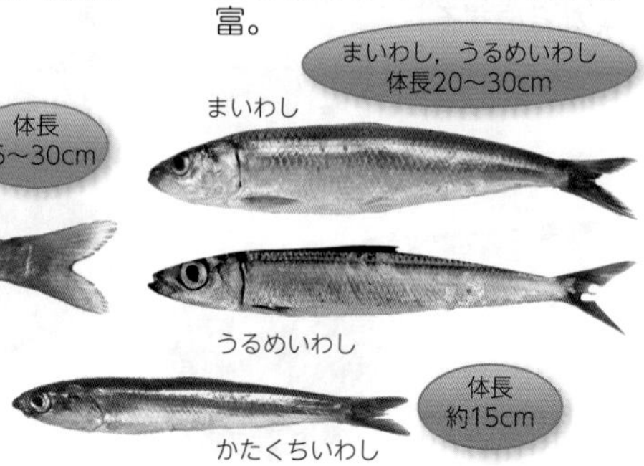

食品番号	食品名	廃棄率	エネルギー		水分	たんぱく質 アミノ酸組成によるたんぱく質	たんぱく質	脂質 脂肪酸のトリアシルグリセロール当量	コレステロール	脂質	炭水化物 利用可能炭水化物(単糖当量)	利用可能炭水化物(質量計)	差引き法による	食物繊維総量	糖アルコール	炭水化物	有機酸	灰分	無機質 ナトリウム	カリウム	カルシウム	マグネシウム	リン	鉄	亜鉛	銅	マンガン	ヨウ素	セレン
可食部100g当たり		%	kJ	kcal	g	g	g	g	mg	g	g	g	g	g	g	g	g	g	mg	mg	mg	mg	mg	mg	mg	mg	mg	μg	μg
	いしだい																												
10038	生	55	578	**138**	71.6	**(16.2)**	19.5	**5.7**	56	7.8	(Tr)	(Tr)	**5.4***	(0)	-	Tr	-	1.1	54	390	**20**	26	240	**0.3**	0.6	0.03	0.01	-	-
	いとよりだい																												
10039	生	0	359	**85**	78.8	**15.6**	18.1	**1.0**	70	1.7	(0.1)	(0.1)	**3.3***	(0)	-	0.1	-	1.3	85	390	**46**	26	200	**0.5**	0.4	0.05	0.02	84	33
10040	すり身	0	383	**90**	76.9	**(14.4)**	16.7	**0.3**	38	0.4	(5.1)	(4.6)	**7.5***	(0)	-	5.1	-	0.9	290	17	**26**	12	110	**0.1**	0.3	0.01	0.01	-	-
	いぼだい																												
10041	生	45	552	**132**	74.0	**(13.6)**	16.4	**6.4**	57	8.5	(Tr)	(Tr)	**4.9***	(0)	-	Tr	-	1.1	190	280	**41**	30	160	**0.5**	0.8	0.03	0.01	-	-
	(いわし類)																												
10042	うるめいわし　生	35	521	**124**	71.7	**18.4**	21.3	**3.6**	60	4.8	(0.3)	(0.3)	**4.4***	(0)	-	0.3	-	1.9	95	440	**85**	37	290	**2.3**	1.3	0.16	-	-	-
10043	丸干し	15	928	**219**	40.1	**(38.8)**	45.0	**3.6**	220	5.1	(0.3)	(0.3)	**8.0***	(0)	-	0.3	-	9.5	2300	820	**570**	110	910	**4.5**	2.7	0.23	0.12	-	-
10044	かたくちいわし　生	45	713	**171**	68.2	**15.3**	18.2	**9.7**	70	12.1	(0.3)	(0.3)	**5.7***	(0)	-	0.3	-	1.2	85	300	**60**	32	240	**0.9**	1.0	0.17	0.13	38	40
10045	煮干し	0	1264	**298**	15.7	**(54.1)**	64.5	**2.8**	550	6.2	(0.3)	(0.3)	**14.0***	(0)	-	0.3	-	13.3	1700	1200	**2200**	230	1500	**18.0**	7.2	0.39	-	-	-
10046	田作り	0	1290	**304**	14.9	**(55.9)**	66.6	**2.8**	720	5.7	(0.3)	(0.3)	**14.0***	(0)	-	0.3	-	12.5	710	1600	**2500**	190	2300	**3.0**	7.9	0.39	0.79	-	-
10047	まいわし　生	60	653	**156**	68.9	**16.4**	19.2	**7.3**	67	9.2	(0.2)	(0.2)	**6.3***	(0)	-	0.2	-	1.2	81	270	**74**	30	230	**2.1**	1.6	0.20	0.04	24	48
10048	水煮	20	766	**182**	61.7	**(19.1)**	22.4	**6.8**	68	8.7	(0.2)	(0.2)	**11.1***	(0)	-	0.2	-	1.3	80	280	**82**	32	250	**2.3**	1.7	0.23	0.06	-	-
10049	焼き	35	837	**199**	57.8	**(21.5)**	25.3	**7.3**	80	9.4	(0.2)	(0.2)	**11.7***	(0)	-	0.2	-	1.6	100	350	**98**	36	300	**2.5**	2.3	0.23	0.08	-	-
10395	フライ	0	1596	**384**	37.8	**15.9**	20.0	**28.0**	78	30.3	11.3	10.3	**17.0***	-	-	10.7	-	1.3	150	290	**78**	33	240	**2.2**	1.7	0.21	0.16	-	-
10050	塩いわし	45	599	**143**	66.3	**(14.3)**	16.8	**7.2**	74	9.6	(0.4)	(0.4)	**5.3***	(0)	-	0.4	-	6.9	2400	300	**70**	43	210	**1.7**	1.4	0.20	0.05	-	-
10051	生干し	40	904	**217**	59.6	**(17.5)**	20.6	**13.2**	68	16.0	(1.1)	(1.0)	**7.0***	(0)	-	1.1	-	2.7	690	340	**65**	34	270	**1.6**	0.9	0.12	0.13	-	-
10052	丸干し	15	749	**177**	54.6	**(27.9)**	32.8	**4.3**	110	5.5	(0.7)	(0.6)	**6.8***	(0)	-	0.7	-	6.4	1500	470	**440**	100	570	**4.4**	1.8	0.21	0.10	-	-
10053	めざし　生	15	860	**206**	59.0	**(15.2)**	18.2	**11.0**	100	18.9	(0.5)	(0.5)	**11.4***	(0)	-	0.5	-	3.4	1100	170	**180**	31	190	**2.6**	1.2	0.10	1.04	-	-
10054	焼き	15	838	**200**	56.2	**(19.7)**	23.7	**8.4**	120	15.0	(0.7)	(0.6)	**11.2***	(0)	-	0.7	-	4.4	1400	220	**320**	50	290	**4.2**	1.5	0.13	1.26	-	-
10396	しらす　生	0	285	**67**	81.8	**11.6**	15.0	**0.8**	140	1.3	(0.1)	(0.1)	**3.3***	(0)	-	0.1	-	2.4	380	340	**210**	67	340	**0.4**	1.1	0.02	0.07	-	-
10445	釜揚げしらす	0	356	**84**	77.4	**(13.6)**	17.6	**(1.1)**	170	1.7	**(Tr)***	(Tr)	**5.1***	0	-	Tr	-	2.9	840	120	**190**	48	320	**0.3**	1.1	0.03	0.09	13	39
10055	しらす干し　微乾燥品	0	480	**113**	67.5	**19.8**	24.5	**1.1**	250	2.1	(0.1)	(0.1)	**6.0***	0	-	0.1	-	5.6	1700	170	**280**	80	480	**0.6**	1.7	0.06	0.10	27	61
10056	半乾燥品	0	792	**187**	46.0	**33.1**	40.5	**1.8**	390	3.5	(0.5)	(0.5)	**9.6***	(0)	-	0.5	-	9.5	2600	490	**520**	130	860	**0.8**	3.0	0.07	0.17	-	-
10057	たたみいわし	0	1473	**348**	10.7	**(61.4)**	75.1	**4.5**	710	5.6	(0.7)	(0.6)	**15.5***	(0)	-	0.7	-	7.9	850	790	**970**	190	1400	**2.6**	6.6	0.13	-	-	-
10058	みりん干し　かたくちいわし	0	1397	**330**	18.5	**(37.2)**	44.3	**5.0**	110	7.0	-	-	**34.1***	(0)	-	25.0	-	5.2	1100	420	**800**	73	660	**3.7**	3.5	0.32	0.36	-	-
10059	まいわし	0	1319	**314**	33.5	**(26.7)**	31.4	**12.1**	76	15.7	-	-	**24.6***	(0)	-	16.3	-	3.1	670	290	**240**	54	360	**4.3**	2.3	0.27	0.11	-	-

●しらす
体長３～４cm以下の稚魚。

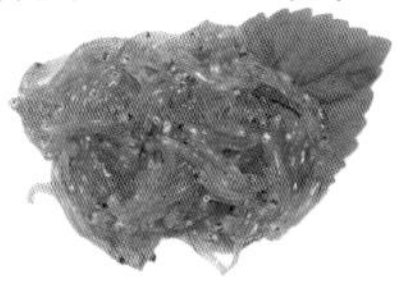

●しらす干し
稚魚を塩水で煮て乾燥させたもの。関西で好まれるちりめんじゃこはさらに乾燥させたもの。

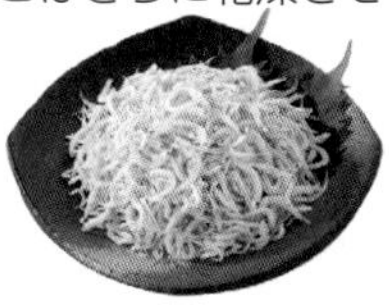

●たたみいわし

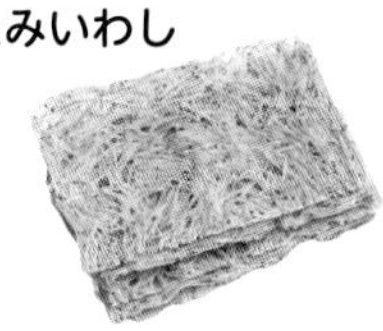

●みりん干し

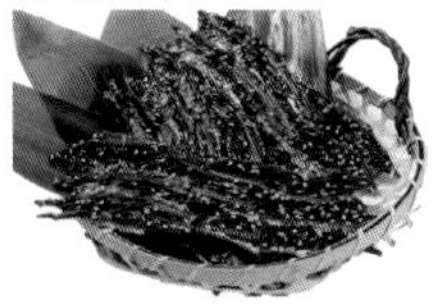

●田作り(ごまめ)
小型のかたくちいわしを干したもの。甘辛い味をつけて，正月料理などに使う。

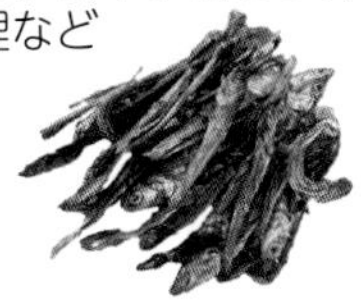

●煮干し(いりこ)
小型のかたくちいわしを食塩水でゆで，乾燥させたもの。

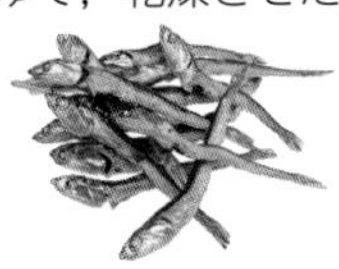

いわしの利用方法と開き方

■いわし類の利用方法

まいわし…いわし類で最も漁獲高が多い。体長３～４cm以下を「しらす」，９～10cm以下を「こば(小羽)」，約13cm以下を「ちゅうば(中羽)」，それ以上を「おおば(大羽)」という。成魚は鮮魚として食べる他，干物や缶詰などにする。

かたくちいわし…鮮魚としても食べるが，多くは煮干しの原料。幼魚はたたみいわしやしらす干し，稚魚は田作りなど。

うるめいわし…いわし類の中で最も漁獲高が少ない。鮮魚として食べる他，丸干しなどの干物にする。

■いわしの開き方　～手開き～

いわしは身がやわらかいので，手で開くときれいにできる。

1　頭を折って取り，内臓を引き出してから洗う。

2　右手の親指の爪を中骨にあて，尾の方に動かして，骨を肉からはずす。

3　半身についた中骨もはがし，尾のつけ根で折り取る。

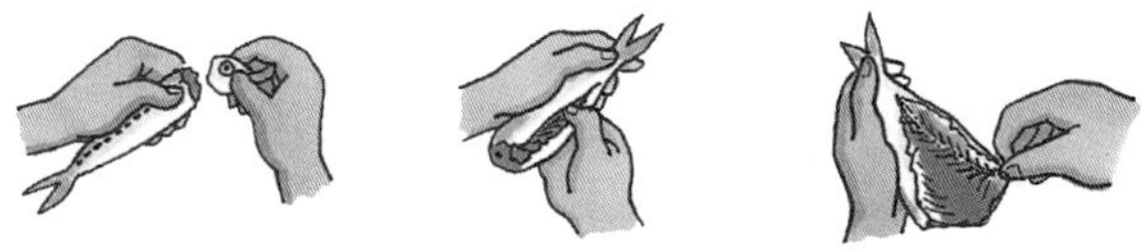

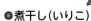

10 魚介類

クロム	モリブデン	ビタミンA レチノール	A カロテン α	A カロテン β	A β-クリプトキサンチン	A β-カロテン当量	A レチノール活性当量	D	E トコフェロール α	E β	E γ	E δ	K	B_1	B_2	ナイアシン	ナイアシン当量	B_6	B_{12}	葉酸	パントテン酸	ビオチン	C	アルコール	食塩相当量	見当	備考
μg	μg	μg	μg	μg	μg	μg	μg	μg	mg	mg	mg	mg	μg	mg	mg	mg	mg	mg	μg	μg	mg	μg	mg	g	g		
-	-	39	0	0	(0)	(0)	**39**	3.0	2.1	0	0	0	(0)	**0.15**	**0.15**	4.9	(8.4)	0.34	1.3	2	0.31	-	**Tr**	-	**0.1**		別名：くちぐろ 廃棄部位：頭部，内臓，骨，ひれ等(三枚下ろし)
Tr	0	28	(0)	(0)	(0)	(0)	**28**	11.0	0.6	0	0	0	Tr	**0.04**	**0.08**	2.3	5.7	0.27	3.0	5	0.50	3.7	**2**	-	**0.2**		別名：いとより 三枚におろしたもの(魚体全体から調理する場合，廃棄率：50%，廃棄部位：頭部，内臓，骨，ひれ等)。
-	-	2	0	0	(0)	(0)	**2**	3.0	0.2	0	0	0	(0)	**Tr**	**0.02**	0.1	(3.3)	0.01	0.3	1	0.31	-	**0**	-	**0.7**		
-	-	95	(0)	(0)	(0)	(0)	**95**	2.0	0.7	0	0	0	(0)	**0.04**	**0.19**	4.7	(7.7)	0.29	2.7	7	0.57	-	**1**	-	**0.5**		別名：えぼだい 廃棄部位：頭部，内臓，骨，ひれ等(三枚下ろし)
-	-	130	(0)	(0)	(0)	(0)	**130**	9.0	1.6	0	0	0	(0)	**0.08**	**0.36**	8.0	12.0	0.55	14.0	16	1.25	-	**1**	-	**0.2**	大1尾=	廃棄部位：頭部，内臓，骨，ひれ等(三枚下ろし)
-	-	0	(0)	(0)	(0)	(0)	**(0)**	8.0	0.1	0	0	0	Tr	**0.25**	**0.43**	16.0	(25.0)	0.69	25.0	44	0.92	-	**Tr**	-	**5.8**	110g	廃棄部位：頭部，ひれ等
0	0	11	0	0	(0)	(0)	**11**	4.0	0.4	0	0	0	(0)	**0.03**	**0.16**	9.7	13.0	0.58	14.0	19	1.07	18.0	**1**	-	**0.2**	大1尾=	廃棄部位：頭部，内臓，骨，ひれ等(三枚下ろし) 別名：しこいわし，ひしこ，せぐろ
-	-	Tr	(0)	(0)	(0)	(0)	**(Tr)**	18.0	0.9	0	0.1	0.1	(0)	**0.10**	**0.10**	17.0	(28.0)	0.28	41.0	74	1.81	-	**(0)**	-	**4.3**	100g	魚体全体。別名：しこいわし，ひしこ，せぐろ，いりこ，ちりめん
-	-	Tr	(0)	(0)	(0)	(0)	**(Tr)**	30.0	0.8	0	0	0	(0)	**0.10**	**0.11**	17.0	(29.0)	0.37	65.0	230	3.74	-	**(0)**	-	**1.8**	1C=80g 大1=5g	幼魚の乾燥品(調理前) 別名：しこいわし，ひしこ，せぐろ，ごまめ
Tr	Tr	8	0	0	0	0	**8**	32.0	2.5	0	0	0	1	**0.03**	**0.39**	7.2	11.0	0.49	16.0	10	1.14	15.0	**0**	-	**0.2**	中1尾=	廃棄部位：頭部，内臓，骨，ひれ等(三枚下ろし)
-	-	5	0	0	0	0	**5**	13.0	1.3	0	0	0	Tr	**0.05**	**0.29**	6.3	(10.0)	0.35	18.0	7	0.87	-	**0**	-	**0.2**	約50g	廃棄部位：骨，ひれ等 頭部，内臓等を除き水煮したもの
-	-	8	0	0	0	0	**8**	14.0	1.9	0	0	0	Tr	**0.12**	**0.43**	9.1	(14.0)	0.39	22.0	12	1.33	-	**0**	-	**0.3**		廃棄部位：頭部，骨，ひれ等 内臓等を除き焼いたもの
-	-	15	0	Tr	2	1	**15**	21.0	5.7	Tr	8.3	0.2	37	**0.04**	**0.39**	6.3	10.0	0.28	14.0	14	1.15	-	**0**	-	**0.4**		三枚におろしたもの
-	-	Tr	(0)	(0)	(0)	(0)	**(Tr)**	10.0	0.3	0	0	0	(0)	**0.03**	**0.35**	8.0	(11.0)	0.54	17.0	22	1.46	-	**(0)**	-	**6.1**	1尾=60g	廃棄部位：頭部，内臓，骨，ひれ等
-	-	0	-	-	-	(0)	**(0)**	11.0	0.2	0	0	0	Tr	**Tr**	**0.22**	12.0	(16.0)	0.48	16.0	11	1.21	-	**Tr**	-	**1.8**	中1尾=約25g	廃棄部位：頭部，内臓，骨，ひれ等
-	-	40	(0)	(0)	(0)	(0)	**40**	50.0	0.7	0	0	0	1	**0.01**	**0.41**	16.0	(22.0)	0.68	29.0	31	1.00	-	**Tr**	-	**3.8**		廃棄部位：頭部，ひれ等
-	-	77	(0)	(0)	(0)	(0)	**77**	11.0	0.3	0	0	0	(0)	**0.01**	**0.21**	10.0	(14.0)	0.37	15.0	34	1.27	-	**Tr**	-	**2.8**	1尾=10	廃棄部位：頭部，ひれ等 原材料：かたくちいわし，まいわし等
-	-	95	(0)	(0)	(0)	(0)	**95**	11.0	0.4	0	0	0	(0)	**0.01**	**0.26**	12.0	(17.0)	0.38	13.0	36	1.71	-	**Tr**	-	**3.6**	～15g	廃棄部位：頭部，ひれ等 原材料：かたくちいわし，まいわし等
-	-	110	0	Tr	0	Tr	**110**	6.7	0.9	0	0	0	Tr	**0.02**	**0.07**	3.7	6.4	0.17	4.2	56	0.51	-	**5**	-	**1.0**		かたくちいわし，まいわし等の幼魚
3	1	140	-	-	-	-	**140**	4.2	0.8	0	Tr	-	-	**0.07**	**0.04**	2.1	(5.3)	0.05	1.5	26	0.30	9.9	**Tr**	-	**2.1**		原材料：かたくちいわし，まいわし等の稚魚
3	1	190	0	0	0	0	**190**	12.0	1.1	0	Tr	0	0	**0.11**	**0.03**	2.6	7.5	0.05	3.2	27	0.50	12.0	**0**	-	**4.2**	1C=80g	原材料：かたくちいわし，まいわし等の稚魚 主として関東向け
-	-	240	0	0	(0)	(0)	**240**	61.0	1.5	0	Tr	0	(0)	**0.22**	**0.06**	7.4	15.0	0.04	6.3	58	0.72	-	**Tr**	-	**6.6**	大1=5g	原材料：かたくちいわし，まいわし等の幼魚 主として関西向け
-	-	410	(0)	(0)	(0)	(0)	**410**	50.0	2.7	Tr	0.2	Tr	(0)	**0.15**	**0.33**	8.2	(23.0)	0.27	16.0	300	2.95	-	**(0)**	-	**2.2**		原材料：かたくちいわし，まいわし等の幼魚 ビタミンC：酸化防止用として添加品あり
-	-	13	-	-	-	(0)	**13**	25.0	1.1	0	1.8	0.1	(0)	**0.02**	**0.24**	8.2	(16.0)	0.38	15.0	23	1.77	-	**(0)**	-	**2.8**		
-	-	16	(0)	(0)	(0)	(0)	**16**	53.0	0.9	0	1.2	Tr	(0)	**Tr**	**0.50**	8.9	(15.0)	0.37	14.0	19	1.41	-	**(0)**	-	**1.7**		

いわし類
Sardines

●いわし缶詰

水煮，味付け，トマト漬など，様々なものがある。まいわしを加工してつくる。

・かば焼

腹開きして，頭部，内臓を取って焼いてから，甘辛いたれとともに缶に詰めたもの。

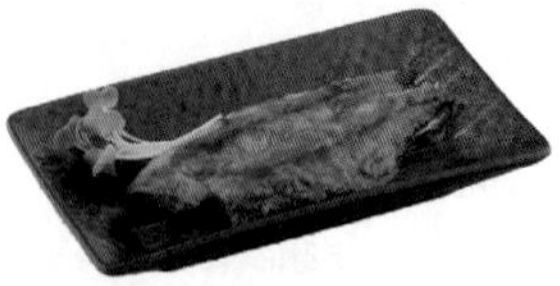

・アンチョビ

塩漬にしてオリーブオイルで漬け込んだもの。パスタやピザなどに使うことも多い。

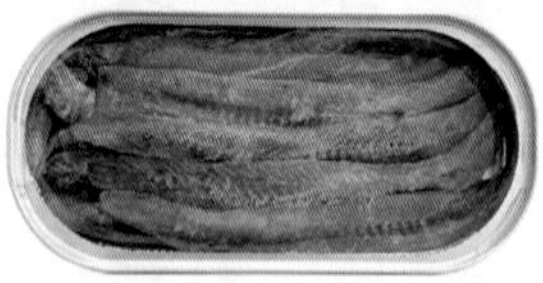

いわな(岩魚)
Char

特徴　山間渓谷の冷水中にすむ。サケ科の淡水魚。うろこが非常に小さい。背側は黒っぽく，腹は淡黄紅色，体側に赤い斑点がある。

いわなは，あゆややまめが上れない上流にすむといわれる。近年は養殖が行われている。

栄養　たんぱく質，カリウムなどに富む。

調理　塩焼き，ムニエル，天ぷら，フライの他，甘露煮，骨酒などに向く。

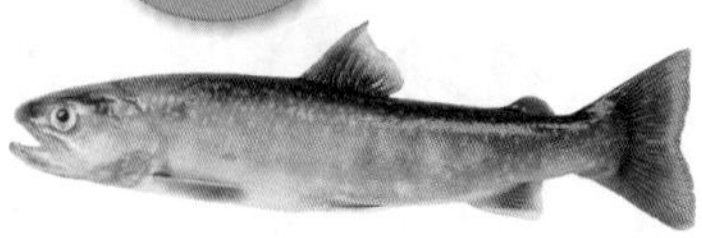

うぐい(鯎)
Japanese dace

特徴　川の上流から河口域，湖まで広く分布するコイ科の淡水魚。全体に銀色だが，繁殖期には腹に赤い線(婚姻色)が現れる。

大きいものは枝骨が多いので，10cm前後のものが食べやすい。「はや」「あかはら」「あかうお」とも呼ばれる。

栄養　脂質が少なく，ビタミンDがやや多い。

調理　塩焼き，煮魚，甘露煮，南蛮漬，田楽にする。

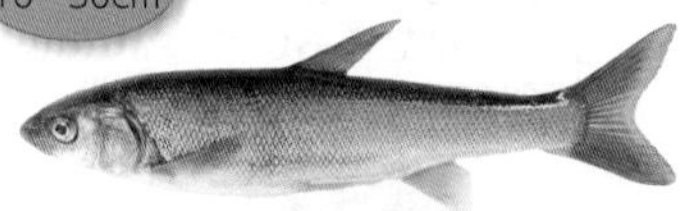

皮がかたく，味は川魚のくせがやや強い

うなぎ(鰻)
Eel

特徴　海で生まれ，河川で育つ。体が細長く，皮にぬめりがある。土用の丑の日に食べる習慣がある。

栄養　脂質とレチノールが特に豊富。カルシウム，鉄，ビタミンB_1，B_2，Eが多い。脂質は不飽和脂肪酸の比率が高く，エネルギーが高い。

調理　かば焼をうな重，うな丼，押し寿司にする他，白焼き，う雑炊などにする。

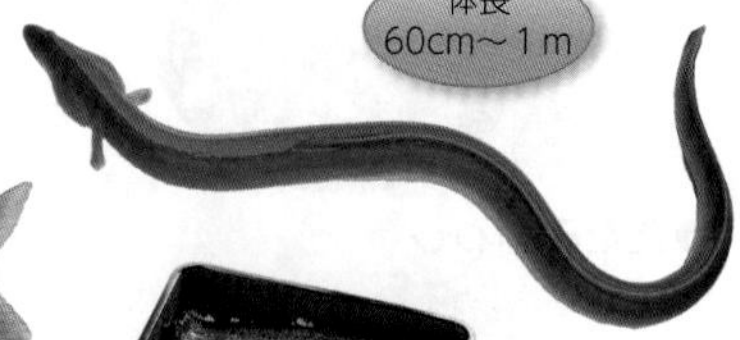

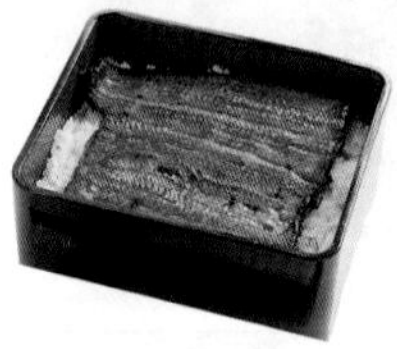
うな重

食品番号	食品名	廃棄率	エネルギー		水分	たんぱく質: アミノ酸組成によるたんぱく質	たんぱく質: たんぱく質	脂質: 脂肪酸のトリアシルグリセロール当量	脂質: コレステロール	脂質: 脂質	炭水化物: 利用可能炭水化物(単糖当量)	炭水化物: 利用可能炭水化物(質量計)	炭水化物: 差引き法による利用可能炭水化物	炭水化物: 食物繊維総量	炭水化物: 糖アルコール	炭水化物: 炭水化物	有機酸	灰分	無機質: ナトリウム	無機質: カリウム	無機質: カルシウム	無機質: マグネシウム	無機質: リン	無機質: 鉄	無機質: 亜鉛	無機質: 銅	無機質: マンガン	無機質: ヨウ素	無機質: セレン
可食部100g当たり		%	kJ	kcal	g	g	g	g	mg	g	g	g	g	g	g	g	g	g	mg	mg	mg	mg	mg	mg	mg	mg	mg	µg	µg
10060	缶詰　水煮	0	703	**168**	66.3	(17.2)	20.7	**8.5**	80	10.6	(0.1)	(0.1)	**5.7***	(0)	-	0.1	-	2.3	330	250	**320**	44	360	**2.6**	1.4	0.19	0.13	-	-
10061	味付け	0	851	**203**	59.1	(17.0)	20.4	**10.3**	85	11.9	-	-	**10.8***	(0)	-	5.7	-	2.9	560	240	**370**	38	380	**2.3**	1.9	0.19	0.25	-	-
10062	トマト漬	0	696	**167**	68.1	(14.6)	17.5	**9.6**	85	10.8	-	-	**5.4***	(0)	-	1.3	-	2.3	280	310	**360**	35	320	**1.9**	1.7	0.19	0.18	-	-
10063	油漬	0	1454	**351**	46.2	(16.9)	20.3	**29.1**	86	30.7	(0.3)	(0.3)	**5.3***	(0)	-	0.3	-	2.5	320	280	**350**	36	370	**1.4**	2.1	0.20	0.22	-	-
10064	かば焼	0	978	**234**	56.1	(13.5)	16.2	**14.0**	70	15.6	-	-	**13.6***	(0)	-	9.3	-	2.8	610	270	**220**	31	290	**2.0**	1.2	0.13	0.17	-	-
10397	アンチョビ	0	660	**157**	54.3	**21.3**	24.2	**6.0**	89	6.8	(0.1)	(0.1)	**4.4***	(0)	-	0.1	-	14.0	5200	140	**150**	39	180	**2.6**	3.7	0.24	0.09	62	52
	いわな																												
10065	養殖，生	50	427	**101**	76.1	-	19.0	**2.8**	80	3.6	**(0.1)***	(0.1)	0.9	(0)	-	0.1	-	1.2	49	380	**39**	29	260	**0.3**	0.8	0.04	0.02	-	-
	うぐい																												
10066	生	50	394	**93**	77.0	(16.7)	20.1	**1.2**	93	1.5	(0.2)	(0.2)	**4.0***	(0)	-	0.2	-	1.2	83	340	**69**	27	240	**0.7**	3.4	0.05	0.04	-	-
	うなぎ																												
10067	養殖，生	25	947	**228**	62.1	**14.4**	17.1	**16.1**	230	19.3	(0.3)	(0.3)	**6.2***	(0)	-	0.3	-	1.2	74	230	**130**	20	260	**0.5**	1.4	0.04	0.04	17	50
10068	きも，生	0	429	**102**	77.2	-	13.0	**4.1**	430	5.3	**(3.5)***	(3.2)	4.7	(0)	-	3.5	-	1.0	140	200	**19**	15	160	**4.6**	2.7	1.08	0.08	-	-
10069	白焼き	0	1245	**300**	52.1	(17.4)	20.7	**22.6**	220	25.8	(0.1)	(0.1)	**6.6***	(0)	-	0.1	-	1.3	100	300	**140**	18	280	**1.0**	1.9	0.04	0.04	-	-
10070	かば焼	0	1189	**285**	50.5	(19.3)	23.0	**19.4**	230	21.0	-	-	**8.4***	(0)	-	3.1	-	2.4	510	300	**150**	15	300	**0.8**	2.7	0.07	-	77	42
	うまづらはぎ																												
10071	生	65	318	**75**	80.2	**15.1**	18.2	**0.2**	47	0.3	(Tr)	(Tr)	**3.2***	(0)	-	Tr	-	1.3	210	320	**50**	87	160	**0.4**	0.5	0.05	0.02	-	-
10072	味付け開き干し	9	1228	**289**	21.5	(48.9)	58.9	**1.1**	140	1.6	-	-	**20.9***	(0)	-	10.4	-	7.6	2400	310	**190**	84	370	**1.5**	2.4	0.10	0.10	-	-
	えい																												
10073	生	0	334	**79**	79.3	(9.5)	19.1	**0.1**	80	0.3	(0.1)	(0.1)	**9.9***	(0)	-	0.1	-	1.2	270	110	**4**	18	170	**0.9**	0.5	0.04	0.01	-	-
	えそ																												
10074	生	0	368	**87**	77.6	**17.6**	20.1	**0.6**	74	0.0	(0.1)	(0.1)	**2.8***	(0)	-	0.1	-	1.4	120	380	**80**	36	260	**0.3**	0.4	0.02	0.17	17	27
	おいかわ																												
10075	生	55	521	**124**	73.8	(15.9)	19.2	**4.7**	91	5.8	(0.1)	(0.1)	**4.5***	(0)	-	0.1	-	1.1	48	240	**45**	23	210	**0.6**	2.5	0.06	0.04	-	-
	おおさが																												
10076	生	0	547	**131**	74.7	(13.5)	16.3	**6.6**	55	8.0	(0.1)	(0.1)	**4.3***	(0)	-	0.1	-	0.9	71	310	**16**	22	160	**0.2**	0.4	0.02	0.01	-	-
	おこぜ																												
10077	生	60	342	**81**	78.8	(16.2)	19.6	**0.1**	75	0.2	(0.2)	(0.2)	**3.7***	(0)	-	0.2	-	1.2	85	360	**31**	26	200	**0.4**	0.7	0.03	0.21	-	-

うまづらはぎ(馬面剥)

Black scraper

特徴　全国各地の沿岸に広く分布。かわはぎに比べると，頭部が長い。白身で締まりがあり，くせのない味。皮はかたいので食べない。きもに旨味がある。

「うまづら」「はげ」とも呼ばれる。

栄養　脂質，ビタミン，無機質ともに少なく，水分が多い。

調理　刺身，煮魚，ちり鍋，汁物の具，フライやムニエルに向く。

体長 25cm前後

かわはぎに比べると細長く，黒っぽい

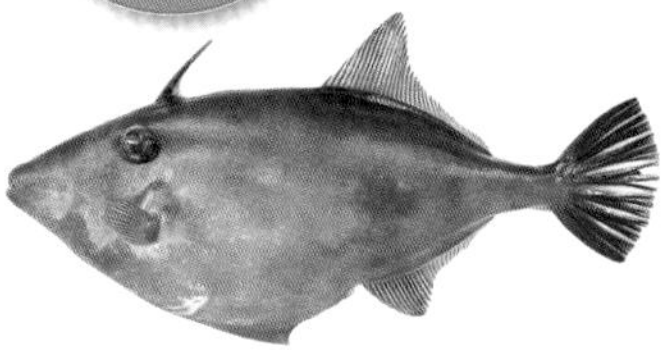

えい(鱏)

Ray

特徴　全国各地の浅い砂地や干潟に広く分布。あかえい，とびえい，がんぎえいなどがある。

体は平たく，長い尾がある。軟骨魚でコラーゲンが多く，煮るとゼラチン質になり，煮こごりができる。

栄養　コラーゲンに富むが，脂質，ビタミン，無機質ともに少ない。

調理　煮魚，汁物の具，甘酢あんかけなどに向く。さつま揚げなどの原料になる。

体長 ～1m

尾にあるとげには毒をもつ

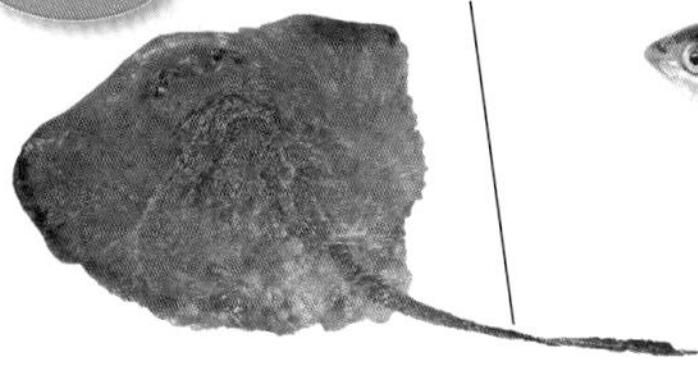

おいかわ(追河)

Pale chub

特徴　関東以南の河川の中・下流にすむ。体は銀白色だが，繁殖期には青や赤に色づく。コイ科の白身の魚で，うぐいやふなに近い味。

「やまべ(関東)」「はや，はえ(関西)」ともいう。

栄養　ビタミンDを比較的多く含む。

調理　フライ，南蛮漬に向く。川魚のにおいが強いので，焼いたものを干してから煮ると，旨味が増す。

体長 約18cm

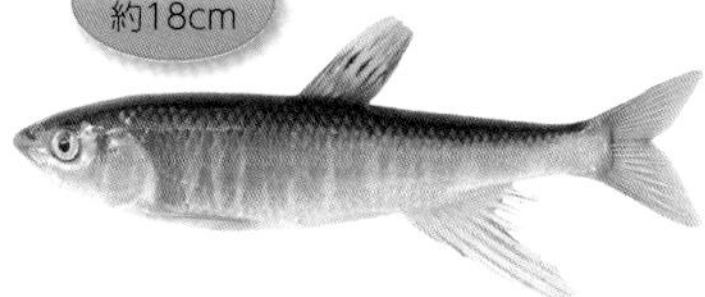

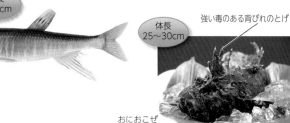

おこぜ(虎魚)

Devil stinger

特徴　温暖な海の砂泥地で，水深200mまでに分布。一般に食用にするのはおにおこぜ。頭部の形が奇怪で凹凸が激しく，鬼の面のように見える。うろこがなく，背びれのとげに毒がある。ふぐに似て味にくせがなく，非常に美味だが，可食部は少ない。

栄養　カリウムやマンガンが多く，ナイアシンなどを含む。

調理　夏に旨味が増す。煮魚，刺身，汁物の具，から揚げなどに向く。

体長 25～30cm

強い毒のある背びれのとげ

おにおこぜ

10 魚介類

クロム	モリブデン	ビタミンA レチノール	A カロテン α	A カロテン β	A β-クリプトキサンチン	A β-カロテン当量	A レチノール活性当量	D	E トコフェロール α	E トコフェロール β	E トコフェロール γ	E トコフェロール δ	K	B1	B2	ナイアシン	ナイアシン当量	B6	B12	葉酸	パントテン酸	ビオチン	C	アルコール	食塩相当量	見当	備考
μg	μg	μg	μg	μg	μg	μg	μg	μg	mg	mg	mg	mg	μg	mg	mg	mg	mg	mg	μg	μg	mg	μg	mg	g	g		
-	-	9	(0)	(0)	(0)	(0)	**9**	6.0	2.6	0	0	0	(0)	**0.03**	**0.30**	8.5	(12.0)	0.16	16.0	7	0.63	-	(0)	-	**0.8**		まいわし製品。液汁を除いたもの
-	-	9	(0)	(0)	(0)	(0)	**9**	20.0	2.1	0	0	0	(0)	**0.03**	**0.30**	8.0	(12.0)	0.27	13.0	6	0.61	-	(0)	-	**1.4**		まいわし製品。液汁を除いたもの
-	-	12	(0)	Tr	(0)	(Tr)	**12**	20.0	2.4	0	0	0	(0)	**0.01**	**0.25**	6.3	(9.6)	0.27	10.0	14	0.68	-	0	-	**0.7**		まいわし製品。液汁を除いたもの
-	-	25	(0)	(0)	(0)	(0)	**25**	7.0	8.2	0.1	9.2	0.9	(0)	**0.08**	**0.32**	7.8	(12.0)	0.34	18.0	10	0.81	-	0	-	**0.8**		別名：オイルサーディン まいわし製品。液汁を含んだもの
-	-	32	0	0	(0)	(0)	**32**	17.0	1.8	0	0	0	(0)	**0.01**	**0.24**	6.2	(9.3)	0.24	12.0	15	0.74	-	0	-	**1.5**		まいわし製品。液汁を含んだもの
1	-	4	(0)	(0)	(0)	(0)	**4**	1.7	1.9	0.1	0.1	0	-	**0**	**0.31**	4.1	11.0	0.21	14.0	23	0.48	22.0	0	-	**13.1**		かたくちいわし製品。液汁を除いたもの
-	-	5	0	2	(0)	2	**5**	5.0	1.6	0	0	0	(0)	**0.09**	**0.12**	3.4	6.6	0.21	4.2	5	0.68	-	1	-	**0.1**		廃棄部位：頭部，内臓，骨，ひれ等(三枚下ろし)
-	-	41	0	0	(0)	(0)	**41**	19.0	0.8	0	0	0	(0)	**0.03**	**0.11**	3.5	(7.2)	0.16	8.5	8	1.11	-	Tr	-	**0.2**	1尾=130g	廃棄部位：頭部，内臓，骨，ひれ等(三枚下ろし)
0	5	2400	0	1	0	1	**2400**	18.0	7.4	0	0.1	0	(0)	**0.37**	**0.48**	3.0	5.3	0.13	3.5	14	2.17	6.1	2	-	**0.2**	中1尾=150g 骨ぬき1尾=100g	廃棄部位：頭部，内臓，骨，ひれ等
-	-	4400	(0)	(0)	(0)	(0)	**4400**	3.0	3.9	0	Tr	0	17	**0.30**	**0.75**	4.0	6.2	0.25	2.7	380	2.95	-	2	-	**0.4**		内臓
-	-	1500	(0)	(0)	(0)	(0)	**1500**	17.0	5.3	0	0.1	0	(0)	**0.55**	**0.45**	3.5	(6.2)	0.09	2.7	16	1.16	-	Tr	-	**0.3**		
2	2	1500	(0)	(0)	(0)	(0)	**1500**	19.0	4.9	0	0.1	0	(0)	**0.75**	**0.74**	4.1	(7.1)	0.09	2.2	13	1.29	10.0	Tr	-	**1.3**	1串=約80g	
-	-	0	(0)	(0)	(0)	(0)	**(0)**	8.0	1.1	0	0	0	(0)	**0.01**	**0.13**	3.7	7.3	0.40	1.4	4	0.50	-	Tr	-	**0.5**		廃棄部位：頭部，内臓，骨，皮，ひれ等(三枚下ろし)
-	-	Tr	(0)	(0)	(0)	(0)	**(Tr)**	69.0	0.7	0	0	0	(0)	**0.02**	**0.05**	8.2	(20.0)	0.34	4.0	16	0.74	-	(0)	-	**6.1**		廃棄部位：骨，ひれ等
-	-	2	0	0	(0)	(0)	**2**	3.0	0.7	0	0	0	(0)	**0.05**	**0.12**	2.5	(4.8)	0.25	3.7	3	0.55	-	1	-	**0.7**		別名：かすべ 切り身(魚体全体から調理する場合，廃棄率：60%，廃棄部位：頭部，内臓，骨，ひれ等)
0	0	0	(0)	(0)	(0)	(0)	**(0)**	1.0	0.1	0	0	0	(0)	**0.07**	**0.10**	3.3	7.2	0.24	1.7	13	0.51	1.7	2	-	**0.3**		試料：わにえそ，とかげえそ，まえそ等。三枚におろしたもの(魚体全体から調理する場合，廃棄率：45%，廃棄部位：頭部，内臓，骨，ひれ等)
-	-	10	0	0	(0)	(0)	**10**	10.0	0.9	0	0	0	(0)	**0.01**	**0.16**	4.0	(7.5)	0.21	11.0	21	1.02	-	2	-	**0.1**		別名：はや，やまべ 廃棄部位：頭部，内臓，骨，ひれ等(三枚下ろし)
-	-	85	0	0	-	0	**85**	3.0	4.9	0	0	0	(0)	**0.01**	**0.03**	1.0	(4.0)	0.05	3.3	1	0.21	-	1	-	**0.2**		別名：こうじんめぬけ 切り身(魚体全体から調理する場合，廃棄率：60%，廃棄部位：頭部，内臓，骨，ひれ等)
-	-	2	0	0	(0)	(0)	**2**	1.0	0.4	0	0	0	(0)	**0.01**	**0.12**	2.4	(6.0)	0.08	0.6	3	0.51	-	0	-	**0.2**		試料：おにおこぜ 廃棄部位：頭部，内臓，骨，ひれ等(三枚下ろし)

かさご(笠子)

Marbled rockfish

特徴　全国各地の沿岸の浅い岩礁にすむ。「かさご」というと，フサカサゴ科カサゴ属の魚を指すが，近縁種を含める場合もある。

　浅い海ほど体が褐色で，深い海になるほど赤色が強い。頭や背びれに多くのとげがある。白身でくせがなく，旨味がある。冬が旬。

栄養　脂質が少ない。ビタミンB_1，B_2，ナイアシンなどを含む。

調理　刺身，煮魚，汁物の具，から揚げなどに向く。

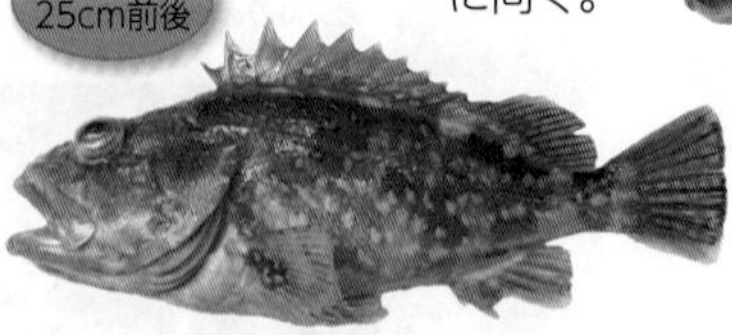

体長
25cm前後

かじか(鰍)

Japanese sculpin

特徴　北海道を除く全国のきれいな渓流に分布する淡水魚。頭と口が大きく，はぜに似ているが，体は細長い。くせがない，淡泊な味。

　「ごり(北陸)」ともいう。

栄養　カルシウム，鉄，レチノール，ビタミンB_2が比較的多い。

調理　つくだ煮やあめ煮にする他，汁物の具や揚げ物に用いる。

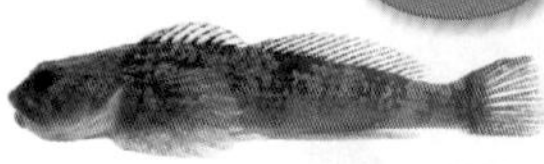

体長
約15cm

かじき類

Marlins and swordfishes

特徴　太平洋岸に多く分布。マカジキ科とメカジキ科に分類される。「かじきまぐろ」とも呼ばれるが，マグロ類ではない。

　上あごが極端に突き出してとがっている。脂がのっていて，肉質はやわらかい。重さは100～600kgにもなる。

栄養　たんぱく質，脂質ともに豊富。

調理　刺身，寿司種の他，塩焼き，照焼き，みそ漬，煮魚，揚げ物，ムニエル，ソテーに向く。

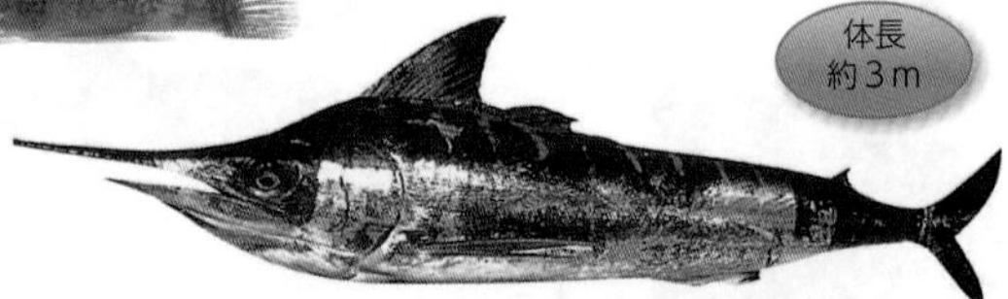

体長
約3ｍ

まかじき

かつお類

特徴　回遊魚で北海道以南に分布。まがつお，そうだがつおなどの総称。

　水分の少ない赤身の魚。春から初夏のかつおを初がつお，秋のかつおを戻りがつおといい，秋の方が脂がのっている。

栄養　旨味成分のイノシン酸に富み，ビタミンD，鉄が多い。

調理　刺身，たたき，煮魚，照焼きの他，つくだ煮，なまり節にする。

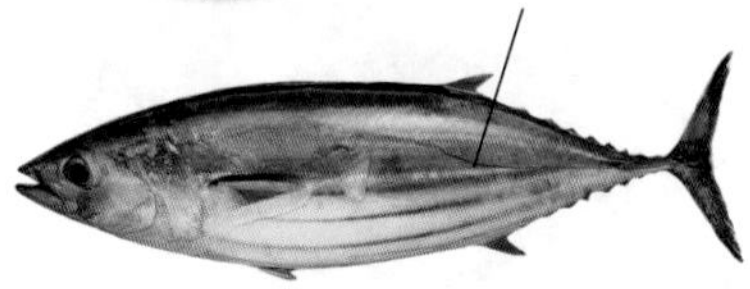

体長
50cm～１ｍ
腹側に黒い線がある

食品番号	食品名（可食部100g当たり）	廃棄率	エネルギー	エネルギー	水分	たんぱく質 アミノ酸組成によるたんぱく質	たんぱく質 たんぱく質	脂質 脂肪酸のトリアシルグリセロール当量	脂質 コレステロール	脂質 脂質	炭水化物 利用可能炭水化物（単糖当量）	炭水化物 利用可能炭水化物（質量計）	炭水化物 差引き法による利用可能炭水化物	炭水化物 食物繊維総量	炭水化物 糖アルコール	炭水化物 炭水化物	有機酸	灰分	無機質 ナトリウム	無機質 カリウム	無機質 カルシウム	無機質 マグネシウム	無機質 リン	無機質 鉄	無機質 亜鉛	無機質 銅	無機質 マンガン	無機質 ヨウ素	無機質 セレン
		%	kJ	kcal	g	g	g	g	mg	g	g	g	g	g	g	g	g	g	mg	mg	mg	mg	mg	mg	mg	mg	mg	μg	μg
	おひょう																												
10078	生	0	394	**93**	77.0	**(16.5)**	19.9	**1.2**	49	1.7	(0.1)	(0.1)	**4.0***	(0)	-	0.1	-	1.3	72	400	**7**	28	260	**0.1**	0.5	0.02	0.01	-	-
	かさご																												
10079	生	0	353	**83**	79.1	**16.7**	19.3	**0.9**	45	1.1	(0.1)	(0.1)	**2.1***	(0)	-	0.1	-	1.2	120	310	**57**	27	180	**0.3**	0.5	0.01	0.01	48	50
	かじか																												
10080	生	0	412	**98**	76.4	**(12.4)**	15.0	**3.4**	220	5.0	(0.2)	(0.2)	**4.3***	(0)	-	0.2	-	3.4	110	260	**520**	31	400	**2.8**	1.7	0.15	0.31	-	-
10081	水煮	0	452	**108**	73.5	**(13.1)**	15.8	**4.1**	250	5.8	(0.2)	(0.2)	**4.6***	(0)	-	0.2	-	4.7	90	210	**630**	40	440	**2.6**	2.3	0.24	0.37	-	-
10082	つくだ煮	0	1240	**293**	23.8	**(24.4)**	29.4	**3.6**	360	5.5	-	-	**40.7***	(0)	-	33.8	-	7.5	1700	460	**880**	59	670	**5.8**	3.0	0.15	1.64	-	-
	(かじき類)																												
10083	くろかじき　生	0	397	**93**	75.6	**18.6**	22.9	**0.1**	48	0.2	(0.1)	(0.1)	**4.5***	(0)	-	0.1	-	1.2	70	390	**5**	34	260	**0.5**	0.7	0.03	0.01	-	-
10084	まかじき　生	0	453	**107**	73.8	**(18.7)**	23.1	**1.4**	46	1.8	(0.1)	(0.1)	**4.9***	(0)	-	0.1	-	1.2	65	380	**5**	35	270	**0.6**	0.6	0.04	0.01	11	55
10085	めかじき　生	0	581	**139**	72.2	**15.2**	19.2	**6.6**	72	7.6	(0.1)	(0.1)	**4.7***	(0)	-	0.1	-	1.3	71	440	**3**	29	260	**0.5**	0.7	0.04	0	16	59
10398	焼き	0	845	**202**	59.9	**22.4**	27.5	**9.8**	99	11.1	0	0	**6.0***	(0)	-	0	-	1.9	110	630	**5**	41	370	**0.6**	0.9	0.05	0	-	-
	(かつお類)																												
10086	かつお　春獲り　生	0	457	**108**	72.2	**20.6**	25.8	**0.4**	60	0.5	(0.1)	(0.1)	**5.4***	(0)	-	0.1	-	1.4	43	430	**11**	42	280	**1.9**	0.8	0.11	0.01	11	43
10087	秋獲り　生	35	631	**150**	67.3	**20.5**	25.0	**4.9**	58	6.2	(0.2)	(0.2)	**6.0***	(0)	-	0.2	-	1.3	38	380	**8**	38	260	**1.9**	0.9	0.10	0.01	25	100
10088	そうだがつお　生	40	533	**126**	69.9	**(20.9)**	25.7	**2.1**	75	2.8	(0.3)	(0.3)	**5.7***	(0)	-	0.3	-	1.3	81	350	**23**	33	230	**2.6**	1.2	0.15	0.02	-	-
10089	加工品　なまり	0	534	**126**	66.9	**(24.3)**	29.8	**0.4**	80	0.7	(0.4)	(0.4)	**6.2***	(0)	-	0.4	-	2.2	110	300	**11**	32	300	**3.7**	0.9	0.17	0.02	-	-
10090	なまり節	0	687	**162**	58.8	**(30.9)**	38.0	**0.7**	95	1.1	(0.5)	(0.5)	**8.0***	(0)	-	0.5	-	1.6	95	630	**20**	40	570	**5.0**	1.2	0.20	0.03	-	-
10446	裸節	0	1310	**309**	22.6	**(59.6)**	71.6	**(2.1)**	160	3.3	(0.2)	(0.2)	**13.0***	0	-	0.2	-	2.8	310	780	**15**	76	570	**6.5**	1.9	0.29	0.03	60	240
10091	かつお節	0	1410	**332**	15.2	**64.2**	77.1	**1.8**	180	2.9	(0.8)	(0.7)	**14.8***	(0)	-	0.8	-	4.0	130	940	**28**	70	790	**5.5**	2.8	0.27	-	45	320
10092	削り節	0	1387	**327**	17.2	**64.0**	75.7	**1.9**	190	3.2	(0.4)	(0.4)	**13.4***	(0)	-	0.4	-	3.5	480	810	**46**	91	680	**9.0**	2.5	0.43	0.05	-	-
10093	削り節つくだ煮	0	989	**233**	36.1	**(16.5)**	19.5	**2.6**	57	3.3	-	-	**36.0***	(0)	-	32.3	-	8.8	3100	410	**54**	69	290	**8.0**	1.3	0.18	0.35	-	-
10094	角煮	0	939	**221**	41.4	**(25.2)**	31.0	**1.1**	56	1.6	-	-	**27.8***	(0)	-	21.4	-	4.6	1500	290	**10**	40	220	**6.0**	0.7	0.09	0.26	-	-
10095	塩辛	0	244	**58**	72.9	**(9.7)**	12.0	**0.7**	210	1.5	(Tr)	(Tr)	**3.0***	(0)	-	Tr	-	13.6	5000	130	**180**	37	150	**5.0**	12.0	0.07	0.07		
10096	缶詰　味付け　フレーク	0	589	**139**	65.8	**(14.9)**	18.4	**2.4**	53	2.7	-	-	**14.5***	(0)	-	10.7	-	2.4	650	280	**29**	30	190	**2.6**	0.7	0.15	0.11	-	-
10097	油漬　フレーク	0	1200	**289**	55.5	**(15.3)**	18.8	**23.4**	41	24.2	(0.1)	(0.1)	**4.5***	(0)	-	0.1	-	1.4	350	230	**5**	23	160	**0.9**	0.5	0.07	0.02	-	-
	かます																												
10098	生	40	573	**137**	72.7	**15.5**	18.9	**6.4**	58	7.2	(0.1)	(0.1)	**4.3***	(0)	-	0.1	-	1.1	120	320	**41**	34	140	**0.3**	0.5	0.04	0.01	-	-
10099	焼き	40	563	**134**	70.3	**(19.1)**	23.3	**4.1**	83	4.9	(0.1)	(0.1)	**5.1***	(0)	-	0.1	-	1.4	150	360	**59**	42	190	**0.5**	0.6	0.05	0.01	-	-

●なまり節

かつおを三枚おろしにした片身，またはそれをさらに分けたものを煮て，表面を乾燥したもの。水分が多いので，長期間の保存はできない。

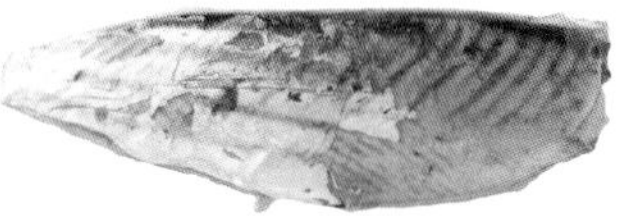

●かつお節

なまり節を焙乾，かびづけ，熟成を行い，旨味成分をつくったくん乾品。日本料理のだし材料として欠かせない。

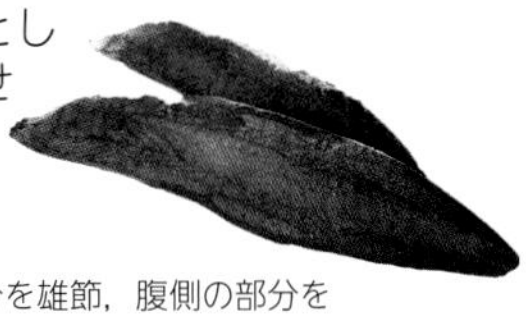

背側の部分を雄節，腹側の部分を雌節という

●削り節

かつお節を削ったもの。

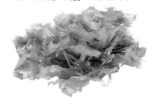

●角煮

身を煮熟，焙乾し，角切りにしてから，しょうゆを主体とした調味液で煮詰めたもの。

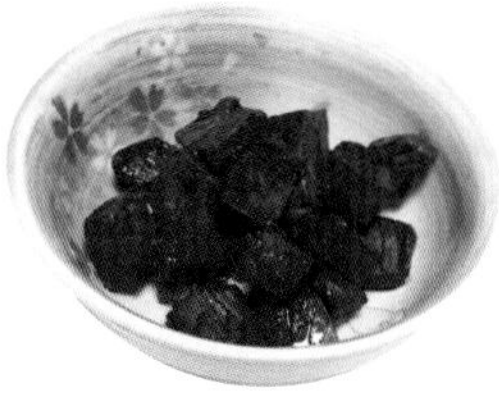

かつおだしの取り方

①水を沸騰させる。
②水の２～４％の量のかつお節を入れる。

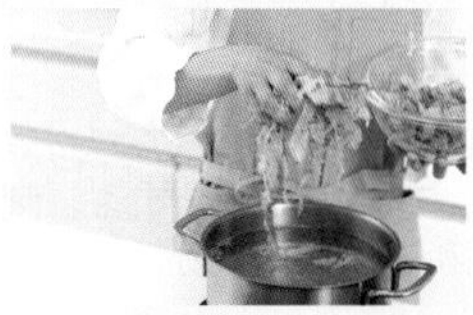

③再び沸騰したら火をとめる。
④かつお節が沈むのを待つ。
⑤だしをこしてできあがり。

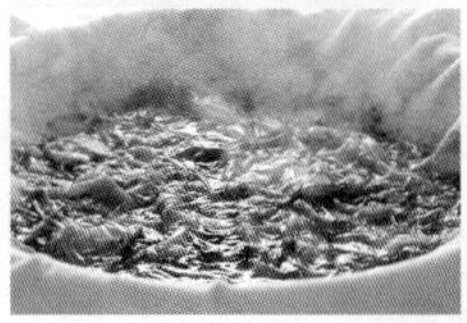

かます(魳)

Barracuda

特徴　関東以南の沿岸に広く分布。あかかます，あおかます，やまとかますなどがあるが，一般にあかかますをさす。

脂質が少ないやわらかな肉質の白身魚。水分が多いので，干物の方が味がよい。

栄養　ビタミンB_1，B_2を含む。無機質では特に多いものはない。

調理　生干ししたものを焼く他，塩焼き，ゆうあん焼き，フライ，ムニエルにする。

体長
30～50cm

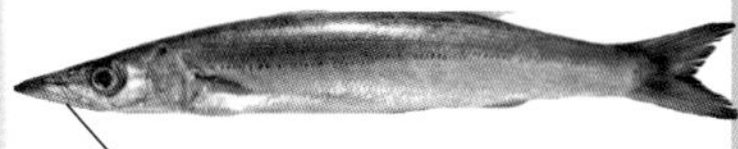

口先がとがっているのが特徴

クロム	モリブデン	A レチノール	A カロテン α	A カロテン β	A β-クリプトキサンチン	A β-カロテン当量	A レチノール活性当量	D	E トコフェロール α	E トコフェロール β	E トコフェロール γ	E トコフェロール δ	K	B_1	B_2	ナイアシン	ナイアシン当量	B_6	B_{12}	葉酸	パントテン酸	ビオチン	C	アルコール	食塩相当量	見当	備考
μg	μg	μg	μg	μg	μg	μg	μg	μg	mg	mg	mg	mg	μg	mg	mg	mg	mg	mg	μg	μg	mg	μg	mg	g	g		
																											別名：おおひらめ
-	-	13	0	0	(0)	(0)	**13**	3.0	0.8	0	0	0	(0)	**0.09**	**0.07**	7.1	(11.0)	0.41	2.1	12	0.47	-	Tr	-	**0.2**		切り身
1	0	3	0	0	(0)	(0)	**3**	2.0	0.3	0	0	0	(0)	**0.03**	**0.06**	1.8	5.1	0.06	1.2	3	0.47	0.8	1	-	**0.3**		三枚におろしたもの（魚体全体から調理する場合，廃棄率：65%，廃棄部位：頭部，内臓，骨，ひれ等）
																											別名：ごり
-	-	180	(0)	(0)	(0)	(0)	**180**	3.0	1.3	0	0	0	1	**0.07**	**0.38**	1.5	(4.2)	0.08	28.0	15	0.54	-	1	-	**0.3**		魚体全体
-	-	290	(0)	(0)	(0)	(0)	**290**	4.9	2.5	0	0	0	1	**0.06**	**0.30**	1.1	(4.0)	0.07	28.0	21	0.42	-	Tr	-	**0.2**		魚体全体を水煮したもの
-	-	370	(0)	(0)	(0)	(0)	**370**	2.0	3.4	0	Tr	0	(0)	**0.07**	**0.48**	2.4	(7.7)	0.05	16.0	53	0.80	-	0	-	**4.3**		
-	-	2	0	0	(0)	(0)	**2**	38.0	0.9	0	0	0	(0)	**0.05**	**0.06**	14.0	18.0	0.44	1.5	6	0.29	-	1	-	**0.2**	1切=80	切り身（皮なし）。別名：くろかわ
0	0	8	0	0	(0)	(0)	**8**	12.0	1.2	0	0	0	(0)	**0.09**	**0.07**	10.0	(15.0)	0.44	4.3	5	1.25	13.0	2	-	**0.2**	～100g	切り身（皮なし）
Tr	0	61	0	0	0	0	**61**	8.8	4.4	0	0	0	1	**0.06**	**0.09**	7.6	11.0	0.37	1.9	8	0.39	2.7	1	-	**0.2**		切り身（皮なし）。別名：めか
-	-	85	0	0	0	0	**85**	10.0	6.1	0	0	0	1	**0.07**	**0.11**	10.0	15.0	0.35	2.4	8	0.46	-	0	-	**0.3**		切り身（皮なし）
0	0	5	0	0	0	0	**5**	4.0	0.3	0	0	0	(0)	**0.13**	**0.17**	19.0	24.0	0.76	8.4	6	0.70	2.6	Tr	-	**0.1**	1切=80	三枚におろしたもの（魚体全体から調理する場合，廃棄率：35%，廃棄部位：頭部，内臓，骨，ひれ等）。別名：ほんがつお，まがつお，初がつお
Tr	Tr	20	0	0	0	0	**20**	9.0	0.1	0	0	0	(0)	**0.10**	**0.16**	18.0	23.0	0.76	8.6	4	0.61	5.7	Tr	-	**0.1**	～100g	廃棄部位：頭部，内臓，骨，ひれ等（三枚下ろし）別名：ほんがつお，まがつお，戻りがつお
-	-	9	0	0	-	0	**9**	22.0	1.2	0	0	0	(0)	**0.17**	**0.29**	16.0	(21.0)	0.54	12.0	14	1.29	-	Tr	-	**0.2**		廃棄部位：頭部，内臓，骨，ひれ等（三枚下ろし）試料：まるそうだ，ひらそうだ
-	-	Tr	-	-	-	(0)	**(Tr)**	4.0	0.2	0	0	0	(0)	**0.19**	**0.18**	16.0	(22.0)	0.46	21.0	16	0.58	-	(0)	-	**0.3**		
-	-	Tr	-	-	-	(0)	**(Tr)**	21.0	0.4	0	0	0	(0)	**0.40**	**0.25**	35.0	(42.0)	0.36	11.0	10	0.70	-	(0)	-	**0.2**	1本=	
3	2	10	-	-	-	-	**10**	6.7	1.5	0	0	0	1	**0.01**	**0.35**	45.0	(60.0)	0.65	16.0	14	0.86	15.0	-	-	**0.8**	約250g	
1	1	Tr	-	-	-	(0)	**(Tr)**	6.0	1.2	0.3	0.1	0.2	(0)	**0.55**	**0.35**	45.0	61.0	0.53	15.0	11	0.82	15.0	(0)	-	**0.3**		
-	-	24	0	0	-	0	**24**	4.0	1.1	0	0	0	(0)	**0.38**	**0.57**	37.0	54.0	0.53	22.0	15	0.97	-	Tr	-	**1.2**		試料：包装品
-	-	Tr	(0)	(0)	(0)	(0)	**(Tr)**	6.0	0.4	0.1	1.2	Tr	(0)	**0.13**	**0.10**	12.0	(16.0)	0.19	5.3	27	0.57	-	(0)	-	**7.9**		
-	-	Tr	(0)	(0)	(0)	(0)	**(Tr)**	5.0	0.5	0	0.1	0	(0)	**0.15**	**0.12**	17.0	(23.0)	0.21	4.0	15	0.42	-	(0)	-	**3.8**	1個=4～5g	
-	-	90	-	-	-	(0)	**90**	120.0	0.7	0	0	0	2	**0.10**	**0.25**	1.7	(4.0)	0.05	4.5	48	0.43	-	(0)	-	**12.7**	大1=17g	別名：酒盗
-	-	Tr	(0)	(0)	(0)	(0)	**(Tr)**	9.0	1.0	0	0	0	(0)	**0.14**	**0.13**	15.0	(19.0)	0.29	8.3	9	0.37	-	(0)	-	**1.7**		液汁を含んだもの。別名：ツナ缶
-	-	Tr	(0)	(0)	(0)	(0)	**(Tr)**	4.0	2.6	0.4	15.0	6.0	(0)	**0.12**	**0.11**	15.0	(19.0)	0.40	2.8	7	0.24	-	(0)	-	**0.9**		液汁を含んだもの
-	-	12	(0)	(0)	(0)	(0)	**12**	11.0	0.9	0	0	0	(0)	**0.03**	**0.14**	4.5	8.0	0.31	2.3	8	0.47	-	Tr	-	**0.3**	中1尾=	試料：あかかます 廃棄部位：頭部，内臓，骨，ひれ等（三枚下ろし）
-	-	13	(0)	(0)	(0)	(0)	**13**	10.0	0.9	0	0	0	(0)	**0.03**	**0.14**	4.2	(8.5)	0.31	3.3	13	0.52	-	Tr	-	**0.4**	約80g	試料：あかかます。廃棄部位：頭部，骨，ひれ等。内臓等を除き焼いたもの

かれい類(鰈類)

Righteye flounders

特徴　日本周辺に広く分布。まがれい，まこがれい，なめたがれい，むしがれいなど，種類が多い。「左ひらめ，右かれい」といい，目が体の右にあるものをかれいと呼ぶが，例外もある。

脂質の少ない淡泊な白身魚。背側の上身の方が腹側の下身より美味。子持ちがれいは抱卵したかれいの市販通称名。

栄養　ビタミンB_1，B_2及びタウリンを含む。

調理　刺身，塩焼き，煮魚，から揚げ，フライ，ムニエル。

かわはぎ(皮剥)

Threadsail filefish

特徴　北海道以南の沿岸の浅瀬にすむ。体はひし形に近い形。白身であっさりした旨味がある。

きも(肝臓)に濃厚な味わいがあり，珍重される。

栄養　身は脂質が少なく，ビタミンD，ナイアシンを含む。

調理　皮がかたいので，皮をはいでから調理をする。刺身，鍋物，煮魚，汁物などに向く。

かんぱち(間八)

Amberjack

特徴　東北以南のあたたかい海に広く分布。両目の間に八の字の帯があるのが名前の由来。

形も味もぶりに似た白身魚で，肉質がよい。ぶりよりも体高が高く，全体に丸みを帯びている。養殖のものが多く出回っている。

栄養　脂質が多く，ビタミンB_2も多い。

調理　刺身，寿司種，たたきの他，塩焼き，照焼き，あら煮，汁の具などに用いる。

きす(鱚)

Japanese whiting

特徴　日本各地の内湾や沿岸に分布。しろぎす，あおぎす，ほしぎすなどがあるが，一般にきすといえば，しろぎすをさす。

全体に細い体をしている。脂質が少ない白身魚で，味は淡泊。古くから高級魚とされ，江戸前の天ぷらの定番としても人気。

栄養　葉酸，カリウムが比較的多い。

調理　刺身，塩焼き，天ぷら，南蛮漬，フライ，酢の物，汁物の具に向く。

体長 30～70cm

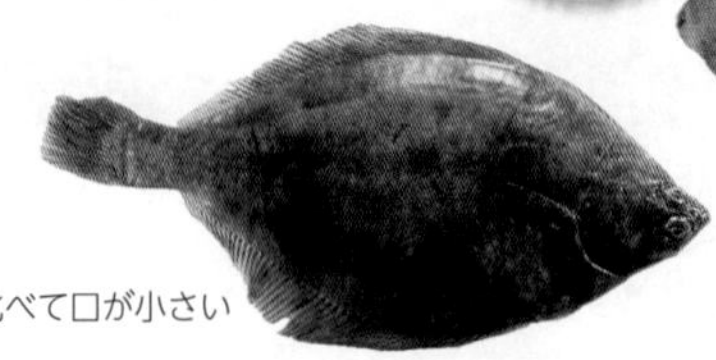

ひらめに比べて口が小さい

体長 25cm前後

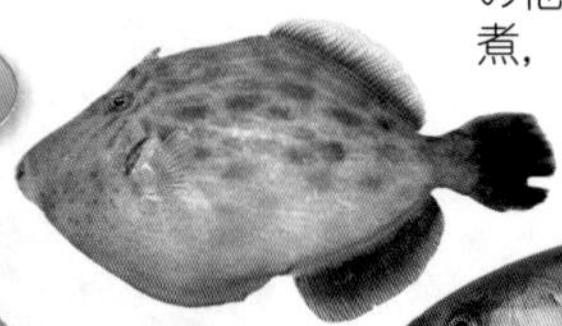

体長 60cm～1.5m

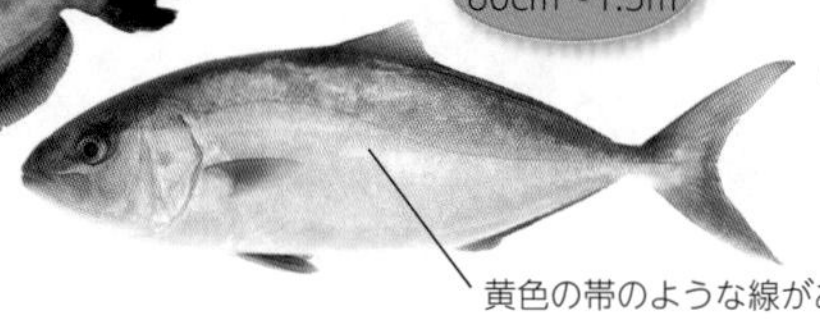

黄色の帯のような線がある

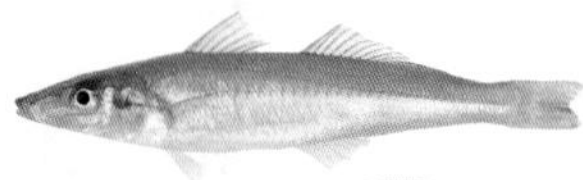

しろぎす

体長 約20cm

食品番号	食品名 (可食部100g当たり)	廃棄率 %	エネルギー kJ	エネルギー kcal	水分 g	たんぱく質: アミノ酸組成によるたんぱく質 g	たんぱく質: たんぱく質 g	脂質: 脂肪酸のトリアシルグリセロール当量 g	脂質: コレステロール mg	脂質: 脂質 g	炭水化物: 利用可能炭水化物(単糖当量) g	炭水化物: 利用可能炭水化物(質量計) g	炭水化物: 差引き法による利用可能炭水化物 g	炭水化物: 食物繊維総量 g	炭水化物: 糖アルコール g	炭水化物: 炭水化物 g	有機酸 g	灰分 g	無機質: ナトリウム mg	無機質: カリウム mg	無機質: カルシウム mg	無機質: マグネシウム mg	無機質: リン mg	無機質: 鉄 mg	無機質: 亜鉛 mg	無機質: 銅 mg	無機質: マンガン mg	無機質: ヨウ素 µg	無機質: セレン µg
	(かれい類)																												
10100	まがれい　生	0	377	**89**	77.8	**17.8**	19.6	**1.0**	71	1.3	(0.1)	(0.1)	**2.2***	(0)	-	0.1	-	1.2	110	330	**43**	28	200	**0.2**	0.8	0.03	0.01	21	110
10101	水煮	35	412	**97**	75.6	**(19.5)**	21.4	**0.9**	87	1.1	(0.1)	(0.1)	**2.9***	(0)	-	0.1	-	1.2	100	320	**56**	29	200	**0.3**	0.9	0.03	0.02	15	77
10102	焼き	35	440	**104**	73.9	**(21.3)**	23.4	**1.0**	100	1.3	(0.1)	(0.1)	**2.4***	(0)	-	0.1	-	1.4	130	370	**70**	32	240	**0.3**	1.0	0.04	0.02	22	97
10103	まこがれい　生	55	363	**86**	79.0	**15.6**	18.0	**1.3**	66	1.8	(0.1)	(0.1)	**2.9***	(0)	-	0.1	-	1.2	120	320	**46**	24	190	**0.4**	0.8	0.02	0.03	-	-
10399	焼き	0	585	**138**	66.2	**23.7**	28.5	**2.0**	110	2.8	(0.2)	(0.1)	**6.3***	(0)	-	0.2	-	1.8	180	490	**75**	39	300	**0.8**	1.2	0.03	0.06	-	-
10104	子持ちがれい　生	40	516	**123**	72.7	-	19.9	**4.8**	120	6.2	**(0.1)***	(0.1)	1.5	(0)	-	0.1	-	1.1	77	290	**20**	27	200	**0.2**	0.8	0.03	0.04	-	-
10105	水煮	15	575	**137**	69.3	-	22.3	**5.3**	140	7.2	**(0.1)***	(0.1)	2.0	(0)	-	0.1	-	1.1	83	270	**40**	28	210	**0.3**	1.0	0.04	0.04	-	-
10106	干しかれい	40	437	**104**	74.6	-	20.2	**2.5**	87	3.4	**(Tr)***	(Tr)	0.9	(0)	-	Tr	-	1.8	430	280	**40**	29	170	**0.1**	0.4	0.01	0.02	-	-
	かわはぎ																												
10107	生	0	327	**77**	79.9	**16.3**	18.8	**0.3**	47	0.4	(Tr)	(Tr)	**2.3***	(0)	-	Tr	-	1.2	110	380	**13**	28	240	**0.2**	0.4	0.03	0.02	33	35
	かんぱち																												
10108	三枚おろし，生	0	501	**119**	73.3	**(17.4)**	21.0	**3.5**	62	4.2	(0.1)	(0.1)	**4.4***	(0)	-	0.1	-	1.4	65	490	**15**	34	270	**0.6**	0.7	0.05	0.01	11	29
10424	背側，生	0	402	**95**	76.1	**18.8**	22.2	**0.9**	48	1.2	(0.1)	(0.1)	**2.9***	(0)	-	0.1	-	1.3	54	470	**6**	29	250	**0.4**	0.4	0.04	Tr	53	63
	きす																												
10109	生	55	308	**73**	80.8	**16.1**	18.5	**0.1**	88	0.2	0	0	**1.7***	(0)	-	0	-	1.2	100	340	**27**	29	180	**0.1**	0.4	0.02	0.01	21	37
10400	天ぷら	2	978	**234**	57.5	**16.0**	18.4	**14.0**	81	15.2	8.4	7.7	**10.7***	0.7	-	7.8	-	1.2	110	330	**90**	31	210	**0.2**	0.5	0.03	0.08	22	33
	きちじ																												
10110	生	0	989	**238**	63.9	**12.2**	13.6	**19.4**	74	21.7	(Tr)	(Tr)	**3.6***	(0)	-	Tr	-	0.8	75	250	**32**	32	130	**0.3**	0.4	0.11	-	84	58
	きびなご																												
10111	生	35	361	**85**	78.2	**(15.6)**	18.8	**0.8**	75	1.4	(0.1)	(0.1)	**3.9***	(0)	-	0.1	-	1.5	150	330	**100**	34	240	**1.1**	1.9	0.10	0.03	-	-
10112	調味干し	0	1021	**241**	32.2	**(39.7)**	47.9	**3.6**	370	7.4	(0.5)	(0.5)	**12.5***	(0)	-	0.5	-	12.0	2600	660	**1400**	170	1200	**5.9**	0.7	0.19	0.41	-	-
	キャビア																												
10113	塩蔵品	0	1014	**242**	51.0	**(22.6)**	26.2	**13.0**	500	17.1	(1.1)	(1.0)	**8.8***	(0)	-	1.1	-	4.6	1600	200	**8**	30	450	**2.4**	2.5	0.07	0.12	-	-
	キングクリップ																												
10114	生	0	312	**73**	80.5	**(15.1)**	18.2	**0.1**	56	0.1	(Tr)	(Tr)	**3.2***	(0)	-	Tr	-	1.2	140	340	**47**	28	170	**0.3**	0.5	0.02	0.01	-	-
	ぎんだら																												
10115	生	0	874	**210**	67.4	**12.1**	13.6	**16.7**	50	18.6	(Tr)	(Tr)	**3.0***	(0)	-	Tr	-	0.9	74	340	**15**	26	180	**0.3**	0.3	0.02	0	-	-
10401	水煮	0	1048	**253**	61.2	**14.6**	14.9	**21.6**	59	23.8	**0***	0	1.8	(0)	-	0	-	0.8	63	280	**15**	25	150	**0.3**	0.3	0.03	0	-	-

きちじ(喜知次)
Kichiji rockfish

特徴 大陸棚の水深150～1200mにすむ深海魚。体色はあざやかな赤色。やわらかい肉質で，味は淡泊。

「きちじ」という標準和名は宮城県などで使われ，東京の地方名「きんき(北海道)」で流通することが多い。「あかじ(千葉)」「きんきん(東北)」とも呼ばれる。

栄養 白身にしては脂質が多く，レチノール，ビタミンEが豊富。

調理 塩焼き，煮魚の他，一夜干しやかまぼこの原料になる。

体長
20～30cm

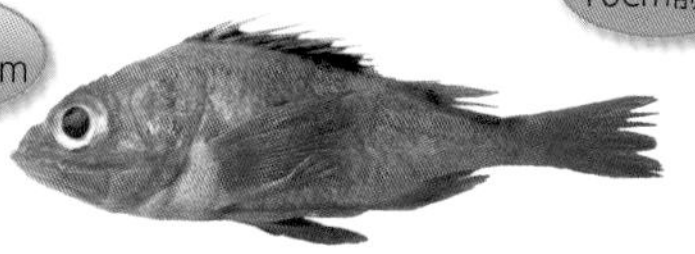

きびなご(吉備奈仔)
Blue sprat

特徴 房総半島以南の海にすむ，体長10cm程度のニシン科の小型海産魚。5～8月に産卵のために内湾に入る。

細長く，銀色が帯のように入った透明な体をしている。頭も骨もやわらかく，丸ごと食べられる。「きびいわし」とも呼ばれる。

栄養 ビタミンD，カルシウム，IPA，DHAを含む。

調理 煮干しや干物の他，煮魚，刺身，塩焼き，天ぷら，つくだ煮に向く。

体長
10cm前後

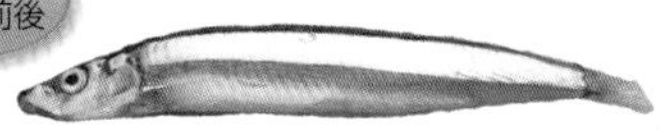

キャビア
Caviar

特徴 カスピ海などにすむちょうざめの卵を塩蔵したもの。フォワグラ，トリュフと並ぶ世界三大珍味の一つとされる。

ロシア，イランなどで生産され，うすい緑色または灰色をした大粒のものが上質とされる。日本には瓶詰，缶詰などで輸入される。

栄養 亜鉛，ビタミンB_{12}，E，パントテン酸を含む。

調理 オードブル，カナッペなどに用いる。

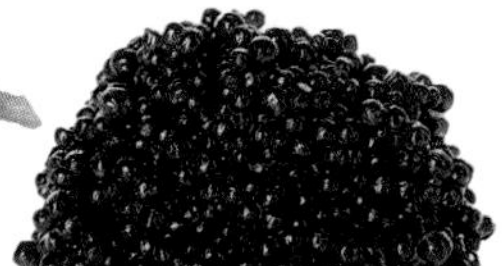

ぎんだら(銀鱈)
Sablefish

特徴 アメリカ西岸，アラスカから北海道南岸の深海に分布。ギンダラ科に属し，たらとは別種。やわらかい肉質で，味は淡泊。多くは冷凍の切り身で市販されている。

栄養 脂質が多く，レチノールが豊富。

調理 煮魚，酒蒸し，かす漬，みそ漬，揚げ物，ムニエルに向く。

体長
60cm～1m

頭を落とした状態で
流通することが多い

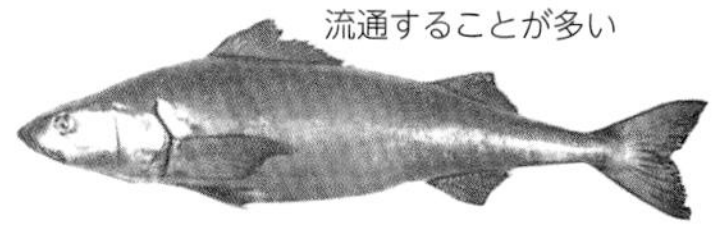

クロム	モリブデン	ビタミンA レチノール	A カロテン α	A カロテン β	A β-クリプトキサンチン	A β-カロテン当量	A レチノール活性当量	D	E トコフェロール α	E トコフェロール β	E トコフェロール γ	E トコフェロール δ	K	B_1	B_2	ナイアシン	ナイアシン当量	B_6	B_{12}	葉酸	パントテン酸	ビオチン	C	アルコール	食塩相当量	見当	備考
µg	µg	µg	µg	µg	µg	µg	µg	µg	mg	mg	mg	mg	µg	mg	mg	mg	mg	mg	µg	µg	mg	µg	mg	g	g		
0	0	5	0	0	(0)	(0)	**5**	13.0	1.5	0	0	0	(0)	**0.03**	**0.35**	2.5	6.3	0.15	3.1	4	0.66	22.0	1	-	**0.3**	中1尾=約200g	五枚におろしたもの（魚体全体から調理する場合，廃棄率：50%，廃棄部位：頭部，内臓，骨，ひれ等）
0	0	5	0	0	(0)	(0)	**5**	17.0	2.0	0	0	0	(0)	**0.03**	**0.27**	2.6	(6.8)	0.14	3.3	4	0.73	15.0	Tr	-	**0.3**		廃棄部位：頭部，骨，ひれ等 内臓等を除き水煮したもの
Tr	0	7	0	0	(0)	(0)	**7**	18.0	2.5	0	0	0	(0)	**0.03**	**0.41**	3.1	(7.6)	0.13	4.1	6	0.75	27.0	1	-	**0.3**		廃棄部位：頭部，骨，ひれ等 内臓等を除き焼いたもの
-	-	5	0	1	5	4	**6**	6.7	1.5	0	0	0	0	**0.12**	**0.32**	3.1	6.1	0.21	1.8	8	0.67	-	1	-	**0.3**		廃棄部位：頭部，内臓，骨，ひれ等（五枚下ろし）
-	-	6	0	1	2	2	**6**	9.2	2.1	0	0	0	1	**0.17**	**0.44**	5.0	9.7	0.15	3.0	14	1.25	-	1	-	**0.5**		五枚におろしたもの
-	-	12	0	0	0	0	**12**	4.0	2.9	0	0	0	Tr	**0.19**	**0.20**	2.4	5.7	0.15	4.3	20	2.41	-	4	-	**0.2**		試料：あかがれい及びばばがれい 廃棄部位：頭部，内臓，骨，ひれ等
-	-	11	0	0	0	0	**11**	4.7	4.2	0	0	0	Tr	**0.25**	**0.22**	2.7	6.4	0.15	4.9	23	2.58	-	3	-	**0.2**		廃棄部位：骨，ひれ等 頭部，内臓等を除き水煮したもの
-	-	2	0	0	0	0	**2**	1.0	2.3	0	0	0	(0)	**0.25**	**0.10**	5.1	8.5	0.11	1.6	11	0.71	-	1	-	**1.1**		試料（原材料）：やなぎむしがれい及びむしがれい（生干しひと塩品）。廃棄部位：頭部，骨，ひれ等
0	0	2	0	0	(0)	(0)	**2**	43.0	0.6	0	0	0	(0)	**0.02**	**0.07**	3.0	6.6	0.45	1.3	6	0.17	0.9	Tr	-	**0.3**		別名：はげ 三枚におろしたもの（魚体全体から調理する場合，廃棄率：65%，廃棄部位：頭部，内臓，骨，皮，ひれ等）
0	0	4	(0)	(0)	(0)	(0)	**4**	4.0	0.9	0	0	0	(0)	**0.15**	**0.16**	8.0	(12.0)	0.32	5.3	10	0.52	2.4	Tr	-	**0.2**		三枚におろしたもの（魚体全体から調理する場合，廃棄率：40%，廃棄部位：頭部，内臓，骨，ひれ等）
0	0	4	0	0	0	0	**4**	1.4	1.1	0	0	0	0	**0.15**	**0.08**	10	14.0	0.56	1.0	4	0.28	1.6	1	-	**0.1**		三枚におろした後，腹側を除いたもの（魚体全体から調理する場合，廃棄率：80%，廃棄部位：頭部，内臓，骨，ひれ等）
1	-	1	0	0	(0)	(0)	**1**	0.7	0.4	0	0	0	-	**0.09**	**0.03**	2.7	6.1	0.22	2.2	11	0.18	2.3	1	-	**0.3**	中1尾=約40g	試料：しろぎす 廃棄部位：頭部，内臓，骨，ひれ等（三枚下ろし）
0	-	2	(0)	14	(0)	14	**3**	0.6	3.2	0	6.4	0.1	18	**0.09**	**0.06**	2.4	5.9	0.15	2.0	9	0.30	2.2	1	-	**0.3**		廃棄部位：尾，頭部，内臓，骨，ひれ等
0	0	65	(0)	0	(0)	(0)	**65**	4.0	2.4	0	0	0	(0)	**0.03**	**0.07**	0.8	3.1	0.04	1.0	2	0.20	0.8	**2**	-	**0.2**		別名：きんきん，きんき 三枚におろしたもの（魚体全体から調理する場合，廃棄率：60%，廃棄部位：頭部，内臓，骨，ひれ等）
-	-	0	(0)	(0)	(0)	(0)	**(0)**	10.0	0.3	0	0	0	Tr	**0.02**	**0.25**	6.2	(9.6)	0.44	8.3	8	0.87	-	3	-	**0.4**		廃棄部位：頭部，内臓，骨，ひれ等（三枚下ろし）
-	-	0	(0)	(0)	(0)	(0)	**(0)**	24.0	0.4	0	0.1	0.1	(0)	**0.02**	**0.64**	13.0	(22.0)	0.26	24.0	36	1.36	-	1	-	**6.6**		
-	-	59	0	6	(0)	6	**60**	1.0	9.3	0	0	0	(0)	**0.01**	**1.31**	0.6	(6.3)	0.24	19.0	49	2.38	-	4	-	**4.1**		
-	-	5	(0)	(0)	(0)	(0)	**5**	Tr	0.2	0	0	0	(0)	**0.03**	**0.07**	1.5	(4.8)	0.09	1.3	4	0.42	-	1	-	**0.4**		切り身
-	-	1500	0	0	0	0	**1500**	3.5	4.6	0	0	0	1	**0.05**	**0.10**	1.7	4.1	0.09	2.8	1	0.21	-	0	-	**0.2**		切り身
-	-	1800	0	0	0	0	**1800**	4.2	5.4	0	0	0	1	**0.04**	**0.08**	1.6	4.6	0.09	2.6	1	0.13	-	0	-	**0.2**		切り身

きんめだい(金眼鯛)

Alfonsino

特徴　大陸棚の100～800mにすむ深海魚。体は鮮やかな赤色で，大きな光る目が特徴。キンメダイ科に属し，タイ科の「まだい」などと異なる。脂質の多い，やわらかい肉質の白身魚で，身がくずれやすい。

「きんめ」「あかぎ」「まきんめ」ともいう。特に冬の時期は脂がのっていて美味。

栄養　たんぱく質，脂質ともに白身魚のなかでは多い。

調理　煮魚，かす漬，みそ漬や鍋物の具に向く。新鮮なものは刺身にしてもよい。

体長
30～50cm

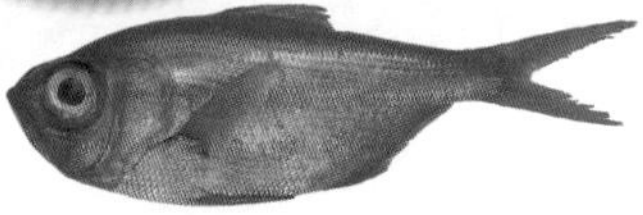

ぐち(石魚，魚免)

Croaker

特徴　宮城県以南の近海の砂浜にすむ。しろぐち，きぐち，くろぐち，ふうせいなどの種類がある。

東日本ではしろぐちは「いしもち」と呼ばれる。身は水分が多く，淡泊な白身魚。

栄養　ビタミン，無機質で特に多いものはない。

調理　蒸し物，煮魚の他，中国料理では丸揚げなどにする。かまぼこの原料になる。

体長
約40cm

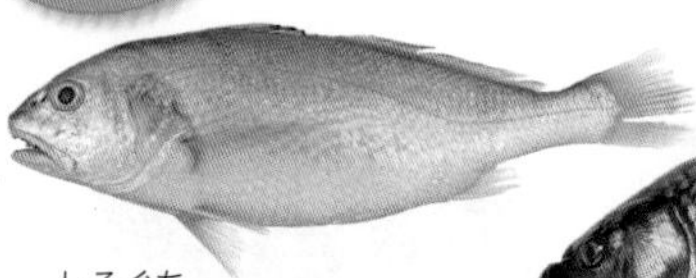

しろぐち

こい(鯉)

Carp

特徴　河川や湖沼の泥地にすむ。白身の淡水魚で，特有のにおいがある。体は黄色味を帯びた銀白色。

古くから食用にされ，養殖されてきた。「まごい」と呼ばれることが多く，「おうみごい」などともいう。

栄養　たんぱく質の他，脂質，ビタミンB_1が比較的多い。

調理　生食ではあらいが代表的。その他，こいこく(じっくり煮込んだみそ汁)，甘露煮など。中国料理では丸揚げにする。

体長
60cm～1m

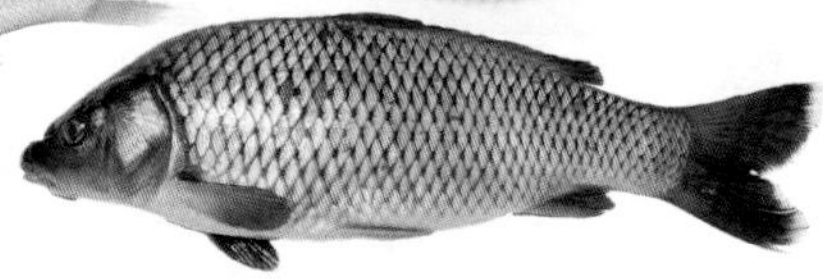

こち類

Flatheads

特徴　関東以南の浅い海にすむ。淡泊な味の白身魚。まごち，めごちなどがあるが，多く出回っているのはまごち。

肉質はかたく，身が締まっている。鮮度が落ちるのが早い。特に夏に味がよい。まごちは「からごち」「ぜにごち」「ほんこち」とも呼ばれる。

栄養　たんぱく質に富む。

調理　刺身，あらい，酢の物，天ぷら，煮魚，鍋物の他，ブイヤベースの材料になる。

体長
30～60cm

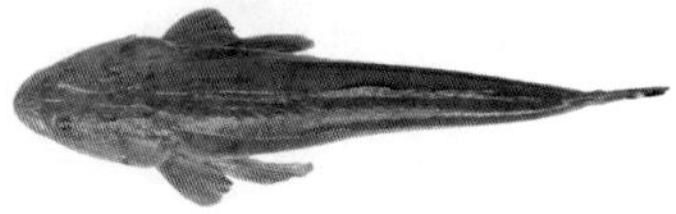

まごちは黄色っぽい褐色

食品番号	食品名（可食部100g当たり）	廃棄率	エネルギー	エネルギー	水分	たんぱく質: アミノ酸組成によるたんぱく質	たんぱく質: たんぱく質	脂質: 脂肪酸のトリアシルグリセロール当量	脂質: コレステロール	脂質: 脂質	炭水化物: 利用可能炭水化物(単糖当量)	炭水化物: 利用可能炭水化物(質量計)	炭水化物: 差引き法による利用可能炭水化物	炭水化物: 食物繊維総量	炭水化物: 糖アルコール	炭水化物: 炭水化物	有機酸	灰分	無機質: ナトリウム	無機質: カリウム	無機質: カルシウム	無機質: マグネシウム	無機質: リン	無機質: 鉄	無機質: 亜鉛	無機質: 銅	無機質: マンガン	無機質: ヨウ素	無機質: セレン
		%	kJ	kcal	g	g	g	g	mg	g	g	g	g	g	g	g	g	g	mg	mg	mg	mg	mg	mg	mg	mg	mg	µg	µg
	きんめだい																												
10116	生	60	615	**147**	72.1	**14.6**	17.8	**7.9**	60	9.0	(0.1)	(0.1)	**4.5***	(0)	-	0.1	-	1.0	59	330	**31**	73	490	**0.3**	0.3	0.02	0.01	-	-
	ぐち																												
10117	生	60	331	**78**	80.1	**15.3**	18.0	**0.6**	66	0.8	(Tr)	(Tr)	**2.9***	(0)	-	Tr	-	1.1	95	260	**37**	28	140	**0.4**	0.6	0.03	0.01	-	-
10118	焼き	45	423	**100**	74.3	**(19.9)**	23.4	**0.6**	85	0.8	(Tr)	(Tr)	**3.7***	(0)	-	Tr	-	1.5	140	330	**51**	34	180	**0.6**	0.8	0.03	0.01	-	-
	こい																												
10119	養殖，生	50	657	**157**	71.0	**14.8**	17.7	**8.9**	86	10.2	(0.2)	(0.2)	**4.4***	(0)	-	0.2	-	0.9	49	340	**9**	22	180	**0.5**	1.2	0.05	0.01	-	-
10120	水煮	15	793	**190**	66.3	**(16.0)**	19.2	**11.8**	100	13.4	(0.2)	(0.2)	**5.0***	(0)	-	0.2	-	0.9	47	330	**13**	22	180	**0.6**	1.8	0.06	0.01	-	-
10121	内臓，生	0	1067	**258**	62.6	**-**	9.0	**22.6**	260	25.9	(1.3)	(1.2)	**4.6***	(0)	-	1.3	-	1.2	95	240	**9**	19	130	**3.1**	7.0	0.31	0.10	-	-
	(こち類)																												
10122	まごち　生	55	401	**94**	75.4	**(18.6)**	22.5	**0.3**	57	0.5	(0.2)	(0.2)	**4.2***	(0)	-	0.2	-	1.4	110	450	**51**	33	260	**0.2**	0.6	0.02	0.01	-	-
10123	めごち　生	0	310	**73**	81.1	**17.3**	17.1	**0.4**	52	0.6	**(0.1)***	(0.1)	**0**	(0)	-	0.1	-	1.2	160	280	**40**	30	160	**0.2**	0.6	0.01	0.04	26	44
	このしろ																												
10124	生	50	612	**146**	70.6	**15.6**	19.0	**7.1**	68	8.3	(0.4)	(0.4)	**5.0***	(0)	-	0.4	-	1.7	160	370	**190**	27	230	**1.3**	0.7	0.16	-	35	31
10125	甘酢漬	0	770	**184**	61.5	**(15.7)**	19.1	**8.2**	74	10.1	-	-	**11.7***	(0)	-	6.4	-	2.9	890	120	**160**	16	170	**1.8**	0.9	0.06	0.09	-	-
	(さけ・ます類)																												
10126	からふとます　生	0	586	**139**	70.1	**(18.0)**	21.7	**5.1**	58	6.6	(0.1)	(0.1)	**5.3***	(0)	-	0.1	-	1.5	64	400	**13**	29	260	**0.4**	0.6	0.07	0.01	-	-
10127	焼き	0	735	**175**	62.1	**(23.3)**	28.1	**6.2**	88	7.7	(0.1)	(0.1)	**6.4***	(0)	-	0.1	-	2.0	85	520	**20**	41	370	**0.6**	0.7	0.09	0.01	-	-
10128	塩ます	30	614	**146**	64.6	**(17.3)**	20.9	**6.1**	62	7.4	(0.6)	(0.5)	**5.5***	(0)	-	0.6	-	6.5	2300	310	**27**	34	250	**0.4**	0.5	0.06	0.01	-	-
10129	水煮缶詰	0	607	**145**	69.7	**(17.2)**	20.7	**6.5**	89	7.2	(0.1)	(0.1)	**4.3***	(0)	-	0.1	-	2.3	360	300	**110**	36	320	**1.5**	0.9	0.10	0.08	-	-
10130	ぎんざけ　養殖，生	0	784	**188**	66.0	**16.8**	19.6	**11.4**	60	12.8	(0.3)	(0.3)	**4.5***	(0)	-	0.3	-	1.3	48	350	**12**	25	290	**0.3**	0.6	0.05	0.01	9	29
10131	焼き	0	987	**236**	56.7	**21.0**	25.2	**14.1**	88	15.8	(0.4)	(0.4)	**6.2***	(0)	-	0.4	-	1.9	61	460	**16**	34	320	**0.4**	0.8	0.07	0.01	10	37
10132	さくらます　生	0	611	**146**	69.8	**(17.3)**	20.9	**6.2**	54	7.7	(0.1)	(0.1)	**5.2***	(0)	-	0.1	-	1.5	53	390	**15**	28	260	**0.4**	0.5	0.06	0.01	-	-
10133	焼き	0	871	**208**	57.4	**(23.5)**	28.4	**9.1**	77	12.0	(0.1)	(0.1)	**7.9***	(0)	-	0.1	-	2.1	71	520	**26**	38	370	**0.5**	0.7	0.08	0.01	-	-
10134	しろさけ　生	0	524	**124**	72.3	**18.9**	22.3	**3.7**	59	4.1	(0.1)	(0.1)	**3.9***	(0)	-	0.1	-	1.2	66	350	**14**	28	240	**0.5**	0.5	0.07	0.01	5	31
10135	水煮	0	597	**142**	68.5	**21.0**	25.5	**4.1**	78	4.7	(0.1)	(0.1)	**5.2***	(0)	-	0.1	-	1.2	63	340	**19**	29	250	**0.6**	0.6	0.08	0.01	6	34
10136	焼き	0	675	**160**	64.2	**23.7**	29.1	**4.6**	85	5.1	(0.1)	(0.1)	**6.0***	(0)	-	0.1	-	1.5	82	440	**19**	35	310	**0.6**	0.7	0.08	0.01	5	41
10137	新巻き，生	0	581	**138**	67.0	**(19.3)**	22.8	**4.4**	70	6.1	(0.1)	(0.1)	**5.2***	(0)	-	0.1	-	4.0	1200	380	**28**	29	230	**1.0**	0.4	0.07	0.02	-	-
10138	焼き	0	744	**177**	59.5	**(24.9)**	29.3	**5.5**	95	7.9	(0.1)	(0.1)	**6.9***	(0)	-	0.1	-	3.2	830	480	**44**	36	300	**1.7**	0.6	0.08	0.03	-	-

このしろ(鰶)

Gizzard shad

特徴　内湾や河口域にすむ。体側に細かい黒い点が列状についている。身はやわらかく，小骨が多い。旬は秋。

大きさによって呼び名が変わり，体長4cm以下のものを「しんこ，じゃこ」，10cm前後のものを「こはだ，つなし」，15cm以上のものを「このしろ」という。

栄養　カルシウム，鉄が比較的多い。

調理　塩焼き，酢の物，煮魚，寿司種に向く。

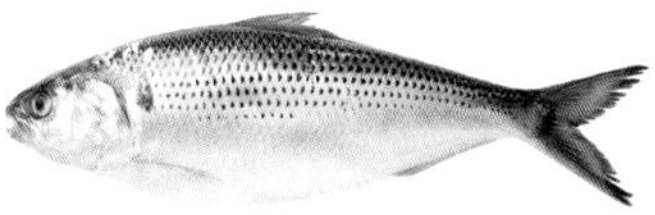

体長 15～25cm

さけ・ます類

Salmon and trout

●さけ

特徴　日本海沿岸，利根川以北の大平洋沿岸に分布する。さけというと，「しろさけ」をさすことが多い。川で産まれて海で育ち，産卵のために川を遡上する。肉質は脂質が多いが白身魚に似ている。

栄養　レチノール，ビタミンB_1，B_2，B_6，D，Eが豊富。卵はビタミンEやIPAを多く含む。

調理　塩焼き，照焼き，フライ，ムニエルの他，鍋物や汁物の具に用いる。

体長 60cm～1m

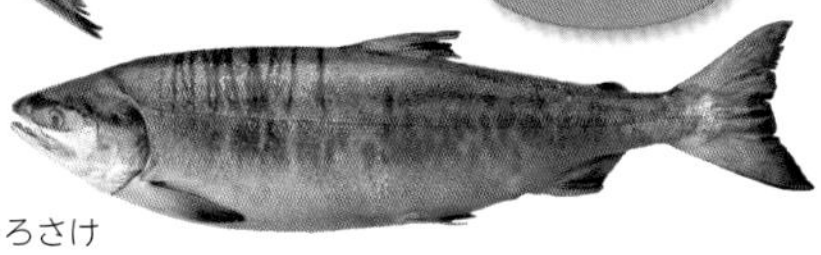

しろさけ

●ます

特徴　さけに似ているが，やや小型で肉質がやわらかい。「さくらます」，「からふとます」などの海産と，「にじます」，「ひめます(べにざけの陸封型)」などの淡水産がある。

栄養　レチノール，ビタミンEに富む。

調理　塩焼き，照焼き，フライ，ムニエルに向く。

体長 20～50cm

さくらます

さくらますの陸封型がやまめ

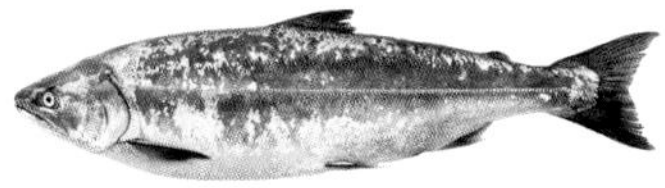

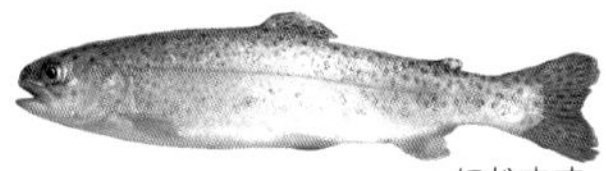

にじます

さけ類のいろいろ

しろさけ

アキアジ…成長して秋に元の川に戻ってくることから名がついた。

トキシラズ…ロシアに帰るさけが春や秋に獲れることから名がついた。

ぎんざけ

北洋に広く分布する。日本沿岸でも養殖されている。スーパーなどで大量に出回る。

べにざけ

北太平洋に分布。身が鮮やかな紅色。

ますのすけ(キングサーモン)

さけ類の中で最大。主に北米に分布。体長2mほどになる。漁獲量はあまり多くない。

10 魚介類

クロム	モリブデン	ビタミンA レチノール	カロテン α	カロテン β	β-クリプトキサンチン	β-カロテン当量	レチノール活性当量	D	E トコフェロール α	β	γ	δ	K	B_1	B_2	ナイアシン	ナイアシン当量	B_6	B_{12}	葉酸	パントテン酸	ビオチン	C	アルコール	食塩相当量	見当	備考
μg	μg	μg	μg	μg	μg	μg	μg	μg	mg	mg	mg	mg	μg	mg	mg	mg	mg	mg	μg	μg	mg	μg	mg	g	g		
-	-	63	0	0	(0)	(0)	**63**	2.0	1.7	0	0	0	(0)	**0.03**	**0.05**	2.7	5.8	0.28	1.1	9	0.23	-	1	-	**0.1**	1尾=約300g	廃棄部位：頭部，内臓，骨，ひれ等(三枚下ろし)。別名：きんめ
-	-	5	(0)	(0)	(0)	(0)	**5**	2.9	0.5	0	0	0	(0)	**0.04**	**0.28**	2.8	6.2	0.18	2.5	6	0.46	-	Tr	-	**0.2**	中1尾=	試料：しろぐち。別名：いしもち 廃棄部位：頭部，内臓，骨，ひれ等(三枚下ろし)
-	-	7	(0)	(0)	(0)	(0)	**7**	3.3	0.7	0	0	0	(0)	**0.05**	**0.25**	3.0	(7.5)	0.11	2.8	9	0.45	-	Tr	-	**0.4**	100g	試料：しろぐち。別名：いしもち，にべ。内臓等を除き焼いたもの。廃棄部位：頭部，骨，ひれ等
-	-	4	0	0	(0)	(0)	**4**	14.0	2.0	Tr	Tr	0	(0)	**0.46**	**0.18**	3.3	6.3	0.13	10.0	10	1.48	-	Tr	-	**0.1**	中1尾=	廃棄部位：頭部，内臓，骨，ひれ等(三枚下ろし)
-	-	3	0	0	(0)	(0)	**3**	12.0	2.0	Tr	Tr	0	(0)	**0.37**	**0.17**	3.1	(6.4)	0.11	7.5	9	1.51	-	1	-	**0.1**	約750g	廃棄部位：骨，ひれ等 頭部，尾及び内臓等を除き水煮したもの
-	-	500	(0)	Tr	(0)	(Tr)	**500**	9.0	3.8	Tr	0.1	0	1	**0.07**	**0.54**	5.3	6.8	0.05	16.0	110	2.53	-	2	-	**0.2**		胆のうを除いたもの
-	-	1	0	0	(0)	(0)	**1**	1.0	0.1	0	0	0	(0)	**0.07**	**0.17**	4.5	(8.6)	0.34	1.7	4	0.38	-	1	-	**0.3**	中1尾=	廃棄部位：頭部，内臓，骨，ひれ等(三枚下ろし) 別名：こち，がらごち，ぜにごち，ほんごち
Tr	0	2	0	3	(0)	3	**2**	11.0	0	0	0	0	(0)	**0.02**	**0.08**	2.4	5.8	0.14	3.0	6	0.16	1.1	Tr	-	**0.4**	150～200g	三枚におろしたもの(魚体全体から調理する場合，廃棄率：60%，廃棄部位：頭部，内臓，骨，ひれ等)。関東で流通するめごち(ネズミゴチ)とは別種
1	0	Tr	(0)	(0)	(0)	(0)	**(Tr)**	9.0	2.5	0	0	0	(0)	**Tr**	**0.17**	2.1	5.6	0.33	10.0	8	1.13	7.4	0	-	**0.4**	中1尾=	別名：こはだ(小型魚)，つなし 廃棄部位：頭部，内臓，骨，ひれ等(三枚下ろし)
-	-	Tr	(0)	(0)	(0)	(0)	**(Tr)**	7.0	0.5	0	0	0	(0)	**Tr**	**0.17**	2.1	(5.7)	0.15	8.1	1	0.41	-	(0)	-	**2.3**	約400g	
-	-	13	0	0	(0)	(0)	**13**	22.0	0.7	0	0	0	(0)	**0.25**	**0.18**	8.0	(12.0)	0.49	4.6	16	1.30	-	1	-	**0.2**		切り身。別名：あおます
-	-	15	0	0	(0)	(0)	**15**	31.0	0.9	0	0	0	(0)	**0.24**	**0.27**	10.0	(15.0)	0.36	7.9	19	1.60	-	1	-	**0.2**		切り身
-	-	19	0	0	0	0	**19**	20.0	0.4	0	0	0	(0)	**0.21**	**0.17**	6.8	(11.0)	0.48	2.1	10	1.07	-	1	-	**5.8**		廃棄部位：頭部，骨，ひれ等
-	-	Tr	(0)	(0)	(0)	(0)	**(Tr)**	7.0	0.7	0	0	0	(0)	**0.15**	**0.13**	6.0	(9.8)	0.25	3.4	15	0.66	-	(0)	-	**0.9**		液汁を除いたもの
1	0	36	-	-	-	Tr	**36**	15.0	1.8	Tr	Tr	Tr	(0)	**0.15**	**0.14**	5.3	9.0	0.32	5.2	9	1.37	4.5	1	-	**0.1**		切り身(魚体全体から調理する場合，廃棄率：35%，廃棄部位：頭部，内臓，骨，ひれ等)。別名：ぎんます
Tr	0	37	-	-	-	Tr	**37**	21.0	2.7	Tr	Tr	Tr	(0)	**0.13**	**0.19**	7.4	12.0	0.31	7.5	10	1.65	6.1	1	-	**0.2**		切り身
-	-	63	0	0	(0)	(0)	**63**	10.0	2.3	0	0	0	(0)	**0.11**	**0.14**	8.8	(13.0)	0.52	7.6	21	0.97	-	1	-	**0.1**		切り身(魚体全体から調理する場合，廃棄率：30%，廃棄部位：頭部，内臓，骨，ひれ等)。別名：ます
-	-	55	0	0	(0)	(0)	**55**	15.0	3.3	0	0	0	(0)	**0.12**	**0.23**	10.0	(15.0)	0.32	9.2	26	1.28	-	1	-	**0.2**		切り身
1	0	11	0	0	(0)	(0)	**11**	32.0	1.2	0	Tr	0	(0)	**0.15**	**0.21**	6.7	11.0	0.64	5.9	20	1.27	9.0	1	-	**0.2**	1切=50	切り身(魚体全体から調理する場合，廃棄率：40%，廃棄部位：頭部，内臓，骨，ひれ等)。別名：さけ(標準和名)，あきさけ，あきあじ
2	0	13	0	0	(0)	(0)	**13**	34.0	1.1	0	Tr	0	(0)	**0.15**	**0.23**	6.6	12.0	0.51	5.3	21	1.21	10.0	Tr	-	**0.2**	～80g	切り身
3	0	14	0	0	(0)	(0)	**14**	39.0	1.4	0	Tr	0	(0)	**0.17**	**0.26**	8.7	14.0	0.57	6.0	24	1.67	12.0	1	-	**0.2**		切り身
-	-	Tr	(0)	0	(0)	(0)	**(Tr)**	21.0	0.7	0	0	0	(0)	**0.18**	**0.20**	6.2	(11.0)	0.56	6.0	24	1.45	-	1	-	**3.0**		切り身(魚体全体から調理する場合，廃棄率：30%，廃棄部位：頭部，骨，ひれ等)
-	-	Tr	(0)	0	(0)	(0)	**(Tr)**	25.0	1.0	0	0	0	(0)	**0.22**	**0.24**	7.7	(13.0)	0.52	6.3	40	1.80	-	1	-	**2.1**		切り身

さけ・ます類

Salmon and trout

●塩ざけ
頭や内臓を除き，振り塩や塩水漬にしたもの。辛塩は塩分約40%。甘塩・中塩は約10～20%。

●すじこ，イクラ
卵巣を取り出し，そのまま塩漬にしたのが「すじこ」，卵粒を分離したものが「イクラ」。カルシウムや鉄，レチノールやビタミンEが豊富。

●水煮缶詰
しろさけの頭部・内臓を除き，食塩を加えて水煮にして缶詰にしたもの。骨ごと食べられるので，カルシウムの補給によい。

●くん製
べにざけの内臓等を除去し，身を食塩水に短時間漬けた後，20～30℃で1～2日くん乾したもの。「スモークサーモン」は市販品通称。

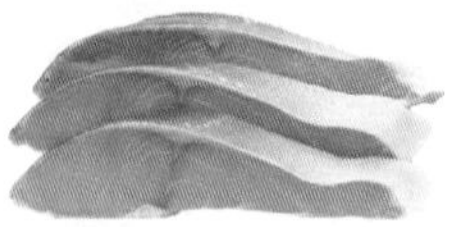

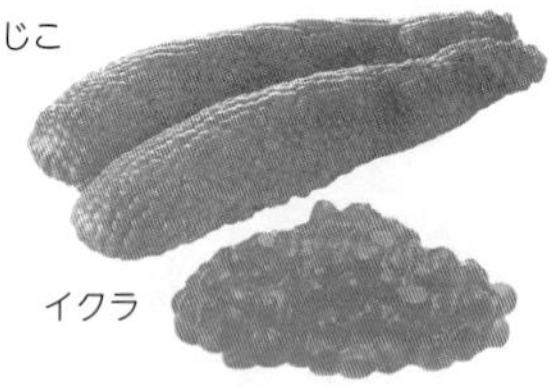

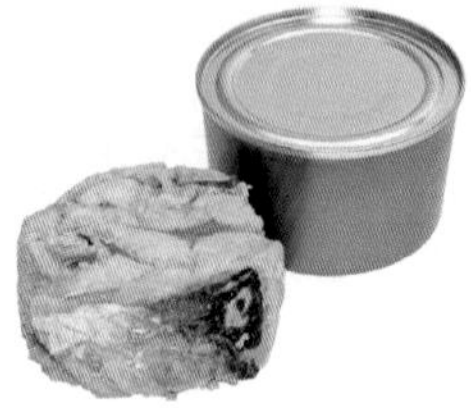

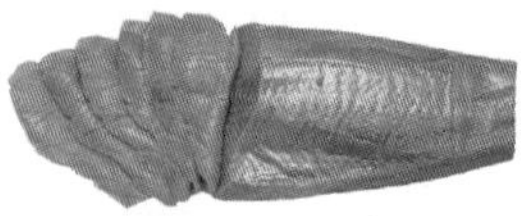

可食部100g当たり			エネルギー		水分	たんぱく質		脂質			炭水化物						有機酸	灰分	無機質										
食品番号	食品名	廃棄率				アミノ酸組成によるたんぱく質	たんぱく質	脂肪酸のトリアシルグリセロール当量	コレステロール	脂質	利用可能炭水化物（単糖当量）	利用可能炭水化物（質量計）	利用可能炭水化物 差引き法による	食物繊維総量	糖アルコール	炭水化物			ナトリウム	カリウム	カルシウム	マグネシウム	リン	鉄	亜鉛	銅	マンガン	ヨウ素	セレン
		%	kJ	kcal	g	g	g	g	mg	g	g	g	g	g	g	g	g	g	mg	mg	mg	mg	mg	mg	mg	mg	mg	μg	μg
10139	しろさけ 塩ざけ	0	766	**183**	63.6	**19.4**	22.4	**9.7**	64	11.1	(0.1)	(0.1)	**4.4***	(0)	-	0.1	-	2.8	720	320	**16**	30	270	**0.3**	0.4	0.05	0.01	18	43
10140	イクラ	0	1057	**252**	48.4	**(28.8)**	32.6	**11.7**	480	15.6	(0.2)	(0.2)	**7.9***	(0)	-	0.2	-	3.2	910	210	**94**	95	530	**2.0**	2.1	0.76	0.06	-	-
10141	すじこ	0	1099	**263**	45.7	**27.0**	30.5	**13.5**	510	17.4	(0.9)	(0.8)	**8.4***	(0)	-	0.9	-	5.5	1900	180	**62**	80	490	**2.7**	2.2	0.73	0.07	-	-
10142	めふん	0	312	**74**	65.4	**-**	16.9	**0.5**	300	0.9	**(0.4)***	(0.4)	0.8	(0)	-	0.4	-	16.4	5800	300	**35**	28	220	**6.8**	1.5	0.13	0.03	-	-
10143	水煮缶詰	0	656	**156**	68.2	**(18.0)**	21.2	**7.5**	66	8.5	(0.1)	(0.1)	**4.4***	(0)	-	0.1	-	2.0	230	290	**190**	34	310	**0.4**	0.8	0.07	0.03	-	-
10447	サケ節 削り節	0	1469	**346**	14.3	**(65.7)**	77.4	**(3.0)**	290	3.4	(0.2)	(0.2)	**14.1***	0	-	0.2	-	2.9	300	840	**51**	81	620	**2.0**	1.8	0.24	0.05	31	120
10144	たいせいようさけ 養殖 皮つき 生	0	908	**218**	62.1	**17.3**	20.1	**14.4**	72	16.5	(0.1)	(0.1)	**4.9***	(0)	-	0.1	-	1.4	43	370	**9**	27	240	**0.3**	0.5	0.05	0.01	5	19
10433	水煮	0	980	**236**	58.6	**19.8**	22.5	**17.4**	82	18.4	**(0.1)***	(0.1)	2.8	(0)	-	0.1	-	1.4	40	330	**12**	27	230	**0.3**	0.4	0.05	0.01	5	20
10434	蒸し	0	958	**230**	60.2	**20.0**	23.8	**15.3**	79	15.8	(0.1)	(0.1)	**3.1***	(0)	-	0.1	-	1.4	49	360	**10**	28	250	**0.3**	0.3	0.06	0.01	8	24
10435	電子レンジ調理	0	930	**223**	61.2	**19.0**	22.9	**14.8**	72	15.4	(0.1)	(0.1)	**3.5***	(0)	-	0.1	-	1.5	47	380	**8**	29	260	**0.3**	0.3	0.06	0.01	7	23
10145	焼き	0	1125	**270**	54.6	**19.8**	24.5	**19.1**	93	19.7	(0.3)	(0.3)	**4.9***	(0)	-	0.3	-	1.7	55	460	**17**	34	310	**0.3**	0.5	0.05	0.01	8	26
10436	ソテー	0	1104	**266**	54.6	**22.3**	25.2	**19.6**	79	20.4	**(0.1)***	(0.1)	1.9	(0)	-	0.1	-	1.7	55	450	**10**	33	300	**0.3**	0.3	0.06	0.01	8	23
10437	天ぷら	0	1175	**282**	52.6	**18.2**	21.0	**19.5**	65	20.1	-	-	**8.5***	-	-	5.1	-	1.2	66	410	**27**	26	240	**0.4**	0.5	0.05	0.05	5	18
10438	皮なし 生	0	928	**223**	62.5	**16.7**	19.6	**15.7**	64	17.0	(0.1)	(0.1)	**3.6***	(0)	-	0.1	-	1.4	43	380	**5**	28	250	**0.3**	0.4	0.05	0.01	6	17
10439	水煮	10	1016	**244**	58.7	**19.1**	22.7	**16.8**	75	17.9	(0.1)	(0.1)	**4.0***	(0)	-	0.1	-	1.4	39	350	**5**	28	240	**0.3**	0.3	0.05	0.01	5	21
10440	蒸し	8	951	**228**	60.3	**19.4**	23.2	**15.1**	70	15.8	(0.1)	(0.1)	**3.8***	(0)	-	0.1	-	1.4	49	360	**13**	29	250	**0.3**	0.3	0.06	0.01	7	24
10441	電子レンジ調理	8	963	**231**	60.2	**18.5**	22.7	**15.7**	70	16.5	(0.1)	(0.1)	**3.9***	(0)	-	0.1	-	1.6	47	400	**6**	30	270	**0.3**	0.3	0.07	0.01	7	24
10442	焼き	10	953	**229**	59.8	**19.2**	23.9	**15.0**	72	15.7	(0.1)	(0.1)	**4.2***	(0)	-	0.1	-	1.7	52	440	**5**	31	280	**0.3**	0.3	0.07	0.01	7	24
10443	ソテー	10	1119	**269**	53.2	**22.3**	25.8	**20.0**	78	21.0	**(0.1)***	(0.1)	2.8	(0)	-	0.1	-	1.7	54	450	**7**	34	300	**0.3**	0.3	0.06	0.01	7	23
10444	天ぷら	10	1107	**266**	54.8	**17.3**	20.0	**17.9**	58	18.6	-	-	**8.9***	-	-	5.5	-	1.1	62	390	**27**	25	230	**0.3**	0.4	0.05	0.05	5	17
10146	にじます 海面養殖 皮つき 生	0	841	**201**	63.0	**18.7**	21.4	**11.7**	69	14.2	(0.1)	(0.1)	**5.2***	(0)	-	0.1	-	1.3	64	390	**13**	28	250	**0.3**	0.5	0.04	0.01	4	22
10402	皮なし 生	0	734	**176**	67.5	**17.8**	20.5	**10.1**	52	10.8	(0.2)	(0.2)	**3.5***	(0)	-	0.2	-	1.2	50	420	**8**	29	250	**0.3**	0.4	0.04	0.01	3	21
10147	皮つき 焼き	0	994	**238**	55.3	**(23.9)**	27.2	**13.3**	98	15.8	(0.4)	(0.4)	**5.7***	(0)	-	0.4	-	1.8	68	490	**22**	55	350	**0.3**	0.6	0.05	0.01	-	-
10148	淡水養殖 皮つき 生	45	489	**116**	74.5	**16.2**	19.7	**3.7**	72	4.6	(0.1)	(0.1)	**4.5***	(0)	-	0.1	-	1.1	50	370	**24**	28	240	**0.2**	0.6	0.04	0.01	-	-
10149	べにざけ 生	0	536	**127**	71.4	**(18.6)**	22.5	**3.7**	51	4.5	(0.1)	(0.1)	**4.7***	(0)	-	0.1	-	1.5	57	380	**10**	31	260	**0.4**	0.5	0.07	0.01	-	-
10150	焼き	0	685	**163**	63.4	**(23.6)**	28.5	**4.9**	76	6.0	(0.1)	(0.1)	**6.1***	(0)	-	0.1	-	2.0	72	490	**16**	39	340	**0.5**	0.7	0.08	0.01	-	-
10151	くん製	0	602	**143**	64.0	**-**	25.7	**4.4**	50	5.5	**(0.1)***	(0.1)	1.2	(0)	-	0.1	-	4.7	1500	250	**19**	20	240	**0.8**	0.5	0.07	0.01	-	-
10152	ますのすけ 生	0	737	**176**	66.5	**(16.2)**	19.5	**9.7**	54	12.5	(Tr)	(Tr)	**6.2***	(0)	-	Tr	-	1.5	38	380	**18**	28	250	**0.3**	0.4	0.06	0.01	-	-
10153	焼き	0	995	**238**	54.9	**(21.9)**	26.4	**13.1**	79	16.7	(Tr)	(Tr)	**8.1***	(0)	-	Tr	-	2.0	48	520	**30**	33	330	**0.4**	0.6	0.05	0.01	-	-

魚のおろし方

①うろこを取る

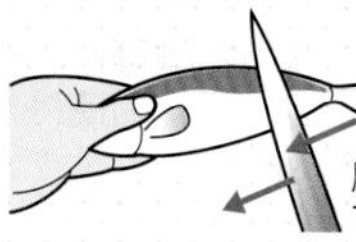
尾から頭へ向けてこそげ取る。

②頭を落とす

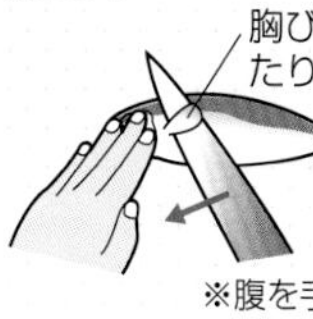
胸びれの下あたりに包丁を入れる。
※腹を手前にする。

③わたを出す

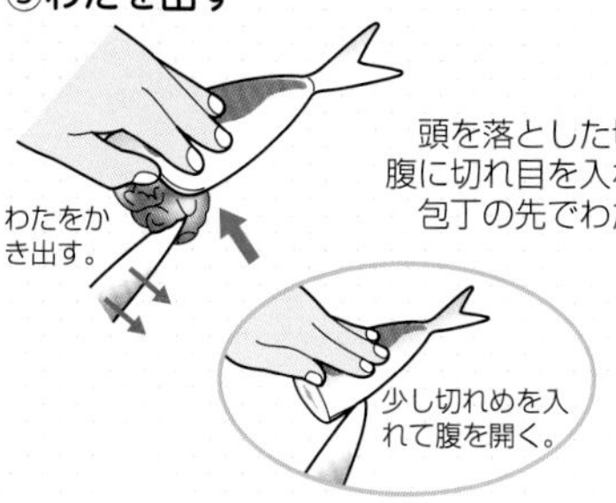
わたをかき出す。
少し切れめを入れて腹を開く。

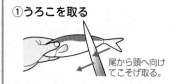

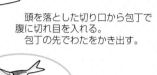

頭を落とした切り口から包丁で腹に切れ目を入れる。
包丁の先でわたをかき出す。

二枚おろし

尾を左にし，腹側を手前にして，包丁を中骨に沿わせて尾まで引く。大きな魚の場合は，背側からも包丁を入れる。

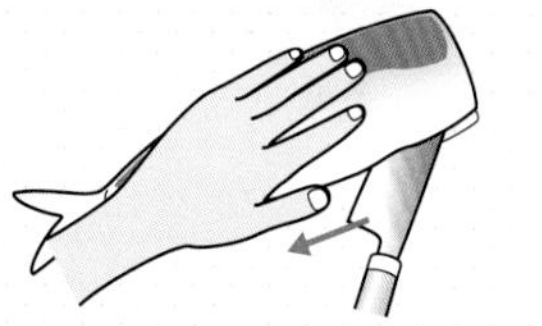

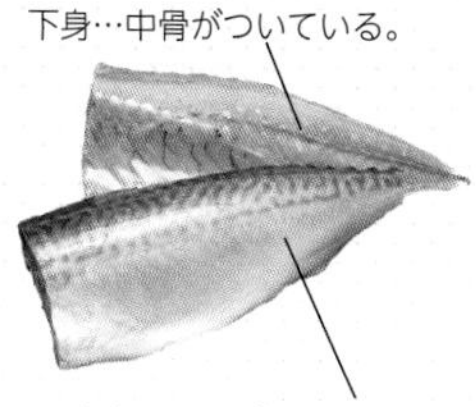
下身…中骨がついている。
上身…中骨がついていない。

三枚おろし

下身をひっくり返して，尾を左にし，背側を手前にして，中骨に沿わせて包丁を引く。

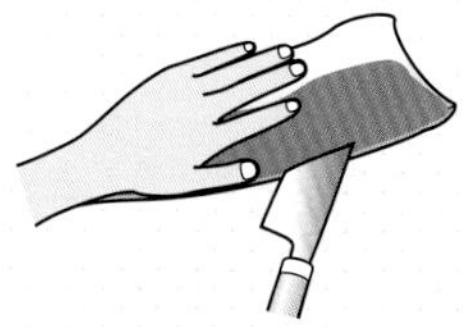

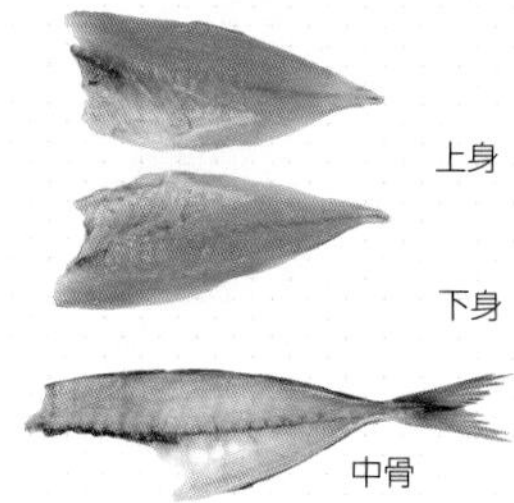
上身
下身
中骨

クロム	モリブデン	ビタミンA レチノール	A カロテン α	A カロテン β	A β-クリプトキサンチン	A β-カロテン当量	A レチノール活性当量	D	E トコフェロール α	E β	E γ	E δ	K	B1	B2	ナイアシン	ナイアシン当量	B6	B12	葉酸	パントテン酸	ビオチン	C	アルコール	食塩相当量	見当	備考
μg	μg	μg	μg	μg	μg	μg	μg	μg	mg	mg	mg	mg	μg	mg	mg	mg	mg	mg	μg	μg	mg	μg	mg	g	g		
0	0	24	0	0	(0)	(0)	24	23.0	0.4	0	0	0	(0)	0.14	0.15	7.1	12.0	0.58	6.9	11	0.95	11.0	1	-	1.8	1切=40	別名：さけ（標準和名），あきさけ，あきあじ。切り身（魚体全体から調理する場合，廃棄率：20%，廃棄部位：頭部，骨，ひれ等）
-	-	330	0	0	(0)	(0)	330	44.0	9.1	0	0	0	(0)	0.42	0.55	0.1	(6.1)	0.06	47.0	100	2.36	-	6	-	2.3	～50g	
-	-	670	0	0	0	0	670	47.0	11.0	0	Tr	0	Tr	0.42	0.61	0.4	6.0	0.23	54.0	160	2.40	-	9	-	4.8	大1=200g	卵巣を塩蔵したもの
-	-	250	0	0	(0)	(0)	250	20.0	0.4	0	0	0	1	Tr	6.38	2.7	5.5	0.07	330.0	60	0.91	-	(0)	-	14.7		腎臓を塩辛にしたもの
-	-	Tr	(0)	(0)	(0)	(0)	(Tr)	8.0	0.6	0	0	0	(0)	0.15	0.12	7.0	(11.0)	0.10	6.0	10	0.41	-	(0)	-	0.6		液汁を除いたもの
1	1	3	-	-	-	-	3	33.0	2.0	0	0	0	0	0.04	0.52	12.0	(27.0)	0.46	22.0	27	1.95	33.0	-	-	0.8		試料：包装品
0	0	14	0	0	0	0	14	8.3	3.8	0	0.1	0	6	0.23	0.10	7.4	11.0	0.45	7.2	27	1.31	6.3	2	-	0.1		切り身。別名：アトランティックサーモン
0	Tr	15	(0)	(0)	(0)	(0)	15	7.5	4.9	(0)	(0)	(0)	8	0.26	0.10	6.2	11.0	0.50	7.3	17	1.16	5.7	1	-	0.1		切り身
0	Tr	16	(0)	(0)	(0)	(0)	16	7.5	3.4	(0)	(0)	(0)	6	0.25	0.11	7.0	12.0	0.52	8.4	18	1.11	7.1	2	-	0.1		切り身
Tr	Tr	18	(0)	(0)	(0)	(0)	18	6.1	2.9	(0)	(0)	(0)	6	0.29	0.11	7.5	12.0	0.61	8.9	17	1.24	6.5	2	-	0.1		切り身
0	Tr	17	0	0	0	0	17	11.0	4.4	0	0.2	0	8	0.24	0.13	8.2	13.0	0.43	5.6	28	1.69	8.8	3	-	0.1		切り身
0	Tr	22	(0)	(0)	(0)	(0)	22	6.9	5.8	Tr	2.5	0.1	9	0.31	0.13	8.8	14.0	0.51	7.9	23	1.61	7.6	2	-	0.1		切り身 植物油（なたね油）
0	1	5	0	8	0	8	6	5.6	5.7	Tr	4.3	0.1	19	0.27	0.14	7.5	12.0	0.45	4.2	23	1.26	6.1	2	-	0.2		切り身
0	0	14	(0)	(0)	(0)	(0)	14	7.3	3.6	-	-	-	6	0.24	0.08	7.7	12.0	0.49	8.0	25	1.30	6.1	2	-	0.1		切り身。刺身と同等
0	0	16	(0)	(0)	(0)	(0)	16	7.0	4.7	(0)	(0)	(0)	8	0.27	0.10	6.5	11.0	0.55	7.5	17	1.25	5.9	2	-	0.1		切り身 廃棄部位：皮，小骨
0	Tr	17	(0)	(0)	(0)	(0)	17	7.3	3.4	(0)	(0)	(0)	6	0.25	0.10	6.9	12.0	0.57	9.3	18	1.09	7.7	2	-	0.1		切り身 廃棄部位：皮，小骨
0	Tr	22	(0)	(0)	(0)	(0)	22	6.4	3.1	(0)	(0)	(0)	7	0.29	0.11	7.2	12.0	0.58	9.7	21	1.12	6.8	2	-	0.1		切り身 廃棄部位：皮，小骨
0	Tr	21	(0)	(0)	(0)	(0)	21	7.7	3.7	(0)	(0)	(0)	7	0.25	0.11	8.3	13.0	0.52	9.4	17	1.22	8.7	1	-	0.1		切り身 廃棄部位：皮，小骨
0	Tr	22	(0)	(0)	(0)	(0)	22	6.6	6.0	Tr	2.8	0.1	10	0.31	0.13	9.1	15.0	0.50	7.9	24	1.56	7.8	2	-	0.1		切り身 廃棄部位：皮，小骨。植物油（なたね油）
0	1	4	0	8	0	8	5	5.3	5.4	Tr	4.0	0.1	19	0.27	0.13	7.5	12.0	0.51	3.7	18	1.15	5.7	2	-	0.2		切り身 廃棄部位：皮，小骨
0	(0)	57	(0)	0	(0)	(0)	57	11.0	5.5	0	1.1	0	-	0.17	0.10	6.8	11.0	0.45	5.2	12	1.78	5.4	2	-	0.2		切り身。別名：スチールヘッドトラウト，サーモントラウト
0	(0)	27	(0)	(0)	(0)	(0)	27	7.0	3.8	0	0.9	0	-	0.21	0.12	6.7	11.0	0.59	3.8	9	1.74	5.5	3	-	0.1		別名：スチールヘッドトラウト，サーモントラウト
-	(0)	74	(0)	0	(0)	(0)	74	12.0	5.9	0	-	0	-	0.20	0.15	7.0	(12.0)	0.30	2.8	15	2.68	-	5	-	0.2		切り身
-	-	17	0	0	0	0	17	12.0	1.2	Tr	0	0	(0)	0.21	0.10	4.0	7.3	0.36	6.0	13	1.63	-	2	-	0.1		廃棄部位：頭部，内臓，骨，ひれ等（三枚下ろし）
-	-	27	0	0	(0)	(0)	27	33.0	1.3	0	0	0	(0)	0.26	0.15	6.0	(10.0)	0.41	9.4	13	1.23	-	Tr	-	0.1		切り身
-	-	35	0	0	(0)	(0)	35	38.0	1.8	0	0	0	(0)	0.27	0.22	7.2	(12.0)	0.39	3.8	15	1.49	-	2	-	0.2		切り身
-	-	43	-	-	-	(0)	43	28.0	1.2	0	0	0	(0)	0.23	0.23	8.5	13.0	0.52	8.0	10	1.50	-	(0)	-	3.8	1切=5	切り身。皮の割合：10%
-	-	160	0	0	-	0	160	16.0	3.3	0	0	0	(0)	0.13	0.12	7.7	(11.0)	0.43	3.4	12	1.38	-	1	-	0.1	～10g	切り身。別名：キングサーモン
-	-	200	0	0	-	0	200	17.0	3.8	0	0	0	(0)	0.14	0.20	8.1	(13.0)	0.36	4.1	15	1.77	-	Tr	-	0.1		切り身

さば類

Mackerels

特徴　日本各地の沿岸に広く分布。脂質が多い赤身の魚。まさば，ごまさばがあるが，まさばの方が美味といわれる。旨味成分が多いが，青魚特有の臭みが強い。「さばの生きぐされ」といわれるほどいたみやすい。

　近年は輸入物のたいせいようさば(ノルウェーさば)も流通している。

栄養　脂質が多く，動脈硬化を防ぐIPAや脳を活性化させるDHAなどの不飽和脂肪酸を多く含んでいる。鉄，ビタミンB_2，B_{12}，Dが豊富。

調理　塩焼き，みそ焼き，煮魚，みそ煮，揚げ物の他，しめさば，こぶじめ，さば寿司(ばってら)など，酢を用いた料理に向く。

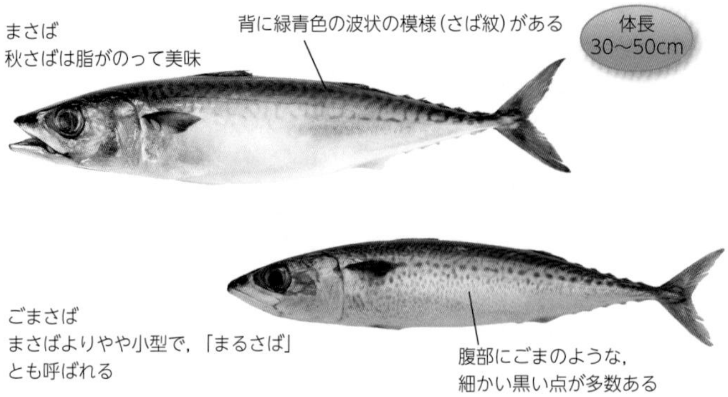

まさば
秋さばは脂がのって美味
背に緑青色の波状の模様(さば紋)がある
体長
30～50cm
ごまさば
まさばよりやや小型で，「まるさば」
とも呼ばれる
腹部にごまのような，
細かい黒い点が多数ある

●塩さば
　さばを塩漬したもの。焼いたり，甘酢に漬けて食べる。

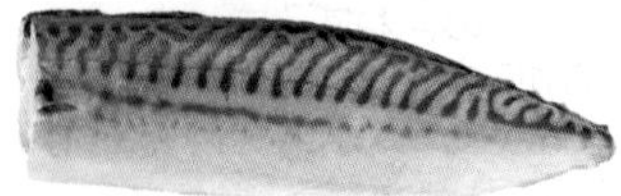

●しめさば
　さばに食塩を振り，酢に漬けたもの。

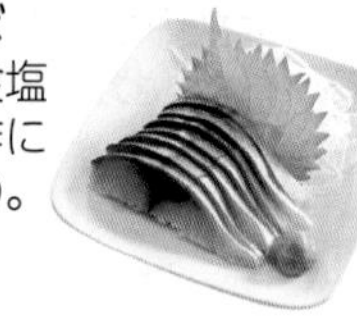

●缶詰
　さばを，水煮，みそ煮，味付けなどの缶詰にしたもの。

水煮缶

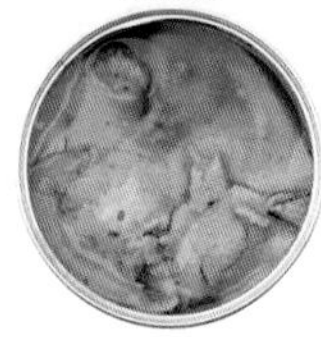

みそ煮缶

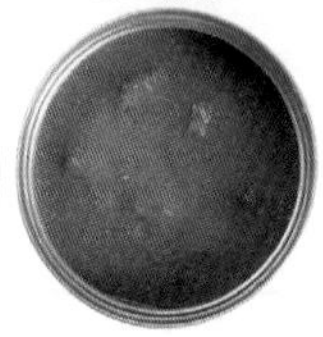

食品番号	食品名	廃棄率	エネルギー		水分	たんぱく質		脂質			炭水化物						有機酸	灰分	無機質										
可食部100g当たり						アミノ酸組成によるたんぱく質	たんぱく質	脂肪酸のトリアシルグリセロール当量	コレステロール	脂質	利用可能炭水化物(単糖当量)	利用可能炭水化物(質量計)	利用可能炭水化物 差引き法による	食物繊維総量	糖アルコール	炭水化物			ナトリウム	カリウム	カルシウム	マグネシウム	リン	鉄	亜鉛	銅	マンガン	ヨウ素	セレン
		%	kJ	kcal	g	g	g	g	mg	g	g	g	g	g	g	g	g	g	mg	mg	mg	mg	mg	mg	mg	mg	mg	µg	µg
	(さば類)																												
10154	まさば　生	50	883	**211**	62.1	**17.8**	20.6	**12.8**	61	16.8	(0.3)	(0.3)	**6.2***	(0)	-	0.3	-	1.1	110	330	**6**	30	220	**1.2**	1.1	0.12	0.01	21	70
10155	水煮	0	1054	**253**	57.4	**(19.6)**	22.6	**17.3**	80	22.6	(0.3)	(0.3)	**4.8***	(0)	-	0.3	-	1.0	94	280	**7**	29	210	**1.3**	1.1	0.14	0.01	23	66
10156	焼き	0	1100	**264**	54.1	**(21.8)**	25.2	**17.1**	79	22.4	(0.4)	(0.3)	**5.6***	(0)	-	0.4	-	1.3	120	370	**10**	34	280	**1.6**	1.4	0.16	0.01	24	21
10403	フライ	0	1317	**316**	47.2	**16.7**	20.0	**21.9**	70	25.1	6.8	6.2	**13.1***	-	-	6.5	-	1.1	130	310	**14**	30	210	**1.3**	1.1	0.13	0.08	-	-
10404	ごまさば　生	50	551	**131**	70.7	**19.9**	23.0	**3.7**	59	5.1	(0.3)	(0.2)	**4.5***	(0)	-	0.3	-	1.3	66	420	**12**	33	260	**1.6**	1.1	0.13	0.01	-	-
10405	水煮	0	585	**139**	68.8	**20.9**	24.8	**3.8**	62	5.2	(0.2)	(0.2)	**5.4***	(0)	-	0.2	-	1.2	56	350	**13**	31	240	**1.8**	1.2	0.15	0.01	-	-
10406	焼き	0	734	**174**	60.8	**25.5**	31.1	**4.7**	74	6.6	(0.3)	(0.3)	**7.4***	(0)	-	0.3	-	1.6	88	540	**19**	46	350	**2.2**	1.4	0.14	0.01	-	-
10157	さば節	0	1399	**330**	14.6	**(64.0)**	73.9	**2.8**	300	5.1	(Tr)	(Tr)	**12.1***	(0)	-	Tr	-	6.4	370	1100	**860**	140	1200	**7.2**	8.4	0.43	0.05	-	-
10158	たいせいようさば　生	0	1223	**295**	54.5	**15.3**	17.2	**23.4**	68	26.8	(0.4)	(0.4)	**5.6***	(0)	-	0.4	-	1.1	99	320	**7**	28	210	**0.9**	0.9	0.06	0.01	69	45
10159	水煮	0	1287	**310**	51.4	**16.3**	18.6	**24.0**	78	28.5	(0.4)	(0.4)	**7.3***	(0)	-	0.4	-	1.1	96	280	**9**	27	210	**1.0**	1.0	0.07	0.01	67	45
10160	焼き	0	1354	**326**	47.0	**18.2**	21.8	**23.8**	80	29.3	(0.5)	(0.5)	**9.6***	(0)	-	0.5	-	1.4	120	390	**12**	33	260	**1.2**	1.1	0.09	0.01	89	59
10161	加工品　塩さば	0	1099	**263**	52.1	**22.8**	26.2	**16.3**	59	19.1	(0.1)	(0.1)	**6.3***	(0)	-	0.1	-	2.5	720	300	**27**	35	200	**2.0**	0.6	0.07	0.02	110	78
10162	開き干し	25	1260	**303**	50.1	**16.4**	18.7	**22.7**	65	28.5	(0.2)	(0.2)	**8.3***	(0)	-	0.2	-	2.5	680	300	**25**	25	200	**2.0**	1.0	0.09	-	110	110
10163	しめさば	0	1215	**292**	50.6	**17.5**	18.6	**20.6**	65	26.9	-	-	**9.1***	(0)	-	1.7	-	2.2	640	200	**9**	24	160	**1.1**	0.4	0.18	0.01	430	73
10164	缶詰　水煮	0	727	**174**	66.0	**(17.4)**	20.9	**9.3**	84	10.7	(0.2)	(0.2)	**5.1***	(0)	-	0.2	-	2.2	340	260	**260**	31	190	**1.6**	1.7	0.14	0.02	-	-
10165	みそ煮	0	876	**210**	61.0	**(13.6)**	16.3	**12.5**	70	13.9	-	-	**10.7***	(0)	-	6.6	-	2.2	430	250	**210**	29	250	**2.0**	1.2	0.14	0.09	-	-
10166	味付け	0	871	**208**	59.6	**(17.8)**	21.4	**11.2**	95	12.6	-	-	**8.9***	(0)	-	4.0	-	2.4	530	260	**180**	35	300	**2.0**	1.3	0.16	0.09	-	-
	(さめ類)																												
10167	あぶらつのざめ　生	0	578	**138**	72.4	**(8.3)**	16.8	**6.6**	50	9.4	(Tr)	(Tr)	**11.2***	(0)	-	Tr	-	1.4	100	450	**6**	19	200	**1.0**	0.3	0.04	0.01	-	-
10168	よしきりざめ　生	0	336	**79**	79.2	**9.4**	18.9	**0.2**	54	0.6	(Tr)	(Tr)	**9.9***	(0)	-	Tr	-	1.3	210	290	**5**	19	150	**0.4**	0.5	0.06	-	-	-
10169	ふかひれ	0	1463	**344**	13.0	**(41.7)**	83.9	**0.5**	250	1.6	(Tr)	(Tr)	**43.4***	(0)	-	Tr	-	1.5	180	3	**65**	94	36	**1.2**	3.1	0.06	0.09	-	-
	さより																												
10170	生	40	374	**88**	77.9	**(16.2)**	19.6	**0.9**	100	1.3	(Tr)	(Tr)	**3.7***	(0)	-	Tr	-	1.2	190	290	**41**	37	190	**0.3**	1.9	0.03	0.02	-	-
	さわら																												
10171	生	0	676	**161**	68.6	**18.0**	20.1	**8.4**	60	9.7	(0.1)	(0.1)	**3.5***	(0)	-	0.1	-	1.5	65	490	**13**	32	220	**0.8**	1.0	0.03	0.01	-	-
10172	焼き	0	771	**184**	63.8	**(21.1)**	23.6	**9.2**	87	10.8	(0.1)	(0.1)	**4.1***	(0)	-	0.1	-	1.7	90	610	**22**	36	310	**0.9**	1.1	0.05	0.01	-	-

さめ類

Shark

特徴　日本の沿岸や近海に80種ほどが生息している。あぶらつのざめ，よしきりざめ，ほしざめ，ねずみざめなどが食用にされる。

うろこが丈夫で，体表がザラザラしている。死後，アンモニア臭が出やすい。ふかひれは大型のさめのひれを乾燥させたもの。

栄養　IPA，DHAを含む。肝臓にはビタミンAが多い。フカヒレは硬たんぱく質であるコラーゲンが豊富。

調理　煮魚，湯引き，酢の物の他，はんぺんなどの原料にする。

体長 1～3 m

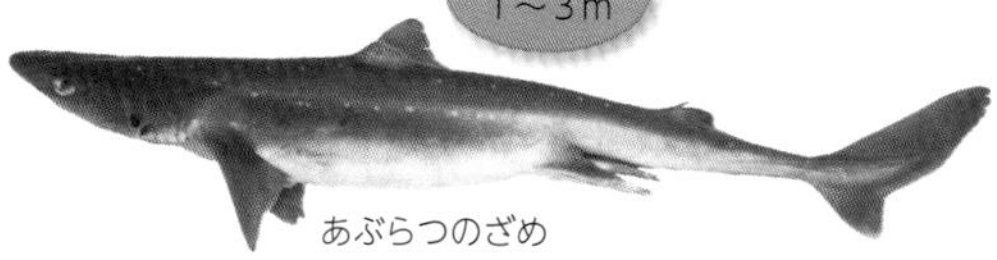

あぶらつのざめ

さより(細魚)

Halfbeak

特徴　日本周辺に広く分布する。体は細長く，きすに似ているが，下あごが細くつき出している。腹を割くと黒い膜がある。淡泊な味の白身魚。

市場では，大型のものを「かんぬき」，小型のものを「えんぴつ」という。

栄養　たんぱく質は多いが，脂質が少ない。ビタミンB_{12}を含む。

調理　刺身，寿司種，酢の物，天ぷら，フライ，開き干しに向く。

体長 30～40cm

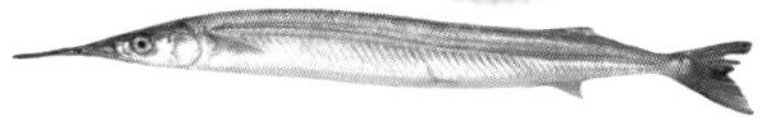

さわら(鰆)

Spanish mackerel

特徴　北海道南部から朝鮮半島，オーストラリア沿岸に分布するサバ科の魚。銀白色の体は細長く，黒灰色の斑点がある。

淡泊な白身魚だが，脂質が多い。身がやわらかく，くずれやすい。1～2月ごろの寒さわらは，脂がのって美味。

栄養　たんぱく質が多く，脂質，ビタミン類も一般の白身魚より多い。

調理　照焼き，塩焼き，みそ焼きの他，フライやムニエル，グラタンなどに向く。

体長 70cm～1 m

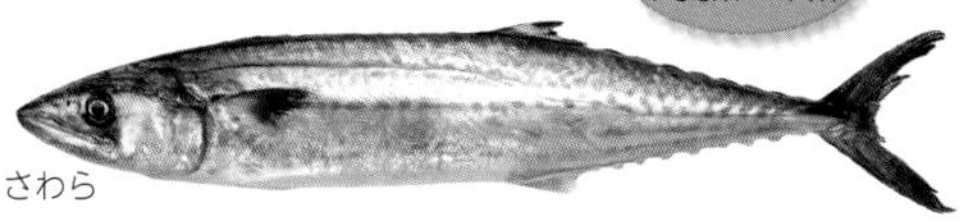

さわら

10 魚介類

クロム	モリブデン	ビタミン A レチノール	A カロテン α	A カロテン β	A β-クリプトキサンチン	A β-カロテン当量	A レチノール活性当量	D	E トコフェロール α	E トコフェロール β	E トコフェロール γ	E トコフェロール δ	K	B1	B2	ナイアシン	ナイアシン当量	B6	B12	葉酸	パントテン酸	ビオチン	C	アルコール	食塩相当量	見当	備考
µg	µg	µg	µg	µg	µg	µg	µg	µg	mg	mg	mg	mg	µg	mg	mg	mg	mg	mg	µg	µg	mg	µg	mg	g	g		
2	0	37	0	1	0	1	**37**	5.1	1.3	0	0	0	2	**0.21**	**0.31**	12.0	16.0	0.59	13.0	11	0.66	4.9	1	-	**0.3**	中1尾=	別名：さば 廃棄部位：頭部，内臓，骨，ひれ等(三枚下ろし)
6	0	31	0	0	0	0	**31**	4.3	2.0	0	0	0	-	**0.25**	**0.30**	11.0	(15.0)	0.48	19.0	13	0.75	8.5	0	-	**0.2**	約900g	切り身
6	1	34	0	0	0	0	**34**	4.9	2.1	0	0	0	4	**0.30**	**0.37**	13.0	(18.0)	0.54	22.0	13	0.79	8.2	0	-	**0.3**		切り身
-	-	42	0	1	1	1	**42**	3.5	3.2	0	3.7	0.1	19	**0.20**	**0.30**	9.9	14.0	0.33	11.0	16	0.70	-	0	-	**0.3**		切り身
-	-	8	0	0	0	0	**8**	4.3	1.2	0	0	0	4	**0.17**	**0.28**	15.0	20.0	0.65	13.0	10	0.72	-	Tr	-	**0.2**		廃棄部位：頭部，内臓，骨，ひれ等(三枚おろし)
-	-	8	0	0	0	0	**8**	4.9	1.1	0	0	0	4	**0.15**	**0.28**	13.0	18.0	0.51	14.0	12	0.76	-	0	-	**0.1**		切り身
-	-	11	0	0	0	0	**11**	5.7	1.7	0	0	0	5	**0.21**	**0.36**	19.0	24.0	0.55	17.0	18	1.01	-	0	-	**0.2**		切り身
-	-	Tr	(0)	(0)	(0)	(0)	**(Tr)**	12.0	0.9	0	0	0	(0)	**0.25**	**0.85**	15.0	(29.0)	0.68	6.0	30	1.55	-	(0)	-	**0.9**		
0	0	44	0	0	0	0	**44**	10.0	0.7	0	0	0	(0)	**0.14**	**0.35**	6.5	10.0	0.35	8.1	12	0.72	6.6	1	-	**0.3**		三枚におろしたもの。(魚体全体から調理する場合，廃棄率：35%，廃棄部位：頭部，内臓，骨，ひれ等)。別名：ノルウェーさば
0	0	42	0	0	0	0	**42**	6.6	0.6	0	0	0	(0)	**0.19**	**0.34**	5.3	9.1	0.28	12.0	13	0.72	8.2	Tr	-	**0.2**		切り身
0	0	63	0	0	0	0	**63**	11.0	0.8	0	0	0	(0)	**0.22**	**0.38**	7.6	12.0	0.33	8.8	16	0.93	10	Tr	-	**0.3**		切り身
1	0	9	(0)	(0)	(0)	(0)	**9**	11.0	0.5	0	0	0	(0)	**0.16**	**0.59**	12.0	17.0	0.41	7.1	10	0.59	5.9	(0)	-	**1.8**	1切=50	切り身
0	0	9	(0)	(0)	(0)	(0)	**9**	12.0	2.4	0	0	0	(0)	**0.13**	**0.59**	8.5	12.0	0.42	11.0	11	0.63	8.9	0	-	**1.7**	～60g	廃棄部位：頭部，骨，ひれ等
1	Tr	14	0	0	(0)	(0)	**14**	8.0	0.5	0	0	0	(0)	**0.13**	**0.28**	7.7	12.0	0.36	11.0	4	0.71	7.6	Tr	-	**1.6**	片身=150g	
-	-	Tr	(0)	(0)	(0)	(0)	**(Tr)**	11.0	3.2	0	0	0	(0)	**0.15**	**0.40**	8.0	(12.0)	0.36	12.0	12	0.55	-	(0)	-	**0.9**		液汁を除いたもの
-	-	42	(0)	(0)	(0)	(0)	**42**	5.0	1.9	Tr	0.3	0.2	(0)	**0.04**	**0.37**	5.9	(9.0)	0.30	9.6	21	0.50	-	0	-	**1.1**		液汁を含んだもの
-	-	31	(0)	(0)	(0)	(0)	**31**	5.0	2.4	0	0	0	(0)	**0.03**	**0.27**	7.4	(11.0)	0.33	11.0	24	0.52	-	0	-	**1.3**		液汁を除いたもの
-	-	210	-	-	-	(0)	**210**	1.0	2.2	0	0	0	(0)	**0.04**	**0.08**	1.0	(3.0)	0.33	1.7	2	0.73	-	Tr	-	**0.3**	1切=70	切り身。別名：ふか，あぶらざめ
-	-	9	-	-	-	(0)	**9**	0	0.9	0	0	0	(0)	**0.11**	**0.11**	0.9	3.2	0.24	0.3	4	0.49	-	Tr	-	**0.5**	～80g	切り身。別名：ふか
-	-	(0)	(0)	(0)	(0)	(0)	**(0)**	1.0	0.4	0	0	0	(0)	**Tr**	**Tr**	0.5	(11.0)	0.02	0.9	23	0.24	-	(0)	-	**0.5**		別名：さめひれ，きんし
-	-	Tr	(0)	(0)	(0)	(0)	**(Tr)**	3.0	0.9	0	0	0	(0)	**Tr**	**0.12**	5.2	(8.8)	0.33	5.5	10	0.44	-	2	-	**0.5**		廃棄部位：頭部，内臓，骨，ひれ等(三枚下ろし)
-	-	12	(0)	(0)	(0)	(0)	**12**	7.0	0.3	0	0	0	(0)	**0.09**	**0.35**	9.5	13.0	0.40	5.3	8	1.16	-	Tr	-	**0.2**	1切=80	切り身(魚体全体から調理する場合，廃棄率：30%，廃棄部位：頭部，内臓，骨，ひれ等)
-	-	16	(0)	(0)	(0)	(0)	**16**	12.0	1.1	0	0	0	(0)	**0.09**	**0.34**	12.0	(16.0)	0.29	5.3	8	1.12	-	Tr	-	**0.2**	～100g	切り身

さんま(秋刀魚)

Pacific saury

特徴　太平洋に広く分布し，日本付近には産卵のために来る。秋の代表的な赤身の大衆魚。体が刀のように細く光っているので，「秋刀魚」と書く。
　旬は秋だが，最近は冷凍品が秋以外にも出回っている。「さより(北陸)」「さいら(関西)」ともいう。
栄養　たんぱく質や脂質が多く，ビタミンA，B_{12}，DやDHAが豊富。季節や地域によって脂質の量は変化する。
調理　塩焼き，かば焼，刺身，酢の物，フライの他，干物，くん製などに加工する。
　定番の塩焼きの他，開き干し，みりん干し，味付けやかば焼の缶詰などの加工品などにも利用されている。

●**塩焼き**

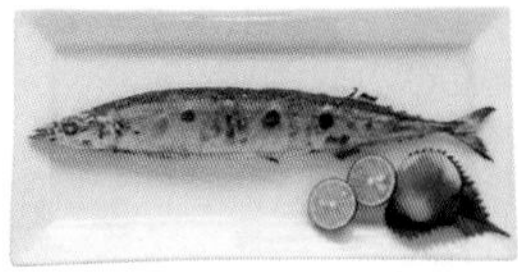

●**開き干し**
　背開きし内臓などを除き，食塩水につけて乾燥させたもの。

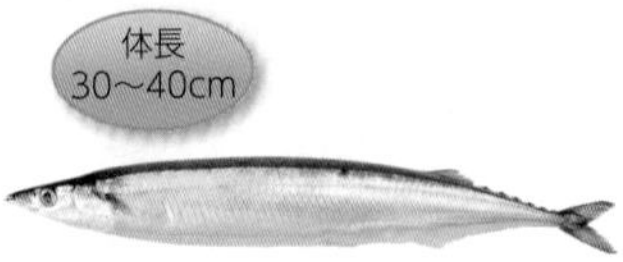

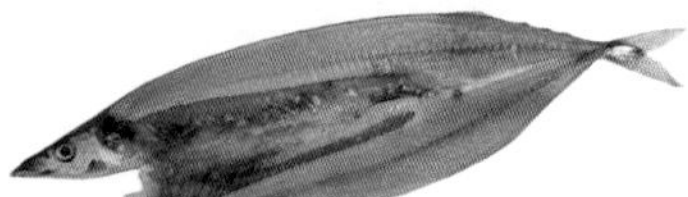

しいら(鱰)

Dolphinfish

特徴　あたたかい，浅い海にすむ。前額部が隆起し，背びれは目の上方から尾部まで達する。
　身はうすい赤色で，脂質が少なく，味は淡泊で，くせがない。また，鮮度が落ちるのが早い。旬は夏。
　「さいら」「まんびき」ともいう。
栄養　たんぱく質が多く，ビタミンB_1，IPA，DHAを含む。
調理　刺身，ムニエル，フライに向く。練り製品の原料にする。

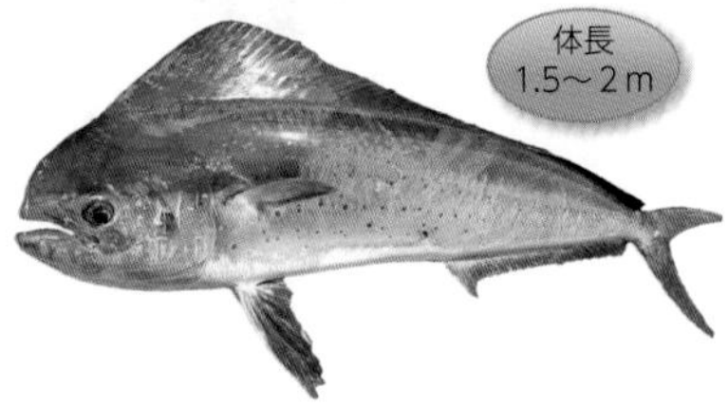

ししゃも類

Shishamo smelt

特徴　「本ししゃも」は北海道の太平洋沿岸だけに生息する。体は細長い。骨がやわらかく骨ごと食べられる。子持ちの雌は特に味がよい。
　最近は輸入の「からふとししゃも」がほとんどで，１年中出回っている。
栄養　たんぱく質の他，レチノール，ビタミンB_2，E，不飽和脂肪酸が豊富。カルシウムもとれる。
調理　生干しは焼いて，生はフライ，天ぷら，塩焼きなどにして食べる。

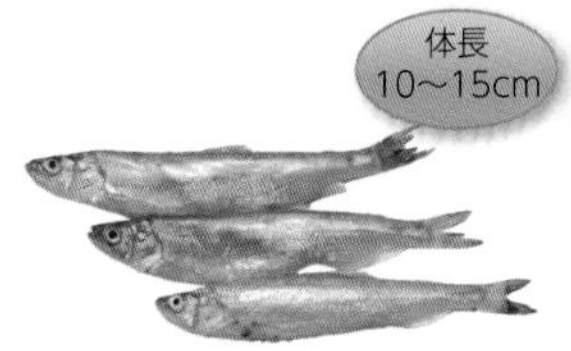

可食部100g当たり		廃棄率	エネルギー		水分	たんぱく質		脂質			炭水化物						有機酸	灰分	無機質										
食品番号	食品名					アミノ酸組成によるたんぱく質	たんぱく質	脂肪酸のトリアシルグリセロール当量	コレステロール	脂質	利用可能炭水化物(単糖当量)	利用可能炭水化物(質量計)	利用可能炭水化物 差引き法による	食物繊維総量	糖アルコール	炭水化物			ナトリウム	カリウム	カルシウム	マグネシウム	リン	鉄	亜鉛	銅	マンガン	ヨウ素	セレン
		%	kJ	kcal	g	g	g	g	mg	g	g	g	g	g	g	g	g	g	mg	mg	mg	mg	mg	mg	mg	mg	mg	µg	µg
	さんま																												
10173	皮つき　生	0	1193	**287**	55.6	**16.3**	18.1	**22.7**	68	25.6	(0.1)	(0.1)	**4.4***	(0)	-	0.1	-	1.0	140	200	**28**	28	180	**1.4**	0.8	0.12	0.02	22	32
10407	皮なし　生	0	1151	**277**	57.0	**15.7**	17.8	**21.7**	54	25.0	(0.2)	(0.1)	**4.7***	(0)	-	0.2	-	0.8	120	200	**15**	25	160	**1.3**	0.6	0.13	0.01	30	25
10174	皮つき　焼き	35	1171	**281**	53.2	**19.3**	23.3	**19.8**	72	22.8	(0.2)	(0.2)	**6.5***	(0)	-	0.2	-	1.2	130	260	**37**	30	220	**1.7**	0.9	0.15	0.03	25	45
10175	開き干し	30	968	**232**	59.7	**(17.5)**	19.3	**15.8**	80	19.0	(0.1)	(0.1)	**5.2***	(0)	-	0.1	-	1.9	500	260	**60**	28	140	**1.1**	0.7	0.12	0.02	-	-
10176	みりん干し	15	1598	**382**	25.1	**(21.6)**	23.9	**20.3**	98	25.8	-	-	**28.1***	(0)	-	20.4	-	4.8	1400	370	**120**	50	250	**2.2**	1.3	0.22	0.07	-	-
10177	缶詰　味付け	0	1081	**259**	53.9	**(17.1)**	18.9	**17.2**	98	18.9	-	-	**9.1***	(0)	-	5.6	-	2.7	540	160	**280**	37	350	**1.9**	1.1	0.16	0.08	-	-
10178	かば焼	0	916	**219**	57.0	**(15.7)**	17.4	**11.7**	80	13.0	-	-	**12.6***	(0)	-	9.7	-	2.9	600	250	**250**	37	260	**2.9**	0.1	0.14	0.09	-	-
	しいら																												
10179	生	0	423	**100**	75.5	**(17.7)**	21.3	**1.4**	55	1.9	(Tr)	(Tr)	**4.1***	(0)	-	Tr	-	1.3	50	480	**13**	31	250	**0.7**	0.5	0.05	0.01	-	-
	(ししゃも類)																												
10180	ししゃも　生干し　生	10	639	**152**	67.6	**(17.4)**	21.0	**7.1**	230	8.1	(0.2)	(0.2)	**4.8***	(0)	-	0.2	-	3.1	490	380	**330**	48	430	**1.6**	1.8	0.10	0.11	74	35
10181	焼き	10	680	**162**	64.1	**(20.1)**	24.3	**6.6**	300	7.8	(0.2)	(0.2)	**5.6***	(0)	-	0.2	-	3.6	640	400	**360**	57	540	**1.7**	2.1	0.11	0.18	-	-
10182	からふとししゃも　生干し　生	0	669	**160**	69.3	**12.6**	15.6	**9.9**	290	11.6	(0.5)	(0.5)	**5.2***	(0)	-	0.5	-	3.0	590	200	**350**	55	360	**1.4**	2.0	0.06	0.04	27	41
10183	焼き	0	710	**170**	66.4	**(14.7)**	18.2	**9.9**	370	11.3	(0.6)	(0.5)	**5.5***	(0)	-	0.6	-	3.5	770	210	**380**	65	450	**1.6**	2.4	0.07	0.06	-	-
	したびらめ																												
10184	生	45	377	**89**	78.0	**(15.9)**	19.2	**1.2**	75	1.6	(Tr)	(Tr)	**3.7***	(0)	-	Tr	-	1.2	140	310	**36**	31	160	**0.3**	0.5	0.02	0.02	-	-
	しまあじ																												
10185	養殖　生	55	641	**153**	68.9	**(18.2)**	21.9	**6.6**	71	8.0	(0.1)	(0.1)	**5.2***	(0)	-	0.1	-	1.1	53	390	**16**	29	250	**0.7**	1.1	0.04	0.01	-	-
	しらうお																												
10186	生	0	295	**70**	82.6	**(11.3)**	13.6	**1.4**	220	2.0	(0.1)	(0.1)	**3.0***	(0)	-	0.1	-	1.7	170	250	**150**	39	270	**0.4**	1.2	0.03	0.09	-	-
	シルバー																												
10187	生	0	580	**138**	72.4	**(15.4)**	18.6	**6.5**	46	7.9	(Tr)	(Tr)	**4.6***	(0)	-	Tr	-	1.1	85	440	**11**	31	220	**0.6**	0.5	0.06	0.01	-	-
	すずき																												
10188	生	0	477	**113**	74.8	**(16.4)**	19.8	**3.5**	67	4.2	(Tr)	(Tr)	**4.1***	(0)	-	Tr	-	1.2	81	370	**12**	29	210	**0.2**	0.5	0.02	0.01	-	-

したびらめ(舌鮃)
Sole

特徴　北海道以南の沿岸にすむ。ウシノシタ科，またはササウシノシタ科に属し，ひらめとは別の種。くろうしのした，あかしたびらめなど，多くの種類がある。

平べったく，細長いだ円形をしている。味は淡泊。皮はかたいので食べない。西洋では，「魚の女王」と呼ばれ，フランス料理には欠かせない。

栄養　脂質が少なく，ビタミンB_2が比較的多い。

調理　バター焼きやムニエル，ワイン蒸しなどの他，煮魚にも用いる。

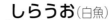

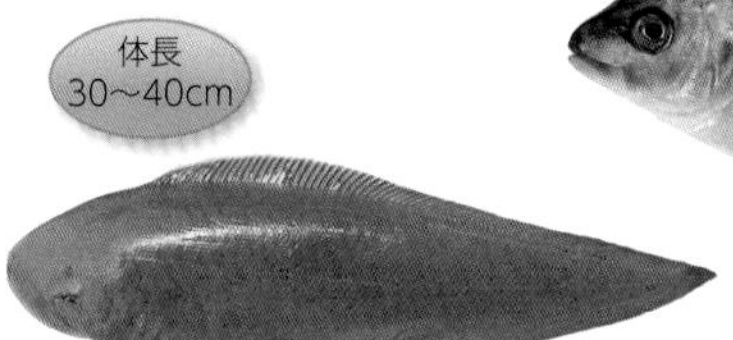

形から，「くつぞこ」「げた」などと呼ぶ地域もある

しまあじ(縞鯵)
Striped jack

特徴　北海道を除く日本各地の沿岸にすむ。あじの仲間だが，まあじより体高が高く，体の中心に黄色い線がある。白身で，上品な味わいだが，脂ものっている。

高級魚だが，最近では養殖ものが多く出回る。

栄養　ビタミンDが豊富で，ビタミンB_1，B_6，IPA，DHAも含む。

調理　刺身の他，汁物の具，塩焼き，フライ，ムニエルなどに向く。

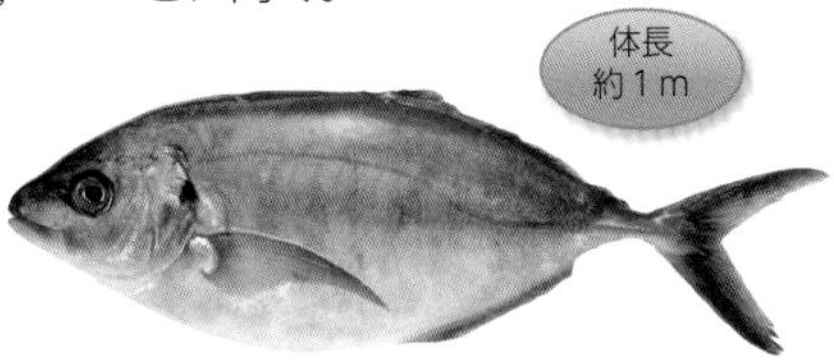

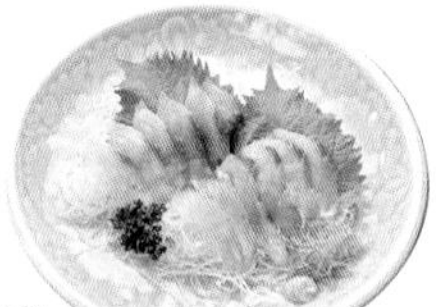
刺身

しらうお(白魚)
Japanese icefish

特徴　沿岸域，河口域などに生息し，春の産卵期に川に上る。体はほぼ無色透明で，淡泊な味わい。

主な産地は宍道湖。「しろよ(秋田)」「ふ(島根)」「しらす(石川)」とも呼ばれる。シラウオ科に属し，踊り食いで知られるハゼ科の「シロウオ」とは別の魚。

栄養　たんぱく質，脂質が少なく，水分が多い。カルシウム，レチノールが豊富。

調理　碗種，茶碗蒸し，卵とじ，天ぷらなどに向く。新鮮なものは刺身にしてもよい。しらす干しにも加工される。

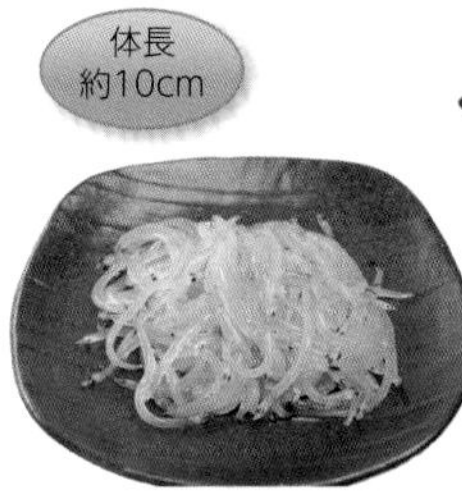

すずき(鱸)
Japanese sea bass

特徴　全国の沿岸に分布する。成長につれて，「こっぱ→せいご(約25cm)→ふっこ(30～60cm)→すずき(60cm以上)」と名が変わる出世魚。

肉質がかたく，淡泊な味の白身魚。旬は夏。

栄養　たんぱく質が多く，脂質が少ない。レチノールが比較的多い。

調理　刺身，あらい，塩焼き，グラタン，ムニエル，うま煮に向く。松江の名物料理「奉書焼き」にも使われる。

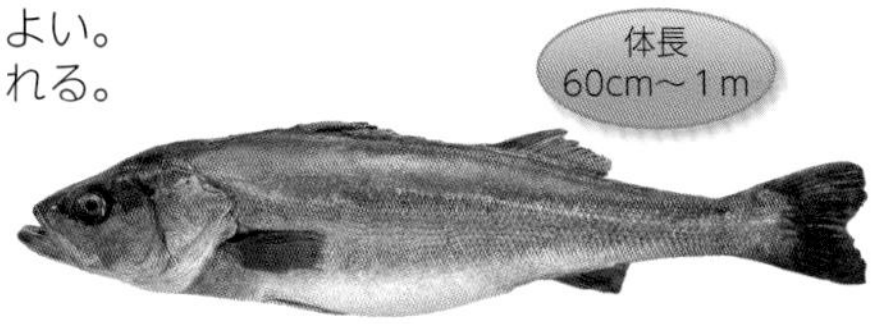

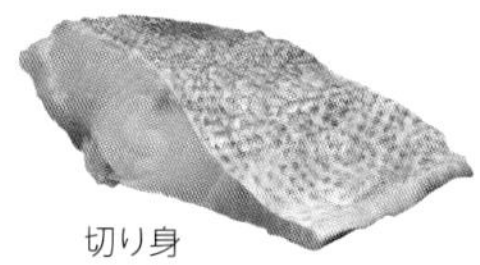
切り身

クロム	モリブデン	ビタミンA レチノール	A カロテン α	A カロテン β	A β-クリプトキサンチン	A β-カロテン当量	A レチノール活性当量	D	E トコフェロール α	E β	E γ	E δ	K	B_1	B_2	ナイアシン	ナイアシン当量	B_6	B_{12}	葉酸	パントテン酸	ビオチン	C	アルコール	食塩相当量	見当	備考
μg	μg	μg	μg	μg	μg	μg	μg	μg	mg	mg	mg	mg	μg	mg	mg	mg	mg	mg	μg	μg	mg	μg	mg	g	g		
2	1	16	0	0	0	0	**16**	16.0	1.7	0	0	0	1	**0.01**	**0.28**	7.4	11.0	0.54	16.0	15	0.74	7.4	0	-	**0.4**	中1尾=120～140g	三枚におろしたもの(魚体全体から調理する場合，廃棄率：35%，廃棄部位：頭部，内臓，骨，ひれ等)。別名：さいら
Tr	-	26	(0)	(0)	(0)	(0)	**26**	11.0	2.6	0	Tr	0	-	**0**	**0.32**	7.9	11.0	0.58	15.0	12	0.57	8.4	1	-	**0.3**		
1	1	11	0	0	0	0	**11**	13.0	1.0	0	0	0	Tr	**Tr**	**0.30**	9.8	14.0	0.42	16.0	17	0.93	9.4	0	-	**0.3**		廃棄部位：頭部，内臓，骨，ひれ等 魚体全体を焼いたもの
-	-	25	(0)	(0)	(0)	(0)	**25**	14.0	1.5	0	0	0	(0)	**Tr**	**0.30**	4.0	(8.0)	0.54	10.0	10	0.84	-	(0)	-	**1.3**		廃棄部位：頭部，骨，ひれ等
-	-	31	(0)	(0)	(0)	(0)	**31**	20.0	0.5	0	0.1	0	(0)	**Tr**	**0.30**	3.0	(7.9)	0.35	11.0	14	1.34	-	(0)	-	**3.6**	1尾=35g	廃棄部位：骨，ひれ等
-	-	25	(0)	(0)	(0)	(0)	**25**	13.0	2.8	0	0	0	(0)	**Tr**	**0.20**	3.5	(7.4)	0.30	12.0	29	0.55	-	(0)	-	**1.4**		液汁を除いたもの
-	-	28	(0)	(0)	(0)	(0)	**28**	12.0	2.4	0	0	0	(0)	**Tr**	**0.27**	6.2	(9.8)	0.28	12.0	12	0.55	-	(0)	-	**1.5**		液汁を含んだもの
-	-	8	(0)	(0)	(0)	(0)	**8**	5.0	0.5	0	0	0	(0)	**0.20**	**0.15**	9.0	(13.0)	0.46	2.6	3	0.36	-	1	-	**0.1**		切り身(魚体全体から調理する場合，廃棄率：55%，廃棄部位：頭部，内臓，骨，ひれ等)。別名：まんびき
1	1	100	0	6	0	6	**100**	0.6	0.8	0	Tr	0	1	**0.02**	**0.25**	1.7	(5.5)	0.07	7.5	37	1.95	18.0	1	-	**1.2**		廃棄部位：頭部及び尾。試料：ひと塩品
-	-	75	0	11	0	11	**76**	0.6	1.1	0	Tr	0	1	**0.04**	**0.29**	0.9	(5.3)	0.07	8.7	36	1.93	-	1	-	**1.6**		廃棄部位：頭部及び尾。試料：ひと塩品
1	1	120	0	0	0	0	**120**	0.4	1.6	0	0.1	0	Tr	**Tr**	**0.31**	1.5	4.8	0.08	8.7	21	1.20	17.0	1	-	**1.5**		試料：ひと塩品，魚体全体。別名：カペリン
-	-	90	0	0	0	0	**90**	0.5	2.1	0	0.1	0	Tr	**0.01**	**0.37**	0.8	(4.6)	0.08	10.0	20	1.19	-	1	-	**2.0**		試料：ひと塩品，魚体全体
-	-	30	0	0	0	0	**30**	2.0	0.6	0	0	0	(0)	**0.06**	**0.14**	3.3	(6.8)	0.20	2.6	12	0.26	-	1	-	**0.4**	1尾=約150g	試料：くろうしのした，あかしたびらめ 廃棄部位：頭部，内臓，骨，ひれ等(五枚下ろし)
-	-	10	0	0	-	0	**10**	18.0	1.6	0	0	0	(0)	**0.25**	**0.15**	8.3	(12.0)	0.52	3.2	2	0.88	-	Tr	-	**0.1**		廃棄部位：頭部，内臓，骨，ひれ等(三枚下ろし)
-	-	50	(0)	(0)	(0)	(0)	**50**	1.0	1.8	0	Tr	0	(0)	**0.08**	**0.10**	1.8	(4.3)	0.12	3.3	58	0.94	-	4	-	**0.4**		
-	-	100	(0)	(0)	(0)	(0)	**100**	3.0	3.1	0	0	0	(0)	**0.08**	**0.18**	7.6	(11.0)	0.50	1.8	4	0.48	-	0	-	**0.2**		切り身。別名：銀ひらす，銀ワレフー
-	-	180	0	0	0	0	**180**	10.0	1.2	0	0	0	(0)	**0.02**	**0.20**	3.9	(7.5)	0.27	2.0	8	0.93	-	3	-	**0.2**	中1尾=約1kg	切り身(魚体全体から調理する場合，廃棄率：55%，廃棄部位：頭部，内臓，骨，ひれ等)

たい類(鯛類)

Sea bream

特徴　日本料理の代表的な白身魚。古くから縁起がよい魚として親しまれている。淡泊で美味，姿・色もよい。
　市場に出回るたいの約８割が養殖もの。
栄養　たんぱく質が多く，脂質が少ない。
調理　刺身，焼き物，蒸し物，煮魚の他，かぶと焼き，鯛飯，ちり鍋などに用いる。

●きだい(黄鯛)
　体色は黄色がかっている。体長約40cm。「れんこだい」ともいう。旬は春。

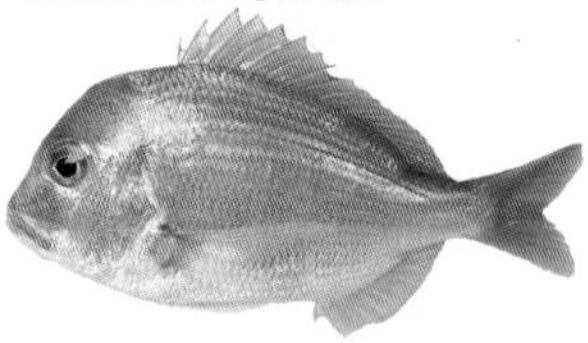

●くろだい(黒鯛)
　体色は黒い。体長30～50cm。「ちぬ」ともいう。釣り人に人気の魚。旬は秋。

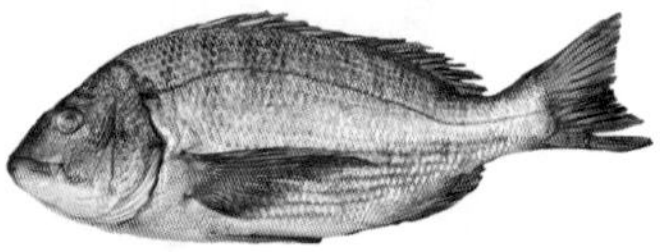

●ちだい(血鯛)
　えらのふちが赤いので，この名がついた。体長約40cm。「はなだい」ともいう。旬は夏。

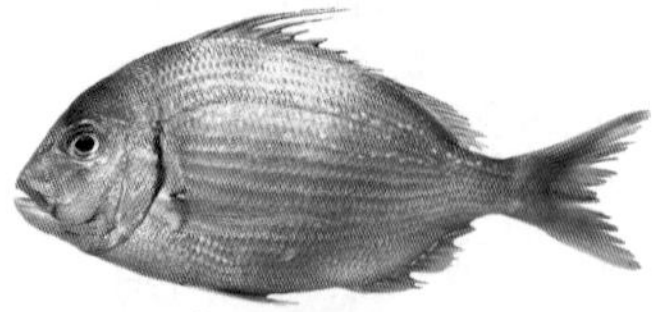

●まだい(真鯛)
　たい類の中で最大。一般に「たい」というと，まだいをさす。尾びれのふちが黒く，体にコバルト色の点がある。体長40cm～１m。旬は冬～春。

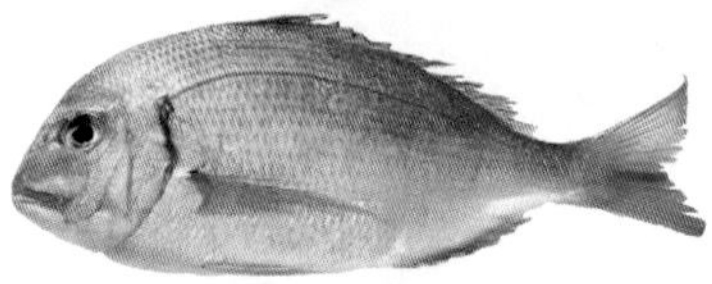

たかべ(鰖)

Yellowstriped butterfish

特徴　本州中部以南の太平洋側の岩礁に分布。特に伊豆近海に多い。背に鮮やかな黄色の線がある。うろこが大きい。
　身はやわらかい。脂質が多く，味に少しくせがある。初夏から夏に味がよくなる。
栄養　ビタミンB_2が比較的多い。
調理　塩焼き，バター焼き，煮魚，揚げ物に用いる。また，刺身に用いる。かまぼこの原料に多く使われてきた。

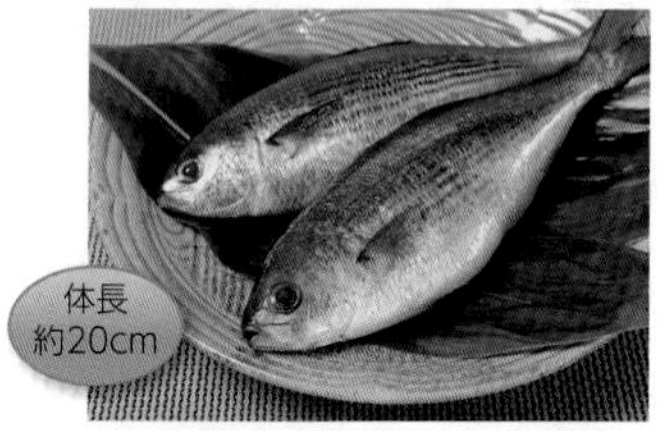

可食部100g当たり

食品番号	食品名	廃棄率	エネルギー	エネルギー	水分	たんぱく質: アミノ酸組成によるたんぱく質	たんぱく質: たんぱく質	脂質: 脂肪酸のトリアシルグリセロール当量	脂質: コレステロール	脂質: 脂質	炭水化物: 利用可能炭水化物(単糖当量)	炭水化物: 利用可能炭水化物(質量計)	炭水化物: 差引き法による利用可能炭水化物	炭水化物: 食物繊維総量	炭水化物: 糖アルコール	炭水化物: 炭水化物	有機酸	灰分	無機質: ナトリウム	無機質: カリウム	無機質: カルシウム	無機質: マグネシウム	無機質: リン	無機質: 鉄	無機質: 亜鉛	無機質: 銅	無機質: マンガン	無機質: ヨウ素	無機質: セレン
		%	kJ	kcal	g	g	g	g	mg	g	g	g	g	g	g	g	g	g	mg	mg	mg	mg	mg	mg	mg	mg	mg	μg	μg
	(たい類)																												
10189	きだい　生	60	422	**100**	76.9	**(15.4)**	18.6	**2.5**	67	3.1	(0.2)	(0.2)	**4.0***	(0)	-	0.2	-	1.2	73	390	**23**	30	210	**0.2**	0.4	0.02	0.01	-	-
10190	くろだい　生	55	574	**137**	71.4	**(16.9)**	20.4	**5.4**	78	6.7	(0.3)	(0.3)	**5.1***	(0)	-	0.3	-	1.2	59	400	**13**	36	250	**0.3**	0.8	0.03	0.01	-	-
10191	ちだい　生	0	411	**97**	76.8	**16.6**	19.4	**1.9**	74	2.4	(0.1)	(0.1)	**3.3***	(0)	-	0.1	-	1.3	75	390	**33**	32	230	**0.6**	0.4	0.03	0.01	24	43
10192	まだい　天然　生	50	543	**129**	72.2	**17.8**	20.6	**4.6**	65	5.8	(0.1)	(0.1)	**4.1***	(0)	-	0.1	-	1.3	55	440	**11**	31	220	**0.2**	0.4	0.02	0.01	-	-
10193	養殖　皮つき　生	55	669	**160**	68.5	**18.1**	20.9	**7.8**	69	9.4	(0.1)	(0.1)	**4.4***	(0)	-	0.1	-	1.3	52	450	**12**	32	240	**0.2**	0.5	0.02	0	6	36
10194	水煮	20	761	**182**	65.0	**(19.1)**	22.2	**9.3**	90	11.9	(0.1)	(0.1)	**5.3***	(0)	-	0.1	-	1.2	50	440	**20**	29	220	**0.2**	0.5	0.03	0	11	44
10195	焼き	35	779	**186**	63.8	**(19.6)**	22.7	**9.4**	91	12.0	(0.1)	(0.1)	**5.7***	(0)	-	0.1	-	1.4	55	500	**24**	32	260	**0.2**	0.5	0.02	0.01	8	46
10408	皮なし　生	0	551	**131**	71.9	**18.5**	21.2	**4.8**	60	5.9	(0.2)	(0.1)	**3.5***	(0)	-	0.2	-	1.3	43	490	**7**	33	260	**0.2**	0.4	0.02	0	9	32
	たかさご																												
10196	生	40	392	**93**	76.7	**(16.7)**	20.2	**1.1**	50	1.5	(0.1)	(0.1)	**4.0***	(0)	-	0.1	-	1.5	48	510	**51**	36	290	**0.5**	0.7	0.04	0.01	-	-
	たかべ																												
10197	生	40	618	**148**	71.0	**(15.5)**	18.7	**7.4**	70	9.0	(Tr)	(Tr)	**4.8***	(0)	-	Tr	-	1.3	120	380	**41**	34	210	**0.6**	1.3	0.04	0.01	-	-
	たちうお																												
10198	生	35	991	**238**	61.6	**14.6**	16.5	**17.7**	72	20.9	(Tr)	(Tr)	**5.1***	(0)	-	Tr	-	1.0	88	290	**12**	29	180	**0.2**	0.5	0.02	0.02	-	-
	(たら類)																												
10199	すけとうだら　生	0	304	**72**	81.6	**14.2**	17.4	**0.5**	76	1.0	(0.1)	(Tr)	**2.6***	(0)	-	0.1	-	1.1	100	350	**13**	24	180	**0.2**	0.5	0.03	0	160	25
10409	フライ	0	813	**195**	61.9	**16.5**	19.2	**11.3**	89	11.9	**7.2***	6.5	9.1	-	-	5.7	-	1.2	140	340	**34**	27	190	**0.4**	0.7	0.05	0.08	-	-
10200	すり身	0	416	**98**	75.1	**(14.3)**	17.5	**0.1**	27	0.2	-	-	**9.9***	(0)	-	6.6	-	0.6	120	130	**7**	21	130	**0.1**	0.3	0.03	0.01	-	-
10201	すきみだら	0	700	**165**	38.2	**(33.0)**	40.5	**0.2**	140	0.3	(0.1)	(0.1)	**7.7***	(0)	-	0.1	-	20.9	7400	540	**130**	54	340	**1.9**	0.1	0.09	0.02	-	-
10202	たらこ　生	0	553	**131**	65.2	**21.0**	24.0	**2.9**	350	4.7	(0.4)	(0.4)	**5.2***	(0)	-	0.4	-	5.7	1800	300	**24**	13	390	**0.6**	3.1	0.08	0.04	130	130
10203	焼き	0	668	**158**	58.6	**(24.8)**	28.3	**3.7**	410	6.1	(0.5)	(0.5)	**6.4***	(0)	-	0.5	-	6.5	2100	340	**27**	15	470	**0.7**	3.8	0.10	0.05	-	-
10204	からしめんたいこ	0	511	**121**	66.6	**(18.4)**	21.0	**2.3**	280	3.3	-	-	**6.6***	(0)	-	3.0	-	6.1	2200	180	**23**	11	290	**0.7**	2.7	0.08	0.04	-	-
10205	まだら　生	0	307	**72**	80.9	**14.2**	17.6	**0.1**	58	0.2	(0.1)	(0.1)	**3.5***	(0)	-	0.1	-	1.2	110	350	**32**	24	230	**0.2**	0.5	0.04	0.01	350	31
10206	焼き	0	439	**103**	72.8	**(20.4)**	25.2	**0.2**	100	0.2	(0.2)	(0.2)	**5.0***	(0)	-	0.2	-	1.6	140	480	**48**	33	280	**0.4**	0.9	0.05	0.02	-	-
10207	しらこ　生	0	253	**60**	83.8	**(7.3)**	13.4	**0.4**	360	0.8	(0.2)	(0.2)	**6.6***	(0)	-	0.2	-	1.8	110	390	**6**	23	430	**0.2**	0.7	0.03	0.01	-	-
10208	塩だら	0	261	**61**	82.1	**(12.3)**	15.2	**Tr**	60	0.1	(Tr)	(Tr)	**3.0***	(0)	-	Tr	-	2.6	790	290	**23**	22	170	**0.3**	0.4	0.02	0.01	-	-
10209	干しだら	45	1271	**299**	18.5	**(59.1)**	73.2	**0.6**	240	0.8	(0.1)	(0.1)	**14.4***	(0)	-	0.1	-	7.4	1500	1600	**80**	89	840	**0.1**	1.8	0.16	0.03	-	-
10210	加工品　でんぶ	0	1170	**276**	26.9	**(20.6)**	25.5	**0.6**	130	1.1	-	-	**46.8***	(0)	-	41.5	-	5.0	1600	120	**260**	31	220	**1.3**	1.0	0.44	0.19	-	-
10448	桜でんぶ	0	1496	**351**	5.6	**9.6**	10.6	**0.1**	73	0.5	**83.1***	79.4	81.6	0	-	80.2	-	3.1	930	43	**300**	17	180	**0.4**	0.6	0.03	0.03	58	14

たちうお(太刀魚)

Hairtail

特徴　南日本に多く分布する。体は細長く，薄い。うろこがなく，体表にグアニンという物質があるため，銀白色に輝いて見える。

身がやわらかく，くせのない白身の魚。

栄養　白身魚のなかでは，脂質含有量が多め。レチノール，ビタミンDも豊富。

調理　塩焼き，照焼き，煮魚，フライ，竜田揚げ，練り製品，みそ漬，かす漬の他，刺身にもする。

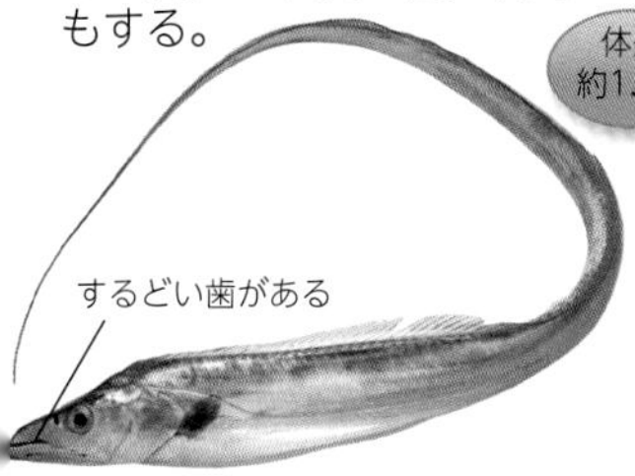

たら類

Cod

特徴　北日本から北海道にかけて分布。まだら，すけとうだらの種類がある。淡泊な白身魚。旨味は少ないが，加熱すると淡泊なだしが出る。

栄養　水分が多く，脂質はきわめて少ない。

調理　鍋物(たらちり)，煮魚，汁物の具，かす漬，みそ漬，ムニエル，グラタンに向く。塩だら，干しだら(棒だら)，でんぶなどにも加工される。

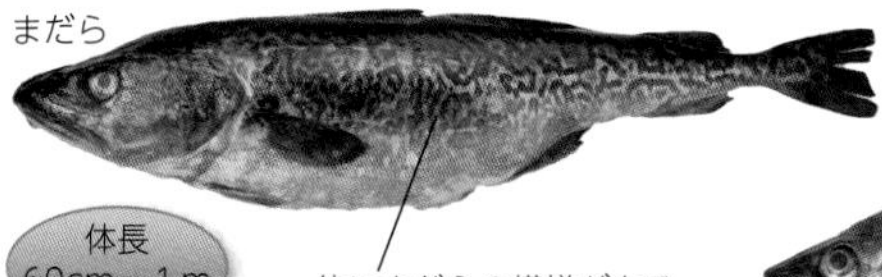

●**たらこ**

すけとうだらの卵巣を塩漬にしたもの。「もみじこ」ともいう。

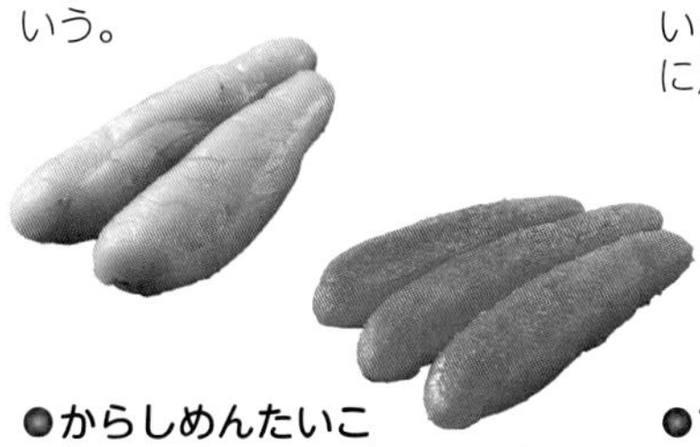

●**からしめんたいこ**

「たらこ」をとうがらしなどで味付けしたもの。

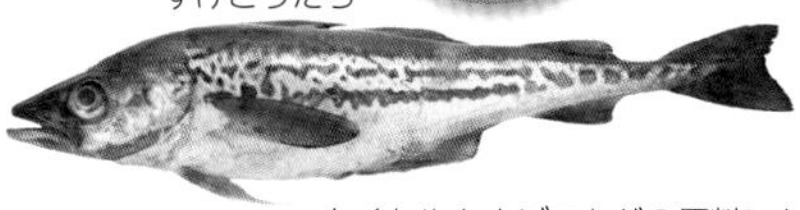

すけとうだら
体長
40～60cm
ちくわやかまぼこなどの原料になる

●**しらこ**

まだらの精巣。クリーミーで旨味が強い。「きくこ」ともいう。汁物や鍋，あえ物などに用いる。

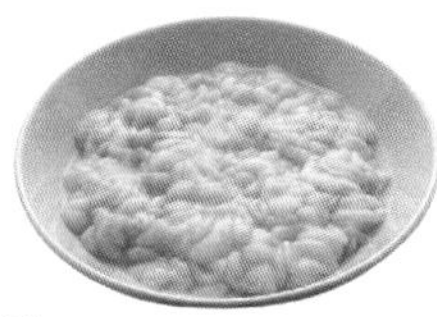

●**でんぶ**

身を加熱し，ほぐして，調味料で味をつけ，さらに加熱して水分を飛ばしたもの。

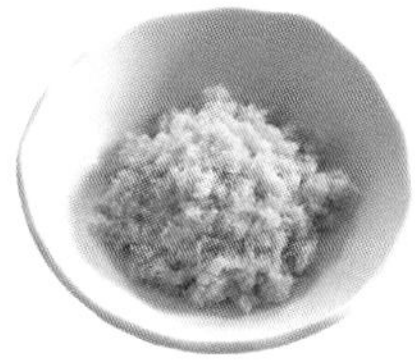

クロム	モリブデン	ビタミンA レチノール	A カロテン α	A カロテン β	A β-クリプトキサンチン	A β-カロテン当量	A レチノール活性当量	D	E トコフェロール α	E トコフェロール β	E トコフェロール γ	E トコフェロール δ	K	B_1	B_2	ナイアシン	ナイアシン当量	B_6	B_{12}	葉酸	パントテン酸	ビオチン	C	アルコール	食塩相当量	見当	備考
μg	μg	μg	μg	μg	μg	μg	μg	μg	mg	mg	mg	mg	μg	mg	mg	mg	mg	mg	μg	μg	mg	μg	mg	g	g		
-	-	50	0	0	0	0	**50**	4.0	1.5	0	0	0	(0)	**0.03**	**0.04**	2.8	(6.2)	0.20	3.2	8	0.38	-	**1**	-	**0.2**		廃棄部位：頭部，内臓，骨，ひれ等(三枚下ろし) 別名：れんこだい
-	-	12	0	0	0	0	**12**	4.0	1.4	0	0	0	(0)	**0.12**	**0.30**	5.5	(9.2)	0.42	3.7	14	0.62	-	**3**	-	**0.1**	1尾=約450g	廃棄部位：頭部，内臓，骨，ひれ等(三枚下ろし) 別名：ちぬ
Tr	0	21	(0)	0	(0)	(0)	**21**	2.0	1.3	0	0	0	(0)	**0.03**	**0.10**	4.7	8.6	0.33	3.0	3	0.49	4.3	**2**	-	**0.2**		三枚におろしたもの(魚体全体から調理する場合，廃棄率：55%，廃棄部位：頭部，内臓，骨，ひれ等)。別名：はなだい
-	-	8	0	0	0	0	**8**	5.0	1.0	0	0	0	(0)	**0.09**	**0.05**	6.0	9.8	0.31	1.2	5	0.64	-	**1**	-	**0.1**	1尾=約450g	廃棄部位：頭部，内臓，骨，ひれ等(三枚下ろし)
1	0	11	0	0	0	0	**11**	7.0	2.4	0	0	0	-	**0.32**	**0.08**	5.6	9.6	0.40	1.5	4	1.34	7.7	**3**	-	**0.1**		廃棄部位：頭部，内臓，骨，ひれ等(三枚下ろし)
Tr	1	10	0	0	0	0	**10**	4.7	3.4	0	0	0	-	**0.16**	**0.07**	5.7	(10)	0.35	2.6	3	1.23	8.2	**2**	-	**0.1**		廃棄部位：骨，ひれ等 頭部，内臓等を除き水煮したもの
Tr	Tr	17	0	0	0	0	**17**	5.6	4.6	0	0	0	-	**0.14**	**0.09**	6.3	(11.0)	0.32	2.6	3	1.25	9.4	**3**	-	**0.1**		廃棄部位：頭部，骨，ひれ等 内臓等を除き焼いたもの
Tr	-	10	(0)	(0)	(0)	(0)	**10**	4.5	2.6	0	0	0	-	**0.31**	**0.08**	7.2	12.0	0.56	1.8	4	1.40	9.0	**3**	-	**0.1**		
-	-	7	0	0	-	0	**7**	2.0	0.1	0	0	0	(0)	**0.03**	**0.07**	4.3	(8.0)	0.20	4.4	3	0.46	-	**Tr**	-	**0.1**		廃棄部位：頭部，内臓，骨，ひれ等(三枚下ろし) 別名：ぐるくん
-	-	16	-	-	-	(0)	**16**	4.0	1.4	0	0	0	(0)	**0.06**	**0.18**	3.7	(7.1)	0.23	2.0	3	0.48	-	**1**	-	**0.3**		廃棄部位：頭部，内臓，骨，ひれ等(三枚下ろし)
-	-	52	0	0	0	0	**52**	14.0	1.2	0	0	0	(0)	**0.01**	**0.07**	3.9	6.9	0.20	0.9	2	0.56	-	**1**	-	**0.2**	中1尾=約700g	廃棄部位：頭部，内臓，骨，ひれ等(三枚下ろし)
0	0	10	0	0	0	0	**10**	0.5	0.9	0	0	0	0	**0.05**	**0.11**	1.4	4.4	0.09	2.9	12	0.20	2.5	**1**	-	**0.3**	1切=80～100g	三枚におろしたもの(魚体全体から調理する場合，廃棄率：65%，廃棄部位：頭部，内臓，骨，ひれ等) 別名：すけそう，すけそうだら，すけとう
-	-	18	0	0	1	1	**18**	0.4	3.2	0	4.5	0.1	18	**0.05**	**0.13**	1.5	5.0	0.08	2.5	19	0.31	-	**Tr**	-	**0.4**		切り身
-	-	5	0	0	-	0	**5**	1.0	0.6	0	0	0	(0)	**0.03**	**0.05**	0.4	(3.4)	0.01	0.6	4	0.19	-	**0**	-	**0.3**		
-	-	Tr	-	-	-	(0)	**(Tr)**	1.0	1.1	0	0	0	(0)	**0.13**	**0.18**	2.2	(9.2)	0.10	2.5	7	0.43	-	**0**	-	**18.8**		
1	Tr	24	0	0	0	0	**24**	1.7	7.1	0	Tr	0	Tr	**0.71**	**0.43**	50.0	54.0	0.25	18.0	52	3.68	18.0	**33**	-	**4.6**	中1腹=	別名：もみじこ
-	-	34	0	0	0	0	**34**	1.6	8.1	0	Tr	0	Tr	**0.77**	**0.53**	57.0	(62.0)	0.27	23.0	50	3.68	-	**21**	-	**5.3**	約80g	
-	-	37	0	37	18	46	**41**	1.0	6.5	0	0	0	1	**0.34**	**0.33**	20.0	(24.0)	0.17	11.0	43	2.16	-	**76**	-	**5.6**		ビタミンC：添加品を含む
0	0	10	0	0	-	0	**10**	1.0	0.8	0	0	0	(0)	**0.10**	**0.10**	1.4	4.4	0.07	1.3	5	0.44	2.5	**Tr**	-	**0.3**		切り身(魚体全体から調理する場合，廃棄率：65%，廃棄部位：頭部，内臓，骨，ひれ等)。別名：たら
-	-	9	0	0	-	0	**9**	0.7	1.3	0	0	0	(0)	**0.09**	**0.12**	1.4	(5.6)	0.09	3.9	7	0.53	-	**Tr**	-	**0.4**		切り身
-	-	8	0	0	-	0	**8**	2.0	1.8	0	0	0	(0)	**0.24**	**0.13**	1.5	(2.2)	0.01	3.1	11	0.68	-	**2**	-	**0.3**		
-	-	Tr	-	-	-	(0)	**(Tr)**	3.0	0.7	0	0	0	(0)	**0.13**	**0.20**	2.0	(4.6)	0.11	1.4	6	0.26	-	**Tr**	-	**2.0**	1切=60	切り身
-	-	Tr	-	-	-	(0)	**(Tr)**	6.0	0.3	0	0	0	(0)	**0.20**	**0.30**	4.0	(16.0)	0.34	8.6	22	1.37	-	**(0)**	-	**3.8**	～70g	試料：無頭開き干し品 廃棄部位：骨，皮等
-	-	Tr	-	-	-	(0)	**(Tr)**	0.5	0.8	0	0	0	(0)	**0.04**	**0.08**	1.9	(6.2)	0.04	0.4	16	0.15	-	**(0)**	-	**4.2**	大1=10g	別名：茶でんぶ，しょうゆでんぶ 試料：しょうゆ添加品
4	Tr	2	-	-	-	-	**2**	0	0.1	-	-	-	-	**0.01**	**0.01**	0.2	2.3	Tr	0.6	3	0.06	0.9	**-**	-	**2.4**		

10 魚介類

どじょう(泥鰌)

Loach

特徴　全国の河川，湖沼にすむ淡水魚。冬は泥中で冬眠するので，泥臭くなる。夏の産卵に向けて脂がのってくる春から初夏が旬。

骨がやわらかく，くせがない。よいだしが出る。「おどりこ(東京)」ともいう。

栄養　カルシウム，リン，鉄，レチノール，ビタミンEが比較的多い。

調理　柳川鍋，かば焼，どじょう汁，から揚げに向く。

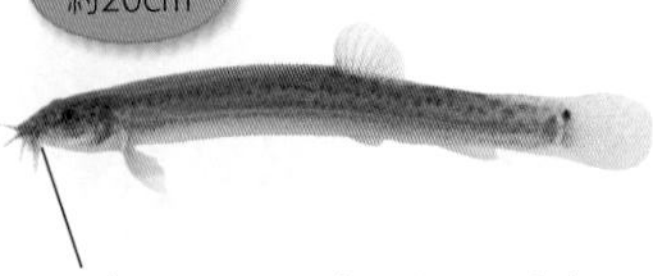
体長
約20cm
上あごに3対，下あごに2対のひげがある

とびうお(飛魚)

Flying fish

特徴　日本各地に広く分布。あかとび，ほそとびうお，あやとびうお，はまとびうおなどがある。

つばさのような胸びれで，海上を飛ぶ。白身魚で，淡泊な味わい。内臓が小さく，鮮度が落ちにくい。旬は夏。

栄養　白身魚のなかでも脂質が少なめ。ビタミンEが比較的多い。

調理　刺身，塩焼き，干物，つみれに向く。かまぼこの原料になる。くさやにも用いる。「あごだし」にも加工される。卵巣は「とびっこ」の原料。

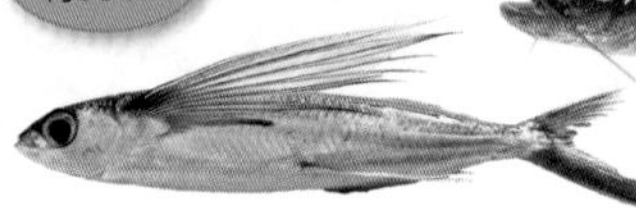
体長
約35cm

なまず(鯰)

Catfish

特徴　流れのゆるやかな河川や湖沼の泥底にすむ淡水魚。頭が平たく，大きな口と上下のあごに1対ずつ計4本の長いひげをもつ。

脂肪が少なく，淡泊な味わい。

栄養　たんぱく質が多く，レチノール，ビタミンB_1，Eも豊富。脂質にはIPA，DHAを含む。

調理　あらい，かば焼，汁物の具，揚げ物，ムニエルなどに向く。

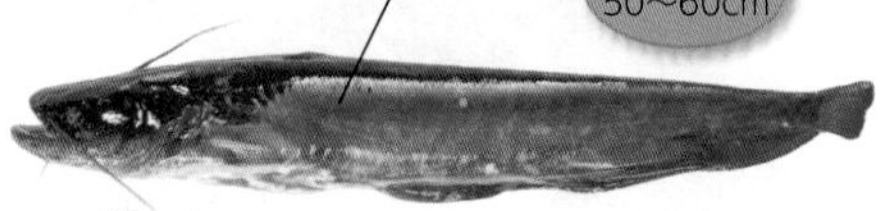
うろこはない
体長
50～60cm

にしん(鰊)

特徴　寒流の回遊魚。かつては北海道沿岸で大量にとれた。いわしに似た赤身の魚で，鮮度の低下が早い。

春に北海道沿岸に来ることから「春告魚」と呼ばれる。春に旨味が増す。「かど(北海道，東北)」ともいう。「かずのこ」はにしんの卵巣。大西洋産のにしんなど，輸入のものが多く出回っている。

栄養　不飽和脂肪酸に富み，EPA，タウリンなどや，レチノール，ビタミンB_2，D，Eが豊富。

調理　塩焼き，かば焼，みそ焼きなどに向く。身欠きにしん，くん製などの加工品にも用いる。

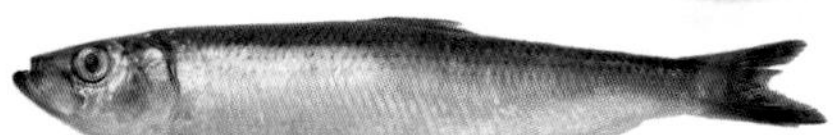
体長
約35cm

食品番号	食品名（可食部100g当たり）	廃棄率	エネルギー	エネルギー	水分	たんぱく質：アミノ酸組成によるたんぱく質	たんぱく質：たんぱく質	脂質：脂肪酸のトリアシルグリセロール当量	脂質：コレステロール	脂質：脂質	炭水化物：利用可能炭水化物(単糖当量)	炭水化物：利用可能炭水化物(質量計)	炭水化物：利用可能炭水化物 差引き法による	炭水化物：食物繊維総量	炭水化物：糖アルコール	炭水化物：炭水化物	有機酸	灰分	無機質：ナトリウム	無機質：カリウム	無機質：カルシウム	無機質：マグネシウム	無機質：リン	無機質：鉄	無機質：亜鉛	無機質：銅	無機質：マンガン	無機質：ヨウ素	無機質：セレン
		%	kJ	kcal	g	g	g	g	mg	g	g	g	g	g	g	g	g	g	mg	mg	mg	mg	mg	mg	mg	mg	mg	µg	µg
	ちか																												
10211	生	45	349	**82**	78.3	**(16.2)**	19.5	**0.4**	89	0.6	(Tr)	(Tr)	**3.6***	(0)	-	Tr	-	1.6	250	340	**35**	41	240	**0.3**	1.3	0.08	0.03	-	-
	どじょう																												
10213	生	0	306	**72**	79.1	**13.5**	16.1	**0.6**	210	1.2	(Tr)	(Tr)	**3.2***	(0)	-	Tr	-	3.6	96	290	**1100**	42	690	**5.6**	2.9	0.08	0.38	-	-
10214	水煮	0	322	**76**	77.9	**(14.3)**	17.1	**0.5**	220	1.2	(Tr)	(Tr)	**3.4***	(0)	-	Tr	-	3.8	100	330	**1200**	47	750	**6.4**	3.1	0.06	0.43	-	-
	とびうお																												
10215	生	40	380	**89**	76.9	**18.0**	21.0	**0.5**	59	0.7	(0.1)	(0.1)	**3.3***	(0)	-	0.1	-	1.3	64	320	**13**	37	340	**0.5**	0.8	0.06	0.01	-	-
10421	煮干し	0	1382	**325**	12.5	**68.0**	80.0	**1.1**	280	2.2	(0.1)	(0.1)	**10.9***	(0)	-	0.1	-	7.5	610	1200	**1200**	170	1300	**2.2**	3.3	0.20	0.10	42	120
10422	焼き干し	0	1312	**309**	11.8	**61.5**	73.4	**1.5**	300	3.3	(0.1)	(0.1)	**12.5***	(0)	-	0.1	-	12.7	690	1100	**3200**	200	2300	**2.7**	5.4	0.23	0.26	62	140
	ナイルティラピア																												
10212	生	0	521	**124**	73.5	**17.0**	19.8	**4.6**	59	5.3	(0.2)	(0.2)	**3.7***	(0)	-	0.2	-	1.2	60	370	**29**	24	180	**0.5**	0.4	0.02	0.01	-	-
	なまず																												
10216	生	55	605	**145**	72.0	**(15.5)**	18.4	**7.3**	73	8.6	(Tr)	(Tr)	**4.2***	(0)	-	Tr	-	1.0	46	320	**18**	23	170	**0.4**	0.6	0.03	0.02	-	-
	にぎす																												
10217	生	45	358	**84**	78.5	**(15.5)**	18.7	**0.9**	120	1.2	(0.1)	(0.1)	**3.6***	(0)	-	0.1	-	1.5	190	320	**70**	27	220	**0.4**	0.4	0.03	0.01	-	-
	にしん																												
10218	生	45	816	**196**	66.1	**14.8**	17.4	**13.1**	60	15.1	(0.1)	(0.1)	**4.7***	(0)	-	0.1	-	1.3	110	350	**27**	33	240	**1.0**	1.1	0.09	0.02	-	-
10219	身欠きにしん	9	935	**224**	60.6	**(17.8)**	20.9	**14.6**	230	16.7	(0.2)	(0.2)	**5.4***	(0)	-	0.2	-	1.6	170	430	**66**	38	290	**1.5**	1.3	0.10	0.04	-	-
10220	開き干し	25	996	**239**	59.8	**(15.7)**	18.5	**17.1**	85	19.7	(0.2)	(0.2)	**5.5***	(0)	-	0.2	-	1.8	360	350	**25**	33	260	**1.9**	1.0	0.11	0.02	-	-
10221	くん製	45	1167	**280**	43.9	**(19.6)**	23.1	**19.9**	86	22.1	(Tr)	(Tr)	**5.6***	(0)	-	Tr	-	10.9	3900	280	**150**	36	400	**3.5**	1.1	0.16	0.03	-	-
10222	かずのこ　生	0	588	**139**	66.1	**(27.1)**	25.2	**3.4**	370	6.7	**(0.2)***	(0.2)	1.7	(0)	-	0.2	-	1.8	320	210	**50**	34	140	**1.2**	2.3	0.07	0.06	-	-
10223	乾	0	1510	**358**	16.5	**(70.1)**	65.2	**8.4**	1000	13.6	**(0.5)***	(0.5)	0.8	(0)	-	0.5	-	4.2	1400	46	**65**	150	500	**1.9**	5.4	0.08	0.07	-	-
10224	塩蔵　水戻し	0	340	**80**	80.0	**(16.1)**	15.0	**1.6**	230	3.0	**(0.6)***	(0.5)	1.0	(0)	-	0.6	-	1.4	480	2	**8**	4	94	**0.4**	1.3	0.06	0.02	-	-

Pacific herring

●身欠きにしん

にしんの内臓を除き，二つ割にして乾燥し，頭や背骨などを除いたもの。米のとぎ汁か番茶で戻すと，あくが抜ける。昆布巻，あめ煮，三平汁の具に用いる。あめ煮にしたものは，にしんそばに用いる。

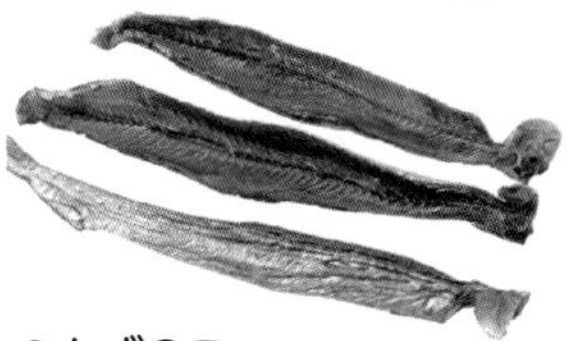

●かずのこ

にしんの卵巣を塩蔵したもの。食塩水に一昼夜浸して塩抜きして使う。子孫繁栄の縁起物として正月料理に用いる。

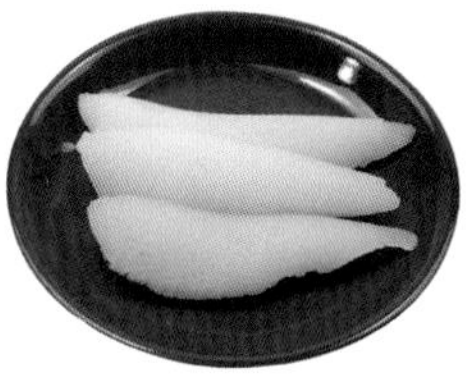

焼き魚の盛りつけ方

切り身魚

厚みのある部分(ぶりなどでは血合いの部分)を左側にする。

尾頭つきの魚

左側に頭，右側に尾が来るようにする。長皿を使うときは，左手前から右奥へ少し斜めに置く。

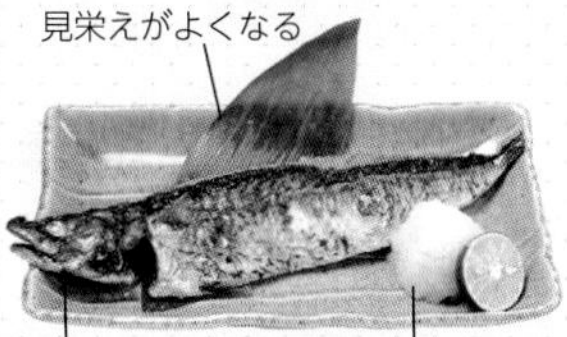

ササの葉などを敷くと，見栄えがよくなる
頭が左(カレイは逆)腹が手前になる
大根おろしなどは手前にバランスよく

魚の大きさの比較

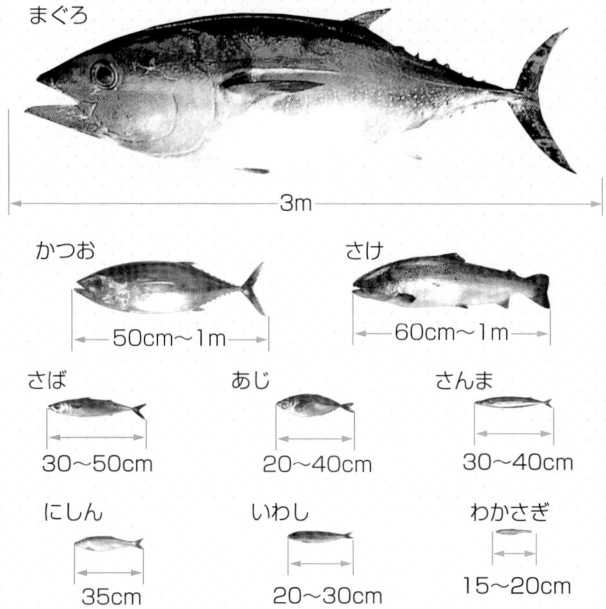

クロム	モリブデン	A レチノール	A カロテン α	A カロテン β	A β-クリプトキサンチン	A β-カロテン当量	A レチノール活性当量	D	E トコフェロール α	E トコフェロール β	E トコフェロール γ	E トコフェロール δ	K	B1	B2	ナイアシン	ナイアシン当量	B6	B12	葉酸	パントテン酸	ビオチン	C	アルコール	食塩相当量	見当	備考
µg	µg	µg	µg	µg	µg	µg	µg	µg	mg	mg	mg	mg	µg	mg	mg	mg	mg	mg	µg	µg	mg	µg	mg	g	g		
-	-	4	0	0	(0)	(0)	**4**	1.0	0.9	0	0	0	(0)	**0**	**0.14**	2.7	(6.2)	0.19	5.4	7	0.71	-	**Tr**	-	**0.6**		廃棄部位：頭部，内臓，骨，ひれ等(三枚下ろし)
-	-	13	0	25	0	25	**15**	4.0	0.6	0	0	0	1	**0.09**	**1.09**	4.0	6.7	0.10	8.5	16	0.66	-	**1**	-	**0.2**	1尾=5	魚体全体
-	-	13	0	23	0	23	**15**	5.5	0.4	0	0	0	1	**0.08**	**1.00**	4.2	(7.1)	0.08	6.3	11	0.43	-	**Tr**	-	**0.3**	～10g	魚体全体
-	-	3	0	0	0	0	**3**	2.0	2.3	0	0	0	(0)	**0.01**	**0.10**	7.1	11.0	0.47	3.3	8	0.42	-	**1**	-	**0.2**	中1尾=約300g	廃棄部位：頭部，内臓，骨，ひれ等(三枚下ろし)
1	2	9	0	0	0	0	**9**	3.9	4.0	0	0	0	1	**0**	**0.32**	17.0	32.0	0.24	13.0	22	0.62	14.0	**0**	-	**1.5**		頭部等を除いたもの。別名：あご
4	4	17	0	0	0	0	**17**	3.3	2.4	0	0	0	1	**Tr**	**0.32**	16.0	29.0	0.21	15.0	40	0.82	14.0	**0**	-	**1.8**		別名：あご，焼きあご 頭部等を除いたもの
-	-	3	-	-	-	0	**3**	11.0	1.9	0.1	0.1	0	(0)	**0.04**	**0.20**	3.1	6.8	0.67	2.3	5	1.08	-	**1**	-	**0.2**		別名：いずみだい，ちかだい，テラピア 切り身(魚体全体から調理する場合，廃棄率：55%，廃棄部位：頭部，内臓，骨，ひれ等)
-	-	70	-	-	-	7	**71**	4.0	6.3	Tr	0.1	0	(0)	**0.33**	**0.10**	1.8	(4.2)	0.16	2.3	10	0.81	-	**0**	-	**0.1**		試料：なまず(国産)，アメリカなまず 廃棄部位：頭部，内臓，骨，ひれ等(三枚下ろし)
-	-	75	-	-	-	(0)	**75**	Tr	0.5	0	0	0	(0)	**0.12**	**0.26**	3.5	(6.9)	0.15	3.4	8	0.77	-	**1**	-	**0.5**		廃棄部位：頭部，内臓，骨，ひれ等(三枚下ろし)
-	-	18	0	0	0	0	**18**	22.0	3.1	0	0	0	(0)	**0.01**	**0.23**	4.0	7.3	0.42	17.0	13	1.06	-	**Tr**	-	**0.3**	中1尾=約150g	別名：かどいわし 廃棄部位：頭部，内臓，骨，ひれ等(三枚下ろし)
-	-	Tr	-	-	-	(0)	**(Tr)**	50.0	2.7	0	0.3	0	(0)	**0.01**	**0.03**	4.7	(8.6)	0.21	13.0	12	1.24	-	**(0)**	-	**0.4**	1本=20～25g	廃棄部位：頭部，内臓，骨，ひれ等
-	-	Tr	-	-	-	(0)	**(Tr)**	36.0	2.1	0	0	0	(0)	**0.01**	**0.03**	4.7	(8.2)	0.25	9.0	7	1.28	-	**(0)**	-	**0.9**	中1本=20g	廃棄部位：頭部，骨，ひれ等
-	-	Tr	-	-	-	(0)	**(Tr)**	48.0	0.5	0	0	0	(0)	**0.01**	**0.35**	5.0	(9.3)	0.10	15.0	16	1.74	-	**(0)**	-	**9.9**	1尾=120g	廃棄部位：頭部，骨，ひれ等
-	-	15	-	-	-	(0)	**15**	13.0	5.1	0	0	0	Tr	**0.15**	**0.22**	1.4	(10.0)	0.26	11.0	120	1.37	-	**Tr**	-	**0.8**	1個=50g	
-	-	7	0	0	0	0	**7**	32.0	6.4	0	0	0	0	**Tr**	**0.07**	0.4	(22.0)	0.28	4.8	23	1.13	-	**0**	-	**3.6**	1個=20g	
-	-	2	0	0	0	0	**2**	17.0	0.9	0	0	0	0	**Tr**	**0.01**	Tr	(5.2)	0.04	4.5	0	0	-	**0**	-	**1.2**		

はぜ(沙魚)

Yellowfin goby

特徴　湾内や河口の砂泥地にすむ小魚。まはぜ，しまはぜ，はぜくち，ちちぶなどがあるが，一般に「はぜ」というと，まはぜをさす。

まはぜの体はあめ色で，茶褐色の斑紋が多数ある。あっさりとした味の白身魚。

栄養　つくだ煮はカルシウム，鉄を多く含む。

調理　天ぷら，から揚げ，刺身，あらいの他，甘露煮やつくだ煮にする。

体長
15〜25cm

まはぜ

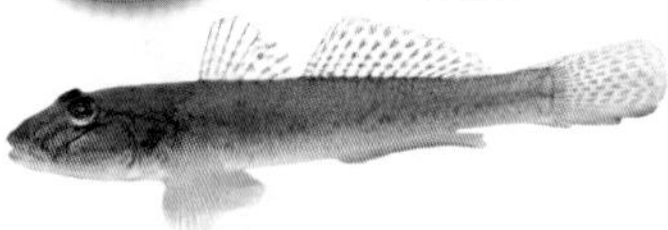

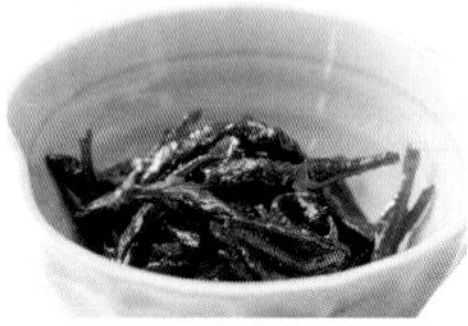

つくだ煮

はたはた(鱩)

Sandfish

特徴　北海道，東北，山陰地方の沿岸に分布し，特に，秋田，山形の漁獲量が多い。背は黄褐色で黒っぽい模様がある。卵巣は「ぶりこ(秋田)」とも呼ばれ，珍重されている。

うろこがなく，骨がやわらかい。よく締まった身で淡泊な味。冬の雷が多い時期に産卵期を迎え，浅瀬にやって来るので，「かみなりうお(秋田)」ともいう。

栄養　カルシウム，レチノール，ビタミンEが比較的多い。

調理　塩焼きや天ぷら，煮魚，干物にする他，汁物や鍋物の具にする。秋田特産の「しょっつる」は，はたはたを塩漬し，発酵させた魚醤。

体長
20〜30cm

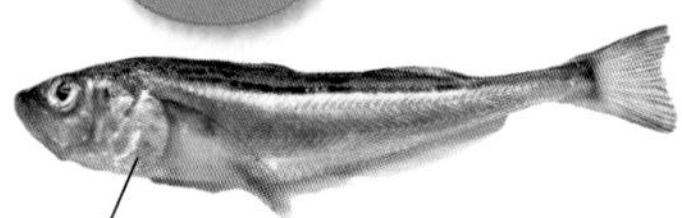

えらぶたに鋭いとげがある

はも(鱧)

Conger pike

特徴　本州中部以南の沿岸にすむ。うなぎに似た細長い魚。大きな口に鋭い歯があり，かみつくことから「はむ(食む)」「はも」の名がついた。

関西や九州で好まれ，特に京料理には珍重される。

栄養　カリウム，レチノールを比較的多く含む。

調理　小骨が多く，骨切り(細かく切れ目を入れる)が必要。湯びき，照焼き，天ぷらの他，かまぼこの原料になる。

体長
70〜80cm

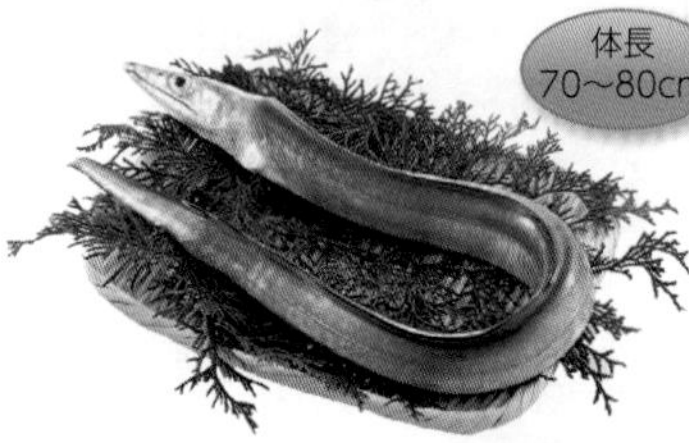

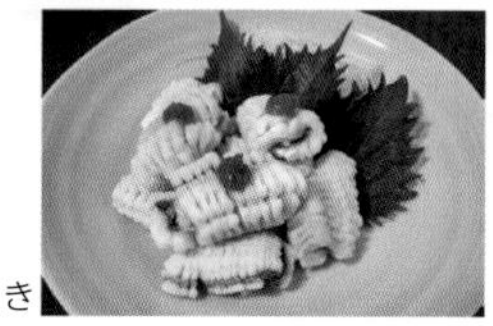

湯引き

ひらまさ(平政)

Goldstriped amberjack

特徴　南日本の沿岸に多く分布する。スズキ目アジ科の海産魚。ぶりとよく似ているが，ぶりより平たく，体側の黄色の線がはっきりしている。また，上あごの骨の後端に丸みがある。旬はぶりの冬に対して夏である。

肉は脂肪が多く，血合いが少ない。

栄養　たんぱく質，脂質が多い。IPA，DHAが豊富。

調理　刺身，寿司種の他，照焼き，煮魚，汁物の具などに向く。

体長
80cm〜1m

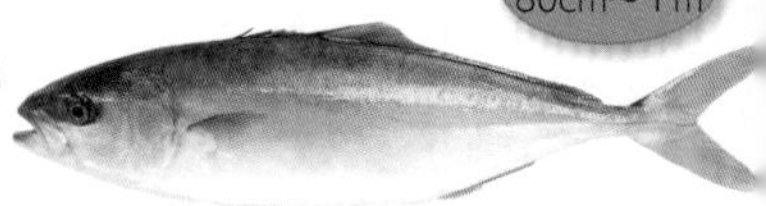

ぶりよりも全体に丸みがある

食品番号	食品名（可食部100g当たり）	廃棄率	エネルギー	エネルギー	水分	たんぱく質: アミノ酸組成によるたんぱく質	たんぱく質: たんぱく質	脂質: 脂肪酸のトリアシルグリセロール当量	脂質: コレステロール	脂質: 脂質	炭水化物: 利用可能炭水化物(単糖当量)	炭水化物: 利用可能炭水化物(質量計)	炭水化物: 差引き法による	炭水化物: 食物繊維総量	炭水化物: 糖アルコール	炭水化物: 炭水化物	有機酸	灰分	無機質: ナトリウム	無機質: カリウム	無機質: カルシウム	無機質: マグネシウム	無機質: リン	無機質: 鉄	無機質: 亜鉛	無機質: 銅	無機質: マンガン	無機質: ヨウ素	無機質: セレン
		%	kJ	kcal	g	g	g	g	mg	g	g	g	g	g	g	g	g	g	mg	mg	mg	mg	mg	mg	mg	mg	mg	µg	µg
	はぜ																												
10225	生	60	332	78	79.4	16.1	19.1	0.1	92	0.2	(0.1)	(0.1)	3.2*	(0)	-	0.1	-	1.2	93	350	42	27	190	0.2	0.6	0.02	0.10	-	-
10226	つくだ煮	0	1174	277	23.2	(20.5)	24.3	1.6	270	3.0	-	-	45.1*	(0)	-	39.9	-	9.6	2200	480	1200	73	820	12.0	3.2	0.08	1.20	-	-
10227	甘露煮	0	1103	260	29.5	(17.8)	21.1	1.1	210	2.2	-	-	44.8*	(0)	-	40.3	-	6.9	1500	200	980	58	650	4.2	2.7	0.05	1.27	-	-
	はたはた																												
10228	生	0	425	101	78.8	12.8	14.1	4.4	100	5.7	(Tr)	(Tr)	2.6*	(0)	-	Tr	-	1.4	180	250	60	18	120	0.5	0.6	0.06	-	32	37
10229	生干し	50	644	154	71.1	14.8	16.7	9.2	130	10.3	(Tr)	(Tr)	3.0*	(0)	-	Tr	-	1.9	510	240	17	23	180	0.3	0.8	0.04	0.01	37	37
	はまふえふき																												
10230	生	55	359	85	77.7	(17.0)	20.5	0.2	47	0.3	(0.1)	(0.1)	3.7*	(0)	-	0.1	-	1.4	80	450	43	29	250	0.3	0.5	0.03	0	-	-
	はも																												
10231	生	0	555	132	71.0	18.9	22.3	4.3	75	5.3	(Tr)	(Tr)	4.4*	(0)	-	Tr	-	1.4	66	450	79	29	280	0.2	0.6	0.03	0.07	-	-
	ひらまさ																												
10233	生	0	541	128	71.1	(18.8)	22.6	3.6	68	4.9	(0.1)	(0.1)	5.2*	(0)	-	0.1	-	1.3	47	450	12	36	300	0.4	0.7	0.04	0.01	-	-
	ひらめ																												
10234	天然　生	40	406	96	76.8	(17.6)	20.0	1.6	55	2.0	(Tr)	(Tr)	2.8*	(0)	-	Tr	-	1.2	46	440	22	26	240	0.1	0.4	0.03	0.01	-	-
10235	養殖　皮つき　生	40	486	115	73.7	19.0	21.6	3.1	62	3.7	(Tr)	(Tr)	3.0*	(0)	-	Tr	-	1.3	43	440	30	30	240	0.1	0.5	0.02	0.03	8	47
10410	皮なし　生	0	424	100	76.0	17.5	21.2	1.9	53	2.5	(0.1)	(0.1)	3.4*	(0)	-	0.1	-	1.2	41	470	8	31	230	0.1	0.3	0.02	0.01	11	41
	(ふぐ類)																												
10236	とらふぐ　養殖　生	0	341	80	78.9	(15.9)	19.3	0.2	65	0.3	(0.2)	(0.2)	3.7*	(0)	-	0.2	-	1.3	100	430	6	25	250	0.2	0.9	0.02	0.01	-	-
10237	まふぐ　生	0	333	78	79.3	15.6	18.9	0.3	55	0.4	(Tr)	(Tr)	3.5*	(0)	-	Tr	-	1.4	83	470	5	24	260	0.2	1.5	0.02	0	-	-
	ふな																												
10238	生	50	394	93	78.0	15.3	18.2	2.0	64	2.5	(0.1)	(0.1)	3.4*	(0)	-	0.1	-	1.2	30	340	100	23	160	1.5	1.9	0.04	0.02	-	-
10239	水煮	35	439	104	75.6	(17.1)	20.3	2.3	84	2.8	(0.1)	(0.1)	3.8*	(0)	-	0.1	-	1.2	46	310	140	24	230	1.5	2.1	0.04	0.02	-	-
10240	甘露煮	0	1127	266	28.7	(13.1)	15.5	2.4	160	3.6	-	-	48.0*	(0)	-	44.4	-	7.8	1300	240	1200	58	710	6.5	5.2	0.11	0.62	-	-
10449	ふなずし	20	763	181	57.0	19.1	21.3	5.6	300	7.9	-	-	13.6*	0	-	9.2	-	4.7	1500	64	350	20	240	0.9	2.9	0.23	0.34	24	48

ひらめ(鮃)

Bastard halibut

特徴　全国の沿岸の砂地に広く分布するが，主な産地は北海道や東北。体は平たく，目のある方が褐色，反対側は白色。一般に「左ひらめ，右かれい」といい，２つの目は左についている。

身がよく締まった白身の魚。味は淡泊。「寒びらめ」といわれる冬が旬。市場に出回る多くが養殖もの。

栄養　たんぱく質が比較的多い。ひれの付け根の「えんがわ」にはコラーゲンが多い。

調理　刺身，寿司種，煮魚の他，酢の物，フライ，ムニエル，バター焼きに向く。

体長
50~70cm

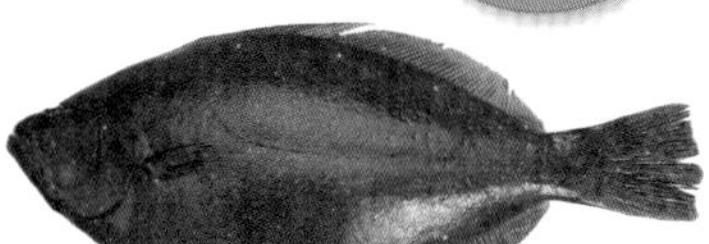

ふぐ類

Puffers

特徴　日本各地に生息するが，特に玄界灘(山口，福岡)での漁獲量が多い。とらふぐ，まふぐ，からすふぐなどの種類がある。

肉質はややかたい。味は淡泊だが，旨味がある。卵巣や内臓などに猛毒テトロドトキシンをもつ。ふぐをさばくには免許が必要。「てっぽう(関西)」「ふく(山口)」などともいう。養殖ものも多い。

栄養　たんぱく質以外は少ない。

調理　刺身(てっさ)，ちり鍋(てっちり)の他，から揚げ，天ぷら，あら炊きなどに用いる。

体長
50~80cm

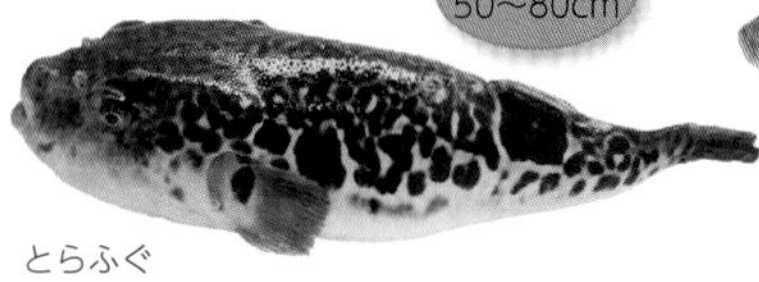

とらふぐ
ふぐ類のなかでは最も多く出回るが，天然ものは特に高価

ふな(鮒)

Crucian carp

特徴　各地の河川，湖沼にすむ。きんぶなとぎんぶな(まぶな)，げんごろうぶな(へらぶな)，にごろぶななどの種類がある。こいに似ているが，小ぶりでひげがない。

白身魚で，味は淡泊。冬の「寒ぶな」が味がよいとされる。養殖も多く行われる。

栄養　ビタミンB_1が比較的多い。カルシウム，鉄も豊富。

調理　甘露煮，すずめ焼き，煮びたし，昆布巻の他，ふなのなれ寿司などにする。

体長
15~50cm

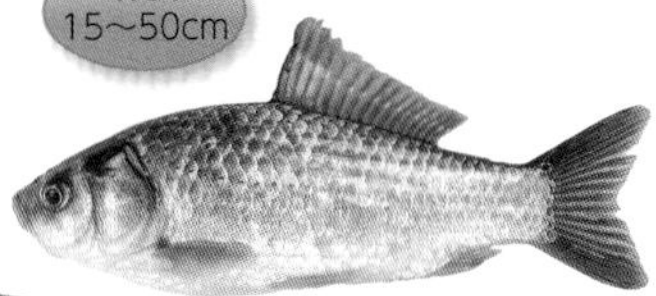

ぎんぶな
「まぶな」ともいう。
全国的に生息し，ふなといえば，ぎんぶなをさすことが多い

魚クイズ

Q１　魚の年齢は何でわかる？

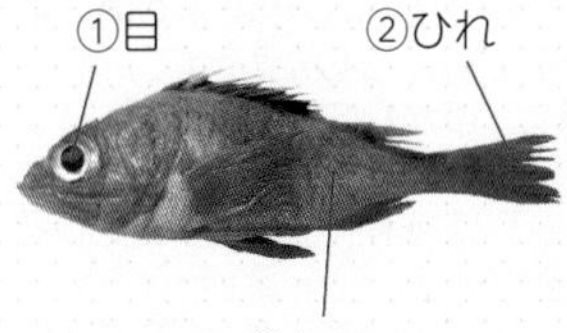

Q２　たいの仲間ではない魚は次のどれ？

① きだい
② きんめだい
③ くろだい

Q３　皮が青光りするのは，どちらの魚？

① 白身の魚
② 赤身の魚

答えは下にあります

クロム	モリブデン	レチノール	α-カロテン	β-カロテン	β-クリプトキサンチン	β-カロテン当量	レチノール活性当量	D	トコフェロール α	トコフェロール β	トコフェロール γ	トコフェロール δ	K	B_1	B_2	ナイアシン	ナイアシン当量	B_6	B_{12}	葉酸	パントテン酸	ビオチン	C	アルコール	食塩相当量	見当	備考
μg	μg	μg	μg	μg	μg	μg	μg	μg	mg	mg	mg	mg	μg	mg	mg	mg	mg	mg	μg	μg	mg	μg	mg	g	g		
-	-	6	0	7	4	9	**7**	3.0	1.0	0	0	0	(0)	**0.04**	**0.04**	1.4	4.8	0.07	2.7	8	0.42	-	**1**	-	**0.2**		廃棄部位：頭部，内臓，骨，ひれ等(三枚下ろし)
-	-	150	0	39	24	51	**160**	5.0	2.4	0	0	0	(0)	**0.11**	**0.41**	2.4	(6.7)	0.06	6.8	230	0.79	-	**0**	-	**5.6**		
-	-	21	0	8	3	10	**22**	6.0	0.6	0	0	0	(0)	**0.05**	**0.11**	0.9	(4.7)	0.03	5.8	15	0.23	-	**0**	-	**3.8**		
Tr	0	20	-	-	-	(0)	**20**	2.0	2.2	0	0	0	(0)	**0.02**	**0.14**	3.0	5.6	0.08	1.7	7	0.50	3.3	**0**	-	**0.5**		三枚におろしたもの(魚体全体から調理する場合，廃棄率：60%，廃棄部位：頭部，内臓，骨，ひれ等)
1	0	22	0	0	0	0	**22**	1.0	2.8	0	0	0	(0)	**0.05**	**0.05**	0.9	3.7	0.08	3.5	11	0.50	3.6	**3**	-	**1.3**		廃棄部位：頭部，骨，ひれ等
-	-	8	0	0	-	0	**8**	11.0	0.6	0	0	0	(0)	**0.15**	**0.07**	6.4	(10.0)	0.30	3.7	3	0.40	-	**Tr**	-	**0.2**		別名：たまみ 廃棄部位：頭部，内臓，骨，ひれ等(三枚下ろし)
-	-	59	0	0	0	0	**59**	5.0	1.1	0	0	0	(0)	**0.04**	**0.18**	3.8	7.8	0.23	1.9	21	0.46	-	**1**	-	**0.2**	1尾= 約250g	切り身(魚体全体から調理する場合，廃棄率：40%，廃棄部位：頭部，内臓，骨，ひれ等)
-	-	19	0	0	-	0	**19**	5.0	1.4	0	0	0	(0)	**0.20**	**0.14**	7.6	(12.0)	0.52	2.1	8	0.26	-	**3**	-	**0.1**		切り身(魚体全体から調理する場合，廃棄率：40%，廃棄部位：頭部，内臓，骨，ひれ等)
-	-	12	0	0	0	0	**12**	3.0	0.6	0	0	0	(0)	**0.04**	**0.11**	5.0	(8.6)	0.33	1.0	16	0.82	-	**3**	-	**0.1**	1尾=	廃棄部位：頭部，内臓，骨，ひれ等(五枚下ろし)
Tr	0	19	0	0	0	0	**19**	1.9	1.6	0	0	0	-	**0.12**	**0.34**	6.2	10.0	0.44	1.5	13	0.89	10.0	**5**	-	**0.1**	約800g	廃棄部位：頭部，内臓，骨，ひれ等(五枚下ろし)
0	(0)	9	(0)	(0)	(0)	(0)	**9**	2.3	1.6	0	0	0	-	**0.22**	**0.07**	6.7	11.0	0.48	1.1	12	0.86	8.4	**10**	-	**0.1**		
-	-	3	0	0	-	0	**3**	4.0	0.8	0	0	0	(0)	**0.06**	**0.21**	5.9	(9.6)	0.45	1.9	3	0.36	-	**Tr**	-	**0.3**		切り身(皮なし)(魚体全体から調理する場合，廃棄率：80%，廃棄部位：頭部，内臓，骨，皮，ひれ等)
-	-	7	0	0	-	0	**7**	6.0	0.6	0	0	0	(0)	**0.04**	**0.17**	7.0	11.0	0.50	3.0	3	0.23	-	**0**	-	**0.2**		切り身(皮なし)(魚体全体から調理する場合，廃棄率：75%，廃棄部位：頭部，内臓，骨，皮，ひれ等)
-	-	12	-	-	-	(0)	**12**	4.0	1.5	0	0	0	(0)	**0.55**	**0.14**	2.3	5.3	0.11	5.5	14	0.69	-	**1**	-	**0.1**	中1尾=	廃棄部位：頭部，内臓，骨，ひれ等(三枚下ろし)
-	-	15	-	-	-	(0)	**15**	3.8	1.5	0	0	0	(0)	**0.49**	**0.12**	1.6	(5.0)	0.10	4.4	8	0.71	-	**Tr**	-	**0.1**	約150g	内臓等を除去後水煮したもの 廃棄部位：頭部、骨，ひれ等
-	-	60	-	-	-	10	**61**	2.0	0.5	0	0.7	0.3	(0)	**0.16**	**0.16**	1.3	(3.9)	0.03	6.7	13	0.24	-	**0**	-	**3.3**	1尾=約40g	
1	36	43	-	-	-	-	**43**	3.6	4.6	0	0	0	4	**Tr**	**0.07**	0.3	4.1	0.03	7.4	15	0.14	28.0	**0**	-	**3.9**		廃棄部位：頭部，ひれ，尾。試料：魚の表面に付着した飯をヘラ等で軽く拭ったもの

クイズの答え　Q１…③(成長するにつれて，木の年輪のようにうろこに輪ができる。)，Q２…②(きんめだいはキンメダイ科の魚。)，Q３…②(さばやかつおなどの皮が青く光る魚は，赤身の魚。)

ぶり（鰤）
Yellowtail

特徴　日本各地の沿岸に分布する。紡錘形の体で，上あごの骨の後端が角ばっている。成長するにしたがって，「わかし，わかなご(つばす)」→「いなだ(はまち)」→「わらさ(めじろ)」→「ぶり」と名が変わる出世魚。

脂がのって，味が濃厚。特に冬は「寒ぶり」として喜ばれる。養殖がさかん。

栄養　たんぱく質，脂質の他，ビタミン類も豊富。

調理　刺身，寿司種，照焼き，塩焼き，西京焼き，ムニエル，しゃぶしゃぶ，あら炊きに向く。

体長 約1ｍ

体側に黄色の線が入っている

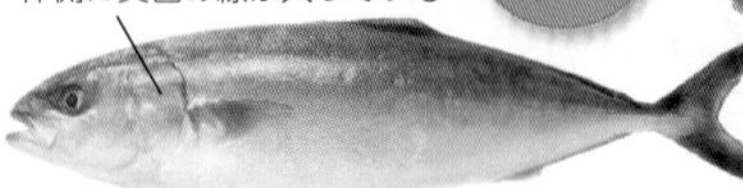

ほうぼう（魴鮄）
Red gurnard

特徴　やや深い海の砂泥地にすむカサゴ目ホウボウ科の海産魚。体は細長く，うろこが細かい。稚魚期には黒く，若魚から成魚になると赤くなる。胸びれは青緑色。浮き袋をふるわせて音を出す珍しい魚。

上質な白身で，味は淡泊だが旨味がある。

栄養　たんぱく質が多い。

調理　刺身，鍋物，煮魚，揚げ物，ブイヤベースなどの他，開き干しや練り製品に用いる。

体長 40〜60cm

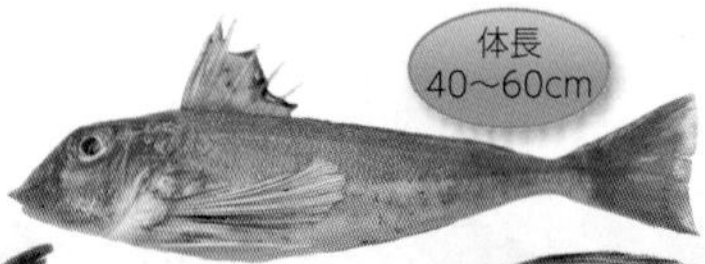

ほっけ（𩸽）
Atka mackerel

特徴　東北以北に分布し，漁獲量のほとんどが北海道産。あいなめの近縁種だが，ほっけの体色は暗褐色か暗緑色。

肉質がやわらかく，味は淡泊。鮮度が落ちやすいので，干物として出回ることが多い。

栄養　たんぱく質，鉄が豊富で，レチノール，ビタミンＥを比較的多く含む。

調理　開きを焼いて食べるのが一般的。他に照焼き，煮魚，フライに向く。

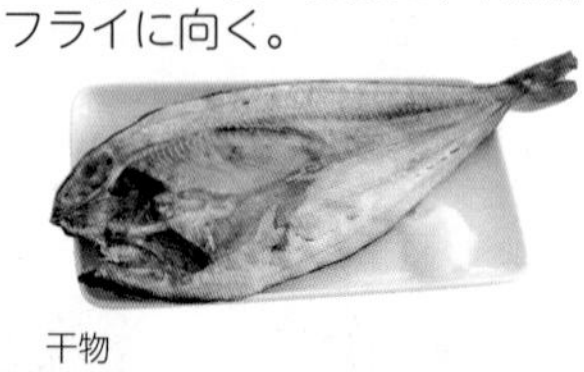

干物

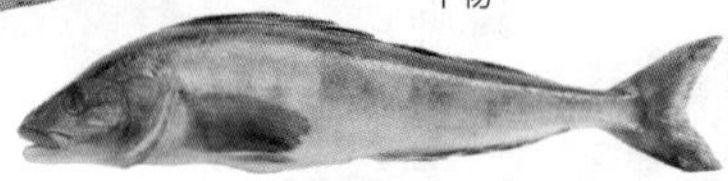

体長 40〜60cm

ぼら（鯔，鰡）
Mullet

特徴　内湾にすむ。成長にともない，「おぼこ」→「いな」→「ぼら」→「とど(老成魚)」と名が変わる出世魚。

白身魚だが，やや臭みがある。「へそ」と呼ばれる胃の幽門部は珍味。ぼらの卵巣を塩漬にして乾燥したものを「からすみ」といい，日本三大珍味の一つ。

栄養　からすみはたんぱく質，レチノール，ビタミンＥが比較的多い。

調理　刺身，あらい，照焼き，揚げ物に向く。

体長 30〜80cm

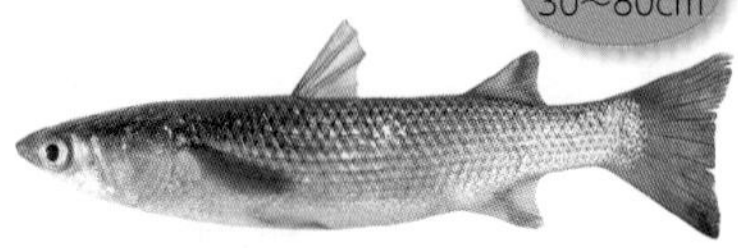

食品番号	食品名（可食部100g当たり）	廃棄率 %	エネルギー kJ	エネルギー kcal	水分 g	たんぱく質：アミノ酸組成によるたんぱく質 g	たんぱく質：たんぱく質 g	脂質：脂肪酸のトリアシルグリセロール当量 g	脂質：コレステロール mg	脂質：脂質 g	炭水化物：利用可能炭水化物（単糖当量） g	炭水化物：利用可能炭水化物（質量計） g	炭水化物：利用可能炭水化物 差引き法による g	炭水化物：食物繊維総量 g	炭水化物：糖アルコール g	炭水化物：炭水化物 g	有機酸 g	灰分 g	無機質：ナトリウム mg	カリウム mg	カルシウム mg	マグネシウム mg	リン mg	鉄 mg	亜鉛 mg	銅 mg	マンガン mg	ヨウ素 µg	セレン µg
	ぶり																												
10241	成魚　生	0	929	222	59.6	18.6	21.4	13.1	72	17.6	(0.3)	(0.3)	7.7*	(0)	-	0.3	-	1.1	32	380	5	26	130	1.3	0.7	0.08	0.01	24	57
10242	焼き	0	1087	260	51.8	(22.7)	26.2	14.5	89	20.4	(0.3)	(0.3)	9.7*	(0)	-	0.3	-	1.3	40	440	6	28	170	2.3	0.9	0.10	0.01	-	-
10243	はまち　養殖　皮つき　生	0	904	217	61.5	17.8	20.7	13.4	77	17.2	(0.3)	(0.3)	6.2*	(0)	-	0.3	-	1.1	38	340	19	29	210	1.0	0.8	0.09	0.01	14	32
10411	皮なし　生	0	751	180	66.4	17.6	21.0	9.9	78	12.0	(0.3)	(0.3)	5.0*	(0)	-	0.3	-	1.1	36	390	5	29	220	1.1	0.5	0.10	0.01	14	35
	ほうぼう																												
10244	生	50	464	110	74.9	(16.2)	19.6	3.0	55	4.2	(Tr)	(Tr)	4.6*	(0)	-	Tr	-	1.3	110	380	42	34	200	0.4	0.5	0.04	0.05	-	-
	ホキ																												
10245	生	0	331	78	80.4	(14.1)	17.0	1.0	49	1.3	(Tr)	(Tr)	3.2*	(0)	-	Tr	-	1.3	160	330	20	24	160	0.3	0.4	0.02	0.01	-	-
	ほっけ																												
10246	生	50	435	103	77.1	15.4	17.3	3.2	73	4.4	(0.1)	(0.1)	3.1*	(0)	-	0.1	-	1.1	81	360	22	33	220	0.4	1.1	0.10	0.01	-	-
10247	塩ほっけ	40	475	113	72.4	(16.1)	18.1	4.1	60	4.9	(0.1)	(0.1)	2.9*	(0)	-	0.1	-	4.5	1400	350	20	30	220	0.5	0.4	0.04	0.01	-	-
10248	開き干し　生	35	676	161	67.0	18.0	20.6	8.3	86	9.4	(0.1)	(0.1)	3.7*	(0)	-	0.1	-	3.0	690	390	170	37	330	0.5	0.9	0.05	0.03	15	31
10412	焼き	25	749	179	63.7	19.6	23.1	9.4	100	10.9	(0.2)	(0.2)	4.0*	(0)	-	0.2	-	3.3	770	410	180	41	360	0.6	1.0	0.06	0.03	17	34
	ぼら																												
10249	生	50	500	119	74.7	15.5	19.2	4.3	65	5.0	(0.1)	(0.1)	4.5*	(0)	-	0.1	-	1.0	87	330	17	24	170	0.7	0.5	0.06	0.01	-	-
10250	からすみ	0	1481	353	25.9	-	40.4	14.9	860	28.9	(0.3)	(0.3)	14.3*	(0)	-	0.3	-	4.5	1400	170	9	23	530	1.5	9.3	0.19	0.04	-	-
	ほんもろこ																												
10251	生	0	434	103	75.1	(14.8)	17.5	3.2	210	4.1	(0.1)	(0.1)	3.7*	(0)	-	0.1	-	3.2	86	320	850	39	640	1.3	3.4	0.07	0.21	-	-
	(まぐろ類)																												
10252	きはだ　生	0	432	102	74.0	20.6	24.3	0.6	37	1.0	(Tr)	(Tr)	3.4*	(0)	-	Tr	-	1.3	43	450	5	37	290	2.0	0.5	0.06	0.01	14	74
10253	くろまぐろ　天然　赤身　生	0	490	115	70.4	22.3	26.4	0.8	50	1.4	(0.1)	(0.1)	4.9*	(0)	-	0.1	-	1.7	49	380	5	45	270	1.1	0.4	0.04	0.01	14	110
10254	脂身　生	0	1281	308	51.4	16.7	20.1	23.5	55	27.5	(0.1)	(0.1)	7.5*	(0)	-	0.1	-	0.9	71	230	7	35	180	1.6	0.5	0.04	Tr	-	-
10450	養殖　赤身　生	0	643	153	68.8	20.5	24.8	6.7	53	7.6	(0.3)	(0.3)	2.8*	0	-	0.3	-	1.3	28	430	3	38	270	0.8	0.5	0.02	Tr	31	79
10451	水煮	0	727	173	64.1	22.5	27.2	6.8	59	8.3	(0.3)	(0.2)	5.4*	0	-	0.3	-	1.2	25	400	3	38	270	1.0	0.6	0.02	Tr	34	88
10452	蒸し	0	786	187	62.0	22.9	28.0	8.1	62	9.9	(0.2)	(0.2)	5.8*	0	-	0.2	-	1.2	26	410	3	39	270	0.9	0.6	0.02	0.01	38	91
10453	電子レンジ調理	0	802	191	60.0	24.9	30.4	7.2	65	8.7	(0.3)	(0.3)	6.6*	0	-	0.3	-	1.4	33	490	4	44	310	1.1	0.6	0.02	0.01	39	94
10454	焼き	0	848	202	59.6	24.0	29.0	9.2	66	10.6	(0.3)	(0.2)	5.8*	0	-	0.3	-	1.4	33	500	3	42	290	0.9	0.6	0.02	0.01	42	94
10455	ソテー	0	812	194	61.6	23.1	28.0	9.2	61	10.2	(0.3)	(0.3)	4.7*	0	-	0.3	-	1.4	29	470	3	43	300	0.9	0.6	0.02	0.01	36	90
10456	天ぷら	0	927	222	57.8	20.7	25.1	11.6	57	12.6	-	-	8.6*	0	-	3.2	-	1.3	38	440	13	40	280	1.0	0.5	0.04	0.04	33	88

まぐろ類

Tunas

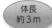

特徴　温帯性の回遊魚。日本近海の他，南太平洋，インド洋，大西洋などに広く分布している。「魚の王」といわれる赤身の魚。大きい物は重量が600kgにも達する。
　冷凍しても味が落ちにくいので，年間を通して出回っている。養殖ものも増えている。まぐろ類の幼魚(特にくろまぐろ)を「めじまぐろ」というが，「まめじ」「めじ」「よこわ(九州)」とも呼ぶ。

栄養　脂身は脂質が多く，レチノール，ビタミンE，DHAが多い。赤身は脂質が少なく，低エネルギー。血合いは鉄，カリウムなども豊富。
調理　刺身，寿司種，山かけ，ねぎとろ，みそ漬，煮魚，角煮，ねぎま鍋などにする。

体長
約3m

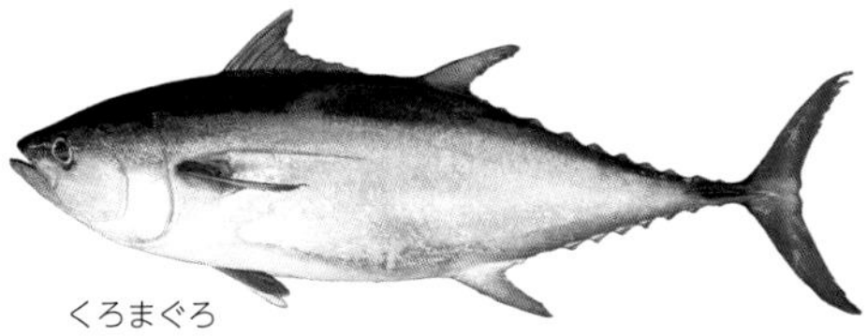

くろまぐろ

ぶりの照焼き(調理例)

① ねぎは3～5cmの長さに切る。ししとうがらしは切り込みを入れる。

② フライパンに油を熱し，①を炒めて取り出す。

③ ②のフライパンに油を足し，ぶりの表面を下にして並べ，焼き色がつくまで焼く。裏返して裏面も焼き色をつけ，ふたをして弱火にし，なかまで火を通す。火が通ったら余分な油をふきとる。

④ ③にAのたれを入れて，中火でぶりを焦がさないようにからめながら焼く。

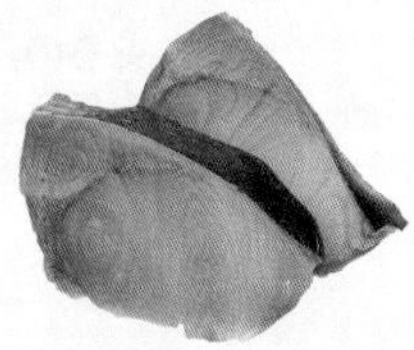

★切り身は，身に透明感があり，血合いが鮮やかなものを選ぶ。

材料(2人分)

ぶりの切り身　2切れ
ねぎ　1本
ししとうがらし　4本
しょうゆ　大さじ1 ┐
みりん　大さじ1 ├ A
砂糖　大さじ1/2 ┘
サラダ油　適量

クロム	モリブデン	ビタミン A レチノール	A カロテン α	A カロテン β	A β-クリプトキサンチン	A β-カロテン当量	A レチノール活性当量	D	E トコフェロール α	E トコフェロール β	E トコフェロール γ	E トコフェロール δ	K	B1	B2	ナイアシン	ナイアシン当量	B6	B12	葉酸	パントテン酸	ビオチン	C	アルコール	食塩相当量	見当	備考
μg	μg	μg	μg	μg	μg	μg	μg	μg	mg	mg	mg	mg	μg	mg	mg	mg	mg	mg	μg	μg	mg	μg	mg	g	g		
Tr	0	50	-	-	-	(0)	**50**	8.0	2.0	0	0	0	(0)	**0.23**	**0.36**	9.5	14.0	0.42	3.8	7	1.01	7.7	**2**	-	**0.1**	1切=80	切り身(魚体全体から調理する場合，廃棄率：40%，廃棄部位：頭部，内臓，骨，ひれ等)
-	-	42	-	-	-	(0)	**42**	5.4	2.1	0	0	0	(0)	**0.24**	**0.39**	10.0	(15.0)	0.38	3.8	6	1.38	-	**2**	-	**0.1**	～100g	切り身
Tr	0	32	0	0	0	0	**32**	4.0	4.6	0	0.1	0	-	**0.16**	**0.21**	9.0	13.0	0.45	4.6	9	0.99	6.4	**2**	-	**0.1**	1人分(さし身)	切り身(魚体全体から調理する場合，廃棄率：40%，廃棄部位：頭部，内臓，骨，ひれ等)
0	(0)	41	(0)	(0)	(0)	(0)	**41**	4.4	5.5	0	0.2	0	-	**0.17**	**0.23**	7.9	12.0	0.53	6.6	9	0.99	6.4	**3**	-	**0.1**	=70g	
-	-	9	-	-	-	(0)	**9**	3.0	0.5	0	0	0	(0)	**0.09**	**0.15**	5.0	(8.6)	0.44	2.2	5	0.82	-	**3**	-	**0.3**		廃棄部位：頭部，内臓，骨，ひれ等(三枚下ろし)
-	-	43	-	-	-	(0)	**43**	1.0	0.9	0	0	0	(0)	**0.03**	**0.16**	1.3	(4.4)	0.07	0.7	13	0.42	-	**0**	-	**0.4**		切り身
-	-	25	0	0	0	0	**25**	3.0	1.7	0	0	0	(0)	**0.09**	**0.17**	2.5	5.5	0.17	11.0	9	1.16	-	**1**	-	**0.2**	1尾=100	廃棄部位：頭部，内臓，骨，ひれ等(三枚下ろし)
-	-	20	-	-	-	(0)	**20**	3.0	0.7	0	0	0	(0)	**0.10**	**0.27**	2.9	(6.0)	0.18	7.3	2	0.79	-	**Tr**	-	**3.6**	～200g	廃棄部位：骨，ひれ，皮等
1	0	30	0	0	0	0	**30**	4.6	1.3	0	0	0	-	**0.10**	**0.24**	3.5	7.1	0.21	5.3	7	0.65	3.7	**4**	-	**1.8**		廃棄部位：頭部，骨，ひれ等
1	(0)	39	(0)	(0)	(0)	(0)	**39**	3.5	1.6	0	0	0	-	**0.14**	**0.26**	3.7	7.7	0.17	5.3	11	0.65	4.5	**2**	-	**2.0**		廃棄部位：頭部，骨，ひれ等
-	-	8	0	0	0	0	**8**	10.0	1.6	0	0	0	(0)	**0.16**	**0.26**	4.5	8.1	0.43	4.7	4	0.66	-	**1**	-	**0.2**	1尾=約400g	廃棄部位：頭部，内臓，骨，ひれ等(三枚下ろし)
-	-	350	0	8	2	8	**350**	33.0	9.7	0	0	0	7	**0.01**	**0.93**	2.7	9.4	0.26	28.0	62	5.17	-	**10**	-	**3.6**	1個=80g	
-	-	250	0	0	-	0	**250**	5.0	2.9	0	0	0	(0)	**0.03**	**0.20**	2.5	(5.4)	0.13	9.0	37	0.73	-	**2**	-	**0.2**		別名：もろこ。魚体全体
1	0	2	Tr	Tr	-	Tr	**2**	6.0	0.4	0	0	0	(0)	**0.15**	**0.09**	18.0	22.0	0.64	5.8	5	0.36	1.4	**0**	-	**0.1**	1切=80～100g	切り身(皮なし)。別名：きはだまぐろ，きわだ
0	0	83	0	0	0	0	**83**	5.0	0.8	0	0	0	Tr	**0.10**	**0.05**	14.0	19.0	0.85	1.3	8	0.41	1.9	**2**	-	**0.1**	1人分(刺身)	切り身(皮なし)。別名：まぐろ，ほんまぐろ，しび
-	-	270	0	0	0	0	**270**	18.0	1.5	0	0	0	(0)	**0.04**	**0.07**	9.8	14.0	0.82	1.0	8	0.47	-	**4**	-	**0.2**	=80～100g	切り身(皮なし)。別名：まぐろ，ほんまぐろ，しび，とろ
0	0	840	-	-	-	-	**840**	4.0	1.5	-	-	-	-	**0.16**	**0.05**	15.0	20.0	0.51	2.5	10	0.27	1.1	**2**	-	**0.1**		切り身。別名：まぐろ，ほんまぐろ，しび。蓄養を含む
0	0	900	-	-	-	-	**900**	4.1	1.8	-	-	-	-	**0.16**	**0.04**	14.0	20.0	0.40	3.2	12	0.28	1.3	**2**	-	**0.1**		切り身。蓄養を含む
0	0	990	-	-	-	-	**990**	4.3	1.9	-	-	-	-	**0.17**	**0.04**	15.0	20.0	0.31	3.4	11	0.27	1.3	**2**	-	**0.1**		切り身。蓄養を含む
0	0	970	-	-	-	-	**970**	4.3	1.8	-	-	-	-	**0.19**	**0.05**	18.0	24.0	0.29	3.4	9	0.25	1.4	**2**	-	**0.1**		切り身。蓄養を含む
Tr	0	1100	-	-	-	-	**1100**	5.0	2.0	-	-	-	-	**0.19**	**0.04**	19.0	24.0	0.33	3.3	11	0.33	1.5	**2**	-	**0.1**		切り身。蓄養を含む
Tr	0	910	-	-	-	-	**910**	4.4	1.9	-	-	-	-	**0.18**	**0.05**	17.0	23.0	0.42	3.2	10	0.25	1.4	**2**	-	**0.1**		切り身。蓄養を含む。植物油(なたね油)
0	1	820	-	-	-	-	**820**	4.1	2.5	-	-	-	-	**0.17**	**0.06**	15.0	20.0	0.25	3.1	6	0.30	1.5	**1**	-	**0.1**		切り身。蓄養を含む。植物油(なたね油)

まぐろの部位

まぐろは，背中の赤みが多い部分を赤身，腹側の脂肪の多い部分をトロと呼ぶ。大トロは特に脂が多く，価格が高い。

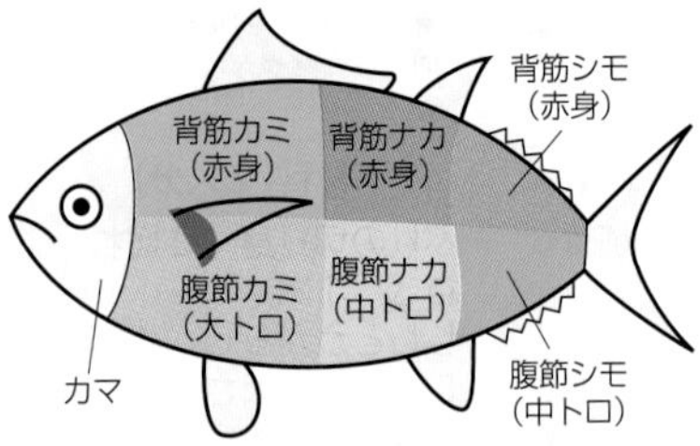

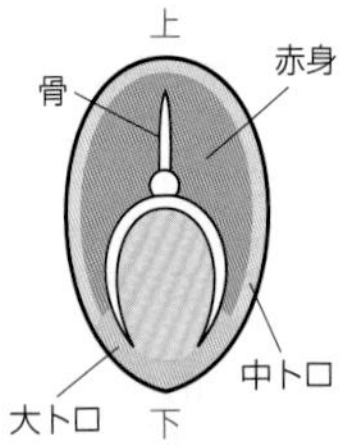

●きはだ（きはだまぐろ），びんなが（びんちょう，とんぼ）
脂質が他のまぐろと比べて少ないため，淡泊な味。淡泊な味を生かし，缶詰に利用されることが多い。びんながは胸びれが長いのが特徴。

●くろまぐろ（ほんまぐろ），みなみまぐろ（インドまぐろ）
刺身，寿司種として最高。味がよい。

●めばち（ばち）
くろまぐろ，みなみまぐろには劣るが美味。刺身として一般的に流通している。

●缶詰
水煮，味付，油漬があり，「きはだまぐろ」が原料の「ライト」と「びんながまぐろ」が原料の「ホワイト」がある。近年はノンオイルタイプの水煮の需要が増えている。

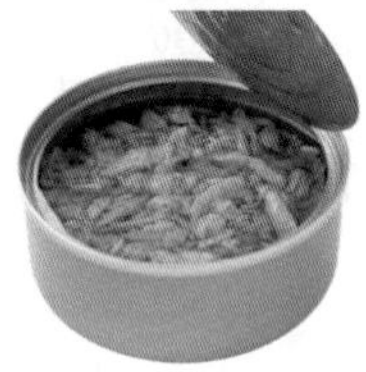

食品番号	食品名（可食部100g当たり）	廃棄率	エネルギー	エネルギー	水分	たんぱく質：アミノ酸組成によるたんぱく質	たんぱく質	脂質：脂肪酸のトリアシルグリセロール当量	コレステロール	脂質	炭水化物：利用可能炭水化物（単糖当量）	利用可能炭水化物（質量計）	利用可能炭水化物（差引き法による）	食物繊維総量	糖アルコール	炭水化物	有機酸	灰分	無機質：ナトリウム	カリウム	カルシウム	マグネシウム	リン	鉄	亜鉛	銅	マンガン	ヨウ素	セレン
		%	kJ	kcal	g	g	g	g	mg	g	g	g	g	g	g	g	g	g	mg	mg	mg	mg	mg	mg	mg	mg	mg	μg	μg
10459	くろまぐろ 養殖 脂身 生	0	1330	**321**	52.6	**16.0**	18.6	**27.0**	73	28.9	(0.3)	(0.2)	**3.4***	-	-	0.3	-	0.9	41	330	**4**	26	190	**0.6**	0.6	0.01	0.01	73	73
10460	水煮	0	1370	**330**	47.8	**18.2**	21.4	**24.9**	110	27.1	(0.3)	(0.2)	**8.3***	-	-	0.3	-	0.9	33	290	**3**	26	190	**0.7**	0.6	0.02	0.01	93	78
10461	蒸し	0	1299	**313**	50.2	**17.4**	21.8	**25.3**	81	27.3	(0.1)	(Tr)	**4.1***	-	-	0.1	-	3.1	760	450	**75**	47	250	**0.9**	0.8	0.08	0.01	47	62
10462	電子レンジ調理	0	1278	**307**	48.1	**19.6**	23.1	**20.7**	78	22.7	(0.2)	(0.2)	**10.6***	-	-	0.2	-	1.1	40	350	**4**	31	220	**0.8**	0.6	0.02	0.01	87	89
10463	焼き	0	1422	**342**	46.4	**18.8**	23.0	**26.5**	83	28.4	(0.2)	(0.2)	**7.2***	-	-	0.2	-	1.1	39	360	**4**	31	230	**0.7**	0.7	0.02	0.01	100	83
10464	ソテー	0	1410	**339**	45.7	**20.3**	24.3	**25.4**	83	27.8	(0.2)	(0.2)	**7.4***	-	-	0.2	-	1.2	43	380	**4**	33	240	**0.7**	0.8	0.02	0.01	89	89
10465	天ぷら	0	1438	**345**	42.0	**17.8**	22.0	**23.5**	74	25.4	(2.4)	(2.2)	**15.6***	-	-	2.4	-	1.1	53	350	**17**	30	220	**0.7**	0.6	0.02	0.04	76	70
10255	びんなが 生	0	469	**111**	71.8	**21.6**	26.0	**0.6**	49	0.7	(0.2)	(0.2)	**4.7***	(0)	-	0.2	-	1.3	38	440	**9**	41	310	**0.9**	0.5	0.05	0.01	12	71
10256	みなみまぐろ 赤身 生	0	375	**88**	77.0	**16.9**	21.6	**0.2**	52	0.4	(0.1)	(0.1)	**4.7***	(0)	-	0.1	-	1.2	43	400	**5**	27	240	**1.8**	0.4	0.04	0.01	5	73
10257	脂身 生	0	1337	**322**	50.3	**16.6**	20.3	**25.4**	59	28.3	(0.1)	(0.1)	**6.6***	(0)	-	0.1	-	1.0	44	280	**9**	29	210	**0.6**	0.4	0.05	0.01	38	120
10258	めじまぐろ 生	0	587	**139**	68.7	**(20.4)**	25.2	**3.8**	58	4.8	(0.1)	(0.1)	**5.9***	(0)	-	0.1	-	1.2	42	410	**9**	40	290	**1.8**	0.5	0.09	0.01	-	-
10425	めばち 赤身 生	0	485	**115**	72.2	**21.9**	25.4	**1.7**	41	2.3	(0.3)	(0.3)	**3.0***	(0)	-	0.3	-	1.3	39	440	**3**	35	270	**0.9**	0.4	0.03	Tr	18	75
10426	脂身 生	0	662	**158**	67.8	**20.0**	23.9	**6.8**	52	7.5	(0.4)	(0.3)	**4.2***	(0)	-	0.4	-	1.2	100	400	**4**	31	240	**0.7**	0.4	0.03	Tr	42	74
10260	缶詰 水煮 フレーク ライト	0	297	**70**	82.0	**(13.0)**	16.0	**0.5**	35	0.7	(0.2)	(0.2)	**3.4***	(0)	-	0.2	-	1.1	210	230	**5**	26	160	**0.6**	0.7	0.05	0.01	-	-
10261	ホワイト	0	404	**96**	77.6	**(14.8)**	18.3	**2.2**	34	2.5	(0.4)	(0.4)	**4.2***	(0)	-	0.4	-	1.2	260	280	**6**	34	200	**1.0**	0.7	0.04	0.02	-	-
10262	味付け フレーク	0	567	**134**	65.7	**(15.4)**	19.0	**1.8**	58	2.3	-	-	**14.0***	(0)	-	9.9	-	3.1	760	280	**24**	31	350	**4.0**	1.0	0.12	0.13	-	-
10263	油漬 フレーク ライト	0	1098	**265**	59.1	**(14.4)**	17.7	**21.3**	32	21.7	(0.1)	(0.1)	**3.8***	(0)	-	0.1	-	1.4	340	230	**4**	25	160	**0.5**	0.3	0.04	0.01	-	-
10264	ホワイト	0	1158	**279**	56.0	**(15.3)**	18.8	**21.8**	38	23.6	(0.1)	(0.1)	**5.5***	(0)	-	0.1	-	1.5	370	190	**2**	27	270	**1.8**	0.4	0.03	0.02	-	-
	マジェランあいなめ																												
10265	生	0	1010	**243**	62.8	**(11.0)**	13.3	**19.6**	59	22.9	(0.1)	(0.1)	**5.6***	(0)	-	0.1	-	0.9	65	300	**10**	18	210	**0.1**	0.3	0.01	0.01	-	-
	まながつお																												
10266	生	40	671	**161**	70.8	**(13.9)**	17.1	**9.7**	70	10.9	(Tr)	(Tr)	**4.4***	(0)	-	Tr	-	1.2	160	370	**21**	25	190	**0.3**	0.5	0.02	0.01	-	-
	みなみくろたち																												
10232	生	0	473	**112**	73.8	**(18.0)**	21.7	**2.6**	63	3.0	(0.1)	(0.1)	**4.2***	(0)	-	0.1	-	1.4	120	460	**22**	34	240	**0.6**	0.5	0.05	0.03	-	-
	みなみだら																												
10267	生	0	288	**68**	81.9	**(13.6)**	16.4	**0.2**	65	0.3	(Tr)	(Tr)	**2.9***	(0)	-	Tr	-	1.4	220	320	**23**	41	160	**0.3**	0.3	0.04	0.02	-	-
	むつ																												
10268	生	0	729	**175**	69.7	**14.5**	16.7	**11.6**	59	12.6	(Tr)	(Tr)	**3.2***	(0)	-	Tr	-	1.0	85	390	**25**	20	180	**0.5**	0.4	0.03	0.01	-	-
10269	水煮	0	673	**161**	68.3	**(19.3)**	22.2	**7.7**	70	8.4	(Tr)	(Tr)	**3.6***	(0)	-	Tr	-	1.1	80	410	**49**	23	230	**0.6**	0.4	0.03	0.01	-	-
	めじな																												
10270	生	0	476	**113**	74.7	**(16.1)**	19.4	**3.4**	56	4.5	(0.1)	(0.1)	**4.5***	(0)	-	0.1	-	1.3	91	380	**27**	30	240	**0.3**	0.9	0.03	0.01	-	-
	めばる																												
10271	生	55	423	**100**	77.2	**15.6**	18.1	**2.8**	75	3.5	(Tr)	(Tr)	**3.2***	(0)	-	Tr	-	1.2	75	350	**80**	27	200	**0.4**	0.4	0.05	-	-	-

まながつお(鯧)

Silver pomfret

特徴　マナガツオ科に属し，かつおとは別種。体はへん平なひし形。
　白身で，肉質がやわらかい。
栄養　脂質に富み，レチノールが比較的多い。
調理　西京みそ漬，ゆうあん焼き，揚げ物などにする。

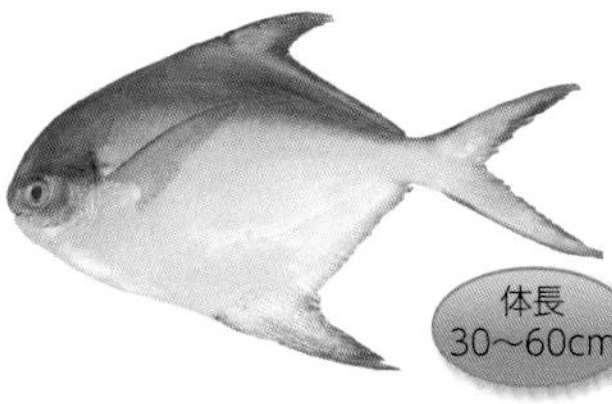

体長 30～60cm

むつ(鯥)

Gnomefish

特徴　深海にすむ。体は黒っぽく，目が大きく，歯が鋭い。白身魚だが脂がのっている。「寒むつ」の名があるように，特に冬に美味。真子(卵巣)や白子(精巣)も，ともに珍重される。
栄養　白身のなかでは脂質が多い。ビタミンDが豊富。
調理　刺身，煮魚，みそ漬，ムニエル，鍋物の他，かまぼこの原料になる。真子や白子は煮物や鍋物に用いる。

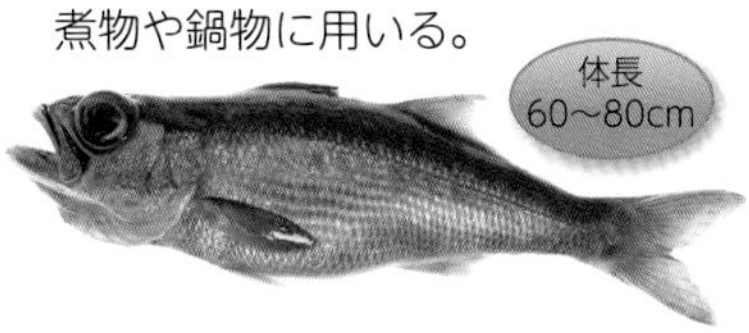

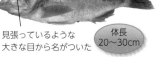

体長 60～80cm

めばる(眼張)

Japanese stingfish

特徴　大きな目が特徴。あかめばる，くろめばる，しろめばるがある。生息場所により，体色が異なる。白身魚で，脂質が多いわりに味は淡泊。肉質はやわらかい。
栄養　カルシウムがやや多い。
調理　煮魚，塩焼き，ムニエル，から揚げに向く。

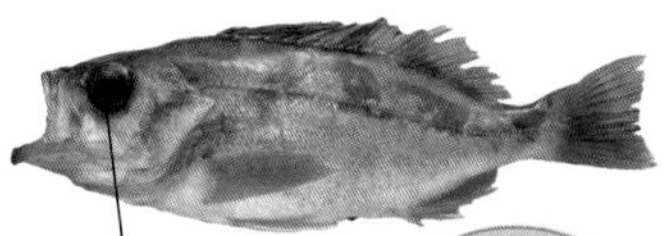

見張っているような大きな目から名がついた

体長 20～30cm

魚類の養殖率

まだい

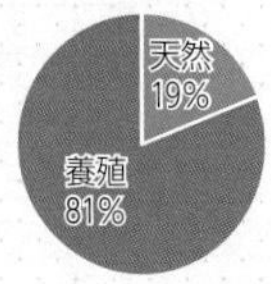

ぶり類

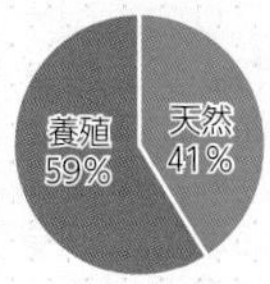

くろまぐろ

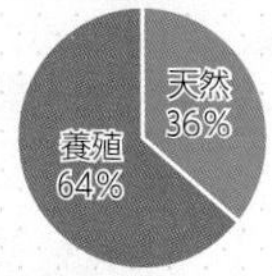

農林水産省「漁業・養殖業生産統計年報」2021年より作成

クロム	モリブデン	ビタミンA レチノール	A カロテン α	A カロテン β	A β-クリプトキサンチン	A β-カロテン当量	A レチノール活性当量	D	E トコフェロール α	E トコフェロール β	E トコフェロール γ	E トコフェロール δ	K	B1	B2	ナイアシン	ナイアシン当量	B6	B12	葉酸	パントテン酸	ビオチン	C	アルコール	食塩相当量	見当	備考
μg	μg	μg	μg	μg	μg	μg	μg	μg	mg	mg	mg	mg	μg	mg	mg	mg	mg	mg	μg	μg	mg	μg	mg	g	g		
0	0	580	0	0	0	0	580	20.8	7.2	0	0	0	5	0.14	0.05	11.4	14.8	0.43	1.9	9	0.47	1.0	3	-	0.1		別名：まぐろ，ほんまぐろ，しび 蓄養を含む。切り身
Tr	-	15	-	1	-	1	15	51.6	0.9	-	0	-	1	0.11	0.18	6.5	10.6	0.16	7.1	7	0.45	4.3	3	-	0.1		別名：まぐろ，ほんまぐろ，しび 蓄養を含む。切り身
Tr	Tr	15	-	1	-	1	15	18.9	7.1	-	-	-	4	0.16	0.05	11.6	15.4	0.27	2.1	5	0.46	1.4	2	-	1.9		別名：まぐろ，ほんまぐろ，しび 蓄養を含む。切り身
Tr	-	750	-	-	-	-	750	21.2	5.6	-	-	-	4	0.15	0.05	12.9	17.2	0.30	2.0	4	0.62	1.3	2	-	0.1		別名：まぐろ，ほんまぐろ，しび 蓄養を含む。切り身
-	-	800	-	-	-	-	800	20.7	7.0	-	-	-	6	0.16	0.05	12.9	17.1	0.32	2.2	5	0.48	1.5	3	-	0.1		別名：まぐろ，ほんまぐろ，しび 蓄養を含む。切り身
-	-	710	-	-	-	-	710	20.4	6.6	-	0.3	-	6	0.15	0.05	13.0	17.5	0.31	2.2	6	0.45	1.3	3	-	0.1		別名：まぐろ，ほんまぐろ，しび 蓄養を含む。切り身。植物油(なたね油)
Tr	1	670	0	0	0	0	670	19.5	7.0	Tr	2.9	0.1	15	0.14	0.06	11.4	15.3	0.25	2.0	6	0.58	1.3	2	-	0.1		別名：まぐろ，ほんまぐろ，しび 蓄養を含む。切り身。植物油(なたね油)
1	0	4	0	0	-	0	4	7.0	0.7	0	0	0	(0)	0.13	0.10	21.0	26.0	0.94	2.8	4	0.31	1.2	1	-	0.1		切り身(皮なし)。別名：びんちょう，とんぼ，びんながまぐろ
0	0	6	0	0	0	0	6	4.0	1.0	0	0	0	(0)	0.03	0.05	11.0	15.0	1.08	2.2	5	0.30	2.2	Tr	-	0.1		切り身(皮なし)。別名：インドまぐろ
1	0	34	0	0	0	0	34	5.0	1.5	0	0	0	(0)	0.10	0.06	11.0	15.0	1.00	1.5	4	0.29	4.4	5	-	0.1		切り身(皮なし)。別名：インドまぐろ，とろ
-	-	61	0	0	-	0	61	12.0	1.2	0	0	0	(0)	0.19	0.19	19.0	(24.0)	0.73	6.9	6	0.59	-	1	-	0.1		切り身(皮なし)。くろまぐろの幼魚。別名：まめじ
Tr	0	17	0	0	0	0	17	3.6	0.9	0	0	0	Tr	0.09	0.05	15.0	20.0	0.76	1.4	5	0.15	1.5	1	-	0.1		切り身(皮なし)。別名：ばちまぐろ，めばちまぐろ
Tr	0	37	0	Tr	0	Tr	37	8.1	2.0	0	Tr	0	1	0.07	0.05	13.0	18.0	0.80	1.0	5	0.17	1.5	1	-	0.3		切り身(皮なし)。別名：ばちまぐろ，めばちまぐろ，とろ
-	-	10	0	0	-	0	10	3.0	0.4	0	0	0	(0)	0.01	0.04	9.5	(13.0)	0.26	1.1	4	0.13	-	0	-	0.5		原材料：きはだ 液汁を含んだもの。別名：ツナ缶
-	-	Tr	-	-	-	(0)	(Tr)	2.0	0.4	0	0	0	(0)	0.07	0.03	11.0	(15.0)	0.15	1.4	7	0.13	-	(0)	-	0.7		原材料：びんなが 液汁を含んだもの
-	-	Tr	-	-	-	(0)	(Tr)	5.0	0.7	0	0	0	(0)	0.07	0.03	8.0	(12.0)	0.16	3.7	13	0.23	-	(0)	-	1.9		液汁を含んだもの
-	-	8	0	0	-	0	8	2.0	2.8	0.4	17.0	6.1	44	0.01	0.03	8.8	(12.0)	0.26	1.1	3	0.09	-	0	-	0.9		原材料：きはだ 液汁を含んだもの
-	-	Tr	-	-	-	(0)	(Tr)	4.0	8.3	0.1	7.6	0.1	-	0.05	0.13	12.0	(16.0)	0.15	2.0	2	0.12	-	(0)	-	0.9		原材料：びんなが 液汁を含んだもの
-	-	1800	0	0	-	0	1800	17.0	2.2	0	0	0	(0)	0.02	0.08	0.9	(3.3)	0.04	0.6	5	0.29	-	Tr	-	0.2		別名：メロ，おおくち，マゼランあいなめ 切り身
-	-	90	-	-	-	(0)	90	5.0	1.4	0	0	0	(0)	0.22	0.13	3.6	(6.9)	0.30	1.4	7	1.37	-	1	-	0.4		廃棄部位：頭部，内臓，骨，ひれ等(三枚下ろし)
-	-	55	-	-	-	(0)	55	2.0	1.9	0	0	0	(0)	0.06	0.20	7.5	(11.0)	0.50	6.5	4	0.85	-	1	-	0.3		別名：バラクータ，みなみおおすみやき，おおしびかます 切り身
-	-	6	-	-	-	(0)	6	7.0	0.8	0	0	0	(0)	0.03	0.27	1.7	(4.7)	0.09	1.6	11	0.44	-	0	-	0.6		切り身
-	-	8	-	-	-	(0)	8	4.0	0.9	0	0	0	(0)	0.03	0.16	2.4	5.5	0.10	1.9	6	0.31	-	Tr	-	0.2	1切=	切り身(魚体全体から調理する場合，廃棄率：50%，廃棄部位：頭部，内臓，骨，ひれ等)
-	-	11	-	-	-	(0)	11	3.6	0.6	0	0	0	(0)	0.04	0.16	2.8	(6.9)	0.13	2.5	4	0.25	-	Tr	-	0.2	約80g	切り身
-	-	55	0	0	-	0	55	1.0	0.8	0	0	0	(0)	0.05	0.38	2.7	(6.2)	0.16	1.8	2	0.44	-	0	-	0.2		別名：ぐれ 切り身(魚体全体から調理する場合，廃棄率：55%，廃棄部位：頭部，内臓，骨，ひれ等)
-	-	11	-	-	-	(0)	11	1.0	1.5	0	0	0	(0)	0.07	0.17	1.6	5.0	0.11	1.5	5	0.37	-	2	-	0.2		廃棄部位：頭部，内臓，骨，ひれ等(三枚下ろし)

メルルーサ

Hake

特徴　ニュージーランド，アフリカ，南米などの沿岸にすむ。タラ目メルルーサ科の深海魚。すけとうだらに似た形だが，細長い。肉質はまだらに似て，白身で淡泊。市場では冷凍品で出回り，加工用，飲食店用となることが多い。

調理　フライ，ムニエル，から揚げ，煮魚などに向く。中国料理では魚のチリソース煮などに用いる。

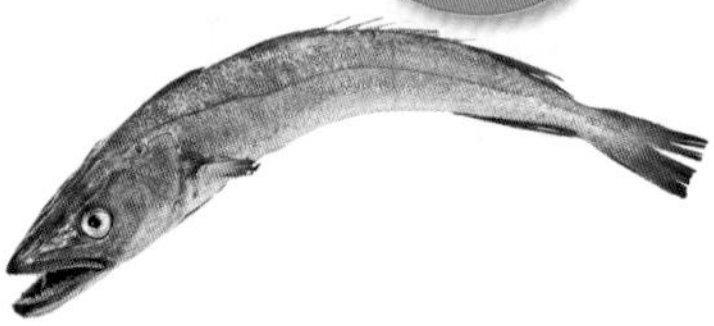

体長
約１m

やつめうなぎ(八目鰻)

Lamprey

特徴　食用にするのは沿岸部の河川にすむかわやつめ。魚類のうなぎに似ているが，円口類ヤツメウナギ科に属する。

味はよいが，脂質が多く，消化が悪い。目の後ろに7つのえら穴があり，目が８つあるように見える。

栄養　レチノール，ビタミンB_1，B_2，Ｅも豊富。たんぱく質，脂質，鉄の含有量も多い。

調理　生は，うなぎと同じようにかば焼にする。乾燥品は薬用に加工される。

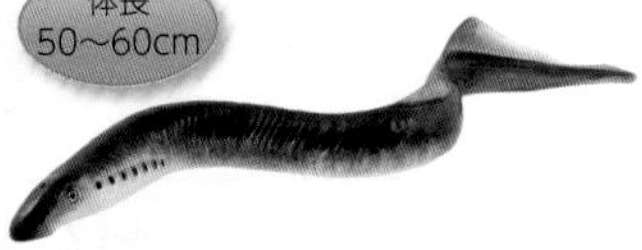

体長
50〜60cm

やまめ(山女)

Seema

特徴　山間の上流や渓流にすむ。さくらますの淡水残留型。体に長円形の黒い模様がある。

ぬめりが多いほど新鮮。養殖ものが多く出回っている。「やまべ」などともいう。

栄養　たんぱく質，カルシウムに富む。

調理　塩焼き，天ぷら，ムニエル，フライの他，甘露煮に向く。

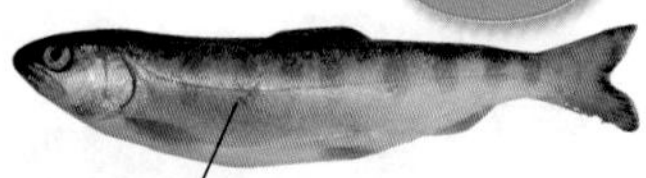

体長
約20cm
長円形の黒い部分(パーマーク)と
大小の黒い点がある

わかさぎ(魚若)

Pond smelt

特徴　冷温帯の湖沼や河川にすむ。本来は海水魚であったが，陸封され，淡水化した。一年魚であるが，２〜３年生きるものもある。白身で淡泊な味。丸ごと食べられる。「あまさぎ(島根)」「すずめうお(千葉)」ともいう。

栄養　カルシウム，リン，鉄に富み，ビタミン類も比較的多い。

調理　天ぷら，から揚げ，南蛮漬，つくだ煮，あめ煮に向く。

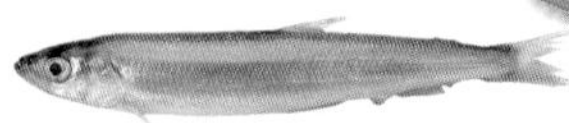

食品番号	食品名（可食部100g当たり）	廃棄率	エネルギー	エネルギー	水分	たんぱく質：アミノ酸組成によるたんぱく質	たんぱく質：たんぱく質	脂質：脂肪酸のトリアシルグリセロール当量	脂質：コレステロール	脂質：脂質	炭水化物：利用可能炭水化物（単糖当量）	炭水化物：利用可能炭水化物（質量計）	炭水化物：利用可能炭水化物（差引き法による）	炭水化物：食物繊維総量	炭水化物：糖アルコール	炭水化物：炭水化物	有機酸	灰分	無機質：ナトリウム	無機質：カリウム	無機質：カルシウム	無機質：マグネシウム	無機質：リン	無機質：鉄	無機質：亜鉛	無機質：銅	無機質：マンガン	無機質：ヨウ素	無機質：セレン
		%	kJ	kcal	g	g	g	g	mg	g	g	g	g	g	g	g	g	g	mg	mg	mg	mg	mg	mg	mg	mg	mg	µg	µg
	メルルーサ																												
10272	生	5	309	**73**	81.1	**14.6**	17.0	**0.5**	45	0.6	(Tr)	(Tr)	**2.5***	(0)	-	Tr	-	1.3	140	320	**12**	38	150	**0.2**	0.4	0.02	0.01	-	-
	やつめうなぎ																												
10273	生	55	1018	**245**	61.5	-	15.8	**18.8**	150	21.8	(0.2)	(0.2)	**3.2***	(0)	-	0.2	-	0.7	49	150	**7**	15	180	**2.0**	1.6	0.15	0.03	-	-
10274	干しやつめ	20	1880	**449**	14.3	-	50.3	**24.3**	480	31.2	(0.5)	(0.5)	**7.4***	(0)	-	0.5	-	3.7	130	650	**16**	49	240	**32.0**	5.9	1.80	0.10	-	-
	やまめ																												
10275	養殖　生	45	464	**110**	75.6	**(15.1)**	18.4	**3.7**	65	4.3	(0.3)	(0.3)	**4.2***	(0)	-	0.3	-	1.4	50	420	**85**	28	280	**0.5**	0.8	0.04	0.01	-	-
	わかさぎ																												
10276	生	0	300	**71**	81.8	**11.8**	14.4	**1.2**	210	1.7	(0.1)	(0.1)	**3.1***	(0)	-	0.1	-	2.0	200	120	**450**	25	350	**0.9**	2.0	0.19	0.13	29	22
10277	つくだ煮	0	1302	**308**	19.3	**(23.6)**	28.7	**3.6**	450	5.5	-	-	**45.2***	(0)	-	38.2	-	8.3	1900	480	**970**	69	780	**2.6**	4.4	0.11	1.74	-	-
10278	あめ煮	0	1276	**301**	21.0	**(21.6)**	26.3	**2.8**	400	5.1	-	-	**47.4***	(0)	-	40.4	-	7.2	1600	410	**960**	66	740	**2.1**	5.2	0.08	2.29	-	-
	<貝類>																												
	あかがい																												
10279	生	75	296	**70**	80.4	**10.6**	13.5	**0.1**	46	0.3	(3.5)	(3.2)	**6.6***	(0)	-	3.5	-	2.3	300	290	**40**	55	140	**5.0**	1.5	0.06	-	-	-
	あげまき																												
10280	生	35	189	**44**	87.1	**(5.9)**	8.1	**0.3**	38	0.6	(2.0)	(1.8)	**4.5***	(0)	-	2.0	-	2.2	600	120	**66**	49	120	**4.1**	1.5	0.40	0.20	-	-
	あさり																												
10281	生	70	123	**29**	90.3	**4.4**	5.7	**0.2**	33	0.7	(0.4)	(0.3)	**2.3***	(0)	-	0.4	-	2.7	800	140	**66**	92	82	**2.2**	0.9	0.05	0.07	56	35
10466	蒸し	60	137	**32**	89.5	**(3.8)**	4.9	**0.3**	25	0.8	(0.6)	(0.5)	**(3.7)***	-	-	0.4	-	2.8	790	130	**64**	94	79	**2.1**	0.9	0.05	0.10	59	35
10282	つくだ煮	0	927	**218**	38.0	**(16.1)**	20.8	**1.0**	61	2.4	-	-	**36.2***	(0)	-	30.1	-	8.7	2900	270	**260**	79	300	**19.0**	2.8	0.18	0.94	-	-
10283	缶詰　水煮	0	433	**102**	73.2	**(15.7)**	20.3	**0.9**	89	2.2	(1.9)	(1.7)	**7.8***	(0)	-	1.9	-	2.4	390	9	**110**	46	260	**30.0**	3.4	0.29	1.24	-	-
10284	味付け	0	528	**124**	67.2	**(12.8)**	16.6	**0.9**	77	1.9	-	-	**16.3***	(0)	-	11.5	-	2.8	640	35	**87**	44	180	**28.0**	3.2	0.24	1.23	-	-
	あわび																												
10427	くろあわび，生	55	324	**76**	79.5	**11.2**	14.3	**0.3**	110	0.8	3.7	3.3	**7.2***	(0)	-	3.6	0.1	1.7	430	160	**25**	69	82	**2.2**	-	-	0.01	200	8
10428	まだかあわび，生	55	316	**74**	80.0	**(11.5)**	14.6	**0.1**	100	0.4	(3.3)	(2.9)	**6.8***	(0)	-	3.3	-	1.5	330	250	**21**	58	130	**1.8**	-	-	0.01	190	8
10429	めがいあわび，生	55	315	**74**	80.1	**8.8**	12.2	**0.1**	110	0.3	(6.8)	(6.1)	**9.4***	(0)	-	6.8	-	1.4	320	230	**19**	50	110	**0.7**	-	-	0.01	190	8
10286	干し	0	1090	**257**	27.9	**(29.7)**	38.0	**0.6**	390	1.6	(23.8)	(21.4)	**33.0***	(0)	-	23.8	-	8.7	2900	490	**39**	110	300	**2.0**	1.6	0.74	0.05	-	-
10287	塩辛	0	393	**93**	72.5	**(11.6)**	14.8	**2.6**	190	3.9	(1.4)	(1.3)	**5.9***	(0)	-	1.4	-	7.4	2600	180	**55**	88	160	**34.0**	2.2	0.25	0.11	-	-
10288	水煮缶詰	0	359	**85**	77.2	**(15.2)**	19.4	**0.3**	140	0.4	(1.0)	(0.9)	**5.3***	(0)	-	1.0	-	2.0	570	130	**20**	58	230	**1.8**	0.6	0.42	0.02	-	-
	いがい																												
10289	生	60	269	**63**	82.9	**7.5**	10.3	**0.8**	47	1.6	3.1	2.8	**6.6***	(0)	-	3.2	Tr	2.2	540	230	**43**	73	160	**3.5**	1.0	0.05	0.86	65	37

あかがい（赤貝）
Bloody clam

特徴　内湾の沿岸近くの砂泥地に生息する二枚貝。殻の表面には多くの深い溝があり，黒褐色の毛のようなものが生えている。血液中にヘモグロビンを含むため，肉は赤紫色をしている。味にくせがなく，歯ごたえがある。産卵前の春に味がよい。
栄養　鉄，レチノールが豊富で，ビタミンB_1，B_2も比較的多い。
調理　刺身，酢の物，寿司種，サラダなどに向く。

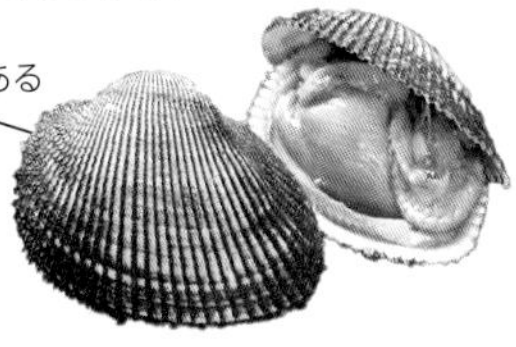

あさり（浅蜊）
Short-necked clam

特徴　沿岸の砂地に生息する二枚貝。殻の表面には様々な模様が現れる。
コハク酸が多く，独特の旨味をもつ。中国や韓国からの輸入ものが多く出回っている。
栄養　鉄が多く，カルシウムもやや多い。
調理　食塩水で塩抜きしてから調理する。汁物，酒蒸し，チャウダー，あさり飯などの他，つくだ煮，缶詰などに加工される。

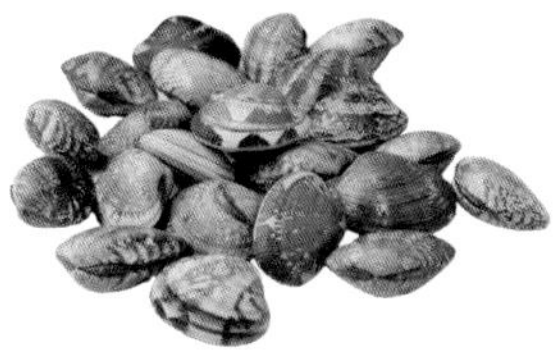

あわび（鮑）
Abalone

特徴　潮の通る岩礁に生息する。くろあわび，えぞあわび，まだか，めがいなどの種類がある。殻は平らで丸みを帯びているが，巻貝のなかま。
殻の表面に4～5個の吸水孔が一列に並んでいる。身は特有の歯ごたえがある。
栄養　ビタミン，無機質では特に多いものはない。コレステロールがやや多い。
調理　刺身，バター焼き，酒蒸しなどに向く。干しあわびは，中国料理などに用いる。

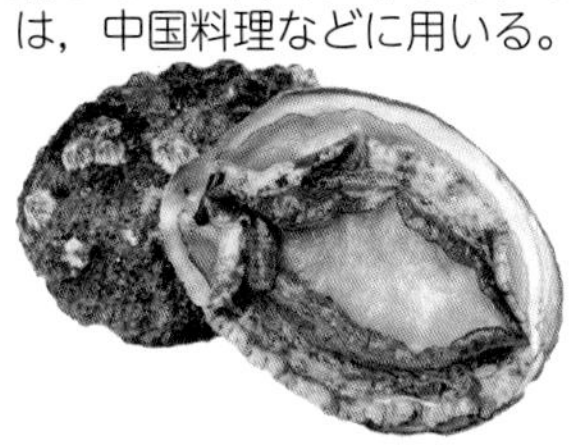

いがい（貽貝）
Mussel

特徴　潮の通る岩礁に生息する二枚貝。食用とされるいがいの多くは「むらさきいがい」で，ムール貝とも呼ばれるが，ヨーロッパのムール貝とは種が違っている。
身の色はオレンジ色。地中海料理などでよく使われる。「からすがい」ともいう。
栄養　鉄，ビタミンB_2を多く含む。
調理　殻焼き，汁物，酢の物，ワイン蒸し，フライ，マリネ，パエリア，ブイヤベースなどに用いる。

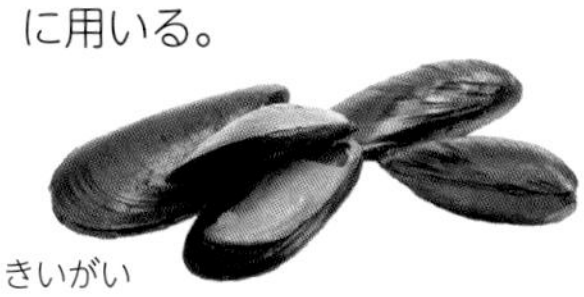
むらさきいがい

クロム	モリブデン	ビタミン A レチノール	A カロテン α	A カロテン β	A β-クリプトキサンチン	A β-カロテン当量	A レチノール活性当量	D	E トコフェロール α	E トコフェロール β	E トコフェロール γ	E トコフェロール δ	K	B_1	B_2	ナイアシン	ナイアシン当量	B_6	B_{12}	葉酸	パントテン酸	ビオチン	C	アルコール	食塩相当量	見当	備考
μg	μg	μg	μg	μg	μg	μg	μg	μg	mg	mg	mg	mg	μg	mg	mg	mg	mg	mg	μg	μg	mg	μg	mg	g	g		
-	-	5	-	-	-	(0)	**5**	1.0	1.3	0	0	0	(0)	**0.09**	**0.04**	1.0	4.1	0.07	0.8	5	0.32	-	**Tr**	-	**0.4**		別名：ヘイク 切り身。廃棄部位：皮
-	-	8200	0	0	0	0	**8200**	3.0	3.8	0	0	0	(0)	**0.25**	**0.85**	3.0	5.6	0.20	4.9	19	1.18	-	**2**	-	**0.1**	1尾=	試料：かわやつめ 廃棄部位：頭部，内臓，骨，ひれ等
-	-	1900	0	0	0	0	**1900**	12.0	2.4	0	0	0	(0)	**0.33**	**1.69**	7.0	15.0	0.14	55.0	100	5.76	-	**(0)**	-	**0.3**	約200g	試料：かわやつめ 廃棄部位：頭部，皮等。内臓を含んだもの
-	-	15	-	-	-	Tr	**15**	8.0	2.2	0	0	0	(0)	**0.15**	**0.16**	3.8	(6.9)	0.22	6.6	13	1.48	-	**3**	-	**0.1**		別名：やまべ 廃棄部位：頭部，内臓，骨，ひれ等（三枚下ろし）
1	1	99	0	2	-	2	**99**	2.0	0.7	0	Tr	0	Tr	**0.01**	**0.14**	1.6	4.0	0.17	7.9	21	0.51	4.0	**1**	-	**0.5**	1尾=約6g	
-	-	460	0	15	34	32	**460**	8.0	4.2	0	0	0	(0)	**0.24**	**0.32**	3.4	(8.3)	0.06	9.4	59	0.77	-	**Tr**	-	**4.8**	1尾=2～3g	
-	-	420	0	16	75	53	**420**	9.0	3.6	0	0	0	(0)	**0.28**	**0.35**	3.6	(8.1)	0.06	11.0	52	0	-	**0**	-	**4.1**	1尾=5g	
-	-	30	-	-	-	60	**35**	(0)	0.9	0	0	0	1	**0.20**	**0.20**	2.5	4.6	0.10	59.0	20	1.02	-	**2**	-	**0.8**	むき身1個=20g	廃棄部位：貝殻及び内臓
-	-	20	0	85	-	85	**27**	1.0	0.8	0	0	0	(0)	**0.30**	**0.14**	1.3	(2.5)	0.04	59.0	11	0.37	-	**1**	-	**1.5**		廃棄部位：貝殻
3	8	2	2	14	Tr	15	**4**	0.1	0.4	0	0	0	1	**0.01**	**0.16**	1.3	2.2	0.03	44.8	11	0.37	21.6	**1**	-	**2.0**	むき身10個=30g 殻つき1C=170g	廃棄部位：貝殻
3	8	3	2	20	1	21	**5**	0.1	0.4	-	-	-	1	**0.01**	**0.15**	1.2	(2.0)	0.02	45.2	8	0.21	20.9	**Tr**	-	**2.0**		廃棄部位：貝殻
-	-	26	25	190	0	200	**43**	(0)	1.4	0	0	0	4	**0.02**	**0.18**	1.1	(4.4)	0.09	15.0	42	0.40	-	**0**	-	**7.4**	大仙もり=	
-	-	3	-	-	-	35	**6**	(0)	2.7	0.1	0	0	3	**Tr**	**0.09**	0.8	(4.0)	0.01	64.0	10	0	-	**(0)**	-	**1.0**	25g	液汁を除いたもの
-	-	3	-	-	-	36	**6**	(0)	2.3	0	0	0	4	**Tr**	**0.06**	1.2	(3.9)	0.01	36.0	1	0	-	**(0)**	-	**1.6**		液汁を除いたもの
6	15	0	0	17	-	17	**1**	(0)	0.3	0	0	0	-	**0.15**	**0.09**	0.8	2.6	0.02	0.4	20	2.44	1.2	**1**	-	**1.1**	1個=250	廃棄部位：貝殻及び内蔵
5	14	0	0	28	-	28	**2**	(0)	1.1	0	0	0	-	**0.02**	**0.10**	1.5	(3.4)	0.02	0.4	22	2.05	1.1	**2**	-	**0.8**	～300g	廃棄部位：貝殻及び内蔵
5	14	0	0	9	-	9	**1**	(0)	0.3	0	0	0	-	**0.16**	**0.09**	1.1	2.5	0.02	0.4	29	1.71	1.1	**1**	-	**0.8**		廃棄部位：貝殻及び内蔵
-	-	0	0	45	2	47	**4**	(0)	1.2	0	0	0	3	**0.36**	**0.11**	3.3	(8.2)	0.05	2.4	87	0.71	-	**Tr**	-	**7.4**	1個=30	
-	-	Tr	-	-	-	700	**58**	(0)	2.5	0	0	0	92	**0.20**	**0.70**	1.5	(3.4)	0.10	12.0	130	1.13	-	**(0)**	-	**6.6**	～40g	
-	-	Tr	-	-	-	Tr	**Tr**	(0)	1.5	0	0	0	0	**0.04**	**0.04**	1.0	(3.5)	0.02	0.7	3	0.23	-	**(0)**	-	**1.4**		液汁を除いたもの
5	9	34	-	-	-	Tr	**34**	(0)	1.1	0	0	0	Tr	**0.01**	**0.37**	1.4	3.7	0.02	10.0	42	0.63	6.4	**5**	-	**1.4**		別名：ムール貝 廃棄部位：貝殻，足糸等

エスカルゴ

Escargot

特徴　マイマイ科の陸生の貝(食用かたつむり)。ヨーロッパでは高級食材として好まれている。

味にくせがなく，旨味がある。一般に出回っているのはブドウの葉などを与えて養殖したもの。日本には缶詰などで入ってくることが多い。

栄養　タウリン，カルシウム，鉄，亜鉛が豊富。コレステロールを多く含む。

調理　バター焼きの他，フランス料理ではクリームで煮たり，ソースに使ったりする。

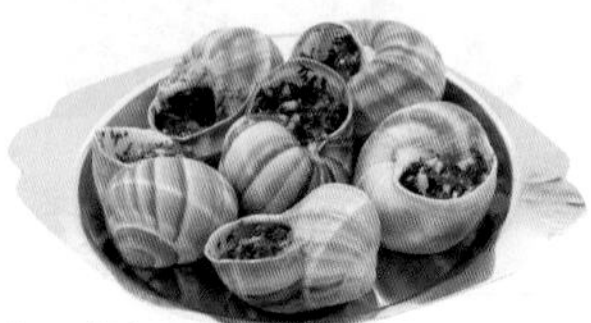

バター焼き

かき(牡蛎)

Oyster

特徴　沿岸の岩礁に生息する二枚貝。「海のミルク」と呼ばれるほど，栄養価が高い。

特有の風味と，なめらかな食感がある。日本では，まがき，いわがきなどが出回っている。養殖がさかん。松島湾，広島湾，三陸海岸，伊勢湾などの産地が有名。

栄養　脂質と炭水化物が多く，亜鉛，鉄，銅，マグネシウムに富む。

調理　酢がきなど，生で食べる他，かき鍋，フライ，かき釜飯，焼き物などに用いる。

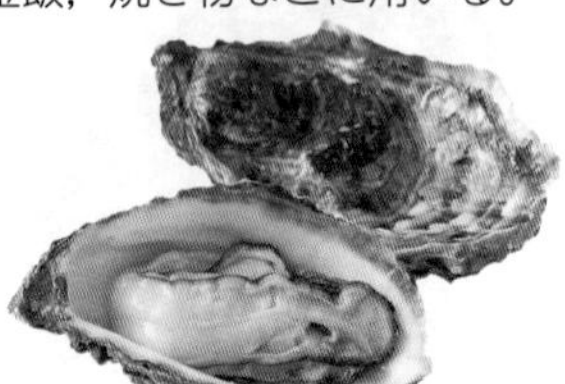

さざえ(栄螺)

Turban shell

特徴　東北以南の沿岸の岩礁に生息する巻貝。円錐形で，突起があるものとないものがある。

磯の香りが強く，コリコリとした食感がある。主な産地は，千葉県，神奈川県，三重県，島根県。

栄養　たんぱく質が比較的多く，ビタミン類，鉄，亜鉛などを含む。

調理　つぼ焼きの他，刺身，あえ物，うま煮などに向く。

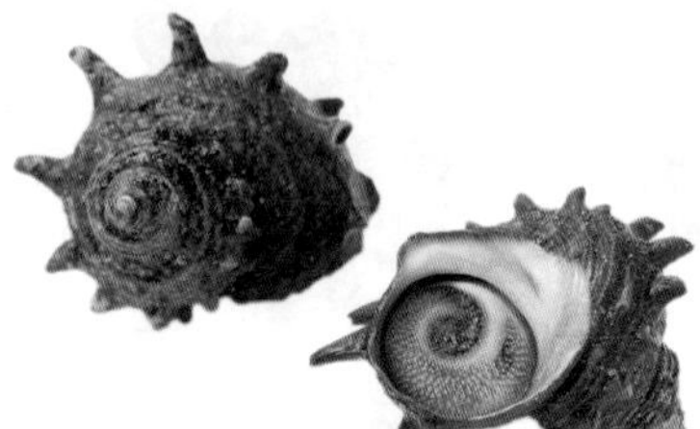

しじみ(蜆)

Freshwater clam

特徴　河口など，淡水と海水が混じる砂泥地に生息する二枚貝。殻は黒色や暗褐色で，横に走るすじが何本もある。

旨味成分のコハク酸を含む。やまとしじみは夏が旬，ましじみは冬が旬。よく出回っているのはやまとしじみ。宍道湖，利根川河口などが有名な産地。

栄養　カルシウム，鉄が多く，ビタミンB_2，B_{12}に富む。肝機能促進作用のあるアミノ酸(オルニチン，メチオニン)の他，タウリンなども豊富。

調理　みそ汁などの汁物や，つくだ煮，ぬたなどに用いる。

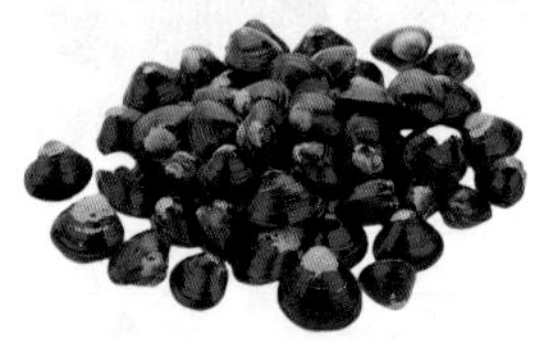

食品番号	食品名(可食部100g当たり)	廃棄率	エネルギー	エネルギー	水分	たんぱく質: アミノ酸組成によるたんぱく質	たんぱく質: たんぱく質	脂質: 脂肪酸のトリアシルグリセロール当量	脂質: コレステロール	脂質: 脂質	炭水化物: 利用可能炭水化物(単糖当量)	炭水化物: 利用可能炭水化物(質量計)	炭水化物: 差引き法による利用可能炭水化物	炭水化物: 食物繊維総量	炭水化物: 糖アルコール	炭水化物: 炭水化物	有機酸	灰分	無機質: ナトリウム	無機質: カリウム	無機質: カルシウム	無機質: マグネシウム	無機質: リン	無機質: 鉄	無機質: 亜鉛	無機質: 銅	無機質: マンガン	無機質: ヨウ素	無機質: セレン
		%	kJ	kcal	g	g	g	g	mg	g	g	g	g	g	g	g	g	g	mg	mg	mg	mg	mg	mg	mg	mg	mg	µg	µg
	いたやがい																												
10290	養殖，生	65	231	**55**	84.9	**(7.8)**	10.8	**0.4**	33	0.8	(1.5)	(1.4)	**4.8***	(0)	-	1.5	-	2.0	450	260	**48**	74	170	**2.0**	6.1	0.10	4.90	-	-
	エスカルゴ																												
10291	水煮缶詰	0	318	**75**	79.9	**(12.0)**	16.5	**0.4**	240	1.0	(0.8)	(0.7)	**6.0***	(0)	-	0.8	-	1.8	260	5	**400**	37	130	**3.9**	1.5	3.07	0.38	-	-
	かき																												
10292	養殖，生	75	245	**58**	85.0	**4.9**	6.9	**1.3**	38	2.2	2.5	2.3	**6.7***	(0)	-	4.9	0.1	2.1	460	190	**84**	65	100	**2.1**	14.0	1.04	0.39	67	46
10293	水煮	0	378	**90**	78.7	**7.3**	9.9	**2.2**	60	3.6	7.1	6.5	**10.1***	(0)	-	7.1	0.1	1.7	350	180	**59**	42	140	**2.9**	18.0	1.44	0.37	71	62
10430	フライ	0	1076	**256**	46.6	**5.5**	7.6	**10.0**	36	11.1	15.6	14.2	**36.0***	-	-	32.9	0.1	1.8	380	180	**67**	53	110	**1.8**	12.0	0.87	0.37	50	44
10294	くん製油漬缶詰	0	1222	**294**	51.2	**(8.8)**	12.5	**21.7**	110	22.6	(11.2)	(10.1)	**15.7***	(0)	-	11.2	-	2.5	300	140	**35**	42	260	**4.5**	25.0	2.81	1.03	-	-
	さざえ																												
10295	生	85	353	**83**	78.0	**14.2**	19.4	**0.1**	140	0.4	(0.8)	(0.7)	**6.3***	(0)	-	0.8	-	1.4	240	250	**22**	54	140	**0.8**	2.2	0.39	0.02	97	19
10296	焼き	85	387	**91**	75.6	**(15.6)**	21.3	**0.1**	170	0.4	(0.9)	(0.8)	**6.9***	(0)	-	0.9	-	1.8	280	220	**29**	67	120	**0.9**	2.5	0.73	0.03	-	-
	さるぼう																												
10318	味付け缶詰	0	554	**131**	66.1	**(12.3)**	15.9	**1.3**	110	2.2	(12.9)	(11.6)	**17.4***	(0)	-	12.9	-	2.9	870	55	**60**	41	140	**11.0**	4.1	0.13	1.39	-	-
	しじみ																												
10297	生	75	230	**54**	86.0	**5.8**	7.5	**0.6**	62	1.4	(4.5)	(4.1)	**6.4***	(0)	-	4.5	-	1.2	180	83	**240**	10	120	**8.3**	2.3	0.41	2.78	-	-
10413	水煮	80	403	**95**	76.0	**12.3**	15.4	**1.2**	130	2.7	(5.5)	(5.0)	**8.7***	(0)	-	5.5	-	1.8	100	66	**250**	11	200	**15.0**	4.0	0.61	7.30	-	-
	たいらがい																												
10298	貝柱，生	0	401	**94**	75.2	**(15.8)**	21.8	**0.1**	23	0.2	(1.5)	(1.4)	**7.6***	(0)	-	1.5	-	1.3	260	260	**16**	36	150	**0.6**	4.3	0.01	0.03	-	-
	たにし																												
10299	生	30	308	**73**	78.8	**(9.4)**	13.0	**0.3**	72	1.1	(3.6)	(3.2)	**7.9***	(0)	-	3.6	-	3.5	23	70	**1300**	77	140	**19.0**	6.2	1.90	2.10	-	-
	つぶ																												
10300	生	0	347	**82**	78.2	**13.6**	17.8	**0.1**	110	0.2	(2.3)	(2.1)	**6.6***	(0)	-	2.3	-	1.5	380	160	**60**	92	120	**1.3**	1.2	0.06	0.04	-	-
	とこぶし																												
10301	生	60	332	**78**	78.9	**(11.6)**	16.0	**0.1**	150	0.4	(3.0)	(2.7)	**7.7***	(0)	-	3.0	-	1.7	260	250	**24**	55	160	**1.8**	1.4	0.30	0.06	-	-
	とりがい																												
10303	斧足，生	0	343	**81**	78.6	**10.1**	12.9	**0.1**	22	0.3	(6.9)	(6.2)	**9.9***	(0)	-	6.9	-	1.3	100	150	**19**	43	120	**2.9**	1.6	0.05	0.11	-	-
	ばい																												
10304	生	55	345	**81**	78.5	**(11.8)**	16.3	**0.3**	110	0.6	(3.1)	(2.8)	**7.9***	(0)	-	3.1	-	1.5	220	320	**44**	84	160	**0.7**	1.3	0.09	0.04	-	-

たいらがい(平貝)

Pen shell

特徴　内湾の浅い海の砂地に生息する。国内で食用にする二枚貝のなかで，特に大型。殻は三角形で薄い。

味が淡泊で，独特の食感がある。可食部が貝柱で，ほたてがいの貝柱に似ている。主な産地は瀬戸内海，有明海。「たいらぎ」ともいう。

栄養　脂質，炭水化物，ビタミン類，いずれも特に多いものはない。

調理　刺身，寿司種，酢の物，天ぷら，塩焼き，バター焼き，うに焼きなどにする。

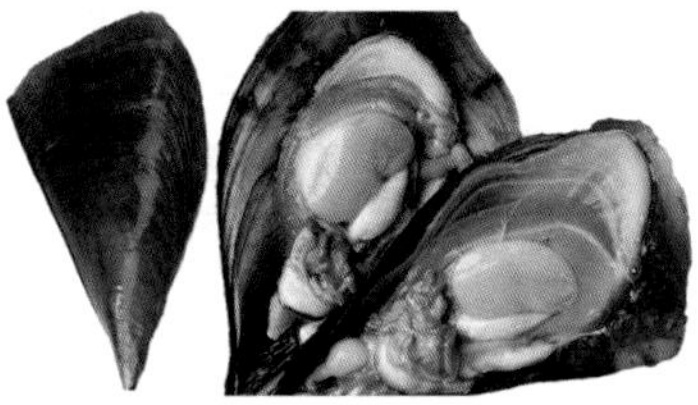

つぶ(螺)

Whelk

特徴　北海道・東北に分布するエゾバイ科の巻貝の仲間の市販通称名。えぞぼら，ひめえぞぼら，えぞばい，かどばりばいなどの種類がある。

栄養　たんぱく質が多く，カルシウム，鉄が比較的多い。

調理　だ液腺に毒物テトラミンをもつ種類もあるので，必ず取り除く。つぶ焼き，酢の物，あえ物，塩ゆでに向く。新鮮なものは刺身で食べることができる。

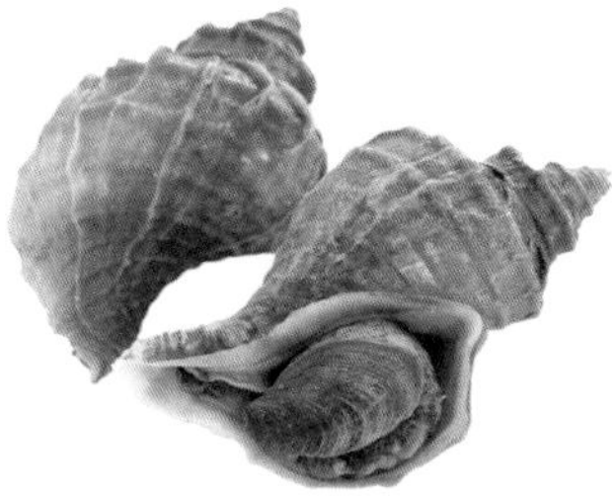

とこぶし(常節)

Tokobushi abalone

特徴　比較的浅い岩礁に生息する。あわびと同じミミガイ科の貝。あわびより小型であわびの稚貝と似ているが，吸水孔の数が多い。

味はあわびよりやや劣る。主な産地は，伊勢湾，伊豆諸島，房総半島。海底をよく動くので，「流れ子」ともいう。

栄養　たんぱく質が多く，鉄も豊富。

調理　塩蒸し，含め煮，照焼き，つけ焼き，あえ物，炒め物などに向く。

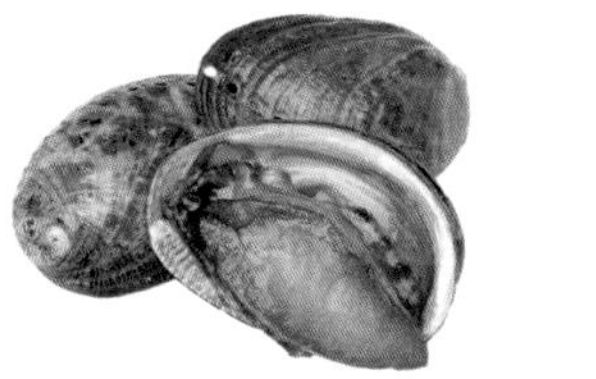

とりがい(鳥貝)

Cockle

特徴　内湾の泥地に生息する。殻には放射状に多数の線が入っている。

可食部は黒紫色のあしの部分で，シコシコした歯ざわりがある。この部分の形が鳥のくちばしに似ていることから名がついたといわれる。主な産地は伊勢湾，瀬戸内海。

栄養　たんぱく質が多く，貝類のなかでは鉄が比較的多い。

調理　刺身，寿司種，酢の物の他，みそ漬，つけ焼きにする。

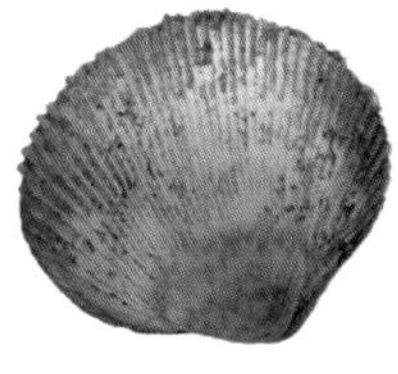

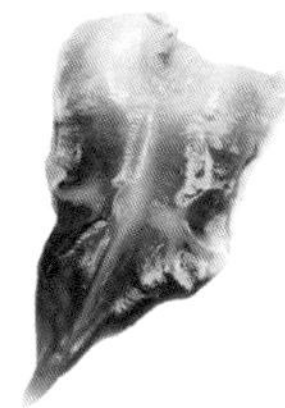

とりがいのあしの部分

クロム	モリブデン	ビタミンA レチノール	A カロテン α	A カロテン β	A β-クリプトキサンチン	A β-カロテン当量	A レチノール活性当量	D	E トコフェロール α	E β	E γ	E δ	K	B1	B2	ナイアシン	ナイアシン当量	B6	B12	葉酸	パントテン酸	ビオチン	C	アルコール	食塩相当量	見当	備考
μg	μg	μg	μg	μg	μg	μg	μg	μg	mg	mg	mg	mg	μg	mg	mg	mg	mg	mg	μg	μg	mg	μg	mg	g	g		
-	-	5	0	9	-	9	**6**	(0)	0.4	0	0	0	(0)	**0**	**0.20**	1.4	(2.9)	0.07	13.0	14	0.24	-	Tr	-	**1.1**		別名：しゃくしがい。廃棄部位：貝殻
-	-	0	-	-	-	-	**(0)**	0	0.6	0	0	0	5	**0**	**0.09**	0	(2.3)	0	0.6	1	0	-	0	-	**0.7**		液汁を除いたもの
3	4	24	1	6	0	6	**24**	0.1	1.3	0	Tr	0	0	**0.07**	**0.14**	1.5	2.6	0.07	23.0	39	0.54	4.8	3	-	**1.2**	むき身1個=8～10g	試料：まがき。廃棄部位：貝殻
4	5	42	1	10	0	11	**43**	0.1	2.9	0	Tr	0	Tr	**0.07**	**0.15**	1.6	3.3	0.07	24.0	31	0.41	7.4	3	-	**0.9**		むき身。試料：まがき
3	6	18	1	11	0	12	**19**	0.1	3.1	0.1	4.0	0.2	21	**0.07**	**0.16**	1.4	2.6	0.07	30.0	33	0.39	4.4	2	-	**1.0**		むき身。試料：まがき
-	-	Tr	-	-	-	18	**2**	(0)	9.5	0	6.7	0.9	0	**0.05**	**0.09**	1.6	(3.5)	0.02	32.0	25	0.56	-	(0)	-	**0.8**		試料：まがき。液汁を含んだもの
6	5	Tr	44	340	11	360	**31**	(0)	2.3	0	0	0	3	**0.04**	**0.09**	1.7	4.1	0.05	1.3	16	0.24	1.9	1	-	**0.6**	1個(身のみ)=30～50g	廃棄部位：貝殻及び内臓
-	-	Tr	64	490	16	530	**44**	(0)	2.8	0	0	0	2	**0.04**	**0.10**	1.5	(4.1)	0.06	1.1	22	0.30	-	1	-	**0.7**		廃棄部位：貝殻及び内臓
-	-	Tr	-	-	-	90	**8**	(0)	2.5	0	0	0	(0)	**0.01**	**0.07**	1.6	(4.1)	0.04	25.0	11	0.19	-	(0)	-	**2.2**		別名：もがい，赤貝(さるぼう)味付け缶詰 液汁を除いたもの
-	-	25	13	97	1	100	**33**	0.2	1.7	0	0	0	2	**0.02**	**0.44**	1.5	3.1	0.10	68.0	26	0.53	-	2	-	**0.4**	むき身1C=45g 殻つき1C=170g	廃棄部位：貝殻
-	-	57	29	220	1	230	**76**	0.6	3.9	0	0	0	5	**0.02**	**0.57**	1.5	5.0	0.04	82.0	37	0.35	-	1	-	**0.3**		廃棄部位：貝殻
-	-	Tr	-	-	-	Tr	**Tr**	(0)	0.8	0	0	0	(0)	**0.01**	**0.09**	1.5	(4.6)	0.06	-	25	0.51	-	2	-	**0.7**	1個=20g	別名：たいらぎ(標準和名)
-	-	15	-	-	-	960	**95**	(0)	0.5	0	0	0	1	**0.11**	**0.32**	2.0	(3.8)	0.05	18.0	28	0.52	-	Tr	-	**0.1**		試料：まるたにし，ひめたにし 廃棄部位：貝殻
-	-	0	-	-	-	19	**2**	(0)	1.8	0	0	0	(0)	**Tr**	**0.12**	0.9	3.4	0.11	6.5	15	0.59	-	Tr	-	**1.0**		別名：ばい 試料：えぞぼら，ひめえぞぼら，えぞばい。むき身(貝全体の場合，廃棄率：70%，廃棄部位：貝殻及び内臓)
-	-	0	7	54	0	58	**5**	(0)	1.3	0	0	0	(0)	**0.15**	**0.14**	1.7	(4.0)	0.07	3.2	24	1.57	-	1	-	**0.7**	中1個(身のみ)=約30g	廃棄部位：貝殻及び内臓
-	-	Tr	-	-	-	Tr	**Tr**	(0)	1.2	0	0	0	(0)	**0.16**	**0.06**	1.7	3.7	0.04	10.0	18	1.10	-	1	-	**0.3**		
-	-	0	-	-	-	10	**1**	(0)	2.2	0	0	0	0	**0.03**	**0.14**	1.3	(3.6)	0.11	4.3	14	1.02	-	2	-	**0.6**		別名：つぶ 試料：ちじみえぞぼら，おおえっちゅうばい等 廃棄部位：貝殻及び内臓

ばかがい(馬鹿貝)

Hen clam

特徴　はまぐりに似た形の二枚貝。貝柱は「小柱」と呼ばれ，大小２個とれる。

味はあっさりしているが，ややくせがある。千葉県市原市青柳産が有名なため，「あおやぎ」とも呼ばれる。

栄養　鉄，カルシウム，レチノールなどを含む。

調理　小柱は，刺身，寿司種，天ぷら，サラダに向く。あしの部分は，刺身，わん種，酢の物，吸い物に用いる。

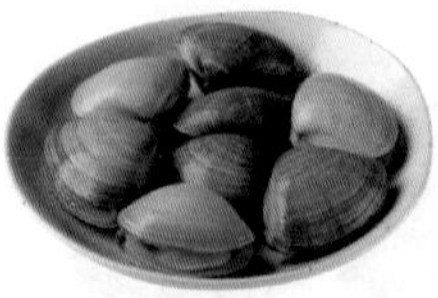

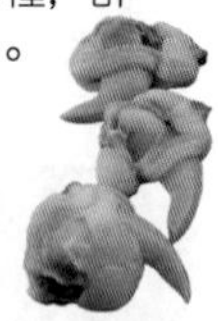

殻をむいたもの

はまぐり類

Hard clam

特徴　内湾の浅い砂地に生息する二枚貝。殻は丸みのある三角形で，厚みがある。

こくのある旨味があり，肉質もなめらか。旨味成分のコハク酸を含む。婚礼などの祝い事やひな祭りなどに用いる。形がくりに似ていることが名の由来。

栄養　たんぱく質がやや多く，鉄，カルシウム，リンが豊富。

調理　焼きはまぐり，串焼き，吸い物，鍋物，釜飯，しぐれ煮などに向く。

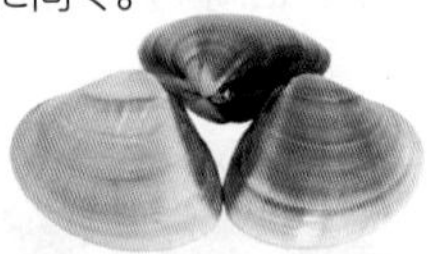

ほたてがい(帆立貝)

Scallops

特徴　北海道・東北の内湾の砂底に生息する大型の二枚貝。

肉質がやわらかく，くせのない旨味がある。干し貝柱は，貝柱をゆでて乾燥させたもの。

栄養　貝類のなかでは，たんぱく質が比較的多い。

調理　刺身，寿司種，揚げ物，焼き物，バター焼き，煮物，グラタンなどに向く。干し貝柱は熱湯に一晩つけて戻し，戻し汁もだしとして用いる。

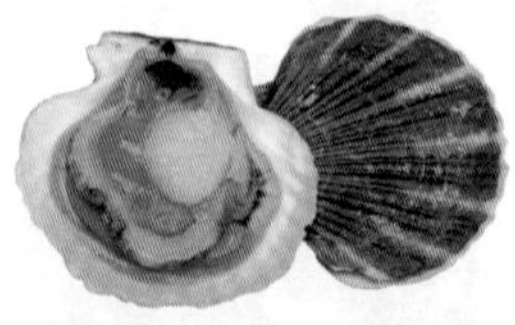

ほっきがい(北寄貝)

Surf clam

特徴　北海道・東北の内湾の砂底に生息する二枚貝。20年以上生きるものもある。

弾力があって歯ごたえがあり，味もよい。

栄養　たんぱく質が多く，脂質，炭水化物もやや多い。リン，鉄に富む。

調理　刺身，寿司種，酢の物の他，煮付，バター焼きなどに用いる。

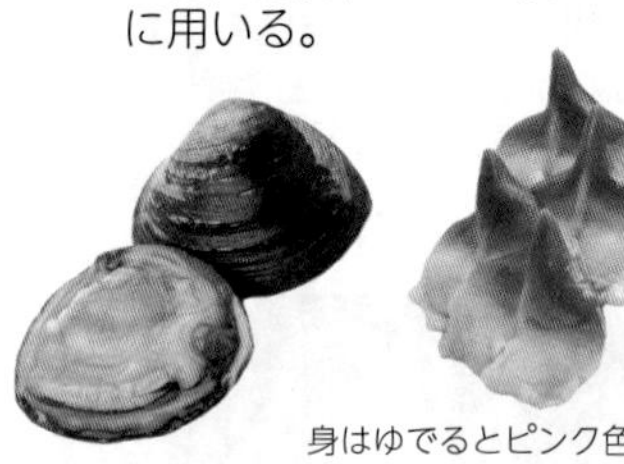

身はゆでるとピンク色になる

食品番号	食品名（可食部100g当たり）	廃棄率	エネルギー	エネルギー	水分	たんぱく質：アミノ酸組成によるたんぱく質	たんぱく質：たんぱく質	脂質：脂肪酸のトリアシルグリセロール当量	脂質：コレステロール	脂質：脂質	炭水化物：利用可能炭水化物（単糖当量）	炭水化物：利用可能炭水化物（質量計）	炭水化物：利用可能炭水化物（差引き法による）	炭水化物：食物繊維総量	炭水化物：糖アルコール	炭水化物：炭水化物	有機酸	灰分	無機質：ナトリウム	無機質：カリウム	無機質：カルシウム	無機質：マグネシウム	無機質：リン	無機質：鉄	無機質：亜鉛	無機質：銅	無機質：マンガン	無機質：ヨウ素	無機質：セレン
		%	kJ	kcal	g	g	g	g	mg	g	g	g	g	g	g	g	g	g	mg	mg	mg	mg	mg	mg	mg	mg	mg	μg	μg
	ばかがい																												
10305	生	65	238	**56**	84.6	**8.5**	10.9	**0.2**	120	0.5	(2.4)	(2.2)	**5.1***	(0)	-	2.4	-	1.6	300	220	**42**	51	150	**1.1**	1.8	0.05	0.07	-	-
	(はまぐり類)																												
10306	はまぐり　生	60	149	**35**	88.8	**4.5**	6.1	**0.3**	25	0.6	(1.8)	(1.6)	**3.7***	(0)	-	1.8	-	2.8	780	160	**130**	81	96	**2.1**	1.7	0.10	0.14	-	-
10307	水煮	75	337	**79**	78.6	**(10.9)**	14.9	**0.6**	79	1.5	(2.9)	(2.6)	**7.6***	(0)	-	2.9	-	2.3	490	180	**130**	69	190	**3.9**	2.5	0.23	0.30	-	-
10308	焼き	70	299	**70**	79.8	**(9.7)**	13.3	**0.4**	65	1.0	(2.8)	(2.5)	**7.0***	(0)	-	2.8	-	3.1	770	230	**140**	87	140	**3.3**	2.4	0.20	0.30	-	-
10309	つくだ煮	0	895	**211**	40.1	**(19.7)**	27.0	**1.2**	100	2.8	-	-	**30.2***	(0)	-	21.4	-	8.7	2800	320	**120**	95	340	**7.2**	4.2	0.20	1.03	-	-
10310	ちょうせんはまぐり　生	60	174	**41**	88.1	**4.6**	6.5	**0.5**	27	1.0	1.3	1.2	**4.4***	(0)	-	2.7	0.1	2.3	510	170	**160**	69	94	**5.1**	1.2	0.11	0.22	27	21
	ほたてがい																												
10311	生	50	279	**66**	82.3	**10.0**	13.5	**0.4**	33	0.9	(1.5)	(1.4)	**5.5***	(0)	-	1.5	-	1.8	320	310	**22**	59	210	**2.2**	2.7	0.13	0.12	-	-
10312	水煮	60	379	**89**	76.8	**(13.0)**	17.6	**0.8**	52	1.9	(1.9)	(1.7)	**7.6***	(0)	-	1.9	-	1.8	250	330	**24**	57	250	**2.8**	3.1	0.17	0.12	-	-
10313	貝柱　生	0	347	**82**	78.4	**12.3**	16.9	**0.1**	35	0.3	(3.5)	(3.1)	**7.9***	(0)	-	3.5	-	1.3	120	380	**7**	41	230	**0.2**	1.5	0.03	0.02	2	18
10414	焼き	0	521	**123**	67.8	**18.0**	23.8	**0.1**	52	0.3	(4.6)	(4.2)	**12.4***	(0)	-	4.6	-	1.7	150	480	**13**	56	320	**0.3**	2.2	0.04	0.03	-	-
10314	煮干し	0	1279	**301**	17.1	**(49.9)**	65.7	**0.5**	150	1.4	(7.6)	(6.8)	**24.3***	(0)	-	7.6	-	8.2	2500	810	**34**	120	610	**1.2**	6.1	0.08	0.10	-	-
10315	水煮缶詰	0	371	**87**	76.4	**(14.8)**	19.5	**0.2**	62	0.6	(1.5)	(1.4)	**6.6***	(0)	-	1.5	-	2.0	390	250	**50**	37	170	**0.7**	2.7	0.03	0.07	-	-
	ほっきがい																												
10316	生	65	278	**66**	82.1	**(8.1)**	11.1	**0.3**	51	1.1	(3.8)	(3.4)	**7.6***	(0)	-	3.8	-	1.9	250	260	**62**	75	160	**4.4**	1.8	0.15	0.11	-	-
	みるがい																												
10317	水管　生	80	325	**77**	78.9	**(13.3)**	18.3	**0.1**	36	0.4	(0.3)	(0.3)	**5.6***	(0)	-	0.3	-	2.1	330	420	**55**	75	160	**3.3**	1.0	0.04	0.16	-	-
	<えび・かに類>																												
	(えび類)																												
10319	あまえび　生	65	358	**85**	78.2	**15.2**	19.8	**0.7**	130	1.5	(0.1)	(0.1)	**4.2***	(0)	-	0.1	-	1.6	300	310	**50**	42	240	**0.1**	1.0	0.44	0.02	18	33
10467	アルゼンチンあかえび　生	60	312	**73**	80.1	**13.9**	19.1	**0.4**	160	0.7	(Tr)	(Tr)	**3.7***	-	-	Tr	-	2.0	330	390	**41**	47	300	**0.3**	1.3	0.37	0.03	26	66
10468	ゆで	60	403	**95**	75.4	**17.1**	22.5	**0.9**	210	1.8	(Tr)	(Tr)	**4.7***	-	-	Tr	-	1.9	310	350	**56**	55	300	**0.7**	1.8	0.58	0.05	44	79
10469	焼き	60	346	**82**	78.3	**15.7**	21.0	**0.6**	170	1.4	(0.1)	(0.1)	**3.3***	-	-	0.1	-	2.1	360	400	**47**	49	300	**0.7**	1.5	0.63	0.03	49	79
10320	いせえび　生	70	365	**86**	76.6	**17.4**	20.9	**0.1**	93	0.4	(Tr)	(Tr)	**3.7***	(0)	-	Tr	-	2.1	350	400	**37**	39	330	**0.1**	1.8	0.65	0.02	-	-
10321	くるまえび　養殖，生	55	383	**90**	76.1	**10.2**	21.6	**0.3**	170	0.6	(Tr)	(Tr)	**3.7***	(0)	-	Tr	-	1.7	170	430	**41**	46	310	**0.7**	1.4	0.42	0.02	4	35
10322	ゆで	55	492	**116**	69.3	**(23.8)**	28.2	**0.2**	240	0.5	(Tr)	(Tr)	**4.7***	(0)	-	Tr	-	2.0	200	500	**61**	57	300	**1.0**	1.8	0.62	0.03	-	-
10323	焼き	55	410	**97**	74.4	**(19.9)**	23.5	**0.2**	200	0.4	(Tr)	(Tr)	**3.9***	(0)	-	Tr	-	1.7	180	400	**55**	49	330	**1.4**	1.6	0.58	0.02	-	-
10431	さくらえび　生	0	331	**78**	78.9	**12.0**	16.6	**1.2**	200	2.0	(0.1)	(0.1)	**4.9***	-	-	0.1	-	3.1	270	310	**630**	69	330	**0.3**	1.3	0.90	0.05	110	64
10324	ゆで	0	349	**82**	75.6	**(13.2)**	18.2	**0.7**	230	1.5	(Tr)	(Tr)	**5.8***	-	-	Tr	-	4.7	830	250	**690**	92	360	**0.5**	1.4	2.05	0.09	-	-
10325	素干し	0	1214	**286**	19.4	**(46.9)**	64.9	**2.1**	700	4.0	(0.1)	(0.1)	**20.0***	-	-	0.1	-	11.6	1200	1200	**2000**	310	1200	**3.2**	4.9	3.34	0.23	-	-
10326	煮干し	0	1071	**252**	23.2	**(42.8)**	59.1	**1.1**	700	2.5	(0.1)	(0.1)	**17.8***	-	-	0.1	-	15.1	3400	680	**1500**	260	860	**3.0**	4.1	2.61	0.20	-	-

みるがい(海松貝)

Keen's gaper

特徴　全国の浅い海の砂泥地に生息する二枚貝。長い水管が常に殻の外に出ている。
　主に水管の部分が食用になり，味は淡泊で，独特の食感がある。みるがいの流通量は少なく，「白みる」と呼ばれる「なみがい」が輸入され，多く出回っている。
栄養　たんぱく質が多く，カルシウム，鉄がやや多い。
調理　刺身，寿司種，酢の物，焼き物などに用いる。

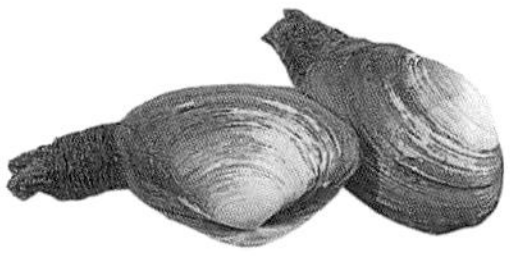

えび類

Prawns and shrimps

特徴　えびには多くの種類がある。特有の旨味成分をもつ。
栄養　たんぱく質が多く，カルシウム，リンも豊富。

●**あまえび**
　体長10～12cmで，体色は紅色。甘味があり，生食に向く。

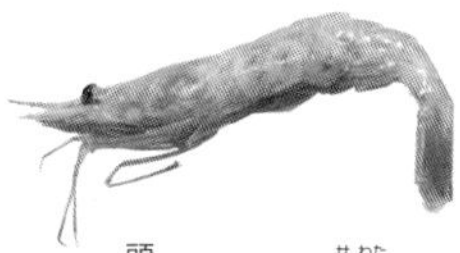

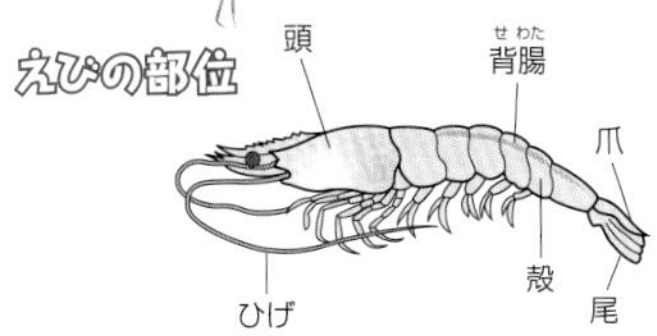

●**くるまえび**
　体長が18～20cmで，体に横縞模様がある。出回っているものはほとんどが養殖。

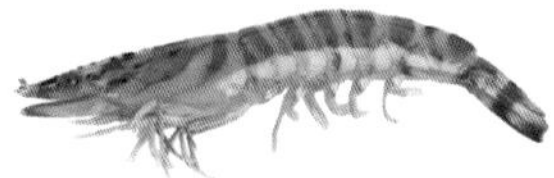

●**いせえび**
　大型で，体長30～35cmにもなる。高級料理や祝い事に使う。

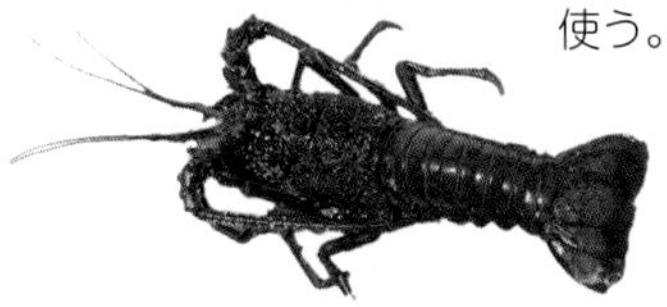

生きているうちは茶色や紫褐色だが，加熱すると体色が赤くなる

●**さくらえび**
　体長4～5cm以下の小えびで，加工して流通することが多い。

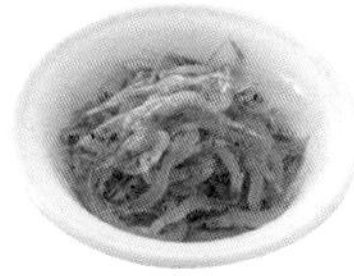

●**しばえび**
　体長10～15cmで，体色は淡黄色で，青色の斑点がある。

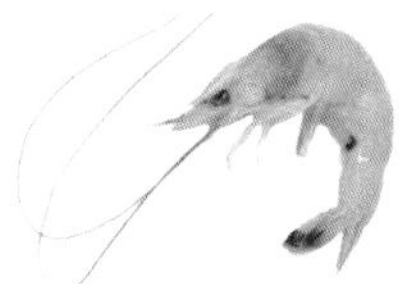

クロム	モリブデン	ビタミンA レチノール	A カロテン α	A カロテン β	A β-クリプトキサンチン	A β-カロテン当量	A レチノール活性当量	D	E トコフェロール α	E トコフェロール β	E トコフェロール γ	E トコフェロール δ	K	B_1	B_2	ナイアシン	ナイアシン当量	B_6	B_{12}	葉酸	パントテン酸	ビオチン	C	アルコール	食塩相当量	見当	備考
μg	μg	μg	μg	μg	μg	μg	μg	μg	mg	mg	mg	mg	μg	mg	mg	mg	mg	mg	μg	μg	mg	μg	mg	g	g		
-	-	4	0	5	0	5	**5**	(0)	0.8	0	0	0	(0)	**0.14**	**0.06**	2.1	3.8	0.08	7.9	18	0.79	-	1	-	**0.8**	むき身10個=約40g	別名：あおやぎ 廃棄部位：貝殻及び内臓
-	-	7	0	25	-	25	**9**	(0)	0.6	0	0	0	Tr	**0.08**	**0.16**	1.1	2.1	0.08	28.0	20	0.37	-	1	-	**2.0**	1個=25g	廃棄部位：貝殻
-	-	12	0	50	-	50	**16**	(0)	2.8	0	0	0	1	**0.15**	**0.27**	1.6	(4.1)	0.05	20.0	23	0.45	-	1	-	**1.2**		廃棄部位：貝殻
-	-	12	0	48	-	48	**16**	(0)	2.3	0	0	0	Tr	**0.13**	**0.29**	1.9	(4.1)	0.12	33.0	27	0.57	-	2	-	**2.0**		液汁を含んだもの。廃棄部位：貝殻
-	-	Tr	-	-	-	Tr	**Tr**	(0)	1.9	0	0	0	2	**0.02**	**0.10**	1.6	(6.1)	0.11	45.0	49	0.34	-	(0)	-	**7.1**	1個=15g	
4	6	3	4	28	0	30	**6**	(0)	0.5	0	0	0	0	**0.13**	**0.12**	1.2	2.2	0.07	19.0	21	0.57	13.0	1	-	**1.3**		廃棄部位：貝殻
-	-	10	1	150	0	150	**23**	(0)	0.9	0	0	0	1	**0.05**	**0.29**	1.7	3.4	0.07	11.0	87	0.66	-	3	-	**0.8**		廃棄部位：貝殻
-	-	15	2	230	0	230	**34**	(0)	1.7	0	0	0	2	**0.04**	**0.29**	1.9	(4.1)	0.06	18.0	83	0.64	-	2	-	**0.6**		廃棄部位：貝殻
3	1	1	0	0	0	0	**1**	0	0.8	0	0	0	0	**0.01**	**0.06**	1.9	4.1	0.11	1.7	61	0.28	1.7	2	-	**0.3**		
-	-	1	0	0	0	0	**1**	0	1.1	0	0	0	Tr	**0.01**	**0.08**	2.7	5.9	0.14	2.1	41	0.34	-	1	-	**0.4**		
-	-	Tr	-	-	-	Tr	**Tr**	(0)	2.5	0	0	0	(0)	**0.12**	**0.30**	4.6	(14.0)	0.12	5.2	22	0.75	-	(0)	-	**6.4**		
-	-	Tr	-	-	-	Tr	**Tr**	(0)	1.1	0	0	0	(0)	**Tr**	**0.05**	1.0	(3.7)	0.09	2.6	7	0	-	(0)	-	**1.0**		液汁を除いたもの
-	-	6	-	-	-	10	**7**	(0)	1.4	0	0	0	(0)	**0.01**	**0.16**	1.9	(3.5)	0.12	48.0	45	0.20	-	2	-	**0.6**	1個=100g	別名：うばがい(標準和名) 廃棄部位：貝殻
-	-	Tr	-	-	-	Tr	**Tr**	(0)	0.6	0	0	0	(0)	**Tr**	**0.14**	2.0	(4.6)	0.05	9.1	13	0.64	-	1	-	**0.8**		別名：みるくい(標準和名) 廃棄部位：貝殻及び内臓
Tr	1	3	0	0	0	0	**3**	(0)	3.4	0	0	0	(0)	**0.02**	**0.03**	1.1	4.4	0.04	2.4	25	0.21	2.1	Tr	-	**0.8**		別名：ほっこくあかえび(標準和名) 廃棄部位：頭部，殻，内臓，尾部等
1	2	0	Tr	4	0	5	**Tr**	-	1.4	0	0	0	-	**0.04**	**0.04**	2.0	4.6	0.05	3.3	61	0.76	3.4	1	-	**0.8**		廃棄部位：頭部，殻，内臓，尾部等
1	4	0	1	9	-	10	**1**	-	2.1	-	0	-	-	**0.04**	**0.06**	1.8	5.4	0.05	5.4	39	0.55	4.7	Tr	-	**0.8**		廃棄部位：頭部，殻，内臓，尾部等
1	4	0	1	7	-	7	**1**	-	1.6	-	-	-	-	**0.03**	**0.06**	2.0	5.1	0.06	5.0	35	0.62	3.9	1	-	**0.9**		廃棄部位：頭部，殻，内臓，尾部等
-	-	0	0	0	0	0	**0**	(0)	3.8	0	0	0	(0)	**0.01**	**0.03**	2.1	5.2	0.14	0.3	15	0.41	-	1	-	**0.9**	中1尾=250g	廃棄部位：頭部，殻，内臓，尾部等
0	1	0	0	49	0	49	**4**	(0)	1.6	0	0	0	(0)	**0.11**	**0.06**	3.8	7.0	0.12	1.9	23	1.11	2.6	Tr	-	**0.4**	中1尾=約50g	廃棄部位：頭部，殻，内臓，尾部等
-	-	0	0	56	0	56	**5**	(0)	2.3	0	0	0	(0)	**0.09**	**0.05**	4.5	(8.6)	0.08	2.0	17	1.07	-	Tr	-	**0.5**		廃棄部位：頭部，殻，内臓，尾部等
-	-	0	0	53	0	53	**4**	(0)	2.7	0	0	0	(0)	**0.11**	**0.05**	3.6	(7.0)	0.08	2.3	15	1.06	-	1	-	**0.5**		廃棄部位：頭部，殻，内臓，尾部等
1	3	1	Tr	6	0	6	**2**	0.1	2.3	0	Tr	0	0	**0.10**	**0.08**	2.3	5.1	0.10	4.5	94	0.29	5.2	1	-	**0.7**		殻付き
-	-	6	0	3	0	3	**7**	(0)	2.8	0	0	0	0	**0.10**	**0.08**	1.1	(4.2)	0.09	4.3	41	0.37	-	0	-	**2.1**	1C=20～30g	殻つき
-	-	Tr	-	-	-	(0)	**(Tr)**	(0)	(7.2)	0	(0.1)	0	(0)	**0.17**	**0.15**	5.5	(17.0)	0.21	11.0	230	1.16	-	0	-	**3.0**		殻つき
-	-	Tr	-	-	-	(0)	**(Tr)**	(0)	(3.4)	0	(0.1)	0	(0)	**0.16**	**0.11**	3.5	(14.0)	0.05	3.5	82	0.51	-	0	-	**8.6**		殻つき

かに類

Crabs

特徴　世界中に分布し，海産と淡水産がある。特有の旨味成分をもつ。エキス分が多いので，魚肉より腐りやすい。加熱すると，甲羅や殻が赤くなる。ロシアなどから多く輸入されている。

栄養　たんぱく質に富み，カルシウムが比較的多い。脂質，ビタミン類は少ない。

調理　刺身，寿司種，焼き物，塩ゆで，汁物の具，天ぷら，から揚げ，炒め物などに向く。「がん漬」はしおまねきの塩辛。

かにの部位

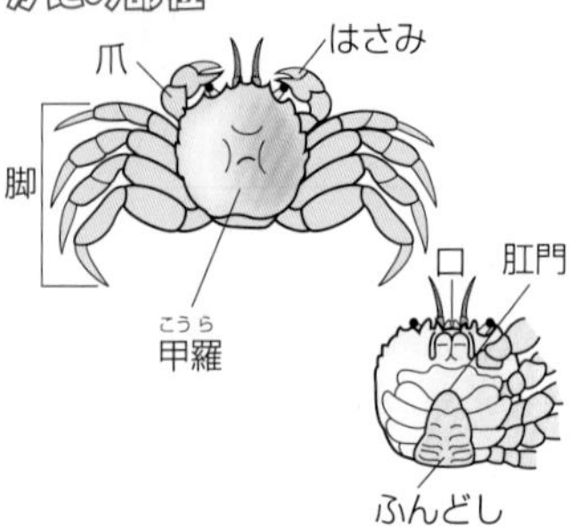

●がざみ（蝤蛑）

長距離を移動するため，「わたりがに」の名で呼ばれている。卵をもつ夏が旬。産地は，東京湾，瀬戸内海，伊勢湾，有明海が有名。

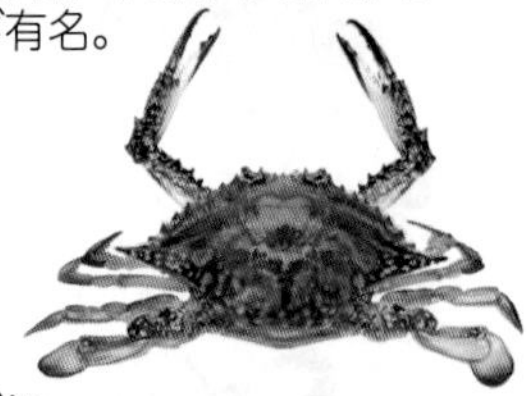

●毛がに

甲羅や脚に褐色の毛がはえている。主な産地は，北海道を中心に東北，北陸。旬は冬。塩ゆでの他，様々な料理に利用される。

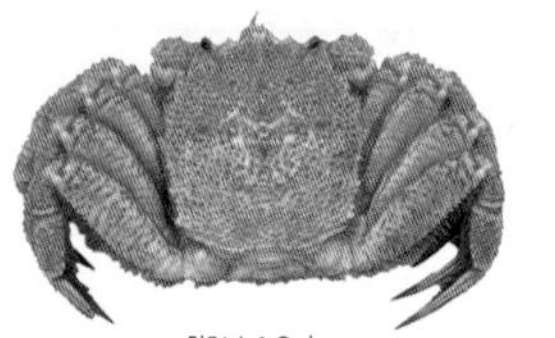

脚は10本

●ずわいがに

一般に，雄のかにをさす。脚が長く，細い。島根県以北の日本海にすみ，旬は冬。「越前がに（福井）」「松葉がに（鳥取，島根）」とも呼ばれる。塩ゆで，焼きがになど，様々な料理に利用される。

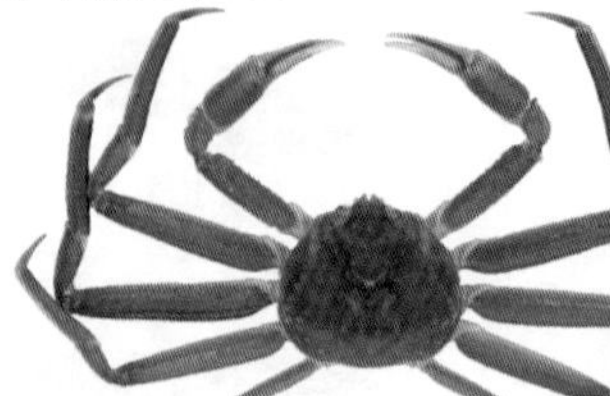

脚は10本

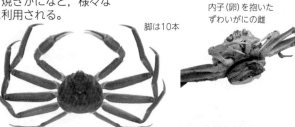

雌は，雄の半分ほどの大きさで，主に卵巣を食べる。「こうばこがに（北陸）」「せいこがに（山陰）」ともいう。

内子（卵）を抱いたずわいがにの雌

●たらばがに

かにに似ているが，ヤドカリの仲間。体全体にとげがあり，脚を広げると，1mを超えるほど大きい。たらの漁場でよくとれるため，この名がついた。「キングクラブ（かにの王様）」と呼ばれ，世界的に人気が高い。塩ゆでの他，様々な料理に利用される。

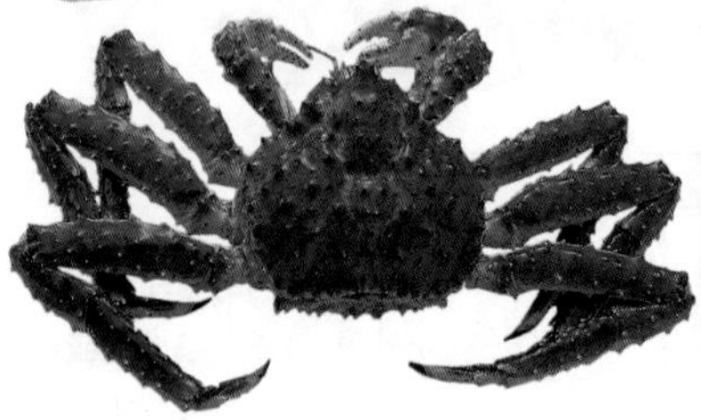

脚は８本

食品番号	食品名（可食部100g当たり）	廃棄率	エネルギー	エネルギー	水分	たんぱく質：アミノ酸組成によるたんぱく質	たんぱく質：たんぱく質	脂質：脂肪酸のトリアシルグリセロール当量	脂質：コレステロール	脂質：脂質	炭水化物：利用可能炭水化物（単糖当量）	炭水化物：利用可能炭水化物（質量計）	炭水化物：利用可能炭水化物 差引き法による	炭水化物：食物繊維総量	炭水化物：糖アルコール	炭水化物：炭水化物	有機酸	灰分	無機質：ナトリウム	無機質：カリウム	無機質：カルシウム	無機質：マグネシウム	無機質：リン	無機質：鉄	無機質：亜鉛	無機質：銅	無機質：マンガン	無機質：ヨウ素	無機質：セレン
		%	kJ	kcal	g	g	g	g	mg	g	g	g	g	g	g	g	g	g	mg	mg	mg	mg	mg	mg	mg	mg	mg	µg	µg
10327	大正えび　生	55	379	**89**	76.3	**(17.9)**	21.7	**0.1**	160	0.3	(0.1)	(0.1)	**4.1***	(0)	-	0.1	-	1.6	200	360	**34**	45	300	**0.1**	1.4	0.61	0.02	-	-
10328	しばえび　生	50	330	**78**	79.3	**15.7**	18.7	**0.2**	170	0.4	(0.1)	(0.1)	**3.3***	(0)	-	0.1	-	1.5	250	260	**56**	30	270	**1.0**	1.0	0.35	0.11	-	-
10415	バナメイえび　養殖，生	20	348	**82**	78.6	**16.5**	19.6	**0.3**	160	0.6	(0.7)	(0.6)	**3.3***	(0)	-	0.7	-	1.3	140	270	**68**	37	220	**1.4**	1.2	0.33	0.10	10	27
10416	天ぷら	10	810	**194**	62.0	**17.1**	20.0	**9.6**	160	10.3	7.1	6.5	**9.2***	0.9	-	6.5	-	1.2	140	250	**96**	36	200	**0.5**	1.3	0.29	0.11	9	28
10329	ブラックタイガー　養殖　生	15	326	**77**	79.9	**(15.2)**	18.4	**0.1**	150	0.3	(0.3)	(0.3)	**3.7***	(0)	-	0.3	-	1.1	150	230	**67**	36	210	**0.2**	1.4	0.39	0.02	4	26
10330	加工品　干しえび	0	903	**213**	24.2	**(40.0)**	48.6	**1.2**	510	2.8	(0.3)	(0.3)	**10.4***	-	-	0.3	-	24.1	1500	740	**7100**	520	990	**15.0**	3.9	5.17	3.93	-	-
10331	つくだ煮	0	1015	**239**	31.8	**(21.3)**	25.9	**1.3**	230	2.2	-	-	**35.6***	-	-	30.1	-	10.0	1900	350	**1800**	110	440	**3.9**	3.1	1.56	1.24	-	-
	（かに類）																												
10332	がざみ　生	65	258	**61**	83.1	**(10.8)**	14.4	**0.1**	79	0.3	(0.3)	(0.3)	**4.1***	(0)	-	0.3	-	1.9	360	300	**110**	60	200	**0.3**	3.7	1.10	0.06	-	-
10333	毛がに　生	70	286	**67**	81.9	**12.1**	15.8	**0.3**	47	0.5	(0.2)	(0.2)	**4.1***	(0)	-	0.2	-	1.6	220	340	**61**	38	260	**0.5**	3.3	0.47	0.03	-	-
10334	ゆで	60	330	**78**	79.2	**(13.8)**	18.4	**0.3**	53	0.5	(0.2)	(0.2)	**5.1***	(0)	-	0.2	-	1.7	240	280	**66**	39	200	**0.6**	3.8	0.46	0.02	-	-
10335	ずわいがに　生	70	249	**59**	84.0	**10.6**	13.9	**0.2**	44	0.4	(0.1)	(0.1)	**3.6***	(0)	-	0.1	-	1.6	310	310	**90**	42	170	**0.5**	2.6	0.35	0.02	58	97
10336	ゆで	55	274	**65**	82.5	**(11.2)**	15.0	**0.3**	61	0.6	(0.1)	(0.1)	**4.1***	(0)	-	0.1	-	1.8	240	240	**120**	55	150	**0.7**	3.1	0.56	0.02	-	-
10337	水煮缶詰	0	291	**69**	81.1	**(12.2)**	16.3	**0.2**	70	0.4	(0.2)	(0.2)	**4.5***	(0)	-	0.2	-	2.0	670	21	**68**	29	120	**0.5**	4.7	0.35	0.10	-	-
10338	たらばがに　生	70	239	**56**	84.7	**10.1**	13.0	**0.5**	34	0.9	(0.2)	(0.2)	**2.9***	(0)	-	0.2	-	1.8	340	280	**51**	41	220	**0.3**	3.2	0.43	0.03	43	25
10339	ゆで	60	328	**77**	80.0	**14.3**	17.5	**0.8**	53	1.5	(0.3)	(0.3)	**3.2***	(0)	-	0.3	-	1.7	310	230	**48**	51	190	**0.2**	4.2	0.41	0.04	62	35
10340	水煮缶詰	0	360	**85**	77.0	**(15.4)**	20.6	**0.1**	60	0.3	(0.1)	(0.1)	**5.5***	(0)	-	0.1	-	2.0	580	90	**52**	34	220	**0.2**	6.3	0.58	0.06	-	-
10341	加工品　がん漬	0	246	**58**	54.7	**(6.3)**	8.4	**0.2**	36	0.4	-	-	**7.7***	-	-	5.4	-	31.1	7500	250	**4000**	530	200	**1.7**	2.4	1.36	4.43	-	-
	<いか・たこ類>																												
	（いか類）																												
10342	あかいか　生	25	343	**81**	79.3	**13.4**	17.9	**0.8**	280	1.5	(Tr)	(Tr)	**5.1***	(0)	-	Tr	-	1.4	200	330	**12**	46	280	**0.1**	1.2	0.21	0.02	5	28
10343	けんさきいか　生	20	325	**77**	80.0	**(12.7)**	17.5	**0.4**	350	1.0	(0.1)	(0.1)	**5.5***	(0)	-	0.1	-	1.4	210	330	**12**	46	260	**0.1**	1.3	0.16	0.02	-	-
10344	こういか　生	35	272	**64**	83.4	**10.6**	14.9	**0.6**	210	1.3	(0.1)	(0.1)	**4.1***	(0)	-	0.1	-	1.3	280	220	**17**	48	170	**0.1**	1.5	0.45	0.02	4	23
10345	するめいか　生	30	321	**76**	80.2	**(13.4)**	17.9	**0.3**	250	0.8	(0.1)	(0.1)	**4.7***	(0)	-	0.1	-	1.3	210	300	**11**	46	250	**0.1**	1.5	0.29	Tr	7	41
10346	水煮	0	415	**98**	74.6	**(16.4)**	21.9	**0.4**	310	0.9	(0.1)	(0.1)	**7.1***	(0)	-	0.1	-	1.4	230	310	**14**	52	280	**0.1**	1.8	0.40	0.01	10	42
10347	焼き	0	460	**108**	71.8	**(17.7)**	23.6	**0.4**	350	1.0	(0.1)	(0.1)	**8.5***	(0)	-	0.1	-	1.6	330	360	**14**	57	300	**0.2**	1.9	0.41	Tr	10	46

いか類

Squids

特徴　種類が多く，日本近海だけで約130種いるといわれる。特有の旨味成分があり，くせのない淡泊な味。
　日本は世界最大のいか消費国といわれ，はば広い料理に使われている。いかの漁獲量では，するめいかが圧倒的に多く，いかの総漁獲量の約8割を占める。
栄養　たんぱく質を多く含むが，脂質，炭水化物が少ない。タウリンも豊富。肝はレチノール，ビタミンEなどを多く含むが，コレステロールが多い。

いかの部位

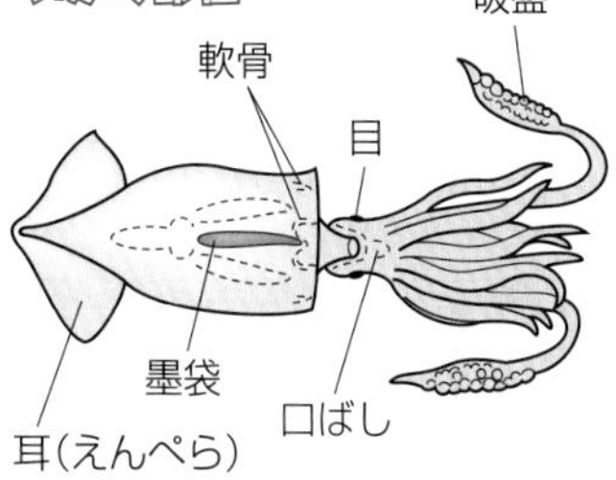

調理　刺身，寿司種，天ぷら，から揚げ，フライ，マリネ，炒め物，煮物などに向く。また，するめ，くん製，塩辛，沖漬などに加工する。

●こういか
　胴に船形の大きい甲があり，肉が厚く，味もよい。「こういか」「もんごういか」の名で流通しており，冷凍品が多い。

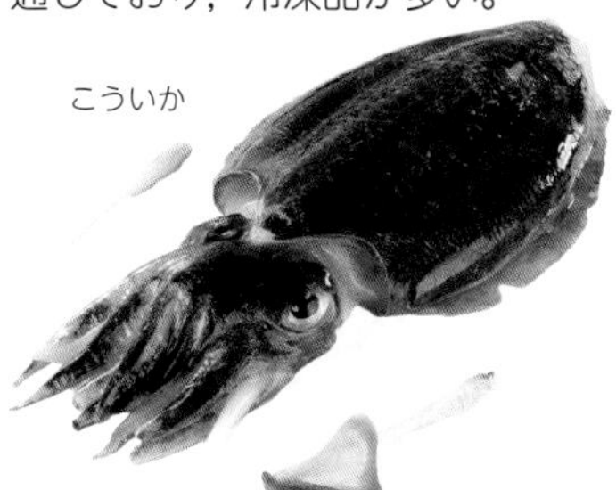
こういか

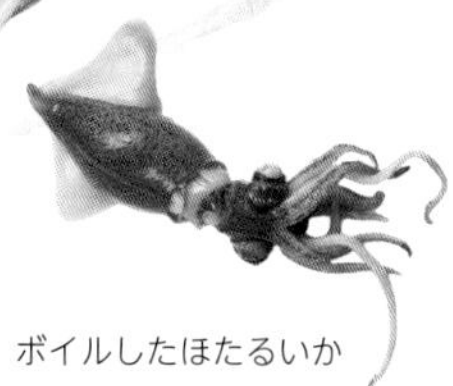
ボイルしたほたるいか

●するめいか
　甲が薄くて細長く，肉が薄い。あかいか，けんさきいか，やりいかなどの種類がある。

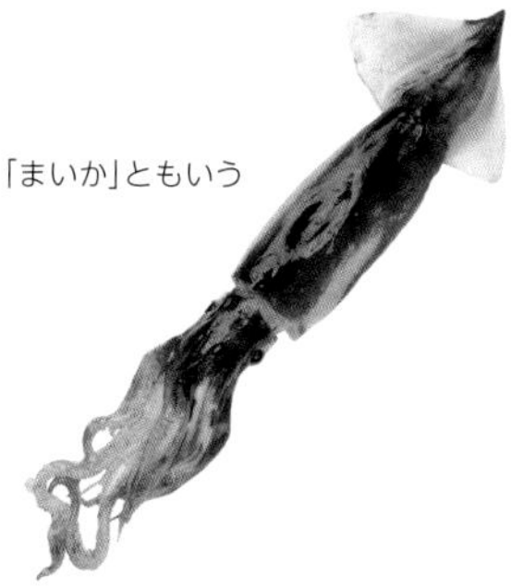
「まいか」ともいう

●ほたるいか(蛍烏賊)
特徴　体表に発光器をもつ。胴長4～7cmの小型のいか。主な産地は富山県や兵庫県など。
栄養　内臓も一緒に食べるので，脂質やレチノール，ビタミンEが多い。
調理　刺身，つくだ煮，煮物，塩辛などに加工される。

●するめ
　いかを切り開き，乾燥したもの。べっこう色になる。焼いたり，水に戻したりして食べる。

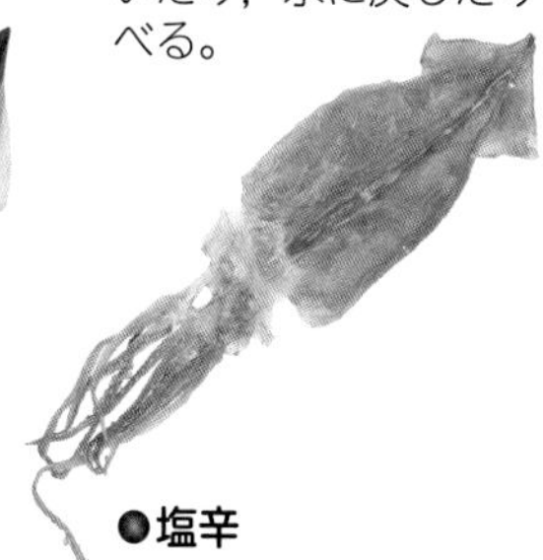

●塩辛
　新鮮なするめいかを細切りにし，肝臓と食塩を加えて熟成したもの。

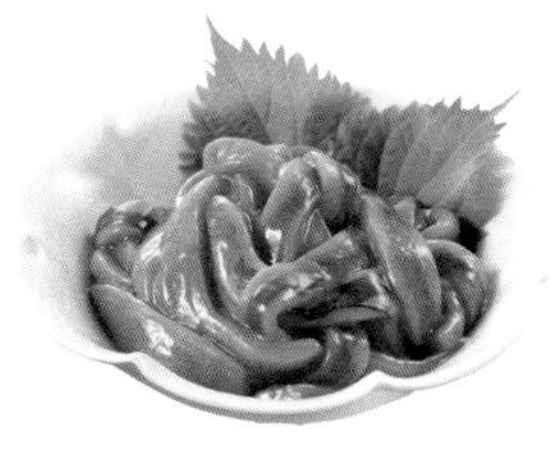

10 魚介類

クロム	モリブデン	ビタミンA レチノール	カロテン α	カロテン β	β-クリプトキサンチン	β-カロテン当量	レチノール活性当量	D	E トコフェロール α	β	γ	δ	K	B_1	B_2	ナイアシン	ナイアシン当量	B_6	B_{12}	葉酸	パントテン酸	ビオチン	C	アルコール	食塩相当量	見当	備考
μg	μg	μg	μg	μg	μg	μg	μg	μg	mg	mg	mg	mg	μg	mg	mg	mg	mg	mg	μg	μg	mg	μg	mg	g	g		
-	-	6	0	4	0	4	6	(0)	1.8	0	0	0	(0)	0.03	0.04	2.4	(5.8)	0.07	2.1	45	0.61	-	1	-	0.5		別名：こうらいえび(標準和名) 廃棄部位：頭部，殻，内臓，尾部等
-	-	3	0	20	0	20	4	(0)	1.7	0	0	0	(0)	0.02	0.06	2.2	5.5	0.10	1.1	57	0.38	-	2	-	0.6	中1尾=	廃棄部位：頭部，殻，内臓，尾部等
2	-	0	(0)	(0)	(0)	(0)	0	0	1.7	0	0.3	0	(0)	0.03	0.04	3.6	6.8	0.14	1.2	38	0.23	1.9	1	-	0.3	約10g	廃棄部位：殻及び尾部
1	-	0	(0)	16	(0)	16	1	0	3.6	0	4.7	0.1	13	0.04	0.06	3.3	6.8	0.10	1.1	34	0.23	1.8	Tr	-	0.3		廃棄部位：殻及び尾部 頭部，殻，内臓等除いたもの
2	1	1	0	0	-	0	1	(0)	1.4	0	0.1	0	(0)	0.07	0.03	2.6	(5.5)	0.07	0.9	15	0.59	1.9	Tr	-	0.4		廃棄部位：殻及び尾部 無頭，殻つき。別名：うしえび(標準和名)
-	-	14	0	5	0	5	14	(0)	2.5	0	0	0	(0)	0.10	0.19	4.3	(12.0)	0.19	11.0	46	0.72	-	0	-	3.8		試料(原材料)：さるえび
-	-	Tr	-	-	-	(0)	(Tr)	(0)	6.3	0	0.2	0	(0)	0.14	0.11	5.0	(9.1)	0.08	6.3	35	0.65	-	(0)	-	4.8		
-	-	0	0	7	0	7	1	(0)	1.8	0	0	0	(0)	0.02	0.15	4.2	(6.3)	0.18	4.7	22	0.78	-	Tr	-	0.9	中1匹=	廃棄部位：殻，内臓等。別名：わたりがに
-	-	Tr	-	-	-	(0)	(Tr)	(0)	2.2	0	0	0	(0)	0.07	0.23	2.3	4.5	0.16	1.9	13	0.41	-	Tr	-	0.6	約180g	廃棄部位：殻，内臓等
-	-	Tr	-	-	-	(0)	(Tr)	(0)	3.7	0	0	0	(0)	0.07	0.23	2.4	(5.1)	0.13	2.5	10	0.40	-	Tr	-	0.6		廃棄部位：殻，内臓等。殻つきでゆでたもの
1	2	Tr	-	-	-	(0)	(Tr)	(0)	2.1	0	0	0	(0)	0.24	0.60	8.0	10.0	0.13	4.3	15	0.48	3.0	Tr	-	0.8		廃棄部位：殻，内臓等。別名：まつばがに
-	-	Tr	-	-	-	(0)	(Tr)	(0)	2.6	0	0	0	(0)	0.21	0.57	6.1	(8.3)	0.11	7.2	9	0.54	-	Tr	-	0.6		廃棄部位：殻，内臓等。殻つきでゆでたもの
-	-	0	-	-	-	(0)	(0)	(0)	2.0	0	0	0	(0)	0	0.03	0.1	(2.5)	Tr	0.2	1	0	-	0	-	1.7		液汁を除いたもの
1	1	0	0	7	0	7	1	(0)	1.9	0	0	0	(0)	0.05	0.07	2.1	4.3	0.14	5.8	21	0.65	4.9	1	-	0.9		廃棄部位：殻，内臓等
1	2	0	0	8	0	8	1	(0)	3.0	0	0	0	(0)	0.07	0.06	1.8	5.1	0.13	9.9	15	0.48	5.4	Tr	-	0.8		廃棄部位：殻，内臓等。殻つきでゆでたもの
-	-	Tr	-	-	-	(0)	(Tr)	(0)	2.9	0	0	0	(0)	0.02	0.10	0.2	(3.3)	0.04	6.1	4	0.26	-	(0)	-	1.5		液汁を除いたもの
-	-	Tr	-	-	-	Tr	Tr	(0)	1.8	0	0.2	0	1	0.10	0.50	2.0	(3.2)	0.07	2.2	7	0.26	-	(0)	-	19.1		しおまねきの塩辛
1	1	4	0	0	0	0	4	(0)	2.2	0	0	0	(0)	0.01	0.02	2.1	4.7	0.10	2.3	2	0.31	4.0	1	-	0.5		廃棄部位：内臓等。別名：ばかいか，むらさきいか
-	-	7	0	0	0	0	7	(0)	1.6	0	0	0	(0)	0.01	0.02	2.5	(5.0)	0.11	2.5	4	0.28	-	2	-	0.5		廃棄部位：内臓等
0	0	5	Tr	Tr	-	Tr	5	(0)	2.2	Tr	Tr	Tr	(0)	0.03	0.05	1.3	3.3	0.06	1.4	3	0.52	1.6	1	-	0.7		廃棄部位：内臓等。別名：すみいか
Tr	1	13	0	0	0	0	13	0.3	2.1	0	Tr	0	-	0.07	0.05	4.0	(6.5)	0.21	4.9	5	0.34	4.9	1	-	0.5		廃棄部位：内臓等。胴55.9%，足・耳44.1%
0	0	16	0	0	0	0	16	0	2.5	0	Tr	0	-	0.05	0.06	4.9	(8.0)	0.23	5.3	5	0.42	5.4	1	-	0.6		内臓等を除き水煮したもの
0	Tr	22	0	0	0	0	22	0	2.5	0	Tr	0	-	0.09	0.07	5.8	(9.1)	0.26	5.4	7	0.44	6.3	1	-	0.8		内臓等を除き焼いたもの

いかのおろし方

① 胴に指を入れ，足のつけ根を身からはずす。

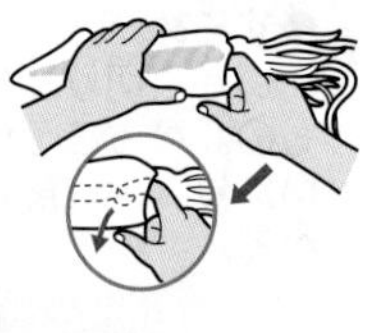

④ 耳のつけ根の筋目に沿って包丁で切り開き，内側の薄皮などを取り除く。

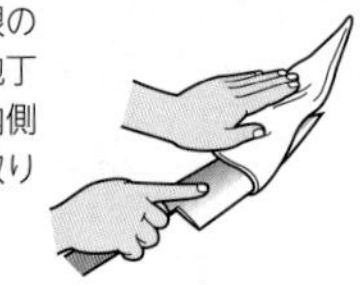

② 足と一緒にわた（内臓）を引き抜く。さらに，胴に指を入れ，軟骨を抜く。

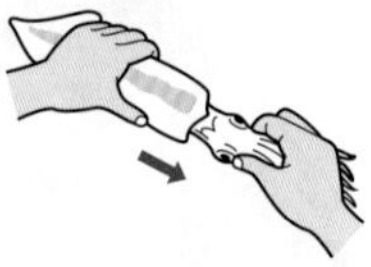

⑤ 皮のさけめに指をかけ，上からすその方に皮を引いて取る。

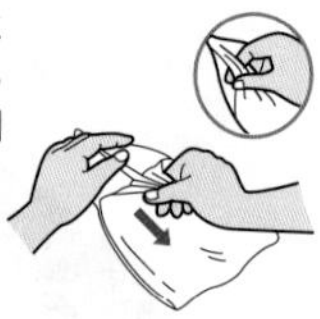

③ 耳のつけ根に指を入れて耳をはずし，すその方に引いて取る。

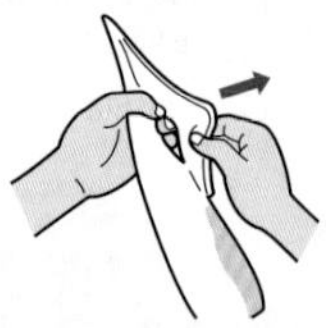

⑥ 足とわたを切り離し，足のつけ根にある目と口ばしを取り除く。足と耳の皮を取る。

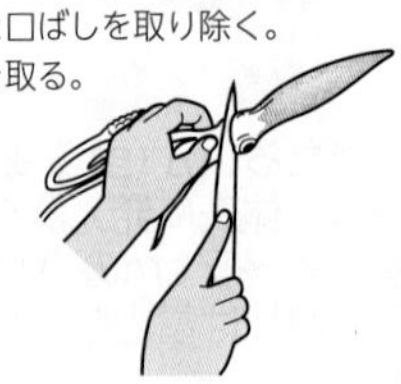

たこ類

Octopus

特徴　10数種類生息するが，食用になるのは，まだこ，いいだこ，みずだこ，てながだこなど。

弾力があり，シコシコとした歯ごたえがある。

栄養　脂質，炭水化物が少ない。成分はいかに似ている。旨味成分のタウリンを含む。

調理　刺身，塩ゆで，寿司種，酢の物，酢みそあえ，煮物，おでん種，マリネなどに用いる。

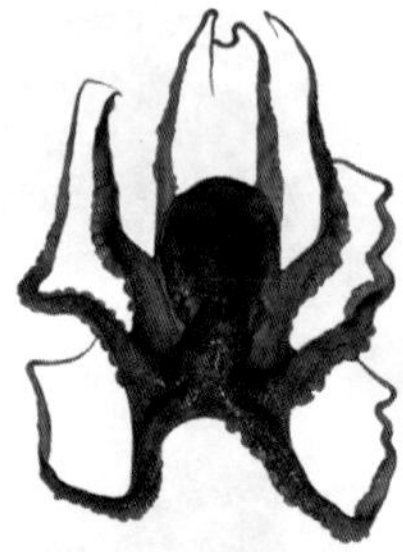

生のまだこ

●いいだこ（飯蛸）

体長10～20cm。春の産卵期に飯粒のような卵をもつことから，この名がある。旬は冬から春。煮付，おでん種，酢みそあえなどに向く。

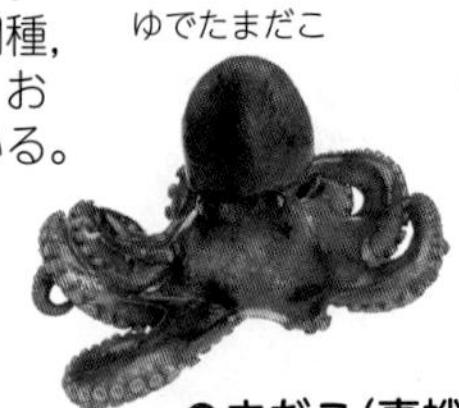

ゆでたまだこ

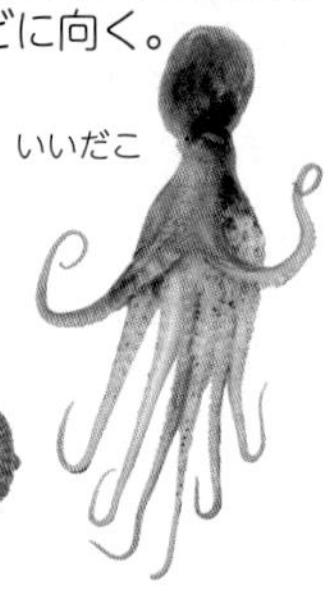

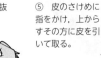

いいだこ

●まだこ（真蛸）

体長40～60cm。たこのなかで最も美味とされる。ほとんどがゆでた状態で流通。輸入の冷凍品が多い。

食品番号	食品名（可食部100g当たり）	廃棄率	エネルギー		水分	たんぱく質		脂質			炭水化物						有機酸	灰分	無機質										
						アミノ酸組成によるたんぱく質	たんぱく質	脂肪酸のトリアシルグリセロール当量	コレステロール	脂質	利用可能炭水化物（単糖当量）	利用可能炭水化物（質量計）	利用可能炭水化物（差引き法による）	食物繊維総量	糖アルコール	炭水化物			ナトリウム	カリウム	カルシウム	マグネシウム	リン	鉄	亜鉛	銅	マンガン	ヨウ素	セレン
		%	kJ	kcal	g	g	g	g	mg	g	g	g	g	g	g	g	g	g	mg	mg	mg	mg	mg	mg	mg	mg	mg	µg	µg
10417	するめいか 胴 皮つき，生	0	329	**78**	79.8	**13.8**	18.6	**0.4**	210	0.7	(0.1)	(0.1)	**4.7***	(0)	-	0.1	-	1.4	200	330	**10**	48	280	**0.1**	1.4	0.27	0.01	6	40
10418	皮なし，生	0	339	**80**	79.1	**13.8**	18.6	**0.3**	180	0.6	(0.1)	(0.1)	**5.4***	(0)	-	0.1	-	1.4	200	340	**10**	48	270	**0.1**	1.5	0.27	0.01	6	38
10419	天ぷら	0	734	**175**	64.9	**13.1**	16.7	**9.8**	150	10.8	**9.0***	8.2	10.2	0.8	-	6.3	-	1.2	180	280	**26**	40	230	**0.1**	1.3	0.16	0.06	5	31
10470	フライ	0	1466	**352**	37.5	-	24.8	**22.0**	210	23.4	(1.1)	(1.0)	**13.6***	-	-	1.1	-	2.1	350	480	**22**	62	350	**0.4**	1.9	0.30	0.11	5	46
10420	耳・足，生	0	317	**75**	80.8	**13.0**	16.9	**0.6**	290	0.9	0	0	**4.4***	(0)	-	0	-	1.3	230	270	**13**	45	210	**0.1**	1.6	0.31	0	8	42
10348	ほたるいか 生	0	310	**74**	83.0	**7.8**	11.8	**2.3**	240	3.5	(0.2)	(0.2)	**5.4***	(0)	-	0.2	-	1.5	270	290	**14**	39	170	**0.8**	1.3	3.42	0.05	-	-
10349	ゆで	0	386	**91**	78.1	**(11.7)**	17.7	**1.5**	380	2.9	(0.4)	(0.4)	**7.8***	(0)	-	0.4	-	0.9	240	240	**22**	32	200	**1.1**	1.9	2.97	0.08	-	-
10350	くん製	0	1291	**305**	23.0	**(28.6)**	43.1	**3.4**	930	7.5	-	-	**39.9***	(0)	-	21.3	-	5.1	1500	240	**55**	56	650	**10.0**	5.2	12.00	0.34	-	-
10351	つくだ煮	0	1037	**245**	39.8	**(17.9)**	27.0	**3.8**	390	6.7	-	-	**34.9***	(0)	-	22.9	-	3.6	1200	96	**26**	31	270	**2.7**	3.3	6.22	0.19	-	-
10352	やりいか 生	25	333	**79**	79.7	**13.1**	17.6	**0.5**	320	1.0	(0.4)	(0.4)	**5.3***	(0)	-	0.4	-	1.3	170	300	**10**	42	280	**0.1**	1.2	0.25	0.02	-	-
10353	加工品 するめ	0	1290	**304**	20.2	**(50.2)**	69.2	**1.7**	980	4.3	(0.4)	(0.4)	**22.0***	(0)	-	0.4	-	5.9	890	1100	**43**	170	1100	**0.8**	5.4	0.99	0.06	-	-
10354	さきいか	0	1136	**268**	26.4	**(34.2)**	45.5	**0.8**	370	3.1	-	-	**31.0***	(0)	-	17.3	-	7.7	2700	230	**23**	82	430	**1.6**	2.8	0.27	0.07	-	-
10355	くん製	0	856	**202**	43.5	**(26.4)**	35.2	**0.7**	280	1.5	-	-	**22.3***	(0)	-	12.8	-	7.0	2400	240	**9**	34	330	**0.7**	2.1	0.26	0.02	-	-
10356	切りいかあめ煮	0	1312	**310**	22.8	**(16.5)**	22.7	**3.1**	360	4.7	-	-	**53.9***	(0)	-	46.1	-	3.7	1100	210	**65**	81	300	**0.8**	2.2	0.50	0.12	-	-
10357	いかあられ	0	1225	**289**	26.7	**(14.5)**	20.0	**1.0**	190	1.8	-	-	**55.4***	(0)	-	49.1	-	2.4	700	230	**18**	41	260	**0.4**	1.3	0.02	0.12	-	-
10358	塩辛	0	480	**114**	67.3	**(11.0)**	15.2	**2.7**	230	3.4	-	-	**11.4***	(0)	-	6.5	-	7.6	2700	170	**16**	48	210	**1.1**	1.7	1.91	0.03	-	-
10359	味付け缶詰	0	540	**127**	66.9	**(15.5)**	21.4	**0.7**	420	1.8	-	-	**14.6***	(0)	-	7.7	-	2.2	700	110	**16**	38	220	**0.6**	2.5	1.12	0.05	-	-
	（たこ類）																												
10360	いいだこ 生	0	271	**64**	83.2	**(10.6)**	14.6	**0.4**	150	0.8	(0.1)	(0.1)	**4.5***	(0)	-	0.1	-	1.3	250	200	**20**	43	190	**2.2**	3.1	2.96	0.06	-	-
10361	まだこ 皮つき 生	15	297	**70**	81.1	**11.4**	16.1	**0.3**	110	0.9	(0.2)	(0.2)	**5.5***	(0)	-	0.2	-	1.7	390	300	**15**	55	160	**0.6**	1.6	0.38	0.03	6	22
10471	皮なし 生	40	372	**88**	76.1	**13.7**	19.0	**0.4**	100	1.0	(0.4)	(0.3)	**7.2***	-	-	0.4	-	2.5	700	340	**15**	54	210	**0.1**	1.8	0.17	0.02	6	24
10362	ゆで	0	387	**91**	76.2	**(15.4)**	21.7	**0.2**	150	0.7	(0.1)	(0.1)	**6.9***	(0)	-	0.1	-	1.3	230	240	**19**	52	120	**0.2**	1.8	0.43	0.04	8	28
10472	蒸しだこ	20	317	**75**	80.3	**12.1**	16.8	**0.5**	130	1.2	(0.2)	(0.1)	**5.5***	-	-	0.2	-	1.6	460	160	**15**	42	160	**0.1**	1.8	0.28	0.03	8	26
10473	油いため	0	473	**112**	72.7	**16.6**	22.4	**1.9**	190	3.0	(0.2)	(0.1)	**7.0***	-	-	0.2	-	1.8	480	170	**18**	47	180	**0.1**	2.6	0.40	0.04	10	32
10474	素揚げ	0	553	**131**	68.6	**19.3**	26.0	**2.7**	220	4.0	(0.2)	(0.1)	**7.4***	-	-	0.2	-	2.1	560	200	**22**	58	210	**0.1**	2.9	0.41	0.04	10	35
10432	みずだこ 生	20	258	**61**	83.5	**9.4**	13.4	**0.4**	100	0.9	(0.1)	(0.1)	**5.0***	(0)	-	0.1	-	1.8	430	270	**19**	60	150	**0.1**	1.6	0.64	0.04	8	46
	<その他>																												
	あみ																												
10363	つくだ煮	0	975	**230**	35.0	**(13.0)**	19.1	**1.1**	120	1.8	-	-	**41.9***	-	-	35.1	-	9.0	2700	350	**490**	100	410	**7.1**	1.7	0.97	0.63	-	-
10364	塩辛	0	264	**62**	63.7	**(8.8)**	12.9	**0.6**	140	1.1	-	-	**5.4***	-	-	0.8	-	21.5	7800	280	**460**	82	270	**0.5**	0.8	0.70	0.13	-	-

あみ（醤蝦）

Opossum shrimp

特徴　アミ科の甲殻類。淡水産と海産のものがある。「おきあみ」によく似ているが，別種。いさざあみ，こませあみ，さがみいそあみなどの種類がある。
　日もちがしないので，生では手に入りにくい。主な産地は，霞ケ浦，浜名湖，瀬戸内海など。
栄養　カルシウム，リン，鉄が豊富。
調理　干しあみにする他，塩辛，つくだ煮にする。塩辛はキムチの材料になる。

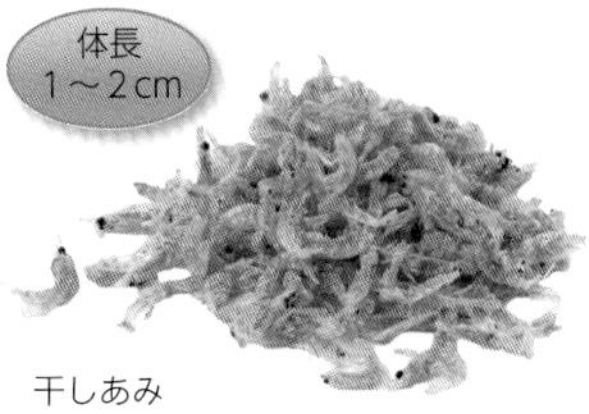

干しあみ

軍艦巻き，あれこれ

　寿司には，握り寿司や海苔巻きなどの他，軍艦巻きがあります。軍艦巻きは成形した酢飯を海苔で巻き，その上に様々な寿司種をのせたものです。その形が軍艦に似ているということが名前の由来です。
　軍艦巻きにすると，うにやねぎとろのように，形がくずれやすいもの，また，いくらやとびこのように，粒が細かいものも寿司種に使うことができます。

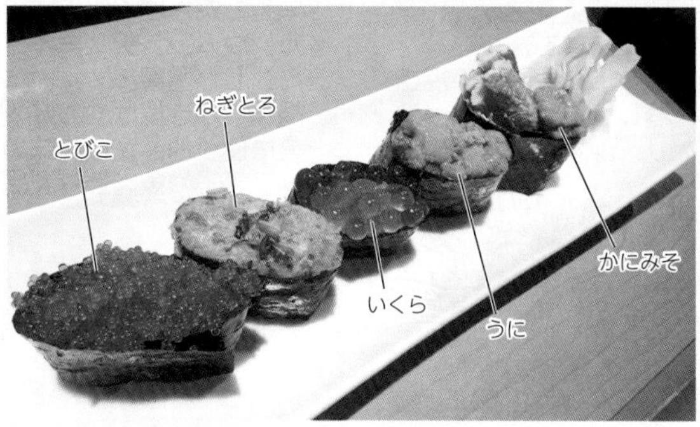

クロム	モリブデン	ビタミン A レチノール	A カロテン α	A カロテン β	A β-クリプトキサンチン	A β-カロテン当量	A レチノール活性当量	D	E トコフェロール α	E トコフェロール β	E トコフェロール γ	E トコフェロール δ	K	B1	B2	ナイアシン	ナイアシン当量	B6	B12	葉酸	パントテン酸	ビオチン	C	アルコール	食塩相当量	見当	備考
µg	µg	µg	µg	µg	µg	µg	µg	µg	mg	mg	mg	mg	µg	mg	mg	mg	mg	mg	µg	µg	mg	µg	mg	g	g		
Tr	-	12	(0)	(0)	(0)	(0)	**12**	0.3	1.9	0	Tr	0	-	**0.06**	**0.04**	5.1	7.8	0.27	4.4	6	0.36	5.3	**2**	-	**0.5**		
1	-	11	(0)	(0)	(0)	(0)	**11**	0.2	1.5	0	Tr	0	-	**0.06**	**0.04**	4.7	7.4	0.29	4.3	2	0.31	5.3	**2**	-	**0.5**		
Tr	-	10	(0)	13	(0)	13	**11**	0.2	3.0	0	4.0	0.1	6	**0.07**	**0.07**	4.1	6.6	0.24	3.8	3	0.31	4.4	**1**	-	**0.4**		
1	4	7	0	2	0	2	**7**	0.1	5.8	0.1	10.1	0.4	24	**0.07**	**0.06**	5.9	10.0	0.24	4.0	6	0.39	7.1	**1**	-	**0.9**		植物油（なたね油）
Tr	-	15	(0)	(0)	(0)	(0)	**15**	0.4	2.4	0	Tr	0	-	**0.09**	**0.06**	2.6	5.0	0.14	5.6	4	0.32	4.4	**1**	-	**0.6**		
-	-	1500	-	-	-	Tr	**1500**	(0)	4.3	0	0.1	0	Tr	**0.19**	**0.27**	2.6	4.6	0.15	14.0	34	1.09	-	**5**	-	**0.7**		内臓等を含んだもの
-	-	1900	-	-	-	Tr	**1900**	(0)	4.5	0	0.1	0	1	**0.20**	**0.30**	2.3	(5.3)	0.09	14.0	29	0.64	-	**Tr**	-	**0.6**		内臓等を含んだもの
-	-	150	-	-	-	Tr	**150**	(0)	2.3	0	0.1	0	1	**0.40**	**0.50**	4.5	(12.0)	0.04	27.0	25	1.28	-	**0**	-	**3.8**		
-	-	690	-	-	-	Tr	**690**	(0)	1.9	0	0.1	0	1	**0.09**	**0.21**	1.3	(5.9)	0.03	17.0	10	0.64	-	**0**	-	**3.0**		
-	-	8	0	0	0	0	**8**	(0)	1.4	0	0	0	(0)	**0.04**	**0.03**	3.5	5.9	0.10	1.1	5	0.27	-	**2**	-	**0.4**		廃棄部位：内臓等
-	-	22	0	0	0	0	**22**	(0)	4.4	0	Tr	0	(0)	**0.10**	**0.10**	14.0	(24.0)	0.34	12.0	11	1.57	-	**0**	-	**2.3**		
-	-	3	-	-	-	(0)	**3**	(0)	1.7	0	0	0	(0)	**0.06**	**0.09**	8.9	(15.0)	0.32	6.9	1	0.47	-	**0**	-	**6.9**		
-	-	Tr	-	-	-	(0)	**(Tr)**	(0)	1.8	0	0.1	0	(0)	**0.10**	**0.15**	9.0	(14.0)	0.10	5.3	2	0.17	-	**(0)**	-	**6.1**		
-	-	Tr	-	-	-	(0)	**(Tr)**	(0)	1.9	0	0.3	0	(0)	**0.06**	**0.10**	7.0	(10.0)	0.10	10.0	12	0.17	-	**(0)**	-	**2.8**		
-	-	Tr	-	-	-	(0)	**(Tr)**	(0)	1.1	0	0.1	0	(0)	**0.07**	**0.10**	7.0	(9.8)	0.14	3.3	6	0.31	-	**(0)**	-	**1.8**		
-	-	200	Tr	Tr	0	1	**200**	(0)	3.3	0	0.1	0	Tr	**Tr**	**0.10**	3.3	(5.5)	0.31	17.0	13	0.61	-	**Tr**	-	**6.9**		試料：赤作り
-	-	7	-	-	-	(0)	**7**	(0)	2.8	0	0	0	(0)	**0.02**	**0.07**	2.2	(5.2)	0.11	3.8	4	0.20	-	**0**	-	**1.8**		液汁を除いたもの
-	-	35	0	9	0	9	**36**	(0)	2.7	0	0	0	(0)	**0.01**	**0.08**	3.2	(5.3)	0.11	2.0	37	0.70	-	**1**	-	**0.6**	中1杯=60g	内臓等を含んだもの
0	1	1	0	0	0	0	**1**	0	0.8	0	0	0	0	**0.03**	**0.08**	2.1	4.1	0.08	1.3	3	0.23	8.8	**1**	-	**1.0**		廃棄部位：内臓等
0	Tr	1	0	0	0	0	**1**	0	0.9	0	0	0	Tr	**0.04**	**0.04**	2.9	6.0	0.12	1.4	4	0.15	6.1	**2**	-	**1.8**		廃棄部位：頭部，内臓等
1	1	5	0	0	0	0	**5**	(0)	1.9	0	0	0	(0)	**0.03**	**0.05**	1.9	(4.6)	0.07	1.2	2	0.17	5.6	**Tr**	-	**0.6**	足中1本=150g	内臓等を除きゆでたもの
1	1	2	0	0	0	0	**2**	0	1.2	0	0	0	1	**0.03**	**0.04**	1.5	4.2	0.07	1.5	2	0.11	6.9	**1**	-	**1.2**		廃棄部位：頭部等
1	1	4	-	-	-	-	**4**	-	2.1	-	0.5	0	2	**0.03**	**0.04**	1.6	5.3	0.08	1.8	1	0.12	7.7	**1**	-	**1.2**		廃棄部位：頭部等。植物油（なたね油）
1	1	4	-	-	-	-	**4**	-	2.5	-	1	Tr	4	**0.04**	**0.05**	1.9	6.2	0.08	1.9	1	0.16	9.1	**1**	-	**1.4**		廃棄部位：頭部等。植物油（なたね油）
0	1	4	0	0	0	0	**4**	0.1	1.1	0	0	0	0	**0.04**	**0.05**	1.9	3.7	0.05	0.8	6	0.43	2.4	**1**	-	**1.1**		廃棄部位：頭部，内臓
																											別名：にほんいさざあみ（標準和名）
-	-	170	0	16	0	16	**170**	(0)	4.7	0	0	0	7	**0.13**	**0.21**	1.8	(4.7)	0.08	7.0	35	0.78	-	**0**	-	**6.9**	大1=8g	
-	-	65	0	0	0	0	**65**	(0)	2.4	0	0	0	0	**0.07**	**0.07**	1.8	(3.8)	0.09	2.7	22	0.61	-	**0**	-	**19.8**		

うに(雲丹)

Sea urchin

特徴　全国の浅い海の砂地や岩礁に生息する。むらさきうに，ばふんうに，きたむらさきうになどの種類がある。

殻にとげがある。食べる部分は精巣と卵巣だが，卵巣のほうが黄色っぽく，味がよい。

栄養　脂質を多く含み，ビタミンB_1，B_2に富む。

調理　生うに，寿司種，焼きうに，蒸しうにの他，ムースにしたり，練りうになどに加工する。

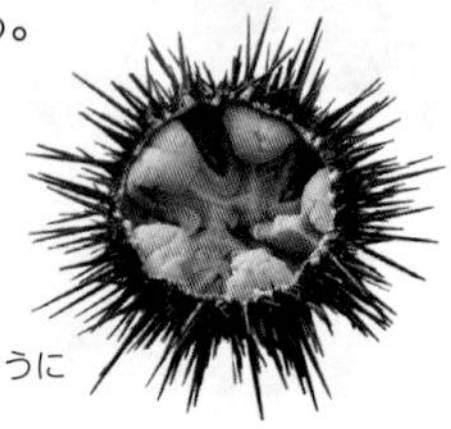

むらさきうに

おきあみ(沖醤蝦)

Krill

特徴　オキアミ科の甲殻類。形はあみに似ているが，やや大きい。

現在食用にされているのは「なんきょくおきあみ」。近年，新しいたんぱく源として注目されている。

栄養　たんぱく質に富み，カルシウム，レチノール，ビタミンＥが豊富。

調理　かき揚げやお好み焼の具に使う他，えび風味のスナック菓子や魚肉練り製品に用いる。

体長 2〜3cm

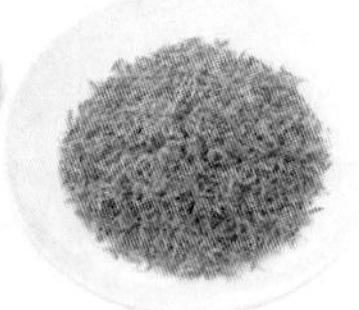

くらげ(水母)

Jellyfish

特徴　寒天質のかさと触手をもつ。種類は多いが，毒をもつものもあり，食用になるのは，えちぜんくらげ，びぜんくらげ，あかくらげなど数種。

水分が多いので，塩くらげまたは，干しくらげの形で流通する。独特のコリコリとした食感がある。

栄養　成分のほとんどが水分。

調理　塩くらげを塩抜きし，あえ物や酢の物，中華風サラダ，前菜などに用いる。

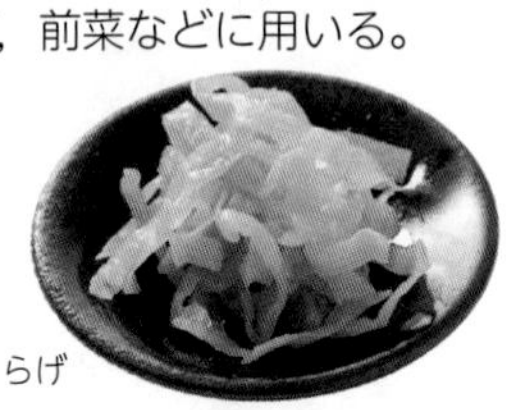

塩くらげ

しゃこ(蝦蛄)

Mantis shrimp

特徴　全国の浅い海の砂泥地に生息する甲殻類。

生では灰褐色だが，ゆでると赤紫色になる。特有の旨味がある。卵は「かつぶし」と呼ばれる。主な産地は，瀬戸内海，三河湾など。ゆでたものが流通することが多い。

栄養　たんぱく質に富み，ビタミンB_1，Ｅが比較的多い。

調理　寿司種，塩ゆで，酢みそあえ，天ぷらなどに向く。

体長 約15cm

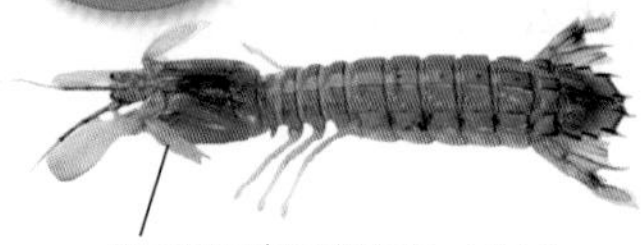

第二胸脚がかま状になっている

可食部100g当たり		廃棄率	エネルギー		水分	たんぱく質		脂質			炭水化物						有機酸	灰分	無機質										
											利用可能炭水化物																		
食品番号	食品名					アミノ酸組成によるたんぱく質	たんぱく質	脂肪酸のトリアシルグリセロール当量	コレステロール	脂質	(単糖当量)	(質量計)	差引き法による	食物繊維総量	糖アルコール	炭水化物			ナトリウム	カリウム	カルシウム	マグネシウム	リン	鉄	亜鉛	銅	マンガン	ヨウ素	セレン
		%	kJ	kcal	g	g	g	g	mg	g	g	g	g	g	g	g	g	g	mg	mg	mg	mg	mg	mg	mg	mg	mg	µg	µg
	うに																												
10365	生うに	0	460	**109**	73.8	**11.7**	16.0	**2.5**	290	4.8	(3.3)	(3.0)	**9.8***	(0)	-	3.3	-	2.1	220	340	**12**	27	390	**0.9**	2.0	0.05	0.05	-	-
10366	粒うに	0	726	**172**	51.8	**(12.6)**	17.2	**3.5**	280	5.8	-	-	**22.5***	(0)	-	15.6	-	9.6	3300	280	**46**	63	310	**1.1**	1.9	0.10	0.05	-	-
10367	練りうに	0	701	**166**	53.1	**(9.9)**	13.5	**2.1**	250	2.9	-	-	**26.8***	(0)	-	22.4	-	8.1	2800	230	**38**	41	220	**1.8**	1.3	0.06	0.05	-	-
	おきあみ																												
10368	生	0	356	**84**	78.5	**10.2**	15.0	**2.1**	60	3.2	(0.2)	(0.2)	**6.1***	-	-	0.2	-	3.1	420	320	**360**	85	310	**0.8**	1.0	2.30	0.15	-	-
10369	ゆで	0	327	**78**	79.8	**(9.4)**	13.8	**2.1**	62	3.0	(Tr)	(Tr)	**5.4***	-	-	Tr	-	3.4	620	200	**350**	110	310	**0.6**	0.9	1.83	0.11	-	-
	くらげ																												
10370	塩蔵　塩抜き	0	90	**21**	94.2	-	5.2	**Tr**	31	0.1	**(Tr)***	(Tr)	0.1	(0)	-	Tr	-	0.5	110	1	**2**	4	26	**0.3**	Tr	0.06	Tr	-	-
	しゃこ																												
10371	ゆで	0	375	**89**	77.2	**15.3**	19.2	**0.8**	150	1.7	(0.2)	(0.2)	**5.0***	(0)	-	0.2	-	1.7	310	230	**88**	40	250	**0.8**	3.3	3.46	0.13	-	-
	なまこ																												
10372	生	20	94	**22**	92.2	**3.6**	4.6	**0.1**	1	0.3	(0.5)	(0.5)	**1.7***	(0)	-	0.5	-	2.4	680	54	**72**	160	25	**0.1**	0.2	0.04	0.03	78	37
10373	このわた	0	227	**54**	80.2	-	11.4	**0.7**	3	1.8	**(0.5)***	(0.5)	1.6	(0)	-	0.5	-	6.1	1800	330	**41**	95	170	**4.0**	1.4	0.10	0.44	-	-
	ほや																												
10374	生	80	116	**27**	88.8	-	5.0	**0.5**	33	0.8	**(0.8)***	(0.7)	1.1	(0)	-	0.8	-	4.6	1300	570	**32**	41	55	**5.7**	5.3	0.19	-	-	-
10375	塩辛	0	293	**69**	79.7	-	11.6	**0.6**	34	1.1	-	-	**4.3***	(0)	-	3.8	-	3.8	1400	79	**14**	25	75	**3.0**	2.5	0.10	0.08	-	-
	<水産練り製品>																												
10376	かに風味かまぼこ	0	378	**89**	75.6	**(11.3)**	12.1	**0.4**	17	0.5	-	-	**10.2***	(0)	-	9.2	-	2.6	850	76	**120**	19	77	**0.2**	0.2	0.04	0.02	-	-
10423	黒はんぺん	0	501	**119**	70.4	**9.5**	11.2	**2.0**	35	2.9	14.0	12.9	**15.2***	0.9	0.1	13.7	-	1.9	560	110	**110**	17	150	**1.0**	0.6	0.07	0.05	13	30
10377	昆布巻きかまぼこ	0	353	**83**	76.4	-	8.9	**0.3**	17	0.5	-	-	**11.2***	-	-	11.0	-	3.2	950	430	**70**	39	55	**0.3**	0.2	0.03	0.03	-	-
10378	す巻きかまぼこ	0	378	**89**	75.8	**(11.2)**	12.0	**0.6**	19	0.8	-	-	**9.7***	(0)	-	8.7	-	2.7	870	85	**25**	13	60	**0.2**	0.2	0.03	0.03	-	-
10379	蒸しかまぼこ	0	394	**93**	74.4	**11.2**	12.0	**0.5**	15	0.9	-	-	**11.0***	(0)	-	9.7	-	3.0	1000	110	**25**	14	60	**0.3**	0.2	0.03	0.03	-	-
10380	焼き抜きかまぼこ	0	434	**102**	72.8	**(15.1)**	16.2	**0.8**	27	1.0	-	-	**8.7***	(0)	-	7.4	-	2.6	930	100	**25**	16	60	**0.2**	0.2	0.02	0.05	-	-
10381	焼き竹輪	0	453	**107**	70.2	**12.3**	13.2	**0.4**	21	0.4	10.0	9.4	**12.1***	(0)	2.3	13.3	Tr	2.7	990	57	**48**	17	100	**0.2**	0.3	0.02	0.02	11	30
10382	だて巻	0	800	**190**	58.8	-	14.6	**6.3**	180	7.5	-	-	**18.8***	(0)	-	17.6	-	1.5	350	110	**25**	11	120	**0.5**	0.6	0.04	0.03	-	-
10383	つみれ	0	440	**104**	75.4	-	12.0	**2.6**	40	4.3	-	-	**8.2***	(0)	-	6.5	-	1.8	570	180	**60**	17	120	**1.0**	0.6	0.06	0.06	-	-
10384	なると	0	339	**80**	77.8	-	7.6	**0.3**	17	0.4	-	-	**11.7***	(0)	-	11.6	-	2.6	800	160	**15**	11	110	**0.5**	0.2	0.01	0.02	-	-
10385	はんぺん	0	396	**93**	75.7	-	9.9	**0.9**	15	1.0	-	-	**11.5***	(0)	-	11.4	-	2.0	590	160	**15**	13	110	**0.5**	0.1	0.02	0.01	-	-
10386	さつま揚げ	0	491	**116**	70	**10.0**	11.3	**2.2**	18	2.4	8.8	8.2	**12.0***	(0)	3.3	12.6	0.1	2.4	800	79	**20**	16	110	**0.1**	0.2	0.03	0.03	18	15
10387	魚肉ハム	0	653	**155**	66.0	**(12.0)**	13.4	**6.1**	28	6.7	-	-	**13.1***	(0)	-	11.1	-	2.8	900	110	**45**	15	50	**1.0**	0.7	0.06	0.11	-	-
10388	魚肉ソーセージ	0	662	**158**	66.1	**10.3**	11.5	**6.5**	30	7.2	-	-	**14.5***	(0)	-	12.6	-	2.6	810	70	**100**	11	200	**1.0**	0.4	0.06	0.11	-	-

なまこ(海鼠)

Sea cucumber

特徴　全国の内湾の浅瀬に生息する。まなまこ，きんこ，おきなまこ，じゃのめなまこなどがある。生食用になるのは主にまなまこ。
　体は円筒形。弾力があって歯ごたえがあり，磯の香りがする。腸(腸管)の塩辛を「このわた」という。

栄養　コラーゲン繊維からなる結合組織で，消化吸収されにくい。

調理　酢の物で食べる他，中国料理の煮込み料理や炒め物に用いる。

まなまこ

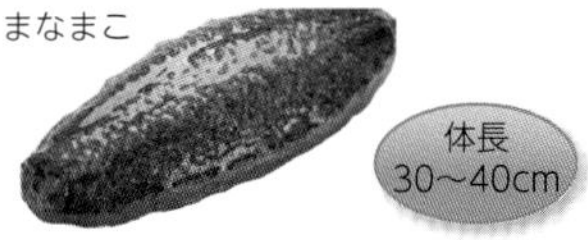

水産練り製品

Surimi products

特徴　魚肉をすりつぶしてすり身にし，食塩や調味料で味付けしたもの。

栄養　たんぱく質は一般に魚類より少なく，塩分が比較的多い。

調理　おでん種や煮物，手軽な総菜として広く利用する。

●かまぼこ類
　魚肉に，食塩，卵白，でん粉などを加えて蒸し煮したり，蒸し煮してから焼いたもの。

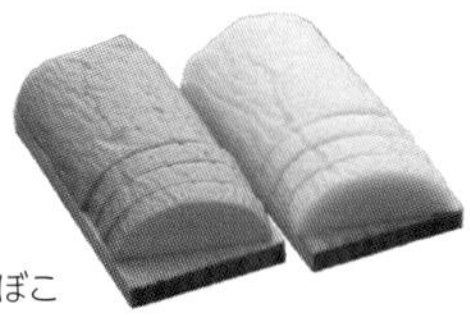

蒸しかまぼこ

●焼き竹輪
　魚肉のすり身を棒に塗りつけて焼いたもの。

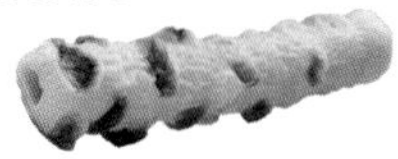

●だて巻
　魚肉のすり身に鶏卵と砂糖などを加えて焼いたもの。

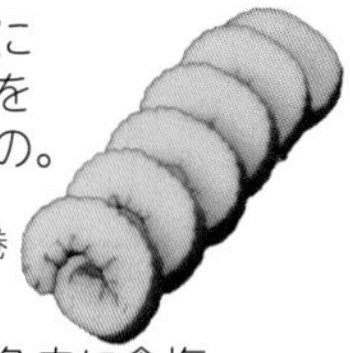

だて巻

●つみれ
　いわしなどの魚肉に食塩，鶏卵，小麦粉などを加えて丸め，ゆでたもの。

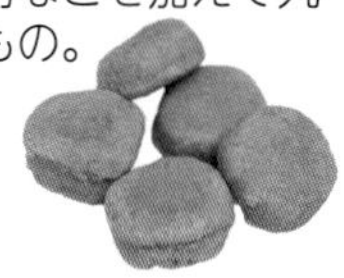

●はんぺん
　魚のすり身にやまのいもや起泡剤などを加え，ゆでたもの。

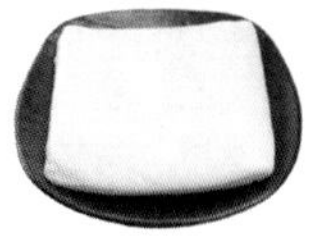

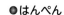

●さつま揚げ
　魚のすり身を揚げたもの。

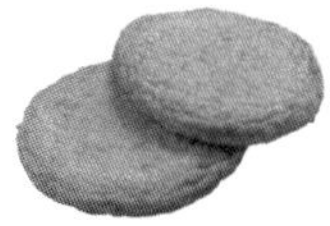

●魚肉ソーセージ
　魚肉を主体に調味料，でん粉などを加えて混ぜたものを加熱製造したもの。

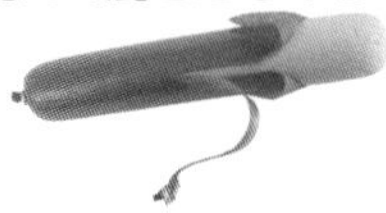

クロム	モリブデン	ビタミンA レチノール	A カロテン α	A カロテン β	A β-クリプトキサンチン	A β-カロテン当量	A レチノール活性当量	D	E トコフェロール α	E トコフェロール β	E トコフェロール γ	E トコフェロール δ	K	B1	B2	ナイアシン	ナイアシン当量	B6	B12	葉酸	パントテン酸	ビオチン	C	アルコール	食塩相当量	見当	備考
μg	μg	μg	μg	μg	μg	μg	μg	μg	mg	mg	mg	mg	μg	mg	mg	mg	mg	mg	μg	μg	mg	μg	mg	g	g		
Tr	-	12	(0)	(0)	(0)	(0)	**12**	0.3	1.9	0	Tr	0	-	**0.06**	**0.04**	5.1	7.8	0.27	4.4	6	0.36	5.3	2	-	**0.5**		
1	-	11	(0)	(0)	(0)	(0)	**11**	0.2	1.5	0	Tr	0	-	**0.06**	**0.04**	4.7	7.4	0.29	4.3	2	0.31	5.3	2	-	**0.5**		
Tr	-	10	(0)	13	(0)	13	**11**	0.2	3.0	0	4.0	0.1	6	**0.07**	**0.07**	4.1	6.6	0.24	3.8	3	0.31	4.4	1	-	**0.4**		
Tr	-	15	(0)	(0)	(0)	(0)	**15**	0.4	2.4	0	Tr	0	-	**0.09**	**0.06**	2.6	5.0	0.14	5.6	4	0.32	4.4	1	-	**0.6**		
-	-	180	-	-	-	16	**180**	(0)	2.5	0	0	0	(0)	**0.15**	**0.26**	1.9	4.2	0.09	6.2	49	0.50	-	2	-	**1.1**		試料：なんきょくおきあみ，冷凍品(殻つき)
-	-	150	-	-	-	13	**150**	(0)	2.2	0	0	0	(0)	**0.21**	**0.25**	1.4	(3.5)	0.07	4.0	36	0.30	-	1	-	**1.6**		試料：なんきょくおきあみ 海水でゆでた後冷凍したもの
-	-	0	0	0	0	0	**0**	(0)	0	0	0	0	(0)	**Tr**	**0.01**	0	0.9	0	0.2	3	0	-	0	-	**0.3**	中1枚=300g	
-	-	180	0	15	0	15	**180**	(0)	2.8	0	0	0	(0)	**0.26**	**0.13**	1.2	4.8	0.06	13.0	15	0.30	-	0	-	**0.8**	1尾=20～40g	ゆでしゃこ(むきみ)
2	3	0	0	5	0	5	**Tr**	(0)	0.4	0	0	0	(0)	**0.05**	**0.02**	0.1	0.7	0.04	2.3	4	0.71	2.6	0	-	**1.7**	1匹=100～200g	廃棄部位：内臓等
-	-	60	-	-	-	75	**66**	(0)	0.4	0	0	0	23	**0.20**	**0.50**	4.6	6.5	0.13	11.0	78	2.13	-	0	-	**4.6**	大1=16g	内臓を塩辛にしたもの
-	-	Tr	-	-	-	0	**Tr**	(0)	1.2	0	0	0	(0)	**0.01**	**0.13**	0.5	1.3	0.02	3.8	32	0.33	-	3	-	**3.3**		試料：まぼや，あかぼや 廃棄部位：外皮及び内臓
-	-	Tr	-	-	-	(0)	**(Tr)**	(0)	1.3	0	0	0	(0)	**0.01**	**0.18**	0.6	2.5	0.03	5.6	13	0.07	-	(0)	-	**3.6**	大1=16g	
-	-	21	0	0	-	0	**21**	1.0	0.9	0	0.4	0.3	0	**0.01**	**0.04**	0.2	(2.5)	0.01	0.7	3	0.08	-	1	-	**2.2**		別名：かにかま
2	2	4	0	0	0	0	**4**	4.8	0.1	0	0	0	Tr	**Tr**	**0.10**	2.4	4.6	0.10	4.8	3	0.25	4.2	0	-	**1.4**		
-	-	Tr	-	-	-	75	**6**	Tr	0.3	0	0	0	(0)	**0.03**	**0.08**	0.4	1.9	0.01	0	7	0.05	-	Tr	-	**2.4**		昆布10%を使用したもの
-	-	Tr	-	-	-	(0)	**(Tr)**	1.0	0.3	0	0.3	0.1	(0)	**Tr**	**0.01**	0.5	(2.8)	0.01	0.5	2	0.06	-	(0)	-	**2.2**	1本=100～250g	
-	-	Tr	-	-	-	(0)	**(Tr)**	2.0	0.2	0	0	0	(0)	**Tr**	**0.01**	0.5	2.8	0.01	0.3	5	0	-	0	-	**2.5**		蒸し焼きかまぼこを含む
-	-	Tr	-	-	-	(0)	**(Tr)**	2.0	0.3	0	0	0	(0)	**0.05**	**0.08**	0.7	(3.8)	0.02	0.1	2	0.04	-	(0)	-	**2.4**	1本=120～200g	
3	1	11	0	0	0	0	**11**	1.0	0.3	0	0.2	0.1	Tr	**0.01**	**0.05**	0.3	3.0	0.01	0.8	2	0.04	1.6	36	-	**2.5**		
-	-	60	-	-	-	Tr	**60**	1.0	1.8	0	0.8	0.1	(0)	**0.04**	**0.20**	0.2	2.6	0.03	0.3	16	0.52	-	(0)	-	**0.9**	1本=200g	
-	-	Tr	-	-	-	(0)	**(Tr)**	5.0	0.2	0	0.1	0.3	(0)	**0.02**	**0.20**	4.5	6.5	0.09	2.2	3	0.15	-	(0)	-	**1.4**	1個=20～30g	
-	-	Tr	-	-	-	(0)	**(Tr)**	Tr	0.1	0	0	0	(0)	**Tr**	**0.01**	0.7	2.0	Tr	0.4	1	0.04	-	(0)	-	**2.0**	1本=170～200g	
-	-	Tr	-	-	-	(0)	**(Tr)**	Tr	0.4	0	0.7	0.2	(0)	**Tr**	**0.01**	0.7	2.4	0.07	0.4	7	0.10	-	(0)	-	**1.5**	1個=100～120g	
3	Tr	6	0	0	0	0	**6**	0.9	0.4	Tr	0.5	0.2	2	**0.01**	**0.03**	0.8	2.9	0.02	0.9	3	0.05	1.0	0	-	**2.0**	1個=30～60g	別名：あげはん
-	-	Tr	-	-	-	(0)	**(Tr)**	1.6	0.6	0.1	0.6	0.2	(0)	**0.20**	**0.60**	5.0	(7.3)	0.05	0.4	5	0.21	-	(0)	-	**2.3**		別名：フィッシュハム
-	-	Tr	-	-	-	(0)	**(Tr)**	0.9	0.2	0	0.1	0	(0)	**0.20**	**0.60**	5.0	7.0	0.02	0.3	4	0.06	-	(0)	-	**2.1**		別名：フィッシュソーセージ

11

Meats

肉類

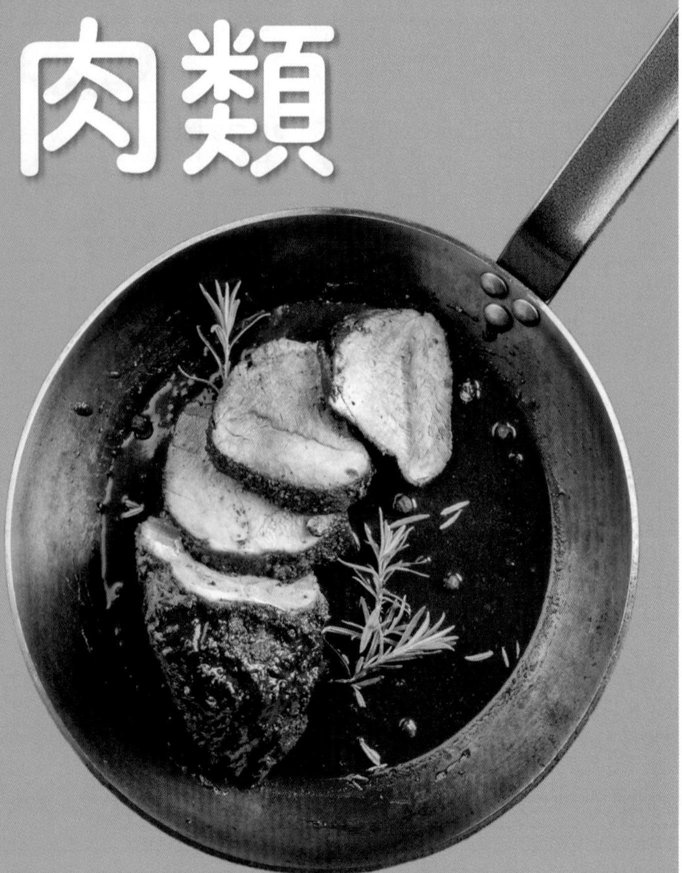

肉類とは

食用とする動物の筋肉や脂肪の部分をいう。利用されるものに牛肉，豚肉，鶏肉，羊肉などがあり，たんぱく質の重要な供給源である。また，胃腸や肝臓などの内臓，ハムやソーセージ，ベーコンなどの肉の加工品も含まれる。日本では1950年代ころからその消費量が急速に増えているが，このことは肉類の摂取過剰による動脈硬化や高脂血症などの生活習慣病の増加にも影響しているといわれる。

肉類の栄養成分

水分60%前後，たんぱく質20%前後，脂質1～4%超を含む。たんぱく質や脂質，ビタミン類は，同じ種類の肉でも部位によって含有量に差がある。ビタミンB_1が豊富で，ビタミンB_2，リンも比較的多い。鉄分は一般に赤色の濃い肉の方が多い。種類別の特徴として豚肉はビタミンB_1の含有量が大変多く，牛肉は鉄分が比較的多い。

副生物である内臓のうち，特に肝臓はビタミンA，鉄分が多く，ビタミンB群，Cも比較的多い。

肉類の種類

畜肉（哺乳類）

屠殺場で屠殺することが義務づけられた家畜の肉
牛
豚
馬
めんよう
やぎ

家禽肉（鳥類）

飼育される鳥の肉
にわとり
しちめんちょう
うずら
あひる
あいがも

その他の肉

（哺乳類） うさぎ　くじら
（昆虫類） いなご
（爬虫類） すっぽん
（両生類） かえる

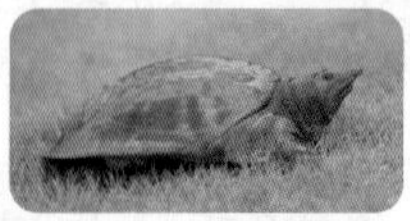

獣肉（哺乳類）

畜肉以外の陸上にすむ動物の肉
いのしし

野鳥肉（鳥類）

家禽以外の鳥類の肉
かも，きじ

食肉の熟成

牛や豚は屠殺直後のものより，ある程度日数がたった肉の方が味がよいといわれる。屠殺直後のものは死後硬直を起こしてかたくなっているが，時間がたつと肉中の酵素の作用で自己消化が始まり，アミノ酸などの成分が増えるからである。また肉組織もやわらかくなって，風味を増す。この現象を「肉の熟成」と呼ぶ。肉の熟成は大きいものほど遅く，温度が高いほど早い傾向にある。熟成を終えた肉は次第に腐敗へと移行するので，消費期限以内にできるだけ速やかに調理するか冷凍保存する。

動物の死後硬直時間
魚……1～4時間
鳥……6～12時間
牛……12～24時間
豚……3日

牛肉の熟成時間
0℃………10日
8～10℃….4日
17℃………3日

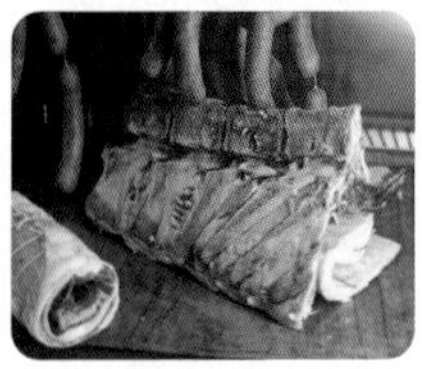

ハムやベーコンなどの製造方法

■ハム

ハムの語源は「豚のもも肉」。もともとは豚のもも肉を骨付きのまま加工した。日本では，豚のかたまり肉を整形，加熱，塩漬け，くん製したものをハムと呼ぶ。使用する部位により，ボンレスハム（もも肉），ロースハム（ロース肉），ショルダーハム（かた肉）などがある。また，加熱しないものを生ハムという。

■ベーコン

豚のばら肉を整形，塩漬けしてから乾燥させて，くん製したもの。本来は加熱しない。

■ソーセージ

ひき肉を練り合わせ，腸や人工ケーシングに詰めて，蒸し煮や水煮をしたもの。くん製をする場合もある。牛肉を使ったり，野菜やチーズを入れるものもある。

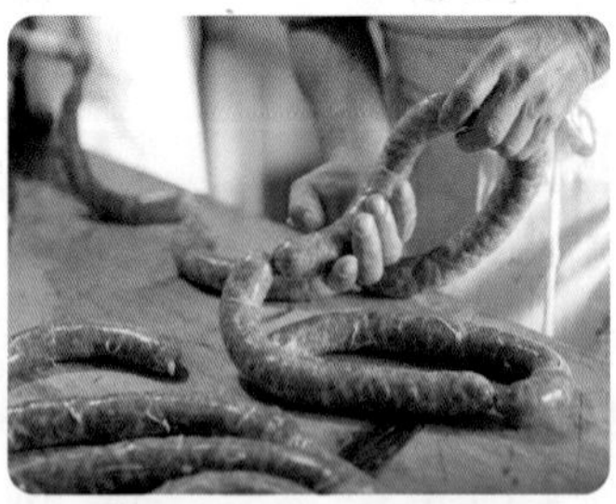

肉類の種類と部位の名称

豚 日本では，ランドレース種，バークシャー種，ヨークシャー種，デュロック種などが多く飼育されている。

豚肉の部位

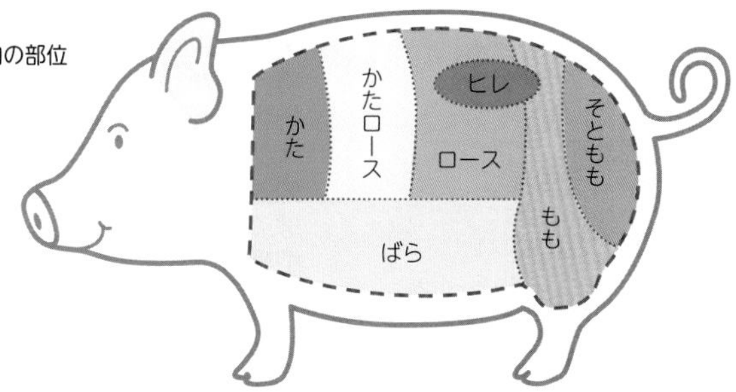

豚内臓の部位

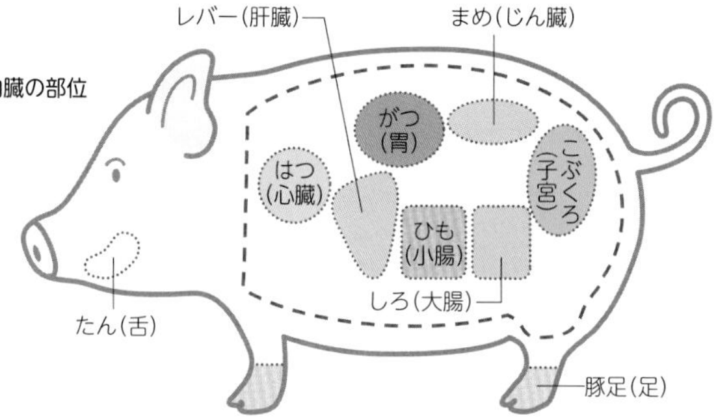

鶏 ケージ飼いで大量生産され，生後約8週間で出荷されるブロイラー，「名古屋コーチン」「比内鶏」などの名で知られる地鶏，銘柄鶏に分けられる。

鶏肉の部位

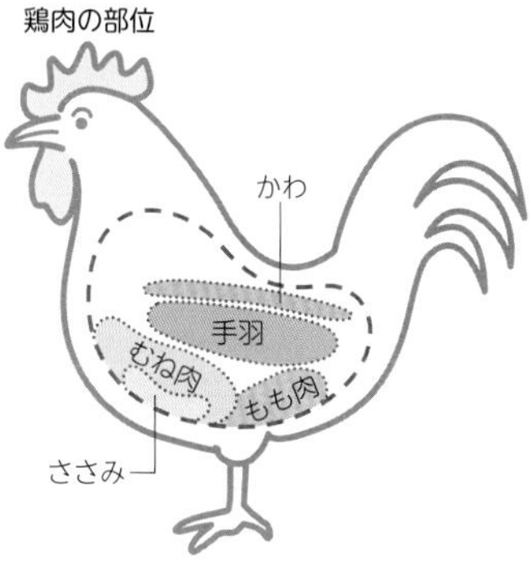

鶏内臓の部位

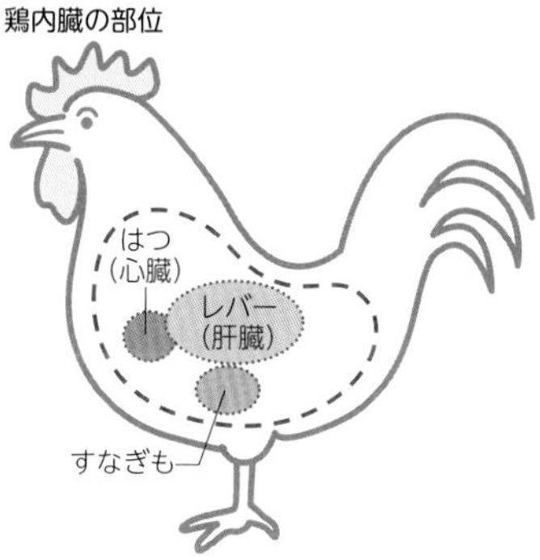

牛 「神戸牛」「松阪牛」などの名で知られる最高品質の和牛肉，乳用肥育牛肉や交雑牛肉（「国産牛」の表示が多い），輸入牛肉がある。

牛肉の部位

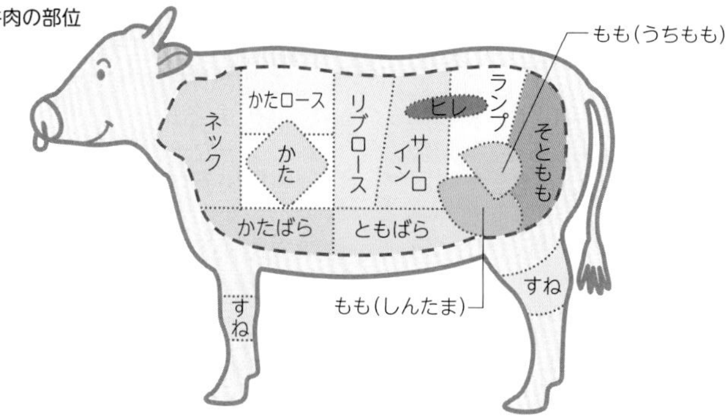

牛内臓の部位

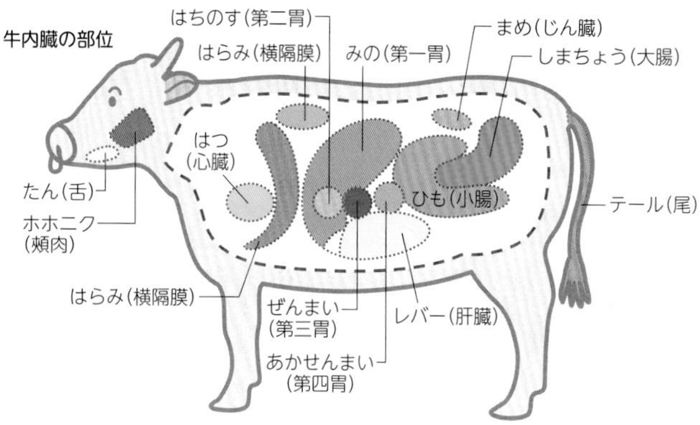

牛肉・豚肉の流通

牛肉や豚肉は，生体，枝肉，部分肉，精肉と形を変えて流通する。

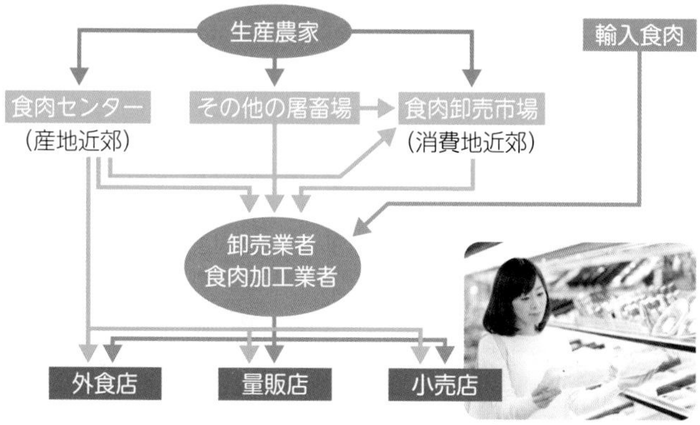

（農林水産省HPによる）

肉類の選び方と 保存方法

■選び方

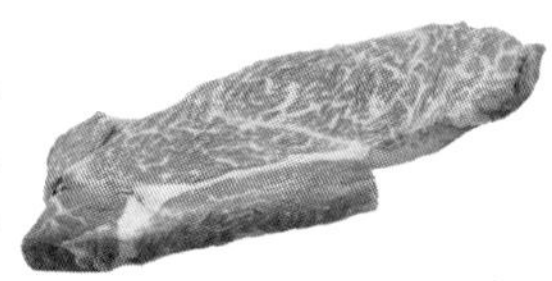

- **牛肉**…鮮紅色で，きめが細かく締まって弾力があるもの。霜降りは細かく入っているものが上質。

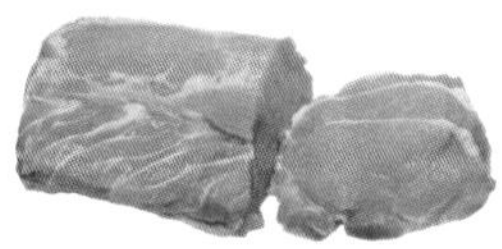

- **豚肉**…肉色はうすいピンクできめが細かく，締まって弾力があるもの。脂肪は白色で，締まって粘りがあり，光沢があるもの。

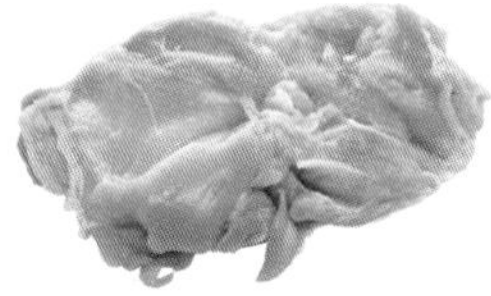

- **鶏肉**…肉色はピンクでみずみずしいもの。皮と脂肪に透明感があるもの。骨付きの場合には骨が細く，皮が薄く，脂肪が多すぎないもの。

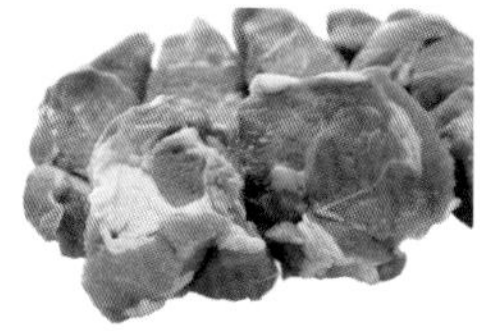

- **羊肉**…鮮やかな赤色で脂肪が白く，きめの細かいもの。脂肪部分ににおいがあるので，脂肪が少ないものを選ぶとよい。

■保存方法…牛，豚，鶏，その他の肉とも2～4℃で冷蔵保存する場合は2～4日で使い切る。鶏肉は鮮度が落ちやすいのでこれよりやや保存期間は短くなる。それ以上保存する場合は－20℃以下で急速冷凍させ，2か月以内に使い切る。解凍後は鮮度が落ちやすいので，再冷凍はしない。

いのしし(猪)

Wild boar

特徴　肉質は豚肉よりややかため。特有のにおいがある。肉の色からいのししの肉を「ぼたん肉」ともいう。狩猟解禁期間は11月から2月。丹波，安芸，伊勢産が有名。
栄養　たんぱく質，脂質が多い。ビタミンB_1，B_2，ナイアシンも豊富。
調理　みそなどで臭みを消して食べる。ぼたん鍋(しし鍋ともいう)にする他，刺身，みそ焼き，煮物などにする。

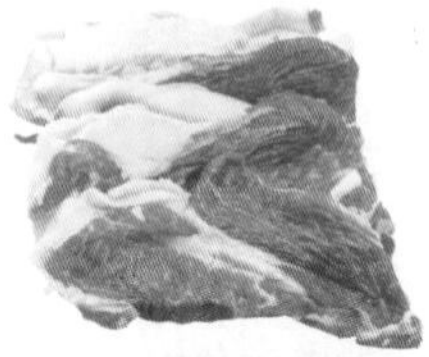

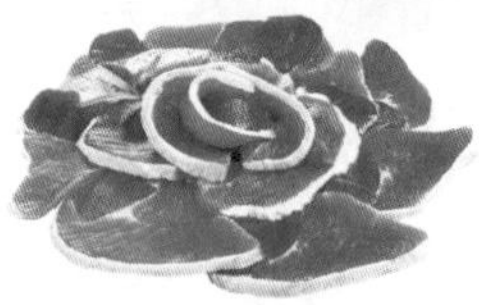

ぼたん鍋用に盛り付けた肉

うさぎ(兎)

Rabbit

特徴　肉質はやわらかく，肉色が薄桃色。味は淡泊で，鶏肉に似ている。淡泊な味と粘着性のある肉質のため，ハム・ソーセージなどのつなぎにも用いる。
栄養　たんぱく質が多く，脂質が比較的少ない。
調理　煮込み，鍋物，網焼きなどやテリーヌ，パテなどにも用いられる。鶏肉料理のほとんどに代用できる。

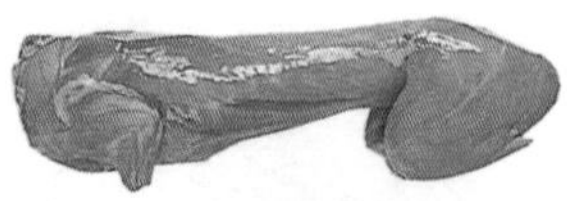

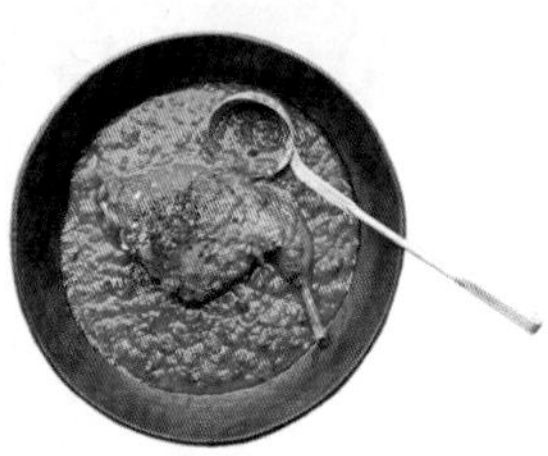

うさぎ肉のシチュー

うし(牛)

主成分はたんぱく質と脂質だが，部位により幅がある。鉄，亜鉛に富む。

銘柄牛

特においしい牛肉として，各地に銘柄牛と呼ばれる牛肉があります。松坂牛(三重県)，近江牛(滋賀県)，米沢牛(山形県)，神戸ビーフ(兵庫県)などです。

これらは肉質のよい素牛に通常より長い期間，穀類，豆類，いも類，油粕などからなる濃厚飼料を多く与えて肥育した牛，このような牛からとれた牛肉です。生産者団体が任意に品種，生産地，飼育法などに一定の基準を設けて認定しています。

かた

特徴　よく運動する部位なので，筋が多く，肉質はかたい。肉色は濃い。旨味成分やゼラチン質が豊富。
栄養　牛肉のなかでは，たんぱく質が多く，脂質が少ない。
調理　ゼラチン質が多いので，ブイヨンをとるのに適している。やわらかく仕上げるには，弱火で2～3時間煮込むとおいしい。カレー，シチュー，煮込みの他，筋を取り薄切りにして，すき焼き，焼き肉などに用いる。

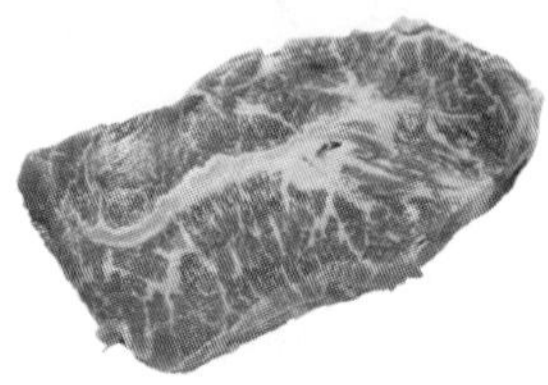

可食部100g当たり

食品番号	食品名	廃棄率	エネルギー	エネルギー	水分	たんぱく質: アミノ酸組成によるたんぱく質	たんぱく質: たんぱく質	脂質: 脂肪酸のトリアシルグリセロール当量	脂質: コレステロール	脂質: 脂質	炭水化物: 利用可能炭水化物(単糖当量)	炭水化物: 利用可能炭水化物(質量計)	炭水化物: 差引き法による利用可能炭水化物	炭水化物: 食物繊維総量	炭水化物: 糖アルコール	炭水化物: 炭水化物	有機酸	灰分	無機質: ナトリウム	無機質: カリウム	無機質: カルシウム	無機質: マグネシウム	無機質: リン	無機質: 鉄	無機質: 亜鉛	無機質: 銅	無機質: マンガン	無機質: ヨウ素	無機質: セレン
		%	kJ	kcal	g	g	g	g	mg	g	g	g	g	g	g	g	g	g	mg	mg	mg	mg	mg	mg	mg	mg	mg	μg	μg
	<畜肉類>																												
	いのしし																												
11001	肉　脂身つき　生	0	1036	**249**	60.1	**(16.7)**	18.8	**18.6**	86	19.8	(0.5)	(0.5)	**3.8***	(0)	-	0.5	-	0.8	45	270	**4**	20	170	**2.5**	3.2	0.12	0.01	0	11
	いのぶた																												
11002	肉　脂身つき　生	0	1138	**275**	56.7	**(16.1)**	18.1	**23.2**	66	24.1	**(0.3)***	(0.3)	3.2	(0)	-	0.3	-	0.8	50	280	**4**	19	150	**0.8**	1.8	0.06	0.01	-	-
	うさぎ																												
11003	肉　赤肉　生	0	550	**131**	72.2	**18.0**	20.5	**4.7**	63	6.3	(Tr)	(Tr)	**4.1***	(0)	-	Tr	-	1.0	35	400	**5**	27	300	**1.3**	1.0	0.05	0.01	-	-
	うし																												
	[和牛肉]																												
11004	かた　脂身つき　生	0	1069	**258**	58.8	-	17.7	**20.6**	72	22.3	**(0.3)***	(0.3)	2.0	(0)	-	0.3	-	0.9	47	280	**4**	19	150	**0.9**	4.9	0.07	0	-	-
11005	皮下脂肪なし　生	0	993	**239**	60.7	-	18.3	**18.3**	71	19.8	**(0.3)***	(0.3)	1.8	(0)	-	0.3	-	0.9	48	290	**4**	19	160	**0.8**	5.1	0.08	0	-	-
11006	赤肉　生	0	762	**183**	66.3	-	20.2	**11.2**	66	12.2	**(0.3)***	(0.3)	1.3	(0)	-	0.3	-	1.0	52	320	**4**	21	170	**2.7**	5.7	0.09	0	-	-
11007	脂身　生	0	2850	**692**	17.8	-	4.0	**72.8**	110	78.0	0	0	**5.2***	(0)	-	0	-	0.2	19	81	**2**	4	35	**0.6**	0.4	0.02	0	-	-
11008	かたロース　脂身つき　生	0	1573	**380**	47.9	**(11.8)**	13.8	**(35.0)**	89	37.4	(0.2)	(0.2)	**4.6***	(0)	-	0.2	-	0.7	42	210	**3**	14	120	**0.7**	4.6	0.06	0.01	-	-
11009	皮下脂肪なし　生	0	1544	**373**	48.6	**(11.9)**	14.0	**(34.1)**	88	36.5	(0.2)	(0.2)	**4.6***	(0)	-	0.2	-	0.7	42	210	**3**	14	120	**0.7**	4.6	0.06	0.01	-	-
11010	赤肉　生	0	1215	**293**	56.4	**(13.9)**	16.5	**24.4**	84	26.1	(0.2)	(0.2)	**4.5***	(0)	-	0.2	-	0.8	49	240	**3**	16	140	**2.4**	5.6	0.07	0.01	-	-
11011	リブロース　脂身つき　生	0	2119	**514**	34.5	**8.4**	9.7	**53.4**	86	56.5	**(0.1)***	(0.1)	3.4	(0)	-	0.1	-	0.4	39	150	**2**	10	84	**1.2**	2.6	0.03	0	1	8
11249	ゆで	0	2223	**539**	29.2	**11.3**	12.6	**54.8**	92	58.2	**(0.1)***	(0.1)	4.4	(0)	-	0.1	-	0.3	20	75	**2**	8	62	**1.4**	3.2	0.03	0	1	9
11248	焼き	0	2232	**541**	27.7	**12.9**	14.6	**54.3**	95	56.8	**(0.2)***	(0.2)	4.5	(0)	-	0.2	-	0.6	50	200	**3**	13	110	**1.6**	3.6	0.04	0	1	11
11012	皮下脂肪なし　生	0	2069	**502**	36.1	**9.4**	10.3	**51.5**	85	54.4	**(0.1)***	(0.1)	2.5	(0)	-	0.1	-	0.5	41	160	**3**	10	88	**1.3**	2.8	0.03	0	1	8
11013	赤肉　生	0	1632	**395**	47.2	**12.1**	14.0	**38.5**	76	40.0	**(0.2)***	(0.2)	1.6	(0)	-	0.2	-	0.6	53	210	**3**	14	120	**1.7**	3.9	0.04	0	1	11
11014	脂身　生	0	2775	**674**	17.7	**4.6**	4.2	**72.9**	100	78.0	**0***	0	4.6	(0)	-	0	-	0.2	20	69	**2**	4	39	**0.6**	0.9	0.01	0	Tr	4
11015	サーロイン　脂身つき　生	0	1900	**460**	40.0	**(10.2)**	11.7	**(44.4)**	86	47.5	(0.3)	(0.3)	**4.9***	(0)	-	0.3	-	0.5	32	180	**3**	12	100	**0.9**	2.8	0.05	0	-	-
11016	皮下脂肪なし　生	0	1742	**422**	43.7	**11.4**	12.9	**(39.8)**	83	42.5	(0.3)	(0.3)	**4.6***	(0)	-	0.3	-	0.6	34	200	**3**	13	110	**0.8**	3.1	0.05	0	-	-
11017	赤肉　生	0	1219	**294**	55.9	**(14.5)**	17.1	**24.1**	72	25.8	(0.4)	(0.4)	**4.7***	(0)	-	0.4	-	0.8	42	260	**4**	18	150	**2.0**	4.2	0.07	0	-	-
11018	ばら　脂身つき　生	0	1950	**472**	38.4	**(9.6)**	11.0	**45.6**	98	50.0	(0.1)	(0.1)	**6.0***	(0)	-	0.1	-	0.5	44	160	**4**	10	87	**1.4**	3.0	0.09	0	-	-

かたロース

特徴　肩にあるロース肉。脂肪を含み，霜降りができる。他のロースに比べて筋が多いが，肉質はやわらかく，風味もよい。
栄養　かた肉に比べ脂質が多い。
調理　筋があるので薄切りにしてすき焼き，しゃぶしゃぶ，焼き肉などに用いる。

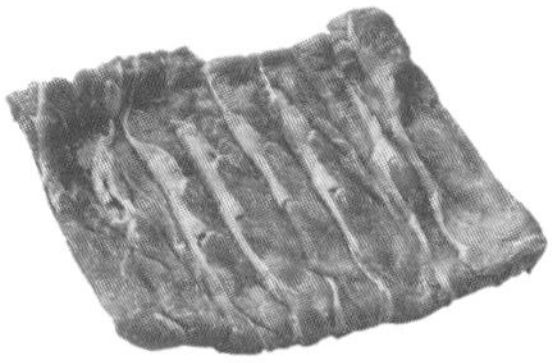

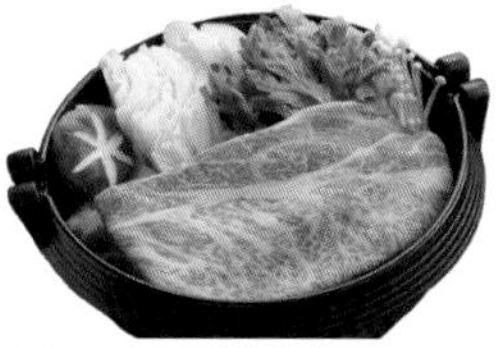

かたロースのすき焼き

リブロース

特徴　肋骨（リブ）の背中側の部分。肉質はきめが細かく，やわらかくて，旨味がある。霜降りが入りやすい上質な肉。
栄養　牛肉のなかでは，脂質に富む。
調理　筋が少ないのでブロックのままローストビーフやステーキに向く。また，霜降りの薄切り肉は，すき焼き，しゃぶしゃぶに用いる。

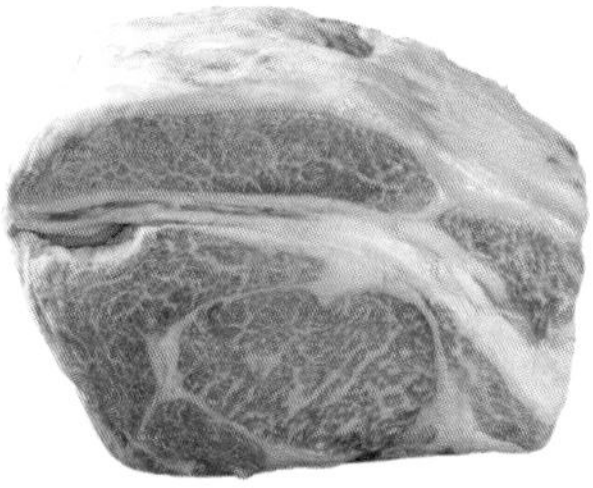

サーロイン

特徴　リブロースの後部から腰に近い部分。肉のきめが細かく，やわらかい。濃厚な風味で，ヒレと並ぶ最高の部位。イギリスの国王においしさを称えられ，サー（Sir）の称号を与えられた上質な肉。
栄養　牛肉のなかでは，脂質に富む。
調理　ステーキ，ローストビーフに用いる他，薄切りにしてすき焼き，しゃぶしゃぶにする。

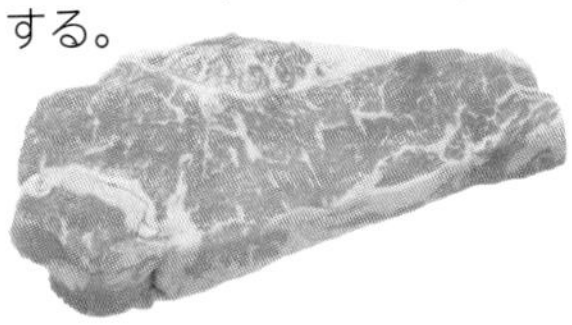

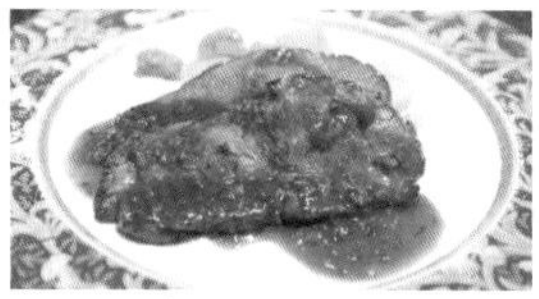

ローストビーフ

ばら

特徴　肩下のかたばら肉と，ロース下のともばら肉を合わせた腹の部分。どちらも肉はやや薄く，少々かたい。筋が多いが濃厚な風味がある。赤身肉と脂肪が層をつくるので，「三枚肉」とも呼ばれる。
栄養　牛肉のなかでは，脂質に富む。
調理　カレー，シチュー，煮込みに向く他，角煮，豚汁，焼き肉などに用いる。

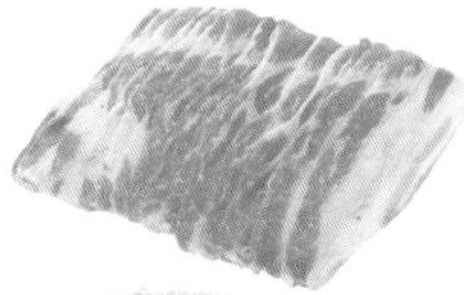

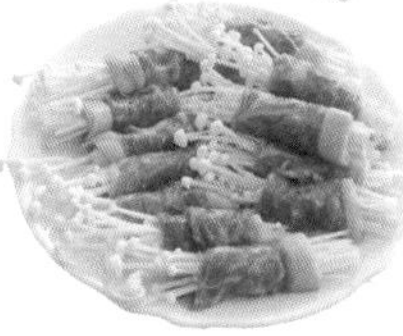

えのきの牛巻き（下ごしらえ）

クロム	モリブデン	ビタミンA レチノール	A カロテン α	A カロテン β	A β-クリプトキサンチン	A β-カロテン当量	A レチノール活性当量	D	E トコフェロール α	E トコフェロール β	E トコフェロール γ	E トコフェロール δ	K	B_1	B_2	ナイアシン	ナイアシン当量	B_6	B_{12}	葉酸	パントテン酸	ビオチン	C	アルコール	食塩相当量	見当	備考
µg	µg	µg	µg	µg	µg	µg	µg	µg	mg	mg	mg	mg	µg	mg	mg	mg	mg	mg	µg	µg	mg	µg	mg	g	g		
Tr	1	4	-	-	-	Tr	**4**	0.4	0.5	0	0.1	0	1	**0.24**	**0.29**	5.2	(9.0)	0.35	1.7	1	1.02	5.0	**1**	-	**0.1**	1頭=50 ～70kg	別名：ぼたん肉
-	-	11	-	-	-	(0)	**11**	1.1	0.4	0	Tr	0	3	**0.62**	**0.16**	6.2	(9.9)	0.48	0.7	Tr	1.23	-	**1**	-	**0.1**		
-	-	3	-	-	-	Tr	**3**	0	0.5	0	0	0	1	**0.10**	**0.19**	8.5	12.0	0.53	5.6	7	0.74	-	**1**	-	**0.1**	1羽=4 ～5.5kg	試料：家うさぎ
-	-	Tr	-	-	-	Tr	**Tr**	0	0.4	0	Tr	0	7	**0.08**	**0.21**	4.3	7.3	0.32	1.5	6	1.00	-	**1**	-	**0.1**	1人分=80 ～100g	試料：黒毛和種（去勢） 皮下脂肪：4.3%，筋間脂肪：11.0%
-	-	Tr	-	-	-	Tr	**Tr**	0	0.4	0	Tr	0	6	**0.08**	**0.22**	4.5	7.6	0.33	1.6	6	1.04	-	**1**	-	**0.1**		試料：黒毛和種（去勢） 筋間脂肪：11.5%
-	-	0	-	-	-	Tr	**0**	0	0.3	0	0	0	4	**0.09**	**0.24**	4.9	8.3	0.37	1.7	7	1.14	-	**1**	-	**0.1**		試料：黒毛和種（去勢） 皮下脂肪及び筋間脂肪を除いたもの
-	-	3	-	-	-	(0)	**3**	0	0.9	Tr	0.1	0	23	**0.02**	**0.03**	1.0	1.7	0.06	0.5	1	0.24	-	**0**	-	**0**		試料：黒毛和種（去勢） 皮下脂肪及び筋間脂肪
-	-	3	-	-	-	1	**3**	0	0.5	0	Tr	0	8	**0.06**	**0.17**	3.2	(5.9)	0.18	1.1	6	0.90	-	**1**	-	**0.1**		試料：黒毛和種（去勢） 皮下脂肪：1.8%，筋間脂肪：17.0%
-	-	3	-	-	-	1	**3**	0	0.5	0	Tr	0	8	**0.06**	**0.17**	3.3	(6.1)	0.18	1.1	6	0.91	-	**1**	-	**0.1**		試料：黒毛和種（去勢） 筋間脂肪：17.4%
-	-	3	-	-	-	Tr	**3**	0	0.4	0	Tr	0	7	**0.07**	**0.21**	3.8	(7.1)	0.21	1.2	7	1.07	-	**1**	-	**0.1**		試料：黒毛和種（去勢） 皮下脂肪及び筋間脂肪を除いたもの
0	1	10	0	3	-	3	**11**	0	0.6	0	0.1	0	8	**0.04**	**0.09**	2.4	4.2	0.15	1.1	3	0.35	1.1	**1**	-	**0.1**		試料：黒毛和種（去勢） 皮下脂肪：8.8%，筋間脂肪：34.6%
0	Tr	8	0	3	-	3	**8**	0	0.7	0	0.1	0	8	**0.03**	**0.08**	1.6	3.9	0.13	1.2	3	0.20	1.2	**0**	-	**0.1**		試料：黒毛和種（去勢）
Tr	1	7	0	3	-	3	**8**	0	0.7	0	0.1	0	9	**0.05**	**0.12**	3.2	5.6	0.19	1.7	5	0.49	1.5	**1**	-	**0.1**		試料：黒毛和種（去勢）
0	1	10	0	3	-	3	**10**	0	0.6	0	0.1	0	8	**0.04**	**0.09**	2.6	4.5	0.16	1.2	4	0.37	1.1	**1**	-	**0.1**		試料：黒毛和種（去勢） 筋間脂肪：37.9%
0	1	6	0	2	-	2	**7**	0	0.4	0	Tr	0	7	**0.05**	**0.13**	3.5	6.3	0.23	1.5	5	0.50	1.4	**1**	-	**0.1**		試料：黒毛和種（去勢） 皮下脂肪及び筋間脂肪を除いたもの
1	Tr	15	0	4	-	4	**16**	0	0.9	0	0.1	0	10	**0.02**	**0.03**	1.0	1.6	0.05	0.7	2	0.15	0.7	**Tr**	-	**0.1**		試料：黒毛和種（去勢） 皮下脂肪及び筋間脂肪
-	-	3	-	-	-	1	**3**	0	0.6	0	0.1	0	10	**0.05**	**0.12**	3.6	(5.8)	0.23	1.1	5	0.66	-	**1**	-	**0.1**	ステーキ1人分 =100～200g	試料：黒毛和種（去勢） 皮下脂肪：11.5%，筋間脂肪：24.5%
-	-	3	-	-	-	1	**3**	0	0.5	0	0.1	0	9	**0.05**	**0.13**	4.0	6.5	0.26	1.1	6	0.72	-	**1**	-	**0.1**		試料：黒毛和種（去勢） 筋間脂肪：27.7%
-	-	2	-	-	-	Tr	**2**	0	0.4	0	0.1	0	7	**0.07**	**0.17**	5.3	(8.7)	0.35	1.4	8	0.93	-	**1**	-	**0.1**		試料：黒毛和種（去勢） 皮下脂肪及び筋間脂肪を除いたもの
-	-	3	-	-	-	Tr	**3**	0	0.6	0	0.1	0	16	**0.04**	**0.11**	3.1	(5.2)	0.16	1.2	2	0.74	-	**1**	-	**0.1**		別名：カルビ 試料：黒毛和種（去勢）

もも

特徴　内側のももの部分。「うちもも」ともいう。ややきめが粗いが比較的やわらかい。赤身で，脂肪が少ない。肉質が均等で大きなかたまりがとれ，ブロックで売られることもある。
栄養　牛肉のなかでは，たんぱく質が多く，脂質が少ない。
調理　ローストビーフ，ステーキなどにする他，焼き肉，炒め物，カレー，シチューなどに用いる。

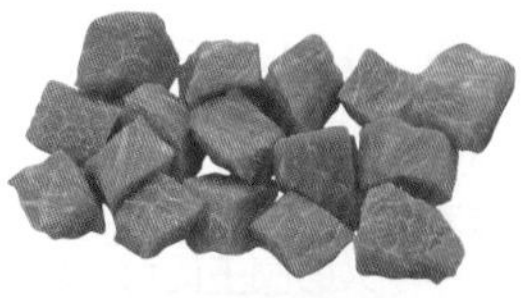

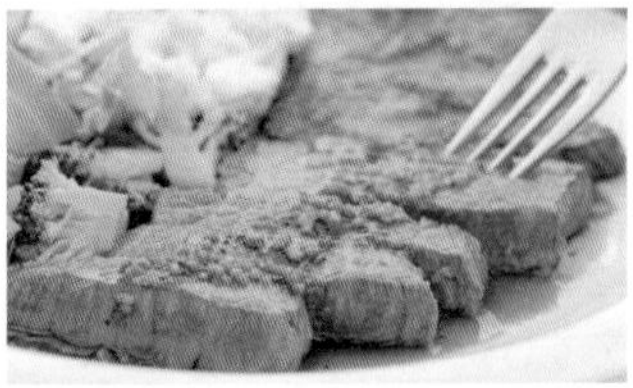
ステーキ

そともも

特徴　もものさらに外側の部分。よく運動する部分なので，きめが粗く，かたい。ももと同様，脂肪は少なく，赤身が多い。
栄養　牛肉のなかでは，たんぱく質が多く，脂質が少ない。
調理　かためなので薄切りや角切りにして用いる。旨味があるので煮込みに利用するといい味が出る。ひき肉やコンビーフの原料にもなる。

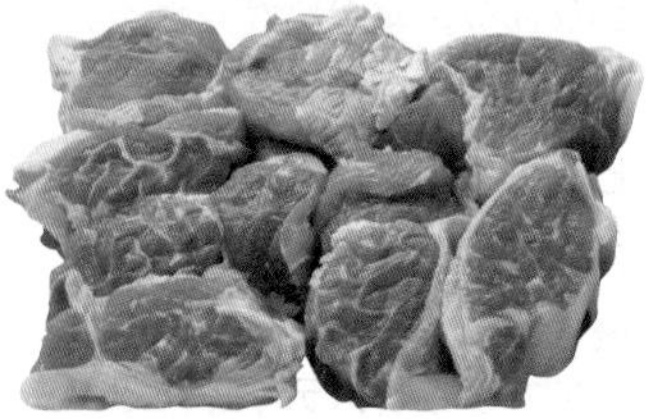

食品番号	食品名（可食部100g当たり）	廃棄率	エネルギー		水分	たんぱく質		脂質			炭水化物						有機酸	灰分	無機質										
						アミノ酸組成によるたんぱく質	たんぱく質	脂肪酸のトリアシルグリセロール当量	コレステロール	脂質	利用可能炭水化物(単糖当量)	利用可能炭水化物(質量計)	利用可能炭水化物 差引き法による	食物繊維総量	糖アルコール	炭水化物			ナトリウム	カリウム	カルシウム	マグネシウム	リン	鉄	亜鉛	銅	マンガン	ヨウ素	セレン
		%	kJ	kcal	g	g	g	g	mg	g	g	g	g	g	g	g	g	g	mg	mg	mg	mg	mg	mg	mg	mg	mg	µg	µg
11019	もも 脂身つき 生	0	979	235	61.2	(16.2)	19.2	16.8	75	18.7	(0.5)	(0.5)	4.8*	(0)	-	0.5	-	1.0	45	320	4	22	160	2.5	4.0	0.07	0.01	-	-
11020	皮下脂肪なし 生	0	882	212	63.4	17.4	20.2	13.9	73	15.5	(0.6)	(0.5)	4.3*	(0)	-	0.6	-	1.0	47	330	4	23	170	2.7	4.3	0.08	0.01	1	14
11251	ゆで	0	1257	302	50.1	23.1	25.7	20.9	110	23.3	(0.2)	(0.2)	5.4*	(0)	-	0.2	-	0.6	23	120	4	15	120	3.4	6.4	0.10	0	Tr	19
11250	焼き	0	1249	300	49.5	23.9	27.7	20.5	100	22.7	(0.5)	(0.5)	4.9*	(0)	-	0.5	-	1.1	50	350	5	25	190	3.8	6.3	0.10	0	Tr	19
11021	赤肉 生	0	736	176	67.0	(17.9)	21.3	9.7	70	10.7	(0.6)	(0.5)	4.4*	(0)	-	0.6	-	1.0	48	350	4	24	180	2.8	4.5	0.08	0.01	-	-
11022	脂身 生	0	2735	664	20.3	(4.1)	4.4	69.2	110	75.4	0	0	6.1*	(0)	-	0	-	0.3	24	99	2	5	44	0.8	0.6	0.02	0	-	-
11023	そともも 脂身つき 生	0	1015	244	60.8	(15.5)	17.8	(18.2)	68	20.0	(0.5)	(0.5)	4.6*	(0)	-	0.5	-	0.9	46	310	3	20	170	1.1	3.7	0.07	0	-	-
11024	皮下脂肪なし 生	0	910	219	63.3	(16.2)	18.7	(15.1)	66	16.6	(0.5)	(0.5)	4.5*	(0)	-	0.5	-	0.9	47	320	3	21	180	1.0	3.9	0.08	0	-	-
11025	赤肉 生	0	666	159	69.0	(17.9)	20.7	7.8	59	8.7	(0.6)	(0.5)	4.3*	(0)	-	0.6	-	1.0	50	360	3	23	200	2.4	4.3	0.09	0	-	-
11026	ランプ 脂身つき 生	0	1321	319	53.8	(13.2)	15.1	(27.5)	81	29.9	(0.4)	(0.4)	4.7*	(0)	-	0.4	-	0.8	40	260	3	17	150	1.4	3.8	0.08	0	-	-
11027	皮下脂肪なし 生	0	1213	293	56.3	(14.0)	16.0	(24.3)	78	26.4	(0.4)	(0.4)	4.6*	(0)	-	0.4	-	0.9	42	270	3	18	150	1.3	4.0	0.08	0	-	-
11028	赤肉 生	0	817	196	65.7	(16.6)	19.2	12.5	69	13.6	(0.5)	(0.5)	4.1*	(0)	-	0.5	-	1.0	47	320	3	22	180	2.9	4.9	0.10	0	-	-
11029	ヒレ 赤肉 生	0	861	207	64.6	(16.6)	19.1	13.8	66	15.0	(0.3)	(0.3)	4.0*	(0)	-	0.3	-	1.0	40	340	3	22	180	2.5	4.2	0.09	0.01	-	-
	[乳用肥育牛肉]																												
11030	かた 脂身つき 生	0	961	231	62.0	-	17.1	18.0	66	19.8	(0.3)*	(0.3)	2.1	0	-	0.3	-	0.9	59	290	4	18	160	2.1	4.5	0.07	0.01	Tr	14
11309	ゆで	0	1236	298	54.9	-	20.8	-	75	23.8	(0.1)*	(0.1)	0.1	0	-	0.1	-	0.4	22	88	3	12	89	2.3	5.5	0.08	0	0	15
11310	焼き	0	1337	322	50.3	-	23.0	-	77	25.5	(0.1)*	(0.1)	0.3	0	-	0.2	-	1.0	67	290	4	20	170	2.8	5.8	0.10	0	1	15
11031	皮下脂肪なし 生	0	805	193	65.9	-	17.9	13.4	60	14.9	(0.2)*	(0.2)	1.9	(0)	-	0.4	-	0.9	59	310	4	20	170	0.9	4.5	0.09	Tr	-	-
11032	赤肉 生	0	577	138	71.7	17.4	20.4	5.7	57	6.7	(0.2)	(0.1)	3.4*	0	-	0.2	0.6	1.0	69	340	4	22	190	2.5	5.5	0.08	0.01	1	17
11301	ゆで	0	733	174	63.2	24.5	27.9	6.0	77	7.1	(1.0)	(0.9)	5.6*	0	-	1.0	-	0.7	43	220	4	19	160	3.4	7.2	0.12	0.01	1	25
11302	焼き	0	737	175	63.4	23.6	26.9	6.7	71	7.7	(0.8)	(0.7)	5.2*	0	-	0.8	-	1.1	71	380	4	25	220	3.1	6.3	0.10	0.01	1	23
11033	脂身 生	0	2676	650	21.9	-	4.5	67.7	110	73.3	0	0	5.6*	(0)	-	0	-	0.3	21	84	2	5	44	0.7	0.5	0.02	0.01	-	-
11034	かたロース 脂身つき 生	0	1222	295	56.4	(13.7)	16.2	(24.7)	71	26.4	(0.2)	(0.2)	4.4*	(0)	-	0.2	-	0.8	50	260	4	16	140	0.9	4.7	0.06	0.01	-	-
11035	皮下脂肪なし 生	0	1183	285	57.3	(13.9)	16.5	(23.5)	70	25.2	(0.2)	(0.2)	4.4*	(0)	-	0.2	-	0.8	51	270	4	17	140	0.9	4.8	0.07	0.01	-	-
11036	赤肉 生	0	818	196	65.9	(16.1)	19.1	12.7	67	13.9	(0.2)	(0.2)	4.4*	(0)	-	0.2	-	0.9	57	310	4	19	160	2.4	5.7	0.08	0.01	-	-
11037	リブロース 脂身つき 生	0	1573	380	47.9	12.5	14.1	35.0	81	37.1	(0.2)	(0.2)	3.9*	(0)	-	0.2	-	0.7	40	230	4	14	120	1.0	3.7	0.05	0.01	Tr	10
11039	ゆで	0	1771	428	39.1	16.8	17.2	40.0	100	43.0	(0.3)*	(0.3)	3.7	(0)	-	0.3	-	0.4	26	130	5	12	96	1.2	4.9	0.04	0	Tr	13
11038	焼き	0	1891	457	33.4	18.9	20.4	42.3	110	45.0	(0.3)*	(0.3)	4.5	(0)	-	0.3	-	0.9	53	290	4	18	160	1.4	5.3	0.06	0.01	1	15
11040	皮下脂肪なし 生	0	1454	351	50.7	(13.0)	15.0	31.4	81	33.4	(0.2)	(0.2)	4.2*	(0)	-	0.2	-	0.7	42	240	4	15	130	0.9	4.0	0.05	0.01	Tr	11
11041	赤肉 生	0	955	230	62.2	16.2	18.8	16.4	78	17.8	(0.3)	(0.3)	4.3*	(0)	-	0.3	-	0.9	51	300	4	19	160	2.1	5.2	0.06	0.01	Tr	14
11042	脂身 生	0	2893	703	15.6	3.2	3.7	76.7	89	80.5	0*	0	4.3	(0)	-	0	-	0.2	18	72	3	4	37	0.6	0.5	0.02	0.01	0	2
11043	サーロイン 脂身つき 生	0	1295	313	54.4	(14.0)	16.5	(26.7)	69	27.9	(0.4)	(0.4)	4.1*	(0)	-	0.4	-	0.8	48	270	4	16	150	1.0	2.9	0.06	Tr	-	-
11044	皮下脂肪なし 生	0	1051	253	60.0	16.0	18.4	(19.3)	66	20.2	(0.5)	(0.5)	3.8*	(0)	-	0.5	-	0.9	53	300	4	17	170	0.8	3.3	0.06	Tr	-	-
11045	赤肉 生	0	699	167	68.2	(18.0)	21.1	8.8	62	9.1	(0.6)	(0.5)	4.1*	(0)	-	0.6	-	1.0	60	340	4	20	190	2.1	3.8	0.07	0	-	-
11046	ばら 脂身つき 生	0	1574	381	47.4	11.1	12.8	37.3	79	39.4	(0.3)*	(0.2)	3.5	(0)	-	0.3	-	0.6	56	190	3	12	110	1.4	2.8	0.04	0	Tr	10
11252	焼き	0	1865	451	38.7	13.8	15.9	41.7	88	44.2	(0.3)	(0.2)	5.0*	(0)	-	0.3	-	0.7	60	220	3	14	120	1.8	3.6	0.05	0	1	13

ランプ

特徴　サーロインに続くでん部(お尻)までの部分。風味がよく，肉質はヒレに次いでやわらかく，脂肪の少ない赤身。ヒレの代わりに使用されることも多い。

栄養　牛肉のなかでは，たんぱく質が多く，脂質が少ない。

調理　ランプステーキ，ローストビーフの他，ユッケ，焼き肉などに用いる。

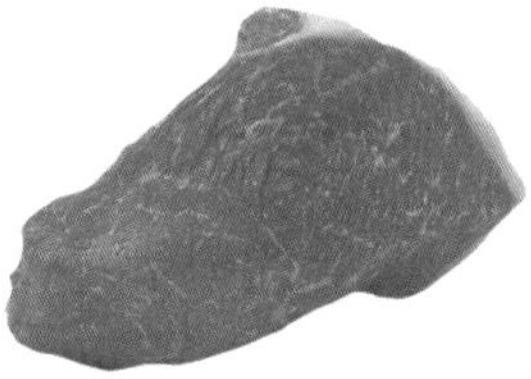

ヒレ

特徴　サーロインの内側の部分。ほとんど使わない筋肉なので，最もやわらかく，肉質のきめが細かい。最高の部位。1頭分の牛肉の，わずか2～3%しかとれない。

栄養　牛肉のなかでは，たんぱく質が多く，脂質が少ない。低エネルギー。

調理　ステーキ，ローストビーフなどに用いる。

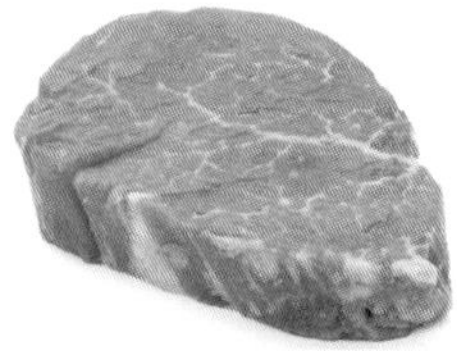

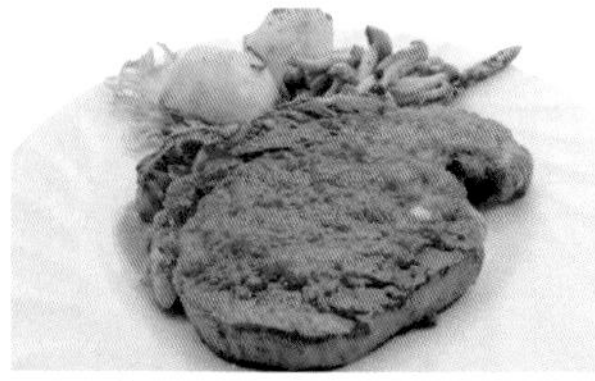

ステーキ

クロム	モリブデン	ビタミンA レチノール	ビタミンA カロテン α	ビタミンA カロテン β	ビタミンA β-クリプトキサンチン	ビタミンA β-カロテン当量	ビタミンA レチノール活性当量	ビタミンD	ビタミンE トコフェロール α	ビタミンE トコフェロール β	ビタミンE トコフェロール γ	ビタミンE トコフェロール δ	ビタミンK	ビタミンB_1	ビタミンB_2	ナイアシン	ナイアシン当量	ビタミンB_6	ビタミンB_{12}	葉酸	パントテン酸	ビオチン	ビタミンC	アルコール	食塩相当量	見当	備考
μg	μg	μg	μg	μg	μg	μg	μg	μg	mg	mg	mg	mg	μg	mg	mg	mg	mg	mg	μg	μg	mg	μg	mg	g	g		
-	-	Tr	0	0	0	0	**Tr**	0	0.3	0	Tr	0	6	**0.09**	**0.20**	5.6	(9.6)	0.34	1.2	8	1.09	-	1	-	**0.1**	1人分=	試料：黒毛和種(去勢) 皮下脂肪：5.6%，筋間脂肪：6.8%
Tr	Tr	0	0	0	0	0	**0**	0	0.2	0	0	0	5	**0.09**	**0.21**	5.9	10.0	0.36	1.2	9	1.14	2.1	1	-	**0.1**	100g	試料：黒毛和種(去勢) 筋間脂肪：7.2%
1	1	0	0	0	0	0	**0**	0	0.4	0	0	0	11	**0.05**	**0.19**	3.3	9.0	0.23	1.3	6	0.89	2.5	0	-	**0.1**		試料：黒毛和種(去勢)
1	1	0	0	0	0	0	**0**	0	0.4	0	0	0	10	**0.09**	**0.24**	6.6	12.0	0.35	1.9	7	1.18	2.9	1	-	**0.1**		試料：黒毛和種(去勢)
-	-	0	0	0	0	0	**0**	0	0.2	0	0	0	4	**0.10**	**0.22**	6.2	(11.0)	0.38	1.3	9	1.19	-	1	-	**0.1**		試料：黒毛和種(去勢) 皮下脂肪及び筋間脂肪を除いたもの
-	-	3	0	0	0	0	**3**	0	0.7	0	0.1	0	24	**0.02**	**0.02**	1.3	(1.7)	0.07	0.4	1	0.35	-	1	-	**0.1**		試料：黒毛和種(去勢) 皮下脂肪及び筋間脂肪
-	-	1	-	-	-	0	**1**	0	0.3	0	Tr	0	8	**0.08**	**0.18**	5.7	(9.4)	0.39	1.1	5	0.89	-	1	-	**0.1**		試料：黒毛和種(去勢) 皮下脂肪：6.0%，筋間脂肪：11.4%
-	-	Tr	-	-	-	0	**Tr**	0	0.2	0	Tr	0	7	**0.08**	**0.19**	6.0	(9.9)	0.41	1.1	5	0.92	-	1	-	**0.1**		試料：黒毛和種(去勢) 筋間脂肪：12.2%
-	-	0	-	-	-	Tr	**0**	0	0.2	0	0	0	5	**0.09**	**0.22**	6.6	(11.0)	0.46	1.2	6	1.00	-	1	-	**0.1**		試料：黒毛和種(去勢) 皮下脂肪及び筋間脂肪を除いたもの
-	-	2	-	-	-	0	**2**	0	0.5	0	Tr	0	10	**0.08**	**0.19**	4.3	(7.3)	0.33	1.2	7	1.22	-	1	-	**0.1**		試料：黒毛和種(去勢) 皮下脂肪：7.4%，筋間脂肪：19.8%
-	-	2	-	-	-	0	**2**	0	0.4	0	Tr	0	9	**0.09**	**0.20**	4.5	(7.7)	0.35	1.3	8	1.29	-	1	-	**0.1**		試料：黒毛和種(去勢) 筋間脂肪：21.4%
-	-	1	-	-	-	Tr	**1**	0	0.4	0	0	0	5	**0.10**	**0.25**	5.4	(9.5)	0.42	1.6	9	1.54	-	1	-	**0.1**		試料：黒毛和種(去勢) 皮下脂肪及び筋間脂肪を除いたもの
-	-	1	-	-	-	Tr	**1**	0	0.4	0	0	0	4	**0.09**	**0.24**	4.3	(8.4)	0.37	1.6	8	1.28	-	1	-	**0.1**		試料：黒毛和種(去勢)
0	1	5	0	1	0	1	**5**	0	0.4	0	Tr	0	9	**0.08**	**0.20**	3.9	6.7	0.33	2.8	6	1.00	1.7	1	-	**0.2**		試料：ホルスタイン種(去勢，肥育牛) 皮下脂肪：7.9%，筋間脂肪：12.2%
0	0	Tr	0	Tr	0	1	**1**	0	0.5	0	Tr	0	12	**0.05**	**0.16**	1.7	5.2	0.22	3.1	3	0.56	2.1	0	-	**0.1**		
0	0	0	0	1	0	1	**0**	0	0.5	0	Tr	0	13	**Tr**	**0.01**	6.1	9.9	0.05	4.0	50	0.40	2.6	0	-	**0.1**		
-	-	4	-	-	-	0	**4**	0	0.4	0	Tr	0	6	**0.09**	**0.21**	4.3	7.3	0.34	2.3	7	1.15	-	1	-	**0.1**		試料：ホルスタイン種(去勢，肥育牛) 筋間脂肪：13.1%
0	1	3	0	1	0	1	**3**	0	0.3	0	0	0	5	**0.10**	**0.24**	4.6	8.9	0.40	3.4	8	1.16	2.2	1	-	**0.2**		試料：ホルスタイン種(去勢，肥育牛) 皮下脂肪及び筋間脂肪を除いたもの
0	Tr	1	-	-	-	-	**1**	0.1	0.5	0	Tr	0	8	**0.08**	**0.26**	4.2	11.0	0.34	2.9	9	0.82	2.9	1	-	**0.1**		試料：ホルスタイン種(去勢，肥育牛) 皮下脂肪及び筋間脂肪を除いたもの
0	1	1	-	-	-	-	**1**	0.1	0.5	0	Tr	0	8	**0.12**	**0.30**	6.2	12.0	0.48	3.3	11	1.27	2.8	1	-	**0.2**		試料：ホルスタイン種(去勢，肥育牛) 皮下脂肪及び筋間脂肪を除いたもの
-	-	17	-	-	-	(0)	**17**	0	0.8	0	0.2	0	23	**0.02**	**0.03**	1.3	2.1	0.08	0.5	1	0.42	-	1	-	**0.1**		試料：ホルスタイン種(去勢，肥育牛) 皮下脂肪及び筋間脂肪
-	-	7	-	-	-	3	**7**	0.1	0.5	0	Tr	0	8	**0.06**	**0.17**	3.6	(6.7)	0.21	1.7	7	0.84	-	1	-	**0.1**		試料：ホルスタイン種(去勢，肥育牛) 皮下脂肪：2.2%，筋間脂肪：16.6%
-	-	7	-	-	-	3	**7**	0.1	0.5	0	Tr	0	8	**0.06**	**0.17**	3.7	(6.9)	0.22	1.7	7	0.85	-	1	-	**0.1**		試料：ホルスタイン種(去勢，肥育牛) 筋間脂肪：16.9%
-	-	5	-	-	-	Tr	**5**	0.1	0.5	0	Tr	0	6	**0.07**	**0.20**	4.1	(7.9)	0.25	2.0	8	0.97	-	1	-	**0.1**		試料：ホルスタイン種(去勢，肥育牛) 皮下脂肪及び筋間脂肪を除いたもの
2	Tr	12	0	8	0	8	**13**	0.1	0.5	0	0.1	0	10	**0.05**	**0.12**	4.0	6.6	0.22	1.0	6	0.64	1.1	1	-	**0.1**		試料：ホルスタイン種(去勢，肥育牛) 皮下脂肪：7.7%，筋間脂肪：23.1%
2	Tr	13	0	9	0	9	**14**	0.1	0.4	0	0	0	12	**0.04**	**0.11**	3.2	6.9	0.17	1.0	7	0.38	1.3	0	-	**0.1**		試料：ホルスタイン種(去勢，肥育牛)
4	Tr	13	0	10	0	10	**14**	0.1	0.6	0	0	0	12	**0.07**	**0.17**	5.1	9.3	0.25	1.4	10	0.58	1.7	1	-	**0.1**		試料：ホルスタイン種(去勢，肥育牛)
2	0	12	0	7	0	7	**12**	0.1	0.4	0	0.1	0	9	**0.05**	**0.13**	4.2	(7.1)	0.23	1.1	6	0.67	1.1	1	-	**0.1**		試料：ホルスタイン種(去勢，肥育牛) 筋間脂肪：24.9%
2	Tr	10	0	4	0	4	**10**	0.2	0.3	0	0	0	7	**0.06**	**0.17**	5.2	9.0	0.29	1.3	8	0.81	1.1	2	-	**0.1**		試料：ホルスタイン種(去勢，肥育牛) 皮下脂肪及び筋間脂肪を除いたもの
1	0	17	0	15	0	15	**18**	0	0.8	Tr	0.2	0	17	**0.02**	**0.02**	1.3	1.6	0.05	0.4	1	0.26	0.9	1	-	**0**		試料：ホルスタイン種(去勢，肥育牛) 皮下脂肪及び筋間脂肪
-	-	8	-	-	-	4	**8**	0	0.4	0	0.1	0	7	**0.06**	**0.10**	5.3	(8.4)	0.38	0.8	6	0.66	-	1	-	**0.1**		試料：ホルスタイン種(去勢，肥育牛) 皮下脂肪：12.7%，筋間脂肪：13.7%
-	-	7	-	-	-	2	**7**	0	0.4	0	Tr	0	6	**0.06**	**0.11**	5.9	9.5	0.43	0.8	7	0.72	-	1	-	**0.1**		試料：ホルスタイン種(去勢，肥育牛) 筋間脂肪：15.6%
-	-	5	-	-	-	Tr	**5**	0	0.3	0	0	0	4	**0.07**	**0.12**	6.7	(11.0)	0.50	0.9	8	0.80	-	2	-	**0.2**		試料：ホルスタイン種(去勢，肥育牛) 皮下脂肪及び筋間脂肪を除いたもの
1	Tr	13	0	1	1	2	**13**	0	0.6	0	0.1	0	11	**0.05**	**0.12**	3.2	5.4	0.21	1.9	3	0.60	1.5	1	-	**0.1**		別名：カルビ 試料：ホルスタイン種(去勢，肥育牛)
1	1	12	0	1	1	2	**12**	0	0.8	0	0.1	0	13	**0.06**	**0.14**	4.0	6.9	0.26	2.1	5	0.60	1.9	Tr	-	**0.2**		試料：ホルスタイン種(去勢，肥育牛)

11 肉類

食品番号	食品名	廃棄率 %	エネルギー kJ	エネルギー kcal	水分 g	たんぱく質: アミノ酸組成によるたんぱく質 g	たんぱく質: たんぱく質 g	脂質: 脂肪酸のトリアシルグリセロール当量 g	脂質: コレステロール mg	脂質: 脂質 g	炭水化物: 利用可能炭水化物(単糖当量) g	炭水化物: 利用可能炭水化物(質量計) g	炭水化物: 差引き法による利用可能炭水化物 g	炭水化物: 食物繊維総量 g	炭水化物: 糖アルコール g	炭水化物: 炭水化物 g	有機酸 g	灰分 g	無機質: ナトリウム mg	無機質: カリウム mg	無機質: カルシウム mg	無機質: マグネシウム mg	無機質: リン mg	無機質: 鉄 mg	無機質: 亜鉛 mg	無機質: 銅 mg	無機質: マンガン mg	無機質: ヨウ素 µg	無機質: セレン µg
11047	もも 脂身つき 生	0	817	196	65.8	(16.0)	19.5	12.6	69	13.3	(0.4)	(0.4)	4.6*	(0)	-	0.4	-	1.0	49	330	4	22	180	1.4	4.5	0.08	0.01	-	-
11048	皮下脂肪なし 生	0	708	169	68.2	17.1	20.5	9.2	67	9.9	(0.4)	(0.4)	4.4*	(0)	-	0.4	-	1.0	50	340	4	23	190	1.3	4.7	0.08	0.01	Tr	20
11050	ゆで	0	983	235	56.4	25.0	28.4	12.8	94	13.8	(0.6)	(0.5)	5.0*	(0)	-	0.6	-	0.8	35	220	5	20	160	1.7	6.6	0.11	0.01	Tr	25
11049	焼き	0	951	227	56.9	23.4	28.0	12.0	87	13.2	(0.6)	(0.5)	6.4*	(0)	-	0.6	-	1.3	65	430	5	28	230	1.7	6.4	0.11	0.02	1	24
11051	赤肉 生	0	546	130	71.7	(17.9)	21.9	4.2	65	4.9	(0.4)	(0.4)	5.2*	(0)	-	0.4	-	1.1	52	360	4	24	200	2.7	5.1	0.09	0.01	-	-
11052	脂身 生	0	2446	594	30.2	(4.8)	5.1	63.8	92	64.1	(0.2)*	(0.2)	0.8	(0)	-	0.2	-	0.4	30	140	2	7	56	1.1	0.7	0.02	0.01	-	-
11053	そともも 脂身つき 生	0	915	220	64.0	(15.0)	18.2	(15.9)	68	16.3	(0.6)	(0.5)	4.2*	(0)	-	0.6	-	0.9	55	310	4	20	150	1.4	3.2	0.06	Tr	-	-
11054	皮下脂肪なし 生	0	747	179	67.8	(16.0)	19.6	(10.7)	66	11.1	(0.6)	(0.5)	4.5*	(0)	-	0.6	-	0.9	57	330	4	21	160	1.3	3.5	0.07	Tr	-	-
11055	赤肉 生	0	551	131	72.0	(17.4)	21.3	4.6	63	5.0	(0.7)	(0.6)	5.0*	(0)	-	0.7	-	1.0	61	360	4	23	170	2.4	3.8	0.07	0	-	-
11056	ランプ 脂身つき 生	0	971	234	62.1	(15.3)	18.6	(17.1)	65	17.8	(0.6)	(0.5)	4.6*	(0)	-	0.6	-	0.9	54	300	4	20	150	1.4	3.7	0.08	Tr	-	-
11057	皮下脂肪なし 生	0	845	203	64.9	(16.1)	19.7	(13.2)	63	13.9	(0.6)	(0.5)	4.9*	(0)	-	0.6	-	0.9	56	310	4	21	160	1.3	3.9	0.09	Tr	-	-
11058	赤肉 生	0	596	142	70.2	(17.9)	22.0	5.3	59	6.1	(0.7)	(0.6)	5.5*	(0)	-	0.7	-	1.0	60	340	4	23	180	2.7	4.4	0.10	0	-	-
11059	ヒレ 赤肉 生	0	740	177	67.3	17.7	20.8	10.1	60	11.2	(0.5)	(0.4)	3.8*	(0)	-	0.5	-	1.0	56	380	4	23	200	2.4	3.4	0.08	0.01	1	15
11253	焼き	0	993	238	56.3	24.8	27.2	13.6	74	15.2	(0.4)	(0.4)	4.0*	(0)	-	0.4	-	1.3	74	440	5	28	230	3.5	6.0	0.12	0.01	1	19
	[交雑牛肉]																												
11254	リブロース 脂身つき 生	0	2016	489	36.2	10.3	12.0	49.6	88	51.8	(0.3)*	(0.2)	3.3	(0)	-	0.3	-	0.6	42	190	3	11	99	1.2	3.0	0.03	0	1	10
11256	ゆで	0	2228	540	29.1	12.4	13.2	54.5	100	56.5	(0.1)*	(0.1)	3.8	(0)	-	0.1	-	0.2	16	58	2	7	56	1.3	3.7	0.03	0	Tr	11
11255	焼き	0	2371	575	26.4	12.6	14.5	58.2	100	60.1	(0.2)*	(0.2)	2.2	(0)	-	0.2	-	0.6	47	190	3	12	100	1.5	3.8	0.04	0	1	11
11257	皮下脂肪なし 生	0	1808	438	41.0	11.7	13.6	43.3	84	45.2	(0.3)*	(0.3)	3.3	(0)	-	0.3	-	0.6	48	220	3	13	110	1.3	3.5	0.04	0	1	11
11258	赤肉 生	0	1400	338	50.5	14.5	16.7	31.0	75	32.3	(0.4)*	(0.4)	3.2	(0)	-	0.4	-	0.8	59	270	3	16	140	1.7	4.5	0.04	0	1	14
11259	脂身 生	0	3121	759	10.6	2.9	3.6	83.0	110	86.7	0*	0	3.3	(0)	-	0	-	0.2	13	39	2	2	25	0.3	0.3	0.01	0	1	2
11260	ばら 脂身つき 生	0	1839	445	41.4	10.8	12.2	42.6	98	44.4	(0.3)	(0.3)	4.6*	(0)	-	0.3	-	0.5	59	200	3	12	110	1.4	3.0	0.03	0	1	10
11261	もも 脂身つき 生	0	1291	312	53.9	14.6	16.4	28.0	85	28.9	(0.4)*	(0.3)	2.7	(0)	-	0.4	-	0.8	63	270	3	17	140	2.1	3.9	0.06	0	1	14
11262	皮下脂肪なし 生	0	1037	250	59.5	16.2	18.3	20.4	76	21.6	(0.4)*	(0.4)	3.0	(0)	-	0.4	-	0.9	68	300	3	19	160	2.3	4.5	0.07	0	1	16
11264	ゆで	0	1374	331	49.8	22.7	25.7	26.6	98	28.2	(0.2)*	(0.2)	0.5	(0)	-	0.2	-	0.4	29	130	3	15	120	2.8	5.8	0.08	0	1	27
11263	焼き	0	1298	313	49.7	21.4	25.0	25.0	93	27.6	(0.5)*	(0.4)	2.8	(0)	-	0.5	-	1.0	63	320	4	21	190	2.9	5.6	0.08	0	1	23
11265	赤肉 生	0	922	222	62.7	17.1	19.3	16.9	71	17.5	(0.5)*	(0.4)	2.4	(0)	-	0.5	-	0.9	71	320	4	20	170	2.4	4.8	0.07	0	1	17
11266	脂身 生	0	2807	682	17.6	4.6	4.8	73.7	140	75.8	(0.1)*	(0.1)	3.9	(0)	-	0.1	-	0.2	29	81	2	4	37	0.5	0.4	0.01	0	1	3
11267	ヒレ 赤肉 生	0	954	229	62.3	16.8	19.0	16.4	60	18.0	(0.4)	(0.4)	3.6*	(0)	-	0.4	-	0.9	56	330	4	21	180	2.7	3.8	0.07	0	Tr	15
	[輸入牛肉]																												
11060	かた 脂身つき 生	0	667	160	69.4	-	19.0	9.3	59	10.6	(0.1)*	(0.1)	1.4	(0)	-	0.1	-	0.9	54	320	4	20	170	1.1	5.0	0.08	Tr	-	-
11061	皮下脂肪なし 生	0	580	138	71.5	-	19.6	6.6	59	7.8	(0.1)*	(0.1)	1.3	(0)	-	0.1	-	1.0	56	330	4	21	180	1.0	5.3	0.09	Tr	-	-
11062	赤肉 生	0	481	114	73.9	-	20.4	3.6	59	4.6	(0.1)*	(0.1)	1.1	(0)	-	0.1	-	1.0	58	340	4	22	180	2.4	5.5	0.09	0	-	-
11063	脂身 生	0	2210	537	32.0	-	7.1	56.5	65	60.5	0*	0	4.0	(0)	-	0	-	0.4	24	140	6	7	65	0.9	1.1	0.03	0.01	-	-
11064	かたロース 脂身つき 生	0	918	221	63.8	(15.1)	17.9	(15.8)	69	17.4	(0.1)	(0.1)	4.5*	(0)	-	0.1	-	0.8	49	300	4	18	150	1.2	5.8	0.07	0.01	-	-
11065	皮下脂肪なし 生	0	909	219	64.0	(15.2)	18.0	(15.5)	69	17.1	(0.1)	(0.1)	4.5*	(0)	-	0.1	-	0.8	49	300	4	18	150	1.2	5.8	0.07	0.01	-	-
11066	赤肉 生	0	670	160	69.8	(16.6)	19.7	8.6	69	9.5	(0.1)	(0.1)	4.1*	(0)	-	0.1	-	0.9	54	320	4	20	170	2.4	6.4	0.08	0.01	-	-
11067	リブロース 脂身つき 生	0	883	212	63.8	17.3	20.1	14.2	66	15.4	(0.4)	(0.3)	3.8*	(0)	-	0.4	-	0.9	44	330	4	20	170	2.2	4.7	0.07	0.01	1	20
11269	ゆで	0	1276	307	50.2	23.0	25.8	21.9	94	23.9	(0.1)	(0.1)	4.4*	(0)	-	0.1	-	0.5	18	130	2	14	110	2.7	6.5	0.08	0	1	24
11268	焼き	0	1275	306	49.8	21.6	25.0	21.9	89	23.9	(0.3)	(0.3)	5.7*	(0)	-	0.3	-	1.0	41	320	3	21	180	2.9	6.3	0.08	Tr	1	23
11068	皮下脂肪なし 生	0	848	203	64.5	(17.1)	20.3	13.1	66	14.4	(0.4)	(0.3)	4.3*	(0)	-	0.4	-	0.9	45	330	4	20	170	2.2	4.8	0.07	0.01	1	21
11069	赤肉 生	0	681	163	68.6	(18.3)	21.7	8.2	65	9.1	(0.4)	(0.4)	3.9*	(0)	-	0.4	-	1.0	47	350	4	21	180	2.3	5.2	0.07	0.01	1	22
11070	脂身 生	0	2690	653	19.9	(4.7)	5.7	66.7	71	73.1	(0.1)	(0.1)	8.3*	(0)	-	0.1	-	0.3	17	130	1	6	53	1.1	1.1	0.02	0	Tr	4

可食部100g当たり

クロム	モリブデン	ビタミンA レチノール	A カロテン α	A カロテン β	A β-クリプトキサンチン	A β-カロテン当量	A レチノール活性当量	D	E トコフェロール α	E トコフェロール β	E トコフェロール γ	E トコフェロール δ	K	B_1	B_2	ナイアシン	ナイアシン当量	B_6	B_{12}	葉酸	パントテン酸	ビオチン	C	アルコール	食塩相当量	見当	備考
μg	μg	μg	μg	μg	μg	μg	μg	μg	mg	mg	mg	mg	μg	mg	mg	mg	mg	mg	μg	μg	mg	μg	mg	g	g		
-	-	3	0	0	0	0	3	0	0.6	0	Tr	0	5	0.08	0.20	4.9	(8.9)	0.32	1.2	9	1.02	-	1	-	0.1		試料：ホルスタイン種（去勢，肥育牛） 皮下脂肪：6.2%，筋間脂肪：8.0%
1	Tr	2	0	0	0	0	2	0	0.5	0	Tr	0	4	0.08	0.21	5.1	9.4	0.33	1.2	9	1.06	2.1	1	-	0.1		試料：ホルスタイン種（去勢，肥育牛） 筋間脂肪：8.5%
0	0	0	0	0	0	0	0	0	0.1	0	0	0	7	0.07	0.23	4.1	10.0	0.40	1.5	11	0.78	2.5	0	-	0.1		試料：ホルスタイン種（去勢，肥育牛）
Tr	1	0	0	0	0	0	0	0	0.2	0	0	0	6	0.10	0.27	7.6	13.0	0.39	1.9	12	1.08	2.5	1	-	0.2		試料：ホルスタイン種（去勢，肥育牛）
-	-	1	0	0	0	0	1	0	0.4	0	0	0	2	0.09	0.22	5.4	(10)	0.35	1.3	10	1.12	-	1	-	0.1		試料：ホルスタイン種（去勢，肥育牛） 皮下脂肪及び筋間脂肪を除いたもの
-	-	17	0	0	0	0	17	0	1.9	Tr	0.1	0	23	0.03	0.03	1.9	(2.4)	0.11	0.4	2	0.43	-	1	-	0.1		試料：ホルスタイン種（去勢，肥育牛） 皮下脂肪及び筋間脂肪
-	-	5	-	-	-	0	5	0	0.5	0	Tr	0	8	0.08	0.17	4.4	(8.1)	0.34	1.6	6	0.91	-	1	-	0.1		試料：ホルスタイン種（去勢，肥育牛） 皮下脂肪：9.9%，筋間脂肪：9.3%
-	-	4	-	-	-	0	4	0	0.4	0	Tr	0	6	0.09	0.19	4.6	(8.7)	0.37	1.7	6	0.96	-	1	-	0.1		試料：ホルスタイン種（去勢，肥育牛） 筋間脂肪：10.4%
-	-	2	-	-	-	Tr	2	0	0.2	0	0	0	5	0.09	0.21	5.0	(9.5)	0.40	1.9	7	1.02	-	1	-	0.2		試料：ホルスタイン種（去勢，肥育牛） 皮下脂肪及び筋間脂肪を除いたもの
-	-	6	-	-	-	0	6	0	0.7	0	0.1	0	8	0.08	0.19	3.7	(7.5)	0.30	1.6	6	0.93	-	1	-	0.1		試料：ホルスタイン種（去勢，肥育牛） 皮下脂肪：7.7%，筋間脂肪：12.4%
-	-	5	-	-	-	0	5	0	0.6	0	0.1	0	6	0.09	0.20	3.9	(8.0)	0.31	1.7	6	0.98	-	1	-	0.1		試料：ホルスタイン種（去勢，肥育牛） 筋間脂肪：13.4%
-	-	3	-	-	-	Tr	3	0	0.4	0	0.1	0	4	0.10	0.23	4.2	(8.8)	0.34	1.9	7	1.06	-	2	-	0.2		試料：ホルスタイン種（去勢，肥育牛） 皮下脂肪及び筋間脂肪を除いたもの
0	1	4	0	1	Tr	2	4	0	0.5	0	0	0	4	0.12	0.26	4.7	9.2	0.43	3.0	11	0.90	2.1	1	-	0.1		試料：ホルスタイン種（去勢，肥育牛）
1	1	3	0	1	0	1	3	0	0.3	0	0	0	6	0.16	0.35	6.2	12.0	0.45	4.9	10	1.16	3.9	Tr	-	0.2		試料：ホルスタイン種（去勢，肥育牛）
1	1	3	0	2	1	2	3	0	0.6	0	0.1	0	7	0.05	0.10	3.2	5.4	0.21	1.1	6	0.45	1.4	1	-	0.1		皮下脂肪：15.8%，筋間脂肪：20.0%
1	Tr	0	0	2	1	2	Tr	0	0.7	0	0.1	0	9	0.03	0.08	1.4	4.1	0.14	1.3	3	0.25	1.6	0	-	0		
1	1	0	0	2	1	2	0	0	0.7	0	0.1	0	10	0.06	0.11	3.3	5.8	0.20	1.8	14	0.50	1.8	Tr	-	0.1		
1	1	3	0	1	1	2	3	0	0.5	0	0.1	0	6	0.05	0.11	3.6	6.2	0.24	1.2	6	0.50	1.5	1	-	0.1		筋間脂肪：23.7%
1	2	2	0	1	Tr	1	2	0	0.4	0	0.1	0	4	0.07	0.14	4.6	7.9	0.31	1.4	7	0.61	1.6	1	-	0.1		皮下脂肪及び筋間脂肪を除いたもの
1	Tr	4	0	3	1	4	5	0	0.9	0	0.1	0	11	0.01	0.02	0.6	0.9	0.02	0.7	5	0.16	0.9	Tr	-	0		皮下脂肪及び筋間脂肪
1	Tr	3	0	2	1	2	3	0	0.5	0	Tr	0	10	0.05	0.10	3.2	5.5	0.23	1.7	6	0.40	1.6	1	-	0.2		
1	1	2	0	1	0	1	2	0	0.3	0	Tr	0	8	0.08	0.16	3.9	7.3	0.31	2.1	12	0.62	2.0	1	-	0.2		皮下脂肪：13.5%，筋間脂肪：6.0%
1	1	1	0	1	0	1	1	0	0.2	0	0	0	6	0.09	0.18	4.3	8.2	0.35	2.3	14	0.69	2.2	1	-	0.2		筋間脂肪：7.0%
1	Tr	0	0	1	0	1	0	0	0.6	0	0.1	0	7	0.05	0.15	3.3	8.8	0.32	1.6	12	0.38	2.6	0	-	0.1		
1	1	1	0	1	0	1	1	0	0.5	0	0.1	0	6	0.09	0.18	5.1	10.0	0.40	2.1	15	0.77	2.7	1	-	0.2		
1	1	1	0	1	0	1	1	0	0.2	0	0	0	5	0.10	0.19	4.5	8.7	0.38	2.4	15	0.73	2.3	1	-	0.2		皮下脂肪及び筋間脂肪を除いたもの
2	1	4	0	4	1	4	5	0	0.8	0	0.1	0	19	0.02	0.02	1.1	1.6	0.04	0.8	3	0.17	1.1	Tr	-	0.1		皮下脂肪及び筋間脂肪
0	1	2	0	1	0	1	2	0	0.1	0	0	0	2	0.11	0.23	4.4	8.6	0.39	2.0	9	0.85	1.8	1	-	0.1		
-	-	7	-	-	-	0	7	0.3	0.6	0	0	0	3	0.08	0.22	3.0	6.2	0.26	2.2	5	0.89	-	1	-	0.1		皮下脂肪：5.3%，筋間脂肪：5.4%
-	-	5	-	-	-	0	5	0.3	0.6	0	0	0	2	0.08	0.23	3.1	6.4	0.27	2.3	6	0.92	-	1	-	0.1		筋間脂肪：5.7%
-	-	4	-	-	-	Tr	4	0.2	0.6	0	0	0	1	0.09	0.25	3.2	6.6	0.27	2.4	6	0.95	-	1	-	0.1		皮下脂肪及び筋間脂肪を除いたもの
-	-	30	-	-	-	(0)	30	1.2	1.2	0	0	0	15	0.03	0.04	1.6	2.8	0.14	0.5	3	0.36	-	1	-	0.1		皮下脂肪及び筋間脂肪
-	-	10	-	-	-	2	10	0.4	0.7	0	0	0	5	0.07	0.20	3.5	(7.1)	0.25	1.8	7	1.00	-	1	-	0.1		皮下脂肪：0.5%，筋間脂肪：12.1%
-	-	10	-	-	-	2	10	0.4	0.7	0	0	0	5	0.07	0.20	3.5	(7.2)	0.25	1.8	8	1.00	-	1	-	0.1		筋間脂肪：12.1%
-	-	7	-	-	-	Tr	7	0.2	0.5	0	Tr	0	3	0.07	0.23	3.8	(7.9)	0.27	2.1	8	1.11	-	2	-	0.1		皮下脂肪及び筋間脂肪を除いたもの
0	1	9	0	2	0	2	9	0.4	0.7	0	0	0	4	0.08	0.16	5.0	9.1	0.37	1.3	7	0.85	1.4	2	-	0.1		皮下脂肪：1.8%，筋間脂肪：8.2%
Tr	1	14	0	2	0	2	14	0.5	1.0	0	-	0	5	0.04	0.14	2.7	8.2	0.26	1.3	6	0.50	1.7	0	-	0		
Tr	1	12	0	2	0	2	12	0.5	1.1	0	0	0	5	0.08	0.18	5.0	10.0	0.40	1.6	7	1.07	1.9	1	-	0.1		
0	1	9	0	1	0	1	9	0.4	0.7	0	0	0	4	0.08	0.16	5.1	(9.2)	0.38	1.4	7	0.87	1.4	2	-	0.1		筋間脂肪：8.3%
0	1	7	0	0	0	0	7	0.2	0.6	0	0	0	3	0.09	0.17	5.4	(9.9)	0.40	1.5	7	0.93	1.5	2	-	0.1		皮下脂肪及び筋間脂肪を除いたもの
Tr	0	28	0	17	0	17	29	2.2	1.6	0	0	0	16	0.01	0.02	1.6	(2.0)	0.11	0.3	2	0.21	0.5	0	-	0		皮下脂肪及び筋間脂肪

うし(牛)

Cattle

ひき肉

特徴　ひき肉機にかけて，細かくひいた肉。すね，ばら，かた，ももなどのかたい部分や，成形する際の残肉などを用いる。保存期間が短いので，注意が必要。

栄養　使用する部位により異なる。

調理　ハンバーグ，コロッケ，ミートソース，肉団子などに用いる。豚肉と合わせたあいびき肉の利用も多い。

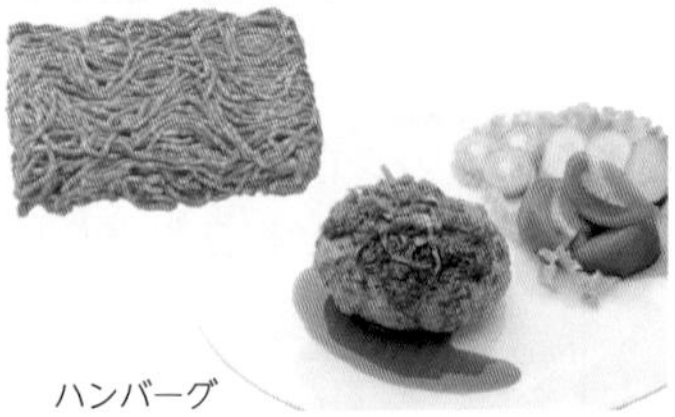

ハンバーグ

肉用牛の種類

※乳用種と交雑種の初生牛は，酪農経営によって生産される。（農林水産省資料による）

	種類	特徴	品種
肉用牛	肉専用種(和牛)	牛肉生産を目的に飼養されているもの	和牛(黒毛和種，無角和種，日本短角種，褐毛和種)，外国種(アンガス種，ヘレフォード種など)
	乳用種(国産若牛)	酪農経営による副産物である雄牛を肉向けに肥育したもの	ホルスタイン種(雄)，ジャージー種など
	交雑種(Ｆ１)	肉質の向上をはかるため，乳用牛の雌に肉専用種の雄をかけ合わせたもの	黒毛和種(雄)とホルスタイン種(雌)をかけ合わせたもの

牛肉のトレーサビリティと牛の個体識別

トレーサビリティとは，生産，処理・加工，流通・販売等の段階で，食品の仕入れ先，販売先，生産・製造方法などを記録・保管し，食品の情報を追跡できることをいう。

また，個体識別番号が表示されている場合，この番号からインターネットを通じて牛の生産履歴(出生年月日や種別，飼養地など)を調べることができる。国産牛肉はトレーサビリティに取り組むことが義務づけられているが，それ以外は事業者の自主的な取り組みとなっている。

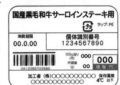

▼牛の個体識別情報検索サービス
https://www.id.nlbc.go.jp/top.html?pc

牛肉の肉質等級

等級	特質
5	肉色，光沢，肉のしまりがかなりよく，きめがかなり細かいもの。
4	肉色，光沢，肉のしまりがややよく，きめがやや細かいもの。
3	肉色，光沢，肉のしまり，きめが標準のもの。
2	肉色，光沢，肉のしまり，きめが標準に準ずるもの。
1	肉色，光沢，肉のしまりが劣り，きめが粗いもの。

食品番号	食品名（可食部100g当たり）	廃棄率	エネルギー		水分	たんぱく質 アミノ酸組成によるたんぱく質	たんぱく質	脂質 脂肪酸のトリアシルグリセロール当量	コレステロール	脂質	炭水化物 利用可能炭水化物(単糖当量)	利用可能炭水化物(質量計)	差引き法による利用可能炭水化物	食物繊維総量	糖アルコール	炭水化物	有機酸	灰分	無機質 ナトリウム	カリウム	カルシウム	マグネシウム	リン	鉄	亜鉛	銅	マンガン	ヨウ素	セレン
		%	kJ	kcal	g	g	g	g	mg	g	g	g	g	g	g	g	g	g	mg	mg	mg	mg	mg	mg	mg	mg	mg	µg	µg
11071	サーロイン　脂身つき　生	0	1135	273	57.7	(14.7)	17.4	(21.5)	59	23.7	(0.4)	(0.4)	5.4*	(0)	-	0.4	-	0.8	39	290	3	18	150	1.4	3.1	0.06	0	-	-
11072	皮下脂肪なし　生	0	910	218	63.1	(16.1)	19.1	(14.9)	57	16.5	(0.4)	(0.4)	5.0*	(0)	-	0.4	-	0.9	42	320	4	20	170	1.3	3.4	0.07	0	-	-
11073	赤肉　生	0	534	127	72.1	(18.5)	22.0	3.8	55	4.4	(0.5)	(0.5)	4.5*	(0)	-	0.5	-	1.0	48	360	4	23	190	2.2	3.9	0.08	0	-	-
11074	ばら　脂身つき　生	0	1396	338	51.8	-	14.4	31.0	67	32.9	(0.2)*	(0.2)	2.1	(0)	-	0.2	-	0.7	52	230	4	14	130	1.5	3.0	0.05	0	-	-
11075	もも　脂身つき　生	0	620	148	71.4	(16.5)	19.6	7.5	61	8.6	(0.4)	(0.4)	3.6*	(0)	-	0.4	-	1.0	41	310	3	21	170	2.4	3.8	0.08	0.01	-	-
11076	皮下脂肪なし　生	0	558	133	73.0	17.2	20.0	5.7	61	6.7	(0.4)	(0.4)	3.1*	(0)	-	0.4	-	1.0	42	320	3	22	170	2.5	3.9	0.08	0.01	1	12
11271	ゆで	0	854	204	60.0	27.1	30.0	9.2	96	11.0	(0.2)	(0.2)	3.1*	(0)	-	0.2	-	0.6	19	130	3	16	130	3.5	7.5	0.10	0.01	1	19
11270	焼き	0	858	205	60.4	24.1	28.0	11.9	89	14.1	(0.4)*	(0.4)	2.5	(0)	-	0.4	-	1.1	41	320	4	23	190	3.3	6.6	0.09	0.02	1	17
11077	赤肉　生	0	493	117	74.2	(17.8)	21.2	3.6	62	4.3	(0.4)	(0.4)	3.4*	(0)	-	0.4	-	1.0	44	340	4	23	180	2.6	4.1	0.08	0.01	-	-
11078	脂身　生	0	2391	580	28.1	(6.0)	6.3	58.7	77	64.4	(0.2)	(0.1)	6.9*	(0)	-	0.2	-	0.4	19	120	2	7	61	0.9	0.8	0.02	0.01	-	-
11079	そともも　脂身つき　生	0	820	197	65.8	(15.8)	18.7	(12.7)	65	14.3	(0.3)	(0.3)	4.8*	(0)	-	0.3	-	0.9	48	320	4	20	170	1.1	2.9	0.08	Tr	-	-
11080	皮下脂肪なし　生	0	745	178	67.6	(16.3)	19.3	(10.5)	64	11.9	(0.3)	(0.3)	4.7*	(0)	-	0.3	-	0.9	49	330	4	20	180	1.0	3.0	0.08	Tr	-	-
11081	赤肉　生	0	494	117	73.6	(17.8)	21.2	3.1	62	3.9	(0.3)	(0.3)	4.4*	(0)	-	0.3	-	1.0	53	360	4	22	190	1.9	3.3	0.09	0	-	-
11082	ランプ　脂身つき　生	0	892	214	63.8	(15.6)	18.4	(14.7)	64	16.4	(0.4)	(0.4)	4.9*	(0)	-	0.4	-	1.0	45	310	3	20	170	1.3	3.4	0.10	Tr	-	-
11083	皮下脂肪なし　生	0	729	174	67.7	(16.6)	19.7	(9.8)	62	11.1	(0.5)	(0.5)	4.8*	(0)	-	0.5	-	1.0	47	330	4	21	190	1.1	3.7	0.11	Tr	-	-
11084	赤肉　生	0	475	112	73.8	(18.2)	21.6	2.4	60	3.0	(0.5)	(0.5)	4.5*	(0)	-	0.5	-	1.1	52	360	4	23	210	2.6	4.1	0.12	0	-	-
11085	ヒレ　赤肉　生	0	519	123	73.3	(18.5)	20.5	4.2	62	4.8	(0.3)	(0.3)	2.9*	(0)	-	0.3	-	1.1	45	370	4	24	180	2.8	2.8	0.11	0.02	-	-
	[子牛肉]																												
11086	リブロース　皮下脂肪なし　生	0	399	94	76.0	(17.9)	21.7	0.5	64	0.9	(0.3)	(0.3)	4.5*	(0)	-	0.3	-	1.1	67	360	5	23	190	1.6	2.8	0.07	0	-	-
11087	ばら　皮下脂肪なし　生	0	475	113	74.5	(17.2)	20.9	2.9	71	3.6	0	0	4.4*	(0)	-	0	-	1.0	100	320	6	19	160	1.7	3.6	0.07	0	-	-
11088	もも　皮下脂肪なし　生	0	452	107	74.8	(17.4)	21.2	2.1	71	2.7	(0.2)	(0.2)	4.6*	(0)	-	0.2	-	1.1	54	390	5	23	200	1.3	2.3	0.06	0	-	-
	[ひき肉]																												
11089	生	0	1040	251	61.4	14.4	17.1	19.8	64	21.1	(0.3)	(0.3)	3.6*	(0)	-	0.3	-	0.8	64	260	6	17	100	2.4	5.2	0.06	Tr	1	11
11272	焼き	0	1168	280	52.2	22.7	25.9	18.8	83	21.3	(0.4)	(0.3)	5.1*	(0)	-	0.4	-	1.2	92	390	8	26	150	3.4	7.6	0.09	0.01	1	15
	[副生物]																												
11090	舌　生	0	1313	318	54.0	12.3	13.3	29.7	97	31.8	(0.2)*	(0.2)	3.2	(0)	-	0.2	-	0.7	60	230	3	15	130	2.0	2.8	0.09	0.01	1	10
11273	焼き	0	1662	401	41.4	17.9	20.2	34.1	120	37.1	(0.2)	(0.2)	5.7*	(0)	-	0.2	-	1.0	78	320	4	22	180	2.9	4.6	0.12	0.01	1	16
11091	心臓　生	0	535	128	74.8	13.7	16.5	6.2	110	7.6	(0.1)	(0.1)	4.3*	(0)	-	0.1	-	1.0	70	260	5	23	170	3.3	2.1	0.42	-	-	-
11092	肝臓　生	0	502	119	71.5	17.4	19.6	2.1	240	3.7	(3.7)	(3.3)	7.4*	(0)	-	3.7	-	1.5	55	300	5	17	330	4.0	3.8	5.30	-	4	50
11093	じん臓　生	0	497	118	75.7	13.6	16.7	5.0	310	6.4	(0.2)	(0.2)	4.6*	(0)	-	0.2	-	1.0	80	280	6	12	200	4.5	1.5	0.28	-	6	210

舌

特徴　肉質はかたく，コリコリした食感がある。濃厚な旨味をもつ。英語のtongueから「たん」と呼ばれる。根元の方が太く，やわらかい。

栄養　牛肉の副生物のなかでは脂質が多い。栄養価は，牛の他の部分肉と大差はない。

調理　やわらかい部分は焼き肉に，かたい部分はスープやシチューなどに用いる他，くん製，塩漬などにする。

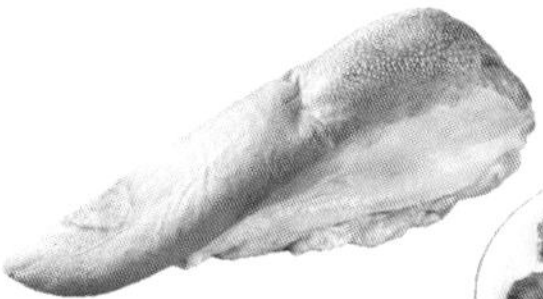

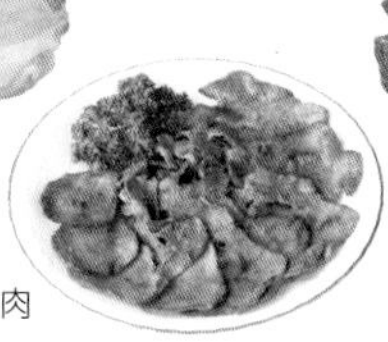

舌の焼き肉

心臓

特徴　独特のかたさがあり，肉の組織がち密なため，歯ざわりがよい。英語のheartから「はつ」と呼ばれる。

栄養　たんぱく質，ビタミンB_1，B_2，鉄が多く，脂質が少ない。

調理　血抜きしてから用いる。焼き肉にする他，炒め物，佃煮にする。

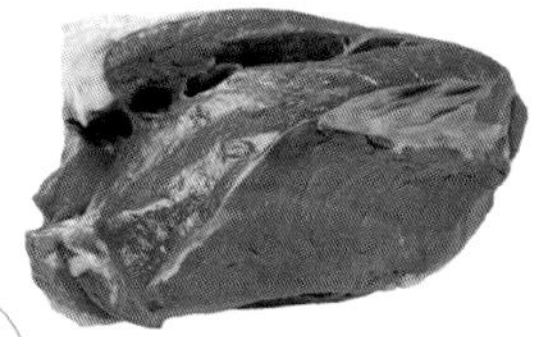

肝臓

特徴　肉質はやわらかく，独特の臭みがある。英語のliverから「レバー」と呼ばれる。

栄養　たんぱく質，ビタミンA，B_1，B_2，C，鉄が豊富で栄養価が高い。

調理　牛乳や冷水にさらして血抜きしてから用いる。焼き肉，炒め物に用いる。西洋料理では裏ごししてテリーヌなどに利用する。

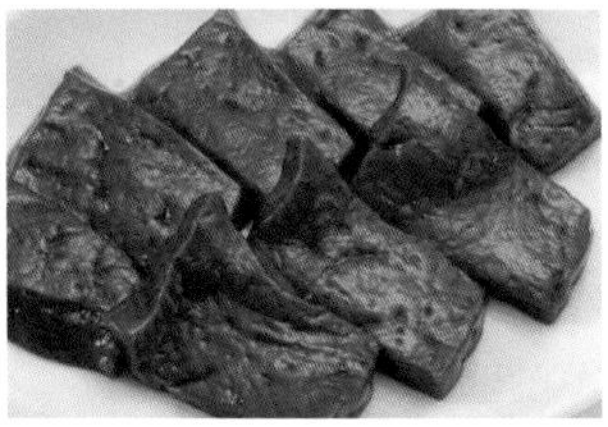

じん臓

特徴　あっさりした味でシコシコした歯ざわり。「まめ」と呼ばれるが，牛のじん臓はぶどう状である。

栄養　脂質が少なく，たんぱく質が多い。ビタミンB_1，B_2，鉄に富む。

調理　少し臭みがあるのでよく洗ってから調理する。焼き肉，炒め物などに向く。

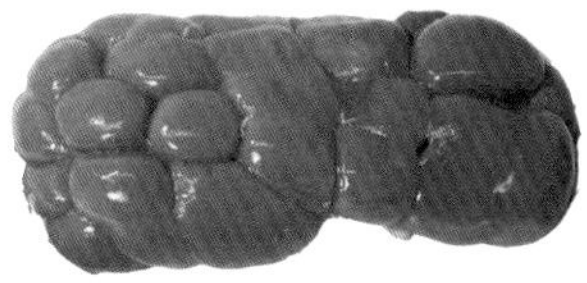

クロム	モリブデン	ビタミンA レチノール	カロテン α	カロテン β	β-クリプトキサンチン	β-カロテン当量	レチノール活性当量	D	E トコフェロール α	β	γ	δ	K	B_1	B_2	ナイアシン	ナイアシン当量	B_6	B_{12}	葉酸	パントテン酸	ビオチン	C	アルコール	食塩相当量	見当	備考
μg	μg	μg	μg	μg	μg	μg	μg	μg	mg	mg	mg	mg	μg	mg	mg	mg	mg	mg	μg	μg	mg	μg	mg	g	g		
-	-	10	-	-	-	5	**11**	0.6	0.7	0	0	0	5	**0.05**	**0.12**	4.9	(8.4)	0.42	0.6	5	0.52	-	1	-	**0.1**		皮下脂肪：12.8%，筋間脂肪：15.5%
-	-	8	-	-	-	3	**8**	0.4	0.6	0	0	0	4	**0.06**	**0.13**	5.4	(9.3)	0.46	0.7	5	0.57	-	1	-	**0.1**		筋間脂肪：17.8%
-	-	4	-	-	-	Tr	**4**	0	0.4	0	0	0	1	**0.06**	**0.16**	6.2	(11.0)	0.54	0.8	6	0.65	-	2	-	**0.1**		皮下脂肪及び筋間脂肪を除いたもの
-	-	24	-	-	-	Tr	**24**	0.4	1.1	0	0	0	13	**0.05**	**0.12**	3.9	6.3	0.28	1.3	5	0.50	-	1	-	**0.1**		別名：カルビ
-	-	5	0	2	0	2	**5**	0.2	0.5	0	0	0	4	**0.08**	**0.19**	5.0	(9.0)	0.44	1.5	8	0.78	-	1	-	**0.1**		皮下脂肪：3.4%，筋間脂肪：4.0%
0	1	4	0	1	0	1	**4**	0.1	0.4	0	0	0	4	**0.09**	**0.20**	5.1	9.2	0.45	1.5	8	0.78	1.9	1	-	**0.1**		筋間脂肪：4.2%
1	Tr	8	0	2	0	2	**8**	0	0.7	0	0	0	5	**0.05**	**0.18**	3.2	9.7	0.35	1.2	7	0.62	2.5	Tr	-	**0**		
1	1	8	0	1	0	1	**8**	0	0.6	0	0	0	8	**0.08**	**0.22**	5.6	11.0	0.53	1.7	10	0.88	2.6	1	-	**0.1**		
-	-	3	0	0	0	0	**3**	0.1	0.4	0	0	0	3	**0.09**	**0.21**	5.4	(9.7)	0.48	1.6	8	0.82	-	1	-	**0.1**		皮下脂肪及び筋間脂肪を除いたもの
-	-	35	0	31	0	31	**38**	0.9	1.2	0	0	0	19	**0.02**	**0.03**	1.6	(2.2)	0.13	0.4	2	0.46	-	1	-	**0**		皮下脂肪及び筋間脂肪
-	-	9	-	-	-	6	**9**	0.3	0.7	0	0	0	6	**0.06**	**0.16**	4.3	(8.1)	0.37	1.3	6	0.80	-	1	-	**0.1**		皮下脂肪：4.5%，筋間脂肪：12.2%
-	-	7	-	-	-	4	**8**	0.3	0.7	0	0	0	5	**0.06**	**0.17**	4.4	(8.3)	0.38	1.4	6	0.82	-	1	-	**0.1**		筋間脂肪：12.8%
-	-	3	-	-	-	Tr	**3**	0.2	0.7	0	0	0	3	**0.07**	**0.19**	4.9	(9.3)	0.42	1.5	7	0.87	-	1	-	**0.1**		皮下脂肪及び筋間脂肪を除いたもの
-	-	10	-	-	-	7	**11**	0.4	0.8	0	0	0	5	**0.09**	**0.24**	4.0	(7.7)	0.44	1.9	7	0.91	-	1	-	**0.1**		皮下脂肪：9.7%，筋間脂肪：11.5%
-	-	8	-	-	-	4	**8**	0.3	0.8	0	0	0	4	**0.10**	**0.26**	4.2	(8.2)	0.47	2.0	7	0.96	-	1	-	**0.1**		筋間脂肪：12.8%
-	-	4	-	-	-	Tr	**4**	0.2	0.7	0	0	0	1	**0.11**	**0.29**	4.6	(9.0)	0.52	2.3	8	1.03	-	1	-	**0.1**		皮下脂肪及び筋間脂肪を除いたもの
-	-	4	-	-	-	Tr	**4**	0.4	0.7	0	0	0	2	**0.10**	**0.25**	4.7	(8.7)	0.39	2.0	5	1.26	-	1	-	**0.1**		
-	-	0	-	-	-	Tr	**0**	0	0.1	0	0	0	Tr	**0.09**	**0.17**	8.9	(13.0)	0.48	1.2	6	0.72	-	1	-	**0.2**		
-	-	3	-	-	-	Tr	**3**	0	0.2	0	0	0	3	**0.10**	**0.18**	6.2	(9.7)	0.26	1.6	3	0.84	-	1	-	**0.3**		
-	-	3	-	-	-	Tr	**3**	0	0.1	0	0	0	1	**0.08**	**0.16**	9.3	(13.0)	0.44	0.8	5	0.72	-	1	-	**0.1**		
2	1	12	0	11	0	11	**13**	0.1	0.5	0	0	0	9	**0.08**	**0.19**	4.2	7.5	0.25	1.6	5	0.72	1.8	1	-	**0.2**		
3	2	5	0	13	0	13	**6**	0.1	0.7	0	0	0	9	**0.11**	**0.26**	6.3	11.0	0.34	1.7	7	1.02	2.9	Tr	-	**0.2**		
0	2	3	0	4	1	5	**3**	0	0.9	0	0	0	9	**0.10**	**0.23**	3.8	6.4	0.14	3.8	14	0.68	1.9	1	-	**0.2**	普通の大きさ＝1.5kg	別名：たん
0	2	3	0	6	1	6	**3**	0	1.2	0	0.1	0	11	**0.11**	**0.36**	5.2	9.1	0.16	5.4	14	0.99	3.1	1	-	**0.2**		別名：たん焼き
-	-	9	-	-	-	Tr	**9**	0	0.6	0	0.1	0	5	**0.42**	**0.90**	5.8	9.4	0.29	12.0	16	2.16	-	4	-	**0.2**	1個＝	別名：はつ
Tr	94	1100	-	-	-	40	**1100**	0	0.3	0	0	0	1	**0.22**	**3.00**	14.0	18.0	0.89	53.0	1000	6.40	76.0	30	-	**0.1**	1～1.5kg	別名：レバー。試料：和牛
0	43	4	-	-	-	14	**5**	0	0.3	0	0	0	6	**0.46**	**0.85**	5.5	9.8	0.45	22.0	250	4.08	90.0	3	-	**0.2**		別名：まめ

胃

特徴　牛には4つの胃があり，いずれも肉質はかたく，歯ごたえがある。

〈第一胃〉
　淡泊な味。切り開くと雨具の「みの」のような形なので「みの」と呼ばれる。

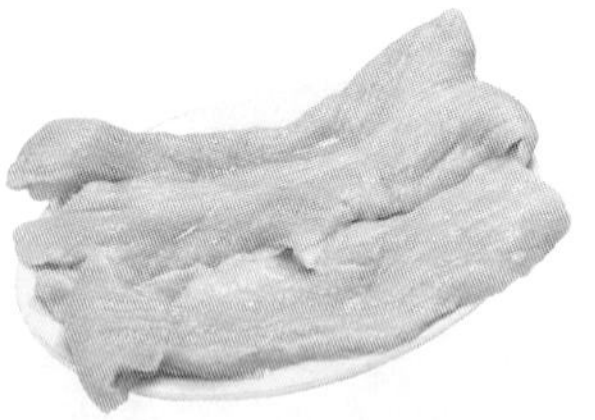

〈第二胃〉
　かたいが，旨味がある。切り開くと蜂の巣のようになっているので「はちのす」と呼ばれる。

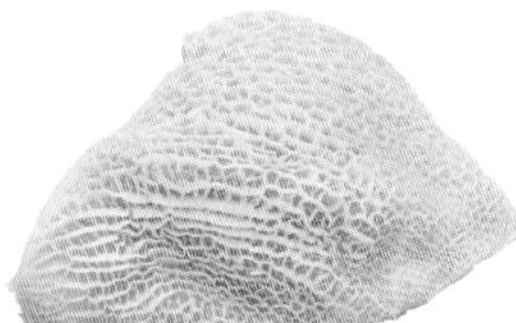

栄養　牛肉の副生物のなかでは脂質が多い。
調理　焼き肉，炒め物，煮物，鍋物(モツ鍋)などに向く。

〈第三胃〉
　胃の壁が千枚ものひだに見えることから，「せんまい」と呼ばれる。

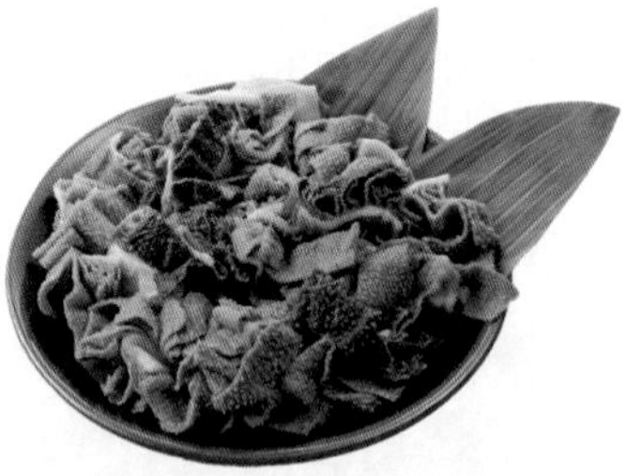

〈第四胃〉
　プリプリとした歯ごたえがある。「ギアラ」と呼ばれる。「あかせんまい」ともいう。

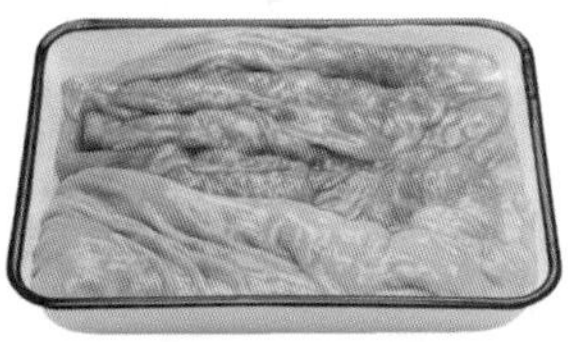

腸

特徴　小腸は細く，大腸，直腸は肉厚でコクのある濃厚な味。小腸は「ひも」，大腸はひだが縞模様なので「しまちょう」と呼ばれる。直腸は鉄砲の形に似ているので「てっぽう」と呼ばれる。
栄養　牛肉の副生物のなかでは，脂質に富む。
調理　焼き肉，炒め物，鍋物(モツ鍋)に用いる。

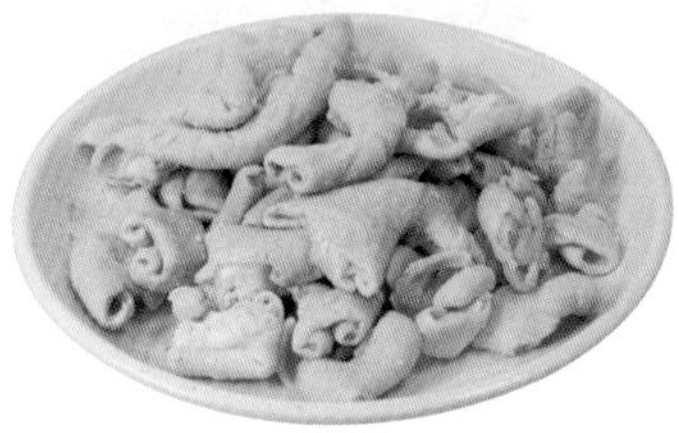

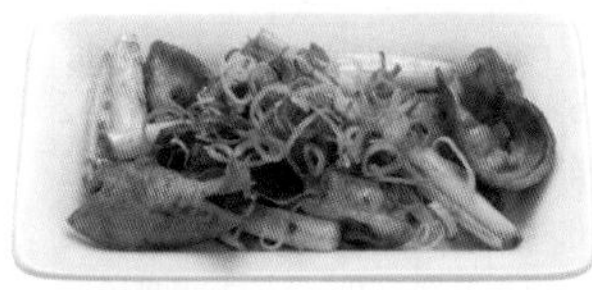

腸の炒め物

尾

特徴　中央に太い軟骨が通っている。たんぱく質のコラーゲンが多く，煮込むとゼラチン化してやわらかくなる。英語のtailから「テール」と呼ばれる。
栄養　脂質に富む。
調理　関節ごとに切って使う。スープ，シチュー，ワイン煮，煮込みなどに用いられる。

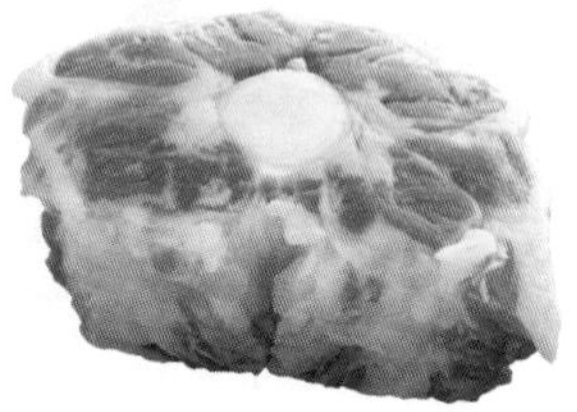

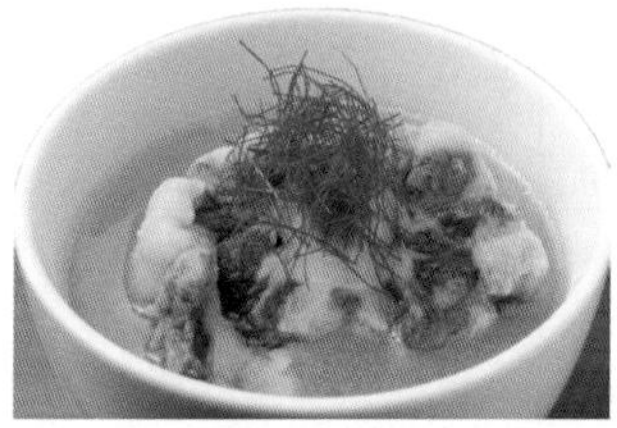

テールスープ

食品番号	食品名 (可食部100g当たり)	廃棄率 %	エネルギー kJ	エネルギー kcal	水分 g	たんぱく質: アミノ酸組成によるたんぱく質 g	たんぱく質: たんぱく質 g	脂質: 脂肪酸のトリアシルグリセロール当量 g	脂質: コレステロール mg	脂質: 脂質 g	炭水化物: 利用可能炭水化物(単糖当量) g	炭水化物: 利用可能炭水化物(質量計) g	炭水化物: 差引き法による利用可能炭水化物 g	炭水化物: 食物繊維総量 g	炭水化物: 糖アルコール g	炭水化物: 炭水化物 g	有機酸 g	灰分 g	無機質: ナトリウム mg	無機質: カリウム mg	無機質: カルシウム mg	無機質: マグネシウム mg	無機質: リン mg	無機質: 鉄 mg	無機質: 亜鉛 mg	無機質: 銅 mg	無機質: マンガン mg	無機質: ヨウ素 µg	無機質: セレン µg
11094	第一胃　ゆで	0	697	166	66.6	(19.2)	24.5	6.9	240	8.4	0	0	6.8*	(0)	-	0	-	0.5	51	130	11	14	82	0.7	4.2	0.08	0.03	-	-
11095	第二胃　ゆで	0	772	186	71.6	(9.7)	12.4	14.7	130	15.7	0	0	3.7*	(0)	-	0	-	0.3	39	64	7	6	55	0.6	1.5	0.04	0.07	-	-
11096	第三胃　生	0	240	57	86.6	(9.2)	11.7	0.9	120	1.3	0	0	2.9*	(0)	-	0	-	0.4	50	83	16	10	80	6.8	2.6	0.08	0.07	-	-
11097	第四胃　ゆで	0	1272	308	58.5	(8.7)	11.1	28.7	190	30.0	0	0	3.7*	(0)	-	0	-	0.4	38	51	8	8	86	1.8	1.4	0.11	0.07	-	-
11098	小腸　生	0	1106	268	63.3	(7.8)	9.9	24.7	210	26.1	0	0	3.5*	(0)	-	0	-	0.7	77	180	7	10	140	1.2	1.2	0.07	0.10	-	-
11099	大腸　生	0	624	150	77.2	(7.3)	9.3	12.2	150	13.0	0	0	2.8*	(0)	-	0	-	0.5	61	120	9	8	77	0.8	1.3	0.05	0.05	-	-
11100	直腸　生	0	444	106	80.7	(9.1)	11.6	6.4	160	7.0	0	0	3.1*	(0)	-	0	-	0.7	87	190	9	10	100	0.6	1.7	0.05	0.04	-	-
11101	腱　ゆで	0	662	157	65.4	28.8	31.0	4.7	69	5.1	(Tr)*	(Tr)	0.8	(0)	-	Tr	Tr	0.3	86	18	14	4	23	0.4	1.0	0.02	0.01	1	9
11102	子宮　ゆで	0	402	95	78.2	-	18.4	2.4	150	3.0	0*	0	0.6	(0)	-	0	-	0.4	79	74	8	7	63	1.2	1.7	0.06	0.02	-	-
11103	尾　生	40	1814	440	40.7	-	11.6	43.7	76	47.1	(Tr)*	(Tr)	3.4	(0)	-	Tr	-	0.6	50	110	7	13	85	2.0	4.3	0.08	-	-	-
11274	横隔膜　生	0	1194	288	57.0	13.1	14.8	25.9	70	27.3	(0.3)*	(0.3)	2.8	(0)	-	0.3	0.4	0.7	48	250	2	16	140	3.2	3.7	0.13	0.01	1	14
11296	ゆで	0	1717	414	39.6	20.2	21.3	35.0	100	36.7	(0.2)	(0.2)	4.5*	(0)	-	0.2	0.2	0.5	25	120	3	14	130	4.2	5.6	0.19	0.01	2	20
11297	焼き	0	1661	401	39.4	19.0	21.1	35.5	100	37.2	(0.3)*	(0.2)	4.0	(0)	-	0.3	0.4	0.8	49	270	3	19	170	4.1	5.3	0.19	0.01	2	19
	[加工品]																												
11104	ローストビーフ	0	795	190	64.0	18.9	21.7	10.7	70	11.7	1.4	1.4	4.1*	(0)	0	0.9	0.7	1.7	310	260	6	24	200	2.3	4.1	0.10	0.01	1	15
11105	コンビーフ缶詰	0	795	191	63.4	18.1	19.8	12.6	68	13.0	1.0*	0.9	3.4	(0)	0	1.7	0.3	2.1	690	110	15	13	120	3.5	4.1	0.11	0.04	9	10
11106	味付け缶詰	0	659	156	64.3	17.4	19.2	4.1	48	4.4	12.9*	12.3	11.6	(0)	0	9.9	0.3	2.2	720	180	8	16	110	3.4	4.0	0.09	0.09	2	11
11107	ビーフジャーキー	0	1285	304	24.4	47.5	54.8	5.8	150	7.8	9.6	9.2	14.1*	(0)	0	6.4	1.6	6.6	1900	760	13	54	420	6.4	8.8	0.25	0.13	5	38
11108	スモークタン	0	1134	273	55.9	16.0	18.1	21.0	120	23.0	1.2	1.2	4.5*	(0)	0	0.9	0.5	2.1	630	190	6	16	150	2.6	4.2	0.12	0.02	3	18

加工品(うし)

Beef products

●ローストビーフ
特徴　牛肉をかたまりのままで焼いたもの。リブロース，サーロイン，ももなどを用いてつくる。
調理　そのまま食べたり，サラダやサンドイッチなどに用いる。

●ビーフジャーキー
特徴　塩漬した牛肉を板状にのばし，塩抜き，乾燥させて，くん煙したもの。
調理　そのまま食べる他，炒め物，スープの具，だしなどに用いる。保存食にもなる。

●コンビーフ缶詰
特徴　かた，そとももなどを塩漬にし，その後，蒸し煮して細かくほぐし，缶詰にしたもの。馬肉を混ぜたものを「ニューコンビーフ」という。
調理　そのまま食べる他，サンドイッチ，サラダの具や，炒め物，煮物に用いる。

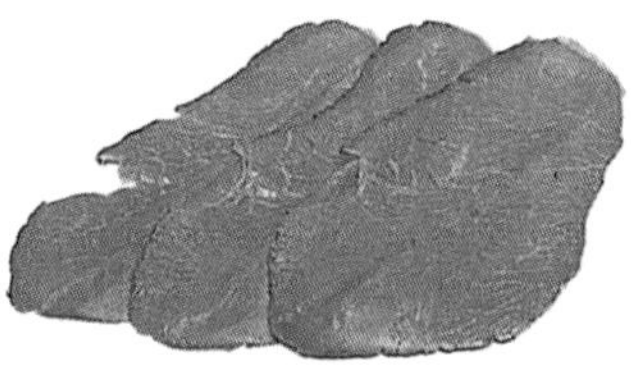

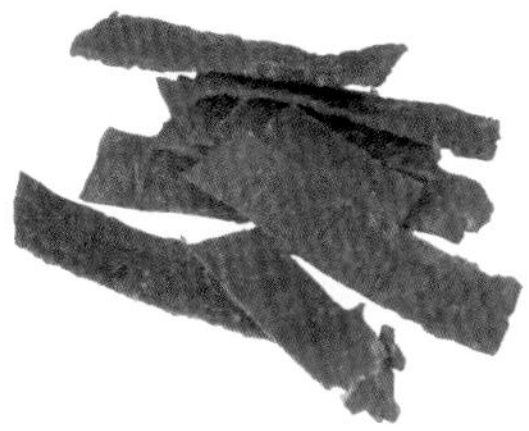

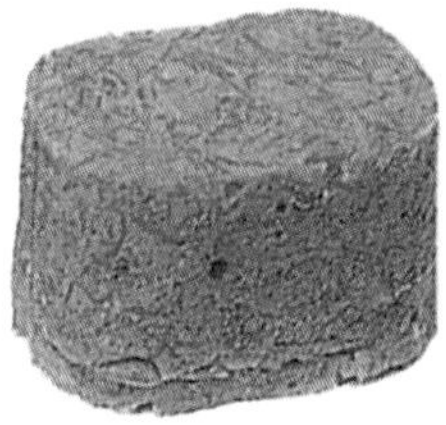

日本の食文化

6世紀の仏教伝来以前は，いのししやしかなどの野獣や，牛や馬などの家畜は，食用として利用していました。しかし，仏教の影響で肉食禁止令が出され，野獣以外は食べてはいけないとされました。その後，獣肉は下級な食べ物とみなされ，しだいに野獣肉も公的な場から姿を消しました。

江戸時代では，赤味の強いいのしし肉をぼたん，しか肉をもみじと称して食べさせる店もありましたが，肉を公然と食べるようになったのは明治時代からです。政府が肉食を奨励し，すき焼きやトンカツなどの料理として一般に普及しました。

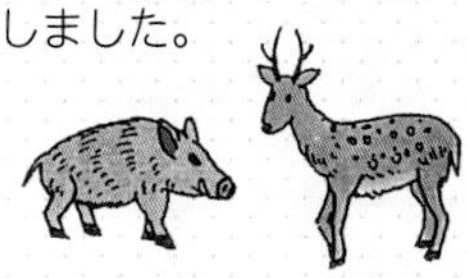

コンビーフ缶詰のできるまで

★コンビーフ(Corned beef)とは「塩漬した牛肉」のこと

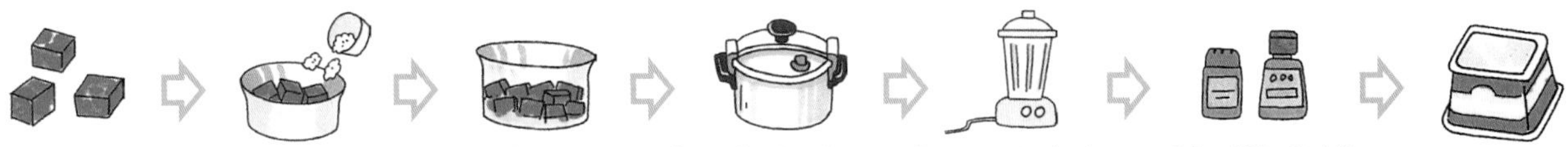

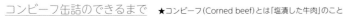

①5cm角の中等以下の品質の肉を用意。
②食塩をかける。
③2～4℃で5日間程塩漬にする。
④加圧釜で約1時間蒸し煮する。
⑤ミキサーなどで肉繊維をほぐす。
⑥牛の脂肪，調味料，香辛料を加える。
⑦缶に密封して滅菌する。

クロム	モリブデン	ビタミンA レチノール	A カロテン α	A カロテン β	A β-クリプトキサンチン	A β-カロテン当量	A レチノール活性当量	D	E トコフェロール α	E トコフェロール β	E トコフェロール γ	E トコフェロール δ	K	B_1	B_2	ナイアシン	ナイアシン当量	B_6	B_{12}	葉酸	パントテン酸	ビオチン	C	アルコール	食塩相当量	見当	備考
μg	μg	μg	μg	μg	μg	μg	μg	μg	mg	mg	mg	mg	μg	mg	mg	mg	mg	mg	μg	μg	mg	μg	mg	g	g		
-	-	1	-	-	-	(Tr)	**1**	Tr	0.4	0	0	0	6	**0.04**	**0.14**	1.7	(5.6)	0.01	2.0	3	0.49	-	**2**	-	**0.1**		別名：みの，がつ
-	-	3	-	-	-	(Tr)	**3**	0.1	0.3	0	0	0	16	**0.02**	**0.10**	1.0	(3.0)	0.01	2.0	12	0.44	-	**0**	-	**0.1**		別名：はちのす
-	-	4	-	-	-	(Tr)	**4**	0	0.1	0	0	0	4	**0.04**	**0.32**	1.7	(3.6)	0.02	4.6	33	0.64	-	**4**	-	**0.1**		別名：せんまい
-	-	5	-	-	-	(Tr)	**5**	0.2	0.5	0	0	0	35	**0.05**	**0.14**	0.6	(2.4)	0.01	3.6	10	0.34	-	**0**	-	**0.1**		別名：あかせんまい，ギアラ，あぼみ
-	-	2	-	-	-	(Tr)	**2**	0	0.3	0	0	0	9	**0.07**	**0.23**	3.1	(4.7)	0.05	21.0	15	1.21	-	**15**	-	**0.2**		別名：ひも
-	-	2	-	-	-	(Tr)	**2**	0	0.2	0	0	0	15	**0.04**	**0.14**	2.1	(3.6)	0.01	1.3	8	0.66	-	**6**	-	**0.2**		別名：しまちょう，てっちゃん
-	-	2	-	-	-	(Tr)	**2**	0	0.2	0	0	0	12	**0.05**	**0.15**	2.3	(4.2)	0.01	1.7	24	0.85	-	**6**	-	**0.2**		別名：てっぽう
1	1	1	0	1	0	1	**1**	0	0.1	0	0	0	9	**Tr**	**0.04**	0.2	0.8	Tr	0.5	2	0.1	0.4	**0**	-	**0.2**		別名：すじ
-	-	0	-	-	-	(Tr)	**(0)**	0	0.2	0	0	0	5	**0.01**	**0.10**	0.5	3.6	0.01	1.7	10	0.35	-	**0**	-	**0.2**		別名：こぶくろ
-	-	20	-	-	-	Tr	**20**	0	0.3	0	0.1	0	Tr	**0.06**	**0.17**	2.6	4.5	0.26	1.8	3	1.95	-	**1**	-	**0.1**	1本=約1.2kg	別名：テール。皮を除いたもの。廃棄部位：骨
0	1	4	0	3	1	3	**4**	0	0.7	0	0.1	0	5	**0.14**	**0.35**	4.0	7.1	0.18	3.8	6	1.06	2.9	**1**	-	**0.1**		別名：はらみ，さがり
(0)	1	5	(0)	2	1	2	**5**	(0)	1.0	(0)	0.1	(0)	7	**0.08**	**0.35**	2.7	7.4	0.13	3.9	7	0.71	-	**Tr**	-	**0.1**		
(0)	1	4	(0)	3	1	3	**5**	(0)	1.1	(0)	0.1	(0)	7	**0.15**	**0.46**	5.0	9.6	0.21	6.3	9	1.29	-	**1**	-	**0.1**		
1	1	Tr	-	-	-	Tr	**Tr**	0.1	0.3	0	0	0	4	**0.08**	**0.25**	6.3	11.0	0.47	1.6	9	0.98	2.1	**0**	-	**0.8**		ビタミンC：酸化防止用として添加された食品を含む
4	1	Tr	-	-	-	Tr	**Tr**	0	0.8	0	0.3	0.2	5	**0.02**	**0.14**	7.6	12.0	0.04	1.3	5	0.20	1.6	**0**	-	**1.8**		
2	3	Tr	-	-	-	Tr	**Tr**	0	0.7	0	0	0	3	**0.33**	**0.19**	2.4	6.1	0.06	1.4	8	0.22	1.5	**0**	-	**1.8**		試料：大和煮缶詰。液汁を含んだもの(液汁36%)
11	3	5	-	-	-	(0)	**5**	0.3	2.2	0	0.2	0.1	8	**0.13**	**0.45**	12.0	23.0	0.85	3.5	12	1.25	4.5	**1**	-	**4.8**		ビタミンE及びビタミンC：酸化防止用として添加された食品を含む
2	3	18	-	-	-	(0)	**18**	0.3	0.6	0	0.1	0	16	**0.08**	**0.27**	3.4	6.9	0.13	4.7	4	1.12	4.5	**1**	-	**1.6**		ビタミンE及びビタミンC：酸化防止用として添加された食品を含む

うま(馬)

Horse

特徴　肉質はかたいが，グリコーゲンを多く含み，甘味がある。大部分をカナダなどから輸入。別名は「さくら肉」「けとばし」。
栄養　たんぱく質，鉄が多く，脂質が少ない。
調理　刺身(馬刺し)にしたり，鍋物(桜鍋)などに用いる他，缶詰などにも加工される。

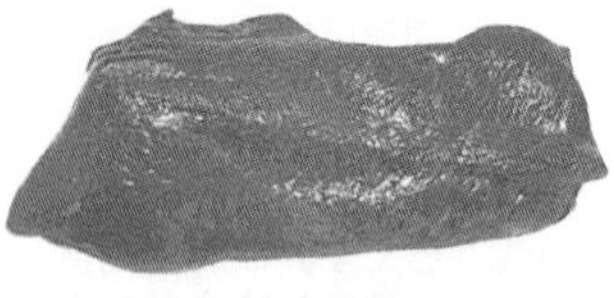

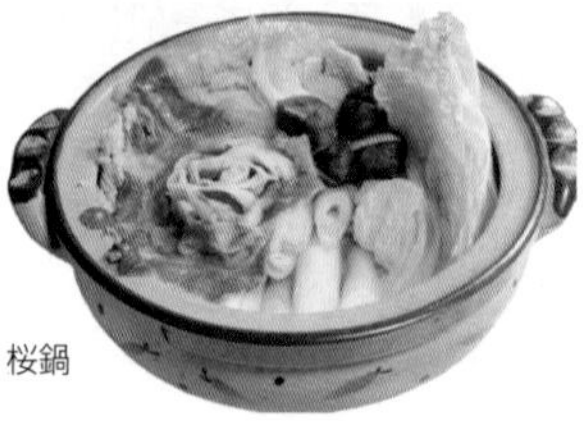

桜鍋

くじら(鯨)

Whale

特徴　肉質はややかたいが，尾肉は霜降りになっていて美味。食用とされている種類は，主にミンクくじら。腹側の縞状の部分「うねす」はベーコンに用いる。
栄養　たんぱく質，鉄，ビタミンAを多く含む。
調理　刺身，たたき，竜田揚げ，すき焼きなどに用いる。

●さらしくじら

特徴　尾の付け根の肉を塩蔵し，薄切りにして煮沸，脂をとり除いたもの。「尾羽毛(おばけ)」(関西地方では「おばいけ」)ともいう。尾羽のコラーゲン繊維が収縮してゼラチン化し，弾力に富み歯ざわりがよい。白色で無味無臭。
調理　酢みそなどのあえ物にする。

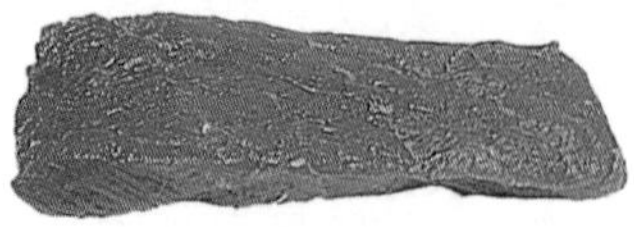

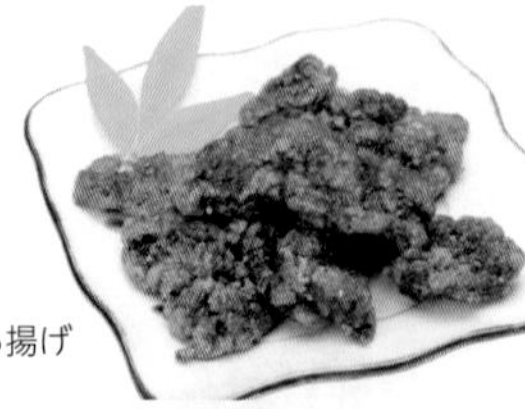

から揚げ

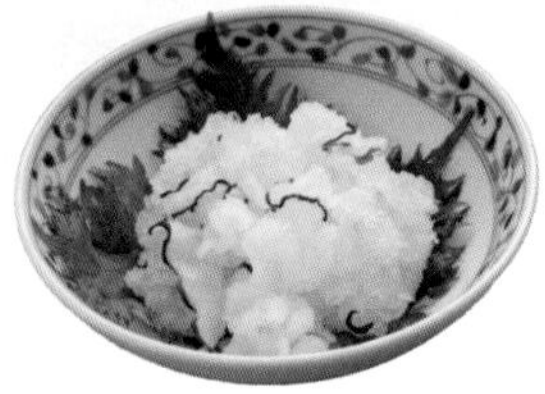

しか(鹿)

Deer

特徴　肉質はやわらかく，歯ざわりがよい。くせがなく，淡泊な味。別名は「もみじ」。
　輸入品の他に，近年，わが国では野生シカの獣害対策などにより有害駆除と個体数調整を目的とした捕獲が実施され，食肉としての供給が行われるようになっている。
栄養　肉類のなかでは脂質が少なく，鉄，ビタミンB_1，B_2に富む。
調理　刺身，焼き肉などに用いる他，ソーセージなどにも加工される。

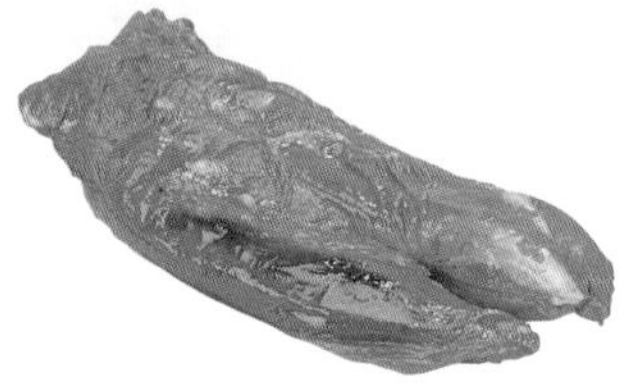

食品番号	食品名（可食部100g当たり）	廃棄率	エネルギー		水分	たんぱく質		脂質			炭水化物						有機酸	灰分	無機質										
						アミノ酸組成によるたんぱく質	たんぱく質	脂肪酸のトリアシルグリセロール当量	コレステロール	脂質	利用可能炭水化物（単糖当量）	利用可能炭水化物（質量計）	利用可能炭水化物（差引き法による）	食物繊維総量	糖アルコール	炭水化物			ナトリウム	カリウム	カルシウム	マグネシウム	リン	鉄	亜鉛	銅	マンガン	ヨウ素	セレン
		%	kJ	kcal	g	g	g	g	mg	g	g	g	g	g	g	g	g	g	mg	mg	mg	mg	mg	mg	mg	mg	mg	µg	µg
	うま																												
11109	肉　赤肉　生	0	433	**102**	76.1	**17.6**	20.1	**2.2**	65	2.5	(0.3)	(0.3)	**3.1***	(0)	-	0.3	-	1.0	50	300	**11**	18	170	**4.3**	2.8	0.11	-	0	17
	くじら																												
11110	肉　赤肉　生	0	425	**100**	74.3	**19.9**	24.1	**0.3**	38	0.4	(0.2)	(0.2)	**4.5***	(0)	-	0.2	-	1.0	62	260	**3**	29	210	**2.5**	1.1	0.06	0.01	2	32
11111	うねす　生	0	1361	**328**	49.0	-	18.8	**28.1**	190	31.4	**(0.2)***	(0.2)	3.5	(0)	-	0.2	-	0.6	150	70	**8**	10	98	**0.4**	3.3	0.03	Tr	-	-
11112	本皮　生	0	2386	**577**	21.0	-	9.7	**52.4**	120	68.8	(0.2)	(0.2)	**16.6***	(0)	-	0.2	-	0.3	59	44	**6**	3	33	**0.2**	0.2	0.02	Tr	-	-
11113	さらしくじら	0	120	**28**	93.7	-	5.3	**0.8**	16	0.9	**0***	0	0.1	(0)	-	0	-	0.1	1	Tr	**1**	Tr	13	**0**	Tr	0.01	0	-	-
	しか																												
11114	あかしか　赤肉　生	0	432	**102**	74.6	**(18.9)**	22.3	**0.9**	69	1.5	(0.5)	(0.5)	**4.5***	(0)	-	0.5	-	1.1	58	350	**4**	26	200	**3.1**	3.1	0.18	0.02	-	-
11275	にほんじか　赤肉　生	0	501	**119**	71.4	**22.0**	23.9	**3.0**	59	4.0	**(0.3)***	(0.3)	1.8	(0)	-	0.3	0.5	1.2	55	390	**4**	27	230	**3.9**	2.9	0.15	0.02	1	7
11294	えぞしか　赤肉　生	0	528	**126**	71.4	**20.8**	22.6	**4.5**	59	5.2	**(0.6)***	(0.6)	2.3	(0)	-	0.6	-	1.1	52	350	**4**	26	210	**3.4**	2.8	0.14	0.01	1	6
11295	きゅうしゅうじか　赤肉　生	0	452	**107**	74.4	**18.5**	22.6	**1.8**	52	2.5	(0.1)	(0.1)	**3.6***	(0)	-	0.1	0.5	1.1	51	380	**3**	26	220	**3.9**	2.7	0.15	0.02	Tr	6
11311	ほんしゅうじか　赤肉　生	0	382	**90**	77.1	**17.6**	21.4	**0.6**	60	1.0	(0.1)	(0.1)	**3.0***	-	-	0.1	0.6	1.1	60	370	**4**	25	210	**3.3**	2.3	0.17	0.01	1	4
	ぶた																												
	[大型種肉]																												
11115	かた　脂身つき　生	0	836	**201**	65.7	-	18.5	**14.0**	65	14.6	**(0.2)***	(0.2)	0.8	(0)	-	0.2	-	1.0	53	320	**4**	21	180	**0.5**	2.7	0.09	0.01	-	-
11116	皮下脂肪なし　生	0	663	**158**	69.8	-	19.7	**8.8**	64	9.3	**(0.2)***	(0.2)	0.7	(0)	-	0.2	-	1.0	55	340	**4**	22	190	**0.4**	2.9	0.09	0.01	-	-
11117	赤肉　生	0	481	**114**	74.0	-	20.9	**3.3**	64	3.8	**(0.2)***	(0.2)	0.7	(0)	-	0.2	-	1.1	58	360	**4**	24	200	**1.1**	3.1	0.10	0.01	-	-
11118	脂身　生	0	2727	**663**	22.0	-	5.3	**71.3**	68	72.4	**0***	0	1.1	(0)	-	0	-	0.3	23	98	**2**	5	54	**0.4**	0.4	0.03	0.01	-	-
11119	かたロース　脂身つき　生	0	986	**237**	62.6	**(14.7)**	17.1	**18.4**	69	19.2	(0.1)	(0.1)	**3.4***	(0)	-	0.1	-	1.0	54	300	**4**	18	160	**0.6**	2.7	0.09	0.01	-	-
11120	皮下脂肪なし　生	0	880	**212**	65.1	**(15.2)**	17.8	**15.2**	69	16.0	(0.1)	(0.1)	**3.5***	(0)	-	0.1	-	1.0	56	310	**4**	19	170	**0.5**	2.9	0.09	0.01	-	-
11121	赤肉　生	0	611	**146**	71.3	**(16.7)**	19.7	**7.1**	68	7.8	(0.1)	(0.1)	**3.8***	(0)	-	0.1	-	1.1	61	340	**4**	21	190	**1.1**	3.2	0.10	0.01	-	-
11122	脂身　生	0	2650	**644**	23.6	**(5.4)**	5.4	**69.1**	73	70.7	**0***	0	1.5	(0)	-	0	-	0.3	21	110	**2**	5	56	**0.4**	0.6	0.03	0	-	-
11123	ロース　脂身つき　生	0	1029	**248**	60.4	**17.2**	19.3	**18.5**	61	19.2	(0.2)	(0.2)	**3.0***	(0)	-	0.2	-	0.9	42	310	**4**	22	180	**0.3**	1.6	0.05	0.01	1	21
11125	ゆで	0	1241	**299**	51.0	**21.7**	23.9	**23.4**	77	24.1	**(0.3)***	(0.3)	3.1	(0)	-	0.3	-	0.7	25	180	**5**	19	140	**0.4**	2.2	0.06	0.01	Tr	26
11124	焼き	0	1288	**310**	49.1	**23.2**	26.7	**22.1**	76	22.7	(0.3)	(0.3)	**4.4***	(0)	-	0.3	-	1.2	52	400	**6**	29	250	**0.4**	2.2	0.07	0.01	2	29
11276	とんかつ	0	1780	**429**	31.2	**19.0**	22.0	**35.1**	60	35.9	**9.6***	8.8	12.9	0.7	-	9.8	-	1.1	110	340	**14**	27	200	**0.6**	1.9	0.07	0.12	Tr	23

ぶた(豚)

Swine

たんぱく質，脂質が主成分。他の肉類と比べて脂質が多いが，不飽和脂肪酸の含有率が高い。ビタミンB_1の含有率は食品全体でもトップクラス。

豚肉のはなし

ぶたは，アジアからヨーロッパにかけて分布していたいのししを家畜化したもので，古くから食用とされてきました。近年の研究から，日本でも弥生時代には稲作とともにぶたの飼育が行われていたのではと指摘されています。

豚肉の肉質は肉・脂肪の色沢(いろつや)，きめの細かさなどで等級分けされますが，各部位に牛肉ほどの質や味の差はありません。また，豚肉は，骨以外は捨てるところがなく，経済的だといわれています。

かた

特徴　肩の部分。よく運動する筋肉なので，肉質はややかたく，筋も多いが，旨味がある。
栄養　豚肉のなかでは，脂質が少ない。
調理　薄切りや角切りにして煮込み，炒め物に用いる他，ひき肉にする。

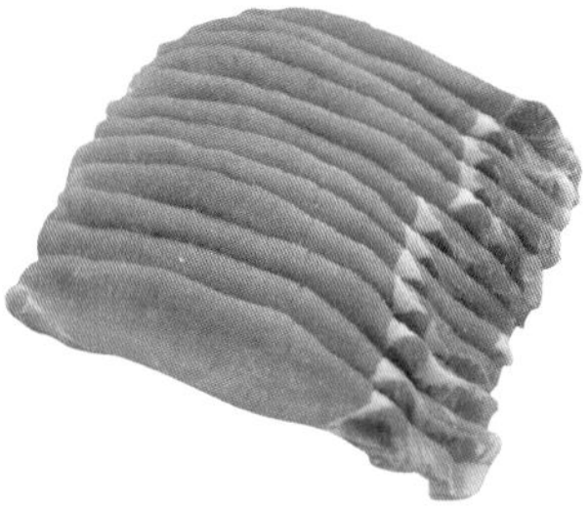

かたロース

特徴　肩の背中の部分。肉質はやわらかく，赤身で，網状に脂肪が入っている。きめがやや粗いが，豚肉らしい旨味がある。
栄養　かたより脂質が多い。
調理　ロースト，カツレツ，炒め物，煮込みなどに向く。

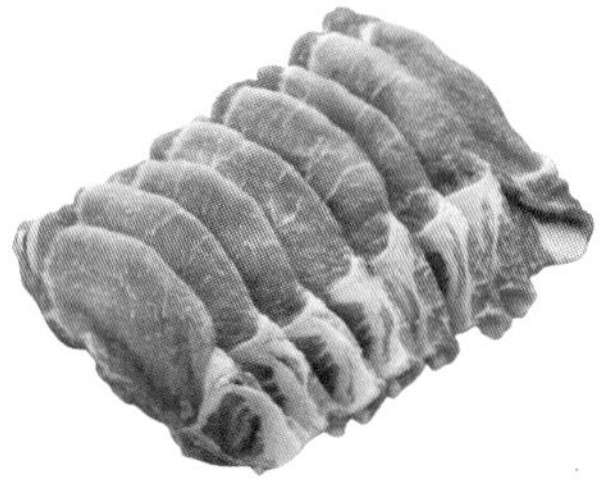

ロース

特徴　背中の中央部分。肉質はきめが細かく，適度な脂肪があり，やわらかい。ヒレに並ぶ上質な部分。表面の脂肪に旨味がある。
栄養　豚肉のなかでは，たんぱく質，脂質が比較的多い。
調理　ソテー，炒め物，カツレツ，煮物，鍋物などに用いる。

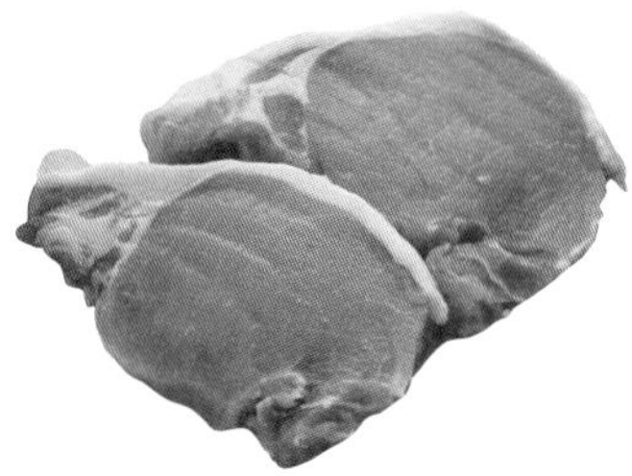

クロム	モリブデン	ビタミンA レチノール	カロテン α	カロテン β	β-クリプトキサンチン	β-カロテン当量	レチノール活性当量	D	E トコフェロール α	β	γ	δ	K	B_1	B_2	ナイアシン	ナイアシン当量	B_6	B_{12}	葉酸	パントテン酸	ビオチン	C	アルコール	食塩相当量	見当	備考
μg	μg	μg	μg	μg	μg	μg	μg	μg	mg	mg	mg	mg	μg	mg	mg	mg	mg	mg	μg	μg	mg	μg	mg	g	g		
0	1	9	-	-	-	Tr	**9**	-	0.9	0	0	0	2	**0.10**	**0.24**	5.8	9.9	0.02	7.1	4	1.01	1.1	**1**	-	**0.1**		別名：さくら肉 皮下脂肪及び筋間脂肪を除いたもの
Tr	0	7	-	-	-	(0)	**7**	0.1	0.6	Tr	Tr	Tr	Tr	**0.06**	**0.23**	12.0	17.0	0.46	2.0	4	0.31	1.6	**1**	-	**0.2**		試料：ミンクくじら 皮下脂肪及び筋間脂肪を除いたもの
-	-	130	-	-	-	(0)	**130**	0.8	3.1	Tr	Tr	Tr	2	**0.11**	**0.20**	2.4	5.5	0.06	0.7	3	0.29	-	**6**	-	**0.4**		試料：ミンクくじら
-	-	130	-	-	-	(0)	**130**	0.3	4.8	Tr	Tr	Tr	3	**0.11**	**0.05**	0.5	2.1	0.01	0.4	1	0.11	-	**5**	-	**0.1**		試料：ミンクくじら
-	-	8	-	-	-	Tr	**8**	0	0.1	0	0	0	Tr	**0**	**0**	0	0.9	0	0	0	0	-	**0**	-	**0**		試料：ミンクくじら
-	-	3	-	-	-	(0)	**3**	Tr	0.5	0	0	0	4	**0.21**	**0.35**	8.0	(8.0)	0.54	0.6	1	0.81	-	**1**	-	**0.1**		試料：冷凍品，ニュージーランド産
0	0	4	0	0	0	0	**4**	0	0.8	0	0	0	1	**0.20**	**0.35**	6.9	12.0	0.60	1.3	4	0.76	2.2	**1**	-	**0.1**		試料：えぞしか，ほんしゅうじか・きゅうしゅうじか
0	0	5	0	0	0	0	**5**	0	0.6	0	0	0	0	**0.21**	**0.32**	7.9	13.0	0.55	1.3	4	0.75	2.1	**1**	-	**0.1**		試料：えぞしか
Tr	0	3	0	0	0	0	**3**	0	0.8	0	0	0	2	**0.18**	**0.34**	5.2	10.0	0.58	1.1	3	0.70	2.0	**1**	-	**0.1**		試料：きゅうしゅうじか
0	Tr	2	-	-	-	-	**2**	0	0.8	0	Tr	0	1	**0.17**	**0.30**	5.5	10.2	0.48	1.7	3	0.58	1.5	**1**	-	**0.2**		試料：ほんしゅうじか
-	-	5	-	-	-	0	**5**	0.2	0.3	0	Tr	0	1	**0.66**	**0.23**	4.9	8.0	0.32	0.4	2	1.16	-	**2**	-	**0.1**		皮下脂肪：8.2%，筋間脂肪：7.5%
-	-	4	-	-	-	0	**4**	0.2	0.3	0	Tr	0	1	**0.71**	**0.25**	5.3	8.6	0.34	0.4	2	1.23	-	**2**	-	**0.1**		筋間脂肪：8.0%
-	-	3	-	-	-	Tr	**3**	0.1	0.3	0	0	0	1	**0.75**	**0.27**	5.6	9.1	0.37	0.4	2	1.29	-	**2**	-	**0.1**		皮下脂肪及び筋間脂肪を除いたもの
-	-	16	-	-	-	(0)	**16**	0.7	0.5	0	0.1	0	4	**0.20**	**0.05**	1.4	2.3	0.06	0.5	2	0.48	-	**1**	-	**0.1**		皮下脂肪及び筋間脂肪
-	-	6	-	-	-	0	**6**	0.3	0.4	0	Tr	0	2	**0.63**	**0.23**	3.6	(7.0)	0.28	0.5	2	1.18	-	**2**	-	**0.1**		皮下脂肪：5.7%，筋間脂肪：12.4%
-	-	6	-	-	-	0	**6**	0.3	0.4	0	Tr	0	2	**0.66**	**0.25**	3.7	(7.2)	0.30	0.4	2	1.23	-	**2**	-	**0.1**		筋間脂肪：13.1%
-	-	4	-	-	-	Tr	**4**	0.2	0.3	0	0	0	1	**0.72**	**0.28**	4.0	(8.0)	0.33	0.4	2	1.34	-	**2**	-	**0.2**		皮下脂肪及び筋間脂肪を除いたもの
-	-	16	-	-	-	(0)	**16**	0.7	0.8	0	0.1	0	4	**0.23**	**0.05**	1.5	(2.0)	0.07	0.5	2	0.48	-	**1**	-	**0.1**		皮下脂肪及び筋間脂肪
3	Tr	6	-	-	-	0	**6**	0.1	0.3	0	Tr	0	3	**0.69**	**0.15**	7.3	11.0	0.32	0.3	1	0.98	3.7	**1**	-	**0.1**		皮下脂肪：11.4%，筋間脂肪：7.9%
3	Tr	3	-	-	-	0	**3**	0.1	Tr	0	0	0	3	**0.54**	**0.16**	4.9	10.0	0.32	0.6	1	0.67	4.3	**Tr**	-	**0.1**		
2	1	2	-	-	-	0	**2**	0.1	0.1	0	0	0	3	**0.90**	**0.21**	9.2	15.0	0.33	0.5	1	1.19	5.2	**1**	-	**0.1**		
Tr	4	11	(0)	6	0	6	**11**	0.7	3.5	0	7.5	0.2	16	**0.75**	**0.15**	7.0	11.0	0.31	0.5	6	0.79	5.0	**1**	-	**0.3**		

ぶた(豚)

ばら

特徴　腹部の肉。肉質はきめが粗くややかたいが，旨味とこくがある。赤身と脂肪が交互に層をつくっているので「三枚肉」とも呼ばれる。
栄養　豚肉のなかでは，最も脂質に富む。
調理　煮込むと味が出るので煮物，カレー，シチューに向く他，酢豚，焼き豚などに用いる。またベーコン，ラードの原料になる。

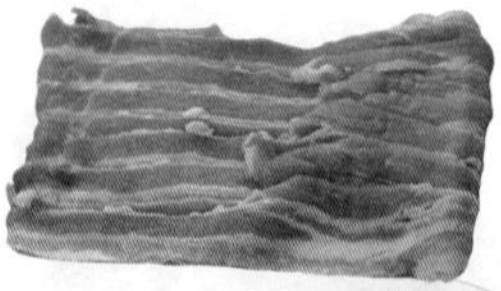

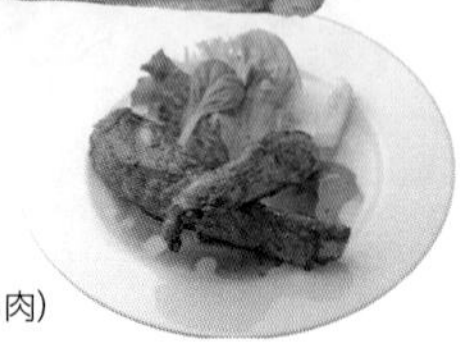

スペアリブ
(骨つきばら肉)

もも

特徴　そとももの内側の部分。脂質が少なく，ほとんどが赤身。肉質はやわらかく，風味がある。
栄養　豚肉のなかでは，たんぱく質，ビタミンB_1が多く含まれる部分で，脂質が少ない。
調理　ロースト，カツレツ，酢豚，煮込みなどに向く他，ハムの原料になる。

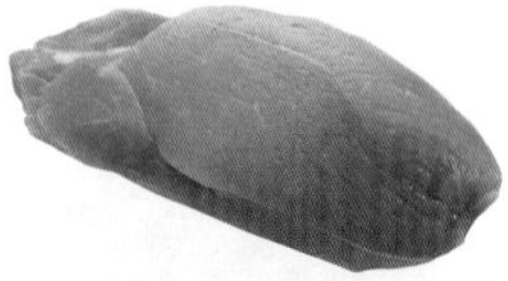

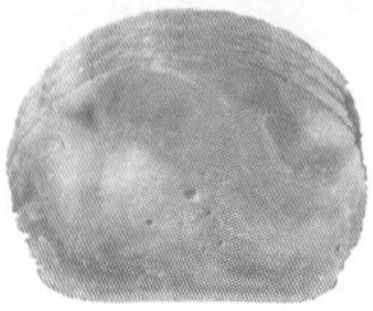

ハム

そともも

特徴　ももの外側の部分。よく運動するところなので，肉質はきめが粗くて筋も多い。ややかたいが，味はよい。
栄養　豚肉のなかでは，ももと同様にたんぱく質，ビタミンB_1が多く含まれる部分で，脂質が少ない。
調理　ロースト，薄切り，角切りにして煮込み，炒め物などに用いる。ひき肉としても用いる。

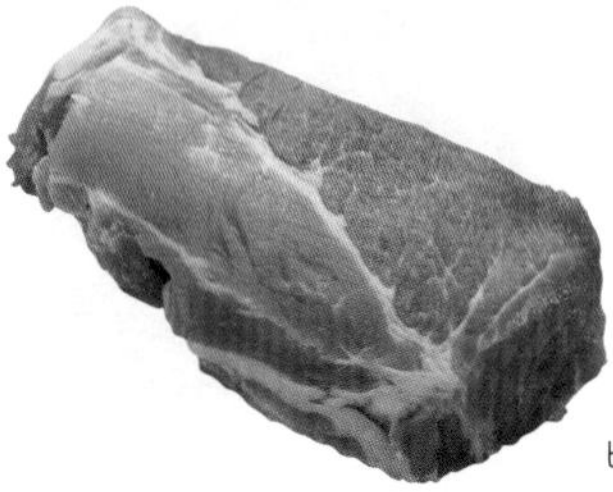

ヒレ

特徴　ロースの内側の細長い部分。肉質はきめが細かく，やわらかい。豚肉で最高の部位。1頭からおよそ30cmの棒状のものが2本しかとれない。
栄養　たんぱく質が豊富。豚肉のなかでは，脂質が少なく，低エネルギー。
調理　ロースト，カツレツ，ソテー，煮込みなどに用いる。

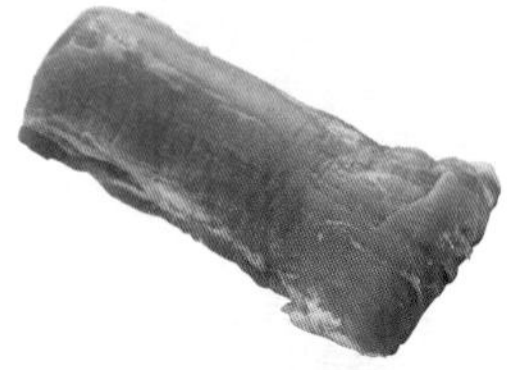

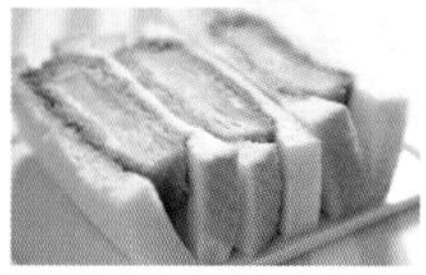

ヒレカツサンド

食品番号	食品名(可食部100g当たり)	廃棄率	エネルギー		水分	たんぱく質: アミノ酸組成によるたんぱく質	たんぱく質	脂質: 脂肪酸のトリアシルグリセロール当量	コレステロール	脂質	炭水化物: 利用可能炭水化物(単糖当量)	利用可能炭水化物(質量計)	差引き法による利用可能炭水化物	食物繊維総量	糖アルコール	炭水化物	有機酸	灰分	無機質: ナトリウム	カリウム	カルシウム	マグネシウム	リン	鉄	亜鉛	銅	マンガン	ヨウ素	セレン
		%	kJ	kcal	g	g	g	g	mg	g	g	g	g	g	g	g	g	g	mg	mg	mg	mg	mg	mg	mg	mg	mg	μg	μg
11126	ロース 皮下脂肪なし 生	0	793	190	65.7	(18.4)	21.1	11.3	61	11.9	(0.3)	(0.3)	3.6*	(0)	-	0.3	-	1.0	45	340	5	24	200	0.3	1.8	0.06	0.01	1	23
11127	赤肉 生	0	589	140	70.3	19.7	22.7	5.1	61	5.6	(0.3)	(0.3)	3.8*	(0)	-	0.3	-	1.1	48	360	5	26	210	0.7	1.9	0.06	0.01	1	25
11128	脂身 生	0	2860	695	18.3	5.3	5.1	74.9	62	76.3	0*	0	1.3	(0)	-	0	-	0.3	15	110	1	5	54	0.2	0.3	0.03	0	0	4
11129	ばら 脂身つき 生	0	1511	366	49.4	12.8	14.4	34.9	70	35.4	(0.1)*	(0.1)	2.2	(0)	-	0.1	-	0.7	50	240	3	15	130	0.6	1.8	0.04	0.01	0	13
11277	焼き	0	1833	444	37.1	16.5	19.6	41.9	81	43.9	(0.1)*	(0.1)	3.6	(0)	-	0.1	-	0.8	56	270	4	17	140	0.7	2.2	0.05	0	Tr	18
11130	もも 脂身つき 生	0	715	171	68.1	(16.9)	20.5	9.5	67	10.2	(0.2)	(0.2)	4.6*	(0)	-	0.2	-	1.0	47	350	4	24	200	0.7	2.0	0.08	0.01	-	-
11131	皮下脂肪なし 生	0	579	138	71.2	18.0	21.5	5.4	66	6.0	(0.2)	(0.2)	4.3*	(0)	-	0.2	-	1.1	49	360	4	25	210	0.7	2.1	0.08	0.01	0	23
11133	ゆで	0	777	185	61.8	25.2	28.9	7.1	91	8.1	(0.3)	(0.3)	4.9*	(0)	-	0.3	-	0.9	27	200	5	24	190	0.9	3.0	0.12	0.01	0	34
11132	焼き	0	781	186	60.4	26.8	30.2	6.7	88	7.6	(0.3)	(0.3)	4.6*	(0)	-	0.3	-	1.5	58	450	5	33	270	1.0	3.1	0.11	0.02	Tr	31
11134	赤肉 生	0	502	119	73.0	(18.0)	22.1	3.1	66	3.6	(0.2)	(0.2)	4.8*	(0)	-	0.2	-	1.1	50	370	4	26	220	0.9	2.2	0.08	0.01	-	-
11135	脂身 生	0	2517	611	25.5	(6.5)	6.5	65.0	79	67.6	0*	0	2.5	(0)	-	0	-	0.4	22	140	1	8	73	0.7	0.5	0.04	0.01	-	-
11136	そともも 脂身つき 生	0	921	221	63.5	(15.6)	18.8	15.9	69	16.5	(0.2)	(0.2)	4.0*	(0)	-	0.2	-	1.0	51	320	4	22	190	0.5	1.9	0.07	0.01	-	-
11137	皮下脂肪なし 生	0	731	175	67.9	(16.6)	20.2	10.1	69	10.7	(0.2)	(0.2)	4.4*	(0)	-	0.2	-	1.0	54	340	4	23	200	0.5	2.1	0.07	0.01	-	-
11138	赤肉 生	0	560	133	71.8	(17.5)	21.4	5.0	68	5.5	(0.2)	(0.2)	4.7*	(0)	-	0.2	-	1.1	57	360	4	25	210	0.9	2.3	0.08	0.01	-	-
11139	脂身 生	0	2599	631	24.9	(6.6)	6.6	67.2	76	68.1	0*	0	0.9	(0)	-	0	-	0.4	22	130	1	7	64	0.5	0.4	0.03	0	-	-
11140	ヒレ 赤肉 生	0	498	118	73.4	18.5	22.2	3.3	59	3.7	(0.3)	(0.3)	3.7*	(0)	-	0.3	-	1.2	56	430	3	27	230	0.9	2.2	0.07	0.01	1	21
11278	焼き	0	851	202	53.8	33.2	39.3	4.9	100	5.9	(0.4)	(0.4)	6.1*	(0)	-	0.4	-	2.0	92	690	6	45	380	1.6	3.6	0.12	0.01	1	40
11279	とんかつ	0	1582	379	33.3	21.8	25.1	24.0	71	25.3	15.6	14.2	18.5*	0.9	-	14.9	-	1.4	140	440	17	33	260	1.3	2.7	0.12	0.15	Tr	30
	[中型種肉]																												
11141	かた 脂身つき 生	0	932	224	63.6	-	18.3	16.8	69	17.2	0*	0	0.4	(0)	-	0	-	0.9	53	320	4	20	180	0.5	3.0	0.08	0.02	-	-
11142	皮下脂肪なし 生	0	719	172	68.5	-	19.7	10.4	67	10.8	0*	0	0.4	(0)	-	0	-	1.0	57	350	5	22	190	0.5	3.3	0.08	0.02	-	-
11143	赤肉 生	0	477	113	74.0	-	21.4	3.1	66	3.5	0*	0	0.4	(0)	-	0	-	1.1	61	380	5	24	210	1.2	3.6	0.09	0.02	-	-
11144	脂身 生	0	2872	698	19.1	-	4.9	75.4	80	75.7	0*	0	0.3	(0)	-	0	-	0.3	20	91	2	5	50	0.4	0.4	0.04	0	-	-
11145	かたロース 脂身つき 生	0	1002	241	62.0	(15.2)	17.7	18.6	76	19.3	0	0	3.2*	(0)	-	0	-	1.0	55	310	4	20	180	0.7	3.2	0.09	0.01	-	-
11146	皮下脂肪なし 生	0	882	212	64.8	(15.8)	18.5	15.0	75	15.7	0	0	3.4*	(0)	-	0	-	1.0	57	330	4	21	180	0.6	3.4	0.09	0.01	-	-
11147	赤肉 生	0	588	140	71.5	(17.4)	20.6	6.1	73	6.8	0	0	3.9*	(0)	-	0	-	1.1	63	360	4	23	200	1.3	3.8	0.10	0.01	-	-
11148	脂身 生	0	2730	663	22.3	(5.4)	5.4	71.3	88	71.9	0*	0	0.6	(0)	-	0	-	0.4	22	110	2	6	59	0.5	0.7	0.03	0	-	-

ひき肉

特徴 ひき肉機にかけて，細かくひいた肉。すね，ばら，かた，ももなどのかたい部分や，成形する際の残肉などを用いる。
栄養 使用する部位により，異なる。
調理 ハンバーグ，ぎょうざ，しゅうまい，ロールキャベツの具，テリーヌ，肉団子，ソーセージなどに用いる。牛肉と合わせてあいびき肉にする。

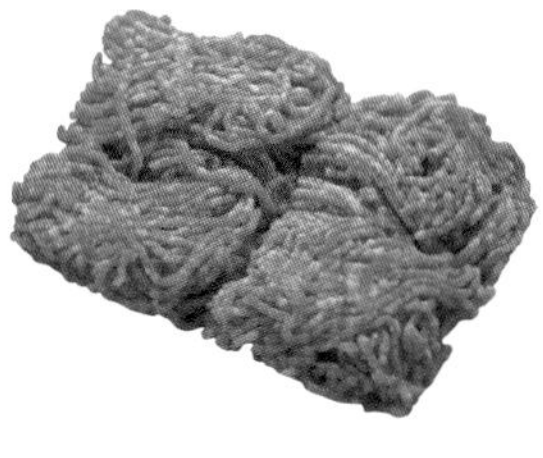

脂肪の量はどこが少ない？

肉類は部位によって脂肪の量に幅があります。同じ豚肉でも用いる部分によって脂身の付着の割合が大きく違います。

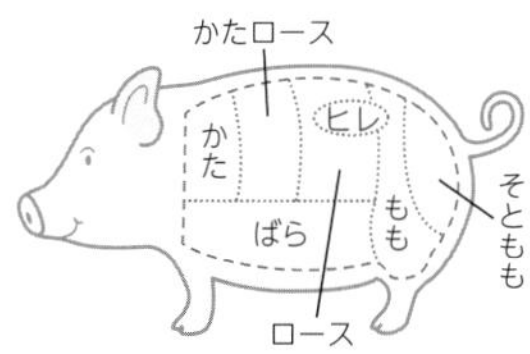

豚肉（脂身つき）における可食部100 g当たりの脂質量（g）

部位＼豚種	大型種	中型種
かた	14.6	17.2
かたロース	19.2	19.3
ロース	19.2	22.6
ばら	35.4	40.1
もも	10.2	15.1
そともも	16.5	20.3

日本食品標準成分表2020年版（八訂）より抜粋

ひき肉の利用 ― いたみやすいので十分加熱する ―

種類	料理	
牛ひき肉	洋風	コロッケ，ミートローフ，ハンバーグ
豚ひき肉	中国風	しゅうまい，ワンタン，肉団子，ぎょうざ，肉まんじゅう
鶏ひき肉	和風	そぼろ，鶏しんじょ，松風焼き
あいびき肉	和風 洋風	牛7：豚3（または5：5）の割合で合わせて用いる。 ロールキャベツ，メンチカツ，ハンバーグ，肉団子

Q. 肉や内臓を焼いた方がよいのはなぜ？

① 生肉は繊維が粗くかたいから。
② 細菌や寄生虫がつきやすいから。
③ 焼いた場合より臭みがあるから。

答えは下にあります

11 肉類

	クロム	モリブデン	ビタミンA レチノール	A カロテン α	A カロテン β	A β-クリプトキサンチン	A β-カロテン当量	A レチノール活性当量	D	E トコフェロール α	E トコフェロール β	E トコフェロール γ	E トコフェロール δ	K
	µg	µg	µg	µg	µg	µg	µg	µg	µg	mg	mg	mg	mg	µg
	3	Tr	5	–	–	–	0	**5**	0.1	0.3	0	Tr	0	2
	3	1	4	–	–	–	Tr	**4**	0.1	0.3	0	0	0	2
	1	0	15	–	–	–	(0)	**15**	0.2	0.4	0	0.1	0	4
	0	Tr	11	0	0	0	0	**11**	0.5	0.5	0	0.1	0	6
	1	1	11	0	0	0	0	**11**	0.6	0.6	0	0.1	0	8
	–	–	4	–	–	–	0	**4**	0.1	0.3	0	Tr	0	2
	0	1	3	–	–	–	0	**3**	0.1	0.3	0	Tr	0	2
	Tr	1	1	–	–	–	0	**1**	0.1	Tr	0	0	0	3
	1	1	1	–	–	–	0	**1**	0.1	Tr	0	0	0	3
	–	–	3	–	–	–	Tr	**3**	0.1	0.3	0	0	0	2
	–	–	13	–	–	–	(0)	**13**	0.5	0.7	Tr	0.1	0	6
	–	–	5	–	–	–	0	**5**	0.2	0.4	0	Tr	0	2
	–	–	4	–	–	–	0	**4**	0.2	0.4	0	Tr	0	2
	–	–	3	–	–	–	Tr	**3**	0.2	0.4	0	0	0	2
	–	–	16	–	–	–	(0)	**16**	0.4	0.5	Tr	0.1	0	5
	1	1	3	(0)	0	(0)	(0)	**3**	0.3	0.3	0	0	0	3
	0	1	2	0	0	0	0	**2**	0.3	0.3	0	Tr	0	6
	Tr	6	3	(0)	7	0	7	**3**	0.3	4.1	0	9.3	0.2	32
	–	–	5	–	–	–	0	**5**	Tr	0.3	0	Tr	0	Tr
	–	–	3	–	–	–	0	**3**	Tr	0.3	0	Tr	0	Tr
	–	–	2	–	–	–	Tr	**2**	0	0.3	0	0	0	0
	–	–	15	–	–	–	(0)	**15**	0.2	0.4	0	0.1	0	1
	–	–	4	–	–	–	0	**4**	Tr	0.3	0	Tr	0	Tr
	–	–	4	–	–	–	0	**4**	Tr	0.3	0	Tr	0	Tr
	–	–	3	–	–	–	Tr	**3**	0	0.3	0	0	0	Tr
	–	–	11	–	–	–	(0)	**11**	0.2	0.6	0	0.1	0	1

	B_1	B_2	ナイアシン	ナイアシン当量	B_6	B_{12}	葉酸	パントテン酸	ビオチン	C	アルコール	食塩相当量	見当	備考
	mg	mg	mg	mg	mg	µg	µg	mg	µg	mg	g	g		
1	**0.75**	**0.16**	8.0	(12.0)	0.35	0.3	1	1.05	3.3	1	–	**0.1**		筋間脂肪：8.9%
2	**0.80**	**0.18**	8.6	13.0	0.38	0.3	1	1.11	3.0	1	–	**0.1**		皮下脂肪及び筋間脂肪を除いたもの
3	**0.22**	**0.05**	1.8	2.3	0.07	0.6	1	0.44	6.9	1	–	**0**		皮下脂肪及び筋間脂肪
4	**0.51**	**0.13**	4.7	7.3	0.22	0.5	2	0.64	3.7	1	–	**0.1**		
5	**0.57**	**0.14**	6.5	10.0	0.27	0.7	1	0.68	4.7	Tr	–	**0.1**		
6	**0.90**	**0.21**	6.2	(10.0)	0.31	0.3	2	0.84	–	1	–	**0.1**		皮下脂肪：6.9%，筋間脂肪：3.4%
7	**0.94**	**0.22**	6.5	11.0	0.32	0.3	2	0.87	2.7	1	–	**0.1**		筋間脂肪：3.7%
8	**0.82**	**0.23**	5.8	12.0	0.38	0.4	2	0.74	3.4	1	–	**0.1**		
9	**1.19**	**0.28**	9.4	16.0	0.43	0.5	1	1.07	3.8	1	–	**0.1**		
10	**0.96**	**0.23**	6.6	(11.0)	0.33	0.3	2	0.88	–	1	–	**0.1**		皮下脂肪及び筋間脂肪を除いたもの
11	**0.34**	**0.05**	2.5	(3.2)	0.13	0.5	1	0.49	–	1	–	**0.1**		皮下脂肪及び筋間脂肪
12	**0.79**	**0.18**	5.1	(9.0)	0.36	0.3	1	0.97	–	1	–	**0.1**		皮下脂肪：10.2%，筋間脂肪：7.4%
13	**0.85**	**0.20**	5.4	(9.6)	0.39	0.3	1	1.04	–	**2**	–	**0.1**		筋間脂肪：8.3%
14	**0.90**	**0.21**	5.7	(10.0)	0.41	0.3	1	1.10	–	**2**	–	**0.1**		皮下脂肪及び筋間脂肪を除いたもの
15	**0.27**	**0.05**	2.2	(2.9)	0.11	0.4	2	0.38	–	1	–	**0.1**		皮下脂肪及び筋間脂肪
16	**1.32**	**0.25**	6.9	12.0	0.54	0.5	1	0.93	3.0	1	–	**0.1**		
17	**2.09**	**0.44**	13.0	21.0	0.76	0.9	1	1.55	6.4	1	–	**0.2**		
18	**1.09**	**0.32**	7.1	13.0	0.33	0.6	6	1.16	4.6	1	–	**0.4**		
19	**0.70**	**0.22**	4.8	7.9	0.30	0.3	1	0.92	–	1	–	**0.1**		別名：黒豚。試料：バークシャー種 皮下脂肪：9.9%，筋間脂肪：9.1%
20	**0.75**	**0.24**	5.2	8.5	0.33	0.3	1	0.99	–	1	–	**0.1**		試料：バークシャー種 筋間脂肪：10.1%
21	**0.82**	**0.27**	5.6	9.2	0.36	0.3	1	1.07	–	**2**	–	**0.2**		試料：バークシャー種 皮下脂肪及び筋間脂肪を除いたもの
22	**0.19**	**0.04**	1.4	2.2	0.07	0.3	1	0.28	–	1	–	**0.1**		試料：バークシャー種 皮下脂肪及び筋間脂肪
23	**0.70**	**0.24**	4.8	(8.3)	0.33	0.4	1	0.98	–	1	–	**0.1**		試料：バークシャー種 皮下脂肪：6.6%，筋間脂肪：12.6%
24	**0.74**	**0.25**	5.0	(8.7)	0.35	0.4	1	1.01	–	1	–	**0.1**		試料：バークシャー種 筋間脂肪：13.6%
25	**0.82**	**0.29**	5.4	(9.6)	0.39	0.4	1	1.10	–	**2**	–	**0.2**		試料：バークシャー種 皮下脂肪及び筋間脂肪を除いたもの
26	**0.21**	**0.04**	2.2	(2.7)	0.09	0.3	1	0.47	–	**0**	–	**0.1**		試料：バークシャー種 皮下脂肪及び筋間脂肪

クイズの答え…②（肉や内臓は，細菌の付着や寄生虫に感染している場合があります。このため，新鮮かどうかに関係なく十分な加熱が必要です。）

舌

特徴　牛たんよりもやわらかく，味は淡泊。別名は「たん」。
栄養　脂質，ビタミンB_1，鉄が多い。
調理　焼き肉，煮込みなどに用いる。

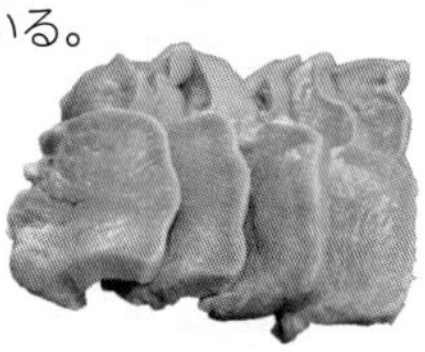

心臓

特徴　独特のかたさがあり，味は淡泊。別名は「はつ」。
栄養　脂質が少なく，鉄，ビタミンB_1，B_2が豊富。
調理　焼き肉，炒め物，煮物などに用いる。

肝臓

特徴　牛レバーより身が締まっていて，くせもない。
栄養　ビタミンA，鉄が豊富。豚の副生物のなかでは，たんぱく質が多く，脂質が少ない。
調理　焼き肉，炒め物，揚げ物などに用いる。

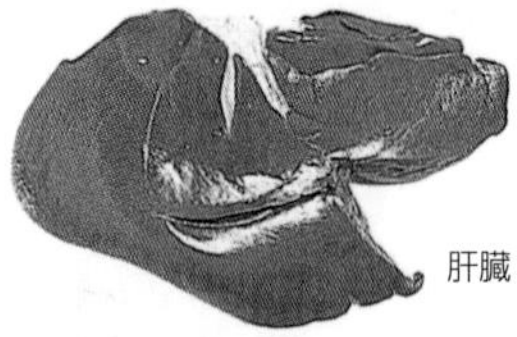

肝臓

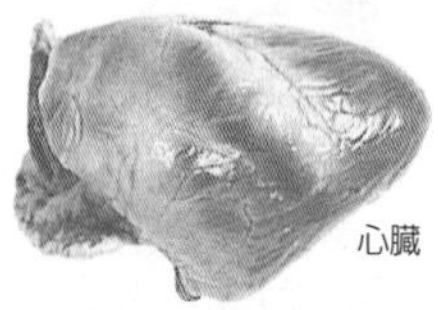

心臓

じん臓

特徴　シコシコとした歯ざわりがある。別名は「まめ」。
栄養　たんぱく質，ビタミンA，B_1，B_2に富む。
調理　焼き肉，炒め物，から揚げなどに用いる。

胃

特徴　肉質はややかたく，コリコリとした歯ざわりで，くせがない。別名は「がつ」。
栄養　たんぱく質に富み，脂質が少ない。
調理　焼き肉，炒め物，煮込みなどに用いる。

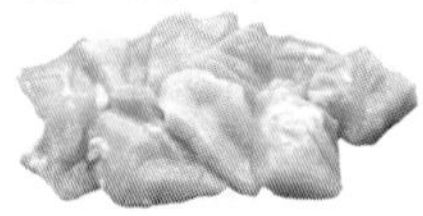

大腸・小腸

特徴　肉質はやわらかく，やや臭気がある。小腸の別名は「ひも」。
栄養　たんぱく質，脂質が多い。
調理　焼き肉，煮込みなどに用いる。

豚足

特徴　豚の足先の部分。ゼラチン質が多い。
栄養　たんぱく質，脂質が多い。
調理　煮込みなどに向く。

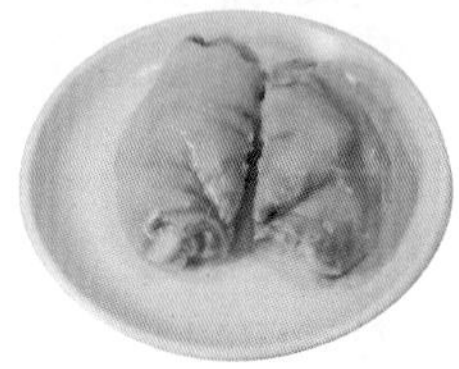

食品番号	食品名（可食部100g当たり）	廃棄率	エネルギー	エネルギー	水分	たんぱく質：アミノ酸組成によるたんぱく質	たんぱく質：たんぱく質	脂質：脂肪酸のトリアシルグリセロール当量	脂質：コレステロール	脂質：脂質	炭水化物：利用可能炭水化物（単糖当量）	炭水化物：利用可能炭水化物（質量計）	炭水化物：差引き法による	炭水化物：食物繊維総量	炭水化物：糖アルコール	炭水化物：炭水化物	有機酸	灰分	無機質：ナトリウム	無機質：カリウム	無機質：カルシウム	無機質：マグネシウム	無機質：リン	無機質：鉄	無機質：亜鉛	無機質：銅	無機質：マンガン	無機質：ヨウ素	無機質：セレン
		%	kJ	kcal	g	g	g	g	mg	g	g	g	g	g	g	g	g	g	mg	mg	mg	mg	mg	mg	mg	mg	mg	μg	μg
11149	ロース　脂身つき　生	0	1140	**275**	58.0	**(15.6)**	18.3	**22.1**	62	22.6	(0.2)	(0.2)	**3.5***	(0)	-	0.2	-	0.9	39	310	**3**	20	170	**0.3**	1.6	0.05	0.01	Tr	22
11150	皮下脂肪なし　生	0	846	**203**	64.6	**17.8**	20.6	**13.1**	62	13.6	(0.2)	(0.2)	**3.5***	(0)	-	0.2	-	1.0	43	340	**4**	23	190	**0.2**	1.8	0.05	0.01	Tr	24
11151	赤肉　生	0	553	**131**	71.2	**(19.3)**	22.9	**4.1**	61	4.6	(0.2)	(0.2)	**4.3***	(0)	-	0.2	-	1.1	47	380	**4**	26	210	**0.6**	2.0	0.05	0.01	Tr	27
11152	脂身　生	0	2944	**716**	17.3	**(4.1)**	4.1	**77.7**	66	78.3	**0***	0	0.6	(0)	-	0	-	0.3	15	82	**1**	5	45	**0.2**	0.3	0.02	0	0	7
11153	ばら　脂身つき　生	0	1643	**398**	45.8	**(11.6)**	13.4	**39.0**	70	40.1	**0***	0	2.8	(0)	-	0	-	0.7	43	220	**3**	14	120	**0.6**	1.6	0.04	0.01	-	-
11154	もも　脂身つき　生	0	878	**211**	64.2	**(16.1)**	19.5	**14.3**	71	15.1	(0.2)	(0.2)	**4.4***	(0)	-	0.2	-	1.0	48	330	**4**	22	190	**0.5**	2.0	0.07	0.01	-	-
11155	皮下脂肪なし　生	0	641	**153**	69.6	**(17.4)**	21.3	**7.1**	70	7.8	(0.2)	(0.2)	**4.8***	(0)	-	0.2	-	1.1	51	360	**4**	24	200	**0.5**	2.2	0.07	0.01	-	-
11156	赤肉　生	0	559	**133**	71.5	**(17.9)**	21.9	**4.7**	70	5.3	(0.2)	(0.2)	**4.9***	(0)	-	0.2	-	1.1	53	370	**4**	25	210	**0.9**	2.3	0.07	0.01	-	-
11157	脂身　生	0	2765	**672**	20.7	**(5.2)**	5.2	**72.3**	81	73.8	**0***	0	1.5	(0)	-	0	-	0.3	18	110	**1**	6	58	**0.5**	0.4	0.03	0.01	-	-
11158	そともも　脂身つき　生	0	1047	**252**	60.6	**(14.9)**	18.0	**19.6**	70	20.3	(0.2)	(0.2)	**4.0***	(0)	-	0.2	-	0.9	49	320	**4**	21	170	**0.6**	2.2	0.08	0.02	-	-
11159	皮下脂肪なし　生	0	664	**159**	69.2	**(17.2)**	21.0	**8.0**	68	8.5	(0.2)	(0.2)	**4.5***	(0)	-	0.2	-	1.1	55	360	**4**	25	190	**0.5**	2.6	0.09	0.02	-	-
11160	赤肉　生	0	544	**129**	72.0	**(17.9)**	21.9	**4.3**	68	4.8	(0.2)	(0.2)	**4.7***	(0)	-	0.2	-	1.1	57	380	**4**	26	200	**1.1**	2.7	0.09	0.02	-	-
11161	脂身　生	0	2714	**660**	22.2	**(4.9)**	4.9	**71.1**	79	72.5	**0***	0	1.4	(0)	-	0	-	0.4	21	120	**1**	6	63	**0.5**	0.5	0.03	0	-	-
11162	ヒレ　赤肉　生	0	443	**105**	74.2	**(18.5)**	22.7	**1.3**	65	1.7	(0.1)	(0.1)	**4.7***	(0)	-	0.1	-	1.3	48	400	**4**	28	220	**1.2**	2.3	0.09	0.02	-	-
	[ひき肉]																												
11163	生	0	868	**209**	64.8	**15.9**	17.7	**16.1**	74	17.2	**(0.1)***	(0.1)	2.3	(0)	-	0.1	-	0.9	57	290	**6**	20	120	**1.0**	2.8	0.07	0.01	1	19
11280	焼き	0	1202	**289**	51.5	**22.3**	25.7	**19.9**	94	21.5	(0.1)	(0.1)	**5.0***	(0)	-	0.1	-	1.3	80	440	**7**	29	170	**1.6**	3.7	0.09	0.03	1	28
	[副生物]																												
11312	頭部　ジョウルミート　生	0	1060	**256**	59.8	**15.1**	17.4	**21.5**	61	22.3	**(0.1)***	(0.1)	2.2	-	-	0.1	0.5	0.9	64	290	**3**	17	150	**0.5**	1.8	0.04	Tr	0	23
11313	焼き	0	1459	**351**	45.1	**21.9**	25.0	**27.3**	85	28.6	(0.1)	(0.1)	**3.8***	-	-	0.1	0.7	1.2	85	410	**5**	25	210	**0.7**	2.6	0.06	Tr	-	33
11164	舌　生	0	853	**205**	66.7	**12.6**	15.9	**15.2**	110	16.3	(0.1)	(0.1)	**4.6***	(0)	-	0.1	-	1.0	80	220	**8**	15	160	**2.3**	2.0	0.20	-	-	-
11165	心臓　生	0	497	**118**	75.7	**13.4**	16.2	**5.0**	110	7.0	(0.1)	(0.1)	**4.8***	(0)	-	0.1	-	1.0	80	270	**5**	17	170	**3.5**	1.7	0.35	-	-	-
11166	肝臓　生	0	484	**114**	72.0	**17.3**	20.4	**1.9**	250	3.4	(2.5)	(2.3)	**7.1***	(0)	-	2.5	-	1.7	55	290	**5**	20	340	**13.0**	6.9	0.99	-	1	67
11167	じん臓　生	0	404	**96**	79.0	**11.4**	14.1	**3.3**	370	5.8	(Tr)	(Tr)	**5.2***	(0)	-	Tr	-	1.1	160	200	**7**	11	220	**3.7**	2.4	0.41	-	2	240
11168	胃　ゆで	0	465	**111**	76.8	**(13.9)**	17.4	**4.1**	250	5.1	0	0	**4.4***	(0)	-	0	-	0.7	100	150	**9**	15	140	**1.5**	2.4	0.19	0.05	-	-
11169	小腸　ゆで	0	663	**159**	73.7	**(11.2)**	14.0	**11.1**	240	11.9	0	0	**3.5***	(0)	-	0	-	0.4	13	14	**21**	13	130	**1.4**	2.0	0.08	0.04	-	-
11170	大腸　ゆで	0	691	**166**	74.1	**(9.4)**	11.7	**12.9**	210	13.8	0	0	**3.2***	(0)	-	0	-	0.4	21	27	**15**	10	93	**1.6**	1.8	0.12	0.03	-	-
11171	子宮　生	0	273	**64**	83.8	**(11.7)**	14.6	**0.5**	170	0.9	0	0	**3.3***	(0)	-	0	-	0.7	130	150	**7**	8	100	**1.9**	1.3	0.11	0.01	-	-
11172	豚足　ゆで	40	944	**227**	62.7	**-**	20.1	**16.3**	110	16.8	**(Tr)***	(Tr)	0.5	(0)	-	Tr	-	0.4	110	50	**12**	5	32	**1.4**	1.0	0.07	-	-	-
11173	軟骨　ゆで	0	952	**229**	63.5	**(15.1)**	17.8	**17.3**	140	17.9	0	0	**3.3***	(0)	-	0	-	0.8	120	110	**100**	13	120	**1.6**	1.5	0.11	0.02	-	-

豚肉の部位の名称と特質 — 主な調理法 —

部位別名称	特質	主な調理法
ヒレ ロース	やわらかで風味が優れているから，肉そのものを味わう料理用として最高級。	カツレツ ソテー 焼き肉　　など
かたロース もも	ヒレ，ロースよりややかたいが，風味の点ではそれほど差がない。肉そのものを味わう料理用として上等。	カツレツ ソテー 焼き肉 煮込み　　など
そともも	ややかたく，脂肪量も不ぞろいなので，調理によって味を補って使うとよい。	カレー ひき肉料理 炒め物 煮込み　　など
ばら かたばら その他	赤肉と脂肪の割合がまちまちで利用法は一定ではない。それぞれの特質に合わせて使う。	カレー ひき肉料理 ベーコン 煮込み　　など

(注)部位別名称は一例

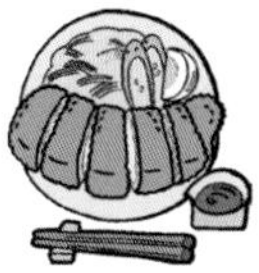
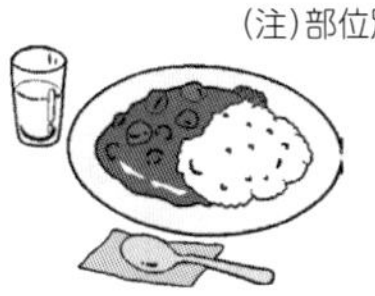

肝臓(レバー)の下処理方法

レバーにはビタミンA，B_2，鉄が豊富に含まれ，貧血などに効果がありますが，生臭いのが欠点。レバーをおいしく食べるには血抜きと臭み消しがポイントです。

①よく洗ってから，30分程水に浸すか，流水にさらす。浸す場合は，途中で水をかえる。

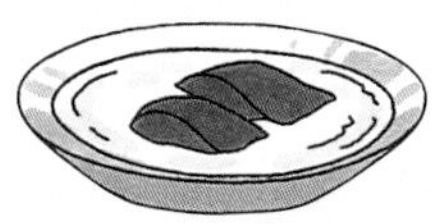

②牛乳に浸す。牛乳のたんぱく質のコロイドが生臭さを消す。

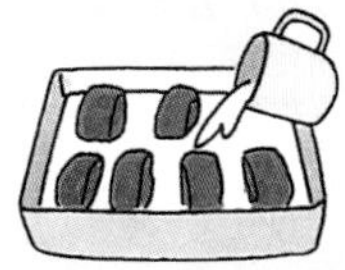

③下味にしょうゆ，酒，しょうが汁などを用いる。

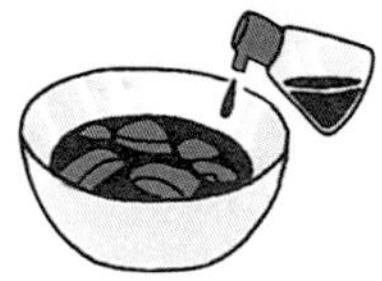

クロム	モリブデン	ビタミン A レチノール	A カロテン α	A カロテン β	A β-クリプトキサンチン	A β-カロテン当量	A レチノール活性当量	D	E トコフェロール α	E トコフェロール β	E トコフェロール γ	E トコフェロール δ	K	B_1	B_2	ナイアシン	ナイアシン当量	B_6	B_{12}	葉酸	パントテン酸	ビオチン	C	アルコール	食塩相当量	見当	備考
μg	μg	μg	μg	μg	μg	μg	μg	μg	mg	mg	mg	mg	μg	mg	mg	mg	mg	mg	μg	μg	mg	μg	mg	g	g		
0	1	6	-	-	-	0	**6**	0.1	0.3	0	Tr	0	2	**0.77**	**0.13**	7.1	(11.0)	0.35	0.3	1	0.66	4.4	**1**	-	**0.1**		別名：黒豚。試料：バークシャー種 皮下脂肪：13.8%，筋間脂肪：10.6%
0	1	5	-	-	-	0	**5**	0.1	0.3	0	Tr	0	3	**0.86**	**0.14**	7.9	12.0	0.39	0.3	1	0.71	4.0	**1**	-	**0.1**		試料：バークシャー種 筋間脂肪：12.2%
0	1	4	-	-	-	Tr	**4**	0.1	0.3	0	0	0	3	**0.96**	**0.15**	8.8	(13.0)	0.43	0.3	1	0.77	3.6	**1**	-	**0.1**		試料：バークシャー種 皮下脂肪及び筋間脂肪を除いたもの
0	1	14	-	-	-	(0)	**14**	0.1	0.4	0	0.1	0	1	**0.19**	**0.04**	2.0	(2.4)	0.08	0.4	1	0.31	7.1	**1**	-	**0**		試料：バークシャー種 皮下脂肪及び筋間脂肪
-	-	9	-	-	-	Tr	**9**	0.1	0.4	0	0.1	0	1	**0.45**	**0.11**	4.2	(6.6)	0.23	0.3	2	0.62	-	**1**	-	**0.1**		試料：バークシャー種
-	-	5	-	-	-	0	**5**	0.1	0.3	0	Tr	0	3	**0.90**	**0.19**	7.2	(11.0)	0.37	0.3	1	0.92	-	**1**	-	**0.1**		試料：バークシャー種 皮下脂肪：11.1%，筋間脂肪：3.2%
-	-	4	-	-	-	0	**4**	0.1	0.3	0	Tr	0	4	**0.98**	**0.20**	7.8	(12.0)	0.40	0.3	1	0.99	-	**1**	-	**0.1**		試料：バークシャー種 筋間脂肪：3.6%
-	-	4	-	-	-	Tr	**4**	0.1	0.3	0	Tr	0	4	**1.01**	**0.21**	8.1	(13.0)	0.42	0.3	1	1.02	-	**1**	-	**0.1**		試料：バークシャー種 皮下脂肪及び筋間脂肪を除いたもの
-	-	13	-	-	-	(0)	**13**	0.1	0.3	0	0.1	0	1	**0.23**	**0.04**	2.0	(2.5)	0.08	0.3	1	0.30	-	**0**	-	**0**		試料：バークシャー種 皮下脂肪及び筋間脂肪
-	-	4	-	-	-	0	**4**	Tr	0.3	0	Tr	0	Tr	**0.70**	**0.18**	5.7	(9.4)	0.34	0.3	1	0.76	-	**1**	-	**0.1**		試料：バークシャー種 皮下脂肪：18.4%，筋間脂肪：4.5%
-	-	3	-	-	-	0	**3**	Tr	0.3	0	Tr	0	Tr	**0.81**	**0.21**	6.5	(11.0)	0.41	0.3	1	0.86	-	**1**	-	**0.1**		試料：バークシャー種 筋間脂肪：5.5%
-	-	3	-	-	-	Tr	**3**	0	0.3	0	0	0	0	**0.84**	**0.22**	6.7	(11.0)	0.43	0.3	1	0.89	-	**1**	-	**0.1**		試料：バークシャー種 皮下脂肪及び筋間脂肪を除いたもの
-	-	10	-	-	-	(0)	**10**	0.1	0.3	0	0.1	0	1	**0.24**	**0.05**	2.5	(3.0)	0.01	0.3	1	0.31	-	**0**	-	**0.1**		試料：バークシャー種 皮下脂肪及び筋間脂肪
-	-	2	-	-	-	Tr	**2**	0	0.3	0	0	0	0	**1.22**	**0.25**	5.4	(10.0)	0.48	0.2	1	0.90	-	**1**	-	**0.1**		試料：バークシャー種
2	1	9	0	0	0	0	**9**	0.4	0.5	0	0	0	5	**0.69**	**0.22**	5.5	8.9	0.36	0.6	2	1.22	3.3	**1**	-	**0.1**		
2	1	10	0	0	0	0	**10**	0.4	0.5	0	Tr	0	5	**0.94**	**0.30**	8.1	13.0	0.42	0.9	1	1.61	5.0	**1**	-	**0.2**		
2	1	12	0	0	0	0	**12**	0.5	0.3	0	Tr	0	5	**0.64**	**0.13**	6.6	9.8	0.32	0.3	2	0.72	4.0	**1**	-	**0.2**		別名：カシラニク，豚トロ
1	1	8	-	-	-	-	**8**	0.5	0.4	-	Tr	-	9	**0.80**	**0.18**	8.9	13.5	0.39	0.5	2	0.89	5.9	**1**	-	**0.2**		別名：カシラニク，豚トロ
-	-	7	-	-	-	Tr	**7**	2.0	0.3	0	0	0	Tr	**0.37**	**0.43**	4.5	7.8	0.21	2.2	4	1.49	-	**3**	-	**0.2**		別名：たん
-	-	9	-	-	-	Tr	**9**	0.7	0.4	0	0	0	1	**0.38**	**0.95**	6.0	9.5	0.32	2.5	5	2.70	-	**4**	-	**0.2**	{1つ= 200～300g	別名：はつ
0	120	13000	-	-	-	Tr	**13000**	1.3	0.4	0	0	0	Tr	**0.34**	**3.60**	14.0	19.0	0.57	25.0	810	7.19	80.0	**20**	-	**0.1**		別名：レバー
0	72	75	-	-	-	Tr	**75**	1.7	0.2	0	0	0	8	**0.33**	**1.75**	6.0	9.7	0.43	15.0	130	4.36	100.0	**15**	-	**0.4**		別名：まめ
-	-	4	-	-	-	(0)	**4**	0.5	0.4	0	0	0	14	**0.10**	**0.23**	2.9	(6.4)	0.04	0.9	31	0.59	-	**5**	-	**0.3**		別名：がつ，ぶたみの
-	-	15	-	-	-	(0)	**15**	0.3	0.3	0	0	0	5	**0.01**	**0.03**	0.1	(2.9)	0	0.4	17	0.24	-	**0**	-	**0**		別名：ひも
-	-	8	-	-	-	(0)	**8**	0.5	0.5	0	0	0	26	**0.03**	**0.07**	0.1	(2.4)	0	1.0	25	0.27	-	**0**	-	**0.1**		別名：しろ，しろころ
-	-	8	-	-	-	(0)	**8**	0.2	0.2	0	0	0	5	**0.06**	**0.14**	2.2	(5.1)	0.01	3.8	8	0.38	-	**11**	-	**0.3**		別名：こぶくろ
-	-	6	-	-	-	(0)	**6**	1.0	0.4	0	0	0	1	**0.05**	**0.12**	0.7	4.1	0.02	0.4	1	0.16	-	**0**	-	**0.3**		皮付きのもの。廃棄部位：骨
-	-	7	-	-	-	(0)	**7**	0.5	0.1	0	0	0	13	**0.08**	**0.15**	1.7	(2.3)	0.05	0.6	2	0.47	-	**2**	-	**0.3**		別名：ふえがらみ

ハム類

Hams

特徴　豚のもも肉などを塩漬し，くん煙したもの。
栄養　原料にする部位によって，脂質の量が異なる。

●骨付きハム
骨の付いたままのもも肉を塩漬し，くん煙したハム。

●ボンレスハム
骨(Bone)を取り除いたもも肉を塩漬し，くん煙したハム。

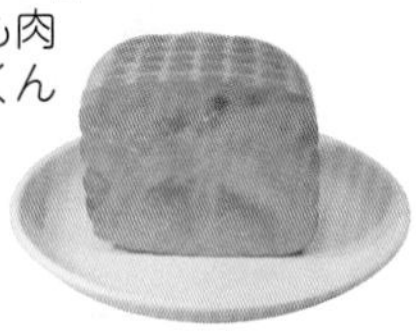

調理　そのまま食べる他，サンドイッチ，サラダ，オードブルなどに用いる。

●ロースハム
ロース肉を塩漬し，くん煙した日本で最も一般的なハム。脂肪含有量が多く，しっとりとした食感がある。

●生ハム
もも肉などを高濃度の塩に漬け，低温でくん煙したハム。独特のやわらかい食感がある。

プレスハム類

特徴　豚肉を主に，それ以外の畜肉を不定の混合割合で使用している。また，原料肉の配合に応じて，つなぎ，調味料，香辛料を用いているため，製品ごとに成分の変動が大きい。
栄養　原料にする肉により脂質の量が異なる。
調理　そのまま食べる他，サンドイッチ，サラダ，オードブルなどに用いる。

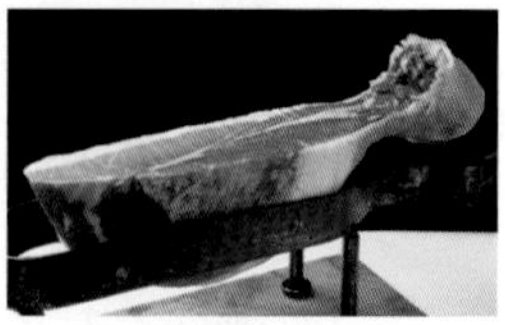
生ハム

●プレスハム
10g以上の畜肉または家禽肉の小片をかためて製造される加工品。肉以外のつなぎの割合は5％以下と定められている(日本農林規格(JAS))。

●チョップドハム
JASでは定義されていないが，プレスハムと同じように豚肉以外の肉が使われている。わが国だけでつくられ，低価格品が多い。プレスハムより肉塊が小さく，つなぎの割合が多いもの。

食品番号	食品名（可食部100g当たり）	廃棄率	エネルギー		水分	たんぱく質		脂質			炭水化物						有機酸	灰分	無機質										
						アミノ酸組成によるたんぱく質	たんぱく質	脂肪酸のトリアシルグリセロール当量	コレステロール	脂質	利用可能炭水化物（単糖当量）	利用可能炭水化物（質量計）	差引き法による利用可能炭水化物	食物繊維総量	糖アルコール	炭水化物			ナトリウム	カリウム	カルシウム	マグネシウム	リン	鉄	亜鉛	銅	マンガン	ヨウ素	セレン
		%	kJ	kcal	g	g	g	g	mg	g	g	g	g	g	g	g	g	g	mg	mg	mg	mg	mg	mg	mg	mg	mg	µg	µg
	[ハム類]																												
11174	骨付きハム	10	866	208	62.9	14.4	16.7	14.4	64	16.6	0.9	0.9	5.0*	(0)	-	0.8	0.4	3.0	970	200	6	19	210	0.7	1.6	0.05	0.01	1	24
11175	ボンレスハム	0	483	115	72.0	15.8	18.7	3.4	49	4.0	1.2	1.1	4.8*	(0)	-	1.8	0.5	3.5	1100	260	8	20	340	0.7	1.6	0.07	0.01	1	19
11176	ロースハム　ロースハム	0	881	211	61.1	16.0	18.6	13.5	61	14.5	1.2	1.1	6.0*	0	-	2.0	0.5	3.0	910	290	4	20	280	0.5	1.6	0.04	0.01	0	21
11303	ゆで	0	971	233	58.9	17.4	19.7	15.6	69	16.6	0.9	0.9	5.8*	0	-	1.6	-	2.3	730	220	4	21	250	0.5	1.8	0.04	0.01	0	24
11304	焼き	0	1001	240	54.6	20.6	23.6	14.5	77	15.1	1.3	1.3	6.6*	0	-	2.4	-	3.6	1100	370	5	24	340	0.6	1.8	0.05	0.01	0	30
11305	フライ	0	1796	432	27.8	15.4	17.3	30.6	50	32.3	1.2	1.2	23.2*	0	-	20.0	0.4	2.5	820	260	24	22	240	0.6	1.3	0.07	0.19	0	20
11177	ショルダーハム	0	917	221	62.7	13.9	16.1	16.2	56	18.2	1.1	1.1	4.4*	(0)	-	0.6	0.3	2.4	640	290	7	19	270	1.0	2.0	0.09	0.02	1	17
11181	生ハム　促成	0	1014	243	55.0	20.6	24.0	16.0	78	16.6	3.4	3.3	3.3	(0)	-	0.5	1.1	3.9	2300	470	6	27	200	0.7	2.2	0.08	0.02	180	19
11182	長期熟成	0	1051	253	49.5	22.0	25.7	18.0	98	18.4	0.1*	0.1	3.4	(0)	-	0	0.7	6.4	2200	480	11	25	200	1.2	3.0	0.11	0.03	1	28
	[プレスハム類]																												
11178	プレスハム	0	477	113	73.3	12.9	15.4	3.7	43	4.5	4.9	4.5	6.8*	(0)	-	3.9	0.5	2.9	930	150	8	13	260	1.2	1.5	0.09	0.03	41	21
11180	チョップドハム	0	558	132	68.0	10.1	11.7	3.6	39	4.2	8.8	8.1	14.6*	(0)	-	12.7	0.3	3.4	1000	290	15	17	260	0.8	1.5	0.06	0.03	100	14
	[ベーコン類]																												
11183	ばらベーコン	0	1014	244	58.8	13.5	15.4	17.9	60	19.4	2.0*	1.9	3.9	(0)	-	3.2	0.5	3.2	1000	230	4	15	210	0.4	1.4	0.04	Tr	25	11
11314	ゆで	0	966	232	57.9	20.0	21.6	14.6	82	15.7	(1.3)*	(1.2)	4.1	-	-	1.3	0.2	0.8	280	45	4	17	120	0.6	2.2	0.05	0.01	5	15
11315	焼き	0	1203	288	45.9	20.9	24.3	16.9	87	24.9	(4.4)	(4.0)	8.6*	-	-	4.4	0.7	4.5	1500	340	6	22	300	0.6	2.1	0.06	0.01	32	16
11316	油いため	0	1128	271	52.3	18.7	21.6	18.1	71	18.9	(3.7)*	(3.4)	3.7	-	-	3.7	0.6	4.0	1300	320	5	18	270	0.5	2.1	0.05	0.01	33	17
11184	ロースベーコン	0	843	202	62.5	14.6	16.8	12.8	50	14.6	1.3	1.3	6.7*	(0)	-	3.2	0.6	2.9	870	260	6	19	270	0.5	1.2	0.04	0.01	2	23
11185	ショルダーベーコン	0	744	178	65.4	16.2	17.2	10.4	51	11.9	1.6	1.6	4.3*	(0)	-	2.5	0.7	3.0	940	240	12	17	290	0.8	1.6	0.07	0.02	130	28
	[ソーセージ類]																												
11186	ウインナーソーセージ　ウインナーソーセージ	0	1319	319	52.3	10.5	11.5	29.3	60	30.6	3.4*	3.1	5.4	0	-	3.3	0.2	2.3	740	180	6	12	200	0.5	1.3	0.05	0.03	3	17
11306	ゆで	0	1356	328	52.3	10.9	12.1	30.7	62	32.0	1.8*	1.8	3.6	0	-	1.4	0.3	2.2	700	170	5	12	200	0.6	1.4	0.05	0.03	3	16
11307	焼き	0	1426	345	50.2	11.8	13.0	31.2	64	31.8	0	-	4.1*	0	-	2.4	0.3	2.5	810	200	6	13	220	0.6	1.5	0.06	0.03	3	18
11308	フライ	0	1557	376	45.8	11.2	12.8	33.8	60	34.9	0	-	6.5*	-	-	4.2	0.3	2.3	730	180	9	13	210	0.6	1.4	0.05	0.05	2	17
11187	セミドライソーセージ	0	1387	335	46.8	14.6	16.9	28.9	81	29.7	3.9*	3.7	5.6	(0)	-	2.9	0.4	3.7	1200	240	34	17	210	2.2	2.7	0.12	0.08	1	17
11188	ドライソーセージ	0	1935	467	23.5	23.1	26.7	39.8	95	42.0	3.5*	3.3	7.4	(0)	-	2.6	0.8	5.3	1700	430	27	22	250	2.6	3.9	0.12	0.10	2	25
11189	フランクフルトソーセージ	0	1224	295	54.0	11.0	12.7	24.2	59	24.7	4.9	4.5	8.0*	(0)	-	6.2	0.4	2.4	740	200	12	13	170	0.9	1.0	0.00	0.05	36	15
11190	ボロニアソーセージ	0	1002	242	60.9	11.0	12.5	20.5	64	21.0	3.2*	3.0	4.6	(0)	-	2.9	0.3	2.7	830	180	9	13	210	1.0	1.5	0.10	0.05	3	13
11191	リオナソーセージ	0	786	188	65.2	13.4	14.9	12.4	49	13.1	1.6	1.5	5.8*	(0)	-	3.7	0.2	3.1	910	200	13	16	240	1.0	1.7	0.11	0.06	9	13
11192	レバーソーセージ	0	1346	324	47.7	12.8	14.7	24.7	86	33.5	2.0	2.0	12.4*	(0)	-	1.9	0.2	2.2	650	150	16	14	200	3.2	2.2	0.14	0.16	6	36
11193	混合ソーセージ	0	961	231	58.2	10.2	11.8	16.6	39	22.7	10.6*	9.7	12.1	(0)	-	4.7	0.3	2.6	850	110	17	13	190	1.3	1.4	0.10	0.12	2	17
11194	生ソーセージ	0	1111	269	58.6	12.2	14.0	24.0	66	24.4	0.6*	0.6	2.6	(0)	-	0.8	0.3	2.2	680	200	8	14	140	0.9	1.7	0.08	0.06	1	18
11317	ランチョンミート	0	1159	279	55.5	11.6	14.0	22.6	63	23.8	4.9	4.5	7.1*	-	0.2	0.7	0.4	2.7	920	200	16	15	200	0.7	1.3	0.05	0.02	2	19

ベーコン類

Bacons

特徴 ばら肉などを塩漬した後，長時間くん煙したもの。保存性，防腐性が高い。
栄養 ばら肉から製造したものは脂質が多い。
調理 ポトフ，炒め物，煮込みなどにする。

●ロースベーコン
ロース肉を塩漬し，長時間くん煙したベーコン。

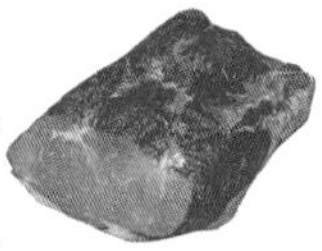

「カナディアンベーコン」とも呼ばれる

●ショルダーベーコン
かた肉を塩漬し，長時間くん煙したベーコン。

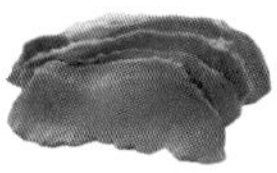

ソーセージ類

Sausages

特徴 塩漬にした肉を細砕し，牛，豚，羊の腸，またはケーシングに詰めたもの。
栄養 種類によって異なる。
調理 ゆでてそのまま食べる他，煮込みなどに用いる。

●ウインナーソーセージ
羊腸使用のもの，または直径20mm未満のケーシングに詰めたもの。

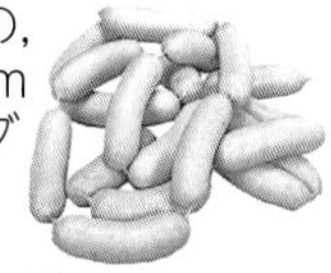

●レバーソーセージ
肝臓（レバー）を混ぜてつくったもの。

●フランクフルトソーセージ
豚腸使用のもの，または直径20mm以上36mm未満のケーシングに詰めたもの。ドイツが発祥地。

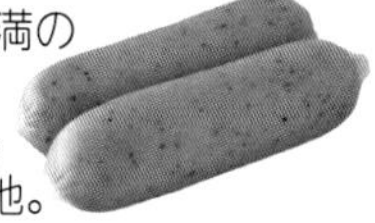

●ボロニアソーセージ
牛腸使用のもの，または直径36mm以上のケーシングに詰めたもの。イタリアが発祥地。

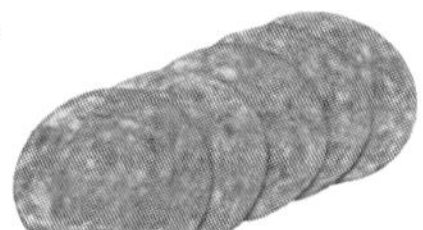

●ドライソーセージ
加熱せずに長時間乾燥させてつくるもの。保存性が高く，サラミなどがある。水分含有量が35%以下。

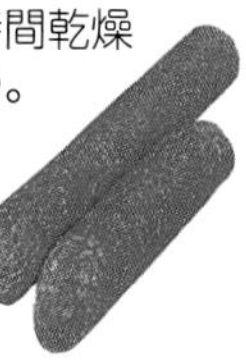

●リオナソーセージ
原料肉に野菜や種もの，チーズ，ハム，ベーコンなどを加えたもの。オードブルなどに利用される。フランスのリヨンが発祥地。

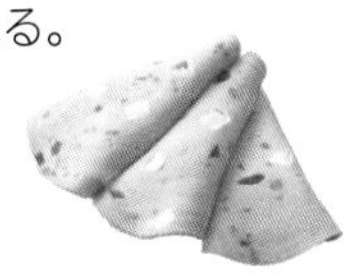

クロム	モリブデン	ビタミンA レチノール	A カロテン α	A カロテン β	A β-クリプトキサンチン	A β-カロテン当量	A レチノール活性当量	D	E トコフェロール α	E トコフェロール β	E トコフェロール γ	E トコフェロール δ	K	B_1	B_2	ナイアシン	ナイアシン当量	B_6	B_{12}	葉酸	パントテン酸	ビオチン	C	アルコール	食塩相当量	見当	備考
μg	μg	μg	μg	μg	μg	μg	μg	μg	mg	mg	mg	mg	μg	mg	mg	mg	mg	mg	μg	μg	mg	μg	mg	g	g		
6	1	4	-	-	-	(0)	4	0.5	0.2	Tr	Tr	Tr	4	**0.24**	**0.24**	3.5	7.0	0.25	1.1	Tr	0.66	3.9	**39**	-	**2.5**		廃棄部位：皮及び骨。ビタミンC：酸化防止用として添加された食品を含む
4	1	Tr	-	-	-	(0)	(Tr)	0.6	0.2	0	Tr	Tr	2	**0.90**	**0.28**	6.5	10.0	0.24	1.3	1	0.70	2.1	**49**	-	**2.8**		ビタミンC：酸化防止用として添加された食品を含む
12	1	3	0	0	0	0	3	0.2	0.1	0	0	0	6	**0.70**	**0.12**	7.3	11.0	0.28	0.5	1	0.71	3.8	**25**	-	**2.3**	1切=10	ビタミンC：酸化防止用として添加された食品を含む
11	1	3	-	-	-	-	3	0.3	0.1	0	0	0	5	**0.64**	**0.12**	6.1	10.0	0.28	0.6	1	0.72	4.0	**19**	-	**1.9**	～15g	ビタミンC：添加品を含む
11	1	3	-	-	-	-	3	0.2	0.1	0	0	0	4	**0.86**	**0.16**	9.5	15.0	0.32	0.6	1	1.03	4.2	**27**	-	**2.8**		ビタミンC：添加品を含む
8	6	1	-	0	0	0	1	0.1	0.7	0	0	0	2	**0.52**	**0.13**	5.4	9.0	0.20	0.3	9	0.59	3.8	**15**	-	**2.1**		ビタミンC：添加品を含む 植物油（なたね油）
1	1	4	-	-	-	(0)	4	0.2	0.3	0	0.1	Tr	2	**0.70**	**0.35**	5.7	9.0	0.27	1.9	2	0.92	3.9	**55**	-	**1.6**		ビタミンC：酸化防止用として添加された食品を含む
1	1	5	-	-	-	(0)	5	0.3	0.3	0	0.1	0	7	**0.92**	**0.18**	9.9	15.0	0.43	0.4	3	1.36	3.3	**18**	-	**5.8**		ラックスハムを含む。ビタミンC：酸化防止用として添加された食品を含む
1	1	5	-	-	-	(0)	5	0.8	0.3	0	0	0	12	**0.90**	**0.27**	7.6	13.0	0.52	0.6	2	1.81	5.6	**Tr**	-	**5.6**		プロシュートを含む
5	3	Tr	-	-	-	(0)	(Tr)	0.3	0.3	0	0.1	0.1	3	**0.55**	**0.18**	3.8	7.0	0.14	1.8	3	0.50	2.0	**43**	-	**2.4**	1枚=20g	ビタミンC：酸化防止用として添加された食品を含む
16	6	Tr	-	-	-	(0)	(Tr)	0.3	0.2	Tr	0.6	0.2	6	**0.17**	**0.20**	1.8	4.2	0.16	0.8	2	0.50	3.5	**32**	-	**2.5**		ビタミンC：酸化防止用として添加された食品を含む
1	1	Tr	-	-	-	(0)	Tr	Tr	0.6	0	0	0	10	**0.54**	**0.11**	5.7	8.6	0.20	0.3	1	0.58	4.9	**69**	-	**2.6**	1切=15 ～20g	別名：ベーコン。ビタミンC：酸化防止用として添加された食品を含む
1	1	1	-	-	-	-	1	0.1	0.6	0	0	0	11	**0.25**	**0.07**	2.1	6.7	0.13	0.3	Tr	0.27	5.9	**24**	-	**0.7**		別名：ベーコン。ビタミンC：酸化防止用として添加された食品を含む
2	1	Tr	-	-	-	-	Tr	0.1	0.7	0	0	0	13	**0.79**	**0.16**	8.4	13.0	0.29	0.5	1	0.76	6.9	**87**	-	**3.7**		別名：ベーコン。ビタミンC：酸化防止用として添加された食品を含む
1	1	1	-	-	-	-	1	0.1	0.6	0	0	0	15	**0.74**	**0.15**	7.6	11.8	0.25	0.4	1	0.75	6.4	**75**	-	**3.3**		別名：ベーコン。ビタミンC：酸化防止用として添加された食品を含む
1	1	4	-	-	-	(0)	4	0.6	0.3	0	0.1	Tr	6	**0.59**	**0.19**	5.6	9.1	0.22	0.9	1	0.62	2.9	**50**	-	**2.2**		ビタミンC：酸化防止用として添加された食品を含む
2	4	4	-	-	-	(0)	4	0.4	0.2	0	0.1	Tr	2	**0.58**	**0.34**	4.0	7.9	0.18	1.0	4	0.74	3.4	**39**	-	**2.4**		ビタミンC：酸化防止用として添加された食品を含む
2	2	2	0	Tr	0	Tr	2	0.4	0.4	0	0.1	0	9	**0.35**	**0.12**	3.6	5.7	0.14	0.6	1	0.60	4.0	**32**	-	**1.9**	1本=10 ～20g	ビタミンC：添加品を含む
2	2	2	0	0	0	0	2	0.3	0.4	0	0.1	0	8	**0.36**	**0.12**	3.3	5.6	0.14	0.6	1	0.48	4.2	**30**	-	**1.8**		ビタミンC：添加品を含む
2	2	2	0	0	0	0	2	0.4	0.5	0	0.1	0	9	**0.38**	**0.13**	4.0	6.4	0.15	0.6	1	0.71	4.6	**32**	-	**2.0**		ビタミンC：添加品を含む
2	3	2	0	Tr	0	Tr	2	0.3	1.1	0	1.8	Tr	10	**0.35**	**0.13**	3.3	5.6	0.12	0.6	3	0.49	4.5	**30**	-	**1.9**		ビタミンC：添加品を含む。植物油（なたね油）
2	2	8	-	-	-	(0)	8	0.7	0.8	0	0.1	0	12	**0.26**	**0.23**	11.0	14.0	0.20	1.3	4	0.61	4.3	**14**	-	**2.9**		ソフトサラミを含む。ビタミンC：酸化防止用として添加された食品を含む
2	3	3	-	-	-	(0)	3	0.5	1.1	0	0.1	Tr	11	**0.64**	**0.39**	6.7	12.0	0.24	1.6	4	0.85	6.2	**3**	-	**4.4**	1本=150	サラミを含む。ビタミンC：酸化防止用として添加された食品を含む
4	4	5	-	-	-	(0)	5	0.4	0.4	Tr	0.1	0	6	**0.21**	**0.13**	2.1	4.6	0.15	0.4	2	0.61	4.3	**10**	-	**1.9**	～180g	ビタミンC：酸化防止用として添加された食品を含む
2	3	5	-	-	-	(0)	5	0.3	0.4	Tr	0.1	0	5	**0.20**	**0.13**	2.4	4.9	0.15	0.4	4	0.88	3.8	**10**	-	**2.1**		ビタミンC：酸化防止用として添加された食品を含む
1	2	4	0	0	0	0	4	0.4	0.4	0	0.1	0	4	**0.33**	**0.14**	3.1	5.9	0.20	0.4	5	0.68	3.1	**43**	-	**2.3**		ビタミンC：酸化防止用として添加された食品を含む
13	60	2800	-	-	-	(0)	2800	0.5	0.4	Tr	0.1	Tr	4	**0.23**	**1.42**	6.5	9.8	0.16	4.7	15	1.36	34.0	**5**	-	**1.7**	大1本=16g	
2	4	3	-	-	-	(0)	3	1.2	0.3	Tr	0.1	Tr	6	**0.12**	**0.10**	1.8	3.9	0.08	1.0	9	0.42	2.5	**35**	-	**2.2**		ビタミンC：酸化防止用として添加された食品を含む
5	1	12	-	-	-	(0)	12	0.7	0.4	Tr	0	0	4	**0.51**	**0.14**	3.3	5.9	0.25	0.4	1	0.74	3.8	**2**	-	**1.7**		別名：フレッシュソーセージ
1	2	11	-	-	-	-	11	0.3	0.5	0	0.1	0	13	**0.06**	**0.11**	4.1	6.7	0.11	0.4	4	0.56	4.1	**18**	-	**2.3**		ビタミンC：酸化防止用として添加された食品を含む

その他

Others

●レバーペースト

特徴　肝臓をすりつぶし，調味料，香辛料，ラードを加え，ペースト状にしたもの。舌ざわりがなめらか。
栄養　鉄，ビタミンA，B_2が豊富。
調理　パンやクラッカーに塗ったり，サンドイッチやカナッペにしたりする。

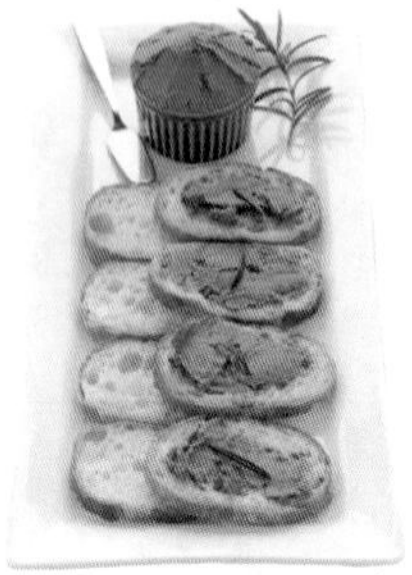

レバーペーストを塗ったパン

●ゼラチン

特徴　皮，筋，骨に含まれる主要たんぱく質コラーゲンよりつくられる。粉末状のものと，板状のものがある。透明で，無味，無臭。
栄養　成分のほとんどはたんぱく質。
調理　湯に溶け，冷やすと固まってゼリー状になる。ゼリーなどの製菓材料のほか，ハム，ソーセージ，アイスクリーム，魚の寄せ物などに使われる。

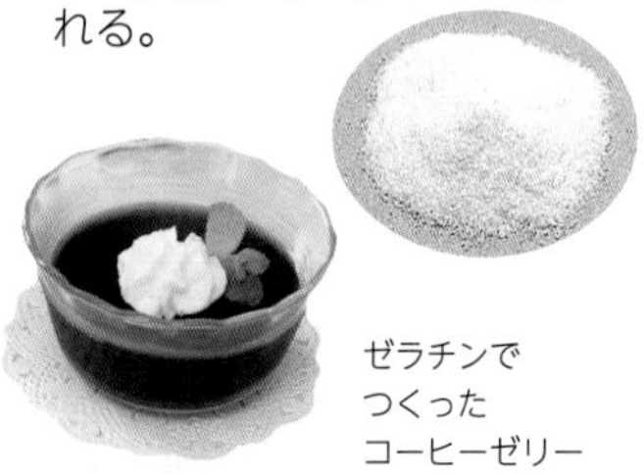

ゼラチンでつくったコーヒーゼリー

めんよう（緬羊）

Sheep

生後１年以上のマトンと，１年未満のラムに分かれる。マトンには特有のにおいがあるが，ラムは臭みがなく，肉質がやわらかくて風味がよい。
主成分はたんぱく質と脂質。他にビタミンB_1，B_2を含む。

かた

特徴　肩の部分。脂質が多く，肉質はややかたい。
栄養　たんぱく質，脂質に富む。
調理　シチュー，カレー，煮込みなどに用いる。

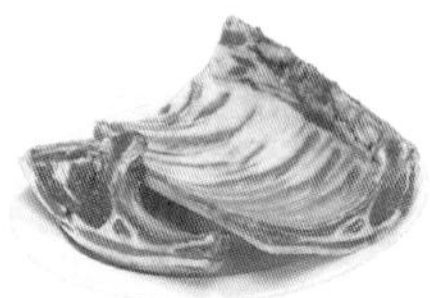

ロース

特徴　背中の部分。肉質はきめが細かく，やわらかい。
栄養　たんぱく質，脂質に富む。
調理　焼き肉(ジンギスカン)，揚げ物，ステーキなどに利用する。

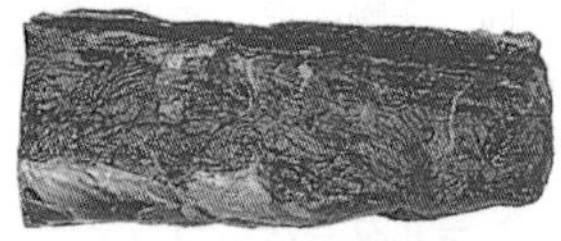

もも

特徴　ももの部分。肉質はやわらかい。
栄養　羊肉のなかでは脂質が少ない。(ラムの場合)
調理　串焼き(シシカバブ)，ステーキなどに用いる。

食品番号	食品名（可食部100g当たり）	廃棄率	エネルギー	エネルギー	水分	たんぱく質: アミノ酸組成によるたんぱく質	たんぱく質: たんぱく質	脂質: 脂肪酸のトリアシルグリセロール当量	脂質: コレステロール	脂質: 脂質	炭水化物: 利用可能炭水化物(単糖当量)	炭水化物: 利用可能炭水化物(質量計)	炭水化物: 利用可能炭水化物 差引き法による	炭水化物: 食物繊維総量	炭水化物: 糖アルコール	炭水化物: 炭水化物	有機酸	灰分	無機質: ナトリウム	カリウム	カルシウム	マグネシウム	リン	鉄	亜鉛	銅	マンガン	ヨウ素	セレン
		%	kJ	kcal	g	g	g	g	mg	g	g	g	g	g	g	g	g	g	mg	mg	mg	mg	mg	mg	mg	mg	mg	μg	μg
	[その他]																												
11195	焼き豚	0	696	**166**	64.3	**16.3**	19.4	**7.2**	46	8.2	4.9	4.7	**8.4***	(0)	0.2	5.1	0.7	3.0	930	290	**9**	20	260	**0.7**	1.3	0.06	0.04	6	17
11196	レバーペースト	0	1532	**370**	45.8	**11.0**	12.9	**33.1**	130	34.7	2.9	2.7	**6.9***	(0)	0	3.6	0.1	3.0	880	160	**27**	15	260	**7.7**	2.9	0.33	0.26	3	28
11197	スモークレバー	0	768	**182**	57.6	**24.9**	29.6	**4.5**	480	7.7	2.9	2.9	**10.3***	(0)	0	2.6	0.1	2.5	690	280	**8**	24	380	**20.0**	8.7	0.92	0.30	4	81
11198	ゼラチン	0	1474	**347**	11.3	**86.0**	87.6	**-**	2	0.3	**0***	0	1.6	(0)	-	0	-	0.8	260	8	**16**	3	7	**0.7**	0.1	0.01	0.03	2	7
	めんよう																												
	[マトン]																												
11199	ロース　脂身つき　生	0	800	**192**	68.2	**17.7**	19.3	**13.4**	65	15.0	**(0.2)***	(0.2)	0	(0)	-	0.2	-	0.8	62	330	**3**	17	180	**2.7**	2.5	0.08	0.01	1	8
11281	焼き	0	1269	**305**	52.3	**23.7**	25.8	**23.3**	97	24.9	**(0.2)***	(0.2)	0	(0)	-	0.2	-	0.9	69	370	**4**	20	220	**3.6**	3.9	0.11	0	1	7
11245	皮下脂肪なし　生	0	581	**139**	72.3	**17.6**	22.2	**6.3**	66	7.4	0.1	0.1	**2.3***	0	-	0	0.6	0.9	61	350	**3**	23	190	**2.8**	3.1	0.10	0.01	1	10
11200	もも　脂身つき　生	0	853	**205**	65.0	**17.2**	18.8	**13.6**	78	15.3	(0.1)	(0.1)	**3.4***	(0)	-	0.1	-	0.8	37	230	**4**	21	140	**2.5**	3.4	0.13	0.01	-	-
	[ラム]																												
11201	かた　脂身つき　生	0	888	**214**	64.8	**14.9**	17.1	**15.3**	80	17.1	(0.1)	(0.1)	**4.1***	(0)	-	0.1	-	0.9	70	310	**4**	23	120	**2.2**	5.0	0.13	-	-	-
11202	ロース　脂身つき　生	0	1189	**287**	56.5	**13.6**	15.6	**23.2**	66	25.9	(0.2)	(0.2)	**5.9***	(0)	-	0.2	-	0.8	72	250	**10**	17	140	**1.2**	2.6	0.08	0.01	1	8
11282	焼き	0	1488	**358**	43.5	**19.0**	21.8	**27.2**	88	31.4	(0.2)	(0.1)	**9.4***	(0)	-	0.2	-	1.0	80	290	**11**	21	160	**1.7**	3.3	0.11	0	1	5
11246	皮下脂肪なし　生	0	539	**128**	72.3	**18.0**	22.3	**4.3**	67	5.2	0	0	**3.7***	0	-	0	0.7	1.0	77	330	**7**	23	190	**1.9**	2.7	0.12	0.01	1	11
11203	もも　脂身つき　生	0	684	**164**	69.7	**17.6**	20.0	**10.3**	64	12.0	**(0.3)***	(0.3)	1.4	(0)	-	0.3	-	1.0	59	340	**3**	22	200	**2.0**	3.1	0.10	0.01	1	9
11283	焼き	0	1111	**267**	53.5	**25.0**	28.6	**18.4**	99	20.3	**(0.3)***	(0.2)	2.1	(0)	-	0.3	-	1.0	64	370	**4**	24	220	**2.5**	4.5	0.15	0	1	13
11179	混合プレスハム	0	420	**100**	75.8	**-**	14.4	**3.4**	31	4.1	**(3.0)***	(2.7)	3.7	(0)	-	3.0	-	2.7	880	140	**11**	12	210	**1.1**	1.7	0.06	0.04	-	-
	やぎ																												
11204	肉　赤肉　生	0	420	**99**	75.4	**18.9**	21.9	**1.0**	70	1.5	(0.2)	(0.2)	**3.8***	(0)	-	0.2	-	1.0	45	310	**7**	25	170	**3.8**	4.7	0.11	0.02	-	-
	<鳥肉類>																												
	うずら																												
11207	肉　皮つき　生	0	808	**194**	65.4	**(17.8)**	20.5	**11.9**	120	12.9	(0.1)	(0.1)	**3.8***	(0)	-	0.1	-	1.1	35	280	**15**	27	100	**2.9**	0.8	0.11	0.02	-	-
	がちょう																												
11239	フォアグラ　ゆで	0	1938	**470**	39.7	**(7.0)**	8.3	**48.5**	650	49.9	**(1.5)***	(1.4)	4.2	(0)	-	1.5	-	0.6	44	130	**3**	10	150	**2.7**	1.0	1.85	0.05	-	-
	かも																												
11208	まがも　肉　皮なし　生	0	498	**118**	72.1	**(19.8)**	23.6	**2.2**	86	3.0	(0.1)	(0.1)	**4.7***	(0)	-	0.1	-	1.2	72	400	**5**	27	260	**4.3**	1.4	0.36	0.03	-	-
11205	あいがも　肉　皮つき　生	0	1257	**304**	56.0	**(12.4)**	14.2	**28.2**	86	29.0	**(0.1)***	(0.1)	2.7	(0)	-	0.1	-	0.7	62	220	**5**	16	130	**1.9**	1.4	0.26	0.02	-	-

うずら(鶉)
Japanese quail

特徴　肉は紅赤色。味は淡泊で風味がある。特に冬季のものはやわらかくて美味。キジ科の渡り鳥。
栄養　脂質が少なく，ビタミンA，B_1，B_2に富み，鉄も多い。
調理　焼き鳥，蒸し焼き，蒸し煮，煮物，吸物などに用いる他，汁物の具にする。骨がかたくないので，骨ごと調理されることも多い。

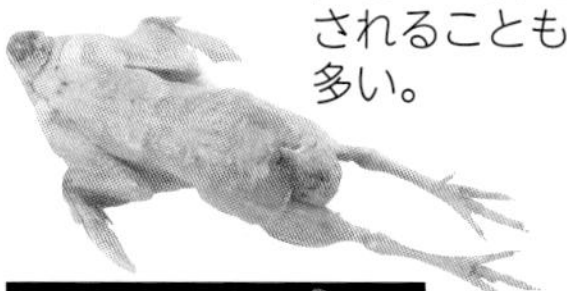

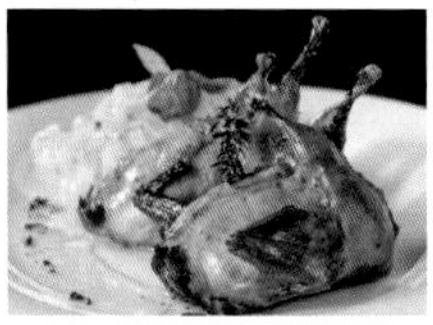
うずらのロースト

がちょう(鵞鳥)
Foie gras

特徴　ガチョウは渡り鳥のガンを飼いならしたもの。飼料を与えて人工的に肥大化させた肝臓を「フォアグラ」といい，食用にする。キャビア，トリュフとともに世界三大珍味の一つ。あんこうの肝臓や鶏の白肝に似た濃厚な味わい。ヨーロッパでは若鳥を食用にするが，日本では肉を食用にすることはほとんどない。
栄養　脂質が多い。
調理　テリーヌ，ソテー，パイ包み焼きなどに用いる。

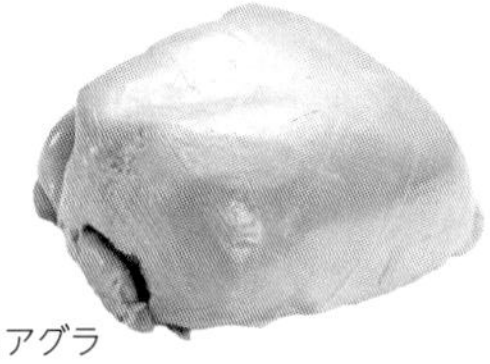
フォアグラ

かも(鴨)
Duck, wild

特徴　肉は赤色で締まっている。野鳥のなかでは最も美味。あひるとの交配種「あいがも」が飼育され，かも肉の代用として用いられている。
栄養　たんぱく質に富み，脂質が少ない。また，ビタミンB_1，B_2が多い。
調理　長ねぎとの相性がよい。鍋物(鴨鍋)，汁物(鴨汁)，煮物，焼き物などに用いる。

むね
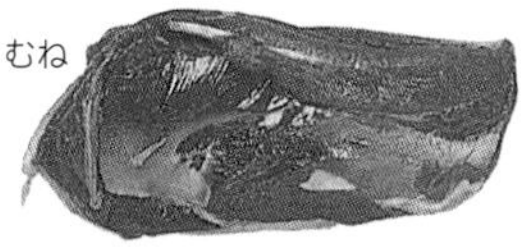

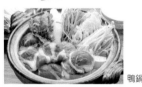
鴨鍋

あいがも(合鴨)
Aigamo

特徴　肉質はやわらかく，赤色。「まがも」と「あひる」の交配種で，両方の長所をあわせもち，かも肉の代わりに用いられる。水田の除草方法の一つである合鴨農法に使われる。
栄養　たんぱく質，脂質に富み，ビタミンB_1，B_2を含む。
調理　ロースト，ステーキ，鍋物，しゃぶしゃぶなどに用いる。

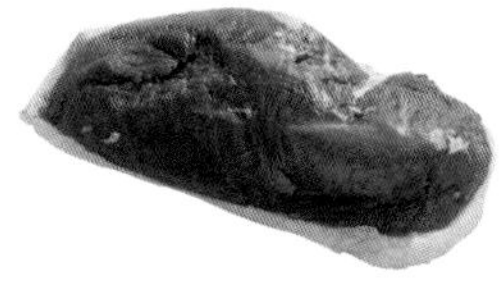

クロム	モリブデン	ビタミンA レチノール	カロテン α	カロテン β	β-クリプトキサンチン	β-カロテン当量	レチノール活性当量	D	E トコフェロール α	β	γ	δ	K	B_1	B_2	ナイアシン	ナイアシン当量	B_6	B_{12}	葉酸	パントテン酸	ビオチン	C	アルコール	食塩相当量	見当	備考
µg	µg	µg	µg	µg	µg	µg	µg	µg	mg	mg	mg	mg	µg	mg	mg	mg	mg	mg	µg	µg	mg	µg	mg	g	g		
2	5	Tr	-	-	-	Tr	**Tr**	0.6	0.3	0	0.3	0.1	6	**0.85**	**0.20**	14.0	17.0	0.20	1.2	3	0.64	3.3	**20**	-	**2.4**		試料：蒸し焼きしたもの。ビタミンC：酸化防止用として添加された食品を含む
3	48	4300	-	-	-	Tr	**4300**	0.3	0.4	Tr	0.4	0.2	6	**0.18**	**1.45**	6.8	9.5	0.23	7.8	140	2.35	29.0	**3**	-	**2.2**	大1=200g	
1	190	17000	-	-	-	(0)	**17000**	0.9	0.6	0	0	0	1	**0.29**	**5.17**	18.0	26.0	0.66	24.0	310	7.28	130.0	**10**	-	**1.8**		
6	2	(0)	-	-	-	(0)	**(0)**	0	0	0	0	0	0	**(0)**	**(0)**	(0)	(0.1)	0	0.2	2	0.08	0.4	**(0)**	-	**0.7**		試料：家庭用 (100g：154mL，100mL：65g)
																											別名：ひつじ
1	1	12	0	0	0	0	**12**	0.7	0.7	0	0	0	19	**0.16**	**0.21**	5.9	9.8	0.32	1.3	1	0.51	1.4	**1**	-	**0.2**		試料：ニュージーランド及びオーストラリア産
1	1	14	0	0	0	0	**14**	0.7	1.0	0	0	0	22	**0.16**	**0.26**	6.2	12.0	0.37	1.5	Tr	0.66	1.9	**Tr**	-	**0.2**		試料：ニュージーランド及びオーストラリア産
0	1	8	-	-	-	-	**8**	0.2	0.5	0	0	0	14	**0.14**	**0.24**	7.2	12.0	0.33	1.5	2	0.75	1.5	**1**	-	**0.2**		試料：オーストラリア産
-	-	7	-	-	-	(0)	**7**	0.4	1.3	0	0	0	18	**0.14**	**0.33**	4.6	8.5	0.30	1.6	1	1.12	-	**1**	-	**0.1**		試料：ニュージーランド及びオーストラリア産
-	-	8	-	-	-	(0)	**8**	0.9	0.5	0	0	0	23	**0.13**	**0.26**	4.2	7.5	0.12	2.0	2	0.94	-	**1**	-	**0.2**		試料：ニュージーランド及びオーストラリア産
1	Tr	30	0	0	0	0	**30**	0	0.6	0	0	0	22	**0.12**	**0.16**	4.2	7.3	0.23	1.4	1	0.64	2.0	**1**	-	**0.2**		試料：ニュージーランド及びオーストラリア産
1	1	37	0	Tr	0	Tr	**37**	0	0.6	0	0	0	29	**0.13**	**0.21**	5.4	9.8	0.27	2.1	1	0.69	2.7	**1**	-	**0.2**		試料：ニュージーランド及びオーストラリア産
0	Tr	7	-	-	-	-	**7**	0	0.1	0	0	0	11	**0.15**	**0.25**	8.1	13.0	0.36	1.6	1	0.77	1.8	**1**	-	**0.2**		試料：ニュージーランド及びオーストラリア産。筋間脂肪：6.4%
Tr	1	9	0	0	0	0	**9**	0.1	0.4	0	0	0	15	**0.18**	**0.27**	6.9	11.0	0.29	1.8	1	0.80	2.0	**1**	-	**0.2**		試料：ニュージーランド及びオーストラリア産
1	1	14	0	0	0	0	**14**	0	0.5	0	0.1	0	23	**0.19**	**0.32**	7.4	14.0	0.29	2.1	4	0.84	2.5	**Tr**	-	**0.2**		試料：ニュージーランド及びオーストラリア産
-	-	Tr	-	-	-	(0)	**(Tr)**	0.4	0.4	0	0.4	0.2	6	**0.10**	**0.18**	1.8	4.2	0.09	2.1	5	0.29	-	**31**	-	**2.2**		マトンに，つなぎとして魚肉を混合したもの。ビタミンC：添加品を含む
-	-	3	-	-	-	0	**3**	0	1.0	0	0	0	2	**0.07**	**0.28**	6.7	11.0	0.26	2.8	2	0.45	-	**1**	-	**0.1**		
-	-	45	-	-	-	Tr	**45**	0.1	0.8	Tr	0.2	0	53	**0.12**	**0.50**	5.8	(11.0)	0.53	0.7	11	1.85	-	**Tr**	-	**0.1**		
-	-	1000	-	-	-	(0)	**1000**	0.9	0.3	0	Tr	0	6	**0.27**	**0.81**	2.4	(4.4)	0.30	7.6	220	4.38	-	**7**	-	**0.1**		試料：調味料無添加品
-	-	15	-	-	-	Tr	**15**	3.1	Tr	0	0	0	14	**0.40**	**0.69**	9.3	(14.0)	0.61	3.5	3	2.17	-	**1**	-	**0.2**		試料：冷凍品。皮下脂肪を除いたもの
-	-	46	-	-	-	(0)	**46**	1.0	0.2	0	0.2	0	21	**0.24**	**0.35**	3.8	(6.5)	0.32	1.1	2	1.67	-	**1**	-	**0.2**		試料：冷凍品

あひる(家鴨)

Duck, domesticated

特徴　脂質が多くやわらかい。肉質は鶏肉に似ている。主な産地は大阪府。タイなどからの輸入が多い。
栄養　たんぱく質は鶏肉と同じ程度。ビタミンA，B_1，B_2は鶏肉より多い。
調理　焼き物，丸焼き(北京ダックなど)の他，鴨鍋やシチューに用いる。鶏肉料理のほとんどに活用できる。

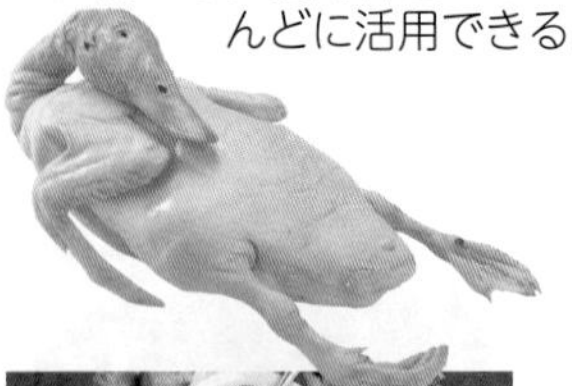

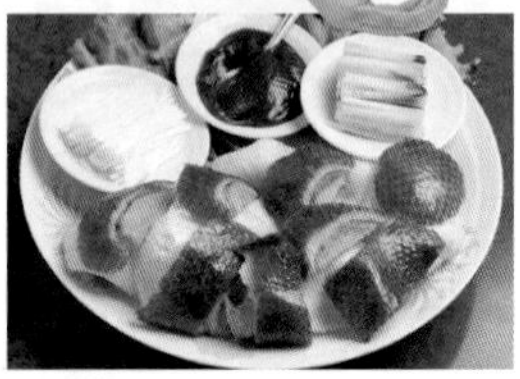

北京ダック

きじ(雉)

Common pheasant

特徴　脂肪が少なく，淡泊な味わいで，独特の香りがある。日本の国鳥。野生のものはくせがある。食用として販売されているのはほとんどが飼育されたもの。
調理　きじ鍋，水炊き，網焼き，ローストやテリーヌなどにする。

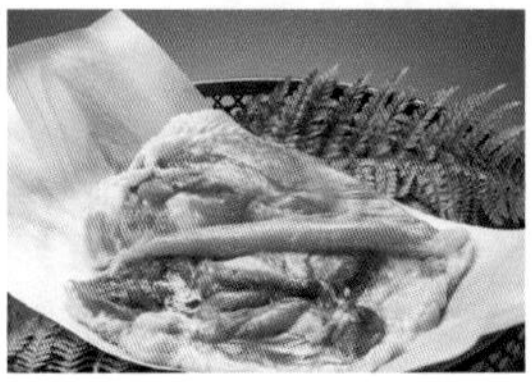

しちめんちょう(七面鳥)

Turkey

特徴　肉質は繊維が細く，やわらかい。味は鶏肉に似ていて淡泊。4～5kgの雄の若鳥が最も美味。「ターキー」とも呼ばれる。クリスマスなどの祝賀用に用いられる。
栄養　脂質が少ない。
調理　鶏肉とほぼ同じように用いる。ロースト，テリーヌ，クリーム煮などに向く。

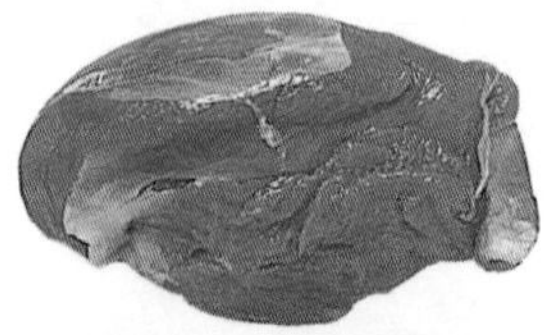

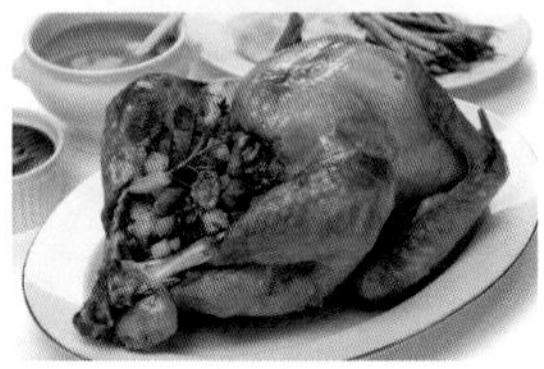

ローストした七面鳥

地鶏

地鶏は，一般的にブロイラーに対して，日本の在来種からつくられた鶏を指します。

地鶏肉は，日本農林規格(JAS)で以下のように定義が決められています。

①日本在来種の血統を50％以上継いでおり，出生の証明ができるもの
②飼育期間が75日以上であること
③ふ化してから28日目以降は自由に動き回れる「平飼い」
④1 m^2あたり10羽以下の飼育密度で育てること

地鶏の国内出荷比率は，鶏肉全体のおよそ１％で，出荷肉の大部分はブロイラーです。

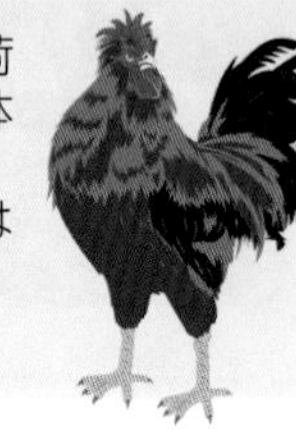

食品番号	食品名（可食部100g当たり）	廃棄率	エネルギー	エネルギー	水分	たんぱく質：アミノ酸組成によるたんぱく質	たんぱく質：たんぱく質	脂質：脂肪酸のトリアシルグリセロール当量	脂質：コレステロール	脂質：脂質	炭水化物：利用可能炭水化物（単糖当量）	炭水化物：利用可能炭水化物（質量計）	炭水化物：利用可能炭水化物（差引き法による）	炭水化物：食物繊維総量	炭水化物：糖アルコール	炭水化物：炭水化物	有機酸	灰分	無機質：ナトリウム	無機質：カリウム	無機質：カルシウム	無機質：マグネシウム	無機質：リン	無機質：鉄	無機質：亜鉛	無機質：銅	無機質：マンガン	無機質：ヨウ素	無機質：セレン
		%	kJ	kcal	g	g	g	g	mg	g	g	g	g	g	g	g	g	g	mg	mg	mg	mg	mg	mg	mg	mg	mg	μg	μg
11206	あひる　肉　皮つき　生	0	985	**237**	62.7	**(13.3)**	14.9	**18.2**	85	19.8	(0.1)	(0.1)	**5.0***	(0)	-	0.1	-	0.8	67	250	**5**	17	160	**1.6**	1.6	0.20	0.01	7	16
11247	皮なし　生	0	398	**94**	77.2	**17.2**	20.1	**1.5**	88	2.2	(0.2)	(0.2)	**3.0***	(0)	-	0.2	-	1.1	84	360	**5**	26	230	**2.4**	2.3	0.31	0.02	11	21
11284	皮　生	0	1852	**448**	41.3	**7.6**	7.3	**42.9**	79	45.8	0	0	**7.9***	(0)	-	0	-	0.3	42	84	**5**	5	59	**0.4**	0.7	0.03	0	2	10
	きじ																												
11209	肉　皮なし　生	0	427	**101**	75.0	**(19.7)**	23.0	**0.8**	73	1.1	(0.1)	(0.1)	**3.7***	(0)	-	0.1	-	0.8	38	220	**8**	27	190	**1.0**	1.0	0.10	0.03	-	-
	しちめんちょう																												
11210	肉　皮なし　生	0	422	**99**	74.6	**19.8**	23.5	**0.4**	62	0.7	(0.1)	(0.1)	**4.0***	(0)	-	0.1	-	1.1	37	190	**8**	29	140	**1.1**	0.8	0.05	0.02	-	-
	すずめ																												
11211	肉　骨・皮つき　生	0	479	**114**	72.2	-	18.1	**4.6**	230	5.9	**(0.1)***	(0.1)	1.4	(0)	-	0.1	-	3.7	80	160	**1100**	42	660	**8.0**	2.7	0.41	0.12	-	-
	にわとり																												
	[親・主品目]																												
11212	手羽　皮つき　生	40	760	**182**	66.0	**(20.8)**	23.0	**9.6**	140	10.4	0	0	**3.0***	(0)	-	0	-	0.6	44	120	**16**	14	100	**1.2**	1.7	0.05	0.01	-	-
11213	むね　皮つき　生	0	954	**229**	62.6	**(15.5)**	19.5	**16.5**	86	17.2	0	0	**4.7***	(0)	-	0	-	0.7	31	190	**4**	20	120	**0.3**	0.7	0.05	0.01	-	-
11214	皮なし　生	0	477	**113**	72.8	**(19.7)**	24.4	**1.5**	73	1.9	0	0	**5.1***	(0)	-	0	-	0.9	34	210	**5**	26	150	**0.4**	0.7	0.05	0.01	-	-
11215	もも　皮つき　生	0	971	**234**	62.9	**(17.4)**	17.3	**18.3**	90	19.1	**0***	0	0.8	(0)	-	0	-	0.7	42	160	**8**	16	110	**0.9**	1.7	0.07	0.01	-	-
11216	皮なし　生	0	539	**128**	72.3	**(18.5)**	22.0	**4.2**	77	4.8	0	0	**4.1***	(0)	-	0	-	0.9	50	220	**9**	21	150	**2.1**	2.3	0.09	0.01	-	-
	[親・副品目]																												
11217	ささみ　生	5	452	**107**	73.2	**(20.3)**	24.6	**0.8**	52	1.1	0	0	**4.6***	(0)	-	0	-	1.1	40	280	**8**	21	200	**0.6**	2.4	0.09	-	-	-
	[若どり・主品目]																												
11218	手羽　皮つき　生	35	788	**189**	68.1	**(16.5)**	17.8	**13.7**	110	14.3	**0***	0	0.9	(0)	-	0	-	0.8	79	220	**14**	17	150	**0.5**	1.2	0.02	0	2	14
11285	手羽さき　皮つき　生	40	859	**207**	67.1	**16.3**	17.4	**15.7**	120	16.2	**0***	0	0.1	(0)	-	0	-	0.8	70	210	**20**	16	140	**0.6**	1.5	0.02	0	1	14
11286	手羽もと　皮つき　生	30	730	**175**	68.9	**16.7**	18.2	**12.1**	100	12.8	**0***	0	1.6	(0)	-	0	-	0.8	80	230	**10**	19	150	**0.5**	1.0	0.02	0	2	14
11219	むね　皮つき　生	0	558	**133**	72.6	**17.3**	21.3	**5.5**	73	5.9	(0.1)	(Tr)	**3.6***	(0)	-	0.1	-	1.0	42	340	**4**	27	200	**0.3**	0.6	0.03	0.01	0	17
11287	焼き	0	904	**215**	55.1	**29.2**	34.7	**8.4**	120	9.1	(0.1)	(0.1)	**5.8***	(0)	-	0.1	-	1.6	65	510	**6**	40	300	**0.4**	1.0	0.05	0.01	0	28
11220	皮なし　生	0	445	**105**	74.6	**19.2**	23.3	**1.6**	72	1.9	(0.1)	(0.1)	**3.4***	(0)	-	0.1	-	1.1	45	370	**4**	29	220	**0.3**	0.7	0.02	0.02	0	17
11288	焼き	0	747	**177**	57.6	**33.2**	38.8	**2.8**	120	3.3	(0.1)	(0.1)	**4.7***	(0)	-	0.1	-	1.7	73	570	**7**	47	340	**0.5**	1.1	0.04	0.01	0	29

にわとり（鶏）

Chicken

主成分はたんぱく質と脂質。他の肉類に比べ，消化吸収率が高く，ビタミンAが豊富。

手羽

特徴　腕から羽先までの翼の部分。手羽もとはやわらかく，手羽さきは脂質，ゼラチン質が多く濃厚な味。
栄養　たんぱく質，脂質に富む。
調理　から揚げ，水炊き，煮物，シチュー，カレーなどに用いる他，手羽さきはスープをとるのに用いる。

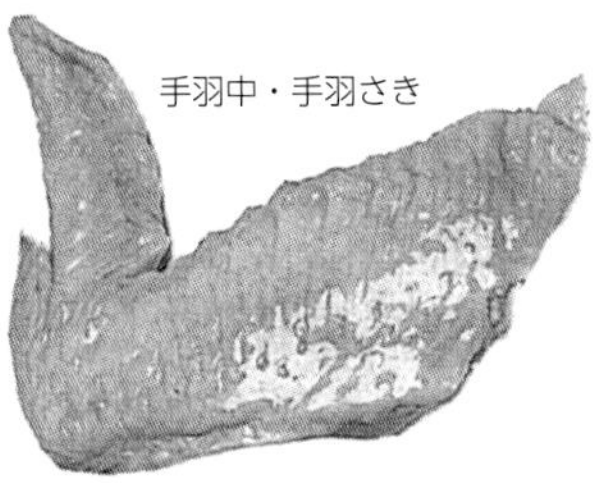
手羽中・手羽さき

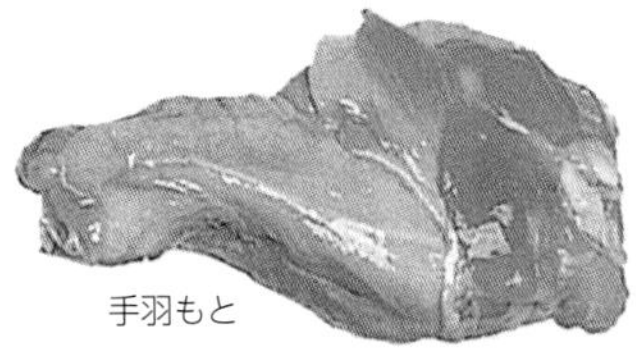
手羽もと

むね

特徴　胸の翼を動かす筋肉の部分。この部位も「手羽」と呼ぶことがある。肉質はやわらかく，味は淡泊。
栄養　脂質が少なく，たんぱく質に富む。
調理　炒め物，から揚げなどにする他，串焼き，煮物，蒸し物（酒蒸し）などに用いる。

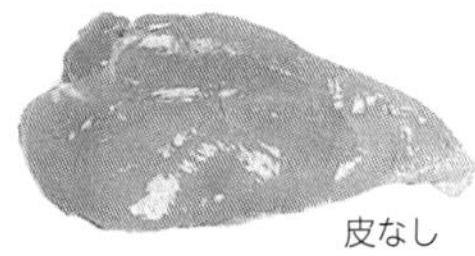
皮なし

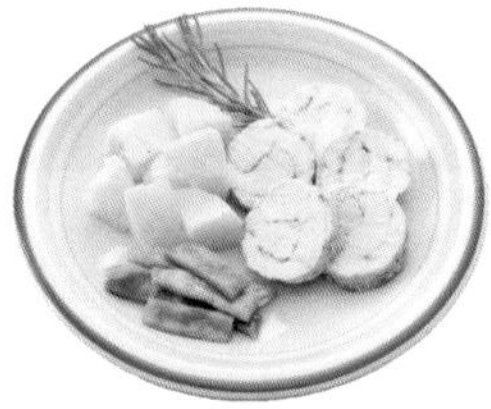
ハーブ風味野菜添え

カンピロバクター食中毒にご用心

食肉による食中毒では，真っ先に思い浮かぶのが豚肉ですが，鶏肉にもカンピロバクターという細菌に感染していることがあるので，注意が必要です。

厚生労働省の統計によると，過去15年間，年間300件，患者数2,000人程度に及ぶカンピロバクター食中毒の報告があります。最近では，事業者が屋外で調理し，加熱不十分な鶏肉を提供したことによる500人規模の大規模な食中毒事案が発生しています。柔らかい鶏肉であっても，生食は危険です。十分に加熱調理するよう心がけましょう。

11 肉類

クロム	モリブデン	ビタミン A レチノール	A カロテン α	A カロテン β	A β-クリプトキサンチン	A β-カロテン当量	A レチノール活性当量	D	E トコフェロール α	E β	E γ	E δ	K	B1	B2	ナイアシン	ナイアシン当量	B6	B12	葉酸	パントテン酸	ビオチン	C	アルコール	食塩相当量	見当	備考
μg	μg	μg	μg	μg	μg	μg	μg	μg	mg	mg	mg	mg	μg	mg	mg	mg	mg	mg	μg	μg	mg	μg	mg	g	g		
Tr	2	62	0	0	-	0	62	0.8	0.5	0	0.1	0	41	0.30	0.26	5.3	(8.2)	0.34	2.1	10	1.20	4.0	2	-	0.2	1羽=3～4kg	皮及び皮下脂肪：40.4%
0	2	9	0	0	-	0	9	0.4	0.4	0	0.1	0	22	0.46	0.41	7.9	12.0	0.54	3.0	14	1.83	5.6	3	-	0.2		皮下脂肪を除いたもの
1	1	140	0	0	-	0	140	1.4	0.8	0	0.2	0	70	0.07	0.05	1.4	2.1	0.05	0.8	5	0.27	1.5	2	-	0.1		皮下脂肪を含んだもの
-	-	7	-	-	-	Tr	7	0.5	0.3	0	0	0	19	0.08	0.24	8.4	(14.0)	0.65	1.7	12	1.07	-	1	-	0.1		試料：冷凍品。皮下脂肪を除いたもの
-	-	Tr	-	-	-	Tr	Tr	0.1	Tr	0	0	0	18	0.07	0.24	7.0	12.0	0.72	0.6	10	1.51	-	2	-	0.1	1羽分の肉＝約1.25kg	皮下脂肪を除いたもの
-	-	15	-	-	-	Tr	15	0.2	0.2	0	0.1	0	4	0.28	0.80	2.8	5.8	0.59	5.0	16	4.56	-	Tr	-	0.2		試料：冷凍品。くちばし，内臓及び足先を除いたもの
-	-	60	-	-	-	Tr	60	0.1	0.1	0	0.1	0	70	0.04	0.11	3.3	(7.3)	0.20	0.7	10	1.33	-	1	-	0.1	中1本=200g	廃棄部位：骨
-	-	72	-	-	-	Tr	72	0.1	0.2	0	0.1	0	50	0.05	0.08	7.9	(12.0)	0.35	0.3	5	0.97	-	1	-	0.1	1枚=250g	皮及び皮下脂肪：32.8%
-	-	50	-	-	-	Tr	50	0	0.1	0	0	0	20	0.06	0.10	8.4	(13.0)	0.47	0.2	5	1.13	-	1	-	0.1	～350g	皮下脂肪を除いたもの
-	-	47	-	-	-	Tr	47	0.1	0.1	0	0.1	0	62	0.07	0.23	3.8	(7.6)	0.17	0.5	6	1.57	-	1	-	0.1	1枚=	皮及び皮下脂肪：30.6%
-	-	17	-	-	-	Tr	17	0	0.1	0	0.1	0	38	0.10	0.31	4.1	(8.7)	0.22	0.6	7	2.15	-	1	-	0.1	約300g	皮下脂肪を除いたもの
-	-	9	-	-	-	Tr	9	0	0.1	0	0	0	18	0.09	0.12	11.0	(16.0)	0.66	0.1	7	1.68	-	Tr	-	0.1		廃棄部位：すじ
																											別名：ブロイラー
1	4	47	0	0	0	0	47	0.4	0.6	0	0.1	0	42	0.07	0.10	6.2	(9.4)	0.38	0.4	10	0.87	3.1	2	-	0.2	中1本=200g	廃棄部位：骨。手羽先：44.5%，手羽元：55.5%
2	4	51	0	0	0	0	51	0.6	0.6	0	0.1	0	45	0.07	0.09	5.4	8.2	0.30	0.5	8	0.84	3.0	2	-	0.2		廃棄部位：骨
1	4	44	0	0	0	0	44	0.3	0.5	0	0.1	0	39	0.08	0.10	6.9	10.0	0.45	0.3	12	0.89	3.1	2	-	0.2		廃棄部位：骨
1	2	18	0	0	0	0	18	0.1	0.3	0	Tr	0	23	0.09	0.10	11.0	15.0	0.57	0.2	12	1.74	2.9	3	-	0.1	1枚=250～350g	皮及び皮下脂肪：9.0%
1	3	27	0	0	Tr	0	27	0.1	0.5	0	0.1	0	44	0.12	0.17	17.0	24.0	0.60	0.4	17	2.51	5.4	3	-	0.2		
Tr	2	9	0	0	0	0	9	0.1	0.3	0	Tr	0	16	0.10	0.11	12.0	17.0	0.64	0.2	13	1.92	3.2	3	-	0.1		皮下脂肪を除いたもの
1	4	14	0	0	0	0	14	0.1	0.5	0	0.1	0	29	0.14	0.18	18.0	27.0	0.66	0.3	18	2.58	5.3	4	-	0.2		皮下脂肪を除いたもの

にわとり(鶏)

もも

特徴　ももの部分。よく運動する筋肉なので，肉質はややかたいが，旨味は強い。肉色は濃く，赤身。骨付きもも肉を「レッグ」という。
栄養　たんぱく質，脂質に富む。
調理　から揚げ，炒め物，煮込み，シチューなどに用いる。

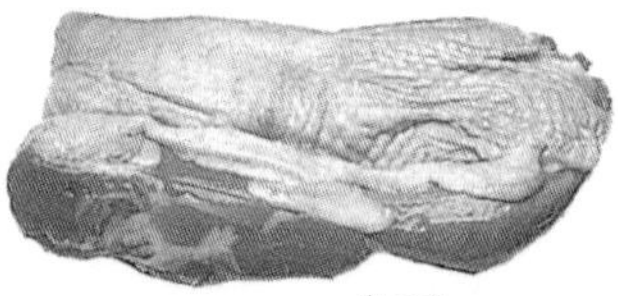

皮つき

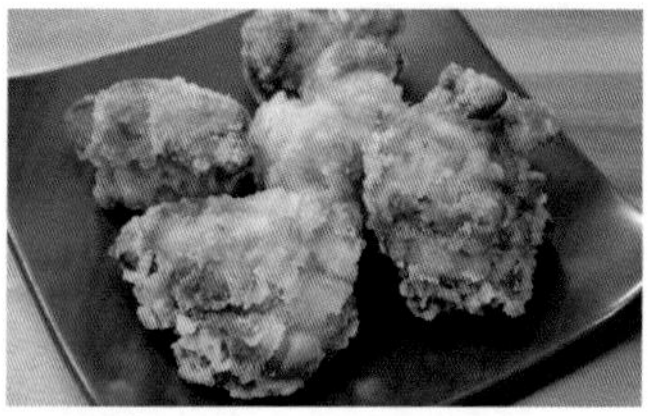

から揚げ

ささ身

特徴　手羽の内側の肉。鶏肉のなかで最もやわらかく，味は淡泊。胸骨に沿った部分で左右１本ずつある。形がササの葉に似ているのでついた名前。
栄養　脂質がほとんどなく，鶏肉のなかで最もたんぱく質が多い。
調理　ゆでたり酒蒸しにし，サラダ，あえ物，汁物の具などに用いる。真ん中にあるかたく白い筋は，とり除いてから調理する。

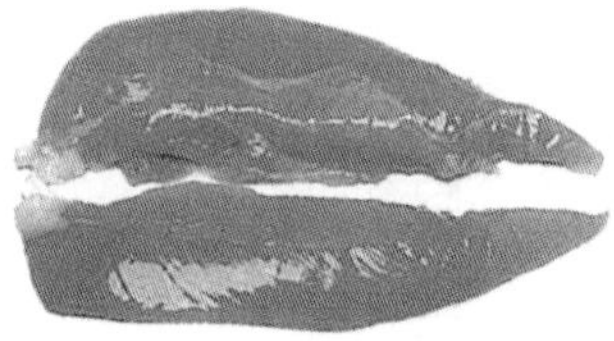

可食部100g当たり		廃棄率	エネルギー		水分	たんぱく質		脂質			炭水化物						有機酸	灰分	無機質										
食品番号	食品名					アミノ酸組成によるたんぱく質	たんぱく質	脂肪酸のトリアシルグリセロール当量	コレステロール	脂質	利用可能炭水化物(単糖当量)	利用可能炭水化物(質量計)	利用可能炭水化物 差引き法による	食物繊維総量	糖アルコール	炭水化物			ナトリウム	カリウム	カルシウム	マグネシウム	リン	鉄	亜鉛	銅	マンガン	ヨウ素	セレン
		%	kJ	kcal	g	g	g	g	mg	g	g	g	g	g	g	g	g	g	mg	mg	mg	mg	mg	mg	mg	mg	mg	µg	µg
11221	もも　皮つき　生	0	790	**190**	68.5	**17.0**	16.6	**13.5**	89	14.2	**0***	0	0.1	(0)	-	0	-	0.9	62	290	**5**	21	170	**0.6**	1.6	0.04	0.01	Tr	17
11223	ゆで	1	902	**216**	62.9	**(22.1)**	22.0	**14.2**	130	15.2	**0***	0	0	(0)	-	0	-	0.8	47	210	**9**	23	160	**1.0**	2.0	0.07	0.02	0	3
11222	焼き	1	920	**220**	58.4	**(26.4)**	26.3	**12.7**	130	13.9	**0***	0	1.3	(0)	-	0	-	1.2	92	390	**6**	29	230	**0.9**	2.5	0.05	0.01	Tr	29
11289	から揚げ	0	1282	**307**	41.2	**20.5**	24.2	**17.2**	110	18.1	14.3	13.0	**17.0***	0.8	-	13.3	-	3.2	990	430	**11**	32	240	**1.0**	2.1	0.07	0.17	Tr	25
11224	皮なし　生	0	477	**113**	76.1	**16.3**	19.0	**4.3**	87	5.0	0	0	**2.3***	(0)	-	0	-	1.0	69	320	**5**	24	190	**0.6**	1.8	0.04	0.01	0	19
11226	ゆで	0	593	**141**	69.1	**(21.1)**	25.1	**4.2**	120	5.2	0	0	**4.6***	(0)	-	0	-	0.9	56	260	**10**	25	190	**0.8**	2.2	0.05	0.01	-	-
11225	焼き	0	612	**145**	68.1	**(21.5)**	25.5	**4.5**	120	5.7	0	0	**4.7***	(0)	-	0	-	1.2	81	380	**7**	29	220	**0.9**	2.6	0.06	0.01	-	-
11290	から揚げ	0	1045	**249**	47.1	**20.8**	25.4	**10.5**	100	11.4	14.7	13.4	**17.3***	0.9	-	12.7	-	3.4	1100	440	**12**	34	250	**1.0**	2.3	0.07	0.18	Tr	25
	[若どり・副品目]																												
11227	ささみ　生	5	414	**98**	75.0	**19.7**	23.9	**0.5**	66	0.8	(0.1)	(Tr)	**2.8***	(0)	-	0.1	0.7	1.2	40	410	**4**	32	240	**0.3**	0.6	0.03	0.01	0	22
11229	ゆで	0	515	**121**	69.2	**25.4**	29.6	**0.6**	77	1.0	0	0	**3.1***	(0)	-	0	0.6	1.2	38	360	**5**	34	240	**0.3**	0.8	0.03	0.01	-	-
11228	焼き	0	562	**132**	66.4	**26.9**	31.7	**0.8**	84	1.4	0	0	**3.5***	(0)	-	0	0.8	1.4	53	520	**5**	41	310	**0.4**	0.8	0.04	0.02	-	-
11298	ソテー	0	786	**186**	57.3	**30.6**	36.1	**4.6**	100	5.4	(0.1)	(0.1)	**4.7***	(0)	-	0.1	1.0	1.8	61	630	**5**	44	340	**0.4**	1.0	0.03	0.01	(0)	33
11300	フライ	0	1030	**246**	52.4	**22.4**	26.8	**12.2**	71	12.8	7.5	6.9	**11.1***	-	-	6.7	0.7	1.3	95	440	**14**	36	260	**0.4**	0.8	0.04	0.08	2	26
11299	天ぷら	0	806	**192**	59.3	**22.2**	25.7	**6.9**	71	7.4	7.1	6.5	**9.6***	-	-	6.2	0.7	1.3	65	430	**24**	34	250	**0.4**	0.8	0.03	0.06	1	22
	[二次品目]																												
11230	ひき肉　生	0	712	**171**	70.2	**14.6**	17.5	**11.0**	80	12.0	0	0	**3.4***	(0)	-	0	-	0.8	55	250	**8**	24	110	**0.8**	1.1	0.04	0.01	2	17
11291	焼き	0	981	**235**	57.1	**23.1**	27.5	**13.7**	120	14.8	0	0	**4.8***	(0)	-	0	-	1.3	85	400	**19**	37	170	**1.4**	1.8	0.05	0.02	5	27
	[副品目]																												
11231	心臓　生	0	773	**186**	69.0	**12.2**	14.5	**13.2**	160	15.5	(Tr)	(Tr)	**4.6***	(0)	-	Tr	-	1.0	85	240	**5**	15	170	**5.1**	2.3	0.32	-	-	-
11232	肝臓　生	0	422	**100**	75.7	**16.1**	18.9	**1.9**	370	3.1	(0.6)	(0.5)	**4.7***	(0)	-	0.6	-	1.7	85	330	**5**	19	300	**9.0**	3.3	0.32	0.33	1	60
11233	すなぎも　生	0	365	**86**	79.0	**15.5**	18.3	**1.2**	200	1.8	(Tr)	(Tr)	**3.5***	(0)	-	Tr	-	0.9	55	230	**7**	14	140	**2.5**	2.8	0.10	-	-	-
11234	皮　むね　生	0	1922	**466**	41.5	**6.8**	9.4	**46.7**	110	48.1	0	0	**4.6***	(0)	-	0	-	0.4	23	140	**3**	8	63	**0.3**	0.5	0.05	0.01	-	-
11235	もも　生	0	1951	**474**	41.6	**5.3**	6.6	**50.3**	120	51.6	**0***	0	2.6	(0)	-	0	-	0.2	23	33	**6**	6	34	**0.3**	0.4	0.02	0.01	1	9
11236	なんこつ(胸肉)　生	0	228	**54**	85.0	**-**	12.5	**0.3**	29	0.4	**(0.4)***	(0.4)	0.5	(0)	-	0.4	-	1.7	390	170	**47**	15	78	**0.3**	0.3	0.03	0.02	-	-

副生物(にわとり)

ひき肉

特徴　ひき肉機にかけて，細かくひいた肉。
栄養　皮や脂身を除いたものは，特に低エネルギー。
調理　つくねにして煮物，串焼き，揚げ物にする他，そぼろとして用いる。

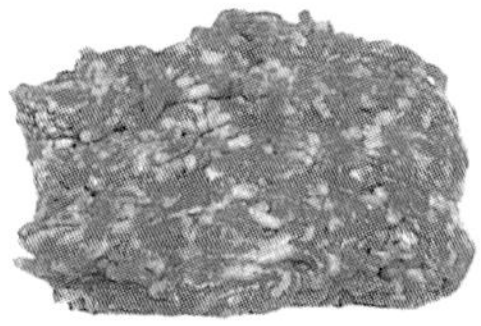

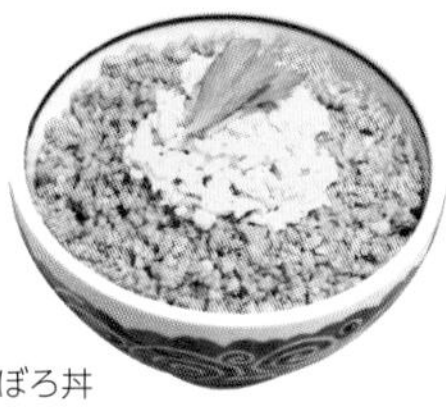

そぼろ丼

心臓

特徴　独特のかたさで，きめが細かくコリコリした歯ざわりがある。別名は「はつ」。
栄養　たんぱく質，ビタミンA，B_1，B_2，C，Eに富む。
調理　血抜きしてから用いる。串焼き，揚げ物，炒め物，煮物などに用いる。

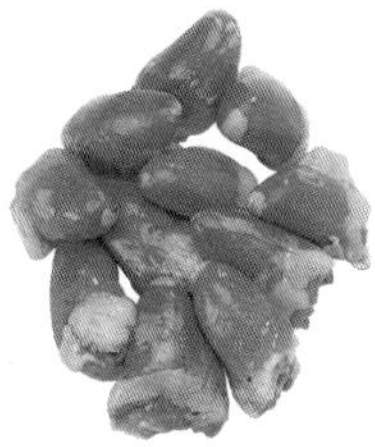

肝臓

特徴　牛の肝臓よりもやわらかく，臭みが少ないが，風味は劣る。くせがないので食べやすい。
栄養　ビタミンA，鉄が特に多く，他にビタミンB_1，B_2，Cも豊富。
調理　冷水にさらすか牛乳に漬け，血抜きや臭み消しをしてから用いる。串焼き，炒め物，揚げ物，煮物などに向く。

肝臓

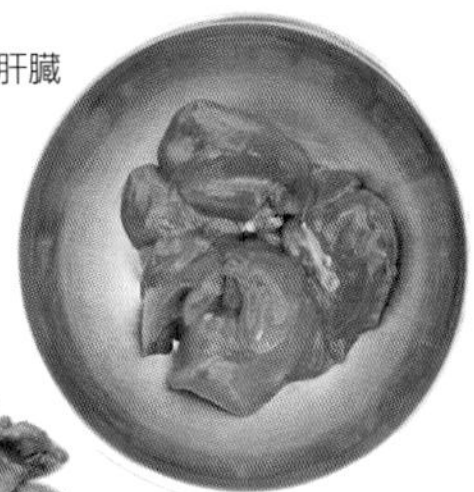

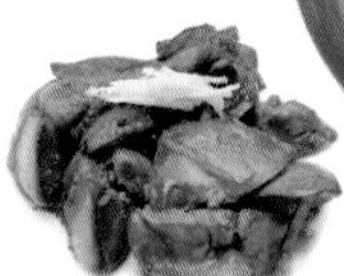

鶏の肝臓の甘辛煮

すなぎも

特徴　胃を覆(おお)う厚い筋肉。牛，豚にない鶏特有の内臓。コリコリとした歯ざわりがある。臭みやくせがない。
栄養　脂質が少ない。
調理　串焼き(モツ焼き)，から揚げ，煮物，炒め物などに用いる。新鮮なものは生食できる。

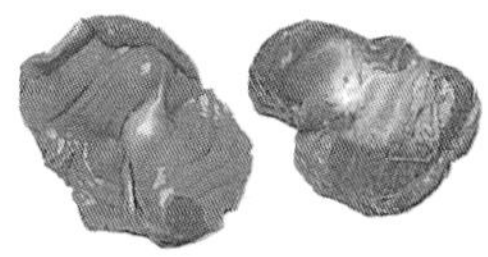

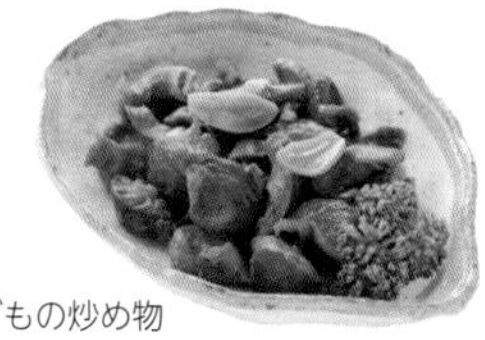

すなぎもの炒め物

クロム	モリブデン	ビタミンA レチノール	カロテン α	カロテン β	β-クリプトキサンチン	β-カロテン当量	レチノール活性当量	D	E トコフェロール α	β	γ	δ	K	B_1	B_2	ナイアシン	ナイアシン当量	B_6	B_{12}	葉酸	パントテン酸	ビオチン	C	アルコール	食塩相当量	見当	備考
μg	μg	μg	μg	μg	μg	μg	μg	μg	mg	mg	mg	mg	μg	mg	mg	mg	mg	mg	μg	μg	mg	μg	mg	g	g		
0	2	40	-	0	-	-	**40**	0.4	0.7	0	0.1	0	29	**0.10**	**0.15**	4.8	8.5	0.25	0.3	13	0.81	3.5	**3**	-	**0.2**	1枚=約300g	皮及び皮下脂肪：21.2%
0	0	47	-	-	-	-	**47**	0.2	0.2	0	0.1	0	47	**0.07**	**0.21**	4.6	(9.4)	0.22	0.3	7	1.06	0.2	**2**	-	**0.1**		
0	3	25	-	-	-	-	**25**	0.4	0.2	0	0.1	0	34	**0.14**	**0.24**	6.8	(13.0)	0.28	0.5	8	1.20	5.6	**2**	-	**0.2**		
1	6	28	-	5	3	6	**28**	0.2	2.5	Tr	3.6	0.1	45	**0.12**	**0.23**	6.0	10.0	0.21	0.3	23	1.19	4.8	**2**	-	**2.5**		
0	2	16	-	0	-	-	**16**	0.2	0.6	0	0.1	0	23	**0.12**	**0.19**	5.5	9.5	0.31	0.3	10	1.06	3.6	**3**	-	**0.2**		皮下脂肪を除いたもの
-	-	14	-	-	-	-	**14**	0	0.3	0	Tr	0	25	**0.12**	**0.18**	5.3	(11.0)	0.36	0.3	8	0.99	-	**2**	-	**0.1**		皮下脂肪を除いたもの
-	-	13	-	-	-	-	**13**	0	0.3	0	Tr	0	29	**0.14**	**0.23**	6.7	(12.0)	0.37	0.4	10	1.33	-	**3**	-	**0.2**		皮下脂肪を除いたもの
1	6	16	-	5	4	7	**17**	0.2	2.2	Tr	3.0	0.1	33	**0.15**	**0.25**	6.8	12.0	0.23	0.4	22	1.11	5.6	**2**	-	**2.7**		皮下脂肪を除いたもの
0	4	5	-	-	-	Tr	**5**	0	0.7	0	Tr	0	12	**0.09**	**0.11**	12.0	17.0	0.62	0.2	15	2.07	2.8	**3**	-	**0.1**	1枚=35g	別名：ブロイラー 廃棄部位：すじ
-	-	4	-	-	-	Tr	**4**	0	0.1	0	0	0	8	**0.09**	**0.13**	11.0	18.0	0.63	0.2	11	1.72	-	**2**	-	**0.1**		すじを除いたもの
-	-	4	-	-	-	Tr	**4**	0	0.1	0	0	0	11	**0.11**	**0.16**	18.0	25.0	0.59	0.2	13	2.37	-	**2**	-	**0.1**		すじを除いたもの
(0)	6	8	-	-	-	-	**8**	(0)	1.8	0	2.4	Tr	26	**0.10**	**0.18**	18.0	26.0	0.65	0.2	19	2.95	5.5	**4**	-	**0.2**		すじを除いたもの。植物油(なたね油)
Tr	5	4	0	4	0	4	**4**	-	3.2	Tr	5.0	0.1	35	**0.09**	**0.15**	12.0	17.0	0.39	0.1	15	1.84	3.9	**2**	-	**0.2**		すじを除いたもの
1	4	4	0	9	0	9	**5**	-	2.3	Tr	2.8	0.1	25	**0.09**	**0.16**	11.0	17.0	0.51	0.1	16	1.79	3.8	**3**	-	**0.2**		すじを除いたもの
1	2	37	0	0	0	0	**37**	0.1	0.9	0	0.1	0	26	**0.09**	**0.17**	5.9	9.3	0.52	0.3	10	1.40	3.3	**1**	-	**0.1**		
2	4	47	0	0	0	0	**47**	0.2	1.3	0	0.1	0	41	**0.14**	**0.26**	9.3	15.0	0.61	0.4	13	2.00	5.5	**1**	-	**0.2**		
-	-	700	-	-	-	Tr	**700**	0.4	1.0	0	0.3	0	51	**0.22**	**1.10**	6.0	9.4	0.21	1.7	43	4.41	-	**5**	-	**0.2**		別名：はつ
1	82	14000	-	-	-	30	**14000**	0.2	0.4	0	0.1	0	14	**0.38**	**1.80**	4.5	9.0	0.65	44.0	1300	10.00	230.0	**20**	-	**0.2**		別名：レバー
-	-	4	-	-	-	Tr	**4**	0	0.3	0	0	0	28	**0.06**	**0.26**	3.9	6.7	0.04	1.7	36	1.30	-	**5**	-	**0.1**		別名：砂ぎも
-	-	120	0	0	0	0	**120**	0.3	0.4	0	0.2	0	110	**0.02**	**0.05**	6.7	7.6	0.11	0.4	3	0.64	-	**1**	-	**0.1**		皮下脂肪を含んだもの
3	1	120	-	-	-	Tr	**120**	0.3	0.2	0	0.1	0	120	**0.01**	**0.05**	3.0	3.5	0.04	0.3	2	0.25	2.9	**1**	-	**0.1**		皮下脂肪を含んだもの
-	-	1	-	-	-	(0)	**1**	0	Tr	0	0	0	5	**0.03**	**0.03**	3.6	5.7	0.03	0.1	5	0.64	-	**3**	-	**1.0**		別名：やげん

副生物(にわとり)

Offals

皮

特徴　脂肪が多く，やわらかい。ももの皮より首の皮の方に味がある。
栄養　脂質に富む。
調理　串焼き，揚げ物，煮物などに用いる他，「鶏油」の原料ともなる。

なんこつ

特徴　鶏の胸肉の突起部分。コリコリした食感がある。
栄養　たんぱく質に富み，脂質がほとんどない。
調理　串焼き，揚げ物，煮物などに用いる。

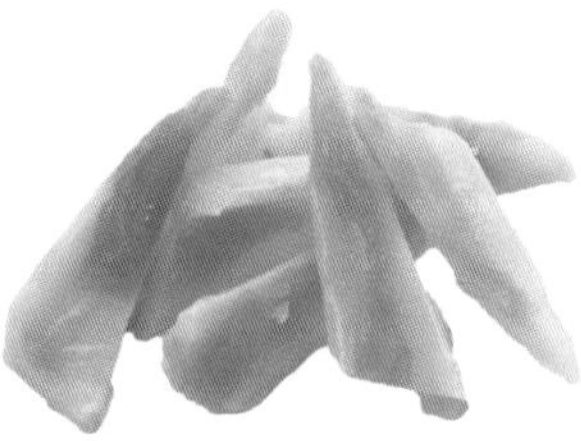

●チキンナゲット
特徴　鶏のひき肉に塩を加えて練り，衣をつけて加熱調理したもの。
栄養　材料や製造方法により異なる。
調理　そのまま食べる。

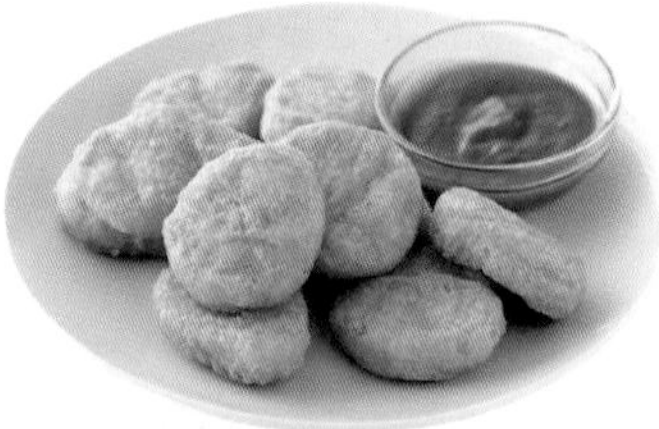

●つくね
特徴　鶏のひき肉に調味料を加えて丸めたもの。串にさして長くしたものもある。
栄養　材料や製造方法により異なる。
調理　揚げ物，鍋物に用いる。

いなご(蝗)

Rice hopper

特徴　小えびに似た味と歯ざわりがする。主な産地は長野県。かつては貴重なたんぱく源として全国的に食べられていた。
栄養　たんぱく質，鉄，カルシウム，ビタミンA，B_2などが多い。
調理　捕獲後ふんを十分に出させ，甘辛く煮付けたり，砂糖としょうゆで炒めたりする。

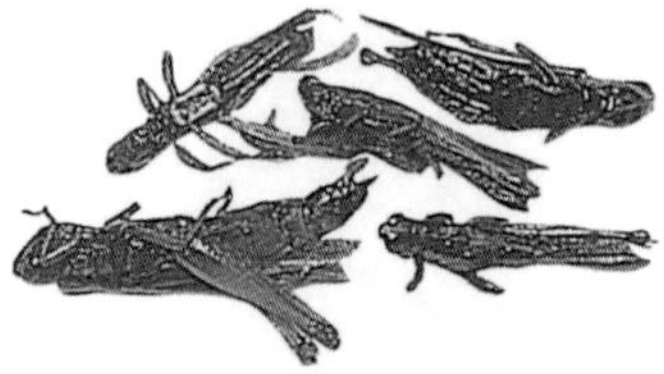

つくだ煮

かえる(蛙)

Bullfrog

特徴　肉質は，鶏やうさぎに似ていて，やわらかい。味は淡泊。後ろ肢のももだけを食用とする。池や沼に生息し，声が似ていることから「うしがえる」とも呼ばれる。
栄養　脂質が少なく，たんぱく質に富む。
調理　天ぷら，から揚げ，焼き物などに用いる。中国料理ではから揚げ，みそ炒めなどにする。

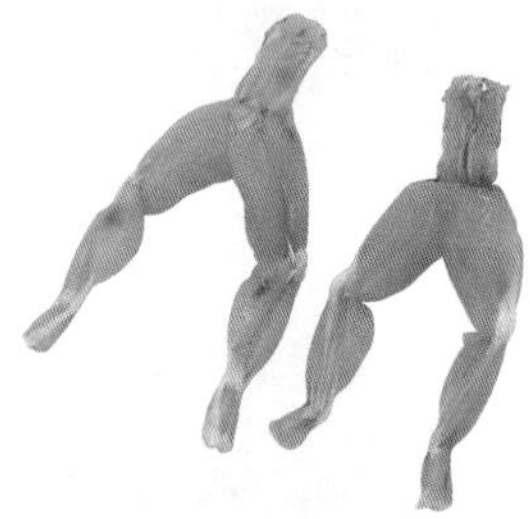

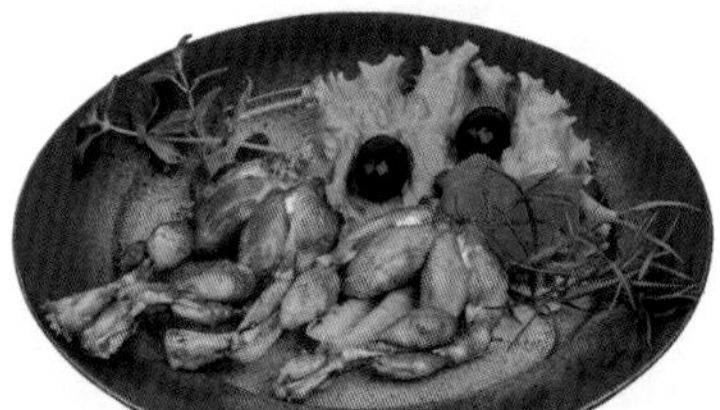

かえるのロースト

食品番号	食品名（可食部100g当たり）	廃棄率 %	エネルギー kJ	エネルギー kcal	水分 g	たんぱく質: アミノ酸組成によるたんぱく質 g	たんぱく質 g	脂質: 脂肪酸のトリアシルグリセロール当量 g	コレステロール mg	脂質 g	炭水化物: 利用可能炭水化物(単糖当量) g	利用可能炭水化物(質量計) g	差引き法による利用可能炭水化物 g	食物繊維総量 g	糖アルコール g	炭水化物 g	有機酸 g	灰分 g	無機質: ナトリウム mg	カリウム mg	カルシウム mg	マグネシウム mg	リン mg	鉄 mg	亜鉛 mg	銅 mg	マンガン mg	ヨウ素 μg	セレン μg
	[その他]																												
11237	焼き鳥缶詰	0	726	173	62.8	15.5	18.4	7.6	76	7.8	11.1*	10.6	11.0	(0)	0	8.2	0.3	2.8	850	200	12	21	75	2.9	1.6	0.08	0.07	1	15
11292	チキンナゲット	0	982	235	53.7	13.0	15.5	12.3	45	13.7	13.9	12.6	17.1*	1.2	0	14.9	0.4	2.3	630	260	48	24	220	0.6	0.6	0.04	0.13	4	13
11293	つくね	0	979	235	57.9	13.5	15.2	14.8	85	15.2	11.5*	10.8	9.1	(1.9)	0.4	9.3	-	2.4	720	260	33	25	170	1.1	1.4	0.07	0.21	38	16
	はと																												
11238	肉　皮なし　生	0	551	131	71.5	(19.0)	21.8	4.4	160	5.1	(0.3)	(0.3)	3.8*	(0)	-	0.3	-	1.3	88	380	3	28	260	4.4	0.6	0.17	0.04	-	-
	ほろほろちょう																												
11240	肉　皮なし　生	0	417	98	75.2	19.4	22.5	0.7	75	1.0	(0.2)	(0.2)	3.6*	(0)	-	0.2	-	1.1	67	350	6	27	230	1.1	1.2	0.10	0.02	-	-
	<その他>																												
	いなご																												
11241	つくだ煮	0	1031	243	33.7	-	26.3	0.6	77	1.4	-	-	33.1*	(0)	-	32.3	-	6.3	1900	260	28	32	180	4.7	3.2	0.77	1.21	-	-
	かえる																												
11242	肉　生	0	392	92	76.3	-	22.3	0.2	43	0.4	(0.3)*	(0.3)	0.5	(0)	-	0.3	-	0.7	33	230	9	23	140	0.4	1.2	0.05	0.01	-	-
	すっぽん																												
11243	肉　生	0	729	175	69.1	-	16.4	12.0	95	13.4	(0.5)*	(0.5)	1.9	(0)	-	0.5	-	0.6	69	150	18	10	88	0.9	1.6	0.04	0.02	-	-
	はち																												
11244	はちの子缶詰	0	1008	239	44.3	-	16.2	6.8	55	7.2	(30.2)*	(27.2)	30.6	(0)	-	30.2	-	2.1	680	110	11	24	110	3.0	1.7	0.36	0.76	-	-

すっぽん(鼈)

Snapping turtle

特徴　味はくせがなく，淡泊。栄養価が高い。滋養強壮に効果がある。養殖では浜名湖が有名。
栄養　肉類のなかではやや脂質が少ない。ビタミンA，B_1，B_2，カルシウム，鉄に富む。
調理　鍋物(すっぽん鍋)，汁物，雑炊などに用いられる。

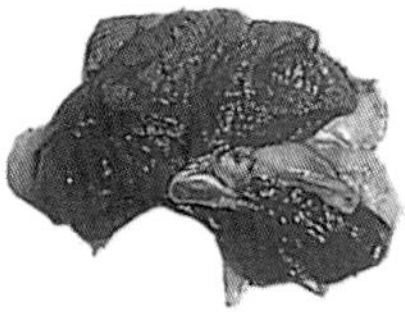

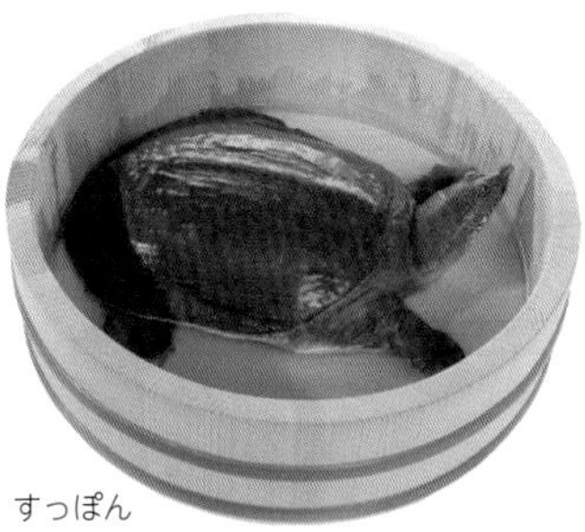

すっぽん

はち(蜂)

Wasp

特徴　くろすずめばち(地ばちともいう)の幼虫を食用とする。特産地は長野県。味付け缶詰が製造されている。古くから，貴重なたんぱく源として食べられてきた。
栄養　たんぱく質，脂質，炭水化物に富み，ビタミンA，B_2，カルシウム，鉄も多く含む。
調理　みりんとしょうゆで煮たり，ごはんに炊き込んだり，炒め物に用いたりする。

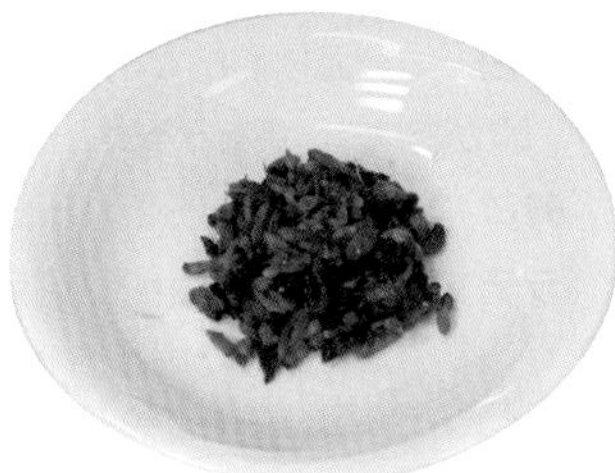

味付け缶詰

鶏肉の部位の名称と特質 ― 主な調理法 ―

部位	特質など	主な調理法
丸ごと	**直火焼き，蒸し焼き，煮込み** 鶏肉は，脂肪が少ないので表面が乾かないように工夫する。	ローストチキン 鶏の丸煮　など
むね 手羽	**炒め物，揚げ物，煮込み** 手羽先はゼラチン質が多く，旨味があるので，煮込みに向く。	チキンソテー から揚げ，カレー フライドチキン 手羽煮込み　など
もも	**直火焼き，鉄板焼き，揚げ物** 縮みやすいので，縮まないように切り目を入れる。骨つきは火が通りにくいので，骨に沿って切り込みを入れる。火が通り過ぎるとぱさつくので，火かげんに注意。	バーベキュー もも焼き，チキンカツ フライドチキン　など
ささ身	**生食，汁物，鍋物，蒸し物** 主にゆでたり，酒蒸しにしてから用いる。	刺身，吸い物，水炊き 茶碗蒸し，白蒸し など

11 肉類

		ビタミン																						アルコール	食塩相当量	見当	備考
クロム	モリブデン	A						D	E				K	B_1	B_2	ナイアシン	ナイアシン当量	B_6	B_{12}	葉酸	パントテン酸	ビオチン	C				
		レチノール	カロテン α	カロテン β	β-クリプトキサンチン	β-カロテン当量	レチノール活性当量		トコフェロール α	トコフェロール β	トコフェロール γ	トコフェロール δ															
μg	μg	μg	μg	μg	μg	μg	μg	μg	mg	mg	mg	mg	μg	mg	mg	mg	mg	mg	μg	μg	mg	μg	mg	g	g		
3	4	60	-	-	-	(0)	**60**	0	0.3	0	0	0	21	**0.01**	**0.18**	3.1	6.6	0.08	0.4	7	0.65	3.3	**(0)**	-	**2.2**		液汁を含んだもの(液汁33%)
3	7	16	1	98	8	100	**24**	0.2	2.9	Tr	1.6	0.2	27	**0.08**	**0.09**	6.6	9.7	0.28	0.1	13	0.87	2.8	**1**	-	**1.6**		
4	12	38	0	5	2	6	**38**	0.4	1.0	0	0.5	0.1	47	**0.11**	**0.18**	3.8	6.7	0.16	0.3	18	0.74	5.5	**0**	-	**1.8**		
-	-	16	-	-	-	Tr	**16**	0.2	0.3	0	0.1	0	5	**0.32**	**1.89**	9.9	(16.0)	0.53	2.0	2	4.48	-	**3**	-	**0.2**		試料：冷凍品
-	-	9	-	-	-	0	**9**	0.4	0.1	0	0.1	0	32	**0.16**	**0.20**	8.2	(13.0)	0.57	0.5	2	1.13	-	**3**	-	**0.2**		試料：冷凍品。皮下脂肪を除いたもの
-	-	Tr	-	-	-	900	**75**	0.3	2.8	Tr	0.2	0	7	**0.06**	**1.00**	1.7	6.1	0.12	0.1	54	0.43	-	**(0)**	-	**4.8**		
-	-	0	-	-	-	(0)	**(0)**	0.9	0.1	0	0	0	1	**0.04**	**0.13**	4.1	7.8	0.22	0.9	4	0.18	-	**0**	-	**0.1**		試料：うしがえる，冷凍品
-	-	94	-	-	-	Tr	**94**	3.6	1.0	0	0.2	0	5	**0.91**	**0.41**	3.0	5.7	0.11	1.2	16	0.20	-	**1**	-	**0.2**		甲殻，頭部，脚，内臓，皮等を除いたもの
-	-	0	-	-	-	500	**42**	0	1.0	0	0.8	0.2	4	**0.17**	**1.22**	3.8	6.5	0.04	0.1	28	0.52	-	**(0)**	-	**1.7**		原材料：主として地ばち(くろすずめばち)の幼虫

12

Eggs

卵類

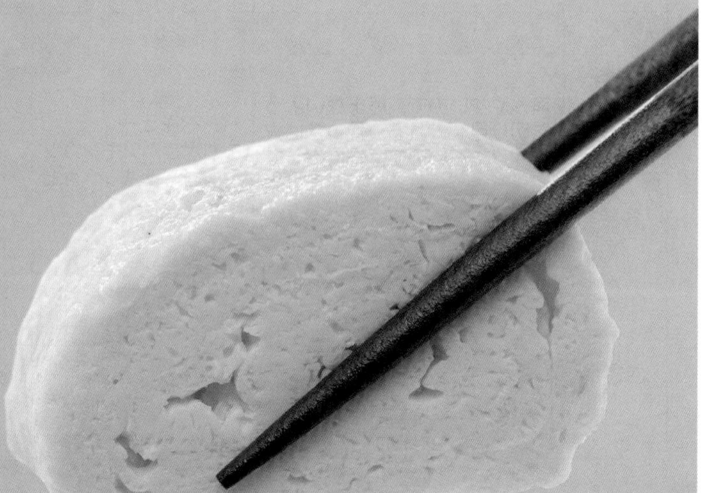

卵類とは

鳥類（特に家禽類）の卵のうち食用とされるもので，主に鶏卵，うずら卵，うこっけい卵などがある。特に鶏卵は日本人にとって重要なたんぱく質源であり，栄養素的にも優れている。風味も一般的に好まれ，調理の幅も広いことから，日本における国民１人当たりの鶏卵消費量は世界でも上位を占めている。

鶏卵は卵黄と卵白から構成され，１個当たりの平均重量は約 60 g であるが，重量別に規格が定められている。

卵の栄養成分

卵は牛乳とともに，各種栄養素をバランスよく含んでいる食品の一つである。

卵白はたんぱく質（アルブミン）が主成分で，他に少量のビタミン B_2 を含んでいる。

卵黄は炭水化物（糖質）以外のほとんどの栄養素を含んでおり，鉄，ビタミン A，B_1，B_2 が豊富である。卵にはコレステロールが多く含まれているが，卵黄に含まれるレシチンというリン脂質は血中コレステロールを除去する作用をもっている。

鶏卵の構造

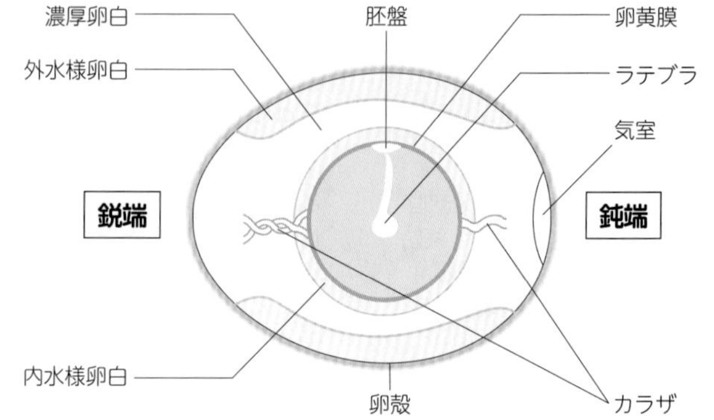

卵殻………殻の表面には呼吸のために無数の穴がある。

カラザ……卵黄を卵の中央に固定するひも状の部分。

卵白………濃厚卵白と水様性卵白などから成る。細菌を分解する酵素があり，卵黄を守るが，古くなると，そのはたらきが減っていく。

卵黄………黄色の部分と白っぽい部分が交互に層になっている。

ラテブラ…胚盤から中心に向かってのびる細長く白い部分。

パック詰め鶏卵重量とサイズ規格表

規格	基準(鶏卵1個の重量)	ラベルの色
LL	70g以上～76g未満	赤
L	64g以上～70g未満	橙
M	58g以上～64g未満	緑
MS	52g以上～58g未満	青
S	46g以上～52g未満	紫
SS	40g以上～46g未満	茶

（農林水産省「鶏卵の取引規格」）

特殊卵と強化卵（付加価値卵）

特別な育て方をした鶏から生まれる特殊卵，特定の栄養分を強化した強化卵がある。

特殊卵

≪自然卵≫

放し飼いなど昔流の飼い方をした鶏の卵。一般に出回っている鶏卵は大量の鶏をケージで飼う。それに対して，放し飼いの鶏はよく運動し，ストレスが少ない状態だと考えられる。

≪有精卵≫

雄と交配させた雌が産んだ卵。一般に出回っている卵は雄と交配しない無精卵。

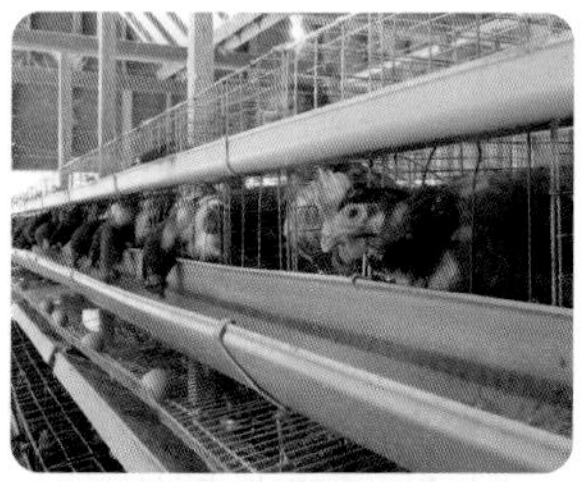

ケージ飼いの鶏

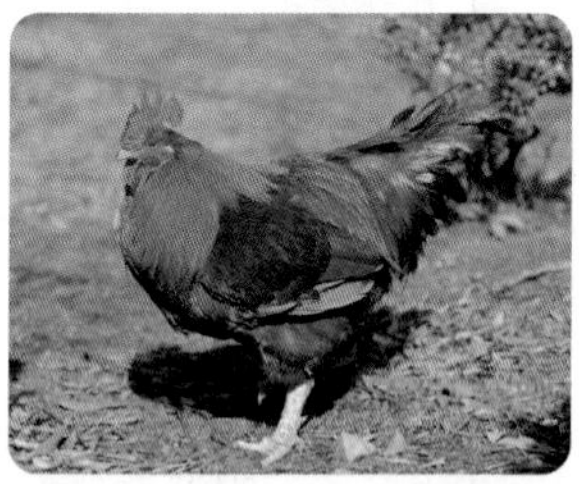

放し飼いの鶏

強化卵

餌に，ヨウ素（ヨード）やビタミン，ミネラル，リノール酸，IPA（EPA），DHA などを配合して，普通の卵よりこれらの栄養素を強化したもの。

栄養比較

(全卵,生100g当たり)

栄養素 ＼ 卵の種類	鶏卵	うずら卵	うこっけい卵
たんぱく質(g)	12.2	12.6	12.0
脂　質(g)	10.2	13.1	13.0
鉄(mg)	1.5	3.1	2.2
ビタミンA (レチノール活性当量)(μg)	210	350	160
ビタミンB_1(mg)	0.06	0.14	0.10
ビタミンB_2(mg)	0.37	0.72	0.32

卵類の摂取量および鶏卵の価格

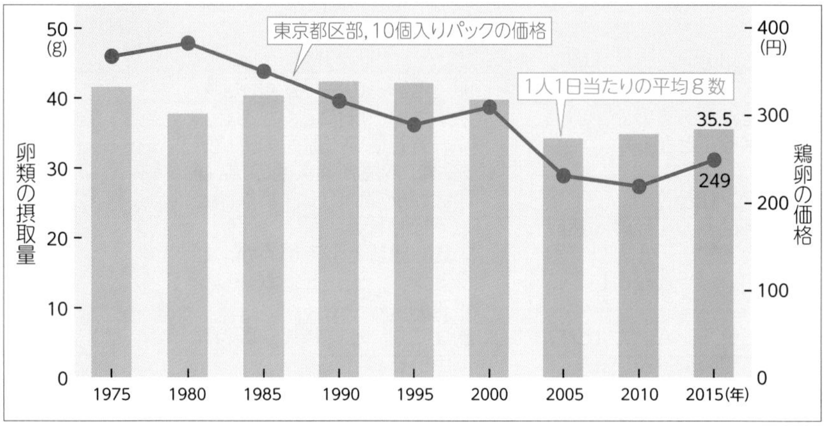

(厚生労働省「国民健康・栄養調査報告」および総務省統計局「小売価格統計調査」)

鶏卵の特性

熱凝固性(ねつぎょうこ)

卵のたんぱく質は，加熱によって凝固するものが多い。この性質を利用して，卵焼き，茶わん蒸し，カスタードプディングなどがつくられる。

加熱しすぎると，内部の水分が蒸発して，気泡ができる（すが入る)。

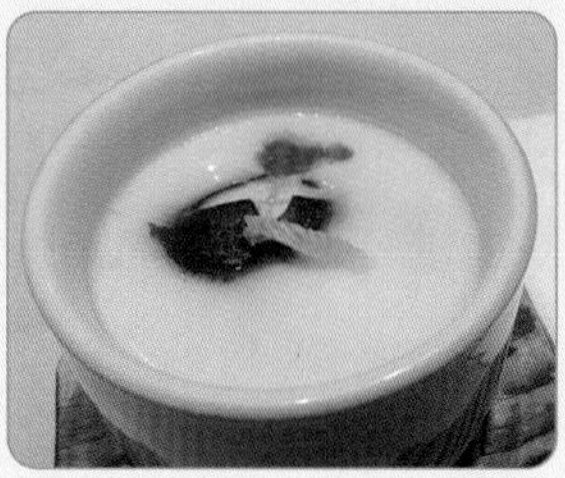

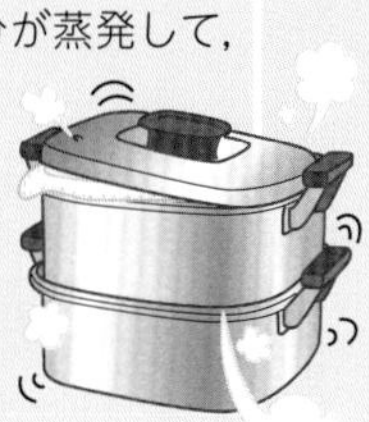

卵黄の乳化(にゅうか)(エマルション)

水と油を混ぜてもそのままでは分離するが，卵黄を加えると混ざり合う。このような作用を乳化という。卵黄には，乳化させる力の強い物質が含まれている。

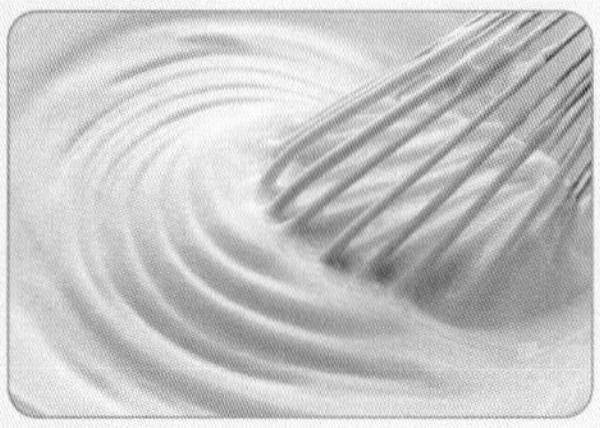

この性質を利用して，マヨネーズやアイスクリームなどがつくられる。

卵白の泡立ち

卵白は，かくはんすることによって泡立つ。泡立てたものを，メレンゲやスポンジケーキの膨化，フリッターの衣などに利用する。泡立つのは，卵白のグロブリンというたんぱく質のはたらきのため。

温めるとよく泡ができる。砂糖を加えると，泡が安定する。

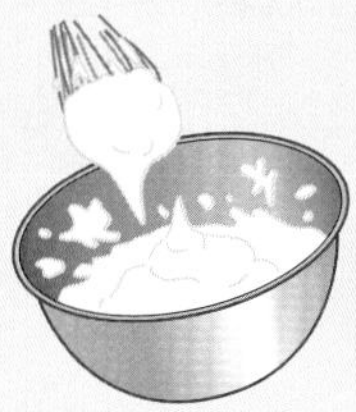

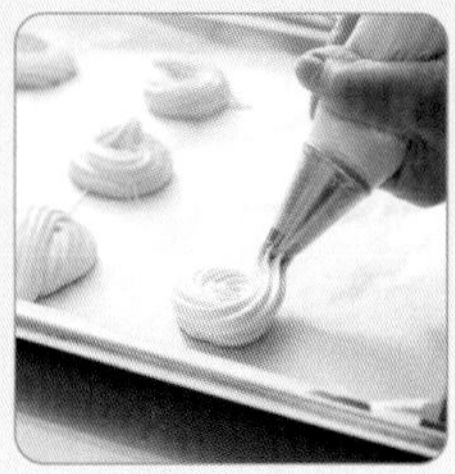

▶▶▶ゆで卵と湯の温度の関係

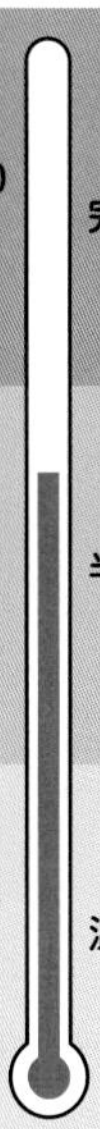

湯の温度		卵の状態
100℃	完熟卵	13分 卵白凝固 卵黄凝固 18分 卵黄の周囲が黒くなる。 卵白中の硫黄化合物が卵黄中の鉄と結びつき硫化鉄になる
70℃	半熟卵	15分 卵白半熟 卵黄半熟
68〜65℃	温泉卵	30分 卵白生 卵黄凝固

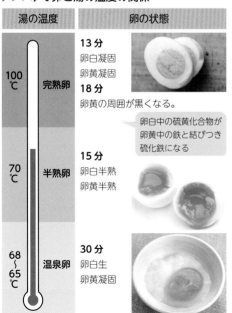

鶏卵の選び方と 保存方法

■選び方

▶洗卵された卵は，殻表面のキメがこまかく，なめらかで光沢があり，白くて表面が汚れていないもの。

▶割ったとき，濃厚卵白がたっぷりあり，白濁して見え，卵黄が盛り上がっているもの。

■保存方法……冷蔵庫（10℃以下）に保存する。その際，気室は細菌が繁殖しやすいので，ここに卵黄を近づけないため，卵のとがった方を下にする。卵殻の表面には小さな穴があり，呼吸しているので，においの強い食品のそばに置くと，においが移ってしまうので注意。

表示されている賞味期限とは，「生」で食べられる期限のことで，これを過ぎたものは，加熱調理して早めに使い切る。

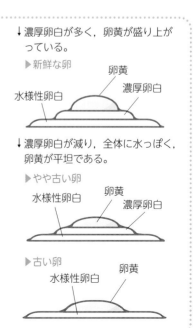

↓濃厚卵白が多く，卵黄が盛り上がっている。

▶新鮮な卵

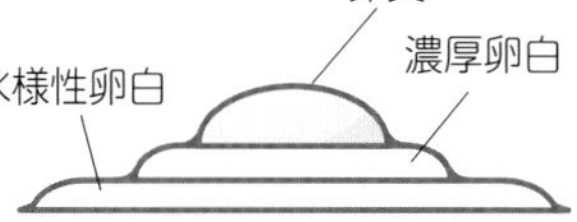

↓濃厚卵白が減り，全体に水っぽく，卵黄が平坦である。

▶やや古い卵

▶古い卵

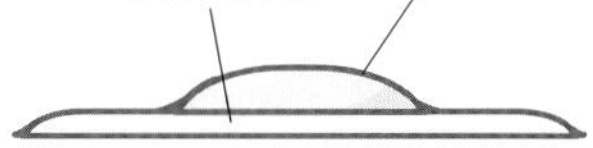

あひる卵

Duck's eggs

あひる卵の色と形は鶏卵によく似ている。重さは60～90g。臭みがあるので，加工して食べることが多い。

●ピータン(皮蛋)

特徴　あひる卵を発酵，熟成させ，内容物をアルカリで固めたもの。ねっとりとしてこくがある。

栄養　ビタミンA，カルシウム，鉄が鶏卵より多い。

調理　中国料理の前菜やかゆの具に用いる。殻を除いて切った直後は，硫化水素とアンモニアのにおいがきついが，しばらくおくとやわらぐ。

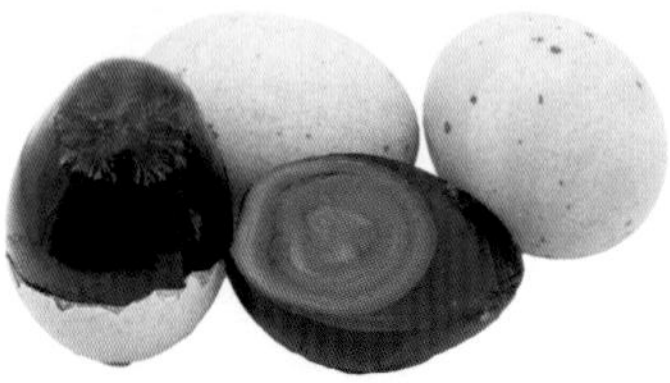

うこっけい卵(烏骨鶏卵)

Silky fowl's eggs

特徴　鶏卵よりやや小ぶり。卵黄と卵白の粘りが鶏卵よりやや強い。味にこくがある。

烏骨鶏は中国原産の，皮膚，肉，骨，内臓が紫黒色の鶏。産卵数が少ないので，特殊卵として扱われる。

栄養　鶏卵と似ているが，ビタミンA，B_1，E，鉄やリンが鶏卵よりやや多い。

調理　鶏卵と同じく，卵料理に用いる。

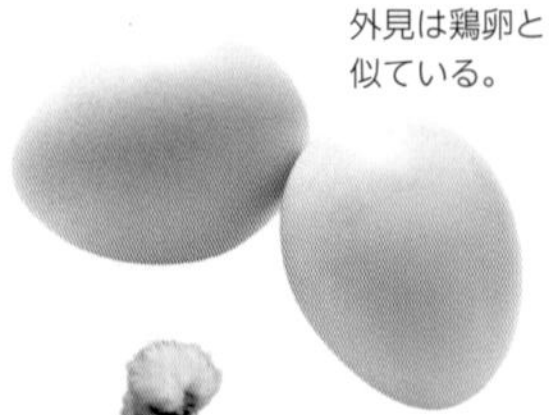

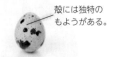

外見は鶏卵と似ている。

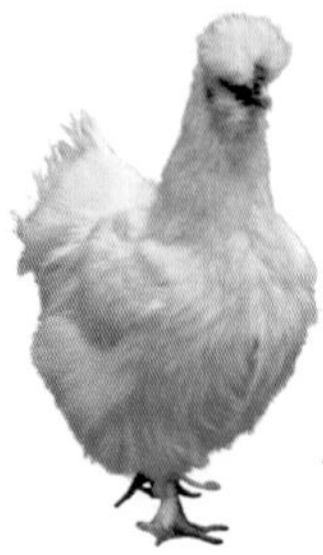

うこっけいは鶏に比べて小形なので，卵も小さい。

うずら卵(鶉卵)

Japanese quail's eggs

特徴　1個の重量は10～15gと小形。殻は薄いが，卵殻膜が厚いので割れにくい。

栄養　鶏卵と似ているが，ビタミンB_1，カルシウム，鉄がやや多い。

調理　生でそばつゆやとろろなどに用いる他，ゆでて料理の飾りや前菜，煮物，炒め物などに用いる。むき卵を水煮缶詰にしたものもある。

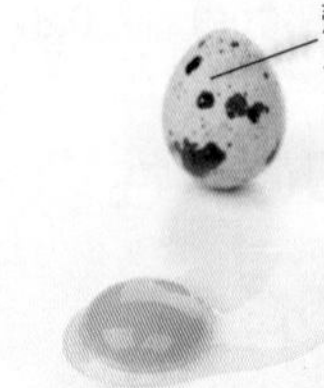

殻には独特のもようがある。

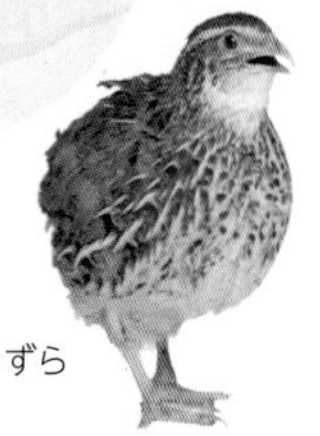

うずら

食品番号	食品名	廃棄率	エネルギー		水分	たんぱく質		脂質			炭水化物						有機酸	灰分	無機質										
可食部100g当たり						アミノ酸組成によるたんぱく質	たんぱく質	脂肪酸のトリアシルグリセロール当量	コレステロール	脂質	利用可能炭水化物(単糖当量)	利用可能炭水化物(質量計)	利用可能炭水化物 差引き法による	食物繊維総量	糖アルコール	炭水化物			ナトリウム	カリウム	カルシウム	マグネシウム	リン	鉄	亜鉛	銅	マンガン	ヨウ素	セレン
		%	kJ	kcal	g	g	g	g	mg	g	g	g	g	g	g	g	g	g	mg	mg	mg	mg	mg	mg	mg	mg	mg	µg	µg
	あひる卵																												
12020	ピータン	45	783	**188**	66.7	-	13.7	**13.5**	680	16.5	0	0	**3.0***	(0)	-	0	-	3.1	780	65	**90**	6	230	**3.0**	1.3	0.11	0.03	34	29
	うこっけい卵																												
12001	全卵　生	15	642	**154**	73.7	**(10.7)**	12.0	**10.5**	550	13.0	(0.3)	(0.3)	**4.2***	(0)	-	0.4	-	0.9	140	150	**53**	11	220	**2.2**	1.6	0.08	0.04	-	-
	うずら卵																												
12002	全卵　生	15	655	**157**	72.9	**11.4**	12.6	**10.7**	470	13.1	(0.3)	(0.3)	**3.9***	(0)	-	0.3	-	1.1	130	150	**60**	11	220	**3.1**	1.8	0.11	0.03	140	46
12003	水煮缶詰	0	675	**162**	73.3	**(9.7)**	11.0	**11.9**	490	14.1	(0.3)	(0.3)	**4.1***	(0)	-	0.6	-	1.0	210	28	**47**	8	160	**2.8**	1.8	0.13	0.02	73	42
	鶏卵																												
12004	全卵　生	14	594	**142**	75.0	**11.3**	12.2	**9.3**	370	10.2	0.3	0.3	**3.4***	0	-	0.4	-	1.0	140	130	**46**	10	170	**1.5**	1.1	0.05	0.02	33	24
12005	ゆで	11	559	**134**	76.7	**11.2**	12.5	**9.0**	380	10.4	0.3	0.3	**2.1***	0	-	0.3	-	1.0	140	130	**47**	11	170	**1.5**	1.1	0.05	0.03	20	25
12006	ポーチドエッグ	0	605	**145**	74.9	**(10.6)**	12.3	**9.7**	420	11.7	(0.3)	(0.3)	**3.9***	(0)	-	0.2	-	0.9	110	100	**55**	11	200	**2.2**	1.5	0.09	0.03	-	-
12021	目玉焼き	0	853	**205**	67.0	**12.7**	14.8	**15.5**	470	17.6	(0.3)	(0.3)	**3.9***	0	-	0.3	-	1.0	180	150	**60**	14	230	**2.1**	1.4	0.06	0.04	25	35
12022	いり	0	787	**190**	70.0	**12.1**	13.3	**14.6**	400	16.7	(0.3)	(0.3)	**2.5***	0	-	0.3	-	0.9	160	140	**58**	13	200	**1.8**	1.4	0.05	0.03	22	31
12023	素揚げ	0	1326	**321**	54.8	**12.8**	14.3	**29.9**	460	31.9	**(0.3)***	(0.2)	1.7	0	-	0.3	-	0.9	180	160	**58**	13	220	**2.0**	1.4	0.06	0.04	23	38
12007	水煮缶詰	0	546	**131**	77.5	**(9.3)**	10.8	**9.1**	400	10.6	(0.3)	(0.3)	**3.0***	(0)	-	Tr	-	1.1	310	25	**40**	8	150	**1.7**	1.2	0.09	0.01	-	-
12008	加糖全卵	0	838	**199**	58.2	**(8.4)**	9.8	**8.9**	330	10.6	**22.8***	21.7	23.7	(0)	-	20.7	-	0.7	100	95	**44**	10	160	**1.5**	1.0	0.04	0.02	44	18
12009	乾燥全卵	0	2258	**542**	4.5	**(42.3)**	49.1	**(35.3)**	1500	42.0	(0.6)	(0.6)	**13.7***	(0)	-	0.2	-	4.2	490	560	**210**	35	700	**3.0**	2.0	0.15	0.08	-	-
12010	卵黄　生	0	1392	**336**	49.6	**13.8**	16.5	**28.2**	1200	34.3	0.2	0.2	**6.7***	0	-	0.2	-	1.7	53	100	**140**	11	540	**4.8**	3.6	0.13	0.08	110	47
12011	ゆで	0	1367	**330**	50.3	**13.5**	16.1	**27.6**	1200	34.1	0.2	0.2	**6.9***	0	-	0.2	-	1.7	58	87	**140**	12	530	**4.7**	3.3	0.14	0.07	200	36
12012	加糖卵黄	0	1365	**327**	42.0	**(9.9)**	12.1	**20.0**	820	23.9	22.1	21.1	**26.7***	(0)	-	20.7	-	1.3	38	80	**110**	12	400	**2.0**	1.2	0.05	0.05	50	34
12013	乾燥卵黄	0	2645	**638**	3.2	**(24.8)**	30.3	**52.9**	2300	62.9	(0.2)	(0.2)	**15.7***	(0)	-	0.2	-	3.4	80	190	**280**	29	1000	**4.4**	2.9	0.16	0.12	-	-
12014	卵白　生	0	188	**44**	88.3	**9.5**	10.1	**0**	1	Tr	0.4	0.4	**1.6***	0	-	0.5	-	0.7	180	140	**5**	10	11	**Tr**	0	0.02	0	2	15
12015	ゆで	0	195	**46**	87.9	**9.9**	10.5	**Tr**	2	0.1	0.4	0.4	**1.5***	0	-	0.4	-	0.7	170	140	**6**	11	12	**Tr**	0	0.02	0	4	15
12016	乾燥卵白	0	1487	**350**	7.1	**(77.0)**	86.5	**0.3**	25	0.4	(3.0)	(3.0)	**9.8***	(0)	-	0.2	-	5.8	1300	1300	**60**	48	110	**0.1**	0.2	0.14	0.01	-	-
12017	たまご豆腐	0	318	**76**	(85.2)	**(5.8)**	(6.5)	**(4.5)**	(190)	(5.3)	(0.1)	(0.1)	**(3.1)***	0	-	(0.9)	0	(1.4)	(390)	(99)	**(26)**	(8)	(95)	**(0.8)**	(0.6)	(0.03)	(0.02)	(770)	(15)
12018	たまご焼　厚焼きたまご	0	609	**146**	(71.9)	**(9.4)**	(10.5)	**(8.1)**	(320)	(9.2)	(6.7)	(6.4)	**(8.9)***	0	-	(6.5)	0	(1.8)	(450)	(130)	**(41)**	(11)	(150)	**(1.3)**	(0.9)	(0.05)	(0.03)	(540)	(22)
12019	だし巻きたまご	0	511	**123**	(77.5)	**(9.8)**	(11.0)	**(8.0)**	(330)	(9.2)	(0.3)	(0.3)	**(2.9)***	0	-	(0.5)	0	(1.8)	(470)	(130)	**(42)**	(11)	(160)	**(1.3)**	(1.0)	(0.05)	(0.03)	(450)	(23)

鶏卵

Hen's eggs

特徴　1個の重量は約40～70gと幅があり，S，M，Lなどのサイズがある。殻の色は品種によって，赤玉，白玉などの違いがある。卵殻，卵白，卵黄の割合は約1：6：3。
　海藻などに含まれるヨードを配合した飼料で飼育した鶏の産むヨード卵，放し飼いの鶏が産む地卵なども出回っている。

栄養　ビタミンC，食物繊維以外のほとんどの必須栄養素が含まれ，良質なたんぱく質も多い。卵黄は，脂質，たんぱく質の他，ビタミンA，D，鉄を含む。卵白は，アルブミンという良質のたんぱく質やビタミンB_2を含む。

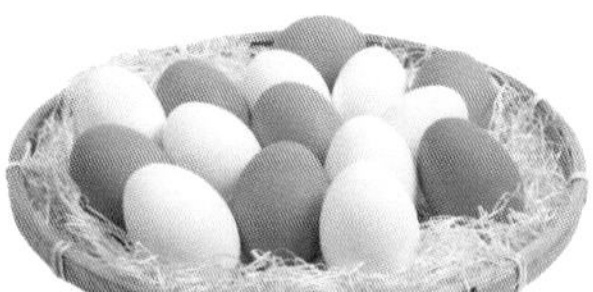

調理　卵料理に用いる他，肉料理のつなぎ，ケーキなどの菓子にも用いる。卵黄は，マヨネーズにも使われる。

●ゆで卵
　湯の温度やゆで時間によって，固まり方が違う。

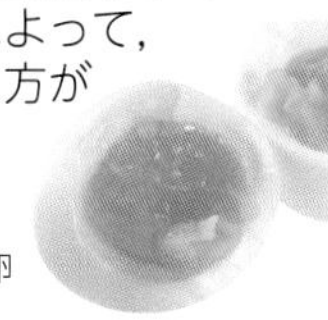

半熟卵

●ポーチドエッグ(落とし卵)
　割卵した卵を湯中で加熱する。濃厚卵白が多い方がよいため，新鮮な卵が適する。鮮度が落ちている場合は，湯中に酢や塩を入れると加工しやすい。

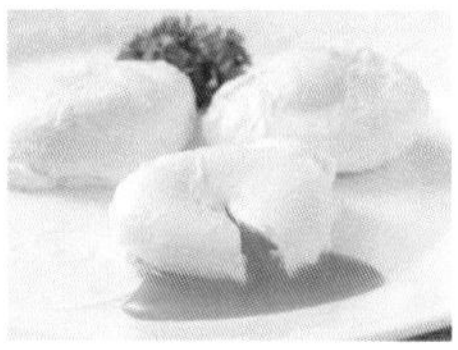

●たまご豆腐(卵豆腐)
　全卵にだし汁，調味料を加えて，蒸したもの。

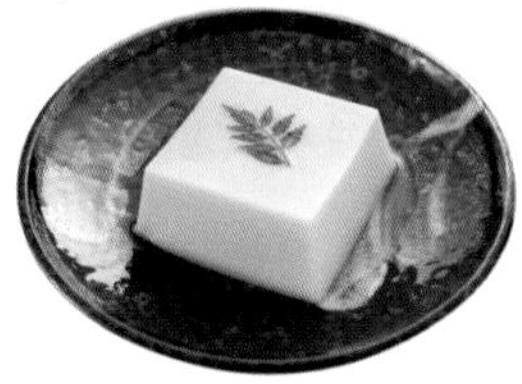

●だし巻きたまご
　全卵にだし汁，食塩，しょうゆなどを加えて焼いたもの。だし汁をたっぷり入れてつくるので，やわらかく，味はさっぱりしている。

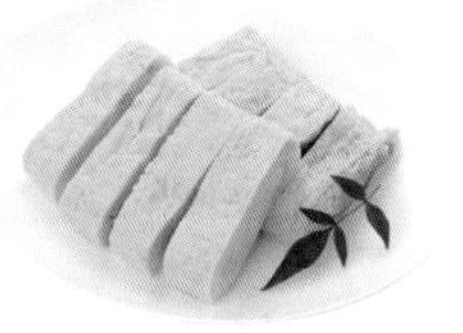

卵を割らないで，鮮度を知るには？

　食塩水(比重1.027，水1ℓに塩60g)に入れると，卵が古くなるにつれて，気室のある方を上にして浮き上がる。
　古くなった卵は，水分が蒸発して，気孔から空気が入って気室が大きくなるため，浮くようになる。

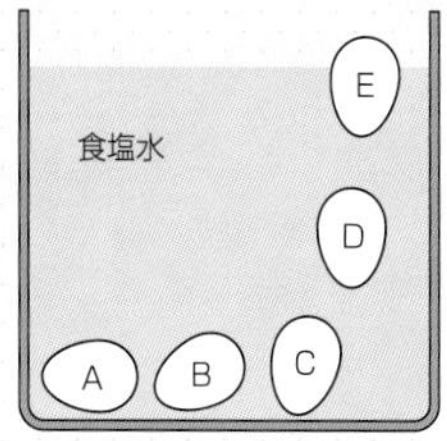

A　産卵直後
B　産卵1週間後
C　通常市販品
D　古い卵
E　腐敗卵

クロム	モリブデン	A レチノール	A カロテン α	A カロテン β	A β-クリプトキサンチン	A β-カロテン当量	A レチノール活性当量	D	E トコフェロール α	E トコフェロール β	E トコフェロール γ	E トコフェロール δ	K	B_1	B_2	ナイアシン	ナイアシン当量	B_6	B_{12}	葉酸	パントテン酸	ビオチン	C	アルコール	食塩相当量	見当	備考
µg	µg	µg	µg	µg	µg	µg	µg	µg	mg	mg	mg	mg	µg	mg	mg	mg	mg	mg	µg	µg	mg	µg	mg	g	g		
Tr	5	220	-	-	-	22	**220**	6.2	1.9	0.1	0.5	Tr	26	**Tr**	**0.27**	0.1	2.4	0.01	1.1	63	0.94	16.0	(0)	-	**2.0**	1個=65g	廃棄部位：泥状物及び卵殻（卵殻：15%）
-	-	160	-	-	-	26	**160**	1.0	1.3	0	0.5	0	4	**0.10**	**0.32**	0.1	(2.8)	0.10	1.1	6	1.78	-	0	-	**0.4**		廃棄部位：付着卵白を含む卵殻（卵殻：13%） 卵黄：卵白=38：62
0	8	350	0	9	14	16	**350**	2.5	0.9	0	0.4	0	15	**0.14**	**0.72**	0.1	3.2	0.13	4.7	91	0.98	19.0	(0)	-	**0.3**	中1個=12	廃棄部位：付着卵白を含む卵殻（卵殻：12%） 卵黄：卵白=38：62
0	9	480	-	-	-	7	**480**	2.6	1.6	0	0.4	0	21	**0.03**	**0.33**	0	(2.7)	0.05	3.3	47	0.53	8.4	(0)	-	**0.5**	～15g	液汁を除いたもの
0	4	210	Tr	1	12	7	**210**	3.8	1.3	0	0.5	0	12	**0.06**	**0.37**	0.1	3.2	0.09	1.1	49	1.16	24.0	0	-	**0.4**	中1個=	廃棄部位：卵殻（付着卵白を含む）。付着卵白を含まない卵殻：13%。卵黄：卵白=32：68。ビタミンD：ビタミンD活性代謝物を含む（ビタミンD活性代謝物を含まない場合：1.3µg）欄外※1
0	2	160	1	Tr	7	4	**170**	2.5	1.2	0	0.4	0	11	**0.06**	**0.32**	0.1	3.3	0.09	1.0	48	1.18	25.0	0	-	**0.3**	50g	廃棄部位：卵殻。卵黄：卵白=31：69。ビタミンD：ビタミンD活性代謝物を含む（ビタミンD活性代謝物を含まない場合：0.8µg）欄外※1
-	-	160	0	3	35	21	**160**	0.9	1.0	Tr	0.6	0	13	**0.06**	**0.40**	0.1	(3.0)	0.08	1.1	46	1.45	-	(0)	-	**0.3**		
0	6	200	-	-	-	-	**200**	3.9	2.1	Tr	2.1	Tr	19	**0.07**	**0.41**	0.1	3.7	0.11	1.2	58	1.29	27.0	0	-	**0.5**		植物油（なたね油）。ビタミンD：ビタミンD活性代謝物を含む（ビタミンD活性代謝物を含まない場合：1.7µg）欄外※2
0	5	180	-	-	-	-	**180**	4.7	2.4	Tr	2.7	0.1	21	**0.07**	**0.42**	0.1	3.5	0.11	1.1	48	1.16	26.0	0	-	**0.4**		別名：スクランブルエッグ。植物油（なたね油）。ビタミンD：ビタミンD活性代謝物を含む（ビタミンD活性代謝物を含まない場合：2.0µg）欄外※2
0	5	200	-	-	-	-	**200**	4.5	5.7	Tr	7.5	0.1	35	**0.08**	**0.43**	0.1	3.6	0.08	1.2	54	1.09	27.0	0	-	**0.5**		植物油（なたね油）。ビタミンD：ビタミンD活性代謝物を含む（ビタミンD活性代謝物を含まない場合：1.9µg）欄外※2
-	-	85	0	0	-	0	**85**	0.7	1.1	0	0.9	0	16	**0.02**	**0.31**	Tr	(2.6)	0.03	0.9	23	0.30	-	(0)	-	**0.8**		液汁を除いたもの
0	7	130	0	3	27	17	**130**	0.6	0.9	0	0.5	0	8	**0.06**	**0.38**	0.1	(2.4)	0.06	0.6	61	1.33	19.0	(0)	-	**0.3**		試料：冷凍品。しょ糖：21.4g
-	-	420	0	4	52	30	**420**	3.3	6.6	0	2.4	Tr	56	**0.29**	**1.24**	0.2	(12.0)	0.21	2.7	180	0.13	-	0	-	**1.2**	大1個=10g	
0	12	690	2	2	41	24	**690**	12.0	4.5	Tr	1.6	Tr	39	**0.21**	**0.45**	0	3.8	0.31	3.5	150	3.60	65.0	0	-	**0.1**	中1個=17g	ビタミンD：ビタミンD活性代謝物を含む（ビタミンD活性代謝物を含まない場合：4.5µg）欄外※1
0	13	520	2	7	66	41	**520**	7.1	3.6	Tr	1.5	Tr	37	**0.16**	**0.43**	0	3.7	0.29	3.1	140	2.70	54.0	0	-	**0.1**		ビタミンD：ビタミンD活性代謝物を含む（ビタミンD活性代謝物を含まない場合：2.9µg）欄外※1
1	19	390	0	3	55	31	**400**	2.0	3.3	Tr	1.6	0	16	**0.42**	**0.82**	Tr	(2.6)	0.15	1.6	99	1.85	36.0	(0)	-	**0.1**		試料：冷凍品。しょ糖：20.9g
-	-	630	0	6	79	45	**630**	4.9	9.9	0	3.7	0.1	83	**0.42**	**0.82**	Tr	(6.5)	0.31	3.8	250	0.18	-	(0)	-	**0.2**		
0	2	0	0	0	0	0	**0**	0	0	0	0	0	1	**0**	**0.35**	0.1	2.9	0	Tr	0	0.13	6.7	0	-	**0.5**	中1個=28	欄外※1
0	2	0	0	0	0	0	**0**	0	0	0	0	0	1	**0.02**	**0.26**	0.1	3.0	0	0.1	0	0.33	11.0	0	-	**0.4**	～33g	欄外※1
-	-	(0)	-	-	-	(0)	**(0)**	0	0.1	0	0	0	2	**0.03**	**2.09**	0.7	(23.0)	0.02	0.3	43	0.04	-	(0)	-	**3.3**		
0	(1)	(83)	0	0	(4)	(2)	**(83)**	(0.6)	(0.6)	0	(0.2)	0	-	**(0.04)**	**(0.17)**	(0.5)	(1.6)	(0.05)	(0.7)	(25)	(0.62)	(13.0)	0	-	**(1.0)**		
0	(2)	(140)	(Tr)	(Tr)	(6)	(4)	**(140)**	(2.1)	(1.1)	(Tr)	(0.7)	(0.1)	(11)	**(0.06)**	**(0.27)**	(0.4)	(2.1)	(0.08)	(1.0)	(40)	(0.99)	(21.0)	0	-	**(1.2)**		
0	(3)	(140)	(Tr)	(Tr)	(6)	(4)	**(140)**	(2.2)	(1.1)	(Tr)	(0.5)	(Tr)	(10)	**(0.06)**	**(0.28)**	(0.3)	(2.2)	(0.09)	(1.0)	(42)	(1.03)	(22.0)	0	-	**(1.2)**		

※1　試料：通常の鶏卵（栄養成分が増減されていないもの）　※2　試料：通常の鶏卵（栄養成分が増減されていないもの），栄養強化卵

13

Milks

乳類

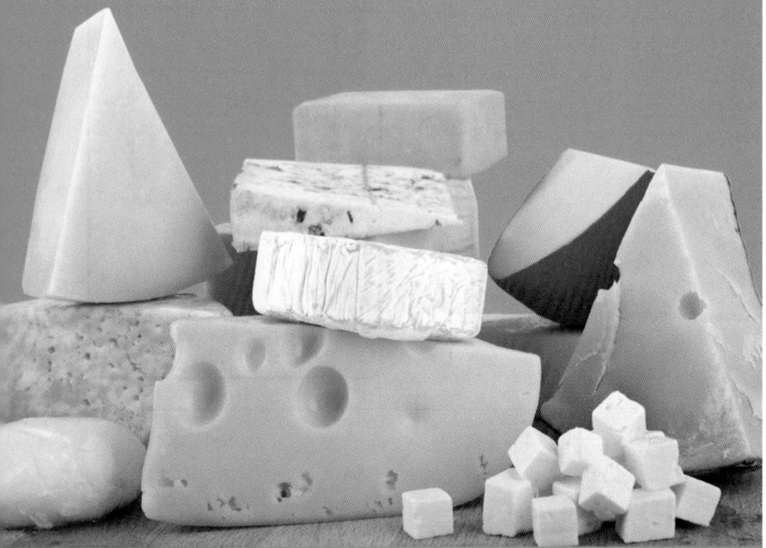

乳類とは

乳汁は哺乳(ほにゅう)動物の乳腺(にゅうせん)からの分泌物で，その幼動物の発育に必要な栄養素を全て含んでいる。その成分は動物によって違っている。世界的に食用とされているのは，牛乳，山羊乳，羊乳などであるが，日本では主に牛乳が利用されている。牛乳の歴史は紀元前までさかのぼるといわれ，現在も単一食品としての牛乳の消費量は多い。

また，乳を原料として，バターやチーズ，ヨーグルトなどの加工品がつくられ，さまざまな国で利用されている。

乳類の栄養成分

乳類は必須アミノ酸をバランスよく含む良質なたんぱく質や脂質，炭水化物，無機質などで構成されている。最大の特徴は，日本人に不足しがちなカルシウムを豊富に含み，またそれが吸収されやすい形だということである。コップ1杯（200ml）の牛乳には，成人が1日に必要とするカルシウム量の約3分の1が含まれている。また，牛乳に含まれるたんぱく質の約 80%を占めるカゼインは，カルシウムの吸収をよくするといわれている。カルシウム以外の栄養素については，無機質ではリンが多く，ビタミン類では B_2 が比較的多いほか，A，B_1 なども含まれている。

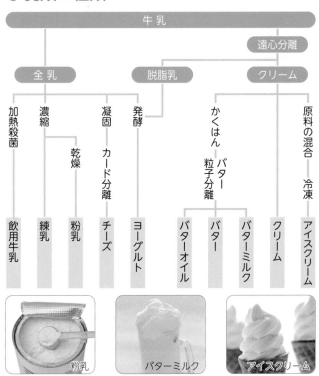

乳類の種類

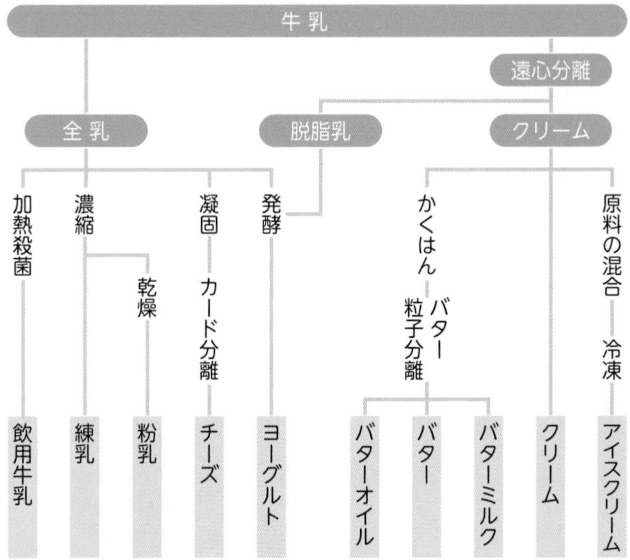

粉乳

バターミルク

アイスクリーム

カルシウムの年齢別吸収率

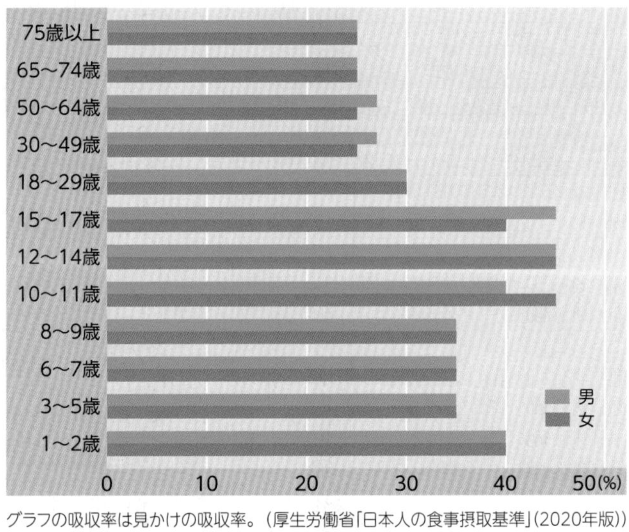

グラフの吸収率は見かけの吸収率。（厚生労働省「日本人の食事摂取基準」(2020年版)）

カルシウムの吸収をよくするには

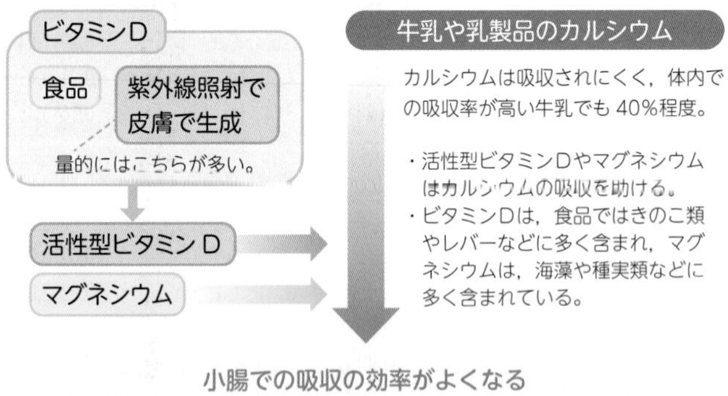

乳牛の種類

世界で飼育されている乳牛にはホルスタイン種，ジャージー種，ガンジース種，エアーシャ種，ブラウンスイス種などがある。日本で飼育される乳牛は 99%がホルスタイン種，次いでジャージー種である。

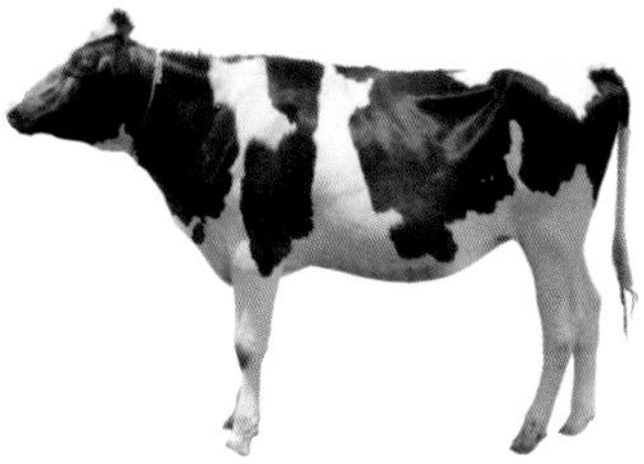

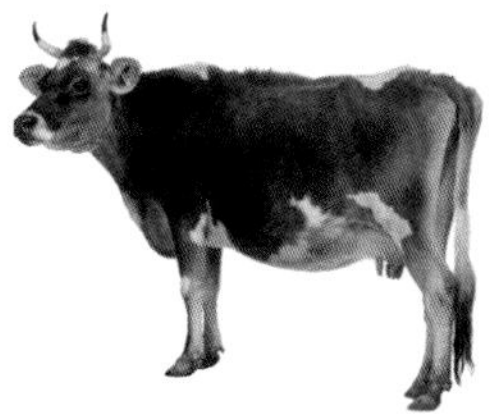

ホルスタイン種

毛色が白と黒のまだらで，乳牛の中で最も体格が大きく，乳泌量は多いが，成分はやや薄い。

ジャージー種

体色が茶色で，体格は乳牛の中で最も小さく，乳泌量は少ないが，成分は濃厚である。

乳飲料の表示（一括表示例）

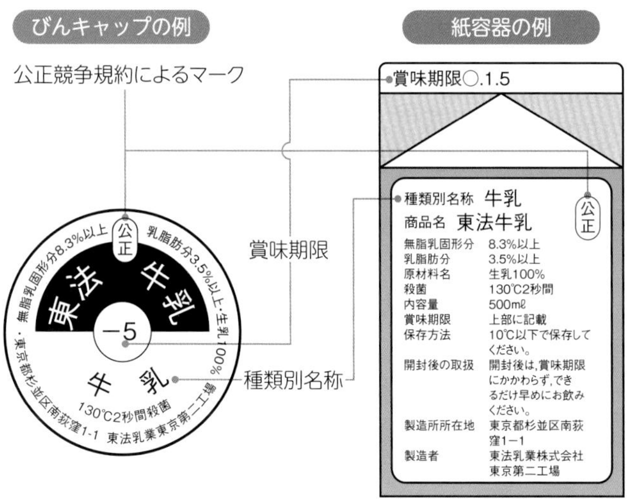

乳類の種類と規格

▶▶▶乳飲料の種類と規格

（全国飲用牛乳公正取引協議会HPによる）

種類別		原材料 成分の調整／その他	無脂乳固形分	乳脂肪分
牛 乳		生乳のみ(生乳100%) 成分無調整(成分の調整は禁止されている)／搾った生乳を殺菌したもの。	8.0%以上	3.0%以上
特別牛乳		生乳のみ(生乳100%) 成分無調整(成分の調整は禁止されている)／特別牛乳さく取処理業の許可を受けた施設でさく取した生乳を処理して製造したもの。	8.5%以上	3.3%以上
成分調整牛乳	成分調整牛乳	生乳のみ(生乳100%) 乳成分の一部(乳脂肪分，水，ミネラルなど)を除いたもの／生乳から乳成分の一部を除き，殺菌したもの。	8.0%以上	規定なし
	低脂肪牛乳	生乳のみ(生乳100%) 乳脂肪分の一部を除いたもの／生乳から規格に合うよう乳脂肪分の一部を除き，殺菌したもの。	8.0%以上	0.5%以上 1.5%以下
	無脂肪牛乳	生乳のみ(生乳100%) 乳脂肪分のほとんどすべてを除いたもの／生乳から規格に合うよう乳脂肪分のほとんどすべてを除き，殺菌したもの。	8.0%以上	0.5%未満
種類別		原材料／その他	無脂乳固形分	乳脂肪分
加工乳		「生乳」，「牛乳」，「特別牛乳」，「成分調整牛乳」，「低脂肪牛乳」，「無脂肪牛乳」，「乳等省令で定められた乳製品の一部」のうちいずれか。／加工乳は，無脂乳固形分や乳脂肪分を調整できる。	8.0%以上	規定なし
種類別		原材料／その他	乳固形分	
乳飲料	白物	「生乳」，「牛乳」，「特別牛乳」，「成分調整牛乳」，「低脂肪牛乳」，「無脂肪牛乳」，「乳製品」のいずれかを原料とし，他に「カルシウム」，「ビタミン」などを使用。／牛乳や加工乳と見た目が同じため，一括表示や，商品名の近くに「乳飲料」と表示し，わかりやすくしている。	3.0%以上(乳固形分=無脂乳固形分+乳脂肪分)	
	色物	「生乳」，「牛乳」，「特別牛乳」，「成分調整牛乳」，「低脂肪牛乳」，「無脂肪牛乳」，「乳製品」のいずれかを原料とし，他に「コーヒー」，「ココア」，「果汁」，「せんい」などを使用。／「コーヒー」，「ココア」，「果汁」等を混合した嗜好品。		

▶▶▶アイスクリームの規格と表示

製品区分及び名称	種類別	成分規格			
		乳固形分	うち乳脂肪分	大腸菌群	細菌数
乳製品アイスクリーム類	アイスクリーム	15.0%以上	8.0%以上	陰性	1g当たり10万以下
	アイスミルク	10.0%以上	3.0%以上	陰性	1g当たり5万以下
	ラクトアイス	3.0%以上	−	陰性	1g当たり5万以下

（「乳及び乳製品の成分規格等に関する省令」による）

乳類の選び方と 保存方法

▶**牛乳**…すっぱいにおいがしていないか，固まって分離していないかを確かめる。開封後は 10℃以下で保存し，2～3日で使い切るようにする。

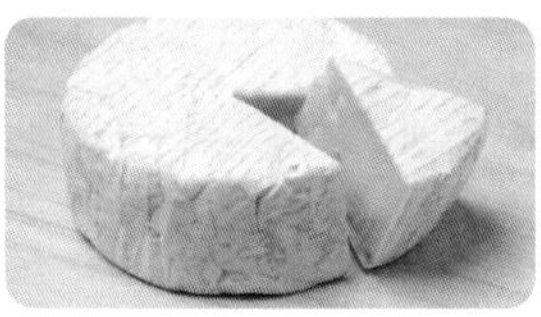

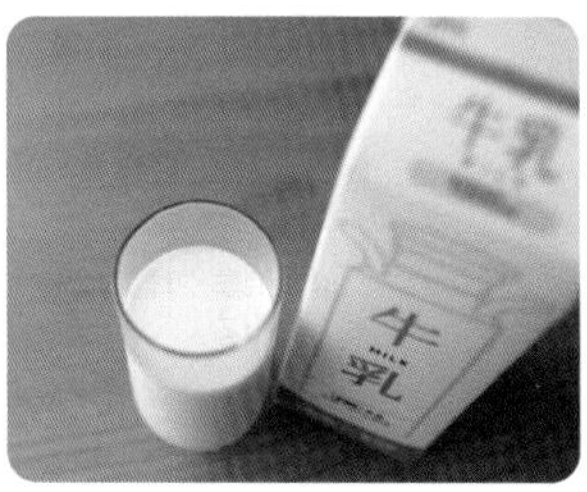

▶**チーズ**…種類によって違うが，色調にむらやにごりがなく，かたさも平均したものを選ぶ。2～5℃で保存。低温すぎると中の水分が凍結し，ぼろぼろになる。乾燥に弱いので切り口はラップフィルムでくるむ。

▶**ヨーグルト**…変色していないか，気泡が出ていないかを確かめる。古くなると酸味が強くなる。10℃以下で保存。

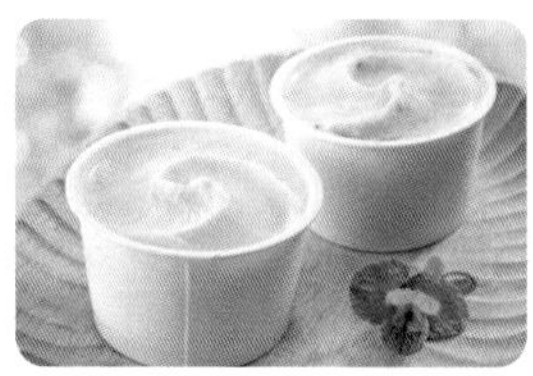

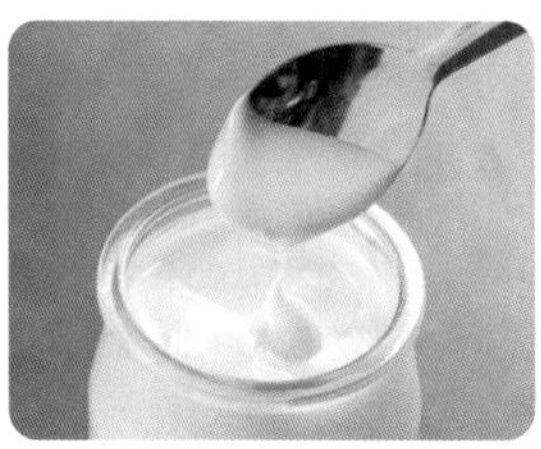

▶**アイスクリーム**…大きな氷のかたまりがなく，表面にへこみがなく，色調にむらがないものを選ぶ。密封した状態で−20℃以下で保存。一度溶けるとなめらかな状態に戻らなくなる。

液状乳類

Liquid milks

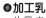

特徴　香気と甘味がある。栄養価が高く，消化吸収がよい。牛乳が日本に入ってきたのは６世紀ごろといわれるが，広く普及したのは戦後。
栄養　カルシウムが多く，たんぱく質なども比較的豊富。
調理　そのまま飲用にする他，シチュー，グラタンなどの料理，また，肉や魚のにおい消しにも使う。菓子などにも用いる。

●生乳
乳牛から搾ったまま処理を加えていない牛乳。

●普通牛乳
「生乳」を殺菌などしたもの。一般的な牛乳。

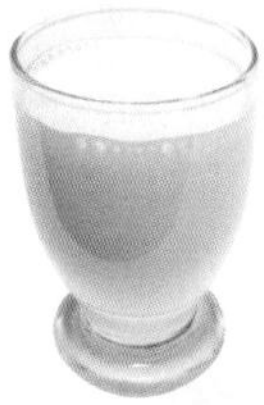

●加工乳
生乳を主な原料として加工したもの。バターやクリームなどを加え，乳脂肪分を高くした「濃厚」と，脱脂により乳脂肪分を低くした「低脂肪」などがある。

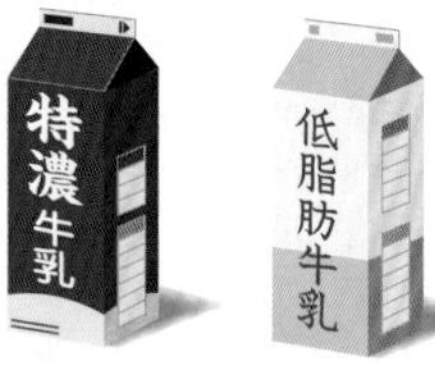

●乳飲料
生乳または乳製品に果汁や香料，着色料などを加えたもの。この他，カルシウム，鉄分，ビタミンなどの成分を添加したものなどもある。

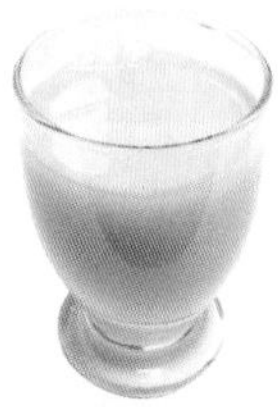

粉乳類

Milk powders

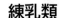

特徴　生乳または牛乳を濃縮乾燥し，粉末にしたもの。吸湿性が高いので，開封後の保存に注意する。
栄養　牛乳とほぼ同じ栄養価。
調理　湯でといて飲用にする他，菓子やパンなどに用いる。

●全粉乳
乳を乾燥させたもの。

●脱脂粉乳
脱脂乳を乾燥させたもの。別名「スキムミルク」。

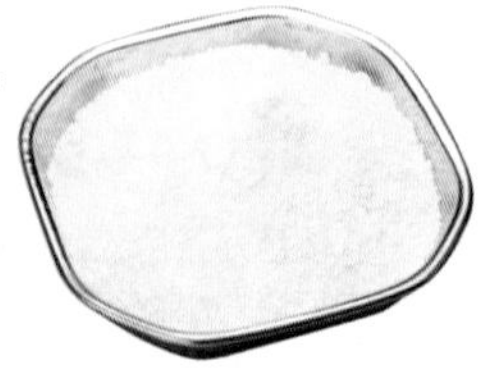

●乳児用調製粉乳
人乳の組成を参考に，育児用につくられたもの。

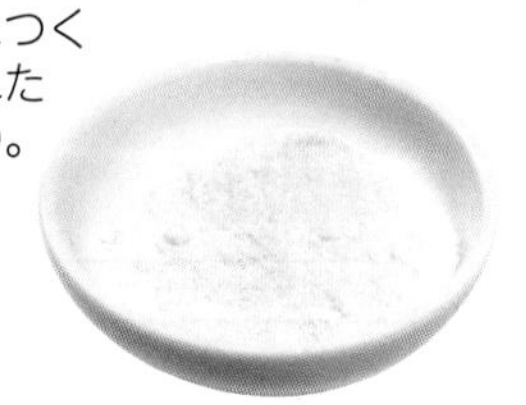

練乳類

Evaporated and condensed milk

特徴　生乳または牛乳を濃縮したもの。消化がよく，エネルギーが高い。砂糖の添加の有無で２種類に分かれる。
栄養　カルシウム，炭水化物，ビタミンＡ，B_2などが多い。
調理　コーヒーに入れたり，果物にかけたりする他，菓子にも用いる。

●無糖練乳
乳をそのまま濃縮したもの。「エバミルク」ともいう。

●加糖練乳
乳に砂糖を加えて濃縮したもの。「コンデンスミルク」ともいう。

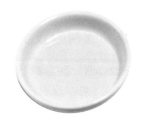

食品番号	食品名（可食部100ｇ当たり）	廃棄率	エネルギー		水分	たんぱく質		脂質			炭水化物						有機酸	灰分	無機質										
						アミノ酸組成によるたんぱく質	たんぱく質	脂肪酸のトリアシルグリセロール当量	コレステロール	脂質	利用可能炭水化物（単糖当量）	利用可能炭水化物（質量計）	差引き法による	食物繊維総量	糖アルコール	炭水化物			ナトリウム	カリウム	カルシウム	マグネシウム	リン	鉄	亜鉛	銅	マンガン	ヨウ素	セレン
		%	kJ	kcal	g	g	g	g	mg	g	g	g	g	g	g	g	g	g	mg	mg	mg	mg	mg	mg	mg	mg	mg	µg	µg
	<牛乳及び乳製品>																												
	(液状乳類)																												
13001	生乳　ジャージー種	0	322	77	85.5	3.5	3.9	5.0	17	5.2	4.7*	4.5	5.1	(0)	-	4.7	0.2	0.7	58	140	140	13	110	0.1	0.4	0.01	0	22	4
13002	ホルスタイン種	0	263	63	87.7	2.8	3.2	3.8	12	3.7	4.7*	4.4	4.9	(0)	-	4.7	0.1	0.7	40	140	110	10	91	Tr	0.4	Tr	Tr	14	3
13003	普通牛乳	0	256	61	87.4	3.0	3.3	3.5	12	3.8	4.7*	4.4	5.3	(0)	-	4.8	0.2	0.7	41	150	110	10	93	0.02	0.4	0.01	Tr	16	3
13006	脱脂乳	0	134	31	91.0	3.1	3.4	0.1	3	0.1	4.8*	4.6	5.0	(0)	-	4.8	0.2	0.8	51	150	100	10	97	0.1	0.4	0.01	0	25	3
13004	加工乳　濃厚	0	291	70	86.3	3.0	3.4	4.2	16	4.2	5.0*	4.8	5.5	(0)	-	5.3	0.2	0.8	55	170	110	13	100	0.1	0.4	Tr	0	24	3
13005	低脂肪	0	178	42	88.8	3.4	3.8	1.0	6	1.0	5.1*	4.9	5.7	(0)	-	5.5	0.2	0.9	60	190	130	14	90	0.1	0.4	0.01	0.01	19	3
13059	乳児用液体ミルク	0	278	66	87.6	-	1.5	-	11	3.6	-	-	7.1*	0	-	7.1	-	0.3	-	81	45	5	29	0.6	0.4	0.04	-	-	2
13007	乳飲料　コーヒー	0	234	56	88.1	1.9	2.2	2.0	8	2.0	8.0*	7.7	7.4	(0)	-	7.2	0.1	0.5	30	85	80	10	55	0.1	0.2	Tr	0.01	8	1
13008	フルーツ	0	196	46	88.3	-	1.2	0.2	2	0.2	-	-	9.9*	(0)	-	9.9	-	0.4	20	65	40	6	36	Tr	0.1	Tr	0.01	-	-
	(粉乳類)																												
13009	全粉乳	0	2049	490	3.0	(22.9)	25.5	25.5	93	26.2	(35.9)	(34.2)	41.5*	(0)	-	39.3	1.2	6.0	430	1800	890	92	730	0.4	2.5	0.04	0.02	-	-
13010	脱脂粉乳	0	1503	354	3.8	30.6	34.0	0.7	25	1.0	50.3	47.9	55.2*	(0)	-	53.3	1.8	7.9	570	1800	1100	110	1000	0.5	3.9	0.10	-	120	27
13011	乳児用調製粉乳	0	2135	510	2.6	10.8	12.4	26.0	63	26.8	53.9	51.3	57.9*	(0)	-	55.9	0.4	2.3	140	500	370	40	220	6.5	2.8	0.34	0.05	41	8
	(練乳類)																												
13012	無糖練乳	0	563	135	72.5	(6.2)	6.8	7.5	27	7.9	(11.3)*	(10.8)	12.2	(0)	-	11.2	-	1.6	140	330	270	21	210	0.2	1.0	0.02	-	-	-
13013	加糖練乳	0	1329	314	26.1	7.0	7.7	8.4	19	8.5	55.9*	53.2	56.5	(0)	-	56.0	0.4	1.6	96	400	260	25	220	0.1	0.8	0.02	0.01	35	6
	(クリーム類)																												
13014	クリーム　乳脂肪	0	1665	404	48.2	1.6	1.9	39.6	64	43.0	2.9	2.7	10.1*	0	-	6.5	0.1	0.4	43	76	49	5	84	0.1	0.2	0.02	-	8	2
13015	乳脂肪・植物性脂肪	0	1600	388	49.8	(3.9)	4.4	(40.2)	63	42.1	(2.9)*	(2.8)	5.4	(0)	-	3.0	0.1	0.8	140	76	47	4	130	0.2	0.3	0.02	0.01	8	2
13016	植物性脂肪	0	1455	353	55.5	1.1	1.3	37.6	21	39.5	2.7*	2.5	5.2	0	-	3.3	0.1	0.4	40	67	50	6	79	0	0.2	0.03	0	7	1
13017	ホイップクリーム　乳脂肪	0	1691	409	44.3	(1.5)	1.8	(37.5)	110	40.7	(12.8)	(12.2)	16.2*	(0)	0	12.9	0.1	0.4	24	72	54	4	45	0.1	0.2	0.02	-	7	2
13018	乳脂肪・植物性脂肪	0	1630	394	44.0	(3.5)	4.0	(36.7)	57	38.4	(13.2)*	(12.6)	15.0	(0)	0	12.9	0.1	0.7	130	69	42	3	120	0.1	0.3	0.02	-	7	1
13019	植物性脂肪	0	1651	399	43.7	(5.5)	6.3	(35.8)	5	36.1	(14.4)*	(13.8)	13.9	(0)	0	12.9	0.1	1.0	230	65	30	3	190	0.2	0.4	0.02	-	6	1

クリーム類

Creams

特徴　生乳または牛乳から乳脂肪含有率の高い部分を遠心分離機で分離させたもの。脂肪の種類，添加物，使用目的によって，種類が分かれる。
栄養　脂質，ビタミンAに富み，高エネルギー。
調理　クリーム煮，シチュー，ソースに用いる他，ケーキの材料として使われる。

●クリーム

乳脂肪…乳から乳脂肪以外の成分を除いたもの。他の添加物や乳化剤，安定剤が入っていない。乳脂肪分18%以上。

乳脂肪・植物性脂肪…乳脂肪の一部から大半を植物性脂肪に置き換えたもの。乳化剤や安定剤が加わっている。

●コーヒーホワイトナー

脂肪含有量20%前後の低脂肪クリーム。コーヒーに用いる。

●ホイップクリーム

泡立てて用いるためのクリーム類。高脂肪（45%程度）のものが使用される。乳脂肪だけでつくったクリームは風味がよいが泡立てすぎるとバター状に固まってしまうので注意が必要。あらかじめよく冷やしたクリームと粉砂糖を加えて泡立てる。

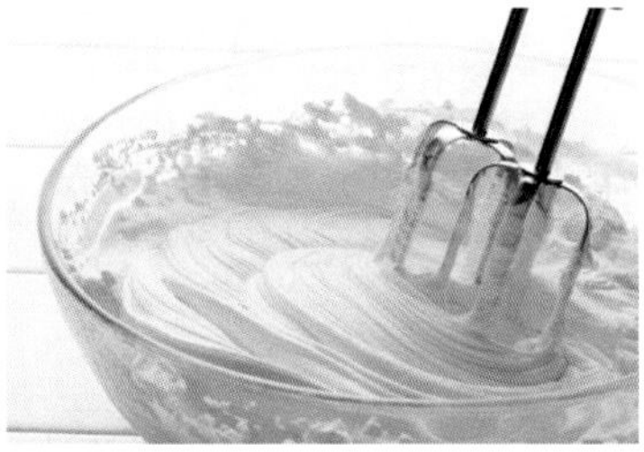

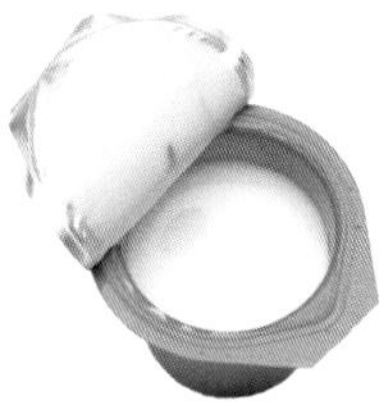

牧場のMILKって特別？

牧場で飲む搾りたての牛乳と家で飲む牛乳は少し違うと感じませんか。これは，牛乳が市販されるまでに行われる「殺菌」「均質化」「標準化」によるものです。

殺　菌

殺菌は温度の高低，時間の長短で大別。日本ではUHT（超高温殺菌）が主流。

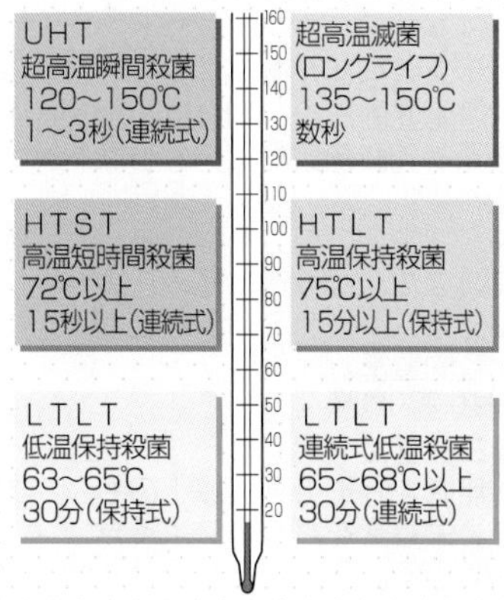

均質化（ホモジナイズ）

牛乳の乳脂肪分は放っておくと浮いてくるので，これを砕いて分散させる。

成分の標準化

乳牛の種類や体調により成分は変動するので，市販するために成分を均一にする。

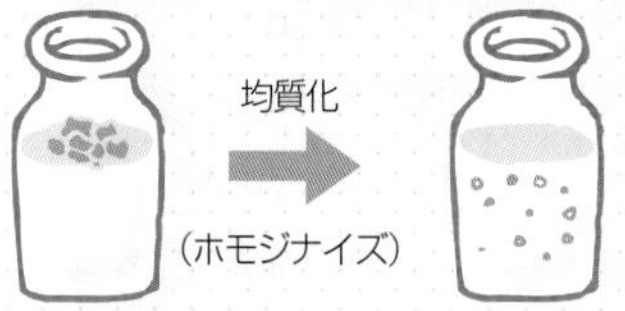

クロム	モリブデン	A レチノール	A カロテン α	A カロテン β	A β-クリプトキサンチン	A β-カロテン当量	A レチノール活性当量	D	E トコフェロール α	E トコフェロール β	E トコフェロール γ	E トコフェロール δ	K	B_1	B_2	ナイアシン	ナイアシン当量	B_6	B_{12}	葉酸	パントテン酸	ビオチン	C	アルコール	食塩相当量	見当	備考
µg	µg	µg	µg	µg	µg	µg	µg	µg	mg	mg	mg	mg	µg	mg	mg	mg	mg	mg	µg	µg	mg	µg	mg	g	g		
0	5	51	0	26	Tr	27	**53**	0.1	0.1	0	Tr	0	1	**0.02**	**0.21**	0.1	1.0	0.03	0.4	3	0.25	2.1	**1**	-	**0.1**		未殺菌のもの。(100g：96.7mL，100mL：103.4g)
0	4	37	0	8	0	8	**38**	Tr	0.1	0	0	0	1	**0.04**	**0.15**	0.1	0.8	0.03	0.3	5	0.53	2.4	**1**	-	**0.1**		未殺菌のもの。(100g：96.9mL，100mL：103.2g)
0	4	38	0	6	0	6	**38**	0.3	0.1	0	0	0	2	**0.04**	**0.15**	0.1	0.9	0.03	0.3	5	0.55	1.8	**1**	-	**0.1**		欄外※
0	3	Tr	0	0	0	0	**Tr**	Tr	Tr	0	0	0	0	**0.04**	**0.15**	0.1	0.9	0.04	0.6	0	0.60	3.1	**2**	-	**0.1**		(100g：96.6mL，100mL：103.5g)
0	4	34	0	14	0	14	**35**	Tr	0.1	Tr	Tr	Tr	1	**0.03**	**0.17**	0.1	0.9	0.05	0.4	0	0.52	3.5	**Tr**	-	**0.1**		(100g：96.5mL，100mL：103.6g)
0	4	13	0	3	0	3	**13**	Tr	Tr	Tr	Tr	Tr	Tr	**0.04**	**0.18**	0.1	1.0	0.04	0.4	Tr	0.52	2.0	**Tr**	-	**0.2**		(100g：96.4mL，100mL：103.7g)
-	-	-	-	-	-	-	**66**	1.1	1.9	-	-	-	4	**0.08**	**0.11**	0.6	0.9	0.05	0.2	21	0.68	2.5	**31**	-	**0**		(100g：98mL，100mL：101g)
0	2	5	-	-	-	Tr	**5**	Tr	0.1	Tr	Tr	Tr	1	**0.02**	**0.09**	0.1	0.6	Tr	0.1	Tr	0.27	1.7	**Tr**	-	**0.1**		(100g：95.0mL，100mL：105.3g)
-	-	(0)	-	-	-	(0)	**(0)**	Tr	Tr	Tr	Tr	0	Tr	**0.01**	**0.06**	0.1	0.3	Tr	0.1	Tr	0.15	-	**Tr**	-	**0.1**		(100g：95.1mL，100mL：105.1g)
-	-	170	-	-	-	70	**180**	0.2	0.6	0	0	0	8	**0.25**	**1.10**	0.8	(6.7)	0.13	1.6	2	3.59	-	**5**	-	**1.1**	小1=3g 大1=11g	(100g：222mL，100mL：45g)
1	35	6	-	-	-	Tr	**6**	Tr	Tr	0	0	0	Tr	**0.30**	**1.60**	1.1	(9.0)	0.27	1.8	1	4.17	19.0	**5**	-	**1.4**	小1=2g	別名：スキムミルク (100g：222mL，100mL：45g)
4	16	560	-	-	-	85	**560**	9.3	5.5	0	0	0	24	**0.41**	**0.72**	5.4	8.1	0.35	1.6	82	2.20	4.4	**53**	-	**0.4**	大1=6g	別名：育児用粉ミルク。育児用栄養強化品 (100g：222mL，100mL：45g)
-	-	48	-	-	-	18	**50**	Tr	0.2	0	0	0	3	**0.06**	**0.35**	0.2	(1.7)	0.01	0.1	1	1.10	-	**Tr**	-	**0.4**	大1=10g	別名：エバミルク (100g：78mL，100mL：128g)
0	9	120	0	20	1	20	**120**	0.1	0.2	0	Tr	0	0	**0.08**	**0.37**	0.3	1.9	0.02	0.7	1	1.29	3.2	**2**	-	**0.2**		別名：コンデンスミルク (100g：78mL，100mL：128g)。しょ糖：44g
1	14	150	1	110	2	110	**160**	0.3	0.4	0	Tr	0	14	**0.02**	**0.13**	Tr	0.4	Tr	0.2	0	0.13	1.2	**0**	-	**0.1**		別名：生クリーム，フレッシュクリーム (100g：95mL，100mL：105g)
2	8	190	Tr	100	1	110	**200**	0.3	0.4	0	0.1	Tr	8	**0.01**	**0.07**	Tr	(0.8)	Tr	0.1	2	0.09	1.0	**Tr**	-	**0.4**		脂質：乳脂肪由来22.5g，植物性脂肪由来19.6g
2	2	1	0	99	0	99	**9**	0.1	4.0	0	2.7	0.2	5	**0.01**	**0.07**	0.1	0.4	0.01	0.1	0	0.17	0.7	**0**	-	**0.1**		別名：植物性生クリーム (100g：99mL，100mL：102g)
1	13	340	1	98	2	99	**350**	0.5	0.7	0	0.1	Tr	13	**0.02**	**0.08**	Tr	(0.4)	Tr	0.2	Tr	0.12	1.1	**Tr**	-	**0.1**		クリームにグラニュー糖を加えて泡だてたもの
1	7	170	Tr	96	1	96	**180**	0.2	0.4	0	Tr	(Tr)	7	**0.01**	**0.06**	(Tr)	(0.8)	(Tr)	0.1	3	0.08	0.9	**(Tr)**	-	**0.3**		クリームにグラニュー糖を加えて泡だてたもの 脂質：乳脂肪由来19.1g，植物性脂肪由来17.1g
2	2	1	0	94	0	94	**9**	0	0	0	0	0	2	**0**	**0.05**	0	(1.1)	0	0	3	0.05	0.7	**0**	-	**0.6**		クリームにグラニュー糖を加えて泡だてたもの

※鉄：Trであるが，利用上の便宜のため小数第2位まで記載。ビタミンD：ビタミンD活性代謝物を含む（ビタミンD活性代謝物を含まない場合：Tr）。（100g：96.9mL，100mL：103.2g）

発酵乳・乳酸菌飲料

Fermented milk and lactic acid bacteria beverages

特徴　乳または乳製品を原材料とし，乳酸菌で発酵させたもの。たんぱく質が乳酸菌によって分解されているので，消化がよい。乳酸菌にはビフィズス菌，ブルガリア菌，サーモスフィルス菌，アシドフィルス菌などがある。

無脂乳固形分※の割合で，発酵乳と乳酸菌飲料に分けられる。

栄養　牛乳の成分を引き継ぎ，良質なたんぱく質に富み，カルシウム，ビタミンB_2などが比較的豊富。

※はp.230参照。

●ヨーグルト

無脂乳固形分８％以上のもの。栄養素をバランスよく含んでいる。

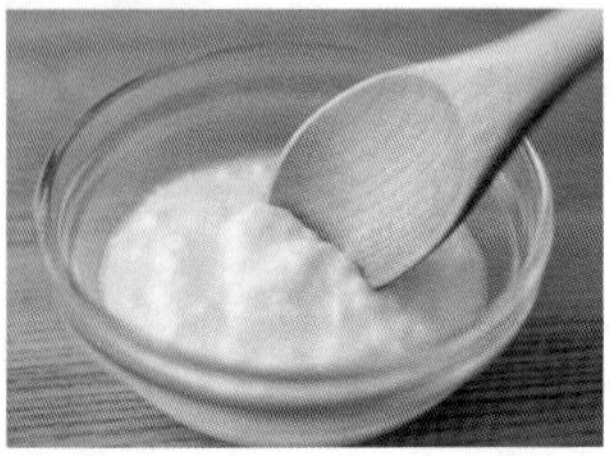

プレーンヨーグルト

全脂無糖…一般にプレーンヨーグルトと呼ばれる。乳脂肪分を３％程度含むものが多い。サラダのソースや，カレーなどの料理に用いる。

低脂肪無糖，無脂肪無糖…低脂肪乳や脱脂乳からつくるプレーンヨーグルト。低脂肪無糖は乳脂肪分を１％程度，無脂肪無糖は0.5％未満含むものが多い。低カロリー。

脱脂加糖…脱脂乳に砂糖を加えてつくる。

●乳酸菌飲料

乳に，乳酸菌や酵母などを加えて発酵させた飲料で，無脂乳固形分３％以上のもの。「ヤクルト」「カルピス」などが代表的商品。

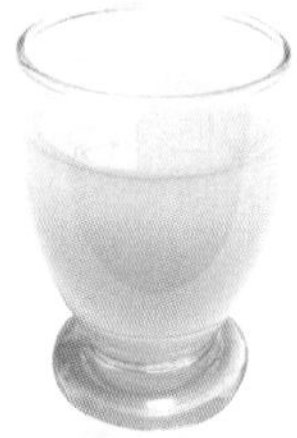

いろいろな乳酸菌飲料

チーズ類

特徴　生乳を乳酸菌やレンネット（凝乳酵素）によって固め，圧搾し熟成したもの。大きく分けて，「ナチュラルチーズ」と「プロセスチーズ」がある。

栄養　たんぱく質，脂質，カルシウム，ビタミンA，B_2などを多く含む。

ナチュラルチーズ

乳，クリームなどの乳製品を乳酸菌で発酵，または酵素で凝固させ，固形状にしたもの。世界各国で伝統的な手法があり，それぞれ特徴的な名前がつけられている。

●カテージ

熟成させないチーズの代表。脱脂乳や脱脂粉乳からつくられる。淡泊でくせがなく，水分が多くやわらかい。サラダやケーキなどに用いる。

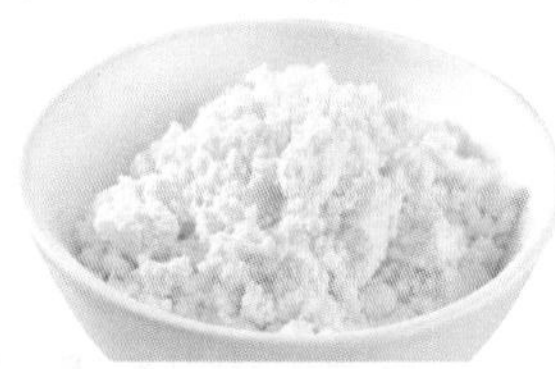

●クリーム

乳にクリームを加え，熟成させないもの。やわらかいのでパンに塗ったり，菓子の材料にする。

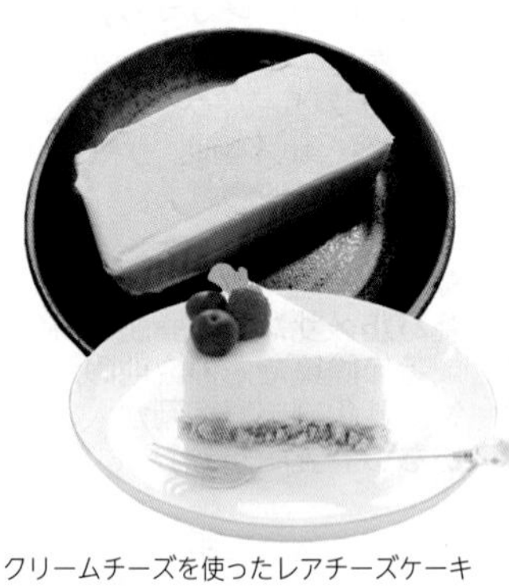

クリームチーズを使ったレアチーズケーキ

●ゴーダ

熟成させる半硬質チーズ。くせがなく，プロセスチーズのベースとなる。

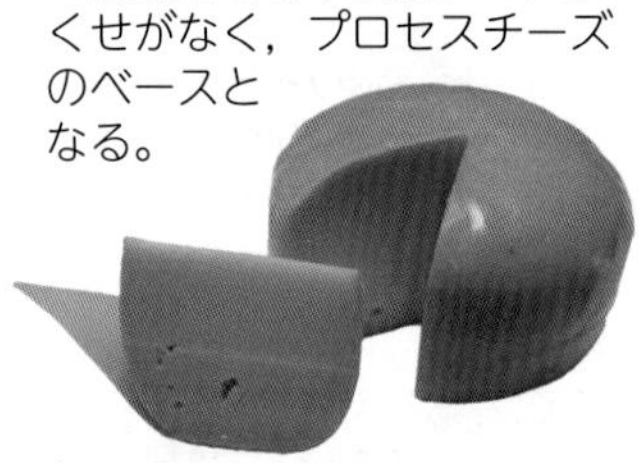

食品番号	食品名（可食部100g当たり）	廃棄率 %	エネルギー kJ	エネルギー kcal	水分 g	たんぱく質: アミノ酸組成によるたんぱく質 g	たんぱく質: たんぱく質 g	脂質: 脂肪酸のトリアシルグリセロール当量 g	脂質: コレステロール mg	脂質: 脂質 g	炭水化物: 利用可能炭水化物（単糖当量） g	炭水化物: 利用可能炭水化物（質量計） g	炭水化物: 利用可能炭水化物 差引き法による g	炭水化物: 食物繊維総量 g	炭水化物: 糖アルコール g	炭水化物: 炭水化物 g	有機酸 g	灰分 g	無機質: ナトリウム mg	無機質: カリウム mg	無機質: カルシウム mg	無機質: マグネシウム mg	無機質: リン mg	無機質: 鉄 mg	無機質: 亜鉛 mg	無機質: 銅 mg	無機質: マンガン mg	無機質: ヨウ素 µg	無機質: セレン µg
13020	コーヒーホワイトナー　液状，乳脂肪	0	849	205	70.3	4.8	5.2	17.8	50	18.3	(1.7)	(1.6)	6.4*	(0)	-	5.5	Tr	0.7	150	55	30	3	150	0.1	0.4	0.01	0.01	-	-
13021	乳脂肪 植物性脂肪	0	936	227	69.2	(4.2)	4.8	(21.2)	27	21.6	(1.8)	(1.7)	4.6*	(0)	-	3.7	0.1	0.7	160	50	26	3	140	0.1	0.3	0.01	0.01	-	-
13022	植物性脂肪	0	1005	244	68.4	(3.8)	4.3	24.6	3	24.8	(1.9)*	(1.8)	2.5	(0)	-	1.8	Tr	0.7	160	45	21	2	130	0.1	0.3	0.01	0.01	2	2
13023	粉末状，乳脂肪	0	2110	504	2.8	(6.5)	7.6	24.4	86	27.3	60.6	57.7	64.5*	0	-	60.4	-	1.8	360	360	87	9	240	0	0.4	0.02	0.01	15	3
13024	植物性脂肪	0	2261	542	2.7	(1.8)	2.1	32.8	1	36.2	29.0	27.1	59.4*	0	-	56.4	0.7	2.6	720	220	120	1	600	0.1	0.2	0.02	0.01	Tr	1
	（発酵乳・乳酸菌飲料）																												
13025	ヨーグルト　全脂無糖	0	233	56	87.7	3.3	3.6	2.8	12	3.0	3.9*	3.8	4.6	(0)	-	4.9	0.9	0.8	48	170	120	12	100	Tr	0.4	0.01	Tr	17	3
13053	低脂肪無糖	0	168	40	89.2	3.4	3.7	0.9	5	1.0	4.1*	3.9	4.8	(0)	-	5.2	0.8	0.8	48	180	130	13	100	Tr	0.5	0.01	0	14	2
13054	無脂肪無糖	0	158	37	89.1	3.8	4.0	0.2	4	0.3	4.3*	4.1	4.9	(0)	-	5.7	1.1	0.8	54	180	140	13	110	Tr	0.4	0	0	16	3
13026	脱脂加糖	0	275	65	82.6	4.0	4.3	0.2	4	0.2	11.7*	11.2	11.3	(0)	-	11.9	0.9	1.0	60	150	120	22	100	0.1	0.4	0.01	0.01	14	3
13027	ドリンクタイプ，加糖	0	272	64	83.8	2.6	2.9	0.5	3	0.5	10.5	10.1	11.5*	(0)	-	12.2	1.0	0.6	50	130	110	11	80	0.1	Tr	Tr	0.01	10	2
13028	乳酸菌飲料　乳製品	0	273	64	82.1	0.9	1.1	Tr	1	0.1	15.4*	15.1	16.0	(0)	-	16.4	0.6	0.3	18	48	43	5	30	Tr	0.4	Tr	-	6	1
13029	殺菌乳製品	0	921	217	45.5	1.3	1.5	0.1	2	0.1	-	-	51.6*	(0)	-	52.6	1.2	0.3	19	60	55	7	40	0.1	0.2	0.01	0.01	10	1
13030	非乳製品	0	166	39	89.3	0.3	0.4	0.1	1	0.1	9.3*	9.2	9.4	0.2	0.2	10.0	0.3	0.1	10	44	16	3	13	Tr	Tr	0.01	0.02	2	0
	（チーズ類）																												
13031	ナチュラルチーズ　エダム	0	1338	321	41.0	(29.4)	28.9	22.6	65	25.0	(0)*	(0)	3.2	(0)	-	1.4	-	3.7	780	65	660	40	470	0.3	4.6	0.03	0.01	-	-
13032	エメンタール	0	1653	398	33.5	(27.2)	27.3	29.5	85	33.6	(0)	(0)	5.8*	(0)	-	1.6	-	4.0	500	110	1200	32	720	0.3	4.3	0.76	0.01	-	-
13033	カテージ	0	416	99	79.0	13.2	13.3	4.1	20	4.5	0.5	0.5	2.2*	(0)	-	1.9	0.2	1.3	400	50	55	4	130	0.1	0.5	0.03	-	9	14
13034	カマンベール	0	1208	291	51.8	17.7	19.1	22.5	87	24.7	0	0	4.2*	(0)	-	0.9	0.3	3.5	800	120	460	20	330	0.2	2.8	0.02	0.01	17	14
13035	クリーム	0	1291	313	55.5	7.6	8.2	30.1	99	33.0	2.5*	2.4	5.3	(0)	-	2.3	0.4	1.0	260	70	70	8	85	0.1	0.7	0.01	0.01	14	7
13036	ゴーダ	0	1479	356	40.0	(26.3)	25.8	26.2	83	29.0	-	-	3.7*	(0)	-	1.4	-	3.8	800	75	680	31	490	0.3	3.6	0.02	0.01	-	-
13037	チェダー	0	1618	390	35.3	23.9	25.7	32.1	100	33.8	(0.4)*	(0.4)	3.7	(0)	-	1.4	1.3	3.8	800	85	740	24	500	0.3	4.0	0.07	-	20	12
13038	パルメザン	0	1856	445	15.4	(41.1)	44.0	27.6	96	30.8	(0)	(0)	8.0*	(0)	-	1.9	-	7.9	1500	120	1300	55	850	0.4	7.3	0.15	-	-	-

●チェダー

熟成させる硬質チーズ。ナッツのような独特の風味があり，熟成が進むにつれて，こくが増す。

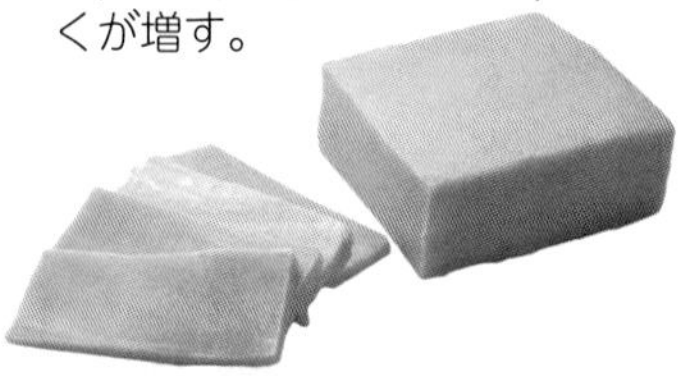

●ブルー

乳を乳酸菌で固め，発酵・熟成させたもの。青かびによって熟成させているので，刺激や独特の風味がある。塩味がきいている。

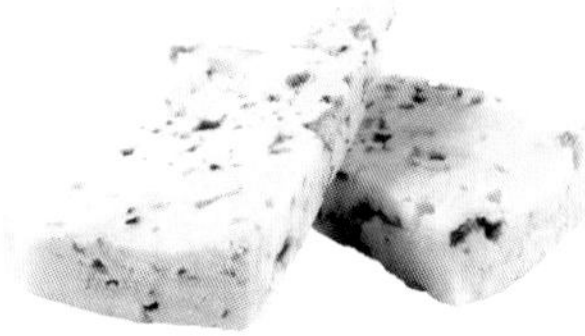

●パルメザン

特に硬質で，熟成期間が長い。そのまま食べる他，すりおろして食べる。

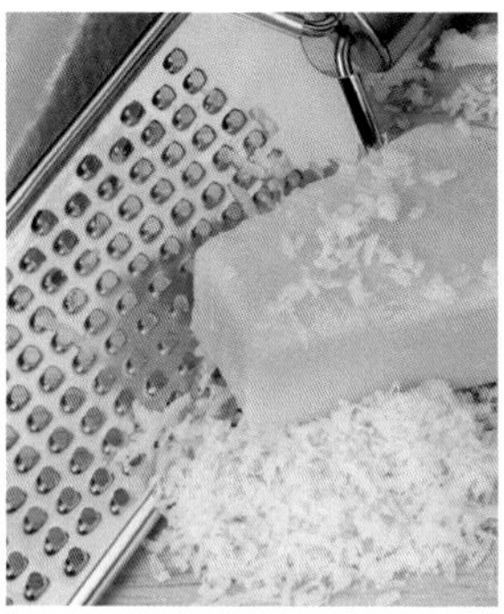

プロセスチーズ

1種類または複数のナチュラルチーズをとかして調合し，殺菌，乳化したもの。日本では一般的。

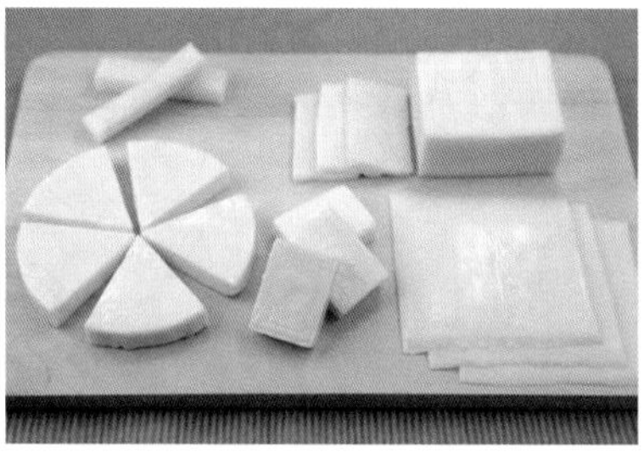

チーズの種類

（Jミルク資料を元に作成）

	種類	タイプ	主なチーズ	特徴
ナチュラルチーズ	超硬質チーズ	ハード	パルメザン ロマノ	細菌を利用して，長時間かけて熟成させる。保存性がよい。
	硬質チーズ	ハード	チェダー エダム エメンタール	細菌を利用して，長いもので6か月くらい熟成させる。
	半硬質チーズ	セミハード	ゴーダ マリボー	細菌による熟成。
		青かび	ロックフォール ゴルゴンゾーラ	かびによる熟成。 （ブルーチーズ）
	軟質チーズ	白かび	カマンベール ブリー	かびによる熟成。中身がやわらかい。
		フレッシュ	カテージ クリーム	軟質チーズで熟成しないもの。
		ウォッシュ	マンスティール	表皮を塩水やワインなどで洗いながら細菌を利用して熟成させる。
		シェーブル	ヴァランセ	やぎ乳のチーズ。やぎ乳特有の風味がある。
プロセスチーズ	－	－	－	保存性がよく品質も安定。

クロム µg	モリブデン µg	ビタミンA レチノール µg	A カロテン α µg	A カロテン β µg	A β-クリプトキサンチン µg	A β-カロテン当量 µg	A レチノール活性当量 µg	D µg	E トコフェロール α mg	E β mg	E γ mg	E δ mg	K µg
-	-	150	-	-	-	22	**150**	0.2	0.3	0	0.1	0	5
-	-	75	-	-	-	24	**77**	0.1	0.1	0	Tr	0	3
1	1	1	-	-	-	25	**3**	0	0	0	0	0	1
Tr	10	310	0	100	0	100	**320**	0.2	0.8	0	0	0	5
1	1	0	0	0	0	0	**0**	0	1.0	Tr	0.2	0	0
0	4	33	0	3	0	3	**33**	0	0.1	0	0	0	1
0	4	12	0	4	-	4	**12**	0	0	0	0	0	0
0	4	3	0	2	-	2	**3**	0	0	0	0	0	0
0	4	(0)	-	-	-	(0)	**(0)**	Tr	Tr	0	0	0	Tr
0	3	5	-	-	-	1	**5**	Tr	Tr	0	0	0	Tr
0	1	0	-	-	-	0	**0**	0	Tr	0	0	0	Tr
0	2	(0)	-	-	-	(0)	**(0)**	Tr	Tr	Tr	Tr	Tr	Tr
1	1	1	0	1	0	1	**1**	0.1	Tr	0	0.1	0.1	0
-	-	240	-	-	-	150	**250**	0.2	0.8	0	0	0	14
-	-	200	-	-	-	180	**220**	0.1	1.3	0	0	0	8
0	4	35	-	-	-	20	**37**	0	0.1	0	0	0	2
1	8	230	-	-	-	140	**240**	0.2	0.9	0	0	0	1
0	10	240	-	-	-	170	**250**	0.2	1.2	0	0	0	12
-	-	260	-	-	-	170	**270**	0	0.8	0	0	0	12
0	7	310	-	-	-	210	**330**	0	1.6	0	0	0	12
-	-	230	-	-	-	120	**240**	0.2	0.8	0	0	0	15

B₁ mg	**B₂** mg	ナイアシン mg	ナイアシン当量 mg	B6 mg	B12 µg	葉酸 µg	パントテン酸 mg	ビオチン µg	C mg	アルコール g	食塩相当量 g	見当	備考
0.01	**0.05**	0.1	1.2	0.01	0.1	2	0.07	-	**Tr**	-	**0.4**		別名：コーヒー用ミルク，コーヒー用クリーム
0.01	**0.04**	0.1	(1.0)	0.01	0.1	2	0.05	-	**Tr**	-	**0.4**		脂質：乳脂肪由来9.2g，植物性脂肪由来12.4g
0	**0.03**	0	(0.8)	0	0	2	0.03	0.3	**Tr**	-	**0.4**		
0.02	**0.65**	0.1	(1.6)	0.03	0.2	10	0.25	7.9	**0**	-	**0.9**		(100g：300mL，100mL：33g)
0	**0.01**	0	(0.4)	0	0	2	0	Tr	**0**	-	**1.8**		(100g：250mL，100mL：40g)
0.04	**0.14**	0.1	0.9	0.04	0.1	11	0.49	2.5	**1**	-	**0.1**		別名：プレーンヨーグルト
0.04	**0.19**	0.1	1.0	0.04	0.1	15	0.41	1.6	**2**	-	**0.1**		
0.04	**0.17**	0.1	1.1	0.04	0.2	16	0.35	2.1	**1**	-	**0.1**		
0.03	**0.15**	0.1	1.0	0.02	0.3	3	0.44	2.0	**Tr**	-	**0.2**		別名：普通ヨーグルト
0.01	**0.12**	0.1	0.8	0.03	0.2	1	0.30	1.2	**Tr**	-	**0.1**		(100g：93mL，100mL：108g)
0.01	**0.05**	Tr	0.2	Tr	Tr	Tr	0.11	0.6	**Tr**	-	**0**		無脂乳固形分3.0%以上 (100g：92.9mL，100mL：107.6g)
0.02	**0.08**	0.1	0.4	Tr	Tr	Tr	0.09	0.6	**0**	-	**0**		無脂乳固形分3.0%以上。希釈後飲用 (100g：81.0mL，100mL：123.5g)
0.01	**0.01**	Tr	0.1	0.01	Tr	Tr	0.05	0.4	**5**	-	**0**		無脂乳固形分3.0%未満 (100g：95.9mL，100mL：104.3g)
0.04	**0.42**	0.1	(6.9)	0.06	2.8	39	0.17	-	**(0)**	-	**2.0**	半ポンド=約225g	
0.02	**0.48**	0.1	(6.9)	0.07	1.0	10	0.72	-	**(0)**	-	**1.3**		
0.02	**0.15**	0.1	3.2	0.03	1.0	21	0.48	2.2	**(0)**	-	**1.0**	大1=10g	クリーム入りを含む
0.03	**0.48**	0.7	4.7	0.08	1.3	47	0.49	6.3	**(0)**	-	**2.0**		
0.03	**0.22**	0.1	2.1	0.03	0.1	11	0.42	2.2	**(0)**	-	**0.7**		
0.03	**0.33**	0.1	(6.2)	0.05	1.9	29	0.32	-	**(0)**	-	**2.0**		
0.04	**0.45**	0.1	5.5	0.07	1.9	32	0.43	2.7	**(0)**	-	**2.0**		
0.05	**0.68**	0.1	(10)	0.05	2.5	10	0.50	-	**(0)**	-	**3.8**		粉末状

アイスクリーム類

Ice creams

特徴　乳や生クリームなどに，卵，香料，安定剤，乳化剤などを入れ，かき混ぜ，凍結させた氷菓。

　発祥地はイタリア。乳脂肪分によって，アイスクリーム，アイスミルク，ラクトアイスに分けられる。

栄養　ビタミンA，B_2に富み，エネルギーは牛乳の約３倍。

●アイスクリーム

　乳固形分15％以上（うち乳脂肪分８％以上）のもの。氷菓の中では最も濃厚。

※乳脂肪分は牛乳中の脂肪分。牛乳から水分と脂肪分を除いたものが無脂乳固形分で，乳脂肪分と合わせて，乳固形分という。

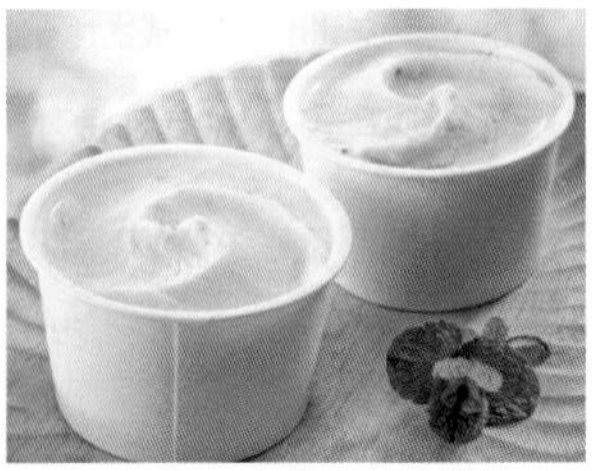

●アイスミルク

　乳固形分10％以上（うち乳脂肪分３％以上）のもの。アイスクリームより乳固形分，乳脂肪分とも少ないのであっさりしている。乳脂肪分を植物油に置き換えたものもある。

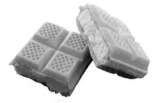

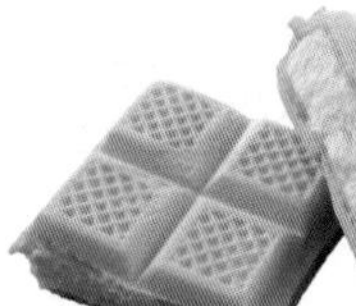

●ラクトアイス

　乳固形分３％以上のもの。アイスミルクよりさらに乳固形分が少ない。乳脂肪分を植物油に置き換えたものもある。

●ソフトクリーム

　完全に凍結させないアイスクリーム。半凍結のため口当たりがよい。一般にコーンカップに詰められる。

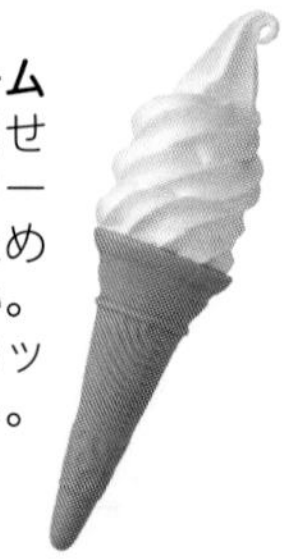

乳酸菌は，どうして体にいいの？

　腸内には約３万種類，100兆～1000兆個の細菌がいて，善玉菌と悪玉菌が陣取り争いをしています。病原菌や健康に悪い影響を与える悪玉菌を滅ぼすのが善玉菌。乳酸菌は善玉菌の代表格です。

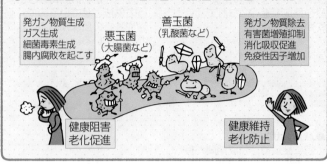

アイスクリームのつくり方

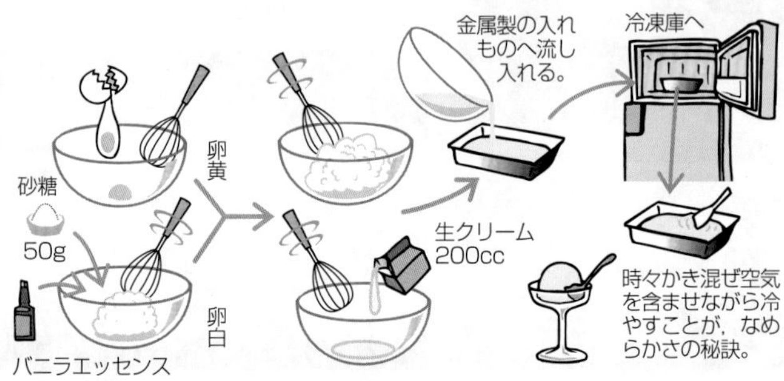

食品番号	食品名	廃棄率	エネルギー	エネルギー	水分	たんぱく質: アミノ酸組成によるたんぱく質	たんぱく質: たんぱく質	脂質: 脂肪酸のトリアシルグリセロール当量	脂質: コレステロール	脂質: 脂質	炭水化物: 利用可能炭水化物（単糖当量）	炭水化物: 利用可能炭水化物（質量計）	炭水化物: 差引き法による利用可能炭水化物	炭水化物: 食物繊維総量	炭水化物: 糖アルコール	炭水化物: 炭水化物	有機酸	灰分	無機質: ナトリウム	無機質: カリウム	無機質: カルシウム	無機質: マグネシウム	無機質: リン	無機質: 鉄	無機質: 亜鉛	無機質: 銅	無機質: マンガン	無機質: ヨウ素	無機質: セレン
可食部100g当たり		%	kJ	kcal	g	g	g	g	mg	g	g	g	g	g	g	g	g	g	mg	mg	mg	mg	mg	mg	mg	mg	mg	µg	µg
13039	ナチュラルチーズ　ブルー	0	1351	**326**	45.6	**(17.5)**	18.8	**26.1**	90	29.0	(0)	(0)	**5.3***	(0)	-	1.0	-	5.6	1500	120	**590**	19	440	**0.3**	2.5	0.02	0.01	-	-
13055	マスカルポーネ	0	1130	**273**	62.4	**4.1**	4.4	**25.3**	83	28.2	3.6	3.5	**7.2***	(0)	-	4.3	0.2	0.8	35	140	**150**	10	99	**0.1**	0.5	0.01	0	16	3
13056	モッツァレラ	0	1119	**269**	56.3	-	18.4	-	62	19.9	(0)	(0)	**4.2***	(0)	-	4.2	-	1.3	70	20	**330**	11	260	**0.1**	2.8	0.02	0.01	-	-
13057	やぎ	0	1165	**280**	52.9	**18.5**	20.6	**20.1**	88	21.7	1.0	1.0	**5.9***	(0)	-	2.7	0.5	2.2	480	260	**130**	20	270	**0.1**	0.5	0.07	0.03	-	-
13058	リコッタ	0	662	**159**	72.9	-	7.1	-	57	11.5	-	-	**6.7***	(0)	-	6.7	-	1.7	160	210	**340**	20	200	**0.1**	0.3	0.02	Tr	-	-
13040	プロセスチーズ	0	1300	**313**	45.0	**21.6**	22.7	**24.7**	78	26.0	**0.1***	0.1	2.4	(0)	-	1.3	1.3	5.0	1100	60	**630**	19	730	**0.3**	3.2	0.08	0.02	18	13
13041	チーズスプレッド	0	1180	**284**	53.8	-	15.9	**23.1**	87	25.7	-	-	**3.2***	(0)	-	0.6	-	4.0	1000	50	**460**	14	620	**0.2**	1.6	0.05	0.01	-	-
	（アイスクリーム類）																												
13042	アイスクリーム　高脂肪	0	858	**205**	61.3	**3.1**	3.5	**10.8**	32	12.0	18.1	17.3	**23.6***	0.1	-	22.4	0.2	0.8	80	160	**130**	14	110	**0.1**	0.5	0.01	-	13	4
13043	普通脂肪	0	749	**178**	63.9	**3.5**	3.9	**7.7**	53	8.0	18.0	17.1	**23.6***	0.1	-	23.2	0.1	1.0	110	190	**140**	13	120	**0.1**	0.4	0.01	0.01	17	4
13044	アイスミルク	0	703	**167**	65.6	**(3.0)**	3.4	**6.5**	18	6.4	-	-	**24.1***	(0)	-	23.9	-	0.7	75	140	**110**	14	100	**0.1**	0.3	Tr	0.01	-	-
13045	ラクトアイス　普通脂肪	0	906	**217**	60.4	**2.7**	3.1	**14.1**	21	13.6	**20.9***	20.0	21.8	0.1	-	22.2	0.2	0.7	61	150	**95**	12	93	**0.1**	0.4	0.01	0.01	19	3
13046	低脂肪	0	456	**108**	75.2	**(1.6)**	1.8	**2.0**	4	2.0	-	-	**20.8***	(0)	-	20.6	-	0.4	45	80	**60**	9	45	**0.1**	0.1	0.01	0.04	-	-
13047	ソフトクリーム	0	614	**146**	69.6	**(3.4)**	3.8	**5.6**	13	5.6	-	-	**20.5***	(0)	-	20.1	-	0.9	65	190	**130**	14	110	**0.1**	0.4	Tr	0.01	-	-
	（その他）																												
13048	カゼイン	0	1520	**358**	10.6	**83.4**	86.2	**1.4**	26	1.5	-	-	**2.8***	(0)	-	0	-	1.7	10	2	**26**	3	120	**0.8**	2.6	0.09	0.02	7	40
13049	シャーベット	0	541	**128**	69.1	-	0.9	**1.0**	1	1.0	-	-	**28.7***	(0)	-	28.7	-	0.3	13	95	**22**	3	22	**0.1**	0.1	0.01	0.09	-	-
13050	チーズホエーパウダー	0	1444	**339**	2.2	**10.3**	12.5	**1.2**	28	1.2	**74.7***	71.2	76.5	(0)	-	77.0	2.7	7.1	690	1800	**620**	130	690	**0.4**	0.3	0.03	0.03	80	7
	<その他>																												
13051	人乳	0	255	**61**	88.0	**0.8**	1.1	**3.6**	15	3.5	**(6.7)***	(6.4)	7.3	(0)	-	7.2	-	0.2	15	48	**27**	3	14	**0.04**	0.3	0.03	Tr	*	2
13052	やぎ乳	0	240	**57**	88.0	**(2.6)**	3.1	**3.2**	13	3.6	**(4.8)***	(4.5)	5.4	(0)	-	4.5	-	0.8	35	220	**120**	12	90	**0.1**	0.3	Tr	Tr	-	-

その他

Others

●カゼイン

特徴　乳を構成しているたんぱく質の主成分。脱脂乳に水，酸を加えて固め，分離精製後，乾燥してつくる。消化がよい。チーズやヨーグルトの凝固剤，医薬品に用いられる。
栄養　たんぱく質が多く，すべての必須アミノ酸を含む。
調理　肉類の生臭さを消すために使われる。

●チーズホエーパウダー

特徴　チーズをつくる際に乳脂肪とカゼインを除いてできる液体(乳清，ホエー)を乾燥させ粉にしたもの。乳を構成しているたんぱく質からカゼインを除いたものの主成分。
栄養　たんぱく質を多く含むが，脂質が少ないので，低カロリー。
調理　乳飲料，パン，菓子，デザート，畜肉加工食品等に用いられる。

●シャーベット

特徴　果汁を使った乳成分入り氷菓。果汁に砂糖，卵白，安定剤，香料などを加え，フリーザーで凍結させる。乳固形分が3％以下なので，アイスクリーム類ではなく，氷菓になる。
　いちご，オレンジ，レモンなど，様々な果汁を用いる。
栄養　炭水化物，水分が多い。

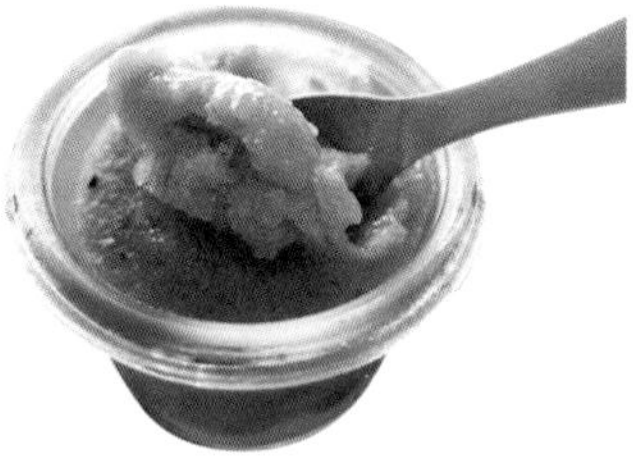

人乳

Human milk

特徴　人乳(母乳)は，乳児の生育に必要な栄養成分を，消化吸収しやすい形で含んでいる。
　個人差があるが，乳児は生後5か月ごろまで母乳で過ごし，その後，徐々に離乳を始め，固形物に切り替えていく。
栄養　牛乳に比べると，炭水化物(乳糖)が豊富で，たんぱく質や無機質が少ない。また，病原菌への抗体も含んでいる。この抗体が乳児をウイルスや細菌の感染から守っている。

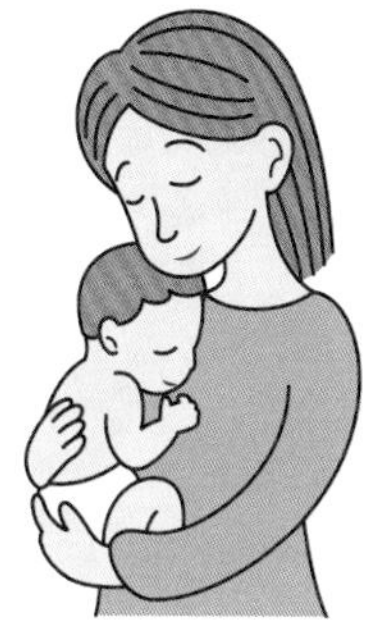

やぎ乳

Goat milk

特徴　特有のにおいがある。生産量は少ないが，一部では自家用として生産されている。
　日本ではなじみが少ないが，フランスのロワール川流域はやぎチーズの一大産地となっている。
栄養　脂質とたんぱく質が多く，無機質も多量に含まれている。
調理　チーズやヨーグルトの原料になる。

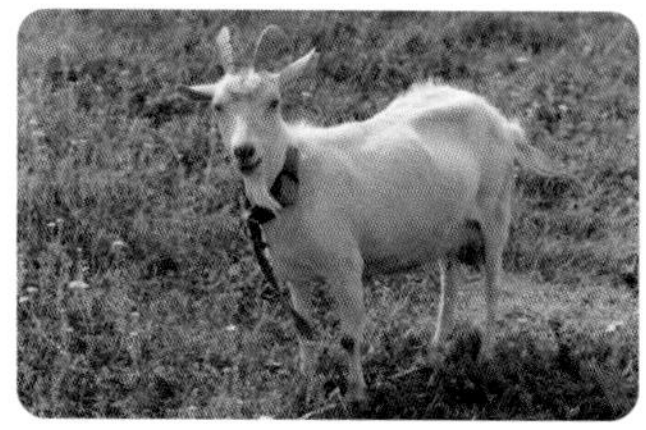

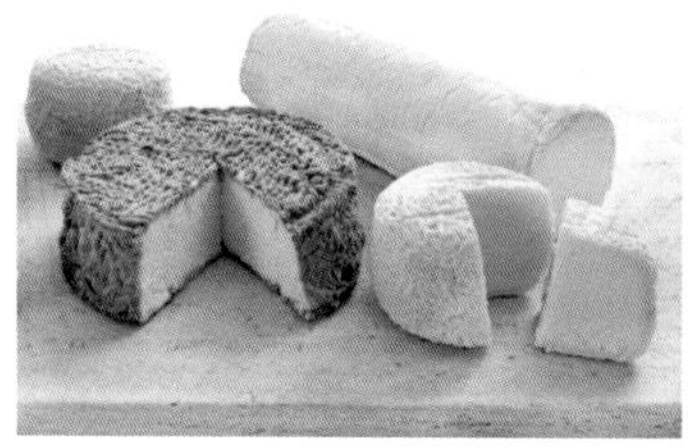

やぎのチーズには様々な種類がある。

クロム	モリブデン	ビタミンA レチノール	A カロテン α	A カロテン β	A β-クリプトキサンチン	A β-カロテン当量	A レチノール活性当量	D	E トコフェロール α	E トコフェロール β	E トコフェロール γ	E トコフェロール δ	K	B1	B2	ナイアシン	ナイアシン当量	B6	B12	葉酸	パントテン酸	ビオチン	C	アルコール	食塩相当量	見当	備考
μg	μg	μg	μg	μg	μg	μg	μg	μg	mg	mg	mg	mg	μg	mg	mg	mg	mg	mg	μg	μg	mg	μg	mg	g	g		
-	-	270	-	-	-	170	**280**	0.3	0.6	0	0	0	11	**0.03**	**0.42**	0.8	(5.4)	0.15	1.1	57	1.22	-	(0)	-	**3.8**	大1=10g	
1	8	390	Tr	76	-	77	**390**	0.2	0.6	0	Tr	0	10	**0.03**	**0.17**	0.1	1.1	0.03	0.2	2	0.31	2.0	0	-	**0.1**		
-	-	280	-	-	-	-	**280**	0.2	0.6	0	0	0	6	**0.01**	**0.19**	Tr	3.1	0.02	1.6	9	0.06	-	-	-	**0.2**		
-	-	290	0	0	0	0	**290**	0.3	0.4	0	Tr	0	10	**0.09**	**0.88**	1.4	6.3	0.23	0.3	100	1.16	-	-	-	**1.2**		別名：シェーブルチーズ
-	-	160	-	-	-	-	**160**	0	0.2	0	0	0	3	**0.04**	**0.21**	0.1	1.3	0.06	0.2	4	0.52	-	-	-	**0.4**		
2	9	240	1	130	2	130	**250**	Tr	1.1	0	0	0	2	**0.03**	**0.38**	0.1	5.0	0.01	3.2	27	0.14	2	0	-	**2.8**	半ポンド=約225g	
-	-	180	-	-	-	150	**190**	0.3	1.1	0	0	0	6	**0.02**	**0.35**	Tr	2.7	0.03	0.5	16	0.16	-	(0)	-	**2.5**		
0	7	100	-	-	-	45	**100**	0.1	0.2	0	Tr	0	5	**0.06**	**0.18**	0.1	0.9	0.03	0.4	Tr	0.72	2.6	**Tr**	-	**0.2**	小カップ=50g	乳固形分15.0%以上，乳脂肪分12.0%以上 試料：バニラアイスクリーム
Tr	6	55	-	-	-	30	**58**	0.1	0.2	Tr	0.1	Tr	3	**0.06**	**0.20**	0.1	1.0	0.02	0.2	Tr	0.50	2.7	**Tr**	-	**0.3**	中カップ=	乳固形分15.0%以上，乳脂肪分8.0% 試料：バニラアイスクリーム
-	-	21	-	-	-	9	**22**	0.1	0.1	0	Tr	Tr	1	**0.03**	**0.14**	0.1	(0.8)	0.02	0.3	Tr	0.43	-	**Tr**	-	**0.2**	80g	乳固形分10.0%以上，乳脂肪分3.0%以上，植物性脂肪を含む
0	3	10	-	-	-	0	**10**	Tr	0.6	0	0.3	0.4	1	**0.03**	**0.15**	0.4	1.0	0.01	0.2	1	0.51	1.7	**Tr**	-	**0.2**		乳固形分3.0%以上，主な脂質：植物性脂肪
-	-	0	-	-	-	0	**0**	Tr	0.2	0	Tr	0	1	**0.02**	**0.12**	Tr	(0.3)	0.01	0.1	1	0.15	-	(0)	-	**0.1**		乳固形分3.0%以上，主な脂質：植物性脂肪
-	-	17	-	-	-	9	**18**	0.1	0.2	Tr	Tr	Tr	2	**0.05**	**0.22**	0.1	(0.9)	0.01	0.2	Tr	0.58	-	(0)	-	**0.2**		主な脂質：乳脂肪。コーンカップを除いたもの
1	14	Tr	-	-	-	(0)	**(Tr)**	Tr	Tr	0	Tr	0	Tr	**Tr**	**Tr**	Tr	19.0	0.01	2.3	6	0.17	2.4	(0)	-	**0**		試料：酸カゼイン
-	-	(0)	-	-	-	(0)	**(0)**	Tr	Tr	0	Tr	Tr	1	**0.04**	**0.05**	0.2	0.4	Tr	Tr	Tr	0.04	-	0	-	**0**		試料：乳成分入り氷菓
1	47	11	-	-	-	10	**12**	Tr	0	0	0	0	Tr	**0.22**	**2.35**	1.4	4.8	0.25	3.4	6	5.95	23.0	3	-	**1.8**		
0	0	45	-	-	-	12	**46**	0.3	0.4	0	0.1	0	1	**0.01**	**0.03**	0.2	0.4	Tr	Tr	Tr	0.50	0.5	5	-	**0**		*ヨウ素は標準値を定めることを見送った。欄外※
-	-	36	-	-	-	(0)	**36**	0	0.1	0	0	0	2	**0.04**	**0.14**	0.3	(0.9)	0.04	0	1	0.39	-	1	-	**0.1**	1C=180g	

※試料：成熟乳。鉄：Trであるが，利用上の便宜のため小数第2位まで記載。ビタミンD：ビタミンD活性代謝物を含む(ビタミンD活性代謝物を含まない場合：Tr)。(100g：98.3mL，100mL：101.7g)

14 Fats and Oils 油脂類

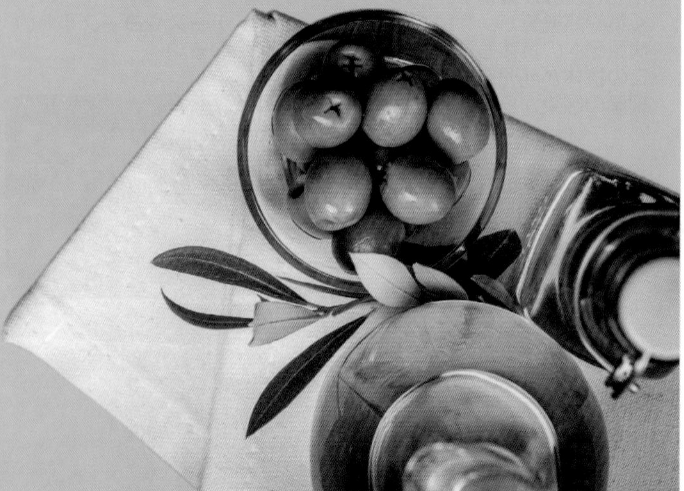

油脂類とは

油脂類の成分は炭水化物，たんぱく質とともに三大栄養素の1つであり，主にエネルギー源として重要である。

油脂類は，植物性と動物性に分けられる。油脂類に含まれる脂肪酸には，飽和脂肪酸と不飽和脂肪酸とがあり，動物性の油脂には飽和脂肪酸が多く，植物性の油脂には不飽和脂肪酸が多い。しかし，青魚には，多価不飽和脂肪酸（イコサペンタエン酸，ドコサヘキサエン酸など）が多く含まれており，血栓形成や炎症を抑える作用が知られている。

油脂類のうち，常温（15～20℃）で液体のものを油（OIL），固体のものを脂（FAT）という。

油脂類は，肝臓で作られる胆汁酸の助けを借りて，主に小腸で消化されて吸収される。

油脂類の栄養成分

主に重要なエネルギー源であり，必須脂肪酸であるリノール酸，リノレン酸などの重要な供給源。必須脂肪酸は，血液中のコレステロールの代謝を助けるはたらきがあり，欠乏すると，皮膚炎，脱毛，腎臓変性などを起こす。

油に溶けやすい脂溶性ビタミン（ビタミンA, D, E, K）や，野菜類に含まれるカロテンの吸収を高めるはたらきがある。

また，魚油にはIPA（イコサペンタエン酸〔EPA・エイコサペンタエン酸ともいう〕）やDHA（ドコサヘキサエン酸）が豊富で，動脈硬化や血栓症を防ぐといわれている。

油脂類の種類

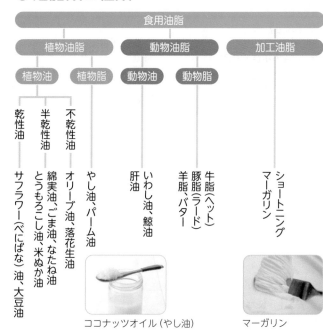

- 食用油脂
  - 植物油脂
    - 植物油
      - 乾性油：サフラワー（べにばな）油、大豆油
      - 半乾性油：綿実油、ごま油、なたね油、とうもろこし油、米ぬか油
      - 不乾性油：オリーブ油、落花生油
    - 植物脂：やし油、パーム油
  - 動物油脂
    - 動物油：いわし油、鯨油、肝油
    - 動物脂：牛脂（ヘット）、豚脂（ラード）、羊脂、バター
  - 加工油脂：ショートニング、マーガリン

ココナッツオイル（やし油）

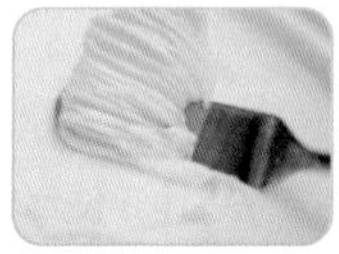
マーガリン

油脂類の特性

植物油脂

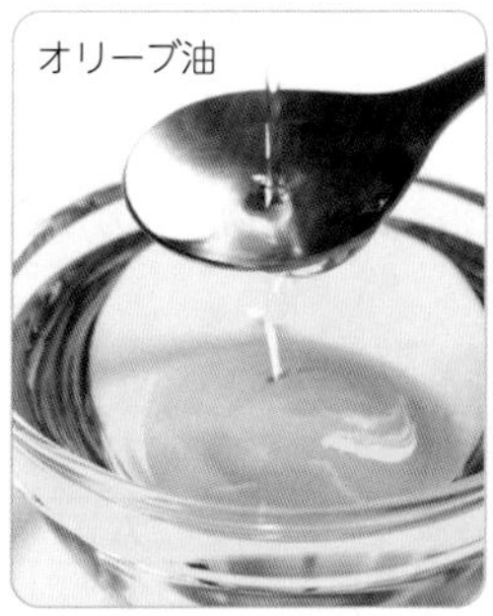
オリーブ油

植物油は不飽和脂肪酸を主成分とし，主にリノール酸，オレイン酸で構成されている。リノール酸は体内では合成されない必須脂肪酸である。

サラダ油は，大豆油となたね油を調合したものが主流で，淡泊でくせがないので，いろいろな調理に向く。

独特な香りや風味をもつごま油，オリーブ油などはそれぞれの特徴を活かした調理に用いられる。

動物油脂

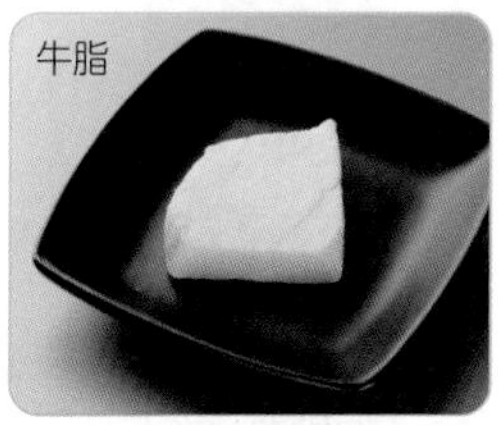
牛脂

牛脂（ヘット）の融点は 45～50℃と高いため，口中では溶けず，口ざわりがよくない。低温では固まってしまうため，あたたかい調理に向く。

豚脂（ラード）の融点は28～48℃で口中で溶けるため，口ざわりがよい。製菓用や揚げ物用に向く。

加工油脂

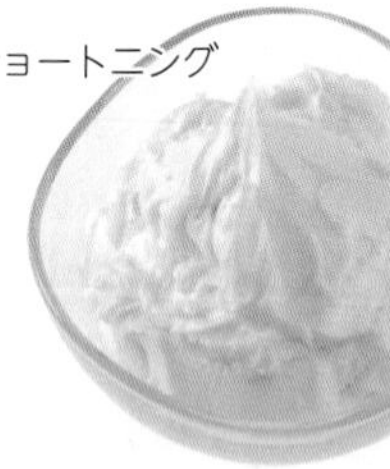
ショートニング

ショートニングは，植物油に水素を添加して，半固形状にしたものである。製品にショートニング性（砕けやすさ），クリーミング性（均一性），適度な粘りをもたせるはたらきをする。

マーガリンは当初はバターの代用品として発達したが，風味や機能が向上して，今日では独自の食品となっている。

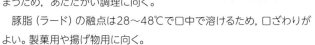

主な脂肪酸を多く含む食品

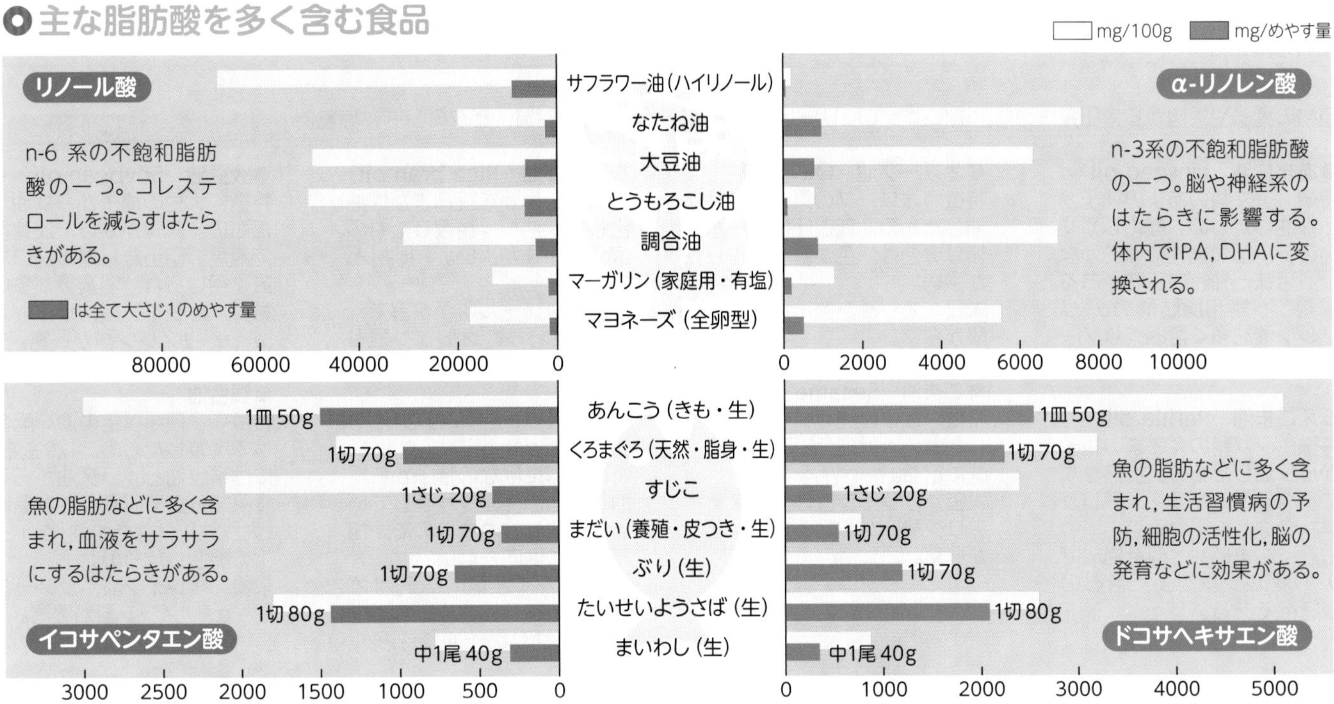

(文部科学省「日本食品標準成分表(八訂)増補 2023 年脂肪酸成分表編」)

揚げ物の種類と調理法

種類			調理法
日本料理	から揚げ	素揚げ	衣をつけず, 具をそのまま揚げる。
		から揚げ	でん粉・小麦粉などをまぶして揚げる。
	衣揚げ	天ぷら	小麦粉を卵と水で溶いた衣をつけて揚げる。
西洋料理	から揚げ		衣をつけず, 具をそのまま揚げる。
	衣揚げ	フリッター	小麦粉・牛乳・卵白を溶いた衣をつけて揚げる。
		フライ	小麦粉・卵・パン粉の順に衣をつけて揚げる。
中国料理	から揚げ	煩作	食品に下味をつけ, そのまま揚げる。
	衣揚げ 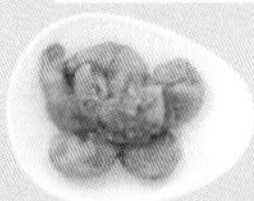	輝作	下味をつけ, かたくり粉をつけて揚げる。
			でん粉を水で溶いた衣をつけて揚げる。
			泡立てた卵白に, でん粉を加えた衣をつけて揚げる。

揚げ物の油の適温と調理時間例

フライの適温は180℃。

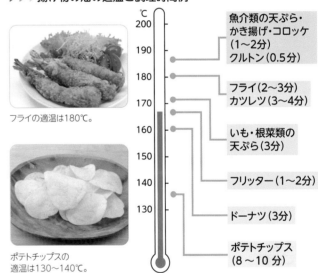
ポテトチップスの適温は130~140℃。

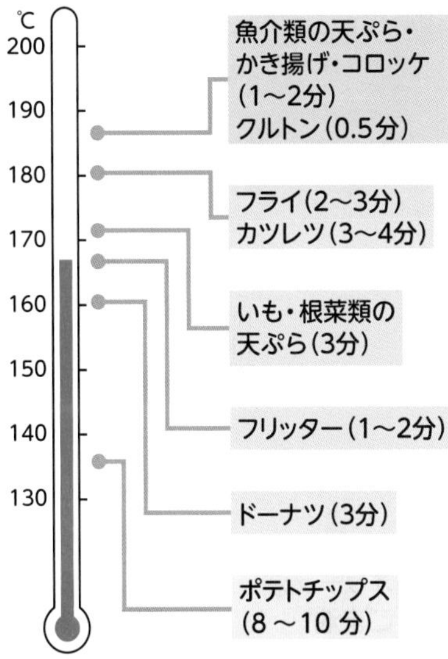

油脂類の融点

種類			融点(℃)
植物油脂類	植物油	ごま油・なたね油	−20~0
		大豆油・とうもろこし油	
		綿実油	−5~5
	植物脂	やし油	27~50
動物油脂類	動物脂	バター	20~30
		豚脂(ラード)	28~48
		牛脂(ヘット)	45~50
		羊脂	44~55
		鶏脂	20~25
	動物油	いわし油・さば油	−4
		たら油	−0.5~0
		鯨油	20~25

油脂類の劣化の見分け方と 保存方法

劣化した油の見分け方と処理……揚げ物などに使った油は, 劣化してくると, いやなにおいがしたり, 色が濃くなったりしてくる。また, 消えにくい泡が出てくるようになり, 粘りけも強くなってくる。このようになった油は, 流しや下水道に流したりせず, 各自治体の指導に従って, 正しく処理する。

植物油の保存方法……油脂類は, 光や熱の影響を受けやすいので, 開封前は直射日光や蛍光灯の光を避け, 暗くて涼しい場所に保管する。開封後は, 空気に触れると酸化しやすいので, 小さい容器に詰め替え, 空気との接触面をなるべく小さくする。

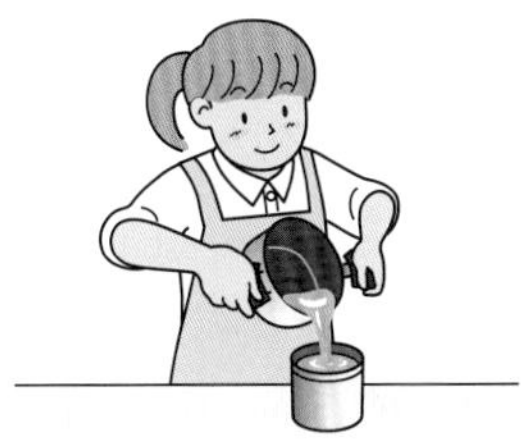

植物油脂類

植物の種子や果肉から，圧搾法や抽出法によって取り出した油を精製したもの。脂質，ビタミンEが豊富。

●あまに油　Linseed oil
特徴　アマ科のあまの種子から採油したもの。酸化しやすいので，加熱調理には向かない。苦味と独特の風味がある。
栄養　不飽和脂肪酸のα-リノレン酸を多く含み，リノール酸，オレイン酸などを含む。

●えごま油　Perilla oil
特徴　シソ科のえごまの種子から採油したもの。加熱せずに食べることが多く，ドレッシングなどに用いる。
栄養　あまに油と似た組成で，α-リノレン酸を多く含むのが特徴である。

●オリーブ油　Olive oil
特徴　オリーブの果肉から採油したもの。低温圧搾の一番搾りの油は，色が濃く，香りが強い。
栄養　オレイン酸，リノール酸が豊富。

●ごま油　Sesame oil
特徴　ごまの実をいって採油したもの。琥珀色で独特の風味に富む。
栄養　オレイン酸の他，ステアリン酸，パルミチン酸などが豊富。

●米ぬか油　Rice bran oil
特徴　米ぬかを圧搾または抽出して採油し，精製したもの。廉価だが味がよい。「米油」ともいう。
栄養　リノール酸が豊富で，α-リノレン酸，オレイン酸も含む。

●サフラワー(べにばな)油　Safflower oil
特徴　べにばなの種子から採油したもの。サラサラしているが，酸化しやすいので，加熱料理には向かない。
栄養　「ハイオレイック」はオレイン酸を多く含み，「ハイリノール」はリノール酸を多く含む。

●大豆油　Soybean oil
特徴　大豆の種子から採油したもの。青味がかった淡黄色で無臭。口当たりがよいので，広く用いられ，消費量が多い。
栄養　オレイン酸，リノール酸，α-リノレン酸が豊富。

●調合油
特徴　2種類以上の油を配合して調製したもの。「調合油」には精製油とサラダ油がある。食品成分表に収載した食品は，「大豆油」と「なたね油」を1：1で配合したもの。
栄養　オレイン酸，リノール酸，α-リノレン酸が豊富。

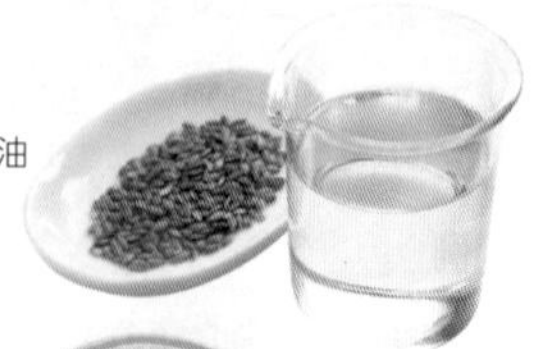
あまに油

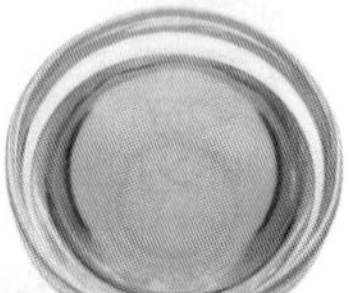
えごま油

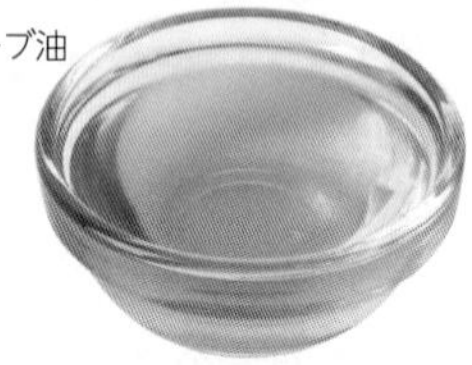
オリーブ油

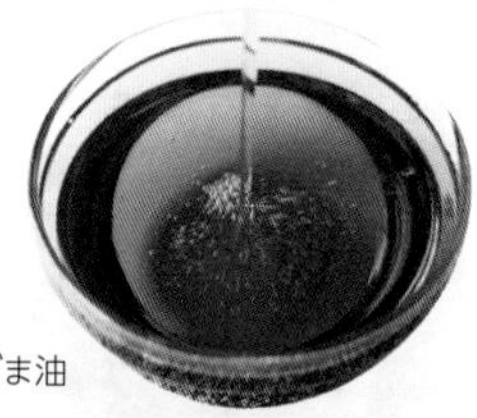
ごま油

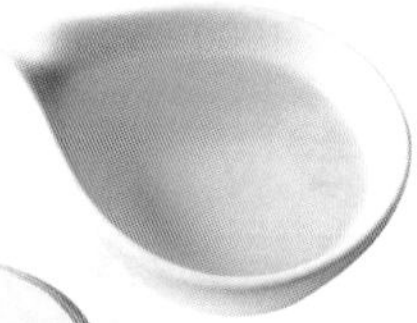
米ぬか油

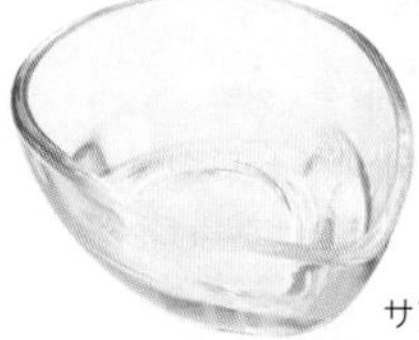
サフラワー油

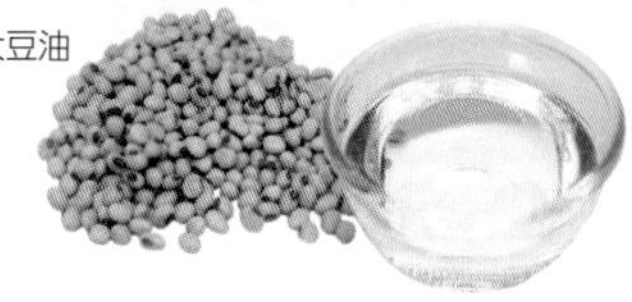
大豆油

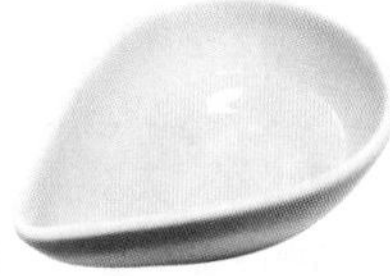
調合油
(サラダ油)

食品番号	食品名（可食部100g当たり）	廃棄率	エネルギー	エネルギー	水分	たんぱく質：アミノ酸組成によるたんぱく質	たんぱく質：たんぱく質	脂質：脂肪酸のトリアシルグリセロール当量	脂質：コレステロール	脂質：脂質	炭水化物：利用可能炭水化物（単糖当量）	炭水化物：利用可能炭水化物（質量計）	炭水化物：利用可能炭水化物 差引き法による	炭水化物：食物繊維総量	炭水化物：糖アルコール	炭水化物：炭水化物	有機酸	灰分	無機質：ナトリウム	無機質：カリウム	無機質：カルシウム	無機質：マグネシウム	無機質：リン	無機質：鉄	無機質：亜鉛	無機質：銅	無機質：マンガン	無機質：ヨウ素	無機質：セレン
		%	kJ	kcal	g	g	g	g	mg	g	g	g	g	g	g	g	g	g	mg	mg	mg	mg	mg	mg	mg	mg	mg	μg	μg
	(植物油脂類)																												
14023	あまに油	0	3688	**897**	Tr	-	0	**99.5**	2	100	-	-	**0.5***	0	-	0	-	0	0	0	**Tr**	0	0	**0**	0	0	0	-	-
14024	えごま油	0	3690	**897**	Tr	-	0	**99.5**	0	100	-	-	**0.5***	0	-	0	-	0	Tr	Tr	**1**	Tr	1	**0.1**	0	0	0.01	-	-
14001	オリーブ油	0	3677	**894**	0	-	0	**98.9**	0	100	-	-	**1.1***	0	-	0	-	0	Tr	0	**Tr**	0	0	**0**	0	0	0	0	0
14002	ごま油	0	3662	**890**	0	-	0	**98.1**	0	100	-	-	**1.9***	0	-	0	-	0	Tr	Tr	**1**	Tr	1	**0.1**	Tr	0.01	0	0	1
14003	米ぬか油	0	3621	**880**	0	-	0	**96.1**	0	100	-	-	**3.9***	0	-	0	-	0	0	Tr	**Tr**	0	Tr	**0**	0	0	0	0	0
14004	サフラワー油　ハイオレイック	0	3669	**892**	0	-	0	**98.5**	0	100	-	-	**1.5***	0	-	0	-	0	0	0	**0**	0	Tr	**0**	0	0	0	-	-
14025	ハイリノール	0	3632	**883**	0	-	0	**96.6**	0	100	-	-	**3.4***	0	-	0	-	0	0	0	**0**	0	Tr	**0**	0	0	0	-	-
14005	大豆油	0	3640	**885**	0	-	0	**97.0**	1	100	-	-	**3.0***	0	-	0	-	0	0	Tr	**0**	0	0	**0**	0	0	0	0	0
14006	調合油	0	3644	**886**	0	-	0	**97.2**	2	100	-	-	**2.8***	0	-	0	-	0	0	Tr	**Tr**	0	Tr	**0**	Tr	0	0	0	0
14007	とうもろこし油	0	3636	**884**	0	-	0	**96.8**	0	100	-	-	**3.2***	0	-	0	-	0	0	0	**Tr**	0	0	**0**	0	0	0	0	0
14008	なたね油	0	3649	**887**	0	-	0	**97.5**	2	100	-	-	**2.5***	0	-	0	-	0	0	Tr	**Tr**	0	Tr	**0**	Tr	0	0	0	0
14009	パーム油	0	3646	**887**	0	-	0	**97.3**	1	100	-	-	**2.7***	0	-	0	-	0	0	0	**Tr**	0	0	**0**	0	0	0	-	-
14010	パーム核油	0	3672	**893**	0	-	0	**98.6**	1	100	-	-	**1.4***	0	-	0	-	0	0	Tr	**Tr**	0	Tr	**0**	0	0	0	-	-
14011	ひまわり油　ハイリノール	0	3697	**899**	0	-	0	**99.9**	0	100	-	-	**0.1***	0	-	0	-	0	0	0	**0**	0	0	**0**	0	0	0	-	-
14026	ミッドオレイック	0	3668	**892**	0	-	0	**98.4**	0	100	-	-	**1.6***	0	-	0	-	0	0	0	**0**	0	0	**0**	0	0	0	-	-
14027	ハイオレイック	0	3695	**899**	0	-	0	**99.7**	0	100	-	-	**0.3***	0	-	0	-	0	0	0	**0**	0	0	**0**	0	0	0	-	-
14028	ぶどう油	0	3629	**882**	0	-	0	**96.5**	0	100	-	-	**3.5***	0	-	0	-	0	0	0	**0**	0	0	**0**	0	0.02	0	-	-
14012	綿実油	0	3632	**883**	0	-	0	**96.6**	0	100	-	-	**3.4***	0	-	0	-	0	0	0	**0**	0	0	**0**	0	0	0	-	-
14013	やし油	0	3655	**889**	0	-	0	**97.7**	1	100	-	-	**2.3***	0	-	0	-	0	0	0	**Tr**	0	0	**0**	Tr	0	0	-	-
14014	落花生油	0	3628	**882**	0	-	0	**96.4**	0	100	-	-	**3.6***	0	-	0	-	0	0	0	**Tr**	0	Tr	**0**	0	0	0	-	-

●とうもろこし油　Corn oil

特徴　とうもろこしの胚芽から採油したもの。酸化しにくいので，加熱料理に向く。「コーンオイル」ともいう。

栄養　リノール酸が豊富で，オレイン酸，α-リノレン酸も含む。

●なたね油　Rapeseed oil

特徴　アブラナ科のなたねの種子から採油したもの。「キャノーラ油」は，カナダで品種改良された搾油用の品種の油。くせがなく，あっさりしているので，日本で最も消費されている。酸化しにくく，サラダ油，天ぷら油に適している。

栄養　オレイン酸が豊富で，リノール酸も含む。

●パーム油　Palm oil

特徴　アブラヤシの果肉から採油したもの。酸化しにくく，揚げ物などに用いる。食用にする他，せっけんなどの材料にもなる。

栄養　パルミチン酸とオレイン酸を多く含む。

●ひまわり油　Sunflower oil

特徴　採油用のひまわりの種子から採油したもの。くせがなく，ドレッシングや菓子にも用いる。

栄養　ビタミンＥが多い。「ハイリノール」はリノール酸，「ハイオレイック」はオレイン酸を多く含む。

●ぶどう油　Grape seed oil

特徴　ぶどうの種子から採油したもの。ぶどうの品種によって色が違う。さっぱりとした風味。

栄養　リノール酸が豊富で，オレイン酸も含む。

●綿実油　Cottonseed oil

特徴　アオイ科のわたの種子から採油したもの。加熱後に冷めても味が落ちないので，天ぷらなどに用いる。マーガリンなどの材料になる。

栄養　リノール酸を豊富に含み，ついで，パルミチン酸とオレイン酸が多い。

●やし油　Coconut oil

特徴　ココヤシの果実からできるコプラ(乾燥した胚乳)から採油したもの。特有の甘い香りがある。酸化安定性が高い。マーガリンやせっけんなどの材料になる。

栄養　飽和脂肪酸含有量が多い。

●落花生(らっかせい)油　Peanut oil

特徴　落花生の種子から採油したもの。特有のにおいがある。熱に強いが，低温で固まりやすい。中国料理やフランス料理でよく使われる。

栄養　オレイン酸，リノール酸，パルミチン酸が多い。

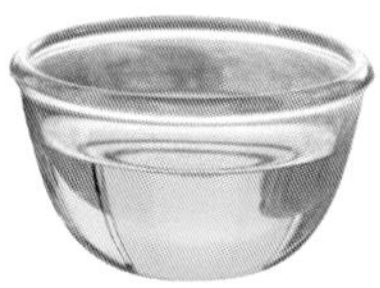
とうもろこし油

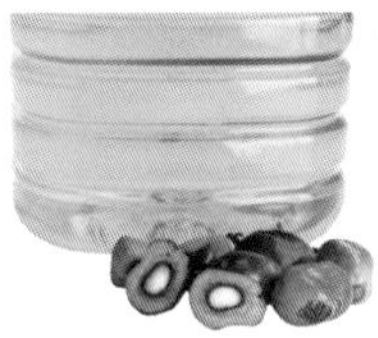
パーム油

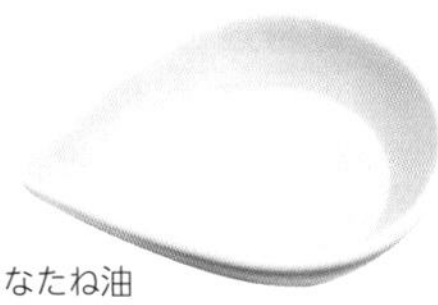
なたね油

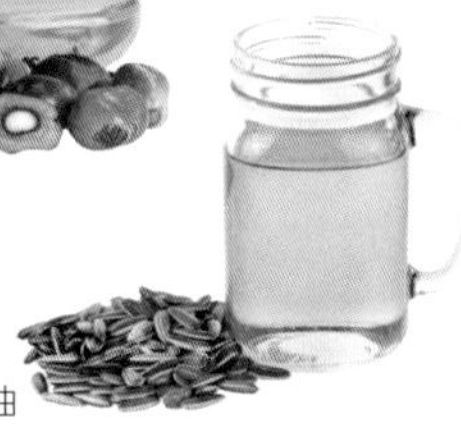
ひまわり油

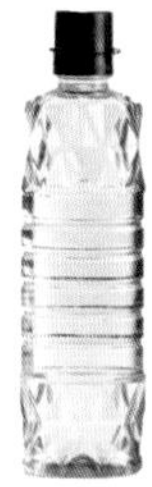
ぶどう油

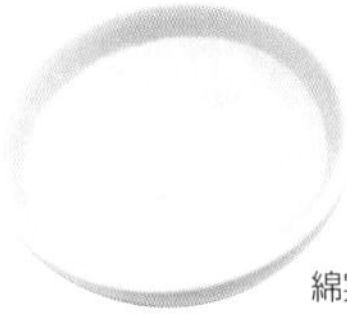
綿実油

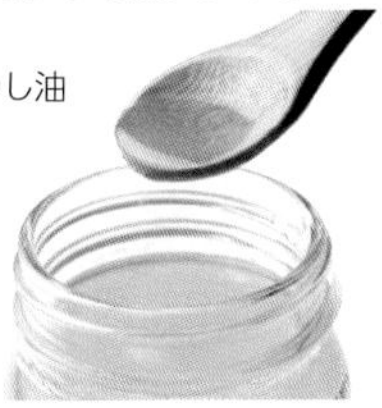
やし油

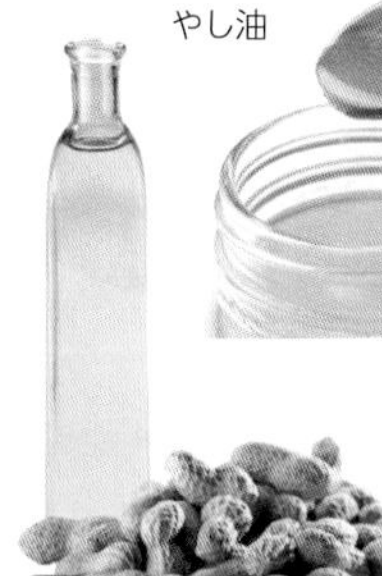
落花生油

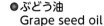

		ビタミン																						アルコール	食塩相当量	見当	備考
クロム	モリブデン	A						D	E				K	B1	B2	ナイアシン	ナイアシン当量	B6	B12	葉酸	パントテン酸	ビオチン	C				
		レチノール	カロテン α	カロテン β	β-クリプトキサンチン	β-カロテン当量	レチノール活性当量		トコフェロール α	トコフェロール β	トコフェロール γ	トコフェロール δ															
µg	µg	µg	µg	µg	µg	µg	µg	µg	mg	mg	mg	mg	µg	mg	mg	mg	mg	mg	µg	µg	mg	µg	mg	g	g		
																										1C=180g	
-	-	0	0	10	3	11	1	(0)	0.5	0	39.0	0.6	11	0	0	0	0	-	-	-	-	-	(0)	-	0		試料：食用油
-	-	0	Tr	22	2	23	2	(0)	2.4	0.6	59.0	4.6	5	0	0	0	0	-	-	-	-	-	(0)	-	0		試料：食用油
Tr	0	0	0	180	5	180	15	(0)	7.4	0.2	1.2	0.1	42	0	0	0	0	(0)	(0)	(0)	(0)	0	(0)	-	0		別名：オリーブオイル。試料：エキストラバージンオイル(100g：200mL，100mL：91g)
1	0	0	0	Tr	0	Tr	0	(0)	0.4	Tr	44.0	0.7	5	0	0	0.1	0.1	(0)	(0)	(0)	(0)	0	(0)	-	0		試料：精製油。(100g：109mL，100mL：92g)
1	0	0	0	0	0	0	0	(0)	26.0	1.5	3.4	0.4	36	0	0	0	0	(0)	(0)	(0)	(0)	0	(0)	-	0		別名：米油。試料：精製油(100g：109mL，100mL：92g)
-	-	0	0	0	0	0	0	(0)	27.0	0.6	2.3	0.3	10	0	0	0	0	(0)	(0)	(0)	(0)	-	(0)	-	0		別名：べにばな油，サフラワーオイル。試料：精製油(100g：200mL，100mL：91g)
-	-	0	0	0	0	0	0	(0)	27.0	0.6	2.3	0.3	10	0	0	0	0	(0)	(0)	(0)	(0)	-	(0)	-	0		別名：べにばな油，サフラワーオイル。試料：精製油(100g：200mL，100mL：91g)
0	0	0	0	0	0	0	0	(0)	10.0	2.0	81.0	21.0	210	0	0	0	0	(0)	(0)	(0)	(0)	0	(0)	-	0		試料：精製油及びサラダ油。(100g：109mL，100mL：92g)
0	0	0	0	0	0	0	0	(0)	13.0	1.2	56.0	11.0	170	0	0	0	0	(0)	(0)	(0)	(0)	0	(0)	-	0		試料：精製油及びサラダ油。配合割合：なたね油1，大豆油1(100g：111mL，100mL：90g)
Tr	0	0	0	0	0	0	0	(0)	17.0	0.3	70.0	3.4	5	0	0	0	0	(0)	(0)	(0)	(0)	0	(0)	-	0		別名：コーンオイル，コーン油。試料：精製油(100g：109mL，100mL：92g)
0	0	0	0	0	0	0	0	(0)	15.0	0.3	32.0	1.0	120	0	0	0	0	(0)	(0)	(0)	(0)	0	(0)	-	0		試料：低エルカ酸の精製油及びサラダ油。別名：キャノーラ油，カノーラ油。(100g：200mL，100mL：91g)
-	-	0	0	0	0	0	0	(0)	8.6	0.4	1.3	0.2	4	0	0	0	0	(0)	(0)	(0)	(0)	-	(0)	-	0		試料：精製油。(100g：111mL，100mL：90g)
-	-	0	0	0	0	0	0	(0)	0.4	Tr	0.1	Tr	Tr	0	0	0	0	(0)	(0)	(0)	(0)	-	(0)	-	0		試料：精製油。(100g：200mL，100mL：91g)
-	-	0	0	0	0	0	0	(0)	39.0	0.8	2.0	0.4	11	0	0	0	0	(0)	(0)	(0)	(0)	-	(0)	-	0		試料：精製油。(100g：109mL，100mL：92g)
-	-	0	0	0	0	0	0	(0)	39.0	0.8	2.0	0.4	11	0	0	0	0	(0)	(0)	(0)	(0)	-	(0)	-	0		試料：精製油
-	-	0	0	0	0	0	0	(0)	39.0	0.8	2.0	0.4	11	0	0	0	0	(0)	(0)	(0)	(0)	-	(0)	-	0		試料：精製油。(100g：200mL，100mL：91g)
-	-	-	0	6	0	6	Tr	0	28.0	0.7	5.8	1.2	190	0	0	0	0	(0)	(0)	(0)	(0)	(0)	(0)	-	0		別名：グレープシードオイル，ぶどう種子油
-	-	0	0	0	0	0	0	(0)	28.0	0.3	27.0	0.4	29	0	0	0	0	(0)	(0)	(0)	(0)	-	(0)	-	0		試料：精製油。(100g：109mL，100mL：92g)
-	-	0	0	0	0	0	0	(0)	0.3	0	0.2	Tr	Tr	0	0	0	0	(0)	(0)	(0)	(0)	-	(0)	-	0		別名：ココナッツオイル。試料：精製油(100g：200mL，100mL：91g)
-	-	0	0	0	0	0	0	(0)	6.0	0.3	5.4	0.5	4	0	0	0	0	(0)	(0)	(0)	(0)	-	(0)	-	0		別名：ピーナッツオイル，ピーナッツ油。試料：精製油(100g：200mL，100mL：91g)

動物脂類

Animal fats

●牛脂　Beef tallow

特徴　牛の脂肪組織から採取し，精製した白色のせっけん状の油脂。「ヘット」ともいう。マーガリンやショートニングに加工する他，せっけん・ろうそくの材料，工業用の油などにも用いる。

栄養　オレイン酸，ステアリン酸，パルミチン酸などの脂肪酸に富む。コレステロール値が高い。

調理　肉を焼くときの油代わりにするなど，牛肉料理に使うと，味の調和がとれる。融点が45～50℃で，冷たくして食べる料理には不向き。

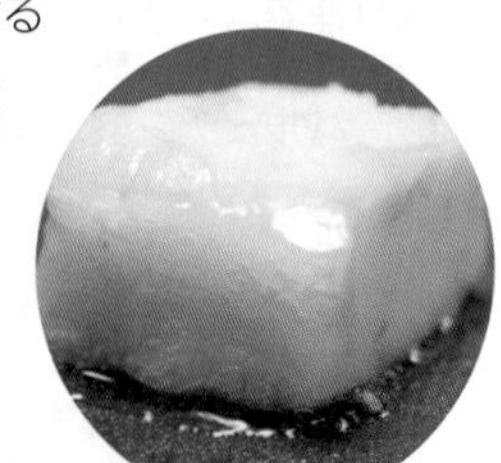

加熱すると液体状の油が出る。

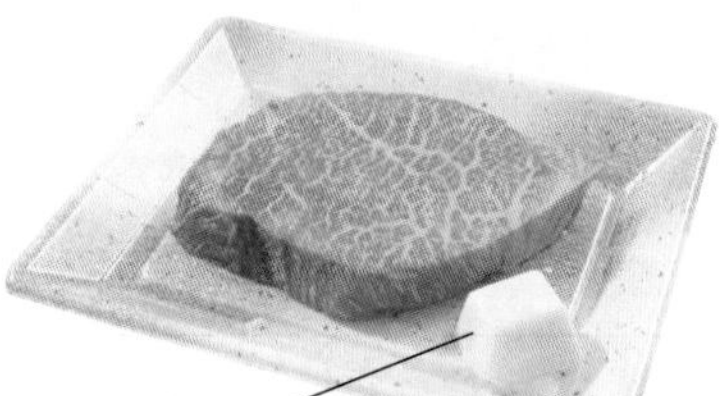

牛脂が牛肉に添えられることが多い

●ラード　Lard

特徴　豚の脂肪組織から採取し，精製した白っぽい油脂。日本農林規格では，精製ラードを，純製ラードと，他の油脂を一部配合した調製ラードに分類し，品質規格を定めている。

酸化しやすいので，保存には注意が必要。

栄養　脂肪酸に富む。不飽和脂肪酸も多い。

調理　フライなどに使うと揚げ上がりが重く，しっとりした感じになる。炒め油，中国料理や菓子の材料など，様々な料理に使われる。融点が低い(28～48℃)。

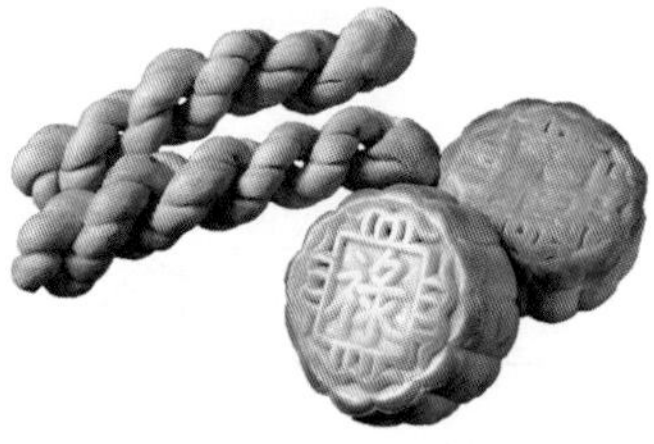

ラードが練りこまれた中国菓子

バター類

Butters

特徴　生乳，牛乳または特別牛乳から乳脂肪の粒を取り出し，練って固めた加工油脂。乳脂肪分80%以上，水分17%以下と定められている。独特な香りと濃厚な風味をもつ。

栄養　飽和脂肪酸が多い。消化がよく，カロテン，ビタミンAを豊富に含む。

調理　パンに塗って食べる他，ホワイトソース，炒め物，菓子の材料など，幅広い料理に用いる。

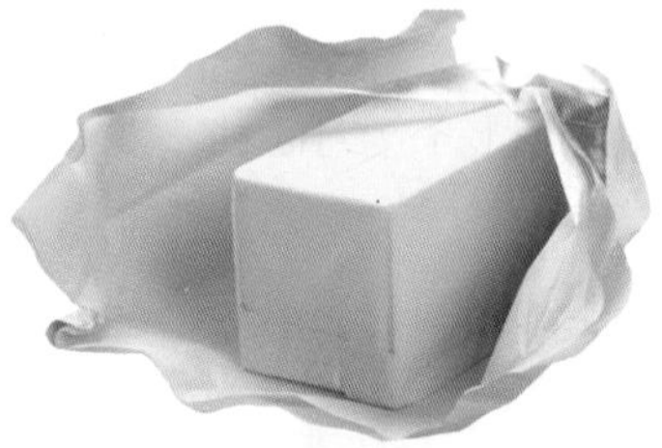

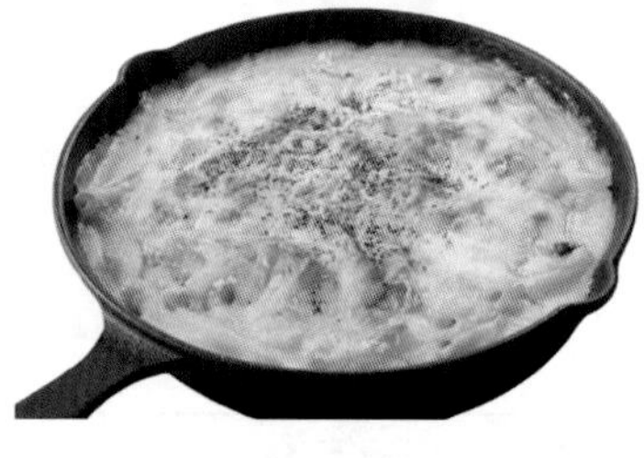

グラタンのホワイトソースにもバターが使われる

●無発酵バター

有塩バター

風味と保存性を高めるために食塩を添加したバター。添加する食塩の量は1.5%前後。

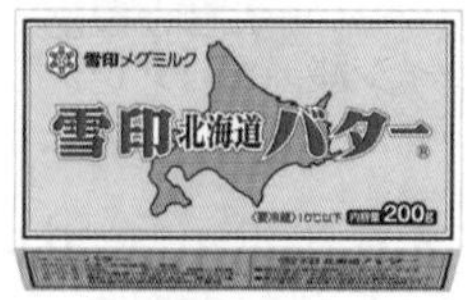

食塩不使用バター

食塩を添加していないバター。主に製菓用，調理用に利用される。保存期間は有塩バターより短い。「無塩バター」ともいう。

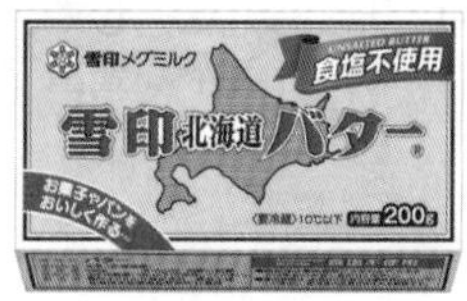

●発酵バター

原料のクリームを乳酸菌で発酵させてつくるバター。特にヨーロッパで好まれる。

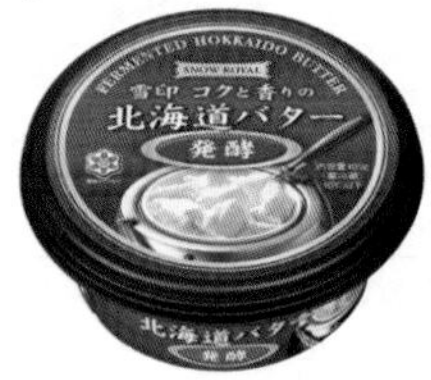

食品番号	食品名（可食部100g当たり）	廃棄率	エネルギー	エネルギー	水分	たんぱく質: アミノ酸組成によるたんぱく質	たんぱく質: たんぱく質	脂質: 脂肪酸のトリアシルグリセロール当量	脂質: コレステロール	脂質: 脂質	炭水化物: 利用可能炭水化物(単糖当量)	炭水化物: 利用可能炭水化物(質量計)	炭水化物: 差引き法による利用可能炭水化物	炭水化物: 食物繊維総量	炭水化物: 糖アルコール	炭水化物: 炭水化物	有機酸	灰分	無機質: ナトリウム	無機質: カリウム	無機質: カルシウム	無機質: マグネシウム	無機質: リン	無機質: 鉄	無機質: 亜鉛	無機質: 銅	無機質: マンガン	無機質: ヨウ素	無機質: セレン
		%	kJ	kcal	g	g	g	g	mg	g	g	g	g	g	g	g	g	g	mg	mg	mg	mg	mg	mg	mg	mg	mg	μg	μg
	(動物油脂類)																												
14015	牛脂	0	3577	869	Tr	-	0.2	93.8	100	99.8	-	-	6.0*	0	-	0	-	0	1	1	Tr	0	1	0.1	Tr	Tr	-	-	-
14032	たらのあぶら	0	3511	853	0.1	Tr	0.1	90.6	310	99.8	-	-	9.2*	-	-	0	-	0	1	1	Tr	0	2	Tr	0	Tr	0	450	9
14016	ラード	0	3639	885	0	-	0	97.0	100	100	-	-	3.0*	0	-	0	-	0	0	0	0	0	0	0	Tr	Tr	0	0	0
	(バター類)																												
14017	無発酵バター　有塩バター	0	2880	700	16.2	0.5	0.6	74.5	210	81.0	0.6	0.5	6.8*	(0)	-	0.2	-	2.0	750	28	15	2	15	0.1	0.1	Tr	0	2	Tr
14018	食塩不使用バター	0	2964	720	15.8	(0.4)	0.5	77.0	220	83.0	(0.6)	(0.6)	6.2*	(0)	-	0.2	-	0.5	11	22	14	2	18	0.4	0.1	0.01	0.01	3	Tr
14019	発酵バター	0	2938	713	13.6	(0.5)	0.6	74.6	230	80.0	-	-	9.9*	(0)	-	4.4	-	1.4	510	25	12	2	16	0.4	0.1	0.01	0.01	-	-
	(マーガリン類)																												
14020	マーガリン　家庭用　有塩	0	2939	715	14.7	0.4	0.4	78.9	5	83.1	0.9*	0.8	4.7	(0)	-	0.5	-	1.3	500	27	14	2	17	Tr	0.1	Tr	Tr	2	1
14033	無塩	0	2939	715	14.7	0.4	0.4	78.9	5	83.1	0.9*	0.8	4.7	(0)	-	0.5	-	1.3	(Tr)	27	14	2	17	Tr	0.1	Tr	Tr	2	1
14029	業務用　有塩	0	3046	740	14.8	(0.2)	0.3	80.3	5	84.3	-	-	4.2*	(0)	-	0.1	-	0.5	490	27	14	2	17	Tr	0.1	Tr	Tr	2	1
14034	無塩	0	3046	740	14.8	-	0.3	80.3	5	84.3	-	-	4.1*	(0)	-	0.1	-	0.5	(Tr)	27	14	2	17	Tr	0.1	Tr	Tr	2	1
14021	ファットスプレッド	0	2383	579	30.2	0.1	0.2	64.1	4	69.1	0.6*	0.6	4.5	(0)	-	0	-	1.2	420	17	8	2	10	Tr	Tr	Tr	Tr	1	0
	(その他)																												
14022	ショートニング　家庭用	0	3654	889	0.1	-	0	97.8	4	99.9	-	-	2.2*	(0)	-	0	-	0	0	0	0	0	0	0	0	0	0	0	0
14030	業務用　製菓	0	3625	881	Tr	-	0	96.3	4	99.9	-	-	3.6*	(0)	-	0	-	0	0	0	0	0	0	0	0	0	0	0	0
14031	フライ	0	3645	886	0.1	-	0	97.3	4	99.9	-	-	2.7*	(0)	-	0	-	0	0	0	0	0	0	0	0	0	0	0	0

マーガリン類

Margarine and Fat spread

特徴　食用油脂に水などを加えて乳化した後，急速に冷やして練り合わせたもの，または練り合わせをせずにつくられたもの。
　バターの代用品として，フランスで開発された。
栄養　使用する原料油脂の種類や比率によって，脂肪酸組成が異なる。一般に，バターに比べて，不飽和脂肪酸を多く含む。
調理　パンに塗る他，パンや菓子の材料に用いる。

●マーガリン
　油脂含有率が80％以上のもの。ビタミンA（レチノール）などが添加されているものもある。

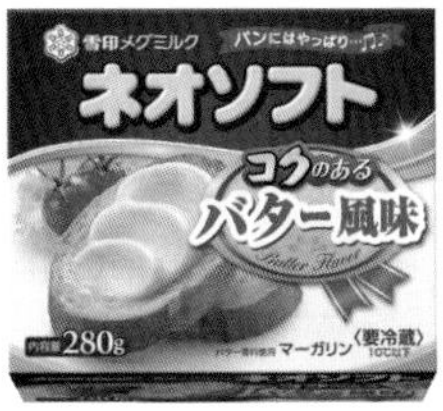

●ファットスプレッド
　油脂含有率が80％未満のもの。マーガリンより低エネルギー。果実や果実加工品，チョコレート，ナッツ類のペーストなどを加えたものもある。

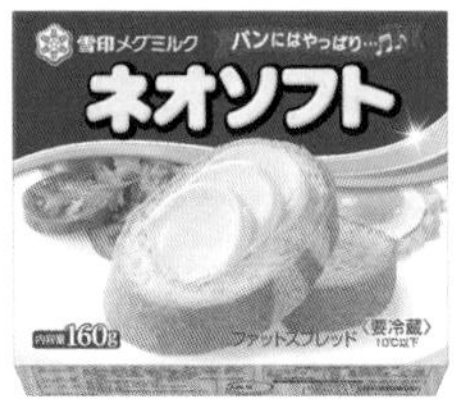

ショートニング

Shortening

特徴　食用油脂を原料としてつくられた半固形状，または流動状のもの。原料には，動植物油混合のものと，植物油のみのものがある。水分は0.5％以下。
　小麦粉を用いた食品に使用すると，もろくくずれやすく，軽い食感になる。
　ラードの代用品として，アメリカで開発された。
栄養　マーガリンと同様，使用する原料油脂の種類や比率によって，脂肪酸組成が異なる。トランス脂肪酸の健康リスクの問題がある。
調理　無味無臭で，菓子やパンなどに用いる他，フライの揚げ油などに使われる。

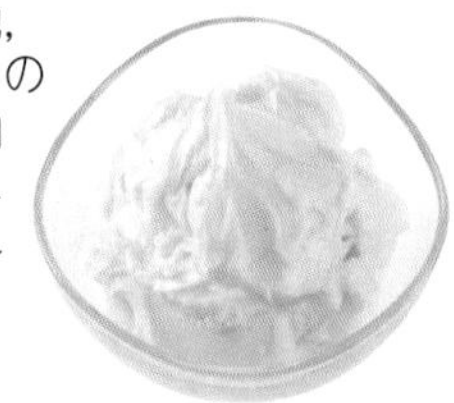

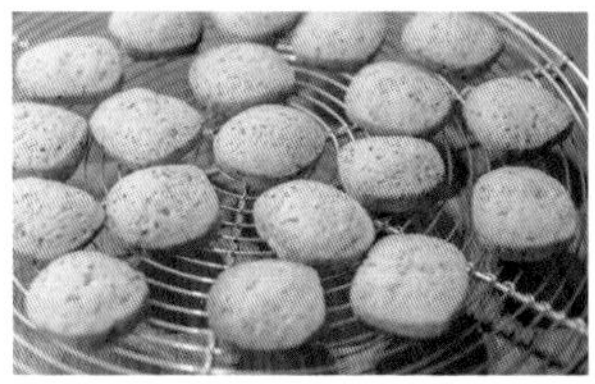

ショートニングを使ったクッキー
サクサクとした食感がある

14 油脂類

バターとマーガリン　見た目は似ていても…

　見た目が似ていますが，バターとマーガリンは原料や製造方法，成分がまったく違います。
　バターは生乳または牛乳から乳脂肪分を取り出し，それを練ってつくります。乳脂肪分が80％以上で，独特の香りと豊かな風味が特徴です。その歴史は古く，紀元前2000年ごろには，バターに関する記述があります。
　マーガリンは植物性油脂に水や乳化剤などを加えてつくられます。バターの代用品として19世紀後半にフランスで誕生しました。真珠（マーガライト）のような光沢があるということから「マーガリン」と名がついたといわれています。バターに比べてあっさりとした味わいがあります。

バター，マーガリン類の栄養（100g中）	エネルギー	水分	脂肪酸のトリアシルグリセロール当量	脂肪酸 飽和	一価不飽和	多価不飽和	ビタミン レチノール	β-カロテン当量	D
	kcal	g	g	g	g	g	μg	μg	μg
無発酵バター　有塩バター	700	16.2	74.5	50.45	17.97	2.14	500	190	0.6
マーガリン　家庭用　有塩	715	14.7	78.9	23.04	39.32	12.98	0	290	11.0
ファットスプレッド	579	30.2	64.1	20.40	20.72	20.02	0	380	1.1

日本食品標準成分表2020年版（八訂），日本食品標準食品成分表2020年版（八訂）脂肪酸成分表編より抜粋

クロム	モリブデン	ビタミンA レチノール	A カロテン α	A カロテン β	A β-クリプトキサンチン	A β-カロテン当量	A レチノール活性当量	D	E トコフェロール α	E β	E γ	E δ	K	B1	B2	ナイアシン	ナイアシン当量	B6	B12	葉酸	パントテン酸	ビオチン	C	アルコール	食塩相当量	見当	備考
μg	μg	μg	μg	μg	μg	μg	μg	μg	mg	mg	mg	mg	μg	mg	mg	mg	mg	mg	μg	μg	mg	μg	mg	g	g		
-	-	85	-	-	-	0	**85**	0	0.6	Tr	0.1	0.6	26	**0**	**0**	0	Tr	-	-	-	-	-	**0**	-	**0**		別名：ヘット。試料：いり取りしたもの
Tr	0	37000	0	0	0	0	**37000**	8.7	14.0	0	0.1	0	5	**0**	**Tr**	0.1	0.1	0	-	1	0	Tr	**0**	-	**0**	小1=4g	
0	0	0	0	0	0	0	**0**	0.2	0.3	Tr	0.1	Tr	7	**0**	**0**	0	0	0	0	0	0	0	**0**	-	**0**	大1=12g	別名：豚脂。試料：精製品。（100g：118mL，100mL：85g）
1	3	500	2	190	6	190	**520**	0.6	1.5	0	0.1	0	17	**0.01**	**0.03**	0	0.1	Tr	0.1	Tr	0.06	0.4	**0**	-	**1.9**		
0	3	780	1	190	3	190	**800**	0.7	1.4	0	0.1	0	24	**0**	**0.03**	Tr	(0.1)	Tr	0.1	1	0.08	0.3	**0**	-	**0**		別名：無塩バター
-	-	760	-	-	-	180	**780**	0.7	1.3	0	0.1	0	30	**0**	**0.02**	0	(0.1)	0	0.1	1	0	-	**0**	-	**1.3**	小1=4g	
0	2	0	12	290	0	300	**25**	11.0	15.0	0.7	37.0	6.2	53	**0.01**	**0.03**	Tr	0.1	0	0	Tr	Tr	0.2	**0**	-	**1.3**	大1=12g 1C=180g	β-カロテン：着色料として添加品含む ビタミンD：添加品含む
0	2	0	12	290	0	300	**25**	11.0	15.0	0.7	37.0	6.2	53	**0.01**	**0.03**	Tr	0.1	0	0	Tr	Tr	0.2	**0**	-	**0**		
0	2	0	-	290	-	290	**24**	11.0	15.0	0.7	36.0	6.2	53	**0.01**	**0.03**	Tr	(Tr)	0	0	Tr	Tr	0.2	**0**	-	**1.3**		β-カロテン：着色料として添加品含む ビタミンD：添加品含む
0	2	0	-	290	-	290	**24**	11.0	15.0	0.7	36.0	6.2	53	**0.01**	**0.03**	Tr	0.1	0	0	Tr	Tr	0.2	**0**	-	**0**		
Tr	1	0	Tr	380	0	380	**31**	1.1	16.0	0.7	21.0	5.7	71	**0.02**	**0.02**	Tr	Tr	0	0	Tr	Tr	0.1	**0**	-	**1.1**		β-カロテン：着色料として添加品含む
Tr	0	0	-	-	-	0	**0**	0.1	9.5	0.1	12.0	5.0	6	**0**	**0**	0	0	0	0	0	0	0	**0**	-	**0**	小1=4g	（100g：125mL，100mL：80g）
Tr	0	0	-	-	-	0	**0**	0.1	9.5	0.1	12.0	5.0	6	**0**	**0**	0	0	0	0	0	0	0	**0**	-	**0**	大1=12g	（100g：125mL，100mL：80g）
Tr	0	0	-	-	-	0	**0**	0.1	9.5	0.1	12.0	5.0	6	**0**	**0**	0	0	0	0	0	0	0	**0**	-	**0**		

15

Confectioneries

菓子類

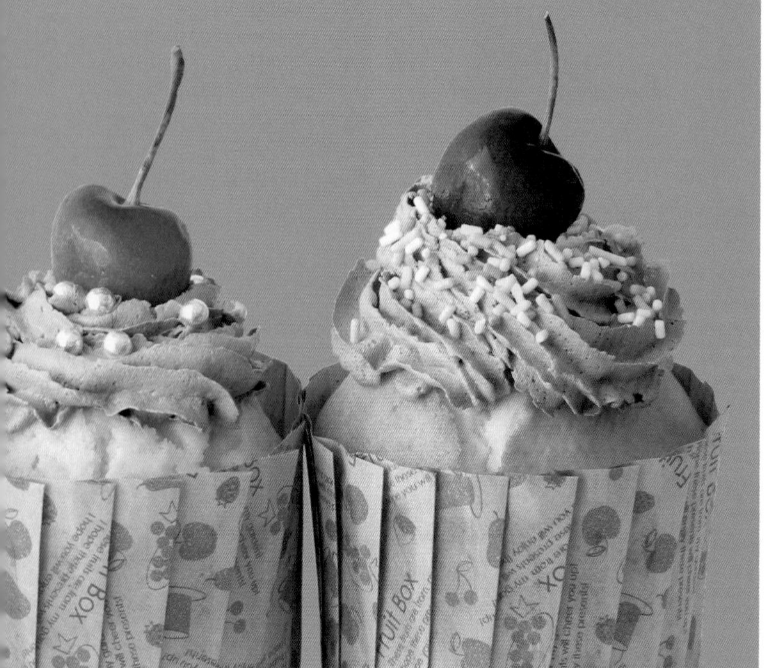

菓子類とは

通常の食事以外に主にし好品として食べるものをいい，甘いものが多い。菓子は，和菓子，洋菓子，中華菓子など，それぞれの国や地方の特色をもっており，極めて種類が多い。また，原料も，穀類，木の実，果実，野菜や乳，卵など様々なものが使われる。さらに，地域性やし好性が強いことから多種多様の菓子・銘菓が生まれている。

菓子の種類

和菓子と洋菓子の種類（例）

和菓子	生菓子	もちもの類	安倍川もち，うぐいすもち，おはぎ，かしわもち，鹿の子，ぎゅうひ，切り山椒，草もち，くずもち，桜もち，大福もち，団子，つばきもち，ゆべし，わらびもち
		蒸しもの類	ういろう，かるかん，きみしぐれ，くず桜，ちまき，くずまんじゅう，そばまんじゅう，利休まんじゅう，酒まんじゅう，薄皮まんじゅう，蒸しようかん
		焼きもの類	今川焼，どら焼，きんつば，唐まんじゅう
		流しもの類	淡雪かん，錦玉かん，水ようかん
		練りもの類	練り切り
	半生菓子	焼きもの類	カステラ，くりまんじゅう，タルト，茶通，桃山
		流しもの類	のし梅，練りようかん
		おかもの類	もなか
	干菓子	焼きもの類	瓦せんべい，南部せんべい，巻せんべい，塩せんべい，品川巻，松風，八つ橋
		揚げもの類	かりんとう，揚げせんべい，揚げおかき
		打ちもの類	らくがん，麦らくがん，秋田もろこし
		押しもの類	おこし，ごかぼう，しおがま
		あめもの類	あるへいとう，カルメラ，こんぺいとう，ひきあめ
	缶詰菓子		水ようかん缶詰，ゆで小豆缶詰
洋菓子	生菓子	菓子パン類	ドーナッツ，あんパン，クリームパン，ジャムパン
		ケーキ類	ショートケーキ，シュークリーム，ワッフル，エクレア
		デザート菓子類	ババロア，プリン，ゼリー
	半生菓子	ケーキ類	パウンドケーキ，バームクーヘン
		パイ類	アップルパイ，パルミエパイ
	干菓子	ビスケット類	ビスケット，クッキー，ボーロ，ロシアケーキ
		ウエハース	ウエハース
		クラッカー類	ソーダクラッカー，オイルスプレークラッカー
		チョコレート類	板チョコ，被覆チョコ，棒チョコ，フィンガーチョコ
		キャンディー類	キャラメル，ゼリービーンズ，ヌガー，チャイナマーブル，ドロップ，マシュマロ
		チューインガム	板ガム，風船ガム，糖衣ガム
		果実菓子類	マロングラッセ
		スナック菓子類	ポテトチップス，コーンチップ
	缶詰菓子		ババロア缶詰，プリン缶詰，ゼリー缶詰
中華菓子			げっぺい，中華まんじゅう（あん，肉）

（熊倉功夫、石毛直道編「日本の食・100年（のむ）」ドメス出版による）

▶**和菓子**…主原料は米粉，小麦粉，砂糖，あんなど。生菓子には季節や行事に結びついたものがよくみられる。また，カステラやボーロなどは海外から伝えられて，和菓子として定着した。

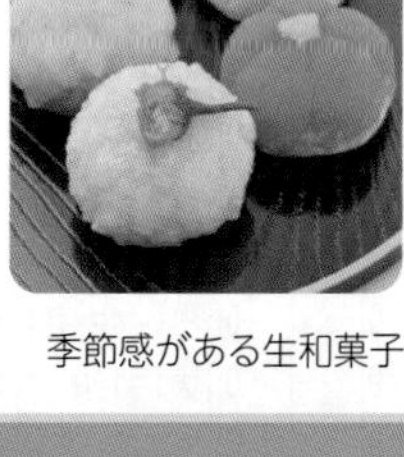

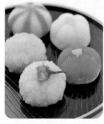

季節感がある生和菓子

▶**洋菓子**…主原料は小麦粉，砂糖，乳製品，卵など。明治時代に，欧米の洋菓子がバターや牛乳などとともに輸入され，日本でも洋菓子の生産が始まった。

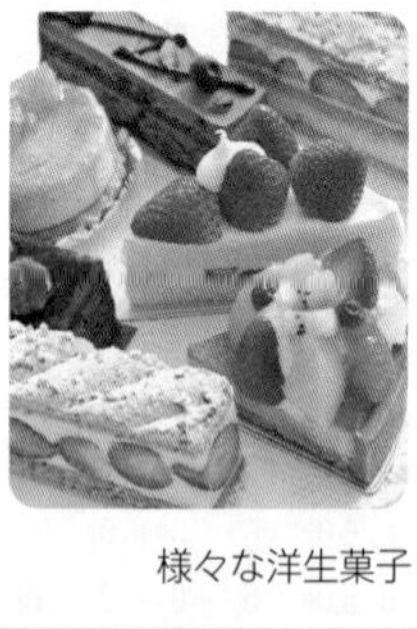

様々な洋生菓子

▶**中華菓子**…点心の中の甘いもの。主原料は穀類，種実類，油脂など。蒸す，揚げる，炒めるなどの調理法でつくられる。餅(ピン)類，包子(パオズ)類，麻花(マアホワ)などがある。

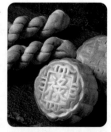

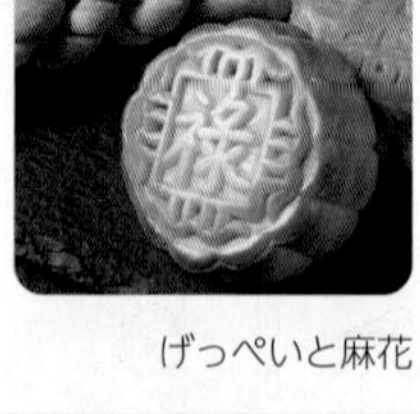

げっぺいと麻花

菓子類の歴史

弥生時代	奈良～平安時代	鎌倉～室町時代	江戸時代	明治時代以降
木の実や果物，焼き米などが菓子として食べられていた。	麹や麦芽を用いたあめがつくられ，菓子としての性格が明らかになる。唐菓子（おこし，げっぺい，団子，ちまきなど）の伝来で，新しい技術が加わる。	茶の湯の発達や，南蛮貿易などで南蛮菓子が入るようになり，製菓技術も向上。ういろう，ようかん，まんじゅうなどがつくられた。	華やかな特色をもった菓子の製造がみられた。まんじゅう，ようかんなどの種類も増えた。	和・洋の両性を生かした新製品が誕生した。

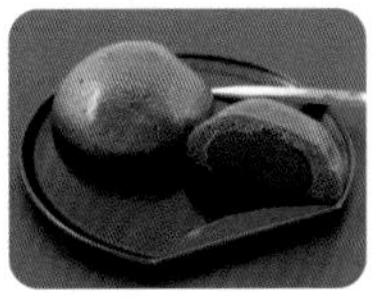

和菓子の主な原料

くずでん粉	山野で自生するくずの根からつくるでん粉	高級菓子，胡麻豆腐など
わらび粉	わらびの地下茎からつくるでん粉	わらびもちなど
道明寺粉	もち米を荒く挽いたもの	関西風さくらもち，道明寺かんなど
みじん粉	もち米を蒸して乾燥させ，細かく砕いたもの	らくがんなど
上新粉	うるち米からつくる粒の細かい粉	かしわもち，団子など
白玉粉	もち米からつくる粒の細かい粉	ぎゅうひ，白玉団子など
寒梅粉	みじん粉を水にさらして乾燥させたもの	らくがんなど
あん	豆類を煮て砂糖を加え，煮詰めたもの	つぶあん，こしあんなど
砂糖	加熱温度によって状態が変化する	―

洋菓子の主な原料

▶油脂
- バター…菓子づくりには無塩バターを使用。
- ショートニング…加工油脂の一つ。軽く仕上がる。

▶鶏卵
- 卵白…気泡性を利用してスポンジケーキを膨らませる。メレンゲなどにも使う。
- 卵黄…乳化性があり，乳化剤の役目を果たす。

▶種実類や加工果実類（レーズンや砂糖漬け）
風味を添える。ケーキ種に加える。飾りにする。

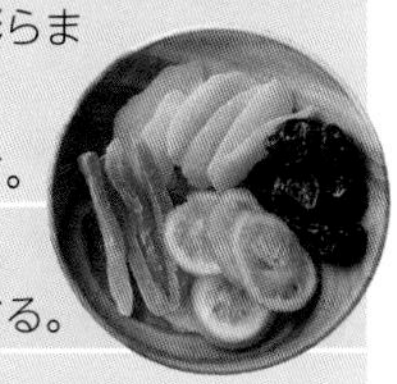

▶膨張剤
ベーキングパウダー，ふくらし粉ともいう。生地を膨らませる。

菓子類1食当たりのエネルギー量

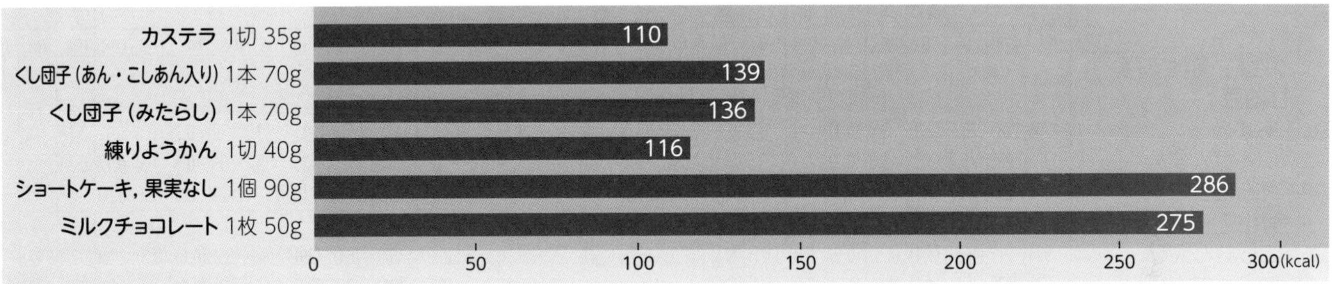

世界のお菓子

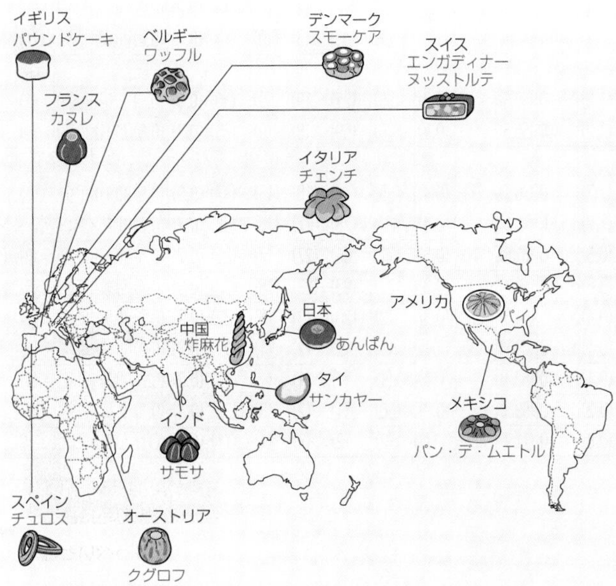

菓子類の保存方法

▶**干菓子**…保存性はよいが，湿気をきらうので，ふたのできる容器に入れて保存する。

▶**生菓子**…保存性が高くないので，できるだけ早目に食べる。冷蔵庫に入れるときは，乾燥しやすいので密閉容器やビニル袋に入れる。また，大福もちやようかんなどの和菓子全般，スポンジケーキ，パイなどは，冷凍保存し，自然解凍して食べるようにすると，風味が損なわれず，長く保存できる。ただし，ゼリーや水ようかんのように水分が多いもの，フルーツを多く使ったものは，冷凍すると，食感が悪くなるので，冷凍に向かない。

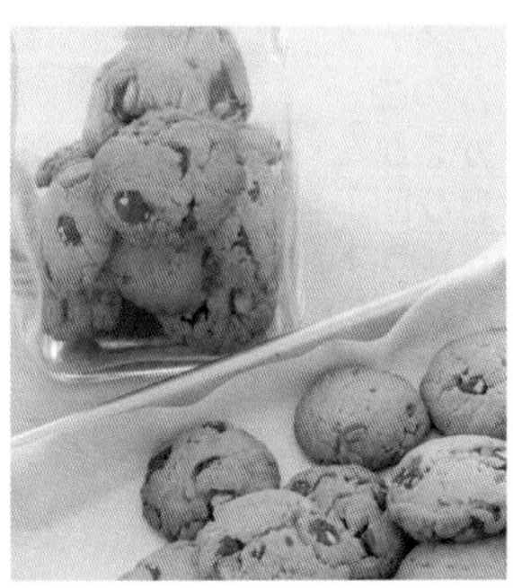

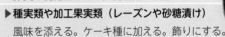

▶**半生菓子**…保存性は生菓子より高いが，冷凍できるものが多いので，長期保存する場合は冷凍してもよい。

和生菓子・和半生菓子類

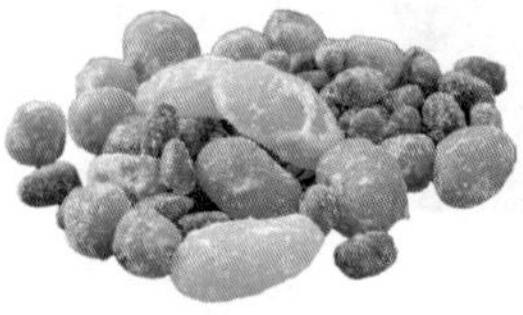

甘納豆

●甘納豆
豆をやわらかく煮て，濃度の低い砂糖液から高い砂糖液へと順に漬け，砂糖をまぶしたもの。あずき，いんげんまめ，えんどうなど，様々な豆の他，いもやくりなどでもつくられる。砂糖をまぶさないタイプ(ぬれ甘納豆)もある。

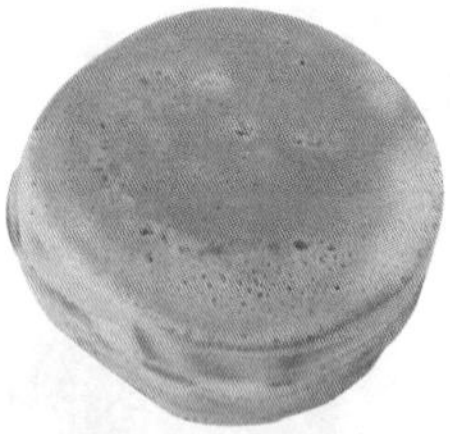

今川焼

●今川焼
鶏卵，砂糖，膨張剤，小麦粉を混ぜた生地を焼型に流し込み，あんを入れて焼いたもの。「大判焼」「回転焼」などとも呼ばれる。江戸時代，東京・今川橋付近で売り出したのが名の由来。

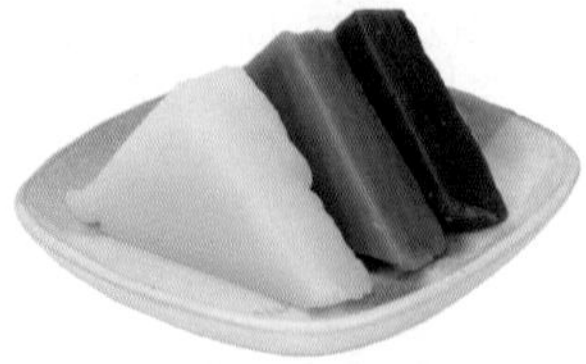

ういろう

●ういろう(外郎)
名産地は愛知県(名古屋)，神奈川県(小田原)，山口県など。上新粉，もち米，くず粉(でん粉)などに砂糖を加えて練った生地を枠に入れ，蒸した菓子。ようかんに似ているが，甘味が少ない。名前の由来は「外郎」という薬に似ているからとも，その薬の口直しにつくられたからともいわれる。

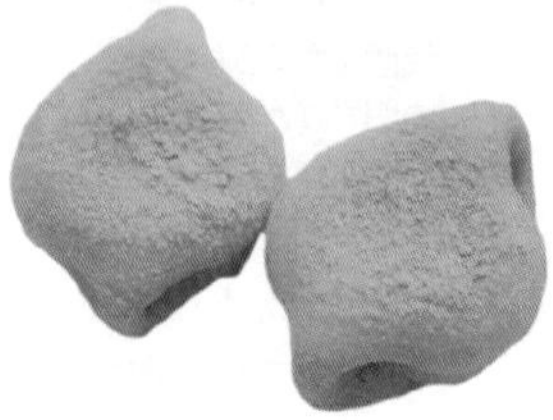

うぐいすもち

●うぐいすもち(鶯餅)
もち米または白玉粉を蒸して搗(つ)き，砂糖を加えて練った生地であんを包み，うぐいすのような形に成形し，青きな粉をまぶしたもの。青きな粉を生地に練り込んだものや，小豆つぶしあんの製品もある。

食品番号	食品名（可食部100g当たり）	廃棄率	エネルギー	エネルギー	水分	たんぱく質: アミノ酸組成によるたんぱく質	たんぱく質: たんぱく質	脂質: 脂肪酸のトリアシルグリセロール当量	脂質: コレステロール	脂質: 脂質	炭水化物: 利用可能炭水化物(単糖当量)	炭水化物: 利用可能炭水化物(質量計)	炭水化物: 差引き法による利用可能炭水化物	炭水化物: 食物繊維総量	炭水化物: 糖アルコール	炭水化物: 炭水化物	有機酸	灰分	無機質: ナトリウム	無機質: カリウム	無機質: カルシウム	無機質: マグネシウム	無機質: リン	無機質: 鉄	無機質: 亜鉛	無機質: 銅	無機質: マンガン	無機質: ヨウ素	無機質: セレン
		%	kJ	kcal	g	g	g	g	mg	g	g	g	g	g	g	g	g	g	mg	mg	mg	mg	mg	mg	mg	mg	mg	μg	μg
	<和生菓子・和半生菓子類>																												
	甘納豆																												
15001	あずき	0	1206	**283**	26.2	**(2.9)**	3.4	**(0.1)**	0	0.3	**(69.6)***	(66.0)	65.4	4.8	-	69.5	-	0.5	45	170	**11**	17	38	**0.7**	0.4	0.12	0.18	0	1
15002	いんげんまめ	0	1226	**288**	25.2	**(3.3)**	3.8	**(0.2)**	0	0.5	**(69.8)***	(66.3)	65.1	5.5	-	69.9	-	0.7	45	170	**26**	19	55	**0.8**	0.4	0.13	0.34	0	0
15003	えんどう	0	1246	**293**	23.1	**(3.1)**	3.8	**(0.3)**	0	0.4	**(72.4)***	(68.7)	69.9	3.2	-	72.2	-	0.4	47	110	**12**	17	27	**0.9**	0.6	0.09	-	0	2
	今川焼																												
15005	こしあん入り	0	924	**217**	(45.5)	**(4.1)**	(4.5)	**(0.9)**	(29)	(1.1)	**(50.6)***	(47.2)	(47.7)	(1.4)	-	(48.3)	-	(0.5)	(57)	(64)	**(29)**	(8)	(55)	**(0.6)**	(0.3)	(0.06)	(0.22)	(2)	(3)
15145	つぶしあん入り	0	935	**220**	(45.5)	**(4.1)**	(4.5)	**(1.2)**	(29)	(1.4)	**(50.5)***	(46.9)	(47.0)	(1.7)	-	(48.2)	-	(0.5)	(71)	(95)	**(23)**	(10)	(62)	**(0.6)**	(0.3)	(0.08)	(0.22)	(2)	(3)
15146	カスタードクリーム入り	0	952	**224**	(45.5)	**(4.3)**	(4.7)	**(2.3)**	(62)	(2.6)	**(49.2)***	(45.7)	(46.5)	(0.9)	-	(46.7)	-	(0.5)	(52)	(95)	**(46)**	(7)	(88)	**(0.5)**	(0.4)	(0.04)	(0.15)	(10)	(6)
	ういろう																												
15006	白	0	770	**181**	(54.5)	**(0.9)**	(1.0)	**(0.1)**	0	(0.2)	**(46.8)***	(43.8)	(44.3)	(0.1)	0	(44.2)	-	(0.1)	(1)	(17)	**(2)**	(4)	(18)	**(0.2)**	(0.2)	(0.04)	(0.13)	0	(1)
15147	黒	0	742	**174**	(54.5)	**(1.1)**	(1.5)	**(0.1)**	(0)	(0.2)	**(44.8)***	(41.9)	(43.1)	(0.1)	(0)	(42.7)	-	(1.1)	(1)	(41)	**(3)**	(10)	(44)	**(0.4)**	(0.4)	(0.08)	(0.31)	(Tr)	(2)
	うぐいすもち																												
15007	こしあん入り	0	1005	**236**	(40.0)	**(3.1)**	(3.5)	**(0.3)**	0	(0.4)	**(58.1)***	(54.4)	(54.6)	(1.8)	0	(55.8)	0	(0.3)	(35)	(21)	**(19)**	(9)	(30)	**(0.9)**	(0.5)	(0.09)	(0.28)	(1)	(1)
15148	つぶしあん入り	0	1009	**237**	(40.0)	**(2.3)**	(2.7)	**(0.3)**	(0)	(0.4)	**(59.4)***	(55.5)	(56.0)	(1.2)	(0)	(56.8)	-	(0.2)	(46)	(59)	**(8)**	(9)	(35)	**(0.7)**	(0.5)	(0.11)	(0.25)	(1)	(1)
	かしわもち																												
15008	こしあん入り	0	866	**203**	(48.5)	**(3.5)**	(4.0)	**(0.3)**	0	(0.4)	**(48.9)***	(45.2)	(45.7)	(1.7)	0	(46.7)	-	(0.4)	(55)	(40)	**(18)**	(13)	(47)	**(0.9)**	(0.5)	(0.11)	-	(Tr)	(1)
15149	つぶしあん入り	0	870	**204**	(48.5)	**(3.4)**	(3.9)	**(0.4)**	0	(0.5)	**(48.9)***	(45.0)	(45.5)	(1.7)	0	(46.6)	-	(0.4)	(67)	(78)	**(7)**	(15)	(58)	**(0.7)**	(0.6)	(0.13)	-	(Tr)	(2)
15009	カステラ	0	1328	**313**	(25.6)	**(6.5)**	(7.1)	**(4.3)**	(160)	(5.0)	**(65.7)***	(61.8)	(62.5)	(0.5)	0	(61.8)	-	(0.5)	(71)	(86)	**(27)**	(7)	(85)	**(0.7)**	(0.6)	(0.03)	(0.10)	(8)	(15)
15010	かのこ	0	1105	**260**	(34.0)	**(4.1)**	(4.8)	**(0.2)**	-	(0.4)	**(62.4)***	(59.0)	(57.5)	(3.8)	(0)	(60.4)	-	(0.3)	(22)	(93)	**(23)**	(15)	(37)	**(0.9)**	(0.4)	(0.11)	(0.25)	(0)	(Tr)
15011	かるかん	0	965	**226**	(42.5)	**(1.7)**	(2.1)	**(0.2)**	0	(0.3)	**(57.7)***	(54.1)	(54.8)	(0.4)	0	(54.8)	(0.1)	(0.3)	(2)	(120)	**(3)**	(8)	(32)	**(0.3)**	(0.3)	(0.08)	(0.17)	(Tr)	(1)
15012	きび団子	0	1273	**298**	(24.4)	**(1.4)**	(1.6)	**(0.2)**	0	(0.2)	**(77.5)***	(72.9)	(73.8)	(0.1)	0	(73.7)	-	(0.1)	(1)	(2)	**(2)**	(1)	(11)	**(0.3)**	(0.3)	(0.05)	(0.14)	(1)	(1)
15013	ぎゅうひ	0	1078	**253**	(36.0)	**(1.2)**	(1.3)	**(0.2)**	0	(0.2)	**(65.6)***	(61.7)	(62.5)	(0.1)	0	(62.4)	-	(Tr)	(1)	(1)	**(1)**	(1)	(10)	**(0.2)**	(0.3)	(0.04)	(0.12)	(1)	(1)
15014	きりざんしょ	0	1045	**245**	(38.0)	**(1.8)**	(2.1)	**(0.3)**	0	(0.3)	**(62.6)***	(58.5)	(59.4)	(0.2)	0	(59.3)	-	(0.3)	(66)	(31)	**(2)**	(8)	(32)	**(0.3)**	(0.3)	(0.07)	(0.25)	(Tr)	(1)
15015	きんぎょく糖	0	1203	**282**	(28.0)	**(Tr)**	(Tr)	**0**	0	0	**(74.8)***	(71.2)	(71.2)	(0.8)	0	(71.9)	-	(Tr)	(2)	(2)	**(7)**	(1)	(Tr)	**(0.1)**	(Tr)	(0.01)	(0.03)	0	0

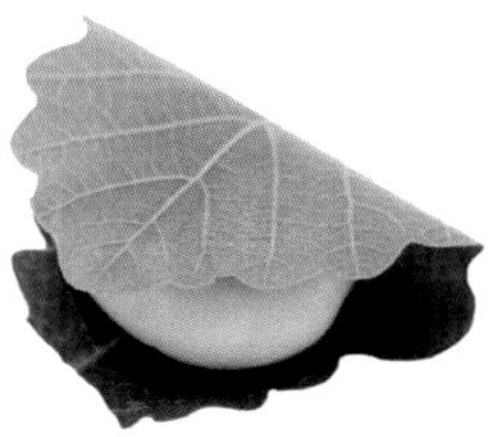
かしわもち

●かしわもち(柏餅)

上新粉をこねてから蒸して搗いた生地であんを包み，さらに蒸してから，かしわの葉でくるんだもの。小豆あんやみそあんがある。5月5日の端午の節句に供える。

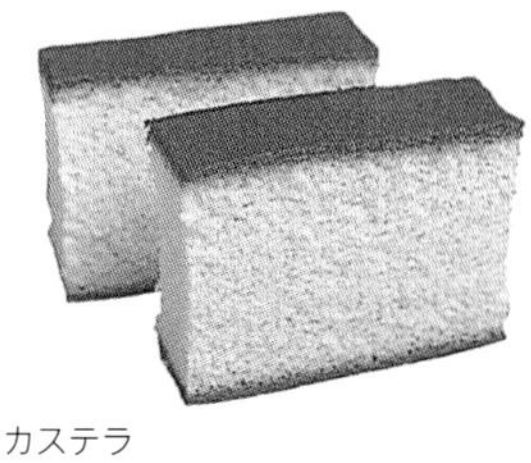
カステラ

●カステラ

鶏卵と砂糖を泡立て，小麦粉を加えた生地を木枠に入れ，オーブンでスポンジ状に焼いた菓子。室町時代にポルトガルから長崎に伝来し，改良を重ねるうちに日本独自のものになった。
スペインのカスティーリャ地方の菓子であったことから，「カステラ」という名になったといわれる。

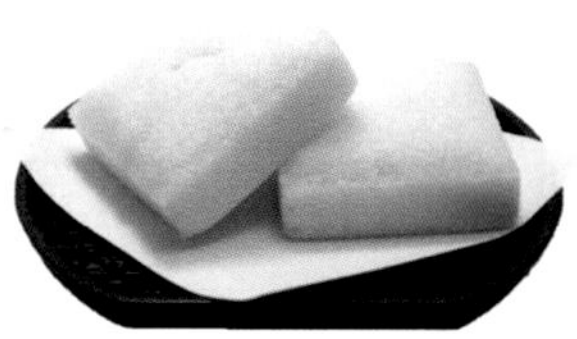
かるかん

●かるかん(軽羹)

名産地は鹿児島県。すりおろしたやまのいもに砂糖を加えて泡立て，生新粉(かるかん粉といわれる，浸漬したうるち米を挽いたもの)，またはそば粉を混ぜ，蒸したもの。なかにこしあんを入れたかるかんまんじゅうもある。皮のきめの粗さとやまのいものしっとり感が特徴。

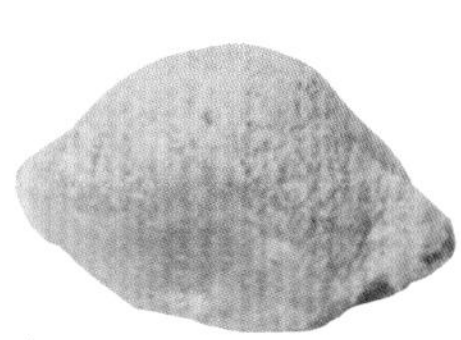
ぎゅうひ

●ぎゅうひ(求肥，牛皮)

もち粉，または白玉粉に水を加え，こねて蒸し，砂糖，水あめを加えて練り上げたもの。牛のなめし皮のようにやわらかいことから，かつて「牛皮」と書いたが，肉食がタブーとされていた時代に「求肥」に改められた。砂糖を加えているので，普通のもちより日もちがよい。

15 菓子類

クロム	モリブデン	ビタミン A レチノール	A カロテン α	A カロテン β	A β-クリプトキサンチン	A β-カロテン当量	A レチノール活性当量	D	E トコフェロール α	E トコフェロール β	E トコフェロール γ	E トコフェロール δ	K	B1	B2	ナイアシン	ナイアシン当量	B6	B12	葉酸	パントテン酸	ビオチン	C	アルコール	食塩相当量	見当	備考
μg	μg	μg	μg	μg	μg	μg	μg	μg	mg	mg	mg	mg	μg	mg	mg	mg	mg	mg	μg	μg	mg	μg	mg	g	g		
5	38	0	0	2	-	2	0	0	-	-	-	-	1	0.06	0.02	0.2	(0.9)	0.04	0	9	0.17	1.5	0	-	0.1	10粒=5g	
0	11	0	0	1	-	1	0	0	-	-	-	-	1	0.09	0.03	0.2	(1.0)	0.03	0	13	0.06	1.5	0	-	0.1		
1	26	0	0	18	-	18	2	0	-	-	-	-	3	0.11	0.02	0.3	(0.9)	0	0	2	0.16	2.4	0	-	0.1		
(1)	(12)	(14)	(0)	(0)	(1)	(Tr)	(14)	(0.3)	(0.2)	(Tr)	(0.2)	(0.5)	(2)	(0.04)	(0.04)	(0.2)	(1.1)	(0.01)	(0.1)	(6)	(0.23)	(2.3)	(0)	-	(0.1)	1個=50～60g	別名：大判焼，小判焼，回転焼，二重焼，太鼓まんじゅう，ともえ焼，たい焼を含む。小豆こしあん入り。部分割合：皮2，あん1
(1)	(16)	(15)	(0)	(0)	(1)	(Tr)	(15)	(0.3)	(0.2)	(Tr)	(0.3)	(0.5)	(2)	(0.04)	(0.04)	(0.2)	(1.1)	(0.02)	(0.1)	(8)	(0.27)	(2.4)	(0)	-	(0.2)		小豆つぶしあん入り。部分割合：皮2，あん1
(1)	(5)	(51)	(Tr)	(1)	(3)	(3)	(51)	(0.8)	(0.4)	(0.1)	(0.1)	(0)	(3)	(0.06)	(0.08)	(0.2)	(1.3)	(0.04)	(0.3)	(14)	(0.50)	(5.2)	(Tr)	-	(0.1)		カスタードクリーム入り。部分割合：皮2，あん1
(1)	(13)	0	-	0	0	0	0	0	-	-	-	-	0	(0.02)	(Tr)	(0.2)	(0.5)	(0.02)	0	(2)	(0.11)	(0.2)	0	-	0	1本=400g	別名：外郎餅。試料：白ういろう。食塩添加品あり
(1)	(32)	(0)	(0)	(0)	(0)	(0)	(0)	(0)	(0.1)	(0)	(0)	(0)	(0)	(0.04)	(0.01)	(0.5)	(1.1)	(0.05)	(0)	(5)	(0.28)	(0.5)	(0)	-	0		別名：外郎餅
(Tr)	(25)	0	0	0	0	0	0	0	0	0	(0.4)	(1.0)	(2)	(0.01)	(0.01)	(0.1)	(0.8)	(Tr)	0	(3)	(0.02)	(0.9)	0	-	(0.1)	1個=40～50g	小豆こしあん入り。部分割合：もち10，あん8，きな粉0.05
(1)	(29)	(0)	(0)	(Tr)	(0)	(Tr)	(0)	(0)	(Tr)	(0)	(0.3)	(0.7)	(2)	(0.01)	(0.01)	(0.1)	(0.8)	(0.01)	(0)	(6)	(0.06)	(0.8)	(0)	-	(0.1)		小豆つぶしあん入り。部分割合：もち10，あん8，きな粉0.05
(1)	(36)	0	-	-	-	0	0	0	-	-	-	-	(2)	(0.03)	(0.02)	(0.4)	(1.2)	(0.04)	0	(4)	(0.21)	(0.9)	0	-	(0.1)	1個=50～60g	小豆こしあん入り。部分割合：皮3，あん2。葉を除いたもの
(1)	(44)	0	-	-	-	0	0	0	-	-	-	-	(2)	(0.04)	(0.02)	(0.5)	(1.2)	(0.06)	0	(7)	(0.31)	(0.9)	0	-	(0.2)		小豆つぶしあん入り。部分割合：皮3，あん2。葉を除いたもの
(Tr)	(4)	(90)	-	(1)	(13)	(7)	(91)	(2.3)	(2.3)	(Tr)	(0.3)	0	(6)	(0.05)	(0.18)	(0.2)	(1.9)	(0.05)	(0.4)	(22)	(0.54)	(11.0)	0	-	(0.2)		試料：長崎カステラ
(3)	(31)	(0)	(0)	(1)	(0)	(1)	(0)	(0)	(0)	(0)	(0.3)	(0.9)	(2)	(0.03)	(0.02)	(0.1)	(0.8)	(0.02)	(0)	(5)	(0.10)	(1.3)	(0)	-	(0.1)		
0	(17)	0	-	-	-	(1)	0	0	(0.1)	0	0	0	0	(0.05)	(0.01)	(0.3)	(0.8)	(0.04)	0	(5)	(0.29)	(0.7)	(1)	-	0	1片=40g	
(Tr)	(14)	0	0	0	0	0	0	0	0	0	0	0	0	(0.01)	(Tr)	(0.1)	(0.5)	(Tr)	0	(3)	0	(0.3)	0	-	0		
0	(12)	0	0	0	0	0	0	0	0	0	0	0	0	(0.01)	(Tr)	(0.1)	(0.4)	(Tr)	0	(3)	0	(0.2)	0	-	0		
(Tr)	(26)	0	-	-	-	0	0	0	(0.1)	-	-	-	0	(0.03)	(0.01)	(0.4)	(0.9)	(0.04)	0	(4)	(0.22)	(0.4)	0	-	(0.2)		
0	0	0	0	0	0	0	0	0	0	0	0	0	0	0	0	0	0	0	0	0	(Tr)	(Tr)	0	-	0		

和生菓子・和半生菓子類

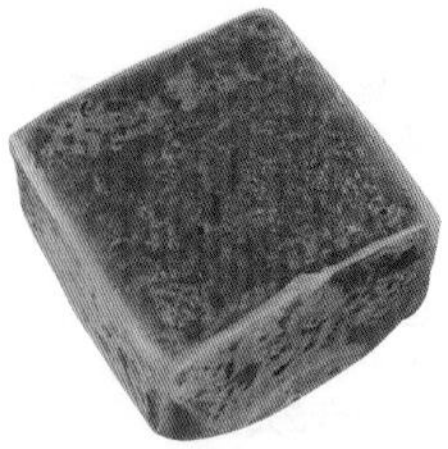

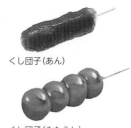

きんつば

●**きんつば（金鍔）**

あんを寒天で固め，水溶きの小麦粉を塗って焼き上げる「衣掛けきんつば」「角きんつば」と，小麦粉の生地であんを包んで焼き上げる「包みきんつば」がある。刀の鍔（つば）に似せて，円形，直方体に形づくる。小豆あんの他，白いんげんあんやさつまいもあんなどもある。

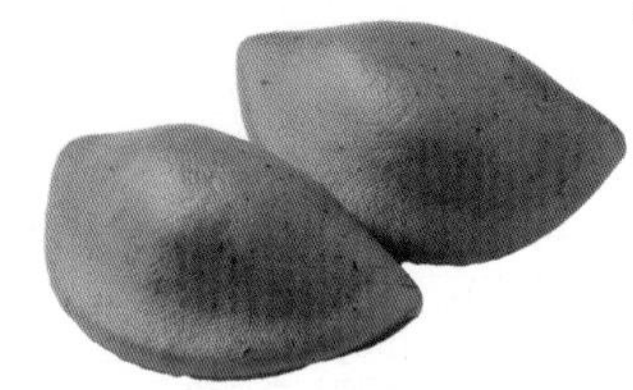

草もち

●**草もち（草餅）**

上新粉をこねて蒸したもち生地に，ゆでたよもぎやははこぐさ，高菜の若葉を入れて，あんを包んだもの。蛤，くわい，巾着，木魚などの形にする。3月3日の雛祭りに供える代表的な菓子。

くし団子（あん）

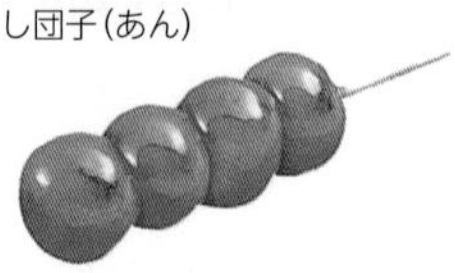

くし団子（みたらし）

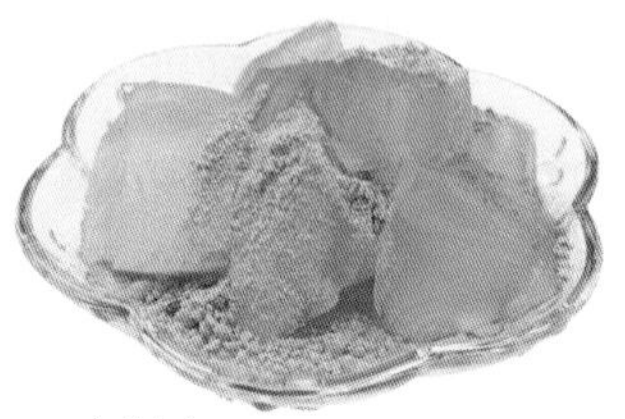

くずもち

●**くし団子（串団子）**

上新粉を熱湯でこねて蒸して搗（つ）き，丸めて串に刺し，あんやたれをつけたもの。

あん

団子に小豆あんを塗ったもの。

みたらし

直火で焼いてしょうゆと砂糖のたれをつけたもの。「しょうゆ団子」とも呼ばれる。

●**くずもち（葛餅）**

くずでん粉を水に溶かし，透明になるまで煮ながら練り，冷やし固めたもの。砂糖入りのきな粉や黒蜜などをかけて食べることが多い。くずでん粉を用いるものは，主に関西で流通する。小麦でん粉を用いるものは，主に関東で流通する。関西のくずもちに比べると白っぽい。

可食部100g当たり		廃棄率	エネルギー		水分	たんぱく質		脂質			炭水化物						有機酸	灰分	無機質										
食品番号	食品名					アミノ酸組成によるたんぱく質	たんぱく質	脂肪酸のトリアシルグリセロール当量	コレステロール	脂質	利用可能炭水化物（単糖当量）	利用可能炭水化物（質量計）	差引き法による利用可能炭水化物	食物繊維総量	糖アルコール	炭水化物			ナトリウム	カリウム	カルシウム	マグネシウム	リン	鉄	亜鉛	銅	マンガン	ヨウ素	セレン
		%	kJ	kcal	g	g	g	g	mg	g	g	g	g	g	g	g	g	g	mg	mg	mg	mg	mg	mg	mg	mg	mg	µg	µg
15016	きんつば	0	1105	260	(34.0)	(5.3)	(6.0)	(0.4)	0	(0.7)	(59.8)*	(56.1)	(54.1)	(5.5)	0	(58.6)	-	(0.7)	(120)	(160)	(20)	(22)	(73)	(1.4)	(0.7)	(0.19)	(0.41)	0	(1)
	草もち																												
15017	こしあん入り	0	956	224	(43.0)	(3.6)	(4.2)	(0.3)	0	(0.4)	(54.3)*	(50.4)	(50.9)	(1.9)	0	(52.1)	-	(0.3)	(17)	(46)	(22)	(14)	(50)	(1.0)	(0.6)	(0.12)	(0.40)	(Tr)	(1)
15150	つぶしあん入り	0	967	227	(43.0)	(4.4)	(4.8)	(0.6)	(0)	(0.7)	(53.1)*	(49.1)	(49.0)	(2.7)	(0)	(51.1)	-	(0.3)	(30)	(90)	(13)	(16)	(60)	(0.9)	(0.6)	(0.14)	(0.42)	(Tr)	(2)
	くし団子																												
15018	あん　こしあん入り	0	845	198	(50.0)	(3.3)	(3.8)	(0.4)	0	(0.4)	(47.8)*	(43.9)	(44.8)	(1.2)	0	(45.4)	-	(0.3)	(22)	(43)	(13)	(13)	(50)	(0.7)	(0.5)	(0.11)	(0.40)	(Tr)	(2)
15151	つぶしあん入り	0	847	199	(50.0)	(3.3)	(3.8)	(0.4)	0	(0.5)	(47.8)*	(43.8)	(44.7)	(1.3)	0	(45.4)	-	(0.3)	(24)	(68)	(6)	(15)	(57)	(0.6)	(0.6)	(0.12)	(0.41)	(1)	(2)
15019	みたらし	0	827	194	(50.5)	(2.7)	(3.2)	(0.4)	0	(0.4)	(47.4)*	(43.5)	(45.1)	(0.3)	0	(44.9)	(Tr)	(0.9)	(250)	(59)	(4)	(13)	(52)	(0.4)	(0.5)	(0.09)	(0.39)	(1)	(2)
	くずもち																												
15121	関西風　くずでん粉製品	0	399	93	(77.4)	-	(0.1)	-	0	(0.1)	(24.7)*	(22.5)	(22.5)	0	-	(22.5)	-	(Tr)	(1)	(1)	(5)	(1)	(3)	(0.5)	0	(0.01)	(0.01)	-	-
15122	関東風　小麦でん粉製品	0	400	94	(77.4)	-	(0.1)	-	0	(0.1)	(24.6)*	(22.4)	(22.4)	0	-	(22.4)	-	(0.1)	(1)	(2)	(4)	(1)	(9)	(0.2)	(Tr)	(0.01)	(0.02)	-	-
15020	げっぺい	0	1471	348	(20.9)	(4.3)	(4.7)	(8.3)	(Tr)	(8.5)	(67.1)*	(62.6)	(64.0)	(2.1)	0	(65.5)	-	(0.4)	(2)	(64)	(41)	(24)	(64)	(1.1)	(0.7)	(0.18)	(0.53)	(Tr)	(1)
15123	五平もち	0	755	178	(54.7)	(2.5)	(3.0)	(0.5)	0	(0.5)	(38.3)	(35.2)	(40.2)*	(1.3)	0	(40.9)	-	(0.8)	(240)	(58)	(10)	(9)	(41)	(0.4)	(0.6)	(0.10)	(0.29)	0	(1)
	桜もち																												
15022	関西風　こしあん入り	2	836	196	(50.0)	(3.0)	(3.5)	(0.1)	0	(0.3)	(47.9)*	(44.7)	(45.0)	(1.7)	0	(46.0)	-	(0.2)	(33)	(22)	(18)	(8)	(27)	(0.7)	(0.5)	(0.09)	(0.32)	0	0
15153	つぶしあん入り	2	839	197	(50.0)	(2.6)	(3.0)	(0.2)	0	(0.3)	(48.6)*	(45.2)	(45.7)	(1.3)	0	(46.5)	-	(0.2)	(26)	(43)	(5)	(7)	(25)	(0.4)	(0.6)	(0.10)	(0.33)	0	0
15021	関東風　こしあん入り	2	1000	235	(40.5)	(4.0)	(4.5)	(0.3)	0	(0.4)	(56.3)*	(52.6)	(52.3)	(2.6)	0	(54.2)	-	(0.3)	(45)	(37)	(26)	(11)	(37)	(1.0)	(0.4)	(0.09)	(0.31)	0	(1)
15152	つぶしあん入り	2	1007	237	(40.5)	(3.8)	(4.2)	(0.5)	0	(0.6)	(56.6)*	(52.7)	(52.4)	(2.5)	0	(54.4)	-	(0.3)	(44)	(82)	(12)	(11)	(41)	(0.7)	(0.3)	(0.09)	(0.26)	0	(1)
	笹だんご																												
15124	こしあん入り	0	965	227	(40.5)	(3.5)	(4.0)	(0.4)	0	(0.5)	(54.8)	(50.8)	(53.3)*	(1.9)	-	(54.6)	-	(0.4)	(18)	(88)	(15)	(15)	(50)	(0.5)	(0.7)	(0.14)	(0.51)	0	(1)
15154	つぶしあん入り	0	970	228	(40.5)	(4.1)	(4.7)	(0.5)	0	(0.6)	(54.0)*	(49.8)	(52.2)	(2.3)	0	(53.8)	-	(0.4)	(32)	(91)	(17)	(17)	(61)	(0.7)	(0.8)	(0.16)	(0.57)	0	(1)
15143	ずんだあん	0	805	190	(52.7)	(5.4)	(6.3)	(3.2)	0	(3.4)	(35.8)*	(34.1)	(35.2)	(2.5)	-	(36.6)	-	(1.0)	(87)	(270)	(42)	(40)	(94)	(1.4)	(0.7)	(0.20)	(0.41)	0	0
15144	ずんだもち	0	899	212	(47.8)	(4.4)	(4.9)	(1.6)	0	(1.7)	(44.4)	(40.9)	(44.5)*	(1.3)	-	(45.1)	-	(0.5)	(35)	(130)	(19)	(19)	(51)	(0.6)	(0.8)	(0.16)	(0.51)	0	(1)
	大福もち																												
15023	こしあん入り	0	950	223	(41.5)	(4.1)	(4.6)	(0.3)	0	(0.5)	(53.4)*	(49.3)	(52.0)	(1.8)	0	(53.2)	-	(0.3)	(33)	(33)	(18)	(10)	(32)	(0.7)	(0.8)	(0.13)	(0.51)	0	(1)
15155	つぶしあん入り	0	950	223	(41.5)	(4.2)	(4.7)	(0.4)	0	(0.6)	(52.7)*	(48.6)	(50.9)	(2.7)	0	(52.8)	-	(0.4)	(56)	(86)	(10)	(13)	(44)	(0.7)	(0.8)	(0.16)	(0.51)	0	(1)
15024	タルト　（和菓子）	0	1222	288	(30.0)	(5.4)	(5.9)	(2.6)	(91)	(3.0)	(63.9)*	(60.1)	(60.1)	(1.5)	0	(60.7)	-	(0.4)	(38)	(64)	(27)	(9)	(66)	(0.9)	(0.5)	(0.07)	(0.19)	(9)	(7)

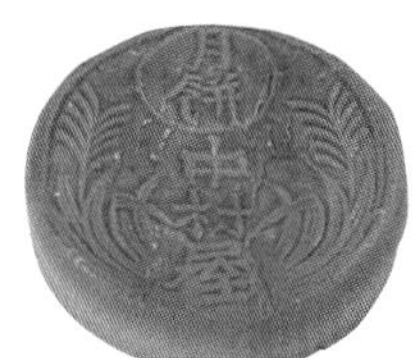
げっぺい

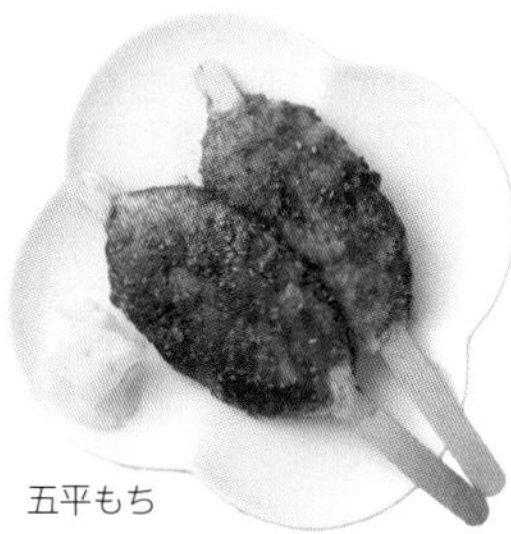
五平もち

●げっぺい(月餅)
小麦粉に砂糖，かん水などを入れて練った生地で，ごま，くるみなどを入れたあんを包み，型に入れて表面に模様をつけ，焼いたもの。中国では陰暦８月15日の中秋節に供える菓子として有名。

●五平もち(五平餅)
愛知県，岐阜県，静岡県，長野県などの郷土料理。炊きたての飯をつぶし，細長く整え，みそと砂糖を混ぜたたれをつけて火にかざし，あぶったもの。たれにはくるみやごまを混ぜることもある。地域によって，団子形や丸形のものもある。

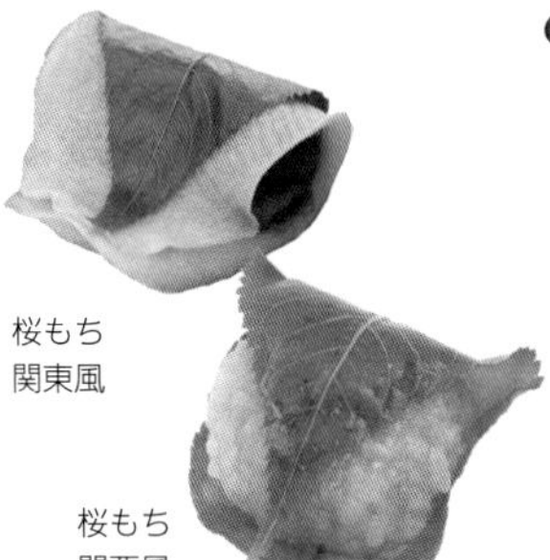
桜もち
関東風

桜もち
関西風

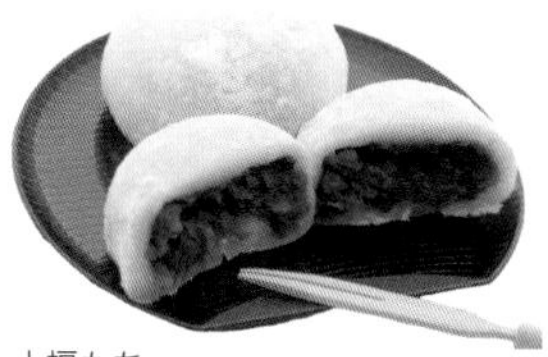
大福もち

●桜もち(桜餅)
小麦粉や道明寺粉の皮であんを包み，それを塩漬した桜の葉で巻いたもの。関東風は，小麦粉を溶いて薄紅色に染め，楕円形に焼いた皮で小豆あんを包む。
関西風は，小麦粉ではなく，薄紅色に染めたもち米，または道明寺粉を蒸して砂糖を混ぜたもので小豆あんを包む。道明寺粉とは蒸したもち米を乾燥して粉に挽いたもの。

●大福もち(大福餅)
薄いもちの皮で小豆あんを包んだもの。江戸時代の大型で塩あんの「太腹もち」と呼ばれたものを，明治時代に改良し，菓子とした。もち生地に他の材料を加えた豆大福，草大福，あんに他の材料を加えたいちご大福，栗大福などもある。

15 菓子類

クロム	モリブデン	ビタミン A レチノール	A カロテン α	A カロテン β	A β-クリプトキサンチン	A β-カロテン当量	A レチノール活性当量	D	E トコフェロール α	E トコフェロール β	E トコフェロール γ	E トコフェロール δ	K	B_1	B_2	ナイアシン	ナイアシン当量	B_6	B_{12}	葉酸	パントテン酸	ビオチン	C	アルコール	食塩相当量	見当	備考
µg	µg	µg	µg	µg	µg	µg	µg	µg	mg	mg	mg	mg	µg	mg	mg	mg	mg	mg	µg	µg	mg	µg	mg	g	g		▲…食物繊維：AOAC2011.25法
(1)	(47)	0	0	0	0	0	**0**	0	(0.1)	-	-	-	(6)	**(0.03)**	**(0.03)**	(0.2)	(1.2)	(0.03)	0	(8)	(0.22)	(1.7)	**0**	-	**(0.3)**	1個=50〜60g	小豆つぶしあん入り。部分割合：皮1，あん9
(1)	(36)	0	0	(150)	0	(150)	**(13)**	0	(0.1)	0	(0.3)	(0.9)	(11)	**(0.03)**	**(0.02)**	(0.4)	(1.3)	(0.04)	0	(5)	(0.21)	(0.9)	**0**	-	**0**		小豆こしあん入り。部分割合：皮6，あん4
(1)	(43)	(0)	(0)	(210)	(0)	(210)	**(18)**	(0)	(0.2)	(0)	(0.3)	(0.6)	(15)	**(0.04)**	**(0.02)**	(0.5)	(1.4)	(0.05)	(0)	(9)	(0.30)	(0.9)	**(0)**	-	**(0.1)**		小豆つぶしあん入り。部分割合：皮6，あん4
(1)	(39)	0	0	0	0	0	**0**	0	(0.1)	0	(0.2)	(0.6)	(1)	**(0.04)**	**(0.02)**	(0.5)	(1.3)	(0.05)	0	(5)	(0.27)	(0.8)	**0**	-	**(0.1)**	1本=60〜70g	小豆こしあん入り 部分割合：団子8，あん3。くしを除いたもの
(1)	(44)	0	0	0	0	0	**0**	0	(0.1)	0	(0.2)	(0.3)	(1)	**(0.04)**	**(0.01)**	(0.6)	(1.2)	(0.06)	0	(7)	(0.34)	(0.8)	**0**	-	**(0.1)**		部分割合：団子8，あん3。くしを除いたもの
(1)	(37)	0	0	0	0	0	**0**	0	(0.1)	0	0	0	0	**(0.04)**	**(0.02)**	(0.7)	(1.3)	(0.06)	0	(7)	(0.33)	(1.1)	**0**	(0.1)	**(0.6)**	1本=60g	別名：しょうゆ団子 部分割合：団子9，たれ2。くしを除いたもの
-	-	0	-	-	-	0	**0**	0	-	-	-	-	0	**0**	**0**	0	0	0	0	0	0	-	**0**	-	**0**		
-	-	0	-	-	-	0	**0**	0	-	-	-	-	0	**0**	**0**	0	0	0	0	0	0	-	**0**	-	**0**		
(1)	(36)	0	0	0	0	(1)	**0**	0	(0.6)	(Tr)	(2.1)	(1.2)	(2)	**(0.05)**	**(0.03)**	(0.5)	(1.5)	(0.06)	0	(8)	(0.23)	(1.1)	**0**	-	**0**	1個=60〜100g	あん(小豆あん，くるみ，水あめ，ごま等)入り 部分割合：皮5，あん4
0	(25)	0	0	0	0	0	**0**	0	(Tr)	0	(0.3)	(0.2)	(1)	**(0.02)**	**(0.02)**	(0.3)	(1.0)	(0.02)	0	(5)	(0.21)	(0.4)	**0**	-	**(0.6)**		みそだれ付き▲
0	(14)	0	0	0	0	0	**0**	0	0	0	(0.3)	(0.9)	(2)	**(0.01)**	**(0.01)**	(0.1)	(0.8)	(0.01)	0	(1)	(0.05)	(0.6)	**0**	-	**(0.1)**		別名：道明寺。小豆こしあん入り 部分割合：道明寺種皮3，あん2。廃棄部位：桜葉
0	(9)	0	0	0	0	0	**0**	0	(Tr)	0	(0.2)	(0.4)	(1)	**(0.01)**	**(0.01)**	(0.1)	(0.6)	(0.02)	0	(3)	(0.10)	(0.3)	**0**	-	**(0.1)**		別名：道明寺。小豆つぶしあん入り 部分割合：道明寺種皮3，あん2。廃棄部位：桜葉
(1)	(22)	0	0	0	0	0	**0**	0	(Tr)	(Tr)	(0.4)	(1.2)	(2)	**(0.02)**	**(0.02)**	(0.1)	(1.0)	(Tr)	0	(2)	(0.10)	(1.0)	**0**	-	**(0.1)**	1個=40〜50g	小豆こしあん入り 部分割合：小麦粉皮4，あん5。廃棄部位：桜葉
(1)	(21)	0	0	0	0	0	**0**	0	(0.1)	(Tr)	(0.3)	(0.6)	(2)	**(0.04)**	**(0.02)**	(0.2)	(0.9)	(0.02)	0	(5)	(0.20)	(0.9)	**0**	-	**(0.1)**		小豆つぶしあん入り 部分割合：小麦粉皮4，あん5。廃棄部位：桜葉
0	(28)	0	0	(400)	0	(400)	**(34)**	-	(0.3)	(Tr)	(0.2)	(0.4)	(26)	**(0.06)**	**(0.02)**	(0.5)	(1.2)	(0.05)	0	(10)	(0.25)	(0.7)	**0**	-	**0**		小豆こしあん入り
(1)	(33)	0	0	(400)	0	(400)	**(33)**	-	(0.3)	(Tr)	(0.3)	(0.5)	(27)	**(0.05)**	**(0.02)**	(0.5)	(1.3)	(0.04)	0	(10)	(0.26)	(0.8)	**0**	-	**(0.1)**		小豆つぶしあん入り
0	0	0	(26)	(140)	(4)	(160)	**(13)**	0	(0.3)	(0.1)	(3.2)	(1.2)	(18)	**(0.13)**	**(0.07)**	(0.6)	(1.6)	(0.04)	0	(140)	(0.25)	0	**(8)**	-	**(0.2)**		別名：ずんだ
0	(34)	0	(11)	(57)	(2)	(64)	**(5)**	0	(0.2)	(Tr)	(1.3)	(0.5)	(7)	**(0.07)**	**(0.03)**	(0.3)	(1.2)	(0.03)	0	(60)	(0.31)	(0.4)	**(3)**	-	**(0.1)**		部分割合：ずんだ4，もち6
0	(46)	0	0	0	0	0	**0**	0	(Tr)	0	(0.3)	(0.9)	(2)	**(0.02)**	**(0.01)**	(0.1)	(1.1)	(0.02)	0	(3)	(0.22)	(0.9)	**0**	-	**(0.1)**	1個=50〜100g	小豆こしあん入り。部分割合：もち皮10，あん7
(1)	(54)	0	0	0	0	0	**0**	0	(0.1)	0	(0.4)	(0.8)	(3)	**(0.03)**	**(0.02)**	(0.2)	(0.9)	(0.03)	0	(6)	(0.28)	(1.1)	**0**	-	**(0.1)**		小豆つぶしあん入り 部分割合：もち皮10，あん7
(Tr)	(13)	(54)	(Tr)	(Tr)	(4)	(2)	**(54)**	(1.0)	(0.4)	(Tr)	(0.4)	(0.6)	(4)	**(0.04)**	**(0.11)**	(0.1)	(1.4)	(0.03)	(0.3)	(14)	(0.39)	(6.7)	**(1)**	-	**(0.1)**	1個=60g	あん入りロールカステラ 柚子風味小豆こしあん入り。部分割合：皮2，あん1

和生菓子・和半生菓子類

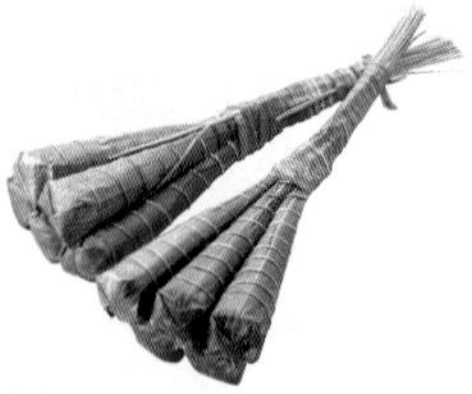

ちまき

●ちまき(粽)
もち米，うるち米や米粉などを，茅(ちがや)，笹，藁(わら)などの葉で包み，いぐさでしばって蒸したもの。砂糖入りのきな粉をつけて食べることが多い。豚肉や椎茸，干しえびなどの具を一緒に入れることもある。三角形か紡錘形に包む。中国より伝来。５月５日の端午の節句に供える代表的な菓子。

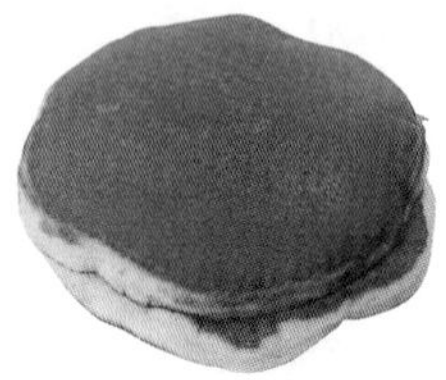

どら焼

●どら焼(銅鑼焼)
鶏卵と砂糖を泡立て，小麦粉を加え混ぜた生地を平鍋で丸く焼いた２枚の皮であんをはさんだもの。名前の由来は，丸い形が銅鑼(どら)に似ているからとも，銅鑼の上で焼いたからともいわれる。あんとともに生クリームやバターをはさんだものもある。

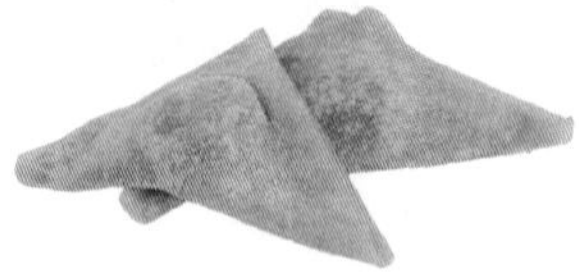

生八つ橋

●生八つ橋
京都の土産物として有名。米粉を蒸し，生地を薄く伸ばし，二つ折りにして，あんを包んだもの。皮に肉桂(シナモン)を加えたものの他，抹茶などもある。あんも，小豆あんのほか，栗やかぼちゃ，チョコレート，果物など様々な味がつくられている。

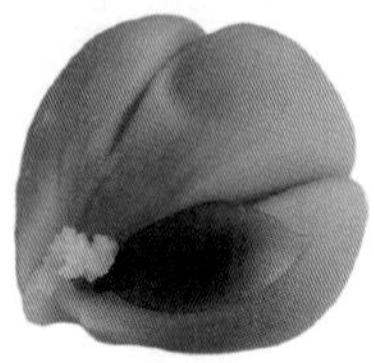

ねりきり

●ねりきり(練切)
白あんに砂糖を加えて練り，つなぎにおろしたやまのいも，ぎゅうひ，みじん粉(もち米の一種)を用い，生地に色をつけたり，様々な模様や形をつけたもの。色・形が様々で和菓子の代表的なもの。茶席菓子にも欠かせない。

食品番号	食品名(可食部100g当たり)	廃棄率	エネルギー	エネルギー	水分	たんぱく質: アミノ酸組成によるたんぱく質	たんぱく質: たんぱく質	脂質: 脂肪酸のトリアシルグリセロール当量	脂質: コレステロール	脂質: 脂質	炭水化物: 利用可能炭水化物(単糖当量)	炭水化物: 利用可能炭水化物(質量計)	炭水化物: 差引き法による	炭水化物: 食物繊維総量	炭水化物: 糖アルコール	炭水化物: 炭水化物	有機酸	灰分	無機質: ナトリウム	無機質: カリウム	無機質: カルシウム	無機質: マグネシウム	無機質: リン	無機質: 鉄	無機質: 亜鉛	無機質: 銅	無機質: マンガン	無機質: ヨウ素	無機質: セレン
		%	kJ	kcal	g	g	g	g	mg	g	g	g	g	g	g	g	g	g	mg	mg	mg	mg	mg	mg	mg	mg	mg	µg	µg
15025	**ちまき**	0	642	**150**	(62.0)	**(1.1)**	(1.3)	**(0.2)**	0	(0.2)	**(38.5)***	(35.9)	(36.5)	(0.1)	0	(36.5)	-	(0.1)	(1)	(17)	**(1)**	(4)	(18)	**(0.2)**	(0.2)	(0.04)	(0.15)	0	(1)
15026	**ちゃつう**	0	1359	**320**	(22.5)	**(5.5)**	(6.2)	**(4.1)**	0	(4.3)	**(67.7)***	(63.6)	(63.4)	(3.8)	0	(66.4)	-	(0.6)	(5)	(63)	**(120)**	(41)	(79)	**(1.9)**	(0.9)	(0.23)	(0.50)	0	(1)
	どら焼																												
15156	こしあん入り	0	1197	**282**	(31.5)	**(6.0)**	(6.6)	**(2.8)**	(97)	(3.1)	**(61.2)***	(57.2)	(57.5)	(1.5)	(0)	(58.4)	-	(0.7)	(120)	(61)	**(31)**	(12)	(65)	**(1.1)**	(0.5)	(0.09)	(0.27)	(6)	(5)
15027	つぶしあん入り	0	1242	**292**	(31.5)	**(6.0)**	(6.6)	**(2.8)**	(98)	(3.2)	**(63.7)***	(59.9)	(57.0)	(1.9)	(0)	(57.9)	-	(0.8)	(140)	(120)	**(22)**	(15)	(78)	**(1.1)**	(0.6)	(0.12)	(0.27)	(7)	(6)
	生八つ橋　あん入り																												
15157	こしあん入り	0	1169	**274**	(30.5)	**(3.1)**	(3.6)	**(0.3)**	0	(0.3)	**(68.4)***	(64.0)	(64.3)	(1.6)	0	(65.4)	-	(0.2)	(2)	(35)	**(17)**	(12)	(42)	**(0.8)**	(0.5)	(0.10)	(0.34)	(Tr)	(1)
15004	こしあん・つぶしあん混合	0	1166	**274**	(30.5)	**(2.9)**	(3.5)	**(0.2)**	(0)	(0.3)	**(68.2)***	(64.1)	(64.0)	(2.1)	(0)	(65.5)	-	(0.2)	(17)	(71)	**(18)**	(15)	(52)	**(1.0)**	(0.6)	(0.13)	(0.37)	(Tr)	(1)
15158	つぶしあん入り	0	1170	**275**	(30.5)	**(3.2)**	(3.7)	**(0.3)**	(0)	(0.5)	**(67.8)***	(63.5)	(63.4)	(2.3)	(0)	(65.1)	-	(0.3)	(32)	(110)	**(12)**	(17)	(60)	**(1.0)**	(0.6)	(0.15)	(0.37)	(Tr)	(1)
15028	**ねりきり**	0	1102	**259**	(34.0)	**(4.6)**	(5.3)	**(0.2)**	0	(0.3)	**(61.9)***	(58.2)	(57.4)	(3.6)	0	(60.1)	-	(0.3)	(2)	(33)	**(39)**	(16)	(46)	**(1.5)**	(0.6)	(0.13)	(0.39)	0	(Tr)
	まんじゅう																												
15029	カステラまんじゅう　こしあん入り	0	1241	**292**	(27.9)	**(6.0)**	(6.7)	**(1.8)**	(56)	(2.1)	**(65.9)***	(61.6)	(61.3)	(2.4)	0	(62.6)	-	(0.6)	(47)	(77)	**(45)**	(14)	(77)	**(1.3)**	(0.6)	(0.11)	(0.35)	(4)	(4)
15159	つぶしあん入り	0	1239	**292**	(27.9)	**(6.2)**	(6.9)	**(2.0)**	(57)	(2.3)	**(64.7)***	(60.3)	(59.9)	(3.2)	(0)	(62.2)	-	(0.7)	(83)	(160)	**(33)**	(18)	(96)	**(1.2)**	(0.6)	(0.15)	(0.35)	(4)	(4)
15160	かるかんまんじゅう　こしあん入り	0	961	**226**	(42.5)	**(2.5)**	(3.0)	**(0.2)**	(0)	(0.3)	**(56.3)***	(53.4)	(53.0)	(1.4)	(0)	(53.8)	-	(0.3)	(45)	(65)	**(24)**	(13)	(39)	**(1.0)**	(0.5)	(0.10)	(0.30)	(Tr)	(1)
15161	つぶしあん入り	0	962	**226**	(42.5)	**(2.6)**	(3.1)	**(0.2)**	(0)	(0.4)	**(55.8)***	(53.0)	(52.3)	(1.9)	(0)	(53.6)	-	(0.4)	(78)	(140)	**(12)**	(16)	(54)	**(1.0)**	(0.5)	(0.15)	(0.30)	(0)	(1)
15030	くずまんじゅう　こしあん入り	0	922	**216**	(45.0)	**(2.7)**	(3.1)	**(0.1)**	0	(0.2)	**(53.5)***	(50.3)	(49.8)	(2.2)	0	(51.4)	-	(0.3)	(48)	(22)	**(24)**	(10)	(30)	**(0.9)**	(0.3)	(0.08)	(0.23)	0	0
15162	つぶしあん入り	0	930	**218**	(45.0)	**(1.1)**	(1.3)	**(0.1)**	(0)	(0.1)	**(56.2)***	(52.9)	(52.4)	(1.3)	(0)	(53.4)	-	(0.2)	(60)	(75)	**(10)**	(11)	(37)	**(0.7)**	(0.3)	(0.09)	(0.18)	(0)	(0)
15031	くりまんじゅう　こしあん入り	0	1261	**296**	(24.0)	**(5.8)**	(6.5)	**(1.1)**	(30)	(1.4)	**(68.4)***	(64.1)	(65.5)	(3.3)	-	(68.1)	-	(0.4)	(25)	(62)	**(38)**	(14)	(62)	**(1.2)**	(0.5)	(0.11)	(0.37)	(3)	(3)
15163	つぶしあん入り	0	1255	**295**	(24.0)	**(6.0)**	(6.7)	**(1.2)**	(31)	(1.6)	**(66.8)***	(62.6)	(63.5)	(4.7)	-	(67.0)	-	(0.6)	(66)	(160)	**(26)**	(20)	(87)	**(1.3)**	(0.7)	(0.17)	(0.40)	(3)	(3)
15032	とうまんじゅう　こしあん入り	0	1269	**299**	(28.0)	**(6.1)**	(6.8)	**(2.7)**	(97)	(3.1)	**(65.7)***	(61.8)	(61.0)	(1.7)	0	(61.6)	0	(0.4)	(25)	(57)	**(33)**	(13)	(62)	**(1.2)**	(0.6)	(0.10)	(0.30)	(6)	(5)
15164	つぶしあん入り	0	1249	**294**	(28.0)	**(6.3)**	(6.9)	**(2.9)**	(99)	(3.3)	**(63.6)***	(59.5)	(59.9)	(2.3)	(0)	(61.3)	(0)	(0.5)	(60)	(140)	**(23)**	(18)	(84)	**(1.3)**	(0.7)	(0.15)	(0.32)	(6)	(5)
15033	蒸しまんじゅう　こしあん入り	0	1083	**254**	(35.0)	**(4.1)**	(4.6)	**(0.3)**	(0)	(0.5)	**(61.4)***	(57.5)	(57.8)	(2.4)	(0)	(59.5)	-	(0.4)	(60)	(48)	**(33)**	(12)	(46)	**(1.0)**	(0.4)	(0.10)	(0.33)	(0)	(1)
15165	つぶしあん入り	0	1096	**257**	(35.0)	**(4.2)**	(4.7)	**(0.4)**	(0)	(0.7)	**(61.3)***	(57.2)	(56.4)	(3.4)	(0)	(59.1)	-	(0.5)	(95)	(130)	**(20)**	(16)	(63)	**(1.0)**	(0.5)	(0.14)	(0.33)	(0)	(1)
15034	中華まんじゅう　あんまん　こしあん入り	0	1158	**273**	(36.6)	**(5.6)**	(6.1)	**(5.3)**	(3)	(5.6)	**(52.9)***	(48.8)	(49.5)	(2.6)	-	(51.3)	-	(0.4)	(11)	(65)	**(58)**	(23)	(57)	**(1.1)**	(0.6)	(0.14)	(0.36)	0	(7)
15166	つぶしあん入り	0	1180	**279**	(36.6)	**(5.7)**	(6.2)	**(5.7)**	(3)	(6.0)	**(52.9)***	(48.8)	(48.2)	(3.3)	0	(51.3)	-	(0.5)	(29)	(110)	**(55)**	(26)	(67)	**(1.1)**	(0.6)	(0.17)	(0.36)	0	(6)
15035	肉まん	0	1025	**242**	(39.5)	**(8.7)**	(10.0)	**(4.7)**	(16)	(5.1)	**(42.4)***	(39.0)	(41.9)	(3.2)	-	(43.4)	-	(1.9)	(460)	(310)	**(28)**	(20)	(87)	**(0.8)**	(1.2)	(0.12)	(0.45)	(Tr)	(12)
	もなか																												
15036	こしあん入り	0	1180	**277**	(29.0)	**(4.3)**	(4.9)	**(0.2)**	0	(0.3)	**(67.3)***	(63.2)	(63.3)	(3.1)	0	(65.5)	-	(0.2)	(2)	(32)	**(33)**	(14)	(41)	**(1.2)**	(0.6)	(0.12)	(0.41)	0	(Tr)
15167	つぶしあん入り	0	1181	**278**	(29.0)	**(5.6)**	(6.4)	**(0.3)**	0	(0.7)	**(64.0)***	(60.1)	(58.4)	(6.1)	0	(63.3)	-	(0.5)	(59)	(170)	**(21)**	(25)	(80)	**(1.6)**	(0.8)	(0.23)	(0.49)	0	(1)
15037	**ゆべし**	0	1363	**321**	(22.0)	**(2.1)**	(2.4)	**(3.6)**	0	(3.5)	**(74.1)***	(69.8)	(70.9)	(0.5)	0	(71.2)	(Tr)	(0.8)	(230)	(62)	**(6)**	(15)	(41)	**(0.4)**	(0.4)	(0.11)	(0.38)	0	(1)

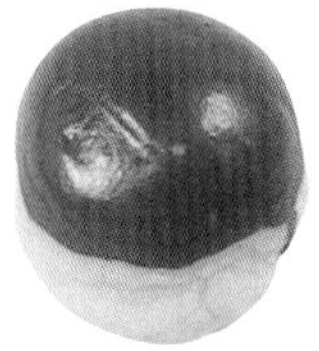
くりまんじゅう

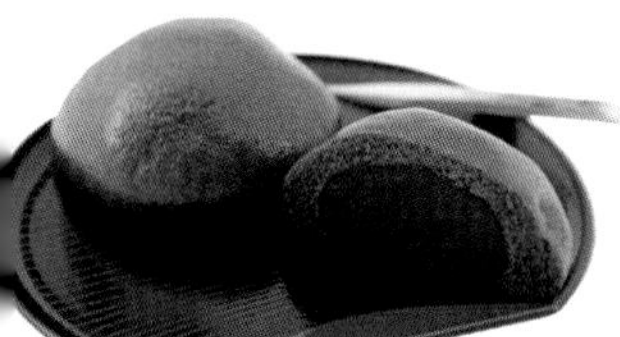
蒸しまんじゅう

●まんじゅう(饅頭)
小麦粉，そば粉などの生地でつくった皮であんを包み，下を平らに上を丸く形づくり，加熱したもの。

くりまんじゅう(栗饅頭)
蜜漬の栗を混ぜた栗あんを包んだまんじゅう。表面はつや出ししている。

蒸しまんじゅう(蒸し饅頭)
砂糖を水に溶かし，膨張剤と小麦粉を加えて練った生地であんを包んで，蒸したもの(薬まんじゅう)。または酒種に小麦粉を加えて練って発酵させた生地に，あんを包んで蒸したもの(酒まんじゅう)。春日まんじゅう，利久まんじゅう，そばまんじゅうなどがある。

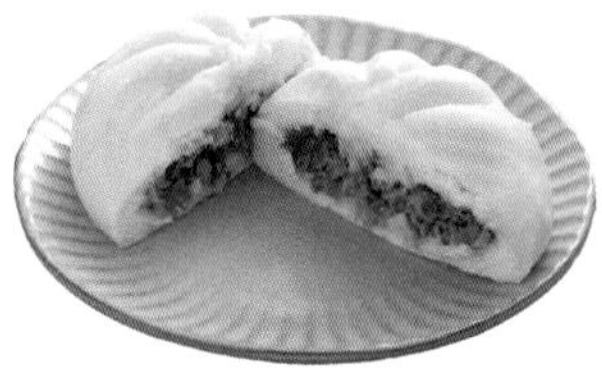
中華まんじゅう(肉まん)

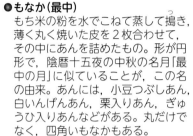

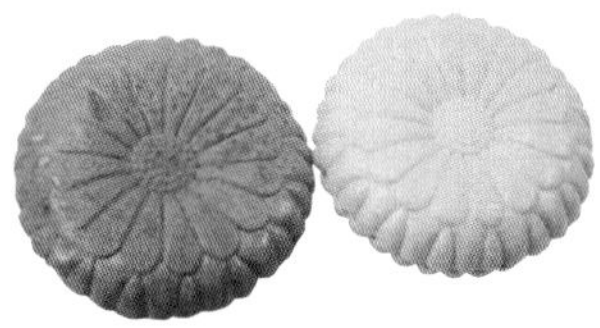
もなか

中華まんじゅう(中華饅頭)
イーストを発酵させた小麦粉の皮で，あんを包んで蒸したもの。ラード等を加えた小豆あんを包んだあんまん，肉や野菜のあんを包んだ肉まんなどがある。関西では，肉まんを「豚まん」という。また，中国料理では「包子(パオズ)」という。

●もなか(最中)
もち米の粉を水でこねて蒸して搗(つ)き，薄く丸く焼いた皮を２枚合わせて，その中にあんを詰めたもの。形が円形で，陰暦十五夜の中秋の名月「最中の月」に似ていることが，この名の由来。あんには，小豆つぶしあん，白いんげんあん，栗入りあん，ぎゅうひ入りあんなどがある。丸だけでなく，四角いもなかもある。

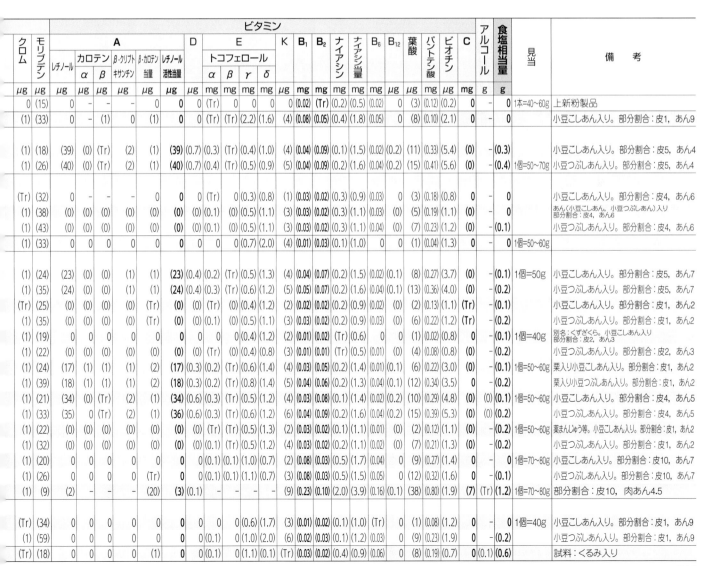

15 菓子類

クロム	モリブデン	ビタミンA レチノール	A カロテン α	A カロテン β	A β-クリプトキサンチン	A β-カロテン当量	A レチノール活性当量	D	E トコフェロール α	E トコフェロール β	E トコフェロール γ	E トコフェロール δ	K	B₁	B₂	ナイアシン	ナイアシン当量	B₆	B₁₂	葉酸	パントテン酸	ビオチン	C	アルコール	食塩相当量	見当	備考
μg	μg	μg	μg	μg	μg	μg	μg	μg	mg	mg	mg	mg	μg	mg	mg	mg	mg	mg	μg	μg	mg	μg	mg	g	g		
0	(15)	0	-	-	-	0	**0**	0	(Tr)	0	0	0	0	**(0.02)**	**(Tr)**	(0.2)	(0.5)	(0.02)	0	(3)	(0.12)	(0.2)	**0**	-	**0**	1本=40~60g	上新粉製品
(1)	(33)	0	-	(1)	0	(1)	**0**	0	(Tr)	(Tr)	(2.2)	(1.6)	(4)	**(0.08)**	**(0.05)**	(0.4)	(1.8)	(0.05)	0	(8)	(0.10)	(2.1)	**0**	-	**0**		小豆こしあん入り。部分割合：皮1，あん9
(1)	(18)	(39)	(0)	(Tr)	(2)	(1)	**(39)**	(0.7)	(0.3)	(Tr)	(0.4)	(1.0)	(4)	**(0.04)**	**(0.09)**	(0.1)	(1.5)	(0.02)	(0.2)	(11)	(0.33)	(5.4)	**(0)**	-	**(0.3)**		小豆こしあん入り。部分割合：皮5，あん4
(1)	(26)	(40)	(0)	(Tr)	(2)	(1)	**(40)**	(0.7)	(0.4)	(Tr)	(0.5)	(0.9)	(5)	**(0.04)**	**(0.09)**	(0.2)	(1.6)	(0.04)	(0.2)	(15)	(0.41)	(5.6)	**(0)**	-	**(0.4)**	1個=50~70g	小豆つぶしあん入り。部分割合：皮5，あん4
(Tr)	(32)	0	-	-	-	0	**0**	0	(Tr)	0	(0.3)	(0.8)	(1)	**(0.03)**	**(0.02)**	(0.3)	(0.9)	(0.03)	0	(3)	(0.18)	(0.8)	**0**	-	**0**		小豆こしあん入り。部分割合：皮4，あん6
(1)	(38)	(0)	(0)	(0)	(0)	(0)	**(0)**	(0)	(0.1)	(0)	(0.5)	(1.1)	(3)	**(0.03)**	**(0.02)**	(0.3)	(1.1)	(0.03)	(0)	(5)	(0.19)	(1.1)	**(0)**	-	**0**		あん(小豆こしあん，小豆つぶしあん)入り 部分割合：皮4，あん6
(1)	(43)	(0)	(0)	(0)	(0)	(0)	**(0)**	(0)	(0.1)	(0)	(0.5)	(1.1)	(3)	**(0.03)**	**(0.02)**	(0.3)	(1.1)	(0.04)	(0)	(7)	(0.23)	(1.2)	**(0)**	-	**(0.1)**		小豆つぶしあん入り。部分割合：皮4，あん6
(1)	(33)	0	0	0	0	0	**0**	0	0	0	(0.7)	(2.0)	(4)	**(0.01)**	**(0.03)**	(0.1)	(1.0)	0	0	(1)	(0.04)	(1.3)	**0**	-	**0**	1個=50~60g	
(1)	(24)	(23)	(0)	(0)	(1)	(1)	**(23)**	(0.4)	(0.2)	(Tr)	(0.5)	(1.3)	(4)	**(0.04)**	**(0.07)**	(0.2)	(1.5)	(0.02)	(0.1)	(8)	(0.27)	(3.7)	**(0)**	-	**(0.1)**	1個=50g	小豆こしあん入り。部分割合：皮5，あん7
(1)	(35)	(24)	(0)	(0)	(1)	(1)	**(24)**	(0.4)	(0.3)	(Tr)	(0.6)	(1.2)	(5)	**(0.05)**	**(0.07)**	(0.2)	(1.6)	(0.04)	(0.1)	(13)	(0.36)	(4.0)	**(0)**	-	**(0.2)**		小豆つぶしあん入り。部分割合：皮5，あん7
(Tr)	(25)	(0)	(0)	(0)	(0)	(Tr)	**(0)**	(0)	(Tr)	(0)	(0.4)	(1.2)	(2)	**(0.02)**	**(0.02)**	(0.2)	(0.9)	(0.02)	(0)	(2)	(0.13)	(1.1)	**(Tr)**	-	**(0.1)**		小豆こしあん入り。部分割合：皮1，あん2
(1)	(35)	(0)	(0)	(0)	(0)	(Tr)	**(0)**	(0)	(0.1)	(0)	(0.5)	(1.1)	(3)	**(0.03)**	**(0.02)**	(0.2)	(0.9)	(0.03)	(0)	(6)	(0.22)	(1.2)	**(Tr)**	-	**(0.2)**		小豆つぶしあん入り。部分割合：皮1，あん2
(1)	(19)	0	0	0	0	0	**0**	0	0	0	(0.4)	(1.2)	(2)	**(0.01)**	**(0.02)**	(Tr)	(0.6)	0	0	(1)	(0.02)	(0.8)	**0**	-	**(0.1)**	1個=40g	別名：くずざくら。小豆こしあん入り 部分割合：皮2，あん3
(1)	(22)	(0)	(0)	(0)	(0)	(0)	**(0)**	(0)	(Tr)	(0)	(0.4)	(0.8)	(3)	**(0.01)**	**(0.01)**	(Tr)	(0.5)	(0.01)	(0)	(4)	(0.08)	(0.8)	**(0)**	-	**(0.2)**		小豆つぶしあん入り。部分割合：皮2，あん3
(1)	(24)	(17)	(1)	(1)	(1)	(2)	**(17)**	(0.3)	(0.2)	(Tr)	(0.6)	(1.4)	(4)	**(0.03)**	**(0.05)**	(0.2)	(1.4)	(0.01)	(0.1)	(6)	(0.22)	(3.0)	**(0)**	-	**(0.1)**	1個=50~60g	栗入り小豆こしあん入り。部分割合：皮1，あん2
(1)	(39)	(18)	(1)	(1)	(1)	(2)	**(18)**	(0.3)	(0.2)	(Tr)	(0.8)	(1.4)	(5)	**(0.04)**	**(0.06)**	(0.2)	(1.3)	(0.04)	(0.1)	(12)	(0.34)	(3.5)	**0**	-	**(0.2)**		栗入り小豆つぶしあん入り。部分割合：皮1，あん2
(1)	(21)	(34)	(0)	(Tr)	(2)	(1)	**(34)**	(0.6)	(0.3)	(Tr)	(0.5)	(1.2)	(4)	**(0.03)**	**(0.08)**	(0.1)	(1.4)	(0.02)	(0.2)	(10)	(0.29)	(4.8)	**(0)**	(0)	**(0.1)**	1個=50~60g	小豆こしあん入り。部分割合：皮4，あん5
(1)	(33)	(35)	0	(Tr)	(2)	(1)	**(36)**	(0.6)	(0.3)	(Tr)	(0.6)	(1.2)	(6)	**(0.04)**	**(0.09)**	(0.2)	(1.6)	(0.04)	(0.2)	(15)	(0.39)	(5.3)	**(0)**	(0)	**(0.2)**		小豆つぶしあん入り。部分割合：皮4，あん5
(1)	(22)	(0)	(0)	(0)	(0)	(0)	**(0)**	(0)	(Tr)	(Tr)	(0.5)	(1.3)	(2)	**(0.03)**	**(0.02)**	(0.1)	(1.1)	(0.01)	(0)	(2)	(0.12)	(1.1)	**(0)**	-	**(0.2)**	1個=50~60g	薬まんじゅう等。小豆こしあん入り。部分割合：皮1，あん2
(1)	(32)	(0)	(0)	(0)	(0)	(0)	**(0)**	(0)	(0.1)	(Tr)	(0.5)	(1.2)	(4)	**(0.03)**	**(0.02)**	(0.2)	(1.1)	(0.02)	(0)	(7)	(0.21)	(1.3)	**(0)**	-	**(0.2)**		小豆つぶしあん入り。部分割合：皮1，あん2
(1)	(20)	0	0	0	0	0	**0**	0	(0.1)	(0.1)	(1.0)	(0.7)	(2)	**(0.08)**	**(0.03)**	(0.5)	(1.7)	(0.04)	0	(9)	(0.27)	(1.4)	**0**	-	**0**	1個=70~80g	小豆こしあん入り。部分割合：皮10，あん7
(1)	(26)	0	0	0	0	(Tr)	**0**	0	(0.1)	(0.1)	(1.1)	(0.7)	(3)	**(0.08)**	**(0.03)**	(0.5)	(1.5)	(0.05)	0	(12)	(0.32)	(1.6)	**0**	-	**(0.1)**		小豆つぶしあん入り。部分割合：皮10，あん7
(1)	(9)	(2)	-	-	-	(20)	**(3)**	(0.1)	-	-	-	-	(9)	**(0.23)**	**(0.10)**	(2.0)	(3.9)	(0.16)	(0.1)	(38)	(0.80)	(1.9)	**(7)**	(Tr)	**(1.2)**	1個=70~80g	部分割合：皮10，肉あん4.5
(Tr)	(34)	0	0	0	0	0	**0**	0	0	0	(0.6)	(1.7)	(3)	**(0.01)**	**(0.02)**	(0.1)	(1.0)	(Tr)	0	(1)	(0.08)	(1.2)	**0**	-	**0**	1個=40g	小豆こしあん入り。部分割合：皮1，あん9
(1)	(59)	0	0	0	0	0	**0**	0	(0.1)	0	(1.0)	(2.0)	(6)	**(0.02)**	**(0.03)**	(0.1)	(1.2)	(0.03)	0	(9)	(0.23)	(1.9)	**0**	-	**(0.2)**		小豆つぶしあん入り。部分割合：皮1，あん9
(Tr)	(18)	0	0	0	0	(1)	**0**	0	(0.1)	0	(1.1)	(0.1)	(Tr)	**(0.03)**	**(0.02)**	(0.4)	(0.9)	(0.06)	0	(8)	(0.19)	(0.7)	**0**	(0.1)	**(0.6)**		試料：くるみ入り

和生菓子・和半生菓子類

Traditional fresh and semi-dry confectioneries

練りようかん

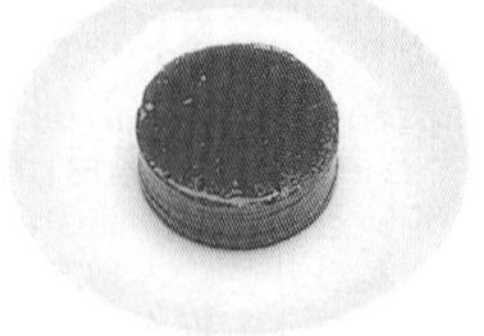

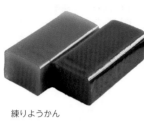

水ようかん

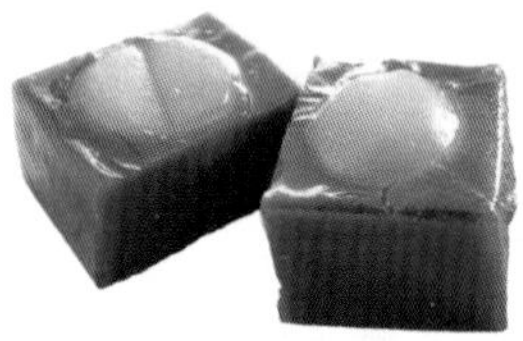

栗蒸しようかん

●ようかん(羊羹)
寒天液にあん，砂糖を加えて練り固めたもの。または蒸したもの。

練りようかん(練り羊羹)
寒天液に砂糖，小豆こしあんを加えて加熱し，練りながら煮詰めて型か筒に流したもの。小豆つぶしあん，白いんげん，栗などを使ったものもある。砂糖を多く使うので，保存性が高い。

水ようかん(水羊羹)
寒天液に砂糖と水あめ，練りあんを加えて混ぜ，型に流し込んで冷やし固めたもの。名前の通り水分が多い。缶入りのものは，缶入りでないものに比べて，一般に水分量が少ない傾向がある。

蒸しようかん(蒸し羊羹)
練りあんに小麦粉と水を加えて練った生地を，型に流し入れて蒸したもの。練りようかんに比べ，水分が多く，甘みが少ない。栗を使った栗蒸しようかんなどもある。

和干菓子類

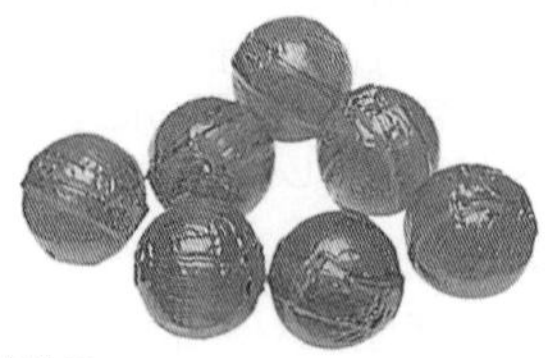

あめ玉

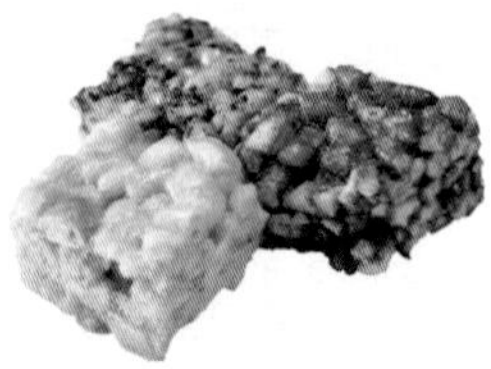

おこし

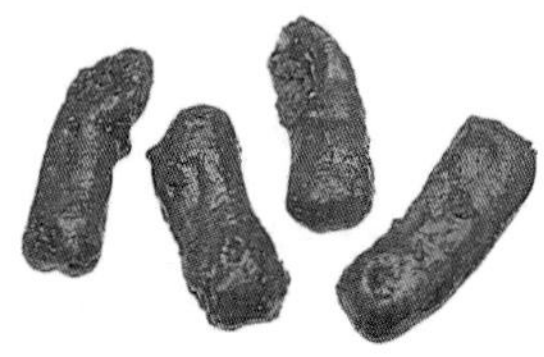

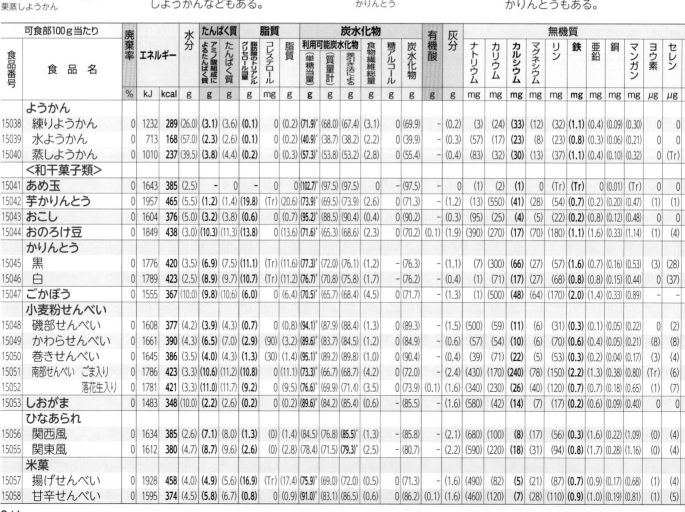

かりんとう

●あめ玉(飴玉)
砂糖と水あめを主原料として煮詰め，丸めたもの。使用する副原料によって様々な種類がある。元来，水あめであったが，江戸時代に固形のあめ玉になった。

●おこし(粔籹)
蒸したもち米を乾かし，いってつくったおこし種に，豆類やごまなどを混ぜ，砂糖や水あめを加熱したシロップをかけ，枠に入れて板状に固めて成型し，切ったもの。東京・浅草の名物「雷おこし」(米おこし)，関西の「粟おこし」などがある。

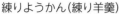

●かりんとう(花林糖)
小麦粉に砂糖，イーストなどを混ぜ，細く棒状に切って油で揚げ，煮詰めた砂糖をからめたもの。黒砂糖，白砂糖をからめたものがあり，それぞれ「黒かりんとう」「白かりんとう」と呼ばれる。野菜の乾燥粉末を小麦粉に加えたものもある。また，さつまいもを揚げて砂糖にからめた，いもかりんとうもある。

可食部100g当たり		廃棄率	エネルギー		水分	たんぱく質		脂質			炭水化物						有機酸	灰分	無機質										
食品番号	食品名					アミノ酸組成によるたんぱく質	たんぱく質	脂肪酸のトリアシルグリセロール当量	コレステロール	脂質	利用可能炭水化物(単糖当量)	利用可能炭水化物(質量計)	差引き法による利用可能炭水化物	食物繊維総量	糖アルコール	炭水化物			ナトリウム	カリウム	カルシウム	マグネシウム	リン	鉄	亜鉛	銅	マンガン	ヨウ素	セレン
		%	kJ	kcal	g	g	g	g	mg	g	g	g	g	g	g	g	g	g	mg	mg	mg	mg	mg	mg	mg	mg	mg	µg	µg
	ようかん																												
15038	練りようかん	0	1232	**289**	(26.0)	**(3.1)**	(3.6)	**(0.1)**	0	(0.2)	**(71.9)***	(68.0)	(67.4)	(3.1)	0	(69.9)	-	(0.2)	(3)	(24)	**(33)**	(12)	(32)	**(1.1)**	(0.4)	(0.09)	(0.30)	0	0
15039	水ようかん	0	713	**168**	(57.0)	**(2.3)**	(2.6)	**(0.1)**	0	(0.2)	**(40.9)***	(38.7)	(38.2)	(2.2)	0	(39.9)	-	(0.3)	(57)	(17)	**(23)**	(8)	(23)	**(0.8)**	(0.3)	(0.06)	(0.21)	0	0
15040	蒸しようかん	0	1010	**237**	(39.5)	**(3.8)**	(4.4)	**(0.2)**	0	(0.3)	**(57.3)***	(53.8)	(53.2)	(2.8)	0	(55.4)	-	(0.4)	(83)	(32)	**(30)**	(13)	(37)	**(1.1)**	(0.4)	(0.10)	(0.32)	0	(Tr)
	<和干菓子類>																												
15041	あめ玉	0	1643	**385**	(2.5)	**-**	0	**-**	0	0	**(102.7)***	(97.5)	(97.5)	0	-	(97.5)	-	0	(1)	(2)	**(1)**	0	(Tr)	**(Tr)**	0	(0.01)	(Tr)	0	0
15042	芋かりんとう	0	1957	**465**	(5.5)	**(1.2)**	(1.4)	**(19.8)**	(Tr)	(20.6)	**(73.9)***	(69.5)	(73.9)	(2.6)	0	(71.3)	-	(1.2)	(13)	(550)	**(41)**	(28)	(54)	**(0.7)**	(0.2)	(0.20)	(0.47)	(1)	(1)
15043	おこし	0	1604	**376**	(5.0)	**(3.2)**	(3.8)	**(0.6)**	0	(0.7)	**(95.2)***	(88.5)	(90.4)	(0.4)	0	(90.2)	-	(0.3)	(95)	(25)	**(4)**	(5)	(22)	**(0.2)**	(0.8)	(0.12)	(0.48)	0	0
15044	おのろけ豆	0	1849	**438**	(3.0)	**(10.3)**	(11.3)	**(13.8)**	0	(13.6)	**(71.6)***	(65.3)	(68.6)	(2.3)	0	(70.2)	(0.1)	(1.9)	(390)	(270)	**(17)**	(70)	(180)	**(1.1)**	(1.6)	(0.33)	(1.14)	(1)	(4)
	かりんとう																												
15045	黒	0	1776	**420**	(3.5)	**(6.9)**	(7.5)	**(11.1)**	(Tr)	(11.6)	**(77.3)***	(72.0)	(76.1)	(1.2)	-	(76.3)	-	(1.1)	(7)	(300)	**(66)**	(27)	(57)	**(1.6)**	(0.7)	(0.16)	(0.53)	(3)	(28)
15046	白	0	1789	**423**	(2.5)	**(8.9)**	(9.7)	**(10.7)**	(Tr)	(11.2)	**(76.7)***	(70.8)	(75.8)	(1.7)	-	(76.2)	-	(0.4)	(1)	(71)	**(17)**	(27)	(68)	**(0.8)**	(0.8)	(0.15)	(0.44)	0	(37)
15047	ごかぼう	0	1555	**367**	(10.0)	**(9.8)**	(10.6)	**(6.0)**	0	(6.4)	**(70.5)***	(65.7)	(68.4)	(4.5)	0	(71.7)	-	(1.3)	(1)	(500)	**(48)**	(64)	(170)	**(2.0)**	(1.4)	(0.33)	(0.89)	-	-
	小麦粉せんべい																												
15048	磯部せんべい	0	1608	**377**	(4.2)	**(3.9)**	(4.3)	**(0.7)**	0	(0.8)	**(94.1)***	(87.9)	(88.4)	(1.3)	0	(89.3)	-	(1.5)	(500)	(59)	**(11)**	(6)	(31)	**(0.3)**	(0.1)	(0.05)	(0.22)	0	(2)
15049	かわらせんべい	0	1661	**390**	(4.3)	**(6.5)**	(7.0)	**(2.9)**	(90)	(3.2)	**(89.6)***	(83.7)	(84.5)	(1.2)	0	(84.9)	-	(0.6)	(57)	(54)	**(10)**	(6)	(70)	**(0.6)**	(0.4)	(0.05)	(0.21)	(8)	(8)
15050	巻きせんべい	0	1645	**386**	(3.5)	**(4.0)**	(4.3)	**(1.3)**	(30)	(1.4)	**(95.1)***	(89.2)	(89.8)	(1.0)	0	(90.4)	-	(0.4)	(39)	(71)	**(22)**	(5)	(53)	**(0.3)**	(0.2)	(0.04)	(0.17)	(3)	(4)
15051	南部せんべい ごま入り	0	1786	**423**	(3.3)	**(10.6)**	(11.2)	**(10.8)**	0	(11.1)	**(73.3)***	(66.7)	(68.7)	(4.2)	0	(72.0)	-	(2.4)	(430)	(170)	**(240)**	(78)	(150)	**(2.2)**	(1.3)	(0.38)	(0.80)	(Tr)	(6)
15052	落花生入り	0	1781	**421**	(3.3)	**(11.0)**	(11.7)	**(9.2)**	0	(9.5)	**(76.6)***	(69.9)	(71.4)	(3.5)	0	(73.9)	(0.1)	(1.6)	(340)	(230)	**(26)**	(40)	(120)	**(0.7)**	(0.7)	(0.18)	(0.65)	(1)	(7)
15053	しおがま	0	1483	**348**	(10.0)	**(2.2)**	(2.6)	**(0.2)**	0	(0.2)	**(89.6)***	(84.2)	(85.4)	(0.6)	-	(85.5)	-	(1.6)	(580)	(42)	**(14)**	(7)	(17)	**(0.2)**	(0.6)	(0.09)	(0.40)	0	0
	ひなあられ																												
15056	関西風	0	1634	**385**	(2.6)	**(7.1)**	(8.0)	**(1.3)**	(0)	(1.4)	(84.5)	(76.8)	**(85.5)***	(1.3)	-	(85.8)	-	(2.1)	(680)	(100)	**(8)**	(17)	(56)	**(0.3)**	(1.6)	(0.22)	(1.09)	(0)	(4)
15055	関東風	0	1612	**380**	(4.7)	**(8.7)**	(9.6)	**(2.6)**	(0)	(2.8)	(78.4)	(71.5)	**(79.3)***	(2.5)	-	(80.7)	-	(2.2)	(590)	(220)	**(18)**	(31)	(94)	**(0.8)**	(1.7)	(0.28)	(1.16)	(0)	(4)
	米菓																												
15057	揚げせんべい	0	1928	**458**	(4.0)	**(4.9)**	(5.6)	**(16.9)**	(Tr)	(17.4)	**(75.9)***	(69.0)	(72.0)	(0.5)	0	(71.3)	-	(1.6)	(490)	(82)	**(5)**	(21)	(87)	**(0.7)**	(0.9)	(0.17)	(0.68)	(1)	(4)
15058	甘辛せんべい	0	1595	**374**	(4.5)	**(5.8)**	(6.7)	**(0.8)**	0	(0.9)	**(91.0)***	(83.1)	(86.5)	(0.6)	0	(86.2)	(0.1)	(1.6)	(460)	(120)	**(7)**	(28)	(110)	**(0.9)**	(1.0)	(0.19)	(0.81)	(1)	(5)

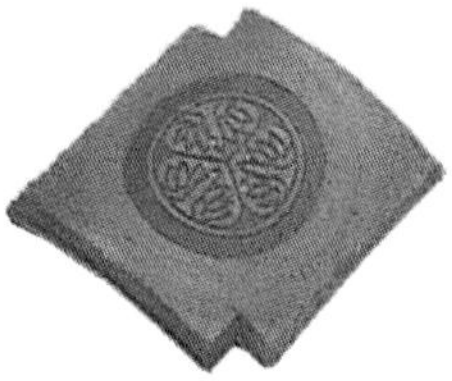
かわらせんべい

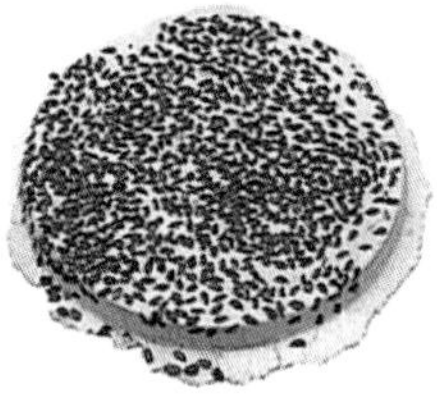
南部せんべい(ごま)

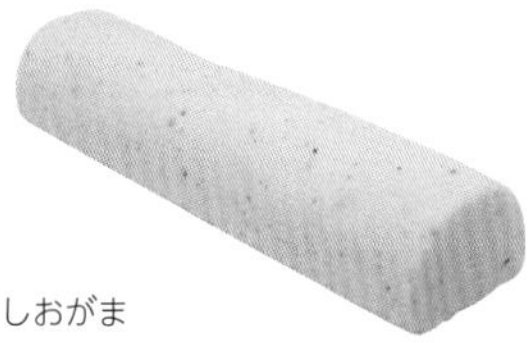
しおがま

●**小麦粉せんべい(小麦粉煎餅)**
小麦粉に砂糖，食塩などを混ぜて型に流し込み，両面を焼いたもの。関西で「せんべい」というと，小麦粉せんべいを指す。

かわらせんべい(瓦煎餅)
小麦粉に砂糖と鶏卵を混ぜ，重曹を加えて練った生地を屋根瓦の形などの型に入れ，焼いたもの。発祥地は神戸(兵庫県)。

南部せんべい(南部煎餅)
岩手県盛岡市の名産品。小麦粉に食塩を加えて練った生地にごま，落花生，くるみなどを加えて丸形に焼いたもの。「八戸せんべい」ともいわれる。青森県の南部でもつくられる。せんべい汁にも使われる。

●**しおがま(塩竈)**
みじん粉やうるち米に砂糖，水あめ，食塩，ゆかり(しその葉)などを加えて押し枠に入れて固めたもの。あん入りのさお物もある。宮城県塩竈市あたりが発祥の地であることが，この名の由来。

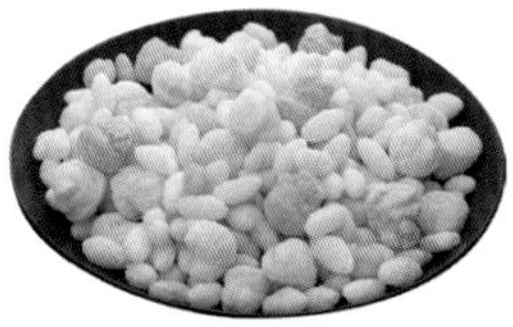
ひなあられ　関東風

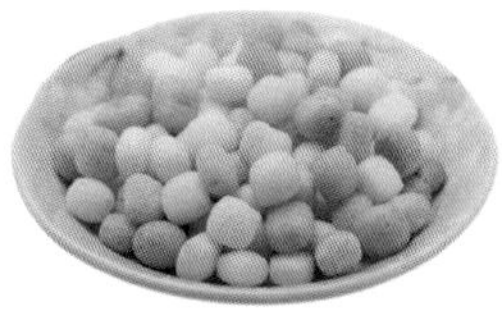
ひなあられ　関西風

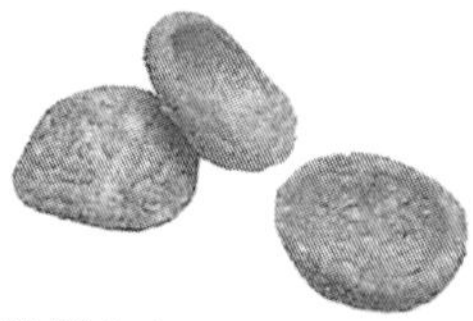
揚げせんべい

●**ひなあられ(雛霰)**
3月3日のひな祭りに供える代表的な菓子。関東と関西ではつくり方が異なる。

関東風は，白丸種(もち米を蒸し，乾燥させてからいったもの)，風船種(もち米を蒸してから搗き，着色して，小さく切ってから乾燥させ，いったもの)，いって蜜をかけた大豆，甘納豆などを混ぜ合わせたもの。
関西風は，直径1cm程度のあられにしょうゆやのりなどをまぶし，数種類の味を混ぜ合わせたもの。

●**米菓**
もち米を原料としたあられ類と，うるち米を原料としたせんべい類に分かれる。関東で「せんべい」というと，米菓のことをさす。

揚げせんべい(揚げ煎餅)
うるち米を蒸して練った生地を型抜きし乾燥させた後，油で揚げ，食塩をまぶしたもの。

クロム	モリブデン	ビタミンA レチノール	A カロテン α	A カロテン β	A β-クリプトキサンチン	A β-カロテン当量	A レチノール活性当量	D	E トコフェロール α	E トコフェロール β	E トコフェロール γ	E トコフェロール δ	K	B1	B2	ナイアシン	ナイアシン当量	B6	B12	葉酸	パントテン酸	ビオチン	C	アルコール	食塩相当量	見当	備考
μg	μg	μg	μg	μg	μg	μg	μg	μg	mg	mg	mg	mg	μg	mg	mg	mg	mg	mg	μg	μg	mg	μg	mg	g	g		
(Tr)	(22)	0	0	0	0	0	0	0	0	0	(0.5)	(1.4)	(3)	(0.01)	(0.02)	(Tr)	(0.7)	0	0	(1)	(0.03)	(0.9)	0	-	0	1本=225g	
0	(16)	0	0	0	0	0	0	0	0	0	(0.4)	(1.0)	(2)	(0.01)	(0.01)	(Tr)	(0.5)	0	0	(1)	(0.02)	(0.7)	0	-	(0.1)	1個=60g	
(1)	(24)	0	0	0	0	0	0	0	(Tr)	(Tr)	(0.5)	(1.5)	(3)	(0.02)	(0.02)	(0.1)	(0.9)	(Tr)	0	(1)	(0.06)	(1.1)	0	-	(0.2)	1本=200g	
0	0	0	-	-	-	0	0	0	0	0	0	0	0	0	0	0	0	0	0	0	0	(0.1)	0	-	0	1個=3g	食塩添加品あり
(Tr)	(5)	0	0	(33)	(1)	(33)	(3)	0	(4.3)	(0.3)	(12.0)	(2.2)	(35)	(0.13)	(0.05)	(0.9)	(1.2)	(0.30)	0	(57)	(1.03)	(5.7)	(33)	-	0		別名：芋けんぴ
0	0	0	0	0	0	0	0	0	(Tr)	0	(0.2)	(Tr)	(1)	(0.02)	(0.01)	(0.2)	(1.1)	(0.02)	0	(3)	(0.12)	0	0	-	(0.2)	小1個=5g	米おこし，あわおこしを含む
(1)	(85)	0	0	(1)	(1)	(2)	0	0	(2.9)	(0.1)	(1.8)	(0.1)	0	(0.13)	(0.05)	(7.0)	(9.3)	(0.21)	0	(24)	(1.09)	(28.0)	0	-	(1.0)		らっかせい製品
(4)	(19)	0	0	(3)	0	(3)	0	(Tr)	(1.6)	(0.3)	(6.0)	(1.2)	(18)	(0.10)	(0.05)	(1.0)	(2.4)	(0.21)	0	(25)	(0.84)	(9.7)	0	-	0	1個=3	
(1)	(23)	0	0	0	0	0	0	(Tr)	(1.6)	(0.3)	(5.6)	(1.1)	(17)	(0.12)	(0.05)	(1.1)	(3.0)	(0.07)	0	(31)	(0.72)	(2.9)	0	-	0	~5g	
-	-	0	0	(1)	0	(1)	0	0	(0.4)	(0.3)	(2.8)	(2.1)	(6)	(0.03)	(0.06)	(0.6)	(3.1)	(0.13)	0	(55)	(0.30)	(7.4)	0	-	0		
(1)	(6)	0	-	-	-	0	0	0	(0.1)	(0.1)	0	0	0	(0.06)	(0.02)	(0.3)	(1.2)	(0.02)	0	(4)	(0.27)	(0.6)	0	-	(1.3)	1枚=6g	
(1)	(7)	(51)	0	0	(3)	(1)	(51)	(0.3)	(0.4)	(0.1)	(0.1)	0	(3)	(0.07)	(0.11)	(0.3)	(1.9)	(0.04)	(0.3)	(16)	(0.54)	(6.4)	0	-	(0.1)	1枚=6g	
(1)	(5)	(17)	0	0	(1)	(1)	(17)	(0.3)	(0.2)	(0.1)	(Tr)	0	(1)	(0.05)	(0.04)	(0.2)	(1.2)	(0.02)	(0.1)	(7)	(0.31)	(2.4)	0	-	(0.1)		別名：有平巻き
(2)	(28)	0	0	(2)	0	(2)	0	0	(0.3)	(0.2)	(4.0)	(0.1)	(1)	(0.27)	(0.08)	(1.5)	(4.2)	(0.14)	0	(25)	(0.59)	(3.2)	0	-	(1.1)		
(2)	(26)	0	0	(1)	(1)	(1)	0	0	(2.2)	(0.2)	(1.2)	(0.1)	0	(0.17)	(0.05)	(3.9)	(6.3)	(0.11)	0	(21)	(0.91)	(17.0)	0	-	(0.9)		
0	0	0	0	(510)	0	(510)	(85)	-	(0.2)	0	0	0	(33)	(0.02)	(0.02)	(0.2)	(0.8)	(0.02)	0	(7)	(1.33)	(Tr)	0	-	(1.5)		
(Tr)	(100)	(0)	(0)	(0)	(0)	(0)	(0)	(0)	(0.1)	(0)	(0)	(0)	(0)	(0.06)	(0.03)	(0.5)	(2.2)	(0.06)	(Tr)	(11)	(0.64)	(2.5)	(0)	-	(1.7)		部分割合：あられ100
(1)	(110)	(0)	(0)	(Tr)	(Tr)	(1)	(0)	(0)	(0.2)	(0.1)	(0.9)	(0.6)	(2)	(0.06)	(0.04)	(0.6)	(2.7)	(0.08)	(0)	(26)	(0.61)	(4.0)	(0)	-	(1.5)		部分割合：あられ88，甘納豆6，いり大豆6
(1)	(70)	0	0	0	0	0	0	0	(2.3)	(0.2)	(9.4)	(1.8)	(28)	(0.08)	(0.02)	(1.2)	(2.5)	(0.11)	0	(11)	(0.61)	(1.0)	0	-	(1.2)	1枚=6g	
(1)	(79)	0	0	0	0	0	0	0	(0.2)	0	0	0	0	(0.09)	(0.03)	(1.4)	(2.8)	(0.13)	0	(14)	(0.69)	(2.1)	0	(0.2)	(1.2)	1個=1g	別名：ざらめせんべい

和干菓子類

Traditional dry confectioneries

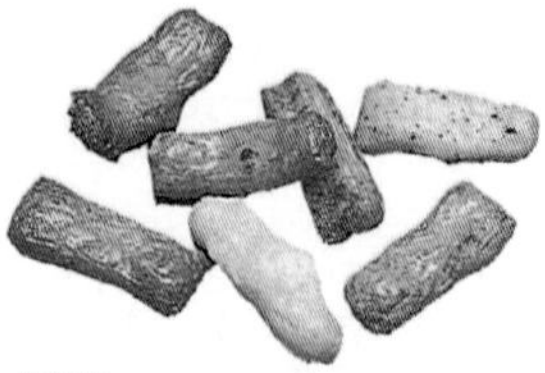

あられ

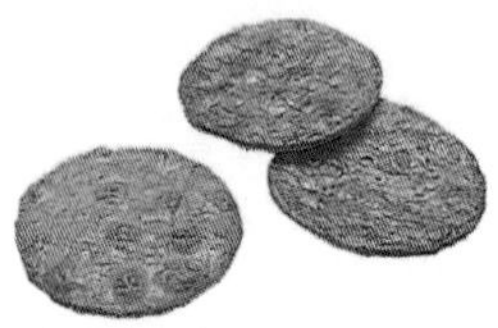

しょうゆせんべい

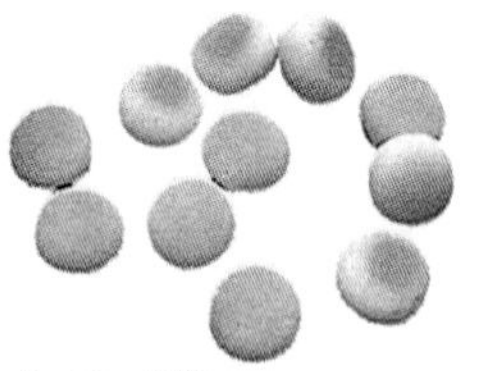

ボーロ　小粒

あられ(霰)
もち米からつくったもちを切って，乾燥後焼き上げ，調味料をかけたもの。寒いときに降る霰(あられ)に似ていることが名の由来といわれる。古くは正月の鏡もちなどを砕いてつくったことから，「おかき」ともいう。現在は，粒が大きいものが「おかき」，小さいものが「あられ」と分類されることが多い。

しょうゆせんべい(醤油煎餅)
うるち米を蒸しながら練った生地を型抜きして乾燥させ，焼いてしょうゆなどの調味液を塗り，さらに焼き上げたもの。

●ボーロ
ポルトガルから伝来。小麦粉に砂糖などを混ぜ，成形して焼いたもの。

小粒
砂糖，鶏卵，でん粉を混ぜ合わせた生地を小さい球形に丸めて焼いたもの。口に入れるとホロリと溶ける独特の歯ざわりがある。離乳食，乳幼児のおやつとしてよく使われる。

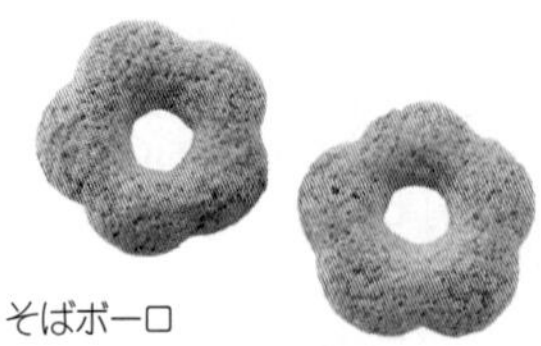

そばボーロ

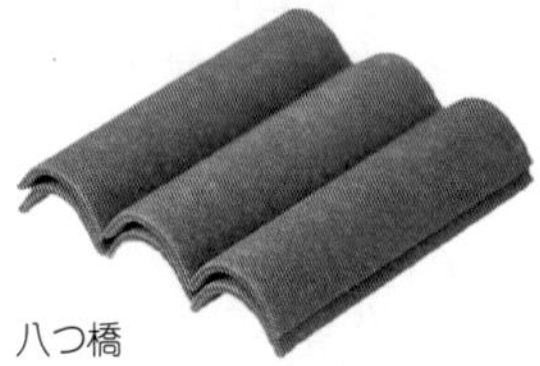

八つ橋

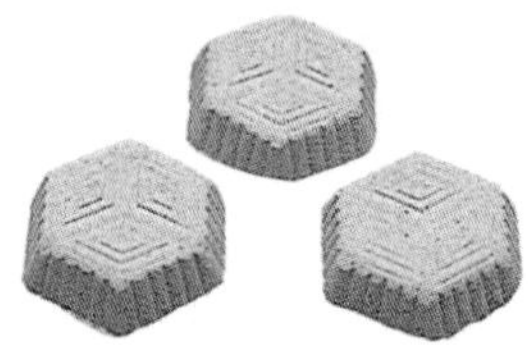

麦らくがん

そばボーロ(蕎麦ボーロ)
小麦粉，そば粉に，砂糖と鶏卵，水あめ，重曹を加えて混ぜ，延ばして型抜きし，焼いたもの。京都の銘菓で，花の形のものが多い。さくさくとした食感がある。

●八つ橋
京都の銘菓。米粉をこねて蒸し，砂糖，はちみつ，シナモンなどを加えて練り，薄く延ばして生地をつくる。シナモンをまぶした生地を短冊形に切って焼き，樋(とい)のような形に成型したもの。パリッとかたく，香ばしい。箏(そう)の名手，八橋検校(やつはしけんぎょう)が，この名の由来。

●らくがん(落雁)
米，大麦，大豆などの穀類を粉にして，水あめなどを加え，様々な形の木型に入れて乾燥させたもの。みじん粉を用いた「らくがん」，麦こがしを用いた「麦らくがん」，小豆粉を用いた「もろこしらくがん」などがある。

食品番号	食品名（可食部100g当たり）	廃棄率	エネルギー		水分	たんぱく質		脂質			炭水化物						有機酸	灰分	無機質										
						アミノ酸組成によるたんぱく質	たんぱく質	脂肪酸のトリアシルグリセロール当量	コレステロール	脂質	利用可能炭水化物（単糖当量）	利用可能炭水化物（質量計）	利用可能炭水化物（差引き法による）	食物繊維総量	糖アルコール	炭水化物			ナトリウム	カリウム	カルシウム	マグネシウム	リン	鉄	亜鉛	銅	マンガン	ヨウ素	セレン
		%	kJ	kcal	g	g	g	g	mg	g	g	g	g	g	g	g	g	g	mg	mg	mg	mg	mg	mg	mg	mg	mg	μg	μg
15059	あられ	0	1603	**378**	(4.4)	**(6.7)**	(7.5)	**(0.8)**	0	(1.0)	(82.9)	(75.4)	**(85.0)***	(0.8)	(Tr)	(84.9)	(0.1)	(2.0)	(660)	(99)	**(8)**	(17)	(55)	**(0.3)**	(1.6)	(0.21)	(1.07)	0	(4)
15060	しょうゆせんべい	0	1566	**368**	(5.9)	**(6.3)**	(7.3)	**(0.9)**	0	(1.0)	**(88.4)***	(80.4)	(84.3)	(0.6)	0	(83.9)	(0.1)	(1.8)	(500)	(130)	**(8)**	(30)	(120)	**(1.0)**	(1.1)	(0.20)	(0.88)	(1)	(5)
	ボーロ																												
15061	小粒	0	1663	**391**	(4.5)	**(2.3)**	(2.5)	**(1.9)**	(74)	(2.1)	**(97.3)***	(90.7)	(91.1)	0	-	(90.6)	-	(0.3)	(30)	(44)	**(15)**	(5)	(54)	**(0.6)**	(0.2)	(0.03)	(Tr)	(7)	(5)
15062	そばボーロ	0	1692	**398**	(2.0)	**(7.0)**	(7.7)	**(3.0)**	(87)	(3.4)	**(90.4)***	(84.4)	(85.5)	(1.5)	0	(86.1)	0	(0.8)	(130)	(130)	**(21)**	(30)	(110)	**(0.9)**	(0.7)	(0.12)	(0.32)	(8)	(8)
15063	**松風**	0	1612	**378**	(5.3)	**(3.7)**	(4.0)	**(0.6)**	0	(0.7)	**(94.7)***	(88.4)	(88.9)	(1.2)	0	(89.7)	-	(0.2)	(27)	(54)	**(10)**	(6)	(29)	**(0.3)**	(0.1)	(0.05)	(0.21)	0	(2)
15064	**みしま豆**	0	1700	**402**	(1.6)	**(11.5)**	(12.3)	**(8.2)**	0	(8.6)	**(72.0)***	(68.6)	(71.0)	(6.0)	0	(75.8)	-	(1.7)	(1)	(680)	**(65)**	(86)	(220)	**(2.7)**	(1.4)	(0.38)	(0.92)	0	(2)
15065	**八つ橋**	0	1663	**390**	(1.8)	**(2.9)**	(3.3)	**(0.5)**	0	(0.5)	**(99.7)***	(93.0)	(94.4)	(0.3)	0	(94.2)	-	(0.2)	(1)	(49)	**(3)**	(13)	(51)	**(0.4)**	(0.8)	(0.13)	(0.44)	0	(1)
	らくがん																												
15066	らくがん	0	1636	**384**	(3.0)	**(2.0)**	(2.4)	**(0.2)**	0	(0.2)	**(99.6)***	(93.4)	(94.5)	(0.2)	0	(94.3)	-	(0.1)	(2)	(19)	**(3)**	(3)	(17)	**(0.2)**	(0.5)	(0.08)	(0.30)	0	0
15067	麦らくがん	0	1685	**396**	(2.4)	**(4.2)**	(4.8)	**(1.5)**	0	(1.8)	**(94.6)***	(88.7)	(85.8)	(5.4)	0	(90.4)	-	(0.7)	(2)	(170)	**(16)**	(46)	(120)	**(1.1)**	(1.4)	(0.16)	(0.68)	0	0
15068	もろこしらくがん	0	1591	**374**	(2.5)	**(5.7)**	(6.6)	**(0.2)**	0	(0.3)	**(89.5)***	(84.4)	(84.1)	(6.9)	0	(89.9)	-	(0.6)	(130)	(51)	**(16)**	(22)	(58)	**(1.8)**	(0.7)	(0.13)	(0.43)	(Tr)	(1)
	<菓子パン類>																												
15125	**揚げパン**	0	1543	**369**	27.7	**7.5**	8.7	**17.8**	3	18.7	-	-	**43.8***	1.8	-	43.5	-	1.4	450	110	**42**	19	86	**0.6**	0.7	0.09	0.29	22	13
	あんパン																												
15069	こしあん入り	0	1131	**267**	(35.5)	**(5.8)**	(6.8)	**(3.4)**	(18)	(3.6)	(51.6)	(48.0)	**(52.2)***	(2.5)	-	(53.5)	-	(0.6)	(110)	(64)	**(30)**	(15)	(55)	**(1.0)**	(0.6)	(0.10)	(0.26)	(2)	(13)
15168	つぶしあん入り	0	1126	**266**	(35.5)	**(6.3)**	(7.0)	**(3.5)**	(18)	(3.8)	**(54.1)***	(50.3)	(50.7)	(3.3)	-	(53.0)	(Tr)	(0.7)	(130)	(120)	**(23)**	(18)	(68)	**(1.0)**	(0.7)	(0.14)	(0.27)	(2)	(14)
	あんパン　薄皮タイプ																												
15126	こしあん入り	0	1084	**256**	(37.4)	**(5.7)**	(6.6)	**(3.0)**	(17)	(3.5)	**(53.6)***	(50.3)	(50.9)	(2.4)	-	(51.9)	(Tr)	(0.4)	(42)	(45)	**(36)**	(16)	(50)	**(1.3)**	(0.6)	(0.12)	(0.35)	(1)	(5)
15169	つぶしあん入り	0	1095	**258**	(37.4)	**(6.1)**	(6.8)	**(3.4)**	(17)	(3.7)	**(52.5)***	(48.8)	(49.2)	(3.2)	-	(51.4)	(Tr)	(0.7)	(86)	(150)	**(21)**	(21)	(72)	**(1.3)**	(0.7)	(0.18)	(0.35)	(1)	(5)
	カレーパン																												
15127	皮及び具	0	1264	**302**	(41.3)	**(5.7)**	(6.6)	**(17.3)**	(13)	(18.3)	**(32.0)***	(29.5)	(32.5)	(1.6)	0	(32.3)	(0.1)	(1.5)	(490)	(130)	**(24)**	(17)	(91)	**(0.7)**	(0.6)	(0.07)	(0.28)	(4)	(14)
15128	皮のみ	0	1516	**363**	30.8	**6.2**	7.2	**21.2**	14	22.4	**38.5***	35.3	39.2	1.3	0	38.4	-	1.2	390	100	**23**	16	100	**0.7**	0.6	0.08	0.28	3	18
15129	具のみ	0	703	**168**	64.5	**4.5**	5.3	**8.7**	11	9.3	**17.7***	16.7	17.5	2.4	0	18.8	0.3	2.1	710	200	**28**	19	69	**0.7**	0.7	0.07	0.28	4	6
15070	**クリームパン**	0	1206	**286**	(35.5)	**(6.7)**	(7.9)	**(6.8)**	(98)	(7.4)	(45.7)	(42.3)	**(48.8)***	(1.3)	-	(48.3)	(Tr)	(0.9)	(150)	(120)	**(57)**	(15)	(110)	**(0.8)**	(0.9)	(0.08)	(0.15)	(14)	(20)
15130	**クリームパン　薄皮タイプ**	0	919	**218**	(52.2)	**(5.2)**	(6.0)	**(6.3)**	(140)	(7.1)	(33.4)	(31.1)	**(34.8)***	(0.6)	-	(33.9)	(0.1)	(0.8)	(83)	(110)	**(72)**	(11)	(120)	**(0.7)**	(0.8)	(0.05)	(0.08)	(19)	(14)
15071	**ジャムパン**	0	1205	**285**	(32.0)	**(4.5)**	(5.3)	**(3.7)**	(20)	(3.9)	(56.2)	(52.5)	**(57.6)***	(1.6)	-	(58.1)	-	(0.6)	(120)	(84)	**(20)**	(12)	(47)	**(0.5)**	(0.5)	(0.07)	(0.17)	(3)	(15)
15072	**チョココロネ**	0	1343	**320**	(33.5)	**(4.9)**	(5.8)	**(14.6)**	(21)	(15.3)	**(44.3)***	(40.9)	(44.9)	(1.1)	0	(44.4)	(0.1)	(0.9)	(160)	(160)	**(78)**	(18)	(92)	**(0.6)**	(0.6)	(0.09)	(0.12)	(6)	(12)

菓子パン類

Japanese buns

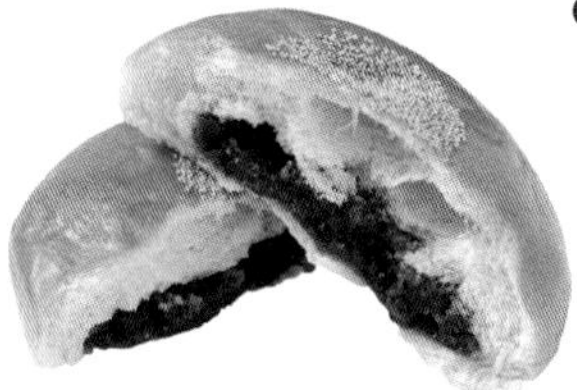
あんパン

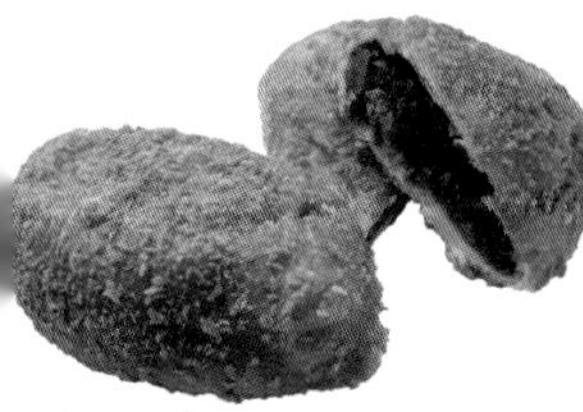
カレーパン

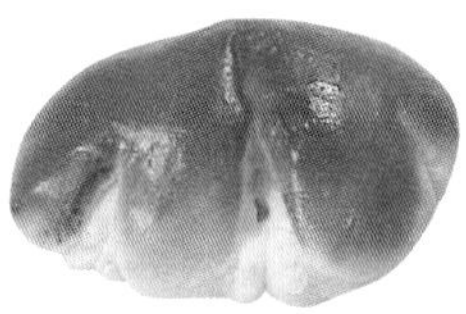
クリームパン

●あんパン(餡パン)
パン生地であんを包んだ日本独特のもの。生地には砂糖が入っていて，イースト菌や酒粕で発酵させる。形は丸く，扁平で中央のへこんだ部分に塩漬した桜の花や，ごまなどをのせることもある。明治５年に木村屋の創始者が考案して発売。

●カレーパン
かためにつくったカレーをパン生地で包んで揚げた，日本発祥の総菜パン。昭和２年に東京都江東区の名花堂(現カトレア)で売り出されたのが始まりといわれる。当時人気だったカツレツとカレーライスをヒントにつくられたという。揚げずに焼くものもある。

●クリームパン
あんパンと同様のパン生地で鶏卵，牛乳，小麦粉，砂糖などを混ぜてつくったクリーム(カスタードクリーム)を包んだもの。明治37年に新宿の中村屋で考案され発売。

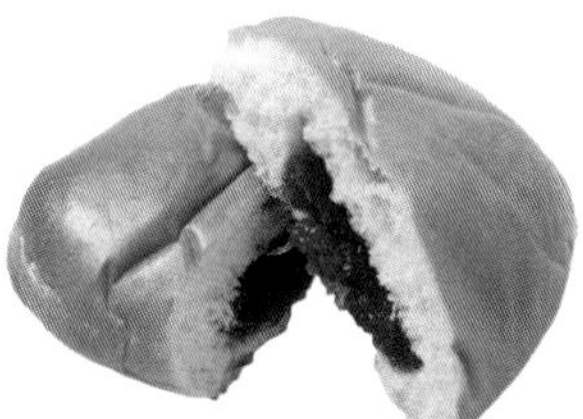
ジャムパン

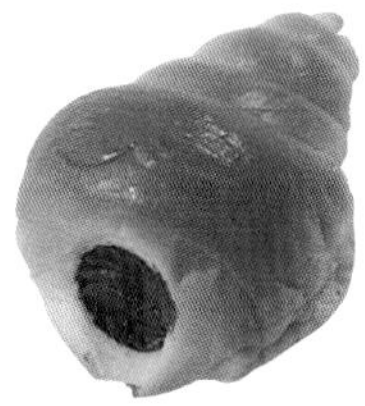
チョココロネ

●ジャムパン
あんパンと同様のパン生地で，いちごなどのジャムを包んだもの。焼く前にジャムを入れるものと，焼いた後にジャムを入れるものがある。ジャムパンの始まりは，明治33年に木村儀四郎氏により，あんずジャムを入れたものが考案されたといわれる。現在はいちごジャムが多く使われる。

●チョココロネ
パン生地を筒状，巻貝状の円錐形に成形して焼き，なかにチョコクリームを詰めたパン。

クロム	モリブデン	ビタミンA レチノール	A カロテン α	A カロテン β	A β-クリプトキサンチン	A β-カロテン当量	A レチノール活性当量	D	E トコフェロール α	E トコフェロール β	E トコフェロール γ	E トコフェロール δ	K	B_1	B_2	ナイアシン	ナイアシン当量	B_6	B_{12}	葉酸	パントテン酸	ビオチン	C	アルコール	食塩相当量	見当	備考
μg	μg	μg	μg	μg	μg	μg	μg	μg	mg	mg	mg	mg	μg	mg	mg	mg	mg	mg	μg	μg	mg	μg	mg	g	g		
(Tr)	(98)	0	0	0	0	0	**0**	0	(0.1)	0	0	0	0	**(0.06)**	**(0.03)**	(0.5)	(2.2)	(0.06)	(Tr)	(11)	(0.63)	(2.5)	**0**	(0.2)	**(1.7)**		
(1)	(86)	0	0	0	0	0	**0**	0	(0.2)	0	0	0	0	**(0.10)**	**(0.04)**	(1.5)	(3.0)	(0.14)	0	(16)	(0.75)	(2.3)	**0**	(0.2)	**(1.3)**	1枚=約13g	
(3)	(1)	(42)	0	(Tr)	(2)	(1)	**(42)**	(0.8)	(0.3)	0	(0.1)	0	(2)	**(0.01)**	**(0.07)**	(Tr)	(0.6)	(0.02)	(0.2)	(10)	(0.23)	(4.8)	**0**	-	**(0.1)**	10粒=約5g	別名：たまごボーロ，乳ボーロ，栄養ボーロ，衛生ボーロ 乳児用としてカルシウム，ビタミン等の添加品あり
(1)	(11)	(49)	(Tr)	(Tr)	(3)	(2)	**(49)**	(0.9)	(0.4)	(0.1)	(0.9)	(Tr)	(3)	**(0.12)**	**(0.11)**	(0.8)	(2.6)	(0.07)	(0.3)	(21)	(0.68)	(8.1)	**0**	-	**(0.3)**		
(1)	(6)	0	0	0	0	0	**0**	0	(0.1)	(0.1)	0	0	0	**(0.05)**	**(0.02)**	(0.3)	(1.1)	(0.01)	0	(4)	(0.26)	(0.6)	**0**	-	**(0.1)**		
(4)	(130)	0	0	(1)	0	(1)	**0**	0	(0.6)	(0.4)	(3.8)	(2.9)	(9)	**(0.02)**	**(0.08)**	(0.7)	(3.6)	(0.17)	0	(75)	(0.34)	(10.0)	**0**	-	**0**		糖衣のいり大豆
0	(38)	0	0	0	0	0	**0**	0	(0.1)	0	0	0	0	**(0.04)**	**(0.01)**	(0.7)	(1.4)	(0.07)	0	(7)	(0.36)	(0.8)	**0**	-	**0**		
(1)	0	0	0	0	0	0	**0**	0	0	0	0	0	0	**(0.01)**	**(Tr)**	(0.1)	(0.7)	(0.01)	0	(2)	(0.07)	(Tr)	**0**	-	**0**		みじん粉製品
0	0	0	0	0	0	0	**0**	0	(0.2)	(Tr)	(0.1)	0	0	**(0.03)**	**(0.04)**	(2.7)	(3.8)	(0.03)	0	(9)	(0.11)	(Tr)	**0**	-	**0**		麦こがし製品
(4)	(46)	0	0	0	0	0	**0**	0	(Tr)	0	(0.9)	(1.0)	(1)	**(0.01)**	**(0.01)**	(0.2)	(1.5)	(0.01)	0	(1)	(0.08)	(2.0)	**0**	-	**(0.3)**		さらしあん製品
1	11	1	0	3	0	3	**2**	0	4.3	0.2	4.5	0.2	(0)	**0.18**	**0.13**	1.2	2.7	0.05	0.1	33	0.32	4.0	**0**	-	**1.1**		揚げパン部分のみ
(1)	(21)	(10)	(0)	(0)	(1)	(Tr)	**(10)**	(0.2)	(0.4)	(0.1)	(0.6)	(1.0)	(2)	**(0.06)**	**(0.07)**	(0.5)	(1.8)	(0.03)	(0.1)	(27)	(0.35)	(3.3)	**(0)**	-	**(0.3)**	1個=60～80g	小豆こしあん入り。部分割合：パン10，あん7
(1)	(29)	(10)	(0)	(0)	(1)	(Tr)	**(10)**	(0.2)	(0.4)	(0.1)	(0.7)	(0.9)	(3)	**(0.06)**	**(0.07)**	(0.6)	(1.9)	(0.04)	(0.1)	(32)	(0.43)	(3.6)	**(0)**	-	**(0.3)**		小豆つぶしあん入り。部分割合：パン10，あん7
(1)	(28)	(4)	(0)	(0)	(Tr)	(Tr)	**(4)**	(0.1)	(0.1)	(Tr)	(0.7)	(1.7)	(3)	**(0.03)**	**(0.04)**	(0.2)	(1.3)	(0.01)	(Tr)	(11)	(0.16)	(2.1)	**(0)**	-	**(0.1)**		ミニあんパン。小豆こしあん入り 部分割合：パン22，あん78
(1)	(42)	(4)	(0)	(0)	(Tr)	(Tr)	**(4)**	(0.1)	(0.2)	(Tr)	(0.8)	(1.5)	(5)	**(0.04)**	**(0.05)**	(0.3)	(1.4)	(0.04)	(Tr)	(17)	(0.28)	(2.4)	**(0)**	-	**(0.2)**		ミニあんパン。小豆つぶしあん入り 部分割合：パン22，あん78
(3)	(11)	(7)	(110)	(270)	(2)	(320)	**(34)**	0	(2.1)	(0.1)	(1.6)	(0.5)	(8)	**(0.11)**	**(0.15)**	(1.1)	(2.2)	(0.05)	(0.1)	(17)	(0.26)	(3.3)	**0**	-	**(1.2)**		製品全体。部分割合：パン69，具31
2	13	9	2	10	1	11	**10**	0	2.7	0.2	2.0	0.5	9	**0.11**	**0.18**	1.1	2.4	0.04	0.1	21	0.26	3.7	**0**	-	**1.0**		
5	8	2	340	850	5	1000	**87**	0	0.7	Tr	0.8	0.5	5	**0.11**	**0.07**	1.1	2.0	0.07	0.1	9	0.24	2.3	**0**	-	**1.8**		
(1)	(13)	(66)	(Tr)	(2)	(3)	(4)	**(66)**	(1.1)	(0.8)	(0.1)	(0.5)	(0.2)	(4)	**(0.10)**	**(0.14)**	(0.7)	(2.4)	(0.07)	(0.4)	(46)	(0.82)	(8.1)	**(Tr)**	-	**(0.4)**	1個=75g	部分割合：パン5，カスタードクリーム3
(0)	(8)	(92)	(Tr)	(3)	(4)	(5)	**(93)**	(1.5)	(0.7)	(Tr)	(0.3)	(0.1)	(5)	**(0.07)**	**(0.15)**	(0.3)	(1.7)	(0.06)	(0.5)	(34)	(0.82)	(9.0)	**(Tr)**	-	**(0.2)**		ミニクリームパン。部分割合：パン31，カスタードクリーム69
(1)	(10)	(11)	(0)	(0)	(1)	(Tr)	**(11)**	(0.2)	(0.5)	(0.1)	(0.4)	(0.1)	(2)	**(0.07)**	**(0.07)**	(0.6)	(1.7)	(0.04)	(0.1)	(40)	(0.42)	(3.3)	**(3)**	-	**(0.3)**		部分割合：パン5，いちごジャム3
(2)	(9)	(26)	(Tr)	(44)	(1)	(47)	**(30)**	(0.4)	(2.1)	(0.1)	(3.0)	(0.7)	(9)	**(0.08)**	**(0.14)**	(0.6)	(1.8)	(0.04)	(0.2)	(25)	(0.60)	(3.2)	**(Tr)**	-	**(0.4)**		部分割合：パン5，チョコクリーム4 テオブロミン：Tr，ポリフェノール：Tr

菓子パン類

Japanese buns

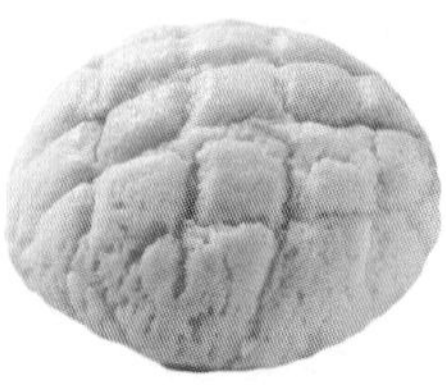

メロンパン

●**メロンパン**
さくさくした甘いビスケット生地を菓子パンの上にのせて焼いたもの。丸い形が多い。名の由来は，表面の模様がメロンの網目模様に似ている，「メレンゲパン」が変化したなど，諸説ある。中にクリームが入ったもの，ビスケット生地がないものなど，様々なものがつくられている。

ケーキ・ペストリー類

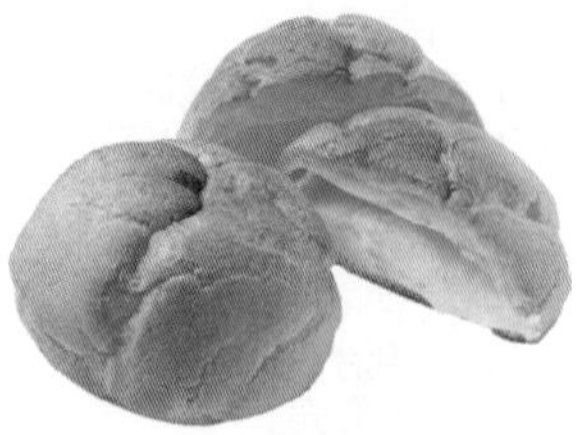

シュークリーム

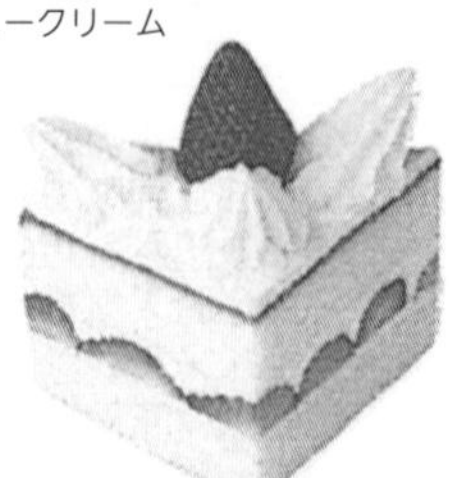

ショートケーキ

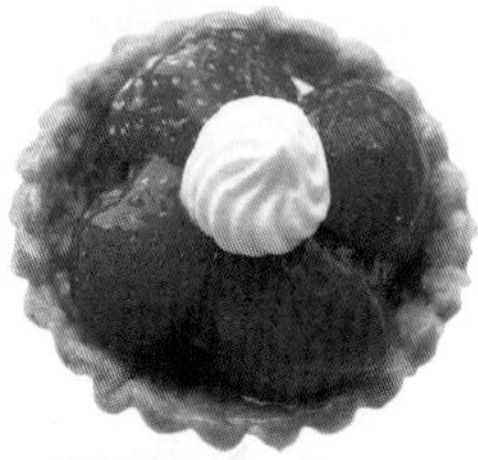

いちごのタルト

●**シュークリーム**
バター，小麦粉，鶏卵などからつくったシュー皮(シューパフ)にカスタードクリームやホイップクリームなどを詰めたもの。エクレアも同じ生地を使う。
「シュー」はフランス語でキャベツの意味。「シュークリーム」は日本の造語で，フランスでは「シュー・ア・ラ・クレーム」，アメリカでは「クリームパフ」という。

●**ショートケーキ**
スポンジケーキを上下二段，または三段に切り分け，その間にホイップクリームをはさみ，上面，側面にもクリームや果実をあしらったもの。ストロベリーショートケーキが代表的。

●**タルト**
焼いたパイ生地やビスケット生地の上に，カスタードクリームやホイップクリーム，果実，ナッツなどを盛りつけたもの。パイと違って，表面を覆(おお)わないのが特徴。上にのせるものや分量によって，様々なバリエーションがある。

食品番号	食品名（可食部100g当たり）	廃棄率 %	エネルギー kJ	エネルギー kcal	水分 g	たんぱく質: アミノ酸組成によるたんぱく質 g	たんぱく質: たんぱく質 g	脂質: 脂肪酸のトリアシルグリセロール当量 g	脂質: コレステロール mg	脂質: 脂質 g	炭水化物: 利用可能炭水化物(単糖当量) g	炭水化物: 利用可能炭水化物(質量計) g	炭水化物: 差引き法による利用可能炭水化物 g	炭水化物: 食物繊維総量 g	炭水化物: 糖アルコール g	炭水化物: 炭水化物 g	有機酸 g	灰分 g	無機質: ナトリウム mg	無機質: カリウム mg	無機質: カルシウム mg	無機質: マグネシウム mg	無機質: リン mg	無機質: 鉄 mg	無機質: 亜鉛 mg	無機質: 銅 mg	無機質: マンガン mg	無機質: ヨウ素 µg	無機質: セレン µg
15131	**チョコパン　薄皮タイプ**	0	1423	**340**	(35.0)	**(4.0)**	(4.7)	**(18.5)**	(16)	(19.4)	**(41.4)***	(38.2)	(40.6)	(0.8)	0	(40.0)	(0.1)	(0.9)	(150)	(190)	**(100)**	(19)	(100)	**(0.5)**	(0.6)	(0.08)	(0.10)	(6)	(7)
15132	**メロンパン**	0	1475	**349**	20.9	**6.7**	8.0	**10.2**	37	10.5	**60.6***	56.2	59.6	1.7	0	59.9	-	0.8	210	110	**26**	16	84	**0.6**	0.6	0.09	0.28	4	15
15181	**菓子パン　あんなし**	0	1246	**294**	(30.7)	**(7.6)**	(8.2)	**(5.8)**	(31)	(6.1)	**(55.5)***	(51.1)	(53.3)	(1.7)	0	(54.1)	(Tr)	(0.9)	(190)	(92)	**(26)**	(16)	(67)	**(0.6)**	(0.7)	(0.09)	(0.18)	(4)	(24)
	<ケーキ・ペストリー類>																												
15073	**シュークリーム**	0	887	**211**	(56.3)	**(5.5)**	(6.0)	**(10.4)**	(200)	(11.4)	**(25.3)***	(23.8)	(26.5)	(0.3)	(0)	(25.5)	(0.1)	(0.9)	(78)	(120)	**(91)**	(9)	(150)	**(0.8)**	(0.8)	(0.04)	(0.06)	(26)	(10)
15074	**スポンジケーキ**	0	1197	**283**	(32.0)	**(7.3)**	(7.9)	**(6.0)**	(170)	(7.5)	**(52.8)***	(49.3)	(53.3)	(0.7)	(0)	(52.1)	-	(0.6)	(65)	(92)	**(27)**	(8)	(94)	**(0.8)**	(0.6)	(0.05)	(0.14)	(15)	(12)
	ショートケーキ																												
15075	果実なし	0	1338	**318**	(35.0)	**(6.4)**	(6.9)	**(13.8)**	(140)	(15.2)	**(44.6)***	(41.7)	(43.6)	(0.6)	(0)	(42.3)	(Tr)	(0.6)	(80)	(86)	**(31)**	(7)	(100)	**(0.6)**	(0.5)	(0.04)	(0.1)	(13)	(9)
15170	いちご	0	1320	**314**	(35.0)	**(6.3)**	(6.9)	**(13.4)**	(140)	(14.7)	**(44.3)***	(41.5)	(43.5)	(0.9)	(0)	(42.7)	(0.2)	(0.7)	(77)	(120)	**(34)**	(10)	(100)	**(0.7)**	(0.5)	(0.05)	(0.15)	(13)	(9)
15133	**タルト　(洋菓子)**	0	1035	**247**	(50.3)	**(4.1)**	(4.7)	**(12.3)**	(100)	(13.5)	**(30.9)***	(28.9)	(30.6)	(1.4)	(0)	(30.5)	(0.3)	(1.0)	(79)	(120)	**(82)**	(11)	(77)	**(0.6)**	(0.4)	(0.05)	(0.19)	(9)	(5)
	チーズケーキ																												
15134	ベイクドチーズケーキ	0	1248	**299**	(46.1)	**(7.9)**	(8.5)	**(19.3)**	(160)	(21.2)	**(24.4)***	(23.0)	(25.1)	(0.2)	0	(23.3)	(0.5)	(0.9)	(180)	(86)	**(53)**	(8)	(98)	**(0.5)**	(0.7)	(0.03)	(0.04)	(17)	(11)
15135	レアチーズケーキ	0	1450	**349**	(43.1)	**(5.3)**	(5.8)	**(25.2)**	(64)	(27.5)	(21.9)	(20.5)	**(24.6)***	(0.3)	0	(22.5)	(0.5)	(1.0)	(210)	(93)	**(98)**	(9)	(75)	**(0.2)**	(0.4)	(0.03)	(0.08)	(10)	(4)
	デニッシュペストリー																												
15182	アメリカンタイプ　プレーン	0	1595	**382**	(31.3)	**(5.7)**	(6.2)	**(25.0)**	(41)	(26.3)	**(34.8)***	(31.9)	(34.8)	(2.1)	-	(35.1)	(Tr)	(1.1)	(300)	(92)	**(27)**	(13)	(68)	**(0.6)**	(0.7)	(0.07)	(0.11)	(4)	(14)
15076	デンマークタイプ　プレーン	0	1832	**440**	(25.5)	**(5.8)**	(6.5)	**(32.3)**	(62)	(34.0)	**(32.1)***	(29.3)	(32.3)	(2.7)	-	(33.2)	(Tr)	(0.8)	(220)	(80)	**(17)**	(13)	(70)	**(0.7)**	(0.7)	(0.07)	(0.10)	(5)	(14)
15183	アメリカンタイプ　あん入り　こしあん	0	1385	**330**	(32.8)	**(5.3)**	(6.0)	**(14.8)**	(24)	(15.6)	**(45.3)***	(42.2)	(43.5)	(2.9)	-	(44.9)	(Tr)	(0.7)	(180)	(68)	**(33)**	(15)	(60)	**(1.0)**	(0.6)	(0.10)	(0.24)	(3)	(9)
15184	つぶしあん	0	1356	**323**	(34.6)	**(5.3)**	(6.0)	**(14.8)**	(24)	(15.7)	**(43.0)***	(40.0)	(40.8)	(3.6)	-	(42.9)	(Tr)	(0.8)	(200)	(120)	**(23)**	(17)	(70)	**(1.0)**	(0.7)	(0.12)	(0.23)	(3)	(9)
15171	デンマークタイプ　あん入り　こしあん	0	1609	**384**	(25.5)	**(5.8)**	(6.5)	**(20.1)**	(39)	(21.3)	**(46.2)***	(42.9)	(44.6)	(3.3)	-	(46.1)	-	(0.6)	(130)	(65)	**(29)**	(16)	(64)	**(1.1)**	(0.7)	(0.10)	(0.25)	(3)	(9)
15172	つぶしあん	0	1619	**387**	(25.5)	**(5.9)**	(6.6)	**(20.7)**	(40)	(22.0)	**(44.9)***	(41.7)	(42.9)	(4.2)	-	(45.2)	-	(0.7)	(160)	(120)	**(19)**	(19)	(77)	**(1.1)**	(0.7)	(0.14)	(0.24)	(3)	(9)
15185	アメリカンタイプ　あん入り　カスタードクリーム	0	1273	**304**	(42.8)	**(5.2)**	(5.8)	**(18.1)**	(93)	(19.3)	**(31.3)***	(29.0)	(31.5)	(1.4)	-	(31.2)	(Tr)	(0.9)	(200)	(100)	**(51)**	(11)	(97)	**(0.6)**	(0.7)	(0.06)	(0.08)	(12)	(12)
15173	デンマークタイプ　あん入り　カスタードクリーム	0	1740	**417**	(25.5)	**(6.6)**	(7.3)	**(27.8)**	(130)	(29.6)	**(36.3)***	(33.5)	(37.0)	(2.1)	-	(36.6)	(Tr)	(0.9)	(180)	(120)	**(56)**	(14)	(120)	**(0.9)**	(0.9)	(0.07)	(0.10)	(15)	(15)
	ドーナッツ																												
15077	イーストドーナッツ　プレーン	0	1586	**379**	(27.5)	**(6.4)**	(7.2)	**(19.4)**	(19)	(20.2)	(45.2)	(33.2)	**(44.0)***	(1.5)	-	(43.9)	-	(1.2)	(310)	(110)	**(43)**	(14)	(73)	**(0.5)**	(0.6)	(0.07)	(0.17)	(5)	(17)
15174	あん入り　こしあん	0	1434	**341**	(27.5)	**(6.1)**	(6.8)	**(12.0)**	(12)	(12.6)	(53.7)	(44.8)	**(50.9)***	(2.6)	0	(52.2)	(Tr)	(0.9)	(190)	(85)	**(45)**	(16)	(66)	**(1.0)**	(0.6)	(0.10)	(0.29)	(3)	(10)

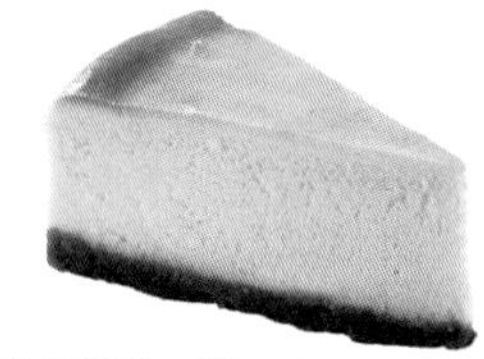
ベイクドチーズケーキ

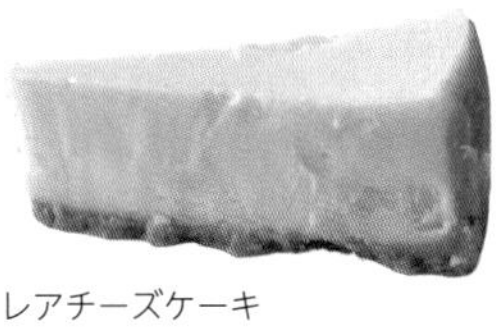
レアチーズケーキ

●チーズケーキ
クリームチーズやカテージチーズなどに，砂糖，鶏卵，小麦粉などを加えてつくったもの。

ベイクドチーズケーキ
クリームチーズに，鶏卵，砂糖，小麦粉，レモン汁などを加えて混ぜ，オーブンで焼いたもの。

レアチーズケーキ
クリームチーズに，生クリーム，プレーンヨーグルト，砂糖，バター，レモン汁，粉ゼラチンなどを加えて混ぜ，冷やし固めたもの。台にビスケットを使うこともある。果物を盛りつけるもの，果物のソースをかけるものもある。

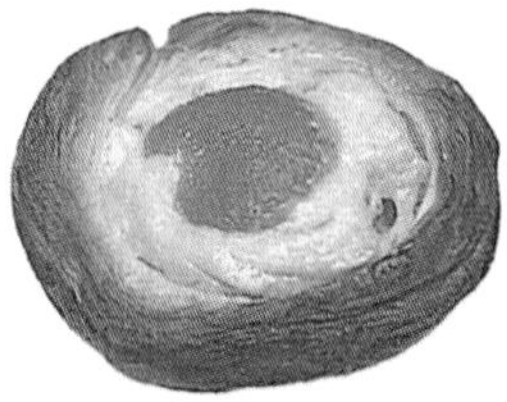
デニッシュペストリー
「デンマークタイプ」は，従来のデニッシュをプレーンから名称変更したもの。「アメリカンタイプ」は，層が壊れにくいように油脂量を減らした工業的な製品で，量販店で販売されているもの。

●デニッシュペストリー
砂糖を多く含む生地に，バターを折り込みながら成形して焼いた菓子のようなパン。上に果実のシロップ漬やクリームなどをのせる。デンマークやスウェーデンなどの北欧の国々で特に親しまれている。日本では小豆あんをのせたものもある。

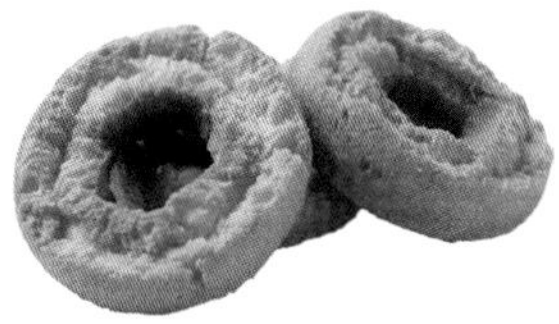
ドーナッツ

●ドーナッツ
小麦粉に砂糖，ベーキングパウダー，鶏卵，牛乳，バター(またはショートニング)などを混ぜてこね，輪の形やボール形などにして油で揚げたもの。イーストを用いて発酵させる「イーストドーナッツ」と，膨張剤を用いた「ケーキドーナッツ」に大別される。また，クリームをはさんだり，チョコレートを塗ったりするものもある。

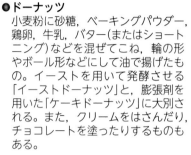

15 菓子類

クロム	モリブデン	ビタミンA レチノール	A カロテン α	A カロテン β	A β-クリプトキサンチン	A β-カロテン当量	A レチノール活性当量	D	E トコフェロール α	E トコフェロール β	E トコフェロール γ	E トコフェロール δ	K	B1	B2	ナイアシン	ナイアシン当量	B6	B12	葉酸	パントテン酸	ビオチン	C	アルコール	食塩相当量	見当	備考
µg	µg	µg	µg	µg	µg	µg	µg	µg	mg	mg	mg	mg	µg	mg	mg	mg	mg	mg	µg	µg	mg	µg	mg	g	g		
(2)	(6)	(30)	(Tr)	(64)	(Tr)	(68)	**(36)**	(0.4)	(2.7)	(0.1)	(4.0)	(1.0)	(12)	**(0.07)**	**(0.16)**	(0.4)	(1.4)	(0.03)	(0.2)	(14)	(0.60)	(2.3)	**(Tr)**	-	**(0.4)**		ミニチョコパン。部分割合：パン31，チョコクリーム69 テオブロミン：Tr，ポリフェノール：0.1g
1	12	37	10	24	2	31	**40**	0.2	1.2	0.1	0.7	0.1	3	**0.09**	**0.10**	1.0	2.4	0.05	0.1	29	0.38	3.2	**0**	-	**0.5**		
(1)	(15)	(17)	(0)	(Tr)	(1)	(1)	**(17)**	(0.4)	(0.7)	(0.1)	(0.6)	(0.2)	(1)	**(0.10)**	**(0.11)**	(0.9)	(2.6)	(0.05)	(0.1)	(49)	(0.61)	(5.0)	**(0)**	-	**(0.5)**		
(0)	(6)	(150)	(Tr)	(10)	(7)	(14)	**(150)**	(2.1)	(0.8)	(Tr)	(0.2)	(0)	(8)	**(0.07)**	**(0.18)**	(0.1)	(1.5)	(0.07)	(0.7)	(28)	(0.96)	(11.7)	**(1)**	-	**(0.2)**	1個=60g	エクレアを含む。部分割合：皮1，カスタードクリーム5
(1)	(6)	(120)	(Tr)	(6)	(6)	(9)	**(120)**	(1.7)	(0.7)	(0.1)	(0.2)	(0)	(6)	**(0.06)**	**(0.18)**	(0.2)	(2.1)	(0.05)	(0.5)	(24)	(0.68)	(11.0)	**(0)**	-	**(0.2)**		
(1)	(6)	(130)	(Tr)	(28)	(4)	(31)	**(130)**	(1.4)	(0.6)	(Tr)	(0.2)	(0)	(6)	**(0.05)**	**(0.15)**	(0.2)	(1.8)	(0.04)	(0.4)	(19)	(0.53)	(8.5)	**(0)**	-	**(0.2)**	1個=60g	デコレーションケーキを含む(果実などの具材は含まない。)。スポンジとクリーム部分のみ。部分割合：スポンジケーキ3，ホイップクリーム1
(1)	(8)	(130)	(Tr)	(31)	(4)	(34)	**(130)**	(1.3)	(0.7)	(Tr)	(0.2)	(0)	(7)	**(0.05)**	**(0.15)**	(0.2)	(1.8)	(0.05)	(0.4)	(40)	(0.59)	(8.4)	**(15)**	-	**(0.2)**		部分割合：スポンジケーキ3，ホイップクリーム1，イチゴ1
(1)	(7)	(120)	(Tr)	(30)	(3)	(32)	**(120)**	(0.7)	(0.7)	(0.1)	(0.3)	(0.1)	(6)	**(0.05)**	**(0.11)**	(0.4)	(1.2)	(0.04)	(0.2)	(42)	(0.50)	(4.6)	**(21)**	(Tr)	**(0.2)**		
(0)	(7)	(190)	(Tr)	(Tr)	(4)	(96)	**(200)**	(1.2)	(1.1)	(Tr)	(0.1)	(0)	(10)	**(0.04)**	**(0.23)**	(0.1)	(2.2)	(0.05)	(0.4)	(21)	(0.60)	(8.0)	**(2)**	-	**(0.5)**		
(1)	(8)	(150)	0	(38)	(1)	(93)	**(160)**	(0.2)	(0.7)	(Tr)	(0.1)	(0.1)	(8)	**(0.04)**	**(0.16)**	(0.2)	(1.3)	(0.03)	(0.1)	(8)	(0.34)	(1.9)	**(2)**	(0.1)	**(0.5)**		
(Tr)	(9)	(53)	(Tr)	(41)	(1)	(42)	**(56)**	(1.6)	(3.1)	(0.2)	(5.5)	(1.3)	(9)	**(0.11)**	**(0.12)**	(1.0)	(2.3)	(0.05)	(0.1)	(63)	(0.50)	(5.4)	**(0)**	-	**(0.8)**		デニッシュ部分のみ
(Tr)	(8)	(78)	(Tr)	(52)	(2)	(52)	**(82)**	(2.1)	(3.9)	(0.2)	(6.8)	(1.6)	(11)	**(0.11)**	**(0.12)**	(0.9)	(2.3)	(0.06)	(0.1)	(62)	(0.51)	(6.0)	**(0)**	-	**(0.5)**		デニッシュ部分のみ
(Tr)	(19)	(31)	(0)	(24)	(1)	(24)	**(33)**	(0.9)	(1.8)	(0.1)	(3.6)	(1.6)	(7)	**(0.07)**	**(0.08)**	(0.6)	(1.7)	(0.03)	(0.1)	(38)	(0.31)	(3.7)	**(0)**	-	**(0.5)**		部分割合：デニッシュペストリープレーン10，並練りあん7
(1)	(26)	(31)	(0)	(24)	(1)	(24)	**(33)**	(0.9)	(1.9)	(0.1)	(3.6)	(1.5)	(8)	**(0.07)**	**(0.08)**	(0.6)	(1.8)	(0.04)	(0.1)	(41)	(0.37)	(3.9)	**(0)**	-	**(0.5)**		部分割合：デニッシュペストリープレーン10，つぶし練りあん7
(Tr)	(20)	(48)	(0)	(32)	(1)	(33)	**(51)**	(1.3)	(2.4)	(0.1)	(4.6)	(1.9)	(9)	**(0.07)**	**(0.09)**	(0.6)	(1.9)	(0.03)	(0.1)	(39)	(0.33)	(4.4)	**(0)**	-	**(0.3)**		部分割合：デニッシュペストリープレーン10，並練りあん7
(1)	(27)	(50)	(0)	(33)	(1)	(33)	**(52)**	(1.3)	(2.5)	(0.1)	(4.7)	(1.9)	(10)	**(0.08)**	**(0.09)**	(0.6)	(1.9)	(0.05)	(0.1)	(43)	(0.41)	(4.6)	**0**	-	**(0.4)**		部分割合：デニッシュペストリープレーン10，つぶし練りあん7
(Tr)	(8)	(80)	(Tr)	(27)	(3)	(29)	**(83)**	(1.7)	(2.2)	(0.1)	(3.5)	(0.8)	(8)	**(0.09)**	**(0.14)**	(0.6)	(1.9)	(0.06)	(0.3)	(50)	(0.65)	(7.4)	**(Tr)**	-	**(0.5)**		部分割合：デニッシュペストリープレーン5，カスタードクリーム3
(Tr)	(9)	(120)	(Tr)	(41)	(4)	(43)	**(120)**	(2.5)	(3.3)	(0.2)	(5.3)	(1.2)	(12)	**(0.11)**	**(0.17)**	(0.8)	(2.3)	(0.07)	(0.4)	(60)	(0.81)	(9.5)	**(Tr)**	-	**(0.5)**		部分割合：デニッシュペストリープレーン5，カスタードクリーム3
(1)	(12)	(10)	(0)	(0)	(1)	(Tr)	**(10)**	(0.2)	(2.5)	(0.3)	(8.6)	(1.8)	(25)	**(0.09)**	**(0.11)**	(0.7)	(2.2)	(0.05)	(0.1)	(37)	(0.56)	(3.9)	**(Tr)**	-	**(0.8)**		
(1)	(22)	(6)	(0)	(0)	(Tr)	(Tr)	**(6)**	(0.1)	(1.5)	(0.2)	(5.6)	(2.0)	(17)	**(0.06)**	**(0.08)**	(0.5)	(1.8)	(0.03)	(0.1)	(23)	(0.36)	(3.0)	**(0)**	-	**(0.5)**		部分割合：イーストドーナッツプレーン10，並練りあん7

ケーキ・ペストリー類

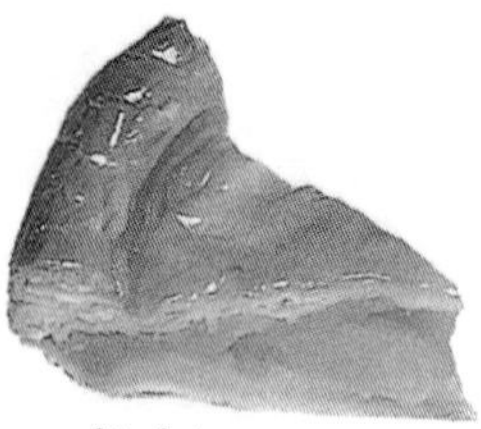

アップルパイ

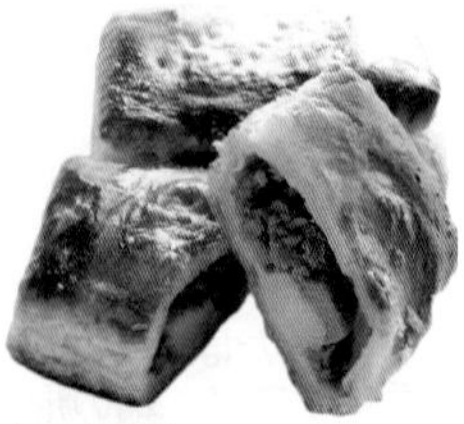

ミートパイ

●パイ

小麦粉，バター(またはショートニング)，食塩，水を加えて練った生地を折り重ねたパイ皮で，果物の甘煮や肉，魚，野菜などを包んで焼き上げたもの。

アップルパイ
砂糖，シナモンなどと甘く煮込んだりんごをパイ生地で包んで焼いたもの。りんごは，酸味が強い紅玉や国光が適する。

ミートパイ
ひき肉とたまねぎをトマトソースと食塩で味付けし，パイ生地で包んで焼いたもの。

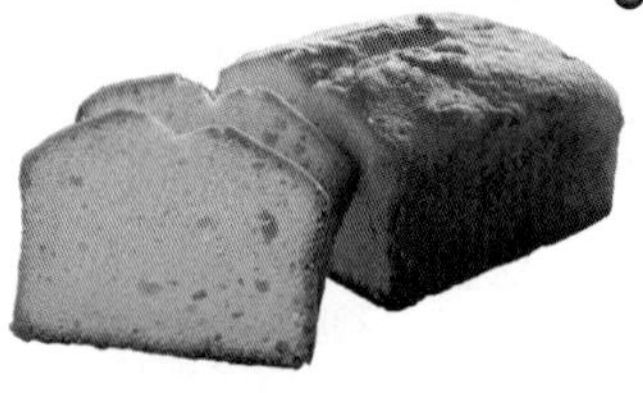

バターケーキ

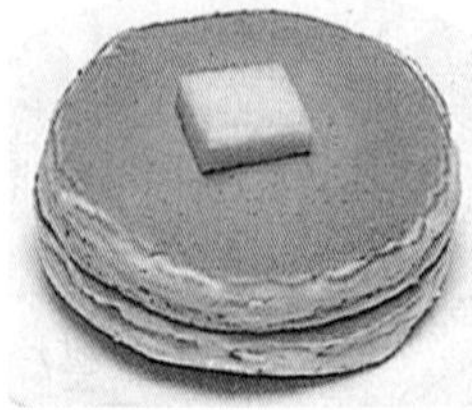

ホットケーキ

●バターケーキ

小麦粉に鶏卵，砂糖，バター，牛乳，膨張剤などを加えてつくった生地を型に入れて，焼いたもの。小麦粉，鶏卵及び砂糖の割合が同量で，「パウンドケーキ」とも呼ばれる。スポンジケーキよりバターを多く使うので濃厚な味になる。マドレーヌもこの一種。

●ホットケーキ

ホットケーキ用プレミックス粉(小麦粉，膨張剤など)，牛乳，鶏卵を混ぜ，生地をややゆるめにつくり，フライパンやホットプレートで円形に焼いたもの。バターを塗り，シロップをかけて食べる。

食品番号	食品名(可食部100g当たり)	廃棄率	エネルギー	エネルギー	水分	たんぱく質: アミノ酸組成によるたんぱく質	たんぱく質: たんぱく質	脂質: 脂肪酸のトリアシルグリセロール当量	脂質: コレステロール	脂質: 脂質	炭水化物: 利用可能炭水化物(単糖当量)	炭水化物: 利用可能炭水化物(質量計)	炭水化物: 利用可能炭水化物 差引き法による	炭水化物: 食物繊維総量	炭水化物: 糖アルコール	炭水化物: 炭水化物	有機酸	灰分	無機質: ナトリウム	無機質: カリウム	無機質: カルシウム	無機質: マグネシウム	無機質: リン	無機質: 鉄	無機質: 亜鉛	無機質: 銅	無機質: マンガン	無機質: ヨウ素	無機質: セレン
		%	kJ	kcal	g	g	g	g	mg	g	g	g	g	g	g	g	g	g	mg	mg	mg	mg	mg	mg	mg	mg	mg	µg	µg
15175	イーストドーナッツ あん入り つぶしあん	0	1431	341	(27.5)	(6.3)	(7.0)	(12.4)	(12)	(13.0)	(52.6)	(43.7)	(49.4)*	(3.4)	(0)	(51.5)	(Tr)	(1.0)	(220)	(140)	(36)	(19)	(78)	(1.0)	(0.7)	(0.14)	(0.29)	(3)	(11)
15176	カスタードクリーム	0	1554	371	(27.5)	(7.0)	(7.7)	(17.7)	(97)	(18.9)	(46.1)	(36.3)	(45.3)*	(1.2)	-	(44.6)	(0.1)	(1.3)	(250)	(140)	(75)	(15)	(120)	(0.7)	(0.8)	(0.07)	(0.15)	(16)	(17)
15078	ケーキドーナッツ プレーン	0	1549	367	(20.0)	(6.6)	(7.2)	(11.2)	(90)	(11.7)	(63.4)*	(58.7)	(60.1)	(1.2)	(0)	(60.2)	(Tr)	(0.9)	(160)	(120)	(42)	(9)	(95)	(0.6)	(0.4)	(0.06)	(0.21)	(10)	(8)
15177	あん入り こしあん	0	1495	353	(20.0)	(7.6)	(8.3)	(7.7)	(120)	(5.4)	(66.4)*	(62.2)	(61.7)	(2.4)	0	(63.7)	-	(0.6)	(110)	(90)	(46)	(13)	(83)	(1.1)	(0.6)	(0.10)	(0.32)	(6)	(5)
15178	つぶしあん	0	1500	355	(20.0)	(7.8)	(8.6)	(8.0)	(120)	(5.7)	(65.4)*	(61.3)	(60.2)	(3.4)	(0)	(63.1)	-	(0.7)	(130)	(150)	(36)	(16)	(96)	(1.1)	(0.6)	(0.13)	(0.32)	(6)	(5)
15179	カスタードクリーム	0	1581	375	(20.0)	(8.8)	(9.6)	(12.7)	(250)	(10.5)	(59.6)*	(55.8)	(56.8)	(0.7)	(0)	(56.7)	(0.1)	(0.9)	(140)	(150)	(76)	(11)	(140)	(0.8)	(0.7)	(0.06)	(0.18)	(20)	(10)
	パイ																												
15079	パイ皮	0	1559	373	(32.0)	(4.6)	(5.0)	(23.3)	(1)	(25.4)	(38.0)*	(34.5)	(37.6)	(1.3)	0	(36.4)	-	(1.2)	(390)	(50)	(9)	(9)	(31)	(0.3)	(0.3)	(0.06)	(0.19)	0	(11)
15080	アップルパイ	0	1230	294	(45.0)	(3.7)	(4.0)	(16.0)	(1)	(17.5)	(39.5)	(36.9)	(33.1)*	(1.2)	(0.1)	(32.8)	(0.1)	(0.8)	(180)	(54)	(5)	(5)	(17)	(0.2)	(0.1)	(0.04)	(0.09)	(0)	(5)
15081	ミートパイ	0	1583	381	(36.2)	(8.9)	(9.7)	(27.4)	(13)	(29.9)	(31.8)	(29.0)	(23.7)*	(1.8)	(0)	(22.2)	(0.1)	(2.0)	(440)	(110)	(11)	(11)	(46)	(0.5)	(0.6)	(0.07)	(0.17)	(0)	(12)
15082	バターケーキ	0	1767	422	(20.0)	(5.3)	(5.8)	(23.2)	(160)	(25.3)	(50.8)*	(47.4)	(49.8)	(0.7)	0	(48.0)	-	(0.9)	(240)	(74)	(22)	(7)	(67)	(0.6)	(0.4)	(0.04)	(0.12)	(10)	(8)
15083	ホットケーキ	0	1070	253	(40.0)	(7.0)	(7.7)	(4.9)	(77)	(5.4)	(47.4)*	(43.8)	(45.2)	(1.1)	0	(45.3)	(0.1)	(1.6)	(260)	(210)	(110)	(13)	(160)	(0.5)	(0.5)	(0.05)	(Tr)	(12)	(6)
	ワッフル																												
15084	カスタードクリーム入り	0	1019	241	(45.9)	(6.6)	(7.3)	(7.0)	(140)	(7.9)	(40.0)*	(37.0)	(38.8)	(0.8)	(0)	(38.1)	(0.1)	(0.9)	(63)	(160)	(99)	(12)	(150)	(0.8)	(0.8)	(0.05)	(0.13)	(24)	(10)
15085	ジャム入り	0	1184	279	(33.0)	(4.5)	(4.9)	(3.9)	(53)	(4.2)	(59.6)*	(55.9)	(56.6)	(1.3)	0	(57.3)	(Tr)	(0.6)	(43)	(120)	(44)	(10)	(68)	(0.4)	(0.3)	(0.04)	(0.18)	(7)	(4)
	<デザート菓子類>																												
15086	カスタードプリン	0	488	116	(74.1)	(5.3)	(5.7)	(4.5)	(120)	(5.5)	(14.5)*	(13.8)	(15.3)	0	0	(14.0)	(0.1)	(0.7)	(69)	(130)	(81)	(9)	(110)	(0.5)	(0.6)	(0.02)	(0.01)	(20)	(9)
15136	牛乳寒天	0	259	61	(85.2)	(1.0)	(1.1)	(1.2)	(4)	(1.3)	(12.1)*	(11.6)	(11.9)	(0.5)	0	(12.2)	(0.1)	(0.2)	(15)	(51)	(38)	(4)	(32)	(0.1)	(0.1)	(Tr)	(0.01)	(6)	(1)
15142	こんにゃくゼリー	0	275	65	(83.2)	-	0	-	0	(0.1)	11.6	11.5	(15.6)*	(0.8)	(Tr)	(16.4)	-	(0.4)	(58)	(110)	(15)	(1)	(37)	(Tr)	(Tr)	(Tr)	(0.01)	0	0
	ゼリー																												
15087	オレンジ	0	342	80	(77.6)	(1.9)	(2.1)	(0.1)	0	(0.1)	(18.4)*	(17.8)	(18.8)	(0.2)	0	(19.8)	(1.0)	(0.4)	(5)	(180)	(9)	(10)	(17)	(0.1)	(0.1)	(0.03)	(0.03)	(1)	0
15088	コーヒー	0	185	43	(87.8)	(1.4)	(1.6)	0	0	0	(10.1)*	(9.6)	(10.5)	0	-	(10.3)	-	(0.1)	(5)	(47)	(2)	(5)	(5)	(Tr)	0	(Tr)	(0.02)	0	0
15089	ミルク	0	432	103	(76.8)	(4.0)	(4.3)	(3.4)	(12)	(3.7)	(14.8)*	(14.1)	(14.9)	0	0	(14.4)	(0.1)	(0.7)	(43)	(150)	(110)	(10)	(91)	(Tr)	(0.4)	(0.01)	0	(16)	(3)
15090	ワイン	0	275	65	(84.1)	(1.7)	(1.7)	-	0	0	(13.7)*	(13.1)	(13.2)	0	-	(13.2)	(Tr)	(Tr)	(5)	(11)	(1)	(1)	(1)	(0.1)	0	(Tr)	(0.02)	0	0
15091	ババロア	0	854	204	(60.9)	(5.0)	(5.6)	(11.7)	(150)	(12.9)	(20.8)*	(19.9)	(21.6)	0	0	(19.9)	(0.1)	(0.6)	(52)	(90)	(72)	(6)	(130)	(0.6)	(0.6)	(0.02)	(0.01)	(21)	(7)
	<ビスケット類>																												
15092	ウエハース	0	1855	439	2.1	(7.0)	7.6	12.0	18	13.6	(80.1)*	(74.5)	76.2	1.2	0	75.3	Tr	1.4	480	76	21	9	63	0.6	0.4	0.14	0.23	-	-
15141	ウエハース クリーム入り	0	2068	492	(2.7)	(7.0)	(7.5)	(20.7)	(1)	(21.8)	(72.9)*	(68.1)	(65.4)	(2.1)	(0)	(65.5)	(Tr)	(2.1)	(370)	(58)	(16)	(7)	(48)	(0.5)	(0.3)	(0.11)	(0.18)	(0)	(0)

デザート菓子類

Cakes and pastries　　　　Desserts

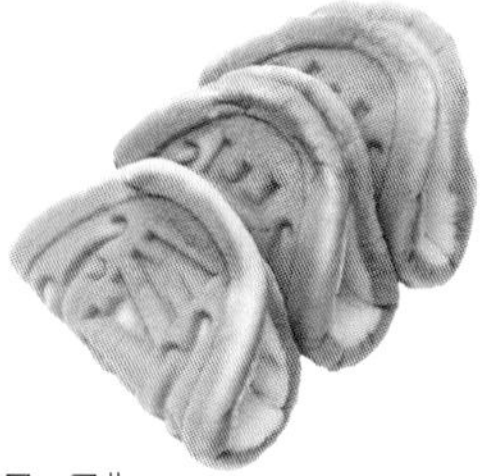

ワッフル

●**ワッフル**
小麦粉に鶏卵，砂糖，バター(またはショートニング)，牛乳を混ぜたやわらかめの生地を長円形に焼き，２つ折りにしてジャムやクリームをはさんだもの。日本のワッフルは独自のもので，元来は生地をワッフル型(蜂の巣模様)に入れて焼いたものをいう。

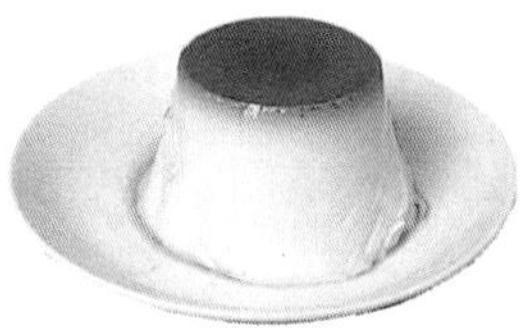

カスタードプリン

●**カスタードプリン**
鶏卵，砂糖に加熱した牛乳を混ぜた液を型に流して蒸したもの。底に砂糖と水を煮詰めたカラメルソースを敷く。やわらかく，口あたりがよい。冷やして固めたプリンが多く流通しているが，でん粉やゲル化剤，乳化剤などが使われた別の食品。

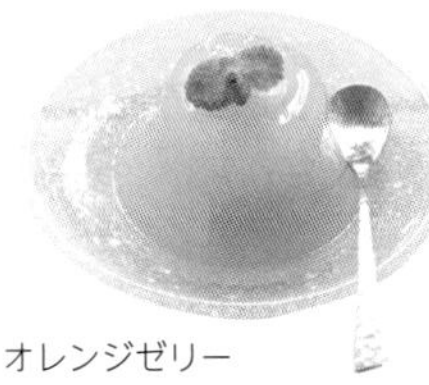

オレンジゼリー

●**ゼリー**
果汁や糖液，牛乳などに凝固剤としてゼラチン，ペクチン，寒天などを入れ，型に流して冷やし固めたもの。とろりとして冷たい食感がある。オレンジゼリー，コーヒーゼリー，ワインゼリーなど，種類が多い。

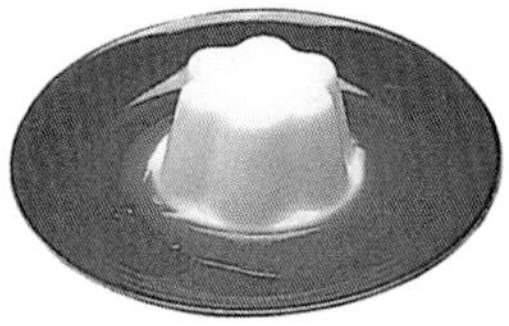

ババロア

●**ババロア**
卵黄，砂糖，牛乳，泡立てた生クリームを主材料として，ゼラチンで冷やし固めたもの。クリームが加わることによって，ゼリーよりさらにやわらかい食感になる。ドイツのババリア地方が発祥地とされる。

クロム	モリブデン	ビタミンA レチノール	A カロテン α	A カロテン β	A β-クリプトキサンチン	A β-カロテン当量	A レチノール活性当量	D	E トコフェロール α	E β	E γ	E δ	K	B₁	B₂	ナイアシン	ナイアシン当量	B₆	B₁₂	葉酸	パントテン酸	ビオチン	C	アルコール	食塩相当量	見当	備考
µg	µg	µg	µg	µg	µg	µg	µg	µg	mg	mg	mg	mg	µg	mg	mg	mg	mg	mg	µg	µg	mg	µg	mg	g	g		
(1)	(29)	(7)	(0)	(0)	(Tr)	(Tr)	**(7)**	(0.1)	(1.6)	(0.2)	(5.8)	(2.0)	(18)	**(0.06)**	**(0.08)**	(0.5)	(1.9)	(0.04)	(0.1)	(27)	(0.43)	(3.2)	**(0)**	-	**(0.6)**		部分割合：イーストドーナッツプレーン10，つぶし練りあん7
(1)	(11)	(65)	(Tr)	(2)	(3)	(4)	**(66)**	(1.1)	(2.2)	(0.2)	(6.6)	(1.4)	(22)	**(0.10)**	**(0.16)**	(0.6)	(2.3)	(0.07)	(0.4)	(40)	(0.84)	(7.9)	**(Tr)**	-	**(0.6)**		部分割合：イーストドーナッツプレーン5，カスタードクリーム3
(1)	(7)	(53)	(Tr)	(1)	(3)	(2)	**(54)**	(0.9)	(1.3)	(0.1)	(2.7)	(0.6)	(9)	**(0.07)**	**(0.12)**	(0.3)	(2.0)	(0.04)	(0.3)	(16)	(0.58)	(6.4)	**(0)**	-	**(0.4)**	1個=50～60g	
(1)	(20)	(34)	(0)	(Tr)	(2)	(1)	**(34)**	(0.6)	(0.9)	(0.1)	(2.1)	(1.4)	(8)	**(0.05)**	**(0.09)**	(0.2)	(1.7)	(0.03)	(0.2)	(11)	(0.39)	(4.7)	**(0)**	-	**(0.3)**		部分割合：ケーキドーナッツプレーン10，並練りあん7
(1)	(27)	(35)	(0)	(Tr)	(2)	(1)	**(35)**	(0.6)	(0.9)	(0.1)	(2.1)	(1.3)	(9)	**(0.06)**	**(0.09)**	(0.2)	(1.8)	(0.04)	(0.2)	(14)	(0.46)	(5.0)	**(0)**	-	**(0.3)**		部分割合：ケーキドーナッツプレーン10，つぶし練りあん7
(1)	(8)	(100)	(Tr)	(3)	(5)	(5)	**(100)**	(1.6)	(1.4)	(0.1)	(2.2)	(0.5)	(11)	**(0.09)**	**(0.17)**	(0.3)	(2.1)	(0.06)	(0.5)	(25)	(0.88)	(10.0)	**(Tr)**	-	**(0.4)**		部分割合：ケーキドーナッツプレーン5，カスタードクリーム3
(1)	(9)	0	-	-	-	0	**0**	(Tr)	(2.5)	(0.1)	(3.1)	(1.2)	(2)	**(0.05)**	**(0.02)**	(0.3)	(1.3)	(0.02)	0	(6)	(0.32)	(0.7)	**0**	-	**(1.0)**		
(1)	(4)	(0)	(0)	(3)	(2)	(4)	**(Tr)**	(Tr)	(1.2)	(Tr)	(1.4)	(0.6)	(1)	**(0.03)**	**(0.01)**	(0.2)	(0.6)	(0.02)	(0)	(3)	(0.15)	(0.5)	**(1)**	-	**(0.4)**	1片=100g	部分割合：パイ皮1，甘煮りんご1
(1)	(8)	(1)	(150)	(350)	(0)	(420)	**(36)**	(0.1)	(2.2)	(0.1)	(2.6)	(1.1)	(3)	**(0.14)**	**(0.05)**	(1.1)	(2.5)	(0.07)	(0.1)	(7)	(0.45)	(1.2)	**(Tr)**	-	**(1.1)**		
(1)	(5)	(190)	(1)	(51)	(5)	(54)	**(200)**	(1.2)	(0.8)	(Tr)	(0.2)	0	(8)	**(0.05)**	**(0.12)**	(0.2)	(1.5)	(0.03)	(0.3)	(16)	(0.48)	(7.0)	**0**	-	**(0.6)**		パウンドケーキ，マドレーヌを含む
(3)	(9)	(51)	0	(3)	(2)	(5)	**(52)**	(0.7)	(0.5)	(0.1)	(0.2)	(0.1)	(3)	**(0.08)**	**(0.16)**	(0.3)	(2.1)	(0.05)	(0.3)	(15)	(0.68)	(5.1)	**(Tr)**	-	**(0.7)**		
(Tr)	(7)	(110)	(Tr)	(4)	(5)	(7)	**(110)**	(1.7)	(0.8)	(0.1)	(0.3)	(0.1)	(6)	**(0.08)**	**(0.19)**	(0.2)	(1.9)	(0.07)	(0.6)	(25)	(0.96)	(10.2)	**(1)**	-	**(0.2)**	1個=約40g	部分割合：皮1，カスタードクリーム1
(1)	(5)	(31)	(0)	(1)	(1)	(2)	**(32)**	(0.5)	(0.4)	(Tr)	(0.2)	(0.1)	(4)	**(0.05)**	**(0.09)**	(0.3)	(1.2)	(0.04)	(0.2)	(22)	(0.41)	(3.5)	**(6)**	-	**(0.1)**		部分割合：皮1，いちごジャム1
0	(4)	(87)	(Tr)	(4)	(4)	(6)	**(88)**	(1.4)	(0.5)	0	(0.1)	0	(5)	**(0.04)**	**(0.20)**	(0.1)	(1.5)	(0.05)	(0.5)	(18)	(0.69)	(8.4)	**(1)**	-	**(0.2)**		別名：プリン，カスタードプディング。プリン部分のみ
0	(1)	(13)	0	(2)	0	(2)	**(13)**	(0.1)	(Tr)	0	0	0	(1)	**(0.01)**	**(0.05)**	(Tr)	(0.3)	(0.01)	(0.1)	(2)	(0.19)	(0.6)	**(Tr)**	-	**0**		杏仁豆腐を含む
(1)	0	0	0	(1)	(Tr)	(2)	**0**	0	0	0	0	0	0	**(Tr)**	**0**	(Tr)	(Tr)	(Tr)	0	0	0	(Tr)	**0**	-	**(0.1)**		
(1)	(1)	0	(7)	(16)	(50)	(45)	**(4)**	0	(0.3)	0	0	0	0	**(0.07)**	**(0.02)**	(0.3)	(0.3)	(0.06)	0	(26)	(0.22)	(0.3)	**(40)**	-	**0**		別名：オレンジゼリー。ゼラチンゼリー。ゼリー部分のみ
0	0	0	-	-	-	0	**0**	0	0	0	0	0	0	**0**	**(Tr)**	(0.6)	(0.6)	0	0	0	(Tr)	(1.1)	**0**	-	**0**		別名：コーヒーゼリー。ゼラチンゼリー ゼリー部分のみ。カフェイン：0.1g，タンニン：0.2g
0	(4)	(37)	0	(6)	0	(6)	**(37)**	(0.3)	(0.1)	0	0	0	(2)	**(0.04)**	**(0.15)**	(0.1)	(0.7)	(0.03)	(0.3)	(5)	(0.54)	(1.8)	**(1)**	-	**(0.1)**		別名：ミルクゼリー。ゼラチンゼリー。ゼリー部分のみ
(Tr)	0	0	-	-	-	0	**0**	0	0	0	0	0	0	**0**	**0**	0	(Tr)	(Tr)	0	0	(0.01)	(0.2)	**0**	(0.9)	**0**		別名：ワインゼリー。ゼラチンゼリー ゼリー部分のみ。アルコール：0.9g
(Tr)	(5)	(130)	0	(21)	(5)	(24)	**(130)**	(1.6)	(0.6)	0	(0.2)	0	(7)	**(0.04)**	**(0.13)**	(Tr)	(1.0)	(0.05)	(0.6)	(20)	(0.67)	(8.4)	**(Tr)**	-	**(0.1)**		ババロア部分のみ
-	-	16	0	9	0	9	**17**	0	1.1	0.1	1.0	0.1	4	**0.03**	**0.08**	0.5	(2.2)	0.02	Tr	6	0.24	-	**0**	-	**1.2**	1枚=2～4g	乳幼児用としてカルシウム，ビタミン等添加品あり
(0)	(0)	(12)	(0)	(7)	(0)	(7)	**(13)**	(Tr)	(1.9)	(0.1)	(2.2)	(0.6)	(4)	**(0.02)**	**(0.06)**	(0.4)	(1.6)	(0.02)	(0)	(5)	(0.18)	(0)	**(0)**	-	**(0.9)**		乳幼児用としてカルシウム，ビタミン等添加品あり

15 菓子類

ビスケット類

Biscuits

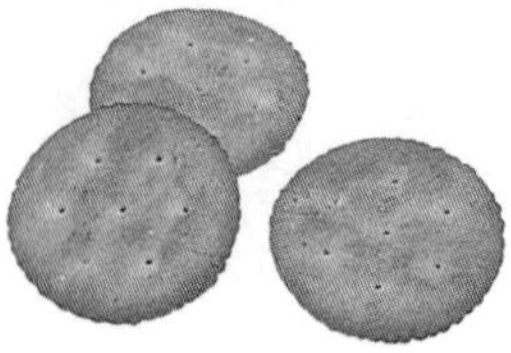

オイルスプレークラッカー

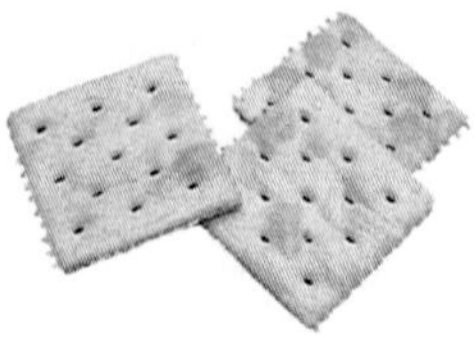

ソーダクラッカー

●クラッカー

小麦粉，ショートニング，食塩，イースト，膨張剤を混ぜた生地を発酵させ，薄く延ばして積層し，型抜きして，焼いたもの。おやつ，おつまみにする他，カナッペの台，砕いてスープの浮き実としても使う。砕けやすいことから名がついたといわれる。

オイルスプレークラッカー，ソーダクラッカーの他，グラハムクラッカー，プレッツェルなど，様々なものがある。

オイルスプレークラッカー
焼いたクラッカーに植物性油脂をスプレーしたもの。

ソーダクラッカー
膨張剤として重曹を使ったもの。さくさくとした食感がある。

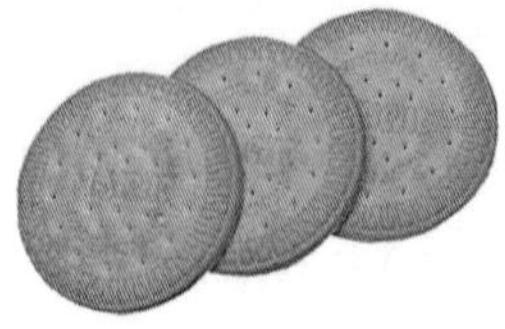

ハードビスケット

ソフトビスケット

●ビスケット

小麦粉，砂糖，油脂，食塩，粉乳，膨張剤などを混ぜた生地を焼いたもの。保存性が高い。ラテン語の「ビスコクトゥス・パーニス（2度焼いたパン）」が名の由来といわれる。

ハードビスケット
原材料を混ぜて練った生地を折りたたみ，薄く延ばし，型抜きをして焼いたもの。弾力性が強い生地を焼くので，きめが細かい。発生したガスが抜けやすいように，小さな穴を多数あけて焼く。

ソフトビスケット
砂糖，油脂を混ぜ，鶏卵，食塩，膨張剤を加えて乳化させ，小麦粉を加えて混ぜた生地を成型し，焼いたもの。グルテンの少ない薄力粉を使い，短時間練って焼き上げるので，やわらかく，さくさくとした食感になる。「クッキー」もこの一種。

可食部100g当たり		廃棄率	エネルギー		水分	たんぱく質		脂質			炭水化物						有機酸	灰分	無機質										
食品番号	食品名					アミノ酸組成によるたんぱく質	たんぱく質	脂肪酸のトリアシルグリセロール当量	コレステロール	脂質	利用可能炭水化物（単糖当量）	利用可能炭水化物（質量計）	利用可能炭水化物 差引き法による	食物繊維総量	糖アルコール	炭水化物			ナトリウム	カリウム	カルシウム	マグネシウム	リン	鉄	亜鉛	銅	マンガン	ヨウ素	セレン
		%	kJ	kcal	g	g	g	g	mg	g	g	g	g	g	g	g	g	g	mg	mg	mg	mg	mg	mg	mg	mg	mg	µg	µg
	クラッカー																												
15093	オイルスプレークラッカー	0	2016	481	2.7	(7.7)	8.5	21.1	-	22.5	-	-	64.1*	2.1	-	63.9	-	2.4	610	110	180	18	190	0.8	0.5	0.12	0.49	0	3
15094	ソーダクラッカー	0	1775	421	3.1	(9.6)	10.4	9.3	-	9.8	-	-	73.6*	2.1	-	74.4	-	2.3	730	140	55	21	85	0.7	0.4	0.14	0.55	-	-
15095	サブレ	0	1936	459	(3.1)	(5.7)	(6.1)	(16.1)	(54)	(16.6)	(77.2)*	(71.7)	(73.2)	(1.3)	0	(73.5)	-	(0.7)	(73)	(110)	(36)	(8)	(84)	(0.5)	(0.3)	(0.06)	(0.23)	(5)	(6)
15054	中華風クッキー	0	2151	513	(3.0)	(4.5)	(5.1)	(27.6)	(75)	(29.5)	(65.2)*	(60.7)	(63.2)	(1.1)	0	(61.8)	-	(0.6)	(97)	(81)	(25)	(6)	(63)	(0.4)	(0.3)	(0.05)	(0.19)	(4)	(5)
	ビスケット																												
15097	ハードビスケット	0	1780	422	2.6	6.4	7.6	8.9	10	10.0	78.0	71.9	77.8*	2.3	-	77.8	-	2.0	320	140	330	22	96	0.9	0.5	0.12	0.58	4	4
15098	ソフトビスケット	0	2149	512	3.2	(5.3)	5.7	23.9	58	27.6	(72.6)*	(67.0)	65.3	1.4	0	62.6	Tr	0.9	220	110	20	12	66	0.5	0.4	0.08	0.33	3	4
15099	プレッツェル	0	1956	465	1.0	(8.6)	9.9	16.8	-	18.6	-	-	68.8*	2.6	-	68.2	-	2.3	750	160	36	22	140	0.9	0.5	0.12	0.43	-	-
15096	リーフパイ	0	2331	558	2.5	(5.2)	5.8	(34.7)	1	35.5	(59.1)*	(53.9)	55.5	1.7	0	55.8	-	0.4	54	77	14	8	42	0.4	0.2	0.06	0.30	Tr	3
15100	ロシアケーキ	0	2038	486	(4.0)	(5.4)	(5.8)	(22.9)	(1)	(23.4)	(67.8)*	(63.3)	(64.9)	(1.8)	0	(65.8)	0	(1.0)	(200)	(140)	(41)	(32)	(75)	(0.5)	(0.4)	(0.14)	(0.37)	(Tr)	(3)
	<スナック類>																												
15101	小麦粉あられ	0	1985	472	(2.0)	(7.0)	(7.6)	(18.4)	(1)	(19.5)	(72.9)*	(66.3)	(68.2)	(2.3)	-	(68.8)	-	(2.2)	(710)	(100)	(18)	(11)	(55)	(0.5)	(0.3)	(0.08)	(0.39)	(Tr)	(4)
15102	コーンスナック	0	2159	516	0.9	(4.7)	5.2	25.4	(0)	27.1	-	-	66.4*	1.0	-	65.3	-	1.5	470	89	50	13	70	0.4	0.3	0.05	0.08	-	-
	ポテトチップス																												
15103	ポテトチップス	0	2255	541	2.0	(4.4)	4.7	(34.2)	Tr	35.2	-	-	51.8*	4.2	-	54.7	-	3.4	400	1200	17	70	100	1.7	0.5	0.21	0.40	260	0
15104	成形ポテトチップス	0	2149	515	2.2	(6.3)	5.8	28.8	-	32.0	-	-	55.2*	4.8	-	57.3	-	2.7	360	900	49	53	140	1.2	0.7	0.20	0.30	-	-
	<キャンデー類>																												
15109	かわり玉	0	1671	392	(0.5)	-	0	-	0	0	(104.4)*	(99.5)	(99.5)	0	-	(99.5)	-	0	(1)	(2)	(1)	0	0	0	0	(0.01)	0	0	0
15105	キャラメル	0	1799	426	5.4	(3.4)	4.0	10.4	14	11.7	-	-	(79.8)*	0	-	77.9	-	1.0	110	180	190	13	100	0.3	0.4	0.03	0.06	14	3
15107	ゼリーキャンデー	0	1426	334	(16.0)	(Tr)	(Tr)	0	0	0	(88.7)*	(83.1)	(83.1)	(0.9)	0	(83.9)	-	(0.1)	(2)	(1)	(8)	(1)	(1)	(0.1)	(Tr)	(0.01)	(0.04)	0	0
15108	ゼリービーンズ	0	1527	358	(9.5)	(Tr)	(Tr)	0	0	(Tr)	(95.0)*	(89.5)	(89.5)	(0.9)	0	(90.4)	-	(0.1)	(2)	(6)	(10)	(2)	(6)	(0.2)	(Tr)	(0.01)	(0.04)	0	0

スナック類

Snacks

いも，とうもろこし，米，小麦粉を加工した，塩味のきいた軽い菓子。

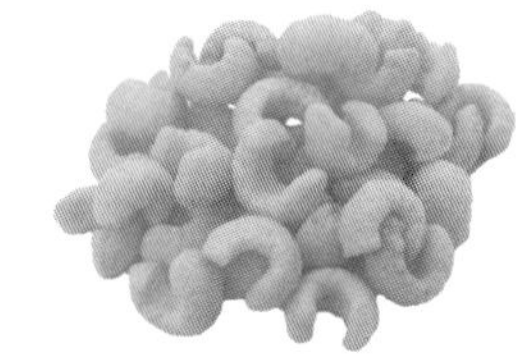
コーンスナック

●**コーンスナック**
コーングリッツを主原料とした生地をエクストルーダと呼ばれる押し出し機を使って細かく押し出し，膨張させ，乾燥，調味したもの。軽い食感が特徴。

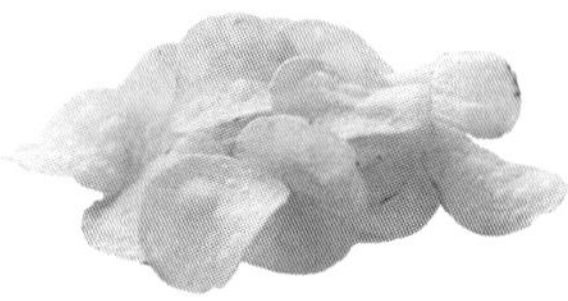
ポテトチップス

●**ポテトチップス**
じゃがいもの薄切り，またはマッシュポテトなどを原料にしたもの。

ポテトチップス
じゃがいもの薄切りを油で揚げ，調味したもの。

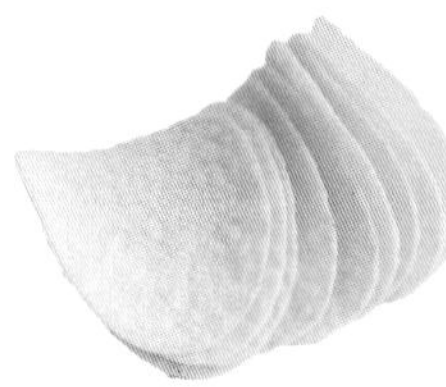
成形ポテトチップス

成形ポテトチップス
乾燥マッシュポテト，ショートニング，安定剤などを混ぜ，加熱して成形した後，油で揚げ，調味したもの。

キャンデー類

Candies

砂糖と水あめを主原料にした菓子類の総称。

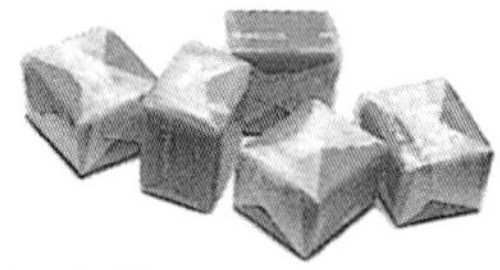
キャラメル

●**キャラメル**
砂糖，水あめ，練乳，小麦粉，ショートニング(バター)などを煮詰め，香料を入れ，小さく切ったあめ。ソフトキャンデーの一種。江戸時代にポルトガルから伝わった。

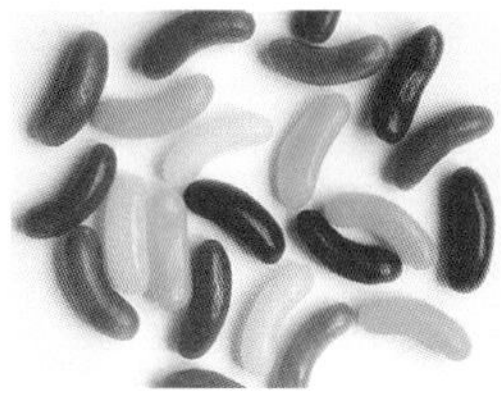
ゼリービーンズ

●**ゼリービーンズ**
水あめ，砂糖，でん粉等を主原材料としてゼリーを作り，これを粉糖と糖液(主原材料：砂糖，アラビアガム等)で交互に覆い，乾燥したもの。

クロム	モリブデン	ビタミンA レチノール	A カロテン α	A カロテン β	A β-クリプトキサンチン	A β-カロテン当量	A レチノール活性当量	D	E トコフェロール α	E トコフェロール β	E トコフェロール γ	E トコフェロール δ	K	B_1	B_2	ナイアシン	ナイアシン当量	B_6	B_{12}	葉酸	パントテン酸	ビオチン	C	アルコール	食塩相当量	見当	備考
μg	μg	μg	μg	μg	μg	μg	μg	μg	mg	mg	mg	mg	μg	mg	mg	mg	mg	mg	μg	μg	mg	μg	mg	g	g		
2	10	(0)	-	-	-	(0)	**(0)**	-	12.0	0.4	1.9	0.8	4	**0.08**	**0.04**	0.8	(2.5)	0.04	-	12	0.45	1.7	**(0)**	-	**1.5**	1枚=3	別名：スナッククラッカー
-	-	(0)	-	-	-	(0)	**(0)**	-	1.5	0.3	0.6	0.2	1	**0.05**	**0.04**	0.8	(2.9)	0.04	-	22	0.54	-	**(0)**	-	**1.9**	～4g	
(1)	(7)	(30)	0	(Tr)	(2)	(1)	**(30)**	(0.6)	(1.7)	(0.1)	(1.8)	(0.7)	(3)	**(0.07)**	**(0.07)**	(0.3)	(1.7)	(0.03)	(0.2)	(12)	(0.45)	(4.1)	**0**	-	**(0.2)**		
(1)	(6)	(27)	0	0	(2)	(1)	**(27)**	(0.5)	(0.4)	(0.1)	(0.1)	0	(4)	**(0.06)**	**(0.06)**	(0.3)	(1.4)	(0.02)	(0.1)	(10)	(0.37)	(3.6)	**0**	-	**(0.2)**		ラードを用いたもの
2	9	18	0	6	0	6	**18**	Tr	0.9	0.3	0.8	0.4	2	**0.13**	**0.22**	1.0	2.4	0.06	-	16	0.63	2.2	**(0)**	-	**0.8**	1枚=3g	乳幼児用としてカルシウム，ビタミン等添加品あり
1	9	130	0	180	0	180	**150**	Tr	2.2	0.2	1.7	0.6	6	**0.06**	**0.05**	0.6	(1.8)	0.04	-	7	0.45	2.3	**(0)**	-	**0.6**		クッキーを含む
-	-	(0)	3	53	10	59	**5**	-	2.6	0.3	3.8	0.9	7	**0.13**	**0.11**	1.1	(3.1)	0.06	-	27	0.51	-	**-**	-	**1.9**		
1	8	0	-	-	-	0	**0**	Tr	3.5	0.2	4.3	1.7	2	**0.08**	**0.02**	0.4	(1.6)	0.02	0	6	0.37	0.8	**0**	-	**0.1**		パルミエを含む。別名：パフ
(1)	(4)	(1)	0	(1)	0	(1)	**(1)**	(Tr)	(4.5)	(0.1)	(2.3)	(0.9)	(1)	**(0.06)**	**(0.14)**	(0.6)	(1.8)	(0.02)	(Tr)	(9)	(0.27)	(1.0)	**0**	-	**(0.5)**		部分割合：ビスケット4，マカロン2，クリーム1
(2)	(11)	0	-	-	-	0	**0**	(Tr)	(2.0)	(0.2)	(2.3)	(0.9)	(1)	**(0.10)**	**(0.03)**	(0.5)	(1.8)	(0.03)	0	(8)	(0.48)	(1.1)	**0**	-	**(1.8)**		別名：小麦粉系スナック
-	-	(0)	12	84	79	130	**11**	-	3.7	0.1	3.8	1.8	-	**0.02**	**0.05**	0.7	(1.3)	0.06	-	8	0.30	-	**(0)**	-	**1.2**		
3	10	(0)	-	-	-	(0)	**(0)**	-	6.2	0.3	0.8	0.1	-	**0.26**	**0.06**	4.3	(5.6)	-	-	70	0.94	1.6	**15**	-	**1.0**		別名：ポテトチップ
-	-	0	0	0	0	0	**0**	-	2.6	0.1	0.7	0.8	4	**0.25**	**0.05**	4.2	(5.2)	0.54	-	36	1.08	-	**9**	-	**0.9**		別名：ポテトチップ
0	0	0	-	-	-	0	**0**	0	0	0	0	0	0	**0**	**0**	0	0	0	0	0	0	(0.1)	**0**	-	**0**		別名：チャイナマーブル
1	6	110	0	15	0	15	**110**	3.0	0.5	Tr	0.9	0.5	3	**0.09**	**0.18**	1.1	2.0	0.02	-	5	0.58	2.7	**(0)**	-	**0.3**	1個=3g	試料：ハードタイプ
0	0	0	0	0	0	0	**0**	0	0	0	0	0	0	**0**	**0**	0	0	0	0	0	(0.01)	0	**0**	-	**0**		寒天ゼリー
(1)	0	0	0	0	0	0	**0**	0	0	0	0	0	0	**0**	**0**	0	0	0	0	0	(0.01)	(Tr)	**0**	-	**0**		部分割合：糖衣5，ゼリー6

キャンデー類

Candies

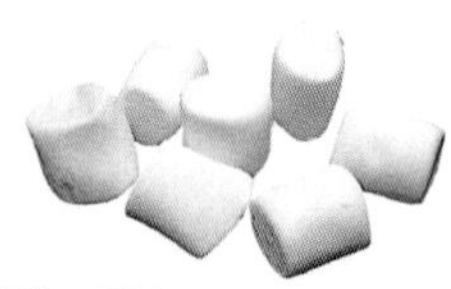

マシュマロ

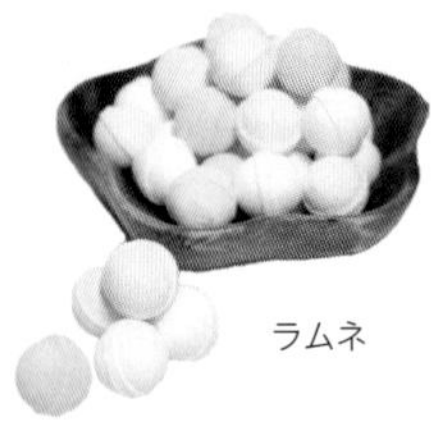

ラムネ

●**マシュマロ**
溶かした砂糖，水あめに泡立てたゼラチンを加え，空気を含ませて成形し，冷やして乾燥したもの。ソフトキャンデーの一種。独特な弾力と感触がある。そのまま食べる他，焼いたり，熱い飲み物に入れたりする。

●**ラムネ**
パウダーシュガー(粉砂糖)，コーンスターチ，クエン酸，重曹などを混ぜ合わせて，圧縮して成型したもの。

チョコレート類

Chocolates

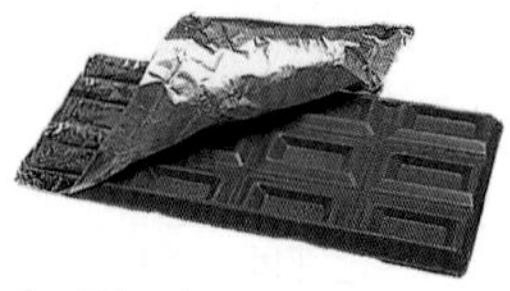

チョコレート

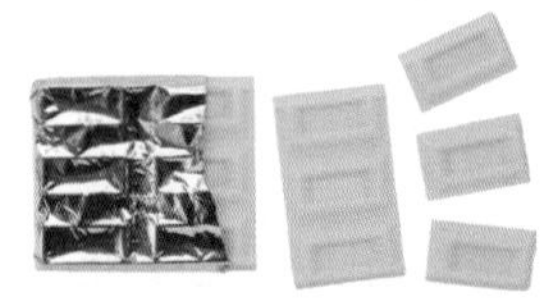

ホワイトチョコレート

カカオマス(カカオ豆を焙煎して細かくしたもの)，カカオバター(カカオ豆からとった脂肪)，砂糖，粉乳，香料などを練り混ぜ，固めたもの。

●**カバーリングチョコレート**
ビスケットをチョコレートで覆(おお)ったもの。

●**ホワイトチョコレート**
カカオマスを用いず，カカオバター，粉糖，粉乳を原料とするもの。

チョコレートの原料はカカオ豆

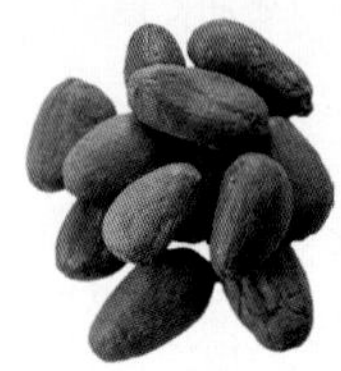

カカオ豆

カカオ豆は，カカオの果実から取り出した種子。１つの果実の中に40～50個の種子が入っている。カカオ豆をすりつぶしたものがカカオマスで，油脂分(カカオバター)を除いた残りを粉末にしたものがココア。これに必要量のカカオバターを加え，糖分や香料を加えてチョコレートをつくる。ただし，別の製法もある。

食品番号	食品名（可食部100g当たり）	廃棄率	エネルギー	エネルギー	水分	たんぱく質：アミノ酸組成によるたんぱく質	たんぱく質：たんぱく質	脂質：脂肪酸のトリアシルグリセロール当量	脂質：コレステロール	脂質：脂質	炭水化物：利用可能炭水化物（単糖当量）	炭水化物：利用可能炭水化物（質量計）	炭水化物：差引き法による利用可能炭水化物	炭水化物：食物繊維総量	炭水化物：糖アルコール	炭水化物：炭水化物	有機酸	灰分	無機質：ナトリウム	無機質：カリウム	無機質：カルシウム	無機質：マグネシウム	無機質：リン	無機質：鉄	無機質：亜鉛	無機質：銅	無機質：マンガン	無機質：ヨウ素	無機質：セレン
		%	kJ	kcal	g	g	g	g	mg	g	g	g	g	g	g	g	g	g	mg	mg	mg	mg	mg	mg	mg	mg	mg	µg	µg
15110	ドロップ	0	1662	389	(2.0)	-	0	-	0	0	(103.8)*	(98.0)	(98.0)	0	-	(98.0)	-	(Tr)	(1)	(1)	(1)	0	(Tr)	(Tr)	0	(0.01)	(Tr)	0	0
15111	バタースコッチ	0	1758	414	(2.0)	(Tr)	(Tr)	(6.0)	(17)	(6.5)	(95.9)*	(91.1)	(91.5)	0	-	(91.0)	-	(0.4)	(150)	(4)	(2)	(Tr)	(2)	(Tr)	0	(0.01)	(Tr)	0	0
15112	ブリットル	0	2118	506	(1.5)	(11.8)	(12.6)	(27.0)	0	(26.5)	(55.5)*	(52.5)	(54.6)	(3.6)	0	(58.1)	(0.2)	(1.4)	(72)	(380)	(26)	(100)	(200)	(0.9)	(1.5)	(0.35)	(1.08)	(Tr)	(1)
15113	マシュマロ	0	1382	324	(18.5)	(2.1)	(2.1)	-	0	0	(84.1)*	(79.3)	(79.4)	0	-	(79.3)	-	(Tr)	(7)	(1)	(1)	0	(1)	(0.1)	0	(0.01)	(Tr)	0	0
15106	ラムネ	0	1586	373	7.0	-	0	-	(0)	0.5	-	-	92.2*	(0)	-	92.2	-	0.3	67	5	110	2	5	0.1	0	0.05	0	1	0
	<チョコレート類>																												
15137	アーモンドチョコレート	0	2338	562	(2.0)	(10.4)	(11.4)	(39.6)	(12)	(40.4)	(40.1)*	(38.2)	(38.8)	(6.1)	0	(43.3)	(0.2)	(2.2)	(41)	(550)	(240)	(150)	(320)	(2.8)	(2.3)	(0.77)	(1.14)	(12)	(4)
15114	カバーリングチョコレート	0	2047	488	(2.0)	(6.0)	(7.1)	(23.1)	(15)	(24.3)	(66.4)*	(62.2)	(63.1)	(3.2)	(0)	(64.2)	(0.2)	(1.9)	(140)	(320)	(160)	(50)	(180)	(1.6)	(1.1)	(0.36)	(0.38)	(12)	(5)
15186	スイートチョコレート	0	2207	530	0.6	4.2	5.8	34.6	4	37.7	48.0*	45.6	46.7	7.7	-	52.6	2.8	1.5	9	430	60	130	210	4.0	1.8	0.91	0.94	2	4
15187	カカオ増量	0	2237	539	0.9	6.3	8.9	38.4	2	41.3	30.7	29.1	35.2*	13.1	-	43.3	0.6	2.6	3	900	71	220	320	9.3	3.2	1.74	1.85	1	7
15115	ホワイトチョコレート	0	2457	588	0.8	-	7.2	37.8	22	39.5	(58.2)*	(55.4)	52.0	0.6	-	50.9	-	1.6	92	340	250	24	210	0.1	0.8	0.02	0.02	20	5
15116	ミルクチョコレート	0	2298	550	0.5	(5.8)	6.9	32.8	19	34.1	(59.3)*	(56.5)	53.9	3.9	0	55.8	0.3	1.8	64	440	240	74	240	2.4	1.6	0.55	0.41	19	6
	<果実菓子類>																												
15117	マロングラッセ	0	1291	303	21.0	(0.9)	1.1	(0.2)	(0)	0.3	(79.1)*	(75.0)	77.6	-	0	77.4	-	0.2	28	60	8	-	20	0.6	-	-	-	-	-
	<チューインガム類>																												
15118	板ガム	20	1647	388	(3.1)	-	0	-	0	0	-	-	(96.9)*	0	-	(96.9)	-	(Tr)	(3)	(3)	(3)	-	(Tr)	(0.1)	-	-	-	-	-
15119	糖衣ガム	20	1659	390	(2.4)	-	0	-	0	0	-	-	(97.6)*	0	-	(97.6)	-	(Tr)	(2)	(4)	(1)	-	(Tr)	(0.1)	-	-	-	-	-
15120	風船ガム	25	1644	387	(3.3)	-	0	-	0	0	-	-	(96.7)*	0	-	(96.7)	-	(Tr)	(3)	(4)	(3)	-	(Tr)	(0.1)	-	-	-	-	-
	<その他>																												
15138	カスタードクリーム	0	735	174	(61.8)	(4.4)	(5.1)	(6.5)	(180)	(7.6)	(26.1)*	(24.6)	(26.3)	(0.2)	0	(24.8)	(0.1)	(0.7)	(34)	(120)	(93)	(9)	(140)	(0.7)	(0.9)	(0.02)	(0.04)	(18)	(10)
	しるこ																												
15139	こしあん	0	899	211	(46.1)	(4.0)	(4.7)	(0.1)	0	(0.3)	(50.0)*	(47.1)	(46.3)	(3.2)	0	(48.7)	-	(0.2)	(2)	(29)	(35)	(14)	(40)	(1.3)	(0.5)	(0.11)	(0.35)	0	0
15140	つぶしあん	0	760	179	(54.5)	(3.6)	(4.2)	(0.2)	0	(0.4)	(41.0)*	(38.6)	(37.0)	(4.3)	0	(40.5)	-	(0.4)	(42)	(120)	(14)	(17)	(55)	(1.1)	(0.5)	(0.15)	(0.30)	0	0
15180	チョコレートクリーム	0	2007	481	(14.6)	(4.0)	(4.6)	(30.6)	(15)	(32.0)	(50.1)*	(47.0)	(48.8)	(0.6)	0	(47.3)	-	(1.2)	(200)	(310)	(160)	(26)	(150)	(0.6)	(0.6)	(0.10)	(0.07)	(10)	(2)

果実菓子類

Candied fruits

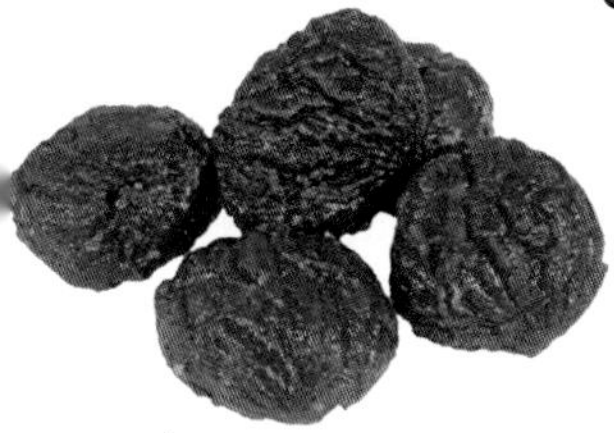

マロングラッセ

●マロングラッセ

フランス風の栗の砂糖煮。鬼皮をむいた栗を砂糖液で煮て，渋皮を除いた後，さらに高糖度の砂糖液に漬けてつやを出し，加熱乾燥させたもの。表面に薄い砂糖の膜をはらせる。糖液の浸透圧を利用してつくる。

チューインガム類

Chewing gums

チューインガム(板ガム)

●チューインガム

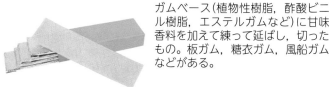

ガムベース(植物性樹脂，酢酸ビニル樹脂，エステルガムなど)に甘味，香料を加えて練って延ばし，切ったもの。板ガム，糖衣ガム，風船ガムなどがある。

その他

Others

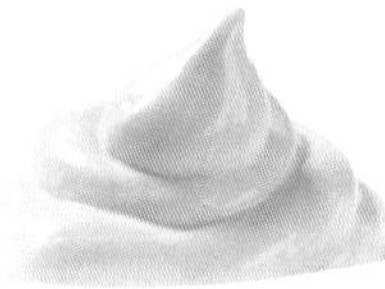

カスタードクリーム

●カスタードクリーム

鶏卵，牛乳，コーンスターチ，または小麦粉でつくった淡黄色のなめらかなクリームで，バニラの風味をつける。洋菓子の基本的なクリームである。

ホイップクリームと異なり加熱してつくるので，日持ちする。ケーキやシュークリーム，クリームパンなど，様々な菓子に使われる。

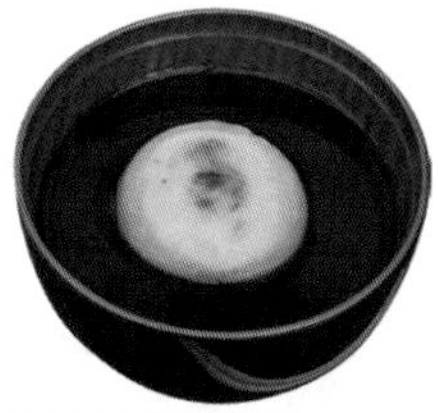

しるこ(こしあん)

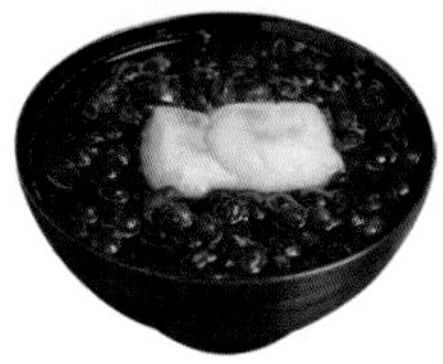

しるこ(つぶしあん)

●しるこ

小豆に砂糖を加えて煮た汁に，もちや白玉団子，栗などを入れたもの。「おしるこ」ともいう。

関西ではこしあんを用いたものを「しるこ」と呼び，つぶしあんを用いたものを「ぜんざい(善哉)」と呼ぶ。

15 菓子類

クロム	モリブデン	ビタミンA レチノール	A カロテン α	A カロテン β	A β-クリプトキサンチン	A β-カロテン当量	A レチノール活性当量	D	E トコフェロール α	E トコフェロール β	E トコフェロール γ	E トコフェロール δ	K	B1	B2	ナイアシン	ナイアシン当量	B6	B12	葉酸	パントテン酸	ビオチン	C	アルコール	食塩相当量	見当	備考
μg	μg	μg	μg	μg	μg	μg	μg	μg	mg	mg	mg	mg	μg	mg	mg	mg	mg	mg	μg	μg	mg	μg	mg	g	g		▲…食物繊維：AOAC2011.25法
0	0	0	0	0	0	0	**0**	0	0	0	0	0	0	**0**	**0**	0	0	0	0	0	0	(Tr)	**0**	-	**0**	1個=約2.5g	
0	(Tr)	(61)	0	(15)	0	(15)	**(62)**	(0.1)	(0.1)	0	0	0	(2)	**0**	**(Tr)**	0	0	0	0	0	(0.01)	(0.1)	**0**	-	**(0.4)**		
0	(48)	0	0	(2)	(2)	(3)	**0**	0	(5.4)	(0.2)	(3.7)	(0.2)	0	**(0.12)**	**(0.07)**	(12.0)	(14.0)	(0.23)	0	(29)	(1.10)	(53.0)	**0**	-	**(0.2)**		いり落花生入り
0	0	0	0	0	0	0	**0**	0	0	0	0	0	0	**0**	**0**	0	0	0	0	0	(Tr)	(Tr)	**0**	-	**0**	1個=5g	
1	Tr	(0)	(0)	(0)	(0)	(0)	**(0)**	(0)	(0)	(0)	(0)	(0)	(0)	**0**	**0**	0	0	0	0	Tr	0	0	**2**	-	**0.2**		
(15)	(7)	(41)	(3)	(26)	(1)	(28)	**(43)**	(0.6)	(11.0)	(0.1)	(4.5)	(0.3)	(4)	**(0.19)**	**(0.64)**	(2.1)	(4.3)	(0.10)	0	(35)	(1.18)	(4.9)	**0**	-	**(0.1)**		部分割合：チョコレート27，アーモンド15。テオブロミン：0.1g，カフェイン：0g，ポリフェノール：0.5g
(15)	(10)	(40)	(2)	(21)	(0)	(23)	**(42)**	(0.6)	(0.9)	(0.1)	(4.5)	(0.5)	(4)	**(0.15)**	**(0.27)**	(0.9)	(2.4)	(0.08)	(Tr)	(14)	(1.14)	(5.0)	**(0)**	-	**(0.3)**	1個=15～20g	別名：エンローバーチョコレート。ビスケット等をチョコレートで被覆したもの。部分割合：チョコレート3，ビスケット2。テオブロミン：0.1g，カフェイン：Tr，ポリフェノール：0.4g
45	9	6	7	20	2	24	**8**	1.5	0.8	Tr	8.4	0.3	6	**0.12**	**0.11**	0.8	2.0	0.05	0.1	10	0.20	6.6	**0**	-	**0**		テオブロミン：0.5g，カフェイン：0.1g，ポリフェノール：1.4g ▲
94	18	1	8	24	2	29	**3**	1.7	0.5	Tr	9.5	0.2	7	**0.15**	**0.11**	1.3	3.1	0.06	0.1	17	0.19	10.7	**0**	-	**0**		テオブロミン：0.8g，カフェイン：0.1g，ポリフェノール：2.2g ▲
1	8	47	4	38	0	39	**50**	Tr	0.8	Tr	5.8	0.5	9	**0.08**	**0.39**	0.2	1.4	0.05	-	8	1.05	4.4	**-**	-	**0.2**	1枚=55	ポリフェノール：Tr
24	11	63	4	35	0	37	**66**	1.0	0.7	Tr	6.5	0.4	6	**0.19**	**0.41**	1.2	(2.8)	0.11	-	18	1.56	7.6	**(0)**	-	**0.2**	～100g	テオブロミン：0.2g，カフェイン：Tr，ポリフェノール：0.7g
-	-	0	-	-	-	10	**1**	(0)	-	-	-	-	-	**-**	**0.03**	0.1	(0.3)	-	-	-	-	-	**0**	-	**0.1**		
-	-	0	-	-	-	0	**0**	(0)	-	-	-	-	-	**0**	**0**	0	0	-	-	-	-	-	**0**	-	**0**	1枚=3～4g	廃棄部位：ガムベース
-	-	0	-	-	-	0	**0**	(0)	-	-	-	-	-	**0**	**0**	0	0	-	-	-	-	-	**0**	-	**0**		別名：粒ガム。廃棄部位：ガムベース
-	-	0	-	-	-	0	**0**	(0)	-	-	-	-	-	**0**	**0**	0	0	-	-	-	-	-	**0**	-	**0**		廃棄部位：ガムベース
0	(5)	(120)	0	(5)	(14)	(12)	**(120)**	(1.9)	(2.5)	(Tr)	(0.3)	0	(7)	**(0.07)**	**(0.16)**	(0.1)	(1.3)	(0.07)	(0.6)	(26)	(0.83)	(11.0)	**(1)**	-	**(0.1)**		業務用
(Tr)	(28)	0	0	0	0	0	**0**	0	0	0	(0.7)	(1.8)	(3)	**(0.01)**	**(0.02)**	(Tr)	(0.9)	0	0	(1)	(0.03)	(1.2)	**0**	-	**0**		別名：御膳しるこ。具材は含まない
(1)	(37)	0	0	0	0	0	**0**	0	(0.1)	-	(0.7)	(1.4)	(4)	**(0.01)**	**(0.02)**	(0.1)	(0.8)	(0.02)	0	(6)	(0.13)	(1.3)	**-**	-	**(0.1)**		別名：田舎しるこ，ぜんざい。具材は含まない
(6)	(4)	(45)	(1)	(89)	0	(95)	**(53)**	(3.2)	(4.3)	(0.2)	(11.0)	(1.7)	(16)	**(0.07)**	**(0.23)**	(0.3)	(1.1)	(0.03)	(0.3)	(3)	(0.77)	(1.8)	**(1)**	-	**(0.5)**		テオブロミン：Tr，ポリフェノール：0.1g

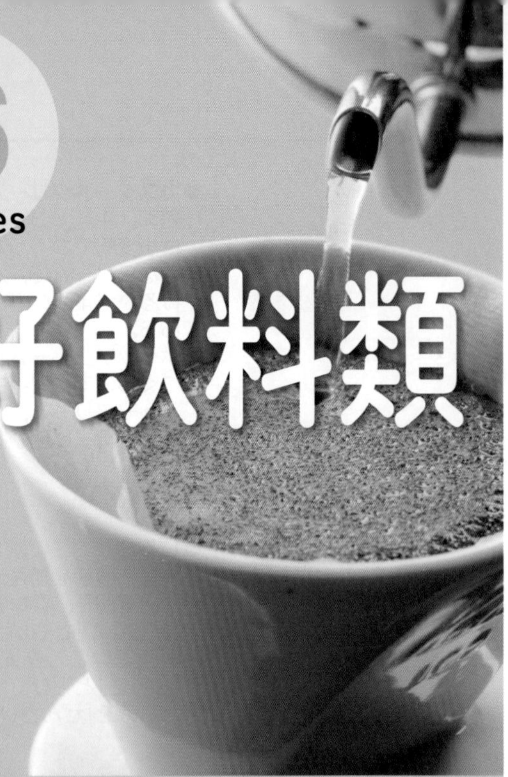

16
Beverages

し好飲料類

し好飲料類とは

し好飲料類は，一般に食欲の増進や疲労回復に役立ち，一時的に神経を興奮させるなどの作用のあるものもある。

し好飲料類は，アルコール分1%以上を含むアルコール飲料（酒類）と，茶類やコーヒー，炭酸飲料などの非アルコール飲料に分けられる。

アルコール飲料は，その製法により，醸造酒，蒸留酒，混成酒に分類される。非アルコール性飲料の茶類やコーヒーは，カフェインを多く含み，興奮，利尿，強心作用がある。炭酸飲料の主成分は水で，残りは糖分と調味料である。

し好飲料類の種類

アルコール飲料

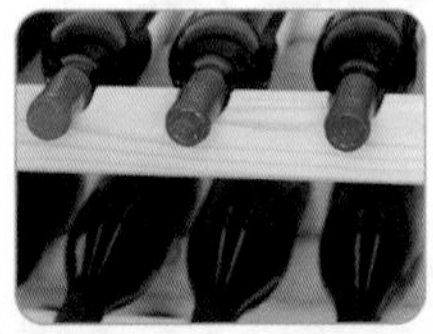

ワインは醸造酒

≪醸造酒（じょうぞう）≫酵母のはたらきで発酵させたもの。アルコール分22%以下。日本酒，ワイン，ビールなど。

≪蒸留酒（じょうりゅう）≫発酵した酒や醸造かすなどを原料として，蒸留してアルコール分を高めた酒。ウイスキー，しょうちゅう，ウオッカなど。

≪混成酒（こんせい）≫醸造酒や蒸留酒をもとにして，香料や砂糖，果実，色素などを加えたもの。みりん，白酒，梅酒，ベルモット，キュラソー，ペパーミントなどがある。

非アルコール性飲料

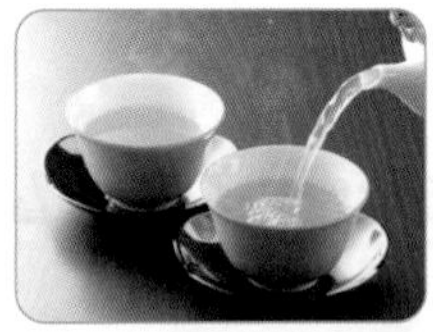

緑茶

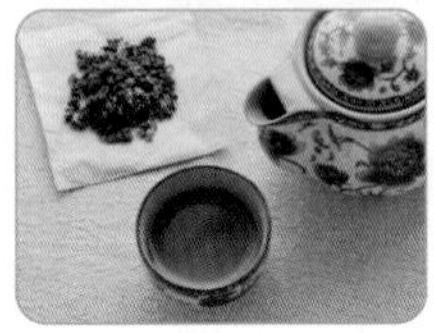

ウーロン茶

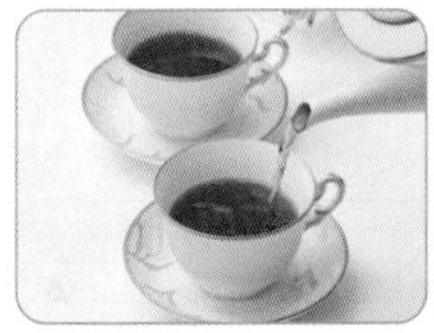

紅茶

≪茶類≫不発酵茶（緑茶），半発酵茶（ウーロン茶など），全発酵茶（紅茶）がある。いずれも，常緑低木である茶樹の若芽，若葉を用いてつくられる。

緑茶…摘んだ葉をすぐに蒸して乾燥し，緑色の保持と香味の形成を行ったもの。

ウーロン茶…葉を発酵させるが，途中で炒って発酵を止め，乾燥させた茶。独特の芳香がある。

紅茶…葉を生のままもんで組織を壊し，酸化・発酵させ，乾燥させたもの。紅褐色の色素と芳香がある。

≪コーヒー≫コーヒーの実を茶褐色になるまで炒り，冷却して粉末にしたもの。カフェインを多く含み，神経の興奮作用がある。

≪ココア≫カカオの実を炒って粉末にしたもの。主成分は炭水化物約40%，脂質とたんぱく質も約20%前後含まれている。

≪炭酸飲料≫炭酸ガスを加えた飲料で，コーラやサイダーなど様々なものがある。

茶の製法

茶葉

お茶の種類が違っても，同じ茶の木が原料。

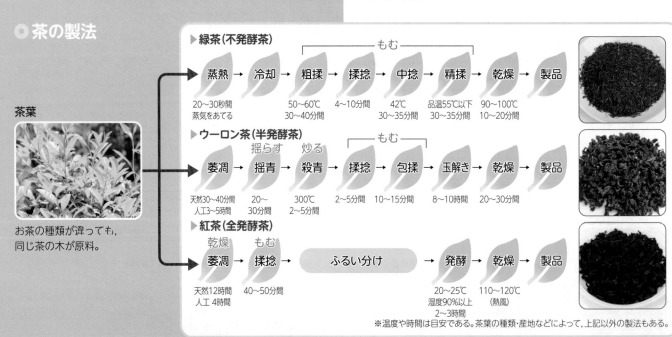

▶緑茶（不発酵茶）

蒸熱 → 冷却 → 粗揉 → 揉捻 → 中捻 → 精揉 → 乾燥 → 製品（粗揉〜精揉：もむ）

蒸熱	冷却	粗揉	揉捻	中捻	精揉	乾燥
20～30秒間 蒸気をあてる		50～60℃ 30～40分間	4～10分間	42℃ 30～35分間	品温55℃以下 30～35分間	90～100℃ 10～20分間

▶ウーロン茶（半発酵茶）

萎凋 → 揺青（揺らす） → 殺青（炒る） → 揉捻 → 包揉 → 玉解き → 乾燥 → 製品（揉捻〜包揉：もむ）

萎凋	揺青	殺青	揉捻	包揉	玉解き	乾燥
天然30～40分間 人工3～5時間	20～30分間	300℃ 2～5分間	2～5分間	10～15分間	8～10時間	20～30分間

▶紅茶（全発酵茶）

萎凋（乾燥） → 揉捻（もむ） → ふるい分け → 発酵 → 乾燥 → 製品

萎凋	揉捻	ふるい分け	発酵	乾燥
天然12時間 人工 4時間	40～50分間		20～25℃ 湿度90%以上 2～3時間	110～120℃ （熱風）

※温度や時間は目安である。茶葉の種類・産地などによって，上記以外の製法もある。

茶のおいしい入れ方

せん茶

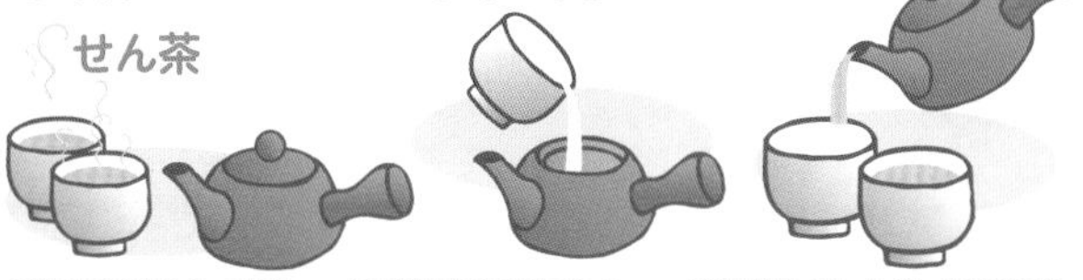

①急須を温める。茶碗に熱湯を注ぎ，冷ます。 ②茶葉を急須に入れ，①の茶碗の湯をまんべんなく注ぐ。 ③時間をおいた後，全部の茶碗に均等の濃さになるように注ぐ。最後の1滴まで注ぐ。

紅茶

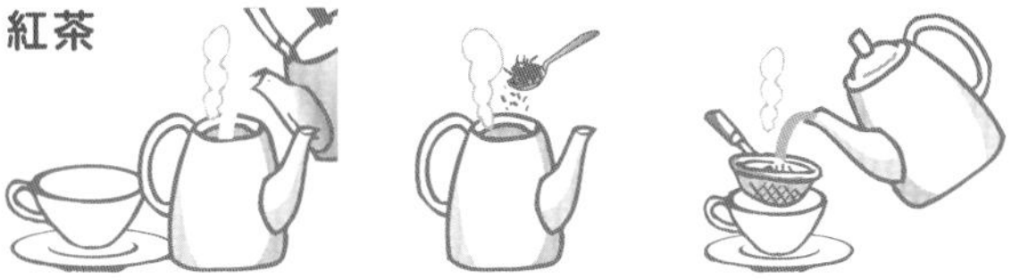

①ティーポット，ティーカップに熱湯を入れて温める。 ②ポットの湯を捨て，ティースプーンで人数+1杯分の茶葉を入れ，熱湯をポットに注ぎ入れる。 ③2〜5分蒸らした後，ポットを軽くゆすってカップに注ぐ。

種類	茶葉の量	湯の温度	湯の量	時間
玉露(上)	10g	50℃	60ml	150秒
玉露(並)	10g	60℃	60ml	120秒
せん茶(上)	6g	70℃	170ml	120秒
せん茶(並)	10g	90℃	450ml	60秒
番茶	15g	100℃	650ml	30秒
ほうじ茶	15g	100℃	650ml	30秒

※玉露，せん茶(上)は3人分，その他は5人分の分量

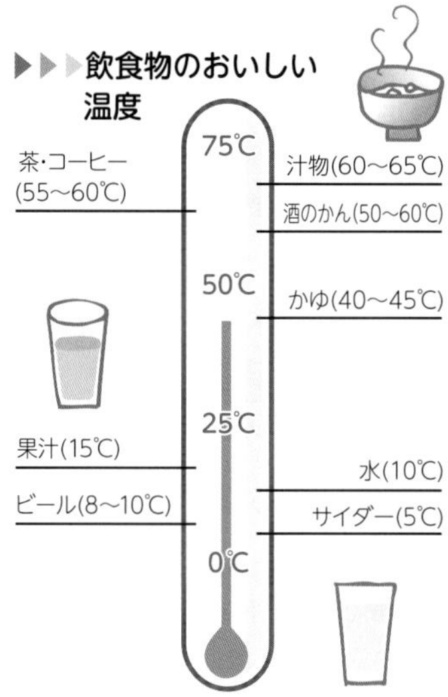

コーヒーの生産と消費

赤道を中心に南北緯25度の熱帯または亜熱帯が栽培に適し，コーヒーゾーンと呼ばれている。特に赤道付近の高地（標高1,000m以上）で良質のものができる。

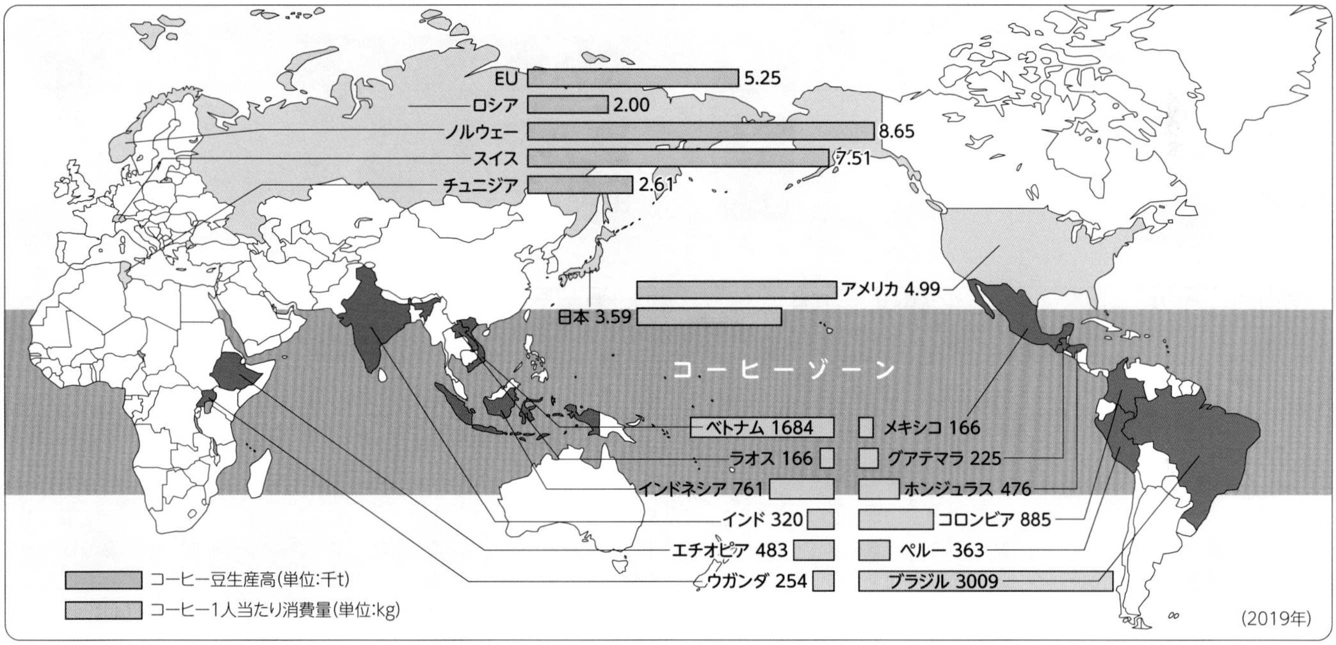

（『世界国勢図会』2021/22，全日本コーヒー協会資料による）

し好飲料の選び方と 保存方法

■アルコール飲料の保存方法

- **清酒**…香り，色が変化しやすいので，直射日光を避けて，冷暗所に。
- **ウイスキーなど**…保存性が高く，室温で保存できる。開封後は注意が必要。
- **ワイン**…コルクが乾燥しないように寝かせて保存する。涼しく，温度差が少ない場所がよい。開封後は早目に使い切る。

■茶類の選び方と保存方法

- **選び方**…せん茶は色が鮮やかでつやがあるもの，玉露は濃厚で香りが強いものを選ぶ。
- **保存方法**…気密性が高い容器に入れ，直射日光の当たらない涼しい場所に保存する。小出しにして使うとよい。

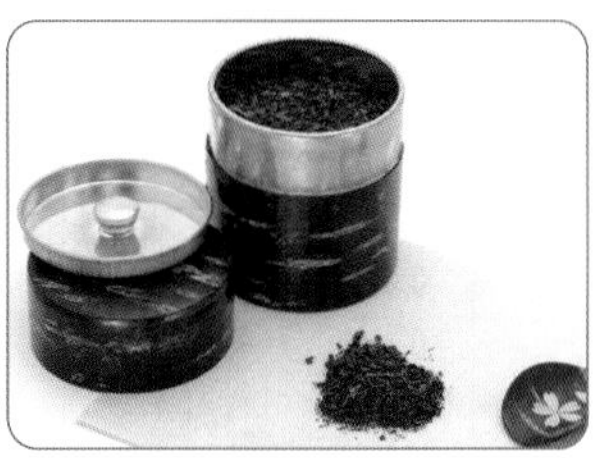

■コーヒー豆の選び方と保存方法

- **選び方**…豆の粒がそろっていて，不純物が少ないものを選ぶ。できるだけ新鮮なものがよい。抽出時にあまり膨らまないのは古い豆である。
- **保存方法**…冷蔵庫などの冷暗所に保存し，１週間から10日くらいで使い切る分量に小分けして密閉しておく。

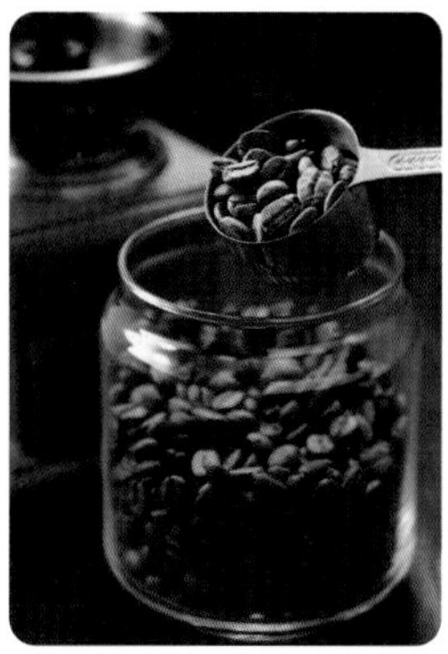

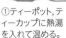

醸造酒類

Fermented alcoholic beverages

穀類や果実などを原料として発酵させてつくった酒。

●清酒

特徴　酵母，蒸し米，米こうじ，水を原料として発酵させてつくった醸造酒。

原料と製法の違いにより，普通酒，純米酒，吟醸酒，本醸造酒などがある。「日本酒」とも呼ばれる。

アルコールの他，乳酸，コハク酸などを含む。

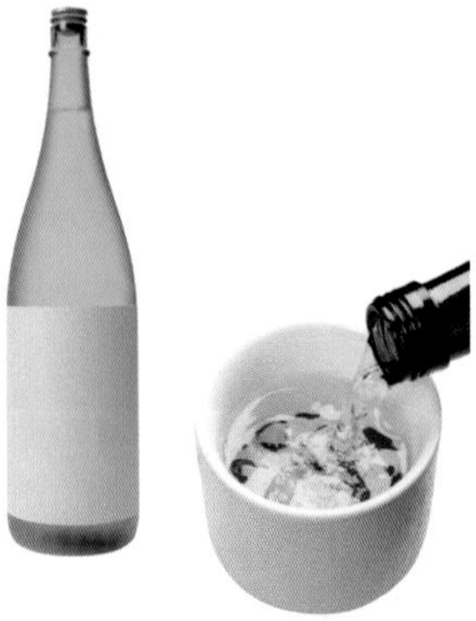

●ビール

特徴　大麦を発酵させた麦芽を糖化させ，ホップと酵母を加えて発酵させた酒。炭酸ガスを含む醸造酒。

ビールの苦味は，ホップに含まれる苦味物質や精油物質による。

淡色：ラガー(低温殺菌したもの)と生(低温殺菌していないもの)がある。

黒：黒く焦がした麦芽やカラメルを混ぜたりしてつくったもの。

スタウト：イギリス産の苦味の強いビール。

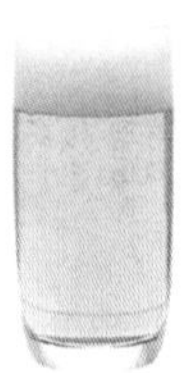

ビール(淡色)

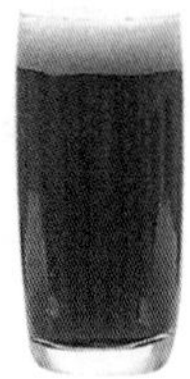

ビール(黒)

●ぶどう酒

特徴　ぶどうをつぶして発酵させ，かすを取り除いて熟成させたもの。赤，白，ロゼがあり，赤は酸味や渋味が強く，白やロゼは適度な酸味や甘味がある。

白は，果皮が白(緑)色のぶどうの果汁だけを使い発酵させたもの。赤は，果皮が黒・赤色のぶどうを果皮ごと使って発酵させたもの。ロゼは，途中で果皮を取り除いたもの。

炭酸ガスを含むぶどう酒に，シャンパンやスパークリングワインがある。

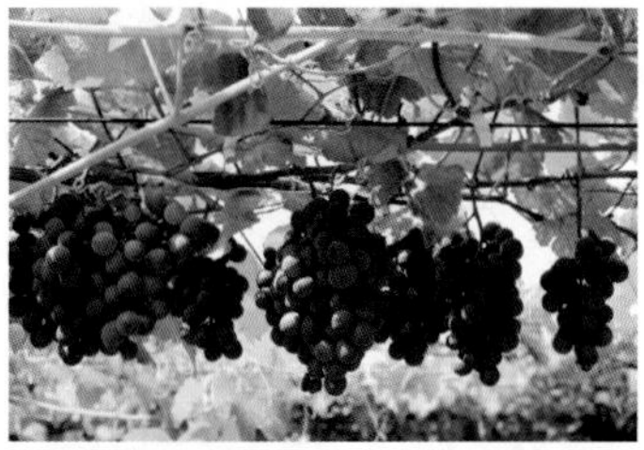

調理　赤は，肉料理やチーズ料理に，白は，魚料理に合う。西洋料理では，香味づけやソースに使われる。

また，ワインビネガー(食酢)の原料になる。

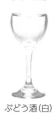

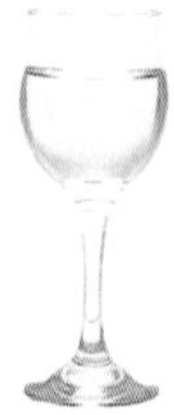

ぶどう酒(白)

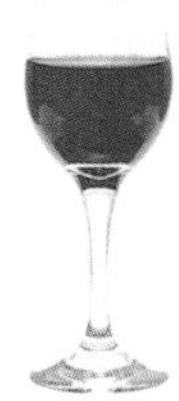

ぶどう酒(赤)

食品番号	食品名（可食部100g当たり）	廃棄率 %	エネルギー kJ	エネルギー kcal	水分 g	たんぱく質: アミノ酸組成によるたんぱく質 g	たんぱく質: たんぱく質 g	脂質: 脂肪酸のトリアシルグリセロール当量 g	脂質: コレステロール mg	脂質: 脂質 g	炭水化物: 利用可能炭水化物(単糖当量) g	炭水化物: 利用可能炭水化物(質量計) g	炭水化物: 差引き法による利用可能炭水化物 g	炭水化物: 食物繊維総量 g	炭水化物: 糖アルコール g	炭水化物: 炭水化物 g	有機酸 g	灰分 g	無機質: ナトリウム mg	カリウム mg	カルシウム mg	マグネシウム mg	リン mg	鉄 mg	亜鉛 mg	銅 mg	マンガン mg	ヨウ素 µg	セレン µg
	<アルコール飲料類>																												
	(醸造酒類)																												
16001	清酒　普通酒	0	447	**107**	82.4	**0.3**	0.4	**0**	0	Tr	2.5	2.5	**5.0***	0	-	4.9	-	Tr	2	5	**3**	1	7	**Tr**	0.1	Tr	0.16	1	0
16002	純米酒	0	425	**102**	83.7	**(0.3)**	0.4	**0**	0	Tr	(2.3)	(2.3)	**3.7***	0	-	3.6	-	Tr	4	5	**3**	1	9	**0.1**	0.1	Tr	0.18	-	-
16003	本醸造酒	0	440	**106**	82.8	**(0.3)**	0.4	**0**	0	0	(2.6)	(2.6)	**4.6***	0	-	4.5	-	Tr	2	5	**3**	1	8	**Tr**	0.1	Tr	0.19	-	-
16004	吟醸酒	0	429	**103**	83.6	**(0.2)**	0.3	**0**	0	0	(2.4)	(2.4)	**3.7***	0	-	3.6	-	Tr	2	7	**2**	1	7	**Tr**	0.1	0.01	0.16	-	-
16005	純米吟醸酒	0	425	**102**	83.5	**(0.3)**	0.4	**0**	0	0	(2.5)	(2.5)	**4.2***	0	-	4.1	-	Tr	3	5	**2**	1	8	**Tr**	0.1	0.01	0.20	-	-
16006	ビール　淡色	0	165	**39**	92.8	**0.2**	0.3	**0**	0	0	Tr	Tr	**3.1***	0	-	3.1	0.1	0.1	3	34	**3**	7	15	**Tr**	Tr	Tr	0.01	1	Tr
16007	黒	0	188	**45**	91.6	**(0.3)**	0.4	**0**	0	Tr	-	-	**3.5***	0.2	-	3.6	-	0.2	3	55	**3**	10	33	**0.1**	Tr	Tr	0.02	-	-
16008	スタウト	0	260	**62**	88.4	**(0.3)**	0.5	**0**	0	Tr	-	-	**4.8***	0.3	-	4.9	-	0.3	4	65	**3**	14	43	**0.1**	Tr	Tr	0.06	-	-
16009	発泡酒	0	185	**44**	92.0	**(0.1)**	0.1	**0**	0	0	0	0	**3.6***	0	-	3.6	-	0.1	1	13	**4**	4	8	**0**	Tr	Tr	0.01	-	-
16010	ぶどう酒　白	0	313	**75**	88.6	-	0.1	-	(0)	Tr	**(2.5)***	(2.2)	1.4	-	-	2.0	0.6	0.2	3	60	**8**	7	12	**0.3**	Tr	0.01	0.09	-	-
16011	赤	0	282	**68**	88.7	-	0.2	-	(0)	Tr	**(0.2)***	(0.2)	1.0	-	-	1.5	0.5	0.3	2	110	**7**	9	13	**0.4**	Tr	0.02	0.15	Tr	0
16012	ロゼ	0	296	**71**	87.4	-	0.1	**0**	0	Tr	**(2.5)***	(2.5)	3.4	0	-	4.0	0.6	Tr	4	60	**10**	7	10	**0.4**	Tr	0.02	0.10	-	-
16013	紹興酒	0	525	**126**	78.8	-	1.7	-	(0)	Tr	-	-	**5.1***	Tr	-	5.1	-	0.3	15	55	**25**	19	37	**0.3**	0.4	0.02	0.49	-	-
	(蒸留酒類)																												
16014	しょうちゅう　連続式蒸留しょうちゅう	0	841	**203**	71.0	-	0	-	(0)	0	-	-	**0***	(0)	-	0	-	0	-	-	**-**	-	-	**-**	-	-	-	-	-
16015	単式蒸留しょうちゅう	0	595	**144**	79.5	-	0	-	(0)	0	-	-	**0***	(0)	-	0	-	0	-	-	**-**	-	-	**-**	-	-	-	-	-
16060	泡盛	0	852	**206**	70.6	-	Tr	-	-	Tr	-	-	**0***	-	-	0	-	0	1	1	**Tr**	0	0	**Tr**	0	Tr	Tr	-	-
16016	ウイスキー	0	969	**234**	66.6	-	0	-	(0)	0	-	-	**0***	(0)	-	0	-	0	2	1	**0**	0	Tr	**Tr**	Tr	0.01	0	-	-
16017	ブランデー	0	969	**234**	66.6	-	0	-	(0)	0	-	-	**0***	(0)	-	0	-	0	4	1	**0**	0	Tr	**0**	Tr	0.03	0	-	-
16018	ウオッカ	0	980	**237**	66.2	-	0	-	(0)	0	-	-	**0***	(0)	-	Tr	-	0	Tr	Tr	**(0)**	-	(0)	**(0)**	-	-	-	-	-
16019	ジン	0	1162	**280**	59.9	-	0	-	(0)	Tr	-	-	**0.1***	(0)	-	0.1	-	0	Tr	Tr	**(0)**	-	(0)	**(0)**	-	-	-	-	-
16020	ラム	0	982	**237**	66.1	-	0	-	(0)	Tr	-	-	**0.1***	(0)	-	0.1	-	0	3	Tr	**0**	0	Tr	**0**	Tr	Tr	0	-	-
16021	マオタイ酒	0	1314	**317**	54.7	-	0	-	(0)	0	-	-	**0***	(0)	-	0	-	0	Tr	Tr	**2**	0	Tr	**0.3**	Tr	0.02	0.01	-	-

蒸留酒類

Distilled alcoholic beverages

発酵によってつくった酒を蒸留した酒。アルコール度数が高い。

●しょうちゅう(焼酎)

特徴　米，いも，雑穀などの原料を発酵させ，それを蒸留した酒。「単式蒸留しょうちゅう」は原料によってそれぞれ香気に特徴がある。

ストレート，水や茶，炭酸飲料などで割って飲む他，梅酒などの果実酒をつくるのに使う。

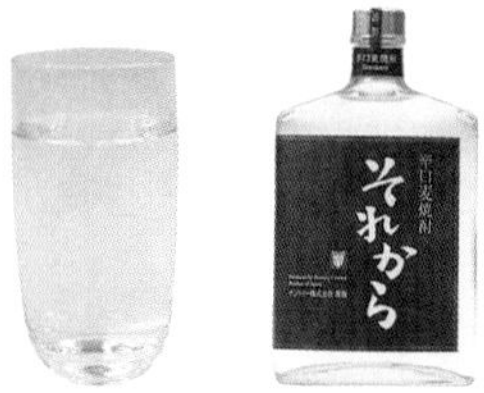

しょうちゅう

●ウオッカ

特徴　大麦，ライ麦，小麦，とうもろこしなどに麦芽を加えて糖化・発酵させ，蒸留した酒。

無色透明で，無臭で，カクテルのベースに使うことが多い。

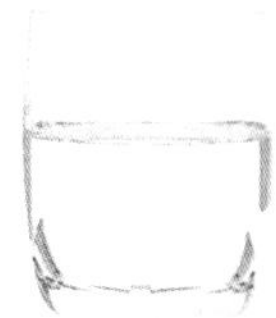

ウオッカ

●ウイスキー

特徴　乾燥麦芽に水を加えて糖化・発酵させ，蒸留した酒。麦芽乾燥用泥炭のくん煙香で，特有の香りがある。

産地により，スコッチ，アイリッシュ，アメリカン，カナディアンなどの種類がある。

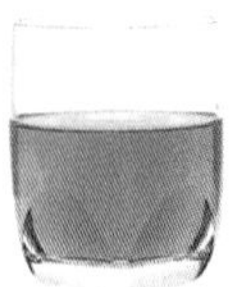

ウイスキー

●ブランデー

特徴　果実の発酵液を蒸留した酒。一般にはぶどうを用いるが，りんごやももからつくられたブランデーもある。コニャック，アルマニャックが有名。

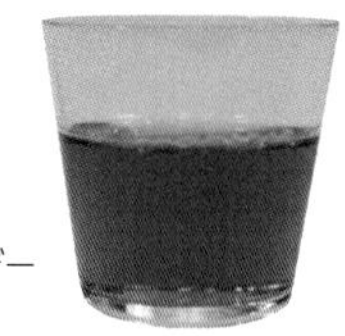

ブランデー

●ジン

特徴　ライ麦，とうもろこしを発酵させ，ネズの実の香味をつけて蒸留した酒。特有の香りがある。

主にカクテルのベースに使う。

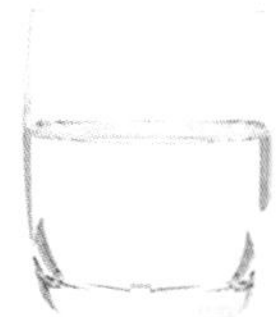

ジン

●ラム

特徴　糖蜜の発酵液を蒸留した酒。特有の香りがある。

ストレートやカクテルのベースとして使う他，洋菓子の香りづけなどに使う。

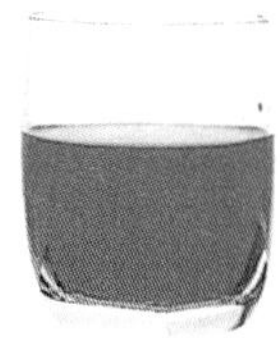

ラム

クロム	モリブデン	ビタミンA レチノール	カロテン α	カロテン β	β-クリプトキサンチン	β-カロテン当量	レチノール活性当量	D	E トコフェロール α	β	γ	δ	K	B1	B2	ナイアシン	ナイアシン当量	B6	B12	葉酸	パントテン酸	ビオチン	C	アルコール	食塩相当量	見当	備考
μg	μg	μg	μg	μg	μg	μg	μg	μg	mg	mg	mg	mg	μg	mg	mg	mg	mg	mg	μg	μg	mg	μg	mg	g	g		
0	1	0	0	0	0	0	0	0	0	0	0	0	0	Tr	0	0	Tr	0.07	0	0	0	0	0	12.3	0		別名：日本酒。アルコール：15.4容量%（100g：100.1mL，100mL：99.9g）
-	-	0	0	0	0	0	0	0	0	0	0	0	0	Tr	0	0	(Tr)	0.12	0	0	0.02	-	0	12.3	0	小=5g	別名：日本酒。アルコール：15.4容量%（100g：100.2mL，100mL：99.8g）
-	-	0	0	0	0	0	0	0	0	0	0	0	0	Tr	0	0	(Tr)	0.09	0	0	0	-	0	12.3	0	大=15g	別名：日本酒。アルコール：15.4容量%（100g：100.2mL，100mL：99.8g）
-	-	0	0	0	0	0	0	0	0	0	0	0	0	0	0	0	(Tr)	0.12	0	0	0.06	-	0	12.5	0	1C=200g	別名：日本酒。アルコール：15.7容量%（100g：100.3mL，100mL：99.7g）
-	-	0	0	0	0	0	0	0	0	0	0	0	0	0	0	0	(Tr)	0.14	0	0	0.06	-	0	12.0	0	1合=180g	別名：日本酒。アルコール：15.1容量%（100g：100.2mL，100mL：99.8g）
0	0	0	0	0	0	0	0	0	0	0	0	0	0	0	0.02	0.8	0.9	0.05	0.1	7	0.08	0.9	0	3.7	0		生ビールを含む。アルコール：4.6容量%（100g：99.2mL，100mL：100.8g）
-	-	0	0	0	0	0	0	0	0	0	0	0	0	0	0.04	1.0	(1.1)	0.07	Tr	9	0.04	-	0	4.2	0		生ビールを含む。アルコール：5.3容量%（100g：99.0mL，100mL：101.0g）
-	-	0	0	0	0	0	0	0	0	0	0	0	0	0	0.05	1.0	(1.1)	0.06	Tr	10	0.12	-	0	5.9	0		アルコール：7.6容量%（100g：98.1mL，100mL：101.9g）
-	-	0	0	0	0	0	0	0	0	0	0	0	0	0	0.01	0.3	(0.3)	0.01	0	4	0.10	-	0	4.2	0		アルコール：5.3容量%（100g：99.1mL，100mL：100.9g）
-	-	(0)	-	-	-	(0)	(0)	(0)	-	-	-	-	(0)	0	0	0.1	0.1	0.02	0	0	0.07	-	0	9.1	0		別名：白ワイン。アルコール：11.4容量%（100g：100.2mL，100mL：99.8g）
2	1	(0)	-	-	-	(0)	(0)	(0)	-	-	-	-	(0)	0	0.01	0.1	0.1	0.03	0	0	0.07	1.9	0	9.3	0		別名：赤ワイン。アルコール：11.6容量%（100g：100.4mL，100mL：99.6g）
-	-	0	0	0	0	0	0	0	0	0	0	0	0	0	0	0.1	0.1	0.02	0	0	0	-	0	8.5	0		別名：ロゼワイン。アルコール：10.7容量%（100g：99.8mL，100mL：100.2g）
-	-	(0)	-	-	-	(0)	(0)	(0)	-	-	-	-	(0)	Tr	0.03	0.6	0.9	0.03	Tr	1	0.19	-	0	14.1	0		アルコール：17.8容量%（100g：99.4mL，100mL：100.6g）
-	-	(0)	-	-	-	(0)	(0)	(0)	-	-	-	-	(0)	(0)	(0)	(0)	0	(0)	(0)	(0)	(0)	-	(0)	29.0	(0)	1C=200g	アルコール：35.0容量%。(100g：104.4mL，100mL：95.8g)
-	-	(0)	-	-	-	(0)	(0)	(0)	-	-	-	-	(0)	(0)	(0)	(0)	0	(0)	(0)	(0)	(0)	-	(0)	20.5	-	1合=180g	アルコール：25.0容量%。(100g：103.1mL，100mL：97.0g)
-	-	-	-	-	-	-	-	-	-	-	-	-	-	-	-	-	0	-	-	-	-	-	-	29.3	0		アルコール：35.4容量%。(100g：104.4mL，100mL：95.8g)
-	-	(0)	-	-	-	(0)	(0)	(0)	-	-	-	-	(0)	(0)	(0)	(0)	0	(0)	(0)	(0)	(0)	-	(0)	33.4	0		アルコール：40.0容量%。(100g：105.0mL，100mL：95.2g)
-	-	(0)	-	-	-	(0)	(0)	(0)	-	-	-	-	(0)	(0)	(0)	(0)	0	(0)	(0)	(0)	(0)	-	(0)	33.4	0		アルコール：40.0容量%。(100g：105.0mL，100mL：95.2g)
-	-	(0)	-	-	-	(0)	(0)	(0)	-	-	-	-	(0)	(0)	(0)	(0)	0	(0)	(0)	(0)	(0)	-	(0)	33.8	0		アルコール：40.4容量%。(100g：105.3mL，100mL：95.0g)
-	-	(0)	-	-	-	(0)	(0)	(0)	-	-	-	-	(0)	(0)	(0)	(0)	0	(0)	(0)	(0)	(0)	-	(0)	40.0	0		アルコール：47.4容量%。(100g：106.4mL，100mL：94.0g)
-	-	(0)	-	-	-	(0)	(0)	(0)	-	-	-	-	(0)	(0)	(0)	(0)	0	(0)	(0)	(0)	(0)	-	(0)	33.8	0		アルコール：40.5容量%。(100g：105.2mL，100mL：95.1g)
-	-	(0)	-	-	-	(0)	(0)	(0)	-	-	-	-	(0)	(0)	(0)	(0)	0	(0)	(0)	(0)	(0)	-	(0)	45.3	0		アルコール：53.0容量%。(100g：107.5mL，100mL：93.0g)

混成酒類

Compound alcoholic beverages

醸造酒や蒸留酒・アルコールに，果実や糖類，香料などを加えてつくった酒。

●梅酒

特徴　青梅の実と氷砂糖をしょうちゅうに漬けて熟成させたもので，特有の香りと酸味をもつ。

ストレート，水や湯，炭酸飲料などで割って飲む。

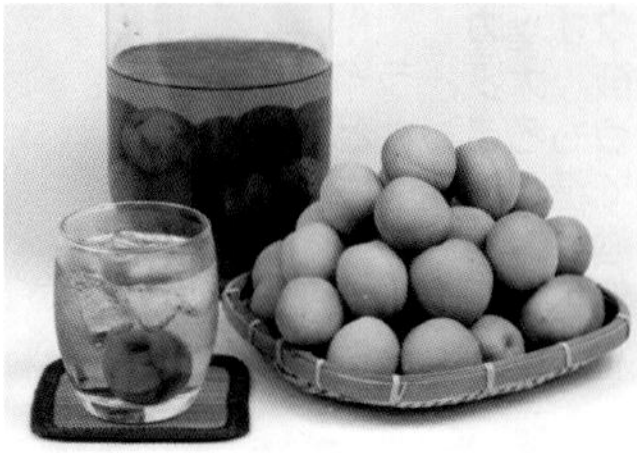

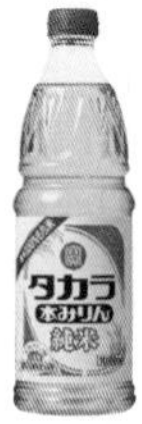

みりん

●みりん

特徴　しょうちゅう，米こうじ，蒸したもち米を混ぜてつくったもの。本みりんはアルコール分14%で甘味が強い。本みりんにしょうちゅうを混ぜたものを本直しという。アルコール分約22%。

とそ酒，白酒などの原料となる。また，甘味と風味を与えるため，日本料理に用いる。

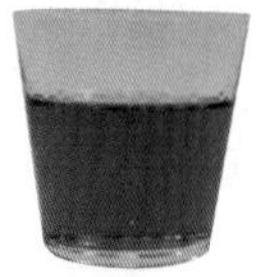

キュラソー

●キュラソー

特徴　キュラソー島特産のビターオレンジの果皮を乾燥させたものを，ラム酒などに浸み出させたもの。

主にカクテルに使う。

●スイートワイン

特徴　ぶどう酒に，調味料や香料，植物の浸出物などを加えてつくった酒で，甘味がある。

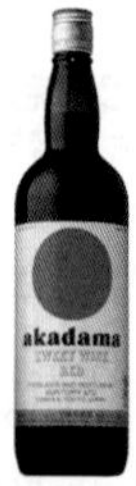

スイートワイン

●ペパーミント

特徴　ハッカ油をアルコールに溶かし，ニガヨモギで香りをつけ，緑色の食用色素で着色したもの。

カクテルに使う他，洋菓子の香りづけに使われる。

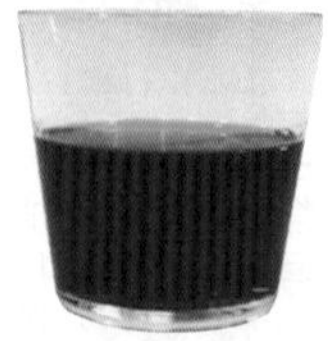

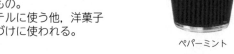

ペパーミント

●ベルモット

特徴　ぶどう酒にニガヨモギ，ニッケイなどの成分を浸み出させたもの。特有の香りと，さわやかな苦味がある。

主にストレートやロックで飲まれる。

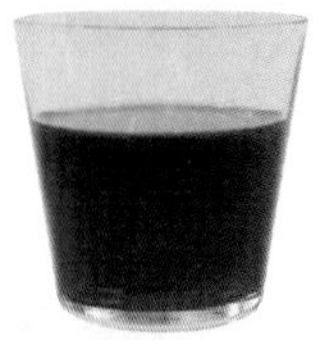

ベルモット

食品番号	食品名（可食部100g当たり）	廃棄率	エネルギー	エネルギー	水分	たんぱく質：アミノ酸組成によるたんぱく質	たんぱく質：たんぱく質	脂質：脂肪酸のトリアシルグリセロール当量	脂質：コレステロール	脂質：脂質	炭水化物：利用可能炭水化物（単糖当量）	炭水化物：利用可能炭水化物（質量計）	炭水化物：差引き法による利用可能炭水化物	炭水化物：食物繊維総量	炭水化物：糖アルコール	炭水化物：炭水化物	有機酸	灰分	無機質：ナトリウム	無機質：カリウム	無機質：カルシウム	無機質：マグネシウム	無機質：リン	無機質：鉄	無機質：亜鉛	無機質：銅	無機質：マンガン	無機質：ヨウ素	無機質：セレン
		%	kJ	kcal	g	g	g	g	mg	g	g	g	g	g	g	g	g	g	mg	mg	mg	mg	mg	mg	mg	mg	mg	μg	μg
	(混成酒類)																												
16022	梅酒	0	649	155	68.9	-	0.1	-	-	Tr	-	-	20.7*	-	-	20.7	-	0.1	4	39	1	2	3	Tr	Tr	0.01	0.01	0	0
16023	合成清酒	0	449	108	82.2	-	0.1	-	-	0	-	-	5.3*	-	-	5.3	-	0.1	11	3	2	Tr	5	0	Tr	Tr	0	-	-
16024	白酒	0	999	236	44.7	-	1.9	-	-	Tr	-	-	48.5*	-	-	48.1	-	Tr	5	14	3	4	14	0.1	0.3	0.08	0.27	-	-
16025	みりん　本みりん	0	1015	241	47.0	0.2	0.3	-	-	Tr	26.8	26.6	43.3*	-	-	43.2	-	Tr	3	7	2	2	7	0	0	0.05	0.04	-	-
16026	本直し	0	748	179	68.2	(0.1)	0.1	-	-	Tr	-	-	14.4*	-	-	14.4	-	Tr	3	2	2	2	3	0	Tr	Tr	0.06	-	-
16027	薬味酒	0	763	181	62.6	-	Tr	-	-	Tr	-	-	26.8*	-	-	26.8	-	Tr	1	14	1	1	2	Tr	Tr	Tr	0.08	-	-
16028	キュラソー	0	1333	319	43.1	-	Tr	-	-	Tr	-	-	26.4*	-	-	26.4	-	Tr	1	Tr	Tr	0	0	0	Tr	0.01	0	-	-
16029	スイートワイン	0	523	125	75.2	-	0.1	-	-	0	(12.2)*	(12.2)	13.0	-	-	13.4	0.4	0.2	5	70	5	5	7	0.3	Tr	Tr	0.01	-	-
16030	ペパーミント	0	1260	300	41.0	-	0	-	-	0	-	-	37.6*	-	-	37.6	-	Tr	4	1	Tr	0	0	0	Tr	Tr	0	-	-
16031	ベルモット　甘口タイプ	0	631	151	71.3	-	0.1	-	-	0	-	-	16.4*	-	-	16.4	-	0.1	4	29	6	5	7	0.3	Tr	0.01	0.01	-	-
16032	辛口タイプ	0	468	113	81.7	-	0.1	-	-	0	(3.1)*	(3.0)	3.7	-	-	3.7	-	0.1	4	26	8	6	8	0.3	Tr	0.01	0.01	-	-
16059	缶チューハイ　レモン風味	0	211	51	91.4	-	0	-	(0)	Tr	1.8	1.8	2.6*	0.1	-	2.9	0.3	Tr	10	13	1	Tr	Tr	0	0	Tr	0	0	0
	<茶類>																												
	(緑茶類)																												
16033	玉露　茶	0	998	241	3.1	(22.7)	29.1	-	(0)	4.1	-	-	6.4*	43.9	-	43.9	-	6.3	11	2800	390	210	410	10.0	4.3	0.84	71.00	-	-
16034	浸出液	0	22	5	97.8	(1.0)	1.3	-	(0)	(0)	-	-	0.3*	-	-	Tr	-	0.5	2	340	4	15	30	0.2	0.3	0.02	4.60	-	-
16035	抹茶　茶	0	984	237	5.0	23.1	29.6	3.3	(0)	5.3	1.6	1.5	9.5*	38.5	-	39.5	-	7.4	6	2700	420	230	350	17.0	6.3	0.60	-	-	-
16036	せん茶　茶	0	948	229	2.8	(19.1)	24.5	2.9	(0)	4.7	-	-	8.4*	46.5	-	47.7	-	5.0	3	2200	450	200	290	20.0	3.2	1.30	55.00	4	3
16037	浸出液	0	7	2	99.4	(0.2)	0.2	-	(0)	(0)	-	-	0.3*	-	-	0.2	-	0.1	3	27	3	2	2	0.2	Tr	0.01	0.31	0	0
16038	かまいり茶　浸出液	0	2	1	99.7	(0.1)	0.1	-	(0)	(0)	-	-	0.1*	-	-	Tr	-	0.1	1	29	4	1	1	Tr	Tr	Tr	0.37	-	-
16062	番茶　茶	0	1105	266	2.8	-	21.8	-	-	5.3	-	-	13.5*	38.5	-	52.0	-	4.9	6	1500	510	190	310	12.5	2.2	1.09	90.12	14	2
16039	浸出液	0	1	0	99.8	-	Tr	-	(0)	(0)	-	-	0.1*	-	-	0.1	-	0.1	2	32	5	1	2	0.2	Tr	0.01	0.19	-	-
16063	ほうじ茶　茶	0	1063	257	1.8	-	18.4	-	-	5.0	-	-	10.1*	49.3	-	59.4	-	4.7	3	1500	500	180	280	8.7	2.0	1.31	78.79	10	3
16040	浸出液	0	1	0	99.8	-	Tr	-	(0)	(0)	-	-	Tr*	-	-	0.1	-	0.1	1	24	2	Tr	1	Tr	Tr	0.01	0.26	-	-
16041	玄米茶　浸出液	0	0	0	99.9	-	0	-	(0)	(0)	-	-	0*	0	-	0	-	0.1	2	7	2	1	1	Tr	Tr	0.01	0.15	-	-

緑茶類

Green teas

特徴　茶の若芽を蒸し，揉みながら乾燥させたもの。さわやかで優雅な香りと味をもつ。
　製茶法により，不発酵茶の緑茶，半発酵茶のウーロン茶，発酵茶の紅茶に分けられる。

苦味のある成分であるタンニンと旨味成分であるアミノ酸を含む。また，ビタミンCを多く含むものが多い。

製茶法と茶の種類

不発酵茶（緑茶）
- 蒸熱法
  - 覆下園茶（おおいしたえん）…玉露，碾茶（てん）（抹茶），かぶせ茶
  - 露天茶…せん茶，番茶，ほうじ茶，玉緑茶（たまりょく）
- かまいり法…うれしの茶，青柳茶，中国緑茶

●玉露
　覆いをして育てた上質な葉を原料としたもの。

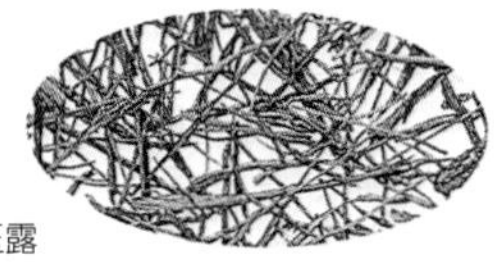
玉露

●抹茶
　覆いをして育てた茶の若芽を蒸し，揉まずに乾燥してから，臼でひいたもの。湯を加え，茶せんでかき混ぜて飲む。

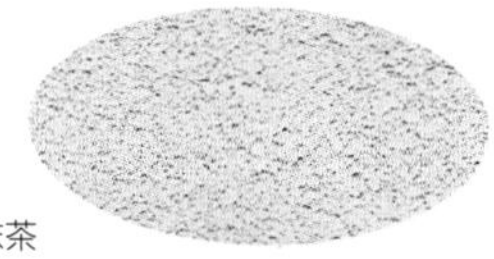
抹茶

●せん茶
　茶葉を蒸して揉み，かたちを整えて水分含有量を下げたもので一般的な茶。爽やかな香り，ほどよい甘みと渋みをもつ。

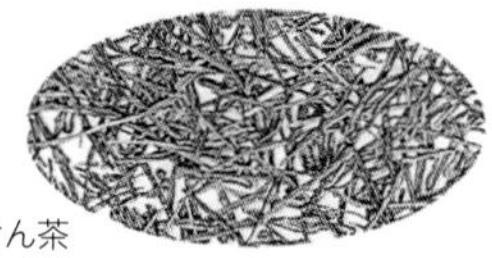
せん茶

●かまいり茶
　加熱した釜で炒ってつくったもの。

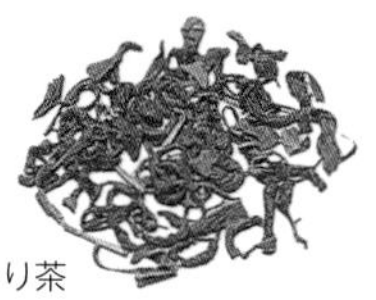
かまいり茶

●番茶
　せん茶をつくる工程で除かれた大きな葉や茎，芽，および三番茶，四番茶などを原料としたもの。

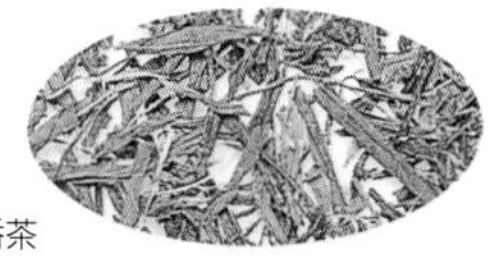
番茶

●ほうじ茶
　番茶を強火で炒り，香ばしい風味をもたせたもの。

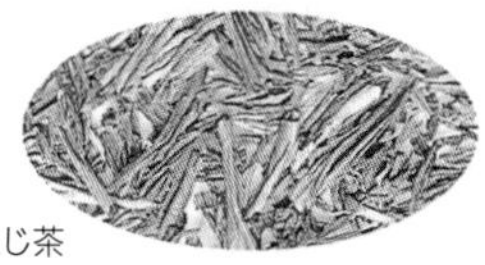
ほうじ茶

●玄米茶
　せん茶や番茶に焦がしぎみにいった玄米などを混ぜたもの。香ばしい風味がある。

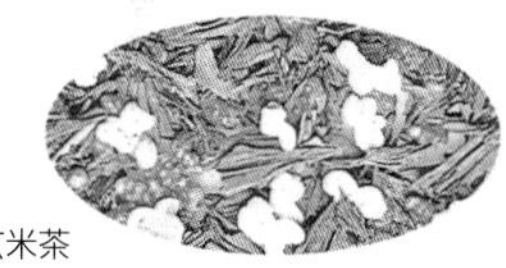
玄米茶

クロム	モリブデン	ビタミンA レチノール	A カロテン α	A カロテン β	A β-クリプトキサンチン	A β-カロテン当量	A レチノール活性当量	D	E トコフェロール α	E β	E γ	E δ	K	B_1	B_2	ナイアシン	ナイアシン当量	B_6	B_{12}	葉酸	パントテン酸	ビオチン	C	アルコール	食塩相当量	見当	備考
μg	μg	μg	μg	μg	μg	μg	μg	μg	mg	mg	mg	mg	μg	mg	mg	mg	mg	mg	μg	μg	mg	μg	mg	g	g		▲…食物繊維：AOAC2011.25法
1	Tr	(0)	-	-	-	(0)	(0)	-	-	-	-	-	-	0	0.01	Tr	Tr	0.01	0	0	0	0.1	0	10.2	0		アルコール：13.0容量%。(100g：96.2mL，100mL：103.9g)
-	-	(0)	-	-	-	(0)	(0)	-	-	-	-	-	-	0	0	0	Tr	0.01	0	0	0	-	0	12.3	0	小=6g	アルコール：15.5容量%。(100g：99.7mL，100mL：100.3g)
-	-	(0)	-	-	-	(0)	(0)	-	-	-	-	-	-	0.02	0.01	0.1	0.4	0.02	0	1	0.10	-	1	4.9	0	大=18g	アルコール：7.4容量%。(100g：82.6mL，100mL：121.0g)
-	-	(0)	-	-	-	(0)	(0)	-	-	-	-	-	-	Tr	0	Tr	Tr	0.01	0	0	0	-	0	9.5	0	1C=230g	アルコール：14.0容量%。(100g：85.5mL，100mL：117.0g)
-	-	(0)	-	-	-	(0)	(0)	-	-	-	-	-	-	0	0	0	0	0	0	0	0	-	0	17.3	0		別名：やなぎかげ。アルコール：22.4容量%(100g：97.0mL，100mL：103.1g)
-	-	(0)	-	-	-	(0)	(0)	-	-	-	-	-	-	0	0	0.1	0.1	0.01	0	0	0	-	0	10.6	0		アルコール：14.6容量%。(100g：91.5mL，100mL：109.3g)
-	-	(0)	-	-	-	(0)	(0)	-	-	-	-	-	-	0	0	0	0	0	0	0	0	-	0	30.5	0		試料：オレンジキュラソー。アルコール：40.4容量%(100g：95.0mL，100mL：105.3g)
-	-	(0)	-	-	-	(0)	(0)	-	-	-	-	-	-	0	Tr	Tr	Tr	0.01	0	0	0	-	0	11.1	0		アルコール：14.5容量%，酢酸：0.1g(100g：96.4mL，100mL：103.7g)
-	-	(0)	-	-	-	(0)	(0)	-	-	-	-	-	-	0	0	0	0	0	0	0	0	-	0	21.4	0		アルコール：30.2容量%。(100g：89.3mL，100mL：112.0g)
-	-	-	-	-	-	-	-	-	-	-	-	-	-	0	0	0.1	0.1	Tr	0	0	0.06	-	0	12.1	0		アルコール：16.0容量%。(100g：95.5mL，100mL：104.7g)
-	-	-	-	-	-	-	-	-	-	-	-	-	-	0	0	0.1	0.1	Tr	0	0	0	-	0	14.4	0		アルコール：18.0容量%。(100g：100.5mL，100mL：99.5g)
0	0	(0)	0	0	0	0	(0)	(0)	0	0	0	0	(0)	0	0	0	0	0	(0)	0	0	0	0	5.6	0		アルコール：7.1容量%。(100g：99.9ml，100ml：100.1g)
-	-	(0)	-	-	-	21000	1800	(0)	16.0	0.1	1.5	0	4000	0.30	1.16	6.0	(14.0)	0.69	(0)	1000	4.10	-	110	-	0		カフェイン：3.5g，タンニン：10.0g
-	-	(0)	-	-	-	(0)	(0)	(0)	-	-	-	-	Tr	0.02	0.11	0.6	(1.0)	0.07	(0)	150	0.24	-	19	-	0		浸出法：茶10g/60℃60mL，2.5分 カフェイン：0.16g，タンニン：0.23g
-	-	(0)	-	-	-	29000	2400	(0)	28.0	0	0	0	2900	0.60	1.35	4.0	12.0	0.96	(0)	1200	3.70	-	60	-	0	大1=6g	粉末製品。(100g：182mL，100mL：55g)カフェイン：3.2g，タンニン：10.0g，硝酸イオン：Tr
8	1	(0)	-	-	-	13000	1100	(0)	65.0	6.2	7.5	0	1400	0.36	1.43	4.1	(11.0)	0.46	(0)	1300	3.10	52.0	260	-	0	小1=2g	カフェイン：2.3g，タンニン：13.0g
0	0	(0)	-	-	-	(0)	(0)	(0)	-	-	-	-	Tr	0	0.05	0.2	(0.3)	0.01	(0)	16	0.04	0.8	6	-	0	大1=6g	浸出法：茶10g/90℃430mL，1分 カフェイン：0.02g，タンニン：0.07g
-	-	(0)	-	-	-	(0)	(0)	(0)	-	-	-	-	0	0	0.04	0.1	(0.1)	0.01	(0)	18	0	-	4	-	0		浸出法：茶10g/90℃430mL，1分 カフェイン：0.01g，タンニン：0.05g
13	2	-	-	-	-	-	-	-	40.8	0.2	1.5	Tr	2200	0.36	1.21	7.9	11.6	1.07	-	670	1.08	48.8	310	-	0		カフェイン：1.9g，タンニン：11.3g ▲
-	-	(0)	-	-	-	(0)	(0)	(0)	-	-	-	-	Tr	0	0.03	0.2	0.2	0.01	(0)	7	0	-	3	-	0	小1=2g	浸出法：茶15g/90℃650mL，0.5分 カフェイン：0.01g，タンニン：0.03g
8	3	-	-	-	-	-	-	-	32.2	0.1	1.2	0	2000	0.10	0.86	4.2	7.3	0.30	-	370	0.48	50.5	46	-	0	大1=6g	カフェイン：1.5g，タンニン：9.3g ▲
-	-	(0)	-	-	-	(0)	(0)	(0)	-	-	-	-	0	0	0.02	0.1	0.1	Tr	(0)	13	0	-	Tr	-	0		浸出法：茶15g/90℃650mL，0.5分 カフェイン：0.02g，タンニン：0.04g
-	-	(0)	(0)	(0)	(0)	(0)	(0)	(0)	(0)	(0)	(0)	(0)	0	0	0.01	0.1	0.1	0.01	(0)	3	0	-	1	-	0		浸出法：茶15g/90℃650mL，0.5分 カフェイン：0.01g，タンニン：0.01g

発酵茶類

Fermented teas

●ウーロン茶

特徴　中国茶の一種で，緑茶と紅茶の中間に位置する半発酵茶。発酵中にタンニンの一部が酸化するので，渋味や苦味は少なく，甘味がある。

口中の油を流すので，中国料理に合う。

鉄観音，水仙，色種などの種類がある。

主に中国の福建省，台湾で製造されている。

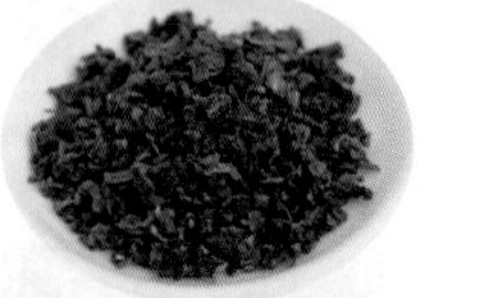

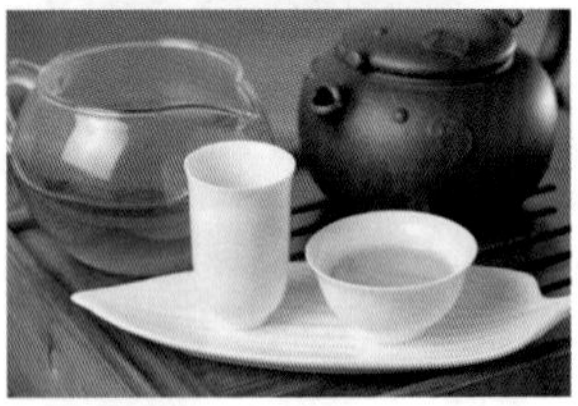

●紅茶

特徴　摘んだ葉をよく揉み，葉中の酸化酵素によって，酸化，発酵，乾燥させた発酵茶。特有の色と芳香がある。

主に，インドやスリランカ，中国で製造されている。

アッサム，ウバ，ダージリン，などの種類がある。

葉の形を残したリーフタイプと，細かく砕いたブロークンタイプがある。

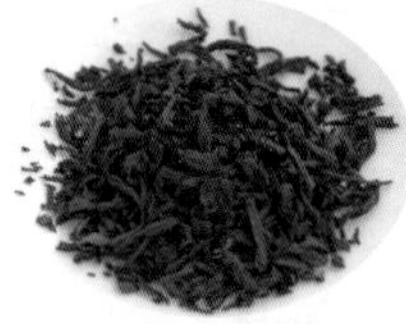

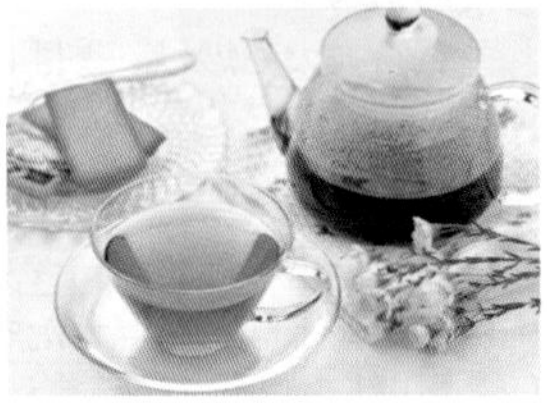

コーヒー

Coffee

特徴　コーヒー豆を焙煎して特有の風味を出したもの。

インスタントコーヒーは，コーヒーの浸出液を噴霧乾燥や凍結乾燥したもの。

コーヒー豆のひき方には，レギュラー(粗びき)，ドリップ(中間びき)，ファイン(細びき)がある。

興奮作用のあるカフェイン，渋味成分タンニンなどを含む。

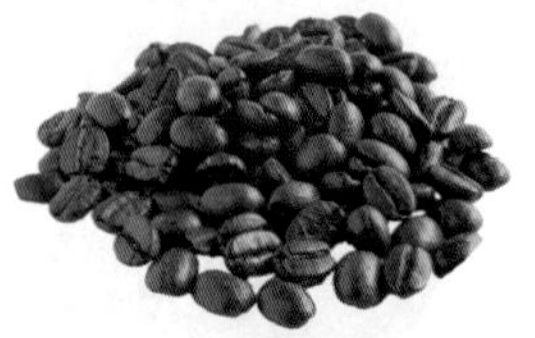

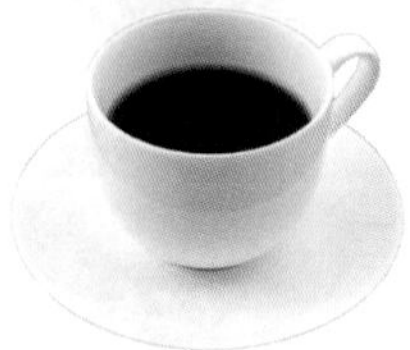

ココア

Cocoa

特徴　カカオの実を焙煎して殻を除き，加熱してカカオバターを除いてから粉砕したもの。

ミルク，砂糖などを混ぜていないピュアココアと，ミルクや砂糖を加え，混ざりやすいように加工したミルクココア(インスタントココア)がある。

脂質，たんぱく質，炭水化物を含む。また，疲労回復作用のあるテオブロミンを含む。消化，吸収がよい。

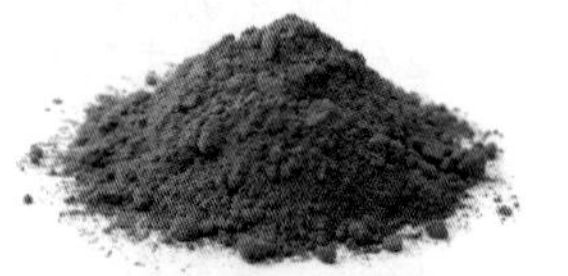

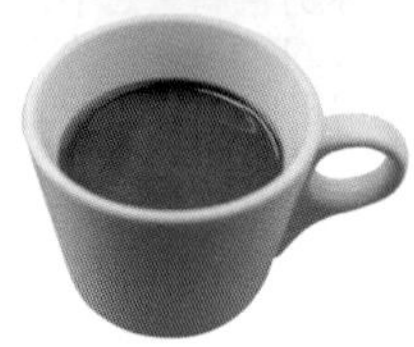

可食部100g当たり		廃棄率	エネルギー		水分	たんぱく質		脂質			炭水化物						有機酸	灰分	無機質										
食品番号	食品名					アミノ酸組成によるたんぱく質	たんぱく質	脂肪酸のトリアシルグリセロール当量	コレステロール	脂質	利用可能炭水化物(単糖当量)	利用可能炭水化物(質量計)	利用可能炭水化物 差引き法による	食物繊維総量	糖アルコール	炭水化物			ナトリウム	カリウム	カルシウム	マグネシウム	リン	鉄	亜鉛	銅	マンガン	ヨウ素	セレン
		%	kJ	kcal	g	g	g	g	mg	g	g	g	g	g	g	g	g	g	mg	mg	mg	mg	mg	mg	mg	mg	mg	µg	µg
	(発酵茶類)																												
16042	ウーロン茶　浸出液	0	1	0	99.8	-	Tr	-	(0)	(0)	-	-	0.1*	-	-	0.1	-	0.1	1	13	2	1	1	Tr	Tr	Tr	0.24	0	0
16043	紅茶　茶	0	974	234	6.2	-	20.3	-	(0)	2.5	-	-	13.6*	38.1	-	51.7	-	5.4	3	2000	470	220	320	17.0	4.0	2.10	21.00	6	8
16044	浸出液	0	3	1	99.7	-	0.1	-	(0)	(0)	-	-	0.1*	-	-	0.1	-	Tr	1	8	1	1	2	0	Tr	0.01	0.22	0	0
	<コーヒー・ココア類>																												
	コーヒー																												
16045	浸出液	0	16	4	98.6	(0.1)	0.2	(Tr)	0	Tr	(0)	(0)	0.8*	-	-	0.7	-	0.2	1	65	2	6	7	Tr	Tr	0	0.03	0	0
16046	インスタントコーヒー	0	1220	287	3.8	(6.0)	14.7	0.2	0	0.3	-	-	65.3*	-	-	56.5	-	8.7	32	3600	140	410	350	3.0	0.4	0.03	1.90	8	5
16064	缶コーヒー　無糖	0	12	3	99.0	-	0.1	-	-	Tr	-	-	0.5*	-	-	0.5	-	0.2	21	68	1	5	4	Tr	0	Tr	0.02	Tr	0
16047	コーヒー飲料　乳成分入り　加糖	0	161	38	90.5	-	0.7	0.2	-	0.3	-	-	8.3*	-	-	8.2	-	0.3	30	60	22	6	19	0.1	0.1	0.01	0.02	2	Tr
	ココア																												
16048	ピュアココア	0	1603	386	4.0	13.5	18.5	20.9	1	21.6	10.6	9.6	23.5*	23.9	-	42.4	0.7	7.5	16	2800	140	440	660	14.0	7.0	3.80	-	-	-
16049	ミルクココア	0	1690	400	1.6	-	7.4	6.6	-	6.8	-	-	75.1*	5.5	-	80.4	-	2.6	270	730	180	130	240	2.9	2.1	0.93	0.74	-	-
	<その他>																												
	青汁																												
16056	ケール	0	1307	312	2.3	10.8	13.8	2.8	0	4.4	-	-	46.7*	28.0	-	70.2	-	8.6	230	2300	1200	210	270	2.9	1.8	0.17	2.75	5	9
16050	甘酒	0	322	76	79.7	(1.3)	1.7	-	(0)	0.1	(18.3)*	(16.9)	18.3	0.4	-	18.3	-	0.2	60	14	3	5	21	0.1	0.3	0.05	0.17	-	-
16051	昆布茶	0	734	173	1.4	7.5	5.2	-	0	0.2	35.1*	33.4	34.5	2.8	2.3	42.0	-	51.3	20000	580	88	51	14	0.5	0.3	Tr	0.03	26000	2
16057	スポーツドリンク	0	88	21	94.7	-	0	-	0	Tr	-	-	5.1*	Tr	-	5.1	-	0.1	31	26	8	3	0	Tr	0	0	0	-	-
	(炭酸飲料類)																												
16052	果実色飲料	0	218	51	87.2	-	Tr	-	(0)	Tr	-	-	12.8*	-	-	12.8	-	Tr	2	1	3	0	Tr	Tr	0	Tr	0	1	0
16053	コーラ	0	196	46	88.5	-	0.1	-	(0)	Tr	(12.2)*	(12.0)	11.4	-	-	11.4	-	Tr	2	Tr	2	1	11	Tr	Tr	Tr	0	-	-
16054	サイダー	0	173	41	89.8	-	Tr	-	(0)	Tr	(9.0)	(9.0)	10.2*	-	-	10.2	-	0	4	Tr	1	Tr	0	Tr	0.1	0.02	0	-	-
16058	ビール風味炭酸飲料	0	23	5	98.6	0.1	0.1	-	(0)	Tr	-	-	1.2*	-	-	1.2	-	Tr	3	9	2	1	8	0	0	Tr	0	-	-
16061	なぎなたこうじゅ　浸出液	0	1	0	99.9	-	0	-	-	Tr	-	-	Tr*	-	-	Tr	-	0	Tr	7	1	Tr	1	Tr	0	Tr	Tr	0	0
16055	麦茶　浸出液	0	5	1	99.7	-	Tr	-	(0)	(0)	-	-	0.3*	-	-	0.3	-	Tr	1	6	2	Tr	1	Tr	0.1	Tr	Tr	0	0

甘酒

Ama-zake

特徴　通常，米麹(こうじ)，米飯，水とを混和し，50～60℃で，12～24時間保温，糖化させてつくられる日本古来の飲料。甘酒はアルコール発酵しないので，アルコール分をほとんど含まない。

「飲む点滴」と呼ばれるほど，バランスよく様々な栄養成分が含まれている。特に酵素が豊富に含まれている。

調理　そのまま飲む他，60℃ほどにあたためる。好みによりおろししょうがを加える。

炭酸飲料類

Carbonated beverages

特徴　炭酸を含んだ飲料。コーラ，サイダー，果実の香りをつけたものなどがある。

コーラはコーラフレーバー，甘味料，酸味料などで炭酸飲料に風味をつけたもので，カラメルで着色している。

サイダーはレモンなどの香料と甘味料，酸味料などで炭酸飲料に風味をつけたもの。

コーヒー豆の種類と特徴

種　類	甘味	酸味	苦味	香気
ガテマラ		○	○	○
キリマンジャロ	○	○		○
コスタリカ		○		○
コロンビア	○	○		○
サルバドル	○			
ジャワロブスター			○	
ハワイアンコナ	○	○	○	
ブラジルサントス			○	
ブルーマウンテン	○	○	○	○
マンデリン	○	○		
モカ		○		○

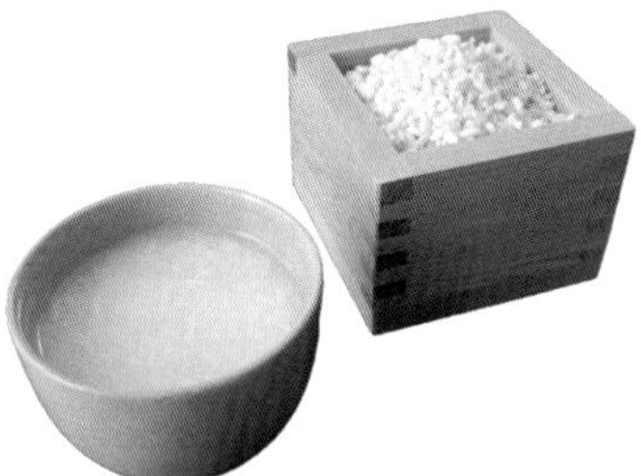

甘酒と米麹

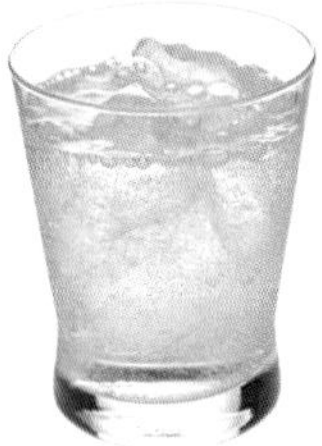

サイダー

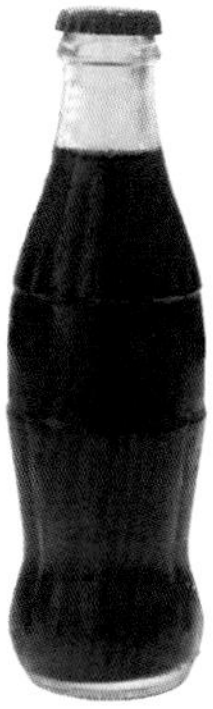

コーラ

クロム	モリブデン	ビタミン A レチノール	A カロテン α	A カロテン β	A β-クリプトキサンチン	A β-カロテン当量	A レチノール活性当量	D	E トコフェロール α	E β	E γ	E δ	K	B1	B2	ナイアシン	ナイアシン当量	B6	B12	葉酸	パントテン酸	ビオチン	C	アルコール	食塩相当量	見当	備考
µg	µg	µg	µg	µg	µg	µg	µg	µg	mg	mg	mg	mg	µg	mg	mg	mg	mg	mg	µg	µg	mg	µg	mg	g	g		
0	0	(0)	-	-	-	(0)	**(0)**	(0)	-	-	-	-	0	**0**	**0.03**	0.1	0.1	Tr	(0)	2	0	0.2	**0**	-	**0**	小1=2g	浸出法：茶15g/90℃650mL，0.5分 カフェイン：0.02g，タンニン：0.03g
18	2	(0)	-	-	-	900	**75**	(0)	9.8	0	1.6	0	1500	**0.10**	**0.80**	10.0	13.0	0.28	(0)	210	2.00	32.0	**0**	-	**0**	大1=6g	カフェイン：2.9g，タンニン：11.0g
0	0	(0)	-	-	-	(0)	**(0)**	(0)	-	-	-	-	6	**0**	**0.01**	0.1	0.1	0.01	(0)	3	0	0.2	**0**	-	**0**	カップ1杯	浸出法：茶5g/熱湯360mL，1.5分～4分 カフェイン：0.03g，タンニン：0.10g
																										=200mL	
0	0	0	0	0	0	0	**0**	0	0	0	0	0	0	**0**	**0.01**	0.8	(0.8)	0	0	0	0	1.7	**0**	-	**0**		浸出法：コーヒー粉末10g/熱湯150mL カフェイン：0.06g，タンニン：0.25g
2	7	(0)	-	-	-	0	**(0)**	(0)	0.1	0.2	0	0	Tr	**0.02**	**0.14**	47.0	(48.0)	0.01	0.1	8	0	88.0	**(0)**	-	**0.1**		顆粒製品。カフェイン：4.0g，タンニン：12.0g
0	0	-	-	-	-	-	**-**	-	0	0	-	-	0	**0**	**0**	0.8	0.8	0	0	0	0	1.2	**-**	-	**0.1**		別名：缶コーヒー。試料：缶製品 カフェイン：0.1g，タンニン：0.1g
0	Tr	0	-	-	-	(0)	**(0)**	-	0	0	0	0	0	**0.01**	**0.04**	0.3	0.4	Tr	-	0	0.11	2.5	**(0)**	-	**0.1**		別名：缶コーヒー。試料：缶製品 (100g：98mL，100mL：102g)
-	-	0	-	-	-	30	**3**	(0)	0.3	0	4.3	0.1	2	**0.16**	**0.22**	2.3	6.6	0.08	0	31	0.85	-	**0**	-	**0**	小1=2g	別名：純ココア。粉末製品。(100g：222mL，100mL：45g) テオブロミン：1.7g，カフェイン：0.2g，ポリフェノール：4.1g
-	-	8	-	-	-	Tr	**8**	-	0.4	0	1.2	0.1	0	**0.07**	**0.42**	0.3	1.5	0.07	-	12	0.90	-	**(0)**	-	**0.7**	大1=6g	別名：インスタントココア，調整ココア 粉末製品。テオブロミン：0.3g，カフェイン：Tr，ポリフェノール：0.9g
12	130	0	24	10000	110	10000	**860**	0	9.4	0.1	1.0	0	1500	**0.31**	**0.80**	6.0	10.0	0.75	0	820	1.31	20.0	**1100**	-	**0.6**		粉末製品。硝酸イオン：0.7g
-	-	(0)	-	-	-	(0)	**(0)**	(0)	Tr	0	0	0	0	**0.01**	**0.03**	0.2	(0.6)	0.02	-	8	0	-	**(0)**	-	**0.2**		(100g：96mL，100mL：104g)
13	1	0	0	30	1	31	**3**	0	Tr	0	0	0	13	**0.01**	**0.02**	0.1	0.1	Tr	0	11	0.01	0.5	**6**	-	**51.3**		粉末製品。(100g：198mL，100mL：51g)
-	-	0	0	0	0	0	**0**	0	0	0	0	0	0	**0**	**0**	0.8	0.8	0.12	0	0	Tr	-	**Tr**	-	**0.1**		(100g：99mL，100mL：101g)
0	0	(0)	-	-	-	0	**(0)**	(0)	-	-	-	-	-	**0**	**0**	0	0	-	-	-	-	0	**0**	-	**0**		試料：無果汁のもの。(100g：98mL，100mL：102g) ビタミンC：添加品あり
-	-	(0)	-	-	-	0	**(0)**	(0)	-	-	-	-	-	**0**	**0**	0	Tr	-	-	-	-	-	**0**	-	**0**		(100g：98mL，100mL：103g)
-	-	(0)	-	-	-	(0)	**(0)**	(0)	-	-	-	-	-	**0**	**0**	0	0	-	-	-	-	-	**0**	-	**0**		(100g：98mL，100mL：103g)
-	-	(0)	(0)	(0)	(0)	(0)	**(0)**	(0)	(0)	(0)	(0)	(0)	(0)	**0**	**0**	0.1	0.1	Tr	0	1	0.02	-	**8**	-	**0**		別名：ノンアルコールビール (100g：99.5mL，100mL：100.5g)
0	0	-	-	-	-	-	**-**	-	-	-	-	-	-	**0**	**0**	Tr	Tr	0	-	1	0	Tr	**0**	-	**0**		浸出法：焙煎した茎葉及び花6g/水2000mL，加熱・沸騰後10分煮出し，タンニン：0g
0	0	(0)	-	-	-	(0)	**(0)**	(0)	0	0	0	0	0	**0**	**0**	0	0	0	-	0	0	0.1	**(0)**	-	**0**		浸出法：麦茶50g/湯1500mL，沸騰後5分放置

16

し好飲料類

17
Seasoning and Spices
調味料及び香辛料類

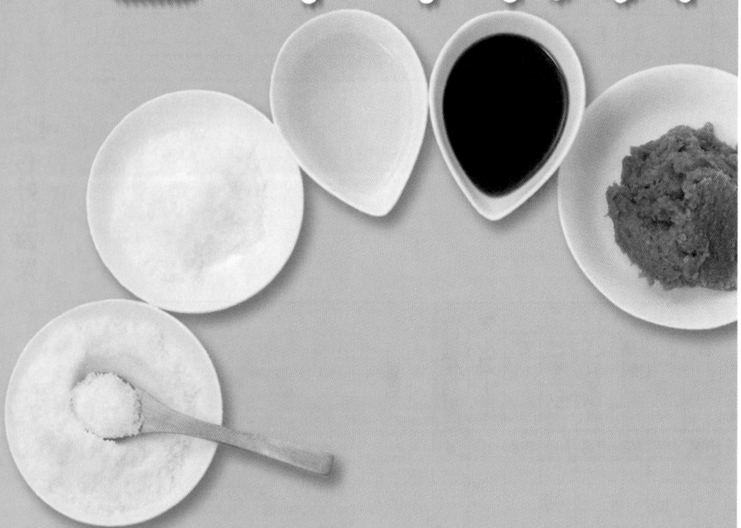

調味料及び香辛料類とは

塩，しょうゆ，みそなどの調味料は，食品に味や香りをつけ，おいしく食べやすくするものである。香辛料は，芳香性や刺激性をもつ植物物質で，スパイスともいう。また，香草を特にハーブという。香辛料は，食欲を増したり，体を温めたりする。世界的に様々な調味料・香辛料が使われ，それぞれの地域の食文化が形成されている。食の国際化にともない，日常の食生活にも，世界の調味料や香辛料が取り入れられるようになってきている。

調味料及び香辛料類の種類

調味料

塩味，甘味，酸味，うま味などをつける。

塩
しょうゆ
みそ
食酢
ソース
トマトケチャップ
マヨネーズ

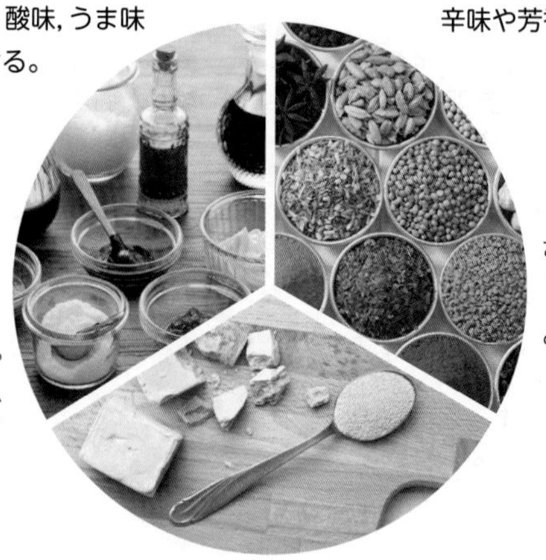

香辛料

辛味や芳香をつける。

こしょう
カレー粉
わさび
からし
さんしょう
ナツメグ
とうがらし

その他

酒かす　酵母（ドライイーストなど）

塩のはたらき

塩味をつけるほかにも…

- **緑色を安定させる** 例）青菜をゆでるとき（塩分濃度は1.5～2%以上）など
- **防腐作用** 例）漬物，塩蔵品など
- **脱水作用** 例）なます，塩魚など
- **酵素作用を抑制** 例）リンゴの切り口を塩水に浸し，褐変を防止する。
- **たんぱく質を固める** 例）チーズの製造など
- **たんぱく質をとかし，粘りを出す** 例）魚肉のすり身をなめらかにする。ひき肉に粘りを出す。
- **小麦粉のグルテンの形成を強め，粘りを出す** 例）うどんなど
- **風味を良くする** 例）甘みを引きたてるため，すいかに塩をふって食べる。
- **冷却効果** 氷に加えると，温度が下がる。

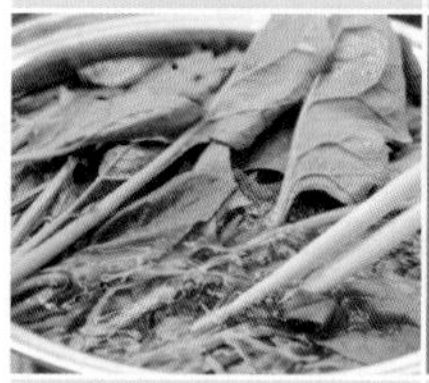

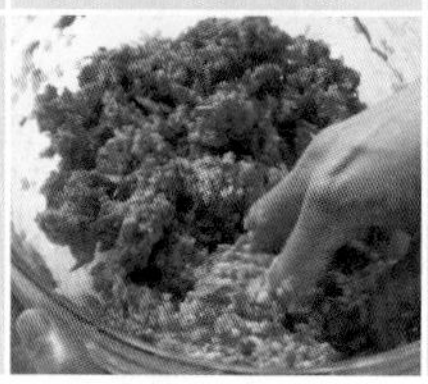

しょうゆ類の種類

種別	食塩(%)	特徴・用途
こいくち	約15	香りが強く，風味をよくする。煮物から吸物まで幅広く利用。
うすくち	約16	色や香りを抑えているが，塩分はこいくちよりも多い。材料の色や風味を生かす料理に向く。
たまり	約13	独特な香りととろりとした濃厚な味。刺身，照り焼やせんべいなどに向く。
さいしこみ	約12	できあがったしょうゆに再びこうじを加えて再発酵させたもの。色が濃く，味と香りが高い。
しろ	約14	ほとんど透明に近く，旨味は少ない。糖分が多く，吸物，うどんのつゆに向く。

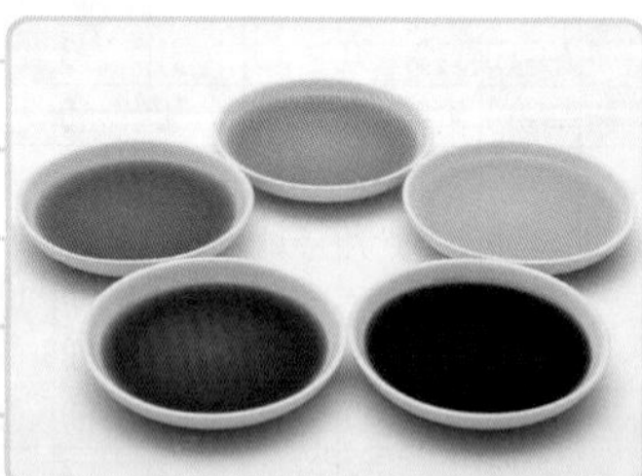

大さじ１ぱいに含まれる食塩目安量

食塩	17.9 g	赤色辛みそ	2.2 g
こいくちしょうゆ	2.6 g	淡色辛みそ	2.1 g
こいくちしょうゆ（減塩）	1.4 g	豆みそ	1.9 g
ウスターソース	1.5 g	甘みそ	1.1 g
中濃ソース	1.0 g	トマトケチャップ	0.5 g
濃厚ソース	1.0 g	トマトピューレー	0 g

（「日本食品標準成分表2020年版（八訂）」より算出）

▶▶▶調味料を入れる順番

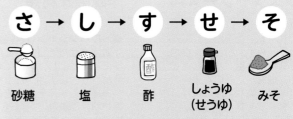

さ → し → す → せ → そ

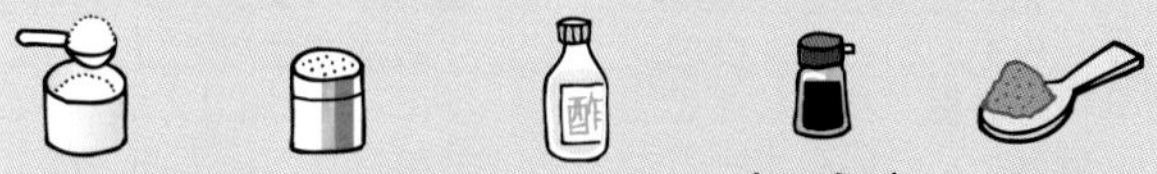

砂糖　塩　酢　しょうゆ（せうゆ）　みそ

煮物料理をするときの調味料は「さ・し・す・せ・その順番に入れる」と覚えておくとよい。砂糖の甘味はしみこむのに時間がかかるので最初に入れ，みそは煮立ててしまうと味が落ちるので，最後に入れる。昔からの経験に基づいた順番である。

香辛料の種類と特徴

はスパイス類　はハーブ類

種類	芳香	辛味	苦味	甘味	脱臭性	食欲増進	着色性	防腐性	主な用途
シナモン	◎	○		○					アップルパイ，シナモンティー，八つ橋
クローブ	◎	○		○					フルーツケーキ，シチュー，ハム
オールスパイス	◎	△	○		○				クッキー，ハム，ミートローフ，カレー
さんしょう（実）	○	◎			○	○		○	うなぎのかば焼，ちりめん山椒
とうがらし		◎				○		○	そば，うどん，キムチ
こしょう		◎			○	○		○	スープ類，炒め物，肉料理，チャーハン
ターメリック	○	○					◎		バターライス，カレー，たくあん
しょうが（乾）	△	◎	○		○	○		○	クッキー，パイ，プディング
ナツメグ	◎	○	○						タルト，ドーナッツ，ハンバーグ，ミートソース
タイム	○		○		◎	○			ムニエル，コロッケ，シチュー，ソーセージ
セージ			○		◎				カレー，肉料理，ソーセージ，内臓料理

▶▶▶香辛料の原料

スパイス類（　）内は利用される部位

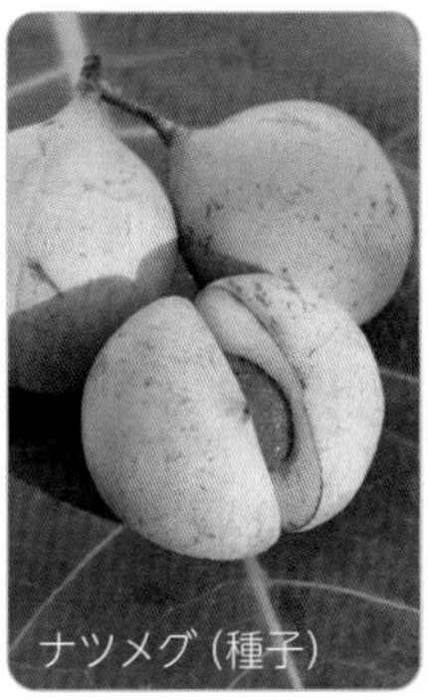
ナツメグ（種子）

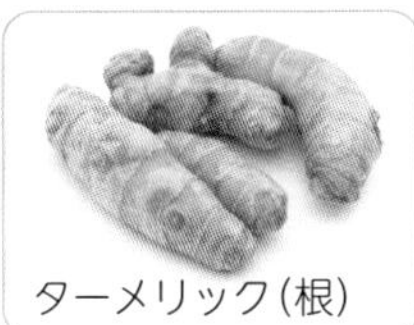
ターメリック（根）

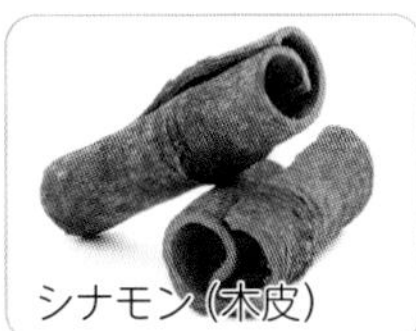
シナモン（木皮）

ハーブ類　葉の部分を生，または乾燥で使用

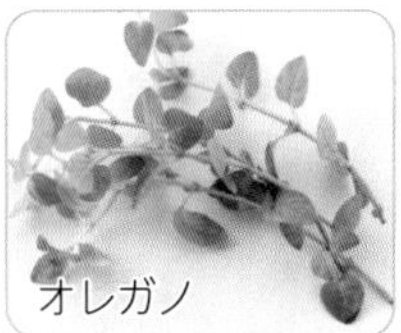
オレガノ

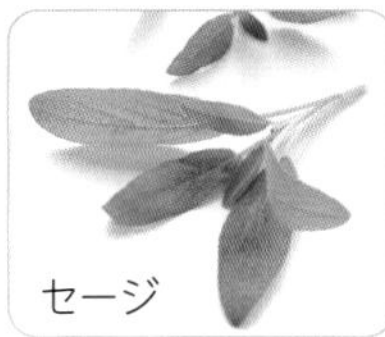
セージ

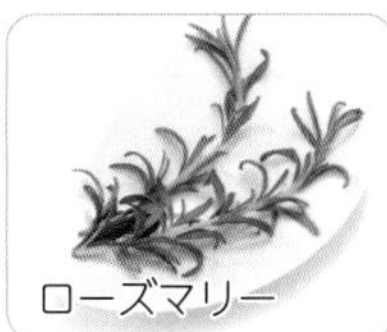
ローズマリー

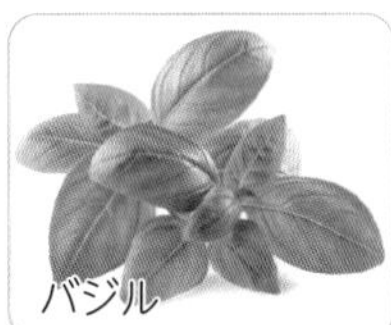
バジル

▶▶▶香辛料のもたらす効果

におい消し 肉のくさみを消したり，マスキングする。	**辛味づけ** 辛味には唾液分泌促進作用があり，食欲を増進させるはたらきがある。
香りづけ 肉料理の素材に合わせて香りづけする（ブレンドするとより効果的）。	**色づけ** 赤や黄などの色素成分により，食品や料理に鮮やかな色づけができる。

調味料及び香辛料の選び方と保存方法

▶ **しょうゆ**…しょうゆ特有の色やつや，透明感があり，異物，異臭がないものを選ぶ。空気に触れると酸化して色が黒くなり，味も香りも落ちるので，少量ずつ容器に分け，残りは冷蔵庫で保存する。

▶ **ウスターソース**…トマトなどの原料の風味が出ていて，味がまろやかなもの，異物，異臭がなく，適度な粘度があるものを選ぶ。開封後は冷蔵庫で保存する。

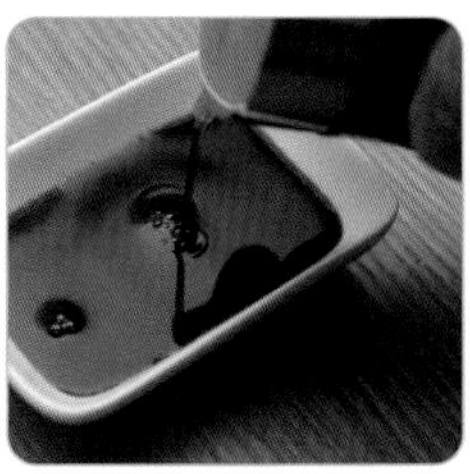

▶ **マヨネーズ**…開封したら冷蔵庫で保存する。0℃になると，卵が分離するので冷やしすぎないように注意。

▶ **香辛料**…粒がそろい，つやがよく，不純物が混じっていないものを選ぶ。

直射日光が当たらない乾燥した場所に保存する。香りが飛びやすいので，少量ずつ購入し，開封後は早目に使う。

ウスターソース類

Worcester sauces

トマト，たまねぎ，にんじんなどを主原料とし，食塩，香辛料，砂糖，食酢などを加えて調製したもの。果実の不溶性固形物や粘度により，「ウスターソース」，「中濃ソース」，「濃厚ソース(とんかつソース)」に分類される。

ウスターの名は，イギリスのウスターシャー州ウスター市で初めてつくられたことからついた。日本のウスターソースは日本人に合わせた味で，イギリスのものとは異なる。

ウスターソース

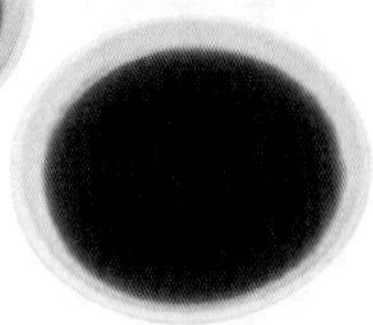

中濃ソース

辛味調味料類

Hot seasonings

●トウバンジャン(豆板醤)

吸水させたそらまめを蒸さずにこうじとし，塩漬にして発酵させ，ごま油，とうがらしみそ，ごまみそ，小麦みそ，香辛料，砂糖などを混ぜて熟成したもの。中国料理に用いられることが多い。

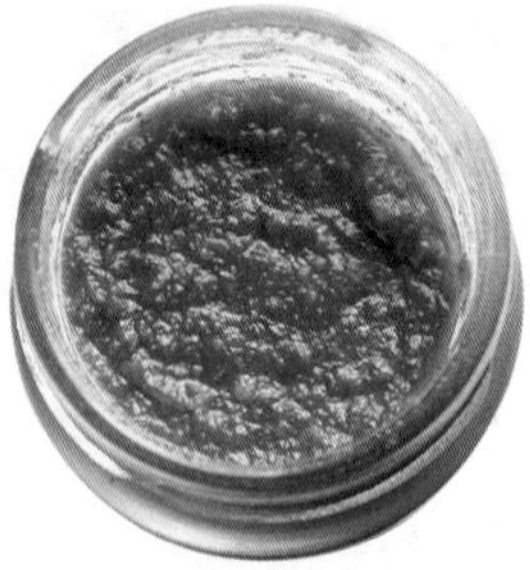

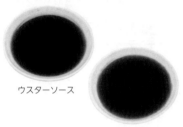

●チリペッパーソース

とうがらし，食塩を食酢に混ぜ，発酵させたもの。「タバスコソース」の商品名で出回っていることが多い。

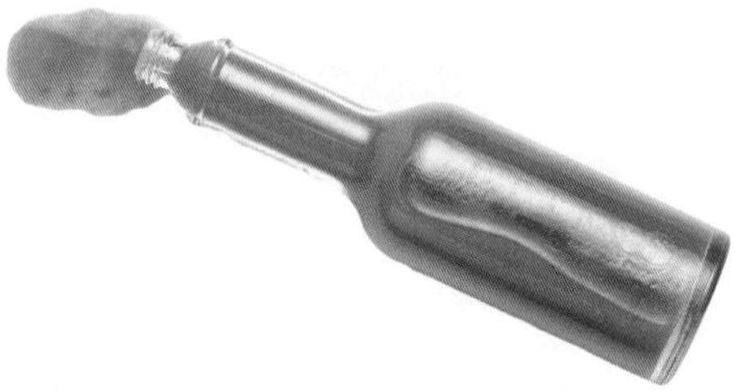

●ラー油

とうがらしをごま油などの植物油で煮て，辛味成分を抽出したもの。「唐辛子油」ともいう。餃子のたれなどに使われる。

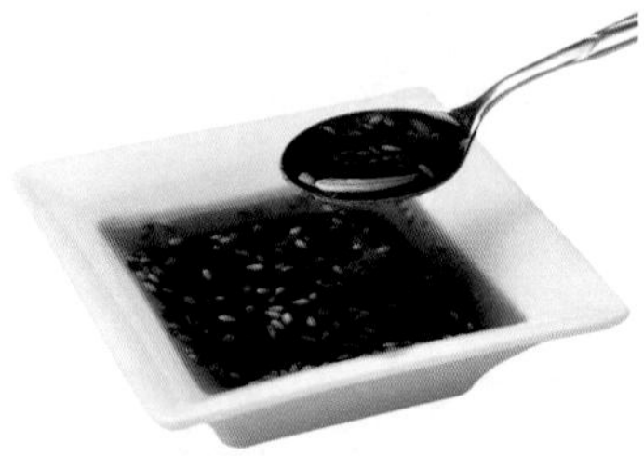

食品番号	食品名 (可食部100g当たり)	廃棄率	エネルギー		水分	たんぱく質: アミノ酸組成によるたんぱく質	たんぱく質: たんぱく質	脂質: 脂肪酸のトリアシルグリセロール当量	脂質: コレステロール	脂質: 脂質	炭水化物: 利用可能炭水化物(単糖当量)	炭水化物: 利用可能炭水化物(質量計)	炭水化物: 差引き法による利用可能炭水化物	炭水化物: 食物繊維総量	炭水化物: 糖アルコール	炭水化物: 炭水化物	有機酸	灰分	無機質: ナトリウム	無機質: カリウム	無機質: カルシウム	無機質: マグネシウム	無機質: リン	無機質: 鉄	無機質: 亜鉛	無機質: 銅	無機質: マンガン	無機質: ヨウ素	無機質: セレン
		%	kJ	kcal	g	g	g	g	mg	g	g	g	g	g	g	g	g	g	mg	mg	mg	mg	mg	mg	mg	mg	mg	µg	µg
	<調味料類>																												
	(ウスターソース類)																												
17001	ウスターソース	0	497	117	61.3	0.7	1.0	Tr	-	0.1	24.1	23.8	27.0*	0.5	0	27.1	1.5	9.0	3300	190	59	24	11	1.6	0.1	0.10	-	3	1
17002	中濃ソース	0	546	129	60.9	0.5	0.8	Tr	-	0.1	26.9	26.6	30.1*	1.0	0	30.9	1.3	6.3	2300	210	61	23	16	1.7	0.1	0.18	0.23	3	1
17003	濃厚ソース	0	552	130	60.7	-	0.9	-	-	0.1	(27.1)	(26.7)	29.8*	1.0	0	30.9	1.3	6.2	2200	210	61	26	17	1.5	0.1	0.23	0.23	-	-
17085	お好み焼きソース	0	610	144	58.1	1.3	1.6	Tr	Tr	0.1	29.6	29.1	33.5*	0.9	0	33.7	0.8	5.5	1900	240	31	20	28	0.9	0.2	0.10	0.13	2	2
	(辛味調味料類)																												
17004	トウバンジャン	0	205	49	69.7	-	2.0	1.8	3	2.3	-	-	4.1*	4.3	-	7.9	-	18.1	7000	200	32	42	49	2.3	0.3	0.13	0.28	-	-
17005	チリペッパーソース	0	246	58	84.1	(0.5)	0.7	(0.4)	-	0.5	-	-	13.1*	-	-	12.8	-	1.9	630	130	15	13	24	1.5	0.1	0.08	0.10	-	-
17006	ラー油	0	3648	887	0.1	-	0.1	(97.5)	(0)	99.8	-	-	2.3*	-	-	Tr	-	Tr	Tr	Tr	Tr	Tr	Tr	0.1	Tr	0.01	-	-	-
	(しょうゆ類)																												
17007	こいくちしょうゆ	0	323	76	67.1	6.1	7.7	-	(0)	0	1.6	1.6	8.6*	(Tr)	0.1	7.9	0.9	15.1	5700	390	29	65	160	1.7	0.9	0.01	1.00	1	11
17086	こいくちしょうゆ　減塩	0	289	68	74.4	(6.4)	8.1	-	(0)	Tr	(1.3)	(1.3)	10.0*	(0)	0.1	9.0	0.7	8.5	3300	260	31	74	170	2.1	0.9	Tr	1.17	1	10
17008	うすくちしょうゆ	0	252	60	69.7	4.9	5.7	-	(0)	0	2.6	2.6	6.1*	(Tr)	-	5.8	0.5	16.8	6300	320	24	50	130	1.1	0.6	0.01	0.66	1	6
17139	うすくちしょうゆ　低塩	0	323	77	70.9	5.5	6.4	-	(0)	Tr	2.5	2.5	7.8*	(Tr)	-	7.6	0.8	12.1	5000	330	19	54	130	1.0	0.5	0	0.70	Tr	4
17009	たまりしょうゆ	0	471	111	57.3	9.2	11.8	-	(0)	0	-	-	18.5*	(0)	-	15.9	-	15.0	5100	810	40	100	260	2.7	1.0	0.02	-	-	-
17010	さいしこみしょうゆ	0	430	101	60.7	(7.6)	9.6	-	(0)	0	(2.0)	(1.9)	16.7*	(0)	0.1	15.9	1.1	13.8	4900	530	23	89	220	2.1	1.1	0.01	-	-	-
17011	しろしょうゆ	0	365	86	63.0	(2.0)	2.5	-	(0)	0	(1.8)	(1.8)	18.6*	(0)	0.1	19.2	1.0	15.3	5600	95	13	34	76	0.7	0.3	0.01	-	-	-
17087	だししょうゆ	0	167	39	(83.2)	(3.1)	(4.0)	-	0	0	(0.8)	(0.8)	(4.5)*	(Tr)	(0.1)	(4.1)	(0.4)	(7.7)	(2800)	(230)	(16)	(35)	(89)	(0.9)	(0.4)	(Tr)	(0.50)	(750)	(8)
17088	照りしょうゆ	0	727	172	(55.0)	(1.9)	(2.4)	-	0	0	(20.5)	(20.4)	(36.0)*	(Tr)	(Tr)	(35.7)	(0.1)	(4.2)	(1600)	(110)	(10)	(20)	(51)	(0.5)	(0.2)	(0.04)	(0.31)	(Tr)	(3)
	(食塩類)																												
17012	食塩	0	0	0	0.1	-	0	-	(0)	0	-	-	0*	(0)	-	0	-	99.9	39000	100	22	18	(0)	Tr	Tr	0.01	Tr	1	1
17013	並塩	0	0	0	1.8	-	0	-	(0)	0	-	-	0*	(0)	-	0	-	98.2	38000	160	55	73	(0)	Tr	Tr	0.02	Tr	-	-
17146	減塩タイプ食塩　調味料含む	0	217	50	Tr	-	(0)	-	(0)	(0)	-	-	0*	0	-	(16.7)	16.7	(83.2)	19000	19000	2	240	(0)	0.1	Tr	0	0.02	-	-
17147	調味料不使用	0	0	0	2.0	-	(0)	-	(0)	(0)	-	-	0*	0	-	0	-	(98.0)	18000	25000	390	530	(0)	0.1	Tr	0	0.02	-	-
17014	精製塩　家庭用	0	0	0	Tr	-	0	-	(0)	0	-	-	0*	(0)	-	0	-	100	39000	2	0	87	(0)	0	0	Tr	0	-	-
17089	業務用	0	0	0	Tr	-	0	-	(0)	0	-	-	0*	(0)	-	0	-	100	39000	2	0	0	(0)	0	0	Tr	0	-	-

しょうゆ類

Shoyu : soy sauces

小麦と大豆を原料としてつくったしょうゆこうじに，食塩水を加え，発酵させて搾ったもの。

●こいくちしょうゆ(濃口醤油)
香りが強く，魚・肉などの料理に向く。

●うすくちしょうゆ(淡口醤油)
香りが弱いが塩分が多い。着色を抑え，素材を生かす料理に向く。

●しろしょうゆ(白醤油)
ほとんど透明で，糖分が多く，うどん，吸物の汁に向く。

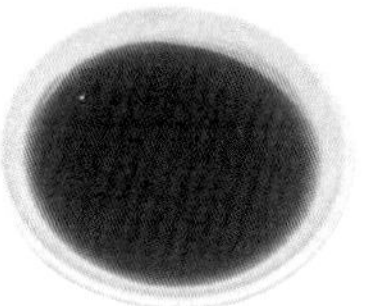

こいくちしょうゆ

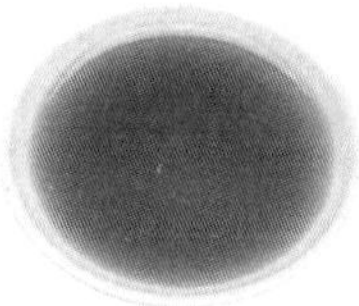

うすくちしょうゆ

食塩類

Edible salts

調味料としては，最も基本となるもの。日本では海水からつくられている。主な成分は塩化ナトリウム。食塩は塩化ナトリウム含有量が99%以上，並塩は95%以上のもの。また，精製塩は固結防止用の炭酸マグネシウムを添加した「家庭用」と無添加の「業務用」に分けられる。

高純度の塩は吸湿性が低く，低純度の塩は塩化マグネシウムを含むため，吸湿性がある。塩には防腐効果があり，塩分濃度が高いほど防腐性がある。

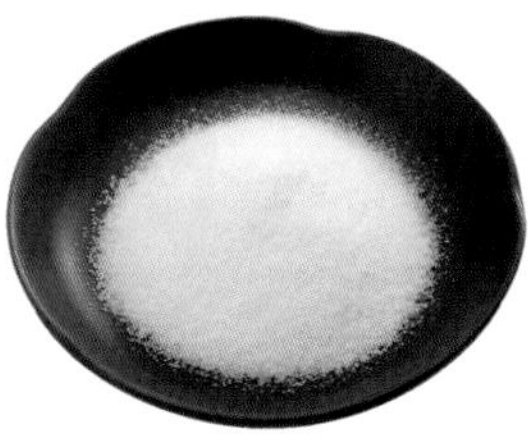

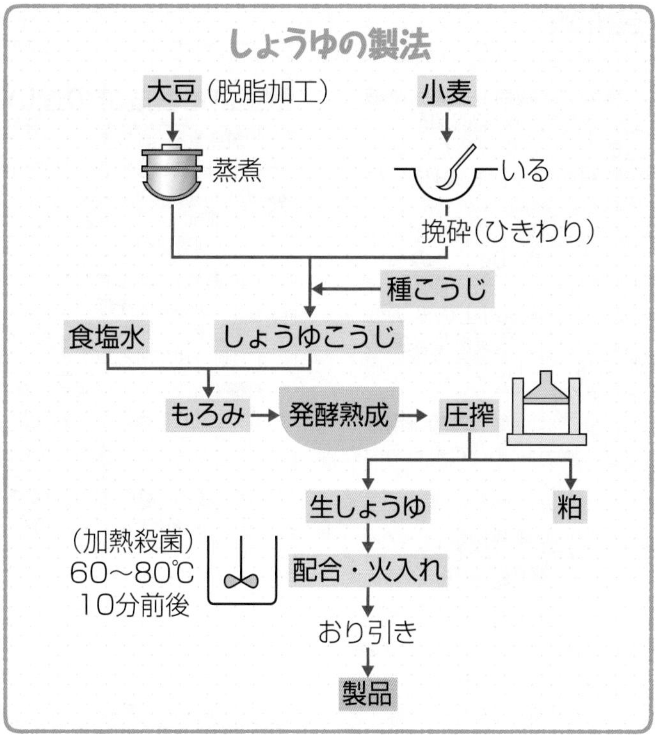

クロム	モリブデン	ビタミンA レチノール	A カロテン α	A カロテン β	A β-クリプトキサンチン	A β-カロテン当量	A レチノール活性当量	D	E トコフェロール α	E トコフェロール β	E トコフェロール γ	E トコフェロール δ	K	B_1	B_2	ナイアシン	ナイアシン当量	B_6	B_{12}	葉酸	パントテン酸	ビオチン	C	アルコール	食塩相当量	見当	備考
μg	μg	μg	μg	μg	μg	μg	μg	μg	mg	mg	mg	mg	μg	mg	mg	mg	mg	mg	μg	μg	mg	μg	mg	g	g		▲…食物繊維：AOAC2011.25法
9	4	(0)	10	41	0	47	4	(0)	0.2	0.1	0	0	1	0.01	0.02	0.3	0.3	0.03	Tr	1	0.15	6.5	0	-	8.5	小1=6g	(100g：83.7mL，100mL：119.5g)
7	3	(0)	5	85	0	87	7	(0)	0.5	0.1	Tr	0	2	0.02	0.04	0.4	0.4	0.04	Tr	1	0.18	5.8	(0)	-	5.8	大1=18g	(100g：86mL，100mL：116g)
-	-	(0)	14	100	0	110	9	(0)	0.5	0.1	0.1	0	2	0.03	0.04	0.6	0.8	0.06	Tr	1	0.21	-	(0)	-	5.6	1C=240g	
5	6	-	3	200	0	200	17	0	0.8	Tr	Tr	0	1	0.03	0.03	0.8	0.8	0.06	0.1	6	0.19	4.5	3	0	4.9		(100g：86mL，100mL：117g)
-	-	(0)	21	1400	-	1400	120	(0)	3.0	0.1	1.1	0.4	12	0.04	0.17	1.0	1.3	0.20	0	8	0.24	-	3	-	17.8		(100g：88mL，100mL：113g)
-	-	(0)	62	1400	250	1600	130	(0)	-	-	-	-	-	0.03	0.08	0.3	(0.5)	-	-	-	-	-	0	-	1.6		タバスコソース等を含む
-	-	(0)	0	570	270	710	59	(0)	3.7	0.1	48.0	1.2	5	0	0	0.1	0.1	-	-	-	-	-	(0)	-	0		使用油配合割合：ごま油8，とうもろこし油2
3	48	0	0	0	0	0	0	(0)	0	0	0	0	0	0.05	0.17	1.3	1.6	0.17	0.1	33	0.48	12.0	0	2.1	14.5		(100g：84.7mL，100mL：118.1g)
3	84	0	-	-	-	-	-	(0)	-	-	-	-	(0)	0.07	0.17	1.5	(1.8)	0.17	0	57	0.46	11.0	(0)	-	8.3	小1=6g	(100g：89.3mL，100mL：112.0g)
2	40	0	0	0	0	0	0	(0)	0	0	0	0	0	0.05	0.11	1.0	1.2	0.13	0.1	31	0.37	8.4	0	2.0	16.0	大1=18g	(100g：84.7mL，100mL：118.1g)
4	26	(0)	(0)	(0)	(0)	0	0	-	0	0	0	0	0	0.25	0.08	0.8	1.1	0.11	Tr	36	0.34	6.0	4	2.9	12.8	1C=230g	▲(100g：87.8mL，100mL：113.9g)
-	-	0	-	-	-	0	0	(0)	-	-	-	-	0	0.07	0.17	1.6	2.0	0.22	0.1	37	0.59	-	0	-	13.0		(100g：82.6mL，100mL：121.1g)
-	-	0	-	-	-	0	0	(0)	-	-	-	-	0	0.17	0.15	1.3	(1.7)	0.18	0.2	29	0.57	-	0	-	12.4		(100g：82.6mL，100mL：121.1g)
-	-	0	-	-	-	0	0	(0)	-	-	-	-	0	0.14	0.06	0.9	(1.0)	0.08	0.2	14	0.28	-	0	-	14.2		(100g：82.6mL，100mL：121.1g)
(1)	(24)	0	0	0	0	0	0	0	0	0	0	0	0	(0.03)	(0.09)	(1.1)	(1.2)	(0.09)	(0.2)	(17)	(0.26)	(6.2)	0	(1.0)	(7.3)		こいくちしょうゆ1：かつお昆布だし1
(1)	(13)	0	0	0	0	0	0	0	0	0	0	0	0	(0.01)	(0.05)	(0.4)	(0.5)	(0.06)	(Tr)	(9)	(0.13)	(3.4)	0	(2.8)	(4.0)		本みりん126，こいくちしょうゆ45
0	0	(0)	-	-	-	(0)	(0)	(0)	-	-	-	-	(0)	(0)	(0)	(0)	0	(0)	(0)	(0)	(0)	0	(0)	-	99.5	小1=6g	塩事業センター及び日本塩工業会の品質規格では塩化ナトリウム99%以上。(100g：83mL，100mL：120g)
-	-	(0)	-	-	-	(0)	(0)	(0)	-	-	-	-	(0)	(0)	(0)	(0)	0	(0)	(0)	(0)	(0)	-	(0)	-	97.3	大1=18g	別名：あら塩。塩事業センター及び日本塩工業会の品質規格では塩化ナトリウム95%以上。(100g：111mL，100mL：90g)
0	-	(0)	-	-	-	(0)	(0)	(0)	-	-	-	-	(0)	(0)	(0)	(0)	0	(0)	(0)	(0)	(0)	-	(0)	-	49.4		別名：減塩塩 調味料(無機塩，有機酸)を含む
0	-	(0)	-	-	-	(0)	(0)	(0)	-	-	-	-	(0)	(0)	(0)	(0)	0	(0)	(0)	(0)	(0)	-	(0)	-	45.7		塩化カリウムを含む
-	-	(0)	-	-	-	(0)	(0)	(0)	-	-	-	-	(0)	(0)	(0)	(0)	0	(0)	(0)	(0)	(0)	-	(0)	-	99.6	小1=6g	塩事業センターの品質規格では塩化ナトリウム99.5%以上(100g：83mL，100mL：120g)
-	-	(0)	-	-	-	(0)	(0)	(0)	-	-	-	-	(0)	(0)	(0)	(0)	0	(0)	(0)	(0)	(0)	-	(0)	-	99.6	大1=18g	塩事業センターの品質規格では塩化ナトリウム99.5%以上(100g：83mL，100mL：120g)

食酢類

Vinegars

食酢は，穀物や果実を酢酸発酵させてつくる醸造酢と，合成酢(水で希釈した酢酸に調味料を加えたもの)に分けられる。

穀物酢は穀物の使用量が食酢１Lにつき40g以上のもの。穀物酢のうち，米の使用量が１Lにつき40g以上のものが米酢である。果実酢は果実の使用量が１Lにつき300g以上のもの。

食酢には防腐，殺菌作用があり，疲労回復の効果もある。

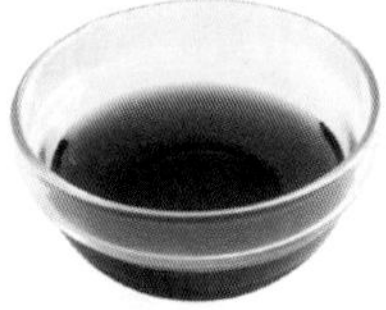

日本では，黒酢は，米，米こうじ，水を原材料にして，発酵，熟成させてつくる。

醸造酢と合成酢の違い

におい	**醸造酢** 刺激臭がなく，原料によって特有のやわらかいにおいがある。 **合成酢** ツンと鼻をつく強い刺激臭がある。
味	**醸造酢** まろやかな，やわらかい酸味を感じる。 **合成酢** 非常に強い酢酸の刺激味がある。
浸透力	**醸造酢** のびがよく，奥深くまでしみ込む。寿司飯に用いても，冷めても酸味がよくきいている。 **合成酢** 醸造酢に比べてのびや浸透力が劣る。寿司飯に用いると，冷めると酸味が減り，水っぽくなる。

●果実酢

醸造酢のうち，果実を原材料にしたもの。

バルサミコ酢

「ぶどう酢」を長期間樽熟成したもの。イタリアの特産品。芳香がある。

ぶどう酢

ぶどう搾汁やぶどう酒を原材料としたもの。

りんご酢

りんご搾汁を原材料としたもの。

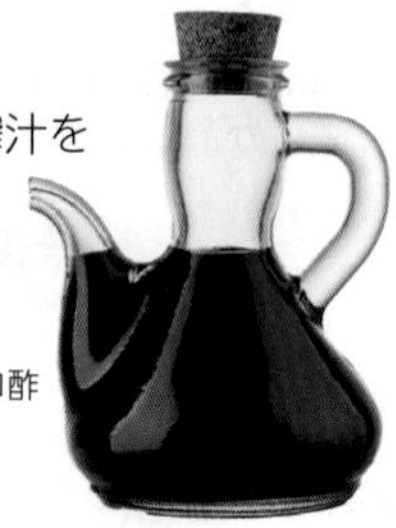

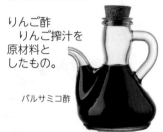

バルサミコ酢

だし類

●かつおだし

沸騰させた水にかつおの削り節を加え，再沸騰させてからこしただし。

日本では，「だし」というと，かつおだしをさすことが多い。旨味成分であるイノシン酸が豊富で，グルタミン酸なども含まれている。

荒節は，かつおを煮熟して焙乾を行ったもの。本枯れ節は荒節にかび付けを行い，長期間熟成したもの。また，最初にとった一番だしは吸物や茶わん蒸しなどに適し，だしがらをさらに煮出した二番だしは煮物などに適している。

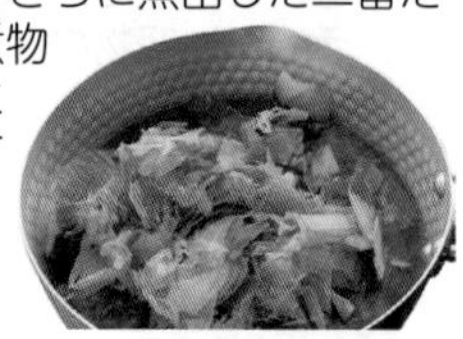

食品番号	食品名（可食部100g当たり）	廃棄率 %	エネルギー kJ	エネルギー kcal	水分 g	たんぱく質: アミノ酸組成によるたんぱく質 g	たんぱく質: たんぱく質 g	脂質: 脂肪酸のトリアシルグリセロール当量 g	脂質: コレステロール mg	脂質: 脂質 g	炭水化物: 利用可能炭水化物（単糖当量） g	炭水化物: 利用可能炭水化物（質量計） g	炭水化物: 差引き法による利用可能炭水化物 g	炭水化物: 食物繊維総量 g	炭水化物: 糖アルコール g	炭水化物: 炭水化物 g	有機酸 g	灰分 g	無機質: ナトリウム mg	無機質: カリウム mg	無機質: カルシウム mg	無機質: マグネシウム mg	無機質: リン mg	無機質: 鉄 mg	無機質: 亜鉛 mg	無機質: 銅 mg	無機質: マンガン mg	無機質: ヨウ素 µg	無機質: セレン µg
	(食酢類)																												
17090	黒酢	0	230	54	85.7	-	1.0	-	(0)	0	-	-	9.0*	(0)	-	9.0	4.0	0.2	10	47	5	21	52	0.2	0.3	0.01	0.55	0	0
17015	穀物酢	0	104	25	93.3	-	0.1	-	(0)	0	-	-	2.4*	(0)	-	2.4	4.2	Tr	6	4	2	1	2	Tr	0.1	Tr	-	0	0
17016	米酢	0	193	46	87.9	-	0.2	-	(0)	0	-	-	7.4*	(0)	-	7.4	4.4	0.1	12	16	2	6	15	0.1	0.2	Tr	-	0	Tr
17091	果実酢 バルサミコ酢	0	419	99	74.2	-	0.5	-	(0)	0	(16.4)	(16.4)	19.4*	(0)	-	19.4	5.6	0.4	29	140	17	11	22	0.7	0.1	0.01	0.13	2	0
17017	ぶどう酢	0	92	22	93.7	-	0.1	-	0	Tr	-	-	1.2*	0	-	1.2	4.8	0.2	4	22	3	2	8	0.2	Tr	0.01	0.03	Tr	0
17018	りんご酢	0	111	26	92.6	-	0.1	-	(0)	0	(0.5)	(0.5)	2.4*	(0)	-	2.4	4.7	0.2	18	59	4	4	6	0.2	0.1	Tr	-	-	-
	(だし類)																												
17130	あごだし	0	2	0	99.8	Tr	0.1	-	0	0	-	-	Tr*	Tr	-	0	-	0.1	10	19	Tr	1	8	Tr	0	0	0	1	Tr
17019	かつおだし 荒節	0	8	2	99.4	0.2	0.4	-	0	Tr	-	-	0.2*	0	-	0	-	0.1	21	29	2	3	18	Tr	Tr	Tr	0	1	4
17131	本枯れ節	0	9	2	99.4	0.2	0.5	-	0	0	-	-	0.3*	0	-	Tr	-	0.1	21	32	Tr	3	18	Tr	Tr	0.01	0	1	3
17020	昆布だし 水出し	0	17	4	98.5	(0.1)	0.1	-	-	Tr	-	-	0.9*	-	-	0.9	-	0.5	61	140	3	4	6	Tr	Tr	Tr	0.01	5300	0
17132	煮出し	0	23	5	98.1	0.2	0.1	-	0	0	-	-	1.1*	0.1	-	1.3	-	0.5	73	160	5	8	4	Tr	0	0.01	0	11000	0
17021	かつお・昆布だし 荒節・昆布だし	0	10	2	99.2	(0.2)	0.3	-	-	Tr	-	-	0.4*	-	-	0.3	-	0.2	34	63	3	4	13	Tr	Tr	Tr	Tr	1500	4
17148	本枯れ節・昆布だし	0	10	2	99.2	0.1	0.3	-	-	0	-	-	0.5*	Tr	-	0.4	-	0.2	30	58	1	3	11	Tr	Tr	Tr	0	2900	2
17022	しいたけだし	0	17	4	98.8	-	0.1	-	-	0	-	-	0.9*	-	-	0.9	-	0.2	3	29	1	3	8	0.1	Tr	0.01	-	-	-
17023	煮干しだし	0	5	1	99.7	-	0.1	-	-	0.1	-	-	0*	(0)	-	Tr	-	0.1	38	25	3	2	7	Tr	Tr	Tr	Tr	-	-
17024	鶏がらだし	0	28	7	98.6	0.5	0.9	0.4	1	0.4	-	-	0.3*	(0)	-	Tr	-	0.2	40	60	1	1	15	0.1	Tr	0.01	0	Tr	1
17025	中華だし	0	14	3	99.0	(0.7)	0.8	-	-	0	-	-	0.1*	-	-	Tr	-	0.2	20	90	3	5	40	Tr	Tr	Tr	0.01	-	-
17026	洋風だし	0	27	6	97.8	(0.6)	1.3	-	-	0	-	-	1.0*	-	-	0.3	-	0.6	180	110	5	6	37	0.1	0.1	0.01	0.01	-	-
17027	固形ブイヨン	0	987	233	0.8	(8.2)	7.0	4.1	Tr	4.3	-	-	40.8*	0.3	-	42.1	-	45.8	17000	200	26	19	76	0.4	0.1	0.10	0.10	1	2
17092	顆粒おでん用	0	705	166	(0.9)	(9.9)	(9.6)	(0.1)	(7)	(0.1)	(21.3)	(20.3)	(31.2)*	(Tr)	(Tr)	(31.7)	(0.3)	(57.6)	(22000)	(210)	(30)	(33)	(130)	(0.8)	(0.4)	(0.05)	(0.33)	(2)	(26)
17093	顆粒中華だし	0	892	210	1.2	10.6	12.6	1.5	7	1.6	-	-	38.7*	(0)	-	36.6	-	48.1	19000	910	84	33	240	0.6	0.5	0.05	0.16	31	8
17028	顆粒和風だし	0	949	223	1.6	(26.8)	24.2	0.2	23	0.3	-	-	28.6*	0	-	31.1	-	42.8	16000	180	42	20	260	1.0	0.5	0.12	0.09	5	74
17140	なべつゆ ストレート しょうゆ味	0	87	20	(93.0)	(0.8)	(1.0)	-	-	0	(3.2)	(3.1)	(4.3)*	0	-	(4.1)	-	(1.9)	(700)	(53)	(4)	(8)	(23)	(0.2)	(0.1)	(Tr)	(0.12)	0	(2)
17029	めんつゆ ストレート	0	185	44	85.4	(2.0)	2.2	-	-	0	-	-	8.9*	-	-	8.7	-	3.7	1300	100	8	15	48	0.4	0.2	0.01	-	-	-
17141	二倍濃縮	0	301	71	75.2	-	3.4	-	-	0	-	-	14.4*	-	-	14.4	-	7.2	2600	160	12	25	67	0.6	0.3	0.01	-	-	-
17030	三倍濃縮	0	417	98	64.9	(4.1)	4.5	-	-	0	-	-	20.4*	-	-	20.0	-	10.6	3900	220	16	35	85	0.8	0.4	0.01	-	-	-
17142	ラーメンスープ 濃縮 しょうゆ味 ストレートしょうゆ味	0	652	157	(57.5)	(2.7)	(3.3)	(11.4)	(12)	(11.7)	(3.7)	(3.6)	(10.9)*	(Tr)	-	(9.9)	-	(17.5)	(6700)	(200)	(22)	(31)	(69)	(0.6)	(0.3)	(0.03)	(0.33)	(2)	(4)
17143	みそ味 ストレートみそ味	0	782	187	(48.4)	(5.5)	(6.4)	(10.7)	(9)	(11.0)	(5.4)	(5.1)	(16.4)*	(1.6)	-	(16.8)	-	(17.4)	(6500)	(270)	(61)	(43)	(100)	(1.8)	(0.6)	(0.14)	(0.09)	(2)	(4)

●昆布だし
水に昆布を入れ，しばらく置いてからこしただし。煮出しという方法もある。煮出しでは，沸騰させると独特の粘りが出るので，中火にかけて沸騰寸前に火を止める。
グルタミン酸などの旨味成分が豊富。上品な味わいで，吸物，煮物などに適している。
昆布だしにかつお節を合わせた合わせだしは，「混合だし」「合わせだし」と呼ばれ，和食にはよく使われる。

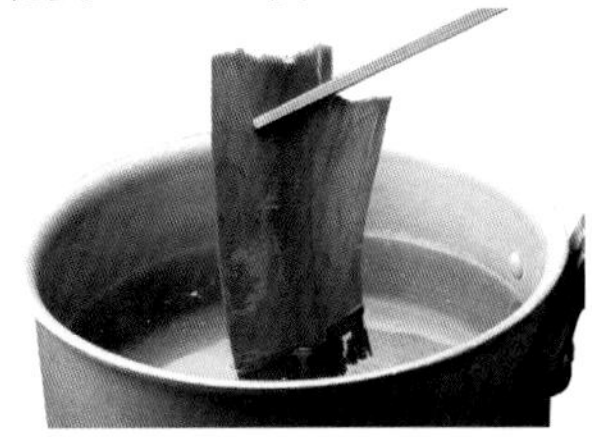

●中華だし
水に骨付き鶏肉や豚もも肉を加えて沸騰させ，ねぎ，しょうが，酒などを加えて弱火で加熱し，こしただし。中国料理の基本のだしの一つ。

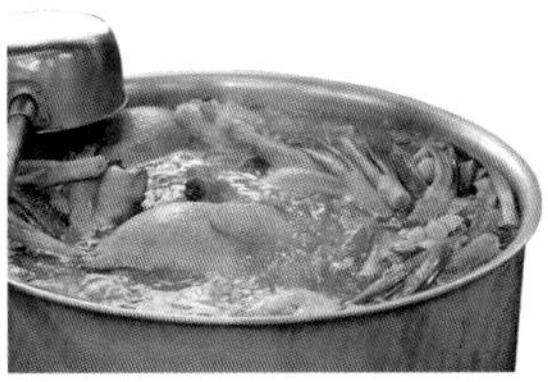

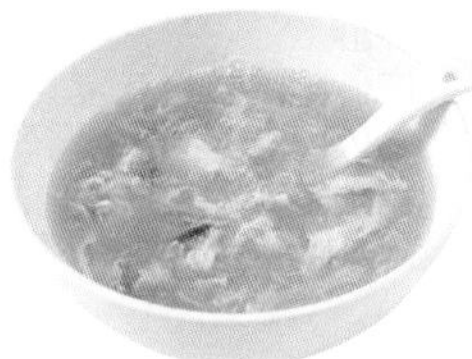

中華だしを使ったスープ

●洋風だし
水に牛もも肉を加えて沸騰させ，にんじん，たまねぎ，セロリーなどを加えて弱火で加熱し，こしただし。牛骨，鶏の骨や鶏肉などを使うこともある。「ブイヨン」ともいう。
スープや煮込み料理などに使われる。

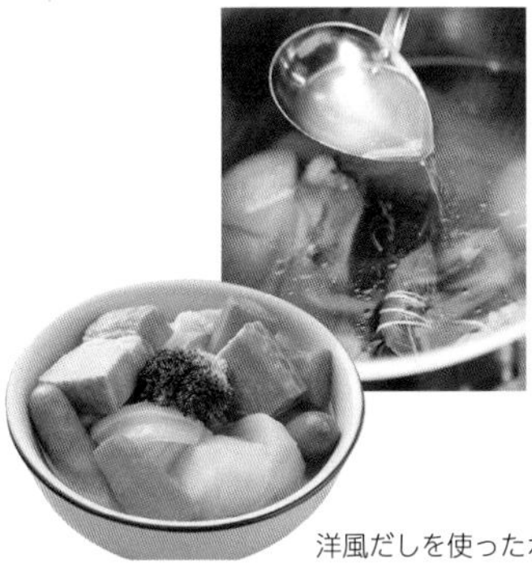

洋風だしを使ったポトフ

●固形ブイヨン
肉と野菜から旨味を取り出し，キューブ状に成型しただし。「乾燥コンソメ」ともいう。湯に加えて加熱するか，湯に溶かして使う。

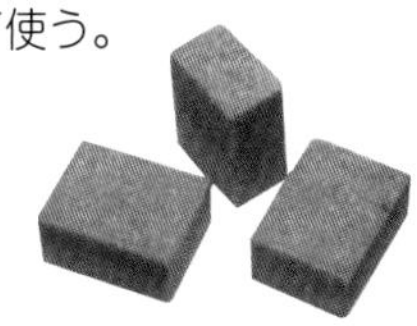

●めんつゆ
しょうゆ，砂糖，かつお節，昆布，乾ししいたけなどからつくる。そばやうどんなどのつけ汁にする他，煮込み汁，天ぷらのつけ汁などとしても用いる。

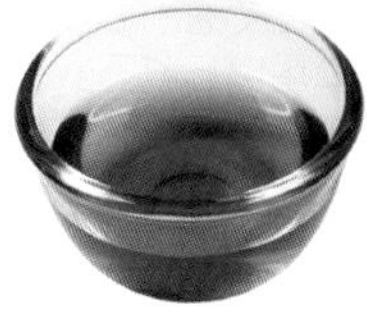

クロム	モリブデン	ビタミンA レチノール	A カロテン α	A カロテン β	A β-クリプトキサンチン	A β-カロテン当量	A レチノール活性当量	D	E トコフェロール α	E β	E γ	E δ	K	B_1	B_2	ナイアシン	ナイアシン当量	B_6	B_{12}	葉酸	パントテン酸	ビオチン	C	アルコール	食塩相当量	見当	備考
µg	µg	µg	µg	µg	µg	µg	µg	µg	mg	mg	mg	mg	µg	mg	mg	mg	mg	mg	µg	µg	mg	µg	mg	g	g		
2	9	(0)	(0)	(0)	(0)	(0)	**(0)**	(0)	(0)	(0)	(0)	(0)	(0)	**0.02**	**0.01**	0.6	0.8	0.06	0.1	1	0.07	1.0	**(0)**	-	**0**	小1=5g	
1	1	0	-	-	-	0	**0**	(0)	-	-	-	-	(0)	**0.01**	**0.01**	0.1	0.1	0.01	0.1	0	0	0.1	**0**	-	**0**	大1=15g	(100g：100mL，100mL：100g)
1	4	0	-	-	-	0	**0**	(0)	-	-	-	-	(0)	**0.01**	**0.01**	0.3	0.3	0.02	0.1	0	0.08	0.4	**0**	-	**0**		(100g：100mL，100mL：100g)
5	2	(0)	(0)	(0)	(0)	(0)	**(0)**	(0)	(0)	(0)	(0)	(0)	(0)	**0.01**	**0.01**	0.2	0.2	0.05	Tr	Tr	0.03	1.4	**(0)**	-	**0.1**	小1=5g	(100g：100mL，100mL：100g)
1	1	(0)	Tr	Tr	-	Tr	**(0)**	Tr	Tr	Tr	Tr	Tr	(Tr)	**Tr**	**Tr**	Tr	Tr	Tr	0.1	Tr	0.08	0.1	**Tr**	-	**0**	大1=15g	別名：ワインビネガー，ワイン酢
-	-	0	(0)	0	(0)	(0)	**(0)**	(Tr)	-	-	-	-	Tr	**0**	**0.01**	0.1	0.1	0.01	0.3	0	0.06	-	**0**	-	**0**		別名：サイダービネガー
0	0	0	0	0	0	0	**0**	0	0	0	0	0	0	**0**	**0**	0.2	0.2	Tr	0.1	Tr	0	0	**0**	-	**0**		液状だし 2%のあごでとっただし
0	0	0	0	0	0	0	**0**	0	0	0	0	0	0	**Tr**	**0.01**	1.4	1.4	0.02	0.4	0	0.04	0.1	**0**	-	**0.1**		液状だし 3%の荒節でとっただし
0	0	0	0	0	0	0	**0**	0	0	0	0	0	0	**0**	**0.01**	1.4	1.4	0.01	0.2	0	Tr	0	**0**	-	**0.1**		液状だし 3%の本枯れ節でとっただし
0	0	(0)	0	0	0	0	**(0)**	-	0	0	0	0	0	**Tr**	**Tr**	Tr	(0)	0	0	2	0	0.1	**Tr**	-	**0.2**		液状だし 3%の真昆布でとっただし
0	0	0	0	0	0	0	**0**	0	0	0	0	0	0	**Tr**	**0.01**	Tr	Tr	Tr	0	1	0.01	0.1	**0**	-	**0.2**		液状だし 3%の真昆布でとっただし
0	0	(Tr)	0	0	0	0	**(Tr)**	-	0	0	0	0	0	**0.01**	**0.01**	0.9	(0.9)	0.01	0.3	1	0.04	0.1	**Tr**	-	**0.1**		液状だし 2%の荒節と1%の真昆布でとっただし
0	0	0	0	0	0	0	**0**	0	0	0	0	0	0	**0**	**Tr**	0.7	0.8	0.01	0.1	Tr	Tr	0	**0**	-	**0.1**		液状だし 2%の本枯れ節と1%の真昆布でとっただし
-	-	0	0	0	0	0	**0**	0	0	0	0	0	0	**Tr**	**0.02**	0.6	0.6	0.02	0	2	0.57	-	**0**	-	**0**		液状だし 7%のしいたけでとっただし
-	-	-	0	0	0	0	**-**	-	0	0	0	0	0	**0.01**	**Tr**	0.3	0.3	Tr	0.2	1	0	-	**0**	-	**0.1**		液状だし 3%の煮干しでとっただし
0	1	1	0	0	0	0	**1**	0	Tr	0	Tr	0	2	**0.01**	**0.04**	1.1	1.1	0.02	0.1	2	0.31	0.5	**0**	-	**0.1**		別名：鶏ガラスープ 試料：調理した液状だし。鶏がらからとっただし
-	-	-	0	0	0	0	**-**	-	0	0	0	0	0	**0.15**	**0.03**	1.3	(1.3)	0.05	0	1	0.26	-	**0**	-	**0.1**		別名：湯（たん）。液状だし。鶏肉，豚もも肉，ねぎ，しょうがなどでとっただし
-	-	-	0	0	0	0	**-**	-	0	0	0	0	0	**0.02**	**0.05**	1.1	(1.1)	0.06	0.2	3	0.25	-	**0**	-	**0.5**		別名：スープストック，ブイヨン。液状だし。牛もも肉，にんじん，たまねぎ，セロリーなどでとっただし
2	2	0	0	0	0	0	**0**	Tr	0.7	Tr	0.3	0	2	**0.03**	**0.08**	1.1	(1.1)	0.40	0.1	16	0.28	0.5	**0**	-	**43.2**		別名：固形コンソメ 顆粒状の製品を含む。固形だし
(3)	(15)	0	0	0	0	0	**0**	(0.2)	(Tr)	0	0	0	0	**(0.02)**	**(0.11)**	(2.0)	(2.5)	(0.07)	(0.4)	(14)	(0.20)	(4.9)	**0**	0	**(56.4)**		顆粒だし
8	6	2	2	7	0	8	**3**	0	0.9	0.1	5.0	1.4	-	**0.06**	**0.56**	8.0	8.5	0.29	0.3	170	1.48	5.1	**0**	-	**47.5**		粉末製品を含む 顆粒だし
8	1	0	0	0	0	0	**0**	0.8	0.1	0	0	0	0	**0.03**	**0.20**	5.5	(6.9)	0.06	1.4	14	0.18	3.8	**0**	-	**40.6**		別名：顆粒風味調味料。粉末製品を含む。顆粒だし (100g：155mL，100mL：64g)
(Tr)	(6)	0	0	0	0	0	**0**	0	0	0	0	0	0	**(0.01)**	**(0.02)**	(0.3)	(0.5)	(0.02)	(Tr)	(4)	(0.06)	(1.5)	**0**	0	**(1.8)**		液状だし
-	-	0	0	0	0	0	**0**	(0)	-	-	-	-	0	**0.01**	**0.04**	1.2	(1.2)	0.04	0.3	17	0.18	-	**0**	-	**3.3**		液状だし
-	-	0	0	0	0	0	**0**	(0)	-	-	-	-	0	**0.03**	**0.06**	1.3	(1.9)	0.06	0.3	13	0.19	-	**0**	-	**6.6**		液状だし
-	-	0	0	0	0	0	**0**	(0)	-	-	-	-	0	**0.04**	**0.07**	1.4	(1.4)	0.07	0.2	9	0.19	-	**0**	-	**9.9**		液状だし (100g：86mL，100mL：116g)
(1)	(14)	0	0	(Tr)	0	(Tr)	**0**	(Tr)	(0.1)	0	(0.3)	(0.1)	(1)	**(0.03)**	**(0.08)**	(0.9)	(1.4)	(0.10)	(Tr)	(20)	(0.24)	(3.7)	**0**	0	**(17.1)**		ペーストタイプ
(1)	(31)	0	(Tr)	(18)	(7)	(22)	**(2)**	(Tr)	(0.3)	(0.1)	(2.2)	(1.3)	(5)	**(0.02)**	**(0.08)**	(1.1)	(2.2)	(0.08)	(Tr)	(27)	(0.20)	(6.5)	**0**	0	**(16.5)**		ペーストタイプ

17 調味料及び香辛料類

●甘酢
酢に砂糖，塩を混ぜたもので，「三杯酢」よりも甘くつくられる。みりんを使うこともある。「甘酢漬」「南蛮漬」などに使われる。

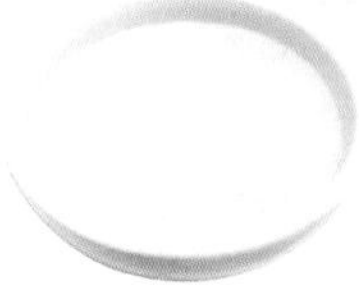

●エビチリの素
エビチリ用のソース。中華だし，トマトケチャップ，トウバンジャン，しょうがやにんにくなどが配合されている。

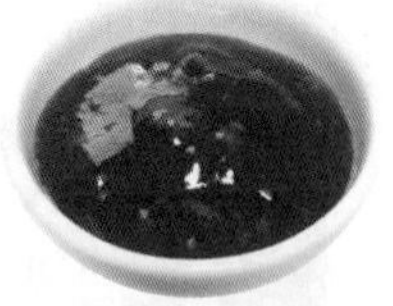

●オイスターソース
生がきを塩漬にし，発酵，熟成させたもの。特有の風味とこくをもつ。主に中国料理に用いられる。

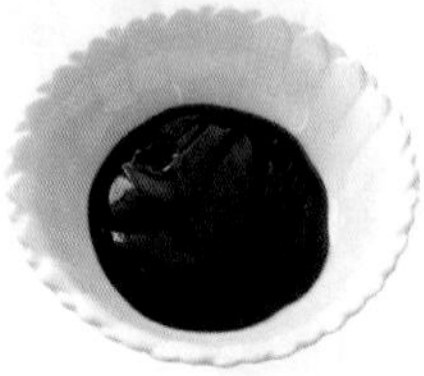

●三杯酢・二杯酢
三杯酢は酢，砂糖，しょうゆ，だし汁を混ぜ合わせたもの。二杯酢は酢としょうゆを混ぜ合わせたもの。

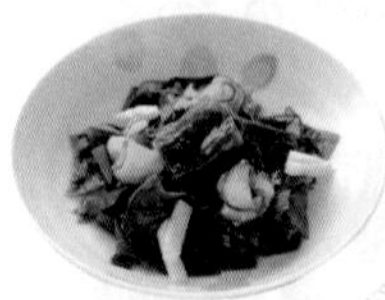

三杯酢を使った酢の物

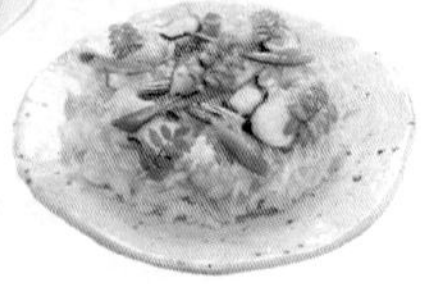

ちらしずしには甘みが強いすし酢を使う。

●すし酢
酢に砂糖，食塩を混ぜ合わせたもの。「ちらし・稲荷用」は砂糖が多めで甘みが強く，「にぎり用」は砂糖の使用量が少ない。

●デミグラスソース
ブラウンソースを煮詰めて風味づけしたもの。フランス料理の基本のソースの一つ。「ドミグラスソース」ともいう。

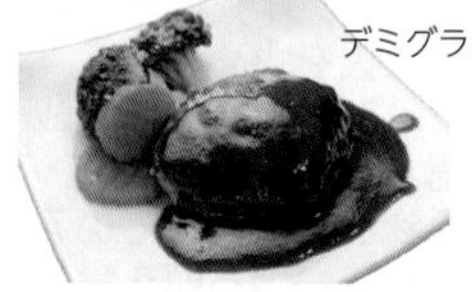

デミグラスソース

●テンメンジャン（甜麺醤）
小麦粉と塩を混ぜたものを特殊なこうじで発酵させたみそ。黒または赤褐色で，甘味がある。

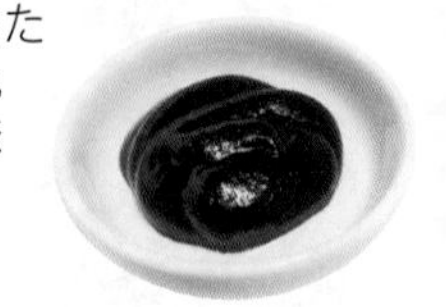

可食部100g当たり		廃棄率	エネルギー		水分	たんぱく質		脂質			炭水化物						有機酸	灰分	無機質										
食品番号	食品名					アミノ酸組成によるたんぱく質	たんぱく質	脂肪酸のトリアシルグリセロール当量	コレステロール	脂質	利用可能炭水化物(単糖当量)	利用可能炭水化物(質量計)	差引き法による利用可能炭水化物	食物繊維総量	糖アルコール	炭水化物			ナトリウム	カリウム	カルシウム	マグネシウム	リン	鉄	亜鉛	銅	マンガン	ヨウ素	セレン
		%	kJ	kcal	g	g	g	g	mg	g	g	g	g	g	g	g	g	g	mg	mg	mg	mg	mg	mg	mg	mg	mg	µg	µg
	(調味ソース類)																												
17094	甘酢	0	494	**116**	(67.2)	-	(0.1)	-	0	0	(27.9)*	(26.6)	(28.4)	0	-	(28.4)	(3.1)	(1.2)	(470)	(5)	(2)	(1)	(1)	0	(0.1)	(Tr)	0	0	0
17095	エビチリの素	0	227	**54**	(85.8)	(0.8)	(1.2)	(1.3)	-	(1.4)	(7.8)	(7.5)	(9.2)*	(0.6)	-	(9.5)	(0.1)	(2.0)	(680)	(150)	(8)	(10)	(45)	(0.3)	(0.1)	(0.03)	(0.22)	0	(1)
17031	オイスターソース	0	448	**105**	61.6	(6.1)	7.7	0.1	2	0.3	-	-	19.9*	0.2	-	18.3	-	12.1	4500	260	25	63	120	1.2	1.6	0.17	0.40	-	-
17096	黄身酢	0	917	**219**	(52.6)	(5.6)	(6.3)	(11.2)	(460)	(13.1)	(20.3)	(19.4)	(22.6)*	0	-	(20.0)	(1.6)	(6.4)	(2300)	(47)	(57)	(6)	(210)	(1.8)	(1.4)	(0.05)	(0.03)	(41)	(18)
17133	魚醤油　いかなごしょうゆ	0	272	**64**	63.0	9.4	13.9	0	0	0	Tr	Tr	5.8*	Tr	0	2.1	0.9	20.8	8300	480	3	14	180	0.4	1.0	0.01	0	150	43
17134	いしる(いしり)	0	285	**67**	61.2	8.4	12.8	0	0	0	0.1	0.1	7.9*	0.3	0	4.2	0.4	21.8	8600	260	25	53	180	1.5	4.5	1.45	0.05	61	140
17135	しょっつる	0	121	**29**	69.4	4.4	6.1	0	0	0	Tr	Tr	2.4*	0.1	0	1.1	0.4	23.3	9600	190	6	14	70	0.2	0.2	0.01	0	29	11
17107	ナンプラー	0	201	**47**	65.5	6.3	9.1	0	0	0.1	-	-	5.5*	(0)	-	2.7	-	22.7	9000	230	20	90	57	1.2	0.7	0.03	0.03	27	46
17097	ごま酢	0	889	**212**	(53.2)	(3.6)	(4.0)	(7.6)	-	(8.0)	(25.1)	(24.0)	(28.7)*	(1.9)	(Tr)	(29.9)	(1.9)	(2.6)	(670)	(110)	(180)	(61)	(100)	(1.7)	(1.0)	(0.26)	(0.49)	0	(5)
17098	ごまだれ	0	1178	**282**	(40.7)	(6.7)	(7.2)	(14.2)	-	(15.1)	(20.7)	(19.9)	(27.4)*	(3.0)	(Tr)	(29.2)	(1.1)	(5.7)	(1700)	(210)	(220)	(100)	(200)	(2.3)	(1.6)	(0.42)	(0.75)	(Tr)	(10)
17099	三杯酢	0	361	**85**	(76.2)	(0.6)	(0.9)	-	-	0	(12.9)	(12.3)	(18.0)*	0	-	(17.8)	(3.0)	(2.1)	(780)	(56)	(5)	(11)	(27)	(0.2)	(0.2)	(Tr)	(0.08)	(150)	(1)
17100	二杯酢	0	251	**59**	(78.7)	(2.7)	(3.5)	-	0	0	(0.7)	(0.7)	(8.0)*	(Tr)	(Tr)	(7.6)	(2.8)	(6.8)	(2500)	(180)	(14)	(32)	(81)	(0.8)	(0.5)	(Tr)	(0.44)	(1)	(5)
17101	すし酢　ちらし・稲荷用	0	638	**150**	(55.5)	-	(0.1)	-	0	0	(31.6)	(30.1)	(34.9)*	0	-	(34.9)	(2.9)	(6.6)	(2500)	(18)	(3)	(5)	(10)	(0.1)	(0.1)	(Tr)	0	0	0
17102	にぎり用	0	299	**70**	(72.0)	-	(0.2)	-	0	0	(8.6)	(8.2)	(14.3)*	0	-	(14.3)	(3.6)	(10.0)	(3900)	(23)	(4)	(7)	(12)	(0.1)	(0.2)	(Tr)	0	0	0
17103	巻き寿司・箱寿司用	0	454	**107**	(64.1)	-	(0.1)	-	0	0	(19.2)	(18.3)	(23.8)*	0	-	(23.8)	(3.2)	(8.7)	(3400)	(21)	(4)	(6)	(11)	(0.1)	(0.1)	(Tr)	0	0	0
17104	中華風合わせ酢	0	643	**153**	(60.5)	(2.3)	(3.0)	(3.3)	0	(3.4)	(20.5)	(19.6)	(25.2)*	(Tr)	(Tr)	(24.8)	(2.0)	(5.8)	(2200)	(160)	(12)	(28)	(69)	(0.7)	(0.4)	(0.01)	(0.47)	(Tr)	(4)
17105	デミグラスソース	0	347	**82**	81.5	-	2.9	-	-	3.0	-	-	11.0*	-	-	11.0	-	1.6	520	180	11	11	53	0.3	0.3	0.03	0.09	2	1
17106	テンメンジャン	0	1049	**249**	37.5	-	8.5	-	0	7.7	-	-	35.0*	3.1	-	38.1	-	8.2	2900	350	45	61	140	1.6	1.0	0.27	0.54	1	5
17108	冷やし中華のたれ	0	484	**114**	67.1	1.9	2.1	1.1	0	1.2	19.5	19.5	23.2*	0	-	23.1	1.1	5.6	2300	89	7	13	29	0.3	0.2	Tr	0.18	1	3
17109	ホワイトソース	0	411	**99**	81.7	(1.2)	1.8	(6.2)	6	6.2	(5.6)	(5.3)	9.4*	0.4	-	9.2	-	1.1	380	62	34	5	42	0.1	0.2	0.01	0.03	5	1
17110	ぽん酢しょうゆ	0	207	**49**	(82.1)	(2.7)	(3.4)	-	0	(0.1)	(0.7)	(0.7)	(7.9)*	(0.2)	-	(7.4)	-	(6.3)	(2300)	(280)	(24)	(33)	(72)	(0.7)	(0.4)	(0.02)	(0.46)	(1)	(4)
17137	ぽん酢しょうゆ　市販品	0	250	**59**	77.0	3.2	3.7	-	0	0	7.0	6.9	10.0*	(0.3)	-	10.8	1.8	7.6	3100	180	16	25	60	0.7	0.3	0.01	0.36	*	3
17032	マーボー豆腐の素	0	481	**115**	75.0	-	4.2	-	-	6.3	-	-	10.4*	-	-	10.4	-	4.1	1400	55	12	-	35	0.8	-	-	-	-	-
17111	マリネ液	0	278	**66**	(83.9)	0	(0.1)	0	0	0	(11.1)*	(10.5)	(10.8)	0	0	(10.9)	(1.4)	(1.1)	(370)	(26)	(4)	(3)	(6)	(0.2)	0	(0.01)	(0.04)	0	0
17033	ミートソース	0	404	**96**	78.8	-	3.8	-	-	5.0	(9.6)*	(9.4)	10.1	-	-	10.1	-	2.3	610	250	17	-	47	0.8	-	-	-	-	-
17144	焼きそば粉末ソース	0	1055	**248**	0.1	6.8	5.6	0.6	Tr	0.7	54.2*	51.5	57.1	3.3	-	62.4	2.0	30.1	12000	82	110	10	18	0.6	0.1	0.02	0.47	4	2
17112	焼き鳥のたれ	0	558	**131**	(61.4)	(2.6)	(3.3)	0	-	0	(19.1)	(18.5)	(29.0)*	(Tr)	(Tr)	(28.5)	(0.3)	(6.1)	(2300)	(160)	(13)	(27)	(71)	(0.7)	(0.4)	(0.02)	(0.46)	(1)	(5)
17113	焼き肉のたれ	0	696	**164**	(52.4)	(3.6)	(4.3)	(2.1)	(Tr)	(2.2)	(28.4)	(27.2)	(32.1)*	(0.4)	(Tr)	(32.3)	(0.5)	(8.8)	(3300)	(230)	(23)	(35)	(90)	(0.9)	(0.5)	(0.03)	(0.51)	(1)	(7)
17114	みたらしのたれ	0	540	**127**	(66.3)	(0.8)	(0.9)	0	-	0	(29.8)	(28.2)	(30.9)*	0	(Tr)	(30.8)	(0.1)	(1.9)	(650)	(120)	(6)	(10)	(24)	(0.2)	(0.1)	(0.01)	(0.13)	(2700)	(1)
17115	ゆずこしょう	0	153	**37**	64.5	-	1.3	-	(0)	0.8	-	-	3.1*	6.2	-	9.3	-	24.1	9900	280	61	44	24	0.6	0.1	0.06	0.10	24	2

●**魚醤油**

魚やいかなどを塩漬にして発酵させてつくる調味料。独特の風味と旨味がある。古くからつくられていたが，大豆のしょうゆが広まると，一部地域でのみつくられるようになった。

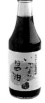

いかなごしょうゆ

いかなごからつくられる。瀬戸内地方の特産品。

いかなごしょうゆ

※食品成分表には一般的な栄養成分値が示されており，メーカーによって異なる場合がある。

いしる(いしり)

いわしやするめいかの内臓などからつくられる。石川県の特産品。

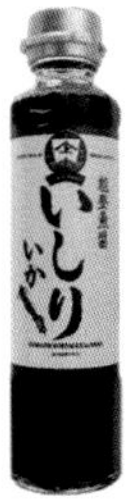

いかを原材料としたいしるを「いしり」ということがある。

いしる

しょっつる

主にハタハタなどの魚に高濃度の塩を加えてつくる。秋田の特産品。郷土料理のしょっつる鍋に欠かせない。

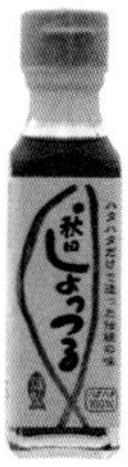

しょっつる

ナンプラー

小魚と塩からつくられるタイの魚醤。魚特有の香りと濃厚な旨味がある。エスニック料理に使われる。

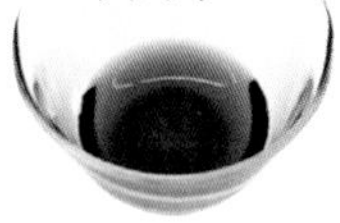

ナンプラー

●**マーボー豆腐の素**

肉，食用油脂，トウバンジャンを主体とし，でん粉，肉エキス，しょうゆ，香辛料などを混ぜたもの。

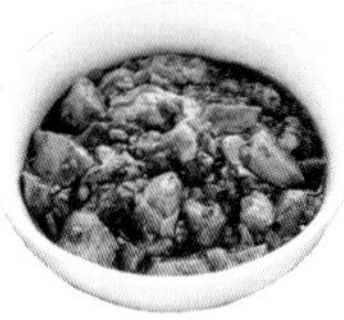

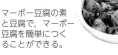

マーボー豆腐の素と豆腐で，マーボー豆腐を簡単につくることができる。

●**ミートソース**

たまねぎ，にんじんなどの野菜や肉を主体とし，トマトペースト，トマトピューレー，小麦粉などを加え，調理したもの。

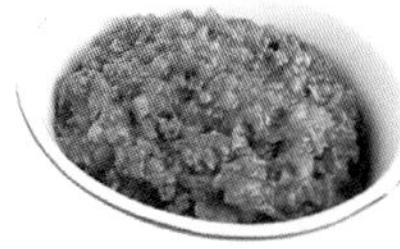

●**ゆずこしょう(柚子胡椒)**

粗くきざんだとうがらしに，ゆずの果皮と塩を加えてすりつぶし，熟成させたもの。九州の特産品。

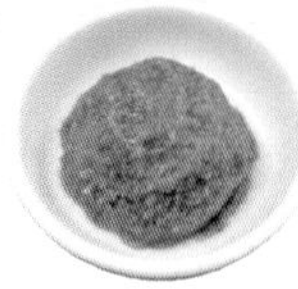

		ビタミン																									
クロム	モリブデン	A						D	E				K	B1	B2	ナイアシン	ナイアシン当量	B6	B12	葉酸	パントテン酸	ビオチン	C	アルコール	食塩相当量	見当	備考
		レチノール	カロテン		β-クリプトキサンチン	β-カロテン当量	レチノール活性当量		トコフェロール																		
			α	β					α	β	γ	δ															
μg	μg	μg	μg	μg	μg	μg	μg	μg	mg	mg	mg	mg	μg	mg	mg	mg	mg	mg	μg	μg	mg	μg	mg	g	g		▲…食物繊維：AOAC2011.25法
(1)	(1)	0	-	-	-	0	**0**	0	0	0	0	0	0	**(0.01)**	**(0.01)**	(0.1)	(0.1)	(0.01)	(0.1)	0	0	(0.1)	**0**	-	**(1.2)**		
(1)	(2)	-	(1)	(150)	0	(150)	**(13)**	0	(0.6)	(Tr)	(0.8)	(0.2)	(3)	**(0.14)**	**(0.04)**	(1.3)	(1.5)	(0.10)	0	(5)	(0.28)	(0.7)	**(1)**	0	**(1.8)**		
-	-	-	Tr	Tr	(0)	(Tr)	**-**	-	0.1	Tr	Tr	Tr	1	**0.01**	**0.07**	0.8	(0.8)	0.04	2.0	9	0.14	-	**Tr**	-	**11.4**		別名：かき油 (100g：81mL，100mL：123g)
(Tr)	(5)	(260)	(1)	(1)	(16)	(9)	**(270)**	(4.6)	(1.7)	(Tr)	(0.6)	(Tr)	(15)	**(0.08)**	**(0.18)**	(Tr)	(1.5)	(0.12)	(1.4)	(59)	(1.38)	(25.0)	**0**	-	**(5.7)**		
1	Tr	0	0	0	0	0	**0**	0	0	0	0	0	0	**0**	**0.31**	4.6	6.1	0.09	1.0	51	0.65	17.0	**0**	-	**21.2**		(100g：82.0mL，100mL：121.9g)
19	3	0	0	0	0	0	**0**	0	0	0	0	0	0	**0**	**0.25**	2.4	3.1	0.16	3.9	66	0.98	32.0	**0**	-	**21.9**		別名：原材料がいかの場合はいしり，いわし等の場合はいしる又はよしる等 (100g：81.4mL，100mL：122.9g)
11	1	0	0	0	0	0	**0**	0	0	0	0	0	0	**0.03**	**0.06**	1.0	1.2	0.03	1.9	5	0.31	3.0	**0**	-	**24.3**		(100g：83.1mL，100mL：120.3g)
5	1	0	0	0	0	0	**0**	0	0	0	0	0	-	**0.01**	**0.10**	3.3	4.3	0.10	1.6	26	0.56	7.9	**0**	-	**22.9**		別名：魚醤 (100g：81.9mL，100mL：122.1g)
(1)	(23)	0	0	(1)	0	(1)	**0**	0	(Tr)	(Tr)	(3.5)	(0.1)	(2)	**(0.08)**	**(0.06)**	(1.0)	(1.9)	(0.12)	(0.1)	(26)	(0.13)	(3.7)	**0**	(0.5)	**(1.7)**		
(2)	(46)	0	0	(2)	0	(2)	**(4)**	(Tr)	(Tr)	(Tr)	(7.0)	(0.1)	(1)	**(0.11)**	**(0.09)**	(2.0)	(3.5)	(0.19)	(0.1)	(38)	(0.20)	(6.1)	**0**	(1.1)	**(4.3)**		
(1)	(8)	0	0	0	0	0	**0**	0	0	0	0	0	0	**(0.01)**	**(0.02)**	(0.4)	(0.6)	(0.03)	(0.1)	(4)	(0.10)	(1.3)	**0**	0	**(2.0)**		材料割合：米酢100，上白糖18，うすくちしょうゆ18，かつお・昆布だし15
(2)	(24)	0	0	0	0	0	**0**	0	0	0	0	0	0	**(0.03)**	**(0.08)**	(0.7)	(1.3)	(0.09)	(0.1)	(15)	(0.26)	(5.7)	**0**	(0.9)	**(6.4)**		材料割合：米酢10，こいくちしょうゆ8
(1)	(3)	0	-	-	-	0	**0**	0	0	0	0	0	0	**(0.01)**	**(0.01)**	(0.2)	(0.2)	(0.01)	(0.1)	0	(0.05)	(0.3)	**0**	-	**(6.5)**		材料割合：米酢15，上白糖7，食塩1.5
(1)	(3)	0	-	-	-	0	**0**	0	0	0	0	0	0	**(0.01)**	**(0.01)**	(0.2)	(0.3)	(0.02)	(0.1)	0	(0.07)	(0.3)	**0**	-	**(9.8)**		材料割合：米酢10，上白糖1，食塩1.2
(1)	(3)	0	-	-	-	0	**0**	0	0	0	0	0	0	**(0.01)**	**(0.01)**	(0.2)	(0.2)	(0.01)	(0.1)	0	(0.06)	(0.3)	**0**	-	**(8.6)**		材料割合：米酢12，上白糖3，食塩1.4
(1)	(20)	0	0	0	0	0	**0**	0	(Tr)	0	(1.5)	(Tr)	0	**(0.02)**	**(0.07)**	(0.6)	(1.1)	(0.08)	(0.1)	(13)	(0.22)	(4.9)	**0**	(0.8)	**(5.5)**		材料割合：こいくちしょうゆ45，米酢45，砂糖22.5，ごま油4，しょうが2
7	3	-	-	-	-	-	**-**	-	-	-	-	-	-	**0.04**	**0.07**	1.7	2.1	0.05	0.2	25	0.18	1.8	**-**	-	**1.3**		別名：ドミグラスソース
7	58	(0)	0	3	Tr	3	**0**	(0)	0.8	0.1	6.7	2.1	14	**0.04**	**0.11**	1.0	2.4	0.11	0	20	0.07	7.7	**0**	-	**7.3**		別名：中華甘みそ
1	11	0	0	1	Tr	1	**0**	0	Tr	0	0.6	0	0	**0.22**	**0.03**	0.3	0.3	0.03	Tr	6	0.07	1.7	**0**	-	**5.8**		別名：冷やし中華用スープ (100g：87.6mL，100mL：114.1g)
1	2	-	-	-	-	-	**-**	-	0.6	Tr	0.9	0.2	2	**0.01**	**0.05**	0.2	(0.5)	0.02	0	3	0.17	0.9	**0**	-	**1.0**		別名：ベシャメルソース
(1)	(19)	0	0	0	(9)	(4)	**(1)**	0	(0.1)	0	0	0	0	**(0.05)**	**(0.08)**	(0.6)	(1.2)	(0.08)	(Tr)	(20)	(0.37)	(4.9)	**(24)**	(0.8)	**(5.8)**		別名：ポン酢
2	18	0	0	Tr	1	1	**0**	0	Tr	0	0	0	0	**0.02**	**0.05**	0.7	0.7	0.06	Tr	17	0.17	3.1	**Tr**	-	**7.8**		*ヨウ素は標準値を定めることを見送った。 (100g：89.4mL，100mL：111.8g)
-	-	4	-	-	-	63	**9**	-	-	-	-	-	-	**0.05**	**0.03**	1.0	1.7	-	-	-	-	-	**2**	-	**3.6**		試料：レトルトパウチのストレート製品
0	(Tr)	0	0	0	0	0	**0**	0	0	0	0	0	0	**0**	**0**	(Tr)	(Tr)	(0.01)	(Tr)	0	(0.04)	(Tr)	**0**	(2.7)	**(0.9)**		
-	-	5	-	-	-	530	**49**	-	-	-	-	-	-	**0.14**	**0.05**	1.4	2.0	-	-	-	-	-	**6**	-	**1.5**		試料：缶詰及びレトルトパウチ製品 (100g：94mL，100mL：107g)
7	3	0	3	34	15	43	**4**	0	0.4	Tr	0.3	0	7	**0.01**	**0.01**	0.3	0.3	0.03	0	4	0.08	0.8	**0**	-	**30.6**		▲
(1)	(20)	0	0	0	0	0	**0**	0	0	0	0	0	0	**(0.02)**	**(0.07)**	(0.5)	(0.7)	(0.10)	(Tr)	(13)	(0.20)	(5.0)	**0**	(0.6)	**(5.8)**		
(2)	(24)	0	0	(3)	(2)	(4)	**(Tr)**	(Tr)	(Tr)	0	(0.9)	(Tr)	0	**(0.03)**	**(0.09)**	(0.8)	(1.0)	(0.10)	(0.1)	(18)	(0.25)	(6.2)	**(1)**	0	**(8.3)**		
(1)	(5)	0	0	0	0	0	**0**	0	0	0	0	0	0	**(0.01)**	**(0.02)**	(0.1)	(0.2)	(0.03)	0	(5)	(0.05)	(1.4)	**0**	0	**(1.7)**		
5	4	(0)	36	230	47	270	**22**	(0)	2.0	0	0.4	0	(0)	**0.04**	**0.05**	0.9	1.1	0.17	-	13	0.22	3.6	**2**	-	**25.2**		

トマト加工品類

Tomato products

●トマトピューレー
トマトを裏ごしして濃縮した濃縮トマトで，無塩可溶性固形分が24%未満のもの。少量の食塩や香辛料を加えたものもある。生のトマトの代わりに使う。

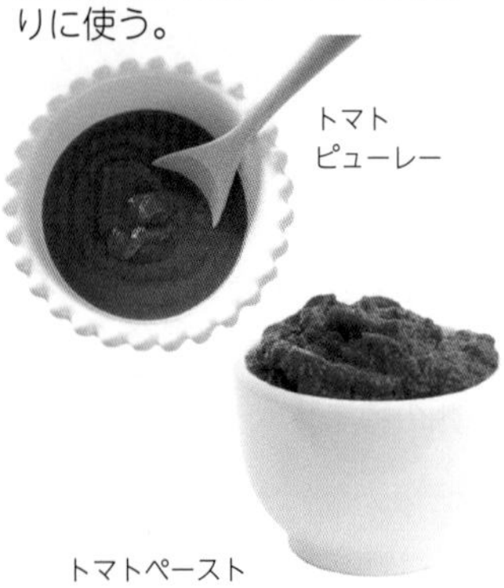

●トマトペースト
トマトピューレーと同じ製造方法で，無塩可溶性固形分が24%以上のもの。

●トマトケチャップ
濃縮トマトに食塩，香辛料，食酢，砂糖，たまねぎなどを加えて味つけしたもの。

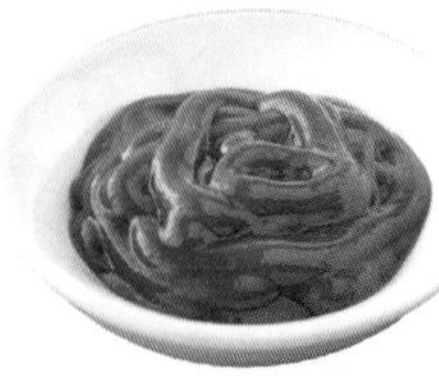

●チリソース
トマトを粗く砕いて濃縮したものに，食塩，香辛料，食酢，砂糖などを加えたもの。

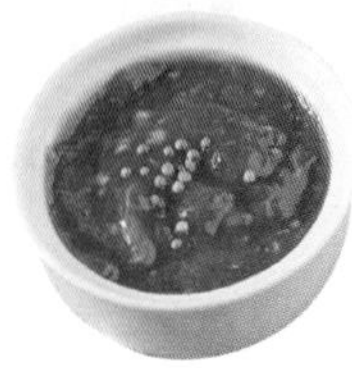

ドレッシング類

植物油脂および食酢，またはかんきつ類の果汁に，食塩，砂糖類，香辛料などを加えたもの。半固体状，乳化液状，分離液状のものがある。

●フレンチドレッシング
別名「ビネグレットソース」。サラダ油，食酢，食塩，砂糖などを混ぜてつくる。成分表の値は酢と油が分離している分離型のもの。

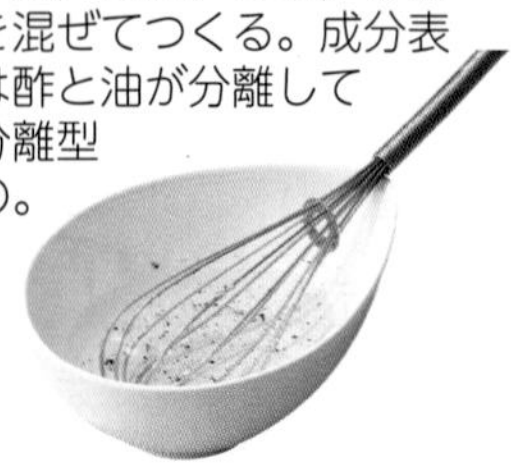

●和風ドレッシング
しょうゆ，食酢，混合だし，調合油，おろししょうがなどを混ぜてつくる。成分表の値は酢と油が分離している分離型のもの。

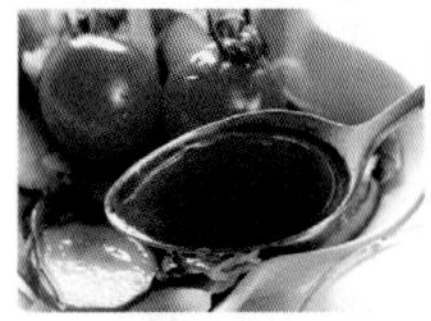

●ごまドレッシング
練りごまに，食酢，しょうゆ，砂糖，マヨネーズなどを混ぜてつくる。乳化型のドレッシング。

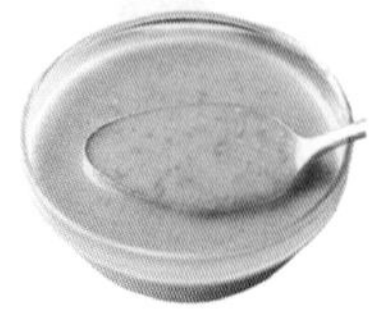

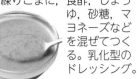

●サウザンアイランドドレッシング
マヨネーズ，トマトケチャップ，たまねぎ，ピクルスやパセリ，香辛料などを混ぜてつくる。乳化型のドレッシング。

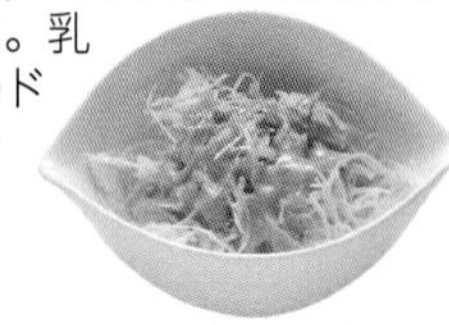

フレンチドレッシングのつくり方

①ボウルにたまねぎ，にんにく，マスタード粉，酢，こしょう，食塩を入れて混ぜ合わせる。
②ボウルの端からサラダ油を少しずつ加え，全体をよく混ぜ合わせる。

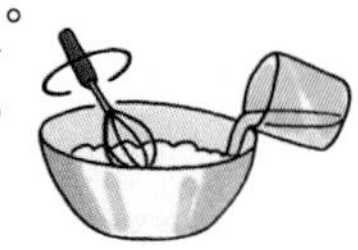

食品番号	食品名（可食部100g当たり）	廃棄率	エネルギー	エネルギー	水分	たんぱく質：アミノ酸組成によるたんぱく質	たんぱく質：たんぱく質	脂質：脂肪酸のトリアシルグリセロール当量	脂質：コレステロール	脂質：脂質	炭水化物：利用可能炭水化物（単糖当量）	炭水化物：利用可能炭水化物（質量計）	炭水化物：差引き法による利用可能炭水化物	炭水化物：食物繊維総量	炭水化物：糖アルコール	炭水化物：炭水化物	有機酸	灰分	無機質：ナトリウム	無機質：カリウム	無機質：カルシウム	無機質：マグネシウム	無機質：リン	無機質：鉄	無機質：亜鉛	無機質：銅	無機質：マンガン	無機質：ヨウ素	無機質：セレン
		%	kJ	kcal	g	g	g	g	mg	g	g	g	g	g	g	g	g	g	mg	mg	mg	mg	mg	mg	mg	mg	mg	μg	μg
	(トマト加工品類)																												
17034	トマトピューレー	0	187	44	86.9	(1.4)	1.9	(0.1)	(0)	0.1	(5.2)	(5.2)	8.7*	1.8	-	9.9	-	1.2	19	490	19	27	37	0.8	0.3	0.19	0.19	0	1
17035	トマトペースト	0	399	94	71.3	(3.2)	3.8	(0.1)	(0)	0.1	(13.5)	(13.4)	17.9*	4.7	-	22.0	-	2.8	55	1100	46	64	93	1.6	0.6	0.31	0.38	-	-
17036	トマトケチャップ	0	441	104	66.0	1.2	1.6	0.1	0	0.2	(24.3)*	(24.0)	25.9	1.7	-	27.6	1.2	3.9	1200	380	16	18	35	0.5	0.2	0.09	0.11	1	4
17037	トマトソース	0	174	41	87.1	(1.9)	2.0	(0.1)	(0)	0.2	(5.3)	(5.3)	7.6*	1.1	-	8.5	-	2.2	240	340	18	20	42	0.9	0.2	0.16	-	-	-
17038	チリソース	0	474	112	67.3	(1.7)	1.8	(0.1)	(0)	0.1	-	-	25.2*	1.9	-	26.3	-	3.9	1200	500	27	23	32	0.9	0.2	0.15	0.15	-	-
	(ドレッシング類)																												
17042	半固形状ドレッシング マヨネーズ 全卵型	0	2747	668	16.6	1.3	1.4	72.5	55	76.0	(2.1)*	(2.1)	7.2	(0)	-	3.6	0.5	1.9	730	13	8	2	29	0.3	0.2	0.01	0.01	3	3
17043	卵黄型	0	2746	668	19.7	2.2	2.5	72.8	140	74.7	(0.5)*	(0.5)	2.8	(0)	-	0.6	0.5	2.0	770	21	20	3	72	0.6	0.5	0.02	0.02	9	8
17118	マヨネーズタイプ調味料 低カロリータイプ	0	1081	262	60.9	2.6	2.9	26.4	58	28.3	2.7*	2.6	4.7	0.8	0	3.3	0.7	3.9	1500	36	10	3	35	0.3	0.2	0.01	0.01	4	5
17040	分離液状ドレッシング フレンチドレッシング 分離液状	0	1344	325	(47.8)	0	(Tr)	(30.6)	(1)	(31.5)	(11.4)*	(11.3)	(13.4)	0	0	(12.4)	(1.9)	(6.3)	(2500)	(2)	(1)	(Tr)	(1)	(Tr)	(Tr)	0	0	0	0
17116	和風ドレッシング 分離液状	0	743	179	(69.4)	(1.6)	(1.9)	(14.0)	(1)	(14.5)	(6.6)	(6.5)	(9.7)*	(0.2)	(Tr)	(9.3)	(0.7)	(3.6)	(1400)	(75)	(7)	(16)	(43)	(0.4)	(0.2)	(0.03)	(0.19)	0	(3)
17039	和風ドレッシングタイプ調味料 ノンオイルタイプ	0	350	83	71.8	-	3.1	-	-	0.1	-	-	17.2*	0.2	-	16.1	-	7.6	2900	130	10	34	54	0.3	0.2	0.01	-	-	-
17117	乳化液状ドレッシング ごまドレッシング	0	1650	399	(38.1)	(2.3)	(2.7)	(37.1)	(7)	(38.3)	(13.1)*	(12.5)	(15.5)	(0.8)	(Tr)	(15.0)	(0.8)	(4.9)	(1800)	(91)	(86)	(34)	(66)	(1.0)	(0.6)	(0.12)	(0.32)	(1)	(4)
17041	サウザンアイランドドレッシング	0	1619	392	(44.1)	(0.2)	(0.3)	(38.1)	(9)	(39.2)	(12.1)*	(11.9)	(13.4)	(0.4)	0	(12.8)	(0.6)	(3.1)	(1200)	(32)	(7)	(3)	(9)	(0.1)	(0.1)	(0.02)	(0.01)	(1)	(1)
17149	フレンチドレッシング 乳化液状	0	1552	376	(44.1)	(0.1)	(0.1)	(37.7)	(7)	(38.8)	(8.5)*	(8.5)	(10.3)	0	0	(9.3)	(1.3)	(6.5)	(2500)	(3)	(1)	(Tr)	(3)	(Tr)	(Tr)	(Tr)	0	(1)	0
	(みそ類)																												
17044	米みそ 甘みそ	0	869	206	42.6	8.7	9.7	3.0	(0)	3.0	-	-	33.3*	5.6	-	37.9	-	6.8	2400	340	80	32	130	3.4	0.9	0.22	-	Tr	2
17045	淡色辛みそ	0	762	182	45.4	11.1	12.5	5.9	(0)	6.0	11.9	11.8	18.5*	4.9	-	21.9	-	14.2	4900	380	100	75	170	4.0	1.1	0.39	-	1	9
17046	赤色辛みそ	0	746	178	45.7	11.3	13.1	5.4	(0)	5.5	-	-	18.9*	4.1	-	21.1	-	14.6	5100	440	130	80	200	4.3	1.2	0.35	-	1	8
17120	だし入りみそ	0	700	167	49.9	(10.0)	11.0	(5.2)	2	5.6	(9.8)	(9.7)	17.8*	4.1	0	20.6	0.1	12.9	4700	420	67	61	160	1.4	1.0	0.26	0.65	26	8
17145	減塩	0	689	164	52.5	9.4	10.3	4.7	1	5.1	10.5	10.3	18.2*	4.9	-	22.2	0.4	9.8	3800	410	63	55	150	1.4	1.0	0.32	0.64	29	8
17047	麦みそ	0	775	184	44.0	8.1	9.7	4.2	(0)	4.3	-	-	25.5*	6.3	-	30.0	-	12.0	4200	340	80	55	120	3.0	0.9	0.31	-	16	2
17048	豆みそ	0	864	207	44.9	14.8	17.2	10.2	(0)	10.5	-	-	10.7*	6.5	-	14.5	-	12.9	4300	930	150	130	250	6.8	2.0	0.66	-	31	19

●マヨネーズ

鶏卵，サラダ油，食酢，食塩などを原料としてつくられる。卵黄の乳化力によって半固体になる。脂質が多いのでエネルギーが高い。

全卵型は卵を全部使ってつくるので，味はまろやか。卵黄型は卵黄のみを使ってつくるので，濃厚な味。

食酢の殺菌力と食塩の防腐作用で，腐敗しにくい。油の酸化や分離を起こさないよう，冷暗所に保存する。

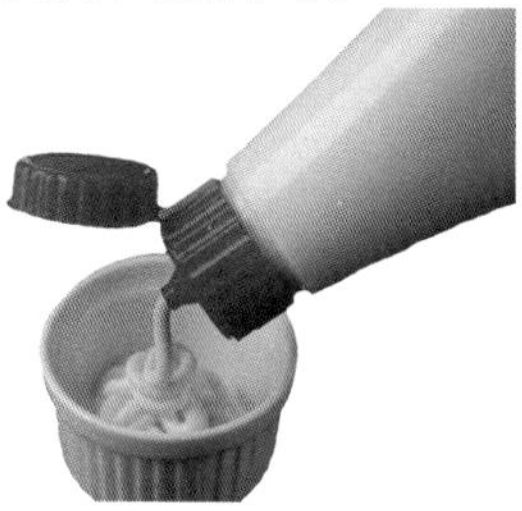

みそ類

特徴　蒸した大豆に食塩とこうじを混ぜて発酵させたもの。みその種類はこうじ原料による分類，味や色による分類，食塩の量による分類がある。

栄養　主成分は炭水化物，たんぱく質。

調理　みそ汁の他，煮物，鍋物，あえ物，焼き物などに広く使われる。

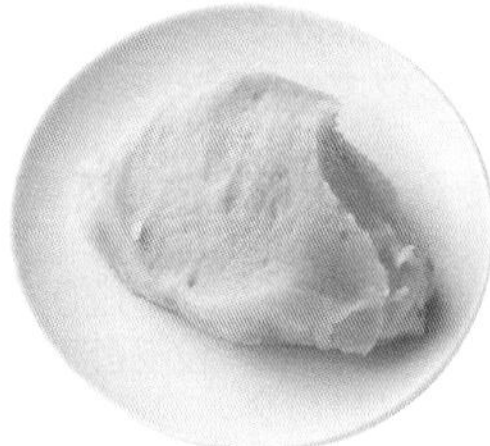

米みそ（甘みそ）

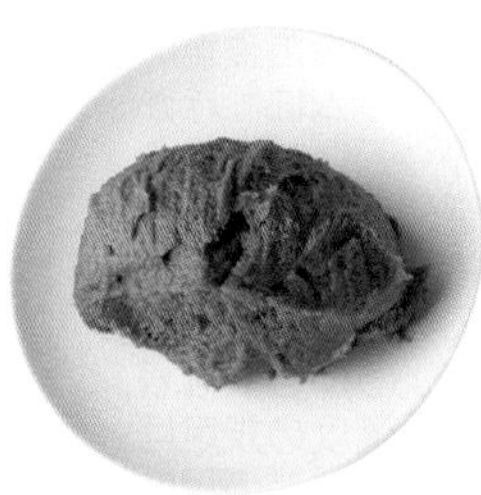

米みそ（赤色辛みそ）

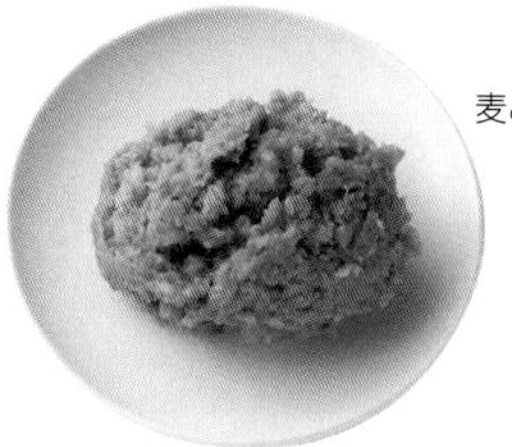

麦みそ

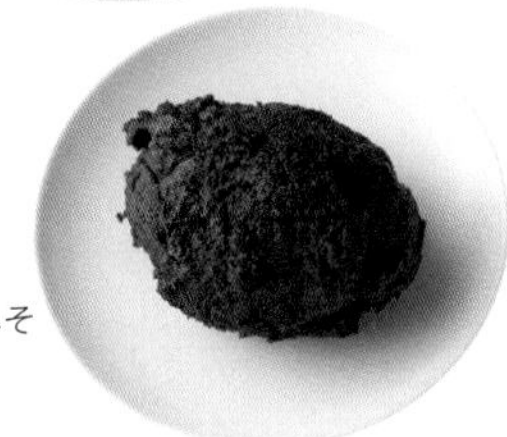

豆みそ

みその分類と産地

原料による分類	味や色による分類		塩分(%)	名称
米みそ	甘みそ	白	5〜7	西京白みそ，讃岐みそ
		赤	5〜7	江戸甘みそ
	甘口みそ	淡色	7〜12	相白みそ
		赤	11〜13	御膳みそ
	辛口みそ	淡色	11〜13	信州みそ
		赤	11〜13	津軽みそ，仙台みそ，越後みそ
麦みそ	甘口みそ		9〜11	(四国・九州に多い)
	辛口みそ		11〜13	(関東に多い)
豆みそ	−		10〜12	八丁みそ，たまりみそ

クロム	モリブデン	ビタミンA レチノール	A カロテン α	A カロテン β	A β-クリプトキサンチン	A β-カロテン当量	A レチノール活性当量	D	E トコフェロール α	E トコフェロール β	E トコフェロール γ	E トコフェロール δ	K	B1	B2	ナイアシン	ナイアシン当量	B6	B12	葉酸	パントテン酸	ビオチン	C	アルコール	食塩相当量	見当	備考
μg	μg	μg	μg	μg	μg	μg	μg	μg	mg	mg	mg	mg	μg	mg	mg	mg	mg	mg	μg	μg	mg	μg	mg	g	g		▲…食物繊維：AOAC2011.25法
2	9	0	0	630	0	630	**52**	(0)	2.7	0.1	0.3	0	10	**0.09**	**0.07**	1.5	(1.7)	0.20	-	29	0.47	8.9	**10**	-	**0**		別名：トマトピューレ。食塩無添加品 (100g：95mL，100mL：105g)
-	-	0	0	1000	0	1000	**85**	(0)	6.2	0.2	0.6	0	18	**0.21**	**0.14**	3.7	(4.2)	0.38	-	42	0.95	-	**15**	-	**0.1**		食塩無添加品
4	9	0	1	510	0	510	**43**	0	2.0	Tr	0.1	0	0	**0.06**	**0.04**	1.5	1.7	0.11	Tr	13	0.30	5.2	**8**	-	**3.1**		(100g：87mL，100mL：115g)
-	-	(0)	0	480	0	480	**40**	(0)	2.1	0.1	1.0	0.3	8	**0.09**	**0.08**	1.3	(1.6)	0.12	Tr	3	0.24	-	**(Tr)**	-	**0.6**		(100g：103mL，100mL：97g)
-	-	(0)	0	500	5	500	**42**	(0)	2.1	0.3	0.2	0	5	**0.07**	**0.07**	1.5	(1.8)	0.15	0	5	0.32	-	**(Tr)**	-	**3.0**		
1	1	24	0	0	3	1	**24**	0.3	13.0	0.2	33.0	2.3	120	**0.01**	**0.03**	Tr	0.2	0.02	0.1	1	0.16	3.1	**0**	-	**1.9**	小1=4g 大1=12g	使用油：なたね油，とうもろこし油，大豆油 (100g：105mL，100mL：95g)
1	2	53	0	1	6	3	**54**	0.6	11.0	0.7	41.0	10.0	140	**0.03**	**0.07**	Tr	0.5	0.05	0.4	3	0.43	7.2	**0**	-	**2.0**	1C=190g	使用油：なたね油，大豆油，とうもろこし油 (100g：105mL，100mL：95g)
Tr	2	20	130	250	4	310	**46**	0.3	4.8	0.1	12.0	1.6	53	**0.02**	**0.05**	Tr	0.4	0.02	0.1	3	0.19	3.1	**0**	-	**3.9**		別名：低カロリーマヨネーズ。使用油：なたね油，大豆油，とうもろこし油。カロテン：色素として添加品あり
(Tr)	(Tr)	0	0	0	0	0	**0**	0	(4.0)	(0.4)	(18.0)	(3.4)	(54)	**(Tr)**	**(Tr)**	(Tr)	(0.1)	(Tr)	(Tr)	0	0	(Tr)	**0**	-	**(6.3)**		
(1)	(10)	0	0	(4)	0	(4)	**(Tr)**	-	(1.5)	(0.1)	(7.9)	(1.3)	-	**(0.03)**	**(0.03)**	(0.4)	(0.5)	(0.04)	(Tr)	(7)	(0.09)	(2.2)	**0**	(0.7)	**(3.5)**		オイル入り
-	-	(0)	0	3	0	3	**Tr**	(0)	0	0	0	0	1	**0.02**	**0.03**	0.3	0.8	0.04	0	6	0.11	-	**(Tr)**	-	**7.4**	小1=5g	別名：和風ノンオイルドレッシング
(1)	(15)	(4)	0	(Tr)	0	(1)	**(4)**	(0.1)	(4.4)	(0.4)	(21.0)	(3.8)	(60)	**(0.04)**	**(0.05)**	(0.6)	(1.0)	(0.07)	(Tr)	(16)	(0.14)	(3.3)	**0**	(0.3)	**(4.4)**	大1=15g	クリームタイプ
(Tr)	(1)	(4)	0	(42)	(1)	(43)	**(8)**	(0.1)	(5.2)	(0.5)	(22.0)	(4.2)	(72)	**(Tr)**	**(0.01)**	(0.1)	(0.2)	(0.02)	(Tr)	(3)	(0.05)	(0.8)	**(2)**	-	**(3.0)**		
0	(Tr)	(3)	0	0	(Tr)	0	**(3)**	(0.1)	(5.0)	(0.5)	(22.0)	(4.2)	(66)	**(Tr)**	**(0.01)**	(Tr)	(0.1)	(0.01)	(Tr)	(1)	(0.02)	(0.3)	**(1)**	-	**(6.4)**		
2	33	(0)	-	-	-	(0)	**(0)**	(0)	0.3	0.1	3.0	1.6	8	**0.05**	**0.10**	1.5	3.5	0.04	0.1	21	Tr	5.4	**(0)**	-	**6.1**		別名：西京みそ，関西白みそ等 (100g：87mL，100mL：115g)
2	57	(0)	-	-	-	(0)	**(0)**	(0)	0.6	0.2	5.7	3.1	11	**0.03**	**0.10**	1.5	3.9	0.11	0.1	68	Tr	12.0	**(0)**	-	**12.4**		別名：信州みそ等 (100g：87mL，100mL：115g)
1	72	(0)	-	-	-	(0)	**(0)**	(0)	0.5	0.2	5.2	3.2	11	**0.03**	**0.10**	1.5	3.5	0.12	Tr	42	0.23	14.0	**(0)**	-	**13.0**		(100g：87mL，100mL：115g)
2	51	0	0	3	Tr	3	**0**	0.1	0.7	0.1	5.2	1.9	11	**0.10**	**0.35**	0.9	(2.8)	0.13	0.1	37	0.24	9.9	**0**	-	**11.9**		(100g：87mL，100mL：115g)
2	60	0	0	2	0	3	**0**	0	0.6	0.1	4.8	1.7	14	**0.10**	**0.09**	0.9	2.6	0.13	0.1	40	0.27	8.9	**0**	-	**9.7**		▲(100g：87mL，100mL：115g)
2	15	(0)	-	-	-	(0)	**(0)**	(0)	0.4	0.1	3.5	2.0	9	**0.04**	**0.10**	1.5	2.9	0.10	Tr	35	0.26	8.4	**(0)**	-	**10.7**		別名：田舎みそ (100g：87mL，100mL：115g)
9	64	(0)	-	-	-	(0)	**(0)**	(0)	1.1	0.3	11.0	5.0	19	**0.04**	**0.12**	1.2	3.4	0.13	Tr	54	0.36	17.0	**(0)**	-	**10.9**		別名：東海豆みそ，名古屋みそ，八丁みそ (100g：87mL，100mL：115g)

●減塩みそ

食塩含有量を従来のものより減らしたみそ。また食塩の一部を塩化カリウムにおきかえ，低ナトリウムにしたものもある。生活習慣病予防など，健康のために食塩の摂取を控えようとする人たちに利用されている。しょうゆと異なり，JASによる塩分濃度の規定はない。表示を見て，どの程度の減塩なのかを確認する必要がある。

●だし入りみそ

だしを加えてあるみそ。水で溶くだけでみそ汁やその他の料理に利用できる。製品によって含まれるだしは，天然調味料のもの，化学調味料のもの，二者を混合したものなどがある。天然調味料としては昆布や昆布エキス，粉末にしたかつお節やかつおエキスを加えたもの，化学調味料を用いる場合は，グルタミン酸ナトリウムや核酸系調味料，コハク酸ナトリウムなどが使われる。

●辛子酢みそ

甘みそ，砂糖，穀物酢，辛子を材料とした食品。料理に使うみその基本として重宝される。成分値の原材料配合割合は米みそ(甘みそ)20，砂糖(上白糖)10，穀物酢10，からし(練り)2。

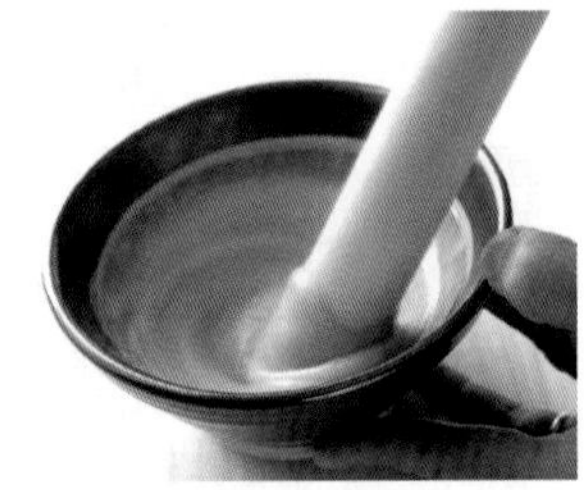

辛子酢みそ

●ごまみそ

甘みそ，酒，ごま，上白糖を材料とした食品。成分値の原材料配合割合は米みそ(甘みそ)80，酒22，ごま(いり又はすりごま)18，砂糖(上白糖)6。

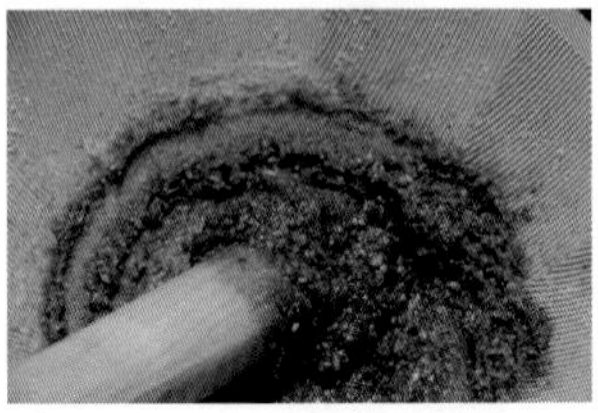

ごまみそ

辛子酢みそ，ごまみそ，酢みそ及び練りみそは，和食の和え衣やつけみそとして用いられる。

●即席みそ

調味料や乾燥野菜などを加え，インスタントみそ汁として使用される。

「粉末タイプ」は，「米みそ」の「淡色辛みそ」を凍結乾燥し，うま味調味料や天然調味料を加えたものである。豆みそは，乾燥しやすく，白みそは糖分が多いため乾燥しにくい。米みそや麦みそはこの中間に入る。

「ペーストタイプ」は，「米みそ」の「淡色辛みそ」にうま味調味料や天然調味料，アルコールを加えて加工したものをプラスチック小袋に包装し，加熱殺菌したものである。

食品番号	食品名（可食部100g当たり）	廃棄率	エネルギー		水分	たんぱく質		脂質			炭水化物						有機酸	灰分	無機質										
						アミノ酸組成によるたんぱく質	たんぱく質	脂肪酸のトリアシルグリセロール当量	コレステロール	脂質	利用可能炭水化物(単糖当量)	利用可能炭水化物(質量計)	利用可能炭水化物 差引き法による	食物繊維総量	糖アルコール	炭水化物			ナトリウム	カリウム	カルシウム	マグネシウム	リン	鉄	亜鉛	銅	マンガン	ヨウ素	セレン
		%	kJ	kcal	g	g	g	g	mg	g	g	g	g	g	g	g	g	g	mg	mg	mg	mg	mg	mg	mg	mg	mg	µg	µg
17119	減塩みそ	0	800	190	46.0	9.1	11.0	(5.8)	(0)	5.9	12.9	12.5	23.2*	4.3	0	25.7	0.2	11.4	4200	480	62	71	170	1.7	1.4	0.29	0.73	1	5
17049	即席みそ　粉末タイプ	0	1350	321	2.4	(19.4)	21.9	7.4	(0)	9.3	(21.3)	(21.0)	40.7*	6.6	-	43.0	-	23.5	8100	600	85	140	300	2.8	1.8	0.44	1.19	-	-
17050	ペーストタイプ	0	513	122	61.5	(7.9)	8.9	3.1	(0)	3.7	(8.4)	(8.3)	14.3*	2.8	-	15.4	-	10.4	3800	310	47	54	130	1.2	0.9	0.25	0.47	-	-
17121	辛子酢みそ	0	912	216	(43.6)	(4.2)	(5.0)	(2.1)	0	(2.1)	(25.1)	(23.9)	(42.7)*	(2.7)	-	(44.6)	(1.0)	(3.6)	(1300)	(170)	(42)	(20)	(69)	(1.7)	(0.5)	(0.12)	(0.02)	0	(1)
17122	ごまみそ	0	1026	245	(42.7)	(8.6)	(9.4)	(9.5)	0	(9.9)	(5.4)	(5.2)	(28.5)*	(5.5)	-	(32.9)	0	(5.2)	(1600)	(280)	(230)	(74)	(170)	(3.7)	(1.5)	(0.39)	(0.40)	0	(5)
17123	酢みそ	0	892	211	(44.2)	(4.4)	(4.9)	(1.5)	0	(1.5)	(26.3)	(25.1)	(42.5)*	(2.8)	-	(44.8)	(1.1)	(3.4)	(1200)	(170)	(41)	(16)	(66)	(1.7)	(0.5)	(0.11)	0	0	(1)
17124	練りみそ	0	1131	267	(29.9)	(4.8)	(5.5)	(1.7)	0	(1.7)	(38.8)	(36.9)	(56.6)*	(3.2)	-	(59.1)	0	(3.8)	(1400)	(190)	(46)	(18)	(74)	(1.9)	(0.5)	(0.13)	(0.02)	0	(1)
	(ルウ類)																												
17051	カレールウ	0	1974	474	3.0	5.7	6.5	32.8	20	34.1	38.1*	35.1	40.0	6.4	-	44.7	0.4	11.7	4200	320	90	31	110	3.5	0.5	0.13	0.58	0	10
17052	ハヤシルウ	0	2086	501	2.2	-	5.8	31.9	20	33.2	-	-	46.3*	2.5	-	47.5	-	11.3	4200	150	30	21	55	1.0	0.3	0.12	0.32	-	-
	(その他)																												
17125	お茶漬けの素　さけ	0	1060	251	(2.9)	(18.0)	(20.2)	(2.7)	(64)	(3.7)	(29.7)	(27.9)	(36.9)*	(3.5)	-	(37.1)	0	(35.6)	(13000)	(560)	(72)	(55)	(230)	(2.1)	(0.9)	(0.14)	(0.27)	(3700)	(27)
17136	キムチの素	0	529	125	58.2	5.3	5.3	0.8	3	1.0	13.0	12.6	21.6*	3.6	0.1	26.0	1.1	9.4	3600	350	29	31	52	1.3	0.3	0.12	0.16	1900	11
17053	酒かす	0	904	215	51.1	(14.2)	14.9	-	(0)	1.5	-	-	19.3*	5.2	-	23.8	-	0.5	5	28	8	9	8	0.8	2.3	0.39	-	-	-
17126	即席すまし汁	0	823	194	(2.8)	(17.0)	(18.3)	(0.5)	(16)	(0.8)	(10.9)	(10.4)	(28.4)*	(3.3)	(Tr)	(30.5)	(0.3)	(47.6)	(18000)	(490)	(76)	(61)	(220)	(2.3)	(1.0)	(0.13)	(0.60)	(140)	(39)
17127	ふりかけ　たまご	0	1791	428	(2.5)	(20.9)	(23.4)	(19.7)	(420)	(21.9)	(31.1)	(29.3)	(39.2)*	(5.1)	-	(39.7)	-	(12.3)	(3600)	(490)	(390)	(120)	(490)	(4.5)	(2.9)	(0.47)	(0.71)	(86)	(15)
17054	みりん風調味料	0	958	225	43.6	-	0.1	-	(0)	0	39.9	39.2	55.6*	(0)	0	55.7	0.1	0.2	68	3	Tr	1	15	0.1	Tr	Tr	0	-	-
17138	料理酒	0	368	88	82.4	0.2	0.2	-	0	Tr	3.6*	3.5	4.7	0	0	4.7	-	2.1	870	6	2	2	4	Tr	Tr	Tr	0.04	Tr	0
	<香辛料類>																												
	オールスパイス																												
17055	粉	0	1543	364	9.2	-	5.6	(3.7)	(0)	5.6	-	-	77.1*	-	-	75.2	-	4.4	53	1300	710	130	110	4.7	1.2	0.53	0.72	-	-
17056	オニオンパウダー	0	1541	363	5.0	(5.8)	8.8	(0.8)	(0)	1.1	-	-	83.0*	-	-	79.8	-	5.3	52	1300	140	160	290	3.1	3.2	0.55	1.90	-	-

ルウ類

Roux

●カレールウ

カレー粉に，小麦粉，でん粉，油脂，調味料などを加えて煮込み，固形状にしたもの。

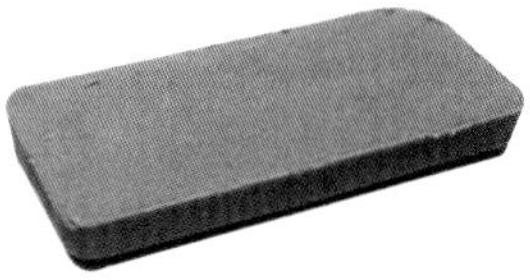

●ハヤシルウ

牛肉(ビーフエキス)やたまねぎ，トマト，にんじん，セロリなどの野菜に調味料を加えて煮込み，固形状にしたもの。

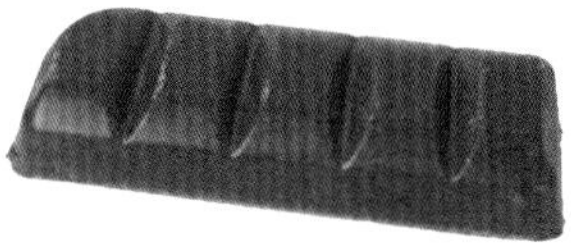

その他

Others

●酒かす

清酒やみりんの醸造時にもろみを搾り，清酒やみりんをつくった後のかす。奈良漬，かす漬の原料やかす汁，甘酒などに用いる。

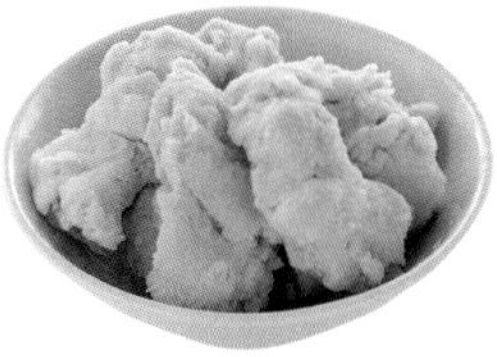

●ふりかけ，たまご

ふりかけの定番。砂糖，ごま，乾燥卵黄，顆粒だし，さば節，干しのりなどを混ぜ合わせたもの。

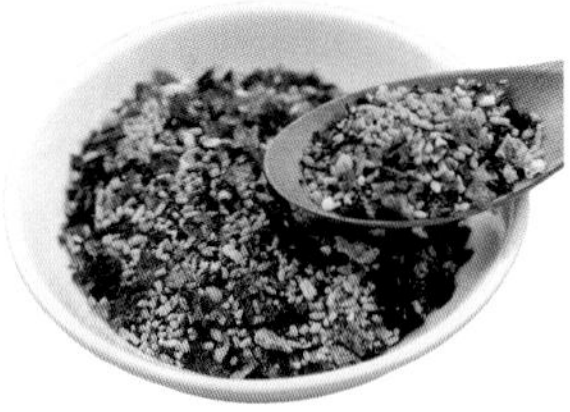

●みりん風調味料

「本みりん」の模造食品で，製造方法はまったく異なる。醸造用糖類(ぶどう糖や水あめ)にグルタミン酸や香料を混合したもので，発酵させないでつくる。「本みりん」のアルコール分は約14%だが，みりん風調味料のアルコール分は1%未満。「本みりん」より甘みが強い。

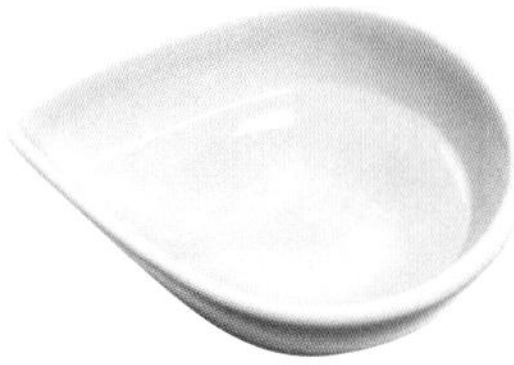

煮物に使うと，てりやつやが出る。

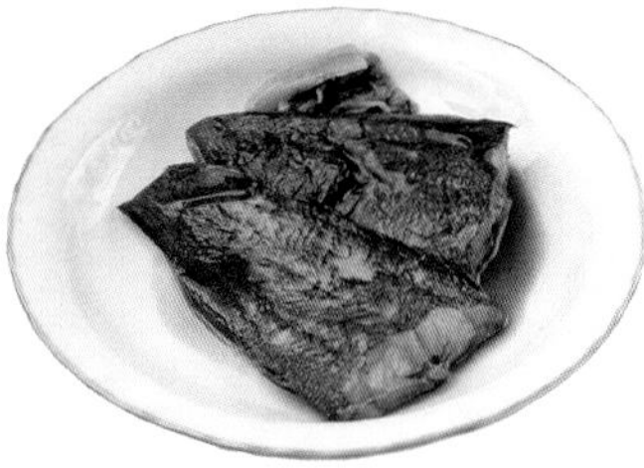

香辛料類

Spices

●オールスパイス

フトモモ科の常緑高木の実を乾燥したもので，見た目は黒こしょうに似ている。ナツメグ，シナモン，クローブの香りを兼ね備えているので，この名がついた。肉料理，魚料理に用いる。「ピメント」「百味こしょう」ともいう。

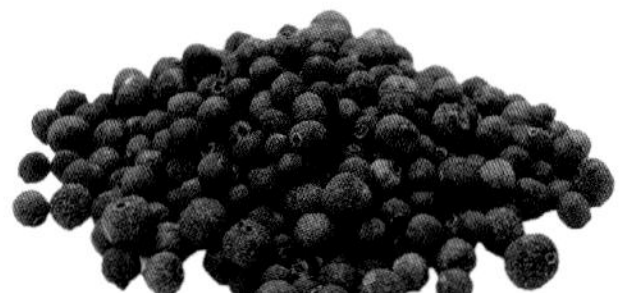

クロム	モリブデン	ビタミンA レチノール	A カロテン α	A カロテン β	A β-クリプトキサンチン	A β-カロテン当量	A レチノール活性当量	D	E トコフェロール α	E β	E γ	E δ	K	B1	B2	ナイアシン	ナイアシン当量	B6	B12	葉酸	パントテン酸	ビオチン	C	アルコール	食塩相当量	見当	備考
μg	μg	μg	μg	μg	μg	μg	μg	μg	mg	mg	mg	mg	μg	mg	mg	mg	mg	mg	μg	μg	mg	μg	mg	g	g		▲…食物繊維：AOAC2011.25法
5	150	0	0	3	1	3	**0**	0	0.6	0.1	5.3	2.3	-	**0.10**	**0.11**	1.1	2.7	0.16	0.1	75	0.27	11.0	**0**	-	**10.7**		(100g：87mL，100mL：115g)
-	-	(0)	0	6	0	6	**Tr**	(0)	0.7	0.2	7.1	3.8	15	**0.11**	**2.58**	0.8	(4.9)	0.12	-	65	0.75	-	**(0)**	-	**20.6**		別名：インスタントみそ汁
-	-	(0)	0	1	0	1	**0**	(0)	0.5	0.1	3.9	0.7	6	**0.04**	**0.27**	0.4	(2.1)	0.07	-	29	0.42	-	**(0)**	-	**9.6**		
(1)	(16)	0	-	-	-	(1)	**0**	0	(0.1)	(Tr)	(1.4)	(0.8)	(4)	**(0.04)**	**(0.05)**	(0.8)	(1.8)	(0.02)	(0.1)	(10)	0	(2.6)	**0**	0	**(3.3)**		
(2)	(38)	0	0	(1)	0	(1)	**0**	0	(0.2)	(0.1)	(5.4)	(1.1)	(7)	**(0.10)**	**(0.10)**	(1.8)	(3.9)	(0.14)	(0.1)	(36)	(0.08)	(5.7)	**0**	0	**(4.0)**		
(1)	(17)	0	-	-	-	0	**0**	0	(0.2)	(0.1)	(1.5)	(0.8)	(4)	**(0.03)**	**(0.05)**	(0.8)	(1.8)	(0.02)	(0.1)	(11)	0	(2.8)	**0**	-	**(3.1)**		
(1)	(19)	0	0	0	0	0	**0**	0	(0.2)	(0.1)	(1.7)	(0.9)	(5)	**(0.03)**	**(0.06)**	(0.8)	(2.0)	(0.03)	(0.1)	(12)	(Tr)	(3.1)	**0**	0	**(3.4)**		
7	14	(0)	0	60	19	69	**6**	(0)	2.0	0.2	3.2	1.1	0	**0.09**	**0.06**	0.1	1.0	0.07	Tr	9	0.38	4.1	**0**	-	**10.6**	1人前=15～18g	▲
-	-	(0)	0	990	310	1100	**95**	(0)	2.5	0.1	1.6	1.1	0	**0.14**	**0.06**	1.0	2.0	0.08	0	9	0.29	-	**0**	-	**10.7**		
(2)	(12)	(10)	(190)	(1200)	(47)	(2100)	**(180)**	(8.3)	(1.5)	(0.1)	(0.1)	0	(100)	**(0.16)**	**(0.29)**	(5.7)	(9.3)	(0.25)	(5.4)	(140)	(0.93)	(4.7)	**(12)**	0	**(33.8)**		
18	6	17	100	1500	940	2100	**190**	0	2.9	0.1	0.4	Tr	8	**0.04**	**0.11**	1.6	1.9	0.31	0.2	8	0.20	3.7	**0**	-	**9.3**		
-	-	(0)	-	-	-	(0)	**(0)**	(0)	0	0	0	0	0	**0.03**	**0.26**	2.0	(5.3)	0.94	0	170	0.48	-	**(0)**	8.2	**0**		
(3)	(29)	0	(260)	(2200)	(65)	(2300)	**(200)**	(0.5)	(0.8)	(0.1)	(0.3)	(0.2)	(57)	**(0.13)**	**(0.31)**	(5.1)	(7.5)	(0.17)	(4.7)	(170)	(0.41)	(8.3)	**(25)**	0	**(45.7)**		
(2)	(29)	(100)	(540)	(2300)	(130)	(3100)	**(360)**	(2.2)	(2.5)	(0.1)	(5.1)	(0.1)	(220)	**(0.29)**	**(0.48)**	(4.1)	(8.7)	(0.31)	(6.2)	(170)	(0.47)	(6.0)	**(11)**	0	**(9.2)**		
-	-	(0)	-	-	-	(0)	**(0)**	(0)	-	-	-	-	(0)	**Tr**	**0.02**	0	Tr	0	0	0	0	-	**0**	0.3	**0.2**		アルコール：0.5容量% (100g：78.8mL，100mL：126.9g)
2	2	0	0	0	-	0	**0**	0	0	0	0	0	0	**Tr**	**0**	Tr	Tr	0.01	0	0	0	Tr	**0**	10.6	**2.2**		アルコール：13.6容量% (100g：98.4mL，100mL：101.6g)
-	-	0	6	31	0	34	**3**	(0)	-	-	-	-	-	**0**	**0.05**	2.9	3.8	-	(0)	(0)	-	-	**0**	-	**0.1**		
-	-	(0)	-	-	-	Tr	**(0)**	(0)	-	-	-	-	-	**0.30**	**0.10**	0.6	(1.4)	-	(0)	-	-	-	**10**	-	**0.1**		食塩添加品あり

17 調味料及び香辛料類

香辛料類

●からし(辛子)
「マスタード」ともいう。和からしはカラシナの種子，洋からしはクロカラシ及びシロカラシの種子を乾燥させたもの。粒状，粉末，練ったものがある。和からしは，洋からしより辛味が強い。

●カレー粉
香味のもととなるクミン，カルダモン，コリアンダーなどと，色のもととなるうこん，辛味のもととなるとうがらし，こしょうなどの20～30種の香辛料をブレンドしたもの。

●クローブ
和名「ちょうじ(丁字)」。チョウジの花のつぼみを乾燥させたもの。肉料理の他，ケチャップ，ソース，菓子などにも使われる。

●こしょう(胡椒)
完熟前に実を乾燥させた「黒こしょう」と，完熟した実の外皮を取り除いた「白こしょう」がある。料理の色によって使い分ける。辛味は黒こしょうの方が強い。「ペッパー」ともいう。

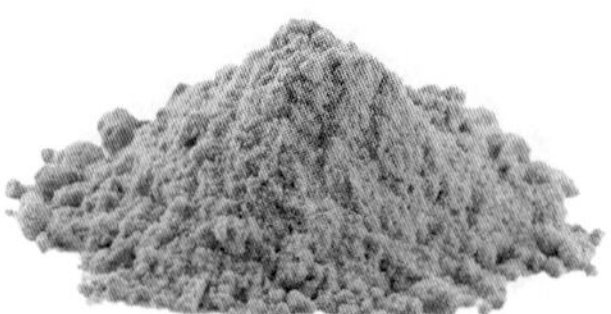

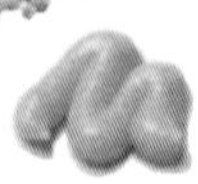

練りからしは肉や魚のにおい消しにもなる。

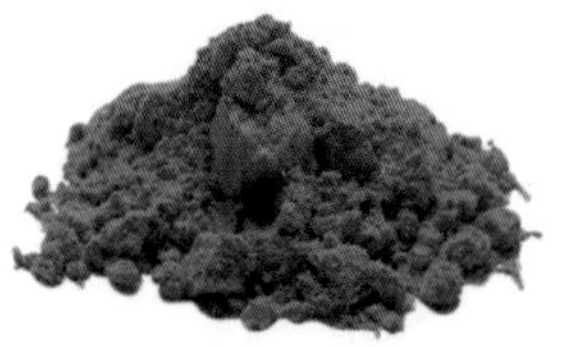

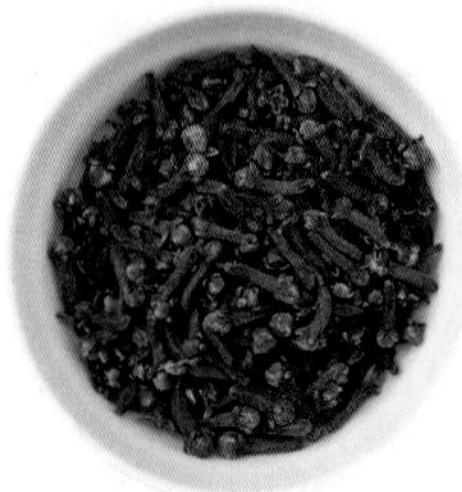

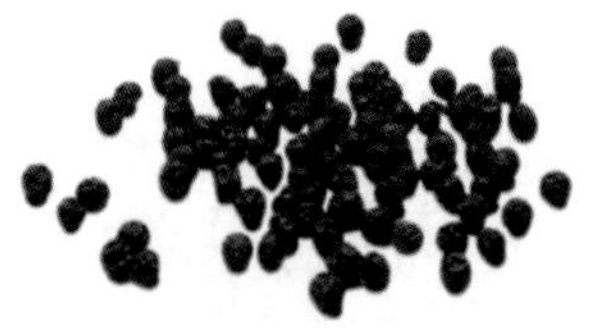

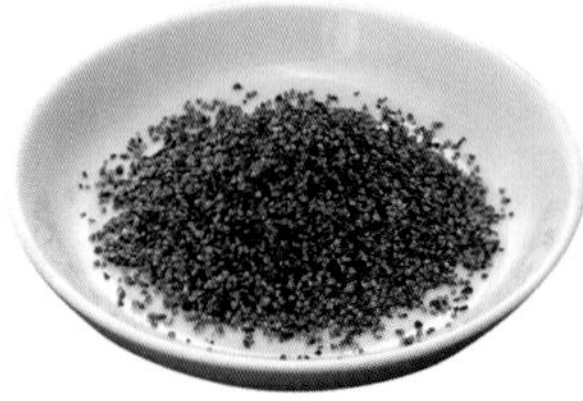

黒こしょうの粉

食品番号	食品名（可食部100g当たり）	廃棄率	エネルギー	エネルギー	水分	たんぱく質: アミノ酸組成によるたんぱく質	たんぱく質: たんぱく質	脂質: 脂肪酸のトリアシルグリセロール当量	脂質: コレステロール	脂質: 脂質	炭水化物: 利用可能炭水化物(単糖当量)	炭水化物: 利用可能炭水化物(質量計)	炭水化物: 利用可能炭水化物 差引き法による	炭水化物: 食物繊維総量	炭水化物: 糖アルコール	炭水化物: 炭水化物	有機酸	灰分	無機質: ナトリウム	無機質: カリウム	無機質: カルシウム	無機質: マグネシウム	無機質: リン	無機質: 鉄	無機質: 亜鉛	無機質: 銅	無機質: マンガン	無機質: ヨウ素	無機質: セレン
		%	kJ	kcal	g	g	g	g	mg	g	g	g	g	g	g	g	g	g	mg	mg	mg	mg	mg	mg	mg	mg	mg	μg	μg
	からし																												
17057	粉	0	1831	**435**	4.9	-	33.0	**(14.2)**	(0)	14.3	-	-	**43.8***	-	-	43.7	-	4.1	34	890	**250**	380	1000	**11.0**	6.6	0.60	1.76	0	290
17058	練り	0	1316	**314**	31.7	-	5.9	**(14.4)**	(0)	14.5	-	-	**40.2***	-	-	40.1	-	7.8	2900	190	**60**	83	120	**2.1**	1.0	0.15	0.36	-	-
17059	練りマスタード	0	729	**175**	65.7	**(4.3)**	4.8	**(10.5)**	(Tr)	10.6	(9.2)	(8.9)	**15.6***	-	-	13.1	-	3.8	1200	170	**71**	60	140	**1.8**	0.8	0.10	0.41	0	70
17060	粒入りマスタード	0	955	**229**	57.2	**(6.9)**	7.6	**(15.9)**	(Tr)	16.0	(5.1)	(5.1)	**14.7***	-	-	12.7	-	5.3	1600	190	**130**	110	260	**2.4**	1.4	0.16	0.62	1	87
17061	**カレー粉**	0	1405	**338**	5.7	**(10.2)**	13.0	**11.6**	8	12.2	-	-	**29.8***	36.9	-	63.3	-	5.8	40	1700	**540**	220	400	**29.0**	2.9	0.80	4.84	5	18
	クローブ																												
17062	粉	0	1679	**398**	7.5	**(5.1)**	7.2	**(9.8)**	(0)	13.6	-	-	**72.2***	-	-	66.4	-	5.3	280	1400	**640**	250	95	**9.9**	1.1	0.39	93.00	-	-
	こしょう																												
17063	黒　粉	0	1532	**362**	12.7	**(8.9)**	11.0	**(5.5)**	(0)	6.0	(42.3)	(38.5)	**69.2***	-	-	66.6	-	3.7	65	1300	**410**	150	160	**20.0**	1.1	1.20	6.34	5	5
17064	白　粉	0	1590	**376**	12.3	**(7.0)**	10.1	**(5.9)**	(0)	6.4	(42.5)	(38.7)	**73.7***	-	-	70.1	-	1.1	4	60	**240**	80	140	**7.3**	0.9	1.00	4.45	2	2
17065	混合　粉	0	1561	**369**	12.5	**(7.4)**	10.6	**(5.7)**	(0)	6.2	(42.4)	(38.6)	**72.0***	-	-	68.3	-	2.4	35	680	**330**	120	150	**14.0**	1.0	1.10	-	3	2
	さんしょう																												
17066	粉	0	1588	**375**	8.3	-	10.3	-	(0)	6.2	-	-	**69.6***	-	-	69.6	-	5.6	10	1700	**750**	100	210	**10.0**	0.9	0.33	-	32	6
	シナモン																												
17067	粉	0	1512	**356**	9.4	**(2.7)**	3.6	**(1.9)**	(0)	3.5	-	-	**82.1***	-	-	79.6	-	3.9	23	550	**1200**	87	50	**7.1**	0.9	0.49	41.00	6	3
	しょうが																												
17068	粉	0	1546	**365**	10.6	**(5.3)**	7.8	-	(0)	4.9	(59.2)	(55.6)	**75.0***	-	-	72.5	-	4.2	31	1400	**110**	300	150	**14.0**	1.7	0.57	28.00	1	3
17069	おろし	0	176	**41**	88.2	**(0.3)**	0.7	**(0.4)**	(0)	0.6	(5.1)	(4.7)	**9.0***	-	-	8.6	0.2	1.9	580	140	**16**	17	14	**0.3**	0.1	0.04	3.58	0	1
	セージ																												
17070	粉	0	1593	**377**	9.2	-	6.4	**(8.8)**	(0)	10.1	-	-	**68.2***	-	-	66.9	-	7.4	120	1600	**1500**	270	100	**50.0**	3.3	0.53	2.85	-	-
	タイム																												
17071	粉	0	1450	**342**	9.8	-	6.5	**(3.2)**	(0)	5.2	-	-	**71.8***	-	-	69.8	-	8.7	13	980	**1700**	300	85	**110.0**	2.0	0.57	6.67	-	-

●**さんしょう(山椒)**
独特の辛味と香気があり，煮物，漬物などに使う。日本の代表的な薬味。若芽の葉を「木の芽」と呼び，吸物，あえ物に用いる。乾燥させた種子の粉末は，うなぎのかば焼などによく使われる。

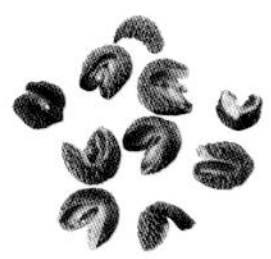

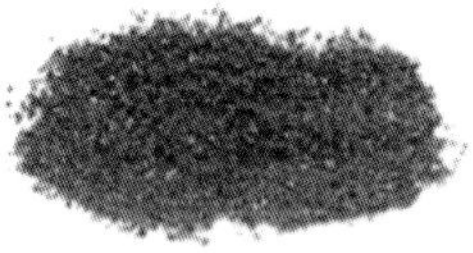

さんしょうの粉

●**シナモン**
シナモンの若い枝の樹皮を，発酵，乾燥させたもの。特有の芳香がある。菓子，リキュール，紅茶などの香り付けに使われる。日本では「にっけい」「にっき」と呼ばれる。

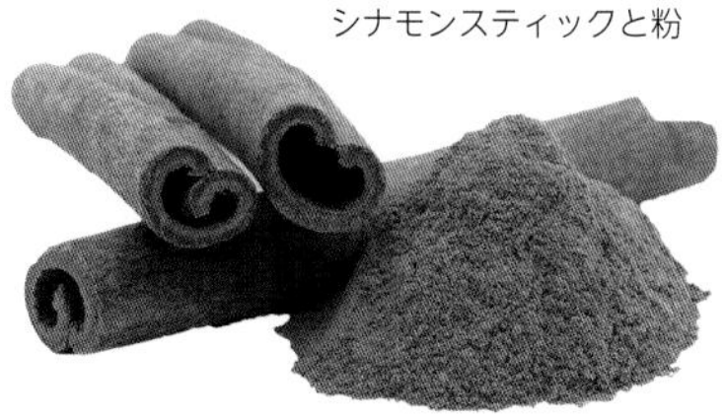

シナモンスティックと粉

●**しょうが(生姜)**
地下茎を食用とし，特有の辛味と芳香がある。日本ではすりおろして用いるが，他の国では粉末を使用することが多い。食欲増進，殺菌，におい消しといった効果がある。「ジンジャー」とも呼ばれる。

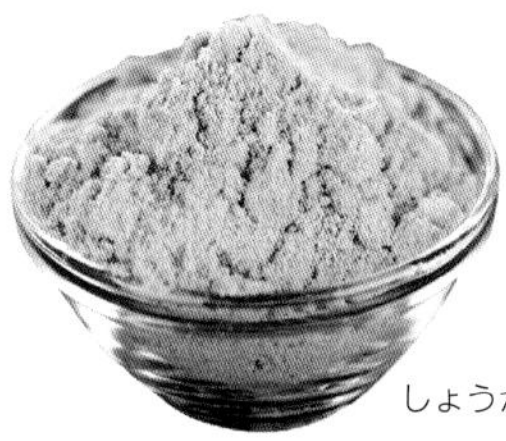

しょうがの粉

●**セージ**
薬用サルビアの葉を乾燥させたもので，ヨモギに似た強い香りとほのかな苦味，渋味がある。肉のにおい消しに効果があり，特に豚肉料理やソーセージの加工に用いる。

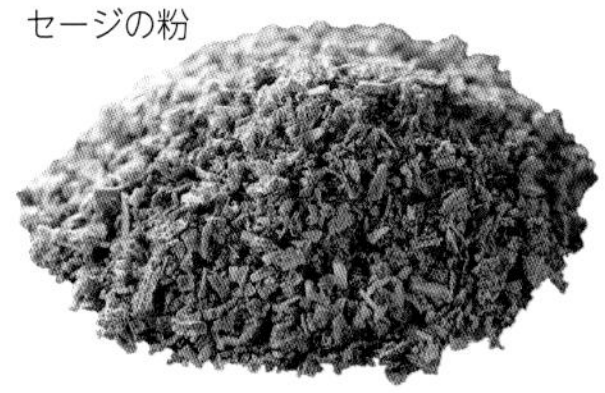

セージの粉

●**タイム**
芳香のある，タチジャコウソウの茎葉を乾燥粉末にしたもの。独特の芳香とほろ苦さがある。肉や魚のにおい消しに効果がある。ハムやソーセージなどの加工品に用いる。

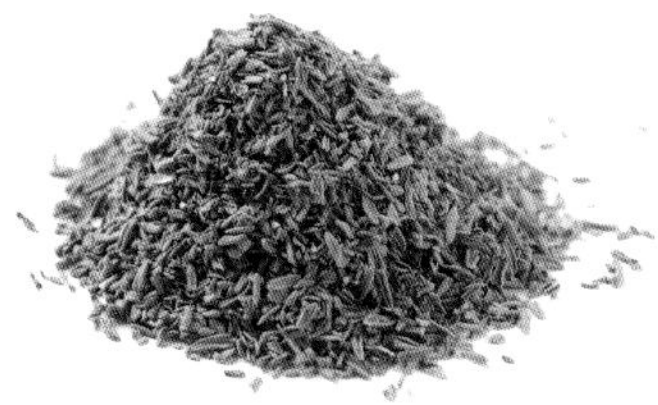

クロム	モリブデン	ビタミン A レチノール	A カロテン α	A カロテン β	A β-クリプトキサンチン	A β-カロテン当量	A レチノール活性当量	D	E トコフェロール α	E トコフェロール β	E トコフェロール γ	E トコフェロール δ	K	B_1	B_2	ナイアシン	ナイアシン当量	B_6	B_{12}	葉酸	パントテン酸	ビオチン	C	アルコール	食塩相当量	見当	備考
μg	μg	μg	μg	μg	μg	μg	μg	μg	mg	mg	mg	mg	μg	mg	mg	mg	mg	mg	μg	μg	mg	μg	mg	g	g		
3	79	(0)	-	-	-	38	**3**	(0)	-	-	-	-	-	**0.73**	**0.26**	8.5	14.0	-	(0)	(0)	-	160.0	**0**	-	**0.1**	小1=2g 大1=6g	和がらし及び洋がらしを含む (100g：250mL，100mL：40g)
-	-	(0)	-	-	-	16	**1**	(0)	-	-	-	-	-	**0.22**	**0.07**	1.5	2.5	-	(0)	(0)	-	-	**0**	-	**7.4**		和風及び洋風を含む
4	15	0	0	54	0	54	**4**	(Tr)	1.2	0	4.9	0.5	6	**0.14**	**0.04**	1.1	(1.3)	0.10	0	14	0.27	25.0	**Tr**	-	**3.0**		別名：フレンチマスタード
3	17	(0)	0	32	2	32	**3**	(Tr)	1.0	0	4.5	0.4	5	**0.32**	**0.05**	1.8	(3.0)	0.14	0.1	16	0.28	23.0	**Tr**	-	**4.1**	小1=2g	別名：あらびきマスタード
21	42	0	20	380	0	390	**32**	(0)	4.4	0.6	2.6	0.1	86	**0.41**	**0.25**	7.0	(8.7)	0.59	0.1	60	2.06	28.0	**2**	-	**0.1**	大1=6g	
-	-	(0)	0	120	3	120	**10**	(0)	-	-	-	-	-	**0.04**	**0.27**	0.9	(1.5)	-	(0)	(0)	-	-	**(0)**	-	**0.7**		別名：ちょうじ
30	14	(0)	18	170	4	180	**15**	(0)	-	-	-	-	-	**0.10**	**0.24**	1.2	(2.2)	-	(0)	(0)	-	20.0	**(0)**	-	**0.2**		別名：ブラックペッパー
5	24	(0)	-	-	-	Tr	**(0)**	(0)	-	-	-	-	-	**0.02**	**0.12**	0.2	(1.2)	-	(0)	(0)	-	4.7	**(0)**	-	**0**	小1=2g	別名：ホワイトペッパー
12	17	(0)	9	84	2	89	**7**	(0)	-	-	-	-	-	**0.06**	**0.18**	0.7	(1.8)	-	0	0	-	15.0	**1**	-	**0.1**	大1=6g	
21	19	(0)	-	-	-	200	**17**	(0)	-	-	-	-	-	**0.10**	**0.45**	2.8	(4.5)	-	-	-	-	27.0	**0**	-	**0**		
14	3	(0)	-	-	-	6	**1**	(0)	-	-	-	-	-	**0.08**	**0.14**	1.3	(2.0)	-	(0)	(0)	-	1.4	**Tr**	-	**0.1**		別名：にっけい，にっき
6	11	(0)	-	-	-	16	**1**	(0)	-	-	-	-	-	**0.04**	**0.17**	4.2	(6.4)	1.03	(0)	(0)	1.29	9.6	**0**	-	**0.1**		別名：ジンジャー
1	1	(0)	2	6	0	7	**1**	(0)	-	-	-	-	-	**0.02**	**0.03**	0.8	(0.9)	-	-	-	-	0.3	**120**	-	**1.5**		試料：チューブ入り ビタミンC：添加品を含む
-	-	(0)	0	1400	0	1400	**120**	(0)	-	-	-	-	-	**0.09**	**0.55**	2.7	3.8	-	(0)	-	-	-	**(0)**	-	**0.3**		
-	-	(0)	0	980	0	980	**82**	(0)	-	-	-	-	-	**0.09**	**0.69**	3.4	4.5	-	0	0	-	-	**0**	-	**0**		

香辛料類

●**とうがらし(唐辛子)**
辛味種と甘味種がある。辛味種の赤唐辛子の一種，鷹の爪を粉末にしたものが一味唐辛子で，他の香辛料と合わせたものが七味唐辛子。一味の方が辛味が強い。

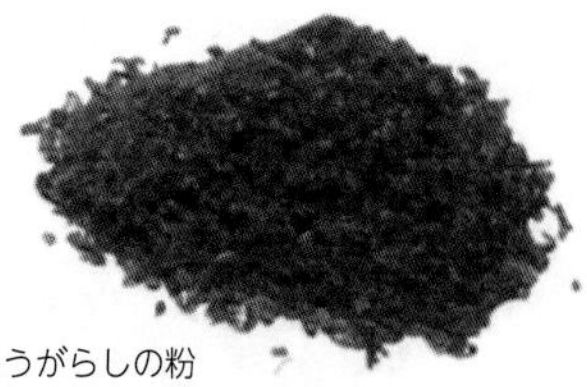
とうがらしの粉

●**ナツメグ**
ニクズク科の常緑高木の種子のなかの仁を乾燥させたもの。甘い香りをもつ。ハンバーグやミートパイなどのひき肉料理，ケーキなどに用いる。

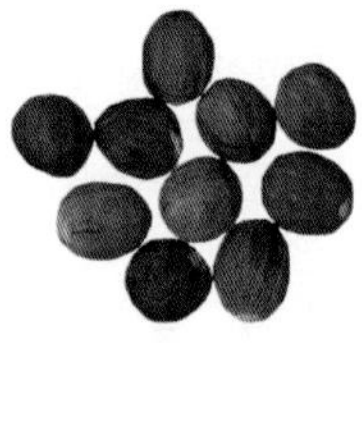

●**にんにく(大蒜)**
特有の香りと辛味がある。肉や魚のにおい消しに効果がある。乾燥させ，粉末にしたものは，「ガーリックパウダー」という。

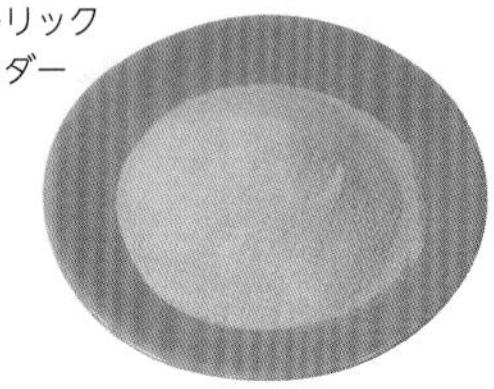
ガーリックパウダー

●**バジル**
シソ科の植物。特有の甘く強い芳香がある。イタリア料理やトマト料理などに用いる。

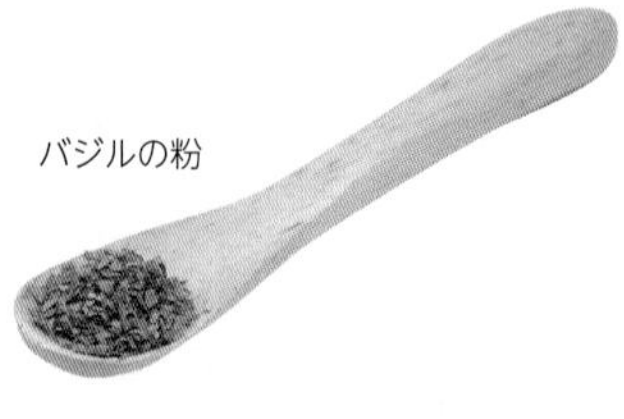
バジルの粉

●**パプリカ**
とうがらしの一種だが辛味はなく，香気とかすかな甘味がある。きれいな紅色で，肉料理，魚料理，サラダ，ドレッシングなどに用いる。

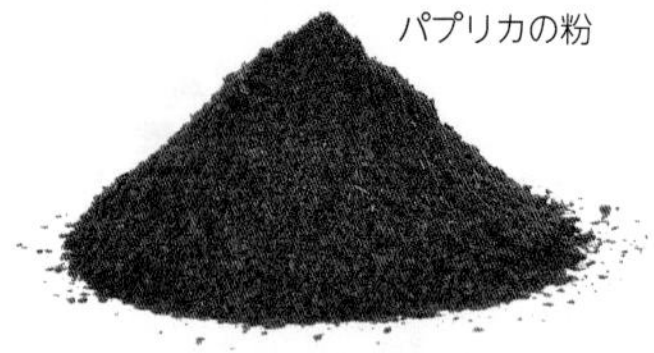
パプリカの粉

●**わさび(山葵)**
「粉，からし粉入り」は，ホースラディッシュ粉末にからし粉末を混ぜたもの。「練り」は，わさび粉末及びホースラディッシュ粉末に水分等を加えペースト状にしたもの。抗菌効果がある辛味成分を含んでいる。

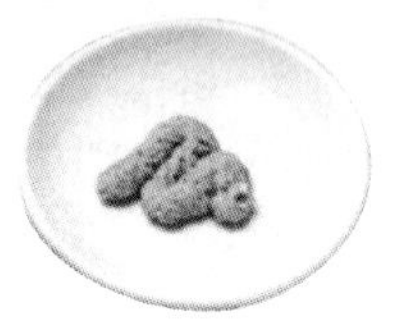
練りわさび

食品番号	食品名（可食部100g当たり）	廃棄率	エネルギー		水分	たんぱく質 アミノ酸組成によるたんぱく質	たんぱく質 たんぱく質	脂質 脂肪酸のトリアシルグリセロール当量	脂質 コレステロール	脂質 脂質	炭水化物 利用可能炭水化物（単糖当量）	炭水化物 利用可能炭水化物（質量計）	炭水化物 利用可能炭水化物 差引き法による	炭水化物 食物繊維総量	炭水化物 糖アルコール	炭水化物 炭水化物	有機酸	灰分	無機質 ナトリウム	カリウム	カルシウム	マグネシウム	リン	鉄	亜鉛	銅	マンガン	ヨウ素	セレン
		%	kJ	kcal	g	g	g	g	mg	g	g	g	g	g	g	g	g	g	mg	mg	mg	mg	mg	mg	mg	mg	mg	µg	µg
17072	チリパウダー	0	1580	374	3.8	(9.2)	15.0	(8.2)	(0)	8.2	-	-	65.9*	-	-	60.1	-	12.9	2500	3000	280	210	260	29.0	2.2	1.00	1.62	-	-
	とうがらし																												
17073	粉	0	1742	412	1.7	(9.9)	16.2	(8.3)	(0)	9.7	-	-	74.5*	-	-	66.8	-	5.6	4	2700	110	170	340	12.0	2.0	1.20	-	3	5
	ナツメグ																												
17074	粉	0	2172	520	6.3	-	5.7	(30.6)	(0)	38.5	-	-	55.4*	-	-	47.5	-	2.0	15	430	160	180	210	2.5	1.3	1.20	2.68	-	-
	にんにく																												
17075	ガーリックパウダー　食塩無添加	0	1614	380	3.5	(17.2)	19.9	0.4	2	0.8	20.2	18.4	77.0*	-	-	73.8	-	2.0	18	390	100	90	300	6.6	2.5	0.57	1.17	1	10
17128	食塩添加	0	1623	382	3.5	(17.2)	19.9	-	2	0.8	(18.5)	(16.8)	76.5*	-	-	73.8	-	2.0	3300	390	100	90	300	6.6	2.5	0.57	1.17	1	10
17076	おろし	0	722	170	52.1	(2.9)	4.7	(0.3)	(Tr)	0.5	(1.3)	(1.2)	39.0*	-	-	37.0	-	5.7	1800	440	22	22	100	0.7	0.5	0.09	0.16	3	4
	バジル																												
17077	粉	0	1300	307	10.9	(17.3)	21.1	(2.2)	(0)	2.2	-	-	54.4*	-	-	50.6	-	15.2	59	3100	2800	760	330	120.0	3.9	1.99	10.00	42	18
	パセリ																												
17078	乾	0	1447	341	5.0	(27.7)	28.7	(2.2)	(0)	2.2	(5.5)	(5.4)	52.6*	-	-	51.6	-	12.5	880	3600	1300	380	460	18.0	3.6	0.97	6.63	22	7
	パプリカ																												
17079	粉	0	1624	385	10.0	(14.6)	15.5	(10.9)	(0)	11.6	-	-	57.2*	-	-	55.6	-	7.3	60	2700	170	220	320	21.0	10.0	1.08	1.00	17	10
	わさび																												
17080	粉　からし粉入り	0	1628	384	4.9	(9.4)	16.5	-	(0)	4.4	-	-	76.8*	-	-	69.7	-	4.5	30	1200	320	210	340	9.3	4.4	0.45	1.11	3	4
17081	練り	0	1114	265	39.8	(1.9)	3.3	-	(0)	10.3	-	-	41.2*	-	-	39.8	-	6.8	2400	280	62	39	85	2.0	0.8	0.11	0.23	-	-
	<その他>																												
	酵母																												
17082	パン酵母　圧搾	0	441	105	68.1	13.1	16.5	1.1	0	1.5	(2.6)	(2.5)	5.6*	10.3	0	12.1	-	1.8	39	620	16	37	360	2.2	7.8	0.36	0.19	Tr	2
17083	乾燥	0	1281	307	8.7	30.2	37.1	4.7	0	6.8	1.5	1.4	19.5*	32.6	0	43.1	-	4.3	120	1600	19	91	840	13.0	3.4	0.20	0.40	1	2
17084	ベーキングパウダー	0	639	150	4.5	-	Tr	(0.6)	(0)	1.2	(38.5)*	(35.0)	53.1	-	-	29.0	-	41.8	6800	3900	2400	1	3700	0.1	Tr	0.01	-	-	-

酵母

Yeast

食品や酒をつくるのに使う酵母菌。「イースト」とも呼ばれる。パン用，ビール用，清酒用などがあるが，本表では，パン用の圧搾酵母（イースト）と乾燥酵母（ドライイースト）を掲載している。

パン酵母を小麦粉や砂糖などのパンの材料に加えると，発酵が起こり，パン生地をふくらませるだけでなく，生地の伸展性，パン特有のフレーバーにも寄与している。

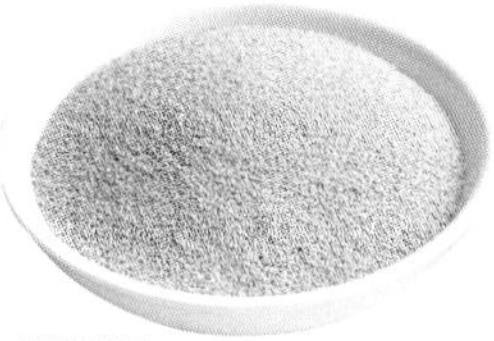

乾燥酵母（ドライイースト）

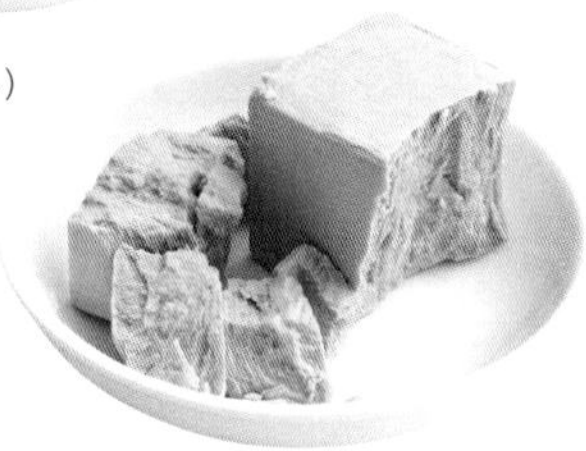

圧搾酵母（イースト）

ベーキングパウダー

Baking powder

特徴　重曹に酸性剤やコーンスターチ，小麦粉などを混ぜたもの。膨張剤として使う。重曹は加熱しないと反応しないが，ベーキングパウダーは常温で粉や水に反応するので，混ぜ合わせたらすぐに焼くことができる。重曹よりふっくら仕上がる。

調理　バターケーキ，まんじゅうの皮などに用いる。

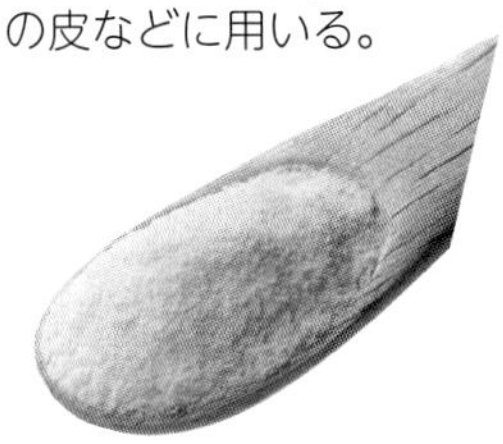

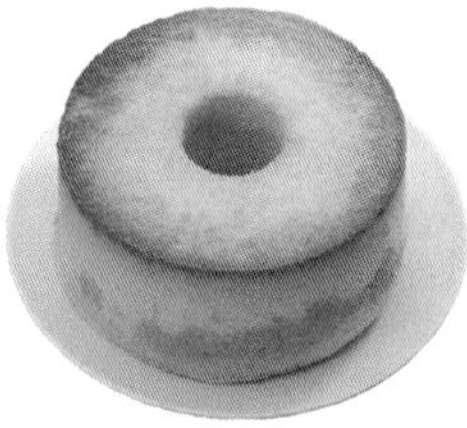

シフォンケーキ

その他の香辛料

サフラン

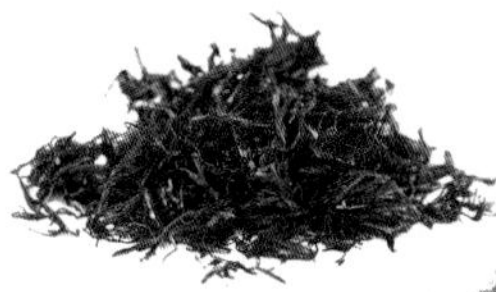

ターメリック

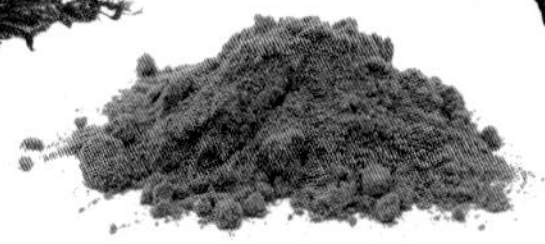

八角

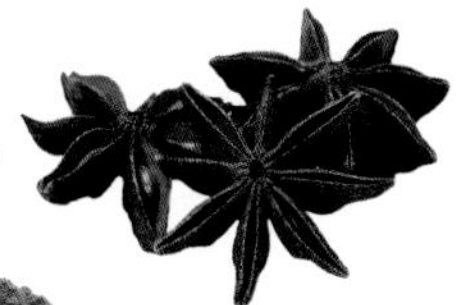

サフラン：クロッカスの仲間の雌花の先端を乾燥させたもの。パエリアなどの香りと色付けに使う。

ターメリック：日本名はうこん。黄色の色素で芳香があり，カレー粉のベースになる。

八角：甘い香りがする。肉のにおい消しや煮込み料理など，主として中国料理に使う。

香辛料クイズ

Q　香辛料のターメリックの語源は，どんな意味の言葉？

① 最上の香料
② 素晴らしい大地
③ 馬のように強い
④ よい香り

（答えは下にあります。）

クロム	モリブデン	ビタミンA レチノール	A カロテン α	A カロテン β	A β-クリプトキサンチン	A β-カロテン当量	A レチノール活性当量	D	E トコフェロール α	E トコフェロール β	E トコフェロール γ	E トコフェロール δ	K	B1	B2	ナイアシン	ナイアシン当量	B6	B12	葉酸	パントテン酸	ビオチン	C	アルコール	食塩相当量	見当	備考
μg	μg	μg	μg	μg	μg	μg	μg	μg	mg	mg	mg	mg	μg	mg	mg	mg	mg	mg	μg	μg	mg	μg	mg	g	g		
-	-	(0)	300	7600	3100	9300	**770**	(0)	-	-	-	-	-	**0.25**	**0.84**	7.2	(8.5)	-	(0)	(0)	-	-	**(0)**	-	**6.4**		
17	41	(0)	140	7200	2600	8600	**720**	(0)	-	-	-	-	-	**0.43**	**1.15**	11.0	(13.0)	-	-	-	-	49.0	**Tr**	-	**0**		別名：一味唐辛子
-	-	(0)	-	-	-	12	**1**	(0)	-	-	-	-	-	**0.05**	**0.10**	0.5	1.5	-	(0)	(0)	-	-	**(0)**	-	**0**		別名：にくずく
2	7	(0)	0	0	0	0	**(0)**	(0)	0.4	0.1	Tr	0	1	**0.54**	**0.15**	1.0	(3.4)	2.32	0	30	1.33	3.5	**(0)**	-	**0**		
2	7	(0)	0	0	0	0	**(0)**	(0)	0.4	0.1	Tr	0	1	**0.54**	**0.15**	1.0	(3.4)	2.32	0	30	1.33	3.5	**(0)**	-	**8.4**		
1	6	(0)	-	-	-	3	**Tr**	(0)	-	-	-	-	-	**0.11**	**0.04**	0.2	(1.0)	-	-	-	-	1.0	**0**	-	**4.6**		試料：チューブ入り
47	200	(0)	0	2400	61	2500	**210**	(0)	4.7	0.2	0.7	0	820	**0.26**	**1.09**	7.9	(12.0)	1.75	0	290	2.39	62.0	**1**	-	**0.1**		別名：めぼうき，バジリコ
38	110	(0)	0	28000	0	28000	**2300**	(0)	7.2	0	1.6	0	1300	**0.89**	**2.02**	12.0	(20.0)	1.47	0	1400	1.68	24.0	**820**	-	**2.2**		
33	13	(0)	0	5000	2100	6100	**500**	(0)	-	-	-	-	(0)	**0.52**	**1.78**	13.0	(14.0)	-	(0)	(0)	-	39.0	**(0)**	-	**0.2**		
8	4	(0)	0	20	0	20	**2**	(0)	-	-	-	-	-	**0.55**	**0.30**	2.5	(5.0)	-	-	-	-	24.0	**(0)**	-	**0.1**		試料：ホースラディシュ製品
-	-	(0)	-	-	-	15	**1**	(0)	-	-	-	-	-	**0.11**	**0.07**	0.7	(1.2)	-	-	-	-	-	**0**	-	**6.1**		試料：わさび及びホースラディシュ混合製品，チューブ入り
1	Tr	0	0	4	0	4	**Tr**	1.6	Tr	0	0	0	0	**2.21**	**1.78**	23.0	27.0	0.59	0	1900	2.29	99.0	**0**	-	**0.1**		別名：イースト
2	1	0	0	0	0	0	**0**	2.8	Tr	0	0	0	0	**8.81**	**3.72**	22.0	(28.0)	1.28	0	3800	5.73	310.0	**1**	-	**0.3**		別名：ドライイースト
-	-	0	-	-	-	0	**0**	0	-	-	-	-	0	**0**	**0**	0	0	(0)	(0)	(0)	(0)	-	**0**	-	**17.3**		加熱により発生する二酸化炭素等：23.5g（100g：133mL，100mL：75g）

クイズの答え…②／（ラテン語のterramerita＝「素晴らしい大地」からきた言葉で，素晴らしい大地に生まれ育ったものということから，この名がついたといわれます。）

18 調理済み流通食品類

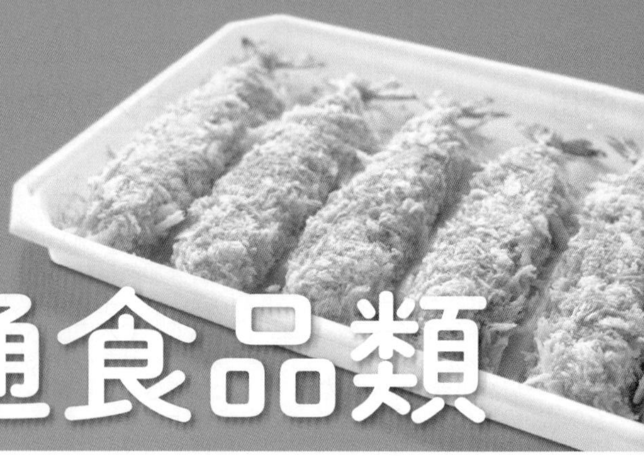

●青菜の白和え
ほうれん草や春菊等の青菜類を主とする植物性食品(精進物)を，豆腐と白ごまを主な材料とする和え衣で和えた料理。

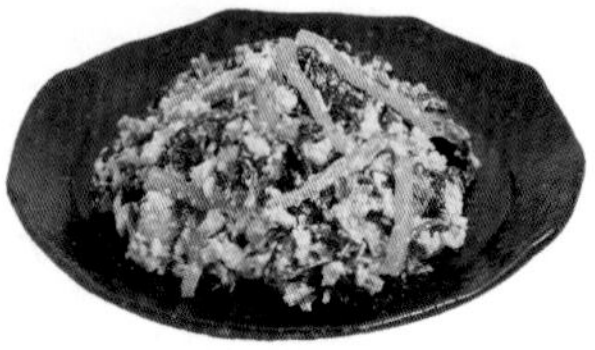

●いんげんのごま和え
ゆでたいんげんを，ごまを主な材料とする和え衣で和えた料理。

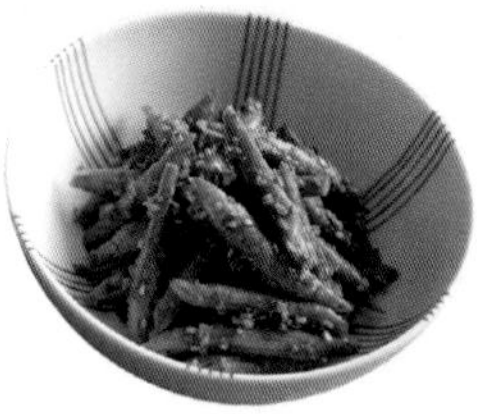

●わかめとねぎの酢みそ和え
ゆでたわかめとねぎを，みそと酢等を混ぜた和え衣で和えた料理。

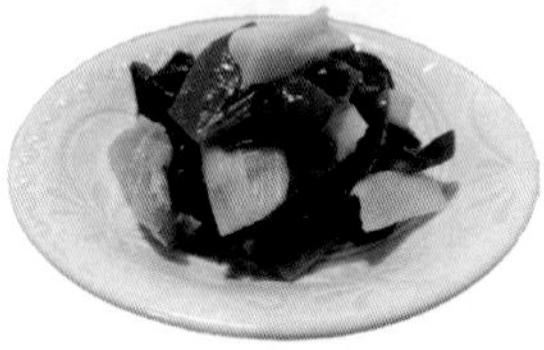

●とん汁
豚肉，大根，にんじん，こんにゃく，ごぼう等を，みそで煮込んだ汁物。仕上げに刻みねぎを添え，七味とうがらしをふる。

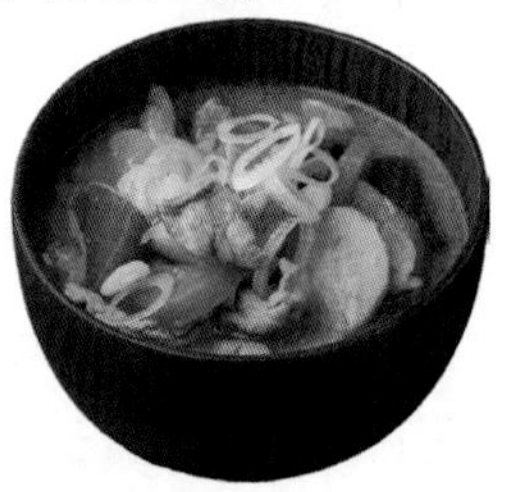

●紅白なます
にんじんと大根をせん切りに切り，塩を振って下ごしらえし，二杯酢，三杯酢，甘酢等の調味酢で調味する。源氏と平氏の旗の色がそれぞれ，白と赤であることから源平なますとも言われる。

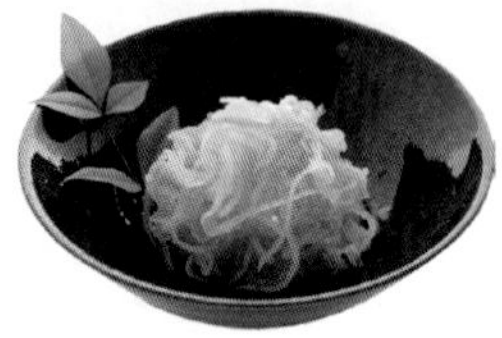

●卵の花いり
おから(別名：卵の花，雪花菜)をいり煮した料理である。下ごしらえしたおからを炒め，油揚げ，にんじん，ごぼう等を加えて炒め，溶き卵を加え調味料で仕上げる。

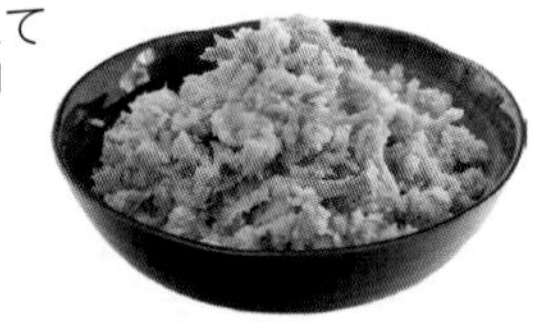

食品番号	食品名（可食部100g当たり）	廃棄率	エネルギー	エネルギー	水分	たんぱく質: アミノ酸組成によるたんぱく質	たんぱく質: たんぱく質	脂質: 脂肪酸のトリアシルグリセロール当量	脂質: コレステロール	脂質: 脂質	炭水化物: 利用可能炭水化物(単糖当量)	炭水化物: 利用可能炭水化物(質量計)	炭水化物: 差引き法による利用可能炭水化物	炭水化物: 食物繊維総量	炭水化物: 糖アルコール	炭水化物: 炭水化物	有機酸	灰分	無機質: ナトリウム	無機質: カリウム	無機質: カルシウム	無機質: マグネシウム	無機質: リン	無機質: 鉄	無機質: 亜鉛	無機質: 銅	無機質: マンガン	無機質: ヨウ素	無機質: セレン
		%	kJ	kcal	g	g	g	g	mg	g	g	g	g	g	g	g	g	g	mg	mg	mg	mg	mg	mg	mg	mg	mg	µg	µg
	和風料理																												
	和え物類																												
18024	青菜の白和え	0	342	**81**	(79.7)	**(3.9)**	(4.2)	**(2.6)**	(Tr)	(3.4)	(8.7)	(7.2)	**(9.2)***	(2.4)	0	(10.5)	-	(2.0)	(500)	(180)	**(95)**	(42)	(69)	**(1.2)**	(0.6)	(0.15)	(0.35)	(2)	(4)
18025	いんげんのごま和え	0	320	**77**	(81.4)	**(3.0)**	(3.7)	**(3.2)**	(5)	(3.4)	(5.3)	(4.9)	**(7.2)***	(2.8)	0	(9.1)	-	(2.2)	(480)	(270)	**(120)**	(44)	(88)	**(1.3)**	(0.7)	(0.15)	(0.48)	(1)	(4)
18026	わかめとねぎの酢みそ和え	0	358	**85**	(76.3)	**(3.0)**	(3.8)	**(0.8)**	(17)	(0.9)	(11.6)	(10.5)	**(14.9)***	(2.5)	0	(16.3)	-	(2.3)	(730)	(140)	**(40)**	(20)	(56)	**(0.9)**	(0.4)	(0.10)	(0.06)	(120)	(4)
	汁物類																												
18028	とん汁	0	107	**26**	(94.4)	**(1.3)**	(1.5)	**(1.4)**	(3)	(1.5)	(1.2)	(0.9)	**(1.6)***	(0.5)	0	(2.0)	-	(0.7)	(220)	(63)	**(10)**	(6)	(18)	**(0.2)**	(0.2)	(0.03)	(0.02)	0	(1)
	酢の物類																												
18027	紅白なます	0	143	**34**	(90.3)	**(0.6)**	(0.6)	**(0.7)**	0	(0.6)	**(6.4)***	(6.1)	(6.5)	(0.9)	0	(7.2)	-	(0.9)	(230)	(130)	**(22)**	(9)	(16)	**(0.2)**	(0.1)	(0.02)	(0.05)	(2)	(1)
	煮物類																												
18029	卯の花いり	0	350	**84**	(79.1)	**(3.1)**	(4.4)	**(3.5)**	(7)	(4.1)	(4.3)	(3.9)	**(7.4)***	(5.1)	0	(10.7)	-	(1.7)	(450)	(190)	**(47)**	(24)	(68)	**(0.8)**	(0.4)	(0.07)	(0.25)	(1)	(3)
18030	親子丼の具	0	424	**101**	(79.4)	**(7.9)**	(8.4)	**(5.1)**	(130)	(5.2)	(3.3)	(3.0)	**(5.8)***	(0.4)	0	(5.6)	-	(1.4)	(380)	(120)	**(21)**	(12)	(88)	**(0.7)**	(0.7)	(0.04)	(0.08)	(7)	(8)
18031	牛飯の具	0	505	**122**	(78.8)	**(3.5)**	(4.1)	**(8.8)**	(18)	(9.4)	(4.7)	(4.0)	**(6.6)***	(1.0)	0	(6.4)	-	(1.3)	(400)	(110)	**(18)**	(10)	(45)	**(0.6)**	(0.9)	(0.03)	(0.10)	0	(4)
18032	切り干し大根の煮物	0	199	**48**	(88.2)	**(1.9)**	(2.3)	**(1.9)**	0	(2.5)	(5.8)	(3.2)	**(4.8)***	(2.0)	0	(5.7)	-	(1.2)	(370)	(76)	**(46)**	(18)	(39)	**(0.5)**	(0.3)	(0.02)	(0.18)	0	(2)
18033	きんぴらごぼう	0	348	**84**	(81.6)	**(3.1)**	(1.4)	**(4.3)**	(Tr)	(4.5)	(4.4)	(4.2)	**(6.4)***	(3.2)	0	(11.3)	-	(1.3)	(350)	(150)	**(36)**	(25)	(37)	**(0.5)**	(0.4)	(0.09)	(0.16)	0	(1)
18034	ぜんまいのいため煮	0	334	**80**	(82.3)	**(3.0)**	(3.4)	**(3.9)**	0	(4.2)	(5.4)	(4.9)	**(7.1)***	(2.2)	0	(8.7)	-	(1.4)	(420)	(67)	**(47)**	(19)	(50)	**(0.7)**	(0.4)	(0.08)	(0.29)	0	(2)
18035	筑前煮	0	357	**85**	(80.4)	**(4.1)**	(4.4)	**(3.3)**	(19)	(3.5)	(6.8)	(5.9)	**(8.8)***	(1.8)	0	(10.2)	-	(1.5)	(430)	(160)	**(22)**	(15)	(55)	**(0.5)**	(0.5)	(0.05)	(0.21)	0	(1)
18036	肉じゃが	0	327	**78**	(79.6)	**(3.8)**	(4.3)	**(1.1)**	(9)	(1.3)	(11.4)	(10.3)	**(12.5)***	(1.3)	0	(13.0)	-	(1.7)	(480)	(210)	**(13)**	(14)	(44)	**(0.8)**	(0.9)	(0.07)	(0.14)	0	(3)
18037	ひじきのいため煮	0	314	**75**	(80.8)	**(2.8)**	(3.1)	**(3.5)**	(Tr)	(4.0)	**(6.9)***	(6.5)	(7.3)	(3.4)	0	(9.9)	-	(2.2)	(560)	(180)	**(100)**	(43)	(45)	**(0.6)**	(0.3)	(0.03)	(0.23)	(750)	(3)

調理済み流通食品類とは

食品会社が製造・販売する工業的な調理食品および配食サービス事業者が製造・販売する調理食品を「調理済み流通食品」とした。

調理の手間が少なく，そのまま，もしくは加熱など，わずかの操作で食卓に供されるようにした食品である。家事の省力化にともない，消費量が増えている。

調理済み流通食品の種類

- **そう菜**…家庭内で食事の副食（主菜，副菜）として利用される。
- **冷凍食品**…前処理（下ごしらえ）して，急速凍結した食品。品温－18℃以下で保管してある。解凍後に再冷凍すると，品質が低下するので避ける。
- **レトルトパウチ食品**…プラスチックフィルムまたは金属の袋に，調製した食品を詰め，熱溶融により密封し，レトルト（加圧加熱殺菌釜）で加圧加熱した食品。気密性・遮光性があり，常温で保存できる上，熱湯で袋のまま温めれば食べられる。

●親子丼の具
しょうゆおよび砂糖等を含むだしで煮たとり肉と玉ねぎを溶き卵でとじた料理。これを飯にのせた料理が親子丼である。

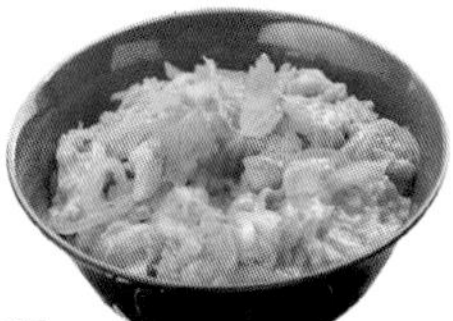

●牛飯の具
しょうゆおよび砂糖等を含むだしで煮た牛肉とねぎ又は玉ねぎの料理。これを飯にのせた料理が牛飯である。

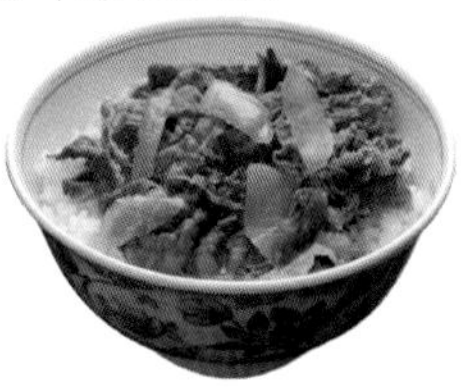

●切り干し大根の煮物
切り干し大根を水戻しした後にゆで，切って炒め調味した料理。油あげ，にんじん等を加えるのが一般的である。

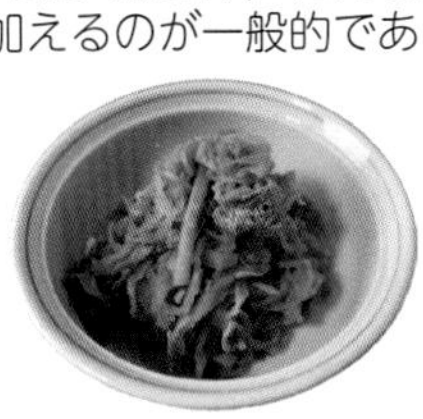

●きんぴらごぼう
せん切りまたはささがきのごぼうを油で炒め，砂糖，しょうゆ等で調味して煮詰め，仕上げにとうがらしで辛みをつける料理。

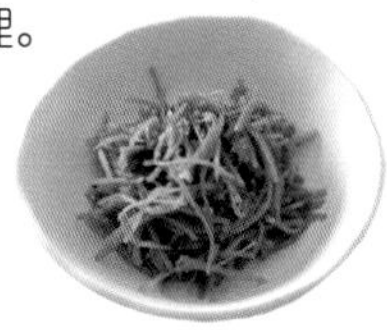

●ぜんまいの炒め煮
水戻しした乾燥ぜんまいを，切って炒め調味した料理。油あげ，にんじん等を加える場合がある。

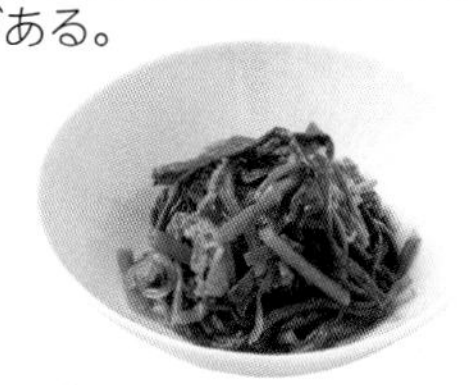

●筑前煮
福岡県の郷土料理。とり肉，根菜類，たけのこ，しいたけ，こんにゃくを一口大に切り，炒め，甘みのあるしょうゆ味で調味し煮詰めた料理。

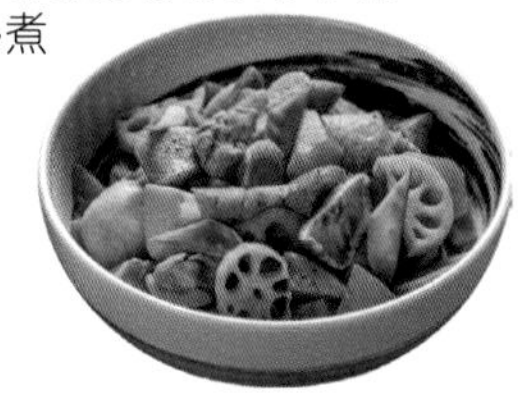

●肉じゃが
牛肉と玉ねぎを炒め，甘めのしょうゆ味の調味料と，だし，じゃがいもを加え煮あげる料理。にんじん，こんにゃく等を加えたり，豚肉やとり肉を使う料理もある。

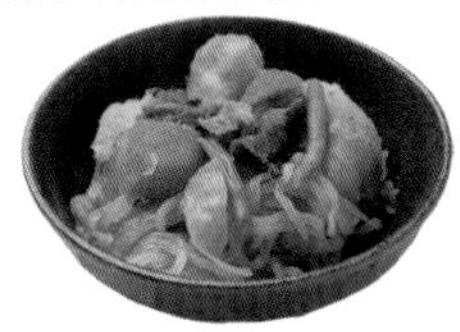

●ひじきの炒め煮
乾燥ひじきを水戻しした後にゆで，炒め調味した料理。油あげ，にんじん等を加えるのが一般的である。

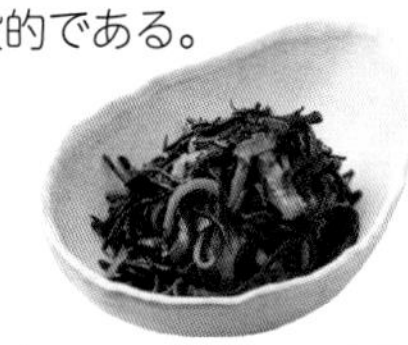

クロム	モリブデン	ビタミン A レチノール	A カロテン α	A カロテン β	A β-クリプトキサンチン	A β-カロテン当量	A レチノール活性当量	D	E トコフェロール α	E β	E γ	E δ	K	B_1	B_2	ナイアシン	ナイアシン当量	B_6	B_{12}	葉酸	パントテン酸	ビオチン	C	アルコール	食塩相当量	見当	備考
μg	μg	μg	μg	μg	μg	μg	μg	μg	mg	mg	mg	mg	μg	mg	mg	mg	mg	mg	μg	μg	mg	μg	mg	g	g		
(2)	(21)	0	(270)	(1500)	(6)	(1600)	**(130)**	(Tr)	(0.6)	(0.1)	(1.7)	(0.4)	(70)	**(0.06)**	**(0.05)**	(0.5)	(1.2)	(0.07)	(Tr)	(32)	(0.11)	(2.9)	**(3)**	(0.1)	**(1.3)**		
(1)	(10)	(3)	(190)	(700)	0	(840)	**(73)**	(0.2)	(0.2)	(Tr)	(1.7)	(Tr)	(39)	**(0.08)**	**(0.10)**	(0.9)	(1.5)	(0.11)	(0.1)	(52)	(0.20)	(2.0)	**(5)**	(0.1)	**(1.2)**		
(1)	(8)	(1)	0	(120)	(1)	(120)	**(11)**	0	(0.3)	(Tr)	(0.7)	(0.4)	(24)	**(0.03)**	**(0.04)**	(0.6)	(1.3)	(0.06)	(0.3)	(31)	(0.10)	(2.5)	**(4)**	(0.1)	**(1.8)**		
0	(3)	0	(68)	(160)	0	(200)	**(17)**	(Tr)	(0.1)	0	(0.3)	(0.1)	(2)	**(0.03)**	**(0.01)**	(0.3)	(0.6)	(0.03)	(0.1)	(7)	(0.05)	(0.8)	**(1)**	0	**(0.6)**		別名：ぶた汁
0	(3)	0	(180)	(370)	(1)	(460)	**(38)**	0	(Tr)	0	(0.2)	(0.1)	(2)	**(0.02)**	**(0.01)**	(0.2)	(0.3)	(0.03)	0	(19)	(0.08)	(0.5)	**(6)**	(Tr)	**(0.6)**		
(1)	(20)	(3)	(130)	(340)	0	(420)	**(38)**	(0.1)	(0.5)	(0.1)	(2.2)	(0.4)	(10)	**(0.06)**	**(0.04)**	(0.5)	(1.2)	(0.05)	(0.1)	(13)	(0.22)	(2.9)	**(1)**	0	**(1.1)**		
(Tr)	(3)	(51)	(3)	(66)	(3)	(69)	**(57)**	(0.7)	(0.4)	0	(0.1)	0	(14)	**(0.04)**	**(0.13)**	(1.0)	(2.4)	(0.09)	(0.4)	(20)	(0.53)	(7.3)	**(2)**	0	**(1.0)**		
(1)	(3)	(2)	0	(16)	(Tr)	(16)	**(4)**	0	(0.2)	0	(0.2)	(Tr)	(5)	**(0.02)**	**(0.04)**	(1.1)	(1.8)	(0.10)	(0.5)	(9)	(0.20)	(1.3)	**(2)**	0	**(1.0)**		別名：牛丼の具
(Tr)	(5)	0	(260)	(530)	0	(640)	**(54)**	0	(0.2)	(Tr)	(1.1)	(0.4)	(6)	**(0.01)**	**(0.02)**	(0.5)	(0.9)	(0.02)	(0.1)	(7)	(0.08)	(1.2)	**(Tr)**	0	**(0.9)**		
0	(3)	0	(480)	(850)	(2)	(1000)	**(86)**	0	(0.7)	(Tr)	(1.9)	(0.3)	(7)	**(0.03)**	**(0.03)**	(0.3)	(0.6)	(0.07)	(Tr)	(32)	(0.14)	(1.0)	**(1)**	0	**(0.9)**		
(Tr)	(6)	0	(180)	(420)	0	(510)	**(42)**	0	(0.4)	(Tr)	(2.0)	(0.6)	(17)	**(0.01)**	**(0.02)**	(0.2)	(0.8)	(0.03)	(Tr)	(7)	(0.07)	(1.3)	**(Tr)**	0	**(1.1)**		
0	(2)	(6)	(490)	(720)	0	(880)	**(80)**	(0.1)	(0.4)	(Tr)	(0.8)	(0.1)	(12)	**(0.04)**	**(0.05)**	(1.0)	(1.7)	(0.08)	(0.1)	(16)	(0.31)	(0.9)	**(4)**	(Tr)	**(1.1)**		別名：とり肉と野菜の炒め煮，炒り鶏，筑前炊き，がめ煮
(1)	(5)	(1)	(430)	(520)	0	(630)	**(53)**	0	(0.2)	0	(0.1)	(Tr)	(3)	**(0.05)**	**(0.05)**	(0.9)	(1.6)	(0.14)	(0.1)	(14)	(0.30)	(1.4)	**(9)**	0	**(1.2)**		
(2)	(7)	0	(240)	(870)	(1)	(1000)	**(84)**	(Tr)	(0.7)	(Tr)	(1.7)	(0.5)	(40)	**(0.02)**	**(0.02)**	(0.4)	(1.0)	(0.03)	(0.1)	(6)	(0.08)	(2.2)	**(Tr)**	0	**(1.4)**		

●アジの南蛮漬け
魚介類(主に小魚)をから揚げにし，ねぎや玉ねぎ，とうがらしを合わせた合わせ酢につけた料理。

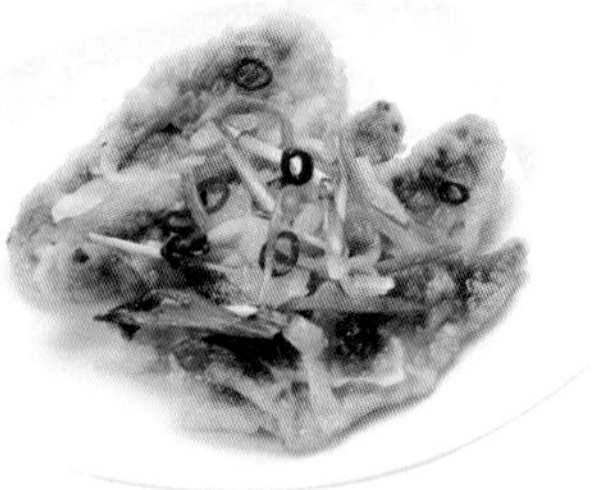

●カレー類
チキンカレーはとり肉，ビーフカレーは牛肉，ポークカレーは豚肉を，それぞれ強火で炒め，野菜と共にカレーソースで煮込んだ料理。めし(ライス)は含まない。

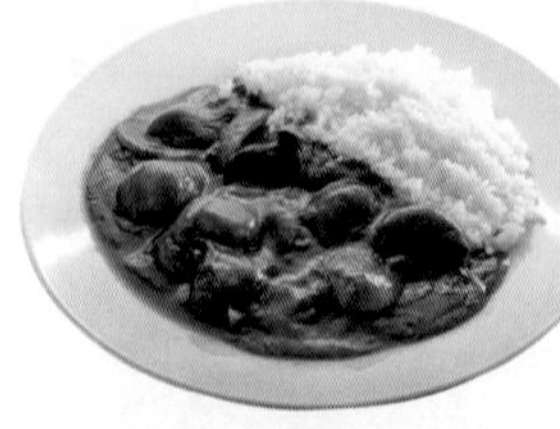

●松前漬け しょうゆ漬
北海道松前地方の郷土料理。するめ，昆布，かずのこ等を混ぜ合わせ，しょうゆ，砂糖，みりん等の調味液に漬け込んだものである。市販品には，ししゃもの卵等を含む製品がある。

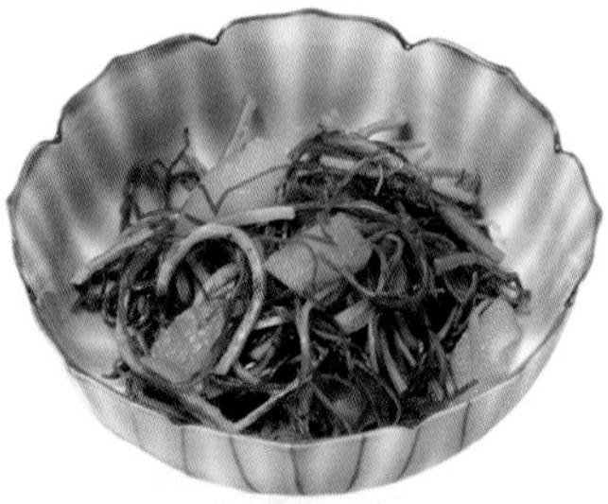

●コロッケ類
揚げ物料理の一つ。具材を好みの形にし，小麦粉，溶き卵，パン粉をつけて揚げた料理である。クリームコロッケは，固めのホワイトソースに衣をつけて揚げたコロッケ。ポテトコロッケは，ゆでて潰したじゃがいもにひき肉等を加え，衣をつけて揚げたコロッケ。

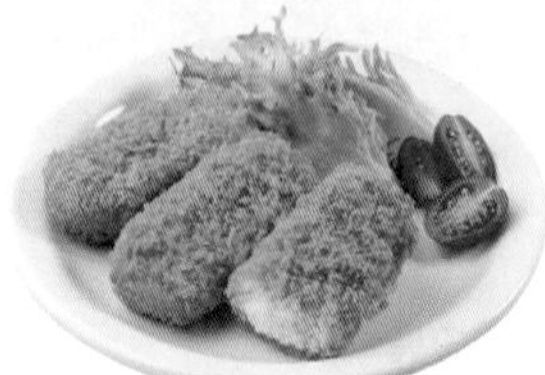

カニクリームコロッケ

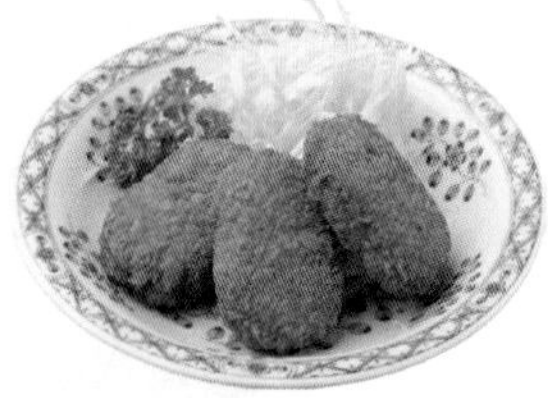

ポテトコロッケ

可食部100g当たり		廃棄率	エネルギー		水分	たんぱく質		脂質			炭水化物						有機酸	灰分	無機質										
食品番号	食品名					アミノ酸組成によるたんぱく質	たんぱく質	脂肪酸のトリアシルグリセロール当量	コレステロール	脂質	利用可能炭水化物(単糖当量)	利用可能炭水化物(質量計)	利用可能炭水化物 差引き法による	食物繊維総量	糖アルコール	炭水化物			ナトリウム	カリウム	カルシウム	マグネシウム	リン	鉄	亜鉛	銅	マンガン	ヨウ素	セレン
		%	kJ	kcal	g	g	g	g	mg	g	g	g	g	g	g	g	g	g	mg	mg	mg	mg	mg	mg	mg	mg	mg	µg	µg
	その他																												
18038	アジの南蛮漬け	0	456	**109**	(78.0)	**(6.7)**	(8.1)	**(5.6)**	(27)	(6.1)	(5.3)	(4.6)	**(7.5)***	(0.9)	0	(6.2)	-	(1.3)	(290)	(190)	**(37)**	(19)	(110)	**(0.4)**	(0.5)	(0.04)	(0.10)	(8)	(23)
18053	お好み焼き	0	570	**136**	71.8	-	5.2	-	-	6.5	**14.0***	12.9	12.4	2.6	-	15.2	0.1	1.3	310	190	**39**	13	68	**0.5**	0.4	0.04	0.20	6	6
18054	とりから揚げ	0	853	**204**	55.8	**12.8**	15.6	**9.5**	-	10.1	**16.8***	15.3	17.6	1.7	-	16.1	0.3	2.4	700	250	**12**	21	180	**0.7**	1.2	0.06	0.16	2	11
18023	松前漬け　しょうゆ漬	0	701	**166**	51.2	**14.5**	17.0	**0.9**	170	1.4	13.5	12.9	**21.0***	1.6	5.1	24.7	-	5.7	2000	310	**41**	59	170	**0.6**	1.3	0.18	0.15	10000	33
	洋風料理																												
	カレー類																												
18040	チキンカレー	0	545	**131**	(75.2)	**(5.4)**	(5.6)	**(8.4)**	(29)	(8.8)	(6.7)	(5.6)	**(7.8)***	(1.2)	0	(8.4)	-	(1.9)	(540)	(170)	**(20)**	(13)	(58)	**(0.7)**	(0.5)	(0.06)	(0.15)	(1)	(2)
18001	ビーフカレー	0	495	**119**	(78.5)	**(2.1)**	(2.4)	**(8.6)**	(10)	(9.0)	(6.9)	(5.7)	**(7.9)***	(0.9)	-	(8.1)	-	(2.0)	(680)	(93)	**(20)**	(8)	(32)	**(0.7)**	(0.4)	(0.04)	(0.12)	(1)	(2)
18041	ポークカレー	0	480	**116**	(79.2)	**(2.3)**	(2.8)	**(8.2)**	(9)	(8.6)	(6.4)	(5.8)	**(7.7)***	(0.9)	0	(7.7)	-	(1.7)	(550)	(100)	**(14)**	(7)	(32)	**(0.5)**	(0.3)	(0.04)	(0.10)	0	(3)
	コロッケ類																												
18043	カニクリームコロッケ	0	1063	**255**	(54.6)	**(4.4)**	(5.1)	**(16.5)**	(8)	(17.1)	**(23.2)***	(21.1)	(22.4)	(1.0)	0	(22.0)	-	(1.2)	(320)	(94)	**(30)**	(14)	(51)	**(0.4)**	(0.4)	(0.08)	(0.15)	(1)	(Tr)
18044	コーンクリームコロッケ	0	1025	**245**	(54.1)	**(4.4)**	(5.1)	**(15.3)**	(7)	(16.0)	**(23.3)***	(21.6)	(23.4)	(1.4)	0	(23.4)	-	(1.3)	(330)	(150)	**(47)**	(18)	(76)	**(0.4)**	(0.5)	(0.06)	(0.18)	(1)	(Tr)
18018	ポテトコロッケ	0	945	**226**	(55.5)	**(4.5)**	(5.3)	**(12.1)**	(14)	(12.6)	**(25.4)***	(23.2)	(24.6)	(2.0)	-	(25.2)	-	(1.3)	(280)	(250)	**(15)**	(19)	(60)	**(0.8)**	(0.5)	(0.11)	(0.20)	(1)	(2)
	シチュー類																												
18045	チキンシチュー	0	517	**124**	(76.7)	**(5.8)**	(6.2)	**(7.6)**	(31)	(8.0)	(6.0)	(5.5)	**(7.5)***	(1.2)	0	(7.8)	-	(1.2)	(280)	(160)	**(38)**	(13)	(77)	**(0.4)**	(0.6)	(0.04)	(0.07)	(4)	(1)
18011	ビーフシチュー	0	636	**153**	(74.9)	**(3.5)**	(4.1)	**(11.9)**	(18)	(12.6)	(6.2)	(4.3)	**(7.5)***	(0.7)	-	(7.1)	-	(1.3)	(380)	(150)	**(11)**	(9)	(45)	**(0.5)**	(0.8)	(0.04)	(0.06)	(1)	(3)
	素揚げ類																												
18015	ミートボール	0	829	**199**	(62.1)	**(9.0)**	(10.2)	**(11.4)**	(23)	(12.5)	(13.4)	(10.8)	**(14.3)***	(1.3)	-	(13.4)	-	(1.8)	(460)	(240)	**(22)**	(26)	(86)	**(0.8)**	(0.8)	(0.10)	(0.21)	(160)	(7)
	スープ類																												
18042	かぼちゃのクリームスープ	0	304	**73**	(83.3)	**(1.2)**	(1.5)	**(3.6)**	(7)	(3.9)	**(8.8)***	(8.1)	(9.4)	(1.3)	0	(10.1)	-	(1.2)	(300)	(160)	**(32)**	(10)	(38)	**(0.2)**	(0.2)	(0.03)	(0.06)	(4)	(1)
18005	コーンクリームスープ　コーンクリームスープ	0	261	**62**	(86.0)	**(1.6)**	(1.7)	**(2.4)**	(7)	(2.6)	(8.0)	(4.1)	**(8.3)***	(0.6)	-	(8.5)	-	(1.2)	(340)	(88)	**(36)**	(7)	(42)	**(0.2)**	(0.2)	(0.02)	(0.03)	(5)	(1)
18004	粉末タイプ	0	1790	**425**	2.1	-	8.1	-	-	13.7	-	-	**67.4***	-	-	67.4	-	8.7	2800	470	**120**	-	190	**1.2**	-	-	-	4	13
	ハンバーグステーキ類																												
18050	合いびきハンバーグ	0	821	**197**	(62.8)	**(11.7)**	(13.4)	**(11.2)**	(47)	(12.2)	(4.6)	(4.3)	**(11.6)***	(1.1)	0	(10.0)	-	(1.6)	(340)	(280)	**(29)**	(23)	(110)	**(1.3)**	(2.4)	(0.09)	(0.14)	(1)	(9)
18051	チキンハンバーグ	0	712	**171**	(67.0)	**(10.7)**	(12.6)	**(9.6)**	(54)	(10.2)	(7.5)	(7.0)	**(9.9)***	(1.0)	0	(8.5)	-	(1.8)	(460)	(240)	**(22)**	(23)	(110)	**(0.7)**	(0.8)	(0.07)	(0.13)	(2)	(10)
18052	豆腐ハンバーグ	0	595	**142**	(71.2)	**(8.8)**	(9.9)	**(8.5)**	(41)	(9.2)	**(7.5)***	(6.8)	(8.8)	(1.3)	0	(8.4)	-	(1.4)	(250)	(200)	**(68)**	(42)	(120)	**(1.3)**	(0.9)	(0.13)	(0.31)	(5)	(5)

●シチュー類

煮込み料理の総称。通常，牛肉等はブラウンソースで，とり肉，子牛肉，魚介等はホワイトソースで煮込む。

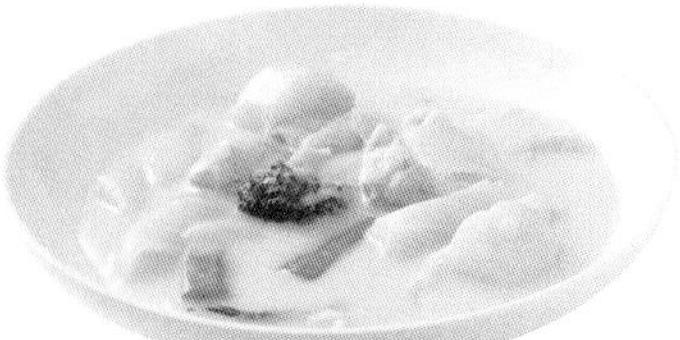

チキンシチュー

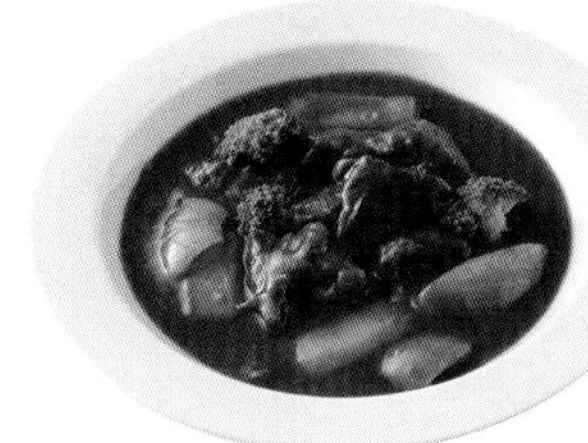

ビーフシチュー

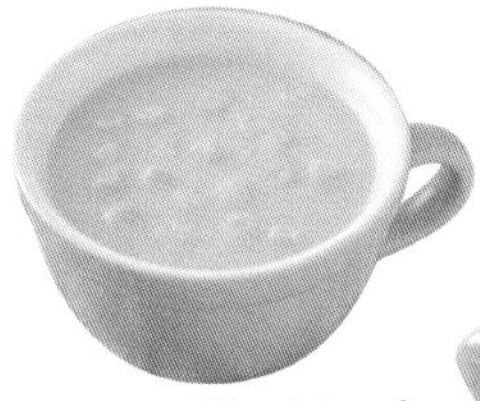

コーンクリームスープ

●ミートボール

肉団子ともいう。ひき肉，バター炒めした玉ねぎ，パン粉，溶き卵，調味料を混ぜ，形を整え素揚げにした料理。味付けは，中華風，和風など多様である。

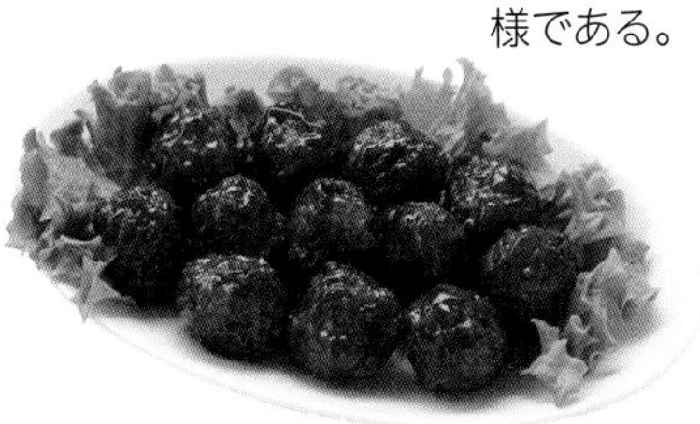

●かぼちゃのクリームスープ，コーンクリームスープ

濃厚なクリームスープである。粉末タイプの原材料は，スイートコーン，粉乳，でん粉，油脂，調味料等である。

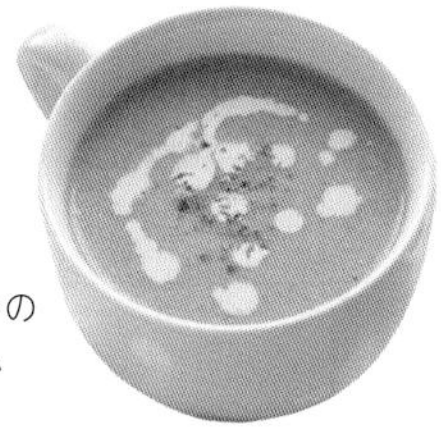

かぼちゃのクリームスープ

●ハンバーグステーキ類

ハンバーグ，ジャーマンステーキとも言われる。ひき肉に玉ねぎ，パン粉，たまご等を加え，楕円形にまとめ，フライパンやオーブンで焼く料理。肉の一部あるいは，全部を豆腐に置き換えた製品も流通している。

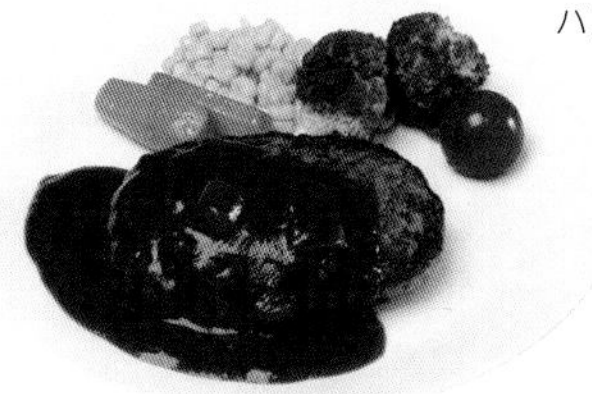

合いびきハンバーグ

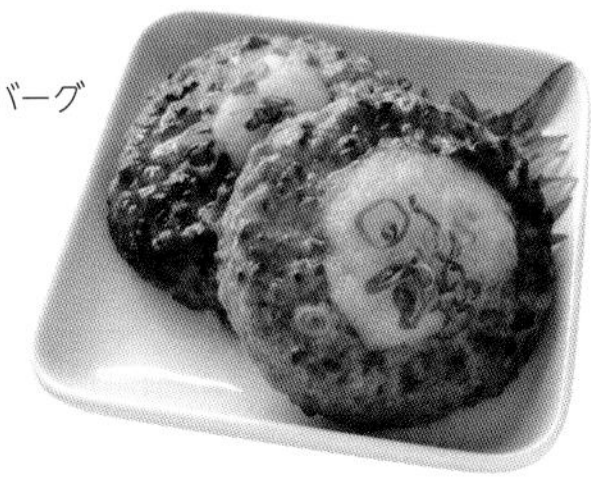

豆腐ハンバーグ

クロム	モリブデン	ビタミンA レチノール	A カロテン α	A カロテン β	A β-クリプトキサンチン	A β-カロテン当量	A レチノール活性当量	D	E トコフェロール α	E トコフェロール β	E トコフェロール γ	E トコフェロール δ	K	B₁	B₂	ナイアシン	ナイアシン当量	B₆	B₁₂	葉酸	パントテン酸	ビオチン	C	アルコール	食塩相当量	見当	備考
µg	µg	µg	µg	µg	µg	µg	µg	µg	mg	mg	mg	mg	µg	mg	mg	mg	mg	mg	µg	µg	mg	µg	mg	g	g		▲…食物繊維：AOAC2011.25法
(1)	(2)	(2)	(230)	(360)	(7)	(440)	(39)	(3.9)	(0.8)	(0.1)	(2.4)	(0.5)	(9)	(0.06)	(0.06)	(2.2)	(3.5)	(0.12)	(2.1)	(7)	(0.22)	(2.3)	(3)	0	(0.7)		
2	6	23	Tr	11	2	12	24	0.3	0.7	0.1	1.0	0.3	33	0.06	0.08	0.7	1.5	0.09	0.2	23	0.41	4.9	12	-	0.8		冷凍食品を調理したもの▲
2	6	21	Tr	7	8	11	22	0.3	1.3	0.1	2.8	0.7	49	0.10	0.14	4.2	7.2	0.16	0.3	10	0.93	3.9	1	-	1.8		冷凍食品を調理したもの▲
3	3	2	Tr	98	11	100	11	1.0	1.7	0	0	0	7	0.06	0.04	1.8	4.5	0.08	4.5	15	0.16	5.1	0	-	5.2		液汁を除いたもの するめ，昆布，かずのこ等を含む
(1)	(2)	(12)	(120)	(350)	(1)	(410)	(46)	(Tr)	(0.6)	(Tr)	(1.3)	(0.2)	(15)	(0.04)	(0.07)	(1.2)	(2.1)	(0.11)	(0.1)	(10)	(0.34)	(1.7)	(3)	0	(1.4)		
(1)	(2)	(1)	(27)	(75)	(2)	(90)	(9)	0	(0.4)	(Tr)	(0.7)	(0.2)	(3)	(0.02)	(0.03)	(0.4)	(0.8)	(0.05)	(0.2)	(4)	(0.14)	(0.9)	(1)	0	(1.7)		缶詰製品を含む
(1)	(2)	(1)	(100)	(250)	(2)	(300)	(26)	(0.1)	(0.4)	(Tr)	(0.8)	(0.2)	(3)	(0.07)	(0.03)	(0.7)	(1.2)	(0.06)	(0.1)	(5)	(0.16)	(1.3)	(2)	0	(1.4)		
0	(1)	(8)	0	(8)	0	(8)	(9)	(0.1)	(2.2)	(0.2)	(7.7)	(1.6)	(23)	(0.05)	(0.07)	(0.7)	(1.5)	(0.03)	(0.3)	(12)	(0.23)	(0.2)	(Tr)	0	(0.8)		
0	(1)	(15)	(1)	(10)	(10)	(19)	(16)	(0.1)	(1.8)	(0.2)	(7.1)	(1.4)	(21)	(0.06)	(0.08)	(0.7)	(1.6)	(0.04)	(0.1)	(27)	(0.34)	(0.2)	(2)	0	(0.8)		
(1)	(2)	(5)	(22)	(55)	(1)	(67)	(10)	(0.1)	(1.5)	(0.2)	(5.9)	(1.2)	(18)	(0.11)	(0.05)	(1.1)	(2.0)	(0.14)	(0.1)	(23)	(0.46)	(1.4)	(10)	0	(0.7)		フライ済みの食品を冷凍したもの
(1)	(2)	(17)	(130)	(370)	(2)	(430)	(53)	(0.1)	(0.7)	(Tr)	(1.5)	(0.3)	(26)	(0.04)	(0.10)	(1.2)	(2.2)	(0.10)	(0.1)	(15)	(0.50)	(1.1)	(7)	0	(0.7)		
(1)	(1)	(6)	(180)	(530)	(1)	(620)	(58)	(0.1)	(0.7)	(Tr)	(1.6)	(0.3)	(17)	(0.03)	(0.06)	(1.2)	(1.9)	(0.10)	(0.4)	(13)	(0.26)	(1.3)	(4)	0	(1.0)		缶詰製品を含む
(1)	(2)	(6)	(89)	(210)	0	(250)	(27)	(0.1)	(1.2)	(0.1)	(4.3)	(0.9)	(19)	(0.15)	(0.12)	(2.2)	(3.9)	(0.16)	(0.2)	(24)	(0.58)	(3.4)	(1)	0	(1.2)		別名：肉団子
0	(1)	(19)	(5)	(1000)	(24)	(1100)	(110)	(0.2)	(1.4)	(Tr)	(0.6)	(0.1)	(7)	(0.03)	(0.06)	(0.4)	(0.7)	(0.07)	(0.1)	(12)	(0.31)	(0.5)	(9)	0	(0.8)		別名：パンプキンクリームスープ
0	(2)	(14)	(4)	(12)	(11)	(22)	(16)	(0.2)	(0.2)	0	(0.3)	(Tr)	(2)	(0.02)	(0.06)	(0.3)	(0.6)	(0.02)	(0.1)	(6)	(0.22)	(0.9)	(1)	0	(0.9)		缶詰製品を含む 試料：ストレートタイプ
3	13	0	-	-	-	90	8	-	-	-	-	-	-	0.15	0.41	3.5	4.9	-	-	-	-	7.5	2	-	7.1		カルシウム：添加品あり
(1)	(1)	(11)	(28)	(69)	0	(84)	(18)	(0.2)	(0.6)	(Tr)	(1.0)	(0.2)	(7)	(0.23)	(0.15)	(3.0)	(5.3)	(0.20)	(0.5)	(17)	(0.71)	(2.5)	(2)	0	(0.9)		
(1)	(2)	(19)	(43)	(100)	0	(130)	(29)	(0.1)	(0.8)	(Tr)	(1.6)	(0.3)	(18)	(0.09)	(0.11)	(4.1)	(6.2)	(0.26)	(0.2)	(18)	(0.89)	(2.9)	(2)	0	(1.2)		
(2)	(24)	(15)	(140)	(320)	(1)	(380)	(47)	(0.2)	(0.8)	(0.1)	(3.9)	(1.1)	(13)	(0.11)	(0.09)	(1.9)	(3.6)	(0.14)	(0.2)	(21)	(0.46)	(4.7)	(2)	0	(0.6)		

●フライ用冷凍食品類

２種類の製品が流通している。①衣付きの食材を冷凍した製品であり，購入後に揚げるフライ用冷凍食品，②フライを冷凍した製品等であり，購入後に電子レンジ，またはトースターなどで加熱することにより，フライを行ったのと同様な食品となるフライ済み冷凍食品である。

●フライ類

肉類，魚介類の切り身に小麦粉，溶き卵，パン粉をつけて揚げた料理。肉類のフライは，カツレツまたはカツともいう。メンチカツはひき肉(ミンチ)に玉ねぎを加え調味し衣をつけて揚げたものである。

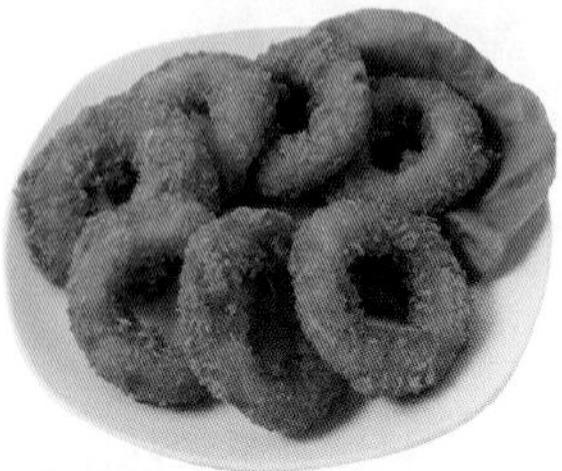

イカフライ

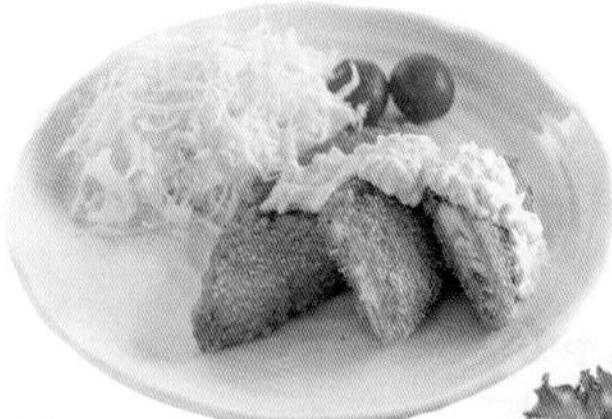

白身フライ

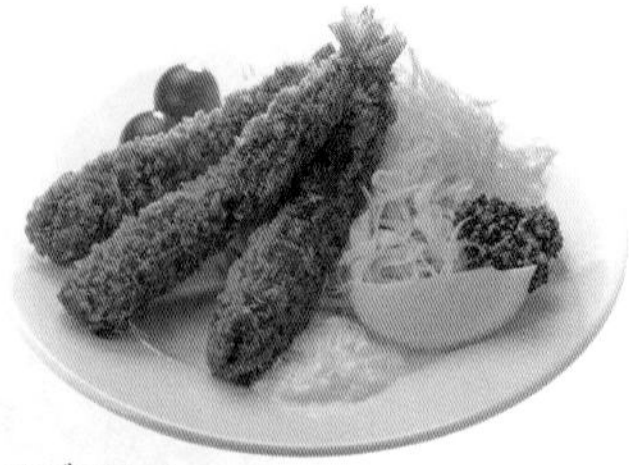

エビフライ

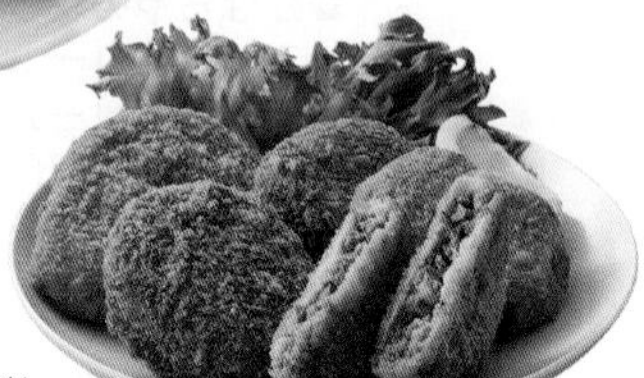

メンチカツ

●えびグラタン

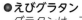

グラタンは，下ごしらえした材料(肉，魚，野菜等)をソースで絡め，チーズやパン粉を振ってオーブンで焼いた料理。ソースにホワイトソース，デミグラスソース等を用いる。

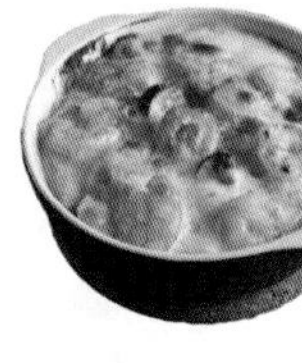

●えびピラフ

ピラフは，中近東を起源とするトルコ風米料理。玉ねぎのみじん切りをバターで炒め米を加えてさらに炒め，ブイヨンを加えて炊く。最後にバターの小片を加える。肉，魚介，野菜を加えて作る場合もある。

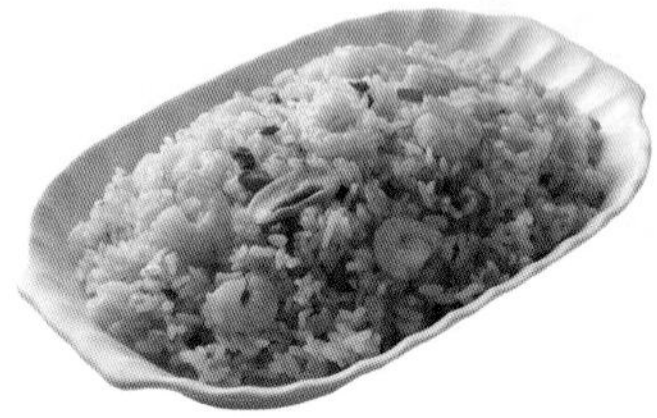

可食部100ｇ当たり		廃棄率	エネルギー		水分	たんぱく質		脂質			炭水化物						有機酸	灰分	無機質										
食品番号	食品名					アミノ酸組成によるたんぱく質	たんぱく質	脂肪酸のトリアシルグリセロール当量	コレステロール	脂質	利用可能炭水化物（単糖当量）	利用可能炭水化物（質量計）	差引き法による利用可能炭水化物	食物繊維総量	糖アルコール	炭水化物			ナトリウム	カリウム	カルシウム	マグネシウム	リン	鉄	亜鉛	銅	マンガン	ヨウ素	セレン
		%	kJ	kcal	g	g	g	g	mg	g	g	g	g	g	g	g	g	g	mg	mg	mg	mg	mg	mg	mg	mg	mg	µg	µg
	フライ類																												
18019	いかフライ	0	953	**227**	(54.9)	**(10.4)**	(13.3)	**(10.4)**	(230)	(11.3)	(21.1)	(19.3)	**(22.6)***	(0.9)	-	(19.7)	-	(0.8)	(200)	(140)	**(16)**	(22)	(150)	**(0.4)**	(0.9)	(0.11)	(0.15)	(5)	(24)
18020	えびフライ	0	992	**236**	(50.5)	**(13.2)**	(15.9)	**(11.0)**	(120)	(11.6)	**(22.1)***	(20.0)	(22.7)	(1.0)	-	(20.5)	-	(1.5)	(340)	(200)	**(69)**	(36)	(200)	**(0.6)**	(1.3)	(0.38)	(0.18)	(4)	(18)
18055	かきフライ	0	1205	**289**	46.3	**6.5**	8.9	**16.7**	-	18.0	23.4	21.3	**26.8***	2.3	-	25.5	0.1	1.3	340	170	**18**	27	120	**1.6**	7.3	0.73	0.47	46	38
18021	白身フライ	0	1242	**299**	50.7	-	9.7	-	-	21.8	-	-	**15.9***	-	-	16.2	-	1.9	340	240	**47**	-	100	**0.5**	-	-	-	-	-
18022	メンチカツ	0	1138	**273**	(50.3)	**(9.4)**	(10.7)	**(17.7)**	(26)	(18.7)	**(19.3)***	(16.3)	(19.3)	(1.7)	-	(18.7)	-	(1.5)	(350)	(240)	**(24)**	(27)	(96)	**(1.2)**	(1.6)	(0.12)	(0.25)	(1)	(5)
	フライ用冷凍食品																												
18008	いかフライ　冷凍	0	618	**146**	64.5	-	10.6	-	-	2.0	-	-	**21.4***	-	-	21.4	-	1.5	300	180	**16**	-	110	**0.4**	-	-	-	4	25
18009	えびフライ　冷凍	0	589	**139**	66.3	-	10.2	-	-	1.9	-	-	**20.3***	-	-	20.3	-	1.3	340	95	**42**	-	90	**1.5**	-	-	-	8	27
18006	コロッケ　クリームコロッケ　冷凍	0	668	**159**	67.0	-	4.7	-	-	6.3	-	-	**20.9***	-	-	20.9	-	1.1	270	160	**43**	-	63	**0.5**	-	-	-	-	-
18007	ポテトコロッケ　冷凍	0	662	**157**	63.5	**3.9**	4.6	**3.5**	2	4.9	-	-	**27.4***	-	-	25.3	-	1.7	290	300	**20**	-	62	**0.7**	-	-	-	-	-
18010	白身フライ　冷凍	0	625	**148**	64.5	-	11.6	-	-	2.7	-	-	**19.3***	-	-	19.3	-	1.9	340	240	**47**	-	100	**0.5**	-	-	-	-	-
18016	メンチカツ　冷凍	0	826	**196**	58.3	-	9.9	-	-	7.2	-	-	**23.0***	-	-	23.0	-	1.6	420	220	**31**	-	95	**1.6**	-	-	-	-	-
	その他																												
18003	えびグラタン	0	535	**128**	(74.1)	**(4.8)**	(5.5)	**(6.4)**	(23)	(6.9)	(11.2)	(3.0)	**(12.3)***	(0.9)	-	(12.1)	-	(1.5)	(380)	(140)	**(97)**	(17)	(110)	**(0.3)**	(0.6)	(0.09)	(0.14)	(6)	(9)
18014	えびピラフ	0	620	**146**	(62.9)	**(2.8)**	(3.3)	**(2.2)**	(8)	(2.3)	**(30.1)***	(27.1)	(29.4)	(1.2)	-	(29.8)	-	(1.6)	(560)	(63)	**(11)**	(9)	(45)	**(0.2)**	(0.6)	(0.12)	(0.29)	0	(3)
	中国料理																												
	点心類																												
18002	ぎょうざ	0	874	**209**	(57.8)	**(5.8)**	(6.9)	**(10.0)**	(19)	(11.3)	(22.6)	(19.7)	**(23.3)***	(1.5)	-	(22.3)	-	(1.6)	(460)	(170)	**(22)**	(16)	(62)	**(0.6)**	(0.6)	(0.07)	(0.20)	(1)	(5)
18012	しゅうまい	0	801	**191**	(60.2)	**(7.5)**	(9.1)	**(8.7)**	(27)	(9.2)	(19.7)	(15.9)	**(19.9)***	(1.7)	-	(19.5)	-	(2.0)	(520)	(260)	**(26)**	(28)	(92)	**(0.9)**	(0.8)	(0.12)	(0.35)	(1)	(6)
18046	中華ちまき	0	733	**174**	(59.5)	**(5.0)**	(5.9)	**(5.2)**	(16)	(5.5)	**(28.1)***	(25.6)	(28.4)	(0.5)	0	(27.7)	-	(1.3)	(420)	(100)	**(6)**	(11)	(45)	**(0.3)**	(0.7)	(0.07)	(0.33)	(8)	(5)
18056	春巻き	0	913	**221**	42.8	-	6.0	-	-	19.3	**4.1***	24.9	26.5	3.5	-	30.2	0.2	1.6	450	170	**57**	26	73	**0.7**	0.4	0.08	0.31	6	4
	菜類																												
18047	酢豚	0	321	**77**	(83.4)	**(4.0)**	(4.6)	**(3.1)**	(15)	(3.3)	(6.8)	(6.0)	**(7.7)***	(0.8)	0	(7.6)	-	(0.9)	(210)	(130)	**(9)**	(10)	(52)	**(0.3)**	(0.5)	(0.04)	(0.15)	0	(5)
18057	チャーハン	0	868	**206**	55.1	-	5.0	-	-	5.2	**36.2***	32.9	31.4	1.9	-	33.3	0.1	1.4	510	69	**10**	8	56	**0.3**	0.7	0.09	0.30	9	4
18048	八宝菜	0	267	**64**	(86.0)	**(4.9)**	(5.8)	**(2.9)**	(44)	(3.2)	(2.9)	(1.9)	**(4.0)***	(0.9)	0	(3.8)	-	(1.2)	(320)	(150)	**(26)**	(14)	(77)	**(0.4)**	(0.6)	(0.08)	(0.16)	(3)	(7)
18049	麻婆豆腐	0	434	**104**	(80.0)	**(7.2)**	(7.8)	**(6.4)**	(10)	(6.8)	(2.9)	(1.9)	**(4.1)***	(0.7)	0	(3.8)	-	(1.6)	(380)	(150)	**(64)**	(43)	(86)	**(1.3)**	(0.9)	(0.12)	(0.32)	(4)	(6)
	韓国料理																												
	和え物類																												
18039	もやしのナムル	0	291	**70**	(84.4)	**(2.5)**	(3.1)	**(4.2)**	0	(4.5)	(2.8)	(2.5)	**(4.0)***	(2.7)	0	(5.7)	-	(2.0)	(510)	(160)	**(91)**	(29)	(62)	**(1.2)**	(0.5)	(0.11)	(0.38)	0	(1)

●ぎょうざ<餃子>
ひき肉とキャベツ等の野菜を加えたあんをぎょうざの皮に包むのが一般的である。焼きぎょうざ，水ぎょうざ，蒸しぎょうざがある。ひき肉の代わりに，えびを用いたものもある。

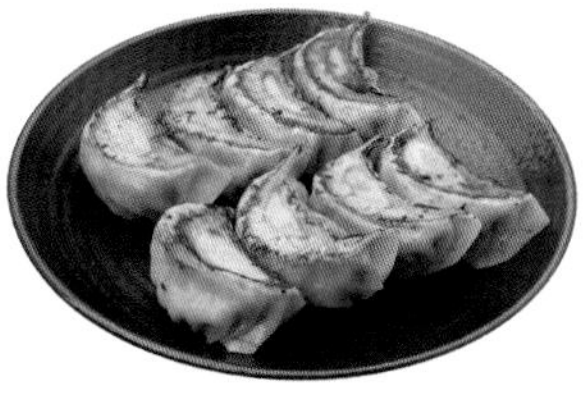

●しゅうまい
ひき肉にねぎとしょうが等を加え調味し，小麦粉で作った皮で包み蒸す料理。ひき肉の代わりに，えびまたはかにを用いたものもある。

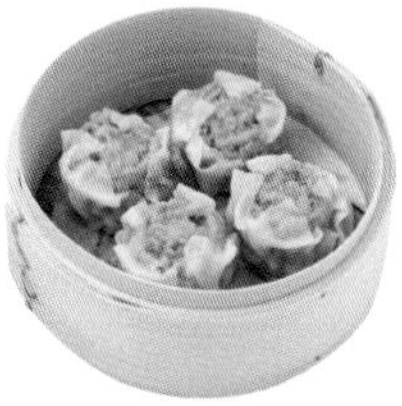

●中華ちまき
もち米を蘆の葉または竹の葉に包み，蒸すかゆでたもの。我が国では，肉類，しいたけ，しょうが等を加えた塩味のものが一般的である。

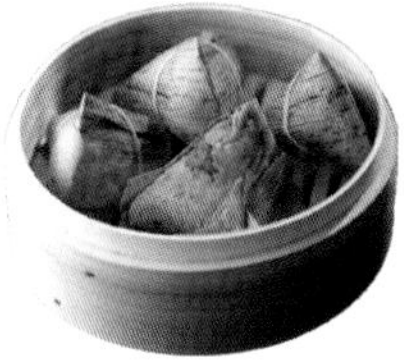

●酢豚
肉を一口大に切り，塩，こしょう等で下味をつけ片栗粉をまぶして揚げる。玉ねぎ，にんじん，ピーマン等の野菜は炒める。調味料と水溶き片栗粉であんを作り，肉と野菜を加え絡める。

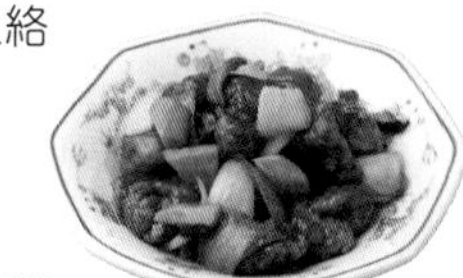

●八宝菜
広東料理に由来する。豚肉，とり肉，ハム，芝えび，うずら卵，はくさい，しいたけ，たけのこ，にんじん，さやえんどう等を炒め調味し，片栗粉でとろみをつけた料理。

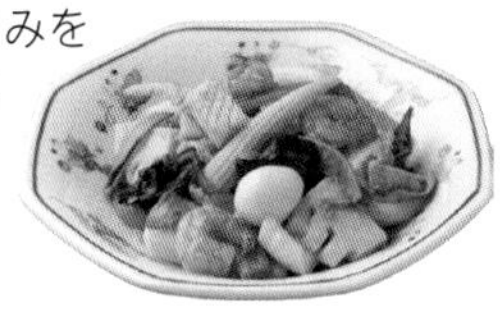

●麻婆豆腐
豆腐とひき肉のとうがらしみそ炒め煮。四川料理に由来する。甜麺醤，豆板醤，豆鼓等の調味料を使う。

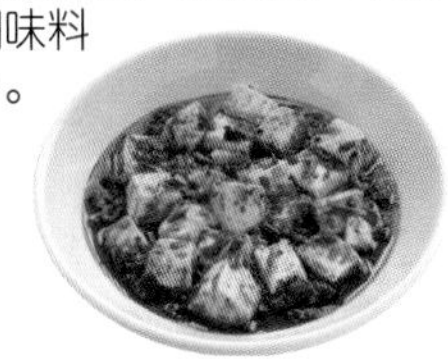

●もやしのナムル
ナムルは，韓国料理の和え物。材料を生のまま使うセンチェ(生菜)と，ゆでて使うスッチェ(熟菜)があり，後者が一般的である。材料を，ごま油，しょうゆ，おろしにんにく，おろししょうが等で調味する。

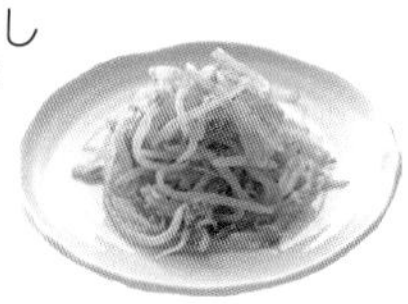

クロム	モリブデン	ビタミンA レチノール	A カロテン α	A カロテン β	A β-クリプトキサンチン	A β-カロテン当量	A レチノール活性当量	D	E トコフェロール α	E β	E γ	E δ	K	B1	B2	ナイアシン	ナイアシン当量	B6	B12	葉酸	パントテン酸	ビオチン	C	アルコール	食塩相当量	見当	備考
µg	µg	µg	µg	µg	µg	µg	µg	µg	mg	mg	mg	mg	µg	mg	mg	mg	mg	mg	µg	µg	mg	µg	mg	g	g		▲…食物繊維：AOAC2011.25法
(1)	(2)	(8)	0	(1)	0	(1)	**(8)**	(0.1)	(2.1)	(0.2)	(5.0)	(1.0)	(15)	**(0.04)**	**(0.03)**	(1.0)	(3.2)	(0.04)	(0.8)	(13)	(0.25)	(4.2)	**(1)**	0	**(0.5)**		
(1)	(2)	(13)	0	(1)	(1)	(1)	**(13)**	(0.2)	(2.2)	(0.2)	(5.3)	(1.1)	(16)	**(0.08)**	**(0.05)**	(2.0)	(4.6)	(0.05)	(0.6)	(22)	(0.57)	(3.2)	**0**	0	**(0.9)**		
3	10	33	3	24	Tr	26	**35**	0	3.7	0.1	6.3	0.2	28	**0.11**	**0.16**	1.9	3.4	0.06	17.6	24	0.41	5.8	**2**	-	**0.9**		冷凍食品を調理したもの 植物油(なたね油)▲
-	-	57	-	-	-	0	**57**	-	-	-	-	-	-	**0.10**	**0.10**	1.2	2.8	-	-	-	-	-	**1**	-	**0.9**		
(1)	(1)	(5)	(19)	(46)	0	(55)	**(10)**	(0.1)	(1.4)	(0.1)	(5.3)	(1.1)	(19)	**(0.14)**	**(0.09)**	(1.9)	(3.7)	(0.14)	(0.3)	(28)	(0.50)	(1.6)	**(1)**	0	**(0.9)**		
3	6	3	-	-	-	Tr	**3**	-	-	-	-	-	-	**0.10**	**0**	1.9	3.7	-	-	-	-	2.7	**Tr**	-	**0.8**		フライ前の食品を冷凍したもの
1	8	Tr	-	-	-	Tr	**Tr**	-	-	-	-	-	-	**0.04**	**0.07**	0.7	2.4	-	-	-	-	3.1	**1**	-	**0.9**		フライ前の食品を冷凍したもの
-	-	240	-	-	-	8	**240**	-	-	-	-	-	-	**0.06**	**0.10**	0.6	1.4	-	-	-	-	-	**2**	-	**0.7**		フライ前の食品を冷凍したもの
-	-	69	-	-	-	27	**71**	-	0.2	Tr	0.3	0.1	-	**0.09**	**0.06**	1.1	1.9	-	-	-	-	-	**7**	-	**0.7**		フライ前の食品を冷凍したもの
-	-	57	-	-	-	0	**57**	-	-	-	-	-	-	**0.10**	**0.10**	1.2	3.1	-	-	-	-	-	**1**	-	**0.9**		フライ前の食品を冷凍したもの
-	-	36	-	-	-	Tr	**36**	-	-	-	-	-	-	**0.13**	**0.14**	1.5	3.2	-	-	-	-	-	**1**	-	**1.1**		フライ前の食品を冷凍したもの
(1)	(6)	(32)	(29)	(420)	(2)	(440)	**(69)**	(0.2)	(0.6)	(Tr)	(0.8)	(0.2)	(23)	**(0.04)**	**(0.11)**	(0.5)	(1.4)	(0.04)	(0.3)	(13)	(0.38)	(1.6)	**(2)**	0	**(1.0)**		
0	(23)	(1)	(88)	(210)	(1)	(260)	**(23)**	(0.1)	(0.4)	(Tr)	(1.0)	(0.2)	(4)	**(0.02)**	**(0.02)**	(0.4)	(1.0)	(0.04)	(0.1)	(5)	(0.26)	(0.9)	**(2)**	0	**(1.4)**		▲
(1)	(4)	(3)	0	(77)	(1)	(77)	**(10)**	(0.1)	(0.6)	(0.1)	(1.9)	(0.3)	(28)	**(0.14)**	**(0.07)**	(1.4)	(2.6)	(0.11)	(0.1)	(22)	(0.44)	(1.8)	**(4)**	0	**(1.2)**		
(1)	(3)	(6)	0	(1)	0	(1)	**(6)**	(0.1)	(0.2)	(Tr)	(0.3)	(Tr)	(4)	**(0.16)**	**(0.10)**	(1.8)	(3.3)	(0.15)	(0.2)	(26)	(0.55)	(2.5)	**(1)**	0	**(1.3)**		
(Tr)	(28)	(6)	(20)	(46)	0	(56)	**(10)**	(0.1)	(0.4)	(Tr)	(0.9)	(0.2)	(8)	**(0.04)**	**(0.05)**	(1.5)	(2.4)	(0.10)	(0.1)	(6)	(0.48)	(1.6)	**0**	0	**(1.1)**		
3	21	1	24	78	Tr	90	**8**	0.1	2.3	0.1	4.2	0.4	22	**0.07**	**0.03**	0.7	1.8	0.07	Tr	18	0.30	3.6	**1**	-	**1.1**		冷凍食品を調理したもの▲
(1)	(2)	(2)	(200)	(470)	(1)	(570)	**(50)**	(0.1)	(0.5)	(Tr)	(1.3)	(0.2)	(6)	**(0.17)**	**(0.05)**	(1.4)	(2.2)	(0.10)	(0.1)	(9)	(0.25)	(1.6)	**(4)**	0	**(0.5)**		
1	26	8	67	35	2	69	**14**	0.2	0.8	Tr	1.1	0.1	8	**0.04**	**0.04**	0.4	1.2	0.04	0.1	8	0.27	2.8	**1**	-	**1.3**		冷凍食品を調理したもの▲
(1)	(1)	(13)	(140)	(370)	(2)	(440)	**(49)**	(0.3)	(0.6)	(Tr)	(1.2)	(0.2)	(25)	**(0.13)**	**(0.06)**	(1.4)	(2.3)	(0.08)	(0.3)	(20)	(0.28)	(1.3)	**(5)**	0	**(0.8)**		別名：五目うま煮
(3)	(31)	(1)	0	(16)	0	(17)	**(3)**	(0.1)	(0.3)	(Tr)	(2.6)	(0.9)	(6)	**(0.16)**	**(0.07)**	(1.1)	(2.4)	(0.10)	(0.1)	(13)	(0.21)	(3.7)	**(1)**	0	**(1.0)**		▲
(Tr)	(5)	0	(85)	(1700)	(15)	(1700)	**(140)**	0	(1.1)	(0.1)	(2.4)	(0.5)	(160)	**(0.05)**	**(0.07)**	(0.4)	(0.9)	(0.08)	0	(64)	(0.24)	(1.3)	**(9)**	(0.1)	**(1.3)**		

重量変化率

以下の資料もダウンロードできます！
・「揚げ物等における衣の割合及び脂質量の増減」
（日本食品標準成分表2020年版（八訂）表13より）
・「炒め物における脂質量の増減」
（日本食品標準成分表2020年版（八訂）表14より）

デジタルデータ（PDF）がダウンロードできます！

https://toho.tokyo-horei.co.jp/foodpdf/2021_df.html

※「調理前の食品と揚げる前の衣の重量」を基準とした調理後の重量%を（　）で示した。

日本食品標準成分表（八訂）増補2023年　表12より

食品番号	食品名	重量変化率(%)
	穀類	
	おおむぎ	
01170	押麦　めし	280
01009	大麦めん　ゆで	260
	こむぎ	
	[小麦粉]	
01172	プレミックス粉　天ぷら用　バッター　揚げ	85
	[パン類]	
01174	食パン　焼き	92
	[うどん・そうめん類]	
01039	うどん　ゆで	180
01042	干しうどん　ゆで	240
01044	そうめん・ひやむぎ　ゆで	270
01046	手延そうめん・手延ひやむぎ　ゆで	290
	[中華めん類]	
01048	中華めん　ゆで	190
01051	干し中華めん　ゆで	250
01053	沖縄そば　ゆで	170
01055	干し沖縄そば　ゆで	230
	[マカロニ・スパゲッティ類]	
	マカロニ・スパゲッティ	
01064	ゆで	220
01173	ソテー	100
	[その他]	
01180	春巻きの皮　揚げ	115
	こめ	
	[水稲めし]	
01085	玄米	210
01086	半つき米	210
01087	七分つき米	210
01088	精白米　うるち米	210
01154	精白米　もち米	180
01168	精白米　インディカ米	200
01089	はいが精米	210
01155	発芽玄米	210
01183	赤米	232
01184	黒米	231
	[水稲全かゆ]	
01090	玄米	500
01091	半つき米	500
01092	七分つき米	500
01093	精白米	500
	[水稲五分かゆ]	
01094	玄米	1000
01095	半つき米	1000
01096	七分つき米	1000
01097	精白米	1000
	[陸稲めし]	
01106	玄米	210
01107	半つき米	210
01108	七分つき米	210
01109	精白米	210
	そば	
01128	そば　ゆで	190
01130	干しそば　ゆで	260
	いも及びでん粉類	
	<いも類>	
02069	**アメリカほどいも**　塊根　ゆで	98
02041	**きくいも**　塊根　水煮	92
02044	**こんにゃく**　凍みこんにゃく　ゆで	430
	(さつまいも類)	
	さつまいも	
02046	塊根　皮つき　蒸し	99
02047	塊根　皮つき　天ぷら	98(83)
02007	塊根　皮なし　蒸し	98
02049	むらさきいも　塊根　皮なし　蒸し	99
	(さといも類)	
02011	さといも　球茎　水煮	95
02051	セレベス　球茎　水煮	100
02053	たけのこいも　球茎　水煮	100
02014	みずいも　球茎　水煮	97
02016	やつがしら　球茎　水煮	110
	じゃがいも	
02063	塊茎　皮つき　生	
02064	塊茎　皮つき　電子レンジ調理	99
02065	塊茎　皮つき　フライドポテト（生を揚げたもの）	71
02019	塊茎　皮なし　水煮	97
02018	塊茎　皮なし　蒸し	93
02066	塊茎　皮なし　電子レンジ調理	93
02067	塊茎　皮なし　フライドポテト（生を揚げたもの）	71
02020	塊茎　皮なし　フライドポテト（市販冷凍食品を揚げたもの）	52
02055	**ヤーコン**　塊根　水煮	94
	(やまのいも類)	
02024	ながいも　塊根　水煮	81
	<でん粉・でん粉製品>	
	(でん粉製品)	
02037	くずきり　ゆで	250
02057	タピオカパール　ゆで	410
02060	でん粉めん　乾　ゆで	440
	はるさめ	
02061	緑豆はるさめ　ゆで	440
02062	普通はるさめ　ゆで	410
	豆類	
04002	**あずき**　全粒　ゆで	230
04008	**いんげんまめ**　全粒　ゆで	220
	えんどう	
04013	全粒　青えんどう　ゆで	220
04075	全粒　赤えんどう　ゆで	220
04018	**ささげ**　全粒　ゆで	230
	だいず	
	[全粒・全粒製品]	
	全粒	
04105	国産　青大豆　ゆで	217
04024	国産　黄大豆　ゆで	220
04106	国産　黒大豆　ゆで	223
	[豆腐・油揚げ類]	
	油揚げ	
04084	油抜き　油揚げ	140
04086	油抜き　ゆで	210
04085	油抜き　焼き	99
04087	凍り豆腐　水煮	430
	[その他]	
04091	湯葉　干し　湯戻し	320
04092	**つるあずき**　全粒　ゆで	210
04066	**ひよこまめ**　全粒　ゆで	220
04069	**べにばないんげん**　全粒　ゆで	260
04093	**らいまめ**　全粒　ゆで	210
04072	**りょくとう**　全粒　ゆで	240
04094	**レンズまめ**　全粒　ゆで	200
	種実類	
05040	**アーモンド**　いり　無塩	96
05009	**ぎんなん**　ゆで	99
	(くり類)	
05011	日本ぐり　ゆで	97
05043	**はす**　成熟　ゆで	230
	(ひし類)	
05048	とうびし　ゆで	89
	野菜類	
06002	**アーティチョーク**　花らい　ゆで	110
06004	**あさつき**　葉　ゆで	96
06006	**あしたば**　茎葉　ゆで	100
	アスパラガス	
06008	若茎　ゆで	96
06327	若茎　油いため	90
	いんげんまめ	
06011	さやいんげん　若ざや　ゆで	94
	(うど類)	
06013	うど　茎　水さらし	100
06016	**えだまめ**　ゆで	96
	(えんどう類)	
	トウミョウ	
06330	芽ばえ　ゆで	65
06331	芽ばえ　油いため	72
06021	さやえんどう　若ざや　ゆで	98
	グリンピース	
06024	ゆで	88
06374	冷凍　ゆで	92
06375	冷凍　油いため	94
	おおさかしろな	
06028	葉　ゆで	81
06029	塩漬	59
06031	**おかひじき**　茎葉　ゆで	93
06033	**オクラ**　果実　ゆで	97
	かぶ	
06035	葉　ゆで	93
06037	根　皮つき　ゆで	87
06039	根　皮なし　ゆで	89
	漬物	
	塩漬	
06040	葉	82
06041	根　皮つき	80
06042	根　皮なし	70
	ぬかみそ漬	
06043	葉	74

食品番号	食品名	重量変化率(%)
06044	根　皮つき	77
06045	根　皮なし	71
	(かぼちゃ類)	
06047	日本かぼちゃ　果実　ゆで	94
	西洋かぼちゃ	
06049	果実　ゆで	98
06332	果実　焼き	79
06053	**からしな**　塩漬	76
06055	**カリフラワー**　花序　ゆで	99
06057	**かんぴょう**　ゆで	530
06059	**きく**　花びら　ゆで	96
	(キャベツ類)	
	キャベツ	
06062	結球葉　ゆで	89
06333	結球葉　油いため	80
	きゅうり	
	漬物	
06066	塩漬	85
06068	ぬかみそ漬	83
06076	**キンサイ**　茎葉　ゆで	84
06079	**くわい**　塊茎　ゆで	97
06082	**コールラビ**　球茎　ゆで	86
06085	**ごぼう**　根　ゆで	91
06087	**こまつな**　葉　ゆで	88
	さんとうさい	
06090	葉　ゆで	75
06091	塩漬	63
06094	**ししとう**　果実　油いため	99
06098	**じゅうろくささげ**　若ざや　ゆで	96
06100	**しゅんぎく**　葉　ゆで	79
	しょうが	
06365	根茎　皮なし　生　おろし	24
06366	根茎　皮なし　生　おろし汁	76
06107	**しろうり**　漬物　塩漬	76
	ずいき	
06110	生ずいき　ゆで	60
06112	干しずいき　ゆで	760
06118	**せり**　茎葉　ゆで	92
	ぜんまい	
06121	生ぜんまい　若芽　ゆで	100
06123	干しぜんまい　干し若芽　ゆで	630
06125	**そらまめ**　未熟豆　ゆで	100
06127	**タアサイ**　葉　ゆで	90
	(だいこん類)	
	だいこん	
06131	葉　ゆで	79
06133	根　皮つき　ゆで	86
06135	根　皮なし　ゆで	86
06367	根　皮なし　生　おろし	18
06368	根　皮なし　生　おろし汁	82
06369	根　皮なし　生　おろし水洗い	20
	切干しだいこん	
06334	ゆで	560
06335	油いため	350
06137	漬物　ぬかみそ漬	73
	(たいさい類)	
06146	たいさい　塩漬	68
	たけのこ	
06150	若茎　ゆで	90
06152	めんま　塩蔵　塩抜き	140
	(たまねぎ類)	
	たまねぎ	
06154	りん茎　水さらし	100
06155	りん茎　ゆで	89
06336	りん茎　油いため	70
06389	りん茎　油いため(あめ色たまねぎ)	31
06158	**たらのめ**　若芽　ゆで	96
06377	**ちぢみゆきな**　葉　ゆで	75
	チンゲンサイ	
06161	葉　ゆで	71
06338	葉　油いため	87
06163	**つくし**　胞子茎　ゆで	86
06166	**つるむらさき**　茎葉　ゆで	73
06168	**つわぶき**　葉柄　ゆで	99
06170	**とうがらし**　葉・果実　油いため	91
06174	**とうがん**　果実　ゆで	91
	(とうもろこし類)	
	スイートコーン	
	未熟種子	
06176	ゆで	110
06339	電子レンジ調理	88
06378	カーネル　冷凍　ゆで	97
06379	カーネル　冷凍　油いため	98
06190	**ながさきはくさい**　葉　ゆで	78
	(なす類)	
	なす	
	果実	
06192	ゆで	100
06342	油いため	76
06343	天ぷら	110(79)
	べいなす	
06194	果実　素揚げ	93
	漬物	
06195	塩漬	82
06196	ぬかみそ漬	84
	(なばな類)	
06202	和種なばな　花らい・茎　ゆで	98
06204	洋種なばな　茎葉　ゆで	96
06206	**にがうり**　果実　油いため	91
	(にら類)	
	にら	
06208	葉　ゆで	63
06344	葉　油いため	83
	(にんじん類)	
	にんじん	
06213	根　皮つき　ゆで	90
06215	根　皮なし　ゆで	87
06345	根　皮なし　油いため	69
06346	根　皮なし　素揚げ	72
06348	グラッセ	86
06380	冷凍　ゆで	90
06381	冷凍　油いため	87
	きんとき	
06219	根　皮つき　ゆで	88
06221	根　皮なし　ゆで	88
	(にんにく類)	
06349	にんにく　りん茎　油いため	83
06225	茎にんにく　花茎　ゆで	99
	(ねぎ類)	
	根深ねぎ	
06350	葉　軟白　ゆで	100
06351	葉　軟白　油いため	94
06352	葉ねぎ　葉　油いため	84
	はくさい	
06234	結球葉　ゆで	72
06235	漬物　塩漬	73
06242	**はやとうり**　果実　白色種　塩漬	89
06244	**ビーツ**　根　ゆで	94
	(ピーマン類)	
06246	青ピーマン　果実　油いため	96
06248	赤ピーマン　果実　油いため	96
06394	オレンジピーマン　果実　油いため	85
06250	黄ピーマン　果実　油いため	96
	(ふき類)	
06257	ふき　葉柄　ゆで	98
06259	ふきのとう　花序　ゆで	140
06262	**ふだんそう**　葉　ゆで	77
	ブロッコリー	
06264	花序　ゆで	111
06395	花序　電子レンジ調理	91
06396	花序　焼き	55
06397	花序　油いため	76
06266	**へちま**　果実　ゆで	54
	ほうれんそう	
06268	葉　通年平均　ゆで	70
06357	葉　夏採り　ゆで	70
06358	葉　冬採り　ゆで	70
06359	葉　通年平均　油いため	58
06372	葉　冷凍　ゆで	66
06373	葉　冷凍　油いため	80
	みずな	
06073	葉　ゆで	83
06074	塩漬	85
	(みつば類)	
06275	切りみつば　葉　ゆで	81
06277	根みつば　葉　ゆで	82
06279	糸みつば　葉　ゆで	72
06284	**めキャベツ**　結球葉　ゆで	100
	(もやし類)	
06288	だいずもやし　ゆで	85
	ブラックマッペもやし	
06290	ゆで	83
06398	油いため	93
06292	りょくとうもやし　ゆで	84
06294	**モロヘイヤ**　茎葉　ゆで	150
06297	**ゆりね**　りん茎　ゆで	96
06299	**ようさい**　茎葉　ゆで	91
06302	**よもぎ**　葉　ゆで	89
06304	**らっかせい**　未熟豆　ゆで	97
06309	**リーキ**　りん茎葉　ゆで	98
06311	**ルバーブ**　葉柄　ゆで	78
06318	**れんこん**　根茎　ゆで	91
06321	**わけぎ**　葉　ゆで	91
06325	**わらび**　生わらび　ゆで	110
	果実類	
07117	**パインアップル**　焼き	72
07180	**りんご**　皮つき　焼き	67
	きのこ類	
	えのきたけ	
08002	ゆで	86
08037	油いため	90

食品番号	食品名	重量変化率(%)
	(きくらげ類)	
	あらげきくらげ	
08005	ゆで	490
08038	油いため	290
08007	きくらげ　ゆで	1000
08009	しろきくらげ　ゆで	1500
	しいたけ	
	生しいたけ	
08040	菌床栽培　ゆで	110
08041	菌床栽培　油いため	92
08057	菌床栽培　天ぷら	150(90)
08043	原木栽培　ゆで	110
08044	原木栽培　油いため	84
08014	乾しいたけ　ゆで	570
	(しめじ類)	
08045	はたけしめじ　ゆで	77
	ぶなしめじ	
08017	ゆで	88
08046	油いため	90
08055	素揚げ	63
08056	天ぷら	191(83)
08047	ほんしめじ　ゆで	69
08021	**なめこ**　株採り　ゆで	100
	(ひらたけ類)	
	エリンギ	
08048	ゆで	76
08049	焼き	65
08050	油いため	89
08027	ひらたけ　ゆで	94
	まいたけ	
08029	ゆで	86
08051	油いため	73
	マッシュルーム	
08032	ゆで	69
08052	油いため	79
	藻類	
	(こんぶ類)	
09056	まこんぶ　素干し　水煮	350
	ひじき	
	ほしひじき	
09051	ステンレス釜　ゆで	990
09052	ステンレス釜　油いため	870
09054	鉄釜　ゆで	990
09055	鉄釜　油いため	870
	わかめ	
	乾燥わかめ	
09041	素干し　水戻し	590
09058	カットわかめ　水煮 (沸騰水で短時間加熱したもの)	1173
09057	湯通し塩蔵わかめ　塩抜き　ゆで	250
	魚介類	
	＜魚類＞	
	(あじ類)	
	まあじ	
10004	皮つき　水煮	87
10005	皮つき　焼き	72
10390	皮つき　フライ	116(94)
10007	開き干し　焼き	80
10392	小型　骨付き　から揚げ	79(76)
10394	まるあじ　焼き	72

食品番号	食品名	重量変化率(%)
	にしまあじ	
10009	水煮	90
10010	焼き	78
10012	むろあじ　焼き	73
10016	**あなご**　蒸し	87
	あまだい	
10019	水煮	80
10020	焼き	74
	あゆ	
10022	天然　焼き	67
10024	天然　内臓　焼き	73
10026	養殖　焼き	71
10028	養殖　内臓　焼き	76
	(いわし類)	
	まいわし	
10048	水煮	81
10049	焼き	75
10395	フライ	118(92)
10054	めざし　焼き	75
10081	**かじか**　水煮	83
	(かじき類)	
10398	めかじき　焼き	65
10099	**かます**　焼き	78
	(かれい類)	
	まがれい	
10101	水煮	91
10102	焼き	81
10399	まこがれい　焼き	61
10105	子持ちがれい　水煮	83
10400	**きす**　天ぷら	105(79)
10401	**ぎんだら**　水煮	81
10118	**ぐち**　焼き	77
10120	**こい**　養殖　水煮	90
	(さけ・ます類)	
10127	からふとます　焼き	76
10131	ぎんざけ　養殖　焼き	78
10133	さくらます　焼き	71
	しろさけ	
10135	水煮	83
10136	焼き	75
10138	新巻き　焼き	79
	たいせいようさけ	
10433	養殖　皮つき　水煮	86
10434	養殖　皮つき　蒸し	84
10435	養殖　皮つき　電子レンジ調理	91
10145	養殖　皮つき　焼き	78
10436	養殖　皮つき　ソテー	79
10437	養殖　皮つき　天ぷら	102(84)
10439	養殖　皮なし　水煮	77
10440	養殖　皮なし　蒸し	78
10441	養殖　皮なし　電子レンジ調理	83
10442	養殖　皮なし　焼き	75
10443	養殖　皮なし　ソテー	68
10444	養殖　皮なし　天ぷら	96(78)
10147	にじます　海面養殖　皮つき　焼き	74
10150	べにざけ　焼き	78
10153	ますのすけ　焼き	73
	(さば類)	
	まさば	
10155	水煮	84
10156	焼き	77

食品番号	食品名	重量変化率(%)
10403	フライ	112(96)
	ごまさば	
10405	水煮	88
10406	焼き	73
	たいせいようさば	
10159	水煮	90
10160	焼き	77
10172	**さわら**　焼き	79
10174	**さんま**　皮つき　焼き	78
	(ししゃも類)	
10181	ししゃも　生干し　焼き	81
10183	からふとししゃも　生干し　焼き	81
	(たい類)	
	まだい	
10194	養殖　皮つき　水煮	85
10195	養殖　皮つき　焼き	82
	(たら類)	
10409	すけとうだら　フライ	105(89)
10203	たらこ　焼き	86
10206	まだら　焼き	65
10214	**どじょう**　水煮	90
10239	**ふな**　水煮	83
10242	**ぶり**　成魚　焼き	82
10412	**ほっけ**　開き干し　焼き	89
	(まぐろ類)	
	くろまぐろ	
10451	養殖　赤身　水煮	87
10452	養殖　赤身　蒸し	84
10453	養殖　赤身　電子レンジ調理	78
10454	養殖　赤身　焼き	82
10455	養殖　赤身　ソテー	86
10456	養殖　赤身　天ぷら	97(83)
10269	**むつ**　水煮	77
	＜貝類＞	
	かき	
10293	養殖　水煮	64
10430	養殖　フライ	119(84)
10296	**さざえ**　焼き	88
10413	**しじみ**　水煮	78
	(はまぐり類)	
	はまぐり	
10307	水煮	64
10308	焼き	65
	ほたてがい	
10312	水煮	82
10414	貝柱　焼き	66
	＜えび・かに類＞	
	(えび類)	
	くるまえび	
10322	養殖　ゆで	95
10323	養殖　焼き	73
10416	バナメイエビ　養殖　天ぷら	102(77)
	(かに類)	
10334	毛がに　ゆで	82
10335	ずわいがに　ゆで	74
10339	たらばがに　ゆで	74
	＜いか・たこ類＞	
	(いか類)	
	するめいか	
10346	水煮	76
10347	焼き	70

食品番号	食品名	重量変化率(%)
10419	胴　皮なし　天ぷら	119(93)
10349	ほたるいか　ゆで	46
	(たこ類)	
10362	まだこ　ゆで	81
	肉類	
	<畜肉類>	
	うし	
	[和牛肉]	
	リブロース	
11249	脂身つき　ゆで	79
11248	脂身つき　焼き	78
	もも	
11251	皮下脂肪なし　ゆで	65
11250	皮下脂肪なし　焼き	66
	[乳用肥育牛肉]	
	かた	
11301	赤肉　ゆで	70
11302	赤肉　焼き	76
	リブロース	
11039	脂身つき　ゆで	78
11038	脂身つき　焼き	70
11252	ばら　脂身つき　焼き	81
	もも	
11050	皮下脂肪なし　ゆで	66
11049	皮下脂肪なし　焼き	71
11253	ヒレ　赤肉　焼き	71
	[交雑牛肉]	
	リブロース	
11256	脂身つき　ゆで	78
11255	脂身つき　焼き	79
	もも	
11264	皮下脂肪なし　ゆで	66
11263	皮下脂肪なし　焼き	72
	[輸入牛肉]	
	リブロース	
11269	脂身つき　ゆで	66
11268	脂身つき　焼き	72
	もも	
11271	皮下脂肪なし　ゆで	58
11270	皮下脂肪なし　焼き	67
11272	**[ひき肉]**　焼き	65
	[副生物]	
	横隔膜	
11296	ゆで	65
11297	焼き	69
11273	舌　焼き	71
	ぶた	
	[大型種肉]	
	ロース	
11125	脂身つき　ゆで	77
11124	脂身つき　焼き	72
11276	脂身つき　とんかつ	91(75)
11277	ばら　脂身つき　焼き	74
	もも	
11132	皮下脂肪なし　焼き	71
11133	皮下脂肪なし　ゆで	71
	ヒレ	
11278	赤肉　焼き	58
11279	赤肉　とんかつ	97(75)
11280	**[ひき肉]**　焼き	69
	[ハム類]	
	ロースハム	
11303	ゆで	86
11304	焼き	79
11305	フライ	132(87)
	[ソーセージ類]	
	ウインナーソーセージ	
11306	ゆで	98
11307	焼き	93
11308	フライ	102(95)
	めんよう	
	[マトン]	
11281	ロース　脂身つき　焼き	67
	[ラム]	
11282	ロース　脂身つき　焼き	73
11283	もも　脂身つき　焼き	66
	<鳥肉類>	
	にわとり	
	[若鶏肉]	
	むね	
11287	皮つき　焼き	62
11288	皮なし　焼き	61
	もも	
11223	皮つき　ゆで	70
11222	皮つき　焼き	61
11289	皮つき　から揚げ	75(65)
11226	皮なし　ゆで	70
11225	皮なし　焼き	72
11290	皮なし　から揚げ	82(70)
	ささ身	
11229	ゆで	76
11228	焼き	73
11298	ソテー	64
11299	天ぷら	92(74)
11300	フライ	91(79)
11291	**[ひき肉]**　焼き	62
	卵類	
	鶏卵	
	全卵	
12005	ゆで	99.7
12006	ポーチドエッグ	95
12021	目玉焼き	86
12022	いり	95
12023	素揚げ	88
12017	たまご豆腐	99
	たまご焼	
12018	厚焼きたまご	80
12019	だし巻きたまご	86
	調理済み流通食品類	
	和風料理	
	和え物類	
18024	青菜の白和え	94
18025	いんげんのごま和え	95
18026	わかめとねぎの酢みそ和え	83
	酢の物類	
18027	紅白なます	100
	汁物類	
18028	豚汁	94
	煮物類	
18029	卯の花いり	103
18030	親子丼の具	89
18031	牛飯の具	92
18032	切り干し大根の煮物	207
18033	きんぴらごぼう	92
18034	ぜんまいのいため煮	105
18035	筑前煮	92
18036	肉じゃが	89
18037	ひじきのいため煮	240
	その他	
18038	アジの南蛮漬け	93
	洋風料理	
	カレー類	
18040	チキンカレー	89
18001	ビーフカレー	94
18041	ポークカレー	90
	コロッケ類	
18043	かにクリームコロッケ	99
18044	コーンクリームコロッケ	102
18018	ポテトコロッケ	96
	シチュー類	
18045	チキンシチュー	91
18011	ビーフシチュー	90
	素揚げ類	
18015	ミートボール	86
	スープ類	
18042	かぼちゃのクリームスープ	97
18005	コーンクリームスープ	99
	ハンバーグステーキ類	
18050	合いびきハンバーグ	79
18051	チキンハンバーグ	78
18052	豆腐ハンバーグ	78
	フライ類	
18019	いかフライ	66
18020	えびフライ	94
18022	メンチカツ	97
	その他	
18003	えびグラタン	100
18014	えびピラフ	98
	中国料理	
	点心類	
18002	ぎょうざ	88
18012	しゅうまい	87
18046	中華ちまき	93
	菜類	
18047	酢豚	91
18048	八宝菜	82
18049	麻婆豆腐	95
	韓国料理	
	和え物類	
18039	もやしのナムル	87

市販食品成分表

ここでは，市販食品の原材料，エネルギー，主な栄養成分を掲載します。

＊掲載した内容は各企業提供の資料による(2017年11月調べ)。商品の内容は変わることがある。
＊原材料は，原則として多いものから列記している。
＊食塩相当量は，商品によってはナトリウム量に2.54を乗じたもの。
＊食物繊維と飽和脂肪酸の数値が公表されている場合は，数値を掲載している。

インスタント食品　東洋水産㈱

マルちゃん正麺 醤油味

めん(小麦粉・食塩・植物油脂・卵白)・添付調味料(醤油・チキンエキス・食塩・植物油・鶏脂・ポークエキス・砂糖・香辛料・野菜エキス・発酵調味料・たん白加水分解物・酵母エキス・香味油脂)・加工でん粉・調味料(アミノ酸等)・トレハロース・かんすい・酒精・炭酸カルシウム・レシチン・カラメル色素・香料・酸化防止剤(ビタミンE)・香辛料抽出物・クチナシ色素・増粘多糖類・甘味料(カンゾウ)・(原材料の一部に乳成分・ゼラチンを含む)

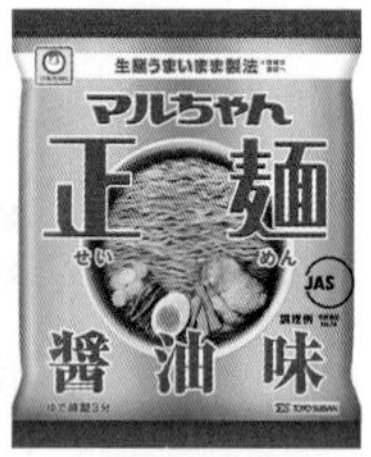

▼1食(105g)当たり	
エネルギー	339kcal
たんぱく質	9.5g
脂質	4.4g
炭水化物	65.4g
食塩相当量	5.8g

インスタント食品　サンヨー食品㈱

サッポロ一番 みそラーメン

油揚げめん(小麦粉・ラード・でん粉・植物油脂・食塩・しょうゆ・みそ)・スープ(みそ・食塩・香辛料・糖類・ポークエキス・ねぎ・かつおエキス・酵母エキス・発酵調味料)・やくみ(七味唐辛子)・調味料(アミノ酸等)・炭酸カルシウム・かんすい・カラメル色素・増粘多糖類・香辛料抽出物・クチナシ色素・酸化防止剤(ビタミンE)・酸味料・ビタミンB2・ビタミンB1・(原材料の一部に乳成分・ごま・鶏肉を含む)

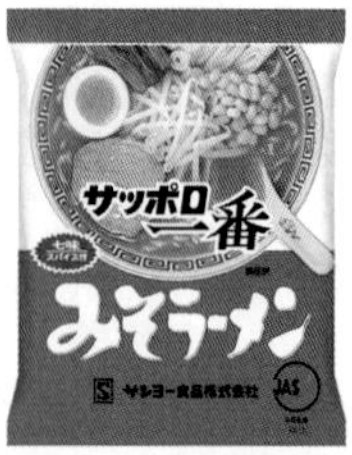

▼1食(100g)当たり	
エネルギー	445kcal
たんぱく質	10.2g
脂質	17.1g
炭水化物	62.6g
食塩相当量	5.6g

インスタント食品　日清食品㈱

チキンラーメン

油揚げめん(小麦粉・植物油脂・醤油・食塩・チキンエキス・糖類・たん白加水分解物・香辛料・デキストリン・香味調味料・オニオンパウダー)・加工でん粉・調味料(アミノ酸等)・炭酸Ca・かんすい・酸化防止剤(ビタミンE)・ビタミンB2・ビタミンB1・(原材料の一部に卵・乳成分・ごまを含む)

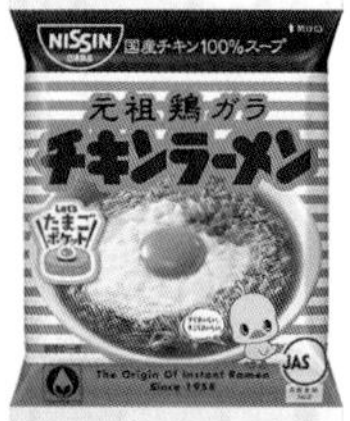

▼1食(85g)当たり	
エネルギー	377kcal
たんぱく質	8.2g
脂質	14.5g
炭水化物	53.6g
食塩相当量	5.6g

インスタント食品　明星食品㈱

明星 中華三昧 広東風醤油拉麺

めん(小麦粉・でん粉・食塩・植物油脂・デキストリン・乳たん白・植物性たん白・大豆食物繊維)・スープ(しょうゆ・香味油・糖類・食塩・香味調味料・植物油脂・鶏肉エキス・香辛料・チキンオイル・ビーフエキス・酵母エキス・たん白加水分解物・XO醤・オニオン粉末・しいたけエキス・酵母粉末)・調味料(アミノ酸等)・酒精・増粘剤(増粘多糖類・加工でん粉)・かんすい・カラメル色素・クチナシ色素・香料・乳化剤・酸味料・微粒二酸化ケイ素・(原材料の一部に卵・乳成分・えび・ごま・さけ・さば・豚肉・ゼラチンを含む)

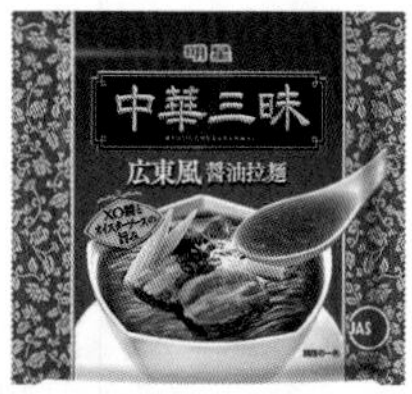

▼1食(105g)当たり	
エネルギー	367kcal
たんぱく質	9.6g
脂質	6.6g
炭水化物	67.3g
食塩相当量	6.1g

インスタント食品　明星食品㈱

明星 チャルメラ しょうゆラーメン

油揚げめん(小麦粉・植物油脂・食塩・乳たん白・しょうゆ)・スープ(食塩・糖類・香味調味料・しょうゆ・貝エキス・香辛料・たん白加水分解物・でん粉・ねぎ・植物油脂・昆布粉末)・加工でん粉・調味料(アミノ酸等)・炭酸カルシウム・カラメル色素・トレハロース・かんすい・増粘剤(タマリンドシードガム)・酸化防止剤(ビタミンE)・酸味料・クチナシ色素・香料・微粒二酸化ケイ素・ビタミンB2・ビタミンB1・(原材料の一部に卵・乳成分・えび・さけ・さば・鶏肉・豚肉・ゼラチンを含む)

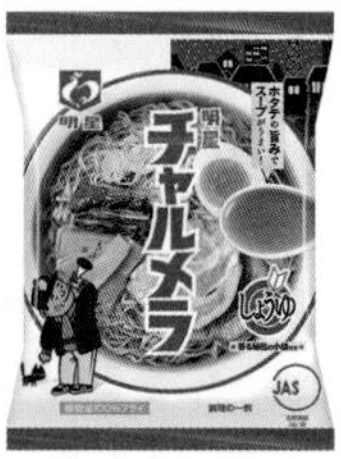

▼1食(97g)当たり	
エネルギー	441kcal
たんぱく質	8.0g
脂質	18.5g
炭水化物	60.7g
食塩相当量	6.4g

インスタント食品　日清食品㈱

日清ラ王 背脂コク醤油

めん(小麦粉・食塩・植物油脂・大豆食物繊維・卵粉・チキンエキス)・スープ(動物油脂(豚・鶏)・醤油・チキンエキス・野菜調味油・食塩・たん白加水分解物・魚介エキス・魚介調味油・香味油・糖類・魚粉・香味調味料・香辛料)・かやく(チャーシュー・海苔・ねぎ)・加工でん粉・調味料(アミノ酸等)・かんすい・増粘多糖類・カラメル色素・炭酸Ca・酒精・乳化剤・カロチノイド色素・酸化防止剤(ビタミンE)・香料・ビタミンB2・ビタミンB1・香辛料抽出物・(原材料の一部に乳成分・さば・ゼラチンを含む)

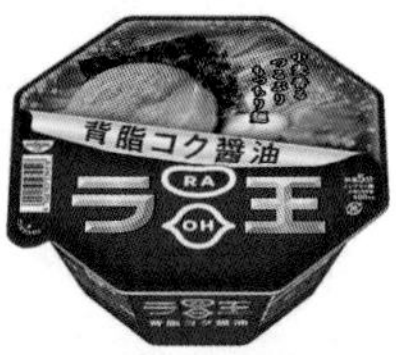

▼1食(115g)当たり	
エネルギー	423kcal
たんぱく質	12.8g
脂質	14.6g
炭水化物	60.0g
食塩相当量	6.4g

インスタント食品　日清食品㈱

カップヌードル

油揚げめん(小麦粉・植物油脂・食塩・チキンエキス・ポークエキス・醤油・たん白加水分解物)・かやく(味付卵・味付豚肉・味付えび・味付豚ミンチ・ねぎ)・スープ(糖類・醤油・食塩・香辛料・たん白加水分解物・香味調味料・チキンエキス・ポークエキス・メンマパウダー)・加工でん粉・調味料(アミノ酸等)・炭酸Ca・かんすい・カラメル色素・増粘多糖類・乳化剤・酸化防止剤(ビタミンE)・カロチノイド色素・香辛料抽出物・ビタミンB2・ビタミンB1・酸味料・スモークフレーバー・香料・(原材料の一部に乳成分・ごまを含む)

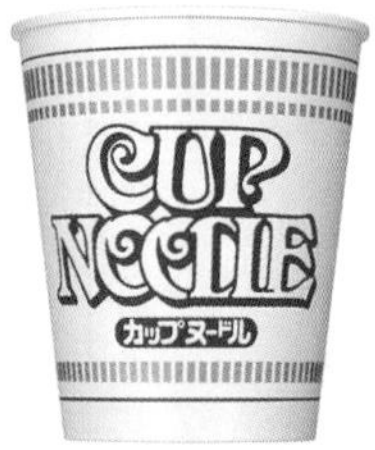

▼1食(77g)当たり	
エネルギー	353kcal
たんぱく質	10.7g
脂質	15.2g
炭水化物	43.4g
食塩相当量	4.8g

インスタント食品　東洋水産㈱

マルちゃん 赤いきつねうどん(東向け)

油揚げめん(小麦粉・植物油脂・でん粉・食塩・植物性たん白・乾燥酵母・卵白)・かやく(味付油揚げ・たまご・かまぼこ)・添付調味料(食塩・醤油・魚介エキス・たん白加水分解物・粉末こんぶ・香辛料・ねぎ・砂糖・植物油)・加工でん粉・調味料(アミノ酸等)・リン酸塩(Na)・炭酸カルシウム・カラメル色素・レシチン・増粘多糖類・酸化防止剤(ビタミンE)・ベニコウジ色素・ビタミンB2・ビタミンB1・カロチン色素・(原材料の一部に乳成分・さば・ゼラチンを含む)

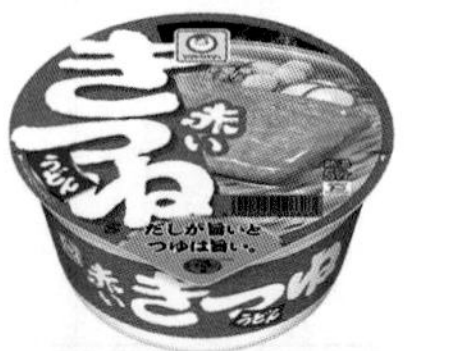

▼1食(96g)当たり	
エネルギー	432kcal
たんぱく質	10.6g
脂質	19.1g
炭水化物	54.4g
食塩相当量	6.6g

インスタント食品　日清食品㈱

日清のどん兵衛 きつねうどん(東)

油揚げめん(小麦粉・植物油脂・食塩・植物性たん白・大豆食物繊維)・かやく(味付油揚げ・かまぼこ)・スープ(食塩・粉末しょうゆ・糖類・魚粉・魚介エキス・七味唐辛子・ねぎ・昆布エキス)／加工でん粉・調味料(アミノ酸等)・増粘剤(アラビアガム)・炭酸Ca・リン酸塩(Na)・カラメル色素・香料・pH調整剤・酸味料・酸化防止剤(ビタミンE)・乳化剤・パプリカ色素・クチナシ色素・ビタミンB2・ビタミンB1・ベニコウジ色素・(一部に小麦・乳成分・ごま・さば・大豆・ゼラチンを含む)

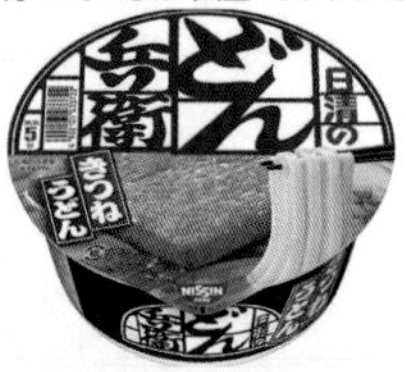

▼1食(96g)当たり	
エネルギー	413kcal
たんぱく質	10.0g
脂質	16.1g
炭水化物	57.0g
食塩相当量	5.4g

インスタント食品　日清食品㈱

日清焼そばU.F.O.

油揚げめん(小麦粉・植物油脂・食塩・醤油・香辛料)・ソース(ソース・糖類・植物油脂・還元水あめ・食塩・香辛料・香味油・ポークエキス・たん白加水分解物)・かやく(キャベツ・味付豚肉・青のり・紅生姜)・加工でん粉・カラメル色素・調味料(アミノ酸等)・炭酸Ca・かんすい・酸味料・グリセリン・ベニコウジ色素・香料・酸化防止剤(ビタミンE)・炭酸Mg・香辛料抽出物・ビタミンB2・ビタミンB1・(原材料の一部に乳成分・鶏肉・りんご・ゼラチンを含む)

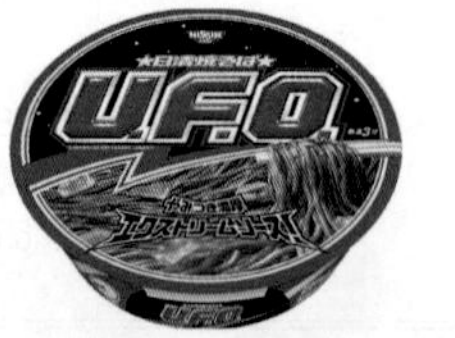

▼1食(128g)当たり	
エネルギー	556kcal
たんぱく質	9.4g
脂質	20.9g
炭水化物	82.6g
食塩相当量	5.8g

インスタント食品　ポッカサッポロフード&ビバレッジ㈱

じっくりコトコト こんがりパン コーンポタージュ

乾燥パン・野菜パウダー(スイートコーン・たまねぎ)・植物油脂・乳糖・砂糖・ホエイパウダー(乳製品)・食塩・乾燥スイートコーン・グルコースシロップ・ブイヨン・クリームパウダー・デキストリン・乳たんぱく・酵母エキス・オニオンエキス・乳等を主要原料とする食品・香辛料・粉末発酵調味料・増粘剤(加工でん粉)・調味料(アミノ酸等)・香料・(原材料の一部に大豆・鶏肉・豚肉を含む)

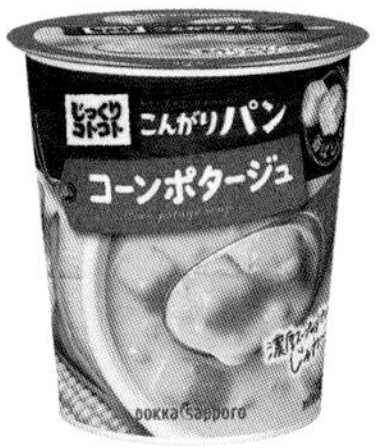

▼1食(31.4g)当たり	
エネルギー	136kcal
たんぱく質	2.5g
脂質	4.4g
炭水化物	22g
食塩相当量	1.7g

インスタント食品　㈱永谷園

生みそタイプみそ汁 あさげ

調味みそ：米みそ(大豆を含む)・酵母エキス・食塩・昆布エキス・鰹節粉・煮干粉・酒精・調味料(アミノ酸等)　具：わかめ・ふ(小麦を含む)・調味顆粒(鰹節粉・デキストリン・煮干粉・食塩)・乾燥ねぎ・調味料(アミノ酸等)・酸化防止剤(ビタミンE)・クエン酸

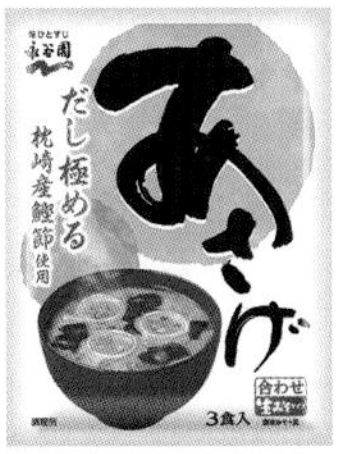

▼1食(18.1g)当たり	
エネルギー	29kcal
たんぱく質	2.5g
脂質	0.7g
炭水化物	3.1g
食塩相当量	2.0g

インスタント食品　丸美屋食品工業㈱

のりたま

胡麻・鶏卵・砂糖・小麦粉・乳糖・大豆加工品・食塩・海苔・こしあん・さば削り節・マーガリン・エキス(チキン・魚介・鰹・酵母)・パーム油・海藻カルシウム・鶏肉・澱粉・醤油・脱脂粉乳・粉末状植物性蛋白・鶏脂・あおさ・ぶどう糖果糖液糖・抹茶・イースト・みりん・なたね油・卵黄油・バター・大豆油・調味料(アミノ酸)・カロチノイド色素・酸化防止剤(ビタミンE)

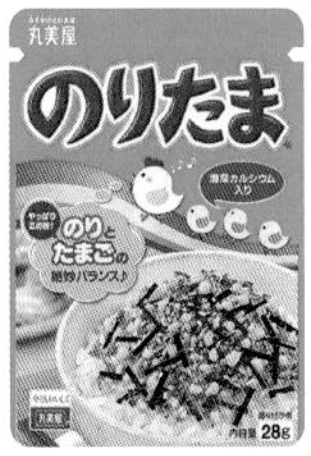

▼1食(2.5g)当たり	
エネルギー	11kcal
たんぱく質	0.58g
脂質	0.55g
炭水化物	0.99g
食塩相当量	0.23g

レトルト食品　味の素㈱

味の素KKおかゆ 玉子がゆ

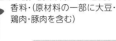

鶏卵・精米(国産)・でん粉・食塩・しょうゆ・調味料(アミノ酸等)・リン酸ナトリウム・(小麦を原材料の一部に含む)

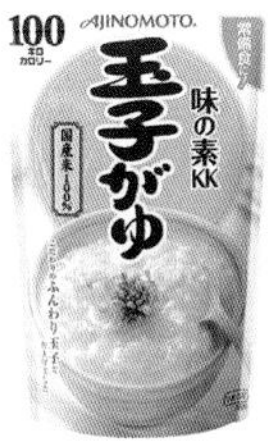

▼1人前(250g)当たり	
エネルギー	100kcal
たんぱく質	4.3g
脂質	2.5g
炭水化物	15g
食塩相当量	1.5g

レトルト食品　サトウ食品

サトウのごはん

うるち米

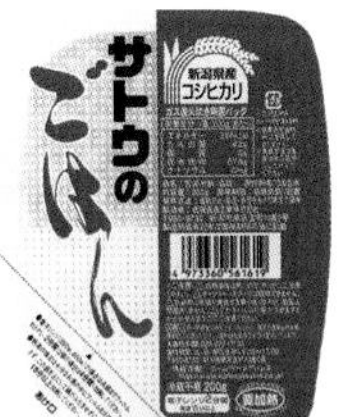

▼1食(200g)当たり	
エネルギー	294kcal
たんぱく質	4.2g
脂質	0g
炭水化物	67.8g
食塩相当量	0g

レトルト食品　東洋水産㈱

マルちゃん ふっくら赤飯

もち米(米国産)・小豆・食塩

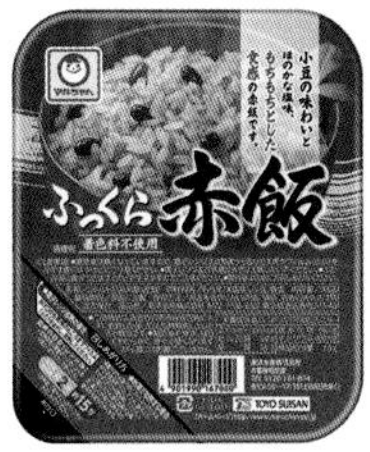

▼1パック(160g)当たり	
エネルギー	291kcal
たんぱく質	5.4g
脂質	0.6g
炭水化物	66.1g
食塩相当量	1.0g

レトルト食品　大塚食品㈱

100kcal マイサイズ 親子丼

野菜(たまねぎ・にんじん)・鶏肉・卵白・卵黄・でんぷん・しょうゆ・砂糖・チキンエキス・なたね油・かつおぶし粉末・かつお風味調味料／調味料(アミノ酸等)・増粘剤(加工デンプン)・リンゴ抽出物・カロチン色素・(一部に小麦・卵・大豆・鶏肉・りんごを含む)

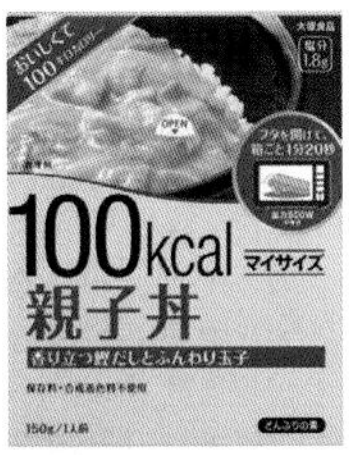

▼1人前(150g)当たり	
エネルギー	98kcal
たんぱく質	4.2g
脂質	4.2g
炭水化物(糖質)	10.5g
食塩相当量	1.8g
食物繊維	0.6g

レトルト食品　大塚食品㈱

ボンカレーゴールド(中辛)

野菜(じゃがいも(遺伝子組換えでない)・にんじん)・ソテーオニオン・小麦粉・牛肉・食用油脂・砂糖・フルーツチャツネ・ブイヨン(ビーフ・チキン・ポーク)・カレー粉・食塩・カレーペースト・りんごペースト・乳等を主原料とする食品・乳製品・ココナッツミルク・ウスターソース・香辛料・酵母エキス・エシャロットペースト／調味料(アミノ酸等)・増粘剤(加工デンプン)・カラメル色素・酸味料・パプリカ色素・リンゴ抽出物・香料・(一部に小麦・乳成分・牛肉・大豆・鶏肉・バナナ・豚肉・りんごを含む)

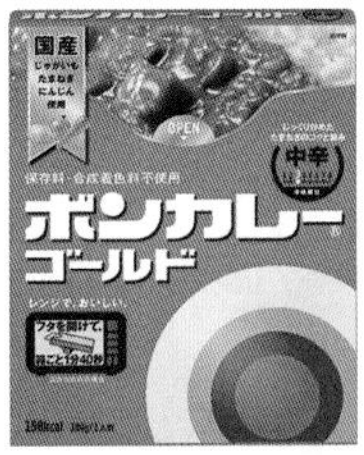

▼1人前(180g)当たり	
エネルギー	158kcal
たんぱく質	4.3g
脂質	7.0g
炭水化物(糖質)	18.4g
食塩相当量	2.5g
食物繊維	2.2g

レトルト食品　ハウス食品㈱

咖喱屋ハヤシ

玉ねぎ・牛肉・小麦粉・牛脂豚脂混合油・砂糖・ぶどう糖果糖液糖・トマトペースト・ウスターソース・ソテーオニオン・でんぷん・デミグラス風ソース・ポークエキス・食塩・しょう油・酵母エキス・ガーリックペースト・オニオンパウダー・香辛料／調味料(アミノ酸等)・カラメル色素・乳化剤・香料・香辛料抽出物・甘味料(スクラロース)・(一部に小麦・牛肉・大豆・鶏肉・豚肉・りんごを含む)

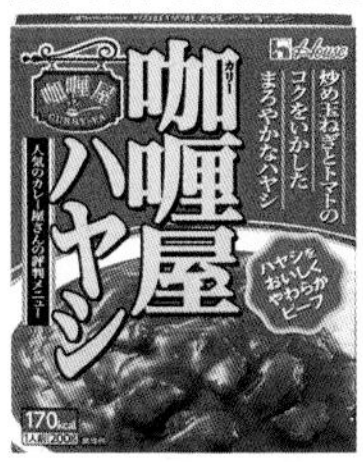

▼1人分(200g)当たり	
エネルギー	170kcal
たんぱく質	4.6g
脂質	8.9g
炭水化物	17.9g
食塩相当量	2.4g

冷凍食品　味の素冷凍食品㈱

ギョーザ

野菜(キャベツ・たまねぎ・にら・にんにく)・食肉(鶏肉・豚肉)・豚脂・粒状大豆たん白・卵白・ごま油・オイスターソース・砂糖・発酵調味料・食塩・香辛料・酵母エキス・皮(小麦粉・なたね油・米粉・食塩・でん粉・大豆粉・しょうゆ・サフラワー油)／調味料(アミノ酸等)・加工でん粉・乳化剤・増粘剤(キサンタン・アルギン酸Na)・クエン酸Na・塩化Ca・カゼインNa・(一部に小麦・卵・乳成分・ごま・大豆・鶏肉・豚肉を含む)

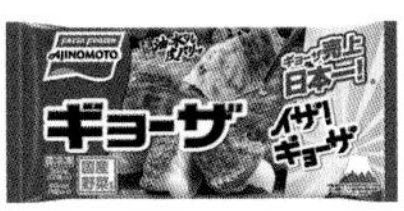

▼1個(25g)当たり	
エネルギー	44kcal
たんぱく質	1.5g
脂質	2.1g
炭水化物	4.7g
食塩相当量	0.28g

冷凍食品　味の素冷凍食品㈱

具だくさんエビピラフ

米・野菜(スイートコーン・にんじん・さやいんげん・赤ピーマン・たまねぎ)・えび・マッシュルーム・野菜加工品・食塩・乳等を主要原料とする食品・ブイヨン風調味料・砂糖・ワイン・卵白・焦がしバター風味油・香辛料・植物油脂・でん粉・チキンエキス・アサリエキス調味料・魚介エキス調味料・発酵調味料・いため油(ラード・なたね油)／調味料(アミノ酸等)・(一部にえび・かに・小麦・卵・乳成分・大豆・鶏肉・豚肉を含む)

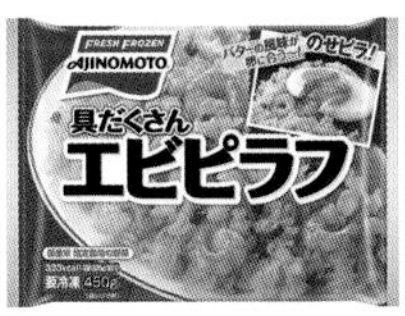

▼1/2袋(225g)当たり	
エネルギー	333kcal
たんぱく質	7.6g
脂質	3.8g
炭水化物	67g
食塩相当量	2.2g

冷凍食品　大塚食品㈱

大塚のマイクロマジック(フライドポテト)

じゃがいも(米国産・非遺伝子組換え)・食塩・ぶどう糖・揚げ油(パーム油・大豆油)・酸化防止剤(ビタミンE)

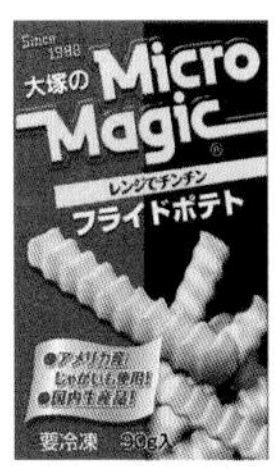

▼1箱(90g)当たり	
エネルギー	207kcal
たんぱく質	2.6g
脂質	10.0g
炭水化物	26.6g
食塩相当量	0.6g

冷凍食品　㈱ニチレイフーズ

ミニハンバーグ

食肉(牛肉・豚肉)・たまねぎ・粒状植物性たん白・つなぎ(パン粉・鶏卵・でん粉・粉末卵白・粉末状植物性たん白)・ぶどう糖・ソテーオニオン・植物油脂・しょうゆ・発酵調味料・デミグラス風ソース・食塩・たん白加水分解物・ビーフエキス・香味油・香辛料・酵母エキスパウダー・卵殻粉・しょうゆ加工品・フォンドボー／加工でん粉・(一部に小麦・卵・乳成分・牛肉・大豆・豚肉を含む)

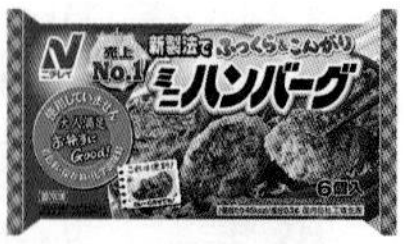

▼1個(21g)当たり	
エネルギー	45kcal
たんぱく質	2.3g
脂質	2.6g
炭水化物	3.1g
食塩相当量	0.3g

冷凍食品　㈱ニチレイフーズ

本格炒め炒飯

米・加工液卵(鶏卵)・焼豚(豚肉・糖類(砂糖・ぶどう糖)・しょうゆ・発酵調味料・しょうゆ加工品・香辛料・食塩)・ねぎ・香味野菜ペースト(植物油脂・ラード・ゼラチン・野菜(にんにく・しょうが)・乾燥ねぎ)・発酵調味料・しょうゆ・食塩・砂糖・ショートニング・ポークエキスパウダー・香辛料・いため油(なたね油・こめ油)／調味料(アミノ酸等)・加工でん粉・増粘剤(加工でん粉)・クエン酸Na・重曹・カロチノイド色素・酸化防止剤(ビタミンC)・(一部に小麦・卵・大豆・豚肉・ゼラチンを含む)

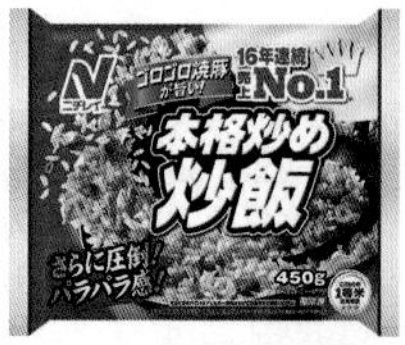

▼100g当たり	
エネルギー	219kcal
たんぱく質	5.9g
脂質	7.7g
炭水化物	31.4g
食塩相当量	1.4g

冷凍食品　㈱ニチレイフーズ

甘えびシューマイ

たまねぎ・たらすり身・甘えび・豚脂・つなぎ(でん粉加工品・でん粉・粉末卵白・粉末状植物性たん白)・粒状植物性たん白・糖類(ぶどう糖・砂糖)・魚介エキス・食塩・発酵調味料・しょうがペースト・えびエキス・香辛料・皮(小麦粉・でん粉・粉末大豆・食塩)／加工でん粉・調味料(アミノ酸)・ソルビトール・増粘剤(加工でん粉)・酸味料・(一部にえび・小麦・卵・大豆・豚肉を含む)

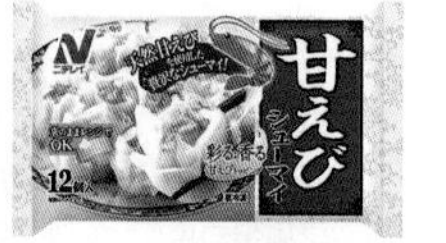

▼1個(13g)当たり	
エネルギー	21kcal
たんぱく質	0.8g
脂質	0.9g
炭水化物	2.3g
食塩相当量	0.2g

冷凍食品　㈱ニチレイフーズ

からあげチキン

鶏肉・植物油脂・砂糖・しょうゆ・粉末状植物性たん白・粒状植物性たん白・食塩・鶏油・チキンエキス・でん粉・香味油・香辛料・粉末卵白・酵母エキスパウダー・モルトエキスパウダー・衣(コーンフラワー・でん粉・食塩・粉末しょうゆ・小麦たん白加工品・香辛料・砂糖・コーングリッツ・粉末卵白・紅茶エキスパウダー)・揚げ油(大豆油)／加工でん粉・pH調整剤・増粘多糖類・リン酸塩(Na)・香料・乳化剤・酢・アセロラ濃縮果汁・(一部に小麦・卵・乳成分・大豆・鶏肉を含む)

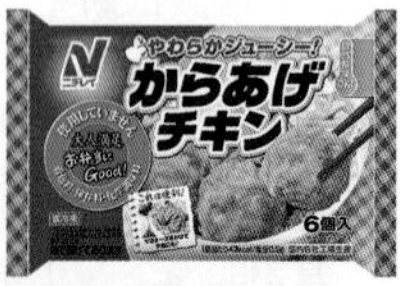

▼1個(21g)当たり	
エネルギー	43kcal
たんぱく質	2.1g
脂質	2.5g
炭水化物	3.0g
食塩相当量	0.5g

冷凍食品　日本水産㈱

ほしいぶんだけ 具だくさんの五目春巻

野菜(キャベツ・たけのこ・にんじん)・ラード・はるさめ・しょうゆ・たん白加水分解物・粒状植物性たん白・でん粉・植物油脂・豚肉・おろししょうが・砂糖・えび醤・しいたけエキスパウダー・ポークエキス・オイスターソース・乾燥しいたけ・おろしにんにく・がらスープ・皮(小麦粉・粉末水あめ・粉末油脂・植物油脂・ショートニング・大豆粉・加工油脂・食塩・コーンフラワー)・揚げ油(パーム油)／加工でん粉・pH調整剤・調味料(アミノ酸等)・カラメル色素・酸味料・(一部にえび・小麦・乳成分・ごま・大豆・鶏肉・豚肉・りんごを含む)

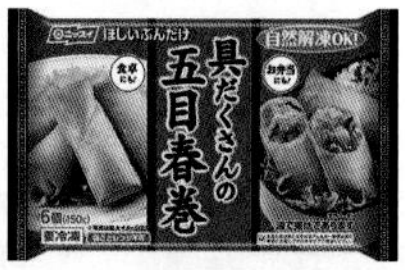

▼1個平均重量25g当たり	
エネルギー	70kcal
たんぱく質	1.0g
脂質	4.4g
炭水化物	6.7g
食塩相当量	0.4g

冷凍食品　日本水産㈱

大きな大きな焼きおにぎり

米(国産)・しょうゆ・砂糖・食塩・植物油脂・かつおエキス・果糖ぶどう糖液糖・ほたてエキス・こんぶエキス・酵母エキス・デキストリン／調味料(アミノ酸等)・加工でん粉・増粘剤(キサンタン)・(一部に小麦・大豆・鶏肉・豚肉を含む)

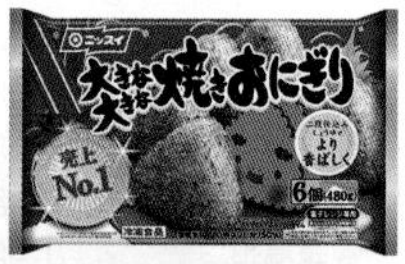

▼1個平均重量80g当たり	
エネルギー	136kcal
たんぱく質	2.6g
脂質	0.8g
炭水化物	29.6g
食塩相当量	0.8g

冷凍食品　日本水産㈱

たこ焼き 18個

野菜(キャベツ・ねぎ)・たこ・小麦粉・全卵・植物油脂・揚げ玉・やまいも・米粉・砂糖・でん粉・紅しょうが・食塩・かつお節粉末・こんぶエキス・デキストリン・乳たん白・こんぶ粉末・加工油脂／加工でん粉・調味料(アミノ酸等)・ベーキングパウダー・紅麹色素・炭酸Na・(一部に小麦・卵・乳成分・大豆・やまいもを含む)

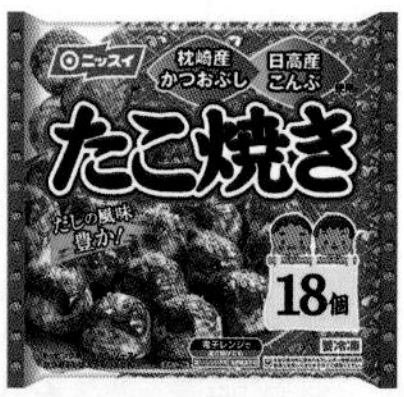

▼1個平均重量20g当たり	
エネルギー	30kcal
たんぱく質	0.9g
脂質	1.5g
炭水化物	3.2g
食塩相当量	0.2g

冷凍食品　㈱明治

レンジピッツァ＆ピッツァ 2枚入

小麦粉・ナチュラルチーズ(チェダー・ゴーダ・モッツァレラ)・ソフトサラミソーセージ・植物油脂加工品・トマトペースト・野菜(とうもろこし・ピーマン)・植物油脂・ショートニング・果糖ぶどう糖液糖・イースト・脱脂濃縮乳・食塩・パン粉・乳等を主要原料とする食品・でん粉加工品・クリーム・ソテーオニオン・食物繊維・香辛料・濃縮トマト・チキンシーズニングパウダー・ぶどう酢・バター・ワイン／ソルビトール・増粘剤(加工デンプン・ペクチン)・トレハロース・セルロース・キシロース・加工デンプン・乳化剤・リン酸塩(Na・Ca)他

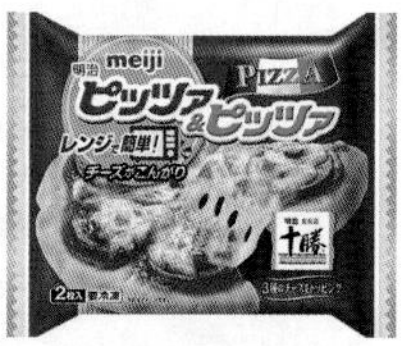

▼1枚(125g)当たり	
エネルギー	334kcal
たんぱく質	12.8g
脂質	12.5g
炭水化物	42.5g
食塩相当量	1.4g

飲　料　カゴメ㈱

野菜生活100

野菜(にんじん・ピーマン・ほうれん草・アスパラガス・小松菜・クレソン・かぼちゃ・紫キャベツ・ブロッコリー・メキャベツ(プチヴェール)・ビート・赤じそ・セロリ・レタス・はくさい・ケール・パセリ・なす・たまねぎ・だいこん・キャベツ)・果実(りんご・オレンジ・レモン)・香料

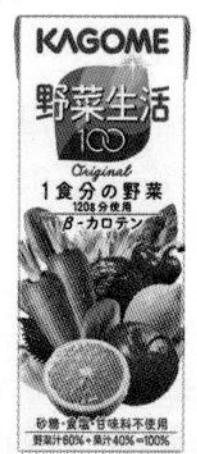

▼200mL当たり	
エネルギー	64kcal
たんぱく質	0.8g
脂質	0g
炭水化物(糖質)	14.8g
食塩相当量	―
食物繊維	0.3～1.2g

飲　料　大塚製薬㈱

ポカリスエット(ペットボトル)

砂糖・果糖ぶどう糖液糖・果汁・食塩・酸味料・香料・塩化K・乳酸Ca・調味料(アミノ酸)・塩化Mg・酸化防止剤(ビタミンC)

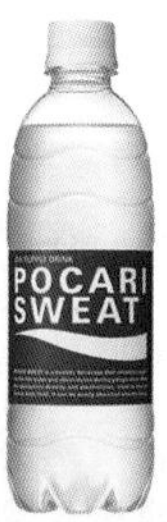

▼100mL当たり	
エネルギー	25kcal
たんぱく質	0g
脂質	0g
炭水化物	6.2g
食塩相当量	0.12g

飲　料　アサヒ飲料㈱

三ツ矢サイダー

砂糖類(果糖ぶどう糖液糖・砂糖)／炭酸・香料・酸味料

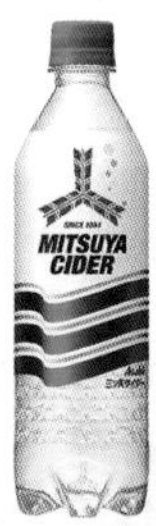

▼100mL当たり	
エネルギー	42kcal
たんぱく質	0g
脂質	0g
炭水化物	11g
食塩相当量	0.02g

飲　料　アサヒ飲料㈱

カルピスウォーター

砂糖類(果糖ぶどう糖液糖・砂糖)・脱脂粉乳・乳酸菌飲料／酸味料・香料・安定剤(大豆多糖類)

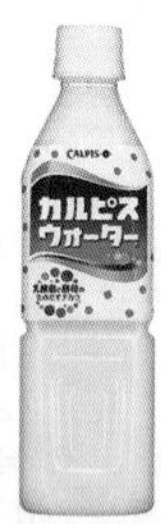

▼100mL当たり	
エネルギー	45kcal
たんぱく質	0.3g
脂質	0g
炭水化物	11g
食塩相当量	0.04g

乳製品　雪印メグミルク㈱

6Pチーズ

ナチュラルチーズ・乳化剤

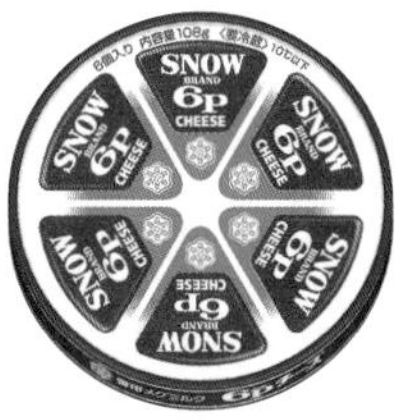

▼1個(約18g)当たり	
エネルギー	59kcal
たんぱく質	3.7g
脂質	4.7g
炭水化物	0.2g
食塩相当量	0.46g

乳製品　㈱明治

明治ブルガリアヨーグルト LB81 プレーン

生乳・乳製品

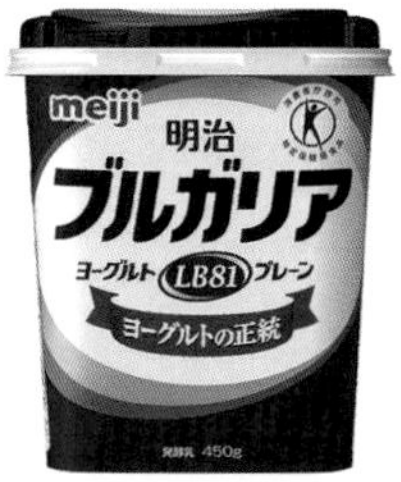

▼100g当たり	
エネルギー	62kcal
たんぱく質	3.4g
脂質	3.0g
炭水化物	5.3g
食塩相当量	0.13g

乳製品　㈱ヤクルト本社

ジョア プレーン

脱脂粉乳・砂糖・クリーム／乳酸Ca・ビタミンD

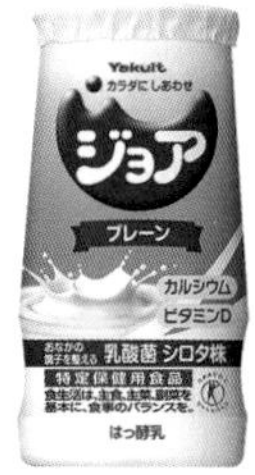

▼125mL当たり	
エネルギー	96kcal
たんぱく質	5.8g
脂質	1.1g
炭水化物	15.6g
食塩相当量	0.2g

シリアル・パン類　カルビー㈱

フルグラ

オーツ麦・ライ麦粉・砂糖・乾燥果実(パパイヤ・レーズン・りんご・いちご)・小麦粉・ココナッツ・マルトデキストリン・植物油・米粉・水溶性食物繊維・コーンフラワー・かぼちゃの種・アーモンド・食塩・小麦ふすま・玄米粉 ／ グリセリン・加工デンプン・クエン酸鉄Na・乳化剤・酸味料・酸化防止剤(ビタミンE・ローズマリー抽出物)・ナイアシン・パントテン酸Ca・カゼインNa(乳由来)・ビタミンA・ビタミンB6・ビタミンB1・葉酸・ビタミンD・ビタミンB12

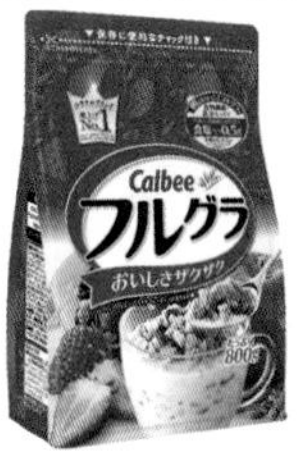

▼1食分(50g)当たり	
エネルギー	220kcal
たんぱく質	3.9g
脂質	7.7g
炭水化物(糖質)	31.6g
食塩相当量	0.3g
食物繊維	4.5g

シリアル・パン類　日清シスコ㈱

シスコーンBIG フロスト

コーングリッツ(遺伝子組換えでない)・砂糖(三温糖)・食塩・乳糖・麦芽エキス・モルトシロップ・ビタミンK2含有食用油脂・炭酸カルシウム・ビタミンC・香料・ピロリン酸鉄・乳化剤・ナイアシン・酸化防止剤(ビタミンE)・ビタミンB6・パントテン酸カルシウム・ビタミンB1・葉酸・ビタミンB2・ビタミンD・ビタミンB12・(原材料の一部に大豆を含む)

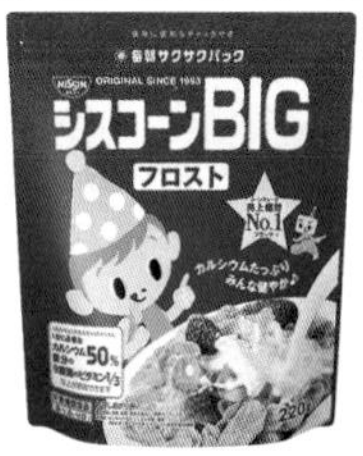

▼1食(40g)当たり	
エネルギー	152kcal
たんぱく質	1.8g
脂質	0.28g
炭水化物(糖質)	35.0g
食塩相当量	0.6g
食物繊維	1.0g

シリアル・パン類　山崎製パン㈱

北海道チーズ蒸しケーキ

小麦粉・砂糖・全卵・チーズクリーム・ショートニング・卵白・乳等を主要原料とする食品・水あめ・乳化油脂・卵白粉・バター・ソルビット・乳化剤・膨脹剤・香料・酸味料・カロテノイド色素・(原材料の一部に乳成分・卵・小麦・大豆を含む)

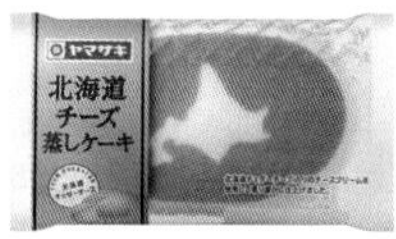

▼1個当たり	
エネルギー	338kcal
たんぱく質	6.1g
脂質	13.4g
炭水化物	48.3g
食塩相当量	0.5g
飽和脂肪酸	2.7g

菓　子　井村屋㈱

水ようかん

砂糖・生あん・小豆・寒天・食塩

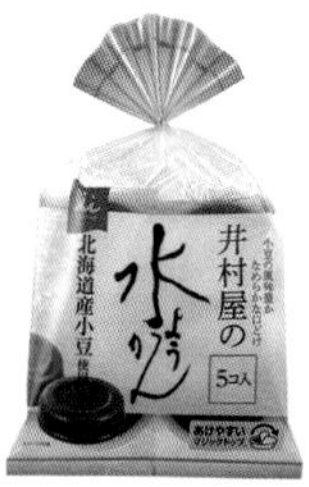

▼1個(62g)当たり	
エネルギー	102kcal
たんぱく質	1.9g
脂質	0.2g
炭水化物	23.2g
食塩相当量	0.04g

菓　子　亀田製菓㈱

200g 亀田の柿の種 6袋詰

ピーナッツ(ピーナッツ・植物油脂(大豆を含む)・食塩)・米(国産)・でん粉・しょうゆ(小麦・大豆を含む)・砂糖・カツオ節エキス・たんぱく加水分解物(卵・小麦・大豆・鶏・豚を含む)・食塩・こんぶエキス・加工でん粉・調味料(アミノ酸等)・ソルビトール・パプリカ色素・カラメル色素・香辛料抽出物・乳化剤

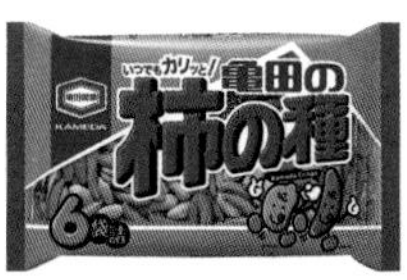

▼1個包装当たり	
エネルギー	157kcal
たんぱく質	4.5g
脂質	5.8g
炭水化物	21.6g
食塩相当量	0.41g

菓　子　江崎グリコ㈱

アーモンドグリコ

水あめ・加糖練乳・砂糖・植物油脂・アーモンド・ホエイチーズ・大豆たんぱく・食塩・加工デンプン・炭酸Ca・乳化剤・(原材料の一部に小麦を含む)

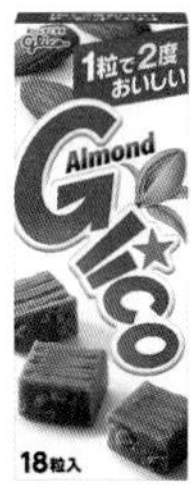

▼1箱(18粒)当たり	
エネルギー	337kcal
たんぱく質	3.2g
脂質	10.4g
炭水化物	57.6g
食塩相当量	0.2g

菓　子　森永製菓㈱

マリー

小麦粉・砂糖・牛乳・とうもろこしでん粉・ショートニング・バターオイル・マーガリン・全粉乳・植物油脂・ぶどう糖果糖液糖・食塩・たんぱく質濃縮ホエイパウダー／膨脹剤・香料・乳化剤(大豆由来)

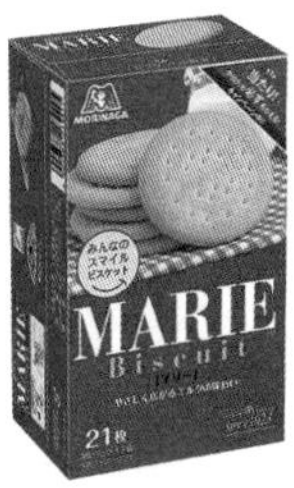

▼1枚(標準5.4g)当たり	
エネルギー	24kcal
たんぱく質	0.4g
脂質	0.6g
炭水化物	4.3g
食塩相当量	0.04g

菓　子　カルビー㈱

じゃがりこ サラダ

じゃがいも(遺伝子組換えでない)・植物油・脱脂粉乳・粉末植物油脂・乳等を主要原料とする食品・食塩・乾燥にんじん・パセリ・こしょう／乳化剤(大豆を含む)・調味料(アミノ酸等)・香料・酸化防止剤(V.C)

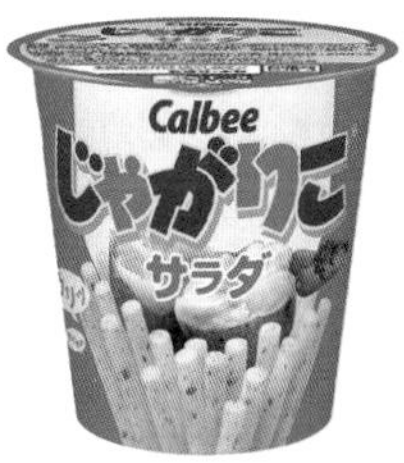

▼1カップ(60g)当たり	
エネルギー	299kcal
たんぱく質	4.3g
脂質	14.4g
炭水化物	38.0g
食塩相当量	0.8g

菓　子　カルビー㈱

ポテトチップス うすしお味

じゃがいも(遺伝子組換えでない)・植物油・食塩・こんぶエキスパウダー・デキストリン／調味料(アミノ酸等)

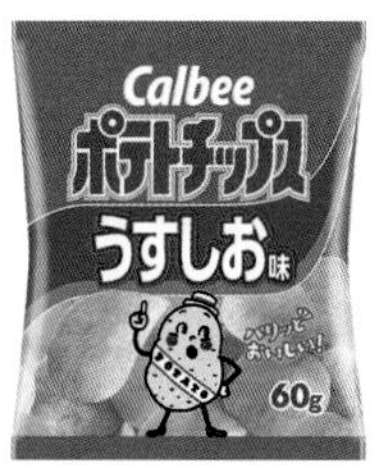

▼1袋(60g)当たり	
エネルギー	336kcal
たんぱく質	3.1g
脂質	21.6g
炭水化物	32.3g
食塩相当量	0.6g

菓子　ハウス食品㈱

とんがりコーン あっさり塩

コーングリッツ・植物油脂・砂糖・食塩・しょう油加工品・香辛料・粉末しょう油／調味料(無機塩等)・重曹・カラメル色素・酸化防止剤(ビタミンE)・(一部に小麦・大豆を含む)

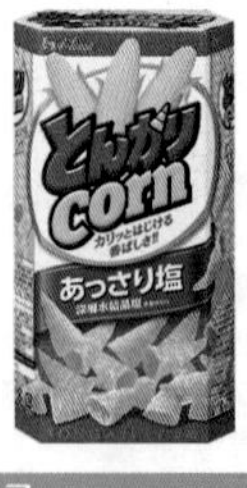

▼1箱(75g)当たり	
エネルギー	409kcal
たんぱく質	3.8g
脂質	23.4g
炭水化物	45.8g
食塩相当量	1.2g

菓子　㈱明治

チョコレート効果 カカオ72%

カカオマス・砂糖・ココアパウダー・ココアバター／乳化剤・香料・(一部に乳成分・大豆を含む)

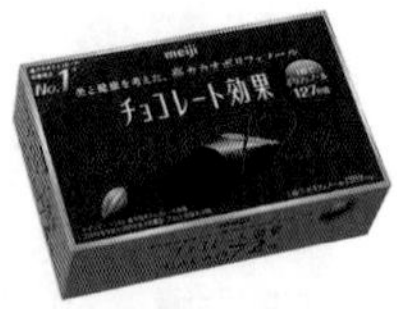

▼1箱(75g)当たり	
エネルギー	422kcal
たんぱく質	8.2g
脂質	30.5g
炭水化物(糖質)	24.5g
食塩相当量	0g
食物繊維	8.9g

菓子　㈱明治

きのこの山

砂糖・小麦粉・カカオマス・植物油脂・全粉乳・ココアバター・乳糖・ショートニング・練乳加工品・脱脂粉乳・クリーミングパウダー・異性化液糖・麦芽エキス・イースト・食塩／乳化剤・膨脹剤・香料・(一部に小麦・乳成分・大豆を含む)

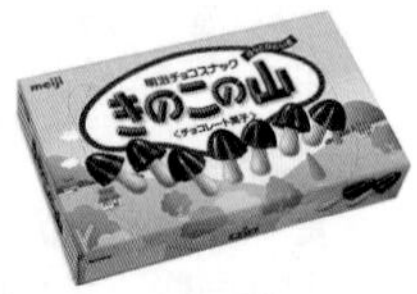

▼1箱(74g)当たり	
エネルギー	417kcal
たんぱく質	5.8g
脂質	25.2g
炭水化物	41.7g
食塩相当量	0.2g

菓子　㈱ロッテ

ガーナミルクチョコレート

砂糖・全粉乳・カカオマス・ココアバター・植物油脂／乳化剤(大豆由来)・香料

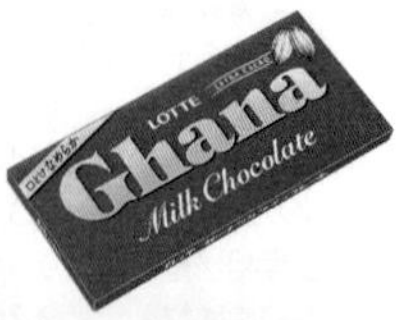

▼1箱(50g)当たり	
エネルギー	279kcal
たんぱく質	3.8g
脂質	16.9g
炭水化物	28.0g
食塩相当量	0.08g

菓子　㈱ロッテ

ブラックブラックガム

砂糖・水あめ・ぶどう糖・還元パラチノース・エリスリトール・ゼラチン・カカオ抽出物・イチョウ葉抽出物・菊花抽出物／ガムベース・香料・軟化剤・カフェイン・着色料(カカオ・クチナシ)・甘味料(アスパルテーム・L－フェニルアラニン化合物・アセスルファムK)

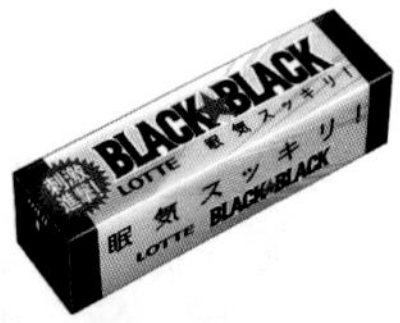

▼1パック(9枚)当たり	
エネルギー	80kcal
たんぱく質	0.2g
脂質	0g
炭水化物	20.3g
食塩相当量	0.007g

菓子　カンロ㈱

カンロ ノンシュガー 果実のど飴

還元水飴・濃縮果汁(りんご・ぶどう・オレンジ・レモン)・果実エキス・食用油脂・ハーブエキス・酸味料・ビタミンC・香料・ソルビトール・着色料(紅花黄・野菜色素・クチナシ・カラメル)・甘味料(スクラロース)・乳化剤(大豆由来)

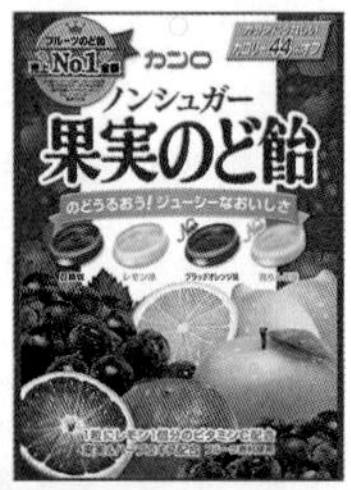

▼1粒(4.3g)当たり	
エネルギー	9.3kcal
たんぱく質	0g
脂質	0g
炭水化物	4.26g
食塩相当量	0.003g

アイスクリーム類　赤城乳業㈱

ガリガリ君 ソーダ

異性化液糖・砂糖・りんご果汁・ぶどう糖・ライム果汁・水飴・リキュール・食塩／香料・安定剤(ペクチン)・酸味料・着色料(スピルリナ青・クチナシ・紅花黄)

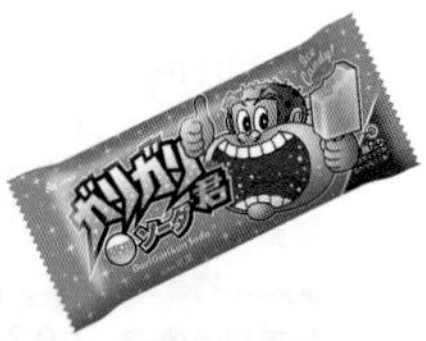

▼1本(110mL)当たり	
エネルギー	69kcal
たんぱく質	0g
脂質	0g
炭水化物	18.1g
食塩相当量	0.04g

アイスクリーム類　井村屋㈱

あずきバー

砂糖・小豆・水あめ・コーンスターチ(遺伝子組換えでない)・食塩

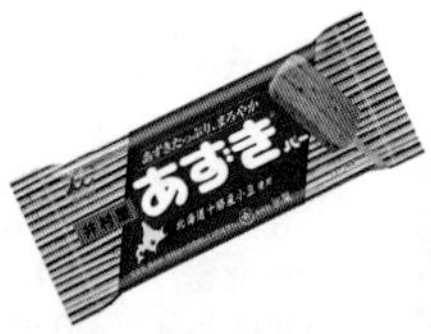

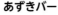

▼1本(85mL)当たり	
エネルギー	156kcal
たんぱく質	3.3g
脂質	0.5g
炭水化物	34.6g
食塩相当量	0.2g

アイスクリーム類　㈱明治

明治エッセル スーパーカップ 超バニラ

乳製品・植物油脂・砂糖・水あめ・卵黄・ぶどう糖果糖液糖・食塩・香料・アナトー色素・(原材料の一部に大豆を含む)

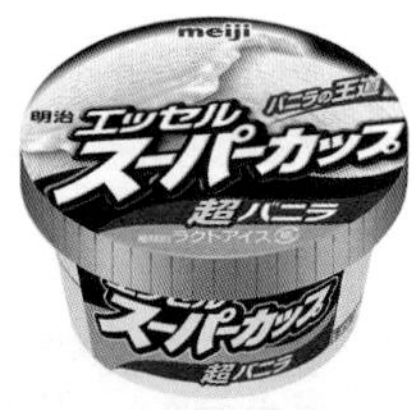

▼1個(200mL)当たり	
エネルギー	380kcal
たんぱく質	5.9g
脂質	23.5g
炭水化物	36.3g
食塩相当量	0.2g

栄養補助食品　大塚製薬㈱

カロリーメイトブロック チョコレート味

小麦粉・食用油脂・砂糖・卵・アーモンド・ココアパウダー・脱脂粉乳・大豆タンパク・小麦タンパク・チョコレート・食塩・でん粉・カゼインナトリウム・加工でん粉・乳化剤・炭酸マグネシウム・香料

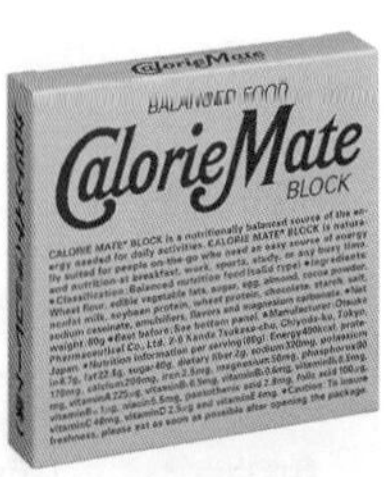

▼4本(80g)当たり	
エネルギー	400kcal
たんぱく質	8.7g
脂質	22.4g
炭水化物(糖質)	40g
食塩相当量	0.81g
食物繊維	2g

栄養補助食品　大塚製薬㈱

SOYJOY(ピーナッツ)

大豆粉(遺伝子組換えでない)・ピーナッツ・アガベシロップ・食用植物油脂・難消化性デキストリン・卵・脱脂粉乳・アーモンド・食塩・香料

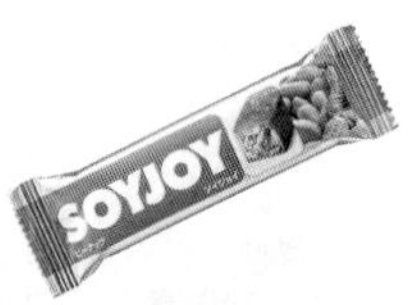

▼1本(30g)当たり	
エネルギー	144kcal
たんぱく質	6.5g
脂質	9.5g
炭水化物(糖質)	6.7g
食塩相当量	0.09～0.20g
食物繊維	4.1g

栄養補助食品　㈱明治

即攻元気 アミノ酸&ローヤルゼリー

異性化液糖・寒天・ローヤルゼリー・クエン酸・アラニン・アルギニン・バリン・クエン酸Na・ゲル化剤(増粘多糖類)・乳酸Ca・フェニルアラニン・香料・甘味料(アセスルファムK・スクラロース)・ナイアシン・V.B1・V.B6・V.B2

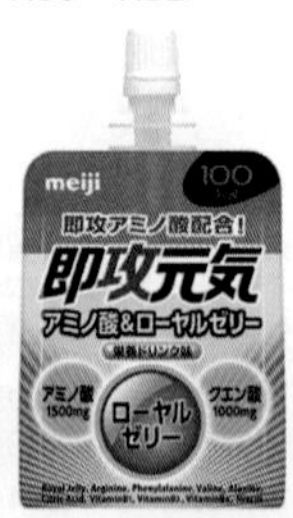

▼1袋(180g)当たり	
エネルギー	100kcal
たんぱく質	1.7g
脂質	0g
炭水化物	23.5g
食塩相当量	0.16g

外食・中食食品成分表

「外食」は，自宅以外のレストランや飲食店で食事をすることをいいます。
「中食(なかしょく・ちゅうしょく)」は，調理済みの弁当やそう菜類などを買って帰り，主に家で食事をすることをいいます。ピザや寿司などを持ち帰ったり配達してもらったりして，家で食事をすることも中食に含まれます。

＊掲載した内容は各企業提供の資料による(2017年12月調べ)。商品の内容は変わることがある。
＊食塩相当量は，商品によってはナトリウム量に2.54を乗じたもの。
＊原材料や栄養成分が掲載されていないもの(—)は，公表されていない場合である。
＊食物繊維の数値が公表されている場合は，数値を掲載している。

レストランなど外食　㈱ココスジャパン(COCO'S)

ボロネーゼ スパゲッティ

スパゲッティ・牛肉・トマト・チーズ・パセリなど

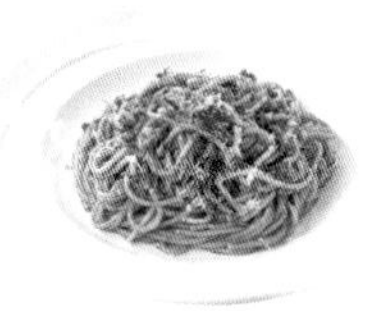

▼1食当たり	
エネルギー	677kcal
たんぱく質	—
脂質	28.5g
炭水化物	—
食塩相当量	3.1g

レストランなど外食　㈱ココスジャパン(COCO'S)

ビーフカレー

米・牛肉・カレーなど

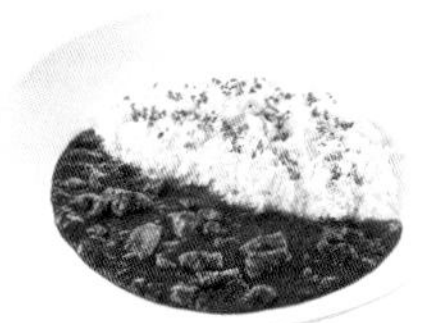

▼1食当たり	
エネルギー	706kcal
たんぱく質	—
脂質	18.4g
炭水化物	—
食塩相当量	1.8g

レストランなど外食　㈱ココスジャパン(COCO'S)

シーザーサラダ フラワーチーズ添え

レタス・トマト・ベーコン・チーズ・クルトンなど

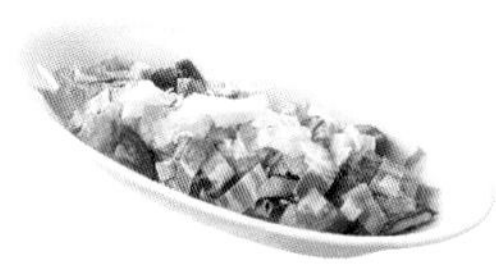

(栄養成分の数値は，ドレッシングを含まず。)

▼1食当たり	
エネルギー	101kcal
たんぱく質	—
脂質	6.3g
炭水化物	—
食塩相当量	0.6g

レストランなど外食　㈱すかいらーく(ガスト)

チーズINハンバーグ

チーズ入りハンバーグ・ドミソース・ハッシュポテト・スナップエンドウ・コーン

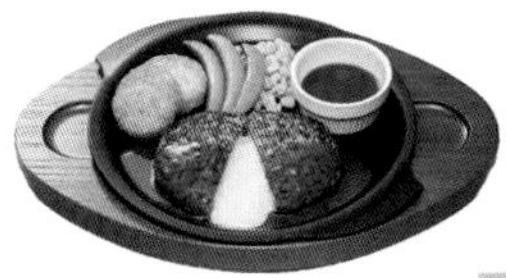

▼1食当たり	
エネルギー	757kcal
たんぱく質	30.5g
脂質	59.4g
炭水化物	26.1g
食塩相当量	2.6g

レストランなど外食　㈱すかいらーく(ガスト)

温玉きのこ雑炊

米・ほうれん草・温泉玉子・しめじ・干ししいたけ・たまねぎ・にんじん・和風だしスープ

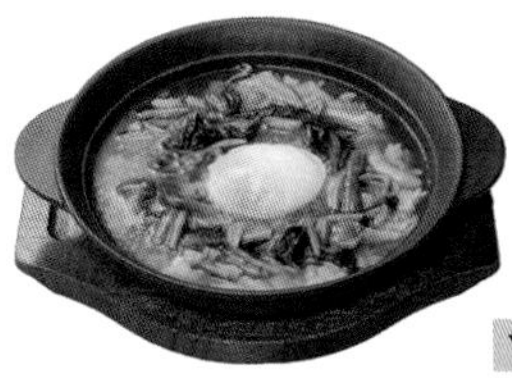

▼1食当たり	
エネルギー	355kcal
たんぱく質	13.9g
脂質	6.6g
炭水化物	59.9g
食塩相当量	3.4g

レストランなど外食　㈱不二家フードサービス

牛フィレカットステーキのガーリック焼きごはん〈サラダ付〉

牛肉(オーストラリア産)・ガーリックライス・ガーリッククライスソース・フライドガーリック・クレソン他
【サラダ】サニーレタス・レタス・グリンカール・アーリーレッド・人参・赤パプリカ・黄パプリカ・ノンオイルドレッシング(香味和風)

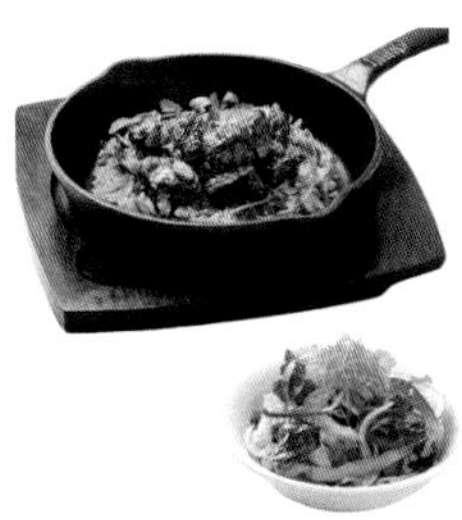

▼1食当たり	
エネルギー	819kcal
たんぱく質	—
脂質	—
炭水化物	—
食塩相当量	—

レストランなど外食　㈱不二家フードサービス

海老とチキンのマカロニグラタン

マカロニ・ベシャメルソース・鶏もも正肉・玉ねぎ・バナメイ海老・バター・シュレッドチーズ・粉チーズ他

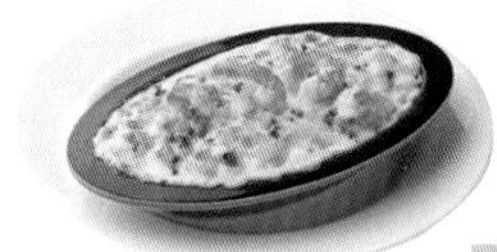

▼1食当たり	
エネルギー	481kcal
たんぱく質	—
脂質	—
炭水化物	—
食塩相当量	—

レストランなど外食　㈱幸楽苑

あっさり中華そば

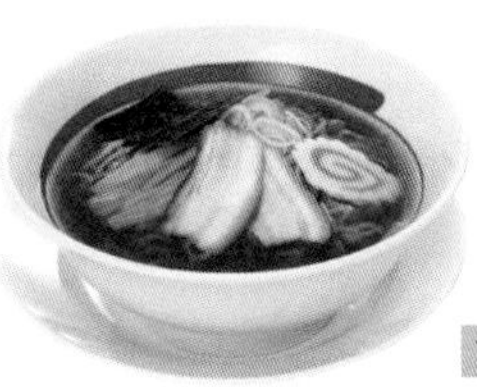

▼1食当たり	
エネルギー	642kcal
たんぱく質	23.2g
脂質	17.5g
炭水化物	89.9g
食塩相当量	9g

ファストフード　㈱吉野家

牛丼(並盛)

牛肉・玉ねぎ・米

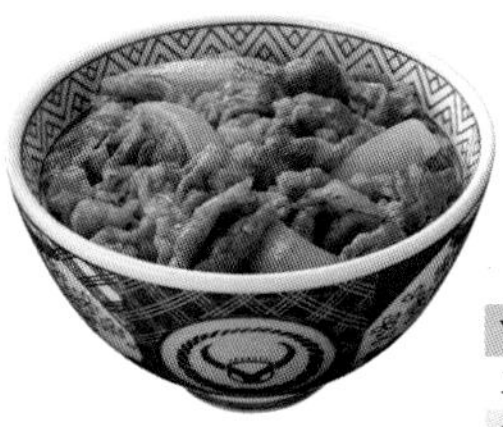

▼1食当たり	
エネルギー	669kcal
たんぱく質	19.4g
脂質	23.4g
炭水化物	95.1g
食塩相当量	2.7g

ファストフード　㈱吉野家

豚丼(並盛)

豚肉・玉ねぎ・米

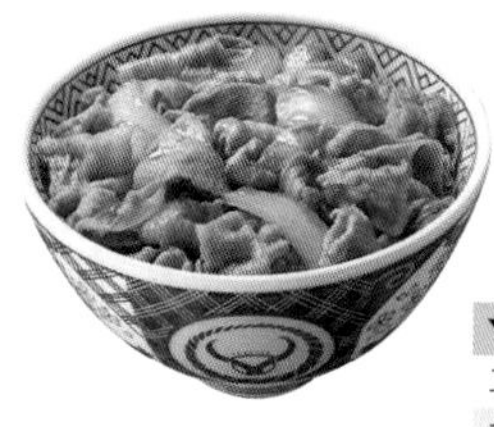

▼1食当たり	
エネルギー	593kcal
たんぱく質	21.5g
脂質	15.4g
炭水化物	92.1g
食塩相当量	2.5g

ファストフード　日本マクドナルド㈱

ハンバーガー

バンズ・ビーフパティ・オニオン・ピクルス

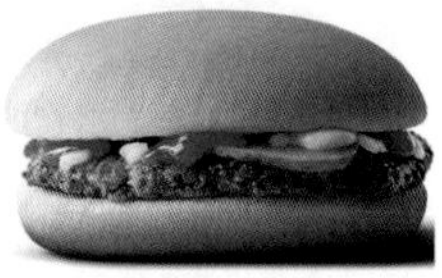

▼1個当たり	
エネルギー	260kcal
たんぱく質	13.3g
脂質	9.6g
炭水化物	30.2g
食塩相当量	1.9g
食物繊維	1.6g

ファストフード　日本マクドナルド㈱

ダブルチーズバーガー

バンズ・ビーフパティ・オニオン・ピクルス・スライスチーズ

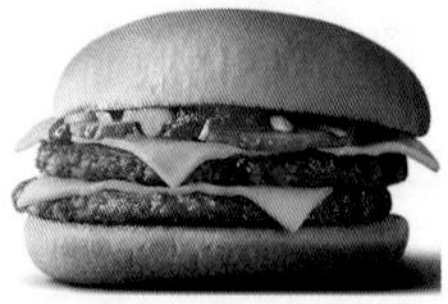

▼1個当たり	
エネルギー	463kcal
たんぱく質	27.4g
脂質	25.2g
炭水化物	31.6g
食塩相当量	3.8g
食物繊維	2.0g

ファストフード　日本マクドナルド㈱

エッグマックマフィン

イングリッシュマフィン・卵・カナディアンベーコン(ロースハム)・スライスチーズ

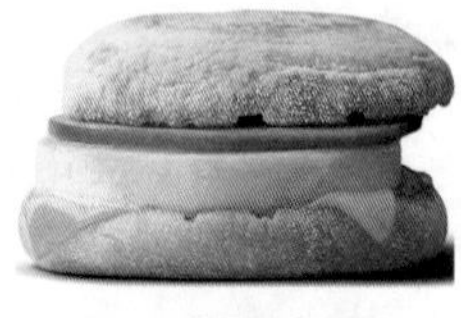

▼1個当たり	
エネルギー	310kcal
たんぱく質	19.7g
脂質	13.3g
炭水化物	26.7g
食塩相当量	1.7g
食物繊維	1.8g

ファストフード　㈱ロッテリア

エビバーガー

バンズ・エビパティ・タルタルソース・キャベツ

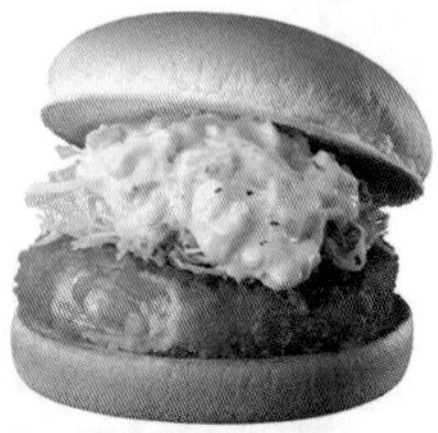

▼1個当たり	
エネルギー	489kcal
たんぱく質	12g
脂質	30.3g
炭水化物	40.9g
食塩相当量	2.3g

ファストフード　㈱ロッテリア

チキンからあげっと(3本入り)

鶏肉

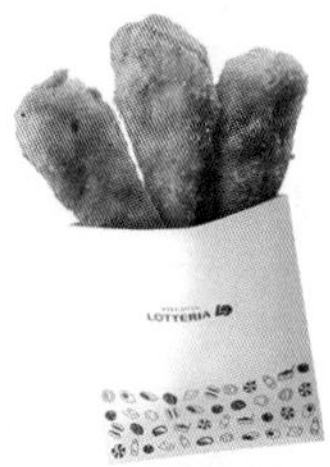

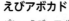

▼3本当たり	
エネルギー	181kcal
たんぱく質	5.9g
脂質	13.3g
炭水化物	9.1g
食塩相当量	1.3g

ファストフード　㈱ロッテリア

フレンチフライポテト(S)

じゃがいも

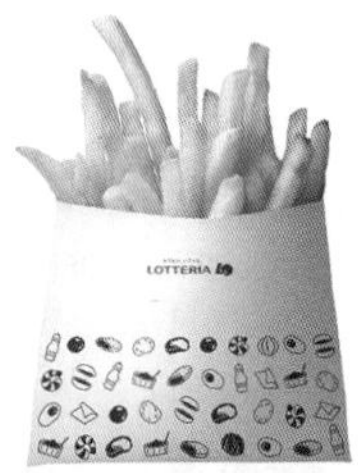

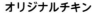

▼1食当たり	
エネルギー	211kcal
たんぱく質	2.4g
脂質	10.9g
炭水化物	26.3g
食塩相当量	0.5g

ファストフード　サブウェイ

ベジーデライト

パン・レタス・トマト・ピーマン・オニオン・ピクルス・オリーブ・ドレッシング

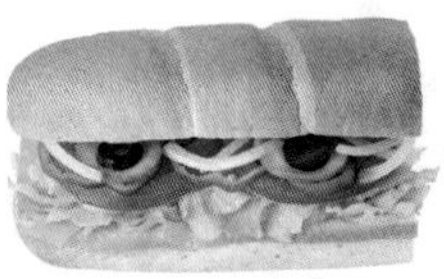

（栄養成分の数値は，サイズがレギュラー，パンがウィート，ドレッシングがオイル&ビネガー，塩・こしょうの場合。）

▼1個当たり	
エネルギー	219kcal
たんぱく質	6.9g
脂質	4.9g
炭水化物	37.0g
食塩相当量	1.5g

ファストフード　サブウェイ

えびアボカド

パン・えび・アボカド・レタス・トマト・ピーマン・オニオン・ピクルス・オリーブ・ドレッシング

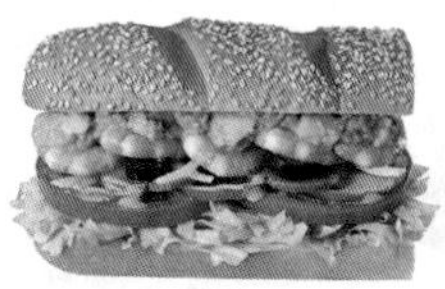

（栄養成分の数値は，サイズがレギュラー，パンがウィート，ドレッシングが野菜クリーミードレッシングの場合。）

▼1個当たり	
エネルギー	324kcal
たんぱく質	11.4g
脂質	12.0g
炭水化物	42.8g
食塩相当量	2.0g

ファストフード　日本ケンタッキー・フライド・チキン㈱

オリジナルチキン

鶏肉

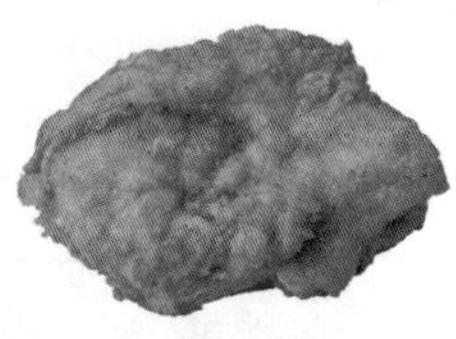

▼可食部平均重量87g当たり	
エネルギー	237kcal
たんぱく質	18.3g
脂質	14.7g
炭水化物	7.9g
食塩相当量	1.7g
食物繊維	0.3g

ファストフード　日本ケンタッキー・フライド・チキン㈱

コールスロー(M)

キャベツ・ニンジン・コールスロードレッシング

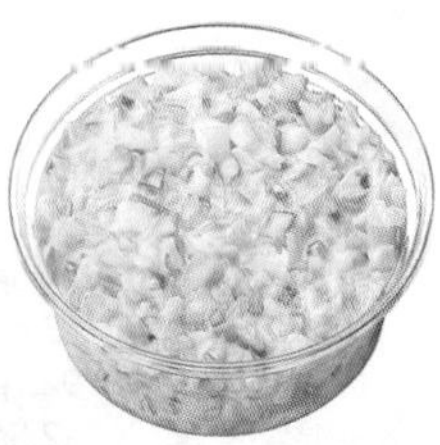

▼1食当たり	
エネルギー	155kcal
たんぱく質	1.6g
脂質	12.3g
炭水化物	9.8g
食塩相当量	0.8g
食物繊維	1.8g

ファストフード　㈱ダスキン(ミスタードーナツ)

エンゼルクリーム

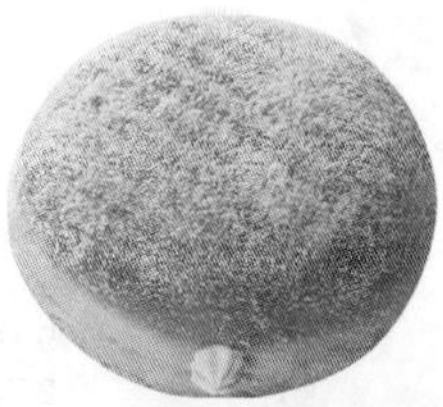

▼1個当たり	
エネルギー	206kcal
たんぱく質	3.1g
脂質	12.6g
炭水化物	19.8g
食塩相当量	0.4g

ファストフード　㈱ダスキン(ミスタードーナツ)

ポン・デ・リング

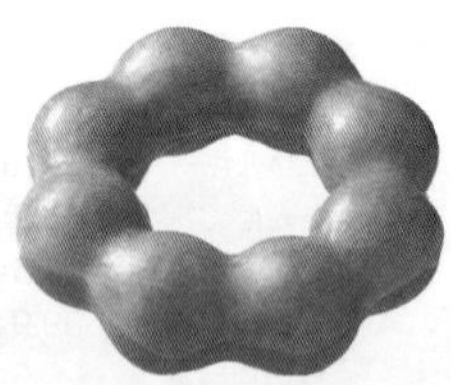

▼1個当たり	
エネルギー	232kcal
たんぱく質	1.2g
脂質	12.9g
炭水化物	27.3g
食塩相当量	0.6g

持ち帰り弁当　ほっかほっかか亭

のり弁当

ライス・乾海苔・花かつお（かつお加工品 削り節）・のり弁当のタレ・白身フライ・竹輪天ぷら・きんぴらゴボウ・浅しば漬・タルタルソース（小袋）

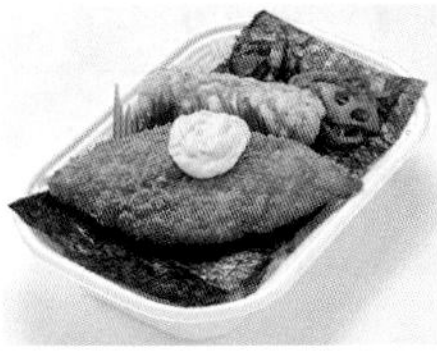

（北海道・秋田県・宮城県・福島県・山梨県・関東地方・東海・北陸・中国地方・大阪府・兵庫県（淡路島除く）・京都府・滋賀県・奈良県・和歌山県・九州地方で販売中。）

▼1食当たり	
エネルギー	734kcal
たんぱく質	19.8g
脂質	23.9g
炭水化物	110.4g
食塩相当量	3.0g

持ち帰り弁当　ほっかほっか亭

紅シャケ弁当

ライス・乾海苔・紅鮭塩焼き・竹輪天ぷら・椎茸昆布・きんぴらゴボウ・浅しば漬

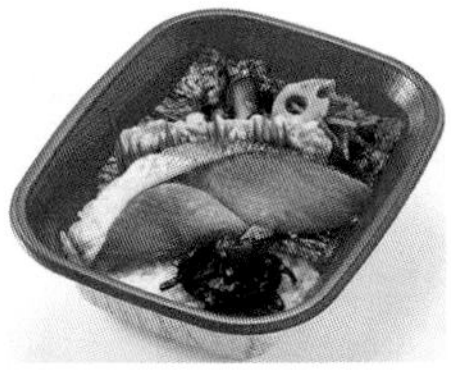

（東海・北陸・中国地方・大阪府・兵庫県（淡路島除く）・京都府・滋賀県・奈良県・和歌山県・九州地方で販売中。）

▼1食当たり	
エネルギー	543kcal
たんぱく質	21.0g
脂質	7.7g
炭水化物	98.6g
食塩相当量	3.2g

持ち帰り弁当　ほっかほっか亭

牛焼肉弁当

ライス・牛焼肉・玉ねぎ・牛焼肉のタレ・ゴマ・ポテトサラダ・ゼリー・千切紅しょうが

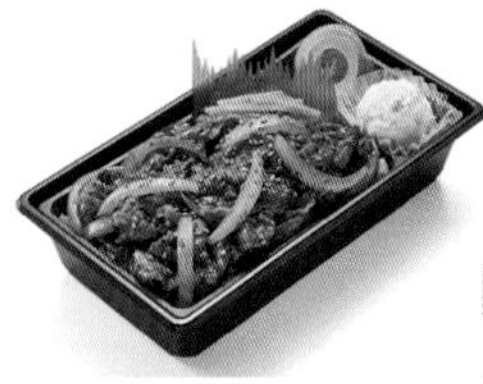

（北海道・秋田県・宮城県・福島県・山梨県・関東地方・東海・北陸・中国地方・大阪府・兵庫県（淡路島除く）・京都府・滋賀県・奈良県・和歌山県・九州地方で販売中。）

▼1食当たり	
エネルギー	684kcal
たんぱく質	20.5g
脂質	20.8g
炭水化物	103.5g
食塩相当量	2.0g

持ち帰り弁当　ほっともっと

和風幕の内弁当

ライス・あんかけエビ入り豆腐ハンバーグ天・から揚黒糖蜜だれ・野菜煮物（竹の子・人参・こんにゃく・蕗）・小松菜と油揚げの和え物・焼さば・だし巻き玉子・ごま菜漬・ポテトサラダ・ごま・醤油

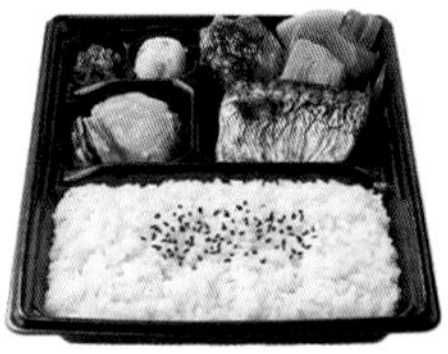

▼1食当たり	
エネルギー	672kcal
たんぱく質	26.2g
脂質	21.0g
炭水化物	95.7g
食塩相当量	2.8g

持ち帰り弁当　ほっともっと

肉野菜炒め弁当

ライス・キャベツ・豚肉・玉ねぎ・もやし・人参・枝豆・調味料

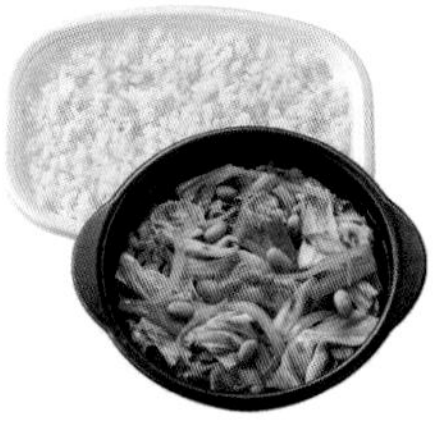

▼1食当たり	
エネルギー	705kcal
たんぱく質	24.2g
脂質	22.5g
炭水化物	101.3g
食塩相当量	3.3g

そう菜　ほっともっと

キンピラゴボウ

ごぼう・人参・ごま・調味料

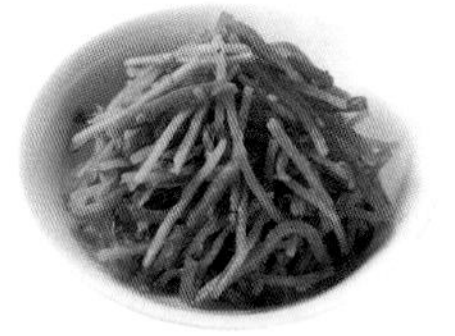

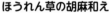

▼1パック当たり	
エネルギー	53kcal
たんぱく質	1.0g
脂質	1.8g
炭水化物	8.4g
食塩相当量	1.1g

そう菜　キッチンオリジン

若鶏の唐揚げ（醤油味）

鶏肉・衣（でん粉・小麦粉・コーン粉末・大豆加工品・こしょう・肉エキス・食塩・砂糖）・しょうゆ・植物油脂・合成清酒・しょうが・酢酸Na・重曹・加工でん粉・pH調整剤・調味料（アミノ酸等）・酸味料

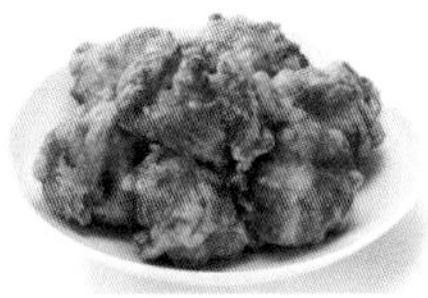

（関東地区販売商品）

▼100g当たり	
エネルギー	293kcal
たんぱく質	13.7g
脂質	18.7g
炭水化物	14.7g
食塩相当量	1.5g

そう菜　キッチンオリジン

肉じゃが

じゃがいも・にんじん・タレ（醤油・転化型液糖・砂糖・その他）・玉ねぎ・しらたき・牛肉・植物油脂・きぬさや・グリシン・pH調整剤・調味料（アミノ酸等）・酸味料・水酸化Ca

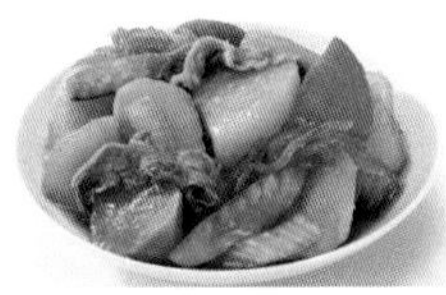

（関東地区販売商品）

▼100g当たり	
エネルギー	147kcal
たんぱく質	4.0g
脂質	7.0g
炭水化物	17.1g
食塩相当量	1.3g

そう菜　キッチンオリジン

ほうれん草の胡麻和え

ほうれん草・タレ（砂糖・ごま・醤油・転化型液糖・練りごま・醤油もろみ・その他）・増粘剤（加工でん粉）

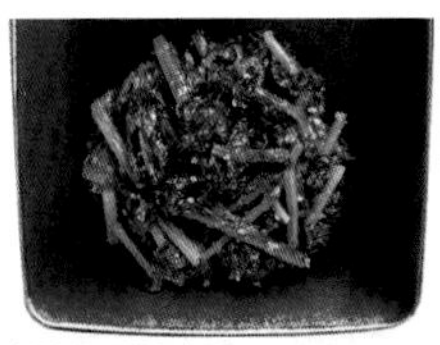

（関東地区販売商品）

▼100g当たり	
エネルギー	55kcal
たんぱく質	2.7g
脂質	2.3g
炭水化物	7.3g
食塩相当量	0.7g

コンビニ食品　㈱ローソン

手巻おにぎり シーチキンマヨネーズ

ご飯・ツナマヨネーズ和え（マヨネーズ・まぐろ油漬け・かつお油漬け・醤油たれ）・海苔・塩・調味料（アミノ酸等）・pH調整剤・グリシン・酸化防止剤（V.C）・糊料（加工澱粉・キサンタン・セルロース）・加工澱粉・香辛料・甘味料（ステビア）・乳化剤・炭酸Mg・（原材料の一部に小麦・さばを含む）

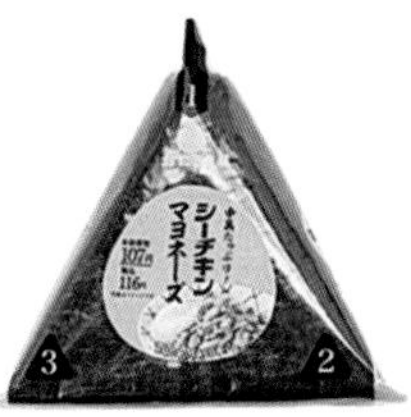

▼1食当たり	
エネルギー	224kcal
たんぱく質	4.5g
脂質	7.0g
炭水化物	35.8g
食塩相当量	1.1g

コンビニ食品　㈱ローソン

ミックスサンド

パン・ツナサラダ（かつお油漬・玉葱炒め・マヨネーズ・その他）・ハム・卵サラダ・レタス・ドレッシング・茹卵・イーストフード・乳化剤・V.C・調味料（アミノ酸等）・酸味料・グリシン・酢酸Na・酸化防止剤（V.C）・糊料（アルギン酸エステル・加工澱粉・増粘多糖類）・加工澱粉・リン酸塩（Na）・香辛料・カロチノイド色素・クチナシ色素・発色剤（亜硝酸Na）・カゼインNa・（原材料の一部に乳・大豆・鶏肉・豚肉・りんご・ゼラチンを含む）

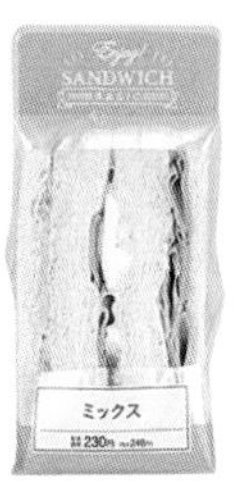

▼1食当たり	
エネルギー	251kcal
たんぱく質	10.4g
脂質	10.8g
炭水化物（糖質）	27.1g
食塩相当量	2.2g
食物繊維	1.8g

コンビニ食品　井村屋㈱

肉まん

小麦粉・たまねぎ・豚肉・砂糖・たけのこ・ラード・ばれいしょでん粉（遺伝子組換えでない）・脱脂粉乳・しょうゆ・食塩・パン粉・イースト・がらスープ・発酵調味料・野菜エキスパウダー・ホタテエキスパウダー・香辛料／調味料（アミノ酸等）・膨張剤・加工でん粉・トレハロース・酸味料・（一部に乳成分・小麦・牛肉・大豆・鶏肉・豚肉を含む）

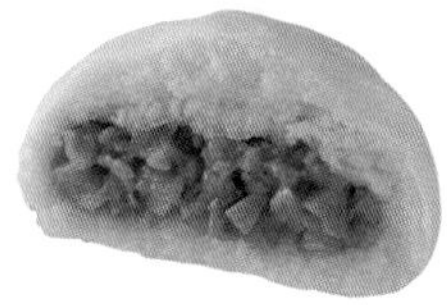

▼1個（85g）当たり	
エネルギー	203kcal
たんぱく質	5.4g
脂質	6.1g
炭水化物	31.7g
食塩相当量	0.9g

旬と行事食

自然のめぐみを味わう食事

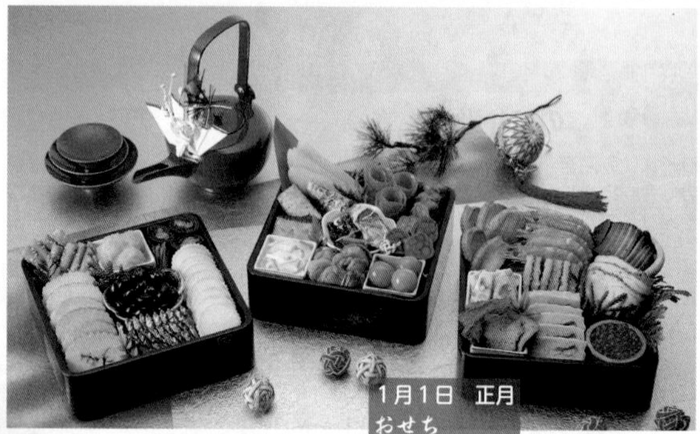
1月1日　正月
おせち

12月31日　大晦日
年越しそば

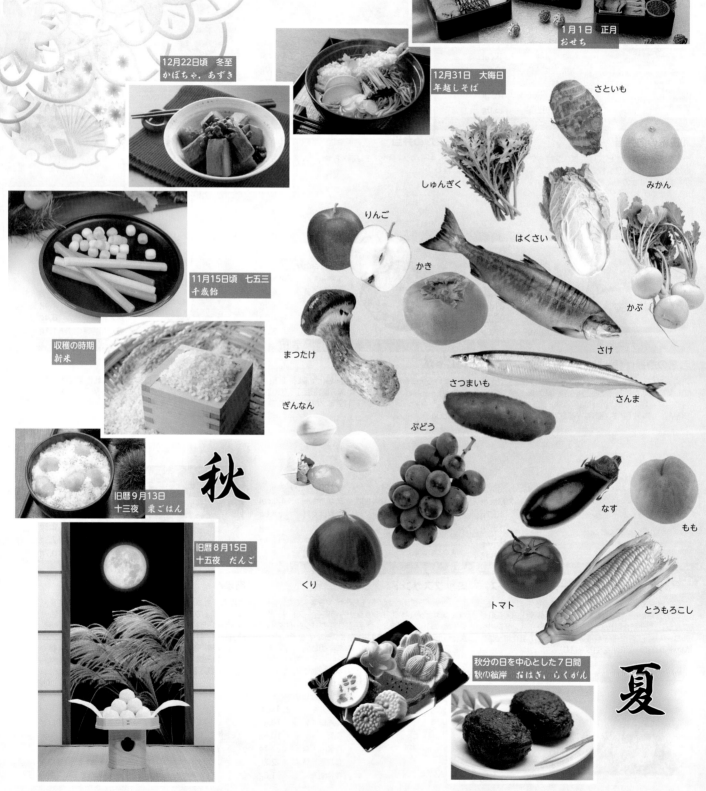

12月22日頃　冬至
かぼちゃ，あずき

11月15日頃　七五三
千歳飴

収穫の時期
新米

旧暦9月13日
十三夜　栗ごはん

秋

旧暦8月15日
十五夜　だんご

秋分の日を中心とした7日間
秋の彼岸　おはぎ，らくがん

夏

農作物や魚介類には最もおいしく，栄養もたっぷりな時期，「旬」があります。「旬」とは自然の中でふつうに育てた野菜や果物がとれる季節や，魚介類が多くとれる季節のことで，食品によってその時期は違います。

また，日本では四季の変化にあわせて，昔からさまざまな年中行事が行われてきました。そのときに食べる料理を「行事食」といい，家族の幸せや健康を願う意味がこめられています。

旬のものを食べ，自然のめぐみや四季の変化を感じてみましょう。

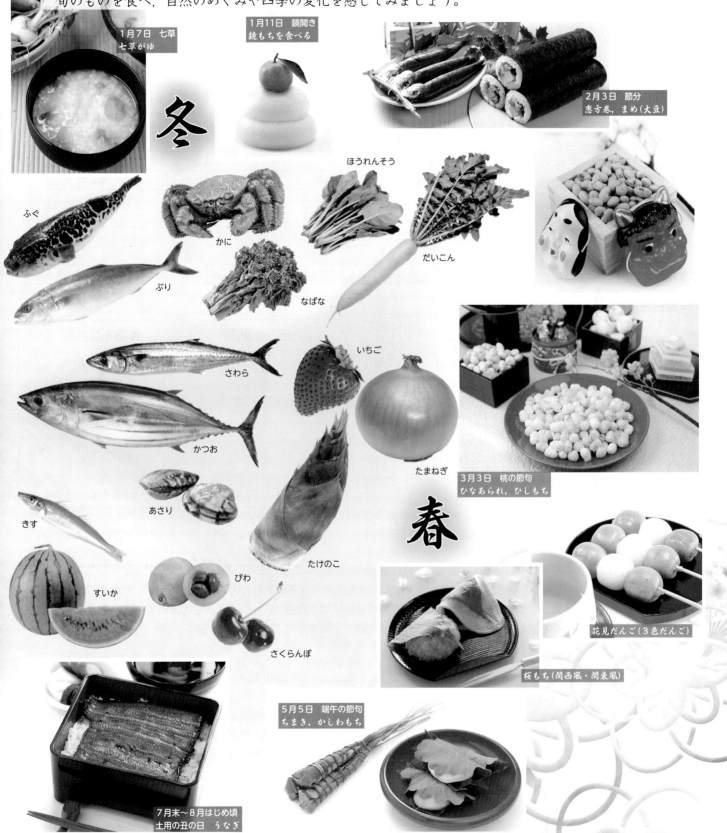

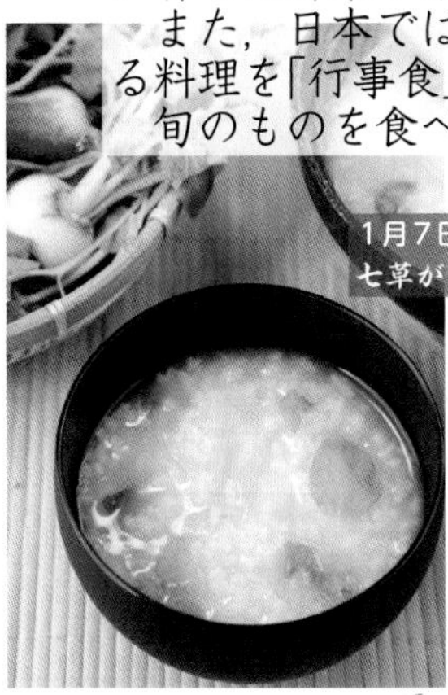
1月7日　七草
七草がゆ

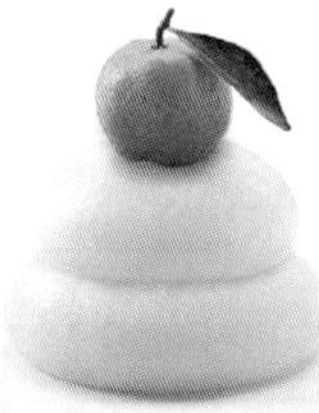
1月11日　鏡開き
鏡もちを食べる

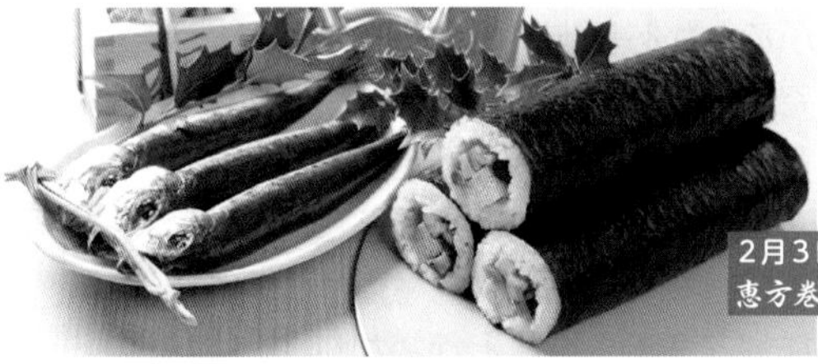
2月3日　節分
恵方巻，まめ(大豆)

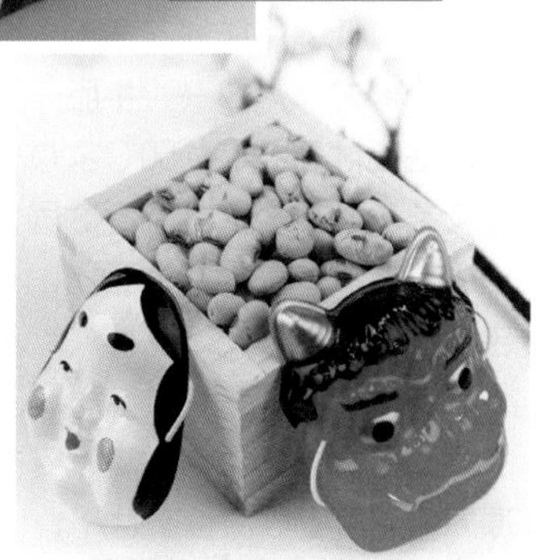

冬

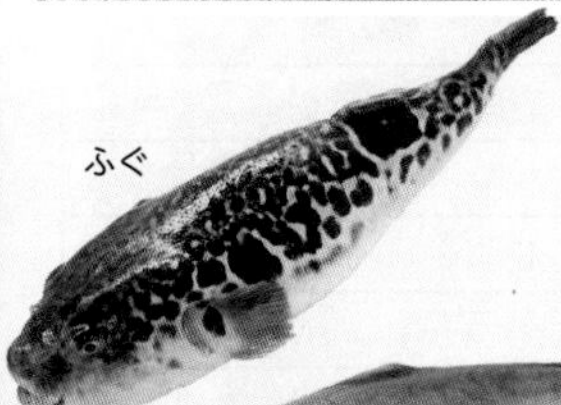
ふぐ

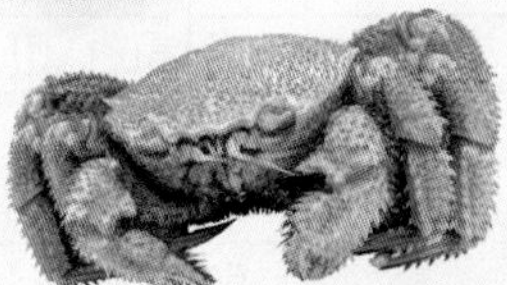
かに

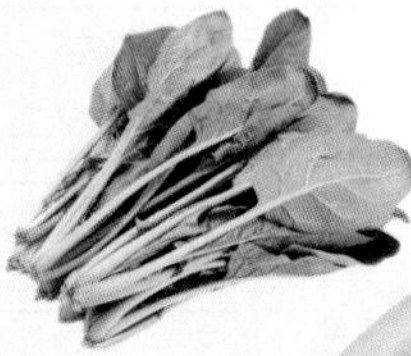
ほうれんそう

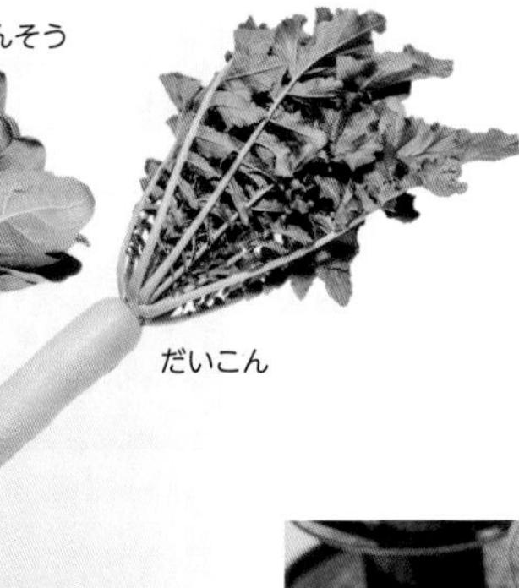
だいこん

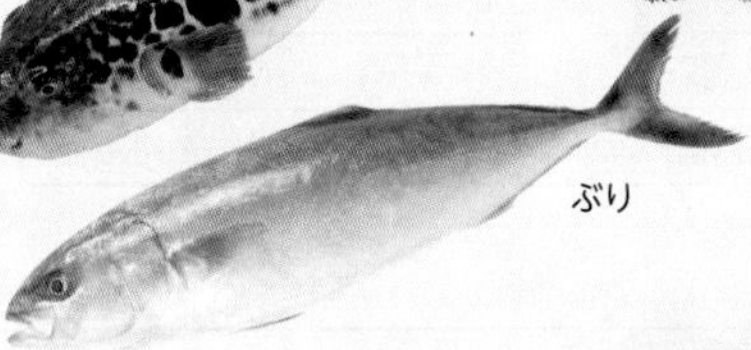
ぶり

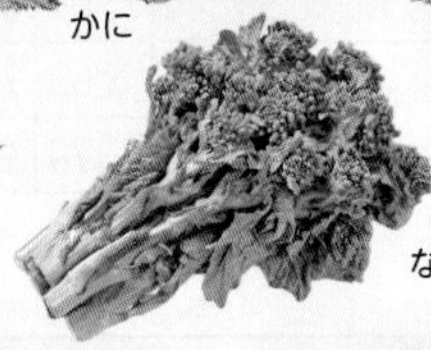
なばな

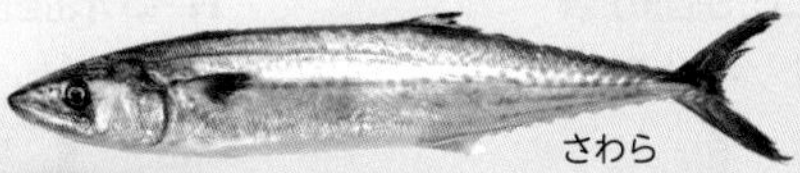
さわら

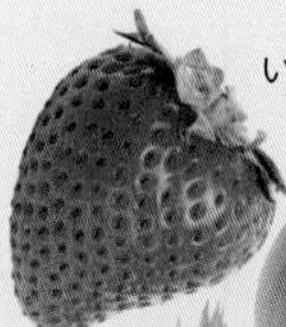
いちご

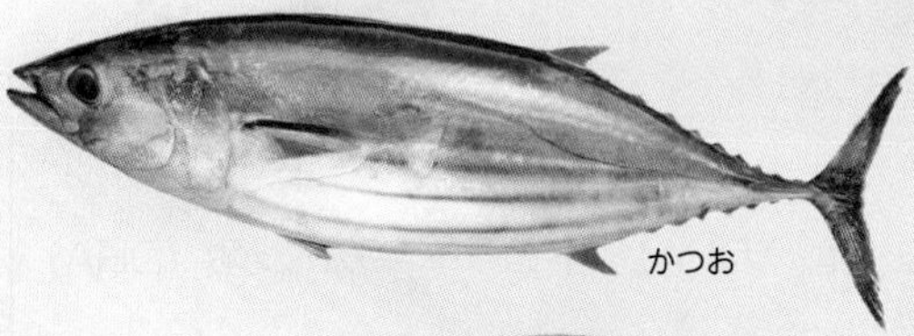
かつお

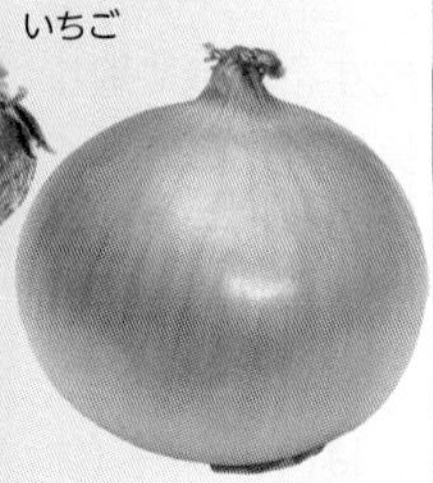
たまねぎ

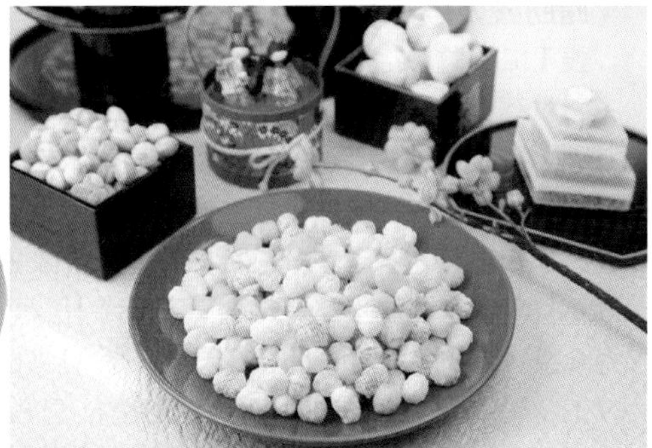
3月3日　桃の節句
ひなあられ，ひしもち

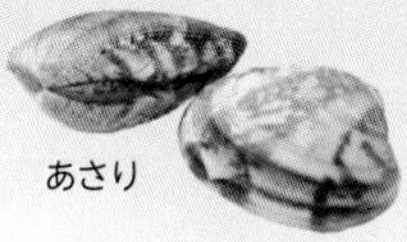
あさり

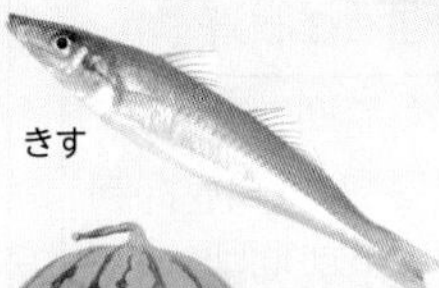
きす

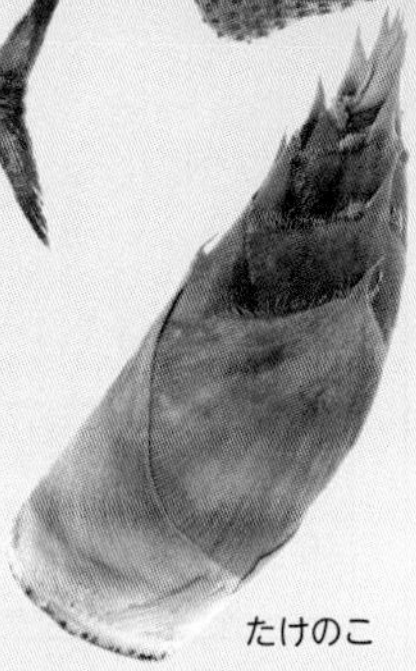
たけのこ

春

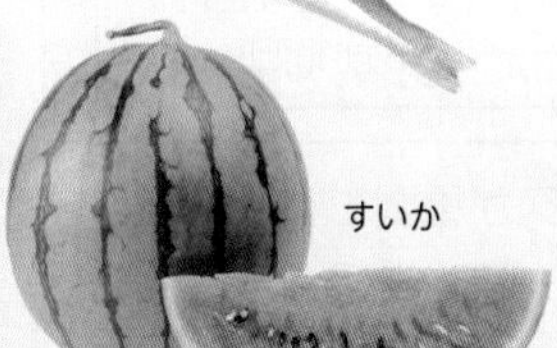
すいか

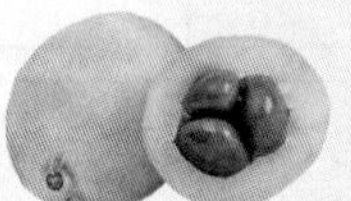
びわ

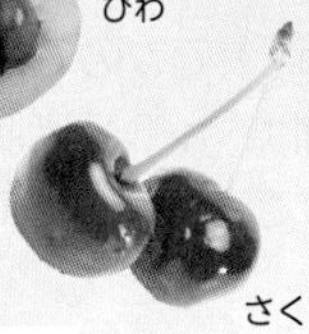
さくらんぼ

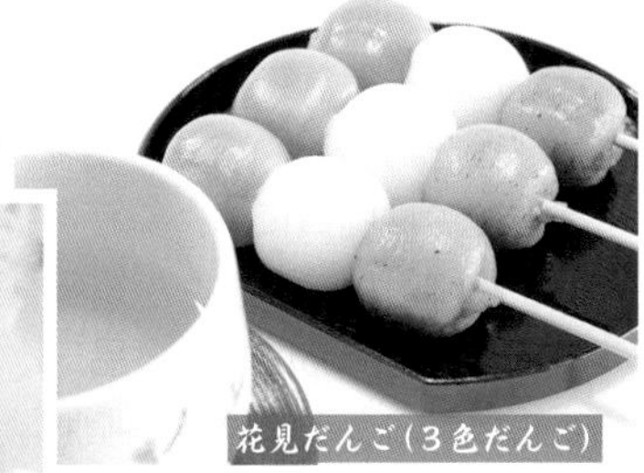
花見だんご(３色だんご)

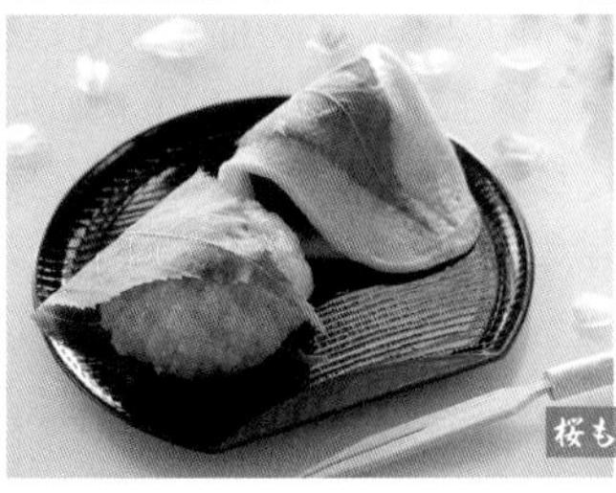
桜もち(関西風・関東風)

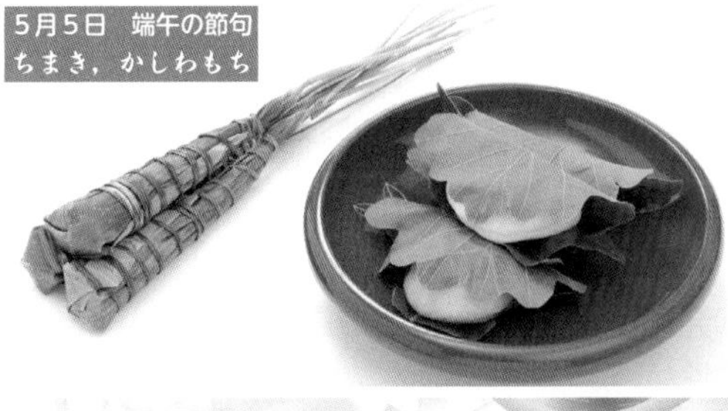
5月5日　端午の節句
ちまき，かしわもち

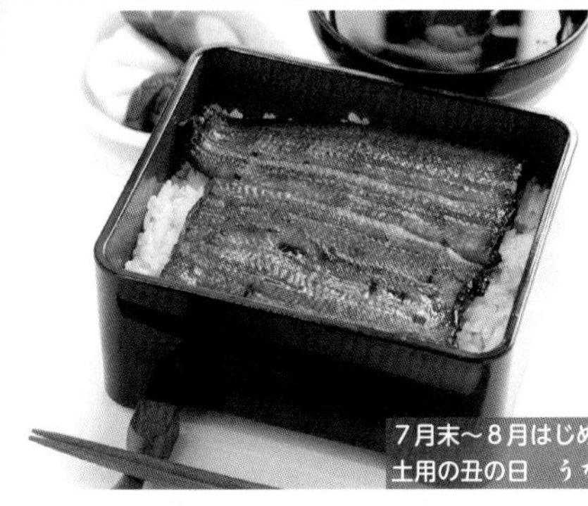
7月末～8月はじめ頃
土用の丑の日　うなぎ

脂質と健康

脂質は，炭水化物，たんぱく質と並んで，人間にとって不可欠な栄養素です。脂質を表す言葉は複数存在します。食品を扱う際には、油脂と呼ぶことがありますが，一般的には，常温で液体のものを油（Oil），固体のものを脂（Fat）と呼んでいます。植物性油脂には常温で液体のものが多く，動物性油脂には固体のものが多く存在します。これは，主に，構成成分である脂肪酸の種類が植物性油脂と動物性油脂とで異なることに由来します。**表1**に示すように，とうもろこし油，しそ油などの植物性油脂には，融点が0℃より低い脂肪酸を多く含むことがわかります。他方，バター，牛脂，ラードなどの動物性油脂は，融点が50℃よりも高い脂肪酸を多く含んでおり，常温では固体であることがわかります。動物性油脂といっても，魚に含まれる油脂は，イコサペンタエン酸（IPA）やドコサヘキサエン酸（DHA）を多く含みますが，これらの融点は，とても低く通常の冷凍庫の温度では凍りません。

表1　油脂を構成する脂肪酸の融点

分類		慣用名	融点（℃）	多く含まれている油脂
不飽和脂肪酸	n-9	オレイン酸	11	オリーブ油，なたね油，牛脂
	n-6	リノール酸	−5	とうもろこし油，大豆油，植物油一般
	n-3	α-リノレン酸	−11	しそ油，えごま油，あまに油
	n-6	アラキドン酸	−50	魚油，肝油
	n-3	イコサペンタエン酸（IPA）	−54	魚油
	n-3	ドコサヘキサエン酸（DHA）	−78	魚油
飽和脂肪酸		ミリスチン酸	54	乳脂肪，やし油
		パルミチン酸	63	バター，牛脂，ラード，パーム油
		ステアリン酸	70	牛脂，ラード，バター，パーム油

▼脂肪酸の摂り方と疾患

表1に掲載した脂肪酸のうち，リノール酸，α-リノレン酸，イコサペンタエン酸（IPA），ドコサヘキサエン酸（DHA）などは，摂取した油脂から分解されて身体を構成する細胞に取り込まれた後で，さまざまな生理活性を持つ脂質に変化していくことが知られています。これらの脂肪酸は2つのグループに分けられています。リノール酸，アラキドン酸は，n-6系（オメガ6系）脂肪酸と呼ばれています。α-リノレン酸，イコサペンタエン酸（IPA），ドコサヘキサエン酸（DHA）は，n-3系（オメガ3系）脂肪酸と呼ばれています。n-6，n-3というグループ分けは，脂肪酸の化学構造の違いによります。

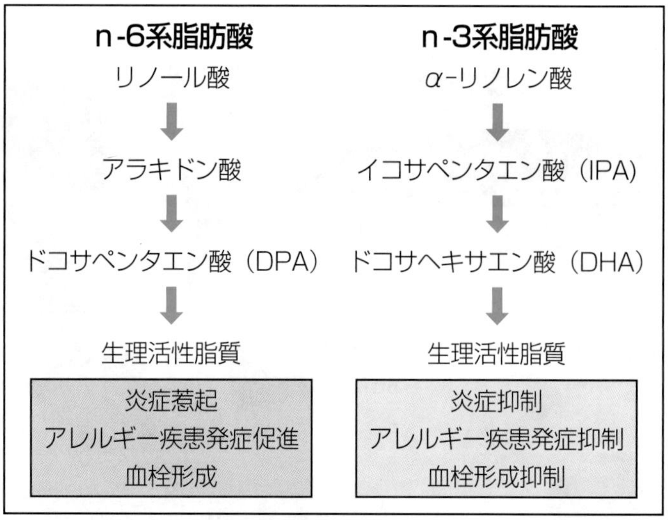

n-6系脂肪酸から体内で作られる生理活性脂質は，炎症を引き起こすような作用や，血小板を凝集させて血栓を作らせる作用などを持っています。逆に，n-3系脂肪酸から体内で作られる生理活性脂質には，炎症を抑制する作用や，血小板凝集を緩和する作用があることが知られています。どちらの系列の脂肪酸も人体には不可欠ですので，摂取バランスが重要です。

現代社会にあふれる食品，とりわけ，簡単に手に入れて食べられる加工食品は，n-6系脂肪酸の含有率が高いものが多く，知らず知らずのうちにn-6系脂肪酸の摂取過多を引き起こしやすくなっていますので注意が必要です。

▼コレステロールの体内循環

コレステロールは「悪者」と思われがちですが，ステロイドホルモン（男性ホルモン，女性ホルモン，副腎皮質ホルモン）を体内で作り出すための材料になります。また，細胞膜の構成成分でもあります。

コレステロールを含め，脂質は水には溶けにくい物質ですが，食事から摂取した脂質や肝臓で作られた脂質は，身体中の細胞に運ばれる必要があります。この役割を担うのが血液です。血液中の脂質の運搬には，リポたんぱく質という形態をとります。リポたんぱく質は比重で分けられており，コレステロールを主に運搬するのはLDL（低密度リポたんぱく質）です。コレステロールが作られる肝臓で生まれて，末梢のいろいろな組織にコレステロールを運ぶ役割を果たします。これに対し，末梢のいろいろな組織からコレステロールを回収して，肝臓へ運ぶ役割を果たすのがHDL（高密度リポたんぱく質）です。LDLに含まれるコレステロールの濃度が高いと，動脈硬化の発症リスクが高くなると言われてきました。食事からのコレステロール摂取も制限されてきましたが，近年の研究から制限の有効性が否定され，健康な人の食事からのコレステロール摂取量の制限は撤廃されています。

▼調理に使用する油脂の量　<見える油脂>

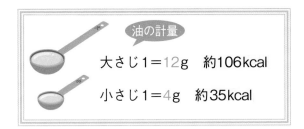

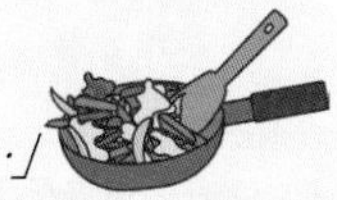

㋫野菜炒めに使用する炒め油

「材料の重量の○%の炒め油だと…」

1%…焦げて，つやがない

㊜3%…鍋に油が残らず，炒め物につやがある

㊜5%…鍋に油が多少残り，炒め物につやがある

8%…鍋全体に油が浮いて残る

10%…油が流れて揚げ物と似た状態

・炒めあぶらの適量（材料の重量に対する割合）

野菜　3～5%　　肉　5～7%

炒飯　5～10%

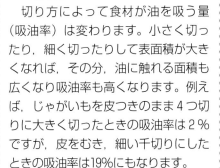

油の計量

大さじ1＝12g　約106kcal

小さじ1＝4g　約35kcal

▼含まれている油脂の量　<見えない油脂>　（100g当たり）

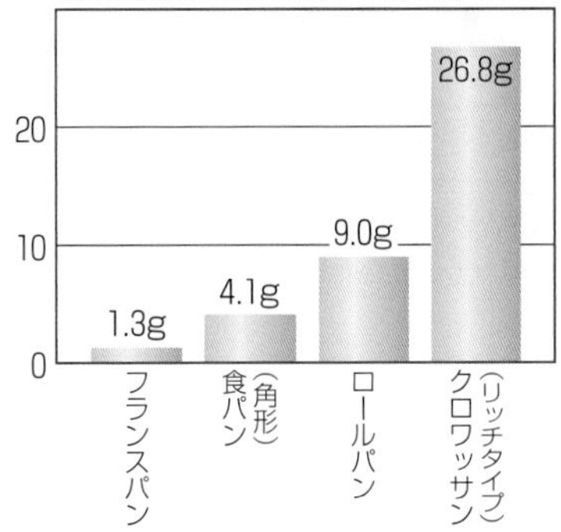

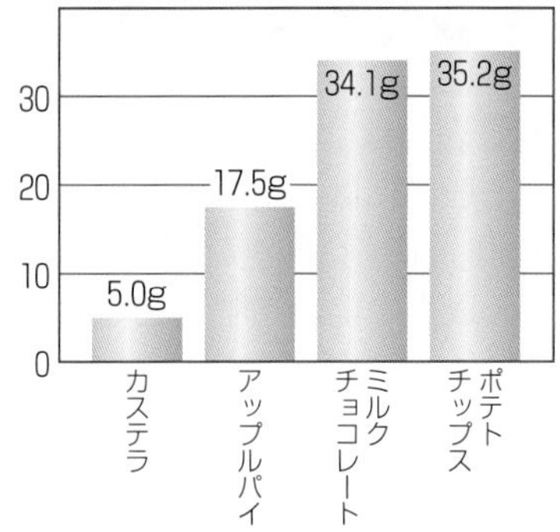

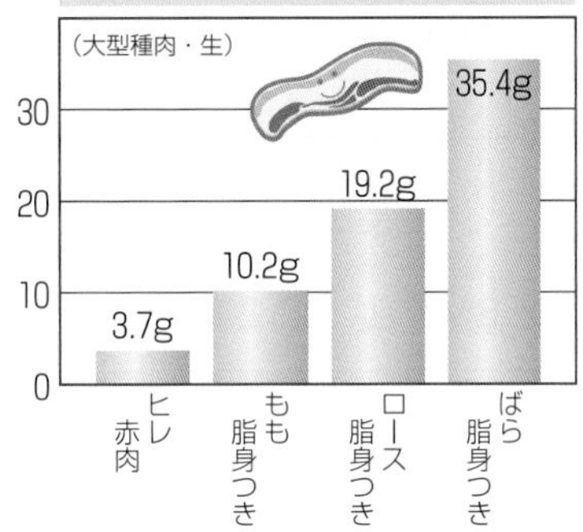

①クロワッサンの生地にはたくさんのバターが折りこまれている。

②カステラは生地に油脂を使用していないため，脂質が少ない。

③同じ豚肉でも，部位によって脂質の量が大きく異なる。また，脂身の有無も関係する。

▼油脂を上手に摂取する工夫7

1　調理器具

フライパンを使った炒め物でも，使うフライパンによって必要な油の量は変わります。例えば，100gの野菜炒めを作るとき，油がなじんだフライパンならば5gの油ですみます。また，フッ素加工されたフライパンなら，2gの油で100gの野菜を炒めることができます。

2　調理法

油脂の使用量は調理法によって変わります。「揚げ物」「炒め物」よりも「煮物」「焼き物」「蒸し物」のほうが少ない油脂で調理できます。また，調理する前にゆでたり，電子レンジで火を通すと，油脂を使う量が少なくなります。

3　使用する部位

同じ食材でも部位によって脂質量は変わります。特に，肉や魚では部位による栄養的特徴が様々なので，目的にあった部位を選びましょう。

4　下ごしらえ

下ごしらえに少し手を加えると，油脂を控えることができます。例えば，脂身つきのぶたロース肉を調理する際，脂身の部分を切り落とせば約50%のエネルギーをカットできます。鶏肉は皮をはぐと50～60%のエネルギーをカットできます。また，油揚げや生揚げ（厚揚げ）などを「油抜き（熱湯をかけたりゆでたりすること）」すると，エネルギーを控えることができます。

5　切り方

切り方によって食材が油を吸う量（吸油率）は変わります。小さく切ったり，細く切ったりして表面積が大きくなれば，その分，油に触れる面積も広くなり吸油率も高くなります。例えば，じゃがいもを皮つきのまま4つ切りに大きく切ったときの吸油率は2%ですが，皮をむき，細い千切りにしたときの吸油率は19%にもなります。

6　揚げ物の衣

揚げ物も衣によって吸油率は変わります。例えば，40gのえびを例にとると，ソテー（50kcal）<からあげ（60kcal）<天ぷら（110kcal）<フライ（120kcal）と，衣が厚くなるにしたがい吸油率も高くなります。また，フライに使用するパン粉も，目の細かいパン粉<目が粗いパン粉<生パン粉の順で吸油率が高くなります。

7　味付け

サラダなどを食べる場合，ノンオイルのドレッシングやエネルギーを抑えたマヨネーズやドレッシングを使用することで，油脂を控えることができます。手作りする場合は，酢やかんきつ類の酸味を利用すると油脂の使用量を抑えられます。また，パンなどを食べるときは，バターやマーガリンのつけ過ぎに注意すると，思わぬところでの油脂の摂取を控えられます。

（国立健康・栄養研究所「保健指導，食事，運動，エネルギー代謝に関するQ&A集」などによる）

肥満とその予防

■肥満とは

一般的には，脂肪組織が正常以上に増加して，BMIが25.0以上の場合を肥満と呼んでいる。

■肥満の原因

夕食偏重，就寝前の夜食，し好中心の食事などの食習慣，日常生活の中での様々な精神的不安や欲求不満を補うための心理的要因による過食，体を動かす活動の減少などが考えられる。

■BMI早見表　BMI＝体重(kg)÷{身長(m)}²

※身長の単位はcmではなく，mであることに注意する。

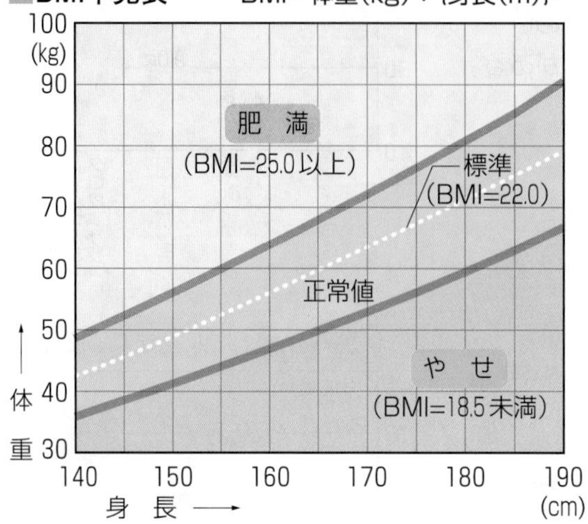

やせにも注意

BMI 18.5未満の者はやせ（低体重）と定義されています。近年，若い女性を中心にやせの者の割合が増えています。若年者のやせは，摂食障害の増加，低出生体重児の増加など，高齢者のやせはフレイルの増加と関連する現代的な健康課題となっています。

自身に必要な栄養量を知り，バランス良くいろいろなものを食べていくことが重要です。

■肥満とやせの割合（性・年齢階級別BMIの状況，2019年）

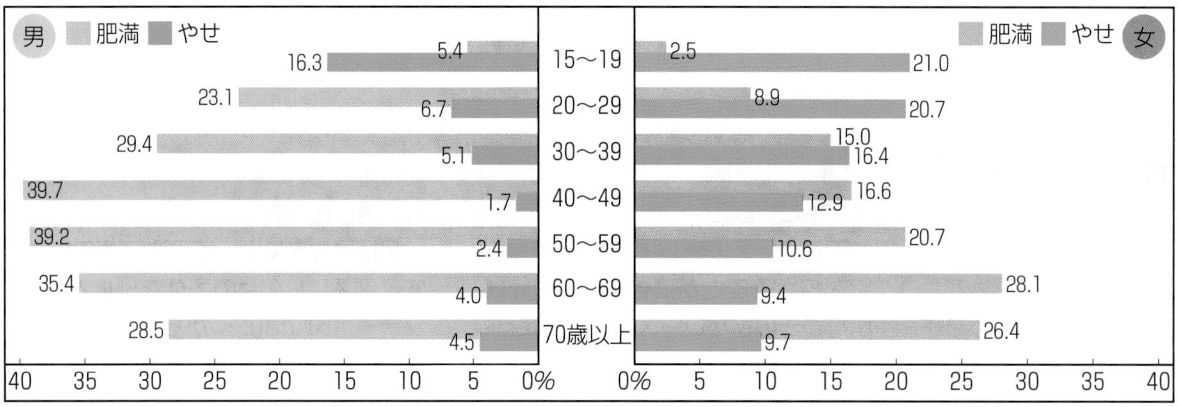

BMI（体重kg/（身長m）²）が25.0以上を「肥満」，18.5未満を「やせ」としている

(注)妊婦除外

（厚生労働省「令和元年国民健康・栄養調査報告」）

肥満を防ぐための食事

●献立

- ★使用する食品は，たとえば炭水化物5%以下の野菜，炭水化物が少なくてビタミンCの多い果物というように，それぞれの食品分類の中で低エネルギーのものを選ぶ。豆類なら大豆とその製品，乳製品ならスキムミルクやヨーグルト，獣肉は赤身，とり肉なら皮なしなど，食品成分表を活用する。
- ★菓子や砂糖は原則として用いず，人工甘味料を用いる場合もある。
- ★調理の際，油の使用量を控え，調理法にも気をつける。
- ★味付けは薄味とする。塩分は食欲を亢進するし，減塩食は，体内水分の脱水効果をもたらす。
- ★コンソメ，おすましなどの低エネルギー汁物を献立に加えたり，水分の多い料理法のものを入れるとよい。

●食事のしかた

- ★食事回数を減らしたり，一食に量がかたよらないように，三食平均にとる。
- ★夜食と夕食の大食いはやめる。
- ★早食いは過食になりやすいので，よくかんでゆっくり食べる。

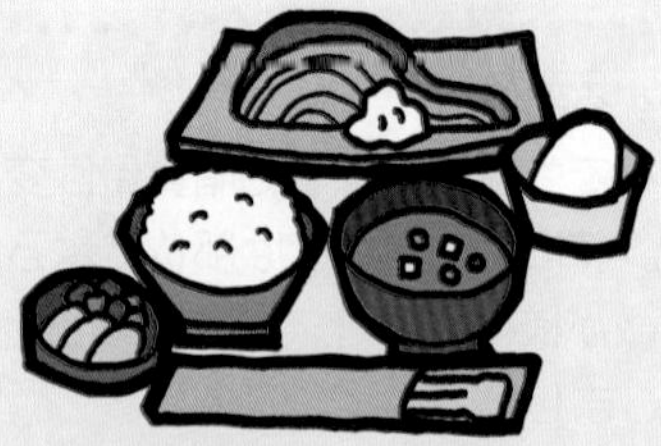

たんぱく質の栄養価

▼不可欠アミノ酸

人体のたんぱく質を構成するアミノ酸は20種ある。そのうち，イソロイシン・ロイシン・リシン（リジン）・メチオニン・フェニルアラニン・トレオニン（スレオニン）・トリプトファン・バリン・ヒスチジンの9種は，人体内でつくることができないか，つくることができても不十分な量なので，食物から摂取しなければならない。これらのアミノ酸を不可欠（必須）アミノ酸という。

▼たんぱく質の栄養価計算

各食品の栄養価の算出方法については，本来，人が1日当たりに摂取したたんぱく質の摂取量と排泄物中の窒素量を求め，計算によって利用効率を求めるものである。しかし，実際には測定が煩雑であるため，簡便法としてたんぱく質のアミノ酸組成から計算する方法が用いられている。この場合，人間の体たんぱく質に近いアミノ酸組成をもつアミノ酸パターン（アミノ酸評点パターン）を標準として，これとの比較で求めている。また，日本食品標準成分表2020年版（八訂）より，この方法から算出したたんぱく質である「アミノ酸組成によるたんぱく質」をたんぱく質に由来するエネルギーを計算するための成分と位置づけることとした。

ここでは，2007年FAO（国際連合食糧農業機関）/WHO（世界保健機関）/UNU（国連大学）発表のアミノ酸評点パターン（18歳～）と，「日本食品標準成分表2020年版（八訂）アミノ酸成分表編」第3表の数値をもとに，アミノ酸価を算出する。

▼アミノ酸価（アミノ酸スコア）の計算方法

Ⓐは，p.307～p.310の数値を利用する。

$$\frac{\text{食品のたんぱく質中の各アミノ酸量（mg/gたんぱく質）Ⓐ}}{\text{アミノ酸評点パターンの当該アミノ酸量（mg/gたんぱく質）Ⓑ}} \times 100$$

この場合，Ⓐの値がⒷの値より少ないものを制限アミノ酸という。上記の計算方法の結果，最も値の低いものを第一制限アミノ酸といい，その数値がその食品のアミノ酸価となる。

アミノ酸価を算出する場合，評点パターンより数値の高いアミノ酸は，計算しなくてよい。また，すべての数値が評点パターンを満たしていれば，そのたんぱく質は完全に利用されるので，アミノ酸価は100となる。しかし，1つでも評点パターンに満たない必須アミノ酸があると，そのレベル以上に共存する必須アミノ酸は体たんぱく質の構成分として利用されないので，その食品のアミノ酸価は低くなる。魚や肉は100のものが多い。

食事摂取基準の策定に際しては，国民・健康栄養調査の結果における食品群別たんぱく質摂取量とそれぞれのたんぱく質のアミノ酸組成からアミノ酸摂取量を算出して，摂取したたんぱく質（平均値）のアミノ酸スコアを求めている。そして，1973年FAO/WHOアミノ酸評点パターン，1985年FAO/WHO/UNUアミノ酸評点パターン及び2007年FAO/WHO/UNUアミノ酸評点パターンのいずれを基準にしても，アミノ酸スコアが100を超えていたため，食事から良質なたんぱく質を摂取しているとみなしている。

▼アミノ酸価の計算例

（たんぱく質1g当たりのアミノ酸量）

	イソロイシン	ロイシン	リシン（リジン）	含硫アミノ酸 メチオニン・シスチン	芳香族アミノ酸 フェニルアラニン・チロシン	トレオニン（スレオニン）	トリプトファン	バリン	ヒスチジン	アミノ酸価
	Ile	Leu	Lys	SAA	AAA	Thr	Trp	Val	His	
アミノ酸評点パターンⒷ（18歳～）	30	59	45	22	38	23	6.0	39	15	
精白米Ⓐ Ⓐ/Ⓑ×100	47 (157)	96 (163)	42 93	55 (250)	110 (289)	44 (191)	16 (267)	69 (177)	31 (207)	Lys 93

（注）アミノ酸評点パターンは，2007年FAO/WHO/UNU発表による。
シスチン，チロシンは必須アミノ酸ではないが，メチオニンはシスチンに，フェニルアラニンはチロシンに代替できる。含硫アミノ酸は，メチオニン＋シスチン。芳香族アミノ酸は，フェニルアラニン＋チロシン。

1. 食品のアミノ酸組成のうち，アミノ酸評点パターンより少ないもの（制限アミノ酸）について，アミノ酸評点パターンを100としたときの割合を計算する。
2. その値のいちばん少ないもの（第一制限アミノ酸）が，アミノ酸価である。
3. アミノ酸評点パターンに対する割合がすべて100以上の場合は，アミノ酸価は100とする。

〈例〉精白米の場合，アミノ酸評点パターンより少ないアミノ酸はリシン（リジン）だけなので，リシン（リジン）が第一制限アミノ酸となる。

リシン（リジン）……$\frac{42}{45}\times 100 = 93$　　精白米のアミノ酸価＝93

▼たんぱく質の補足効果

たんぱく質の栄養価は，同時にとった食品の組み合わせで1品では不足するアミノ酸を補い，上昇する傾向にある。これをアミノ酸の補足効果という。制限アミノ酸の異なるものを組み合わせるとよい。

〈米と魚の組み合わせ〉

飯（米100g）

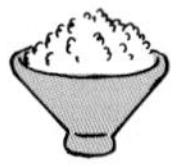

たんぱく質　2.5g
アミノ酸価　93
第一制限アミノ酸:リシン(リジン)

いわしを加えると

飯（米100g）
うるめいわし1尾（100g）

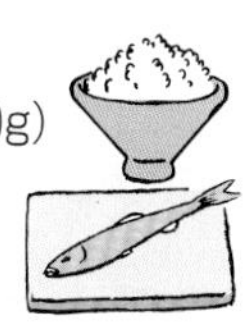

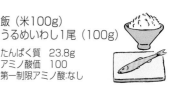

たんぱく質　23.8g
アミノ酸価　100
第一制限アミノ酸:なし

アミノ酸成分表について

▼目的

たんぱく質はアミノ酸の重合体であり，体組織や酵素，ホルモン等の材料となるほか，栄養素及びエネルギー源としても不可欠な物質である。たんぱく質の栄養価は主に構成アミノ酸の種類と量（組成）によって決まるため，その摂取に当たっては，アミノ酸の総摂取量（たんぱく質摂取量）のほか，アミノ酸組成のバランスが重要となる。

このため，食品のたんぱく質の質的評価に活用できる基礎資料としてアミノ酸成分表を作成し，国民が日常摂取するたんぱく質含有量とともに，アミノ酸組成を取りまとめた。

このようにアミノ酸成分表は，国民の健康の維持増進はもとより，食料政策の検討や，研究・教育分野等に活用できる基礎資料として，関係方面での幅広い利用に供することを目的としている。

▼収載食品

- アミノ酸成分表2015年版から「日本食品標準成分表2020年版(八訂)」及び「日本食品標準成分表(八訂)増補2023年」(以下「成分表増補2023年」)に収載された食品から選定した。
- 成分表増補2023年版に収載されていない食品は，原則として収載していない。ただし，一部食品を除く。
- 食品の分類，配列，名称及び番号については，成分表増補2023年版に準じた。

▼掲載の数値

アミノ酸価……計算方法は，p.305参照。英字は，制限アミノ酸を示す。
制限アミノ酸…… で示し，第一制限アミノ酸は太字とした。

▼不可欠アミノ酸(必須アミノ酸)の名称

和　名	英　名	略号
イソロイシン	Isoleucine	Ile
ロイシン	Leucine	Leu
リシン（リジン）	Lysine	Lys
メチオニン＋シスチン（含硫アミノ酸）	Methionine＋Cystine	SAA
フェニルアラニン＋チロシン（芳香族アミノ酸）	Phenylalanine＋Tyrosine	AAA
トレオニン（スレオニン）	Threonine	Thr
トリプトファン	Tryptophan	Trp
バリン	Valine	Val
ヒスチジン	Histidine	His

食品のアミノ酸価例

＊アミノ酸評点パターンは，2007年FAO/WHO/UNU発表による。 グラフの数値はアミノ酸組成によるたんぱく質1g当たりのアミノ酸量(mg)

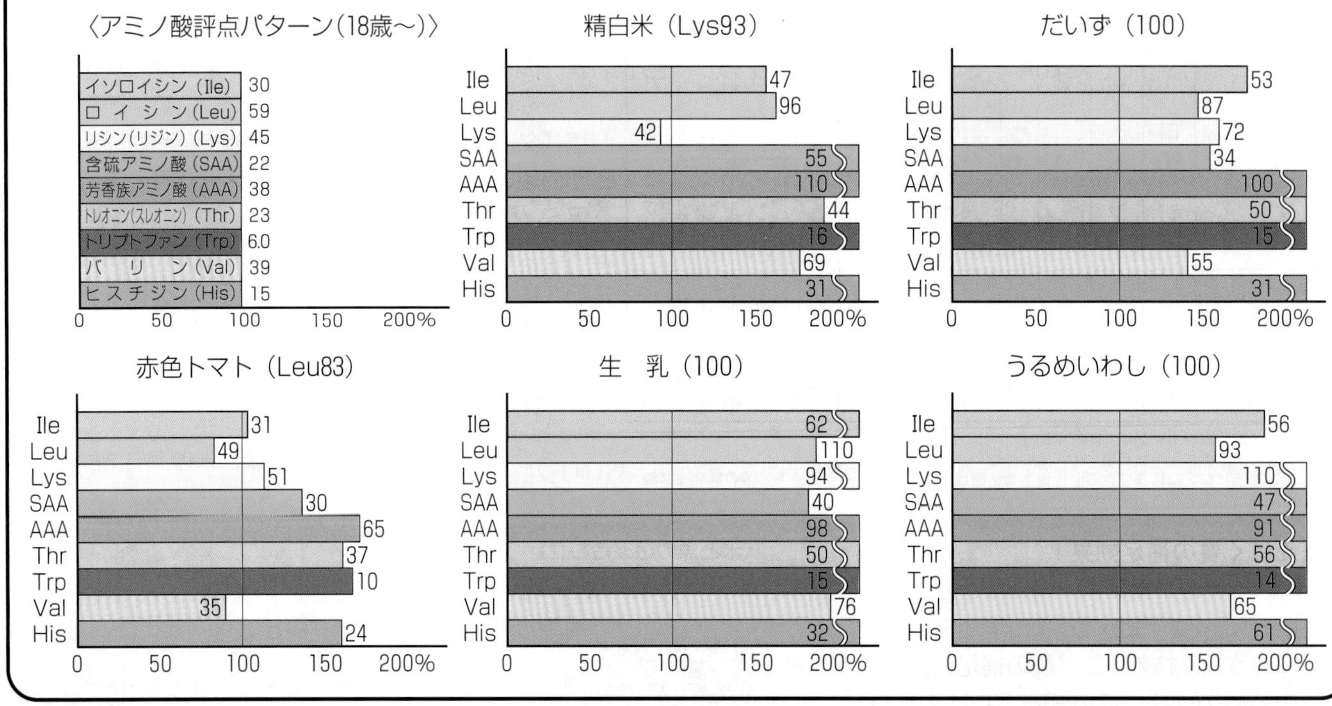

食品番号	食品名	アミノ酸価	イソロイシン Ile	ロイシン Leu	(リジン)リシン Lys	含硫アミノ酸 SAA	芳香族アミノ酸 AAA	(スレオニン)トレオニン Thr	トリプトファン Trp	バリン Val	ヒスチジン His
	アミノ酸評点パターン(18歳~)	100	30	59	45	22	38	23	6.0	39	15
	穀類										
01002	**あわ** 精白粒	Lys49	47	150	**22**	59	97	46	21	58	26
01004	**えんばく** オートミール	100	48	88	51	63	100	41	17	66	29
01006	**おおむぎ** 押麦 乾	Lys89	43	85	**40**	51	100	44	16	60	27
01011	**きび** 精白粒	Lys38	47	140	**17**	56	110	38	15	57	26
	こむぎ										
	[小麦粉]										
01015	薄力粉 1等	Lys53	41	79	**24**	50	92	34	14	49	26
01016	〃 2等	Lys58	41	78	**26**	48	92	34	13	49	26
01018	中力粉 1等	Lys53	41	79	**24**	48	92	33	13	49	26
01019	〃 2等	Lys53	40	78	**24**	47	91	34	13	49	26
01020	強力粉 1等	Lys49	40	78	**22**	46	92	32	13	47	26
01021	〃 2等	Lys49	40	78	**22**	44	92	33	13	47	26
01146	プレミックス粉 お好み焼き用	Lys58	40	75	**26**	39	88	33	12	47	26
01025	〃 天ぷら用	Lys58	43	81	**26**	48	92	34	13	51	27
	[パン類]										
01026	角形食パン 食パン	Lys51	42	81	**23**	42	96	33	12	48	27
01174	〃 焼き	Lys47	42	81	**21**	41	96	33	12	48	27
01175	〃 耳を除いたもの	Lys56	44	79	**25**	41	96	34	12	48	26
01028	コッペパン	Lys53	42	79	**24**	40	90	35	12	50	26
01031	フランスパン	Lys47	41	79	**21**	43	95	34	13	48	26
01032	ライ麦パン	Lys73	42	77	**33**	43	92	43	12	56	28
01034	ロールパン	Lys56	43	81	**25**	43	95	35	12	50	27
01148	ベーグル	Lys47	42	79	**21**	41	94	33	12	49	27
	[うどん・そうめん類]										
01038	うどん 生	Lys51	42	79	**23**	42	92	33	13	49	26
01039	〃 ゆで	Lys51	42	79	**23**	41	94	32	12	49	25
01041	干しうどん 乾	Lys51	40	79	**23**	42	92	34	12	48	25
01043	そうめん・ひやむぎ 乾	Lys49	41	79	**22**	42	94	33	13	49	26
01045	手延そうめん・手延ひやむぎ 乾	Lys51	41	80	**23**	41	92	34	13	48	26
	[中華めん類]										
01047	中華めん 生	Lys53	41	79	**24**	40	98	33	12	50	25
01049	蒸し中華めん	Lys51	43	80	**23**	49	91	33	14	48	28
	[即席めん類]										
01056	即席中華めん 油揚げ味付け	Lys42	37	69	**19**	36	79	30	10	44	24
	[マカロニ・スパゲッティ類]										
01063	マカロニ・スパゲッティ 乾	Lys47	43	83	**21**	44	91	34	13	52	30
01064	〃 ゆで	Lys49	43	85	**22**	43	92	33	12	51	29
01149	生パスタ 生	Lys60	42	83	**27**	40	95	35	12	50	27
	[ふ類]										
01066	焼きふ 釜焼きふ	Lys42	44	81	**19**	51	95	32	12	47	26
	[その他]										
01070	小麦はいが	100	43	79	83	40	83	54	13	65	32
01071	小麦たんぱく 粉末状	Lys44	43	76	**20**	41	94	31	11	47	25
01150	冷めん 生	Lys58	41	79	**26**	41	95	34	13	49	26
	こめ										
	[水稲穀粒]										
01080	玄米	100	46	93	45	54	110	45	17	70	32
01083	精白米 うるち米	Lys93	47	96	**42**	55	110	44	16	69	31
01151	〃 もち米	Lys91	48	95	**41**	55	120	43	16	70	30
01153	発芽玄米	100	46	93	45	58	110	45	17	69	32
	[水稲めし]										
01085	玄米	100	46	93	47	52	110	45	17	70	32
01088	精白米 うるち米	Lys91	46	95	**41**	56	110	45	17	66	30
01154	〃 もち米	Lys87	48	97	**39**	55	120	44	17	71	30
01155	発芽玄米	100	46	93	45	54	120	46	17	69	33
	[うるち米製品]										
01110	アルファ化米 一般用	Lys89	48	95	**40**	58	120	44	16	71	30
01114	上新粉	Lys89	48	96	**40**	57	110	43	16	72	30
01158	米粉	Lys89	47	95	**40**	55	120	43	17	70	30
01159	米粉パン 小麦グルテン不使用のもの	Lys93	49	95	**42**	52	120	46	17	71	30
01115	ビーフン	Lys98	48	94	**44**	63	120	46	18	70	29
	[もち米製品]										
01117	もち	Lys87	47	94	**39**	58	120	43	16	69	29
01120	白玉粉	Lys87	49	97	**39**	56	120	43	16	71	30
	[そば]										
01122	そば粉 全層粉	100	44	78	69	53	84	48	19	61	31
01127	そば 生	Lys84	42	79	**38**	43	89	38	15	51	27
01129	干しそば 乾	Lys76	42	79	**34**	44	92	37	15	52	27
01137	**とうもろこし** コーンフレーク	Lys22	44	170	**10**	44	110	38	6.0	55	33
01142	**ライむぎ** 全粒粉	100	41	77	46	50	88	45	14	59	30
01143	ライ麦粉	Lys98	41	74	**44**	48	83	42	13	57	30
	いも及びでん粉類										
	〈いも類〉										
	(さつまいも類)										
02006	さつまいも 塊根 皮なし 生	100	50	74	59	37	110	76	17	71	24
02007	〃 塊根 皮なし 蒸し	100	47	72	58	40	110	72	16	66	25
02008	〃 塊根 皮なし 焼き	100	51	77	55	42	120	67	15	72	29
02009	〃 蒸し切干	100	48	73	52	38	110	68	18	70	27
02048	むらさきいも 塊根 皮なし 生	100	50	76	58	43	110	69	17	72	23
	(さといも類)										
02010	さといも 球茎 生	100	39	91	57	52	130	54	26	63	24
02011	〃 球茎 水煮	100	39	92	56	50	130	55	27	63	24
02012	〃 球茎 冷凍	100	38	92	56	50	140	55	28	61	22
02050	セレベス 球茎 生	100	41	98	55	45	120	52	24	63	27
02052	たけのこいも 球茎 生	100	39	87	54	43	110	51	21	61	25
02017	**じゃがいも** 塊茎 皮なし 生	100	42	65	68	36	82	48	14	66	22
02019	〃 塊茎 皮なし 水煮	100	42	68	70	36	94	48	15	64	23
02018	〃 塊茎 皮なし 蒸し	100	42	64	67	36	90	47	15	64	22
02066	〃 塊茎 皮なし 電子レンジ調理	100	41	64	65	33	83	46	13	63	21
	(やまのいも類)										
02023	ながいも ながいも 塊根 生	Leu97	39	**57**	47	26	79	44	19	51	25
02025	〃 やまといも 塊根 生	100	47	78	58	33	110	41	22	58	29
02026	じねんじょ 塊根 生	100	49	83	56	34	110	46	23	59	30
	豆類										
	あずき										
04001	全粒 乾	100	51	93	90	33	100	47	13	63	39
04002	全粒 ゆで	100	52	95	90	32	110	46	13	63	40
04003	ゆで小豆缶詰	100	51	96	88	30	100	47	13	62	40
04004	あん こし生あん	100	53	100	88	29	110	44	12	63	38
04005	〃 さらしあん(乾燥あん)	100	62	100	84	35	110	48	13	69	39
04007	**いんげんまめ** 全粒 乾	100	58	98	82	32	110	53	14	67	38
04009	〃 うずら豆	100	57	100	81	23	100	57	13	67	39
04012	えんどう 全粒 青えんどう 乾	100	49	85	89	31	94	50	11	58	31
04017	**ささげ** 全粒 乾	100	54	93	82	38	110	48	14	63	40
04019	**そらまめ** 全粒 乾	100	50	90	80	24	89	48	11	57	33
	だいず										
	[全粒・全粒製品]										
04023	全粒 黄大豆 国産 乾	100	53	87	72	34	100	50	15	55	31
04025	〃 黄大豆 米国産 乾	100	53	88	74	35	99	50	16	55	33
04026	〃 黄大豆 中国産 乾	100	52	88	74	34	97	49	15	56	33
04077	〃 黒大豆 国産 乾	100	38	88	75	34	100	50	16	55	32
04078	いり大豆 黄大豆	100	54	90	66	34	99	50	16	57	33
04029	きな粉 黄大豆 全粒大豆	100	55	91	59	33	100	50	15	58	34
04030	〃 黄大豆 脱皮大豆	100	56	92	57	32	100	51	16	59	34
	[豆腐・油揚げ類]										
04032	木綿豆腐	100	52	89	72	30	110	48	16	53	30
04033	絹ごし豆腐	100	53	88	72	32	110	48	15	55	31
04034	ソフト豆腐	100	52	86	72	33	100	48	16	55	32
04035	充てん豆腐	100	53	88	72	30	100	47	15	55	31
04038	焼き豆腐	100	54	89	71	31	110	47	16	55	30
04039	生揚げ	100	53	89	71	30	110	48	16	56	30
04040	油揚げ 生	100	54	91	69	27	110	47	15	57	30
04084	〃 油抜き 生	100	55	92	69	27	110	47	16	57	30
04085	〃 油抜き 焼き	100	55	92	67	25	110	47	16	57	30
04042	凍り豆腐 乾	100	54	91	71	27	110	48	15	57	29
04087	〃 水煮	100	55	94	69	25	110	48	15	58	30
	[納豆類]										
04046	糸引き納豆	100	54	89	78	40	110	46	17	59	34
	[その他]										
04051	おから 生	100	52	91	75	37	99	54	15	60	34
04052	豆乳 豆乳	100	51	86	72	33	100	48	16	53	31
04053	〃 調製豆乳	100	52	86	72	31	100	47	15	55	30
04054	〃 豆乳飲料・麦芽コーヒー	100	53	87	70	31	100	46	15	56	31
04057	大豆たんぱく 分離大豆たんぱく 塩分無調整タイプ	100	52	90	72	29	100	48	15	54	31
04060	湯葉 干し 乾	100	54	89	71	31	110	49	14	56	30
04071	**りょくとう** 全粒 乾	100	51	95	84	25	110	42	12	64	35

*アミノ酸評点パターンは，2007年FAO/WHO/UNU発表による。

食品番号	食品名	アミノ酸価	イソロイシン Ile	ロイシン Leu	(リジン) リシン Lys	含硫アミノ酸 SAA	芳香族アミノ酸 AAA	(スレオニン) トレオニン Thr	トリプトファン Trp	バリン Val	ヒスチジン His
	アミノ酸評点パターン(18歳～)	100	30	59	45	22	38	23	6.0	39	15
	種実類										
05001	**アーモンド** 乾	Lys78	46	78	**35**	27	89	35	11	53	30
05005	**カシューナッツ** フライ 味付け	100	50	86	55	48	91	43	19	68	28
05008	**ぎんなん** 生	100	46	80	45	45	75	61	19	64	23
	(くり類)										
05010	日本ぐり 生	100	41	68	61	33	74	45	15	54	28
05014	**くるみ** いり	Lys71	48	84	**32**	41	91	41	15	58	29
05017	**ごま** 乾	Lys71	44	79	**32**	61	93	46	19	57	32
05018	〃 いり	Lys64	45	80	**29**	58	92	46	18	58	32
05019	〃 むき	Lys69	44	80	**31**	61	95	46	19	57	33
05026	**ピスタチオ** いり 味付け	100	52	85	60	39	91	40	17	71	29
05031	**マカダミアナッツ** いり 味付け	100	38	70	45	55	93	38	13	49	28
05033	**まつ** いり	Lys91	44	80	**41**	56	86	36	11	56	28
05034	**らっかせい** 大粒種 乾	Lys93	40	76	**42**	28	110	35	11	51	29
05035	〃 大粒種 いり	Lys87	40	77	**39**	27	110	36	11	51	30
05036	〃 バターピーナッツ	Lys89	41	78	**40**	29	100	35	11	52	30
05037	〃 ピーナッツバター	Lys84	41	78	**38**	27	100	35	11	52	30
	野菜類										
06007	**アスパラガス** 若茎 生	100	41	70	69	33	74	48	14	59	24
06010	**いんげんまめ** さやいんげん 若ざや 生	100	44	70	63	30	86	60	15	63	32
06015	**えだまめ** 生	100	52	87	73	33	99	48	15	55	33
	(えんどう類)										
06020	さやえんどう 若ざや 生	100	47	66	72	25	73	59	14	68	24
06023	グリンピース 生	100	51	91	89	25	99	54	11	59	29
06032	**オクラ** 果実 生	100	41	67	60	32	79	47	17	54	27
06036	**かぶ** 根 皮つき 生	100	48	80	87	36	90	62	17	71	32
06038	〃 根 皮なし 生	100	49	79	85	36	89	62	15	71	31
	(かぼちゃ類)										
06046	日本かぼちゃ 果実 生	100	48	75	72	37	93	42	18	63	28
06048	西洋かぼちゃ 果実 生	100	46	81	78	41	100	47	18	58	31
06052	**からしな** 葉 生	100	48	88	78	35	99	63	22	69	28
06054	**カリフラワー** 花序 生	100	53	85	88	40	95	60	17	76	28
06056	**かんぴょう** 乾	100	51	71	61	32	86	46	7.2	61	28
	(キャベツ類)										
06061	キャベツ 結球葉 生	Leu95	36	**56**	56	30	62	45	12	52	31
06065	**きゅうり** 果実 生	100	44	70	59	29	82	41	16	53	24
06084	**ごぼう** 根 生	Leu78	38	**46**	58	20	58	38	12	43	27
06086	**こまつな** 葉 生	100	51	88	72	24	110	58	25	73	29
06095	**しそ** 葉 生	100	56	110	70	36	120	61	27	72	29
06099	**しゅんぎく** 葉 生	100	53	93	69	30	110	59	21	70	26
	(しょうが類)										
06103	しょうが 根茎 皮なし 生	Lys64	40	58	**29**	28	77	60	18	55	24
06119	**セロリ** 葉柄 生	SAA82	43	64	57	**18**	73	47	15	65	26
06124	**そらまめ** 未熟豆 生	100	48	87	80	23	95	45	10	55	33
	(だいこん類)										
06130	だいこん 葉 生	100	53	95	75	33	110	64	24	73	29
06132	〃 根 皮つき 生	Leu97	45	**57**	61	30	70	53	12	67	28
06134	〃 根 皮なし 生	Leu93	43	**55**	58	31	66	51	12	67	26
06149	**たけのこ** 若茎 生	100	35	62	61	32	110	45	12	54	25
	(たまねぎ類)										
06153	たまねぎ りん茎 生	Leu64	21	**38**	66	26	70	29	17	27	24
06160	**チンゲンサイ** 葉 生	SAA77	49	81	69	**17**	95	58	23	67	27
	(とうもろこし類)										
06175	スイートコーン 未熟種子 生	100	41	120	57	52	95	51	11	61	30
	(トマト類)										
06182	赤色トマト 果実 生	Leu83	31	**49**	51	30	65	37	10	35	24
	(なす類)										
06191	なす 果実 生	100	46	72	76	31	88	50	16	62	33
06205	**にがうり** 果実 生	100	50	82	90	32	110	57	20	67	39
	(にら類)										
06207	にら 葉 生	100	50	86	74	34	100	62	25	65	24
	(にんじん類)										
06212	にんじん 根 皮つき 生	100	46	68	67	32	77	54	16	64	25
06214	〃 根 皮なし 生	100	48	70	65	34	81	53	16	66	25
	(にんにく類)										
06223	にんにく りん茎 生	Leu93	29	**55**	61	33	73	37	17	48	22
	(ねぎ類)										
06226	根深ねぎ 葉 軟白 生	100	38	65	68	34	82	46	14	52	22
06227	葉ねぎ 葉 生	100	53	91	82	37	100	58	21	65	27

食品番号	食品名	アミノ酸価	イソロイシン Ile	ロイシン Leu	(リジン) リシン Lys	含硫アミノ酸 SAA	芳香族アミノ酸 AAA	(スレオニン) トレオニン Thr	トリプトファン Trp	バリン Val	ヒスチジン His
	アミノ酸評点パターン(18歳～)	100	30	59	45	22	38	23	6.0	39	15
06233	**はくさい** 結球葉 生	100	43	71	71	32	78	53	14	61	27
	(ピーマン類)										
06245	青ピーマン 果実 生	100	46	76	76	43	90	59	16	63	26
06263	**ブロッコリー** 花序 生	100	44	71	75	35	81	51	16	64	34
06267	**ほうれんそう** 葉 通年平均 生	100	50	86	67	39	110	56	25	66	31
06268	〃 葉 通年平均 ゆで	100	51	92	71	41	120	57	25	67	30
06269	〃 葉 冷凍	100	51	98	76	41	120	60	23	68	31
	(もやし類)										
06287	だいずもやし 生	100	52	74	54	28	97	49	17	62	35
06289	ブラックマッペもやし 生	100	61	69	46	22	110	47	17	83	44
	(らっきょう類)										
06305	らっきょう りん茎 生	Leu90	33	**53**	83	28	79	34	18	42	29
	(レタス類)										
06312	レタス 土耕栽培 結球葉 生	100	51	79	68	28	87	62	16	62	24
06313	サラダな 葉 生	100	52	89	67	32	96	60	21	64	25
06317	**れんこん** 根茎 生	Leu64	25	**38**	38	32	61	38	13	34	24
	果実類										
07006	**アボカド** 生	100	53	91	79	49	95	58	18	69	34
07012	**いちご** 生	100	38	65	51	42	58	44	13	50	23
07015	**いちじく** 生	100	42	63	57	35	52	45	13	57	21
07019	**うめ** 生	Leu83	33	**49**	48	19	51	35	10	43	26
07049	**かき** 甘がき 生	100	61	92	82	56	87	71	24	69	30
	(かんきつ類)										
07027	うんしゅうみかん じょうのう 普通 生	100	35	60	65	36	56	40	9.7	47	24
07030	〃 果実飲料 ストレートジュース	Leu63	22	**37**	40	28	47	29	7.0	31	15
07031	〃 果実飲料 濃縮還元ジュース	Leu64	22	**38**	42	27	49	29	7.8	31	15
07040	オレンジ ネーブル 砂じょう 生	Leu90	32	**53**	60	31	51	36	9.2	44	22
07062	グレープフルーツ 白肉種 砂じょう 生	Leu63	22	**37**	46	27	38	31	7.8	31	20
07093	なつみかん 砂じょう 生	Leu90	31	**53**	57	27	49	35	8.6	42	21
07142	ゆず 果皮 生	100	41	67	67	33	86	45	12	53	30
07054	**キウイフルーツ** 緑肉種 生	100	62	75	67	65	75	61	18	68	30
07077	**すいか** 赤肉種 生	Leu90	49	**53**	49	41	71	35	19	49	34
	(すもも類)										
07080	にほんすもも 生	Leu71	32	**42**	43	17	39	34	5.3	37	21
	(なし類)										
07088	日本なし 生	Lys64	31	40	**29**	30	32	38	6.4	53	14
07097	**パインアップル** 生	100	44	59	59	74	69	43	17	55	28
07107	**バナナ** 生	100	49	97	71	41	63	49	14	68	110
07116	**ぶどう** 皮なし 生	Leu81	29	**48**	49	35	44	48	10	42	36
07135	**メロン** 露地メロン 緑肉種 生	Leu63	26	**37**	35	29	44	37	12	44	23
	(もも類)										
07136	もも 白肉種 生	Leu68	25	**40**	40	21	36	36	5.8	34	19
07148	**りんご** 皮なし 生	100	39	59	52	41	45	40	9.2	45	22
	きのこ類										
08001	**えのきたけ** 生	100	51	81	76	32	120	67	22	66	44
08003	〃 味付け瓶詰	100	53	82	65	23	87	56	11	64	32
	(きくらげ類)										
08004	あらげきくらげ 乾	100	49	97	51	33	100	83	29	74	30
08042	**しいたけ** 生しいたけ 原木栽培 生	100	52	84	75	32	89	67	19	65	28
08013	〃 乾しいたけ 乾	100	48	80	71	36	81	64	19	59	28
	(しめじ類)										
08016	ぶなしめじ 生	100	52	81	74	26	90	65	12	64	32
08020	**なめこ** 株採り 生	100	61	96	64	33	57	78	11	75	35
	(ひらたけ類)										
08025	エリンギ 生	100	56	87	82	32	98	69	22	70	28
08026	ひらたけ 生	100	53	82	70	26	100	65	19	68	32
08051	**まいたけ** 油いため	100	54	84	69	34	100	71	22	70	33
08031	**マッシュルーム** 生	100	58	88	68	27	77	66	21	70	30
	藻類										
09003	**あまのり** ほしのり	100	52	91	63	49	89	65	16	81	18
09004	〃 焼きのり	100	48	89	61	46	89	65	16	76	20
	(こんぶ類)										
09017	まこんぶ 素干し 乾	100	38	68	47	41	65	51	12	53	18
09049	**てんぐさ** 粉寒天	His43	100	170	41	32	120	42	4.7	120	**6.5**
09051	**ひじき** ほしひじき ステンレス釜 ゆで	100	60	100	45	47	110	68	21	75	22
09052	〃 ほしひじき ステンレス釜 油いため	Lys98	60	100	**44**	50	110	67	22	75	23
	(もずく類)										
09038	もずく 塩蔵 塩抜き	100	53	100	63	53	110	65	23	70	23
09045	**わかめ** 湯通し塩蔵わかめ 塩抜き 生	100	57	100	71	49	110	62	23	73	25

＊アミノ酸評点パターンは，2007年FAO/WHO/UNU発表による。

食品番号	食品名	アミノ酸価	イソロイシン Ile	ロイシン Leu	リジン(リシン) Lys	含硫アミノ酸 SAA	芳香族アミノ酸 AAA	トレオニン(スレオニン) Thr	トリプトファン Trp	バリン Val	ヒスチジン His
	アミノ酸評点パターン(18歳~)	100	30	59	45	22	38	23	6.0	39	15
	魚介類										
	〈魚類〉										
10002	あこうだい　生	100	57	95	120	50	90	57	12	60	27
	(あじ類)										
10003	まあじ　皮つき　生	100	52	91	110	47	88	57	13	59	47
10389	〃　皮なし　生	100	54	93	110	49	91	58	14	61	49
10392	〃　小型　骨付き　から揚げ	100	52	88	100	48	87	55	13	59	41
10015	あなご　生	100	58	95	110	50	87	54	13	61	36
10018	あまだい　生	100	59	96	110	53	89	56	13	63	26
10021	あゆ　天然　生	100	49	90	100	49	87	55	13	57	36
10025	〃　養殖　生	100	50	91	110	49	89	56	14	59	33
10033	いかなご　生	100	56	96	100	53	90	60	14	64	32
	(いわし類)										
10042	うるめいわし　生	100	56	93	110	47	91	56	14	65	61
10044	かたくちいわし　生	100	54	91	110	49	89	57	13	63	60
10047	まいわし　生	100	56	93	110	46	90	58	13	64	61
10395	〃　フライ	100	52	92	97	48	90	55	15	62	46
10396	しらす　生	100	53	95	100	47	93	59	14	64	34
10055	しらす干し　微乾燥品	100	53	94	110	46	94	60	15	63	31
10056	〃　半乾燥品	100	53	94	110	48	95	60	14	63	32
10397	缶詰　アンチョビ	100	63	97	99	51	100	60	19	70	40
10067	うなぎ　養殖　生	100	44	77	90	43	76	51	9.4	50	42
10071	うまづらはぎ　生	100	60	97	110	51	89	54	14	68	29
	(かじき類)										
10083	くろかじき　生	100	59	90	100	50	83	53	14	65	98
10398	めかじき　焼き	100	56	93	100	48	89	58	14	61	67
	(かつお類)										
10086	かつお　春獲り　生	100	51	88	100	47	85	56	15	59	120
10087	〃　秋獲り　生	100	53	89	100	47	86	56	15	61	120
10091	加工品　かつお節	100	56	92	100	46	89	59	15	63	88
10092	加工品　削り節	100	55	93	100	47	92	60	16	64	75
10098	かます　生	100	58	97	110	57	92	55	13	64	34
	(かれい類)										
10100	まがれい　生	100	54	95	110	49	88	58	13	60	29
10109	きす　生	100	53	93	110	49	88	57	13	59	28
10400	〃　天ぷら	100	54	94	110	49	86	56	13	59	29
10115	ぎんだら　生	100	52	89	100	48	86	57	12	56	27
10401	〃　水煮	100	52	90	110	51	88	58	12	58	27
10116	きんめだい　生	100	51	90	110	49	90	55	13	59	37
10117	ぐち　生	100	60	96	110	53	92	55	13	66	27
10119	こい　養殖　生	100	50	88	100	46	87	55	12	57	40
10124	このしろ　生	100	59	97	110	54	90	54	14	66	45
	(さけ・ます類)										
10134	しろさけ　生	100	54	90	100	49	89	60	13	63	53
10141	〃　すじこ	100	72	110	90	50	100	56	12	85	31
10148	にじます　淡水養殖　皮つき　生	100	48	85	100	49	84	56	12	56	41
	(さば類)										
10154	まさば　生	100	54	89	100	51	87	58	13	64	73
10406	ごまさば　焼き	100	54	91	100	47	87	57	14	62	77
	(さめ類)										
10168	よしきりざめ　生	100	62	96	110	50	90	58	15	60	30
10171	さわら　生	100	56	91	110	49	87	57	13	62	40
10173	さんま　皮つき　生	100	53	89	99	47	87	56	14	60	73
	(ししゃも類)										
10182	からふとししゃも　生干し　生	100	58	96	93	51	91	58	16	72	30
	(たい類)										
10192	まだい　天然　生	100	58	95	110	49	89	58	13	64	31
10408	〃　養殖　皮なし　生	100	57	94	110	50	91	58	15	63	34
10198	たちうお　生	100	56	92	110	53	89	59	12	62	30
	(たら類)										
10199	すけとうだら　生	100	48	88	100	52	85	55	13	55	30
10409	〃　フライ	100	50	90	97	48	87	53	13	58	30
10202	〃　たらこ　生	100	63	110	87	39	99	58	13	69	25
10205	まだら　生	100	50	90	110	51	88	56	12	56	31
10213	どじょう　生	100	55	92	100	46	86	55	12	62	27
10215	とびうお　生	100	59	95	110	52	88	54	14	64	59
10218	にしん　生	100	59	98	110	53	90	55	13	68	31
10225	はぜ　生	100	58	97	110	52	94	55	13	61	29
10228	はたはた　生	100	52	90	100	48	83	56	12	57	26
10231	はも　生	100	58	94	120	50	86	52	13	61	33
10235	ひらめ　養殖　皮つき　生	100	53	91	110	47	88	58	12	61	31
	(ふぐ類)										
10237	まふぐ　生	100	59	95	110	50	85	55	14	65	29
10238	ふな　生	100	58	96	110	49	92	54	12	63	34
10241	ぶり　成魚　生	100	56	90	110	49	87	56	14	63	91
10243	〃　はまち　養殖　皮つき　生	100	52	86	99	44	83	56	13	58	75
10246	ほっけ　生	100	57	96	120	47	90	58	12	63	34
10412	〃　開き干し　焼き	100	52	92	110	47	89	58	12	61	30
10249	ぼら　生	100	59	95	110	51	85	55	14	65	39
	(まぐろ類)										
10252	きはだ　生	100	54	89	100	46	84	57	13	60	100
10253	くろまぐろ　天然　赤身　生	100	54	90	100	46	84	55	13	61	110
10254	〃　天然　脂身　生	100	54	88	110	47	86	55	14	63	100
10268	むつ　生	100	53	94	110	49	90	59	13	58	35
10271	めばる　生	100	58	96	120	53	91	55	13	62	27
10272	メルルーサ　生	100	58	96	110	53	90	54	13	64	25
10276	わかさぎ　生	100	54	93	100	54	89	53	12	64	30
	〈貝類〉										
10279	あかがい　生	100	50	84	83	49	82	57	12	53	26
10281	あさり　生	100	48	81	84	45	86	58	12	54	25
10427	あわび　くろあわび　生	100	39	72	60	36	68	52	10	44	16
10292	かき　養殖　生	100	49	78	85	46	88	59	13	55	28
10295	さざえ　生	100	45	82	69	46	72	50	10	49	18
10297	しじみ　生	100	51	80	91	47	97	76	17	64	30
10300	つぶ　生	100	45	91	76	49	77	53	11	55	25
10303	とりがい　斧足　生	100	55	89	92	52	82	55	12	57	23
10305	ばかがい　生	100	53	84	87	46	82	53	12	51	21
	(はまぐり類)										
10306	はまぐり　生	100	52	84	89	50	84	53	14	56	29
10311	ほたてがい　生	100	46	79	81	47	75	55	10	49	26
10414	〃　貝柱　焼き	100	47	85	90	50	76	51	11	46	22
	〈えび・かに類〉										
	(えび類)										
10320	いせえび　生	100	49	84	94	43	87	45	11	51	25
10321	くるまえび　養殖　生	100	43	78	88	41	80	43	10	46	22
10328	しばえび　生	100	53	91	93	51	88	46	13	53	23
10415	バナメイエビ　養殖　生	100	48	86	96	45	88	46	12	50	24
	(かに類)										
10333	毛がに　生	100	49	82	85	44	86	53	11	52	26
10335	ずわいがに　生	100	52	83	89	41	90	53	13	55	28
	〈いか・たこ類〉										
	(いか類)										
10344	こういか　生	100	52	95	97	46	84	55	11	48	25
10418	するめいか　胴　皮なし　生	100	53	92	94	48	85	55	12	51	34
10419	〃　胴　皮なし　天ぷら	100	55	93	90	50	84	54	12	53	33
10348	ほたるいか　生	100	61	91	90	69	100	56	15	64	30
10352	やりいか　生	100	49	86	91	46	81	54	11	48	24
	(たこ類)										
10361	まだこ　生	100	53	88	85	39	81	59	11	52	27
	〈その他〉										
10365	うに　生うに	100	53	79	81	53	95	58	17	65	26
10368	おきあみ　生	100	61	92	99	48	94	57	14	66	29
10371	しゃこ　ゆで	100	57	93	100	45	92	52	14	62	31
10372	なまこ　生	Lys91	41	55	**41**	31	65	64	9.6	50	14
	〈水産練り製品〉										
10379	蒸しかまぼこ	100	58	94	110	49	82	53	12	61	24
10388	魚肉ソーセージ	100	55	90	93	46	80	48	12	59	25
	肉類										
	〈畜肉類〉										
11003	うさぎ　肉　赤肉　生	100	58	94	110	46	90	58	13	62	55
	うし										
	[和牛肉]										
11011	リブロース　脂身つき　生	100	51	91	98	41	86	53	12	59	40
11249	〃　脂身つき　ゆで	100	50	91	98	43	86	54	13	57	35
11248	〃　脂身つき　焼き	100	49	90	97	39	84	53	11	56	39
11016	サーロイン　皮下脂肪なし　生	100	56	98	110	47	88	60	13	59	47
11251	もも　皮下脂肪なし　ゆで	100	54	97	110	45	92	58	15	58	37
11250	〃　皮下脂肪なし　焼き	100	54	96	110	44	91	57	14	58	43

*アミノ酸評点パターンは，2007年FAO/WHO/UNU発表による。

食品番号	食品名	アミノ酸価	イソロイシン Ile	ロイシン Leu	リジン(リシン) Lys	含硫アミノ酸 SAA	芳香族アミノ酸 AAA	トレオニン(スレオニン) Thr	トリプトファン Trp	バリン Val	ヒスチジン His
アミノ酸評点パターン(18歳～)		100	30	59	45	22	38	23	6.0	39	15
	[交雑牛肉]										
11254	リブロース　脂身つき　生	100	51	91	98	42	86	54	13	59	42
11255	〃　脂身つき　焼き	100	50	92	97	40	87	54	12	61	40
11262	もも　皮下脂肪なし　生	100	52	93	100	43	89	56	14	58	44
11264	〃　皮下脂肪なし　ゆで	100	56	97	110	45	90	58	14	60	38
	[輸入牛肉]										
11067	リブロース　脂身つき　生	100	53	93	100	43	88	55	14	57	45
11076	もも　皮下脂肪なし　生	100	53	94	100	43	89	56	14	59	46
11089	**[ひき肉]**　生	100	50	91	100	41	85	54	13	55	42
	[副生物]										
11090	舌　生	100	51	95	100	42	88	55	13	58	34
11091	心臓　生	100	55	100	94	46	92	54	16	64	32
11092	肝臓　生	100	53	110	92	47	100	55	17	71	35
11093	じん臓　生	100	53	110	84	49	99	55	19	72	32
11109	**うま**　肉　赤肉　生	100	58	96	110	44	89	57	14	60	59
11110	**くじら**　肉　赤肉　生	100	56	100	120	42	87	56	14	55	45
	ぶた										
	[大型種肉]										
11276	ロース　脂身つき　とんかつ	100	54	92	94	43	84	55	14	60	47
11127	〃　赤肉　生	100	54	94	100	45	89	58	14	58	52
11128	〃　脂身　生	Trp98	32	65	65	27	65	39	**5.9**	50	40
11131	もも　皮下脂肪なし　生	100	54	94	100	47	90	57	15	60	50
11133	〃　皮下脂肪なし　ゆで	100	55	96	110	46	92	59	16	60	39
11132	〃　皮下脂肪なし　焼き	100	55	96	110	45	91	58	15	59	44
11279	ヒレ　赤肉　とんかつ	100	56	96	95	44	87	57	15	60	45
	[中型種肉]										
11150	ロース　皮下脂肪なし　生	100	57	94	100	47	86	57	14	62	59
11163	**[ひき肉]**　生	100	49	88	96	42	84	54	13	55	44
	[副生物]										
11164	舌　生	100	55	97	99	48	88	53	16	62	35
11165	心臓　生	100	55	100	94	50	92	55	16	64	31
11166	肝臓　生	100	54	110	89	50	100	57	17	71	33
11167	じん臓　生	100	53	110	83	48	100	54	19	70	33
	[その他]										
11198	ゼラチン	Trp 2	14	34	42	9.8	26	23	**0.1**	31	7.8
	めんよう										
	[マトン]										
11199	ロース　脂身つき　生	100	52	93	100	40	88	57	14	57	48
	[ラム]										
11282	ロース　脂身つき　焼き	100	51	92	99	42	88	57	14	58	41
11204	**やぎ**　肉　赤肉　生	100	56	96	110	47	90	57	13	59	49
	〈鳥肉類〉										
11210	**しちめんちょう**　肉　皮なし　生	100	59	94	110	46	87	56	14	61	62
	にわとり										
	[若どり・主品目]										
11285	手羽さき　皮つき　生	100	44	78	84	38	75	48	10	51	39
11286	手羽もと　皮つき　生	100	50	86	95	42	82	53	13	56	46
11219	むね　皮つき　生	100	54	92	100	45	87	56	15	58	62
11287	〃　皮つき　焼き	100	55	93	100	46	87	56	14	58	58
11220	〃　皮なし　生	100	56	93	100	46	88	57	15	59	61
11221	もも　皮つき　生	100	51	88	98	43	84	54	13	55	41
11224	〃　皮なし　生	100	55	93	100	45	88	56	15	58	43
11290	〃　皮なし　から揚げ	100	54	92	96	41	83	55	14	57	42
11230	**[ひき肉]**　生	100	52	89	99	44	86	55	14	57	49
	[副品目]										
11231	心臓　生	100	56	100	95	50	94	55	16	67	31
11232	肝臓　生	100	55	100	90	48	100	59	17	69	34
11233	すなぎも　生	100	51	89	81	47	82	52	11	56	26
11234	皮　むね　生	100	40	71	75	40	66	41	8.6	55	50
11235	皮　もも　生	Trp95	32	62	62	29	60	39	**5.7**	43	32
	[その他]										
11292	チキンナゲット	100	54	92	95	42	84	54	14	58	55
11293	つくね	100	53	89	90	38	82	53	13	58	41
11240	**ほろほろちょう**　肉　皮なし　生	100	59	96	110	45	88	55	15	62	61
	卵類										
12002	**うずら卵**　全卵　生	100	60	100	85	71	110	66	16	76	34
12004	**鶏卵**　全卵　生	100	58	98	84	63	110	56	17	73	30
12010	〃　卵黄　生	100	60	100	89	50	100	61	17	69	31
12014	〃　卵白　生	100	59	96	77	71	120	54	18	78	30

食品番号	食品名	アミノ酸価	イソロイシン Ile	ロイシン Leu	リジン(リシン) Lys	含硫アミノ酸 SAA	芳香族アミノ酸 AAA	トレオニン(スレオニン) Thr	トリプトファン Trp	バリン Val	ヒスチジン His
アミノ酸評点パターン(18歳～)		100	30	59	45	22	38	23	6.0	39	15
	乳類										
	〈牛乳及び乳製品〉										
	(液状乳類)										
13002	生乳　ホルスタイン種	100	62	110	94	40	98	50	15	76	32
13003	普通牛乳	100	58	110	91	36	110	51	16	71	31
13005	加工乳　低脂肪	100	56	110	91	36	110	51	15	69	31
13007	乳飲料　コーヒー	100	57	110	88	35	110	51	15	71	32
	(粉乳類)										
13010	脱脂粉乳	100	59	110	87	36	110	51	15	72	33
13011	乳児用調製粉乳	100	68	110	91	48	84	65	15	74	28
	(クリーム類)										
13014	クリーム　乳脂肪	100	56	110	89	41	110	57	14	68	32
13016	クリーム　植物性脂肪	100	48	110	92	37	110	54	13	72	32
13020	コーヒーホワイトナー　液状　乳脂肪	100	56	100	87	36	110	51	14	71	32
	(発酵乳・乳酸菌飲料)										
13025	ヨーグルト　全脂無糖	100	62	110	90	39	100	50	15	74	31
13053	〃　低脂肪無糖	100	56	110	89	35	110	52	15	70	32
13054	〃　無脂肪無糖	100	60	110	92	36	100	56	16	71	31
13026	〃　脱脂加糖	100	55	100	88	34	100	50	14	69	31
13027	〃　ドリンクタイプ　加糖	100	57	110	91	35	110	52	15	71	32
13028	乳酸菌飲料　乳製品	100	62	110	84	41	98	50	13	75	32
	(チーズ類)										
13037	ナチュラルチーズ　チェダー	100	59	110	89	38	120	41	14	75	33
13055	〃　マスカルポーネ	100	57	110	90	37	110	52	15	71	32
13057	〃　やぎ	100	55	110	90	35	110	59	16	76	30
13040	プロセスチーズ	100	59	110	90	33	120	41	14	75	34
	(アイスクリーム類)										
13042	アイスクリーム　高脂肪	100	58	110	90	39	100	53	14	71	33
13045	ラクトアイス　普通脂肪	100	64	110	92	40	90	53	13	77	32
	(その他)										
13048	カゼイン	100	60	100	86	37	120	48	14	74	33
	〈その他〉										
13051	人乳	100	63	120	79	47	100	55	18	69	31
	油脂類										
	(バター類)										
14017	無発酵バター　有塩バター	100	56	110	88	40	100	56	13	72	34
	菓子類										
	〈菓子パン類〉										
15132	メロンパン	Lys67	45	82	**30**	47	95	37	13	53	27
	〈ビスケット類〉										
15097	ビスケット　ハードビスケット	Lys42	49	88	**19**	46	89	35	13	56	27
	し好飲料類										
	〈アルコール飲料類〉										
16025	(混成酒類) みりん　本みりん	SAA55	49	89	41	**12**	110	47	6.4	74	30
	〈茶類〉										
16035	(緑茶類)　抹茶	100	49	91	76	40	98	52	21	63	31
	〈コーヒー・ココア類〉										
16048	ココア　ピュアココア	100	45	78	46	45	110	55	19	71	25
	〈その他〉										
16056	青汁　ケール	100	51	96	65	39	100	61	22	70	32
	調味料及び香辛料類										
	〈調味料類〉										
	(しょうゆ類)										
17007	こいくちしょうゆ	Trp48	62	91	69	26	70	53	**2.9**	67	27
17008	うすくちしょうゆ	Trp45	60	88	66	30	66	51	**2.7**	66	29
	(ドレッシング類)										
17118	半固形状ドレッシング　マヨネーズタイプ調味料　低カロリータイプ	Leu88	32	**52**	45	30	57	31	8.4	40	16
	(みそ類)										
17044	米みそ　甘みそ	100	54	95	58	31	110	49	14	62	33
17045	〃　淡色辛みそ	100	58	93	68	30	110	49	13	64	33
17046	〃　赤色辛みそ	100	60	96	62	34	110	50	10	66	31
17047	麦みそ	100	55	91	51	38	100	48	10	62	29
17048	豆みそ	100	56	90	56	28	100	49	9.1	61	33
17119	減塩みそ	100	56	90	67	33	100	51	11	64	31
	調理済み流通食品類										
18023	**松前漬け**　しょうゆ漬	100	51	86	80	35	70	52	11	50	25
18007	**コロッケ**　ポテトコロッケ　冷凍	100	47	76	57	40	81	39	13	59	24
18002	**ぎょうざ**	100	47	79	57	39	79	40	12	54	27
18012	**しゅうまい**	100	50	84	74	39	80	44	12	56	33

＊アミノ酸評点パターンは，2007年FAO/WHO/UNU発表による。

脂肪酸成分表について

▼脂肪酸成分表と収載食品

脂肪酸は，脂質の主要な構成成分であり，食品のエネルギーとなるほか，その種類により様々な生理作用を有する重要な栄養成分である。

脂肪酸成分表は「第１表　可食部100g当たりの脂肪酸成分表」，「第２表　脂肪酸総量100g当たりの脂肪酸成分表（脂肪酸組成表）」，「第３表　脂質１g当たりの脂肪酸成分表」から成る。収載食品は原則として「日本食品標準成分表2015年版（七訂）」収載食品より選定しつつ，「日本食品標準成分表2020年版（八訂）」及び「日本食品標準成分表（八訂）増補2023年」との整合性を確保した。名称，分類，配列及び食品番号については，「日本食品標準成分表（八訂）増補2023年」に準じた。脂肪酸成分表2015年版以降，日本食品標準成分表の追補及びデータ更新公表に合わせ，1,967食品が収載されている。

以下（p.312〜321）は，脂肪酸成分表編（第１表）の抜粋である。なお，ページ構成上の理由から，収載成分項目が多い乳類等の一部食品群については，表の最後（p.318〜321）にまとめて掲載することとした。

▼脂肪酸の構造と分類

脂　肪　酸		カルボキシル基1個をもつカルボン酸のうち直鎖状構造をもつものの総称。
	飽和脂肪酸	炭素の二重結合をもたないもの。
	一価不飽和脂肪酸	炭素の二重結合を一つもつもの。
	多価不飽和脂肪酸	炭素の二重結合を二つ以上もつもの。末端のメチル基の炭素原子から数えて3番目及び6番目の炭素原子に二重結合がはじめて出現するものを，それぞれn-3系多価不飽和脂肪酸，n-6系多価不飽和脂肪酸という。
	必須脂肪酸	多価不飽和脂肪酸のうち動物体内では合成されず，食物から摂取しなければならない脂肪酸で，リノール酸及びα-リノレン酸がある。不足すると発育不全，皮膚の角質化等が起こる。

▼脂肪酸成分表の脂肪酸名と記号（◎は脂肪酸組成表・成分表で用いている名称）

記号	脂肪酸	
炭素数：二重結合数	系統名*1	慣用名
4：0	ブタン酸	酪酸 ◎
6：0	ヘキサン酸 ◎	カプロン酸*2
7：0	ヘプタン酸 ◎	エナント酸
8：0	オクタン酸 ◎	カプリル酸*2
10：0	デカン酸 ◎	カプリン酸*2
12：0	ドデカン酸	ラウリン酸 ◎
13：0	トリデカン酸 ◎	
14：0	テトラデカン酸	ミリスチン酸 ◎
15：0*3	ペンタデカン酸 ◎	
16：0*3	ヘキサデカン酸	パルミチン酸 ◎
17：0*3	ヘプタデカン酸 ◎	マルガリン酸
18：0	オクタデカン酸	ステアリン酸 ◎
20：0	イコサン酸	アラキジン酸 ◎
22：0	ドコサン酸	ベヘン酸 ◎
24：0	テトライコサン酸	リグノセリン酸 ◎
10：1	デセン酸 ◎	
14：1	テトラデセン酸	ミリストレイン酸 ◎
15：1	ペンタデセン酸 ◎	
16：1	ヘキサデセン酸	パルミトレイン酸 ◎
17：1	ヘプタデセン酸 ◎	
18：1	オクタデセン酸（n-9）*5	オレイン酸 ◎*4
18：1	オクタデセン酸（n-7）*5	シス-バクセン酸◎
20：1	イコセン酸 ◎	エイコセン酸*6*7

記号	脂肪酸	
炭素数：二重結合数	系統名*1	慣用名
22：1	ドコセン酸 ◎	*7
24：1	テトラコセン酸 ◎	*7
16：2	ヘキサデカジエン酸 ◎	
16：3	ヘキサデカトリエン酸 ◎	
16：4	ヘキサデカテトラエン酸 ◎	
18：2*8	オクタデカジエン酸	
18：2　n-6*5	オクタデカジエン酸（n-6）	リノール酸 ◎
18：3*8	オクタデカトリエン酸	
18：3　n-3*5	オクタデカトリエン酸（n-3）	α-リノレン酸 ◎
18：3　n-6	オクタデカトリエン酸（n-6）	γ-リノレン酸 ◎
18：4　n-3	オクタデカテトラエン酸 ◎	パリナリン酸
20：2　n-6	イコサジエン酸 ◎	エイコサジエン酸*6
20：3　n-3	イコサトリエン酸 ◎（n-3）	
20：3　n-6	イコサトリエン酸 ◎（n-6）	エイコサトリエン酸*6
20：4　n-3	イコサテトラエン酸（n-3）◎	エイコサテトラエン酸*6
20：4　n-6	イコサテトラエン酸（n-6）	アラキドン酸 ◎
20：5　n-3	イコサペンタエン酸 ◎	エイコサペンタエン酸*6
21：5　n-3	ヘンイコサペンタエン酸 ◎	
22：2	ドコサジエン酸 ◎	
22：4　n-6	ドコサテトラエン酸 ◎	
22：5　n-3	ドコサペンタエン酸（n-3）◎	
22：5　n-6	ドコサペンタエン酸（n-6）◎	
22：6　n-3	ドコサヘキサエン酸 ◎	

＊1　IUPAC（International Union of Pure and Applied Chemistry）命名法の系統名では上記の表中で記載した系統名の前にカルボキシル基側から数えた二重結合の位置を数字で付しているが，ここでは省略した。
＊2　IUPAC，日本化学会及び日本油化学会では，カプロン酸，カプリル酸，カプリン酸という従来使用されてきた呼び方を廃止した。
＊3　乳類等の脂肪酸には分枝脂肪酸であるイソ酸とアンテイソ酸が認められている（脂肪酸成分表追補2017年ではそれぞれ「iso」，「ant」と表示した）。
＊4　五訂増補脂肪酸成分表では，オレイン酸以外の位置及び幾何異性体も含めて「オレイン酸」として収載していた。脂肪酸成分表2015年版からはこれらを「18：1計」として収載したのに合わせ，脂肪酸成分表追補2017年もこれを踏襲した。「18：1（n-9）オレイン酸」と「18：1（n-7）シス-バクセン酸」を新たに分析した食品については，各々の成分値と合計値を収載した。
＊5　末端のメチル基の炭素原子の位置を基準として，他の炭素原子の位置を示す方法として従来ω3，ω6，ω9等の記号が用いられてきた。しかし，現在はω（オメガ）に代わり，n-3，n-6，n-9のようにn-（エヌマイナス）の使用が正式である。
＊6　かつては「エイコサ…（eicosa-）」と呼ばれていたが，IUPAC，学術用語集（化学編），日本化学会，日本油化学会では「イコサ…（icosa-）」という呼び方を採用している。
＊7　20：1（n-11）をガドレイン酸，20：1（n-9）をゴンドイン酸，22：1（n-11）をセトレイン酸，22：1（n-9）をエルカ酸（エルシン酸），24：1（n-9）をセラコレイン酸という。
＊8　該当食品の備考欄に収載した。

脂肪酸成分表

食品番号	食品名	水分	トリアシルグリセロール当量	脂肪酸 総量	飽和	一価不飽和	多価不飽和	n-3系多価不飽和	n-6系多価不飽和	飽和 10:0 デカン酸	12:0 ラウリン酸	14:0 ミリスチン酸	15:0 ペンタデカン酸	16:0 パルミチン酸	17:0 ヘプタデカン酸	18:0 ステアリン酸	20:0 アラキジン酸	22:0 ベヘン酸	24:0 リグノセリン酸	一価不飽和 10:1 デセン酸	14:1 ミリストレイン酸	15:1 ペンタデセン酸	16:1 パルミトレイン酸	17:1 ヘプタデセン酸
		(……	……	……	g	……	……	……	……)	(……	……	……	……	……	……	mg	……	……	……	……	……	……	……	……)
	1 穀類																							
01005	おおむぎ 七分つき押麦	14.0	1.8	1.69	0.58	0.20	0.91	0.05	0.86	0	1	8	1	530	2	25	2	7	1	–	0	–	1	0
01015	こむぎ 薄力粉 1等	14.0	1.3	1.23	0.34	0.13	0.75	0.04	0.72	0	Tr	2	1	320	2	15	1	0	0	0	0	0	0	Tr
01018	こむぎ 中力粉 1等	14.0	1.4	1.29	0.36	0.14	0.80	0.04	0.75	0	Tr	2	1	340	2	16	1	0	0	0	0	0	0	Tr
01020	こむぎ 強力粉 1等	14.5	1.3	1.26	0.35	0.14	0.77	0.04	0.73	0	Tr	2	1	330	2	15	1	0	0	0	0	0	0	Tr
01146	こむぎ プレミックス粉 お好み焼き用	9.8	1.8	1.68	0.42	0.32	0.93	0.07	0.86	1	0	4	3	360	3	46	4	5	4	0	0	0	4	1
01026	こむぎ 角形食パン 食パン	39.2	3.7	3.57	1.50	1.24	0.82	0.05	0.77	20	57	92	9	1100	8	210	14	5	4	1	5	Tr	22	0
01038	こむぎ うどん 生	33.5	(0.5)	(0.50)	(0.14)	(0.05)	(0.31)	(0.02)	(0.29)	(0)	(0)	(1)	(1)	(130)	(1)	(6)	(Tr)	(0)	(0)	(0)	(0)	(0)	(0)	(0)
01047	こむぎ 中華めん 生	33.0	(1.0)	(0.99)	(0.28)	(0.11)	(0.61)	(0.03)	(0.58)	(0)	(0)	(2)	(1)	(260)	(1)	(12)	(1)	(0)	(0)	(0)	(0)	(0)	(0)	(Tr)
01149	こむぎ 生パスタ 生	42.0	1.7	1.61	0.40	0.44	0.76	0.04	0.72	0	0	3	2	330	2	57	4	3	3	0	0	0	11	1
01150	こむぎ 冷めん 生	36.4	0.6	0.53	0.18	0.09	0.25	0.01	0.24	0	Tr	1	1	140	1	35	2	2	2	1	0	0	1	Tr
01080	こめ 玄米	14.9	2.5	2.35	0.62	0.83	0.90	0.03	0.87	0	1	18	1	520	2	48	13	6	12	–	0	–	6	Tr
01083	こめ 精白米 うるち米	14.9	0.8	0.81	0.29	0.21	0.31	0.01	0.30	0	Tr	12	Tr	250	1	20	4	1	3	0	0	0	2	Tr
01155	こめ 発芽玄米	60.0	1.3	1.20	0.26	0.51	0.43	0.01	0.41	0	0	5	1	210	0	23	8	3	7	0	0	0	2	0
01158	こめ 米粉	11.1	0.6	0.57	0.25	0.12	0.20	0.01	0.20	0	0	12	1	220	1	14	1	1	4	0	0	0	1	0
	2 いも及びでん粉類																							
02045	さつまいも 塊根 皮つき 生	64.6	0.1	0.11	0.06	Tr	0.05	0.01	0.04	Tr	4	Tr	Tr	46	1	8	2	1	1	0	0	0	Tr	0
02006	さつまいも 塊根 皮なし 生	65.6	0.1	0.05	0.03	Tr	0.02	Tr	0.02	Tr	1	Tr	Tr	20	Tr	3	1	Tr	Tr	0	0	0	0	0
02050	セレベス 球茎 生	76.4	0.2	0.20	0.07	0.02	0.11	0.01	0.09	0	Tr	Tr	1	61	1	5	1	1	0	0	0	0	Tr	0
02017	じゃがいも 塊茎 皮なし 生	79.8	Tr	0.04	0.02	0	0.02	0.01	0.02	0	0	Tr	Tr	14	Tr	3	1	Tr	1	0	0	0	Tr	0
02056	（でん粉製品） ごま豆腐	84.8	(3.5)	(3.36)	(0.50)	(1.28)	(1.58)	(0.01)	(1.56)	(0)	(0)	(1)	(0)	(300)	(2)	(180)	(20)	(4)	(2)	(0)	(0)	(0)	(4)	(1)
	4 豆類																							
04001	あずき 全粒 乾	14.2	0.8	0.80	0.24	0.06	0.50	0.15	0.35	–	0	1	0	200	3	22	3	13	–	–	–	–	10	0
04023	だいず 全粒 黄大豆 国産 乾	12.4	18.6	17.78	2.59	4.80	10.39	1.54	8.84	0	0	12	0	1900	16	510	49	74	24	0	0	0	17	10
04078	だいず いり大豆 黄大豆	2.5	20.2	19.33	2.81	5.16	11.37	1.65	9.72	0	0	13	5	2000	17	570	54	79	29	0	0	0	19	11
04032	だいず 木綿豆腐	85.9	4.5	4.32	0.79	0.92	2.60	0.31	2.29	–	0	7	Tr	500	5	240	22	19	–	–	–	–	4	2
04084	だいず 油揚げ 油抜き 生	56.9	21.3	20.41	2.74	8.07	9.60	1.56	8.04	0	0	15	9	1800	17	730	90	79	30	0	0	0	28	17
04046	だいず 糸引き納豆	59.5	(9.7)	(9.30)	(1.45)	(2.21)	(5.65)	(0.67)	(4.98)	(0)	(0)	(28)	–	(1100)	–	(360)	–	–	–	–	–	–	(28)	–
04089	だいず おから 乾燥	7.1	(12.7)	(12.18)	(1.94)	(2.55)	(7.68)	(1.07)	(6.62)	–	–	(11)	–	(1400)	(14)	(510)	(37)	–	–	–	–	–	(14)	(5)
04092	つるあずき 全粒 ゆで	60.5	(0.6)	(0.58)	(0.19)	(0.06)	(0.33)	(0.11)	(0.22)	(0)	(Tr)	(1)	(1)	(140)	(2)	(30)	(6)	(8)	(4)	(0)	(0)	(0)	(2)	(0)
	5 種実類																							
05001	アーモンド 乾	4.7	51.9	49.68	3.95	33.61	12.12	0.01	12.11	0	0	22	8	3200	28	670	33	0	0	–	–	–	260	67
05014	くるみ いり	3.1	70.5	67.41	6.87	10.26	50.28	8.96	41.32	0	0	15	2	4700	170	1900	49	0	0	–	–	–	69	0
05017	ごま 乾	4.7	53.0	50.69	7.80	19.63	23.26	0.15	23.11	0	0	4	0	4500	20	3000	310	0	0	–	–	–	73	6
05043	はす 成熟 ゆで	66.1	(0.5)	(0.52)	(0.15)	(0.07)	(0.30)	(0.02)	(0.28)	(0)	(0)	(1)	(Tr)	(100)	(1)	(6)	(8)	(25)	(8)	(0)	(0)	(0)	(1)	(Tr)
05026	ピスタチオ いり 味付け	2.2	55.9	53.49	6.15	30.92	16.42	0.20	16.22	0	0	47	0	5400	25	030	58	0	0	–	–	–	540	42
05035	らっかせい 大粒種 いり	1.7	50.5	48.36	9.00	24.54	14.83	0.10	14.73	0	0	20	2	4400	50	1400	740	1500	790	0	0	0	50	50
	6 野菜類																							
06016	えだまめ ゆで	72.1	5.8	5.58	0.86	1.91	2.82	0.54	2.28	0	0	5	0	610	6	190	19	24	0	0	0	0	6	4
06061	キャベツ 結球葉 生	92.9	0.1	0.05	0.02	0.01	0.02	0.01	0.01	0	0	Tr	Tr	18	Tr	1	Tr	Tr	1	0	0	0	Tr	0
06065	きゅうり 果実 生	95.4	Tr	0.02	0.01	Tr	0.01	0.01	Tr	0	0	Tr	Tr	10	0	1	0	Tr	–	–	0	–	Tr	0

（可食部100g当たり）

脂肪酸 一価不飽和 18:1 オレイン酸・シス-バクセン酸計	20:1 イコセン酸	22:1 ドコセン酸	24:1 テトラコセン酸	脂肪酸 多価不飽和 16:2 ヘキサデカジエン酸	16:3 ヘキサデカトリエン酸	16:4 ヘキサデカテトラエン酸	18:2 n-6 リノール酸	18:3 n-3 α-リノレン酸	18:3 n-6 γ-リノレン酸	18:4 n-3 オクタデカテトラエン酸	20:2 n-6 イコサジエン酸	20:3 n-6 イコサトリエン酸	20:4 n-3 イコサテトラエン酸	20:4 n-6 アラキドン酸	20:5 n-3 イコサペンタエン酸	21:5 n-3 ヘンイコサペンタエン酸	22:2 ドコサジエン酸	22:4 n-6 ドコサテトラエン酸	22:5 n-3 ドコサペンタエン酸	22:5 n-6 ドコサペンタエン酸	22:6 n-3 ドコサヘキサエン酸	未同定	備考
(…………											mg											…………)	
170	10	17	0	–	–	–	860	54	–	–	Tr	–	–	–	–	–	–	–	–	–	–	4	歩留り：玄皮麦60～65%，玄裸麦65～70%
130	5	0	0	0	0	0	720	38	0	0	0	0	0	0	0	0	0	0	0	0	0	Tr	
130	5	0	0	0	0	0	750	41	0	0	0	0	0	0	0	0	0	0	0	0	0	Tr	
130	5	0	0	0	0	0	730	39	0	0	0	0	0	0	0	0	0	0	0	0	0	Tr	
300	10	3	2	0	0	0	860	66	0	0	1	0	0	1	2	0	0	0	0	0	7	–	
1200	10	5	1	0	1	0	770	51	0	0	1	Tr	Tr	Tr	0	0	0	0	1	0	0	120	原材料配合割合から推計
(52)	(2)	(0)	(0)	(0)	(0)	(0)	(290)	(16)	(0)	(0)	(0)	(0)	(0)	(0)	(0)	(0)	(0)	(0)	(0)	(0)	(0)	(Tr)	きしめん，ひもかわを含む 01018中力粉1等から推計
(100)	(4)	(0)	(0)	(0)	(0)	(0)	(580)	(31)	(0)	(0)	(0)	(0)	(0)	(0)	(0)	(0)	(0)	(0)	(0)	(0)	(0)	(Tr)	01020強力粉1等から推計
420	6	1	0	0	0	0	720	40	0	0	1	1	0	6	0	0	0	0	0	0	0	–	デュラム小麦100%以外のものも含む
85	4	1	Tr	0	0	0	240	14	0	0	Tr	0	0	0	0	0	0	0	0	0	0	–	
810	12	1	3	–	–	–	870	34	–	–	0	–	–	–	–	–	–	–	–	–	–	1	うるち米
200	3	0	Tr	0	0	0	300	11	0	0	0	0	0	0	0	0	0	0	0	0	0	1	うるち米 歩留り：90～91%
500	7	1	0	0	0	0	410	14	0	0	0	0	0	0	0	0	0	0	0	0	0	–	うるち米 発芽玄米47g相当量を含む
120	1	Tr	0	0	0	0	200	5	0	0	0	0	0	0	0	0	0	0	0	0	0	–	
3	0	0	0	0	0	0	41	7	0	0	0	0	0	0	0	0	0	0	0	0	0	–	別名：かんしょ（甘藷） 廃棄部位：両端
1	0	0	0	0	0	0	21	3	0	0	0	0	0	0	0	0	0	0	0	0	0	–	別名：かんしょ（甘藷） 廃棄部位：表層及び両端（表皮の割合：2%）
23	0	0	0	0	0	0	94	10	0	0	0	0	0	0	0	0	0	0	1	0	0	–	別名：あかめいも 廃棄部位：表層
1	Tr	0	0	0	0	0	16	6	0	0	0	0	0	0	0	0	0	0	0	0	0	13	別名：ばれいしょ（馬鈴薯） 廃棄部位：表層
(1300)	(7)	(0)	(0)	(0)	(0)	(0)	(1600)	(12)	(0)	(0)	(1)	(0)	(0)	(0)	(0)	(0)	(0)	(0)	(0)	(0)	(0)	–	05019ごま（むき）から推計
49	1	0	–	–	–	–	350	150	–	–	0	–	–	–	–	–	–	–	–	–	–	9	
4700	33	0	0	0	0	0	8800	1500	0	0	0	0	0	0	0	0	0	0	0	0	0	–	
5100	38	0	0	0	0	0	9700	1600	0	0	0	0	0	0	0	0	0	0	0	0	0	–	
900	8	0	–	–	–	–	2300	310	–	–	0	–	–	–	–	–	–	–	–	–	–	–	凝固剤の種類は問わないもの
7900	120	0	13	0	0	0	8000	1600	0	0	9	0	0	0	0	0	0	0	0	0	0	–	
(2200)	(0)	(0)	–	–	–	–	(5000)	(670)	–	(0)	–	–	–	(0)	(0)	–	–	–	(0)	–	(0)	–	米国成分表から推計
(2500)	(22)	–	–	–	–	–	(6600)	(1100)	–	–	(36)	–	–	–	–	–	–	–	–	–	–	–	四訂フォローアップ・おから（旧製法）の分析値から推計
(56)	(1)	(Tr)	(0)	(0)	(0)	(0)	(220)	(110)	(0)	(0)	(0)	(0)	(0)	(0)	(0)	(0)	(0)	(0)	(0)	(0)	(0)	–	別名：たけあずき 04064つるあずき乾から推計
33000	45	0	–	–	–	–	12000	9	–	–	0	–	–	–	–	–	–	–	–	–	–	–	
10000	150	0	–	–	–	–	41000	9000	–	–	0	–	–	–	–	–	–	–	–	–	–	–	
19000	96	0	–	–	–	–	23000	150	–	–	0	–	–	–	–	–	–	–	–	–	–	3	試料：洗いごま
(62)	(3)	(1)	(Tr)	(0)	(0)	(0)	(280)	(24)	(0)	(0)	(1)	(0)	(0)	(0)	(0)	(0)	(0)	(0)	(0)	(0)	(0)	–	幼芽を除いたもの 05024はす成熟乾から推計
30000	220	0	–	–	–	–	16000	200	–	–	0	–	–	–	–	–	–	–	–	–	–	–	廃棄部位：殻
24000	640	50	0	0	0	0	15000	99	0	0	0	0	0	0	0	0	0	0	0	0	0	17	別名：なんきんまめ，ピーナッツ
1900	14	0	0	0	0	0	2300	540	0	0	0	0	0	0	0	0	0	0	0	0	0	–	廃棄部位：さや
5	Tr	Tr	1	0	Tr	0	8	11	0	0	0	0	0	0	0	0	0	0	0	0	0	9	別名：かんらん，たまな 廃棄部位：しん
1	Tr	0	–	–	0	–	4	8	–	–	0	0	–	0	0	–	–	–	–	–	–	Tr	廃棄部位：両端

食品番号	食品名	水分	トリアシルグリセロール当量	総量	飽和	一価不飽和	多価不飽和	n-3系多価不飽和	n-6系多価不飽和	飽和 10:0 デカン酸	12:0 ラウリン酸	14:0 ミリスチン酸	15:0 ペンタデカン酸	16:0 パルミチン酸	17:0 ヘプタデカン酸	18:0 ステアリン酸	20:0 アラキジン酸	22:0 ベヘン酸	24:0 リグノセリン酸	一価不飽和 10:1 デセン酸	14:1 ミリストレイン酸	15:1 ペンタデセン酸	16:1 パルミトレイン酸	17:1 ヘプタデセン酸
		(g)								(mg)														
06132	だいこん　根　皮つき　生	94.6	Tr	0.04	0.01	Tr	0.02	0.02	0.01	0	0	0	0	11	Tr	1	Tr	Tr	−	−	0	−	Tr	0
06336	たまねぎ　りん茎　油いため	80.1	(5.7)	(5.46)	(0.42)	(3.48)	(1.55)	(0.44)	(1.11)	(0)	(4)	(5)	(0)	(240)	(Tr)	(110)	(34)	(18)	(9)	(0)	(0)	(0)	(12)	(Tr)
06338	チンゲンサイ　葉　油いため	92.6	(3.1)	(2.98)	(0.24)	(1.88)	(0.87)	(0.27)	(0.60)	(0)	(3)	(3)	(0)	(140)	(0)	(59)	(18)	(9)	(5)	(0)	(0)	(0)	(6)	(0)
06343	なす　果実　天ぷら	71.9	13.1	12.49	0.97	8.13	3.39	1.03	2.36	0	0	8	5	550	7	260	81	44	22	0	0	0	26	19
06212	にんじん　根　皮つき　生	89.1	0.1	0.08	0.02	Tr	0.06	0.01	0.05	0	0	Tr	Tr	14	1	1	1	1	−	−	0	−	Tr	0
06354	ブロッコリー　芽ばえ　生	94.3	(0.3)	(0.26)	(0.08)	(0.07)	(0.12)	(0.08)	(0.04)	(0)	(Tr)	(1)	(1)	(68)	(1)	(Tr)	(2)	(1)	(2)	(0)	(0)	(0)	(1)	(2)
06360	みぶな　葉　生	93.9	(0.1)	(0.13)	(0.02)	(0.01)	(0.10)	(0.08)	(0.01)	(0)	(0)	(Tr)	(Tr)	(20)	(0)	(2)	(1)	(Tr)	−	−	(0)	−	(2)	(0)
06361	レタス　水耕栽培　結球葉　生	95.3	(0.1)	(0.07)	(0.02)	(Tr)	(0.05)	(0.03)	(0.02)	(0)	(0)	(1)	(Tr)	(16)	(Tr)	(2)	(1)	(1)	−	−	(0)	−	(1)	(0)
	7 果実類																							
07006	アボカド　生	71.3	15.5	14.84	3.03	9.96	1.85	0.12	1.72	0	0	6	0	2900	5	84	10	0	−	−	0	−	1200	13
07160	いちご　乾	15.4	(0.2)	(0.17)	(0.02)	(0.02)	(0.12)	(0.05)	(0.07)	(0)	(Tr)	(1)	(Tr)	(13)	(Tr)	(3)	(4)	(Tr)	−	−	(0)	−	(Tr)	(0)
07168	キウイフルーツ　黄肉種　生	83.2	(0.2)	(0.17)	(0.05)	(0.02)	(0.09)	(0.04)	(0.05)	(1)	(3)	(3)	(0)	(40)	(0)	(5)	(1)	(0)	(0)	−	(4)	(0)	(3)	(0)
07158	ココナッツ　ココナッツミルク	78.8	14.9	14.08	13.20	0.76	0.13	0	0.13	870	6900	2600	0	1200	0	440	12	0	0	0	0	0	0	0
07148	りんご　皮なし　生	84.1	Tr	0.05	0.01	Tr	0.03	Tr	0.03	0	Tr	Tr	0	11	Tr	2	1	1	−	−	0	−	Tr	0
	8 きのこ類																							
08037	えのきたけ　油いため	83.3	(3.7)	(3.52)	(0.28)	(2.20)	(1.04)	(0.30)	(0.74)	(0)	(2)	(4)	(0)	(160)	(Tr)	(71)	(21)	(11)	(6)	(0)	(0)	(0)	(8)	(0)
08046	ぶなしめじ　油いため	85.9	(4.9)	(4.68)	(0.39)	(2.84)	(1.45)	(0.35)	(1.10)	(0)	(3)	(5)	(3)	(230)	(3)	(100)	(28)	(13)	(7)	(0)	(0)	(0)	(11)	(0)
	9 藻類																							
09017	まこんぶ　素干し　乾	9.5	1.0	0.96	0.35	0.29	0.32	0.11	0.21	0	0	92	4	220	2	21	9	0	0	0	1	0	27	2
09049	てんぐさ　粉寒天	16.7	(0.2)	(0.17)	(0.05)	(0.02)	(0.09)	(0.08)	(0.01)	(0)	(0)	(3)	−	(49)	−	(3)	−	−	−	−	−	−	(8)	−
09050	ひじき　ほしひじき　ステンレス釜　乾	6.5	1.7	1.59	0.59	0.37	0.63	0.33	0.31	−	−	72	8	480	7	18	10	−	−	−	−	−	98	7
09045	わかめ　湯通し塩蔵わかめ　塩抜き　生	93.3	0.2	0.21	0.04	0.02	0.15	0.10	0.05	0	0	5	1	30	Tr	2	1	0	0	0	Tr	0	5	Tr
	10 魚介類																							
10003	まあじ　皮つき　生	75.1	3.5	3.37	1.10	1.05	1.22	1.05	0.13	0	2	120	15	670	24	250	13	8	6	0	4	0	210	10
10392	まあじ　小型　骨付き　から揚げ	50.3	16.8	16.05	2.25	8.91	4.90	2.58	2.26	0	0	200	29	1300	39	480	87	43	22	0	0	0	310	35
10047	まいわし　生	68.9	7.3	6.94	2.55	1.86	2.53	2.10	0.28	Tr	7	460	54	1600	50	340	52	14	10	0	3	0	410	15
10395	まいわし　フライ	37.8	28.0	26.78	3.90	14.66	8.22	3.93	4.16	0	9	520	46	2400	55	670	140	70	37	0	0	0	430	44
10396	しらす　生	81.8	0.8	0.79	0.28	0.09	0.43	0.38	0.04	0	1	34	7	170	10	48	2	2	4	0	0	0	27	3
10067	うなぎ　養殖　生	62.1	16.1	15.45	4.12	8.44	2.89	2.42	0.39	0	0	550	33	2800	23	710	25	0	0	0	22	0	970	34
10398	めかじき　焼き	59.9	9.8	9.38	2.44	5.29	1.65	1.37	0.28	0	2	200	42	1500	64	560	31	14	8	0	0	0	320	69
10086	かつお　春獲り　生	72.2	0.4	0.38	0.12	0.06	0.19	0.17	0.02	0	Tr	15	3	78	4	22	1	1	0	0	Tr	0	14	2
10087	かつお　秋獲り　生	67.3	4.9	4.67	1.50	1.33	1.84	1.57	0.24	Tr	3	230	46	930	44	230	15	7	2	0	4	0	240	31
10097	缶詰　油漬　フレーク	55.5	23.4	22.36	3.48	5.45	13.44	1.99	11.44	−	−	35	8	2400	46	910	73	−	−	−	0	−	59	12
10115	ぎんだら　生	67.4	16.7	15.96	4.50	9.87	1.59	1.13	0.29	0	9	710	58	2900	290	490	26	9	6	0	0	0	1400	68
10401	ぎんだら　水煮	61.2	21.6	20.67	5.89	12.69	2.08	1.47	0.38	0	12	940	76	3800	390	640	33	11	8	0	0	0	1900	90
10126	からふとます　生	70.1	5.1	4.93	1.23	2.12	1.58	1.42	0.15	0	0	230	25	790	20	160	7	0	0	0	3	0	240	19
10130	ぎんざけ　養殖　生	66.0	11.4	10.90	2.30	4.87	3.74	2.03	1.65	0	7	260	29	1500	29	410	25	11	0	0	4	0	400	31
10134	しろさけ　生	72.3	3.7	3.51	0.80	1.69	1.01	0.92	0.07	Tr	9	200	11	450	15	110	6	2	1	0	3	0	190	8
10148	にじます　淡水養殖　皮つき　生	74.5	3.7	3.56	0.94	1.36	1.26	0.85	0.41	−	−	120	11	640	12	150	4	−	−	−	0	−	200	20
10149	べにざけ　生	71.4	3.7	3.59	0.81	1.75	1.03	0.92	0.11	0	0	160	16	520	11	96	5	0	0	0	2	0	170	11
10154	まさば　生	62.1	12.8	12.27	4.57	5.03	2.66	2.12	0.43	0	7	490	87	2900	110	830	69	30	18	0	5	0	660	58
10173	さんま　皮つき　生	55.6	22.7	21.77	4.84	10.58	6.35	5.59	0.55	1	8	1700	110	2500	71	380	51	16	3	0	16	2	760	36
10180	ししゃも　生干し　生	67.6	7.1	6.75	1.62	3.40	1.73	1.47	0.15	0	9	430	20	1000	11	120	6	3	0	0	11	0	620	23
10408	まだい　養殖　皮なし　生	71.9	4.8	4.58	1.29	1.78	1.52	0.99	0.49	0	0	140	16	870	20	220	9	6	0	0	3	0	240	12

（可食部100g当たり）

脂肪酸 一価不飽和 18:1 オレイン酸・シス-バクセン酸計	20:1 イコセン酸	22:1 ドコセン酸	24:1 テトラコセン酸	多価不飽和 16:2 ヘキサデカジエン酸	16:3 ヘキサデカトリエン酸	16:4 ヘキサデカテトラエン酸	18:2 n-6 リノール酸	18:3 n-3 α-リノレン酸	18:3 n-6 γ-リノレン酸	18:4 n-3 オクタデカテトラエン酸	20:2 n-6 イコサジエン酸	20:3 n-6 イコサトリエン酸	20:4 n-3 イコサテトラエン酸	20:4 n-6 アラキドン酸	20:5 n-3 イコサペンタエン酸	21:5 n-3 ヘンイコサペンタエン酸	22:2 ドコサジエン酸	22:4 n-6 ドコサテトラエン酸	22:5 n-3 ドコサペンタエン酸	22:5 n-6 ドコサペンタエン酸	22:6 n-3 ドコサヘキサエン酸	未同定	備考
(mg)																							
3	Tr	0	–	–	0	0	6	18	–	–	0	0	–	0	0	–	–	–	–	–	–	0	廃棄部位：根端及び葉柄基部
(3400)	(66)	(8)	(9)	(0)	(0)	(0)	(1100)	(440)	(0)	(0)	(0)	(0)	(0)	(0)	(0)	(0)	(0)	(0)	(0)	(0)	(0)	–	皮（保護葉），底盤部及び頭部を除いたもの。植物油（なたね油）：5.8g。06153たまねぎりん茎生と油（なたね油）の付着量から推計
(1800)	(35)	(4)	(5)	(0)	(0)	(0)	(600)	(270)	(0)	(0)	(0)	(0)	(0)	(0)	(0)	(0)	(0)	(0)	(0)	(0)	(0)	–	しんを除いたもの。植物油（なたね油）。06160チンゲンサイ生の推計量と油（なたね油）の付着量から推計
7900	150	0	21	0	0	0	2400	1000	0	0	8	0	0	0	0	0	0	0	0	0	0	–	へたを除いたもの 揚げ油：なたね油
2	Tr	0	–	–	0	–	51	6	–	–	0	0	–	0	0	–	–	–	–	–	–	Tr	廃棄部位：根端及び葉柄基部
(17)	(Tr)	(47)	(1)	(0)	(0)	(0)	(36)	(82)	(0)	(0)	(0)	(0)	(0)	(0)	(0)	(0)	(0)	(0)	(0)	(0)	(0)	–	別名：ブロッコリースプラウト 06263ブロッコリー花序生から推計
(3)	(Tr)	(1)	–	–	(17)	–	(11)	(77)	–	–	(1)	(0)	–	(0)	(0)	–	–	–	–	–	–	–	別名：きょうな。廃棄部位：根 06086こまつな生から推計
(2)	(1)	(0)	–	–	(0)	–	(23)	(26)	–	–	(0)	(0)	–	(0)	(0)	–	–	–	–	–	–	(Tr)	別名：たまちしゃ。廃棄部位：株元 06312レタス土耕栽培生から推計
8800	31	0	–	–	–	–	1700	120	–	–	0	–	–	0	–	–	–	–	–	–	–	15	別名：アボガド 廃棄部位：果皮及び種子
(24)	(Tr)	(0)	–	–	–	–	(70)	(53)	–	–	(Tr)	(0)	–	(0)	–	–	–	–	–	–	–	(1)	ドライフルーツ 07012いちご生から推計
(12)	(0)	(0)	(0)	–	–	–	(49)	(36)	(0)	(0)	–	(1)	–	(0)	(0)	(0)	–	(0)	(0)	–	(0)	–	別名：ゴールデンキウイ。廃棄部位：果皮及び両端。米国成分表から推計。c18：2CL As(1)mg
760	0	0	0	0	0	0	130	0	0	0	0	0	0	0	0	0	0	0	0	0	0	–	試料：缶詰
1	Tr	0	–	–	–	–	29	2	–	–	0	–	–	0	–	–	–	–	–	–	–	Tr	廃棄部位：果皮及び果しん部
(2100)	(41)	(5)	(7)	(0)	(0)	(0)	(740)	(300)	(0)	(0)	(0)	(0)	(0)	(0)	(0)	(0)	(0)	(0)	(0)	(0)	(0)	–	試料：栽培品。柄の基部（いしづき）を除いたもの。植物油（なたね油）。08001えのきたけ生と油（なたね油）の付着量から推計
(2800)	(53)	(7)	(9)	(0)	(0)	(0)	(1100)	(350)	(0)	(0)	(0)	(0)	(0)	(0)	(0)	(0)	(0)	(0)	(0)	(0)	(0)	–	試料：栽培品。柄の基部（いしづき）を除いたもの。植物油（なたね油）。08016ぶなしめじ生と油（なたね油）の付着量から推計
260	0	0	0	1	0	0	77	21	18	36	1	5	5	110	51	0	0	0	0	0	0	36	
(8)	(8)	(0)	–	–	–	–	(4)	(1)	–	(0)	–	–	–	(9)	(77)	–	–	–	(0)	–	(0)	–	別名：まくさ（和名）。試料：てんぐさ以外の粉寒天も含む。米国成分表から推計
170	40	58	–	–	–	–	82	130	–	71	–	7	15	220	110	–	–	–	–	–	–	19	ステンレス釜で煮熟後乾燥したもの
12	0	0	0	Tr	0	0	14	23	3	47	Tr	1	2	35	29	0	0	0	0	0	0	19	別名：生わかめ。脂溶性成分表15-36a湯通し塩蔵わかめ塩蔵から推計
630	73	84	37	17	11	10	31	18	4	27	8	5	18	61	300	13	0	4	100	20	570	–	別名：あじ 廃棄部位:頭部，内臓，骨，ひれ等（三枚下ろし）
8100	260	180	58	24	17	18	2100	1100	0	48	20	0	25	64	480	19	0	8	130	21	830	–	別名：あじ。内臓，うろこ等を除いて，調理したもの 揚げ油：なたね油
1000	210	130	48	43	49	59	92	59	17	120	16	16	54	100	780	35	0	7	170	28	870	–	廃棄部位:頭部，内臓，骨，ひれ等（三枚下ろし）
13000	670	380	93	42	40	52	3900	1700	0	150	33	21	65	130	830	35	0	24	190	35	950	–	三枚におろしたもの。揚げ油：なたね油。「まいわし生」等とは別試料
53	2	Tr	7	2	2	1	10	11	0	17	2	1	3	15	90	3	0	2	8	10	250	–	かたくちいわし，まいわし等の幼魚
5900	1100	440	24	40	19	22	220	59	7	58	38	19	150	71	580	47	0	8	450	22	1100	–	廃棄部位：頭部，内臓，骨，ひれ等
3900	730	190	110	4	0	2	62	23	0	12	31	12	51	87	170	12	0	49	210	41	890	–	切り身（皮なし）
40	4	2	2	1	Tr	Tr	5	3	0	6	1	1	1	7	39	1	0	Tr	4	4	120	19	別名：ほんがつお，まがつお，初がつお 三枚におろしたもの
770	140	120	29	13	5	10	85	41	10	80	14	6	22	84	400	12	0	2	55	40	970	–	別名：ほんがつお，まがつお，戻りがつお 廃棄部位:頭部，内臓，骨，ひれ等（三枚下ろし）
5300	65	22	0	–	–	–	11000	1600	–	16	4	84	10	14	60	–	0	–	0	0	290	35	別名：ツナ缶 液汁を含んだもの
6200	1100	890	160	78	41	55	160	69	0	150	26	10	41	75	480	24	0	14	82	8	290	–	切り身
8000	1400	1100	200	100	54	71	210	88	0	190	35	12	52	97	630	32	0	24	110	9	370	–	切り身
920	510	390	34	0	0	0	81	52	0	86	21	10	78	31	400	0	1	0	110	12	690	–	別名：あおます 切り身
3900	310	180	35	23	19	25	1500	480	0	74	57	27	55	60	310	19	0	14	180	28	890	400	別名：ぎんます 切り身
740	380	340	25	10	5	9	38	27	1	52	11	3	43	12	240	9	1	1	84	6	460	260	別名：さけ（標準和名），あきさけ，あきあじ 切り身
790	210	110	37	–	–	–	360	38	–	34	20	13	26	26	140	–	0	–	52	0	550	12	廃棄部位:頭部，内臓，骨，ひれ等（三枚下ろし）
570	570	390	40	0	0	0	56	26	0	36	14	7	35	20	270	0	1	0	73	9	480	–	切り身
3300	490	430	77	45	36	25	140	76	18	140	31	12	49	180	690	30	0	11	160	43	970	–	別名：さば 廃棄部位:頭部，内臓，骨，ひれ等（三枚下ろし）
1000	3900	4700	190	72	43	89	300	280	29	1000	52	18	210	98	1500	78	6	13	310	39	2200	1700	別名：さいら。三枚におろしたもの
2600	81	37	19	39	27	39	51	23	6	63	11	4	28	68	670	25	0	0	120	8	550	–	試料：ひと塩品 廃棄部位：頭部及び尾
1100	220	150	35	14	11	10	410	48	0	36	17	6	35	32	240	16	0	8	120	16	500	–	

食品番号	食品名	水分	トリアシルグリセロール当量	脂肪酸 総量	飽和	一価不飽和	多価不飽和	n-3系多価不飽和	n-6系多価不飽和	飽和 10:0 デカン酸	12:0 ラウリン酸	14:0 ミリスチン酸	15:0 ペンタデカン酸	16:0 パルミチン酸	17:0 ヘプタデカン酸	18:0 ステアリン酸	20:0 アラキジン酸	22:0 ベヘン酸	24:0 リグノセリン酸	一価不飽和 10:1 デセン酸	14:1 ミリストレイン酸	15:1 ペンタデセン酸	16:1 パルミトレイン酸	17:1 ヘプタデセン酸
		(……	……	……	g	……	……	……	……)	(……	……	……	……	……	……	mg	……	……	……	……	……	……	……	……)
10409	すけとうだら　フライ	61.9	11.3	10.79	1.00	6.63	3.17	1.13	2.03	0	0	12	6	630	9	230	60	32	16	0	0	0	37	15
10205	まだら　生	80.9	0.1	0.14	0.03	0.03	0.07	0.07	0.01	0	0	2	Tr	25	Tr	6	0	0	0	0	0	0	3	Tr
10241	ぶり　成魚　生	59.6	13.1	12.49	4.42	4.35	3.72	3.35	0.37	−	−	740	79	2600	200	750	34	−	−	−	0	−	910	120
10412	ほっけ　開き干し　焼き	63.7	9.4	9.00	2.21	4.02	2.76	2.40	0.23	0	7	510	33	1400	67	160	10	0	0	0	22	0	910	30
10253	くろまぐろ　天然　赤身　生	70.4	0.8	0.73	0.25	0.29	0.19	0.17	0.03	−	−	20	3	140	11	69	2	−	−	−	0	−	26	7
10254	くろまぐろ　天然　脂身　生	51.4	23.5	22.52	5.91	10.20	6.41	5.81	0.60	−	−	900	90	3500	270	1100	52	−	−	−	23	−	990	200
10264	(まぐろ類) 缶詰　油漬　フレーク　ホワイト	56.0	21.8	20.81	4.85	4.24	11.73	0.55	11.18	−	−	160	10	4100	40	560	0	−	−	−	0	−	160	9
10281	あさり　生	90.3	0.2	0.22	0.08	0.05	0.09	0.06	0.03	0	Tr	4	2	43	6	22	1	Tr	Tr	0	0	Tr	10	Tr
10414	ほたてがい　貝柱　焼き	67.8	0.1	0.09	0.02	0.01	0.05	0.05	0.01	0	0	2	1	15	1	5	0	0	0	0	0	0	1	0
10327	大正えび　生	76.3	0.1	0.14	0.04	0.04	0.06	0.04	0.01	0	0	2	1	23	3	12	Tr	1	Tr	0	0	0	14	2
10418	するめいか　胴　皮なし　生	79.1	0.3	0.30	0.09	0.02	0.19	0.18	0.01	0	0	4	2	71	2	14	Tr	0	0	0	0	0	1	Tr
10376	かに風味かまぼこ	75.6	0.4	0.36	0.11	0.10	0.16	0.11	0.05	3	Tr	13	1	62	1	26	1	1	Tr	0	0	0	9	1
	11 肉類																							
11249	うし　和牛肉　リブロース　脂身つき　ゆで	29.2	54.8	52.39	20.33	30.66	1.40	0.07	1.33	17	26	1300	180	13000	410	5700	38	0	0	0	520	0	2200	440
11248	うし　和牛肉　リブロース　脂身つき　焼き	27.7	54.3	51.90	20.33	30.24	1.33	0.06	1.27	18	27	1300	180	13000	410	5700	40	0	0	0	520	0	2200	430
11015	うし　和牛肉　サーロイン　脂身つき　生	40.0	(44.4)	(42.46)	(16.29)	(25.05)	(1.12)	(0.05)	(1.07)	(0)	(25)	(1300)	(150)	(11000)	(330)	(4000)	(25)	(0)	(0)	(0)	(660)	(0)	(2400)	(390)
11251	うし　和牛肉　もも　皮下脂肪なし　ゆで	50.1	20.9	19.92	7.89	11.34	0.69	0.03	0.66	9	12	450	94	5100	230	2000	12	0	0	0	160	0	760	250
11250	うし　和牛肉　もも　皮下脂肪なし　焼き	49.5	20.5	19.59	7.64	11.28	0.67	0.03	0.64	5	7	450	95	5000	230	1800	5	0	0	0	170	0	820	260
11254	うし　交雑牛肉　リブロース　脂身つき　生	36.2	49.6	47.40	18.15	27.71	1.55	0.07	1.47	8	27	1300	180	11000	410	4900	35	0	0	0	430	0	2300	460
11255	うし　交雑牛肉　リブロース　脂身つき　焼き	26.4	58.2	55.61	21.12	32.78	1.71	0.09	1.61	18	31	1400	200	13000	470	5900	38	0	0	0	470	0	2600	530
11262	うし　交雑牛肉　もも　皮下脂肪なし　生	59.5	20.4	19.49	6.92	11.81	0.75	0.03	0.73	7	11	450	70	4400	180	1800	11	0	0	0	130	0	900	230
11264	うし　交雑牛肉　もも　皮下脂肪なし　ゆで	49.8	26.6	25.41	8.99	15.68	0.74	0.03	0.71	9	13	560	91	5800	210	2200	12	0	0	0	200	0	1300	300
11129	ぶた　大型種肉　ばら　脂身つき　生	49.4	34.9	33.36	14.60	15.26	3.50	0.18	3.32	41	140	700	27	8700	120	4800	72	0	0	0	0	0	870	87
11279	ぶた　大型種肉　ヒレ　赤肉　とんかつ	33.3	24.0	23.00	2.72	14.46	5.82	1.62	4.19	0	0	55	12	1600	18	790	130	69	32	0	0	0	120	36
11163	ぶた　ひき肉　生	64.8	16.1	15.40	6.24	7.55	1.62	0.10	1.52	15	17	230	12	3800	50	2000	30	0	0	0	0	0	390	42
11166	ぶた　副生物　肝臓　生	72.0	1.9	1.78	0.78	0.24	0.76	0.15	0.60	0	0	4	10	280	47	440	2	−	−	−	0	0	14	8
11176	ぶた　ハム類　ロースハム	61.1	13.5	12.90	5.35	5.94	1.61	0.10	1.50	14	13	190	11	3300	37	1800	28	1	0	1	3	0	310	28
11186	ぶた　ソーセージ類　ウインナーソーセージ	52.3	29.3	27.99	10.98	13.42	3.59	0.24	3.35	26	28	390	22	6800	97	3600	62	3	0	2	6	0	660	85
11282	めんよう　ラム　ロース　脂身つき　焼き	43.5	27.2	25.96	14.26	10.53	1.18	0.45	0.73	73	100	1300	200	6200	420	5900	47	0	0	0	53	0	380	160
11213	にわとり　親・主品目　むね　皮つき　生	62.6	16.5	15.76	5.19	8.20	2.37	0.11	2.26	0	Tr	140	16	4000	28	990	10	0	0	0	39	0	990	24
11215	にわとり　親・主品目　もも　皮つき　生	62.9	18.3	17.45	5.67	9.00	2.78	0.12	2.66	0	1	150	18	4300	31	1100	11	0	0	0	40	0	1000	26
11287	にわとり　若どり・主品目　むね　皮つき　焼き	55.1	8.4	7.98	2.33	3.97	1.69	0.18	1.50	0	7	64	11	1700	23	500	6	0	0	0	14	0	340	14
	12 卵類																							
12004	鶏卵　全卵　生	75.0	9.3	8.87	3.12	4.32	1.43	0.11	1.32	0	1	34	8	2300	16	780	4	0	0	0	6	0	240	13
	16 し好飲料類																							
16036	せん茶　茶	2.8	2.9	2.81	0.62	0.25	1.94	1.35	0.59	0	0	0	0	570	0	42	0	0	−	0	0	−	28	0
16046	コーヒー　インスタントコーヒー	3.8	0.2	0.21	0.09	0.02	0.10	Tr	0.09	0	1	Tr	0	70	Tr	16	6	2	−	0	0	−	0	0
16048	ココア　ピュアココア	4.0	20.9	19.98	12.40	6.88	0.70	0.04	0.66	0	1	19	5	5100	67	7000	200	31	−	0	0	−	59	0
16056	青汁　ケール	2.3	2.8	2.72	0.55	0.10	2.08	1.29	0.52	1	2	9	7	420	7	50	8	6	38	0	0	0	26	0
	17 調味料及び香辛料類																							
17036	トマトケチャップ	66.0	0.1	0.09	0.03	0.01	0.05	0.01	0.04	0	0	1	0	22	Tr	3	1	1	−	−	0	−	1	0
17042	半固形状ドレッシング　マヨネーズ　全卵型	16.6	72.5	69.40	6.07	39.82	23.51	5.49	18.02	0	0	40	27	3900	36	1400	360	210	94	0	0	0	150	78
17116	分離液状ドレッシング　和風ドレッシング	69.4	(14.0)	(13.37)	(1.68)	(5.79)	(5.90)	(0.80)	(5.10)	(0)	(4)	(9)	(2)	(1000)	(Tr)	(490)	(70)	(42)	(18)	(0)	(0)	(0)	(20)	(Tr)
17045	(みそ類) 米みそ　淡色辛みそ	45.4	5.9	5.68	0.97	1.11	3.61	0.58	3.02	0	0	7	0	680	8	230	16	23	−	−	0	−	6	0

（可食部100g当たり）

脂肪酸 一価不飽和 18:1 オレイン酸・シス-バクセン酸計	20:1 イコセン酸	22:1 ドコセン酸	24:1 テトラコセン酸	多価不飽和 16:2 ヘキサデカジエン酸	16:3 ヘキサデカトリエン酸	16:4 ヘキサデカテトラエン酸	18:2 n-6 リノール酸	18:3 n-3 α-リノレン酸	18:3 n-6 γ-リノレン酸	18:4 n-3 オクタデカテトラエン酸	20:2 n-6 イコサジエン酸	20:3 n-6 イコサトリエン酸	20:4 n-3 イコサテトラエン酸	20:4 n-6 アラキドン酸	20:5 n-3 イコサペンタエン酸	21:5 n-3 ヘンイコサペンタエン酸	22:2 ドコサジエン酸	22:4 n-6 ドコサテトラエン酸	22:5 n-3 ドコサペンタエン酸	22:5 n-6 ドコサペンタエン酸	22:6 n-3 ドコサヘキサエン酸	未同定	備考
(mg)																							
6400	130	6	17	0	0	0	2000	870	0	0	8	0	0	20	85	2	0	0	8	2	170	–	切り身。揚げ油：なたね油。すけとうだら生とは別試料
21	3	1	1	0	0	0	1	Tr	0	1	Tr	Tr	Tr	4	24	0	0	0	2	Tr	42	–	別名：たら 切り身
2400	470	300	170	–	–	–	190	97	–	200	7	14	86	160	940	–	0	–	320	0	1700	220	切り身
1900	590	500	51	50	26	51	120	88	0	240	22	6	46	80	1100	38	0	0	58	11	860	–	廃棄部位：頭部，骨，ひれ等
190	33	33	9	–	–	–	8	3	–	6	1	1	4	16	27	–	0	–	11	0	120	50	別名：まぐろ，ほんまぐろ，しび 切り身（皮なし）
4700	1800	2200	330	–	–	–	340	210	–	460	72	16	170	170	1400	–	0	–	310	0	3200	120	別名：まぐろ，ほんまぐろ，しび，とろ 切り身（皮なし）
4000	31	0	0	–	–	–	11000	79	–	19	0	0	0	0	77	–	0	–	0	0	370	150	別名：ツナ缶 原材料：びんなが。液汁を含んだもの
19	18	1	0	0	Tr	0	2	2	0	2	7	1	1	10	17	1	0	4	6	4	33	87	廃棄部位：貝殻
5	5	0	0	0	0	1	Tr	Tr	0	Tr	Tr	Tr	Tr	4	21	1	0	Tr	1	1	21	–	
22	2	Tr	Tr	0	0	Tr	2	1	Tr	Tr	1	Tr	Tr	10	21	Tr	0	0	2	1	18	–	別名：こうらいえび（標準和名） 廃棄部位：頭部，殻，内臓，尾部等
7	13	1	Tr	Tr	Tr	Tr	Tr	Tr	0	Tr	1	0	Tr	6	40	1	0	Tr	1	1	140	–	するめいか等と別試料
75	6	3	1	1	Tr	1	36	6	Tr	2	1	Tr	1	6	33	1	0	0	4	2	63	–	別名：かにかま
27000	280	0	0	0	0	0	1200	65	0	0	20	46	0	27	0	0	0	0	0	0	0	–	試料：黒毛和種（去勢）
27000	290	0	0	0	0	0	1200	64	0	0	0	44	0	26	0	0	0	0	0	0	0	–	試料：黒毛和種（去勢）
(21000)	(190)	(0)	(0)	(0)	(0)	(0)	(1000)	(54)	(0)	(0)	(0)	(35)	(0)	(16)	(0)	(0)	(0)	(0)	(0)	(0)	(0)	–	試料：黒毛和種（去勢）。皮下脂肪：11.5%，筋間脂肪：24.5%。赤肉と脂身から計算。脂身は11014和牛肉リブロース脂身から推計
10000	67	0	0	0	0	0	570	26	0	0	8	28	0	50	0	0	0	5	0	0	0	–	試料：黒毛和種（去勢） もも脂身つき等と別試料
10000	71	0	0	0	0	0	540	24	0	0	7	27	0	49	0	0	0	14	4	0	0	–	試料：黒毛和種（去勢） もも脂身つき等と別試料
24000	230	0	0	0	0	0	1300	72	0	0	22	54	0	39	0	0	0	24	0	0	0	–	皮下脂肪：15.8%，筋間脂肪：20.0%
29000	270	0	0	0	0	0	1500	78	0	0	29	58	0	38	0	0	0	25	14	0	0	–	
10000	80	0	0	0	0	0	620	26	0	0	8	29	0	54	0	0	0	11	0	0	0	–	筋間脂肪：7.0%
14000	110	0	0	0	0	0	640	29	0	0	10	25	0	30	0	0	0	0	0	0	0	–	
14000	270	0	0	0	0	0	3000	160	0	0	130	28	0	75	0	0	0	33	23	0	0	–	
14000	270	0	35	0	0	0	4100	1600	0	0	26	11	0	47	0	0	0	0	0	0	0	–	揚げ油：なたね油
7000	130	0	0	0	0	0	1400	74	0	0	65	15	0	55	0	0	0	17	13	0	9	–	
210	4	0	0	–	–	–	270	5	–	0	8	21	0	300	13	–	–	–	50	0	82	40	別名：レバー
5500	110	2	0	0	0	0	1400	82	4	0	56	14	0	55	2	0	2	15	12	1	6	220	
12000	250	6	0	0	0	0	3100	200	0	0	140	25	3	76	4	0	0	29	23	3	12	450	
9800	82	0	0	0	0	0	700	380	0	0	0	0	0	33	22	0	0	0	50	0	0	–	別名：ひつじ 試料：ニュージーランド及びオーストラリア産
7100	72	0	0	0	0	1	2100	99	0	0	27	21	0	67	0	0	0	4	2	0	6	–	皮及び皮下脂肪：32.8% 皮なし肉と皮から計算
7800	76	0	0	0	0	0	2500	110	0	0	28	21	0	81	0	0	0	6	2	0	6	–	皮及び皮下脂肪：30.6% 皮なし肉と皮から計算
3600	41	2	0	0	0	0	1400	120	0	0	21	20	0	69	10	0	0	17	19	4	30	–	別名：ブロイラー
4000	28	0	0	0	0	0	1100	29	0	0	13	18	0	170	1	0	0	13	7	46	72	160	廃棄部位：卵殻（付着卵白を含む）。付着卵白を含まない卵殻：13%。卵黄：卵白=32：68。試料：通常の鶏卵（栄養成分が増減されていないもの）
230	0	–	–	–	–	–	590	1400	–	0	0	0	–	0	–	–	–	–	–	–	–	–	
20	1	–	–	–	–	–	94	3	–	0	0	0	–	0	–	–	–	–	–	–	–	Tr	顆粒製品
6800	0	–	–	–	–	–	660	37	–	0	0	0	–	0	–	–	–	–	–	–	–	–	別名：純ココア 粉末製品
69	3	0	0	42	220	9	520	1300	0	0	0	0	0	0	0	0	0	0	0	0	0	–	粉末製品
5	Tr	0	–	–	–	–	40	13	–	–	0	Tr	0	–	–	–	–	–	–	–	0	Tr	
39000	680	0	89	0	0	0	18000	5500	0	0	0	0	0	0	0	0	0	0	0	0	0	680	使用油：なたね油，とうもろこし油，大豆油
(5700)	(81)	(8)	(9)	(0)	(0)	(0)	(5100)	(800)	(0)	(0)	(Tr)	(0)	(0)	(0)	(Tr)	(0)	(0)	(0)	(0)	(0)	(1)	(0)	オイル入り 原材料配合割合から推計
1100	11	0	–	–	–	–	3000	580	–	–	0	0	0	–	–	–	–	–	–	–	0	–	別名：信州みそ等

食品番号	食品名	水分	トリアシルグリセロール当量	脂肪酸 総量	飽和	一価不飽和	多価不飽和	n-3系多価不飽和	n-6系多価不飽和	4:0 酪酸	6:0 ヘキサン酸	7:0 ヘプタン酸	8:0 オクタン酸	10:0 デカン酸	12:0 ラウリン酸	13:0 トリデカン酸	14:0 ミリスチン酸	15:0 ペンタデカン酸	15:0 ant ペンタデカン酸	16:0 パルミチン酸	16:0 iso パルミチン酸	17:0 ヘプタデカン酸	17:0 ant ヘプタデカン酸	18:0 ステアリン酸	20:0 アラキジン酸	22:0 ベヘン酸	24:0 リグノセリン酸
		(g)								(mg)																	
	13 乳類																										
13003	普通牛乳	87.4	3.5	3.32	2.33	0.87	0.12	0.02	0.10	120	79	1	46	99	110	3	360	38	18	1000	9	20	17	400	6	3	2
13004	加工乳 濃厚	86.3	4.2	4.02	2.75	1.14	0.14	0.02	0.12	93	59	–	34	100	120	–	410	42	17	1300	8	30	21	520	8	4	4
13005	加工乳 低脂肪	88.8	1.0	0.93	0.67	0.23	0.03	Tr	0.03	27	18	–	10	28	34	–	110	11	5	310	2	6	5	110	2	1	0
13007	乳飲料 コーヒー	88.1	2.0	1.91	1.32	0.53	0.06	0.02	0.05	46	29	–	17	37	62	–	200	21	10	610	5	15	10	250	4	2	1
13011	乳児用調製粉乳	2.6	26.0	24.78	11.27	8.44	5.07	0.38	4.69	94	79	–	350	320	2500	–	1200	37	15	4900	5	49	0	1600	72	–	–
13013	加糖練乳	26.1	8.4	8.01	5.59	2.16	0.26	0.04	0.22	220	140	–	85	190	210	–	750	80	36	2600	20	63	43	1100	19	8	5
13014	クリーム 乳脂肪	48.2	39.6	37.53	26.28	9.89	1.37	0.21	1.15	1400	970	0	530	1100	1300	45	4200	430	180	12000	88	220	170	3700	67	18	16
13016	クリーム 植物性脂肪	55.5	37.6	35.72	26.61	7.38	1.73	0.10	1.63	0	120	0	1400	960	8900	9	3400	16	0	5300	0	18	0	4000	430	1900	69
13017	ホイップクリーム 乳脂肪	44.3	(37.5)	(35.57)	(24.98)	(9.34)	(1.25)	(0.19)	(1.06)	(1300)	(840)	(16)	(490)	(1100)	(1200)	(35)	(3900)	(400)	(190)	(11000)	(96)	(220)	(180)	(4300)	(67)	(28)	(19)
13020	コーヒーホワイトナー 液状 乳脂肪	70.3	17.8	16.88	11.57	4.73	0.58	0.08	0.50	540	350	–	210	430	490	–	1700	180	0	5200	0	110	0	2300	32	0	0
13025	ヨーグルト 全脂無糖	87.7	2.8	2.64	1.83	0.71	0.10	0.01	0.08	100	61	1	36	76	84	3	290	30	15	780	7	16	14	310	5	2	1
13053	ヨーグルト 低脂肪無糖	89.2	0.9	0.83	0.58	0.22	0.03	Tr	0.02	33	20	0	11	23	26	0	95	10	4	250	2	6	4	94	1	1	Tr
13054	ヨーグルト 無脂肪無糖	89.1	0.2	0.23	0.16	0.06	0.01	0	0.01	4	5	0	3	6	8	0	27	3	1	76	1	3	1	26	Tr	Tr	Tr
13026	ヨーグルト 脱脂加糖	82.6	0.2	0.19	0.13	0.06	0.01	0	0.01	5	3	–	2	4	4	–	16	2	1	59	1	2	1	26	Tr	Tr	0
13028	乳酸菌飲料 乳製品	82.1	Tr	0.04	0.03	0.01	Tr	0	Tr	1	1	–	Tr	1	1	–	4	1	Tr	12	Tr	Tr	Tr	5	Tr	–	–
13029	乳酸菌飲料 殺菌乳製品	45.5	0.1	0.09	0.06	0.02	0.01	Tr	Tr	1	1	–	Tr	2	3	–	10	1	Tr	29	Tr	1	Tr	12	Tr	0	0
13033	ナチュラルチーズ カテージ	79.0	4.1	3.85	2.73	1.00	0.13	0.02	0.10	150	91	1	54	120	130	4	440	45	21	1200	10	23	20	450	7	3	2
13034	ナチュラルチーズ カマンベール	51.8	22.5	21.28	14.87	5.71	0.70	0.16	0.54	780	490	6	290	630	710	22	2300	250	110	6600	56	130	110	2300	40	18	11
13035	ナチュラルチーズ クリーム	55.5	30.1	28.55	20.26	7.40	0.89	0.25	0.63	1100	700	7	410	860	960	27	3200	330	160	8700	82	180	140	3200	52	22	17
13036	ナチュラルチーズ ゴーダ	40.0	26.2	24.81	17.75	6.39	0.67	0.19	0.48	970	610	7	360	780	1000	23	2900	280	130	7600	57	140	120	2700	21	17	13
13037	ナチュラルチーズ チェダー	35.3	32.1	30.42	20.52	9.09	0.81	0.26	0.54	1100	740	–	430	920	1100	–	3300	390	190	8400	65	180	150	3500	59	–	–
13038	ナチュラルチーズ パルメザン	15.4	27.6	26.20	18.15	7.11	0.94	0.28	0.67	730	570	6	360	780	880	26	3000	320	140	7900	74	160	120	3000	48	20	14
13055	ナチュラルチーズ マスカルポーネ	62.4	25.3	23.99	16.77	6.40	0.81	0.13	0.68	840	550	0	320	680	810	0	2700	280	130	7300	66	160	120	2700	40	15	0
13057	ナチュラルチーズ やぎ	52.9	20.1	18.99	13.37	4.88	0.74	0.14	0.60	710	670	0	640	1500	780	0	1800	150	56	4700	41	110	77	2000	38	11	5
13040	プロセスチーズ	45.0	24.7	23.39	16.00	6.83	0.56	0.17	0.39	900	570	–	330	700	790	–	2600	290	140	6600	53	150	140	2700	42	–	–
13042	アイスクリーム 高脂肪	61.3	10.8	10.25	7.12	2.79	0.34	0.06	0.28	320	220	0	130	270	340	0	1200	110	51	3200	25	70	47	1200	16	7	4
13043	アイスクリーム 普通脂肪	63.9	7.7	7.31	4.64	2.32	0.36	0.05	0.30	250	160	–	94	230	250	–	790	73	36	1900	19	52	40	700	23	5	3
13045	ラクトアイス 普通脂肪	60.4	14.1	13.40	9.11	3.67	0.62	0.01	0.60	0	24	–	440	310	2300	–	1100	7	1	3900	0	11	0	950	34	8	7
13046	ラクトアイス 低脂肪	75.2	2.0	1.93	1.41	0.47	0.05	0.01	0.05	1	8	–	64	53	330	–	150	6	3	490	1	6	3	280	6	1	1
13047	ソフトクリーム	69.6	5.6	5.36	3.69	1.48	0.19	0.03	0.16	9	48	–	93	120	370	–	480	40	18	1700	11	34	21	700	14	4	3
13048	カゼイン	10.6	1.4	1.36	1.02	0.30	0.05	0.01	0.03	6	14	–	17	39	52	–	170	18	7	480	3	12	6	190	3	2	0
13049	シャーベット	69.1	1.0	0.99	0.77	0.18	0.04	Tr	0.04	Tr	2	–	35	32	280	–	140	1	Tr	210	Tr	1	Tr	65	2	1	Tr
13051	人乳	88.0	3.6	3.46	1.32	1.52	0.61	0.09	0.52	0	0	–	3	37	170	–	180	0	0	730	0	0	0	190	6	2	2
	14 油脂類																										
14024	えごま油	Tr	99.5	95.17	7.64	16.94	70.60	58.31	12.29	0	0	0	0	0	0	0	0	0	0	5600	0	0	0	1900	120	0	0
14001	オリーブ油	0	98.9	94.58	13.29	74.04	7.24	0.60	6.64	–	–	–	–	0	0	–	0	0	–	9800	–	0	–	2900	420	120	0
14002	ごま油	0	98.1	93.83	15.04	37.59	41.19	0.31	40.88	–	–	–	–	0	0	–	0	0	–	8800	–	0	–	5400	610	130	84
14003	米ぬか油	0	90.1	91.86	18.80	39.80	33.26	1.15	32.11	–	–	–	–	0	0	–	280	50	–	16000	–	0	–	1700	640	210	320
14004	サフラワー油 ハイオレイック	0	98.5	94.21	7.36	73.24	13.62	0.21	13.41	–	–	–	–	0	0	–	68	41	–	4500	–	0	–	1900	400	300	190
14025	サフラワー油 ハイリノール	0	96.6	92.40	9.26	12.94	70.19	0.22	69.97	–	–	–	–	0	0	–	110	42	–	6300	–	0	–	2200	300	190	120
14005	大豆油	0	97.0	92.76	14.87	22.12	55.78	6.10	49.67	–	–	–	–	0	0	–	71	42	–	9900	–	0	–	4000	350	370	130
14006	調合油	0	97.2	93.01	10.97	41.10	40.94	6.81	34.13	–	–	–	–	0	32	–	75	21	–	6900	–	0	–	3000	470	330	140
14007	とうもろこし油	0	96.8	92.58	13.04	27.96	51.58	0.76	50.82	–	–	–	–	0	0	–	0	0	–	10000	–	0	–	1900	410	130	170

（可食部100g当たり）

10:1 デセン酸	14:1 ミリストレイン酸	15:1 ペンタデセン酸	16:1 パルミトレイン酸	17:1 ヘプタデセン酸	18:1 オレイン酸・シス-バクセン酸計	20:1 イコセン酸	22:1 ドコセン酸	24:1 テトラコセン酸	16:2 ヘキサデカジエン酸	16:3 ヘキサデカトリエン酸	16:4 ヘキサデカテトラエン酸	18:2 n-6 リノール酸	18:3 n-3 α-リノレン酸	18:3 n-6 γ-リノレン酸	18:4 n-3 オクタデカテトラエン酸	20:2 n-6 イコサジエン酸	20:3 n-6 イコサトリエン酸	20:4 n-3 イコサテトラエン酸	20:4 n-6 アラキドン酸	20:5 n-3 イコサペンタエン酸	21:5 n-3 ヘンイコサペンタエン酸	22:2 ドコサジエン酸	22:4 n-6 ドコサテトラエン酸	22:5 n-3 ドコサペンタエン酸	22:5 n-6 ドコサペンタエン酸	22:6 n-3 ドコサヘキサエン酸	未同定	備考
一価不飽和 (mg)									多価不飽和 (mg)																			
10	32	0	49	9	760	8	1	0	0	0	0	88	13	0	Tr	1	4	1	6	1	0	0	0	2	0	Tr	–	
8	34	0	64	13	1000	13	0	0	–	0	–	100	17	4	0	0	4	0	8	0	–	0	–	0	0	0	–	
3	9	0	14	2	200	2	0	0	–	0	–	24	4	1	0	0	1	0	2	Tr	–	0	–	Tr	0	0	–	
4	16	0	32	7	460	5	Tr	Tr	–	0	–	37	12	3	0	1	2	0	2	1	–	0	–	2	0	0	–	
8	40	–	210	36	8000	100	–	–	–	–	–	4700	380	–	0	0	7	–	0	–	–	–	–	–	–	–	54	別名：育児用粉ミルク 育児用栄養強化品
19	58	0	110	25	1900	5	0	0	–	0	–	180	36	11	0	0	9	0	13	4	–	0	–	0	0	0	–	別名：コンデンスミルク
110	380	0	590	88	8600	60	12	4	0	0	0	1000	170	0	0	11	42	8	62	12	0	0	15	23	10	0	1700	別名：生クリーム，フレッシュクリーム 13003普通牛乳から推計
0	0	0	25	5	7300	49	4	0	0	0	0	1600	100	0	0	0	0	0	0	0	0	0	0	0	0	0	110	別名：植物性生クリーム。13022コーヒーホワイトナー液状植物性脂肪から推計
(110)	(340)	(0)	(530)	(100)	(8200)	(87)	(10)	(0)	(0)	(0)	(0)	(950)	(140)	(0)	(5)	(11)	(42)	(8)	(61)	(15)	(0)	(0)	(0)	(24)	(0)	(2)	–	クリームにグラニュー糖を加えて泡だてたもの。13003普通牛乳から推計
32	130	0	250	0	4300	32	0	0	–	0	–	500	76	0	0	0	0	0	0	0	–	0	–	0	0	0	–	別名：コーヒー用ミルク，コーヒー用クリーム。脂肪酸組成分析値から換算
8	25	0	39	8	620	7	1	0	0	0	0	75	10	0	Tr	1	3	1	5	1	0	0	0	2	0	Tr	–	別名：プレーンヨーグルト
2	8	0	13	2	200	2	0	0	0	0	0	18	4	0	0	0	1	0	1	1	0	0	0	1	0	0	–	
1	2	0	3	1	53	1	0	0	0	0	0	6	1	0	0	0	0	0	Tr	0	0	0	0	0	0	0	–	
Tr	1	0	3	1	49	1	0	0	–	0	–	6	Tr	1	0	Tr	Tr	0	1	0	–	0	–	0	0	0	–	別名：普通ヨーグルト
Tr	Tr	–	1	0	11	Tr	–	–	–	–	–	1	Tr	–	0	0	0	–	0	–	–	–	–	–	–	–	2	無脂乳固形分3.0%以上
Tr	1	0	2	Tr	18	Tr	0	0	–	0	–	4	1	Tr	0	0	Tr	0	Tr	0	–	0	–	0	0	0	–	無脂乳固形分3.0%以上 希釈後飲用
13	39	0	60	11	870	10	0	0	0	0	0	93	16	0	1	1	4	1	6	2	0	0	0	3	0	0	–	クリーム入りを含む
66	220	0	360	72	4900	58	0	0	0	0	0	480	120	0	4	7	20	7	32	12	0	0	0	20	0	0	–	
97	300	0	460	93	6400	64	0	2	0	0	0	570	180	0	5	8	22	11	38	20	0	0	0	27	0	6	–	
81	260	0	410	67	5500	53	2	0	0	0	0	430	130	0	4	5	18	10	28	19	0	0	0	22	0	4	–	
100	390	–	580	240	7700	87	–	–	–	–	–	540	260	–	0	0	0	–	0	–	–	–	–	–	–	–	770	
87	280	0	430	67	6200	65	0	0	0	0	0	600	210	0	6	5	23	13	37	20	0	0	0	30	0	0	–	粉末状
66	220	0	340	74	5700	47	0	0	0	0	0	590	100	24	0	0	30	0	36	9	0	0	0	16	0	0	–	
40	28	0	120	50	4600	25	0	0	0	0	0	560	130	0	0	8	12	0	29	8	0	0	0	0	0	0	–	別名：シェーブルチーズ
76	300	–	430	170	5800	63	–	–	–	–	–	390	170	–	0	0	0	–	0	–	–	–	–	–	–	–	480	
27	92	0	150	20	2500	14	0	0	0	0	0	260	47	0	0	0	11	3	15	0	0	0	0	7	0	0	700	乳固形分15.0%以上，乳脂肪分12.0%以上。試料：バニラアイスクリーム。13043アイスクリーム普通脂肪から推計
22	62	0	120	39	2100	10	1	0	–	0	–	240	51	19	0	17	12	0	20	4	–	0	–	0	0	0	–	乳固形分15.0%以上，乳脂肪分8.0% 試料：バニラアイスクリーム
5	1	0	14	1	3600	14	0	0	–	0	–	600	15	0	0	0	0	0	1	0	–	0	–	0	0	0	–	乳固形分3.0%以上，主な脂質：植物性脂肪
1	4	0	11	3	450	1	0	0	–	0	–	45	5	1	0	0	0	0	1	Tr	–	0	–	0	0	0	–	乳固形分3.0%以上，主な脂質：植物性脂肪
8	31	0	60	17	1400	8	0	0	–	0	–	150	25	7	0	0	3	0	6	3	–	0	–	0	0	0	–	主な脂質：乳脂肪 コーンカップを除いたもの
4	13	0	18	4	250	5	0	0	–	0	–	25	12	2	0	0	4	0	2	1	–	0	–	0	0	0	–	試料：酸カゼイン
Tr	1	0	2	Tr	180	1	Tr	0	–	0	–	35	4	Tr	0	0	0	0	0	0	–	0	–	0	0	0	–	試料：乳成分入り氷菓
0	5	0	81	0	1400	19	4	2	–	0	–	490	47	3	0	9	9	0	13	8	–	0	–	8	0	30	–	試料：成熟乳
0	0	0	75	0	17000	140	0	0	0	0	0	12000	58000	0	0	0	0	0	0	0	0	0	0	0	0	0	–	試料：食用油
0	0	0	660	0	73000	280	0	0	0	0	0	6600	600	0	0	0	0	0	0	0	0	0	0	0	0	0	–	別名：オリーブオイル 試料：エキストラバージンオイル
0	0	0	120	0	37000	160	0	0	0	0	0	41000	310	0	0	0	0	0	0	0	0	0	0	0	0	0	–	試料：精製油
0	0	0	160	0	39000	530	0	0	0	0	0	32000	1200	0	0	0	0	0	0	0	0	0	0	0	0	0	–	別名：米油 試料：精製油
0	0	0	91	0	73000	280	0	190	0	0	0	13000	210	0	0	0	0	0	0	0	0	0	0	0	0	0	–	別名：べにばな油，サフラワーオイル 試料：精製油
0	0	0	74	0	13000	220	0	140	0	0	0	70000	220	0	0	0	0	0	0	0	0	0	0	0	0	0	–	別名：べにばな油，サフラワーオイル 試料：精製油
0	0	0	84	0	22000	190	0	0	0	0	0	50000	6100	0	0	0	0	0	0	0	0	0	0	0	0	0	–	試料：精製油及びサラダ油
0	0	0	140	0	40000	660	70	75	0	0	0	34000	6800	0	0	0	0	0	0	0	0	0	0	0	0	0	–	試料：精製油及びサラダ油。配合割合：なたね油1，大豆油1。14005大豆油と14008なたね油（1：1）から推計
0	0	0	120	0	28000	240	0	0	0	0	0	51000	760	0	0	0	0	0	0	0	0	0	0	0	0	0	–	別名：コーンオイル，コーン油 試料：精製油

食品番号	食品名	水分	トリアシルグリセロール当量	脂肪酸																							
				総量	飽和	一価不飽和	多価不飽和	n-3系多価不飽和	n-6系多価不飽和	飽和																	
										4:0 酪酸	6:0 ヘキサン酸	7:0 ヘプタン酸	8:0 オクタン酸	10:0 デカン酸	12:0 ラウリン酸	13:0 トリデカン酸	14:0 ミリスチン酸	15:0 ペンタデカン酸	15:0 ant ペンタデカン酸	16:0 パルミチン酸	16:0 iso パルミチン酸	17:0 ヘプタデカン酸	17:0 ant ヘプタデカン酸	18:0 ステアリン酸	20:0 アラキジン酸	22:0 ベヘン酸	24:0 リグノセリン酸
		(g)								(mg)																	
14008	なたね油	0	97.5	93.26	7.06	60.09	26.10	7.52	18.59	–	–	–	–	0	64	–	78	0	–	4000	–	0	–	1900	580	290	150
14009	パーム油	0	97.3	92.94	47.08	36.70	9.16	0.19	8.97	–	–	–	–	0	420	–	1100	82	–	41000	–	0	–	4100	350	59	73
14010	パーム核油	0	98.6	93.13	76.34	14.36	2.43	0	2.43	0	190	–	3900	3400	45000	–	14000	0	0	7600	0	0	0	2200	110	0	0
14011	ひまわり油 ハイリノール	0	99.9	95.53	10.25	27.35	57.94	0.43	57.51	–	–	–	–	0	0	–	36	0	–	5700	–	0	–	4100	150	210	17
14027	ひまわり油 ハイオレイック	0	99.7	95.44	8.74	79.90	6.79	0.23	6.57	–	–	–	–	0	0	–	0	0	–	3400	–	0	–	3700	340	960	330
14028	ぶどう油	0	96.5	92.28	10.93	17.80	63.55	0.45	63.10	0	0	0	0	0	0	0	49	0	0	6500	86	52	0	3800	190	150	57
14012	綿実油	0	96.6	92.35	21.06	17.44	53.85	0.34	53.51	–	–	–	–	0	0	–	590	42	–	18000	–	0	–	2200	260	130	87
14013	やし油	0	97.7	92.08	83.96	6.59	1.53	0	1.53	0	510	–	7600	5600	43000	–	16000	35	0	8500	0	0	0	2600	79	0	0
14014	落花生油	0	96.4	92.26	19.92	43.34	29.00	0.21	28.80	–	–	–	–	0	0	–	44	0	–	11000	–	0	–	3000	1400	3200	1500
14015	牛脂	Tr	93.8	89.67	41.05	45.01	3.61	0.17	3.44	0	0	–	0	0	75	–	2200	300	0	23000	0	840	0	14000	130	0	0
14016	ラード	0	97.0	92.66	39.29	43.56	9.81	0.46	9.35	–	–	–	–	77	140	–	1600	130	–	23000	–	530	–	13000	200	0	0
14017	無発酵バター 有塩バター	16.2	74.5	70.56	50.45	17.97	2.14	0.28	1.86	2700	1700	–	960	2100	2500	–	8300	830	360	22000	190	320	330	7600	120	43	71
14018	無発酵バター 食塩不使用バター	15.8	77.0	73.00	52.43	18.52	2.05	0.33	1.72	2700	1700	–	990	2100	2600	–	8700	880	390	24000	190	330	350	7300	130	56	89
14019	発酵バター 有塩バター	13.6	74.6	70.71	50.56	17.99	2.15	0.29	1.87	2900	1800	–	980	2100	2500	–	8200	820	360	22000	180	320	330	7500	120	47	86
14020	マーガリン 家庭用 有塩	14.7	78.9	75.33	23.04	39.32	12.98	1.17	11.81	0	41	0	390	370	3600	0	1700	57	0	11000	0	58	0	4800	300	190	110
14021	ファットスプレッド	30.2	64.1	61.14	20.40	20.72	20.02	1.71	18.31	0	0	0	380	340	4900	0	1700	26	0	8100	0	46	0	4400	260	120	80
14022	ショートニング 家庭用	0.1	97.8	93.33	46.23	35.54	11.56	0.99	10.57	0	0	0	320	290	3500	0	1900	58	0	31000	0	90	0	8200	510	570	110
	15 菓子類																										
15006	ういろう 白	54.5	(0.1)	(0.14)	(0.05)	(0.04)	(0.05)	(Tr)	(0.05)	(0)	(0)	–	(0)	(0)	(0)	–	(2)	(0)	–	(42)	–	(Tr)	–	(3)	(1)	(Tr)	(1)
15009	カステラ	25.6	(4.3)	4.16	1.51	1.74	0.91	0.08	0.83	0	0	–	3	7	9	–	43	6	0	1100	0	11	0	360	2	0	0
15011	かるかん	42.5	(0.2)	(0.22)	(0.08)	(0.05)	(0.09)	(Tr)	(0.09)	(0)	(0)	(0)	(0)	(0)	(0)	(0)	(3)	(1)	(0)	(68)	(0)	(Tr)	(0)	(5)	(1)	(Tr)	(1)
15124	笹だんご こしあん入り	40.5	(0.4)	(0.39)	(0.13)	(0.09)	(0.17)	(0.01)	(0.16)	–	–	–	–	(0)	(0)	–	(4)	(Tr)	–	(110)	–	(1)	–	(9)	(1)	(1)	(2)
15023	大福もち こしあん入り	41.5	(0.3)	(0.32)	(0.12)	(0.07)	(0.14)	(0.01)	(0.12)	(0)	(0)	(0)	(0)	(0)	(0)	(0)	(4)	(Tr)	(0)	(98)	(0)	(Tr)	(0)	(9)	(1)	(2)	(2)
15034	中華まんじゅう あんまん こしあん入り	36.6	(5.3)	(5.05)	(1.63)	(2.01)	(1.41)	(0.05)	(1.37)	(0)	(0)	(0)	(0)	(2)	(4)	(0)	(49)	(5)	(0)	(1000)	(0)	(18)	(0)	(510)	(16)	(1)	(0)
15057	米菓 揚げせんべい	4.0	(16.9)	(16.19)	(2.08)	(7.02)	(7.09)	(1.14)	(5.95)	(0)	(0)	(0)	(0)	(0)	(6)	(0)	(23)	(4)	(0)	(1400)	(0)	(1)	(0)	(510)	(81)	(55)	(26)
15059	米菓 あられ	4.4	(0.8)	(0.75)	(0.28)	(0.18)	(0.29)	(0.01)	(0.29)	(0)	(0)	(0)	(0)	(0)	(Tr)	(0)	(11)	(Tr)	(0)	(240)	(0)	(1)	(0)	(20)	(3)	(2)	(7)
15060	米菓 しょうゆせんべい	5.9	(0.9)	(0.85)	(0.30)	(0.22)	(0.33)	(0.01)	(0.32)	(0)	(0)	(0)	(0)	(0)	(Tr)	(0)	(13)	(Tr)	(0)	(260)	(0)	(1)	(0)	(21)	(4)	(1)	(3)
15126	あんパン 薄皮タイプ こしあん入り	37.4	(3.0)	(2.84)	(1.35)	(0.91)	(0.58)	(0.09)	(0.48)	(23)	(15)	(0)	(17)	(22)	(69)	(0)	(100)	(9)	(3)	(870)	(2)	(7)	(3)	(180)	(10)	(13)	(5)
15130	クリームパン 薄皮タイプ	52.2	(6.3)	(5.99)	(2.87)	(2.29)	(0.83)	(0.07)	(0.76)	(68)	(44)	(1)	(33)	(58)	(100)	(1)	(240)	(25)	(10)	(1700)	(5)	(19)	(10)	(520)	(11)	(9)	(3)
15132	メロンパン	20.9	10.2	9.69	4.93	3.44	1.31	0.13	1.18	83	60	0	86	92	360	0	380	29	10	3000	6	23	11	690	32	33	15
15074	スポンジケーキ	32.0	(6.0)	5.75	1.97	2.59	1.18	0.09	1.09	0	0	–	0	0	0	–	21	4	0	1400	0	15	0	530	2	1	0
15133	タルト（洋菓子）	50.3	(12.3)	(11.69)	(6.94)	(4.01)	(0.74)	(0.08)	(0.66)	(290)	(180)	(1)	(120)	(240)	(400)	(1)	(990)	(96)	(42)	(3300)	(21)	(46)	(39)	(1100)	(20)	(9)	(10)
15135	チーズケーキ レアチーズケーキ	43.1	(25.2)	(23.84)	(16.59)	(6.36)	(0.90)	(0.16)	(0.74)	(870)	(570)	(2)	(320)	(680)	(820)	(18)	(2600)	(270)	(120)	(7400)	(60)	(140)	(110)	(2500)	(45)	(16)	(16)
15077	ドーナッツ イーストドーナッツ プレーン	27.5	(19.4)	(18.55)	(3.52)	(8.30)	(6.73)	(1.03)	(5.70)	(1)	(Tr)	–	(Tr)	(1)	(16)	–	(49)	(8)	(Tr)	(2500)	(0)	(11)	(0)	(730)	(88)	(54)	(25)
15078	ドーナッツ ケーキドーナッツ プレーン	20.0	(11.2)	(10.66)	(3.70)	(4.28)	(2.68)	(0.33)	(2.35)	(12)	(7)	(Tr)	(20)	(23)	(180)	(Tr)	(140)	(10)	(2)	(2500)	(1)	(11)	(2)	(720)	(42)	(39)	(10)
15083	ホットケーキ	40.0	(4.9)	(4.70)	(2.33)	(1.61)	(0.76)	(0.05)	(0.71)	(52)	(34)	(1)	(27)	(49)	(120)	(1)	(200)	(19)	(8)	(1400)	(4)	(13)	(7)	(400)	(8)	(3)	(2)
15136	牛乳寒天	85.2	(1.2)	(1.12)	(0.79)	(0.29)	(0.04)	(0.01)	(0.03)	(41)	(27)	(1)	(16)	(33)	(37)	(1)	(120)	(13)	(6)	(340)	(3)	(7)	(6)	(130)	(2)	(1)	(1)
15087	ゼリー オレンジ	77.6	(0.1)	(0.06)	(0.02)	(0.02)	(0.02)	(0.01)	(0.02)	(0)	(0)	(0)	(0)	(0)	(1)	(0)	(1)	(0)	(0)	(15)	(0)	(0)	(0)	(3)	(0)	(0)	(0)
15141	ウエハース クリーム入り	2.7	(20.7)	(19.75)	(10.88)	(7.17)	(1.71)	(0.07)	(1.64)	(0)	(5)	(0)	(160)	(150)	(1500)	(0)	(720)	(18)	(0)	(6700)	(0)	(22)	(0)	(1500)	(77)	(36)	(17)
15097	ビスケット ハードビスケット	2.6	8.9	8.53	3.98	3.42	1.12	0.07	1.05	49	30	–	43	55	250	–	290	21	7	2500	4	30	10	680	33	15	9
15098	ビスケット ソフトビスケット	3.2	23.9	22.79	12.42	8.81	1.56	0.18	1.38	440	150	–	150	310	530	–	1400	130	51	6400	25	140	58	2400	120	62	35
15103	ポテトチップス ポテトチップス	2.0	(34.2)	(32.74)	(3.86)	(14.47)	(14.41)	(2.40)	(12.01)	(0)	(0)	–	(0)	(0)	(11)	–	(26)	(7)	(0)	(2400)	(0)	(0)	(0)	(1000)	(160)	(120)	(50)
15116	ミルクチョコレート	0.5	32.8	31.34	19.88	10.38	1.08	0.09	0.99	120	48	–	49	110	150	–	500	56	23	8100	0	94	20	10000	300	64	37
15140	しるこ つぶしあん	54.5	(0.2)	(0.20)	(0.06)	(0.01)	(0.12)	(0.04)	(0.09)	–	–	–	–	(0)	(0)	–	(Tr)	(0)	–	(51)	–	(0)	–	(7)	(1)	(3)	(1)

脂肪酸 一価不飽和 10:1 デセン酸	14:1 ミリストレイン酸	15:1 ペンタデセン酸	16:1 パルミトレイン酸	17:1 ヘプタデセン酸	18:1 オレイン酸・シス-バクセン酸計	20:1 イコセン酸	22:1 ドコセン酸	24:1 テトラコセン酸	多価不飽和 16:2 ヘキサデカジエン酸	16:3 ヘキサデカトリエン酸	16:4 ヘキサデカテトラエン酸	18:2 n-6 リノール酸	18:3 n-3 α-リノレン酸	18:3 n-6 γ-リノレン酸	18:4 n-3 オクタデカテトラエン酸	20:2 n-6 イコサジエン酸	20:3 n-6 イコサトリエン酸	20:4 n-3 イコサテトラエン酸	20:4 n-6 アラキドン酸	20:5 n-3 イコサペンタエン酸	21:5 n-3 ヘンイコサペンタエン酸	22:2 ドコサジエン酸	22:4 n-6 ドコサテトラエン酸	22:5 n-3 ドコサペンタエン酸	22:5 n-6 ドコサペンタエン酸	22:6 n-3 ドコサヘキサエン酸	未同定	備考
(mg)																												
0	0	0	200	0	58000	1100	140	150	0	0	0	19000	7500	0	0	0	0	0	0	0	0	0	0	0	0	0	–	試料：低エルカ酸の精製油及びサラダ油 別名：キャノーラ油, カノーラ油
0	0	0	150	0	36000	130	0	0	0	0	0	9000	190	0	0	0	0	0	0	0	0	0	0	0	0	0	–	試料：精製油
0	0	0	0	0	14000	90	0	0	–	0	–	2400	0	0	0	0	0	0	0	0	–	0	–	0	0	0	–	試料：精製油
–	0	0	62	0	27000	61	0	–	–	–	–	58000	430	–	–	0	0	–	0	–	–	–	–	–	–	–	190	試料：精製油
0	0	0	80	0	80000	260	0	0	0	0	0	6600	230	0	0	0	0	0	0	0	0	0	0	0	0	0	–	試料：精製油
0	0	0	0	0	18000	160	0	0	0	0	0	63000	450	0	0	0	0	0	0	0	0	0	0	0	0	0	–	別名：グレープシードオイル, ぶどう種子油
0	0	0	480	0	17000	110	0	68	0	0	0	54000	340	0	0	0	0	0	0	0	0	0	0	0	0	0	–	試料：精製油
0	0	0	0	0	6500	43	0	0	–	0	–	1500	0	0	0	0	0	0	0	0	–	0	–	0	0	0	–	別名：ココナッツオイル 試料：精製油
0	0	0	130	0	42000	1200	120	0	0	0	0	29000	210	0	0	0	0	0	0	0	0	0	0	0	0	0	–	別名：ピーナッツオイル, ピーナッツ油 試料：精製油
0	600	0	2700	580	41000	380	0	0	0	0	0	3300	170	0	0	69	56	0	0	0	0	0	0	0	0	0	–	別名：ヘット 試料：いり取りしたもの
0	200	0	2300	350	40000	660	0	0	0	0	0	8900	460	0	0	370	0	0	100	0	0	0	0	0	0	0	–	別名：豚脂。試料：精製品
200	690	0	1100	180	16000	140	0	0	0	0	0	1700	280	0	0	0	80	0	110	0	0	0	0	0	0	0	–	
220	790	0	1200	230	16000	120	0	0	0	0	0	1500	330	0	0	0	71	0	100	0	0	0	0	0	0	0	–	別名：無塩バター
200	700	0	1100	200	16000	130	0	0	0	0	0	1700	290	0	0	0	82	0	110	0	0	0	0	0	0	0	–	
0	22	0	110	35	39000	240	0	65	0	0	0	12000	1200	0	0	0	0	0	0	0	0	0	0	0	0	0	–	
0	0	0	73	35	20000	230	0	0	0	0	0	18000	1700	0	0	0	0	0	0	0	0	0	0	0	0	0	–	
0	0	0	150	35	35000	250	0	0	0	0	0	11000	990	0	0	0	0	0	0	0	0	0	0	0	0	0	–	
(0)	(0)	(0)	(Tr)	(0)	(35)	(1)	(0)	(0)	(0)	(0)	(0)	(52)	(2)	(0)	(0)	(0)	(0)	(0)	(0)	(0)	(0)	(0)	(0)	(0)	(0)	(0)	(Tr)	別名：外郎餅。試料：白ういろう 原材料配合割合から推計
0	5	0	87	6	1600	12	0	0	0	0	0	730	27	0	0	9	8	0	66	0	0	0	5	6	13	45	–	試料：長崎カステラ
(0)	(0)	(0)	(1)	(0)	(48)	(1)	(0)	(0)	(0)	(0)	(0)	(85)	(4)	(0)	(0)	(0)	(0)	(0)	(0)	(0)	(0)	(0)	(0)	(0)	(0)	(0)	(Tr)	原材料配合割合から推計
(0)	(0)	(0)	(1)	(0)	(85)	(1)	(Tr)	(0)	(0)	(0)	(0)	(160)	(15)	(0)	(0)	(0)	(0)	(0)	(0)	(0)	(0)	(0)	(0)	(0)	(0)	(0)	–	小豆こしあん入り 原材料配合割合から推計
(0)	(0)	(0)	(1)	(0)	(64)	(1)	(0)	(0)	(0)	(0)	(0)	(120)	(13)	(0)	(0)	(0)	(0)	(0)	(0)	(0)	(0)	(0)	(0)	(0)	(0)	(0)	(1)	小豆こしあん入り。部分割合：もち皮10, あん7。原材料配合割合から推計
(0)	(6)	(0)	(74)	(11)	(1900)	(26)	(0)	(0)	(0)	(0)	(0)	(1400)	(46)	(0)	(0)	(11)	(0)	(0)	(3)	(0)	(0)	(0)	(0)	(0)	(0)	(0)	(1)	小豆こしあん入り。部分割合：皮10, あん7。原材料配合割合から推計
(0)	(0)	(0)	(26)	(Tr)	(6900)	(110)	(12)	(13)	(0)	(0)	(0)	(5900)	(1100)	(0)	(0)	(0)	(0)	(0)	(0)	(0)	(0)	(0)	(0)	(0)	(0)	(0)	(1)	原材料配合割合から推計
(0)	(0)	(0)	(1)	(0)	(170)	(2)	(0)	(0)	(0)	(0)	(0)	(290)	(8)	(0)	(0)	(0)	(0)	(0)	(0)	(0)	(0)	(0)	(0)	(0)	(0)	(0)	(0)	原材料配合割合から推計
(0)	(0)	(0)	(2)	(Tr)	(220)	(3)	(0)	(Tr)	(0)	(0)	(0)	(320)	(12)	(0)	(0)	(0)	(0)	(0)	(0)	(0)	(0)	(0)	(0)	(0)	(0)	(0)	(1)	原材料配合割合から推計
(2)	(6)	(0)	(18)	(2)	(870)	(8)	(1)	(0)	(0)	(0)	(0)	(480)	(92)	(0)	(0)	(1)	(1)	(0)	(2)	(0)	(0)	(0)	(0)	(0)	(0)	(0)	(0)	ミニあんパン。小豆こしあん入り。部分割合：パン22, あん78。原材料配合割合から推計
(6)	(20)	(0)	(100)	(9)	(2100)	(18)	(1)	(0)	(0)	(0)	(0)	(680)	(48)	(0)	(Tr)	(5)	(7)	(Tr)	(51)	(1)	(0)	(0)	(3)	(3)	(13)	(20)	(45)	ミニクリームパン。部分割合：パン31, カスタードクリーム69。原材料配合割合から推計
6	20	0	70	12	3300	27	0	0	0	0	0	1200	130	0	0	0	5	0	18	0	0	0	0	0	0	0	–	
0	3	0	110	12	2400	18	0	0	0	0	0	950	31	4	5	9	10	0	95	1	0	0	0	5	18	52	–	
(24)	(85)	(0)	(170)	(28)	(3700)	(27)	(5)	(0)	(0)	(0)	(0)	(600)	(66)	(1)	(1)	(3)	(10)	(Tr)	(36)	(1)	(0)	(0)	(1)	(2)	(6)	(13)	(11)	原材料配合割合から推計
(71)	(230)	(0)	(370)	(64)	(5600)	(52)	(6)	(1)	(0)	(0)	(0)	(670)	(130)	(0)	(2)	(5)	(22)	(5)	(34)	(9)	(0)	(0)	(3)	(14)	(2)	(2)	(360)	原材料配合割合から推計
(0)	(Tr)	(0)	(45)	(1)	(8100)	(110)	(10)	(10)	(0)	(0)	(0)	(5700)	(1000)	(0)	(0)	(1)	(1)	(0)	(7)	(0)	(0)	(0)	(Tr)	(Tr)	(0)	(6)	(140)	原材料配合割合から推計
(1)	(4)	(0)	(73)	(6)	(4100)	(44)	(3)	(3)	(0)	(0)	(0)	(2300)	(310)	(0)	(0)	(3)	(5)	(0)	(41)	(Tr)	(0)	(0)	(3)	(2)	(11)	(17)	(39)	原材料配合割合から推計
(4)	(15)	(0)	(69)	(7)	(1500)	(13)	(7)	(0)	(0)	(0)	(0)	(660)	(32)	(Tr)	(Tr)	(3)	(5)	(Tr)	(35)	(1)	(0)	(0)	(2)	(2)	(9)	(12)	(24)	原材料配合割合から推計
(3)	(11)	(0)	(17)	(3)	(260)	(3)	(Tr)	(0)	(0)	(0)	(0)	(30)	(4)	(0)	(Tr)	(Tr)	(1)	(Tr)	(2)	(1)	(0)	(0)	(0)	(1)	(0)	(0)	(0)	杏仁豆腐を含む 原材料配合割合から推計
(0)	(0)	(0)	(3)	(0)	(15)	(0)	(0)	(0)	(0)	(0)	(0)	(16)	(5)	(0)	(0)	(0)	(0)	(0)	(0)	(0)	(0)	(0)	(0)	(0)	(0)	(0)	(0)	別名：オレンジゼリー。ゼラチンゼリー。ゼリー部分のみ。原材料配合割合から推計
(0)	(5)	(0)	(36)	(6)	(7000)	(49)	(110)	(0)	(0)	(0)	(0)	(1600)	(69)	(0)	(0)	(0)	(0)	(0)	(0)	(0)	(0)	(0)	(0)	(0)	(0)	(0)	–	原材料配合割合から推計
0	13	0	82	10	3200	52	26	0	0	0	0	1100	69	0	0	0	0	0	0	0	0	0	0	0	0	0	–	
22	70	0	280	47	8100	170	92	13	0	0	0	1400	180	0	0	0	0	0	16	0	0	0	0	0	0	0	–	クッキーを含む
(0)	(0)	(0)	(51)	(0)	(14000)	(230)	(24)	(26)	(0)	(0)	(0)	(12000)	(2400)	(0)	(0)	(0)	(0)	(0)	(0)	(0)	(0)	(0)	(0)	(0)	(0)	(0)	–	別名：ポテトチップ 原材料配合割合から推計
0	36	0	120	13	10000	15	0	0	0	0	0	990	91	0	0	0	0	0	0	0	0	0	0	0	0	0	–	
(0)	(0)	(0)	(Tr)	(0)	(11)	(0)	(0)	(0)	(0)	(0)	(0)	(86)	(37)	(0)	(0)	(0)	(0)	(0)	(0)	(0)	(0)	(0)	(0)	(0)	(0)	(0)	(0)	別名：田舎しるこ, ぜんざい。具材は含まない。原材料配合割合から推計

炭水化物成分表について

日本食品標準成分表（八訂）増補2023年 炭水化物成分表編

▼炭水化物成分表の目的と収載食品

炭水化物は，生体内で主にエネルギー源として利用される重要な栄養成分である。

国際連合食糧農業機関(FAO)では，2003年に公表した技術ワークショップ報告書において，炭水化物の成分量の算出に当たっては，利用可能炭水化物と食物繊維とを直接分析して求めることを推奨している。

炭水化物成分表は「本表　可食部100ｇ当たりの炭水化物成分表（利用可能炭水化物及び糖アルコール)」，「別表１　可食部100ｇ当たりの食物繊維成分表」，「別表２　可食部100ｇ当たりの有機酸成分表」から成る。収載食品は，原則として炭水化物の含有割合が高い食品，日常的に摂取量の多い食品，原材料的食品及び代表的加工食品とし，原材料的食品は実際の消費形態に近いものを対象とした。食品の名称，分類，配列及び食品番号については，「日本食品標準成分表（八訂）増補2023年」に準じた。炭水化物成分表2015年版以降，日本食品標準成分表の追補及びデータ更新公表に合わせ，炭水化物成分表編も拡充され，これまでに1,101食品（別表のみに収載された食品を含まない）が収載されている。以下（p.323～328）は，炭水化物成分表編の本表からの抜粋である。

▼炭水化物成分表編 本表の掲載成分項目と成分の測定法，数値の表示方法

利用可能炭水化物は，でん粉，ぶどう糖，果糖，ガラクトース，しょ糖，麦芽糖，乳糖及びトレハロースを収載し，糖アルコールは，ソルビトール及びマンニトールを収載した。80%エタノールに可溶性のマルトデキストリン，マルトトリオース等のオリゴ糖類，イソマルトース，マルチトールは備考欄に示した。あわせて，利用可能炭水化物（単糖当量）及び利用可能炭水化物の合計量（質量）も収載した。

●測定法

成分項目	成　分	測定方法
利用可能炭水化物	でん粉(デキストリン，グリコーゲンを含む)	AOAC.996.11法。80%エタノール抽出処理により，測定値に影響する可溶性炭水化物(ぶどう糖，麦芽糖，マルトデキストリン等）を除去した。
	ぶどう糖，果糖，ガラクトース，しょ糖，麦芽糖，乳糖及びトレハロース	高速液体クロマトグラフ法
糖アルコール	ソルビトール及びマンニトール	高速液体クロマトグラフ法

でん粉については，適用した分析法の特性から，でん粉以外の80%エタノール不溶性の多糖類（例えば，デキストリンやグリコーゲン）も区別せずに測定するため，食品によっては，これらの多糖類をでん粉として収載している。例えば，きのこ類や魚介類に含まれるグリコーゲンはでん粉として収載されているが，きのこ類や生の魚介類がでん粉を含んでいることを示すものではない。

●数値の表示方法

成分値の表示はすべて可食部100ｇ当たりの値である。水分，利用可能炭水化物，単糖当量及び糖アルコールの単位はｇとし，小数第２位を四捨五入して小数第１位まで表示した。

▼炭水化物成分表編に収載されている利用可能炭水化物及び糖アルコールの名称

成分	英名	IUPAC系統名	IUPAC慣用名
でん粉	Starch	−	−
ぶどう糖	Glucose	D-*gluco*-Hexose	D-Glucose
果糖	Fructose	D-*arabino*-Hex-2-ulose	D-Fructose
ガラクトース	Galactose	D-*galacto*-Hexose	D-Galactose
しょ糖	Sucrose	β-D-Fructofuranosyl α-D-glucopyranoside	Sucrose,Saccharose
麦芽糖	Maltose	α-D-Glucopyranosyl-(1→4)-D-glucopyranose又は4-*O*-α-D-Glucopyranosyl-D-glucopyranose	Maltose
乳糖	Lactose	β-D-Galactopyranosyl-(1→4)-D-glucopyranose又は4-*O*-β-D-Galactopyranosyl-D-glucopyranose	Lactose
トレハロース	Trehalose	α-D-Glucopyranosyl α-D-glucopyranoside	α,α-Trehalose
イソマルトース	Isomaltose	α-D-Glucopyranosyl-(1→6)-D-glucose又は6-*O*-α-D-Glucopyranosyl-D-glucopyranose	−
マルトデキストリン	Maltodextrin	−	−
ソルビトール	Sorbitol	D-Glutitol	−
マンニトール	Mannitol	*meso*-Mannitol	−
マルチトール	Maltitol	4-*O*-α-D-Glucopyranosyl-D-glucitol	−

炭水化物成分表

（可食部100g当たり）

食品番号	食品名	水分	利用可能炭水化物（単糖当量）	でん粉	ぶどう糖	果糖	ガラクトース	しょ糖	麦芽糖	乳糖	トレハロース	計	ソルビトール	マンニトール	備考
		利用可能炭水化物											糖アルコール		
		(………g………)													
	1 穀類														
01002	あわ　精白粒	13.3	69.6	62.2	0	–	–	1.0	0.1	(0)	(0)	63.3	0	–	うるち，もちを含む 歩留り：70～80%
01004	えんばく　オートミール	10.0	63.1	56.3	0	Tr	–	1.0	0	(0)	(0)	57.4	–	–	別名：オート，オーツ
01005	おおむぎ　七分つき押麦	14.0	(71.3)	(64.4)	(Tr)	(0.1)	(0)	(0.3)	(0.1)	(0)	(0)	(64.9)	–	–	歩留り：玄皮麦60～65%，玄裸麦65～70% 01006押麦から推計
01015	こむぎ　薄力粉　1等	14.0	80.3	72.7	Tr	Tr	–	0.3	0.1	(0)	(0)	73.1	–	–	
01018	こむぎ　中力粉　1等	14.0	76.4	69.1	Tr	Tr	–	0.2	0.1	(0)	(0)	69.5	–	–	
01020	こむぎ　強力粉　1等	14.5	73.5	66.5	Tr	Tr	0	0.1	0.2	0	(0)	66.8	–	–	
01146	こむぎ　プレミックス粉　お好み焼き用	9.8	74.1	63.6	0.3	0	0	3.0	0.6	0	–	67.6	–	–	
01026	こむぎ　角形食パン　食パン	39.2	48.2	38.9	1.5	2.2	–	0	1.3	0.2	0.1	44.2	0	–	
01031	こむぎ　フランスパン	30.0	63.9	56.3	Tr	–	–	0	1.8	–	–	58.2	–	–	
01148	こむぎ　ベーグル	32.3	50.3	40.9	0.8	1.2	–	0.3	2.5	0	0.3	46.0	Tr	–	
01038	こむぎ　うどん　生	33.5	55.0	48.2	0.2	0.2	–	0.2	1.4	(0)	0	50.1	Tr	–	きしめん，ひもかわを含む
01039	こむぎ　うどん　ゆで	75.0	21.4	19.0	Tr	Tr	–	Tr	0.3	(0)	0	19.5	0	–	きしめん，ひもかわを含む
01047	こむぎ　中華めん　生	33.0	52.2	46.3	Tr	0	–	0.1	0.9	–	0.3	47.6	0.1	–	
01056	こむぎ　即席中華めん　油揚げ味付け	2.0	63.0	56.5	Tr	0	–	0.7	0.2	–	0	57.3	0.1	–	別名：インスタントラーメン 添付調味料等を含む
01057	こむぎ　即席中華めん　油揚げ　乾	3.0	(60.4)	(54.1)	(Tr)	(0)	–	(0.6)	(0.2)	(0)	(0)	(54.9)	(0.1)	–	調理前のもの，添付調味料等を含む。可食部（100g）から脂質量（g）を差し引いた部分について01056即席中華めん油揚げ味付けから推計
01063	こむぎ　マカロニ・スパゲッティ　乾	11.3	73.4	64.1	0.1	0.1	0	0.4	2.3	(0)	–	66.9	–	–	
01064	こむぎ　マカロニ・スパゲッティ　ゆで	60.0	31.3	27.9	Tr	Tr	–	0.1	0.5	(0)	–	28.5	–	–	1.5%食塩水でゆでた場合
01149	こむぎ　生パスタ　生	42.0	46.1	36.9	0.2	0.1	–	0.1	4.7	–	0.2	42.2	0	–	デュラム小麦100%以外のものも含む
01070	こむぎ　小麦はいが	3.6	29.6	15.6	0	0	–	11.8	Tr	(0)	–	27.5	–	–	試料：焙焼品
01150	こむぎ　冷めん　生	36.4	57.6	50.7	Tr	0	–	0.1	1.6	–	0	52.4	Tr	–	
01080	こめ　水稲穀粒　玄米	14.9	78.4	70.5	Tr	Tr	0	0.8	0	0	(0)	71.3	–	–	うるち米
01083	こめ　水稲穀粒　精白米　うるち米	14.9	83.1	75.4	0	0	0	0.2	0	0	(0)	75.6	–	–	うるち米 歩留り：90～91%
01085	こめ　水稲めし　玄米	60.0	35.1	30.9	0.2	0.1	–	0.8	Tr	(0)	(0)	32.0	–	–	うるち米 玄米47g相当量を含む
01088	こめ　水稲めし　精白米　うるち米	60.0	38.1	34.5	0.1	0	–	Tr	0	(0)	(0)	34.6	–	–	精白米47g相当量を含む
01154	こめ　水稲めし　精白米　もち米	52.1	45.6	41.4	0.1	–	–	Tr	0	(0)	(0)	41.5	0	–	精白米55g相当量を含む
01155	こめ　水稲めし　発芽玄米	60.0	33.2	30.0	0.1	0	–	0.2	0	(0)	(0)	30.2	–	–	うるち米 発芽玄米47g相当量を含む
01114	こめ　上新粉	14.0	83.5	75.8	Tr	–	–	0.1	0	(0)	(0)	75.9	–	–	
01158	こめ　米粉	11.1	81.7	74.2	Tr	0	–	Tr	0	(0)	(0)	74.3	–	–	
01159	こめ　米粉パン　小麦グルテン不使用のもの	41.2	55.6	46.5	1.1	1.4	–	0.1	0	0	1.7	50.8	0	–	試料：小麦アレルギー対応食品（米粉100%）
01115	こめ　ビーフン	11.1	(79.9)	(72.3)	(0.2)	(0)	–	(0.1)	(0.1)	(0)	(0)	(72.7)	–	–	01160米粉めんから推計
01122	そば　そば粉　全層粉	13.5	70.2	62.7	0.1	Tr	0	1.1	0	0	(0)	63.9	–	–	表層粉の一部を除いたもの 別名：挽きぐるみ
01127	そば　そば　生	33.0	(56.4)	(50.9)	(Tr)	(0)	(0)	(0.3)	(0.1)	(0)	(0)	(51.3)	–	–	別名：そば切り。小麦製品を原材料に含む。原材料配合割合から推計
01128	そば　そば　ゆで	68.0	(27.0)	(24.3)	(Tr)	(0)	(0)	(0.2)	(Tr)	(0)	(0)	(24.5)	–	–	別名：そば切り 原材料配合割合から推計
01133	とうもろこし　コーングリッツ　黄色種	14.0	82.3	74.3	0.1	0.1	–	0.2	0	(0)	(0)	74.8	–	–	別名：とうきび 歩留り：44～55%
01136	とうもろこし　ポップコーン	4.0	(59.5)	(53.5)	(Tr)	(Tr)	(0)	(0.6)	(0)	(0)	(0)	(54.1)	–	–	別名：とうきび 英国成分表から推計
01137	とうもろこし　コーンフレーク	4.5	(89.9)	(75.1)	(1.7)	(1.5)	(0)	(3.9)	(Tr)	(0)	(0)	(82.2)	–	–	別名：とうきび 英国成分表から推計
01142	ライむぎ　全粒粉	12.5	61.2	54.5	0.1	0.1	–	1.0	0.1	(0)	(0)	55.7	–	–	別名：黒麦（くろむぎ）
	2 いも及びでん粉類														
02006	さつまいも　塊根　皮なし　生	65.6	30.9	24.5	0.6	0.4	–	2.7	0.1	0	(0)	28.3	–	–	別名：かんしょ（甘藷） 廃棄部位：表層及び両端（表皮の割合：2％）
02008	さつまいも　塊根　皮なし　焼き	58.1	36.7	13.1	0.4	0.4	–	4.7	15.8	(0)	(0)	34.4	–	–	別名：かんしょ（甘藷），石焼き芋 廃棄部位：表層

（可食部100g当たり）

食品番号	食品名	水分	利用可能炭水化物（単糖当量）	利用可能炭水化物 でん粉	ぶどう糖	果糖	ガラクトース	しょ糖	麦芽糖	乳糖	トレハロース	計	糖アルコール ソルビトール	マンニトール	備考
		(g)													
02045	さつまいも　塊根　皮つき　生	64.6	31.0	24.1	0.7	0.5	–	3.0	0.1	(0)	(0)	28.4	–	–	別名：かんしょ（甘藷） 廃棄部位：両端
02046	さつまいも　塊根　皮つき　蒸し	64.2	31.1	14.5	0.6	0.4	–	3.1	10.3	(0)	(0)	28.9	–	–	別名：かんしょ（甘藷） 廃棄部位：両端
02048	むらさきいも　塊根　皮なし　生	66.0	29.9	22.7	0.8	0.7	–	3.3	0	(0)	(0)	27.5	–	–	別名：かんしょ（甘藷） 廃棄部位：表層及び両端
02010	さといも　球茎　生	84.1	11.2	8.7	0.3	0.4	–	0.9	Tr	0	(0)	10.3	–	–	廃棄部位：表層
02011	さといも　球茎　水煮	84.0	11.1	8.9	0.2	0.3	–	0.8	0	(0)	(0)	10.2	–	–	
02050	セレベス　球茎　生	76.4	17.1	14.5	0.1	0.1	–	0.9	Tr	(0)	(0)	15.6	–	–	別名：あかめいも 廃棄部位：表層
02052	たけのこいも　球茎　生	73.4	20.4	17.0	0.1	0.2	–	1.1	0.1	(0)	(0)	18.6	–	–	別名：京いも 廃棄部位：表層
02013	みずいも　球茎　生	70.5	25.3	21.7	0.2	0.1	–	1.0	0.1	(0)	(0)	23.1	–	–	別名：田芋 廃棄部位：表層及び両端
02015	やつがしら　球茎　生	74.5	20.2	17.4	Tr	Tr	–	0.8	Tr	(0)	(0)	18.4	–	–	廃棄部位：表層
02017	じゃがいも　塊茎　皮なし　生	79.8	17.0	14.7	0.3	0.2	–	0.3	0	0	(0)	15.5	(0)	–	別名：ばれいしょ（馬鈴薯） 廃棄部位：表層。ソルビトールは豪州成分表から推計
02019	じゃがいも　塊茎　皮なし　水煮	80.6	16.0	13.9	0.2	0.2	–	0.2	Tr	(0)	(0)	14.6	(0)	–	別名：ばれいしょ（馬鈴薯） 表層を除いたもの。ソルビトールは豪州成分表から推計
02022	ながいも　いちょういも　塊根　生	71.1	23.6	20.2	0.4	0.4	–	0.5	0	(0)	(0)	21.5	–	–	別名：やまいも，手いも 廃棄部位：表層
02023	ながいも　ながいも　塊根　生	82.6	14.1	11.8	0.4	0.5	–	0.2	Tr	(0)	(0)	12.9	–	–	別名：やまいも 廃棄部位：表層，ひげ根及び切り口
02025	ながいも　やまといも　塊根　生	66.7	26.9	23.4	0.3	0.3	–	0.6	0	(0)	(0)	24.5	–	–	別名：やまいも。伊勢いも，丹波いもを含む 廃棄部位：表層及びひげ根
02029	（でん粉類）　くずでん粉	13.9	(94.2)	(85.6)	(0)	(0)	(0)	(0)	(0)	(0)	(0)	(85.6)	–	–	別名：くず粉。炭水化物と食物繊維総量の差が全てでん粉であると仮定して推計
02035	（でん粉類）　とうもろこしでん粉	12.8	(94.9)	(86.3)	(0)	(0)	(0)	(0)	(0)	(0)	(0)	(86.3)	–	–	別名：コーンスターチ 炭水化物と食物繊維総量の差が全てでん粉であると仮定して推計
02056	（でん粉製品）　ごま豆腐	84.8	(7.8)	(6.5)	(0.5)	(0)	(0)	(Tr)	(0.1)	(0)	(0)	(7.2)	–	–	原材料配合割合から推計
02040	（でん粉製品）　はるさめ　普通はるさめ　乾	12.9	86.1	78.2	0	0	–	0	0	(0)	(0)	78.2	–	–	主原料：じゃがいもでん粉，さつまいもでん粉
	3 砂糖及び甘味類														
03001	黒砂糖	4.4	93.2	(0)	0.6	1.0	–	87.3	Tr	0	(0)	88.9	–	–	別名：黒糖
03002	和三盆糖	0.3	(104.5)	(0)	(0.8)	(0.8)	–	(98.0)	(0)	(0)	(0)	(99.6)	–	–	03004三温糖から推計
03003	車糖　上白糖	0.7	104.2	(0)	0.7	0.7	–	97.9	0	0	(0)	99.3	–	–	別名：ソフトシュガー。精糖工業会提供資料からしょ糖及び還元糖（ぶどう糖・果糖）の成分値を推計
03004	車糖　三温糖	0.9	103.9	(0)	0.8	0.8	–	97.4	0	(0)	(0)	99.0	–	–	別名：ソフトシュガー。精糖工業会提供資料からしょ糖及び還元糖（ぶどう糖・果糖）の成分値を推計
03005	ざらめ糖　グラニュー糖	Tr	104.9	(0)	(Tr)	(Tr)	–	(99.9)	(0)	(0)	(0)	(99.9)	–	–	別名：ハードシュガー。精糖工業会提供資料からしょ糖及び還元糖（ぶどう糖・果糖）の成分値を推計
03010	加工糖　コーヒーシュガー	0.1	104.9	(0)	Tr	Tr	–	99.9	0	(0)	(0)	99.9	–	–	
03017	ぶどう糖　全糖	9.0	(91.3)	(0)	(85.5)	(0)	(0)	(0)	(2.7)	(0)	(0)	(91.0)	–	–	日本農林規格の測定方法の特性を考慮して，炭水化物の94%がぶどう糖，6%が麦芽糖として推計
03020	果糖	0.1	(99.9)	(0)	(0)	(99.9)	(0)	(0)	(0)	(0)	(0)	(99.9)	–	–	炭水化物が全て果糖であると仮定して推計
	4 豆類														
04001	あずき　全粒　乾	14.2	46.5	41.7	0	0	Tr	0.6	0	0	(0)	42.3	–	–	
04005	あずき　あん　さらしあん（乾燥あん）	7.8	52.4	47.4	0	0	–	0.3	0	(0)	(0)	47.7	–	–	
04023	だいず　全粒　黄大豆　国産　乾	12.4	7.0	0.6	0	0	0.1	5.9	Tr	0	(0)	6.7	–	–	
04077	だいず　全粒　黒大豆　国産　乾	12.7	7.7	0.6	Tr	Tr	0.1	6.5	0.1	–	–	7.3	–	–	
04078	だいず　いり大豆　黄大豆	2.5	7.5	0.5	0	0	0	6.7	0	(0)	(0)	7.2	–	–	
04032	だいず　木綿豆腐	85.9	0.8	0.2	0	0	–	0.6	0	(0)	(0)	0.8	–	–	凝固剤の種類は問わないもの
04040	だいず　油揚げ　生	39.9	0.5	0.2	0	0	–	0.3	0	(0)	(0)	0.5	–	–	
04084	だいず　油揚げ　油抜き　生	56.9	0.3	0.1	0	0	–	0.2	0	(0)	(0)	0.3	–	–	
04085	だいず　油揚げ　油抜き　焼き	40.2	0.4	0.2	0	0	–	0.2	0	(0)	(0)	0.4	–	–	
04041	だいず　がんもどき	63.5	2.2	0.9	0	0.1	–	1.0	0	–	–	2.0	–	–	
04087	だいず　凍り豆腐　水煮	79.6	0.1	0.1	0	0	–	0	0	(0)	(0)	0.1	–	–	別名：高野豆腐 湯戻し後，煮たもの
04046	だいず　糸引き納豆	59.5	0.3	0.3	0	0.1	–	0	0	(0)	(0)	0.3	–	–	
04051	だいず　おから　生	75.5	0.6	0.1	0	0	–	0.4	0	(0)	(0)	0.5	–	–	
04089	だいず　おから　乾燥	7.1	(2.2)	(0.4)	(0)	(0)	–	(1.6)	(0)	(0)	(0)	(2.1)	–	–	04051おから生から推計
04052	だいず　豆乳　豆乳	90.8	1.0	0.1	0	Tr	–	0.8	0	(0)	(0)	0.9	–	–	
04092	つるあずき　全粒　ゆで	60.5	(17.8)	(15.8)	(0)	(0)	–	(0.4)	(0)	(0)	(0)	(16.2)	–	–	04064つるあずき乾から推計

（可食部100g当たり）

食品番号	食品名	水分	利用可能炭水化物（単糖当量）	利用可能炭水化物 でん粉	ぶどう糖	果糖	ガラクトース	しょ糖	麦芽糖	乳糖	トレハロース	計	糖アルコール ソルビトール	マンニトール	備考
		(…						g						…)	
	5 種実類														
05001	アーモンド 乾	4.7	5.5	0.1	Tr	Tr	–	5.1	0	0	(0)	5.2	–	–	
05040	アーモンド いり 無塩	1.8	(5.9)	(0.7)	(Tr)	(Tr)	(0)	(4.8)	(0.1)	(0)	(0)	(5.6)	–	–	米国成分表から推計
05005	カシューナッツ フライ 味付け	3.2	(18.6)	(11.9)	(0)	(0)	(0)	(5.3)	(0)	(0)	(0)	(17.2)	–	–	英国成分表から推計。ガラクトースは米国成分表から推計
05011	日本ぐり ゆで	58.4	32.8	25.8	Tr	Tr	–	4.2	0	(0)	(0)	30.0	–	–	廃棄部位：殻（鬼皮）及び渋皮
05014	くるみ いり	3.1	2.8	0.1	0	0	–	2.5	0	(0)	(0)	2.6	–	–	
05042	ごま ねり	0.5	(0.8)	(0.2)	(0)	(0)	–	(0.6)	(0)	(0)	(0)	(0.8)	–	–	05018ごまいりから推計
05043	はす 成熟 ゆで	66.1	(19.9)	(17.4)	(Tr)	(Tr)	–	(0.7)	(0)	(0)	(0)	(18.1)	–	–	幼芽を除いたもの 05024はす成熟乾から推計
05035	らっかせい 大粒種 いり	1.7	10.8	4.5	0	0	–	5.5	0	(0)	(0)	10.1	–	–	別名：なんきんまめ，ピーナッツ
	6 野菜類														
06010	いんげんまめ さやいんげん 若ざや 生	92.2	2.2	0.4	0.5	0.9	–	0.3	Tr	(0)	–	2.2	–	–	別名：さいとう（菜豆），さんどまめ 廃棄部位：すじ及び両端
06016	えだまめ ゆで	72.1	(4.6)	(2.8)	(0.1)	(Tr)	(Tr)	(1.3)	(Tr)	(0)	–	(4.3)	–	–	廃棄部位：さや 06015えだまめ生から推計
06020	さやえんどう 若ざや 生	88.6	4.2	0.7	2.4	0.1	–	0.8	0	(0)	–	4.1	–	–	別名：きぬさやえんどう 廃棄部位：すじ及び両端
06036	かぶ 根 皮つき 生	93.9	3.0	Tr	1.6	1.4	–	0	–	(0)	–	3.0	–	–	別名：かぶら，すずな 廃棄部位：根端及び葉柄基部
06046	日本かぼちゃ 果実 生	86.7	8.3	3.1	1.4	1.4	–	1.9	0	(0)	–	7.8	–	–	別名：とうなす，ぼうぶら，なんきん 廃棄部位：わた，種子及び両端
06054	カリフラワー 花序 生	90.8	3.2	0.3	1.3	1.1	–	0.5	0	(0)	–	3.2	–	–	別名：はなやさい 廃棄部位：茎葉
06061	キャベツ 結球葉 生	92.9	3.9	Tr	1.9	1.8	–	0.3	0	(0)	–	3.9	–	–	別名：かんらん，たまな 廃棄部位：しん
06333	キャベツ 結球葉 油いため	85.7	(2.7)	(0)	(1.5)	(1.1)	–	(0.1)	(Tr)	(0)	–	(2.7)	–	–	別名：かんらん，たまな。しんを除いたもの。可食部(100g)から脂質量(g)を差し引いた部分について06062キャベツゆでから推計
06065	きゅうり 果実 生	95.4	2.0	0	0.9	1.0	–	0.1	Tr	(0)	–	1.9	–	–	廃棄部位：両端
06084	ごぼう 根 生	81.7	1.1	0	0.1	0.4	–	0.6	0	(0)	–	1.0	–	–	廃棄部位：皮，葉柄基部及び先端
06086	こまつな 葉 生	94.1	0.3	0	0.2	0.1	–	0	0	(0)	–	0.3	–	–	廃棄部位：株元
06099	しゅんぎく 葉 生	91.8	0.4	0	0.2	0.2	–	Tr	0	(0)	–	0.4	–	–	別名：きくな 廃棄部位：基部
06119	セロリ 葉柄 生	94.7	1.4	0	0.6	0.6	–	0.2	0	(0)	–	1.3	–	1.0	別名：セロリー，セルリー，オランダみつば。廃棄部位：株元，葉身及び表皮。乳糖，マンニトールは豪州成分表から推計
06132	だいこん 根 皮つき 生	94.6	2.7	0	1.4	1.1	–	0.2	0	(0)	–	2.6	–	–	廃棄部位：根端及び葉柄基部
06149	たけのこ 若茎 生	90.8	1.4	0.3	0.4	0.4	–	0.3	–	(0)	–	1.4	–	–	廃棄部位：竹皮及び基部
06153	たまねぎ りん茎 生	90.1	7.0	0.6	2.7	2.6	–	0.9	Tr	(0)	–	6.9	–	–	廃棄部位：皮（保護葉），底盤部及び頭部
06336	たまねぎ りん茎 油いため	80.1	(8.0)	(0.7)	(3.2)	(3.0)	–	(1.0)	(Tr)	(0)	–	(7.9)	–	–	皮（保護葉），底盤部及び頭部を除いたもの。可食部（100g）から脂質量（g）を差し引いた部分について06155たまねぎりん茎ゆでから推計
06338	チンゲンサイ 葉 油いため	92.6	(0.5)	(0)	(0.3)	(0.2)	–	(0)	–	(0)	–	(0.5)	–	–	しんを除いたもの。可食部(100g)から脂質量(g)を差し引いた部分について06160チンゲンサイ生から推計
06175	スイートコーン 未熟種子 生	77.1	12.5	4.0	2.4	2.2	–	3.3	0.1	(0)	–	12.0	–	–	廃棄部位：包葉，めしべ及び穂軸
06182	赤色トマト 果実 生	94.0	3.1	0.1	0.1	1.6	–	Tr	0	0	–	3.1	0	–	廃棄部位：へた
06191	なす 果実 生	93.2	2.6	0.2	1.2	1.1	–	0.1	0	(0)	–	2.6	–	–	廃棄部位：へた
06343	なす 果実 天ぷら	71.9	10.4	7.5	0.9	1.0	–	0.2	0.1	–	–	9.7	–	–	へたを除いたもの
06207	にら 葉 生	92.6	1.7	0	0.8	0.8	–	0.2	Tr	(0)	–	1.7	–	–	廃棄部位：株元
06344	にら 葉 油いため	85.8	(2.0)	(0)	(0.9)	(0.9)	–	(0.2)	(Tr)	(0)	–	(2.0)	–	–	株元を除いたもの。可食部（100g）から脂質量（g）を差し引いた部分について06207にら生から推計
06212	にんじん 根 皮つき 生	89.1	5.9	0.2	1.7	1.6	–	2.4	0	(0)	–	5.8	–	–	廃棄部位：根端及び葉柄基部
06345	にんじん 根 皮なし 油いため	79.1	(7.5)	(0.2)	(2.1)	(1.9)	–	(3.1)	(0)	(0)	–	(7.4)	–	–	根端，葉柄基部及び皮を除いたもの。可食部（100g）から脂質量（g）を差し引いた部分について06215にんじん根皮なしゆでから推計
06348	にんじん グラッセ	83.8	9.4	0.2	2.2	1.7	Tr	5.0	0	Tr	–	9.1	–	0	
06226	根深ねぎ 葉 軟白 生	89.6	3.6	0	1.6	1.5	–	0.5	Tr	(0)	–	3.6	–	–	別名：長ねぎ 廃棄部位：株元及び緑葉部
06350	根深ねぎ 葉 軟白 ゆで	91.4	(3.0)	(0)	(1.3)	(1.2)	–	(0.4)	(Tr)	(0)	–	(3.0)	–	–	別名：長ねぎ。株元及び緑葉部を除いたもの 06226根深ねぎ生から推計
06233	はくさい 結球葉 生	95.2	2.0	0	1.1	0.8	–	Tr	Tr	(0)	–	2.0	–	–	廃棄部位：株元
06245	青ピーマン 果実 生	93.4	2.3	0	1.2	1.0	(0)	0.1	0	(0)	–	2.3	–	–	廃棄部位：へた，しん及び種子 ガラクトースは英国成分表から推計
06263	ブロッコリー 花序 生	86.2	2.4	0.1	0.4	0.9	–	0.5	–	–	–	2.3	–	–	廃棄部位：茎葉
06267	ほうれんそう 葉 通年平均 生	92.4	0.3	0	0.2	0.1	–	0.1	0	(0)	–	0.3	–	–	廃棄部位：株元
06268	ほうれんそう 葉 通年平均 ゆで	91.5	0.4	0	0.2	0.1	–	0.1	0	(0)	–	0.4	–	–	廃棄部位：株元 ゆでた後水冷し，手搾りしたもの

（可食部100g当たり）

食品番号	食品名	水分	利用可能炭水化物（単糖当量）	利用可能炭水化物 でん粉	ぶどう糖	果糖	ガラクトース	しょ糖	麦芽糖	乳糖	トレハロース	計	糖アルコール ソルビトール	マンニトール	備考
		(………						g				………)			
06359	ほうれんそう　葉　通年平均　油いため	82.0	(0.5)	(0)	(0.2)	(0.2)	−	(0.1)	(0)	(0)	−	(0.4)	−	−	株元を除いたもの。可食部（100g）から脂質量（g）を差し引いた部分について06268ほうれんそう通年平均ゆでから推計
06287	（もやし類）　だいずもやし　生	92.0	0.6	0.1	0.1	0.3	−	Tr	0	(0)	−	0.6	−	−	廃棄部位：種皮及び損傷部
06361	レタス　水耕栽培　結球葉　生	95.3	(2.0)	(0.1)	(0.8)	(1.0)	−	(0.1)	(0)	(0)	−	(2.0)	−	−	別名：たまちしゃ。廃棄部位：株元 06312レタス土耕栽培生から推計
06313	サラダな　葉　生	94.9	0.7	0	0.3	0.3	−	0.1	0	(0)	−	0.7	−	−	廃棄部位：株元
06317	れんこん　根茎　生	81.5	14.2	10.5	0.1	0.1	−	2.3	0	(0)	−	13.0	−	−	廃棄部位：節部及び皮
	7 果実類														
07006	アボカド　生	71.3	(0.8)	(0.1)	(0.4)	(0.1)	(0.1)	(0.1)	(0)	(0)	(0)	(0.8)	−	−	別名：アボガド。廃棄部位：果皮及び種子 米国成分表から推計
07012	いちご　生	90.0	(6.1)	(0)	(1.6)	(1.8)	−	(2.5)	(0)	(0)	−	(5.9)	(0)	(0)	別名：オランダイチゴ。廃棄部位：へた及び果梗。 ソルビトール，マンニトールは豪州成分表から推計
07015	いちじく　生	84.6	(11.0)	(0.1)	(5.6)	(5.2)	−	(Tr)	(Tr)	(0)	−	(11.0)	(0)	−	廃棄部位：果皮及び果柄 ソルビトールは豪州成分表から推計
07049	かき　甘がき　生	83.1	13.3	0	4.8	4.5	−	3.8	0	0	−	13.1	−	−	廃棄部位：果皮，種子及びへた
07027	うんしゅうみかん　じょうのう　普通　生	86.9	9.2	0	1.7	1.9	−	5.3	0	(0)	−	8.9	−	−	別名：みかん 廃棄部位：果皮
07040	オレンジ　ネーブル　砂じょう　生	86.8	8.3	0	1.9	2.1	−	4.0	0	(0)	−	8.1	−	−	別名：ネーブルオレンジ 廃棄部位：果皮，じょうのう膜及び種子
07062	グレープフルーツ　白肉種　砂じょう　生	89.0	7.5	0	2.0	2.2	−	3.1	0	(0)	−	7.3	−	−	廃棄部位：果皮，じょうのう膜及び種子
07168	キウイフルーツ　黄肉種　生	83.2	(11.9)	(0.1)	(5.0)	(5.5)	(0)	(1.2)	(0)	(0)	−	(11.9)	−	−	別名：ゴールデンキウイ。廃棄部位：果皮及び両端。米国成分表から推計
07158	ココナッツ　ココナッツミルク	78.8	(9.4)	(3.8)	(2.0)	(1.9)	−	(1.1)	(0)	(0)	−	(8.9)	−	−	試料：缶詰 豪州成分表から推計
07081	プルーン　生	86.2	(10.8)	(0)	(5.5)	(3.3)	(0.2)	(1.7)	(0.1)	(0)	(0)	(10.7)	(0.7)	−	別名：ヨーロッパすもも。廃棄部位：核及び果柄 米国成分表から推計。ソルビトールは豪州成分表から推計
07088	日本なし　生	88.0	8.3	0	1.4	3.8	−	2.9	0	(0)	−	8.1	1.5	−	廃棄部位：果皮及び果しん部
07097	パインアップル　生	85.2	12.6	0	1.6	1.9	−	8.8	Tr	(0)	−	12.2	−	−	別名：パイナップル 廃棄部位：はく皮及び果しん部
07107	バナナ　生	75.4	19.4	3.1	2.6	2.4	−	10.5	Tr	0	−	18.5	−	−	廃棄部位：果皮及び果柄
07116	ぶどう　皮なし　生	83.5	(14.4)	(0)	(7.3)	(7.1)	−	(0)	(0)	(0)	−	(14.4)	(0)	(0)	廃棄部位：果皮及び種子 ソルビトール，マンニトールは豪州成分表から推計
07134	メロン　温室メロン　生	87.8	(9.6)	(Tr)	(1.2)	(1.3)	−	(6.7)	(0)	(0)	−	(9.3)	−	−	試料：アールス系（緑肉種）。廃棄部位：果皮及び種子 07135露地メロンから推計
07136	もも　白肉種　生	88.7	8.4	0	0.6	0.7	−	6.8	0	(0)	−	8.0	0.3	−	別名：毛桃。試料：白肉種 廃棄部位：果皮及び核
07176	りんご　皮つき　生	83.1	12.9	Tr	1.6	6.3	0	4.7	0	(0)	−	12.7	0.5	−	廃棄部位：果しん部
	8 きのこ														
08001	えのきたけ　生	88.6	1.0	0.2	Tr	Tr	−	0	Tr	(0)	0.7	0.9	−	0.1	試料：栽培品 廃棄部位：柄の基部（いしづき）
08037	えのきたけ　油いため	83.3	(1.1)	(0.2)	(Tr)	(Tr)	−	(0)	(Tr)	(0)	(0.8)	(1.1)	−	(0.2)	試料：栽培品。柄の基部（いしづき）を除いたもの。可食部（100g）から脂質量（g）を差し引いた部分について08001えのきたけ生から推計
08006	きくらげ　乾	14.9	2.7	−	0	0	−	0	0	(0)	2.6	2.6	−	0	試料：栽培品
08013	しいたけ　乾しいたけ　乾	9.1	11.8	−	0.2	0.1	−	0	0	(0)	10.9	11.2	−	−	どんこ，こうしんを含む。試料：栽培品 廃棄部位：柄全体
08046	ぶなしめじ　油いため	85.9	(1.4)	(0.1)	(0.2)	(0)	−	(0)	(0)	(0)	(1.0)	(1.3)	−	(0.5)	試料：栽培品。柄の基部（いしづき）を除いたもの。可食部（100g）から脂質量（g）を差し引いた部分について08016ぶなしめじ生から推計
08020	なめこ　株採り　生	92.1	2.5	0.3	0.1	Tr	−	0	0	(0)	1.9	2.4	−	Tr	別名：なめたけ。試料：栽培品。廃棄部位：柄の基部（いしづき）（柄の基部を除いた市販品の場合：0%）
08049	エリンギ　焼き	85.3	(4.5)	−	(0.5)	(0.1)	−	(0)	(0)	(0)	(3.8)	(4.3)	−	−	試料：栽培品。柄の基部（いしづき）を除いたもの 08025エリンギ生から推計
08050	エリンギ　油いため	84.2	(3.8)	−	(0.4)	(0.1)	−	(0)	(0)	(0)	(3.2)	(3.7)	−	−	試料：栽培品。柄の基部（いしづき）を除いたもの。可食部（100g）から脂質量（g）を差し引いた部分について08025エリンギ生から推計
08051	まいたけ　油いため	85.5	(0.4)	(0.2)	(0.2)	(0)	−	(0)	(Tr)	(0)	−	(0.4)	−	−	試料：栽培品。柄の基部（いしづき）を除いたもの。可食部（100g）から脂質量（g）を差し引いた部分について08028まいたけ生から推計
08031	マッシュルーム　生	93.9	0.1	0.1	0	Tr	−	0	0	0	Tr	0.1	−	1.3	試料：栽培品 廃棄部位：柄の基部（いしづき）
08034	まつたけ　生	88.3	1.6	−	0.2	0	−	0	0	−	1.3	1.5	−	1.4	試料：天然物 廃棄部位：柄の基部（いしづき）
	9 藻類														
09002	あおのり　素干し	6.5	0.2	−	0	0	0	0.2	0	(0)	−	0.2	−	0	
09003	あまのり　ほしのり	8.4	0.5	0.4	0	0	−	Tr	0	(0)	−	0.4	−	0	すき干ししたもの 別名：のり
09005	あまのり　味付けのり	3.4	14.3	2.8	0.2	0.3	0	10.1	0	0	0	13.5	0	0.1	別名：のり
09017	まこんぶ　素干し　乾	9.5	0.1	0.1	Tr	0	−	0	Tr	(0)	0	0.1	−	23.4	
09020	刻み昆布	15.5	0.4	0.1	0.3	0	−	0	0	(0)	−	0.4	−	12.4	
09049	てんぐさ　粉寒天	16.7	0.1	−	0.1	0	0	0	0	(0)	0	0.1	−	0	別名：まくさ（和名） 試料：てんぐさ以外の粉寒天も含む
09033	ひとえぐさ　つくだ煮	56.5	23.8	1.4	3.0	2.6	0.1	10.2	5.5	0	0	22.9	0	0	別名：のりのつくだ煮
09044	わかめ　カットわかめ　乾	9.2	0	0	0	0	−	0	0	(0)	−	0	−	0	

（可食部100g当たり）

食品番号	食品名	水分	利用可能炭水化物（単糖当量）	利用可能炭水化物 でん粉	ぶどう糖	果糖	ガラクトース	しょ糖	麦芽糖	乳糖	トレハロース	計	糖アルコール ソルビトール	マンニトール	備考
		(……g……)													
	10 魚介類														
10390	まあじ　皮つき　フライ	52.3	8.5	7.3	0.1	0	—	0	0.4	—	—	7.8	—	—	別名：あじ 三枚におろしたもの
10392	まあじ　小型　骨付き　から揚げ	50.3	4.4	4.0	Tr	0	—	0	0	—	—	4.0	—	—	別名：あじ 内臓，うろこ等を除いて，調理したもの
10395	まいわし　フライ	37.8	11.3	9.8	0.1	0	—	0	0.4	—	—	10.3	—	—	三枚におろしたもの
10400	きす　天ぷら	57.5	8.4	7.6	0	0	—	0	0.1	—	—	7.7	—	—	頭部，内臓，骨，ひれ等を除いたもの 廃棄部位：尾
10403	まさば　フライ	47.2	6.8	5.8	0.1	0	—	0	0.3	—	—	6.2	—	—	別名：さば 切り身
10409	すけとうだら　フライ	61.9	7.2	6.3	Tr	0	—	0	0.2	—	—	6.5	—	—	切り身
10419	するめいか　胴　皮なし　天ぷら	64.9	9.0	8.0	0.1	0	—	0	0.1	—	—	8.2	—	—	
	11 肉類														
11276	ぶた　大型種肉　ロース　脂身つき　とんかつ	31.2	9.6	8.4	0.1	0	—	0	0.3	—	—	8.8	—	—	
11279	ぶた　大型種肉　ヒレ　赤肉　とんかつ	33.3	15.6	13.7	0.1	0	—	0	0.4	—	—	14.2	—	—	
11289	にわとり　若どり・主品目　もも　皮つき　から揚げ	41.2	14.3	12.4	0.1	0	—	0.3	0.2	—	—	13.0	—	—	別名：ブロイラー
11290	にわとり　若どり・主品目　もも　皮なし　から揚げ	47.1	14.7	12.6	0.1	0	—	0.4	0.4	—	—	13.4	—	—	別名：ブロイラー 皮下脂肪を除いたもの
11292	にわとり　その他　チキンナゲット	53.7	13.9	12.0	0.1	0	0	0.4	0.1	0	—	12.6	0	—	
11293	にわとり　その他　つくね	57.9	11.5	5.0	1.0	0.3	0	4.0	0.1	0.3	—	10.8	0.4	—	
	12 卵類														
12002	うずら卵　全卵　生	72.9	(0.3)	(0)	(0.3)	(0)	(0)	—	(0)	—	(0)	(0.3)	—	—	廃棄部位：付着卵白を含む卵殻（卵殻：12%）。卵黄：卵白＝38：62。12010鶏卵卵黄生及び12014鶏卵卵白生から推計
12004	鶏卵　全卵　生	75.0	0.3	(0)	0.3	0	(0)	(0)	0	0	(0)	0.3	—	—	廃棄部位：卵殻（付着卵白を含む）。付着卵白を含まない卵殻：13%。卵黄：卵白=32：68
12005	鶏卵　全卵　ゆで	76.7	0.3	(0)	0.3	Tr	(0)	(0)	0	0	(0)	0.3	—	—	廃棄部位：卵殻 卵黄：卵白=31：69
12010	鶏卵　卵黄　生	49.6	0.2	(0)	0.2	0	(0)	—	0	—	(0)	0.2	—	—	
12014	鶏卵　卵白　生	88.3	0.4	(0)	0.4	0	(0)	0	0	—	(0)	0.4	—	—	
12018	鶏卵　たまご焼　厚焼きたまご	71.9	(6.7)	(0)	(0.3)	(0.1)	(0)	(6.1)	(0)	(0)	(0)	(6.4)	—	—	原材料配合割合から推計
	13 乳類														
13003	普通牛乳	87.4	4.7	(0)	0	0	0	(0)	0	4.4	—	4.4	—	—	
13004	加工乳　濃厚	86.3	5.0	(0)	0	0	0	0	0	4.8	—	4.8	—	—	13003普通牛乳から推計
13005	加工乳　低脂肪	88.8	5.1	(0)	0	0	0	0	0	4.9	—	4.9	—	—	
13007	乳飲料　コーヒー	88.1	8.0	0.1	0.9	1.1	0	3.2	0	2.4	—	7.7	—	—	
13011	乳児用調製粉乳	2.6	53.9	(0)	0.3	Tr	0.3	Tr	0	50.7	—	51.3	—	—	別名：育児用粉ミルク 育児用栄養強化品
13013	加糖練乳	26.1	55.9	—	—	—	—	44.1	—	9.1	—	53.2	—	—	別名：コンデンスミルク
13014	クリーム　乳脂肪	48.2	2.9	0.1	—	—	—	—	0	2.7	—	2.7	—	—	別名：生クリーム，フレッシュクリーム
13020	コーヒーホワイトナー　液状　乳脂肪	70.3	(1.7)	(0.1)	—	—	—	—	(0)	(1.5)	—	(1.6)	—	—	別名：コーヒー用ミルク，コーヒー用クリーム 13014クリーム乳脂肪から推計
13025	ヨーグルト　全脂無糖	87.7	3.9	—	0.1	0	0.8	0	0	2.9	—	3.8	—	—	別名：プレーンヨーグルト
13053	ヨーグルト　低脂肪無糖	89.2	4.1	—	0.4	0	0.9	0	Tr	2.7	—	3.9	—	—	
13054	ヨーグルト　無脂肪無糖	89.1	4.3	—	0.4	—	1.1	—	—	2.6	—	4.1	—	—	
13028	乳酸菌飲料　乳製品	82.1	15.4	—	4.9	4.8	0	3.9	0	1.5	—	15.1	—	—	無脂乳固形分3.0%以上
13037	ナチュラルチーズ　チェダー	35.3	(0.4)	(0)	(0.1)	(0.2)	(0)	(0)	(0)	(0.1)	—	(0.4)	—	—	豪州成分表から推計
13055	ナチュラルチーズ　マスカルポーネ	62.4	3.6	—	0	—	0	—	—	3.5	—	3.5	—	—	
13057	ナチュラルチーズ　やぎ	52.9	1.0	—	0.2	—	0.4	—	—	0.3	—	1.0	—	—	別名：シェーブルチーズ
13040	プロセスチーズ	45.0	0.1	—	0	—	0.1	—	—	0	—	0.1	—	—	
13045	ラクトアイス　普通脂肪	60.4	20.9	0.4	1.0	0.3	0	11.9	2.0	4.5	—	20.0	—	—	乳固形分3.0%以上，主な脂質：植物性脂肪
13051	人乳	88.0	(6.7)	(0)	(0)	(0)	(0)	(0)	(0)	(6.4)	—	(6.4)	—	—	試料：成熟乳。英国成分表から推計
	14 油脂類														
14017	（バター類）　無発酵バター　有塩バター	16.2	0.6	—	0	0	0	0	0	0.5	—	0.5	—	—	
14018	（バター類）　無発酵バター　食塩不使用バター	15.8	(0.6)	—	(0)	(0)	(0)	(0)	(0)	(0.6)	—	(0.6)	—	—	別名：無塩バター 14017有塩バターから推計

（可食部100g当たり）

食品番号	食品名	水分	利用可能炭水化物（単糖当量）	利用可能炭水化物 でん粉	ぶどう糖	果糖	ガラクトース	しょ糖	麦芽糖	乳糖	トレハロース	計	糖アルコール ソルビトール	マンニトール	備考
		（………						g						………）	
	15 菓子類														
15006	ういろう　白	54.5	(46.8)	(16.7)	(0.2)	(0.2)	(0)	(26.7)	(0)	(0)	(0)	(43.8)	(0)	(0)	別名：外郎餅。試料：白ういろう。原材料配合割合から推計
15009	カステラ	25.6	(65.7)	(14.6)	(0.6)	(0.3)	(0)	(38.9)	(3.5)	(0)	(0)	(61.8)	(0)	(0)	試料：長崎カステラ。原材料配合割合から推計。80%エタノールに可溶性のマルトデキストリン：(3.9)g
15011	かるかん	42.5	(57.7)	(19.7)	(0.3)	(0.3)	(0)	(33.7)	(0)	(0)	(0)	(54.1)	(0)	(0)	原材料配合割合から推計
15019	くし団子　みたらし	50.5	(47.4)	(35.6)	(0.1)	(0.1)	(Tr)	(7.7)	(0)	(0)	(0)	(43.5)	(0)	(0)	別名：しょうゆ団子。部分割合：団子９，たれ２。くしを除いたもの。原材料配合割合から推計
15038	ようかん　練りようかん	26.0	(71.9)	(8.8)	(0.5)	(0.4)	(0)	(55.6)	(1.3)	(0)	(0)	(68.0)	(0)	(0)	原材料配合割合から推計。80%エタノールに可溶性のマルトデキストリン：(1.4)g
15057	米菓　揚げせんべい	4.0	(75.9)	(68.8)	(Tr)	(0)	(0)	(0.1)	(0)	(0)	(0)	(69.0)	(0)	(0)	原材料配合割合から推計
15069	あんパン　こしあん入り	35.5	(51.6)	(27.4)	(1.1)	(1.6)	(0)	(15.4)	(1.4)	(0.2)	(0.1)	(48.0)	(Tr)	(0)	小豆こしあん入り。部分割合：パン10，あん７。原材料配合割合から推計。80%エタノールに可溶性のマルトデキストリン：(0.7)g
15126	あんパン　薄皮タイプ　こしあん入り	37.4	(53.6)	(17.8)	(0.5)	(0.7)	(0)	(31.0)	(0.3)	(0.1)	(Tr)	(50.3)	(0)	(0)	ミニあんパン。小豆こしあん入り。部分割合：パン22，あん78。原材料配合割合から推計
15130	クリームパン　薄皮タイプ	52.2	(33.4)	(15.4)	(0.6)	(0.8)	(0)	(11.8)	(0.4)	(2.1)	(0.1)	(31.1)	(Tr)	(0)	ミニクリームパン。部分割合：パン31，カスタードクリーム69。原材料配合割合から推計
15132	メロンパン	20.9	60.6	35.5	1.5	2.0	0	16.3	0.7	0.2	–	56.2	0.2	–	
15075	ショートケーキ　果実なし	35.0	(44.6)	(16.2)	(0.3)	(0.2)	(0)	(24.4)	(Tr)	(0.6)	(0)	(41.7)	(0)	(0)	デコレーションケーキを含む（果実などの具材は含まない。）。スポンジとクリーム部分のみ。部分割合：スポンジケーキ３，ホイップクリーム１。原材料配合割合から推計
15133	タルト（洋菓子）	50.3	(30.9)	(13.6)	(0.6)	(0.7)	(0)	(13.2)	(Tr)	(0.7)	(0)	(28.9)	(0)	(0)	原材料配合割合から推計
15134	チーズケーキ　ベイクドチーズケーキ	46.1	(24.4)	(5.0)	(0.2)	(0.1)	(0)	(16.3)	(0)	(1.3)	(0)	(23.0)	(0)	(0)	原材料配合割合から推計
15135	チーズケーキ　レアチーズケーキ	43.1	(21.9)	(7.0)	(0.2)	(0.1)	(0.1)	(11.2)	(Tr)	(1.9)	(0)	(20.5)	(0)	(0)	原材料配合割合から推計
15078	ドーナッツ　ケーキドーナッツ　プレーン	20.0	(63.4)	(34.5)	(0.2)	(0.2)	(0)	(23.4)	(Tr)	(0.4)	(0)	(58.7)	(0)	(0)	原材料配合割合から推計
15086	カスタードプリン	74.1	(14.5)	(0)	(0.2)	(0.1)	(0)	(10.6)	(0)	(2.7)	(0)	(13.8)	(0)	(0)	別名：プリン，カスタードプディング。プリン部分のみ。原材料配合割合から推計
15136	牛乳寒天	85.2	(12.1)	(0)	(0.1)	(0.1)	(0)	(9.9)	(0)	(1.5)	(0)	(11.6)	(0)	(0)	杏仁豆腐を含む。原材料配合割合から推計
15087	ゼリー　オレンジ	77.6	(18.4)	(0)	(2.6)	(2.8)	(0)	(12.4)	(0)	(0)	(0)	(17.8)	(0)	(0)	別名：オレンジゼリー。ゼラチンゼリー。ゼリー部分のみ。原材料配合割合から推計
15141	ウエハース　クリーム入り	2.7	(72.9)	(28.4)	(0.3)	(0.3)	(0)	(38.1)	(Tr)	(0.9)	(0)	(68.1)	(0)	(0)	原材料配合割合から推計
15095	サブレ	3.1	(77.2)	(38.2)	(0.3)	(0.2)	(0)	(32.9)	(Tr)	(0)	(0)	(71.7)	(0)	(0)	原材料配合割合から推計
15097	ビスケット　ハードビスケット	2.6	78.0	51.1	0.4	0.4	Tr	19.4	0.1	0.4	–	71.9	–	–	
15113	マシュマロ	18.5	(84.1)	(0.7)	(1.3)	(0.4)	(0)	(44.0)	(15.7)	(0)	(0)	(79.3)	–	–	原材料配合割合から推計。80%エタノールに可溶性のマルトデキストリン：(17.3)g
15116	ミルクチョコレート	0.5	(59.3)	(1.4)	(0)	(0)	–	(43.3)	(0)	(11.7)	–	(56.5)	(0)	–	豪州成分表から推計。ガラクトースは英国成分表から推計
15139	しるこ　こしあん	46.1	(50.0)	(11.3)	(0.3)	(0.2)	(0)	(32.6)	(1.3)	(0)	(0)	(47.1)	(0)	(0)	別名：御膳しるこ。具材は含まない。04004こしあんから推計。80%エタノールに可溶性のマルトデキストリン：(1.4)g
15140	しるこ　つぶしあん	54.5	(41.0)	(8.8)	(0.1)	(0.1)	(0)	(29.7)	(0)	(0)	(0)	(38.6)	(0)	(0)	別名：田舎しるこ，ぜんざい。具材は含まない。04006つぶしあんから推計
	16 し好飲料類														
16006	ビール　淡色	92.8	Tr	(0)	0	Tr	(0)	0	0	(0)	–	Tr	–	–	生ビールを含む。でん粉，ガラクトース，乳糖は米国成分表から推計
16011	ぶどう酒　赤	88.7	(0.2)	(0)	(0.1)	(0.1)	(0)	–	(0)	(0)	–	(0.2)	–	–	別名：赤ワイン。英国成分表から推計
16025	みりん　本みりん	47.0	26.8	–	24.0	Tr	–	0	2.6	(0)	–	26.6	–	–	
16035	抹茶　茶	5.0	1.6	–	0	Tr	–	1.5	0	(0)	–	1.5	–	–	粉末製品
16045	コーヒー　浸出液	98.6	(0)	(0)	(0)	(0)	(0)	(0)	(0)	(0)	(0)	(0)	–	–	浸出法：コーヒー粉末10g/熱湯150mL 米国成分表から推計。でん粉は英国成分表から推計
16048	ココア　ピュアココア	4.0	10.6	9.2	0	0	–	0.4	0	0	–	9.6	–	–	別名：純ココア。粉末製品
16053	（炭酸飲料類）　コーラ	88.5	(12.2)	(Tr)	(3.9)	(3.8)	(0)	(4.3)	(0)	(0)	(0)	(12.0)	–	–	英国成分表から推計
16054	（炭酸飲料類）　サイダー	89.8	(9.0)	–	(3.1)	(5.2)	–	(0.6)	–	(0)	(0)	(9.0)	–	–	米国成分表から推計
	17 調味料及び香辛料類														
17007	こいくちしょうゆ	67.1	1.6	Tr	1.0	Tr	0.4	0.1	Tr	Tr	–	1.6	–	–	
17091	果実酢　バルサミコ酢	74.2	(16.4)	–	(8.3)	(8.1)	(0)	(0)	(0)	(0)	(0)	(16.4)	–	–	米国成分表から推計
17033	ミートソース	78.8	(9.6)	(1.0)	(3.1)	(3.6)	–	(1.7)	(0)	(0)	(0)	(9.4)	–	–	試料：缶詰及びレトルトパウチ製品 英国成分表から推計
17036	トマトケチャップ	66.0	(24.3)	(1.1)	(11.1)	(9.4)	(0)	(2.5)	(0)	(0)	(0)	(24.0)	–	–	ガラクトース及び乳糖は米国成分表から推計。でん粉は英国成分表から推計
17118	マヨネーズタイプ調味料　低カロリータイプ	60.9	2.7	0.3	0.3	0.1	–	2.0	0	0	–	2.6	0	–	別名：低カロリーマヨネーズ。使用油：なたね油，大豆油，とうもろこし油
17045	米みそ　淡色辛みそ	45.4	11.9	0.7	9.1	0.7	0.3	Tr	0.1	Tr	–	11.8	–	–	別名：信州みそ等 イソマルトース：0.9g
17119	減塩みそ	46.0	12.9	1.5	10.2	0.7	0.3	0	0.1	0	–	12.5	0	0	

日本人の食事摂取基準

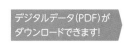

デジタルデータ(PDF)がダウンロードできます!
https://toho.tokyo-horei.co.jp/foodspdf/2021_df.html

「日本人の食事摂取基準(2020年版)」について

日本人の食事摂取基準は，健康な個人及び集団を対象として，国民の健康の保持・増進，生活習慣病の予防のために参照するエネルギー及び栄養素の摂取量の基準を示すものである。使用期間は令和２(2020)年度から令和６(2024)年度までの５年間とする。

- 栄養に関連した身体・代謝機能の低下の回避の観点から，健康の保持・増進，生活習慣病の発症予防及び重症化予防に加え，高齢者の低栄養予防やフレイル予防も視野に入れて策定を行うこととした。
- 生活習慣病等に関する危険因子を有していたり，また，高齢者においてはフレイルに関する危険因子を有していたりしても，おおむね自立した日常生活を営んでいる者及びこのような者を中心として構成されている集団は含むものとする。

注　フレイル：frailty（虚弱(きょじゃく)，フレイルティー）の日本語訳として老年医学会が提唱しているもの。老化にともなう種々の機能低下（予備能力の低下）を基盤とし，さまざまな健康障害に対する脆弱性(ぜいじゃく)が増加している状態，すなわち健康障害に陥(おち)いりやすい状態を指す。

指標

［１］エネルギー：「BMI」

エネルギーの摂取量及び消費量のバランス（エネルギー収支バランス）の維持を示す指標として，BMI：body mass indexを用いた。

$$\text{BMI} = \text{体重（kg）} \div \text{身長（m）}^2$$

［２］栄養素の指標：「推定平均必要量」「推奨量」「目安量」「耐容上限量」「目標量」

▼図表１　栄養素の指標の目的と種類

〈目　的〉	〈指　標〉
摂取不足の回避	推定平均必要量，推奨量 ＊これらを推定できない場合の代替指標：目安量
過剰摂取による健康障害の回避	耐容上限量
生活習慣病の発症予防	目標量

▼図表２　栄養素の設定指標

推定平均必要量（EAR）	ある対象集団に属する50%の者が必要量を満たすと推定される摂取量。
推奨量（RDA）	ある対象集団に属するほとんどの者（97～98%）が充足している量。推奨量は，推定平均必要量が与えられる栄養素に対して設定され，推定平均必要量を用いて算出される。
目安量（AI）	特定の集団における，ある一定の栄養状態を維持するのに十分な量。十分な科学的根拠が得られず「推定平均必要量」が算定できない場合に算定する。
耐容上限量（UL）	健康障害をもたらすリスクがないとみなされる習慣的な摂取量の上限。これを超えて摂取すると，過剰摂取によって生じる潜在的な健康障害のリスクが高まると考える。
目標量（DG）	生活習慣病の発症予防を目的として，特定の集団において，その疾患のリスクや，その代理指標となる生体指標の値が低くなると考えられる栄養状態が達成できる量として算定し，現在の日本人が当面の目標とすべき摂取量。

▼図表３　食事摂取基準の各指標を理解するための概念図

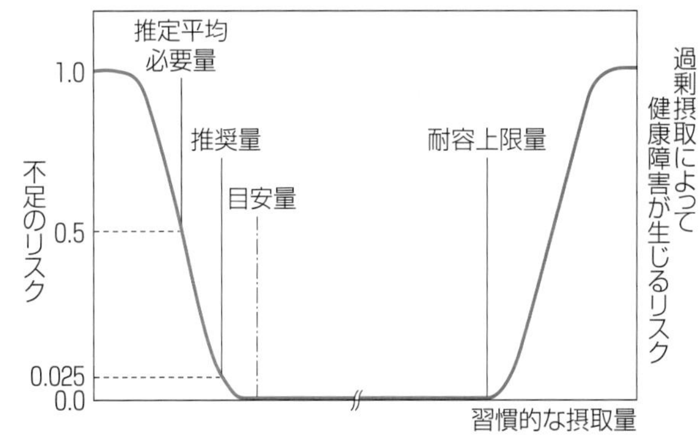

縦軸は，個人の場合は不足または過剰によって健康障害が生じる確率を，集団の場合は不足状態にある者または過剰摂取によって健康障害を生じる者の割合を示す。

不足の確率が推定平均必要量では0.5(50%)あり，推奨量では0.02～0.03(中間値として0.025)(２～３%または2.5%)あることを示す。耐容上限量以上の量を摂取した場合には過剰摂取による健康障害が生じる潜在的なリスクが存在することを示す。そして，推奨量と耐容上限量との間の摂取量では，不足のリスク，過剰摂取による健康障害が生じるリスクともに０(ゼロ)に近いことを示す。

目安量については，推定平均必要量及び推奨量と一定の関係をもたない。しかし，推奨量と目安量を同時に算定することが可能であれば，目安量は推奨量よりも大きい(図では右方)と考えられるため，参考として付記した。

目標量は，ここに示す概念や方法とは異なる性質のものであることから，ここには図示できない。

エネルギーの指標

エネルギーについては，エネルギーの摂取量及び消費量のバランス（エネルギー収支バランス）の維持を示す指標として，BMI を用いた。

参考資料としてエネルギー必要量の基本的事項や測定方法，推定方法を記述するとともに，併せて推定エネルギー必要量を参考表として示した。

▼図表４　目標とするBMIの範囲（18歳以上）[*1,2]

年齢（歳）	目標とするBMI（kg/m²）
18～49	18.5～24.9
50～64	20.0～24.9
65～74[*3]	21.5～24.9
75以上[*3]	21.5～24.9

＊1　男女共通。あくまでも参考として使用すべきである。

＊2　観察疫学研究において報告された総死亡率が最も低かったBMIを基に，疾患別の発症率とBMIの関連，死因とBMIとの関連，喫煙や疾患の合併によるBMIや死亡リスクへの影響，日本人のBMIの実態に配慮し，総合的に判断し目標とする範囲を設定。

＊3　高齢者では，フレイルの予防及び生活習慣病の発症予防の両者に配慮する必要があることも踏まえ，当面目標とするBMIの範囲を21.5～24.9kg/㎡とした。

成人（妊婦，授乳婦を除く）では，推定エネルギー必要量を以下の方法で算出した。

推定エネルギー必要量（kcal/日）＝基礎代謝量（kcal/日）[*1]×身体活動レベル
＝基礎代謝基準値（kcal/kg 体重/日）×参照体重（kg）×身体活動レベル

＊1　基礎代謝量は，覚醒状態で必要な最小限のエネルギーであり，早朝空腹時に快適な室内において安静仰臥位・覚醒状態で測定される。

▼図表５　参照体位（参照身長，参照体重）[*1]

年齢（歳）	男性 参照身長（cm）	男性 参照体重（kg）	女性[*2] 参照身長（cm）	女性[*2] 参照体重（kg）
0～5（月）	61.5	6.3	60.1	5.9
6～11（月）	71.6	8.8	70.2	8.1
6～8（月）	69.8	8.4	68.3	7.8
9～11（月）	73.2	9.1	71.9	8.4
1～2	85.8	11.5	84.6	11.0
3～5	103.6	16.5	103.2	16.1
6～7	119.5	22.2	118.3	21.9
8～9	130.4	28.0	130.4	27.4
10～11	142.0	35.6	144.0	36.3
12～14	160.5	49.0	155.1	47.5
15～17	170.1	59.7	157.7	51.9
18～29	171.0	64.5	158.0	50.3
30～49	171.0	68.1	158.0	53.0
50～64	169.0	68.0	155.8	53.8
65～74	165.2	65.0	152.0	52.1
75以上	160.8	59.6	148.0	48.8

＊1　0～17歳は，日本小児内分泌学会・日本成長学会合同標準値委員会による小児の体格評価に用いる身長，体重の標準値を基に，年齢区分に応じて，当該月齢及び年齢区分の中央時点における中央値を引用した。ただし，公表数値が年齢区分と合致しない場合は，同様の方法で算出した値を用いた。18歳以上は，平成28年国民健康・栄養調査における当該の性及び年齢区分における身長・体重の中央値を用いた。

＊2　妊婦，授乳婦を除く。

▼図表７　参照体重における基礎代謝量

年齢（歳）	男性 基礎代謝基準値（kcal/kg 体重/日）	男性 参照体重（kg）	男性 基礎代謝量（kcal/日）	女性 基礎代謝基準値（kcal/kg 体重/日）	女性 参照体重（kg）	女性 基礎代謝量（kcal/日）
1～2	61.0	11.5	700	59.7	11.0	660
3～5	54.8	16.5	900	52.2	16.1	840
6～7	44.3	22.2	980	41.9	21.9	920
8～9	40.8	28.0	1,140	38.3	27.4	1,050
10～11	37.4	35.6	1,330	34.8	36.3	1,260
12～14	31.0	49.0	1,520	29.6	47.5	1,410
15～17	27.0	59.7	1,610	25.3	51.9	1,310
18～29	23.7	64.5	1,530	22.1	50.3	1,110
30～49	22.5	68.1	1,530	21.9	53.0	1,160
50～64	21.8	68.0	1,480	20.7	53.8	1,110
65～74	21.6	65.0	1,400	20.7	52.1	1,080
75以上	21.5	59.6	1,280	20.7	48.8	1,010

▼図表６　参考表：推定エネルギー必要量（kcal/日）

年齢（歳）	男性 身体活動レベル Ⅰ（低い）	男性 Ⅱ（ふつう）	男性 Ⅲ（高い）	女性 身体活動レベル Ⅰ（低い）	女性 Ⅱ（ふつう）	女性 Ⅲ（高い）
0～5（月）	—	550	—	—	500	—
6～8（月）	—	650	—	—	600	—
9～11（月）	—	700	—	—	650	—
1～2	—	950	—	—	900	—
3～5	—	1,300	—	—	1,250	—
6～7	1,350	1,550	1,750	1,250	1,450	1,650
8～9	1,600	1,850	2,100	1,500	1,700	1,900
10～11	1,950	2,250	2,500	1,850	2,100	2,350
12～14	2,300	2,600	2,900	2,150	2,400	2,700
15～17	2,500	2,800	3,150	2,050	2,300	2,550
18～29	2,300	2,650	3,050	1,700	2,000	2,300
30～49	2,300	2,700	3,050	1,750	2,050	2,350
50～64	2,200	2,600	2,950	1,650	1,950	2,250
65～74	2,050	2,400	2,750	1,550	1,850	2,100
75以上[*1]	1,800	2,100	—	1,400	1,650	—
妊婦（付加量）[*2]初期				＋50	＋50	＋50
〃　中期				＋250	＋250	＋250
〃　後期				＋450	＋450	＋450
授乳婦（付加量）				＋350	＋350	＋350

＊1　レベルⅡは自立している者，レベルⅠは自宅にいてほとんど外出しない者に相当する。レベルⅠは高齢者施設で自立に近い状態で過ごしている者にも適用できる値である。

＊2　妊婦個々の体格や妊娠中の体重増加量及び胎児の発育状況の評価を行うことが必要である。

▼図表８　身体活動レベル別にみた活動内容と活動時間の代表例

身体活動レベル[*1]	低い（Ⅰ）1.50（1.40～1.60）	ふつう（Ⅱ）1.75（1.60～1.90）	高い（Ⅲ）2.00（1.90～2.20）
日常生活の内容[*2]	生活の大部分が座位で，静的な活動が中心の場合	座位中心の仕事だが，職場内での移動や立位での作業・接客等，通勤・買い物での歩行，家事，軽いスポーツ，のいずれかを含む場合	移動や立位の多い仕事への従事者，あるいは，スポーツ等余暇における活発な運動習慣をもっている場合
中程度の強度（3.0～5.9メッツ）の身体活動の1日当たりの合計時間（時間/日）[*3]	1.65	2.06	2.53
仕事での1日当たりの合計歩行時間（時間/日）[*3]	0.25	0.54	1.00

＊1　代表値。（　）内はおよその範囲。

＊2　Black, *et al.*，Ishikawa-Takata, *et al.* を参考に，身体活動レベル（PAL）に及ぼす仕事時間中の労作の影響が大きいことを考慮して作成。

＊3　Ishikawa-Takata, *et al.* による。

▼図表９（参考）身体活動の分類例

（「日本人の食事摂取基準（2010年版）」による）

身体活動の分類 （メッツ値*1の範囲）	身体活動の例
睡眠(0.9)	睡眠
座位または立位の静的な活動(1.0〜1.9)	テレビ・読書・電話・会話など（座位または立位），食事，運転，デスクワーク，縫物，入浴（座位），動物の世話(座位，軽度)
ゆっくりした歩行や家事など低強度の活動(2.0〜2.9)	ゆっくりした歩行，身支度，炊事，洗濯，料理や食材の準備，片付け(歩行)，植物への水やり，軽い掃除，コピー，ストレッチング，ヨガ，キャッチボール，ギター・ピアノなどの楽器演奏
長時間持続可能な運動・労働など中強度の活動(普通歩行を含む)(3.0〜5.9)	ふつう歩行〜速歩，床掃除，荷造り，自転車（ふつうの速さ），大工仕事，車の荷物の積み下ろし，苗木の植栽，階段を下りる，子どもと遊ぶ，動物の世話（歩く/走る，ややきつい），ギター：ロック(立位)，体操，バレーボール，ボーリング，バドミントン
頻繁に休みが必要な運動・労働など高強度の活動(6.0以上)	家財道具の移動・運搬，雪かき，階段を上る，山登り，エアロビクス，ランニング，テニス，サッカー，水泳，縄跳び，スキー，スケート，柔道，空手

＊1　メッツ値(metabolic equivalent，MET：単数形，METs：複数形)は，Ainsworth, et al.による。
いずれの身体活動でも活動実施中における平均値に基づき，休憩・中断中は除く。

健康づくりのための身体活動基準2013（概要）

厚生労働省は平成24年７月，第４次国民健康づくり運動として「21世紀における第二次国民健康づくり運動（健康日本21（第二次））」を告示した。健康日本21（第二次）は，ライフステージに応じて，健やかで心豊かに生活できる活力ある社会を実現し，その結果として社会保障制度が持続可能なものとなるよう，国民の健康増進について計53項目の数値目標を設定し，平成25年度から令和４年度までの間，取り組むものである。

この「健康づくりのための身体活動基準2013」は，広く普及し様々な地域や職場で活用されることを通じて，健康日本21（第二次）を推進することを目指すものである。将来，生活習慣病等を発症するリスクを低減させるために，個人にとって達成することが望ましい身体活動の基準は次のとおりである。

①身体活動量の基準
（日常生活で体を動かす量の考え方）
〈身体活動（生活活動・運動）の基準〉

18〜64歳　強度が３メッツ*以上の身体活動を23メッツ・時／週　行う。具体的には，**歩行またはそれと同等以上の強度の身体活動を毎日60分**行う。

65歳以上　強度を問わず，身体活動を10メッツ・時／週　行う。具体的には，横になったままや座ったままにならなければ**どんな動きでもよいので，身体活動を毎日40分**行う。

身体活動量からエネルギー消費量への換算方法

身体活動量〔メッツ・時〕に体重〔kg〕を乗じるとエネルギー消費量〔kcal〕に換算できる。
例：72kgの人がヨガ（2.5メッツ）を30分行った場合のエネルギー消費量は
2.5メッツ×0.5時間×72kg＝90kcal
ただし，体重減少を目的とし，体脂肪燃焼に必要なエネルギー消費量を求めるには，安静時のエネルギー消費量を引いた値を算出する必要がある。
(2.5メッツ−1メッツ)×0.5時間×72kg
＝54kcal

②運動量の基準（スポーツや体力づくり運動で体を動かす量の考え方）
〈運動の基準〉

18〜64歳　強度が３メッツ以上の運動を４メッツ・時／週　行う。具体的には，**息が弾み汗をかく程度の運動を毎週60分**行う。

③体力（うち全身持久力）の基準
〈性・年代別の全身持久力の基準〉
右表に示す強度での運動を約３分以上継続できた場合，基準を満たすと評価できる。

年齢	18〜39歳	40〜59歳	60〜69歳
男性	11.0メッツ (39ml/kg/分)	10.0メッツ (35ml/kg/分)	9.0メッツ (32ml/kg/分)
女性	9.5メッツ (33ml/kg/分)	8.5メッツ (30ml/kg/分)	7.5メッツ (26ml/kg/分)

注）表中の（　）内は最大酸素摂取量を示す。

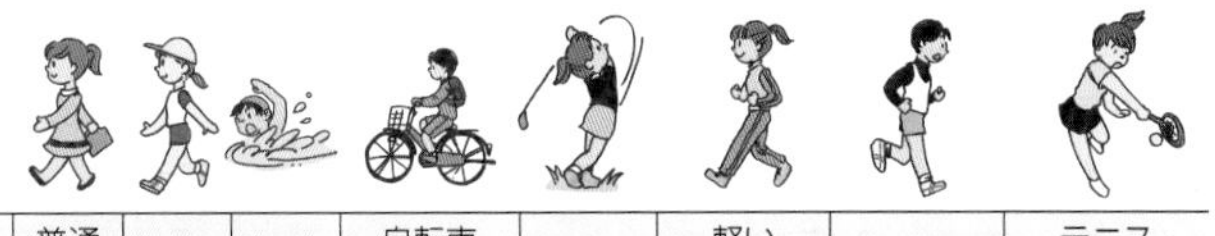

	普通歩行	速歩	水泳	自転車(軽い負荷)	ゴルフ	軽いジョギング	ランニング	テニス(シングルス)
強度(メッツ)	3.0	4.0	8.0	4.0	3.5	6.0	8.0	7.0
運動時間	10分	10分	10分	20分	60分	30分	15分	20分
運動量(メッツ・時)	0.5	0.7	1.3	1.3	3.5	3.0	2.0	2.3

＊メッツとは，身体活動におけるエネルギー消費量を座位安静時代謝量（酸素摂取量で約3.5ml／kg／分に相当）で除したもの。酸素1.0リットルの消費を約5.0kcalのエネルギー消費と換算すると，1.0メッツ・時は体重70kgの場合は70kcal，60kgの場合は60kcalとなる。

たんぱく質の食事摂取基準

たんぱく質の必要量(推定平均必要量)＝(維持必要量)＋(新生組織蓄積量)

たんぱく質を構成するアミノ酸は20種である。ヒトはその20種のうち，11種を他のアミノ酸または中間代謝物から合成することができる。それ以外の9種は食事から直接に摂取しなければならず，それらを不可欠アミノ酸（必須アミノ酸）とよぶ。たんぱく質を構成しているアミノ酸は，たんぱく質合成の素材であるだけでなく，神経伝達物質やビタミン，その他の重要な生理活性物質の前駆（ぜんく）体ともなっている。さらに，酸化されるとエネルギーとしても利用される。

体たんぱく質は，合成と分解を繰り返しており，動的平衡状態を保っている。たんぱく質の種類によりその代謝回転速度は異なるが，いずれも分解されてアミノ酸となり，その一部は不可避的に尿素などとして体外に失われる。したがって，成人においてもたんぱく質を食事から補給する必要がある。成長期には新生組織の蓄積に必要なたんぱく質を摂取しなければならない。

▼図表10　たんぱく質の食事摂取基準

年齢(歳)	男性				女性			
	推定平均必要量(g/日)	推奨量(g/日)	目安量(g/日)	目標量*1(%エネルギー)	推定平均必要量(g/日)	推奨量(g/日)	目安量(g/日)	目標量*1(%エネルギー)
0～5(月)	―	―	10	―	―	―	10	―
6～8(月)	―	―	15	―	―	―	15	―
9～11(月)	―	―	25	―	―	―	25	―
1～2	15	20	―	13～20	15	20	―	13～20
3～5	20	25	―	13～20	20	25	―	13～20
6～7	25	30	―	13～20	25	30	―	13～20
8～9	30	40	―	13～20	30	40	―	13～20
10～11	40	45	―	13～20	40	50	―	13～20
12～14	50	60	―	13～20	45	55	―	13～20
15～17	50	65	―	13～20	45	55	―	13～20
18～29	50	65	―	13～20	40	50	―	13～20
30～49	50	65	―	13～20	40	50	―	13～20
50～64	50	65	―	14～20	40	50	―	14～20
65～74*2	50	60	―	15～20	40	50	―	15～20
75以上*2	50	60	―	15～20	40	50	―	15～20
妊婦初期*3					+0	+0	―	13～20
〃 中期*3					+5	+5	―	13～20
〃 後期*3					+20	+25	―	15～20
授乳婦					+15	+20	―	15～20

＊1　範囲に関しては，おおむねの値を示したものであり，弾力的に運用すること。

＊2　65歳以上の高齢者について，フレイル予防を目的とした量を定めることは難しいが，身長・体重が参照体位に比べて小さい者や，特に75歳以上であって加齢に伴い身体活動量が大きく低下した者など，必要エネルギー摂取量が低い者では，下限が推奨量を下回る場合があり得る。この場合でも，下限は推奨量以上とすることが望ましい。　＊3　＋は付加量。

脂質の食事摂取基準

脂質は，細胞膜の主要構成成分であり，最も効率の良いエネルギー産生基質である。貯蔵性にも優れている。脂溶性ビタミン(A，D，E，K)やカロテノイドも脂質の仲間である。脂肪酸は，エネルギー産生基質であるだけでなく，生理活性物質としても注目を集めている。コレステロールは，細胞膜の構成成分である他に，胆汁酸やステロイドホルモン（性ホルモン，副腎皮質ホルモン），ビタミンDの前駆体としての役割も持つ。脂質はエネルギー産生栄養素の一種であり，この観点からたんぱく質や炭水化物の摂取量を考慮して設定する必要がある。

▼図表11　脂質・飽和脂肪酸の食事摂取基準

年齢(歳)	脂質の総エネルギー摂取量に占める割合：脂肪エネルギー比率(%エネルギー)				飽和脂肪酸(%エネルギー)*2,3	
	男性		女性		男性	女性
	目安量	目標量*1	目安量	目標量*1	目標量	目標量
0～5(月)	50	―	50	―	―	―
6～11(月)	40	―	40	―	―	―
1～2	―	20～30	―	20～30	―	―
3～5	―	20～30	―	20～30	10以下	10以下
6～7	―	20～30	―	20～30	10以下	10以下
8～9	―	20～30	―	20～30	10以下	10以下
10～11	―	20～30	―	20～30	10以下	10以下
12～14	―	20～30	―	20～30	10以下	10以下
15～17	―	20～30	―	20～30	8以下	8以下
18～29	―	20～30	―	20～30	7以下	7以下
30～49	―	20～30	―	20～30	7以下	7以下
50～64	―	20～30	―	20～30	7以下	7以下
65～74	―	20～30	―	20～30	7以下	7以下
75以上	―	20～30	―	20～30	7以下	7以下
妊婦			―	20～30		7以下
授乳婦			―	20～30		7以下

＊1　範囲に関しては，おおむねの値を示したものである。

＊2　飽和脂肪酸と同じく，脂質異常症及び循環器疾患に関与する栄養素としてコレステロールがある。コレステロールに目標量は設定しないが，これは許容される摂取量に上限が存在しないことを保証するものではない。また，脂質異常症の重症化予防の目的からは，200mg/日未満に留めることが望ましい。

＊3　飽和脂肪酸と同じく，冠動脈疾患に関与する栄養素としてトランス脂肪酸がある。日本人の大多数は，トランス脂肪酸に関する世界保健機関（WHO）の目標（1％エネルギー未満）を下回っており，トランス脂肪酸の摂取による健康への影響は，飽和脂肪酸の摂取によるものと比べて小さいと考えられる。ただし，脂質に偏った食事をしている者では，留意する必要がある。トランス脂肪酸は人体にとって不可欠な栄養素ではなく，健康の保持・増進を図る上で積極的な摂取は勧められないことから，その摂取量は1％エネルギー未満に留めることが望ましく，1％エネルギー未満でもできるだけ低く留めることが望ましい。

必須脂肪酸である n-6 系脂肪酸及び n-3 系脂肪酸については目安量を絶対量(g/日)で算定した。他の主な代表的な脂肪酸，すなわち，一価不飽和脂肪酸，α-リノレン酸，魚油由来のEPAならびに DHAとコレステロールについては，今回は，指標の設定には至らず，必要な事項の記述に留めた。また，その健康影響が危惧されているトランス型脂肪酸についても必要な事項の記述を行った。

コレステロール摂取量と血中コレステロール値との間には関連はあるものの，コレステロール摂取量がそのまま血中総コレステロール値に反映されるわけではない。コレステロール摂取量と虚血性心疾患や脳卒中死亡率，心筋梗塞(こうそく)発症率との間に疫学研究において有意な関連は認められていないが，脂質異常症等のハイリスク者においては，重症化予防の観点から，摂取量を控えた方が良いと考えられる。コレステロールは動物性たんぱく質が多く含まれる食品に含まれるため，コレステロール量を制限するとたんぱく質不足を生じ，特に高齢者において低栄養を生じる危険性があるので，注意が必要である。健康な者が卵の摂取を控える必要はない。

▼図表12　n-6系脂肪酸，n-3系脂肪酸の食事摂取基準

年齢(歳)	n-6系脂肪酸(g/日)		n-3系脂肪酸(g/日)	
	男性	女性	男性	女性
	目安量	目安量	目安量	目安量
0～5(月)	4	4	0.9	0.9
6～11(月)	4	4	0.8	0.8
1～2	4	4	0.7	0.8
3～5	6	6	1.1	1.0
6～7	8	7	1.5	1.3
8～9	8	7	1.5	1.3
10～11	10	8	1.6	1.6
12～14	11	9	1.9	1.6
15～17	13	9	2.1	1.6
18～29	11	8	2.0	1.6
30～49	10	8	2.0	1.6
50～64	10	8	2.2	1.9
65～74	9	8	2.2	2.0
75以上	8	7	2.1	1.8
妊婦		9		1.6
授乳婦		10		1.8

炭水化物，食物繊維の食事摂取基準

栄養学的な側面からみた炭水化物の最も重要な役割は，エネルギー源である。易消化性炭水化物(いわゆる糖質)は，約4kcal/gのエネルギーを産生する。この観点から指標を算定する必要があり，アルコールを含む合計量として，たんぱく質及び脂質の残余として目標量(範囲)を算定した。

食物繊維は，数多くの生活習慣病の発症率または死亡率との関連が検討されており，数多くの疾患と有意な負の関連が報告されている。代表的な例を挙げると，総死亡率，心筋梗塞の発症及び死亡，糖尿病の発症，乳がんの発症，胃がんの発症，大腸がん発症などである。例えば，食物繊維をほとんど摂取しない場合に比べて，20g/日程度摂取していた群では心筋梗塞の発症率が15%ほど低かったと報告されている。糖尿病の発症率との関連では20g/日以上摂取した場合に発症率の低下が観察されており，閾値(いきち)としてこの値が存在する可能性を示唆(しさ)している。その一方で，両者の間に関連を認めなかった研究も存在する。

現在の日本人成人(18歳以上)における食物繊維摂取量の中央値(13.7g/日)と，24g/日との中間値(18.9g/日)をもって目標量を算出するための参照値とした。

▼図表13　炭水化物，食物繊維の食事摂取基準

年齢(歳)	炭水化物(%エネルギー)		食物繊維(g/日)	
	男性	女性	男性	女性
	目標量*1,2	目標量*1,2	目標量	目標量
0～5(月)	──	──	──	──
6～11(月)	──	──	──	──
1～2	50～65	50～65	──	──
3～5	50～65	50～65	8以上	8以上
6～7	50～65	50～65	10以上	10以上
8～9	50～65	50～65	11以上	11以上
10～11	50～65	50～65	13以上	13以上
12～14	50～65	50～65	17以上	17以上
15～17	50～65	50～65	19以上	18以上
18～29	50～65	50～65	21以上	18以上
30～49	50～65	50～65	21以上	18以上
50～64	50～65	50～65	21以上	18以上
65～74	50～65	50～65	20以上	17以上
75以上	50～65	50～65	20以上	17以上
妊婦		50～65		18以上
授乳婦		50～65		18以上

＊1　範囲に関しては，おおむねの値を示したものである。
＊2　アルコールを含む。ただし，アルコールの摂取を勧めるものではない。

エネルギー産生栄養素バランス

▼図表14　エネルギー産生栄養素バランス(%エネルギー)

年齢(歳)	目標量*1,2(男女共通)			
	たんぱく質*3	脂質*4		炭水化物*5,6
		脂質	飽和脂肪酸	
0～11(月)	──	──	──	──
1～2	13～20	20～30	──	50～65
3～14	13～20	20～30	10以下	50～65
15～17	13～20	20～30	8以下	50～65
18～49	13～20	20～30	7以下	50～65
50～64	14～20	20～30	7以下	50～65
65以上	15～20	20～30	7以下	50～65
妊婦 初期・中期	13～20	20～30	7以下	50～65
〃 後期	15～20			
授乳婦	15～20			

＊1　必要なエネルギー量を確保した上でのバランスとすること。
＊2　範囲に関してはおおむねの値を示したものであり，弾力的に運用すること。
＊3　65歳以上の高齢者について，フレイル予防を目的とした量を定めることは難しいが，身長・体重が参照体位に比べて小さい者や，特に75歳以上であって加齢に伴い身体活動量が大きく低下した者など，必要エネルギー摂取量が低い者では，下限が推奨量を下回る場合があり得る。この場合でも，下限は推奨量以上とすることが望ましい。
＊4　脂質については，その構成成分である飽和脂肪酸など，質への配慮を十分に行う必要がある。
＊5　アルコールを含む。ただし，アルコールの摂取を勧めるものではない。
＊6　食物繊維の目標量を十分に注意すること。

たんぱく質，脂質，炭水化物(アルコールを含む)とそれらの構成成分が総エネルギー摂取量に占めるべき割合(%エネルギー)としてこれらの構成比率を示す指標である。

ビタミンの食事摂取基準

脂溶性ビタミン

年齢(歳)	ビタミンA(μgRAE/日)*1 男性 推定平均必要量*2	男性 推奨量*2	男性 目安量*3	男性 耐容上限量*3	女性 推定平均必要量*2	女性 推奨量*2	女性 目安量*3	女性 耐容上限量*3	ビタミンD(μg/日)*4 男性 目安量	男性 耐容上限量	女性 目安量	女性 耐容上限量	ビタミンE(mg/日)*5 男性 目安量	男性 耐容上限量	女性 目安量	女性 耐容上限量	ビタミンK(μg/日) 男性 目安量	女性 目安量
0～5(月)	—	—	300	600	—	—	300	600	5.0	25	5.0	25	3.0	—	3.0	—	4	4
6～11(月)	—	—	400	600	—	—	400	600	5.0	25	5.0	25	4.0	—	4.0	—	7	7
1～2	300	400	—	600	250	350	—	600	3.0	20	3.5	20	3.0	150	3.0	150	50	60
3～5	350	450	—	700	350	500	—	850	3.5	30	4.0	30	4.0	200	4.0	200	60	70
6～7	300	400	—	950	300	400	—	1,200	4.5	30	5.0	30	5.0	300	5.0	300	80	90
8～9	350	500	—	1,200	350	500	—	1,500	5.0	40	6.0	40	5.0	350	5.0	350	90	110
10～11	450	600	—	1,500	400	600	—	1,900	6.5	60	8.0	60	5.5	450	5.5	450	110	140
12～14	550	800	—	2,100	500	700	—	2,500	8.0	80	9.5	80	6.5	650	6.0	600	140	170
15～17	650	900	—	2,500	500	650	—	2,800	9.0	90	8.5	90	7.0	750	5.5	650	160	150
18～29	600	850	—	2,700	450	650	—	2,700	8.5	100	8.5	100	6.0	850	5.0	650	150	150
30～49	650	900	—	2,700	500	700	—	2,700	8.5	100	8.5	100	6.0	900	5.5	700	150	150
50～64	650	900	—	2,700	500	700	—	2,700	8.5	100	8.5	100	7.0	850	6.0	700	150	150
65～74	600	850	—	2,700	500	700	—	2,700	8.5	100	8.5	100	7.0	850	6.5	650	150	150
75以上	550	800	—	2,700	450	650	—	2,700	8.5	100	8.5	100	6.5	750	6.5	650	150	150
妊婦初期*6					+0	+0	—	—										
〃 中期*6					+0	+0	—	—			8.5	—			6.5	—		150
〃 後期*6					+60	+80	—	—										
授乳婦*6					+300	+450	—	—			8.5	—			7.0	—		150

＊1　レチノール活性当量(μgRAE)＝レチノール(μg)＋β-カロテン(μg)×1/12＋α-カロテン(μg)×1/24＋β-クリプトキサンチン(μg)×1/24＋その他のプロビタミンAカロテノイド(μg)×1/24
＊2　プロビタミンAカロテノイドを含む。＊3　プロビタミンAカロテノイドを含まない。＊4　日照により皮膚でビタミンDが産生されることを踏まえ，フレイル予防を図る者はもとより，全年齢区分を通じて，日常生活において可能な範囲内での適度な日光浴を心がけるとともに，ビタミンDの摂取については，日照時間を考慮に入れることが重要である。＊5　α-トコフェロールについて算定した。α-トコフェロール以外のビタミンEは含んでいない。＊6　＋は付加量。

水溶性ビタミン

年齢(歳)	ビタミンB1(mg/日)*1,2 男性 推定平均必要量	男性 推奨量	男性 目安量	女性 推定平均必要量	女性 推奨量	女性 目安量	ビタミンB2(mg/日)*2 男性 推定平均必要量	男性 推奨量	男性 目安量	女性 推定平均必要量	女性 推奨量	女性 目安量
0～5(月)	—	—	0.1	—	—	0.1	—	—	0.3	—	—	0.3
6～11(月)	—	—	0.2	—	—	0.2	—	—	0.4	—	—	0.4
1～2	0.4	0.5	—	0.4	0.5	—	0.5	0.6	—	0.5	0.5	—
3～5	0.6	0.7	—	0.6	0.7	—	0.7	0.8	—	0.6	0.8	—
6～7	0.7	0.8	—	0.7	0.8	—	0.8	0.9	—	0.7	0.9	—
8～9	0.8	1.0	—	0.8	0.9	—	0.9	1.1	—	0.9	1.0	—
10～11	1.0	1.2	—	0.9	1.1	—	1.1	1.4	—	1.0	1.3	—
12～14	1.2	1.4	—	1.1	1.3	—	1.3	1.6	—	1.2	1.4	—
15～17	1.3	1.5	—	1.0	1.2	—	1.4	1.7	—	1.2	1.4	—
18～29	1.2	1.4	—	0.9	1.1	—	1.3	1.6	—	1.0	1.2	—
30～49	1.2	1.4	—	0.9	1.1	—	1.3	1.6	—	1.0	1.2	—
50～64	1.1	1.3	—	0.9	1.1	—	1.2	1.5	—	1.0	1.2	—
65～74	1.1	1.3	—	0.9	1.1	—	1.2	1.5	—	1.0	1.2	—
75以上	1.0	1.2	—	0.8	0.9	—	1.1	1.3	—	0.9	1.0	—
妊婦(付加量)				+0.2	+0.2	—				+0.2	+0.3	—
授乳婦(付加量)				+0.2	+0.2	—				+0.5	+0.6	—

年齢(歳)	ナイアシン(mgNE/日)*2,3 男性 推定平均必要量	男性 推奨量	男性 目安量	男性 耐容上限量*4	女性 推定平均必要量	女性 推奨量	女性 目安量	女性 耐容上限量*4	ビタミンB6(mg/日)*6 男性 推定平均必要量	男性 推奨量	男性 目安量	男性 耐容上限量*7	女性 推定平均必要量	女性 推奨量	女性 目安量	女性 耐容上限量*7
0～5(月)	—	—	2*5	—	—	—	2*5	—	—	—	0.2	—	—	—	0.2	—
6～11(月)	—	—	3	—	—	—	3	—	—	—	0.3	—	—	—	0.3	—
1～2	5	6	—	60(15)	4	5	—	60(15)	0.4	0.5	—	10	0.4	0.5	—	10
3～5	6	8	—	80(20)	6	7	—	80(20)	0.5	0.6	—	15	0.5	0.6	—	15
6～7	7	9	—	100(30)	7	8	—	100(30)	0.7	0.8	—	20	0.6	0.7	—	20
8～9	9	11	—	150(35)	8	10	—	150(35)	0.8	0.9	—	25	0.8	0.9	—	25
10～11	11	13	—	200(45)	10	10	—	150(45)	1.0	1.1	—	30	1.0	1.1	—	30
12～14	12	15	—	250(60)	12	14	—	250(60)	1.2	1.4	—	40	1.0	1.3	—	40
15～17	14	17	—	300(70)	11	13	—	250(65)	1.2	1.5	—	50	1.0	1.3	—	45
18～29	13	15	—	300(80)	9	11	—	250(65)	1.1	1.4	—	55	1.0	1.1	—	45
30～49	13	15	—	350(85)	10	12	—	250(65)	1.1	1.4	—	60	1.0	1.1	—	45
50～64	12	14	—	350(85)	9	11	—	250(65)	1.1	1.4	—	55	1.0	1.1	—	45
65～74	12	14	—	300(80)	9	11	—	250(65)	1.1	1.4	—	50	1.0	1.1	—	40
75以上	11	13	—	300(75)	9	10	—	250(60)	1.1	1.4	—	50	1.0	1.1	—	40
妊婦(付加量)					+0	+0	—	—					+0.2	+0.2	—	—
授乳婦(付加量)					+3	+3	—	—					+0.3	+0.3	—	—

＊1　チアミン塩化物塩酸塩(分子量=337.3)の重量として示した。＊2　身体活動レベルⅡの推定エネルギー必要量を用いて算定した。＊3　ナイアシン当量(NE)＝ナイアシン＋1/60トリプトファンで示した。＊4　ニコチンアミドの重量(mg/日)，( )内はニコチン酸の重量(mg/日)。＊5　単位はmg/日。＊6　たんぱく質の推奨量を用いて算定した(妊婦・授乳婦の付加量は除く)。
＊7　ピリドキシン(分子量＝169.2)の重量として示した。特記事項：ビタミンB_1の推定平均必要量は，ビタミンB_1の欠乏症である脚気を予防するに足る最小必要量からではなく，尿中にビタミンB_1の排泄量が増大し始める摂取量(体内飽和量)から算定。ビタミンB_2の推定平均必要量は，ビタミンB_2の欠乏症である口唇炎，口角炎，舌炎などの皮膚炎を予防するに足る最小摂取量からではなく，尿中にビタミンB_2の排泄量が増大し始める摂取量(体内飽和量)から算定。

年齢(歳)	ビタミンB12(μg/日)*1 男性 推定平均必要量	男性 推奨量	男性 目安量	女性 推定平均必要量	女性 推奨量	女性 目安量	葉酸(μg/日)*2 男性 推定平均必要量	男性 推奨量	男性 目安量	男性 耐容上限量*3	女性 推定平均必要量	女性 推奨量	女性 目安量	女性 耐容上限量*3
0～5(月)	—	—	0.4	—	—	0.4	—	—	40	—	—	—	40	—
6～11(月)	—	—	0.5	—	—	0.5	—	—	60	—	—	—	60	—
1～2	0.8	0.9	—	0.8	0.9	—	80	90	—	200	90	90	—	200
3～5	0.9	1.1	—	0.9	1.1	—	90	110	—	300	90	110	—	300
6～7	1.1	1.3	—	1.1	1.3	—	110	140	—	400	110	140	—	400
8～9	1.3	1.6	—	1.3	1.6	—	130	160	—	500	130	160	—	500
10～11	1.6	1.9	—	1.6	1.9	—	160	190	—	700	160	190	—	700
12～14	2.0	2.4	—	2.0	2.4	—	200	240	—	900	200	240	—	900
15～17	2.0	2.4	—	2.0	2.4	—	200	240	—	900	200	240	—	900
18～29	2.0	2.4	—	2.0	2.4	—	200	240	—	900	200	240	—	900
30～49	2.0	2.4	—	2.0	2.4	—	200	240	—	1,000	200	240	—	1,000
50～64	2.0	2.4	—	2.0	2.4	—	200	240	—	1,000	200	240	—	1,000
65～74	2.0	2.4	—	2.0	2.4	—	200	240	—	900	200	240	—	900
75以上	2.0	2.4	—	2.0	2.4	—	200	240	—	900	200	240	—	900
妊婦*7				+0.3	+0.4	—					+200*4,5	+240*4,5	—	—
授乳婦*7				+0.7	+0.8	—					+80	+100	—	—

年齢(歳)	パントテン酸(mg/日) 男性 目安量	女性 目安量	ビオチン(μg/日) 男性 目安量	女性 目安量	ビタミンC(mg/日)*6 男性 推定平均必要量	男性 推奨量	男性 目安量	女性 推定平均必要量	女性 推奨量	女性 目安量
0～5(月)	4	4	4	4	—	—	40	—	—	40
6～11(月)	5	5	5	5	—	—	40	—	—	40
1～2	3	4	20	20	35	40	—	35	40	—
3～5	4	4	20	20	40	50	—	40	50	—
6～7	5	5	30	30	50	60	—	50	60	—
8～9	6	5	30	30	60	70	—	60	70	—
10～11	6	6	40	40	70	85	—	70	85	—
12～14	7	6	50	50	85	100	—	85	100	—
15～17	7	6	50	50	85	100	—	85	100	—
18～29	5	5	50	50	85	100	—	85	100	—
30～49	5	5	50	50	85	100	—	85	100	—
50～64	6	5	50	50	85	100	—	85	100	—
65～74	6	5	50	50	80	100	—	80	100	—
75以上	6	5	50	50	80	100	—	80	100	—
妊婦*7		5		50				+10	+10	—
授乳婦*7		6		50				+40	+45	—

＊1　シアノコバラミン(分子量=1,355.37)の重量として示した。＊2　プテロイルモノグルタミン酸(分子量=441.40)の重量として示した。＊3　通常の食品以外の食品に含まれる葉酸(狭義の葉酸)に適用する。＊4　妊娠を計画している女性，妊娠の可能性がある女性及び妊娠初期の妊婦は，胎児の神経管閉鎖障害のリスク低減のために，通常の食品以外の食品に含まれる葉酸(狭義の葉酸)を400μg/日摂取することが望まれる。＊5　付加量は，中期及び後期にのみ設定した。＊6　L—アスコルビン酸(分子量=176.12)の重量で示した。＊7　＋は付加量。特記事項：ビタミンCの推定平均必要量は，ビタミンCの欠乏症である壊血病を予防するに足る最小量からではなく，心臓血管系の疾病予防効果及び抗酸化作用の観点から算定。

ミネラル（無機質）の食事摂取基準

多量ミネラル

年齢（歳）	ナトリウム(mg/日)［( )は食塩相当量(g/日)］*1 男性 推定平均必要量	男性 目安量	男性 目標量	女性 推定平均必要量	女性 目安量	女性 目標量	カリウム(mg/日) 男性 目安量	男性 目標量	女性 目安量	女性 目標量	カルシウム(mg/日) 男性 推定平均必要量	男性 推奨量	男性 目安量	男性 耐容上限量	女性 推定平均必要量	女性 推奨量	女性 目安量	女性 耐容上限量	マグネシウム(mg/日) 男性 推定平均必要量	男性 推奨量	男性 目安量	男性 耐容上限量*2	女性 推定平均必要量	女性 推奨量	女性 目安量	女性 耐容上限量*2	リン(mg/日) 男性 目安量	男性 耐容上限量	女性 目安量	女性 耐容上限量
0～5(月)	—	100(0.3)	—	—	100(0.3)	—	400	—	400	—	—	—	200	—	—	—	200	—	—	—	20	—	—	—	20	—	120	—	120	—
6～11(月)	—	600(1.5)	—	—	600(1.5)	—	700	—	700	—	—	—	250	—	—	—	250	—	—	—	60	—	—	—	60	—	260	—	260	—
1～2	—	—	(3.0未満)	—	—	(3.0未満)	900	—	900	—	350	450	—	—	350	400	—	—	60	70	—	—	60	70	—	—	500	—	500	—
3～5	—	—	(3.5未満)	—	—	(3.5未満)	1,000	1,400以上	1,000	1,400以上	500	600	—	—	450	550	—	—	80	100	—	—	80	100	—	—	700	—	700	—
6～7	—	—	(4.5未満)	—	—	(4.5未満)	1,300	1,800以上	1,200	1,800以上	500	600	—	—	450	550	—	—	110	130	—	—	110	130	—	—	900	—	800	—
8～9	—	—	(5.0未満)	—	—	(5.0未満)	1,500	2,000以上	1,500	2,000以上	550	650	—	—	600	750	—	—	140	170	—	—	140	160	—	—	1,000	—	1,000	—
10～11	—	—	(6.0未満)	—	—	(6.0未満)	1,800	2,200以上	1,800	2,000以上	600	700	—	—	600	750	—	—	180	210	—	—	180	220	—	—	1,100	—	1,000	—
12～14	—	—	(7.0未満)	—	—	(6.5未満)	2,300	2,400以上	1,900	2,400以上	850	1,000	—	—	700	800	—	—	250	290	—	—	240	290	—	—	1,200	—	1,000	—
15～17	—	—	(7.5未満)	—	—	(6.5未満)	2,700	3,000以上	2,000	2,600以上	650	800	—	—	550	650	—	—	300	360	—	—	260	310	—	—	1,200	—	900	—
18～29	600(1.5)	—	(7.5未満)	600(1.5)	—	(6.5未満)	2,500	3,000以上	2,000	2,600以上	650	800	—	2,500	550	650	—	2,500	280	340	—	—	230	270	—	—	1,000	3,000	800	3,000
30～49	600(1.5)	—	(7.5未満)	600(1.5)	—	(6.5未満)	2,500	3,000以上	2,000	2,600以上	600	750	—	2,500	550	650	—	2,500	310	370	—	—	240	290	—	—	1,000	3,000	800	3,000
50～64	600(1.5)	—	(7.5未満)	600(1.5)	—	(6.5未満)	2,500	3,000以上	2,000	2,600以上	600	750	—	2,500	550	650	—	2,500	310	370	—	—	240	290	—	—	1,000	3,000	800	3,000
65～74	600(1.5)	—	(7.5未満)	600(1.5)	—	(6.5未満)	2,500	3,000以上	2,000	2,600以上	600	750	—	2,500	550	650	—	2,500	290	350	—	—	230	280	—	—	1,000	3,000	800	3,000
75以上	600(1.5)	—	(7.5未満)	600(1.5)	—	(6.5未満)	2,500	3,000以上	2,000	2,600以上	600	700	—	2,500	500	600	—	2,500	270	320	—	—	220	260	—	—	1,000	3,000	800	3,000
妊婦*3				600(1.5)	—	(6.5未満)			2,000	2,600以上					+0	+0	—	—					+30	+40	—	—			800	—
授乳婦*3				600(1.5)	—	(6.5未満)			2,200	2,600以上					+0	+0	—	—					+0	+0	—	—			800	—

*1　高血圧及び慢性腎臓病（CKD）の重症化予防のための食塩相当量の量は，男女とも6.0g/日未満とした。
*2　通常の食品以外からの摂取量の耐容上限量は，成人の場合350mg/日，小児では5mg/kg体重/日とした。それ以外の通常の食品からの摂取の場合，耐容上限量は設定しない。
*3　+は付加量。

微量ミネラル

年齢（歳）	鉄(mg/日) 男性 推定平均必要量	男性 推奨量	男性 目安量	男性 耐容上限量	女性 月経なし 推定平均必要量	月経なし 推奨量	月経あり 推定平均必要量	月経あり 推奨量	女性 目安量	女性 耐容上限量	亜鉛(mg/日) 男性 推定平均必要量	男性 推奨量	男性 目安量	男性 耐容上限量	女性 推定平均必要量	女性 推奨量	女性 目安量	女性 耐容上限量	銅(mg/日) 男性 推定平均必要量	男性 推奨量	男性 目安量	男性 耐容上限量	女性 推定平均必要量	女性 推奨量	女性 目安量	女性 耐容上限量	マンガン(mg/日) 男性 目安量	男性 耐容上限量	女性 目安量	女性 耐容上限量
0～5(月)	—	—	0.5	—	—	—	—	—	0.5	—	—	—	2	—	—	—	2	—	—	—	0.3	—	—	—	0.3	—	0.01	—	0.01	—
6～11(月)	3.5	5.0	—	—	3.5	4.5	—	—	—	—	—	—	3	—	—	—	3	—	—	—	0.3	—	—	—	0.3	—	0.5	—	0.5	—
1～2	3.0	4.5	—	25	3.0	4.5	—	—	—	20	3	3	—	—	2	3	—	—	0.3	0.3	—	—	0.2	0.3	—	—	1.5	—	1.5	—
3～5	4.0	5.5	—	25	4.0	5.5	—	—	—	25	3	4	—	—	3	3	—	—	0.3	0.4	—	—	0.3	0.3	—	—	1.5	—	1.5	—
6～7	5.0	5.5	—	30	4.5	5.5	—	—	—	30	4	5	—	—	3	4	—	—	0.4	0.4	—	—	0.4	0.4	—	—	2.0	—	2.0	—
8～9	6.0	7.0	—	35	6.0	7.5	—	—	—	35	5	6	—	—	4	5	—	—	0.4	0.5	—	—	0.4	0.5	—	—	2.5	—	2.5	—
10～11	7.0	8.5	—	35	7.0	8.5	10.0	12.0	—	35	6	7	—	—	5	6	—	—	0.5	0.6	—	—	0.5	0.6	—	—	3.0	—	3.0	—
12～14	8.0	10.0	—	40	7.0	8.5	10.0	12.0	—	40	9	10	—	—	7	8	—	—	0.7	0.8	—	—	0.6	0.8	—	—	4.0	—	4.0	—
15～17	8.0	10.0	—	50	5.5	7.0	8.5	10.5	—	40	10	12	—	—	7	8	—	—	0.8	0.9	—	—	0.6	0.7	—	—	4.5	—	3.5	—
18～29	6.5	7.5	—	50	5.5	6.5	8.5	10.5	—	40	9	11	—	40	7	8	—	35	0.7	0.9	—	7	0.6	0.7	—	7	4.0	11	3.5	11
30～49	6.5	7.5	—	50	5.5	6.5	9.0	10.5	—	40	9	11	—	45	7	8	—	35	0.7	0.9	—	7	0.6	0.7	—	7	4.0	11	3.5	11
50～64	6.5	7.5	—	50	5.5	6.5	9.0	11.0	—	40	9	11	—	45	7	8	—	35	0.7	0.9	—	7	0.6	0.7	—	7	4.0	11	3.5	11
65～74	6.0	7.5	—	50	5.0	6.0	—	—	—	40	9	11	—	40	7	8	—	35	0.7	0.9	—	7	0.6	0.7	—	7	4.0	11	3.5	11
75以上	6.0	7.0	—	50	5.0	6.0	—	—	—	40	9	10	—	40	6	8	—	30	0.7	0.8	—	7	0.6	0.7	—	7	4.0	11	3.5	11
妊婦初期*1					+2.0	+2.5	—	—	—	—																				
〃中期*1					+8.0	+9.5	—	—	—	—					+1	+2	—	—					+0.1	+0.1	—	—			3.5	—
〃後期*1																														
授乳婦*1					+2.0	+2.5	—	—	—	—					+3	+4	—	—					+0.5	+0.6	—	—			3.5	—

*1　+は付加量。

年齢（歳）	ヨウ素(μg/日) 男性 推定平均必要量	男性 推奨量	男性 目安量	男性 耐容上限量	女性 推定平均必要量	女性 推奨量	女性 目安量	女性 耐容上限量	セレン(μg/日) 男性 推定平均必要量	男性 推奨量	男性 目安量	男性 耐容上限量	女性 推定平均必要量	女性 推奨量	女性 目安量	女性 耐容上限量	クロム(μg/日) 男性 目安量	男性 耐容上限量	女性 目安量	女性 耐容上限量	モリブデン(μg/日) 男性 推定平均必要量	男性 推奨量	男性 目安量	男性 耐容上限量	女性 推定平均必要量	女性 推奨量	女性 目安量	女性 耐容上限量
0～5(月)	—	—	100	250	—	—	100	250	—	—	15	—	—	—	15	—	0.8	—	0.8	—	—	—	2	—	—	—	2	—
6～11(月)	—	—	130	250	—	—	130	250	—	—	15	—	—	—	15	—	1.0	—	1.0	—	—	—	5	—	—	—	5	—
1～2	35	50	—	300	35	50	—	300	10	10	—	100	10	10	—	100	—	—	—	—	10	10	—	—	10	10	—	—
3～5	45	60	—	400	45	60	—	400	10	15	—	100	10	10	—	100	—	—	—	—	10	10	—	—	10	10	—	—
6～7	55	75	—	550	55	75	—	550	15	15	—	150	15	15	—	150	—	—	—	—	10	15	—	—	10	15	—	—
8～9	65	90	—	700	65	90	—	700	15	20	—	200	15	20	—	200	—	—	—	—	15	20	—	—	15	15	—	—
10～11	80	110	—	900	80	110	—	900	20	25	—	250	20	25	—	250	—	—	—	—	15	20	—	—	15	20	—	—
12～14	95	140	—	2,000	95	140	—	2,000	25	30	—	350	25	30	—	300	—	—	—	—	20	25	—	—	20	25	—	—
15～17	100	140	—	3,000	100	140	—	3,000	30	35	—	400	20	25	—	350	—	—	—	—	25	30	—	—	20	25	—	—
18～29	95	130	—	3,000	95	130	—	3,000	25	30	—	450	20	25	—	350	10	500	10	500	20	30	—	600	20	25	—	500
30～49	95	130	—	3,000	95	130	—	3,000	25	30	—	450	20	25	—	350	10	500	10	500	25	30	—	600	20	25	—	500
50～64	95	130	—	3,000	95	130	—	3,000	25	30	—	450	20	25	—	350	10	500	10	500	25	30	—	600	20	25	—	500
65～74	95	130	—	3,000	95	130	—	3,000	25	30	—	450	20	25	—	350	10	500	10	500	20	30	—	600	20	25	—	500
75以上	95	130	—	3,000	95	130	—	3,000	25	30	—	400	20	25	—	350	10	500	10	500	20	25	—	600	20	25	—	500
妊婦*1					+75	+110	—	2,000					+5	+5	—	—			10	—					+0	+0	—	—
授乳婦*1					+100	+140	—	2,000					+15	+20	—	—			10	—					+3	+3	—	—

*1　+は付加量。

食品群の種類とその特徴

食品群の分け方には，3群，4群，6群などがあるが，どの食品群を利用しても，食品群別摂取量の目安（分量）に合わせて食品を選び献立を作成すると，バランスよく栄養がとれる。

▼食品群別摂取量の目安とその活用

食事摂取基準を十分満たすためには，栄養素を含む食品を色々に組み合わせて献立を作成し，それに合わせて食事を整える。その際，栄養的によく似た食品をまとめていくつかの食品群をつくり，必要な栄養量が十分とれるように食品群ごとに分量を定め，献立作成に役立つようにしたものを，食品群別摂取量の目安という。

▼3色食品群

昭和27年広島県庁の岡田正美技師が提唱し，栄養改善普及会の近藤とし子氏がこれをとりあげ，普及に努めた。含有栄養素のはたらきの特徴から，食品を赤，黄，緑の3つの群に分けて，幅広く多くの人々に呼びかけた。

群別	食品名	栄養素	はたらき
赤群	魚・肉 豆類 乳・卵	たんぱく質 脂質 ビタミンB カルシウム	血や肉をつくる
黄群	穀類 砂糖 油脂 いも類	炭水化物 ビタミンA・D ビタミンB_1 脂質	力や体温となる
緑群	緑黄色野菜 淡色野菜 海草 きのこ	カロテン ビタミンC カルシウム ヨード	からだの調子をよくする

▼4つの食品群

これは，女子栄養大学の香川綾博士が，昭和5年東京大学島薗内科において，栄養研究をおこなったところに始まったものである。すなわち，主食を胚芽米にし，副食は魚1，豆1，野菜4の組み合わせを献立のスローガンとして，提唱し，その後，昭和31年にこれを〈4つの食品群〉に改めた。この食品群では日本人の食生活に普遍的に不足している栄養素を補充して完全な食事とするために，牛乳と卵を第1におき，他を栄養素のはたらきの特徴から3つの群に分けている。

群別	食品名	栄養素	はたらき	備考
第1群	乳・乳製品 卵	たんぱく質 脂質 ビタミンA ビタミンB_1，B_2 カルシウム	栄養を完全にする	カルシウムとビタミンB_2，ビタミンAが豊富で，良質のたんぱく質，脂質も多量に含まれる。脱脂乳，粉乳，ヨーグルト，チーズなど含む。魚卵は含まない。
第2群	魚介・肉 豆・豆製品	たんぱく質 脂質 カルシウム ビタミンA ビタミンB_2	肉や血をつくる	魚・肉類は動物性のたんぱく質，脂質，鉄，カルシウムが含まれ，大豆には植物性たんぱく質中の最も良質なものが含まれている。たんぱく質は，毎食平均してとると効果的である。干魚，魚加工品を含む。獣・鳥肉はその内臓・ハム・ソーセージ・ベーコンも含む。
第3群	野菜 芋 果物	ビタミンA カロテン ビタミンC ミネラル 食物繊維	からだの調子をよくする	野菜・くだものにはビタミンC，無機質類が多く含まれている。緑黄色野菜は体内でビタミンAのはたらきをするカロテンが含まれているので大切である。生の野菜を一皿は食べるとよい。淡色野菜，きのこ類，海藻類を含む。
第4群	穀類 油脂 砂糖	炭水化物 たんぱく質 脂質	力や体温となる	穀物・油・砂糖はエネルギー源になる。油はどの食品よりもエネルギーが高いので油を使うと量が少なくてすむ。熱量は個人により，時により，必要量が増減するので穀物で調節する。菓子類，種子類も含む。穀物はでん粉類を含む。

▼６つの基礎食品

厚生省（現厚生労働省）が，国民の栄養知識の向上をはかるための栄養教育の教材として，我が国の状況に応じて考案したもの。つりあいのとれた栄養ということに重点をおき，食品に含まれる栄養素の種類によって６つの食品群に分け，毎日とらなければならない栄養素と，それを多く含む食品とを示したものである。

食品の類別		食品名	備考
第1類	魚 肉 卵 大豆	魚，貝，いか，たこ，かまぼこなど 牛肉，豚肉，鳥肉，ハム，ソーセージなど 鶏卵，うずら卵など 大豆，豆腐，納豆，生揚げなど	良質たんぱく質の給源となるものであり，毎日の食事で主菜となる。 脂質，カルシウム，鉄，ビタミンA，ビタミンB_1，ビタミンB_2の給源としても，大きな役割を果す。
第2類	牛乳・乳製品 骨ごと食べられる魚	牛乳，スキムミルク，チーズ，ヨーグルトなど めざし，わかさぎ，しらす干しなど （注）わかめ，のりなど海藻を含む	牛乳，乳製品は，比較的多種の栄養成分を含むが，特にカルシウムの給源として重要。 良質たんぱく質，ビタミンB_2の給源としての役割も大きい。 小魚類は，たんぱく質，カルシウムを多く含み，また，鉄，ビタミンB_2の給源ともなる。
第3類	緑黄色野菜	にんじん，ほうれん草，こまつな，かぼちゃ，トマトなど	主としてカロテンの給源であるが，ビタミンC，カルシウム，鉄，ビタミンB_2の給源としても大きな役割を占める。 なお，この類に分類される野菜は原則として，可食部100ｇ中にカロテン600μg以上含有されるものとする。
第4類	その他の野菜 果物	だいこん，はくさい，キャベツ，きゅうりなど みかん，りんご，いちごなど	主としてビタミンCの給源として重要。 カルシウム，ビタミンB_1，ビタミンB_2の給源としての役割も大きく，第３類以外の野菜及び果実類が含まれる。
第5類	米 パン めん いも	飯，パン，うどん，スパゲッティなど さつまいも，じゃがいも，さといもなど （注）砂糖，菓子など炭水化物(糖質)含量の多い食品を含む	糖質性エネルギー源となる食品。 この類に分類されるものとしては，米，大麦，小麦などの穀類とその加工品及び砂糖類，菓子類などがある。 なお，いも類は，炭水化物（糖質）の他に，ビタミンB_1，ビタミンCなども比較的多く含まれる。
第6類	油脂	サラダ油，バター，マーガリンなど （注）マヨネーズ，ドレッシングなど多脂性食品を含む	脂肪性エネルギー源となる食品。大豆油などの植物油及びマーガリン，ラードなどの動物脂及びマヨネーズ，ドレッシングなどの多脂性食品が含まれる。

▼PFCバランス

PFCバランスとは，総摂取エネルギーに対するＰ（Protein：たんぱく質），Ｆ（Fat：脂質），Ｃ（Carbohydrate：炭水化物）がそれぞれ何%にあたるかで栄養バランスをみるもの。厚生労働省「日本人の食事摂取基準（2020年版）」では，「エネルギー産生栄養素バランス」としてＰ：13～20%，Ｆ：20～30%，Ｃ：50～65%を１～49歳の目標量（p.333参照）として設定している。

日本の推移　（農林水産省「食料需給表」より）

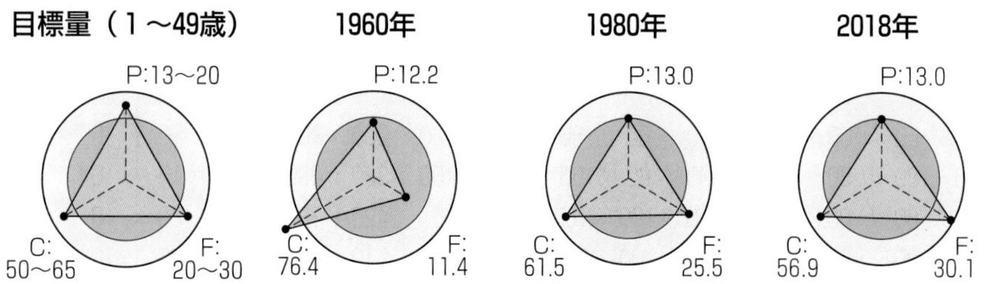

1960年頃の日本人の栄養バランスは，炭水化物が多く，脂質が少なかった。

しかし，近年食生活が欧米化するのにともない，たんぱく質，脂質の摂取量が増えてきている。

国際比較（2013年の平均）　（FAO「Food Balance Sheets」より）

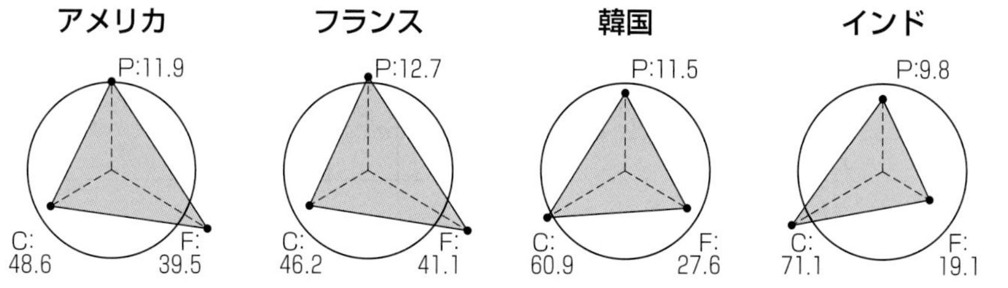

（注）円型は適正比率を示す。日本以外はアメリカの比率を適用。アメリカの適正比率は，Ｐ：12，Ｆ：30，Ｃ：58で，「Dietary Goals for the United States Second Edition」による。

4つの食品群の年齢別・性別・身体活動レベル別食品構成（1人1日当たりの重量＝g）

女子栄養大学出版部資料による（香川明夫監修）

身体活動レベル	食品群	第1群				第2群				第3群						第4群					
		乳・乳製品		卵		魚介・肉		豆・豆製品		野菜		芋		果物		穀類		油脂		砂糖	
	年齢＼性	男	女	男	女	男	女	男	女	男	女	男	女	男	女	男	女	男	女	男	女
身体活動レベルⅠ（低い）	6～7歳	250	250	30	30	80	80	60	60	270	270	50	50	120	120	200	170	10	10	5	5
	8～9歳	300	300	55	55	100	80	70	70	300	300	60	60	150	150	230	200	10	10	10	10
	10～11歳	320	320	55	55	100	100	80	80	300	300	100	100	150	150	300	270	15	15	10	10
	12～14歳	380	380	55	55	150	120	80	80	350	350	100	100	150	150	360	310	20	20	10	10
	15～17歳	320	320	55	55	150	120	80	80	350	350	100	100	150	150	420	300	25	20	10	10
	18～29歳	300	250	55	55	180	100	80	80	350	350	100	100	150	150	370	240	20	15	10	10
	30～49歳	250	250	55	55	150	100	80	80	350	350	100	100	150	150	370	250	20	15	10	10
	50～64歳	250	250	55	55	150	100	80	80	350	350	100	100	150	150	360	230	20	15	10	10
	65～74歳	250	250	55	55	120	100	80	80	350	350	100	100	150	150	340	200	15	10	10	10
	75歳以上	250	200	55	55	120	80	80	80	350	350	100	100	150	150	270	190	15	10	10	5
	妊婦　初期		250		55		100		80		350		100		150		260		15		10
	妊婦　中期		250		55		120		80		350		100		150		310		15		10
	妊婦　後期		250		55		150		80		350		100		150		360		20		10
	授乳婦		250		55		120		80		350		100		150		330		20		10
身体活動レベルⅡ（ふつう）	1～2歳	250	250	30	30	50	50	40	40	180	180	50	50	100	100	120	110	5	5	3	3
	3～5歳	250	250	30	30	60	60	60	60	240	240	50	50	120	120	190	170	10	10	5	5
	6～7歳	250	250	55	55	80	80	60	60	270	270	60	60	120	120	230	200	10	10	10	10
	8～9歳	300	300	55	55	120	80	80	80	300	300	60	60	150	150	270	240	15	15	10	10
	10～11歳	320	320	55	55	150	100	80	80	350	350	100	100	150	150	350	320	20	20	10	10
	12～14歳	380	380	55	55	170	120	80	80	350	350	100	100	150	150	430	390	25	20	10	10
	15～17歳	320	320	55	55	200	120	80	80	350	350	100	100	150	150	480	380	30	20	10	10
	18～29歳	300	250	55	55	180	120	80	80	350	350	100	100	150	150	440	320	30	15	10	10
	30～49歳	250	250	55	55	180	120	80	80	350	350	100	100	150	150	450	330	30	15	10	10
	50～64歳	250	250	55	55	180	120	80	80	350	350	100	100	150	150	440	300	25	15	10	10
	65～74歳	250	250	55	55	170	120	80	80	350	350	100	100	150	150	400	280	20	15	10	10
	75歳以上	250	250	55	55	150	100	80	80	350	350	100	100	150	150	340	230	15	15	10	10
	妊婦　初期		250		55		120		80		350		100		150		340		15		10
	妊婦　中期		250		55		150		80		350		100		150		360		20		10
	妊婦　後期		250		55		180		80		350		100		150		420		25		10
	授乳婦		320				180		80		350		100		150		380		20		10
身体活動レベルⅢ（高い）	6～7歳	250	250	55	55	100	100	60	60	270	270	60	60	120	120	290	260	10	10	10	10
	8～9歳	300	300	55	55	140	100	80	80	300	300	60	60	150	150	320	290	20	15	10	10
	10～11歳	320	320	55	55	160	130	80	80	350	350	100	100	150	150	420	380	20	20	10	10
	12～14歳	380	380	55	55	200	170	80	80	350	350	100	100	150	150	510	450	25	25	10	10
	15～17歳	380	320	55	55	200	170	120	80	350	350	100	100	150	150	550	430	30	20	10	10
	18～29歳	380	300	55	55	200	150	120	80	350	350	100	100	150	150	530	390	30	20	10	10
	30～49歳	380	250	55	55	200	150	120	80	350	350	100	100	150	150	530	390	30	20	10	10
	50～64歳	320	250	55	55	200	150	120	80	350	350	100	100	150	150	530	360	25	20	10	10
	65～74歳	320	250	55	55	200	130	80	80	350	350	100	100	150	150	480	340	25	15	10	10
	授乳婦		320		55		170		80		350		100		150		470		25		10

(注)①野菜はきのこ，海藻を含む。また，野菜の1/3以上は緑黄色野菜でとることとする。
②エネルギー量は，「日本人の食事摂取基準(2020年版)」の参考表・推定エネルギー必要量の93～97%の割合で構成してある。各人の必要に応じて適宜調整すること。
③食品構成は「日本食品標準成分表2020年版(八訂)」で計算。

食品の安全を守るしくみ

食品の安全を守ることは，私たちの生命や健康を維持するうえで極めて重要です。わが国では，食品の安全を守るための対策を，さまざまな行政機関が連携しながら行っています。

▼リスクとは

人の健康に悪影響を及ぼす「食品の状態」や「食品中の物質」を，食品の安全における **「ハザード（危害要因）」** といいます。

ハザードを食べたとき，「私たちの健康に悪い影響が出る可能性とその度合い」のことを **「リスク」** といいます。

リスクは，ハザードの毒性が弱くても，摂る量が多ければ大きくなり，逆に毒性が強くても，摂る量が少なければ小さくなります。リスクはハザードの毒性の強さと摂る量によって，大きくなったり小さくなったりします。

リスクがまったくないことを「ゼロリスク」といいます。どのような食品も食べ過ぎれば必ずリスクがあります。現在では，食品にゼロリスクはあり得ないとの考え方のもと，リスクを科学的に評価し小さくするための食品安全行政が国際的に進められています。

▼ＡＤＩとは

すべての食品は化学物質で構成されています。食品を食べることで人の体内に入った化学物質は，体の働きによって分解されたり，尿と一緒に外へ出るなど，ふつうは体内にたまり続けることはありません。しかし，摂る量が一定量を超えると体に影響が現れます。量が増えるにつれて，その影響は強まります。同じ化学物質でも，毒にも薬にもなり，どのような食品も，度を超して大量に食べると健康を害するものになります。

どのくらいの量なら体に影響を与えないのか，その量は化学物質ごとに異なります。それぞれに「健康に影響を及ぼさない量」，つまり「許容量」があります。ある化学物質を，人が一生にわたって毎日摂取し続けても，健康上の問題が生じないとされる量を **「ＡＤＩ（一日摂取許容量）」** といいます。

▼食品の安全を守るしくみ

食品を食べても安全かどうか，科学的に調べて決めることを **「リスク評価」** といいます。

ＡＤＩを設定することも，リスク評価のひとつです。

わが国では，食品安全委員会がリスク評価を行い，その結果を受けて消費者庁や厚生労働省や農林水産省などが食べても安全なように基準値やルールを決め，リスクを管理しています。リスク評価やリスク管理の方法などについては，消費者や製造メーカーなども参加して，広く意見交換が行われます。

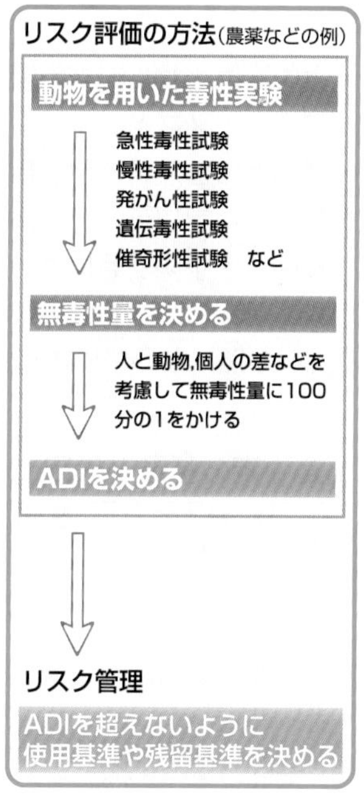

リスク評価の方法（農薬などの例）
動物を用いた毒性実験
急性毒性試験
慢性毒性試験
発がん性試験
遺伝毒性試験
催奇形性試験　など
無毒性量を決める
人と動物，個人の差などを考慮して無毒性量に100分の1をかける
ADIを決める
リスク管理
ADIを超えないように使用基準や残留基準を決める

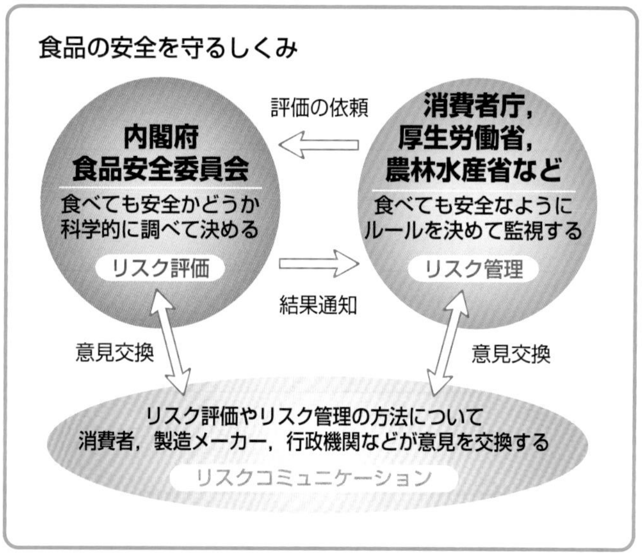

（食品安全委員会「科学の目で見る食品安全」による）

放射性物質と食品

▼流通している食品について

東日本大震災による東京電力福島第一原子力発電所の事故後，厚生労働省は食品中の放射性物質の暫定規制値を設定し，規制値を超える食品が市場に流通しないように出荷制限などの措置をとってきました。2012年4月からは長期的な観点から考えられた新たな基準値で検査が行われています。なお，新たな基準値は，食品からの被ばく線量の上限を年間5ミリシーベルトから1ミリシーベルトに引き下げたことをもとに設定されています。

検査は地方自治体が行い，必要に応じて出荷制限を行います。また，検査結果は厚生労働省のホームページで公表されています。

●放射性セシウムの基準値

食品群	基準値（1kgあたり）
一般食品	100ベクレル
乳児用食品	50ベクレル
牛　乳	50ベクレル
飲料水	10ベクレル

（厚生労働省「東日本大震災関連情報」 https://www.mhlw.go.jp/shinsai_jouhou/shokuhin.html）

食中毒とその対策

食中毒は，サルモネラ菌やブドウ球菌などの細菌性食中毒，ノロウイルスなどによるウイルス性食中毒，毒キノコやふぐの毒などの自然毒による自然毒食中毒，有機水銀やカドミウムなどの化学物質による食中毒に大きく分けられます。

食中毒を予防するには，清潔，迅速，加熱または冷却の3原則，または，「食品をより安全にするための5つの鍵」（p.341参照）を心がけましょう。

1996年，腸管出血性大腸菌による食中毒事故が多発し，注目されました。これは，一般に，病原性大腸菌O157と呼ばれる菌によって引き起こされるもので，発症後4～8日で自然に治癒することも多いですが，重症や死亡にいたることもあります。予防のためには，先にあげた注意事項をきちんと守ることが基本です。食品の中心部が75℃以上で1分以上加熱すると菌はほぼ全滅するので，食品の加熱は十分に行うことが大切です。

▼食中毒の種類と原因

種類		原因菌	汚染源	主な原因食品	潜伏期間	症状
細菌性	感染型 ＊体内での原因菌増殖により発症	サルモネラ属菌	動物の腸管，自然界（川，下水，湖など）	卵，食肉，乳製品，魚介類	6～72時間	激しい腹痛，下痢，発熱，嘔吐，長期にわたり保菌者となることもある
		腸炎ビブリオ	海水	魚介類（刺身，寿司，魚介加工品）	8～24時間	腹痛，水様性下痢，発熱，おう吐
		カンピロバクター	家畜や家禽類の腸管内に生息し，食肉（特に鶏肉）や臓器や飲料水を汚染	食肉（特に鶏肉），飲料水，生野菜，牛乳	1～7日	発熱，倦怠感，頭痛，吐き気，腹痛，下痢，血便，少ない菌量でも発症
		ウェルシュ菌	人や動物の腸管，土壌，下水	煮込み料理（カレー，煮魚），麺のつけ汁，いなりずし	6～12時間	下痢，腹痛
	毒素型 ＊原因菌が産生する毒素により発症	黄色ブドウ球菌	化膿部分，健康者の鼻や咽頭，腸管	乳・乳製品（牛乳，クリーム），卵製品，畜産製品（肉，ハム），穀類とその加工品（握り飯，弁当），魚肉ねり製品（ちくわ，かまぼこ），和洋生菓子	1～5時間（平均3時間）	吐き気，おう吐，腹痛，下痢
		ボツリヌス菌	土壌，河川，動物の腸管	いずし，食肉製品，野菜缶詰，瓶詰 ※乳児ボツリヌス症の場合ははちみつなど	8～36時間	吐き気，おう吐，筋力低下，脱力感，便秘，神経症状（複視等の視力障害や発声困難，呼吸困難等）
ウイルス性		ノロウイルス	人の腸，ふん便，嘔吐物	貝類（二枚貝），二次的に汚染された食品　※食品を介さない感染もある	24～48時間	おう吐，下痢，腹痛，38℃以下の発熱
寄生虫		アニサキス	待機宿主の海産魚やイカ等を生で喫食することにより幼虫に感染	魚介類（サバ，アジ，イカ，イワシなど）の寿司や刺身	数時間～十数時間	心窩部に激しい痛み，悪心，おう吐，激しい下腹部痛，腹膜炎症状
自然毒	動物性	フグ毒	テトロドトキシン	フグの内臓（卵巣，肝臓）や皮	30分～5時間	頭痛，吐き気，唇の周りの痺れ，重症の場合呼吸困難で死亡することもある
		貝毒		カキ，ホタテガイ，アサリなどの二枚貝	30分～4時間	麻痺，手足のしびれ，目眩，眠気，言語障害，呼吸麻痺，下痢，おう吐，腹痛
	植物性	キノコ毒	ムスカリン，イルジンS，イボテン酸など	ツキヨタケ，クサウラベニタケ，テングタケ，ニガクリタケ，スギヒラタケ	30分～72時間	下痢，腹痛，視力障害，言語障害，興奮，死亡することもある
		じゃがいも	芽及び緑色部分に含まれるソラニン	じゃがいも	数分～数日	おう吐，下痢，腹痛，目眩，動悸，耳鳴り，意識障害，けいれん，呼吸困難

（食品安全委員会「食品の安全性に関する用語集」などによる）

▼食中毒の病因物質（2020年）

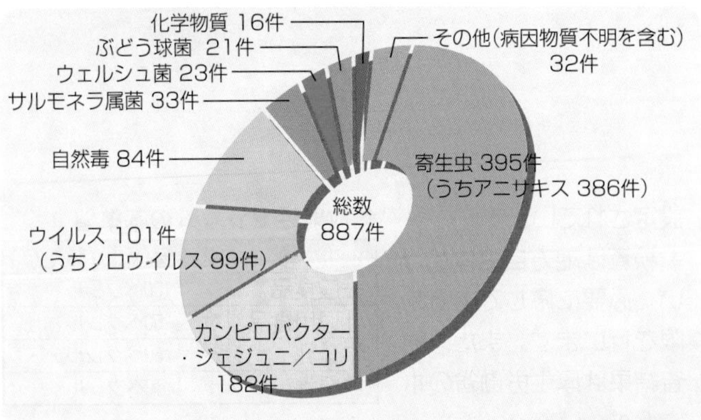

▼食中毒原因食品（2020年）

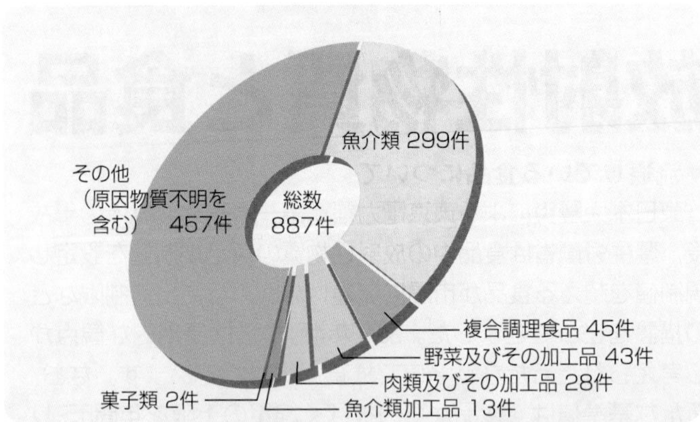

（厚生労働省「食中毒統計資料」）

▼食品をより安全にするための５つの鍵

ＷＨＯが2001年に発表した，食品の取扱いや調理準備中における安全性向上意識を浸透させるための簡単なルール。

1.「清潔に保つ」
・食品を取扱う前だけでなく調理中も頻繁に手を洗いましょう。
・トイレに行った後には必ず手を洗いましょう。
・調理器具及び食品と接触する面は洗浄，消毒しましょう。
・調理場や食材をねずみ，昆虫，他の動物から守りましょう。

2.「生の食品と加熱済み食品とを分ける」
・生の肉類や魚介類を他の食材と分けて取扱いましょう。
・生の食品を扱う包丁やまな板などの調理器具や台所器具は，加熱済み食品に使用する器具と分けて使用しましょう。
・生の食品と加熱済み食品は別の容器で保存しましょう。

3.「よく加熱する」
・食品，特に肉類，卵及び魚介類はよく加熱しましょう。
・スープやシチューのような食品は70℃以上にするため沸騰するまで加熱しましょう。肉類に関しては肉汁が透明で，ピンクではないことを確認しましょう。
・調理済みの食品はよく再加熱しましょう。

4.「安全な温度に保つ」
・調理済み食品を室温に２時間以上放置しないようにしましょう。
・調理済みの食品及び生鮮食品を保存するときは素早く冷却しましょう（理想的には５℃以下）。
・食べるときまで熱い状態を保ちましょう（60℃以上）。
・冷蔵庫内でも食品を長期間保存しないようにしましょう。
・冷凍された食品を室温で解凍しないようにしましょう。

5.「安全な水と原材料を使う」
・安全な水を使用しましょう。
・新鮮で良質な食品を選びましょう。
・安全性が確保された，殺菌乳のような食品を選びましょう。
・果物や野菜を，特に生で食べる場合にはよく洗いましょう。
・消費期限を過ぎた食品を使用しないようにしましょう。

（WHO食品安全部・国立保健医療科学院疫学部「食品をより安全にするための５つの鍵マニュアル」より一部抜粋）

▼季節ごとに注意すべきポイント

●春～夏　カンピロバクターによる食中毒に注意！

〈特徴〉家畜，家きん類の腸管内に生息し，食肉（特に鶏肉），臓器や飲料水を汚染する。乾燥にきわめて弱く，また，通常の加熱調理で死滅する。

〈症状〉潜伏期は１～７日と長い。発熱，倦怠感，頭痛，吐き気，腹痛，下痢，血便等。少ない菌量でも発症。

〈対策〉調理器具を熱湯消毒し，よく乾燥させる。肉と他の食品との接触を防ぐ。食肉・食鳥肉処理場での衛生管理，二次汚染防止を徹底する。食肉は十分な加熱（75℃以上，数分）を行う。

●夏　バーベキューによる食中毒に注意！

〈対策〉腸管出血性大腸菌（O157（オー））などの細菌は加熱すると死滅するので，食肉や内臓などを調理する際には，中心部まで十分に加熱すること（75℃，１分以上）。生肉にさわったら手をよく洗うこと。生肉を扱ったトング，箸などは，焼き上がった肉やサラダなどを食べるときは使わないこと。

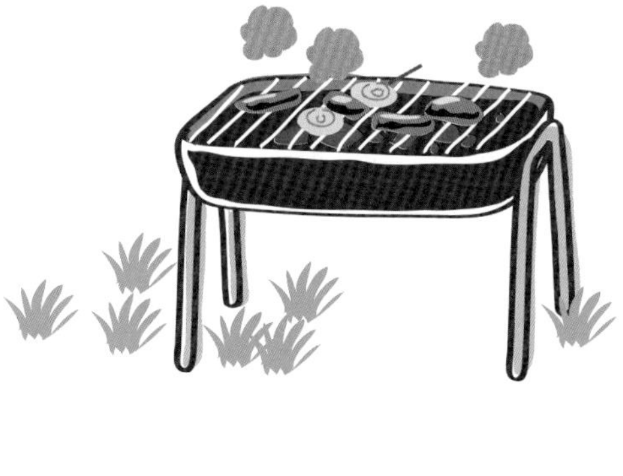

●秋　毒キノコによる食中毒に注意！

〈特徴〉いわゆるキノコには栄養成分と特殊成分が含まれていて，特殊成分には薬効や毒作用成分があるとされているので，注意が必要。

〈症状〉キノコ毒による健康障害としては，急性のものと慢性又は潜行性のものがある。また，毒キノコの作用別分類としては，消化器障害型，神経障害型，原形質毒性型がある。

〈対策〉食用のキノコと確実に判断できないキノコ類は採取しない，食べない。

●冬～春　ノロウイルスによる食中毒に注意！

〈特徴〉ノロウイルスによる食中毒事例では，原因食品の判明していないものが多く，その中には食品取扱者を介して汚染された食品が原因となっているケースが多いことが示唆されている。その他の原因としては貝類（二枚貝）がある。少量のウイルスでも発症する。アルコールや逆性石鹸はあまり効果がない。

〈症状〉潜伏期は24～48時間。下痢，嘔吐，吐き気，腹痛，38℃以下の発熱。

〈対策〉二枚貝は中心部まで十分に加熱する（85℃，１分以上）。野菜などの生鮮食品は十分に洗浄する。手指をよく洗浄する。食品を取り扱う際は十分に注意し，手洗いを徹底する。調理器具等は洗剤などを使用し十分に洗浄した後，次亜塩素酸ナトリウム（塩素濃度200ppm）で浸すように拭くか，あるいは熱湯（85℃以上）で１分以上の加熱が有効。

（食品安全委員会ＨＰによる　https://www.fsc.go.jp/sonota/shokutyudoku.html）

添加物

▼添加物とは

添加物は，食品の製造・加工・保存などを目的として，食品に添加する物質のことです。

添加物は厚生労働大臣が指定した「指定添加物」，天然添加物として使用実績が認められ品目が確定している「既存添加物」，「天然香料」や「一般飲食物添加物」に分類されます。

添加物は，厳格に安全性とその有効性が審議されて，その使用が認められています。

■添加物の使用目的（指定添加物）

用途分類	説明	例	食品例
調味料	食品に旨味を与えるもの。	L-グルタミン酸ナトリウム 5'-イノシン酸二ナトリウム	一般食品
甘味料	食品に甘味を与えるもの。	サッカリンナトリウム D-ソルビトール	清涼飲料水，菓子
酸味料	食品に酸味を与えるもの。	酢酸，クエン酸	清涼飲料水，菓子
強化剤	食品の栄養素を強化するもの。	L-アスコルビン酸 炭酸カルシウム	牛乳，小麦粉
保存料	かびや細菌などの発育を抑制し，食品を保存するもの。	安息香酸，ソルビン酸	醤油，味噌
防かび剤	かんきつ類等のかび防止に使用するもの。	オルトフェニルフェノール ジフェニル	レモン，オレンジ
殺菌剤	細菌などを殺し，食品の保存や飲料水を消毒するもの。	次亜塩素酸ナトリウム	加工助剤として
酸化防止剤	油脂などの酸敗を防ぐもの。	エリソルビン酸 ジブチルヒドロキシトルエン	バター，魚肉製品
香料	食品に香りを与えるもの。	酢酸エチル	菓子
着色料	食品を着色するもの。	食用黄色4号 β-カロテン	漬物，菓子
発色剤	肉類の鮮紅色を保持するもの。	亜硝酸ナトリウム 硝酸ナトリウム	ハム，ソーセージ
漂白剤	食品を漂白するもの。	亜硫酸ナトリウム 二酸化硫黄	かんぴょう，寒天
小麦粉処理剤	小麦粉の漂白を行い熟成を促進し，品質を改良するもの。	過酸化ベンゾイル 臭素酸カリウム	小麦粉
乳化剤	水と油のように互いに混和しないものを均一に乳化させるもの。	グリセリン脂肪酸エステル ショ糖脂肪酸エステル	アイスクリーム，チーズ
糊料（安定剤，ゲル化剤，増粘剤）	食品になめらかな感じや粘りけを与えるもの。	アルギン酸ナトリウム	かまぼこ，アイスクリーム
被膜剤	果実などの表皮に薄い被膜をつくり，保存性をよくするもの。	オレイン酸ナトリウム 酢酸ビニル樹脂	
チューインガム基礎剤	チューインガムの基礎に用いるもの。	エステルガム	チューインガム
膨張剤	パンなどにふくらみを与える目的で使用するもの。	炭酸水素ナトリウム	パン，菓子
その他の添加物	その他食品の製造に使用するもの。	亜酸化窒素 硝酸カリウム 水酸化ナトリウム 炭酸カリウム	

（日本食品化学研究振興財団「添加物一覧表」，消費者庁「食品添加物表示について」）

■既存添加物の例

用途分類	名称
甘味料	ステビア抽出物，カンゾウ抽出物
着色料	アルミニウム，ウコン色素，コチニール色素，カラメル，ブドウ果皮色素，ベニバナ赤色素，金
保存料	しらこたん白抽出物，ペクチン分解物，ε-ポリリシン(ポリリジン)
酸化防止剤	カテキン，クローブ抽出物，グアヤク脂，ゴマ油不けん化物，セイヨウワサビ抽出物

用途分類	名称
光沢剤	カンデリラロウ，シェラックロウ，パラフィンワックス，ミツロウ
乳化剤	酵素処理レシチン，植物レシチン，卵黄レシチン，植物性ステロール，胆汁末
強化剤	L-アラニン，L-グルタミン，L-シスチン，鉄，ニンジンカロテン
調味料	L-アラニン，L-アルギニン

（日本食品化学研究振興財団「添加物一覧表」）

▼1日の添加物の摂取量

添加物の安全な使用量がWHOによって1日摂取許容量（ＡＤＩ）として発表されています。ＡＤＩは，実験動物を用いて数多くの実験を行い，一生食べ続けても異常のない量として計算されたものです。日本の法律では，その量よりもかなり少なくなるように使い方が決められています。

日本人の１日の化学的合成添加物の摂取量は約0.1gです。

■1日添加物の摂取量（化学的合成添加物）　（1人1日当たり：mg）

食品分類	調味料 し好飲料	穀類	いも類 豆類	魚介類 肉類	油脂類 乳類	砂糖類 菓子類	果実類 野菜類	加工食品 その他	摂取量
総重量	(350.0g)	(116.0g)	(72.5g)	(60.0g)	(60.5g)	(49.5g)	(37.5g)	(27.1g)	
甘味料	0.79	0.016	0	0.382	0.085	0.141	0.815	0.071	2.3
糊料	0	0	0	0	3.32	2.53	0	1.62	7.47
酸化防止剤	0	0.0026	0.0030	1.5012	0.0018	0.0144	0.0702	0.0009	1.5941
着色料	0.00126	0	0.0107	0.0002	0	0.05126	0.03277	0	0.096
強化剤	0	0	0	0	0	0	0	0	0
品質保持剤	2.8	30.4	0	0.6	5.4	3.3	0.2	0.3	43.0
保存料	0.39	1.11	0.23	27.21	0.11	1.39	6.27	0.72	37.43
結着剤	0	0	0.36	3.02	2.38	0	0.2	0.42	6.38
乳化剤	0	0	0	0	1.0	0	0	0	1.0
合計	3.98	31.53	0.60	32.72	12.29	7.43	7.59	3.13	99.3 (約0.1g)

（厚生省生活衛生局「日本人の食品添加物1日摂取量実態調査研究」による国内12機関による1976～85年の調査平均）

▼添加物表示の原則

使用した添加物は，物質名である品名で表示するのが原則ですが，情報の必要性の高いものについては「甘味料（サッカリンNa）」「保存料（ソルビン酸K）」のように用途名も併記します。使用目的が明確で，名称も通常よく用いられる「かんすい」「ガムベース」などは，個々の成分まで表示する必要性は少ないとして一括名の表示が認められています。

食品の製造過程で使用された加工助剤でも，最終食品の完成前に中和または除去されたり，分解するとみなされるもの，および原料に加えられていた添加物が最終食品に持ち越されても効果を発揮しないとみなされる「キャリーオーバー」は表示を免除されます。

添加物の表示方法（表示の必要度）

物質名	品名，別名，簡略名，類別名のいずれかで表示（下表参照）
用途名 物質名	甘味料（サッカリンNa）　酸化防止剤（BHT） 着色料（赤2）　発色剤（亜硝酸Na） 保存料（ソルビン酸K）　漂白剤（亜硫酸Na） 安定剤〔増粘剤，糊料，ゲル化剤〕（ペクチン） 防かび剤（OPP）
一括名	イーストフード　軟化剤　豆腐用凝固剤　pH調整剤 ガムベース　酸味料　調味料　乳化剤　膨張剤 苦味料　光沢剤　酵素　香料　かんすい
免除	加工助剤　キャリーオーバー 栄養強化目的の添加物

表示を免除される添加物

加工助剤	食品の加工の際に添加される物であって， ①当該食品の**完成前に除去**されるもの ②当該食品の原材料に起因してその食品中に**通常含まれる成分と同じ成分に変えられ**，かつ，その成分の量を明らかに**増加させるものではない**もの または ③当該食品中に含まれる量が少なく，かつ，その**成分による影響を当該食品に及ぼさない**もの （例）次亜塩素酸を食品の殺菌剤として使用した場合
キャリーオーバー	（例）せんべいに使用される醤油に含まれる保存料
栄養強化剤	**栄養素を強化**するもの （例）ビタミンA，乳酸カルシウム

●品名と簡略名等の例

品名（別名）	簡略名，類別名	
サッカリンナトリウム（溶性サッカリン）	サッカリンNa	簡略名
食用赤色102号（ニューコクシン）	赤色102号又は赤102	簡略名
しらこたん白抽出物（プロタミン）	しらこ	簡略名
L-アスコルビン酸（ビタミンC）	アスコルビン酸又はV.C	簡略名
カンゾウ末（甘草末）	甘草	類別名
二酸化硫黄（無水亜硫酸）	亜硫酸塩	類別名
β-カロテン（β-カロチン）	カロチノイド色素	類別名
硫酸アルミニウムカリウム（焼ミョウバン）	ミョウバン	簡略名
水酸化カルシウム（消石灰）	水酸化Ca	簡略名

※簡略名等は決められた名称以外は使用できない

●一括名表示例

一括名	目的
イーストフード	パンなどのイーストの発酵をよくする。
ガムベース	チューインガムの基材に用いる。
香料	食品に香りをつけ，おいしさを増す。
酸味料	食品に酸味を与える。
乳化剤	水と油を均一に混ぜ合わせる。
pH調整剤	食品のpHを調整し，品質をよくする。
かんすい	中華めんの食感，風味を出す。

（消費者庁「食品添加物表示について」「簡略名又は類別名一覧表」より作成）

食品の表示

▼生鮮食品の表示

生鮮食品にはすべて，名称と原産地が表示されている。また，個々の品目の特性に応じて表示される事項もある。

（パック詰めの鮮魚の例）

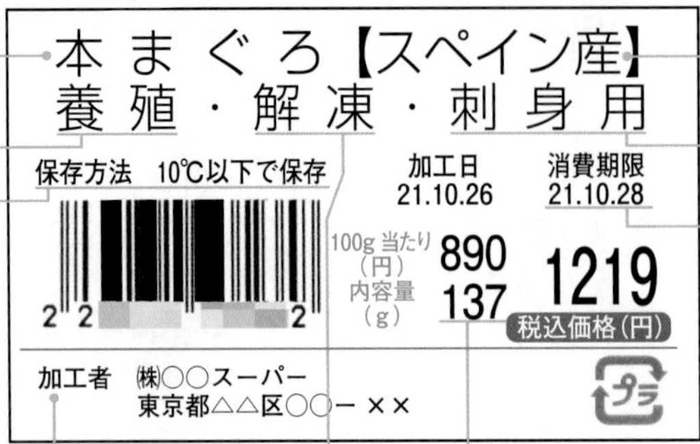

本まぐろ【スペイン産】
養殖・解凍・刺身用
保存方法 10℃以下で保存
加工日 21.10.26
消費期限 21.10.28
100g 当たり（円） 890
内容量（g） 137
1219
税込価格（円）
加工者 ㈱○○スーパー 東京都△△区○○ー ××

名称
一般的な名称。

天然・養殖
魚介類の場合，養殖であれば「養殖」と表示（義務表示）。天然のものであれば「天然」と表示（任意表示）。

保存方法
期限表示の保存条件が具体的に示されている。

加工者
加工者の名称，加工所の所在地を表示。

解凍
魚介類の場合，解凍されたものは，その旨の表示が必要。

内容量
計量法で定める「特定商品」に該当する場合に表示。

原産地
- 輸入品は原産国名。
- 食肉の場合，生体で輸入されたものは，「主たる飼養地」（いちばん長く飼育された場所）が原産地になる。
- 魚介類は，国産であれば漁獲した水域名か主たる養殖場がある都道府県名，輸入品であれば原産国名。

※水域名表示が困難な場合は水揚げ港かその港がある都道府県名。

刺身用・生食用
魚介類の場合，刺身用（生食用）の場合には，その旨を表示する。

期限表示
未開封の状態で，表示された保存方法にしたがって保存した場合の期限。
- 消費期限：品質が保持される期限を示す日付。品質の劣化が速い食品に表示されている。
- 賞味期限：品質の保存が十分に可能であると認められる期限を示す日付。品質が比較的長く保持される食品に表示されている。

▼加工食品の表示

パックや缶，袋などに包装されている加工食品には，名称，原材料名，添加物，アレルゲン，内容量，賞味期限，保存方法，製造者などが表示されている。輸入品には原産国名や輸入者など，加工食品は原料原産地名も表示されている。また，個々の品目の特性に応じて表示される事項がある。

名称	洋菓子	内容量	100g
原材料名	小麦粉（アメリカ）、植物油脂、卵黄（卵を含む）、生クリーム（乳成分を含む）、砂糖、ごま、油脂加工品（大豆を含む）／加工でん粉、香料	賞味期限	欄外上部に記載
		保存方法	直射日光、高温多湿を避けてください。
		製造者	○○株式会社 東京都△△区 ○○ー ××

名称
一般的な名称，品名，種類別など。

原材料名
使用した原材料と添加物が表示されている。表示は
① 「原材料名」と「添加物」をそれぞれ事項名を設けて表示
② 「原材料名」という事項名の欄中で，スラッシュ（／）で区分，改行で区分，別欄にして区分

という方法がとられる。原材料と添加物はそれぞれ，使用した重量の割合の高い順に表示される。原材料名欄にはアレルギー物質を含む旨や，遺伝子組換えの原材料かどうかなどの重要な情報も表示される。

弁当惣菜の表示にある「煮物」など，２つ以上の原材料からできている「複合原材料」の場合は，カッコ内に重量順で表示されるが，重量の割合上位３位以下で５％未満の原材料は「その他」と表示できる。また，容器の外から見てその原材料が明らかなものは「おかず」と記載される場合もある。

添加物 p.342～343参照。

アレルギー物質表示（　　部分）

特定原材料（表示義務・8品目）	えび，かに，くるみ，小麦，そば，卵，乳，落花生（ピーナッツ）
特定原材料に準ずるもの（表示を推奨・20品目）	アーモンド，あわび，いか，いくら，オレンジ，カシューナッツ，キウイフルーツ，牛肉，ごま，さけ，さば，大豆，鶏肉，バナナ，豚肉，まつたけ，もも，やまいも，りんご，ゼラチン（2023年３月現在）

※アレルギー物質表示は個別表示が原則であるが，「一部に大豆・乳製品を含む」のような一括表記でも可。

内容量
重量，体積，個数表示など。内容量を外見上容易に識別できる場合は省略されることもある。

期限表示
枠外に記載される場合は，その表示場所が示される。

保存方法
常温で保存すること以外に，その保存方法に関し留意すべき事項がないものは省略も可能。

製造者
商品の表示に責任をもつ者の氏名または法人名とその住所が記載される。

業者名の横に「＋」をつけて表示されているアルファベットなどの記号は，製造所固有記号といい，製造者などが実際に食品を製造した製造所を表す固有の記号で，消費者庁長官に届け出たものである。製造所固有記号は，原則として，同一製品を２つ以上の製造所で製造する場合に使用することができる。

輸入品の場合は輸入者の住所，氏名（法人名）を記載。

原料原産地表示 2017年９月１日から，全ての加工食品※の原材料の産地が表示される新たな原料原産地表示制度が始まった（2022年４月１日から完全施行）。１番多い原材料が生鮮食品の場合はその産地が，加工食品の場合はその製造地が表示される。表示方法は「国別重量順表示」が原則で，２か国以上の産地の原材料を混ぜて使用している場合は，多い順に表示される。

※外食，容器包装に入れずに販売する場合，つくったその場で販売する場合，及び輸入品は対象外。

（牛乳の例）

栄養成分表示 １本（200mL）当たり	
エネルギー	139kcal
たんぱく質	6.8g
脂質	8.0g
炭水化物	10.0g
食塩相当量	0.2g
カルシウム	227mg

栄養成分表示【義務表示】

熱量（エネルギー），たんぱく質，脂質，炭水化物，ナトリウム（「食塩相当量」で表示）の順で表示される。ナトリウム塩が添加されていない食品には「ナトリウム○mg（食塩相当量○g）」とする表示も認められている。

※食塩相当量の計算式
　ナトリウム〔mg〕×2.54÷1000≒食塩相当量〔g〕

※表示が推奨されている栄養成分や任意で表示される栄養成分
- 表示が推奨されている栄養成分
  飽和脂肪酸，食物繊維
- 任意で表示される栄養成分
  ミネラル（亜鉛，カルシウムなど）
  ビタミン（ビタミンA，ビタミンB₁，ビタミンCなど）

（右の資料とも消費者庁「知っておきたい食品の表示」https://www.caa.go.jp/policies/policy/food_labeling/information/pamphlets/assets/food_labeling_cms202_220131_01.pdf による）

強調表示

健康の保持増進に関わる栄養成分を強調する表示は基準を満たした食品にだけ用いられる。

◆補給ができる旨の表示〔例〕
- 高い旨：高○○，○○豊富
- 含む旨：○○源，○○供給，○○含有
- 強化された旨：○○30%アップ，○○２倍

◆適切な摂取ができる旨の表示〔例〕
- 含まない旨：無○○，○○ゼロ，ノン○○
- 低い旨：低○○，○○控えめ，○○ライト
- 低減された旨：○○30%カット，○○gオフ

◆糖類を添加していない旨の表示〔例〕
糖類無添加，砂糖不使用

◆ナトリウム塩を添加していない旨の表示〔例〕
食塩無添加

▼遺伝子組換え食品の表示

遺伝子組換え食品は，遺伝子組換え技術を使って品種改良した農産物（遺伝子組換え農産物）とその農産物の加工食品のことです。

●義務表示の対象となる食品（９農産物，33加工食品群）

大豆（枝豆，大豆もやしを含む），とうもろこし，ばれいしょ，なたね，綿実，アルファルファ，てん菜，パパイヤ，からしな

1	豆腐・油揚げ類	13	大豆たんぱくを主な原材料とするもの	24	16から20までに掲げるものを主な原材料とするもの
2	凍り豆腐，おから及びゆば	14	枝豆を主な原材料とするもの	25	ポテトスナック菓子
3	納豆	15	大豆もやしを主な原材料とするもの	26	乾燥ばれいしょ
4	豆乳類	16	コーンスナック菓子	27	冷凍ばれいしょ
5	みそ	17	コーンスターチ	28	ばれいしょでん粉
6	大豆煮豆	18	ポップコーン	29	調理用のばれいしょを主な原材料とするもの
7	大豆缶詰及び大豆瓶詰	19	冷凍とうもろこし	30	25から28までに掲げるものを主な原材料とするもの
8	きなこ	20	とうもろこし缶詰及びとうもろこし瓶詰	31	アルファルファを主な原材料とするもの
9	大豆いり豆	21	コーンフラワーを主な原材料とするもの	32	調理用のてん菜を主な原材料とするもの
10	１から９までに掲げるものを主な原材料とするもの	22	コーングリッツを主な原材料とするもの（コーンフレークを除く）	33	パパイヤを主な原材料とするもの
11	調理用の大豆を主な原材料とするもの				
12	大豆粉を主な原材料とするもの	23	調理用のとうもろこしを主な原材料とするもの		

（2023年２月１日現在）
（内閣府令第十号「食品表示基準」による）

表示方法

分別生産流通管理をして遺伝子組換え農産物を区別している場合及びそれを加工食品の原材料とした場合	分別生産流通管理が行われた遺伝子組換え農産物である旨を表示 〈表示例〉「大豆（遺伝子組換え）」等
分別生産流通管理をせず，遺伝子組換え農産物及び非遺伝子組換え農産物を区別していない場合及びそれを加工食品の原材料とした場合 分別生産流通管理をしたが，遺伝子組換え農産物の意図せざる混入が５％を超えていた場合及びそれを加工食品の原材料とした場合※	遺伝子組換え農産物と非遺伝子組換え農産物が分別されていない旨を表示 〈表示例〉「大豆（遺伝子組換え不分別）」等

※大豆及びとうもろこしに限る

分別生産流通管理（IPハンドリング）とは，遺伝子組換え農産物と非遺伝子組換え農産物を生産，流通及び加工の各段階で善良なる管理者の注意をもって分別管理し，それが書類により証明されていることをいう。

（消費者庁「知っていますか？遺伝子組換え表示制度」などによる）

●任意表示制度

これまで分別生産流通管理をして，意図せざる混入を５％以下に抑えている大豆及びとうもろこし並びにそれらを原材料とする加工食品には，任意表示として「遺伝子組換えでない」等の表示が可能であったが，2023年４月１日より施行の新制度では，使用した原材料に応じて次のように表示が分けられることとなった。

分別生産流通管理をして，意図せざる混入を５％以下に抑えている大豆及びとうもろこし並びにそれらを原材料とする加工食品	適切に分別生産流通管理された旨の表示が可能 〈表示例〉 「原材料に使用しているとうもろこしは，遺伝子組換えの混入を防ぐため分別生産流通管理を行っています」 「大豆（分別生産流通管理済み）」等
分別生産流通管理をして，遺伝子組換えの混入がないと認められる大豆及びとうもろこし並びにそれらを原材料とする加工食品	「遺伝子組換えでない」 「非遺伝子組換え」 等の表示が可能

▼食品に表示されるマーク

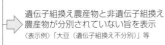

JASマーク
品位，成分，性質等の品質の規格（一般JAS規格）を満たす食品や林産物に表示。

有機JASマーク
有機栽培された農産物など有機JAS規格を満たす食品に表示。

特色JASマーク
生産・製造・流通方法や品質などに，相当程度明確な特色のある食品を示す差別化目的のJASマーク。

GIマーク
地域との結びつきが深く，高い品質や評価を得ているとして「地理的表示（GI）保護制度」に登録された産品に表示。

特定保健用食品
特定の保健用途の表示を消費者庁長官が許可した食品につけられる。
（P.346参照）

特別用途食品
乳児用，幼児用，妊産婦用，病者用など，特別な用途に適する食品に表示。

HACCP（ハサップ）のマーク
HACCPシステムで衛生管理が行われている工場等で作られた食品に表示。

乳飲料の公正マーク
適正な表示をしている乳飲料（牛乳，加工乳，乳飲料等）に表示。

JHFAマーク
日本健康・栄養食品協会の審査で認定された健康補助食品に表示。

地域特産品認証マーク
各都道府県が定めた認定基準に適合した地域特産品に表示。

▼**保健機能食品**

●**機能性が表示されている食品**

特定保健用食品(トクホ)

健康の維持増進に役立つことが科学的根拠にもとづいて認められ,「コレステロールの吸収を抑える」などの表示が許可されている食品です。**表示されている効果や安全性については国が審査を行い,食品ごとに消費者庁長官が許可しています。**

栄養機能食品

一日に必要な栄養成分(ビタミン,ミネラルなど)が不足しがちな場合,その補給・補完のために利用できる食品です。すでに科学的根拠が確認された栄養成分を一定の基準量含む食品であれば,特に届出などをしなくても,国が定めた表現によって機能性を表示することができます。

(消費者庁「『機能性表示食品』って何?」https://www.caa.go.jp/policies/policy/food_labeling/foods_with_function_claims/pdf/150810_1.pdf による)

機能性表示食品

事業者の責任において,科学的根拠にもとづいた機能性を表示した食品です。販売前に安全性及び機能性の根拠に関する情報などが消費者庁長官へ届け出られたものです。ただし,**特定保健用食品とは異なり,消費者庁長官の個別の許可を受けたものではありません。**

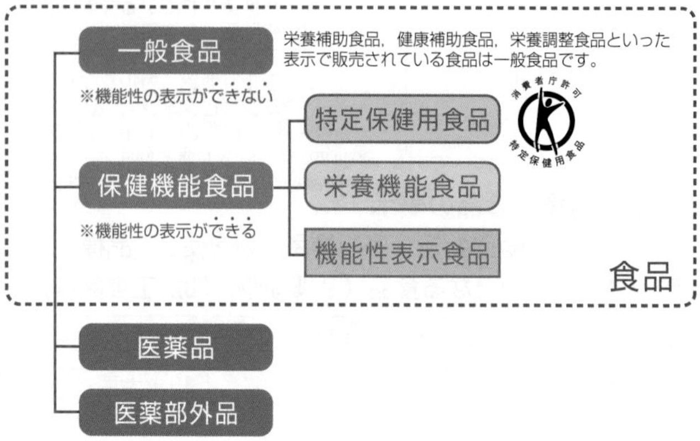

●**健康食品を安全に利用するためのポイント**

(1)製造者や販売者などの名前や,原材料名の表示はありますか?
→これらは製品への表示が義務づけられています。

(2)お客様相談窓口などの連絡先が記載されていますか?
→事業者が食品の品質や安全性について,利用者に対して責任をもって対応することを示すものです。

(3)栄養成分やその他の成分の量が表示されていますか?
→摂取する成分や量を把握するのに重要な情報です。

(4)適切な摂取方法や摂取量,注意点など必要な情報が記載されていますか?
→適切な摂取方法や摂取量,注意点などを知る必要があります。

(5)安全性や品質について不適切な説明をしていませんか?
→「食品だから安全」のような表示や広告は,健康食品の安全性の説明の根拠にはなりません。

(6)表示や広告の内容は科学的な根拠に基づいていますか?
→"効果があった人がいる"といった説明だけでは,食品の有用性に関する科学的な根拠とはいえません。

(東京都福祉保健局「健康食品ウソ?ホント?」による)

▼**米トレーサビリティ制度**

1.お米,米加工品に問題が発生した際に流通ルートを速やかに特定するため,生産から販売・提供までの各段階を通じ,取引等の記録を作成・保存。(2010年10月~)

2.お米の産地情報を取引先や消費者に伝達。(2011年7月~)

●**対象品目**

・**米穀**:もみ,玄米,精米,砕米

・**主要食糧に該当するもの**:米粉,米穀をひき割りしたもの,ミール,米粉調製品(もち粉調製品を含む),米菓生地,米こうじ等

・**米飯類**:各種弁当,各種おにぎり,ライスバーガー,赤飯,おこわ,米飯を調理したもの,包装米飯,発芽玄米,乾燥米飯類等の米飯類(いずれも,冷凍食品,レトルト食品及び缶詰類を含む。)

・**米加工食品**:もち,だんご,米菓,清酒,単式蒸留しょうちゅう,みりん

●**外食店における一般消費者への産地情報の伝達手段**

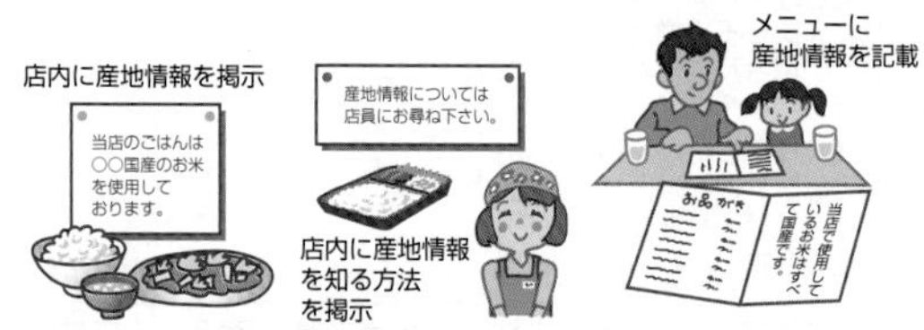

店内に産地情報を掲示
当店のごはんは○○国産のお米を使用しております。
産地情報については店員にお尋ね下さい。
店内に産地情報を知る方法を掲示
メニューに産地情報を記載

●**小売店における一般消費者への産地情報の伝達手段**

(1) 産地情報を商品へ直接記載
国産米の場合は「国内産」「国産」等と記載(ただし,都道府県や一般に知られた地名でも可)。外国産の場合はその「国名」を記載。

(2) 産地情報を知ることができる方法により伝達
WEBサイトや電話等を活用した問い合わせによる伝達

(農林水産省Webサイトによる)

食品に関連する情報を提供しているホームページ

●消費者庁「食品表示企画」…https://www.caa.go.jp/policies/policy/food_labeling/
●農林水産省「消費・安全」…https://www.maff.go.jp/j/syouan/
●厚生労働省「食品」…https://www.mhlw.go.jp/stf/seisakunitsuite/bunya/kenkou_iryou/shokuhin/
●食品安全委員会…https://www.fsc.go.jp/
●国立研究開発法人 医薬基盤・健康・栄養研究所 国立健康・栄養研究所「『健康食品』の安全性・有効性情報」…https://hfnet.nibiohn.go.jp/

調理用語集

基礎的な調理用語

あく抜き▶材料に含まれるえぐ味，苦味，不快臭などを取り除くこと。

あくを取る▶材料をゆでたり煮たりしているときに出るあくを除くこと。

味を調える▶調理の仕上げどきに味をみて，足りない調味料を補うこと。

あら熱を取る▶加熱調理直後の熱を，湯気がおさまる程度まで冷ますこと。

落としぶた▶煮物をつくるときなど，鍋より小さいふたを材料にのせること。煮くずれを防ぎ，煮汁も行き渡る。

裏ごし▶裏ごし器に材料をのせ，木じゃくしでつぶしながらこすこと。

隠し味▶料理の味を引き立てるため，ごく少量の調味料を加えること。

隠し包丁▶火の通りをよくし，また，食べやすくするため，材料の裏側に包丁で切り目を入れること。

から炒（い）り▶油や水を使わずに炒ること。

飾り包丁▶美しい形に切ること。

生地▶穀類の粉に水などを加えて練りあげたもの。魚のすり身のこともいう。

さらす▶あく抜きなどのために，材料を水に漬けておくこと。

下味▶生の材料に，あらかじめ調味料や香辛料で味をつけておくこと。

しもふり▶①表面が白くなる程度に，さっと熱湯に通し，焼くこと。加熱後は冷水にさらす。②脂肪が肉組織に細かく入り込んでいる状態。

旬▶魚介類，野菜類，果実類がいちばんおいしい時期。

すが立つ▶加熱しすぎて，材料に細かい泡のような穴があくこと。

たね▶料理の材料や，下準備した材料。

だま▶小麦粉などの粉類が液体によく溶けずにできる，粉のかたまり。

てり▶光沢（こうたく）のこと。

とろ火▶消えない程度の弱い火。

とろみをつける▶煮汁に水溶きかたくり粉やくず粉を加えたり，ソースに小麦粉とバターを加えるなどして，とろりとした状態にすること。

ねかす▶調理の途中で，材料をしばらくそのままの状態にしておくこと。

はしり▶その年にはじめてとれた食品のこと。（野菜，果物，魚などの）はつもののこと。

ひとつまみ▶親指，人差指，中指でつまんだ量。

面取り▶煮くずれを防ぐため，野菜の切り口の角を薄くそぎとること。

もどす▶乾物類を水やぬるま湯に漬けてやわらかくし，乾燥前の状態にすること。

薬味▶味を引き立たせるため，料理に添える香辛料や香味野菜。

湯せん▶材料を穏やかに加熱する場合の調理法。湯を入れた大きい鍋に，材料を入れた小さい鍋を入れ加熱する。

湯通し▶材料を熱湯に入れてさっと加熱し，すぐ取り出すこと。

湯むき▶材料に湯を通したり湯をかけた後冷水にとり，皮をむく方法。

寄せる▶寒天，ゼラチン，卵などを使い，材料をまとめ，かためること。

ルー▶小麦粉と油脂を，粉っぽさがなくなるまで弱火で炒めたもの。

酢の物，あえ物，調味液にかかわる調理用語

酢洗い▶材料を生酢や水で割った酢で洗い，臭みを抜くこと。

酢じめ▶材料を酢に漬けて身をしめる方法。魚は塩でしめてからが多い。

あえる▶材料に，調味液やあえ衣をからませること。

あえ衣▶あえ物をつくるときに，材料を混ぜ合わせる合わせ調味料のこと。

白あえ▶豆腐と白ごまをよくすり，調味料を加えたあえ衣であえた料理。

たれ▶しょうゆ，みりん，砂糖などを合わせて煮つめたもの。

割りじょうゆ▶しょうゆをだし汁で薄めたもの。

割り下▶鍋料理用の調味した煮汁。

マリネ▶材料に漬け汁をしみこませたり，それによって臭みを抜くこと。

焼き物，揚げ物にかかわる調理用語

けしょう塩▶魚を姿のまま塩焼きにするとき，焼きあがりを美しく見せるために振る塩のこと。

筋切り▶肉の切り身の脂身と赤身の境の筋を切り，焼き縮みを防ぐ方法。

素揚げ▶揚げ衣をつけずに揚げること。

油抜き▶油で揚げてある材料に，熱湯をかけたりして表面の油を取ること。

塩にかかわる調理用語

ひと塩▶材料に薄く塩を振ること。薄い塩味をつけることもいう。

べた塩▶表面を覆うように厚く塩を振ること。

塩，こしょうする▶材料に塩とこしょうを振っておいたり，調理のときに味を調えるために加えること。

塩じめ▶材料に塩を振り，身をしめること。主に魚の下ごしらえ用。

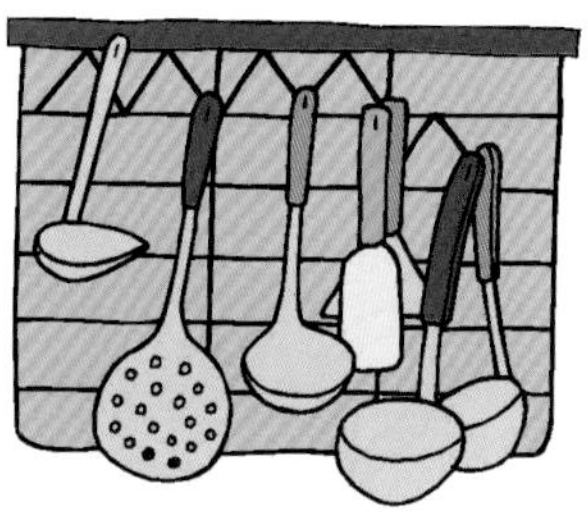

調理の基本

調理に関するデータ

■調理法によるビタミンB_1損失率（%）

食品＼調理法	水煮	ゆでる	煮る	蒸す	炒める	揚げる	焼く
精白米	47		50				
めん		13	15		3		
さつまいも	7	8	15	12	7	8	19
ほうれんそう	21		28	22	21		
玉ねぎ	19	14	20	7	19	14	
さやえんどう	10	11	14	12	10	11	
あじ			15	10	18	30	19
まぐろ			40	22	26	34	25
牛肉			25			25	45
豚肉			19	16	19	31	26

■調理法による野菜のビタミンC損失率（%）

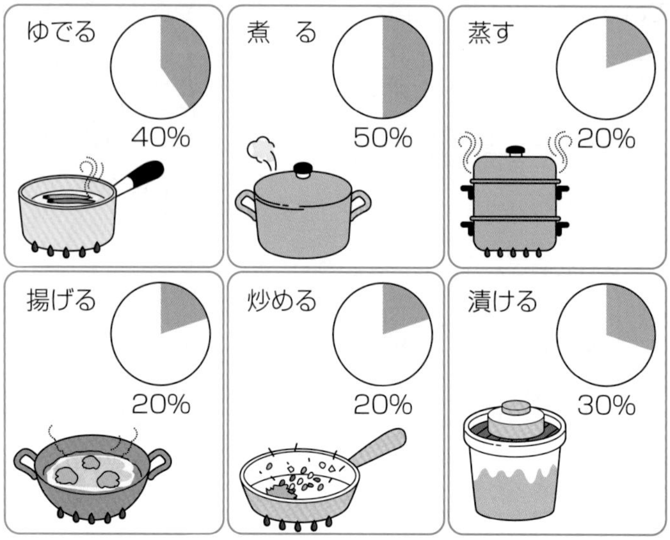

■揚げ物の油の吸収率

	材料	重量(g)	ころも（材料に対する%）	吸油率(%)	吸油量(g)	エネルギー（吸油量分）(kcal)
素揚	かぼちゃ	20	—	7	1.4	13
	なす	75	—	14	10.3	95
から揚	あじ	85	かたくり粉 2	6	5.3	49
	鶏もも肉	10	かたくり粉 8	5	0.5	5
天ぷら	えび	25	天ぷら衣 42	10	2.6	24
	かき揚	20	天ぷら衣 263	35	7.0	64
フライ	えびフライ	25	フライ衣 24	12	2.9	27
	豚ロースカツ	100	フライ衣 26	13	12.6	116
	ポテトコロッケ	90	フライ衣 10	7	6.4	59

（女子栄養大学出版部「調理のためのベーシックデータ」より）

■揚げ物の適温と時間

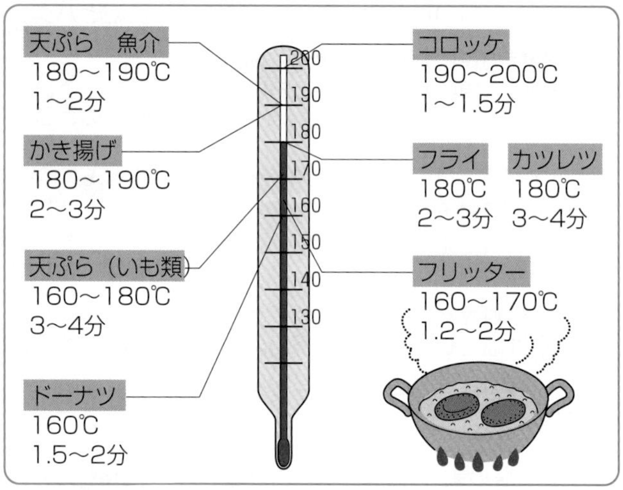

■ころもの沈み具合による揚げ物の温度

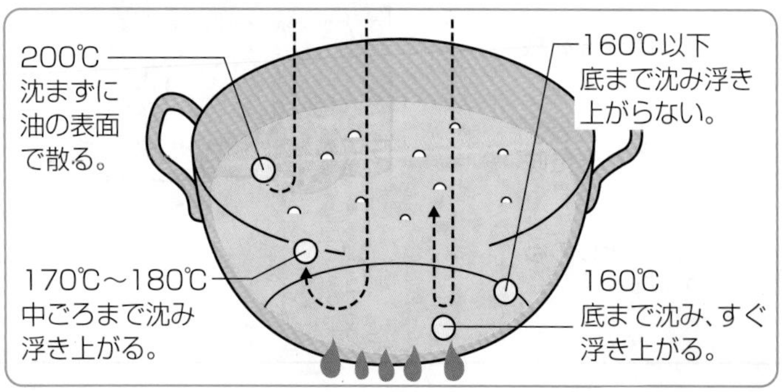

■卵のうすめ加減

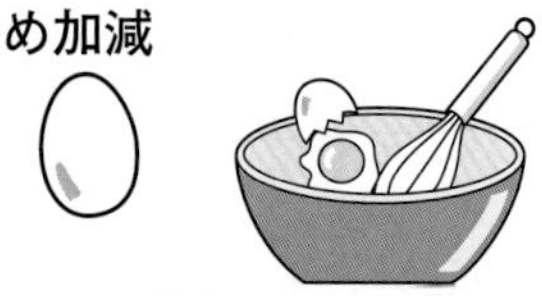

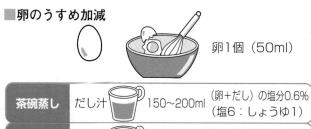

卵1個（50ml）

茶碗蒸し	だし汁	150〜200ml	（卵+だし）の塩分0.6%（塩6：しょうゆ1）
卵豆腐	だし汁	50〜70ml	（卵+だし）の塩分0.6%（0.6〜0.7g）
カスタードプディング	牛乳	120ml	さとう25g（卵+牛乳の15%）

（女子栄養大学資料による）

■材料の重さに対する調味料の割合〔%〕

煮　物

煮物	塩	しょう油	さとう	煮出し汁	その他	
しょう油煮		10	2	20	酒5	だしはしょう油と同量～2倍
み そ 煮		5	3～4	30	みそ10	砂糖は好みにより多くて可
白　煮	1～1.5		2	50		下煮するときに用いる
甘 酢 煮	1～1.5		10～15	水20	酢20	ゆがくときはこの他に酢を用いる

焼き物

焼き物	塩	しょう油	さとう	みりん	その他	
塩 焼 き	1.5～2					
照 焼 き		10	(3)	8	(酒10)	砂糖・みりんどちらかを用いる
かば焼き		10	2			素焼きをしてからたれをかける
みそ焼き			10		みそ15	

あえ物

あえ物	塩	しょう油	さとう	酢	その他	
ごまあえ		8	5		ごま10	
白 あ え	1.5		10		ごま5	酢を加えた白酢あえもある
酢みそあえ			5～10	8	みそ15	練りみそに酢を加える

酢の物

酢の物	塩	しょう油	さとう	酢	その他	
二 杯 酢	1.2	3		10		魚介類に向く
三 杯 酢		10	3	10		野菜類に向く
甘　酢	1.5		10	10		

■米の調理

米料理の水加減

種　類	米（カップ）	加水量（カップ）	でき上がり容量（カップ）	でき上がり重量（g）
精白米のごはん	1	1 1/10	3 1/4	357～374
20%がゆ（全がゆ）	1	5	4	850
10%がゆ（五分がゆ）	1	10	8	1700

注　1）米1カップ[200ml]=170gに対して，なべで炊く場合。炊きあがりめし1カップ[200ml]=110gとして。
2）精白米は洗って，分量の水を加える。浸水時間は30分以上。
3）加水量は洗米による吸水量も含む。
4）かゆは火にかけて沸騰させたのち，弱火で約1時間炊く。
（女子栄養大学資料による）

すしめしの合わせ酢　米5cup＝1000ml(850g)に対し

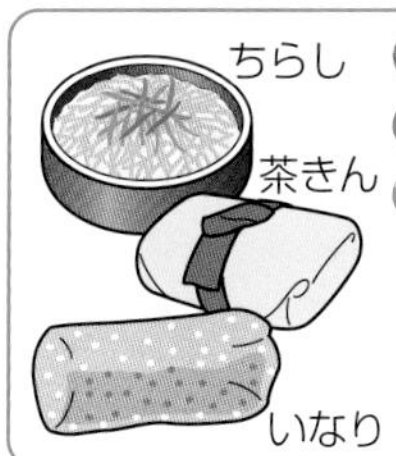

酢 100ml
塩 10g
さとう 35g

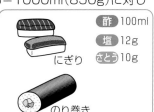

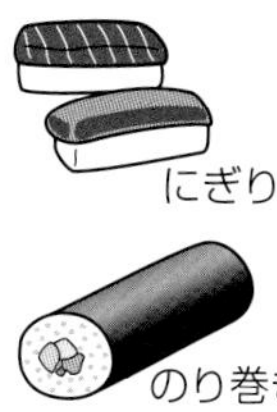

酢 100ml
塩 12g
さとう 10g

■だしの取り方

一番だし	こんぶ かつお節	こんぶと水を入れて30分おいて火にかけ，沸騰する前に取り出しかつお節を入れ，火を止めてこす。
二番だし	（こんぶ かつお節）	一番だしをとったあとのかつお節とこんぶに，一番だしの半分の水を加え，煮立たせてからこす。
こんぶだし	こんぶ	こんぶに切りこみをいれ，一晩水につけておき，火にかけたら沸騰直前に火を止め2分位おいてとり出す。
煮干しだし	煮干し	頭と内臓をとり除き，水に入れて火にかけ，沸騰後2～3分煮てからこす。
スープストック	鶏ガラ 香味野菜	鶏ガラに玉ねぎ，セロリー，にんじんなどの香味野菜を加え，弱火で1～2時間煮だし，こす。
スープストック中華風	鶏ガラ・ねぎ・しょうが	鶏手羽や鶏ガラにねぎ・しょうがを加え，あくをとりながら弱火で1～2時間煮て，こす。

▼標準計量カップ・スプーンによる重量表

品　名	小さじ1杯 5mℓ	大さじ1杯 15mℓ	カップ1杯 200mℓ
水・酒・酢	5	15	200
しょうゆ・みりん・みそ	6	18	230
あら塩（並塩）	5	15	180
食塩・精製塩	6	18	240
上白糖	3	9	130
グラニュー糖	4	12	180
メープルシロップ	7	21	280
はちみつ	7	21	280
ジャム	7	21	250
油・バター	4	12	180
ラード	4	12	170
ショートニング	4	12	160
コーンスターチ	2	6	100
小麦粉（薄力粉・強力粉）	3	9	110
かたくり粉・上新粉	3	9	130
ベーキングパウダー	4	12	−
じゅうそう	4	12	−
生パン粉・パン粉	1	3	40
米粉	3	9	100
粉チーズ	2	6	90
すりごま・いりごま	2	6	−
練りごま	6	18	−
マヨネーズ	4	12	190
牛乳	5	15	210
生クリーム	5	15	200
ヨーグルト	5	15	210
脱脂粉乳	2	6	90
トマトピューレー	6	18	230
トマトケチャップ	6	18	240
ウスターソース	6	18	240
カレー粉	2	6	−
からし	5	15	−
わさび	5	15	−
粒マスタード	5	15	−
粉ゼラチン	3	9	−
紅茶（茶葉）	2	6	−
レギュラーコーヒー	2	6	−
煎茶（茶葉）	2	6	−
ココア	2	6	−
抹茶	2	6	−

（2017年1月改訂）

▼正確にはかろう

●計量スプーン（粉・食塩・砂糖などは，かたまりをなくしておく）

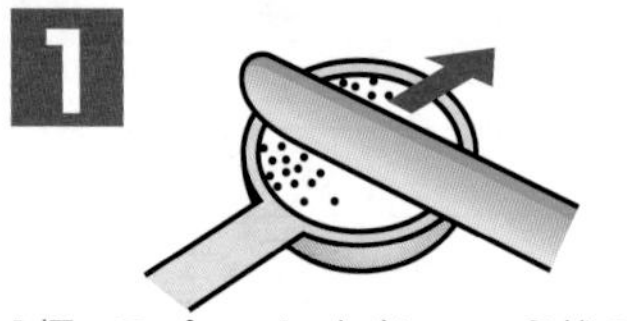

1杯…スプーンにすくい，へら状のものでたいらにすり切る。

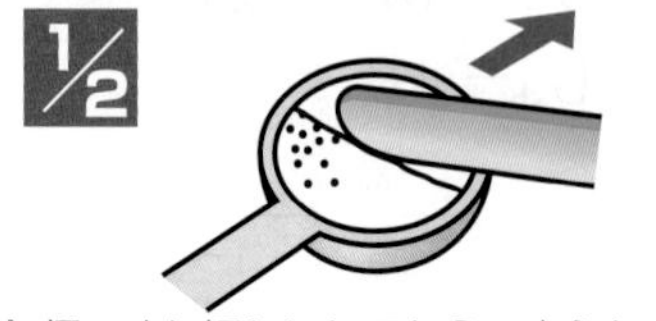

½杯…すり切りにしてから，中心から½量を，へら状のもので取り除く。

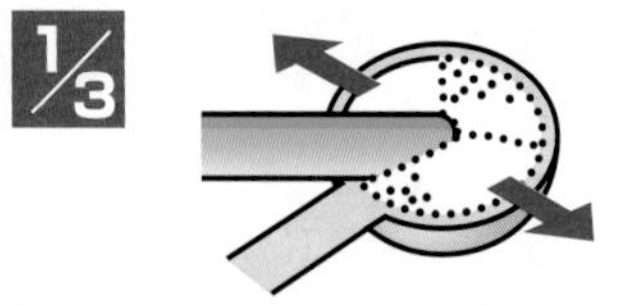

⅓杯…中心から3等分し，⅓ずつ2回取り除く。

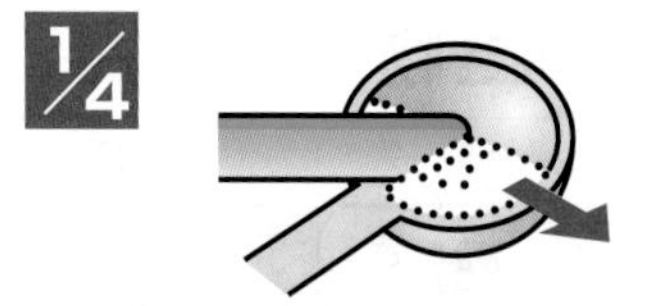

¼杯…½にしたものを，さらに半分に分けて取り除く。

●台ばかり

1. たいらな場所に置き，めもりをゼロに合わせる。
2. はかりの中央に，はかるものを置く。
3. めもりと目の角度を水平にし，正確にめもりを読み取る。

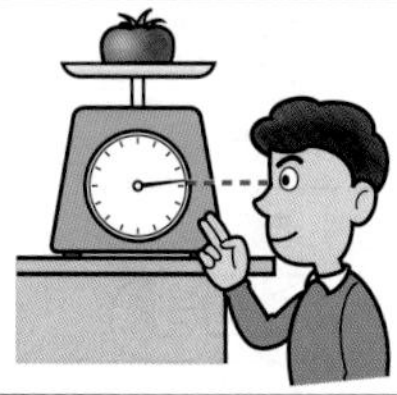

▼重量・容量の概略換算表

	メートル法	尺貫法	ヤード・ポンド法
重量	1g	0.27匁（もんめ）	0.035オンス
	1kg	267匁	2.20ポンド
	1t	267貫（かん）	2.205ポンド
	3.75g	1匁	0.13オンス
	600g	1斤（きん）	1.32ポンド
	3.75kg	1貫	8.27ポンド
	28g	7.56匁	1オンス
	454g	121匁	1ポンド（16オンス）
容量	1ℓ	5合（ごう）5勺（しゃく）	
	1kℓ	5石（こく）5斗（と）	
	8mℓ	1勺	
	180mℓ	1合	
	1.8ℓ	1升（しょう）	
	18ℓ	1斗	
	180ℓ	1石	

エネルギー	1kcal（キロカロリー）＝4.184kJ（キロジュール）
重さ	1mg（ミリグラム）$= \frac{1}{1,000}$ g
	1μg（マイクログラム）$= \frac{1}{1,000,000}$ g

▼米の重量のめやす

	カップ（200mℓ）	1合（180mℓ）
胚芽精米	170g	150g
精白米	170	150
無洗米	180	160

▼摂氏と華氏の換算表

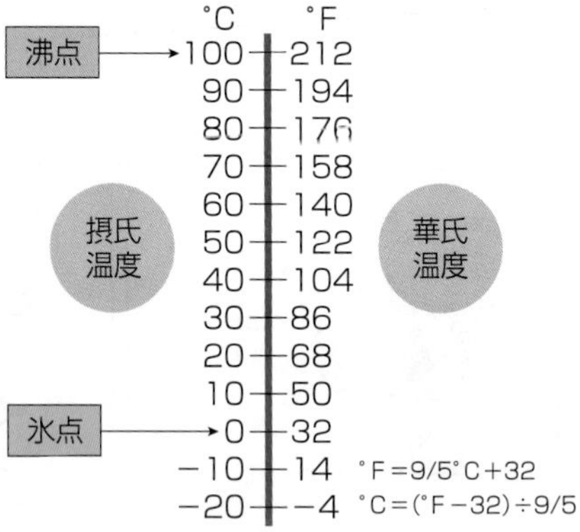

°F＝9/5°C＋32
°C＝(°F−32)÷9/5

食物の保存

常温保存

常温といっても，日光があたらない，なるべく涼しくて乾燥した場所の方がよい。

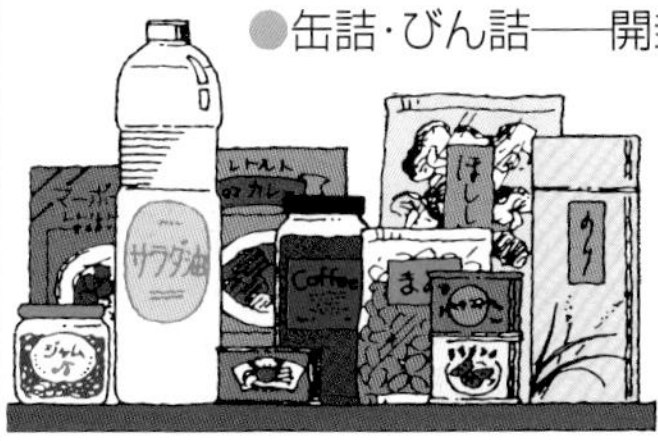

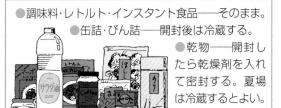

●調味料·レトルト·インスタント食品——そのまま。

●缶詰·びん詰——開封後は冷蔵する。

●乾物——開封したら乾燥剤を入れて密封する。夏場は冷蔵するとよい。

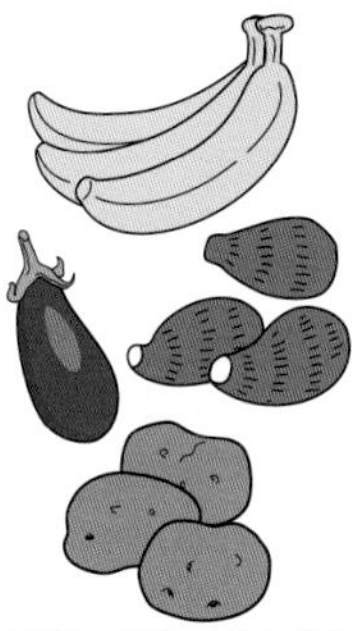

●じゃがいも·たまねぎ——常温でもいたみにくいが,温度が高いときは,冷蔵してもよい。

●さつまいも·さといも·なす·バナナ——冷蔵するといたむ。

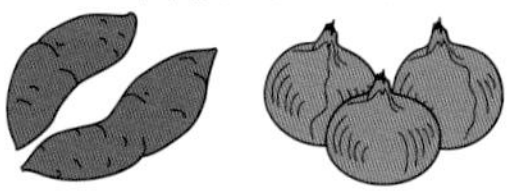

冷蔵保存

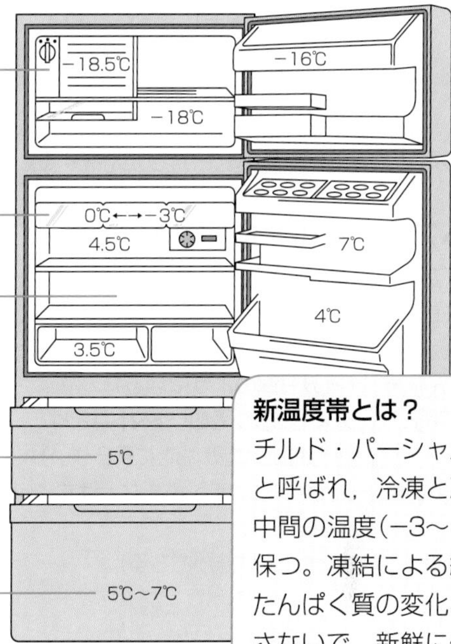

●**冷凍室**
・冷凍食品
（長期保存）

●**チルド室**
・魚介類

●**冷蔵室**
・すぐに食べるもの
・凍らせたくないもの

●**冷蔵小物室**
・小さくてまぎれやすいミニパック食品

●**野菜室**
・低温や乾燥をきらう野菜や果物類

新温度帯とは？
チルド・パーシャルなどと呼ばれ，冷凍と冷蔵の中間の温度（−3〜1℃）を保つ。凍結による組織やたんぱく質の変化を起こさないで，新鮮に保存することが可能。

冷凍保存

●−18℃で保存した場合，最初の品質がそのまま保たれる期間

種類	品目	期間
魚介類	多脂肪のもの	8か月
	少脂肪のもの	12 〃
	生のえび（シュリンプ）	12 〃
肉類	ローストビーフ	18 〃
	羊肉	16 〃
	ローストポーク	10 〃
	ローストチキン類	10 〃
野菜類	いんげん·さやいんげん	12 〃
	軸付コーン	10 〃
	グリーンピース	16 〃
	かぼちゃ類	24 〃
	ほうれんそう	16 〃

（資料提供　日本冷凍食品協会）

冷凍食品の解凍方法

低温解凍

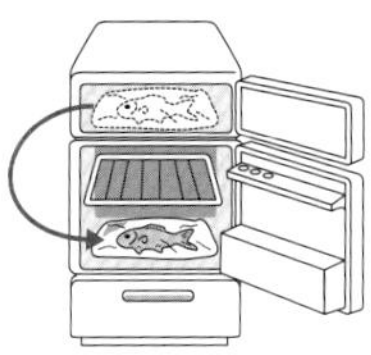

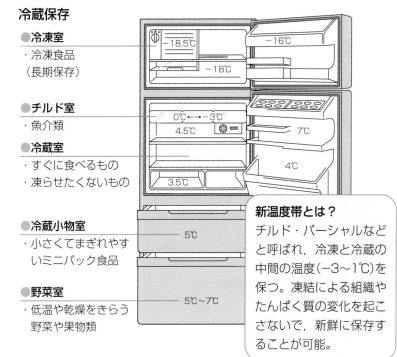

包装のまま冷蔵室に移してゆっくり解凍する。刺身用マグロなどは包装から取り出して，2％程度の食塩水を浸した布で包んで解凍すると品質をそこなわない。

自然解凍
包装のまま室内の涼しいところで解凍する。

急速解凍

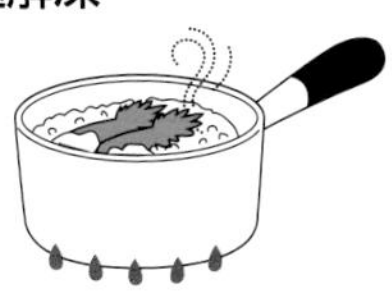

野菜類は凍ったまま直接加熱（煮る，蒸す，炒めるなど）して急速に解凍する。多くの野菜類は凍結前に7〜8割程度加熱されているため，加熱時間は少なくてよい。

水中解凍

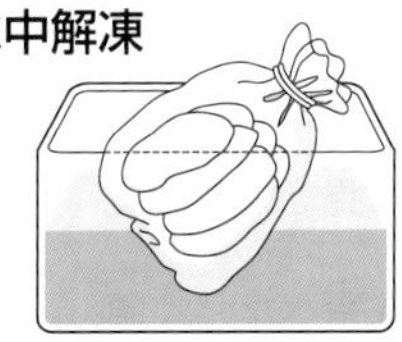

ポリ袋に入れて流水にあてたり水につける。急ぐ場合は，袋の中の空気を抜いて流水などにつけて解凍する方法もあるが，ドリップ（液汁）が流出するなど品質をそこなうことがある。

電子解凍
電子レンジで加熱する方法で，調理食品の解凍などに利用される。

●**急速凍結と緩慢凍結の組織の違い**

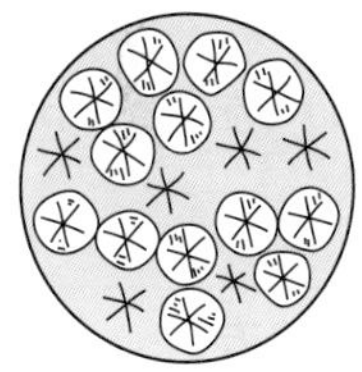

急速凍結
氷の結晶は，急に凍結するほど，細かい結晶になり，組織がこわれにくい。

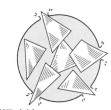

緩慢凍結
凍結時間がかかると，結晶は大きくなり，食品の組織を破壊する。

ホームフリージング

Check Point

○新鮮な素材を新鮮なうちに冷凍する。
○1回分ずつとり出せるように,小さく,うすく分けて冷凍する。食品名,日付などをメモしておくとよい。
○包装や容器は冷たさが伝わるよう,熱伝導率の大きいものを使う。
○調理したものはよくさましてから冷蔵庫に入れる。
○水分の蒸発や酸化を防ぐため,密封して冷凍する。

●ホームフリージングに向かないもの

生　卵(黄味が固まりもとに戻らない)
ゆで卵(白味がスポンジ状になる)
牛　乳(水分と脂肪分が分離する)
豆腐·こんにゃく(凍み豆腐のようになる)
生食する野菜(レタス,きゅうり,セロリ,トマトなどは細胞組織がいたみ,もとに戻らない)
繊維の多い野菜(たけのこ,ごぼう,ふきなどはすじっぽくなる)
一度解凍した魚·肉(再凍結は味がおちる)

●ホームフリージングに向くもの

穀類	ご　飯・赤　飯・ピラフ・す　し…1食分ずつ小分けにして パ　ン……密封して
肉類	ブロック肉…生：ステーキ用，ソテー用に切って 薄切り肉……生：密封して ひき肉………炒めて とり肉………ゆでて
魚類	あ　じ…生：1匹ごとはらわたをぬいて 〃　…フライ：衣をつけて まぐろ…生：密封して かつお…生で，あるいは焼き霜作りで さ　ば…酢でしめて いか・えび…生：はらわた，青わたをぬいて た　こ…ゆでて 干　物・魚の子…密封して 塩漬け・みそ漬けの魚…密封して
野菜類	青　菜………ゆでて にんじん・かぼちゃ・いも…かためにゆでて やまいも…すりおろして しょうが…そのまま密封して
調味品	スープストック・だし汁・ソース類…1回分ずつ固めて
調理品	ロールキャベツ…スープごと密封容器に入れて ハンバーグ・肉団子・いわしつみれ…1食分ずつ固めて おから・きんぴら・ひじきの煮物・煮豆…さまして密閉容器に入れて
卵・乳製品	卵白…………泡立てて 薄焼き卵……密封して 生クリーム…ホイップして
乾物	海藻・きのこ・豆類・ナッツ・ドライフルーツ・きな粉・かんぴょう・コーヒー豆・紅茶・お茶・煮干し・かつお節・干しえび…ポリ袋や缶に入れて
加工品	納豆………そのまま密封 油揚げ……生で，あるいは含め煮にして ソーセージ・魚のくんせい…密封して
菓子類	クッキー（生地も）・スポンジケーキ・バターケーキ・もち菓子・あん類…密封して

マナー

▼箸の正しい取り方・持ち方

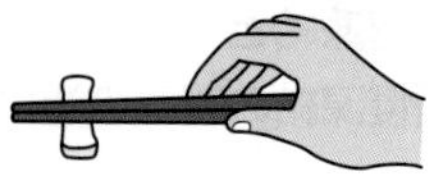

①箸の中ほどを，上から右手で取る。

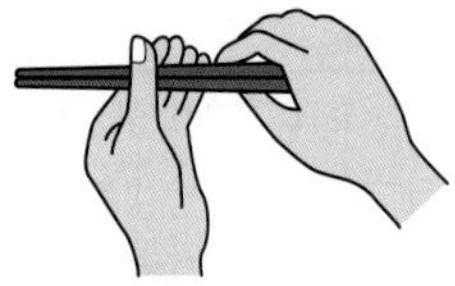

②左手を下から添える。

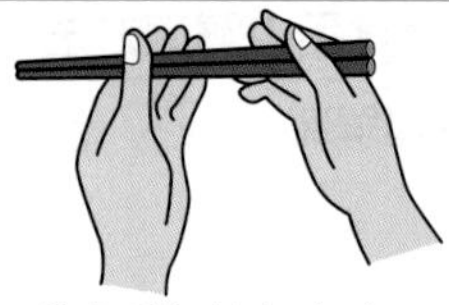

③右手に持ち直す。

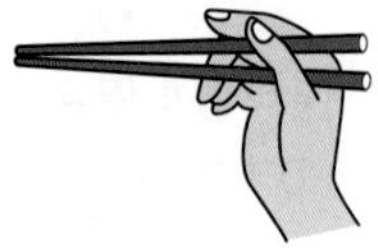

④親指のつけねと薬指で下の箸をはさみ，上の箸は人差指と中指ではさむ。

▼魚の食べ方

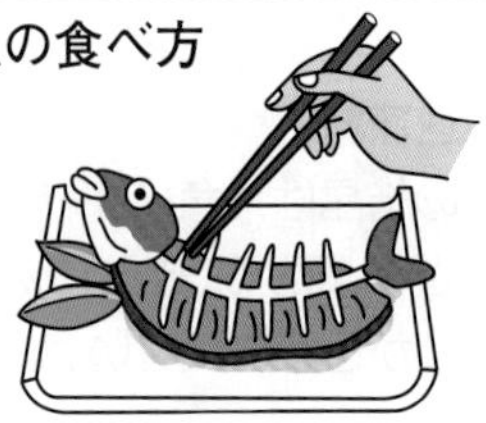

①頭の付け根から尾の方へ，順に身を取って食べる。
上の身を食べたら，頭と骨をはずし，皿の奥に置く。

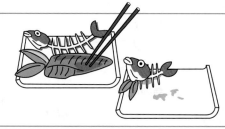

②そのまま下の身を食べ，食べ終えたら，見苦しくないよう，頭や骨を皿の左上にまとめる。

▼ナイフとフォークの使い方

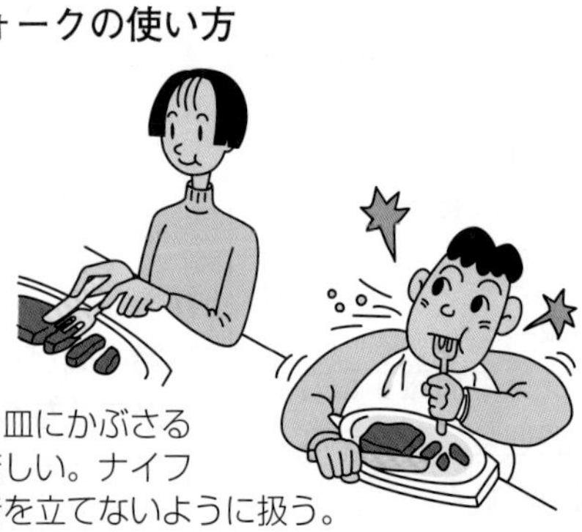

ひじをはったり，皿にかぶさるような姿勢は見苦しい。ナイフやフォークは，音を立てないように扱う。

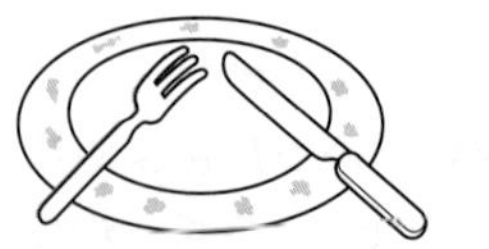

食事中。お皿を下げないで。

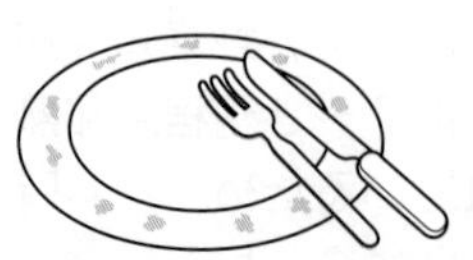

食事終了。お皿を下げて。

▼料理の取り分け方

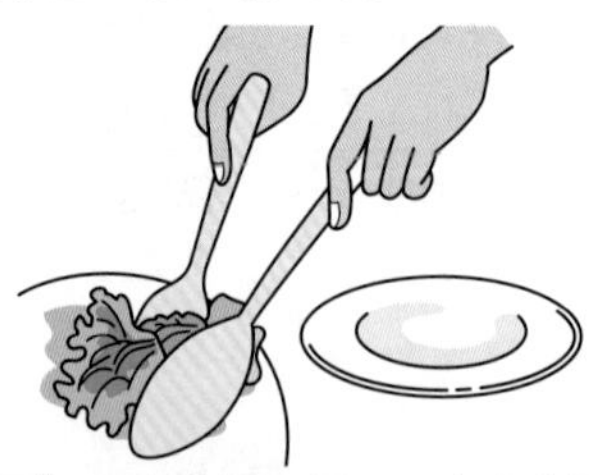

スプーンを左手，フォークを右手に持って，２本を平行にして具をはさむように。

食品名別さくいん

※（　）は大分類を表す。
※［　］内の食品名の別名であることを表す。

あ

い

う

え

さくいん

そ

た

ち

つ

て

と

ふ

へ

ほ

ま

み

む

め

も

や

ゆ

よ

ら

り

る

れ

ろ

わ